诸病治本从肾论

瞿岳云教授
解读中医学
神奇的肾

瞿岳云——

编著

湖南科学技术出版社

内 容 提 要

本书分为上、下两篇。上篇为中医肾的基本理论，主要包括中医学对肾的认识，肾虚病机与发病，肾虚的辨证与治法，论肾虚为诸虚证之根，论内伤杂病重在治肾，补肾滋阴温阳名方组方的特点，常用补肾中药，肾虚本质的现代研究，肾本质的科学构想及构建中医"肾脑系统"辨治新思路等。同时，对中医传统所言"肾病主虚无实"之说提出了"异议"，并探析了众说纷纭的中医命门学说。下篇为从肾虚论治诸病，是斯作的主体，其择取当代专家学者从肾虚论治内科、妇科、男科、儿科、外科、骨伤科、皮肤科及眼耳鼻喉口腔科近 90 种病症，大部分是内科疾病，特别是疑难疾病的验案。以西医病名编排，其中同一疾病录有多个验案，既体现了中医"同病异证异治"的特点，又汇集了中医名家临床经验之长。每一疾病分为"从肾论之理"与"从肾治之验"两项。前者着重探讨、辨析该病从肾虚论治之理；后者则为临证验案实录，以冀求理论与实践的连贯性、一致性。

本书理论与实践相结合，取材广泛，内容丰富，便于查阅，实为中医、西医、中西医结合医生及杏林后学选读之佳作。

前　言

中医学之肾，是神奇的！《中藏经》："肾者，精神之舍，性命之根。"脏象学说认为，肾为先天之本，阴阳之根，水火之宅，人之性命所系也。肾藏精，精生髓，脑为髓海，肾主水液，主纳气，主命火；肾上开窍于耳，下开窍于二阴，其华在发，在体主骨，齿为骨之余，与膀胱相表里，五行属水，通于冬季。从现代医学角度视之，中医学肾的功能，广泛涉及泌尿系统、神经系统、内分泌系统、生殖系统、呼吸系统和血液系统等诸多方面，因而从病理角度而言，明代著名医家张景岳云："五脏之伤，穷必及肾。"故临床上诸多疾病，特别是一些慢性顽固性疾病发生发展到一定阶段，最终皆迁延伤损先天之本的肾，导致肾之阴阳失调，精气亏虚。据此之理，中医在几千年的临床实践中，积累了从肾虚辨证论治的丰富经验，并形成了中医学领域的"肾命学派"，其理论与实践现仍广泛应用于临床各科。

盖肾为先天之本，藏元阴元阳，"五脏之阳非此不能温，五脏之阴非此不能滋"，故诸多疾病从肾虚论治，乃治病求本之施，并不拘泥于"肾脏系统"疾病。证之临床实际，西医各科诸多病症，皆可呈现出中医肾虚之证。特别是一些疑难顽固性疾病，给人类健康构成极大危害。世界医学界近几十年来对疑难病的流行病学调查以及对其中若干疾病病因病理的阐述取得了可喜成绩，但在治疗上鲜有突破性进展。中医在此方面，据症、征从肾虚辨证论治，却有其独特的理论与实践经验。系统研究这方面的规律，不仅能丰富中医辨证学理论，更能为临床开拓、启迪慢性顽固性疾病新的辨证论治视角和思路，提供可资借鉴的经验。

明代名医张景岳曾说："医不贵能愈病，而贵能愈难病；病不贵能延医，而贵能延真医。夫天下事，我能之，人亦能之，非难事也；天下病，我能愈之，人亦能愈之，非难病也。难其事之难也，斯非常人可知；病之难也，斯非常医所能疗，故必有非常之人，而后可为非常之事；必有非常之医，而后可疗非常之病。"在中医学术上有所建树者，不是理论上有所突破，就是在疑难病的治疗上有独到的新方新法，疗效卓著。

本书分为上、下两篇。上篇为中医肾的基本理论，同时，对中医传统所言"肾病主虚无实"之说提出了"异议"，并探析了众说纷纭的中医命门学说，且根据"肾藏精生髓通脑"理论，阐述了构建中医"肾脑系统"新的视角。下篇为从肾虚论治诸病，是斯作的主体，每一疾病分为"从肾论之理"与"从肾治之验"两项。前者着重探讨、辨析该病从肾虚论治之理；后者则为临证验案实录，以冀求理论与实践的连贯性、一致性。

医案，案者，按也，有据可查也。它是宝贵的名医经验库，是临证治疗最真实的记录，是理论与实践相结合的典范。由于医案均为临证事实，故从某种意义上说，医案比医学教科书的价值更大。正如恽铁樵所说："我国汗牛充栋之医书，其真实价值不在议论而在方药，议论多空谈，药效乃事实，故选刻医案乃现在切要之图。"（《清代名医医案大

全·序》)

广泛阅读各家医案，既能提高辨证论治的技能，又能培养知常达变的本领，即所谓"与人巧法"。医书之众，为学术规矩之宗，经验方案笔记，为灵悟变通之用。每家医案之中，必有一生最得力之处，细心遍读，是能萃众家之所长，集思而广益，开拓新的辨治思路，不至于囿于一法一方，从而事半功倍而提高疗效。故名医程门雪先生对此深有体会："一个中医临床医生，没有扎实的理论基础，就会缺乏指导临床实践的有力武器；而如无各家医案做借鉴，那么同样会陷入见浅识寡，遇到困难，束手无策的境地。"

然而，中医从肾虚论治诸多病症的医案，多散见于古今医籍、现代期刊杂志，很不集中，难免使人有得"蜀"失"陇"之感。有鉴于此，吾求精求验，采摘近几年来各名家探骊得珠从肾虚论治之案，拾零整合，条贯成文，集为《诸病治本从肾论——瞿岳云教授解读中医学神奇的肾》一书。

斯作也，乃理论解读与临证记实之著。择"医案"为其"靶点"，意在不与徒托空言之论，使读者在实实在在的医案治疗中受到启悟，使医者不仅能"愈病"，更能"愈难病"。

本书之作得益于中医学术界众多智者及前辈的启示，因而从一定程度上而言，实为同道诸贤学者的共同结晶，本人未敢掠人之美，均在书末一一注出。特此，致以深深的谢意。

湖南中医药大学

瞿岳云

目　　录

上篇　中医肾的基本理论

下篇　从肾虚论治诸病

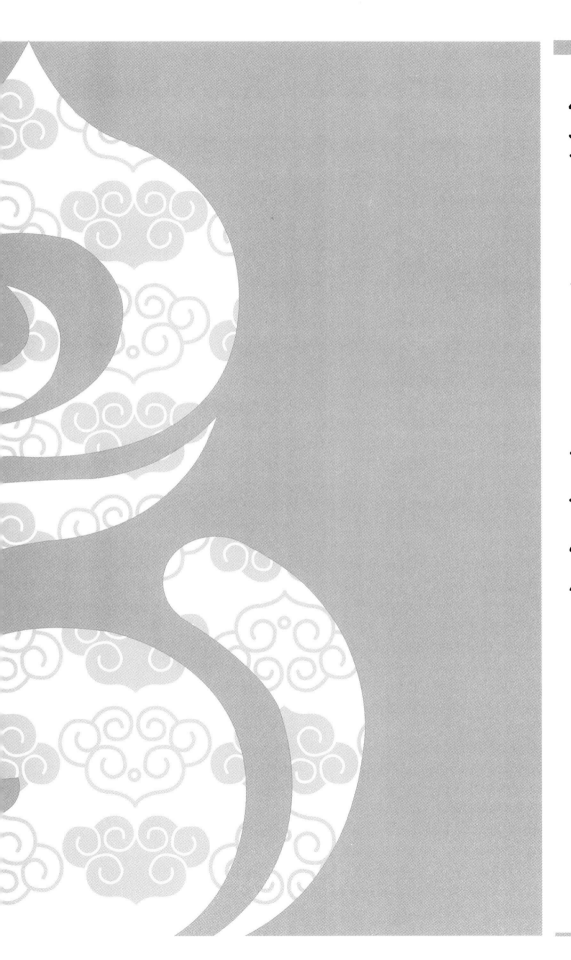

上篇　中医肾的基本理论

第一章　中医学对肾的认识

肾位于腰部，脊柱两侧，左右各一。《素问·脉要精微论》："腰者，肾之府。"肾是人体脏腑阴阳的根本，生命的源泉，故称肾"为先天之本"。其在五行属水，与膀胱、骨、髓、脑、发、耳、二阴等构成肾系统。

肾的生理功能

1. **肾主藏精**　所谓肾藏精，是指肾具有贮藏精气的作用。精是构成人体的基本物质，也是人体生长发育和生命活动的物质基础。《素问·金匮真言论》："夫精者，生之本也。"肾所藏的精，包括"先天之精"和"后天之精"。先天之精，禀受于父母，与生俱来，是构成胚胎的原始物质，为生命的基础，所以称为"先天之精"。先天之精藏于肾中，出生之后，不断得到后天之精的充实，成为人体生育繁殖的基本物质，故又称为"生殖之精"。后天之精，源于饮食水谷，由脾胃所化生。人出生以后，水谷入胃，经过胃的腐熟，再通过脾的运化而化生成精微，并转输到五脏六腑，使之成为脏腑之精。脏腑之精充盛，除供给本身生理活动所需要的外，剩余部分则贮藏于肾。当五脏六腑需要这些精微物质供养的时候，肾脏又把所藏之精气重新供给五脏六腑。

先天之精和后天之精，其来源虽然不同，却同归于肾，二者相互依存，相互为用。先天之精为后天之精准备了物质基础，后天之精不断地供养先天之精。先天之精只有得到后天之精的补充滋养，才能充分发挥其生理效应；后天之精也只有得到先天之精的活力资助，才能源源不断地生化。肾为先天之本，接受其他脏腑的精气而贮藏起来；脏腑的精气充盛，肾精的生成、贮藏和排泄才能正常；二者相辅相成。

肾精的主要作用如下。

（1）促进生殖繁衍：肾精是胚胎发育的原始物质，又能促进生殖功能的成熟。肾精的生成、贮藏和排泄，对繁衍后代起着重要的作用。人的生殖器官的发育及其生殖能力均有赖于肾。人出生以后，由于先天之精和后天之精的相互滋养，从幼年开始，随着肾精的不断充盛，便产生了一种维持和促进生殖功能的精微物质，称作"天癸"。于是，生殖器官发育成熟，男子则能产生精液，女性则月经按时来潮，性功能逐渐成熟，具备了生殖能力。肾精对生殖功能起着决定性的作用，为生殖繁衍之本。如果肾藏精功能失常，就会导致性功能异常，生殖功能下降。

（2）促进生长发育：人的生长、壮盛、衰老的自然规律，与肾中精气的盛衰密切相关。《素问·上古天真论》："女子七岁，肾气盛，齿更发长；二七而天癸至，任脉通，太冲脉盛，月事以时下，故有子；三七，肾气平均，故真牙生而长极；四七，筋骨坚，发长极，身体盛壮；五七，阳明脉衰，面始焦，发始堕；六七，三阳脉衰于上，面皆焦，发始白；七七，任脉虚，太冲脉衰少，天癸竭，地道不通，故形坏而无子也。丈夫八岁，肾气实，发长齿更；二八，肾气盛，天癸至，精气溢泻，阴阳和，故能有子；三八，肾气平均，筋骨劲强，故真牙生而长极；四八，筋骨隆盛，肌肉满壮；五八，肾气衰，发堕齿槁；六八，阳气衰竭于上，面焦，发鬓颁白；七八，肝气衰，筋不能动，天癸竭，精少，肾藏衰，形体皆极；八八，则齿发去。"人从幼年开始，肾精逐渐充盛，则有齿更发长等生理现象。到了青壮年，肾精进一步充盛，机体也随之发育到壮盛期，则真牙生，体壮实，筋骨强健。待到老年，肾精衰退，形体也逐渐衰老，全身筋骨运动不灵活，齿松发脱。肾精为人体的生长发育之根，若肾精亏少，影响到人体的生长发育，则会引起生长发育迟缓，筋骨痿软，未老先衰等。

（3）调节整体功能活动：肾藏精，精化气。从阴阳属性来说，精为物质属阴，所以有时肾精又称"肾阴"；气为功能属阳，所以有时肾气又称"肾阳"。

肾精，是肾脏生理功能的物质基础，是机体生命活动之本，对机体各种生理活动的正常工作起着极其重要的作用。

肾气，是就肾脏的生理功能而言。精化为气，肾精所化之气称肾气。肾精与肾气的关系，实际上就是物质与功能的关系。肾精与肾气互为体用，习惯上常将二者合称为肾之精气。

肾阴，又称元阴、真阴、真水，为人体阴液的根本，对机体各脏腑组织起着滋养、濡润作用。

肾阳，又称元阳、真阳、真水，为人体阳气的根本，对机体各脏腑组织的正常运转起着推动、温煦作用。

肾阴和肾阳，二者之间相互制约、相互依存、相互为用，调节整个人体生理功能活动的动态平衡。

在病理情况下，由于某些原因，肾阴和肾阳的动态平衡遭到破坏而又不能自行恢复时，即能形成肾阴虚和肾阳虚的病理状态。由于肾阴与肾阳之间的内在联系，在病变过程中，常互相影响，肾阴虚发展到一定程度，可以累及肾阳，发展为阴阳两虚，称作"阴损及阳"；肾阳虚到一定程度，也可累及肾阳，发展为阴阳两虚，称作"阳损及阴"。

2. 肾主水液　是指肾具有主持全身水液代谢，调节体内水液代谢平衡的作用，故称"肾者主水"。肾主水的功能是靠肾阳对水液的气化来实现的，肾脏调节水液代谢的作用，称作肾的"气化"作用。人体的水液代谢，一是将水谷精微中具有濡养滋润脏腑组织作用的津液输布周身；二是将各脏腑组织代谢利用后的浊液排出体外。这两方面，均赖肾的气化作用才能完成。

在正常情况下，水饮入胃，由脾的运化和转输而上输肺，肺的宣发和肃降而通调水道，使清者以三焦为通道而输送到全身，发挥其生理作用；浊者则化为汗液、尿液等分别从皮肤汗孔、尿道排出体外，从而维持体内水液代谢的相对平衡。在这一代谢过程中，肾的蒸腾气化，使肺、脾、膀胱等脏腑在水液代谢中发挥各自的生理作用。被脏腑组织利用后的水液（清中之浊者）从三焦下行而归于肾。浊中之清者，再通过三焦上升，归于肺而再布用于周身；浊中之浊者变成尿液，下输膀胱，从尿道排出体外，如此循环往复，以维持着人体水液代谢的平衡。

肾对膀胱功能的调节，称为"肾司开阖"。肾的开阖作用对人体水液代谢的平衡有一定影响。"开"就是输出和排出，"阖"就是关闭，以保持体液相对稳定的贮存量。在正常生理状态下，肾阴、肾阳相对平衡，肾的开阖作用协调，因而尿液排泄正常。在人体水液代谢过程中，以肺为标，以肾为本，以脾为中流砥柱，肾的气化作用贯穿于水液代谢的始终，居于极其重要的地位，所以有"肾者主水""肾为水脏"之说。在病理上，肾主水功能失调，气化失职，开阖失度，就会引起水液代谢障碍。气化失常，关门不利，阖多开少，小便的生成和排泄发生障碍，可引起尿少，水肿等病症；若开多阖少，又可见尿多、尿频等症。

3. 肾主纳气　纳，即固摄、受纳的意思。肾主纳气，是指肾有摄纳肺吸入之气而调节呼吸的作用。人体的呼吸运动，虽为肺所主，但吸入之气，必须下归于肾，由肾气为之摄纳，呼吸才能通畅、调匀。正常的呼吸运动是肺肾之间相互协调的结果。所以说："肺为气之主，肾为气之根，肺主出气，肾主纳气，阴阳相交，呼吸乃和。"（《类证治裁》）

肾主纳气，对人体的呼吸运动具有重要意义。只有肾气充沛，摄纳正常，才能使肺的呼吸均匀，气道通畅。如果肾的纳气功能减退，摄纳无权，吸入之气不能归纳于肾，就会出现呼多吸少、气短喘促等"肾不纳气"的病理变化。

肾与体、华、窍、志、液、时的关系

1. 肾在体主骨　骨骼的生理功能与肾精密切相关，因为肾藏精，精生髓而能养骨。髓藏于骨骼之中，称为骨髓。所以肾精充足，则骨髓充盈，骨骼得到骨髓的滋养，才能强劲坚固。由于肾精具有促进骨骼的生长、发育、修复的作用，故称为"肾主骨"。若肾精虚少，骨髓空虚，就会出现骨骼软弱无力，甚至骨骼发育障碍。

齿为骨之余，齿与骨同出一源，也是由肾精所充养，故"齿者，肾之标，骨之本也"（《杂病源流犀烛》）。牙齿的生长与脱落与肾精的盛衰有密切关系。所以，小儿牙齿生长迟缓，成人牙齿松动或早期脱落，都是肾精不足的表现，常用补益肾精的方法治疗。

2. 肾其华在发　发之营养来源于血，故称为"发为血之余"。因为肾藏精，精能化血，精血旺盛，则头发茂盛而润泽，说明发的生机根源于肾，故"肾其华在发"。由于发为肾之外候，所以发的生长与脱落、润泽与枯槁与肾精的关系极为密切。肾精血充沛，则毛发光泽黑润。肾精不足和阴血亏虚，则可见头发稀疏，枯萎脱落，早白等。

3. 肾开窍于耳及二阴　是指耳的听觉功能、前阴的排尿和生殖功能以及后阴的排便功能与肾密切相关。

（1）肾上开窍于耳：耳是听觉器官，人的听觉属脑的功能。《医林改错》："两耳通脑，所听之声归于脑。"而肾主藏精，精生髓，脑为髓之海，肾精充盛，髓海得养，则听觉才会灵敏。《灵枢·脉度》："肾气通于耳，肾和则耳能闻五音矣。"若肾精不足，髓海失养，两耳失聪，则听力减退，或耳鸣耳聋等。

（2）肾下开窍于二阴：二阴，即前阴和后阴。前阴包括尿道（溺窍）和生殖器（精窍），是排尿和生殖的器官。溺窍内通膀胱，精窍则内通胞室。女子受胎，男子藏精之所，为肾之所司。关于肾与人的生殖功能的关系，前文已述，不再复赘。尿液的贮存和排泄虽属于膀胱的功能，但须依赖肾的气化才能完成。因此肾的气化功能失常，则可见尿频、遗尿，尿失禁，以及尿少或尿闭等。

后阴是排泄粪便的通道。粪便的排泄本是大肠的传导功能。但藏象学说常常把大肠的功能统属于脾的运化。脾之运化赖肾以温煦和滋润，所以大便的排泄与肾的功能有关。如肾阴不足，可致肠液枯涸而便秘。肾阳虚衰，温煦无权，肠寒气滞，传导无力，则大便艰难，或阳气不足，脾失温煦，运化失常，而致大便泄泻；甚则肾气不固，则久泻滑脱。故张景岳说："肾为胃关，开窍于二阴，所以二便之开闭，皆肾脏之所主。"（《景岳全书》）

4. 肾在志为恐　恐是人们对某事惧怕的一种精神状态。面对恐惧，人们常有"吓死人"之说。自然，真正因为恐吓致死的人并不多；但因为恐吓被吓晕或者吓得屁滚尿流的人，不仅是在影视剧里，就是在现实生活中也多有耳闻。

虽然我们常将惊与恐相提并论，实际上二者并非完全一回事儿。惊，是指突然遇到的意外，非常事变，心理上骤然紧张。那些出乎意料的鞭炮声，甚至那些花炮等炸后特别绚丽的礼花等，或者在公园玩的时候，孩子差点掉到水里，或者是夜里做噩梦等等，这些情况都会让人出现"惊"的状态。当然，从这里的举例来看，细心的你或许已经发现了关于惊的情感倾向："惊"本身具有两面性，有时我们说的是"惊喜"，而有时我们说的是"惊恐"。不难理解，中医病因学中所指，诚然是后者。

所以，恐与惊虽密切相关，但也略有不同。恐常由内生，而惊多自外来。就二者的关系来看，多是先有惊继而生恐。而且，一个人受到惊恐刺激的时候，多是先外而内，由表及里。

恐惧，是一种危险的情绪状态，如果长期处于这样的情志体验之中，中医理论认为，肾在志为恐，所以过度恐惧就会伤及肾。由于肾主藏精，司二便之开合，恐为肾之志。过度恐惧，"恐则气下"，致肾气不固，气陷于下，因而常表现为滑精遗精，二便失禁，惊恐不安，心悸不宁，甚至下肢痿软，这也就是人们常说的"吓得腿脚发软"等。

中医学说："恐则气下。"那么，为什么人在恐惧的时候气往下走呢？这还得从人的动物性本能说起——趋利避害是所有动物的本能。当然，人更是将此视为一种天然本性。就连兵法上也有"走为上策"之说，也就是说，能干过就干，干不过就走。当然古代的"走"，我们都知道并非走，而是跑的意思。兵法上有这么一说，现实生活中更加广泛。所以，人在遇到惊吓的时候，往往就会准备逃跑。那么，逃跑需要什么前提呢？一方面，跑要用腿，这就要求短时间内腿部要有奔跑的准备。这时候整个身体一盘棋，气迫于下，致使精关、二便开合失常而滑精，屁滚尿流。另一方面，气血的运行有先后的不同，气就像空降部队一样会紧急调往腿上，而气与血本相伴，但血的运行没有气那么快，像陆军一样往往相对滞后；如果再加之平常就不那么舒服，经脉不畅的话，腿部所需的大量血液供应上就会出现麻烦。这就是有的人一遇到危险就被吓得缩成一团的原因。

世界上本没有鬼，缘何自己也能吓着自己？我们常说"惊恐不安"，"惊恐"之后为什么会"不安"呢？原因是"害怕"，害怕实际是"怕害"。人是矛盾的，拿恐惧来说吧，大白天在太阳照射下，享受暖阳的时候，我们坚定地相信，世上没有鬼；但一到了晚上，你尝试一下，晚风习习，寒气森森，大体是不会有什么美好的感觉的，更多的时候是一种有人追自己的感觉。倒吸一口冷气，感觉浑身毛骨悚然，甚至越想越害怕，越害怕气血越行于脚，走得就越快，听到自己脚步声的时候，还以为那个所谓的鬼紧追不舍呢。最后是一个人提心吊胆地跑出一身冷汗。而且这些人几乎无一例外有一个共同点，就是不敢回头。为什么明明心里清楚没有鬼，还会被吓得如此厉害呢？白天与黑夜为何如此不同？从中医角度视之，这也与"恐伤肾"有关。因为五志之中的恐归属于五脏中的肾，肾对应的五色之中是黑，所以很多人白天天不怕地不怕，在清冷的夜晚则胆小如鼠。

5. 肾在液为唾　唾与涎同为口津，其中较稠者为唾，较稀薄者为涎。唾液除具有湿润与溶解食物，使之易于吞咽，以及清洁和保护口腔的作用外，还有滋养肾精之功。因唾为肾精所化，多唾或久唾，则易耗肾精，所以养生家常吞咽津唾以养肾精。

6. 肾与冬季通应　冬季天气寒冷，自然界一派蛰伏之象，而肾为水脏，为封藏之本，同气相求，故肾与冬季相通用。故冬季以肾病较多易发。

肾与脏腑的关系

1. 肾与心　心居胸中，属阳，在五行中属火；肾在腹中，属阴，在五行中属水。心与肾之间相互依存、相互制约的关系，称之为"心肾相交"。这种关系遭到破坏形成的病理状态，称之为"心肾不交"。心与肾之间的关系，主要表现在阴阳、水火、精血的动态平衡及相互协调，以维持人体的正常生理功能方面。

（1）水火既济：从阴阳、水火的升降理论来说，在上者宜降，在下者宜升，升已而降，降已而升。心位居于上而属阳，主火，其性主动；肾位居于下而属阴，主水，其性主静。心火必须下降于肾，与肾阳共同温煦肾阴，使肾水不寒。肾水必须上济于心，与心阴共同涵养心阳，使心火不亢。"肾无心之火则水寒，心无肾之水则炎炽。心必得肾水以滋润，肾必得心火以温暖。"（《傅青主女科》）在正常生理状态下，这种水火既济的关系，是以心肾阴阳升降的动态平衡为其重要条件的。"人之有生，心为之火，居上；肾为之水，居下；水能升而火能降，一升一降，无有穷已，故生意存焉。"（《格致余论》）水就下，火炎上，水火上下，名之曰交，交为既济。心与肾上下、水火、动静、阴阳相济，使心与肾的阴阳协调平衡，构成了水火既济、心肾相交的关系。

（2）精血互生：心主血，肾藏精，精和血都是维持人体生命活动的必要物质。精血之间相互资生，相互转化，血可以化而为精，精亦可化而为血。精血之间的相互资生为心肾相交奠定了物质基础。

（3）精神互用：心藏神，为人体生命活动的主宰，神全可以益精。肾藏精，精舍志，精能生髓，髓汇于脑。积精可以全神，使精神内守。精为神之宅，神为精之象。人的神志活动，不仅为心所主，而且与肾密切相关。所以《推求师意》："心以神为主，阳为用；肾以志为主，阴为用。阳则气也、火也。阴则精也、水也。凡乎水火既济，全在阴精上承，以安其神；阳气下藏，以安其志。"精是神的物质基础，神是精的外在表现，神生于精，志生于心，亦心肾交济之义。

在病理上，心与肾之间的关系，主要表现在阴阳水火精血之间的动态平衡失调。若肾阴不足，不能上济于心；或心火亢盛，下劫肾阴，常表现为心烦失眠，心悸怔忡，眩晕耳鸣，腰膝酸软，或男子遗精、女子梦交的心肾阴虚火旺的"心肾不交"证。若心阳亏虚，不能下温肾水；或肾阳虚衰，不能温化水液，可表现为水肿尿少，形寒肢冷，面色㿠白，心悸怔忡，甚至喘咳不得卧等"水气凌心"证。

2. 肾与肺　肺为水之上源，肾为水之下源；肺主呼气，肾主纳气；所以肺与肾的关系，主要表现在水液代谢和呼吸运动等方面。

（1）呼吸方面：肺司呼吸，肾主纳气。人体的呼吸运动虽然由肺所主，但需要肾的纳气作用来协助。只有肾气充盛，吸入之气才能经过肺之肃降而下纳于肾。肺肾相互配合，共同完成呼吸的生理活动。所以说："肺为气之主，肾为气之根。"

（2）水液代谢方面：肺为水之上源，肾为水之下源。在水液代谢过程中，肺主行水通调水道，水液经过肺宣发和肃降，才能使在上之水精宣降有度。水谷精微布散到全身各个组织器官中去，浊液下归于肾而输入膀胱。所以说，小便虽出于膀胱，而实则肺为水之上源。肾为主水之脏，有气化升降水液的功能，又主开阖。下归于肾之水液，通过肾的气化，使浊中之清升腾，通过三焦回流体内；浊中之浊变成尿液而输入膀胱，从尿道排出体外。肺、肾两脏密切配合，共同参与对水液代谢的调节。两者在调节水液代谢过程中，肾主气化水液的功能居于重要地位，所以说，水液代谢"其本在肾，其标在肺"。

在病理上，肺与肾之间的相互影响，主要表现在呼吸异常和水液代谢失调方面。如肺气久虚，肃降失司，久病及肾；或肾气亏虚，摄纳无权，均可出现呼多吸少、气短喘促、气不接续等"肺肾气虚"之证。若肺失宣降，水道不调，累及于肾；肾阳虚衰，气化失常，水液内停，上泛于肺，肺与肾同病，水液代谢障碍；均可表现为咳嗽气喘，咳逆倚息而不得平卧，尿少水肿等"水寒射肺"之证。

3. 肾与脾　脾为后天之本，肾为先天之本，脾主运化水湿，肾主气化水液。脾与肾在生理上的关系主要反映在先后天相互资生和水液代谢方面。

（1）先后天相互资生：脾主运化水谷精微，化生气血，为后天之本；肾藏精，主命门真火，为先天之本。脾的运化，必须得肾阳的温煦蒸化，始能健运。肾精又赖脾运化水谷精微的不断补充，才能充盛。"脾胃之能生化者，实由肾中元阳之鼓舞，而元阳以固密为贵，其所以能固密者，又赖脾胃生化阴精以涵育耳。"（《医门棒喝》）即先温养后天，后天补养先天。

（2）水液代谢方面：脾主运化水湿，须有肾阳的温煦蒸化；肾主水，司关门开合，使水液的吸收和排泄正常。但这种开合作用，又赖脾气的制约，即所谓"土能制水"。脾肾两脏相互协作，共同完成水液的新陈代谢。

在病理上，脾肾病变常相互影响，互为因果。如肾阳不足，火不暖土，或脾阳虚久，损及肾阳，均可形成脾肾阳虚之证，表现为腹部冷痛，下利清谷，五更泄泻，腰膝酸冷等症；脾肾阳虚，脾不能运化水湿，肾气化水液失司，还常导致水液代谢障碍，出现小便不利、肢体浮肿等症。

4. 肾与肝　肝藏血，肾藏精，肝主疏泄，肾主闭藏，肝与肾之间的关系主要表现在精血同源、藏泄互用和阴阳承制3个方面。

（1）精血同源：肝藏血，肾藏精，精血同源，相互滋生。在正常生理状态下，肝血依赖肾精的滋养，肾精又依赖肝血的不断补充，肝血与肾精相互资生相互转化。精与血都化源于脾胃消化吸收的水谷精微，故有"精血同源""肝肾同源""乙癸同源"之说。

（2）藏泄相关：肝主疏泄，肾主闭藏，二者之间存在着相互为用、相互制约、相互调节的关系。因为疏泄与闭藏是相辅相成的，故肝气疏泄可使肾气闭藏而开合有度，肾气闭藏又可制约肝之疏泄太过，也可助其疏泄不及。这种关系主要表现在共同调节女子月经来潮、排卵和男子维护泄精功能诸多方面。

（3）水能涵木：肝在五行属木，肾在五行属水。阴阳承制，水能涵木。肝主疏泄和藏血，体阴用阳，肾阴能涵养肝阴，使肝阳不至于上亢。肝阴充足，疏泄功能正常，则能促进肾阴充盛。肝阴和肾阴之间相互资生，共同维护阴阳的动态平衡。就五行学说而言，水为母，木为子，这种母子相生关系，又称"水能涵木"。

因此，在病理上，肝与肾之间的相互影响，主要表现于阴阳失调、精血失调和藏泄失司等方面。如肝血不足，可导致肾精亏虚；反之，肾精亏损，也可导致肝血不足；从而表现为头晕目眩、耳鸣耳聋、腰膝酸软等肝肾精血两虚之证。若肝肾藏泄互用失常，女子可见月经周期紊乱，经量过多或闭经；男子可见遗精滑泄，或阳强不泄等症。若肾阴亏虚，可致肝阴不足，而肝阴不足，日久也可损及肾阴，从而导致肝肾阴虚、肝阳上亢的下虚上实之证，表现为头目眩晕，面红目赤，急躁易怒，心烦失眠，潮热盗汗，腰膝酸软等症。

5. 肾与膀胱　肾为水脏，膀胱为水腑，在五行中同属水。两者密切相连，又有经络互相络属，构成脏腑表里相合的关系。肾司开合，为主水之脏。膀胱贮存尿液，排泄小便，而为水腑。膀胱的气化功能，取决于肾气的盛衰，肾气足，可促进膀胱气化津液，司关门开合以控制尿液的排泄。肾气充足，固摄有权，则尿液能够正常生成，并下注于膀胱贮存之而不漏泄；膀胱开合有度，则尿液能够正常贮存和排泄。肾与膀胱密切合作，共同维持体内水液代谢。

在病理上，肾与膀胱的相互影响，主要体现在水液代谢和膀胱的贮尿和排尿功能失调方面。如肾阳不足，气化失常，固摄无权，则膀胱开合失度，可出现尿频多尿，余沥不尽，遗尿，甚至失禁等症。

第二章　肾虚病机与发病

肾的生理病理特点

1. **肾为身之本与生命始终**　肾藏先天与后天之精，闭藏而不妄泄，精为身之本。肾气是以肾精为物质基础的肾的功能体现，分为元阴元阳之气，为一身阴阳二气的根源。肾滋五脏六腑之阴，发五脏六腑之阳，激发和推动各脏腑组织器官的活动，维持人体正常的生长发育。肾主命火，肾气竭则生命终。肾为水脏，主津液，主一身之气化，为代谢调节的中心。津液赖肾之气化而浊降清升。肾主纳气，为气的升降出入之根。肾主骨生髓，髓生血，肾气盛则髓充骨健，血得生源。齿为骨之余，发为血之余，肾主二阴，开窍于耳。故肾气衰则齿落发枯，耳目失聪，二阴开合失司。

2. **肾为身之本与外感内伤病**　中医学认为，卫出下焦，肾为主外。肾藏精生血，主持三焦元气。《灵枢·营卫生会》："营出中焦，卫出下焦。"《灵枢·本藏》："卫气者，所以温分肉，充皮肤，肥腠理，司开合者也。"此指卫气起源于肾，为肾所主，通达肌肉腠理皮外，发挥固护体表抗御外邪之功能。《灵枢·五癃津液别》："五脏六腑……肾为之主外。"《灵枢·师传》："肾者，主为外，使之远听。"是指肾为五脏六腑之根，使机体阴平阳秘，"阳密乃固"，固护肌表，卫外抗邪。

因而病理条件下，由于肾为卫气之根源，肾又主外。外感六淫，"穷必及肾"，外伤及肾，或肾气本虚，卫气失于发源，卫气不足，不能驱邪。现代研究证明，中医学的肾包括免疫系统的功能。骨髓是重要的免疫中枢器官，粒细胞、单核细胞、巨噬细胞、T淋巴细胞、B淋巴细胞均起源于骨髓功能造血干细胞，而"肾主骨生髓"，故肾与免疫功能密切相关。补肾方药能显著改善细胞与体液免疫功能。环境污染、过度安逸、精神刺激、药物滥用等外源性致病因素会损伤人体免疫系统，诱发免疫功能异常反应，引致各种免疫性疾病。临床常见的与免疫有关的疾病有白血病、肿瘤、类风湿病、肾小球肾炎、肾病综合征、支气管哮喘、过敏性紫癜、狼疮性肾炎、慢性活动性肝炎、结核、不孕症等等，对症治疗，多为治标之法。而治病求本，"损者益之"，以补肾为主治大法，虽疗程较长，但远期效果较好。如学者姚石安认为，益肾法治疗慢性乙型病毒性肝炎，在免疫调控、抑制病毒复制和改善肝功能、抗肝纤维化方面具有重要的临床价值。肾虚感邪，邪毒着骨伤筋，则发骨痹、筋痹等。肾虚卫虚，则屡屡因为外感受邪引致疾病复发和病传。临床上，肾虚外感的病因病机因素被许多人忽略，而多以治标之法，多用清热解毒、利水之法治疗水肿类病症，用清热解毒类药物治疗骨痹病症，治标不治本，往往戕伐本虚之肾卫，导致正气益虚，内生五邪，病势益甚。

3. **肾为身之本与虚实病症**　"人始生，先成精"；"肾者主蛰，封藏之本，精之处也"；"肾者主水，受五脏六腑之精而藏之，故五脏盛乃能泻"。肾之精气宜藏不宜泻，易亏而难复。《内经》："年至四十，阴气自半而起居衰矣。"同气相求，"寒喜中肾"，风寒湿之邪易兼挟袭肾。火热之邪易劫灼津液，耗散真阴。肾在志为恐，恐易伤肾，恐则气下，惊则精却。房劳耗精，其他脏腑病证、瘀痰水饮等，病久不解，皆伤阴耗气。"五脏之伤，穷必及肾"。肾气一虚，三焦元气失主，不能通达经历五脏六腑，脏腑阴阳失于肾的滋养、宣发，脏腑虚衰，则心之主血脉、神志，肝之达疏泄、藏血，肺之宣肃，脾之健运失于职守，相应发为各脏腑病证。津液失于宣达通利，则生瘀、痰、水饮等。肾阳不温，气失温煦、鼓动，则气虚气滞。精亏血步，阳虚不得鼓动血脉，易感寒凝滞，痰饮、瘀血互结，阻于经脉，肾虚血瘀日久则成脉痹、心痹动风之证。肾失主外，卫外不固，外邪乘袭。内外合邪，邪盛正衰，则导致百病杂生，证象纷繁。近年来对肾实质的研究进展表明，中医学的肾是对下丘脑-垂体-靶腺（肾上腺、甲状腺、性腺、胸腺）等内分泌、免疫、神经、生化代谢等各系统生理功能、病理变化的全部或部分概括。学者赵益业认为，肾虚者各系统功能低下，体弱易病，易早衰，患病后缠绵难愈。补肾方药对各系统都有显著的调治作用。

肾主骨生髓，髓有骨髓、脊髓和脑髓之分，三者皆由肾精所化生。肾精充足，则脑髓充养，精力充沛，耳目聪明，维持正常的生长发育功能。若先天禀赋不足，或后天调养失宜，或久病、房室伤肾，致肾虚精亏，则脑髓失养，精血乏源，表现为发育迟缓、生殖功能减退，以及成人早衰等。有医家临床发现，许多内分泌系统疾病如垂体瘤、腺垂体功能减退症、垂体性侏儒症、甲状腺功能减退症等，以及遗传性代谢性疾病如糖尿病，均与中医学的五迟、五软、痴呆、不育不孕、早衰等病症极其相似，皆多为肾精不足证，当以补肾填精益髓为治法。补肾药对内分泌系统、机体代谢系统功能和营养状况都有良好的促进和改善作用，能够治疗某些遗传、内分泌及代谢性疾病，并且在改善大脑功能状况、治疗老年性疾病、延缓衰老方面有重要意义。

肾虚与脏腑病症

1. 肾虚与心系病症　《素问》："心之合脉也，其荣色也，其主肾也。"心为火脏，肾为水脏，心气、心阳有肾阳之发，则心气充沛，经脉通利；心阴心血有肾阴之滋，则心血充盛、心神得养。若肾水虚，则心火失于涵养，独亢于上，则发阴虚火旺之心悸怔忡。心阳失于鼓动，经脉不利，或心血失于化源，心血不足，或心火灼津成痰，则致经脉痹阻不得濡养，而成痰瘀脉痹之证。肾阳虚不能制水则水邪上犯，致水气凌心之证。清·《南雅堂医案》："怔忡日轻夜重，不得酣睡，由肾气耗亏，不能上交于心。宜责诸少阴一经，使水火既济，坎离交孚，其患自平。"心系病症如冠心病、心律失常、心力衰竭、心肌梗死等病，单从心论治用补气活血、行气利水等法，往往治标不治本，远期疗效不佳；而仔细辨证多属心肾不交证，更以补肾温阳、滋阴降火为主，合以治标之法，往往效佳。

2. 肾虚与肺系病证　肺、肾为母与子两脏，金水相生相养，共主水液代谢和呼吸运动。肾为水之下源，蒸腾气化为水液运行代谢之前提。肺虚外感，邪恋不去，穷必及肾，或肾气本虚，则可致气不归元，失于摄纳，水液失于气化之司，上凌犯肺，发为咳嗽、气喘、肺胀等病症。故有"肾不伤不喘"之说。《素问·水热穴论》："其本在肾，其末在肺，皆积水也。"临床中对慢性支气管炎、支气管哮喘、肺心病、难治性肺炎、肺结核辨证施治，单用大量补肾药或配合宣肺平喘止咳类药物治疗，能够较治标之法提高缓解率和治愈率。

3. 肾虚与肝系病症　肝藏血，肾藏精，水木相生，精血互化。肾主闭藏，肝主疏泄而性喜条达。肝木赖肾水涵养。《医碥》："肾水为命门之火所蒸，化气上升，肝气受益。"肾虚肝郁，疏泄失职，津血气化失司，瘀阻脉络，精血不足，肝阳不得涵养，易亢逆于上而致水不涵木。表现为头痛、眩晕等。阳亢风动，则内风时起，发为中风。临床所见高血压病、动脉硬化症、脑血管疾病等，前人多从肝论治，而推本求源，当用滋水涵木之法。滋水为因，涵木为果。

4. 肾虚与脾胃系病证　肾与脾为先、后二天，二者互用。而"脾阳赖肾水以濡润"（《王九峰医案》），脾阳根于肾阳。严用和《济生方》："肾气若壮，丹田火盛，上蒸脾土，脾土温和，中焦自治。"肾为胃之关，清·高鼓峰《四明心法·膈症》："肾旺则胃阴充足，胃阴充足则思食，当用六味饮加归芍养之。"这些皆说明肾为脾胃升清降浊发挥中枢作用的根本动力。肾虚则脾胃不得濡养鼓动，升降失职，中焦枢纽不利，则发腹胀腹痛、呕吐、泄泻等病症。脾胃健运生化不及，水谷精微不能充养肾精，则可加重肾虚之弊。临床许多脾胃病特别是慢性病，老年病如久泄、久痢、便秘、厌食等，皆与肾虚有关。四神丸、真人养脏汤等就是温补脾肾法治疗脾肾阳虚之久泄久痢的经典名方。

第三章　肾虚的辨证与治法

　　"肾"是中医学脏象学说中的一个重要内容，肾虚证可在多种疾病中出现，故补肾法也就广泛地运用于各科临床，在提高及巩固疗效和改善机体体质等方面都起到了重要作用，成为当前异病同治的一个范例。

补肾法的源流

　　中医学认为，肾是人体"先天之本"。中医学对肾的认识及对补肾法的运用也在逐步深入，日渐完善。早在《内经》时期，医家对肾的功能，肾虚的病因、治法等已有了较明确的认识。《难经》又进一步突出了肾的作用，并正式提出了命门的概念。汉代医家张仲景在《伤寒杂病论》中，运用辨证论治的方法，对肾虚的病机、补肾的方法、方剂药物等都做了新的补充和发展。如《伤寒论》中关于少阴病的论述；《金匮要略》中关于虚劳病的论述及肾气丸的创制等，都为后世补肾法的发展奠定了基础。

　　以后，随着实践的不断深入，补肾法的研究也逐步完善，其中出现了一些倡导补肾的医家，从不同角度从事补肾的研究，丰富了补肾的内容。其中比较有代表性的是朱丹溪、张景岳和赵献可三人。朱丹溪，元代人，滋补肾阴派的代表，提出了"阳常有余，阴常不足"的观点，奠定了滋阴派的理论基础。张景岳，明代人，温补派的代表，针对朱丹溪"阳常有余，阴常不足"的论点，提出了"阳非有余，重视温补"的观点，临床上重在温补，故成为温补派的代表。赵献可，明代人，温补学派的又一著名医家，他认为命门乃人身之主宰，其重要性在心之上，为人身之真君真主；临证对许多疾病的分析和判断，尤重命门之火的作用；治疗先天水火不足，强调八味丸、六味丸的使用，认为二方使用得当，可治百病。从此朱丹溪、张景岳、赵献可成为中医史上补肾法中三大代表——滋阴、温补、重视命门之火的代表人物。

肾虚证的分类

　　目前对于肾虚证的分类，尚无统一的方案。学者罗仁等在肾虚证流行病学调查与查阅文献的基础上，结合自己的临床实践，拟定了颇有新意的分类，可供借鉴。

　　1. 按起病方式分类

　　（1）原发性肾虚证：起病即以肾虚证的症、征为主要表现。

　　（2）继发性肾虚证：起病时是其他脏腑证候，在疾病过程中才演变成肾虚证。即历代医家"久病及肾""五脏之伤，穷必及肾"之论。

　　2. 按病程分类

　　（1）急性肾虚证：以起病急、病程短为特征。

　　（2）慢性肾虚证：以起病缓、病程长为特征。

　　3. 按病理生理学分类

　　（1）功能性肾虚证：具有中医肾虚证的症、征表现，但各项实验室检查无明显的阳性证据。多见于青年人，并多见于自主神经功能紊乱等疾病。

　　（2）器质性肾虚证：具有中医肾虚证的主要症、征，同时有各种实验室检查等检查指标的阳性改变。临床多见于各种器质性疾病的肾虚证。

4. 按病因学分类

（1）先天性肾虚证：由于先天不足，精髓亏损，禀赋薄弱而出现的肾虚证。多见于小儿。

（2）老年性肾虚证：即由于年老肾气虚弱而出现的生理性肾虚证，或自然衰老性肾虚证。

（3）情志性肾虚证：即由于精神创伤，情志失调引起的肾虚证。如惊恐伤肾。

（4）劳累性肾虚证：即由于劳倦、房劳过度引起的肾虚证。

（5）饮食性肾虚证：即由于饮食不节，或饮食不足，营养不良，或饮食偏嗜致病而出现的肾虚证。

（6）外感性肾虚证：由于感受外邪，邪去正虚而出现的肾虚证。

（7）医源性肾虚证：即由于治疗不当，或药物损伤因素而导致的肾虚证。

5. 按证候结构分类

（1）单纯性肾虚证：即仅有肾虚证的症、征表现，而无其他兼夹证候。

（2）复合性肾虚证：即以肾虚证候为主，同时兼夹有其他脏腑、病邪的证候。

肾及相兼虚证

1. 肾本脏基本虚证

（1）肾阴虚证：症见面色憔悴，骨痿消瘦，腰脊酸痛，低热颧红，五心烦热，咽干盗汗，耳鸣耳聋，齿摇发脱，梦遗尿多，头晕目眩，舌质红，脉沉细或数等。治以滋阴补肾。方用六味地黄丸、知柏地黄丸、左归丸、大造丸等。

（2）肾阳虚证：症见面色㿠白，形寒肢冷，腰脊冷痛，尿频或尿少浮肿，阳痿或性欲减退，慢性腹泻，舌质胖淡或边有齿痕，脉象沉弱等。治以温肾助阳。方用金匮肾气丸、内补丸、赞育丸、青娥丸等。

（3）肾气不固证：症见小便频数而清，甚则遗尿，夜尿多，尿后余沥不尽，或用力时遗尿，遗精早泄，或尿中带白，舌质淡，脉象沉而弱。治以补肾固涩。方用缩泉丸、桑螵蛸散、菟丝子丸、固精丸、金锁固精丸等。

（4）肾不纳气证：症见喘促日久，呼多吸少，动则喘甚，气不得续，甚则汗出肢冷，水肿溲少，心悸不安等，舌质淡，脉沉细。治以补肾纳气。方用金匮肾气丸、人参胡桃汤、参蛤散等。

（5）肾虚水泛证：症见水肿日久，下肢尤甚，腰酸腰痛，尿量减少，怯寒神疲，舌质胖淡，脉沉细等。治以温肾利水。方用真武汤、济生肾气丸等。

2. 肾与他脏常见相兼虚证

（1）肺肾阴虚证：指肺肾阴液亏虚，虚热内扰所反映的虚热证候。症见咳嗽痰少，或痰中带血，或声音嘶哑，腰膝酸软，形体消瘦，口燥咽干，骨蒸潮热，盗汗颧红，男子遗精，女子经少，舌红少苔，脉细数。

本证多因燥热、痨虫耗伤肺阴；或久病咳喘，损伤肺阴，病久及肾；或房劳太过，肾阴耗伤，不能上润，由肾及肺所致。肺肾两脏，阴液互滋，"金水相生"。肺阴亏损，失于滋养，虚火扰动，肺失清肃，则咳嗽痰少；损伤血络，则痰中带血；虚火熏灼，咽喉失滋，则声音嘶哑；肾阴不足，腰膝失于滋养，则腰膝酸软；阴虚火旺，扰动精室，精关不固，则为遗精；阴精不足，精不化血，冲任空虚，则月经量少；虚火亢盛，迫血妄行，则女子崩漏；肺肾阴亏，失于滋养，虚热内生，则口燥咽干，形体消瘦，骨蒸潮热，盗汗颧红；舌红少苔，脉细数，为阴虚内热之象。

本证以干咳、少痰、腰酸、遗精等与虚热症状共见为辨证要点。

（2）肝肾阴虚证：又名肝肾阴虚火证。指肝肾阴液亏虚，虚热内扰所反映的虚热证候。症见眩晕目干，两颧发红，视物不清，急躁易怒，耳鸣盗汗，男子梦遗，女子月经量少或延期；也可见月经先期、淋漓不断等，舌红少苔，脉弦细。

本证多因久病失调，阴液亏虚；或因情志内伤，化火伤阴；或因房事不节，耗伤肾阴；或因温热病久，津液被劫，皆可导致肝肾阴虚，阴不制阳，虚热内扰。肝肾阴虚，肝络失滋，肝经经气不利，则胁部隐痛；肝肾阴亏，水不涵木，肝阳上扰，则头晕目眩；肝肾阴亏，不能上养清窍，濡养腰膝，则耳鸣、健忘、腰膝酸软；虚火上扰，心神不宁，故失眠多梦；肝肾阴亏，相火妄动，扰动精室，精关不固，则男子遗精；肝肾阴亏，冲任失充，则女子月经量少；阴虚失润，虚热内炽，则口燥咽干，五心烦热，盗汗颧红，舌红少苔，脉细数。

本证以腰酸胁痛、眩晕、耳鸣、遗精等与虚热症状共见为辨证要点。

（3）心肾不交证：又名心肾阴虚阳亢证。指心与肾的阴液亏虚，阳气偏亢所反映的虚热证候。症见心烦失眠，惊悸健忘，头晕，耳鸣，腰膝酸软，梦遗，口咽干燥，五心烦热，潮热盗汗，便结尿黄，舌红少苔，脉细数。

本证多因忧思劳神太过，郁而化火，耗伤心肾之阴；或因虚劳久病，房事不节等导致肾阴亏耗，虚阳亢动，上扰心神所致。肾阴亏损，水不济火，不能上养心阴，心火偏亢，扰动心神，则见心烦，失眠，多梦，惊悸；肾阴亏虚，骨髓失充，脑髓失养，则头晕，耳鸣，健忘；腰膝失养，则腰膝酸软；虚火内炽，相火妄动，扰动精室，则梦遗；阴虚阳亢，虚热内生，则口咽干燥，五心烦热，潮热，盗汗；舌红，少苔或无苔，脉细数，为阴虚火旺之证。

本证以心烦、失眠、腰酸、耳鸣、梦遗与虚热症状共见为辨证要点。

（4）脾肾阳虚证：指脾肾阳气亏虚，虚寒内生所反映的虚寒证候。症见腰膝、下腹冷痛，畏冷肢凉，久泻久痢；或五更泄泻，完谷不化，便质清冷；或全身水肿，小便不利，面色㿠白，舌淡胖，苔白滑，脉沉迟无力。

本证多由久泻久痢，脾阳损伤，不能充养肾阳；或水邪久踞，肾阳受损，不能温暖脾阳，导致脾、肾、阳气同时受损伤，虚寒内生，温化无权，水谷不化，水液潴留。脾主运化，肾司二便。脾肾阳虚，运化、吸收水谷精微及排泄二便功能失职，则见久泻久痢不止；不能腐熟水谷，则见完谷不化，大便清冷；寅卯之交，阴气极盛，阳气未复，命门火衰，阴寒凝滞，则黎明前腹痛泄泻，称为五更泄；脾肾阳虚，不能温化水液，泛溢肌肤，则为全身水肿，小便短少；腰膝失于温养，故腰膝冷痛；阳虚阴寒内盛，气机凝滞，故下腹冷痛；阳虚不能温煦全身，则畏冷肢凉；阳虚水泛，面部浮肿，故面色㿠白；舌淡胖，苔白滑，脉沉迟无力，均为阳虚失于温运，水寒之气内停之征。

本证以久泻久痢、水肿、腰腹冷痛等与虚寒症状共见为辨证要点。

（5）心肾阳虚证：指心与肾的阳气虚衰，失于温煦所反映的虚寒证候。症见畏寒肢冷，心悸怔忡，胸闷气喘，肢体浮肿，小便不利，神疲乏力，腰膝酸冷，唇甲青紫，舌淡紫，苔白滑，脉弱。

本证多因心阳虚衰，病久及肾；或因肾阳亏虚，气化无权，水气凌心所致。肾阳不振，蒸腾气化无权，水液内停，泛溢肌肤，则肢体浮肿，小便不利；肾阳虚，不能温煦腰膝，则腰膝酸冷；肾阳虚不能温煦心阳，水气上犯凌心，以致心阳不振，心气鼓动乏力，则心悸怔忡，胸闷气喘；温运无力，血行不畅而瘀滞，则唇甲青紫，舌质淡紫；心肾阳虚，形体失于温养，脏腑功能衰退，则畏寒肢冷，神疲乏力；苔白滑，脉弱，为心肾阳虚、水湿内停之象。

本证以心悸、水肿与虚寒症状共见为辨证要点。

补肾法的分类

多年来，有关"肾虚的辨证"多种多样，很不统一，因而其治亦法出多门，莫衷一是。学者张勉之等参考古今文献，根据临床体会，提出了自己的见解。认为补肾法应包括滋补法、温补法、阴阳并补法、固涩法和壮腰法 5 种。

1. 滋补法　适用于肾阴虚者，临床上又分为以下几类。

（1）滋阴补肾法：适用于一般肾阴虚者，见症如面色憔悴，肢萎消瘦，腰脊酸痛，五心烦热，夜有梦遗等，舌质红少苔，脉象沉细或数。方剂如六味地黄丸、左归丸等。

（2）滋阴降火法：适用于肾阴虚弱，虚火上炎者。方剂如知柏地黄丸等。

（3）滋阴通淋法：适用于肾阴虚弱，下焦湿热而致慢性劳淋。方剂如猪苓汤。

（4）滋阴潜阳法：适用于肾阴虚弱，水不涵木而致肝阳上亢者，见症如头晕目眩，耳鸣耳聋，腰背酸痛，五心烦热等，舌边红，脉弦细。方剂如杞菊地黄丸、滋阴潜阳汤等。

（5）滋阴息风法：适用于肾阴虚弱，虚风内动者，见症如热病后，神疲倦怠，舌绛少苔，脉象虚弱等。方剂如大定风珠等。

（6）滋肾纳气法：适用于肾阴虚弱，而同时兼有呼多吸少等肾不纳气证者。方剂如七味都气丸、麦味地黄丸等。

（7）滋补肝肾法：适用于肾阴虚兼肝血虚者，如兼有两目干涩，四肢麻木，月经量少色淡等。方剂如归芍地黄丸、驻景丸等。

（8）滋补肺肾法：适用于肺肾阴虚者，见症如低热盗汗，干咳无痰，两颧发红，舌质红少苔，脉沉细或数等。方剂如百合固金汤、人参固本丸等。

（9）滋补心肾法：适用于肾阴虚弱，心火上炎而致心肾不交者，见症如口舌糜烂溃疡，心烦不寐，腰酸或痛，男子梦遗等，舌质红尖尤甚，脉细数。方剂如黄连阿胶汤、交泰丸等。

2. 温补法　适用于肾阳虚者，临床上又分为以下几类。

（1）温肾助阳法：适用于肾阳虚弱者，见症如面色㿠白，形寒肢冷，腰脊冷痛，阳痿或性欲减退等，舌质胖淡，或边有齿痕，脉象沉弱无力。方剂如金匮肾气丸、内补丸等。

（2）温肾纳气法：适用于肾阳虚而兼有呼多吸少、喘促等肾不纳气证者。方剂如加味参蛤散等。

（3）温肾利水法：适用于肾阳虚弱，水气内停而见水肿，腹水者。方剂如真武汤等。

（4）温补脾肾法：适用于脾肾阳虚而见慢性腹泻、水肿等症者。方剂如四神丸等。

（5）回阳救逆法：适用于心肾阳暴脱者，如见四肢厥逆，汗出肢冷或虚脱，脉微细等。方剂如参附汤等。

3. 阴阳并补法　适用于肾阴、肾阳俱虚者，一般以滋阴、温阳药同用。

4. 固涩法

（1）固精法：适用于男子遗精，女子白带者，一般可于补肾药物中加用芡实、桑螵蛸、生龙骨、生牡蛎、沙苑子等。

（2）止遗法：适用于遗尿、尿多、咳喘甚则尿失禁，尿后余沥等，可于补肾药物中加桑螵蛸、益智等。

（3）敛汗法：适用于肾虚汗出者，可于补肾药物中加用固表敛汗之药，如生黄芪、麻黄根、生牡蛎等。

（4）涩肠法：适用于脾肾阳虚之慢性腹泻，可于补肾健脾药物中加用五味子、五倍子等。

5. 壮腰法　适用于肾虚腰酸、腰痛，或自觉后背如压物感，酸重难忍等，可于补肾方药中加用续断、桑寄生、菟丝子等。

第四章　　论肾虚为诸虚证之根

肾为生命原动力。肾为先天之本，主藏精、主生长发育与生殖是其主要功能之一，在机体中起着重要作用。《素问·上古天真论》指出，人之生长壮老及整个生命过程的演变取决于肾气的盛衰虚实。机体的形成首先在于肾气盛、天癸至、阴阳和而形成子代生命最原始的功能物质——精，精之所藏在肾，肾精气化为肾气，在肾气作用下机体发育生长。肾气的强弱盛衰变化决定机体功能由弱到强又由强到弱的演变过程。肾气为生命原动力，由肾精气化而来，从父母禀赋而来的先天之精，经后天脾胃化生水谷之精的濡养补充，方能不断作用机体完成生命的生长壮老的过程。故学者王左原认为，肾虚为虚证之根。

肾为各脏腑器官组织及功能之源。《难经·八难》："诸十二经脉者，皆系于生气之原。所谓生气之原者，为十二经之根本也，肾间动气也，此五脏六腑之本，十二经脉之根，呼吸之门，三焦之原。"《灵枢·经脉》："人始生，先成精，精成而脑髓生，骨为干，脉为营，筋为刚，肉为墙，皮肤坚而毛发长。"机体存在由肾精开始，在肾气激发下，逐渐发育出其他脏腑、经络、三焦、髓骨、筋肉皮肤，同时肾气沿三焦自下而上运行全身，推动着机体各脏腑器官的功能活动。明·李中梓《医宗必读·肾为先天本脾为后天本论》："婴儿出生先两肾。未有此身，先有两肾，故肾为脏腑之本。"这里所说之肾，并非解剖学之肾脏，而是中医肾功能系统。先天肾精功能与现代分子细胞生物学的受精卵及其所带的遗传基因功能存在一致性。遗传基因随着受精卵传给了子代，通过细胞分裂、分化形成组织器官及系统，发育成一个完整的机体。细胞受基因的选择性表达控制分化产生在形态、结构、功能上有稳定性差异的不同细胞类型，如同肾精于机体生长发育起着决定作用一样，基因的表达也控制着生物个体形成及其生理功能的表现。

肾精质量决定体质和寿命。体质是先天禀赋和后天获得所形成的在形态结构、功能活动上所固有的、相对稳定的个性特征。体质状况取决于先天和后天，先天因素是决定体质的根本，后天因素可以影响体质。体质在一生中，对人体功能活动产生影响。肾作为机体最先形成之脏，其所藏先天之精从父母禀赋而来，父母之精质量直接影响子代先天之精及机体功能。《灵枢·寿夭刚柔》："人之生也，有刚有柔，有弱有强，有短有长，有阴有阳。"禀赋强则肾（精）气充足，体质强，能有效激发、推动机体各脏腑经络气血形成及其功能活动，并将脾胃化生的水谷精微转化为肾精，肾精质量优化；禀赋弱则肾精气化不足，体质弱，不能有效促进机体水谷精微转化为肾精，肾精质量劣化，则其主生长发育功能减弱，导致机体生命活动过程缩短，提前衰老，寿命缩短。同样，个体发育生长很大程度上受来自父母的遗传基因所影响，若父代有遗传性疾病，其子代便带有致病的基因，造成机体对某些疾病的易感性。在一定条件作用下，基因突变及多基因间的协调失控导致机体病变。

肾虚为虚证深、重发展结果。《灵枢·天年》："四十岁，五脏六腑十二经脉，皆大盛以平定，腠理始疏，荣华颓落，发鬓斑白，平盛不摇，故好坐。五十岁，肝气始衰，肝叶始薄，胆汁始灭，目始不明。六十岁，心气始衰，苦忧悲，血气懈惰，故好卧。七十岁，脾气虚，皮肤枯。八十岁，肺气衰，魄离，故言善误。九十岁，肾气焦，四脏经脉空虚。百岁，五脏皆虚，神气皆去，形骸独居而终矣。"五脏功能减退并出现虚证，是由肝至脾到肺及肾逐渐发展。同为虚证，表现在各脏，即为病位的不同，肾虚是虚证发展的深重阶段。衰老是机体虚证达到一定程度出现肾虚时的病理反映。虚证（包括生理条件下的衰老）的病理以生物个体胚胎发育重演系统发育过程的逆过程为主要特点，是虚证病理的反重演律。反重演病理的原因在于虚损导致细胞、组织的能量减少，熵增加，反重演病理的本质在于由于细胞、组织的能量减少，其再生修复和功能代偿阻滞于越来越低级的中间状态直至原始状态。重演律是胚胎发育重演生物系统的发育。脾虚证重要病理是浆液腺（胃体腺）向黏液腺（幽门腺）化生及胃黏膜肠上皮化生，是生物的反重演病理，肾虚时细胞、组织功能降低，其形态又回到了低级甚至原始状态。脾虚证的病理改变为细胞组织向较为低级状态发展，而肾虚时的反重演病理改变较脾虚更重。恶性肿瘤细胞及细胞癌变过程在形态、行为、组化、酶学、抗原、基因等各方面均以胚胎化为主要特点。其病理变化与肾虚时是一致的，肾虚为虚证的深、重发展结果。肾虚最终的病理变化即组织细胞又回到了原始的结构及功能状态，生命起源于肾，亦终结于肾。

肾为先天之本，五脏生成之源，对机体生长发育起着重要作用，肾与各脏腑之间相互协调、制约，形成统一的有机整体。衰老机制在肾虚，肾虚是虚证病理的深、重阶段，反映了虚证的病位、程度和层次。肾虚最终在形态上的病理变化即为组织细胞又回到了原始的结构及功能状态；生命从肾（精）而来，由肾虚结束。在细胞、基因层次上对中医肾生理、病理的认识，意在探讨整体观指导下的中医理论，需用现代科学对其研究对象内部进行各层次上的分析补充，只有局部与整体统一，整体才能得以完善与发展。

第五章　论内伤杂病重在治肾

　　中医学认为，疾病的具体种类很多，但不外内伤与外感两大类。学者刘尚义认为，基于肾的生理功能对全身五脏六腑的整体性影响，对内伤杂病的治疗要特别注重从肾立论而施。

　　肾为先天之本，主藏精，主生长发育及生殖，主骨生髓，又主水液，主纳气，开窍于耳及二阴，其华在发，与膀胱相表里。人的生长壮老均由肾气的盛衰支配。若由禀赋不足，后天失养，房室过度，久瘀、重病耗伤肾精，就会出现各种肾虚症状，阳邪之至，害必伤阴，五脏之伤，穷必归肾。不要到图穷匕现才关注肾，疾病刚开始发生就要固护肾气。肾气乃元气，张景岳论之最详："元阳者，即无形之火，以生以化，神机是也，性命系之，故亦曰元气。元阴者，即无形之水，以长以立，天癸是也，强弱系之，故亦曰元精。元精元气者，即化生精气之元神也。"强调阴阳水火的协调平衡，强调人身阴阳水火本处于相对不足状态，一旦摄生不慎，易导致虚损疾病的发生。正如张景岳所论："其有气因精而虚者，自当补精以化气；精因气而虚者，自当补气以生精。又有阳失阴而离者，不补阴何以收散亡之气，水失火而败者，不补火何以苏垂寂之阴？此又阴阳相济之妙用也。故善补阳者，必于阴中求阳，则阳得阴助，而生化无穷；善补阴者，必于阳中求阴，则阴得阳升，而源泉不竭。"

　　临证之中，单纯肾精、气、阴、阳亏虚者有之，而内伤杂病肾虚兼夹实邪更为常见，故刘尚义教授总结出补肾化痰、补肾活血、补肾泄浊、补肾利水、补肾开窍、补肾解毒、补肾利咽等方法，颇有独到之处。

　　1. 补肾化痰　痰症常见于咳嗽、痰饮、喘证等范畴。《素问·咳论》："五藏六腑皆令人咳，非独肺也。""肾咳之状，咳则腰背相引而痛，甚则咳涎。"早已指出咳喘之疾与肾密切相关。咳喘日久，反复发作，渐至肺病及肾，肺肾虚寒，根本不固，水泛为痰，咳嗽短气，动则喘甚，形疲畏风，腰酸肢冷。如处理不当，迁延日久，可成痼疾。治用补肾化痰止咳法，疗效显著。

　　2. 补肾活血　临床中血瘀证形成的原因很多，但阴虚在血瘀证形成的过程中起着重要的作用。张景岳《类经》："阴虚则无气，无气则清浊不化。"除阴虚本身可直接致瘀外，又往往是其他许多致瘀因素的枢纽，而且血瘀形成后反过来又易致阴虚。《灵枢·本神》："阴虚则无气。"说明阴液是气血盛衰的重要物质基础，而肾阴是一切阴液的源头。如《素问·上古天真论》："肾者主水，受五藏六腑之精而藏之，故五藏盛，乃能泻。"特别是肾阴亏虚，阴虚火动伤络，阴亏血枯，血行不畅等，皆易致瘀，又说明了阴虚直接导致"清浊不化"，易生痰瘀等病理产物。虚而致瘀，瘀而致虚，二者互为因果，由此悟及，在治疗顽固性肾病水肿时，多在补肾药中加入活血药，因"血不行则病水"。

　　3. 补肾祛风除湿　肾虚是痹证发病的主要内因。经云："风寒湿三气杂至，合而为痹也。其风气胜者为行痹，寒气胜者为痛痹，湿气胜者为着痹也。"说明风、寒、湿三气侵袭机体为痹证的重要外因。然痹证"有风、有寒、有湿……皆标也；肾虚，其本也"，说明肾虚是痹证发病的重要内因。《灵枢·五邪》："邪在肾，则病骨痛阴痹。阴痹者，按之而不得，腹胀腰痛，大便难，肩背颈项痛，时眩。"揭示痹证的肩背痛、颈椎疼痛等皆与肾虚密切相关。张景岳对此证论述最详："然则诸痹者，皆在阴分，亦总由真阴衰弱，精血亏损，故三气得以乘之而为此诸证。经曰邪入于阴则痹，正谓此也。是以治痹之法，是宜峻补真阴，使血气流行，则寒邪随去；若过用风湿痰滞等药而再伤阴气，必反增其病矣。"故治疗风湿痹证，当以补肾为主。

　　4. 补肾开窍　《素问·生气通天论》："阴者，藏精而起亟也；阳者，卫外而为固也。阴不胜其阳，则脉流薄疾，病乃狂。阳不胜其阴，则五藏气争，九窍不通。"《素问·金匮真言论》："肾，开窍于二阴。"《素问·阴阳应象大论》："年六十，阴痿，气大衰，九窍不利，下虚上实，涕泣俱出矣。"《灵枢·脉度》："肾气通于耳，肾和则耳能闻五音矣。"此皆言九窍不通之症皆与肾气虚损有关。九窍为五脏之门户，《金匮要略》："五藏元真通畅，人即安和。"元真者元阴元阳也，即肾气也。肾气充足则九窍通畅，故治疗目、鼻、口、唇、齿、喉、耳、面诸类"窍病"，皆以补肾气为主，佐以通窍散风之品，皆可获良效。

5. 补肾泄毒 《灵枢·刺法新变化（遗篇）》："不相染者，正气存内，邪气可干，避其毒气，天牝从来，复得其往，气出于脑，即不邪干。"元气充足，肾气不虚，则邪不可干。既病则除去邪外，更须补益元气，扶正驱邪，即补肾解毒驱邪。《张氏医通》："《金匮》曰：阴毒之为病，面目青，身痛如被杖，咽喉痛，五日可治，七日不可治，升麻鳖甲汤去雄黄、蜀椒主之。此又阴毒之病，所以昭揭于千古也。说阴毒云者，乃寒邪直中阴经，久而不解，斯成毒也。虽然，直中阴经，究属何经，实中于肾也。"《景岳全书》："若但知直攻毒气，而不顾元阳，则寇未遂而主先伤，鼠未投而器先破。"《外科正宗》："五脏者，心、肝、脾、肺四脏皆系于肾，惟肾经一脏独居于下。虽居于下，其脏精华、津液、元气、元神尽行灌溉荣注于上，故四脏之火，皆赖一脏之水以济之。……肾乃为性命根本，藏精、藏气、藏神，又谓受命先天，育女、育男、育寿此等皆出于肾脏之一窍也。是为疾者，房劳过度，气竭精伤，欲火消阴，外阳煽惑，以致真水真阴从此而耗散；既散之后，其脏必虚，所以诸火诸邪乘虚而入。"《丹溪心法》："治真元不足，下焦虚寒，小便血浊，频数无度，凝血如油，光彩不足，凝即澄下，凝如膏糊，萆薢分清饮。"《医方发挥》认为萆薢分清饮可温肾利湿，化浊分清。

6. 补肾利咽 叶天士《临证指南医案》："咽乾烦渴，多是精液之损，非有余客热。"《景岳全书》："喉痹……若因酒色过度，以致真阴亏损者，此肾中之虚火证也，非壮水不可；又有火虚于下，而格阳于上，此无根之火，即肾中之真寒证了，非温补命门不可。""阴虚喉痹，其证亦内热口渴喉干，或唇红颊赤，痰涎壅盛，然必尺脉无神，或六脉虽数而浮软无力，但察其过于酒色，或素禀阴气不足，多倦少力者，是皆肾阴亏损，水不制火而然。"在临床中遇咽喉疾患久治不愈者，长期使用清热解毒利咽，注射抗生素等不效者，即断定为肾虚，在补肾滋阴降火或温补肾阳的基础上加一二味解毒利咽之品，常获意想不到之疗效。

第六章　补肾滋阴温阳名方组方的特点

《内经》："阴阳者，天地之道也，万物之纲纪，变化之父母，生杀之本始，神明之府也。"阴阳万变虽不可胜数，然其要一也万变不离其宗，补肾亦必循此理。肾为先天之本，内藏真阴真阳，为诸神精之所舍，元气之所系。"五脏之阴气非此不能滋，五脏之阳气非此不能发"（《景岳全书》）。历代医家认为，人之阴阳开合存乎此，呼吸出入系于此，此火而能令百体皆温，此水而能令五脏皆润。此中一线未绝，即生气一线未亡。可见肾之阴阳至精至贵，为十二经脉之根，五脏六腑之本。江苏学者魏道祥认为，探究补肾方药之玄奥，能更好地指导临床遣方用药，并对此发表了自己的见解。

滋补肾阴名方组方之特点

滋补肾阴之名方，如六味地黄丸、知柏地黄丸、左归丸、左归饮、大补阴丸，虽然组方配伍有别，但细察之，从中可归纳出如下几个特点。

1. 五脏兼顾　人体是一个有机的整体。任何脏腑的功能活动都不能脱离其他脏腑而独自完成。肾阴虚的实质是肾精的亏损，而肾精的化生离不开脾气的转输、肝气的疏泄、肺气的宣降和心气的推动，如是则各脏腑之精气下归于肾，复由肾气摄纳而化为肾精。从补肾阴方剂的配伍方式来看，其药物组成主要有熟地黄、山茱萸、山药，三者均有补肾之功。其中熟地黄甘温，大滋肾阴，填精补髓，壮水之主，为补肾中元阴之正药；山茱萸酸温，养肝肾而涩精，并协熟地黄养心血、补肝血，血足则转化为精；山药甘平，补脾阴肺气而固精，运化呼吸、水谷之精微，输转于肾脏而充精气。三药配合，三阴（肝脾肾）并补，兼顾心肺，使四脏之阴无所耗损，摄纳精液归入肾脏，肾方受诸脏之精液而藏之。

2. 补中有泻　肾受五脏六腑之精气而藏之，然而受与藏之间必然有一套转化之机制。《内经》："阳化气，阴成形。"即有阴化之机与阳化之机两个方面。若阴化之机无力，五脏六腑之精血输于肾，难以化为肾精而封藏，反易聚为湿浊而为患；若阳化之机不足，则肾精不能化为真阳，而反生虚热，故以上方中或配以茯苓、泽泻之类，使浊水降，真水升；或配知母、黄柏之属，以泻火而保阴。湿浊去，则肾之生化之机无穷；邪火平，则肾中阴阳化机平衡，而真阴自复。正如《医方集解》所说："古人用补药必兼泻邪，邪去则补药得力。"

3. 补中有通　生命在于气血之恒动，水谷之精微转化为机体的精血津液，离不开循环不息的气血运行。机体内精血津液的相互转化，也离不开循环不息的气血运行。古人所谓："动静合一，气血和畅，百病不生，乃得尽其天年""一息不运，则机缄穷；一毫不续，则穿壤判"。可见疏通气血也是补肾方剂中必须涉及的一个方面，然须中节，勿使太过。动而生阳，静而生阴。因为阴成形之阴化之机，必须以动中求静为原则，故六味地黄汤中佐牡丹皮，左归丸之中佐牛膝，一贯煎中佐当归、川楝子，令有瘀者可徐消，无瘀者借其疏通之力，以行补药之滞，让补药之力愈大。

4. 补中有涩　肾主封藏，肾精最忌耗泻。若肾虚封藏失职，则肾精最易耗泻，故补中有涩乃补肾方中不可忽略的一个方面。所以方中多选用山茱萸、山药以补涩兼施，左归丸之中更用菟丝子以增涩精之力。另外，涩剂与通利之剂合用，可使行中有止，动而中节；与渗利之剂相伍，则渗利湿浊而不伤真阴。如李时珍所说："茯苓、泽泻皆取其泻膀胱之邪气也。"

归而纳之，补肾阴之法不外乎补五脏之气以化精，益肾中元气以摄精，清生化之障以保精，收耗散之气以固精。

温补肾阳名方组方之特点

　　动而生阳，阳主生主长；静而生阴，阴主收主藏。然而，阳至盛而无阴则为独阳，阴至极而无阳则为孤阴。所以，必须阴阳相吸相摄，互根互用，形成阴阳冲和之气，方有生化之机。古来温补肾阳之名方，如肾气丸、右归丸、右归饮等，多遵此则组方，并具有以下配伍特点。

　　1. 阳化有基　《内经》："阳以阴为基，无阴则阳无以化。"药能补阳，但药物本身不能化阳。它只能通过激发体内的阳化之机，调用自身的真阴以化阳。故欲补真阳，先复真阴，使阳得阴助而生化无穷。大凡补阳之方，如桂附八味丸、右归丸、十全大补丸等，皆在重用熟地黄、山茱萸、山药的基础上，配以补阳之药组成。滋阴之虚以生气，助阳之弱以化气。肾阳振奋，气化复常，则诸症自愈。虽乍看似乎阴药比阳药还重，但阳动而阴静，欲阴中求阳，非此不能。

　　2. 阳化有制　阳动而速，若化而无制，则亢阳将呈烈焰之势，必伤真阴。人无真阴，不能化阳。若阳化之机失去制约，则阴精的耗竭必在瞬间，阴虚则阳无所依附。故常以辛甘化阳与甘寒养阴相伍，以温润兼顾，壮阳不伤阴，阴生阳长，阴阳相济。补阳方中阴药重于阳药，不单纯是阴中求阳，更深刻的含义在于补阴以配阳、补阴以制阳。另外，补阳方剂在阴中求阳的原则下，多保留茯苓、泽泻、牡丹皮之属，以泻助补，在阳化有制方面也起着不可忽视的作用。

　　3. 阳化有归　阳无所归，即为浮阳。阳化以后，必有所归，方为真阳。阳化有归包括两个方面：外归通内达外，以促进脏腑的功能活动；内归则纳阳归根，以蓄生化长养之机。补阳方中之肉桂、附子，颇具深意。附子辛甘大热，气味俱厚，彻内彻外，内温脏腑骨髓，外暖筋肉肌肤，上益心脾阳气，下补命门真火，通行十二经，走而不守，专入气分。可随配伍的不同，引阳气各归其所，以散阴霾而复阳化之机。肉桂虽也辛甘大热，但主归心肾，善补命火、壮元阳、暖脾肾、益心火、通营卫、散沉寒、止疼痛，能走能守，偏入血分，尤长于引火归元，摄阳归阴。

　　总之，阴平阳秘，精神乃治，阴阳离绝，精气乃绝。天地万物如是，人之生命如是，补肾组方亦如是。或问，补阴方中为什么不强调阳中求阴？细品之，补中有泻，补中有通，不正是阳中求阴的变通之法吗？阳中求阴不一定非得用补阳的药物去求阴，只要在确保阳化之机的前提下补阴，就是阳中求阴。

第七章　常用补肾中药

中医具有补肾之功的药物甚多，但从辨证用药角度而论，肾虚之证最基本的有肾气亏虚、肾精亏虚、肾阴亏虚、肾阳亏虚、肾气不固等之分，专主某种亏虚之治的药物有之，然更多的是一药而兼有多种补肾之虚的功效，具有"多相"性。因此，对补肾药物的分类，尽管我们参考了学者罗仁等提出的分为补肾填精、滋补肾阴、补益肾气、温补肾阳、固肾涩精等类，但这也只是相对而言，是根据某药的主要功效来划分的。

补肾填精药

1. **熟地黄**　为玄参科多年生植物地黄的根。味甘性微温，入肝、肾经。长于补血滋阴，益精填髓，为滋补肝肾阴血不足之要药。《本草纲目》谓熟地黄："填骨髓，长肌肉，生精血，补五脏，内伤不足，通血脉，利耳目，黑须发。男子五劳七伤；女子伤中胞漏，经候不调，胎产百病。"《医学启源》："熟地黄……补血虚不足，虚损血虚之人须用，善黑须发。"《药品化义》："熟地黄，藉酒蒸熟，味苦化甘，性凉变温，专入肝脏补血……能益心血，更补肾水。凡内伤不足，苦志劳神，忧患伤血，纵欲耗精，调经胎产，皆宜用此。安五脏，和血脉，润肌肤，养心神，宁魂魄，滋补真阴，封填骨髓，为圣药也。"

现代药理研究认为，本品含有梓醇、地黄素、甘露醇、维生素A类物质、糖类及氨基酸等。熟地黄有强心、利尿、降低血糖和升高外周血白细胞，增强免疫功能等作用。

2. **紫河车**　为健康产妇的干燥胎盘。味甘、咸，性温，入肺、肝、肾经。功能既温阳补气，又滋阴补血，为补肾益精之要药，用于各类肾虚证。《本草纲目》谓紫河车："治男女一切虚损劳极，癫痫失志恍惚。安心养血，益气补精。"《本草拾遗》："治血气羸瘦，妇人劳损，面黯皮黑，腹内诸病渐瘦悴者。"《本草经疏》："人胞乃补阴阳两虚之药，有反本还原之功。然而阴虚精涸，水不制火，发为咳嗽吐血，骨蒸盗汗等证，此属阳盛阴虚，法当壮水之主，以制阳光。"

现代药理研究认为，本品含有多种抗体及干扰素；多种激素（促性腺激素A和促性腺激素B、催乳素、促甲状腺激素、缩宫素样物质、多种甾体激素和雌酮）；还含有多种有价值的酶（如溶菌酶、激肽酶、组胺酶、缩宫素酶等）、红细胞生成素、磷脂（磷脂酰胆碱、溶血磷脂酰胆碱和神经鞘磷脂等）及多种多糖等。紫河车具有免疫调节作用，能增强机体抵抗力；可促进乳腺、子宫、阴道、卵巢、睾丸的发育。

3. **何首乌**　为蓼科多年生草本植物何首乌的块根。味甘、苦、涩，性微温，入肝、肾经。补益之中有封藏之用，具有补肝肾、益精血、润下通便之功效。用于治疗肾精不足、肝肾精血亏虚、阴血亏虚失润之虚秘等病证。《本草纲目》谓何首乌："能养血益肝，固精益肾，健筋骨，乌髭发，为滋补良药。不寒不燥，功在地黄、天门冬诸药之上。"《日华子本草》："味甘久服令人有子。"《开宝本草》："益血气，黑髭鬓，悦颜色，久服长筋骨，益精髓，延年不老；亦治妇人产后及带下诸疾。"本品补而不燥，滋而不腻，历代均奉为滋补延年益寿之良药。

现代药理研究认为，本品除含有蒽醌衍生物，主要为大黄酚、大黄素，还含有大黄酸、大黄素甲醚和大黄酚蒽酮。此外，尚含有磷脂酰胆碱等。何首乌对试验性家兔血清胆固醇的增高有抑制作用，能减轻动脉内膜斑块的形成和脂质沉积，并有减慢心率及增加冠状动脉血流量的作用，用于治疗心血管疾病；能增强免疫功能，增强网状内皮系统吞噬功能和提高细胞免疫力；还有强壮神经、健脑益智作用。

4. 阿胶　为马科动物驴的皮，经漂泡去毛后熬制而成的胶块。味甘性平，入肺、肝、肾经。入肺则润燥，入肝则补血，入肾则滋阴填精，具有补血止血、滋阴润肺、填精补肾之功效。《本草求真》："阿胶气味俱阴，既入肝经养血，复入肾经滋水……为血分养血润燥，养肺除热要剂。"《神农本草经》谓阿胶："主心腹内崩，劳极……腰腹痛，四肢酸痛，女子下血，安胎。"《名医别录》："主丈夫小腹痛，虚劳羸瘦，阴气不足，脚酸不能久立。"临床多用于治疗血虚、阴虚，肾精亏虚，热灼真阴，肺肾阴虚、肝肾阴虚及吐血、便血、衄血、崩漏等病证。

现代药理研究认为，阿胶主要由骨胶原组成，含有多种氨基酸（如赖氨酸、精氨酸、组氨酸、胱氨酸、色氨酸、羟脯氨酸、天门冬氨酸、苏氨酸、丝氨酸、谷氨酸、脯氨酸、甘氨酸、丙氨酸等），并含有钙、硫等。阿胶能促进血中红细胞和血红蛋白的生成，作用优于铁剂；改善体内钙的平衡，促进钙的吸收和在体内的存留；预防和治疗进行性肌营障碍，可使血压升高而抗休克。

5. 当归　为伞形科多年生草本植物当归的根。味甘、辛，性温，入肝、心、脾经。具有补血调经、活血止血、润肠通便之功效。因精与血同源，故肾精血亏虚者均常用之。《本草正》："当归其味甘而重，故专能补血；其气轻而辛，故又能行血。补中有动，行中有补，诚血中之气药，亦血中之圣药也……大约佐之以补则补，故能养营养血，补气生精，安五脏，强形体，益神志，凡有形虚损之病，无所不宜。"《医学启源》："当归，气温味甘，能和血补血，尾破血，身和血。"

现代药理研究认为，当归含有挥发油，油中主要成分为藁本内酯、正丁烯酞内酯、当归酮、香荆芥酚等；还含有水溶性成分阿魏酸、丁二酸、烟酸、尿嘧啶、腺漂呤、豆甾醇-D-葡萄糖苷、香荚兰酸、钩吻荧光素等。此外，尚含有当归多糖，多种氨基酸，维生素 A、维生素 B_{12}、维生素 E 及为人体所必需的多种氨基酸等。当归挥发油和阿魏酸能抑制子宫平滑肌收缩，而其水溶性或醇溶性非挥发性物质，则能使子宫平滑肌兴奋。当归对子宫的作用取决于子宫的功能状态而呈双相调节作用。正丁烯酞内脂能对抗组胺、乙酰胆碱喷雾所致豚鼠实验性哮喘。当归有抗血小板凝集和抗血栓作用，并能促进血红蛋白及红细胞的生成；有抗心肌缺血和扩张血管作用，并证明阿魏酸能改善外周循环；当归对实验性高脂血症有降低血脂作用，对非特异性和特异性免疫功能都有增强作用。当归对小鼠四氯化碳引起的肝损伤有保护作用，并能促进肝细胞再生和恢复肝脏某些功能的作用。此外，还有镇静、镇痛、抗炎、抗缺氧、抗辐射损伤及抑制某些肿瘤株生长和体外抗菌作用等。

6. 桑椹　为桑科落叶乔木桑的干燥成熟果穗。味甘性微寒，入肝、肾经。俱有益肾固精、滋阴补血、生津滋液、润肠通便之功效。用于治疗肾精血亏虚、肝肾阴虚、肠燥便秘等病证。《滇南本草》谓桑椹："益肾脏而固靖，久服黑发明目。"《新修本草》："主消渴。"《本草经疏》："为凉血补血益阴之药。"

现代药理研究认为，桑椹含脂肪油，油中含油酸、甘油酸、棕榈酸、花生酸等甘油酯，并含有叶酸、烟酸、蔗糖、蛋白质及多量钙等。桑椹有中度促进淋巴细胞转化的作用；能促进 T 细胞成熟，从而使衰老的 T 细胞功能得到恢复；对小鼠体液免疫功能有促进作用；对粒系粗细胞的生长有促进作用；其能降低红细胞膜 Na^+-K^+-ATP 酶的活性，可能是其滋阴生精作用原理之一；其还有防止环磷酰胺所致白细胞减少的作用。

7. 黑芝麻　又称黑脂麻、胡麻。为脂麻科一年生草本植物芝麻的干燥成熟黑色种子。味甘性平，入肝、肾经。长于益精血，补肝肾，润五脏，为具有营养作用的益精养血之药，多用于治疗肝肾精血亏虚的病证。《神农本草经》："主伤中虚羸，补五内，益气力，长肌肉，填脑髓。"《玉揪药解》："补益精液，润肝脏，养血舒筋，疗语謇步迟，皮燥发枯，髓涸肉减，乳少，经阻诸证。"《本草备要》："补肝肾，润五脏，滑肠。"

现代药理研究认为，本品含有脂肪油，油中含油酸、甘油酸、亚油酸、棕榈酸、花生酸、氨基酸、木脂素、植物甾醇、磷脂及核黄素、维生素 B_6、维生素 E、细胞色素 C、胡麻苷，并含有叶酸、烟酸、蔗糖、蛋白质及多量的钙。黑芝麻有抗衰老作用；所含亚油酸可降低血中胆固醇含量，有防止动脉硬化作用；可降低血糖，并提高肝脏及肌肉中糖元含量；可使实验动物的肾上腺皮质功能受到某种程度的抑制；所含脂肪油能滑肠通便。

补益肾气药

1. 菟丝子　为旋花科一年生寄生缠绕性草本植物菟丝子的成熟种子。味辛、甘，性平，入肝、脾、肾经。具有补肾益精、养肝明目、健脾止泻、延年益寿之功效。常用于治疗肾阳气虚、肝肾亏损、脾肾阳气亏虚的病证。补阳而不燥，滋阴而不腻，入肾则补肾气而益精，入肝则养肝明目，入脾则健脾止泻，为肾精气阴阳并补之品。《本草汇言》："菟丝子，补肾养肝，温脾助胃之药也。但补而不峻，温而不燥，故入肾经，虚可以补，实可以利，寒可以温，热可以凉，湿可以燥，燥可以润。"《本草逢原》："菟丝子，祛风明目，肝肾气分也。其性味辛温质黏，与杜仲之壮筋暖腰膝无异。其功专于益精髓，坚筋骨，止遗泄，主茎寒精出，溺有余沥，去膝胫酸软。老人肝肾气虚，腰痛膝冷，合补骨脂、杜仲用之，诸筋膜皆属之肝也。"《神农本草经》："主续绝伤，补不足，益气力肥健。""久服明目，轻身延年。"《药性论》："治男子女人虚冷，添精益髓，去腰痛膝冷，又主消渴热中。"

现代药理研究表明，本品含有树脂苷、糖类、黄酮类化合物等。能增强离体蟾蜍心脏收缩力；降低麻醉犬血压；抑制肠运动；兴奋离体子宫；对氢化可的松所致小鼠"阳虚"模型有治疗作用，并能增强非特异性抵抗力等。

2. 山茱萸　为山茱萸科落叶小乔木山茱萸除去果核的成熟果肉。味酸、涩，性微温，入肝、肾经。具有补益肝肾、涩精敛汗之功效，故常用于治疗肾阳气亏虚、肾气不固、肝肾虚损的病证。《药性论》："止月水不定，补肾气，兴阳道，添精髓，疗耳鸣……止老人尿不节。"《汤液本草》："滑则气脱，涩剂所以收之，山茱萸止小便利，秘精气，取其味酸涩以收滑之。仲景八味丸用之为君，其性味可知矣。"《雷公炮制药性解》："山茱萸大补精血，故入少阴厥阴。六味丸用之，取其补肾而不伤于热耳，若舍是而别求热剂，以为淫欲助，犹弃贤良而搜佞幸也。"《医学衷中参西录》："山茱萸，大能收敛元气，振作精神，固涩滑脱。收涩之中兼具条畅之性，故又通利九窍，流通血脉，治肝虚自汗，肝虚胁痛腰疼，肝虚内风萌动，且敛正气而不敛邪气，与其他酸敛之药不同，是以《本经》谓其逐寒痹也。"《名医别录》："强阴益精，安五脏，通九窍，止小便利，明目强力。"现代名医俞慎初在《南方医话》中说："用山萸肉纳气固脱，这是近贤张锡纯独得之秘。此药善于涵阴敛阳，对肝肾本虚，阴阳之气将涣散的虚喘欲脱具有特效。"

现代药理研究认为，本品主要含山茱萸苷、皂苷、鞣质、熊果酸、没食子酸、苹果酸、酒石酸及维生素 A 等。山茱萸注射液能强心，升高血压，并能抑制血小板聚集，抗血栓形成。山茱萸醇提取物对实验性大鼠糖尿病有明显的降血糖作用；对非特异性免疫功能有增强作用；有抗实验性肝损害作用。对于因化学疗法引起的白细胞减少有使其升高的作用；且有抗氧化作用及兴奋副交感神经作用。

3. 续断　为山萝卜科多年生草本植物续断的根。味辛、甘、苦，性微温，入肝、肾经。具有补益肝肾、止漏安胎、强壮筋骨、祛风除湿、活血散瘀等功效。本品补而能宣，宣而不泄，行中有止，为内、妇、外伤科常用补肾之良药。多用于治疗肾精亏虚、肝肾虚损的病证。《本草汇言》："续断，补续血脉之药也。大抵所断之血脉非此不续，所伤之筋骨非此不养，所滞之关节非此不利，所损之胎孕非此不安。久服常服，能益气力，有补伤生血之效，补而不滞，行而不泄，故女科、外科取用者恒多也。"《雷公炮制药性解》："肾主骨而藏精，肝主筋而藏血，续断补精血而理筋骨，宜入二经矣。胎产之证，尤为要药。"《本草逢原》："续断入肝，主续筋骨，为妇人胎产崩漏之首药。又主带脉为病，久服益气力，利关节，治腰痛，暖子宫……又能止小便多，治遗泄。"《本草经疏》："为治胎产，续绝伤，补不足……理腰肾之要药也。"

现代药理研究指出，续断含有胡萝卜苷、β-谷甾醇、三萜皂苷、蔗糖、挥发油等。其有抗维生素 E 缺乏症的作用，有促进组织再生作用。可促进去卵巢小鼠子宫的生长发育。

4. 杜仲　为杜仲科落叶乔木杜仲的树皮。味甘性温，入肝、肾经。功能补益肝肾，暖宫安胎，强壮筋骨，故常用于治疗肾气亏虚、肾阳亏虚、肾气不固引起的病证。《本草汇言》："凡下焦之虚，非杜仲不补；下焦之湿，非杜仲不利；足胫之酸，非杜仲不去；腰膝之疼，非杜仲不除。然色紫而燥，质绵而韧，气温而补，补肝益肾，诚为要剂。如肝肾阳虚而有风湿病者，以盐酒浸炙，为效甚捷。"《神农本草经》："主腰脊痛，补中益精气，坚筋骨，强志，除阴下痒湿，小便余沥，久服轻身耐老。"《药品化义》："杜仲沉下入肾，盖肾欲坚，以苦坚之，用此坚肾气，强壮筋骨。"《本草正》："暖子宫，安胎气。"

现代药理研究指出，本品含有杜仲胶、杜仲苷、松脂醇二葡萄糖苷、桃叶珊瑚苷、鞣质、黄酮类化合物等。杜仲有效好的降血压作用，并能减少胆固醇的吸收。其降血压作用炒杜仲大于生杜仲。能使离体子宫自主收缩能力减弱，并因有拮抗子宫收缩剂（乙酰胆碱、垂体后叶素）的作用而解痉。煎剂对家兔离体心脏有明显的加强作用，还有增强动物肾上腺皮质功能、增强机体免疫功能及镇静作用。

5. **益智**　为姜科多年生草本植物益智的果实。味辛性温，入脾、肾经。入脾则温脾止泻摄涎，入肾则温肾固精缩尿，故多用于治疗肾气亏虚、肾气不固、脾肾两虚所致的病证。《本草经疏》："益智仁，以其敛摄，故治遗精虚漏及小便余沥，此皆肾气不固之证也。肾主纳气，虚则不能纳矣。又主五液，涎乃脾之液，脾肾气虚，二脏失职，是肾不能纳，脾不能摄，故主气逆上浮，涎秽泛滥而上溢也，敛摄脾肾之气，则逆气归元，涎秽下行。"《汤液本草》："益脾胃，理元气，补肾虚滑沥。"《本草备要》："能涩精固气，温中进食，摄涎唾，缩小便，治呕吐泄泻……冷气腹痛，崩带泄精。"

现代药理研究指出，本品含有挥发油，油中含有桉油精、姜烯、姜醇、α-松油醇、绿叶烯及α-香附酮等。尚含有微量元素（锰、锌、钾、钠、钙、镁、磷、铁、铜等）和人体必需的多种氨基酸等。有抗利尿、减少唾液分泌的作用。

6. **覆盆子**　为蔷薇科落叶灌木植物掌叶覆盆子的未成熟果实。味甘、酸，性微温，入肝、肾经。药性平和，长于益肾固精缩尿，故多用于治疗肾气亏虚、肾气不固、肝肾亏损的病证。《本草经疏》："覆盆子，其主益气者，言益精气也。肾藏精，肾纳气，精气充足，则身自轻，发不白也。苏恭主补虚续绝，强阴健阳，悦泽肌肤，安和五脏。甄权主男子肾精虚竭，女子食之有子。大明主安五脏，益颜色，养精气，长发强志，皆取其益肾添精，甘酸收敛之义耳。"《本草备要》："益肾脏而固精气，补肝虚而明目，起阳痿，缩小便。"《本草简要方》："覆盆子补虚，续绝强阴，健阳明目，黑发，治劳损，肾精虚竭，阴痿，涩小便。此药补益而无燥弊，然皆辅佐他药以为用。"

现代药理研究指出，覆盆子含有机酸、糖类及少量维生素C，果实中还含有三萜成分、覆盆子酸、鞣花酸和β-谷甾醇等。本品对葡萄球菌、霍乱弧菌有抑制作用，同时有雌激素样作用。

7. **狗脊**　为蚌壳蕨科多年生树状蕨类植物金毛狗脊的根茎。味甘、苦，性温，入肝、肾经。长于补益肝肾，强壮腰膝，祛风除湿，故多用于治疗肾精亏虚、肾气不固、肝肾亏损的病证。《本草经疏》："狗脊，苦能燥湿，甘能益血，温能养气，是补而能走之药也。肾虚则腰背强，机关有缓急之病，滋肾益气血，则腰背不强，机关无缓急之患矣。周痹寒湿腰痛者，肾气不足，而为风寒湿之邪所中也，兹得补则邪散痹除而膝亦利矣。老人肾气衰乏，肝血亦虚，则筋骨不健，补肾入骨，故利老人也。"《本草纲目》："强肝肾，健骨。"《本草正义》谓狗脊："能温养肝肾，通调百脉，强腰膝，坚脊骨，利关节，而驱痹着，起痿废；又能固摄冲带，坚强督任，疗治女子经带淋露，功效甚宏，诚虚弱衰老恒用之品；且温中而不燥，走而不泄，尤为有利无弊，颇有温和中正气象。"

现代药理研究指出，本品含有蕨素、金粉蕨素、原儿茶酸、5-甲糠醛、β-谷甾醇、胡萝卜素等。

8. **牛膝**　为苋科多年生草本植物怀牛膝的根。味酸性平，入肝、肾经。性善下行，盐制入肾则滋补肝肾，酒制则辛散而能活血化瘀，炒炭则可治虚火上炎，故多用于治疗肝肾精血亏虚、肝肾阴虚病证。《药品化义》："牛膝，味甘能补，带涩能敛，兼苦直下，用之入肾。盖肾主闭藏，涩精敛血，引诸药下行。"《本草纲目》："牛膝乃足厥阴、少阴之药，大抵得酒则能补肝肾，生用则能去恶血。"《医学衷中参西录》谓牛膝："为补益之品，而善引气血下注，是以用药欲其下行者，恒以为引经。故善治肾虚腰疼腿痿，或膝疼不能曲伸，或腿痿不能任地。兼治女子月经闭枯，催生下胎。"

现代药理研究指出，牛膝含有三萜皂苷、蜕皮甾酮、牛膝甾酮、紫茎牛膝甾酮等甾体类成分和多糖类成分。此外，牛膝还含有精氨酸等12种氨基酸以及生物碱类、香豆素等化合物和铁、铜等微量元素。牛膝总皂苷对子宫平滑肌有明显的兴奋作用；牛膝醇提取物对实验性小动物心脏有抑制作用；煎剂和醇提取液有短暂的降低血压和轻度利尿作用。牛膝能降低大鼠全血黏度、血细胞比容、红细胞聚集指数，并有抗凝作用。所含蜕皮甾酮有降低血脂作用，并能明显降低血糖。牛膝还具有抗炎、镇痛作用，能提高机体免疫功能。

9. 五味子 为木兰科多年生落叶木质藤本植物五味子的成熟果实。味酸性温，入心、肺、肾经。功能补肾敛肺，养心宁神，敛汗生津，故多用于治疗肾阴亏虚、肺肾气虚、肺肾气阴两虚病证。《本草汇言》："五味子，敛气生津之药也，故《唐本草》主收敛肺虚久嗽耗散之气。凡气虚喘急，咳逆劳损，精神不振，脉势空虚，或劳伤阳气，肢体羸瘦，或虚火上炎，自汗频来，或精元耗竭……以五味子治之，咸用其酸敛生津，保固元气而无遗泄也。然在上入肺，在下入肾，入肺有生津济源之益，入肾有固精养髓之功。"《本草备要》："性温，五味俱备，酸咸为多，故专收敛肺气而滋肾水，益气生津，补虚明目，强阴涩精，退热敛汗，止呕住泻，宁嗽定喘，除烦渴。"

现代药理研究指出，北五味子主含挥发油、有机酸、鞣质、维生素、糖及树脂等。种子挥发油中的主要成分为五味子素。本品对神经系统各级中枢均有兴奋作用，对大脑皮质的兴奋和抑制过程均有影响，使之趋于平衡。对呼吸系统有兴奋作用，有镇咳和祛痰作用。能降低血压，能利胆，降低血清转氨酶，对肝细胞有保护作用。能增强细胞免疫功能，使脑、肝、脾脏 SOD 活性明显增强，故具有提高免疫力、抗氧化、抗衰老作用。对金黄色葡萄球菌、肺炎克雷伯菌肺炎亚种、肠道沙门菌、铜绿假单胞菌等均有抑制作用。

10. 五加皮 为五加科落叶小灌木细柱五加、无梗五加及刺五加的根皮，入药者为北五加皮。味辛性温，入肝、肾经。功能益气而补肝肾，祛风而通经络，能补能泄，多用于治疗脾肾气虚、肝肾亏损及风湿痹痛等病证。《名医别录》谓五加皮："主男子阴痿，囊下湿，小便余沥；女人阴痒及腰脊痛，两脚疼痹风弱，五缓虚羸，补中益精，坚筋骨，强志意，久服轻身耐老。"《本草求真》："风胜则筋骨为之拘挛，湿胜则筋脉为之缓纵。男子阴痿囊湿，女子阴痒虫生，小儿脚软。寒胜则血脉为之凝滞，筋骨为之疼痛，而脚因尔莫行。服此辛苦而温，辛则气顺而化痰，苦则坚骨而益精，温则祛风而胜湿，凡肌肤之瘀血，筋骨之风邪，靡不因此而治。"

现代药理研究指出，本品含有丁香苷、刺五加苷 B_1、右旋芝麻素、左旋对映贝壳松烯酸、β-谷甾醇、β-谷甾醇葡萄糖苷、硬脂酸、棕榈酸、亚麻酸、维生素 A、维生素 B_1、挥发油等。五加皮具有抗炎、镇痛、镇静作用，能提高血清抗体的浓度，促进单核巨噬细胞的吞噬功能；有抗应激作用，能促进核酸的合成，降低血糖；有激素样作用，并能抗肿瘤、抗诱变、抗溃疡，且有一定的抗排异作用。

滋补肾阴药

1. 生地黄 为玄参科多年生草本植物地黄的根，为鲜地黄加工后的干燥成品。味甘、苦，性凉，入心、肝、肾经。长于养阴凉血清热，多用于治疗肾阴亏虚、肝肾阴虚、肺肾阴虚、心肾阴虚及其阴虚火旺的病证。《本草经疏》："干地黄，乃补肾家之要药，益阴血之上品。"《珍珠囊》："凉血、生血，补肾水真阴。"《本草逢源》："干地黄，内专凉血滋阴，外润皮肤荣泽，病人虚而有热者宜加用之。戴元礼曰，阴微阳盛，相火炽盛，来乘阴位，日渐煎熬，阴虚火旺之症，宜生地黄滋阴退阳。"

现代药理研究指出，生地黄含有梓醇、二氢梓醇、单密力特苷、乙酰梓醇、桃叶珊瑚苷、密力特苷、地黄苷、去羟栀子苷、筋骨草苷、辛酸、苯甲酸、苯乙酸、葡萄糖、蔗糖、果糖及铁、锌、锰、铬等20多种微量元素、β-谷甾醇。鲜地黄含有20多种氨基酸，其中精氨酸含量最高。干地黄中含有15种氨基酸，其中丙氨酸含量最高。生地黄水提液有降低血压、镇静、抗炎、抗过敏作用；其流浸膏有强心、利尿作用；其乙醇提取物有缩短凝血时间的作用；地黄可对抗连续服用地塞米松后所引起的血浆皮质酮浓度下降，并具有防止肾上腺皮质萎缩的作用；能促进机体淋巴母细胞的转化，增加 T 淋巴细胞数量的作用，并能增强网状内皮细胞的吞噬功能，特别是对免疫功能低下者作用更加明显。

2. 枸杞子　为茄科落叶灌木植物宁夏枸杞子的成熟果实。味甘性平，入肝、肾、肺经。长于补肾以益精，养肝以明目，为滋补肝肾的常用药物，也是延年益寿之佳品，多用于治疗肾阴亏虚、肝肾阴虚、肺肾阴虚、心肾阴虚的病证。《本草正》："枸杞子，味重而纯，故能补阴。阴中有阳，故能补气。所以滋阴而不致阴衰，助阳而使阳旺。虽谚云离家千里，勿食枸杞子，不过谓其助阳耳，似亦未必然也。此物微助阳而无动性，故用之以助熟地黄最妙。其功则明耳目，添精固髓，健骨强筋，善补劳伤，尤止消渴，真阴虚而脐腹疼痛不止者，多用神效。"《本草经集注》："补益精气，强盛阴道。"《药性论》："补益精，诸不足，易颜色变白，明目……令人长寿。"《本草经疏》："为肝肾真阴不足，劳乏内热补益之要药……故服食家为益精明目之上品。"

现代药理研究指出，本品含有甜菜碱、多糖、粗脂肪、粗蛋白、硫胺素、维生素 B_2、维生素 C、胡萝卜素、烟酸及钙、磷、铁、锌等元素。具有升高外周血白细胞，增强网状内皮系统吞噬能力，增强细胞与体液免疫能力的作用；对造血功能有促进作用；还能抗衰老、抗肿瘤、保肝及降血糖、降血脂、降血压等作用。

3. 墨旱莲　为菊科一年生草本植物鳢肠的地上部分。味甘、酸，性微寒，入肝、肾经。长于滋补肝肾，又能凉血止血，为清补之品，多用于治疗肝肾阴虚及阴虚内热的病证。《本草纲目》："乌髭发，益肾阴。"《本草从新》："甘酸而寒，汁黑补肾，黑发乌须……止血，固齿，功善益血凉血，纯阴之质。"《本草正义》："入肾补阴而生长毛发，又能入血，为凉血止血之品。"

现代药理研究指出，本品含有皂苷、烟碱、鞣质、维生素 A、鳢肠素、三噻嗯甲醇、三噻嗯甲醛、螃蜞菊内脂、去甲螃蜞菊内脂、去甲螃蜞菊内脂苷等。本品具有提高机体非特异性免疫功能，消除氧自由基以抑制 5-脂氧酶，保护染色体，保肝，促进肝细胞的再生，增加冠状动脉血流量，延长小鼠常压下缺氧时的生命，提高减压情况下小鼠的存活率，并有镇静、镇痛，促进毛发生长，使头发变黑，止血、抗菌、抗癌等作用。

4. 女贞子　为木樨科常绿乔木冬青树的果实。味甘、苦，性凉，入肝、肾经。长于滋肾水，益肝肾，清虚热，补而不腻，补中有清，为滋补肾阴之常用药物。多用于治疗肾阴亏虚、肝肾阴虚、阴虚内热的病证。《本草再新》："养阴益肾，补气舒肝，治腰腿疼，通经和血。"《本草纲目》："强阴，健腰膝，变白发，明目。"《本草备要》："益肝肾，安五脏，强腰膝，明耳目，乌须发，补风虚，除百病。"

现代药理研究指出，本品含有齐墩果酸、甘露醇、葡萄糖、棕榈酸、硬脂酸、油酸、甘油酸等。有增强免疫功能、升高外周白细胞、增强网状内皮系统吞噬能力和增强细胞免疫和体液免疫作用；对放射治疗或化学治疗所致的白细胞减少有升高作用；有强心、利尿及保肝作用，并有止咳、缓泻、抗菌、抗癌等作用。

5. 黄精　为百合科多年生草本植物黄精的根茎。味甘性平，入肺、脾、肾经。既可补气，又可养阴。补脾则益气，补肺则润燥，补肾能滋阴，故本品长于滋肾、补脾、润肺。但因其性质平和，作用较缓，宜作为久服滋补之品。多用于治疗肾阴亏损，肺、肾阴虚，脾、肾两虚的病证。《本草逢原》："黄精，宽中益气，使五脏调和，肌肉充盛，骨髓强坚，皆是补阴之功。"《本草纲目》："补诸虚……填精髓。"《日华子本草》："补五劳七伤，助筋骨，生肌，耐寒暑，益脾胃，润心肺。"

现代药理研究指出，本品含有黄精多糖、低聚糖、黏液质、淀粉及天门冬氨酸、高丝氨酸等多种氨基酸和多种蒽醌类化合物。黄精能提高机体免疫功能和促进 DNA、RNA 及蛋白质的合成，具有促进淋巴细胞转化作用；具有显著的抗结核杆菌作用；对多种致病性真菌有抑制作用；对伤寒杆菌、金黄色葡萄球菌也有抑制作用；有增大冠状动脉血流量及降低血压作用；并能降低血脂及减轻冠状动脉粥样硬化程度；对肾上腺素引起的血糖过高呈显著性抑制作用；还有抑制肾上腺皮质和抗衰老作用。

6. 山药　为薯蓣科多年生缠绕性草本植物薯蓣的块根。味甘性平，入肺、脾、肾经。上补肺金而治咳止渴，中健脾胃而止泻敛带，下补肾元而缩尿涩精。其性不寒不燥，既不寒中腻胃，又不化燥伤津，能平补三焦，故为补脾胃、益肺肾的平补之品。多用于治疗肾精亏虚、肾阴不足、肾气不固、肺肾气阴两虚、脾胃虚弱的病证。《本草正》："怀山药，能健脾补虚，滋精固肾，治诸虚百损，疗五劳七伤。"《本草经读》："怀山药，能补肾填精，精足则阴强，目明耳聪。"

现代药理研究指出，山药含薯蓣皂苷、薯蓣皂苷元、胆碱、植酸、淀粉、止杈素、维生素 C、游离氨基酸、甘露聚糖等。其具有降血糖、抗氧化、助消化、脱敏等作用；对小鼠细胞免疫功能和体液免疫有较强的促进作用。

7. 石斛　为兰科多年生植物环草石斛等的干燥茎。味甘性微寒，入胃、肺、肾经。多用于治疗肝肾阴虚、肺肾阴虚、阴虚内热、胃阴津不足的病证。《神农本草经》谓石斛："补五脏虚劳羸瘦，强阴，久服厚胃肠，轻身延年。"《本草再新》："清胃火，除心中烦渴，疗肾经虚热。"

现代药理研究指出，本品含有石斛碱、石斛胺、石斛次胺、石斛星碱、石斛因碱等生物碱，以及黏液质、淀粉等。石斛能促进胃液的分泌而助消化；有一定的镇痛解热作用；可提高小鼠巨噬细胞吞噬功能；还有增强代谢、抗衰老等作用。

8. 天冬　为百合科多年生藤本植物天冬的块根。味甘、苦，性寒，入肺、肾经。功能滋肾润肺，养阴清热，润肠通便。多用于治疗肾阴亏虚、肺肾阴虚、阴虚肺燥的病证。《本草汇言》："天门冬，润燥滋阴，降火清肺之药也。统理肺肾火燥为病……吐血咳嗽，烦渴传为肾消，骨蒸热劳诸证，在所必须者也。"《药性论》："主肺气咳逆……除热，通肾气。"

现代药理研究指出，本品含有天门冬素、黏液质、β-谷甾醇及 5-甲氧基甲基糖醛、甾体皂苷、多种氨基酸、新酮糖、寡糖及多糖等成分。天冬有一定平喘镇咳祛痰作用；可使外周血管扩张、血压降低、心收缩力增强、心率减慢和尿量增加；具有升高外周白细胞，增强网状内皮系统吞噬能力及体液免疫功能的作用；对实验动物有非常显著的抗细胞突变作用，可升高肿瘤细胞 cAMP 水平，抑制肿瘤细胞增殖。

9. 冬虫夏草　为麦角菌科冬虫夏草菌寄生在鳞翅类昆虫幼虫体内的干燥菌。味甘性平，入肺、肾经。长于滋补肺肾，多用于治疗肺肾阴虚的病证。《本草从新》："保肺益肾，止血化痰，已劳嗽。"《药性考》："秘精益气，专补命门。"《本草问答》："冬虫夏草……今考其物，真为灵品。此物冬至生虫，自春及夏，虫长寸余粗如小指，当夏至前一时犹然虫也……观其能化雪，则气性纯阳，盖虫为动物，自是阳性，生于冬至，盛阳气也。夏至入土，阳入阴也，其生苗者，则是阳入阴出之象，至灵之品也。故欲补下焦之阳，则单用根，若益上焦之阴，则兼用苗。总显其冬夏二令之气化而已。"

现代药理研究指出，本品含有粗蛋白，其水解产物为谷氨酸、苯丙氨酸、脯氨酸、组氨酸、丙氨酸等。还分离出虫草酸、D甘露醇、甘露醇、半乳甘露聚糖及多种微量元素。尚含有脂肪、粗纤维、糖类等。冬虫夏草有平喘作用，对离体豚鼠支气管平滑肌有明显扩张作用，且具有增强肾上腺素功能的作用；可明显改善肾衰竭患者的肾功能状态和提高细胞免疫功能；有减慢心率，降低血压，抗实验性心律失常及抗心肌缺血缺氧，抑制血栓形成，降低胆固醇、三酰甘油等作用；还有抗癌、抗菌、抗病毒、抗炎、抗放射及镇静、祛痰、平喘等作用。

10. 龟甲　为龟科动物乌龟的腹甲及背甲。味甘、咸，性寒，入心、肝、肾经。味咸则入肾经补水以制火，味厚质重，为血肉有情之品，故长于滋肾阴而补精充髓，固肾气而强筋骨，多用于治疗肾精亏耗，肾阴亏虚，肝肾阴虚，心肾阴虚，肺肾阴虚及其阴虚阳亢、阴虚火旺的病证。《本草通玄》："龟甲咸平，肾经药也，大有补水制火之功，故能强筋骨，益心智，止咳嗽，截久疟，去瘀血，止新血。大凡滋阴降火之药，多是寒凉损胃，惟龟甲益大肠，止泄泻，使人进食。"《本草备要》："滋阴益肾，治阴血不足，劳热骨蒸……阴虚血弱之证。"《本草纲目》："补心、补肾、补血，皆以养阴也……观龟甲所主诸病，皆属阴虚血弱。"

现代药理研究指出，龟甲含有动物胶、角蛋白、脂肪、骨胶原、18 种氨基酸及钙、磷、锶、锌、铜等多种常量及微量元素。龟甲能改善动物"阴虚"证病理动物功能状态，使之恢复正常；能增强免疫功能；具有双向调节 DNA 合成率的效应；对离体和在体子宫均有兴奋作用；有解热、补血、镇静作用；尚有抗凝血，增加冠状动脉血流量和提高耐缺氧能力等作用；龟甲胶有一定提升白细胞数的作用。

11. **鳖甲** 为鳖科动物鳖的背甲。味咸性寒，入肝、肾经。长于滋阴潜阳，软坚散结，退热除蒸，多用于治疗肾阴亏虚、肝肾阴虚、心肾阴虚、肺肾阴虚的病证。《本草经疏》："鳖甲能滋阴除热而消散，故为治疟之要药，亦是退劳热在骨及阴虚往来寒热之上品。"《本草汇言》："除阴虚热症，解劳热骨蒸之药。"

现代药理研究指出，鳖甲含有动物胶、骨胶原、角蛋白、17 种氨基酸、碳酸钙、磷酸钙、碘、维生素 D 及锌、铜、锰等微量元素。鳖甲能降低实验性甲亢动物血浆 cAMP 含量；能提高淋巴母细胞的转化率，延长抗体存在时间，增强免疫功能；能保护肾上腺皮质功能；能提高造血功能，提高血红蛋白含量；能抑制结缔组织增生，故可消散肿块；有防止细胞突变作用，以及一定的镇静作用。

温补肾阳药

1. **鹿茸** 为鹿科动物梅花鹿或马鹿的尚未骨化的幼角。味甘、咸，性温，入肝、肾经。为血肉有情之品，具有壮元阳、益肾精、强筋骨、抗衰老之功效。用于肾精亏损及肾阳亏虚病证。《本草纲目》："生精补髓，养血益阳，强健经骨，治一切虚损，耳聋、目暗、眩晕、虚痢。"《神农本草经》："主漏下恶血……益气强志，生齿不老。"《名医别录》："疗虚劳……羸瘦，四肢酸痛，腰脊痛……泄精溺血。"对身体羸瘦、未老先衰、精神萎靡、四肢酸软、头目眩晕、发白发脱、形寒肢冷、阳痿滑泄、尿频遗尿及五迟五软等肾精亏损或肾阳亏虚者均有较好效果。

现代药理研究指出，鹿茸含有激素——鹿茸精，系雄性激素及少量女性卵泡激素，并含有胶质、蛋白质、磷酸钙等。鹿茸能促进生长发育，提高机体的工作能力，减轻疲劳，改善睡眠和食欲，改善蛋白质代谢障碍和加快能量代谢，增强肾脏利尿功能。鹿茸具有明显的抗脂质过氧化作用及抗应激作用。

2. **附子** 为毛茛科多年生草本植物乌头块根上所附生的子根。味辛性热，因有毒而须用制附子。入心、脾、肾经。因属大辛大热之品，故具有回阳救逆、温肾助阳、蠲痹止痛之功，多用于治疗命门火衰、阴寒内盛、亡阳厥脱的病证。《本草求真》："附子，味辛大热，纯阳有毒，其性走而不守，通行十二经，无所不至，为补先天命门真火第一要剂。凡一切沉寒痼冷之症，用此无不奏效。……其入补气药中，则追失散之元阳；入发散药中，则能开腠理以逐表之风寒；入温暖药内，则能以祛在里之寒湿。"《本草汇言》："附子，固阳气，散阴寒，逐冷痰，通关节之猛药也。诸真阳不足，虚火上升，咽喉不利，饮食不入，服寒药愈甚者，附子乃命门主药，能入其窟穴而招之，引火归原，则浮游之火自熄矣。凡属阳虚阴极之候，肺肾无热证者，服之有起死之殊功。"《施今墨对药临床经验集》："本品纯阳有毒，其性走而不守，上能助心阳以通脉，下可补肾阳以益火，是一味温补命门之火，温里回阳救逆的要药。既能治疗阳气衰微，阴寒内盛……脉微欲绝等亡阳证；又能治疗大汗淋漓、手足厥冷、气促喘急等阳气暴脱之证；还能益命门火而暖脾胃，助阳化气以利水消肿，用于治疗肾阳不足、命门火衰、畏寒肢冷、阳痿尿频等症；又治阴寒内盛、脾阳不振、脘腹冷痛、大便溏泻等症；以及脾肾阳虚、水湿内停所引起的小便不利、肢体浮肿之症。"

现代药理研究指出，本品含有乌头碱、次乌头碱、塔拉胺、川乌碱甲、川乌碱乙及消旋去甲基乌药碱、棍掌碱等。乌头及附子煎剂有明显的强心作用；熟附片强心作用较强，煎煮越久，强心作用越显著，毒性越低，其强心作用与其所含消旋去甲基乌药碱有密切关系。对甲醛性和蛋清性关节肿有明显的消炎作用；所含次乌头碱与乌头原碱有镇痛和镇静作用；有抗心肌缺血缺氧的作用；对垂体－肾上腺皮质系统有兴奋作用；有促进血凝的作用。

3. **肉桂** 为樟科常绿乔木植物肉桂的干燥树皮。味辛、甘，性大热，入肾、心、脾、肝经。其气厚，为纯阳之品，入肾而峻补命门之火，入脾则温中散寒，入心、肝两经则散血中寒邪，故多用于治疗命门火衰、肾阳亏虚、脾肾阳虚、寒凝血瘀的病证。《本草汇言》："肉桂，散寒邪而利气，下行而补肾，能导火归原以通其气，达子宫而破血堕胎，其性慓悍，能走能守之剂也。"《汤液本草》："补命门不足，益火消阴。"《本草求真》："大补命门相火，益阳治阴。凡沉寒痼冷，营卫风寒，阳虚自汗，腹中冷痛，咳逆结气，脾虚恶食，湿盛泄泻，血脉不通，胎衣不下，目赤肿痛，因寒因滞而得者，用此治无不效。"焦树德《用药心得十讲》："肉桂的作用和缓浑厚，能补下焦肾中不足的真火（温补肾阳），更能引火归原，以熄无根之火，故前人称它能救阳中之阳。"

现代药理研究指出，本品含有挥发油（称桂皮油或肉桂油）。油中主要成分为桂皮醛、乙酸桂皮酯、乙酸苯丙酯等。此外，尚含黏液质、鞣质等。肉桂有扩张血管、促进血液循环、增加冠状动脉及脑血流量、使血管阻力下降等作用。在体外，其甲醇提取物及桂皮醛有抗血小板凝集、抗凝血酶作用。桂皮油、桂皮醛、肉桂酸钠具有镇静、镇痛、解热、抗惊厥等作用。桂皮油对胃黏膜有缓和的刺激作用，并通过刺激嗅觉反射性地促进胃功能，能促进肠运动，使消化道分泌增强，增强消化功能，排除消化道积气，缓解胃肠痉挛性疼痛。桂皮油可引起子宫充血。桂皮油对革兰氏阳性及阴性菌有抑制作用。桂皮的乙醚、醇及水浸出液对多种致病性真菌有一定的抑制作用。

4. 淫羊藿　为小檗科多年生草本植物淫羊藿的茎叶。味辛、甘，性温，入肝、肾经。长于温补肾阳，强壮筋骨，祛风除湿，通痹止痛，故多用于治疗肾阳亏虚、脾肾阳虚的病证。《日华子本草》谓淫羊藿："治一切风冷劳气，补腰膝，强心力，丈夫绝阳不起，女子绝阴无子，筋骨挛急，四肢不任，老人昏耄，中年健忘。"《神农本草经》："主阴痿绝伤，茎中痛，利小便，益气力，强志。"《分类草药性》："治咳嗽，去风，补肾而壮元阳。"陈士铎《本草新编》："补命门而又不大热，胜于肉桂之功，近人未知也。夫男女虽分阴阳，而五脏六腑正各相同，并无小异。男子命门寒则阳不举，女子命门寒则阳不容，非男子绝阳不能生，女子绝阴尚可产也。……淫羊藿补阳而补阴，取补男女之阳，则彼此之化生不息。阴中有阳，则男子精热而能施，女子亦精热而能受。倘谓补其阴绝，则纯阴无阳，何以生育乎？"

现代药理研究，本品主要有效成分为淫羊藿总黄酮、淫羊藿甙及多糖。此外，尚含有生物碱、甾醇、维生素 E 等。淫羊藿能促进阳虚动物的核酸、蛋白质合成，并具有雄性激素样作用；能提高机体免疫功能，特别是对肾虚患者免疫功能低下有改善作用；能扩张外周血管，改善微循环，增加血流量，降低外周阻力，增加冠状动脉血流量；对脊髓灰质炎病毒及其他肠道病毒有抑制作用；还具有抗缺氧、镇静、抗惊厥及镇咳、祛痰作用。

5. 肉苁蓉　为列当科一年生寄生草本植物肉苁蓉的带鳞叶的肉质茎。味甘、咸，性温，入肾、大肠经。入肾则补肾壮阳，益精补血；入大肠则能润燥通便，温而不燥，滋而不腻，补而不峻，既可补阳，又可补阴，为历代补肾、益寿佳品。临床多用于治疗命门火衰、肾阳亏虚、脾肾阳虚的病证。《本草汇言》："肉苁蓉，养命门，滋肾气，补精血之药也。男子丹元虚冷而阳道久沉，妇人冲任失调而阴气不治，此乃平补之剂，温而不热，补而不峻，暖而不燥，滑而不泄，故有苁蓉之名。"《药性论》："益髓悦颜色，大补壮阳，治女人血崩。"《日华子本草》："治男绝阳不兴，女绝阴不产，润五脏，长肌肉，暖腰膝，男子泄精，尿血，遗沥，带下阴痛。"《本草经疏》："肉苁蓉得地之阴气，天之阳气以生……滋肾补精血之要药。气本微温，相传以为热者，误也。甘为土化，酸为木化，咸为水化，甘能除热补中，酸能入肝，咸能滋肾。肾肝为阴，阴气滋长则五脏之劳热自除，阴茎中寒热痛自愈。肾肝足精血日盛，精血盛则多子。妇人癥瘕，病在血分，血盛则行，行则癥瘕自消矣。膀胱虚则邪客之，得补则邪气自散，腰痛自止。久服则肥健而轻身，益肝肾，补精血之效也。"

现代药理研究指出，本品含有微量生物碱及结晶性中性物质等。水浸液对实验动物有降低血压作用；又能促进小鼠唾液分泌；有抗家兔动脉粥样硬化的作用；有一定的抗衰老作用。肉苁蓉水提液小鼠灌胃，能显著增加脾脏和胸腺重量，增强腹腔巨噬细胞吞噬能力，提高淋巴细胞转化率和迟发性超敏反应指数。对阳虚和阴虚动物的肝脾核酸含量下降和升高有调节作用。有激活肾上腺、释放皮质激素的作用，可增强下丘脑-垂体-卵巢的促黄体功能，提高垂体对 LRH 的反应性及卵巢对 LH 的反应性，而不会打破自然生殖周期的内分泌平衡。

6. 仙茅　为石蒜科多年生草本植物仙茅的根茎。味辛性温，入肾经。长于温补肾阳，补益命火，兴阳道，固精气，缩小便，暖腰膝，强筋骨，祛寒湿，故多用于治疗命火虚衰、肾阳亏虚、脾肾阳虚的病证。《本草正义》："仙茅是补阳温肾之专药，亦兼能祛除寒湿，与巴戟天、淫羊藿相类，而猛烈又过之。"《开宝本草》："主心腹冷气……腰脚风冷挛痹不能行，丈夫虚劳，老人失溺，无子，益阳道……强记，助筋骨，益肌肤，长精神，明目。"《本草纲目》："仙茅久服长生，其味甘能养肉，辛能养节，苦能养气，咸能养骨，滑能养肤，酸能养筋，宜和苦酒服之，必效也。"《海药本草》："补暖腰脚，清安五脏，强筋骨，消食。"

现代药理研究指出，本品含有仙茅苷、苔黑酚葡萄糖苷、仙茅苷乙、仙茅素 A、仙茅素 B、仙茅素 C 及三个菠萝蜜烷型三萜皂苷元、十三个新皂苷。仙茅醇浸剂有抗高温、耐缺氧等适应原样作用，以及镇静、抗惊厥和雄性激素样作用，并能增强免疫功能。仙茅有升高小鼠红细胞 Na^+-K^+-ATP 酶活性的作用。

7. 巴戟天　为茜草科多年生藤本植物巴戟天的根。味辛、甘，性温，入肝、肾经。功能补肾壮阳，强筋健骨，散寒除湿，故多用于治疗肾阳虚损、脾肾阳虚、肾虚宫寒的病证。《本草汇言》："巴戟天，为肾经血分之药，盖补助元阳则胃气滋长，诸虚自退。"《本草正义》："专入肾家，为鼓舞阳气之用。温养元阳，则邪气自除，起阴痿，强筋骨，益精，治小腹阴中相引痛，皆温肾散寒之效。"《神农本草经》："主大风邪气，阳痿不起，强筋骨，安五脏，补中，增志，益气。"《本草备要》："补肾益精，治五劳七伤。"

现代药理研究指出，巴戟天根皮含植物甾醇，根含蒽醌、黄酮类化合物、维生素 C、糖类等。本品具有类皮质激素样作用及降低血压作用；水煎液能抑制幼年小鼠胸腺萎缩，升高血中白细胞。

8. 补骨脂　为豆科一年生草本植物补骨脂的种子。味辛、苦，性温，入肾、脾经。具有补肾壮阳、温脾止泻之功，故多用于治疗肾阳亏虚、脾肾阳虚的病证。《本草经疏》："补骨脂，能暖水脏，阴中生阳，壮火益土之要药也。"《本草纲目》："治肾泄，通命门，暖丹田，敛精神。"《日华子本草》："兴阳事，治冷劳，明耳目。"《开宝本草》："治五劳七伤，风虚冷，骨髓伤败，肾冷精流及妇人血气堕胎。"《药性论》："治男子腰疼、膝冷、囊湿，逐诸冷顽痹，止小便利，腹中冷。"

现代药理研究指出，本品含有脂肪油、挥发油、树脂及补骨脂素、异补骨脂素、补骨脂甲素、补骨脂乙素等。补骨脂能扩张冠状动脉，兴奋心脏，提高心脏功率；能收缩子宫及缩短出血时间，减少出血量；尚有抗肿瘤、抗衰老、抑菌、杀虫及雌性激素样作用。

9. 蛇床子　为伞形科植物蛇床的果实。味辛、苦，性温，有小毒，入脾、肾经。功能温补肾阳，燥湿杀虫，多用于治疗肾阳亏虚、脾肾阳虚的病证。《本草逢原》："蛇床子不独助男子壮火，且能散妇人郁抑。"《本草经疏》："蛇床子苦能除湿，温能散寒，辛能润肾，甘能益脾，故能除妇人男子一切虚寒湿所生病。寒湿既除，则病去身轻，性能益阳，故能已疾，而又有补益也。"

现代药理研究指出，本品含有香豆精类成分蛇床子素、二氢化山芹醇等。还含有挥发油，油中主要成分为左旋蒎烯、莰烯、异缬草酸龙脑脂等。蛇床子有杀灭阴道滴虫的作用。对絮状表皮癣菌等有抑制作用；对流感病毒有明显抑制作用；对新城病毒有一定抑制功能。有类似激素样作用。

10. 锁阳　为锁阳科肉质寄生植物锁阳的肉质茎。味甘性温，入肝、肾经。长于补肝肾，助阳道，益精血，养筋骨，润肠燥，多用于治疗肾阳亏虚、脾肾阳虚、肝肾虚损的病证。《本草蒙筌》谓锁阳："补阴血虚羸，兴阳固精，强阴益髓。"《本草从新》："益精兴阳，润燥养筋，治痿弱，滑大肠。"《本草求真》："锁阳专入肾，兼入大肠。本与苁蓉同为一类。……其性虽温，其体仍润。"

现代药理研究指出，本品含有黄酮类有花色苷，萜类有熊果酸、乙酰熊果酸，醇类 β-谷甾醇、菜油甾醇，有机类棕榈酸、油酸和亚麻酸等。锁阳有促进动物性成熟作用。锁阳水浸液对实验动物有降低血压，促进唾液分泌作用，能使细胞内 DNA 和 RNA 合成率提高。

11. 蛤蚧　为脊椎动物壁虎科蛤蚧已除去内脏的干燥体。味咸性微温，有小毒，入肺、肾经。其性主守，长于补肾助阳，补肺纳气，为肺肾双补之要药。多用于治疗肺肾亏损、肾不纳气、肾虚精亏的病证。《本草经疏》："蛤蚧，其主久肺劳咳嗽、淋沥者，皆肺肾为病。劳极则肺肾虚而生热，故外邪易侵，内证兼发也。蛤蚧属阴，能补水之上源，则肺肾皆得所养，而劳热咳嗽自除。肺朝百脉，通调水道，下输膀胱；肺气清，故淋沥水道自通也。"《本草备要》："补肺润肾，益精助阳，治渴通淋，定喘止嗽，肺痿咯血，气虚血竭者宜之。"《本草纲目》："补肺气，益精血，定喘止嗽，疗肺痈，消渴，助阳道。"

现代药理研究指出，本品含有蛋白质、脂肪、丰富的微量元素和氨基酸，还含有一定的胆固醇、正交硫、硫酸钙等。以小鼠前列腺、精囊、肛提肌的质量为指标，蛤蚧提取液具有雄性激素样作用，又能使小鼠尾期延长，卵巢、子宫质量增加，与注射雄激素相似；能增强机体免疫功能；能解痉平喘，抗炎、降低血糖；能显著提高自由基代谢酶的活性及 GSH 的含量，同时显著降低 LPO 含量；蛤蚧体尾均有一定抗衰老作用，尾部作用大于体部；作用随用药时间延长而明显增强。

固肾涩精缩尿药

1. 芡实　为睡莲科一年生水生草本植物芡实的成熟种仁。味甘、涩，性平，入脾、肾经。长于固肾涩精，缩尿止带，健脾止泻，凡肾虚不固所致之遗精带下、遗尿白浊、久泻不止等病证皆可用之。《本草从新》谓芡实："补脾固肾，助气涩精，治梦遗滑精，解暑热酒毒，疗带浊泄泻，小便不禁。"《神农本草经》："主治湿痹腰脊膝痛，补中，除暴疾，益精气，强志，令耳目聪明。"《本草求真》："味甘补脾，故能利湿，而使泄泻腹痛可治……味涩固肾，故能闭气，而使遗带小便不禁皆愈。"

现代药理研究指出，本品主含淀粉、蛋白质、脂肪、糖类、钙、磷、铁、硫胺素、维生素 B_2、维生素 C 和烟酸等。具有收敛、营养作用。

2. 金樱子　为蔷薇科常绿攀缘灌木植物金樱子的成熟假果或除去瘦果的成熟花托。味酸、涩，性平，入肾、膀胱、大肠经。功专固敛，善敛虚散之气，固滑脱之关，止固精关，敛肾气，止遗滑，缩小便。故多用于治疗肾精亏虚、肾气不固、脾肾阳虚的病证。《本草求真》谓金樱子："生者酸涩，熟者甘涩，用当用其将熟之际，得酸涩甘涩之妙，取其涩可止脱，甘补可中，酸可收阴，故能善理梦遗、崩带、遗尿。"《本草备要》："酸涩，入脾、肺、肾三经，固精秘气，治梦泄遗精，泄痢便数。"

现代药理研究指出，本品主含柠檬酸、苹果酸、鞣质、树脂、维持素 C、皂苷，还含有丰富的糖类，其中有还原糖、果糖、庶糖，以及少量淀粉。金樱子所含鞣质有收敛作用；其煎剂有降低血脂作用；体外试验对金黄色葡萄球菌、大肠埃希菌、铜绿假单胞菌、流感病毒 PR-3 株有抑制作用。

3. 桑螵蛸　为螳螂科昆虫大刀螂或小刀螂等的卵鞘。味甘、咸，性平，入肝、肾经。其性涩收敛，甘咸入肾，故长于固精关而止遗泄，约膀胱而缩小便，故多用于治疗肾气亏虚、肾气不固、脾肾阳气亏、精关失守，膀胱失约的病证。《本草逢源》："桑螵蛸，肝肾命门药也。功专收涩，故男子虚损，肾虚阳痿，梦中失精，遗溺白浊，方多用之。"《名医别录》："疗男子虚损，五脏气微，梦寐失精、遗精。"《神农本草经》："主伤中，疝瘕，阴痿，益精生子，女子血闭腰痛，通五淋，利小便水道。"《本草备要》："补肾，治虚损阴痿，梦遗白浊，血崩腰痛……肝肾不足。通五淋，缩小便，能通故能缩。肾与膀胱相表里，肾得所养，气化则能出，故能通；肾气既固，则水道安常，故又能止也。"

现代药理研究指出，桑螵蛸含有蛋白质、脂肪、粗纤维，并含有铁、钙、胡萝卜样色素及氨基酸、磷脂等成分。本品具有抗利尿及敛汗作用，促进消化液分泌，降低血糖、血脂及抑制癌症作用。

4. 沙苑子　为豆科一年生草本植物扁茎黄芪的成熟种子。味甘性温，入肝、肾经。入肾则固肾涩精，入肝则养肝明目，故多用于治疗肾气亏虚、肾气不固、脾肾阳虚、肝肾虚损的病证。《本草汇言》："沙苑蒺藜，补肾涩精之药也，其气清香，能养肝明目，润泽瞳仁，补肾固精，强阳有子，不烈不燥，兼止小便遗沥，乃和平柔润之剂也。"《本草纲目》："补肾，治腰痛泄精，虚损劳气。"《本草逢源》："沙苑蒺藜，产于潼关，得漠北之气，性降而补，益肾治腰痛，为泄精虚劳要药。最能固精……亦甚甘美益人。"

现代药理研究指出，沙苑子含有氨基酸、多肽、蛋白质、酚类、鞣质、甾醇和三萜类成分、生物碱、黄酮类成分。此外，尚含有人体所需的多种微量元素。本品具有抗炎作用；能改善血液流变学指标，抑制血小板凝集；保护肝糖原积累，降脂降酶；能增强机体免疫力，提高机体的非特异性和特异性免疫功能。水煎醇沉剂用于麻醉犬能减慢心率，降低血压和心肌张力指数，增加脑血流量。还有镇静、解热、耐寒、抗疲劳、增加体重等作用。

5.龙骨　为古代哺乳动物如三趾马、象类、犀类、牛类、鹿类等的骨骼化石。味甘、涩，性平，入心、肝、肾经。因其涩而能固脱，收敛精气，固肠道，止虚汗，收敛止血；同时，其质重下降，又善于潜阳镇静安神，故多用于治疗肾气亏虚、肾气不固以及肾阴亏虚、肝肾阴虚阳亢的病证。《本草经百种录》："龙骨最黏涩，能收敛正气，凡心神耗散、肠胃滑脱之疾，皆能已之，且敛正气而不敛邪气，所以仲景于伤寒之邪气未尽者亦用之。"《本草纲目》："益肾镇惊，止阴疟，收湿气、脱肛，生肌敛疮。"《本草从新》："龙骨，甘涩平……能收敛浮越之正气，涩肠益肾，安魂镇惊，辟邪解毒，治多梦纷纭……吐衄崩带，滑精脱肛，大小肠利，固精止汗，定喘敛疮，皆涩以止脱之义。"

现代药理研究指出，龙骨主要含有碳酸钙、磷酸钙，还含有铁、钾、钠、氯、硫酸根等。龙骨所含钙盐被人体吸收后，有促进血液凝固，降低血管壁的通透性及抑制骨骼肌的兴奋等作用。

6.牡蛎　为牡蛎科动物长牡蛎、大连湾牡蛎或近江牡蛎等的贝壳。味咸、涩，性微寒，入肝、肾经。生牡蛎长于平肝潜阳，软坚散结；煅牡蛎则长于收敛固涩。多用于治疗肾气亏虚、肾气不固、肾阴亏虚、肝肾阴虚阳亢的病证。《神农本草经》谓牡蛎："久服强骨节。"《海药本草》："主男子遗精，虚劳乏损，补肾正气，止盗汗，去烦热，治伤寒热痰，能补养安神，治孩子惊痫。"《本草备要》："咸以软坚化痰，消瘰疬结核，老血疝瘕。涩以收脱，治遗精崩带，止嗽敛汗，固大小肠。"

现代药理研究指出，牡蛎含有 80%～95%的碳酸钙、磷酸钙及硫酸钙，并含有铜、铁、锌、锰、镁、铝、硅、锶、铬等微量元素及多种氨基酸等。动物实验牡蛎粉末有镇静、抗惊厥作用，并有明显的镇痛作用；煅牡蛎可明显提高实验性胃溃疡活性；牡蛎多糖具有降低血脂、抗凝血、抗血栓等作用。

第八章　　肾病主虚无实说异

　　尽管斯作着力于诸病从肾虚论治，此命题的提出可谓"另类""别论"或"说异"吧！既言"肾"者，特别是"肾病"者，这似乎又是一个不可回避的问题。

　　"百病之生，皆有虚实。"（《素问·调经论》）然而古今不少医家受宋代钱乙"肾主虚，无实也"思想的影响，偏崇肾虚一端，不及肾实之说，肾无实证似乎已成为不可置疑之定论。肾病既然只有虚证而无实证，顺理成章，对肾病的治疗，就只有补虚之法而无泻实之施已为通论。如王海藏在《医学纲目》中说："肾本无实，不可泻。"刘纯更以肝肾对举为例，谓："肝司疏泄，肾主闭藏，肝为相火，有泻无补，肾为真水，有补无泻。"（《医经小学》）张元素在《医学启源》中亦说："肾本无实，本不可泻……无泻肾之药。"其他如《医宗必读》《医林绳墨》《杂病源流犀烛》《笔花医镜》等皆有肾无实证的记载。乃至今天的中医院校的教材，也认为"肾无实，不可泻"。如《中医内科学》说："一般而论，肾无表证与实证；肾之热，属于阴虚之变；肾之寒，属于阳虚之变。"是言肾病寒热，也只有虚热（阴虚之变）与虚寒（阳虚之变）证，而无实热、实寒证，因此对肾病"总的治疗原则是'只可培其不足，不可伐其有余'"《中医诊断学》。脏腑辨证中，就只有肾气、肾阳、肾精、肾阴、肾气不固之虚证，绝口未提肾实证。

　　是肾的病症真的没有实证，还是我们的学术思想被束缚，没有认真去探索它的本来面目呢？虚之与实，犹阴与阳，是一对矛盾的两个方面，无虚则无以论实，无实又何以言虚？湖南瞿岳云综合古今医家学者的有关论述和研究，曾撰文认为，肾病既有虚证，必然应该有实证。

析肾主虚无实之源

　　肾主虚无实之说，始见于宋代医家钱乙所著的《小儿药证直诀》，全文是："肾主虚，无实也，惟疮疹，肾实则变黑陷。"其在后文论述"疮疹"的治法和预后时还说："……归肾而变黑难得也。""有大热者，当利小便；有小热者，宜解毒。若黑紫干陷者，百祥园下之。"从钱氏原文细加分析，此论点就显然前后矛盾：既然肯定了肾"无实"，为何又有"惟疮疹，肾实则变黑陷"之例外呢？前面说"无实也"，后又言"肾实则……"如何如何。从逻辑上分析就前后相违，可见其"无实"一词，当属有误。究竟是作者之笔误，还是后世传抄之讹错，目前尚难定论。

　　但观其本意，无非极言肾的虚证为多罢了，否则将不会于"无实"之外，又举"肾实"之证作例，后文亦不该有"利小便""解毒""下之"等治实之法，故实际上他也承认了肾病是有实证的。所以，似可认为"肾主虚，无实也"，当为"肾为虚，少实也"。后世医家继其之说，亦是此理，举肝无虚，"有泻无补"，肾无实，"有补无泻"之说为例，肝为刚脏，实证固然为多，但谁能否认肝的虚证呢？如肝血虚、肝阴虚早为众人所公认，其补肝血、养肝阴之法亦为医家所常用，故不难看出，其目的无非强调肝的生理、病理特点，以引起人们的重视而已。同理，肾亦如此，虽主闭藏，虚证为多，但也并非没有实证，也可运用下、泻之法。故读古人书，一方面应理解其精神实质，切不可食古不化，死于句下；另一方面，更重要的是看其是否符合中医理论和临床实践。

肾实证历代医著有论

虽然自宋以来持"肾无实证"之医家甚多，但历代明言肾有实证的亦不少，现略举数例以证之。

《内经》中有关肾实证的论述就很多，如《灵枢·本神》："肾气虚则厥，实则胀。"认为肾气虚弱，元阳不足，则手足厥冷；肾为胃关，实则开关不利而发生腹胀。这是"阴盛则内寒"的实寒，而非虚寒证。《素问·玉机真脏论》："愿闻五实、五虚。歧伯曰：脉盛，皮热，腹胀，前后不通，闷瞀，此谓五实。""五实"即五脏的邪气实。二便不通属肾实，王冰注解："脉盛，心也；皮热，肺也；腹胀，脾也；前后不通，肾也；闷瞀，肝也。"高士宗："肾受邪，故前后不通。"张志聪注："肾开窍于二阴，前后不通，肾气实也。"《素问·脏气法时论》："肾病者，腹大，胫肿，喘咳，身重，寝汗出，憎风；虚则胸中痛，大腹、小腹痛、清厥，意不乐。"此论肾病证候，后句特指其虚，前句所述腹大、胫肿、喘咳等当属实证。《素问·刺热》："肾热病者，先腰痛胻酸，苦渴数饮，身热。热争则项痛而强，胻寒且酸，足下热，不欲言。其逆则项痛员员澹澹然。"文中肾热病诸症，出现于病初起，为邪热与正气交争，证属实热而非虚热。"胻寒"，吴鞠通在《温病条辨·原病篇》中释之为"热极生寒"。《素问·脉要精微论》："肾脉搏坚而长，其色黄而赤者，当病折腰。"高士宗注解："肾脉搏坚而长，则邪实于肾。"搏坚而长是脉象坚实有力的表现，实热证多见（《内难经选释》）。腰痛如折，肾脏湿热蕴结及瘀血阻滞均可见。两者皆属肾实论。《素问·脏气法时论》："肾欲坚，急食苦以坚之，用苦补之，咸泻之。"王冰解释："苦能补其坚也，咸泻其软也。"此从治疗学的角度，明确提出了肾的实证当用咸味药泻之。若肾无实证，何以经云泻哉。

《华氏中藏经》一书，专有"论肾脏虚实寒热生死逆顺脉证之法"一章。其中有："肾者……实则烦闷，脐下重，热则口舌干焦小便涩黄，寒则阴中与腰脊俱痛，面黑耳干而不食，或呕血者是也。"

汉·张仲景在《金匮要略》中对肾病的证型有过专门描述，如其在《水气病脉证并治篇》中就载有"夫水病人，目下有卧蚕，面目鲜泽，脉伏，其人消渴，病水腹大，小便不利，其脉沉绝者，有水，可下之"。仲景所云"病水腹大，小便不利"，即与《素问·玉机真脏论》之五实证中的"前后不利"同义。

晋·王叔和《脉经》："左手关后、尺中阴阳实者，肾实也。苦恍惚，健忘，目视肮肮，耳聋，胀胀善鸣，刺足少阴经。"文中还同时列有"肾实""肾膀胱俱实"之脉证共六条之多。

隋·巢元方《诸病源候论·肾病候》："肾气盛为志有余，则病腹胀飧泄，体肿喘咳，汗出憎风，面目黑，小便黄，是为肾气之实也，则宜泻之。"肾脏邪气盛实，主水无权，水邪泛滥，上凌肺脾。凌脾则运化失司而腹胀飧泄，凌肺则宣降失职而出现体肿喘咳、面目黑等症。

唐·孙思邈在《千金要方·卷十九·肾脏》中，曾专门论述肾实热的证候及其方治。其云："病苦舌燥咽肿，心烦嗌干，胸胁时痛，喘咳汗出，小腹腹满，腰脊强急，体重骨热，小便赤黄，好怒好忘，足下热疼，四肢黑，耳聋，名曰肾实热也。"又云："病苦痹，身热，心痛，脊胁相引痛，足逆热烦，名曰肾实热也。"肾实证之所以出现上述诸症，缘足少阴（肾）经脉贯脊至腰，属肾络膀胱，其直行者从肾上贯肝膈入肺，沿喉咙夹舌根部。肾实热邪作祟，循经蔓延，乃侵犯脏腑筋骨使然。孙氏并云："治肾实热，小腹胀满，四肢正黑，耳聋，梦腰脊离解及伏水等，气实，泻肾汤方（芒硝、大黄、茯苓、黄芩、生地黄、菖蒲、磁石、玄参、细辛、甘草）。"此明确具体地提出了肾实（热）证的证候及方治。

明·张景岳在《景岳全书·传忠录》中指出："肾实者，多下焦壅闭，或痛或胀，或热见于二便。"短短数语，言约意明，可谓寓已见于前人肾实证大成之中矣。此外，与景岳同朝代的朱橚的《普济方》、王肯堂的《医学津梁》、孙文胤的《丹台玉案》；清代蒋示吉的《医宗说约》；朝鲜许浚的《东医宝鉴》；日本丹波元简的《杂病广要》等，都有关于肾实证的记载。

有是证，则有是药。《太平圣惠方·卷七·治肾实泻肾诸方》中，就立有泻肾生干地散、泻肾大黄散、泻肾赤茯苓散、泻肾泽泻散、泻肾槟榔散等方，均用于治疗肾病实热证。若肾之病变无实证，又何云泻肾呢？

今世医家对肾的实证也有阐述，其中论之较详而又公允的当推《肾的学说专辑》（见 1978 年《新医药资料》），其在评论"泄肝补肾"时说："此说虽有可取，但不能不认为是偏执之见，肝有虚证，法在补养，肾有实证，同样可泻。"又在"辨虚实"一章中说："肾实为有余之候，当辨寒凝、热结。"并指出少阴（肾）急下之大承气汤证，下焦蓄血之桃核承气汤证及癃闭、淋证等为肾的实热证；指寒疝、石水等为肾的寒实之证；并特别指出瘀血腰痛，当然属于肾的实证。

可见，对于肾实证客观存在的认识，非只一朝一代，孤门寡户之言。从古至今，代有所论。如是岂能胶固钱乙之说，而置诸家之见不顾。

"肾无实"不符合理论规范

中医理论来自实践，又反过来对临床实践具有指导意义。从理论上分析，"肾无实"之说与中医基础理论不相符合。

1. 中医脏象学说是以五脏为单位来研究人体生理活动、病理变化的。而五脏的病理变化，无非虚实两端，其中心、肺、脾、肝四脏，既有虚证又有实证，唯独肾只言虚证而不提实证，这显然不符合规范，也有损脏象及脏腑辨证理论体系的完整性。

2. 从实证的概念和产生来源而论，"实证主要指邪气亢盛……常见于外感六淫致病的初、中期，以及痰、食、血、水留滞所引起的病证。"（《中医学基础》）既然肾与其他脏腑相通共体，为何他脏均可受邪成实，唯肾脏却能例外？其痰湿水饮等邪，可表里内外无处不到，为何独不犯肾？

3. 对立统一是中医阴阳学说的基本观点，虚证属阴，实证属阳，从治疗而言，任何脏器的病变有补必然就应有泻，有温就有清，这是临证中的基本原则。而作为五脏辨证独立单位之一的肾，却只有虚证而无实证，这难道不与阴阳学说的理论相悖？可见，"肾无实"之说确与中医理论法度不符。

肾实证责之他脏问题

临床上肾实证并非鲜见，那么为什么不少医著，乃至中医教材对肾的病变只论其虚不言其实呢？这里还有一个重要原因，是医家为维护"肾主虚无实"观点的正确性，往往把本来属于肾实的病症，责归于膀胱、下焦等部位。

1. 责之于膀胱　这是最普遍的一种。因为肾与膀胱相表里，肾主水，司开合；膀胱为洲都之官，主藏津液；故两者在生理、病理上均有不可分割的密切联系，尤其在尿液的改变方面更为显著。因为中医有"实则太阳（膀胱），虚则少阴（肾）"之说，故常把小便失禁、遗尿等虚证归属为肾虚，而把尿频尿急、色黄混浊、砂石尿痛等实证归责于膀胱，谓之膀胱湿热证。但实际上，肾实热与膀胱实热两者同中有异。

（1）从经络学说来看，因其循行不同，病变部位、症状有别，肾实必见腰痛，且为"少腹与腰脊相引痛"；而膀胱实热却兼见"头眩痛""脊背疆（强）"。

（2）从生理功能反证来看，膀胱功能比较单纯，主要有储尿和排尿的作用，故其实证以小便不利为主。而肾却较复杂，除"主水"外，还"主纳气""主骨""开窍于耳""司二便"等，故其实热证，除"病苦膀胱胀闭"外，还可见"咽肿心烦""喘咳胸痛""体重耳聋""骨热、足下热痛"等症（《脉经》）。

（3）尿液湿热病症的改变，并非都是膀胱本腑湿热蕴结而成，也有"他脏移热"所致者。足少阴肾经，属肾络膀胱，肾与膀胱相表里，"他脏移热"，肾是最直接、最密切的"他脏"，脏病及腑，湿热蕴结于肾，由肾移热传入膀胱之腑，从而亦可表现为尿赤涩痛、混浊频急等湿热见症。表现虽同，病机实异。何者为主，何者为次，何者为源，何者为流，主从不可颠倒。前者属膀胱本腑实热，后者是肾脏实热下移。

2. 责之于下焦　因肾位居下焦，故遇到实证时，有的医家就把它责归于下焦病症之中。如张景岳曰"肾实者，多下焦壅闭，或痛或胀，或热见于二便"，即是明证。又如《温病条辨·下焦篇》："少腹坚满，少便自利，夜热昼凉，大便闭，脉沉实者，蓄血也，桃仁承气汤主之，甚则抵挡汤。"并自注："少腹坚满，法当小便不利，今反自利，则非膀胱气闭可知；夜热也，阴热也；昼凉者，邪气隐伏阴分也。"此为血与热结蓄于下焦。文中已明确指出"非膀胱气闭"而是"邪气隐伏阴分"，肾与膀胱虽同居下焦，关系最密，但肾属脏，又"主水"，则属阴，故此阴分当是指肾。而且《肾的学说专辑》已明确把桃仁承气汤证归属肾的实证，更说明此下焦病症实为肾的实证。

3. 责之于肾府的腰　因"腰者，肾之府"，故肾的证候多可反映于腰。如《秘传证治要诀及类方》："腰者，肾之所附，皆属肾。有寒、有湿、有风、有虚，皆能作痛。"可见腰痛虽有寒热虚实之分，但其病均属于肾病。临床上，腰之疼、酸、坠、胀之虚者，责之于肾虚，名曰肾虚腰痛，而从补虚健肾论治，这点已为中医所公认。依照此理，腰痛之实者，当责之于肾实，确属理所当然。具体而论，如《金匮翼》："食积腰痛者，食滞于脾而气传于肾也。"《秘传证治要诀及类方》："若湿腰痛，如坐水中，盖肾属水，久坐湿处，或为雨露所著，湿流入肾经，以致腰痛。"说明外感邪实，由瘀血、痰湿等所致的腰痛，实际上是属于肾的实证。今天临床上由湿热蕴积而发之急性肾盂肾炎、肾结石、肾肿瘤、腰椎骨质增生等腰部病证，采用清热解毒、利尿排石、活血化瘀等，即是治肾实之施。

肾实病因与证候

肾实证产生的原因，归纳起来，主要有三个方面。

1. 外邪入侵而犯肾　如《素问·热论》："伤寒一日，巨阳受之……二日，阳明受之……三日，少阳受之……四日，太阴受之……五日，少阴受之，少阴脉贯肾络于肺，系舌本，故口燥舌干而渴。"可见，外邪内侵，可循经脉顺传于肾，引起口燥舌干而渴等肾实证。又如《素问·玉机真脏论》："今风寒客于人……病入舍于肺……弗治，肺即传而行之于肝……弗治，肝传之脾……弗治，脾传之肾，病名曰疝瘕，少腹冤热而痛。"指出风寒外邪内侵，可沿脏腑经脉，最后传之于肾，引起疝瘕的肾实证。

2. 他脏病变，影响于肾　《素问·玉机真脏论》："五脏相通，移皆有次，五脏有病，则各传其所胜。"肾脏当然不可偏安一隅，《素问·气厥论》："肺移寒于肾，为涌水，涌水者，按腹不坚，水气客于大肠，疾行则鸣濯濯如囊裹水，水之病也。"肾为水脏，肺之寒邪移传于肾，则肾之水气如泉上涌而生诸症。

3. 肾本相火，腾越成实　肾主水液，又寓相火。张景岳说："相火之病，能焚能燎。"而人之情欲，多有妄动，动则俱能化火，是为邪火，《内经》："郁则少火变壮火"而为"元气之贼"，故肾本脏相火腾越，则症见阳强精泄、梦遗白浊等。此类肾火实证，治疗常用黄柏、知母苦寒之品，《本草新编》："黄柏清肾中之火，亦能清肺中之火；知母泻肾中之热，而亦泻肺中之热。"这也同时说明，既有泻肾火实热之药，必然亦有肾火实热之证。

肾实之证候，综合古今医家所论，主要可见于耳痛、耳聋、奔豚、腹胀、腹满、腰痛、水肿、淋浊、癃闭、遗精等，因而泻肾之法，可广泛用于内科、妇科、儿科、泌尿科及耳鼻喉科诸病证的辨证论治。

治肾实证的方剂

《内经》中虽有肾实证之论，但有论无方。《金匮要略》始载有治"肾著"实证之甘姜苓术汤，治"肾积"实证的桂枝加桂汤。至《千金要方》立"泻肾汤"之名，创建泻肾之说。嗣后，利肾汤、清肾汤相继创立，丰富了肾实泻法的内容，在《太平圣惠方》中有泻肾泽泻散等六个方剂，是为泻肾集方之冠。综观诸泻肾方之内涵，泻肾法大体有三类方剂。

1. 清肾之剂　此类方剂主要用于泻肾之实热或肾之相火，以清泻肾中火热邪气。前者以《千金要方》之泻肾汤（芒硝、茯苓、黄芩、生地黄、大黄、菖蒲、磁石、玄参、细辛、甘草）为代表；后者以张锡纯《医学衷中参西录》之清肾汤（知母、黄柏、泽泻、茜草、白芍、山药、生龙骨、生牡蛎、海螵蛸）为代表。其他有《太平圣惠方》之泻肾大黄散方（川大黄、赤茯苓、黄芩、泽泻、菖蒲、磁石、玄参、五加皮、羚羊角屑、甘草），《三因方》之青原汤（茯苓、黄芩、玄参、大黄、菖蒲、细辛、磁石、甘草）。

2. 利肾之剂　此类方剂主要用于肾气壅塞郁滞为积为胀为肿，或前后不通之癃闭、淋浊、不孕，以通利肾中之水结。前者，以《金匮要略》之肾著汤（茯苓、白术、干姜、甘草）为代表；后者，以《类证治裁》之加味葵子散（茯苓、滑石、芒硝、冬葵子、肉桂、甘草）为代表。其他有《千金要方》之治肾热方（黄芩、石韦、滑石、冬葵子、车前子、瞿麦、通草、榆白皮），《太平圣惠方》之泻肾赤茯苓散方（猪苓、茯苓、泽泻、黄芩、羚羊角屑、地黄、牡丹皮、丹参、槟榔、五加皮、甘草）和榆皮散方（榆白皮、茯苓、泽泻、冬葵子、石韦、木通、瞿麦、黄芩、芒硝、桑螵蛸、当归、甘草）等。

3. 温泻之剂　此类方剂主要用于阴寒水湿之邪犯肾，致使肾气郁滞，病发奔豚，或寒湿停聚。前者，可用《金匮要略》之桂枝加桂汤（桂枝、芍药、生姜、大枣、甘草）以治之；后者，可投《简要济众方》之巴戟天丸（巴戟天、大黄）以治之。

治肾泻实的药物

泻肾之药，并非泻其本脏之精，而是清其贼火，导其水邪，疏其郁闭之机。如明代李梴说："肾本无泻，此言泻者，伐其邪水、邪火也。"临床常用泻肾的药物主要可分为两大类。一类是淡渗利湿之品，如茯苓、泽泻、冬葵子、榆白皮等，故《笔花医镜》有"泻肾猛将猪苓，次将泽泻、知母、赤苓、薏苡仁"之说。当兼有实热之象时，可取滑石、石韦、木通、瞿麦等；当气郁壅塞之际，则首选榆白皮、冬葵子之类，诚如《本草纲目》所云"冬葵子、榆白皮，气盛而壅者宜之"，且常配伍菖蒲、细辛以加强肾之气化作用。另一类是清热泻下之药，常用羚羊角、大黄、芒硝、黄芩、知母等，投此药时常与磁石为伍，以镇摄其上炎之势，且具有安神定志之功。当兼湿热之象时，则用玄参、苦参为君；当虚火上炎之时，则投知母、黄柏以清之；以地黄、芍药、麦冬为伍，以敛其燔炽之龙火。肾为水火之宅，故治实从泻肾之水、火两方面着手，是为其要义也。

第九章　　众说纷纭的命门学说

　　在中医学理论体系中，以命门学说的学术思想最为丰富，同时又是争论最多且至今尚未能统一的重要理论。中医学的命门学说是从完善概念和开阔观察视野中发展起来的，它使藏象理论提升到一个新的层次。

　　在中医肾说理论之中，无论古代医家还是当今学者，大凡言及"肾"者，常涉及"命门""命门之火"的概念，如"命门火衰""温补命火"等，然而中医的命门学说却又是仁者见仁，智者见智，众说纷纭，至今尚未能统一，是有待探索、辨析的重要理论。

历代命门诸说

　　自《内经》中首提命门概念以来，关于命门的定位，可谓诸说纷起。那么，命门到底在哪里呢？诸说又该如何解读呢？

　　1. 命门的定位

　　（1）目为命门说："命门"一词首见于《内经》。《灵枢·根结》："太阳根于至阴，结于命门。命门者，目也。"将目定为命门其实主要源于《灵枢·大惑论》对精的一段描述："五脏六腑之精，皆可上注于目而为之精，精之窠为眼……裹撷筋骨血气之精而与脉并为系，上属于脑。"其中的精与脑皆隶属于肾，说明命门藏于肾中。可惜《内经》中并未对命门展开探讨。

　　（2）右肾为命门说：《难经》首创此说，即"肾两者，非皆肾也，其左者为肾，右者为命门"。自《难经》之后，晋代王叔和、明代李梃等人也均认为右肾为命门。此说应该源于《内经》"左右者，阴阳之道路也"的理论和古礼尚右之习惯。后世医家的"左半身属血、右半身属气"之说，亦同此理。显然这是基于阴阳概念来划分的，是从功用角度而言的。绝无可能左半身无气和无气化之功能，右半身无血或无血之濡养。这只是个相对的概念，况且阴与阳、气与血本来就是不可分开的。《难经》的右肾命门说，主要表达左右的阴阳属性，并非左右肾可截然分开之意。因为后世主流的命门之说为"肾间动气"说，其"肾间动气"四字也是《难经》首先提出的。右肾命门说无论指命门在右肾还是两肾，毕竟都在肾。

　　（3）两肾皆命门说：元代滑寿为该学说的首倡者。他指出："命门，其气与肾通是肾之两者，其实一耳。"明代虞抟亦是两肾皆命门说的代表人物，主张"两肾总号命门"。如果说右肾命门说强调的是左与右的阴阳概念，那么两肾皆命门说就是强调两肾的整体功能及不可分割性。其实也在谈命门隶属于肾。

　　（4）肾间动气说：孙一奎借《难经》之文发挥出"命门乃两肾中间之动气""观铜人图命门穴，不在右肾，在两肾俞之中可见也……命门乃两肾中间之动气，非水非火……若谓属水、属火、属脏、属腑，乃有形之物则当有经络动脉而形于诊，《灵》《素》亦必著之于经也"。赵献可提出两肾之间命门说及太极命门说。其曰："左边一肾属阴水，右边一肾属阳水，各开一寸五分，中间为命门所居之宫，即太极图中之白圈也。"赵氏的太极之说主要强调命火如太极可以生两仪、四象、八卦，是生生不息的造化之机枢。而又以《易经》中的坎卦来描述两肾与命门的位置关系及功用："火生乎水，亦还藏于水也。其象在坎，一阳陷于二阴之中，而命门立焉。"把属水的左右两肾视为两阴爻，位乎其中的命门视为阳爻，构成坎卦。而坎卦在八卦中为水，肾在五行中亦属水，所以肾象可通坎卦。反过来以坎卦来解肾，两肾之间一定有火（命火），极其自然地锁定了命门的位置。这不应该是一种巧合，而应该是命门说的《易经》之根，是"肾间动气"命门说最强有力的佐证。赵氏之说是非常简明、深刻且独到的。

综观上述命门学说，大家都承认命门在肾，肾是生命的根基，貌似纷繁的诸说其实本质上并无多少区别，所不同者只是侧重的角度和定位的细节而已。

2. 命门水火辨　命门内寓水火，抑或非水非火，为明清时代医家论述和争辩的焦点，其论点主要有三。

（1）非水非火：金元时期，李东垣在刘完素、张元素学术思想基础上，提出"命门丹田非水亦非火，乃生生之本"。见于《兰室秘藏·小儿门》："夫胞者，一名赤宫，一名丹田，一名命门。主男子藏精施化，妇人系胞有孕，俱为生化之源。非五行也，非水亦非火，此天地之异名也，象（像）坤土之生万物也。"命门为生化之源，高于水火，高于五行，与天地同畴，"象坤土之生万物"，成为人类生命的主宰。明代孙一奎首倡以命门为无形之脏，认为命门非水非火，为两肾之间的动气。《医旨绪余·命门图说》："命门乃两肾中间之动气，非水非火，乃造化之枢纽，阴阳之根蒂，即先天之太极。"命门非水非火说的关键，是强调命门为性命之本、生化之源的重要性，及其在临床实践中的指导作用。

（2）水中之火：明代赵献可根据《易·系辞》"易有太极，是生两仪（即阴阳）"的原理，提出人身亦具太极之形，命门即是人身之太极。太极阴阳之征兆则为水火。命门之火乃水中之火，他以《易·坎》的卦象来比命门与肾的关系，中间阳爻为命门，上下的阴爻为肾，说明命门与肾即水与火的关系，水中有火，火中有水，水火不可分离，而又以命火为主导。《医贯·阴阳论》："命门君主之火，乃水中之火，相依而永不相离也。""水火者，人之真元也……真元致病，即以水火之真调之，然不求其属，投之不入。先天水火，原属同宫，火以水为主，水以火为原。故取之阴者，火中求水，其精不竭；取之阳者，水中寻火，其明不熄。斯大寒大热之病，得其平矣。"清代医家沈金鳌赞同此说，其在《沈氏尊生书·肾病源流》云："故命门之火，即涵于真水之内，初非火是火，水是水，截分为二者，殆如天地之阴阳动静然，静极而动，阳生阴中，遂能升阴精以上奉心主，此升坎填离，水火既济，皆先天之神妙。"清代更有很多医家的相关论述，如陈士铎《辨证录·虚损门》："夫肾中相火藏于命门之中，乃水中之火也，肾中水火，不可两离。频于泄精者，似乎损水而不损火，殊不知火在水中，水去而火亦去也。"黄宫绣《本草求真·下编·主治上》："火居两肾中，为人生命生物之源。但人仅知肾之所藏在水，而不知其两肾之中，七节之间，更有火寓。"

（3）水火之宅：明代张景岳认为，命门包括元阴元阳，也可以认为是元精元气。《类经附翼·求正录》："命门与肾同一气。故命门者，为水火之府，为阴阳之宅，为精气之海，为死生之窦。若命门亏损，则五脏六腑皆失所恃，而阴阳病变无所不至。"命门水火与肾的功能密切相关，在生命活动中至关重要。元阴元阳源自先天之本，命门之水，则为元阴；命门之火，则为元阳。同时，命门水火原同一气，《类经附翼·真阴论》："故物之生也生于阳，物之成也成于阴，此所谓元阴元阳，亦曰真精真气也。"《景岳全书·传忠录》："道产阴阳，原同一气，火为水之主，水即火之源，水火原不相离也……其在人身，是即元阴元阳，所谓先天之元气也。欲得先天，当思根柢，命门为受生之窍，为水火之宅，此即先天之北斗。"从而将先天阴阳水火归于命门，元阴元阳之水火，互藏互立，主宰调控整个生命活动。

辨析历代医家之论命门水火，可以认为，其一，命门为调控生命活动的枢纽，业已昭然。其二，命门属肾，内寓水火，水火相济相制，为其功能活动所必需。其三，命门水火，有如太极。一分为二，则为元阴元阳；命门之水，则为元阴；命门之火，则为元阳；合二而一，则原同一气，原不相离。

3. 命火功能析　历代医家论述命门，尤重命火。命火之功能概括起来主要有以下几点。

（1）脏腑经络之主宰：赵献可创新"命门为十二经之主"之说，从而确立命门在脏腑经络等生命活动中的主宰地位。其在《医贯·玄元肤论》中说："命门为十二经之主。肾无此，则无以作强，而技巧不出矣；膀胱无此，则三焦之气不化，而水道不行矣；脾胃无此，则不能蒸腐水谷，而五味不出矣；肝胆无此，则将军无决断，而谋虑不出矣；大小肠无此，则变化不行，而二便闭矣；心无此，则神明昏，而万事不能应矣。此所谓主不明则十二官危也。"清代陈士铎认为，命门之火为先天之火，以助后天之火，则生化无穷。《外经微言·命门真火》："十二经之火皆后天之火也，后天之火非先天之火不化。十二经之火得命门先天之火则生生不息，而后可转输运动变化于无穷，此十二经所以皆仰望于命门，各倚之为根也。"《石室秘录·论命门》进一步阐发此说，其曰："人非火不能生活，有此火，而后十二经始得其生化之机……命门之火，阳火也，一阳陷于二阴之间者也。人先生命门，而后生心，其可专重夫心乎？心得命门，而神明有主，始可以应物；肝得命门而谋虑，胆得命门而决断；胃得命门而能受纳，脾得命门而能转输；肺得命门而准节；大肠得命门而传导，小肠得命门而布化；肾得命门而作强；三焦得命门而决渎；膀胱得命门而收藏；无不借命门之火以温养之也。"

（2）元气之根本：赵献可为历代医家重视命火之第一人。《医贯·医巫闾子医贯序》称："夫人何以生？生于火也。……火，阳之体也。造化以阳为生之根，人生以火为生之门。"《医贯·玄元肤论》提到"人非此火不生，非此火不活"。将命门之火譬之如走马灯，"拜者舞者飞者走者，无一不具，其中间惟是一火耳。火旺则动速，火微则动缓，火熄则寂然不动"。从而立论"欲世之养身者治病者，的以命门为君主，而加意于火之一字"。命门之真火，乃全身阳气的根本。命门之火具温煦全身五脏六腑、温养四肢百骸、温润五官九窍的功能。如《景岳全书·传忠录》强调"命门为元气之根，为水火之宅。五脏之阴气非此不能滋，五脏之阳气非此不能发"。

（3）藏精系胞之用：此说首见《难经·三十九难》："命门者，诸精神之所舍也，男子以藏精，女子以系胞。"命门"藏精""系胞"之作用与人体生长、发育和生殖功能有密切关系。赵献可进一步提出，命门之火是胚胎形成和发育的原动力，人体生命活动的根源。《医贯·玄元肤论》："男女俱以火为先，男女俱有精。但男子阳中有阴，以火为主；女子阴中有阳，以精为主。谓阴精阳气则可。男女合，此二气交聚，然后成形。成形俱属后天矣。后天百骸俱备。若无一点先天火气，尽属死灰矣。"藏精功能之外延，则有生髓、化血、充骨、荣脑、润发等生理效应，对调节人体生命活动具有重要意义。

命门与五脏六腑的关系

关于命门与五脏六腑的关系，《难经》认为，命门产生先天元气，先天元气是五脏六腑之本。由此开创了以元气学说为中心的整体生命观，成为后世医家探讨生命本源的真正导源。然而《难经》对命门位置和功能的叙述过于笼统简约，引发了后世医家的争论。学者金荣从命门元气的来源及其作用着手，在元阴元阳层面上探讨了生命历程中命门与五脏六腑的关系。

1. 命门对五脏六腑的影响　命门通过产生先天元气，化生和调控五脏六腑。因此，亲代命门和子代五脏六腑之间的关系是先天与后天、主宰与被主宰的关系。

（1）命门产生先天元气：《难经·三十六难》认为"命门者，诸神精之所舍，原（元）气之所系也。男子以藏精，女子以系胞。"李东垣《兰室秘藏·小儿门》："命门，主男子藏精施化，妇人系胞有孕，俱为生化之源。"张景岳认定命门是肾旁精室，主藏肾精，《类经附翼·求正录·真阴论》："肾有精室，是曰命门。"首先，父母的生殖之精相遇在母体命门，相搏形成先天之精，先天之精化为先天元气，所以先天元气就是命门元气。孙一奎《医旨绪余·命门图说》："夫二五之精，妙合而凝，男女未判，而先生此二肾，如豆子果实，出土时两瓣分开，而中间所生之根蒂，内含一点真气，以为生生不息之机，命曰动气，又曰原气。"其次，先天元气在母体命门精室分化为元阴、元阳。《景岳全书·传忠录上·阴阳篇》："至若先天无形之阴阳，则阳曰元阳，阴曰元阴。"在生命之初，元阳聚合元阴形成胚胎，之后元阴元阳分属于五脏六腑，通过三焦分布到全身，对五脏六腑起濡养、推动作用。

（2）命门元气化生五脏六腑的形质：生命之初，来自父母的命门元气发育成子代新个体。因此，命门元气是五脏六腑发育的起点。张景岳《类经·疾病类·胎孕》："夫禀赋为胎元之本，精气之受于父母者是也。"命门元气化生五脏六腑形质的前提，是命门先天元气分化为元阴和元阳。命门元阴是来自父母生殖之精的胚胎发育原始物质，形成脏腑形质；命门元阳是生命活动的基本动力。《类经附翼·求正录·大宝论》："发生吾身者，即真阳之气也。形以精成，而精生于气，所以成立吾身者，即真阴之精也。"在先天元气化生人体胚胎过程中，首先，元阳聚合元阴形成胚胎。赵献可《医贯·内经十二官论》强调元阳的主导作用："人生男女交媾之时，先有火会，而后精聚，故曰火在水之先，人生先生命门火。"其次，胚胎在母体胞宫内孕育期间得母体气血滋养，脏腑肢体相继形成，神气依次具备，逐渐长成后天有形的气血、脏腑、经络，发育成胎儿。《医贯·内经十二官论》："男女合，此二气焦聚，然后成形，成形俱属后天矣。"因此，父母生殖之精的强壮，是保障子代个体脏腑形质健康的先天物质基础。先天之精不足或母体失养，可导致子代个体脏腑形质的化生异常。

（3）命门元气调节五脏六腑的功能活动：清·徐灵胎《医学源流论·元气存亡论》提出"五脏有五脏之真精，此元气之分体者也"，五脏内含元阴元阳。因为胚胎形成之后，命门元阴和元阳分属于五脏六腑，寄寓于脏腑组织结构而成为脏腑阴阳的基础，在后续生命活动过程中对五脏六腑十二官起着滋润和推动作用。张景岳《景岳全书·传忠录·命门余义》："命门为元气之根，为水火之宅，五脏之阴气非此不能滋，五脏之阳气非此不能发。"命门元阳属火，作为人体生命活动的原动力，对五脏六腑十二官起着温煦、推动和气化作用。赵献可重视命门元阳作用，认为元阳是主宰十二官的真君真主，《医贯·内经十二官论》指出："命门为十二经之主，肾无此则无以作强，而伎巧不出矣；膀胱无此则三焦之气不化，而水道不行矣；脾胃无此则不能蒸腐水谷，而五味不出矣；肝胆无此则将军无决断，而谋虑不出矣；大小肠无此则变化不行，而二便闭矣；心无此则神明昏，而万事不能应矣。"命门元阴属水，寄寓于五脏六腑，伴随元阳周流全身，涵养元阳而滋润脏腑。赵献可《医贯·内经十二官论》："命门君主之火，乃水中之火，相依而永不相离也。"总之，命门元气对脏腑功能的影响，《难经·八难》笼统地概括为"所谓生气之原者，谓十二经之根本也，谓肾间动气也。此五脏六腑之本，十二经脉之根，呼吸之门，三焦之原"。强调命门产生的原气（肾间动气），对脏腑功能、经脉运行、三焦气化与呼吸活动的激发推动作用。张景岳《类经附翼·求正录·三焦包络命门辨》在元阴元阳层面概括为"命门者，为水火之府，为阴阳之宅，为精气之海，为死生之窦。若命门亏损，则五脏六腑皆失所恃，而阴阳病变无所不至"。

2. 五脏六腑对命门的充养作用　命门先天元气必须依靠后天元气的培育和充养才能充盈。人出生以后的漫长生长发育过程中，仅靠禀受父母的命门先天元气是远远不够的。《灵枢·刺节真邪》："真气者，所受于天，与谷气并而充身也。"真气就是由先天之精化生的先天元气，需要脾胃水谷之气和肺脏元阳清气充养。李东垣《脾胃论·脾胃虚则九窍不通论》："真气又名元气，乃先身生之精气也，非胃气不能滋之。"首先，来自肺、脾的后天之精封藏于肾。脾胃运化水谷，化生精微，脾气散精至肺，与肺吸入的自然清气合成宗气。宗气贯心脉，与血合为营气，化为赤血，在心、肝推动下周流全身而营养全身。供脏腑代谢后的剩余气血化为精气，封藏于肾，如《素问·上古天真论》所曰："肾者主水，受五脏六腑之精而藏之。"肾与心、肝、脾、肺相比，以封藏精气为其功能特点。其次，肾精充养命门。肾精中的一部分化为肾阴和肾阳，充养五脏六腑，从而推动脏腑正常工作；供脏腑之后的剩余肾精，封藏于肾（命门），为生殖子代做准备。《类经附翼·求正录·真阴论》："五液皆归乎精，而五精皆统乎肾。肾有精室，是曰命门。"李时珍《本草纲目·人部·人精》："营气之粹，化而为精，聚于命门。命门者，精血之府也。"如果五脏六腑尤其肺脾亏虚日久，必伤及肾精，最终亏耗命门元阴元阳。再次，肾精随着命门先天元气的耗泄和脾、肺后天元气的盛衰而变化。即四十岁之前，逐渐旺盛；四十岁之后，逐渐消亡。《类经附翼·求正录·大宝论》："人生全盛之数，惟二八之后，以至四旬之外，前后止二十年余年而形体渐衰矣。"少儿后天脏腑形气尚未充实，但命门元阴元阳尚未耗散，所以生机蓬勃，生长发育迅速。青壮年后天脏腑形气壮实，肾精充实，精气溢入精室，天癸得以成熟，所以主生殖子代。老年人先天元气自耗，五脏六腑渐衰，肾精渐亏，终至天癸竭而生殖功能退化。因此，命门元气耗泄和后天脾胃失养，必然伤及肾精，导致生长发育及生殖功能障碍。

命门与垂体-肾上腺轴相关

命门之说，始于《内经》。历代医家对命门的探究，考之形实，见仁见智。学者游尔斌认为，中医命门与西医肾上腺、垂体-肾上腺轴密切相关。

1. 位置形态相近　论述命门，探隐发微，代有医家。具有代表性者有四：①《难经·三十六难》"肾两者，非皆肾也，其左者为肾，右者为命门"。②《景岳全书》"命门总主乎两肾，而两肾皆属于命门"。③赵献可《医贯》"命门在人身之中，对脐附脊骨，自上数下，则为十四椎，自下数上，则为七椎"。赵氏以《素问·禁刺论》"七节之傍，中有小心"为据，认为《内经》不称为命门，而名之曰"小心"，首创两肾之间为命门说。④明代孙一奎提出命门为两肾间动气说。

分析历代医家对命门位置形实的认识，总关系到肾，与肾上腺位置相近。肾上腺的解剖位置：右侧位于 11～12 胸椎旁，左侧位于 10～11 胸椎旁。肾上腺长约 5 cm，宽约 3 cm，厚约 1 cm，其位置近于从第 5 腰椎起，向上数至第 7 椎，即 11 胸椎，其形态类似于小心脏，与"七节之傍，中有小心"颇为相近。

2. 生理功能相似　分析归纳历代医家关于命门生理功能的论述，有 4 个方面。①命门为原气所系，是人体生命活动的原动力："命门者，精神之所舍，原气之所系也。"（《难经·三十六难》）②与生殖功能密切相关："命门者，精神之所舍也，男子以藏精，女子以系胞。"（《难经·三十九难》）③命门为水火之宅，包括肾阴肾阳的功能："命门为元气之根，水火之宅，五脏之阴气，非此不能滋，五脏之阳气，非此不能发。"（《景岳全书》）"命门之火，谓之元气，命门之水，谓之元精。"（《类经附翼》）④命门内寓真火，为人身阳气之根本："命门者，先天之火也……心得命门而神明有主，可以应物，肝得命门而谋虑，胆得命门而决断，胃得命门而受纳，脾得命门而转输，肺得命门而治节，大肠得命门而传导，小肠得命门而布化，肾得命门而作强，三焦得命门而决渎，膀胱得命门而收藏，无不藉命门之火而温养也。"（《石室秘录》）此即指出命门真火是各脏腑功能活动的根本。总之，命门的生理功能与生长发育、生殖、新陈代谢、脏腑功能有关。这与肾上腺的功能相似。

肾上腺分泌的盐皮质激素主要是醛固酮，一能调节钠、钾代谢，起"保钠排钾"作用；二能调节细胞外液容量；三能调节酸碱平衡。糖皮质激素以氢化可的松为主，其作用一是对糖、蛋白质、脂肪代谢的调节和对水与电解质代谢的微弱调节；其二是对血细胞、血管系统、肺、胃肠道、肌力、骨代谢、中枢神经系统及应激反应的作用。

肾上腺除分泌以上两种激素直接参与和调节新陈代谢、生长发育和各系统脏器功能活动外，还通过与脑垂体及周围其他腺体的生理反馈关系，形成丘脑-垂体-肾上腺轴、垂体-甲状腺轴而调节生长发育、生殖，以及各系统脏器功能活动。

3. 病理表现相同　命门功能障碍为病，多属于肾虚证候，临床所见大体分为四类。①命门元气生发不足，先天肾精不充，多见生长发育迟缓，形体侏儒，智力障碍，生殖无能。②肾气虚，症见腰膝酸软，耳鸣重听，眩晕健忘，溺有余沥，小便频数或失禁，男子遗精，女子带下稀白，面色淡白，气短乏力，舌质淡胖，舌苔薄白，脉细弱。③肾阳虚，症见腰膝酸冷，尿少，肢体浮肿，夜尿频多清长，畏寒肢冷，面色㿠白，头昏耳鸣，阳痿滑精，腹泻便溏，舌淡胖嫩，舌苔白润。④虚劳，以气血两虚，阴阳两虚为多，面色黧黑，形体憔悴，神情淡漠，衰弱无力。慢性肾上腺皮质功能减退症所见的色素沉着，头晕眼花，心脏较小，食欲不振，恶心呕吐，腹胀腹泻，抑郁淡漠，思想不集中，失眠，甚至因血糖过低而昏厥，消瘦，体重减轻，阳痿，毛发少而无光泽等，与虚劳之气血、阴阳两虚和肾虚相同。

垂体性侏儒症虽为前脑垂体功能减退所致，病理方面以垂体萎缩为主；但肾上腺皮质亦有不同程度萎缩，实验室检查肾上腺皮质功能偏低。因而其病变与肾上腺相关，症见生长发育迟缓，骨骼发育不全，性器官不发育，第二性征缺乏，这些均与命门元气生发不足引起的禀赋薄弱、先天肾气不充之证候相吻合。

成年人脑垂体功能减退症，病理亦可见肾上腺皮质萎缩，实验室检查肾上腺皮质功能减退。常见 3 组症状：①性腺功能减退症候群，性欲减退以致消失，第二性征消失，生殖器萎缩；②甲状腺功能减退症候群，畏寒、趋向肥胖，皮肤苍白粗糙、少光泽、少弹性，少汗，重症病例可见典型黏液性水肿，食欲不振，抑郁淡漠；③肾上腺皮质功能减退症群，极度疲乏，体力孱弱，厌食，体重大减，抵抗力低，易受感染，脉搏细弱，血压偏低，低血糖症发作等。

上述表现与命门火衰，肾阳不振，气血、阴阳两虚之虚劳相同。

4. 与临床治疗相关 肾上腺皮质功能减退，中医药可用右归饮、右归丸补命门之火，振肾之元阳。前述脑垂体功能减退症，西药多用甲状腺素或肾上腺皮质激素治疗，中医多按温补命门、振奋肾阳、激发元气、益气补血等法组方，如肾气丸、河车大造丸等。中西医结合研究证明，凡辨证为"肾阳虚"（命门火衰）者，尿中 17-羟皮质类固醇的含量都降低，用静脉滴注 ACTH（促肾上腺皮质激素）后检查尿中 17-羟皮质类固醇含量的方法，也发现肾阳虚患者的肾上腺皮质对注入的 ACTH 的反应性降低。这类患者用"温补肾阳"药物治疗后，在治疗的第一周末尿中 17-羟类固醇含量已恢复正常。经补"肾"治疗后的患者，对 ACTH 刺激试验的反应一般恢复正常。

上述分析表明，中医学中"命门"的概念，与肾上腺，与丘脑下部-腺垂体-肾上腺皮质系统的功能有密切关系。探讨这些方面的关系，实际意义有 3 个方面。①探究命门的解剖形态与位置，查其形实；②对命门与内分泌系统的关系进行研究；③指导临床，对命门功能障碍的病症，要考虑有无内分泌系统，尤其是肾上腺、垂体-肾上腺轴疾病，以进一步明确诊断。对内分泌疾病，如肾上腺、脑垂体疾病者，可参照命门功能障碍辨证治疗。

命门中药视角的探讨分析

学者林殷等检索了金元至清代的 51 本方书和本草书籍，采取命门医案与方书、本草书记载相对照与结合的方式，对命门用药特点做了深入广泛的探讨分析，内容丰富，视角新颖，独具匠心，颇给人启迪。

关于命门用药的分析，除见于相关医案，即以明代江瓘、江应宿父子编辑的《名医类案》（1549年），清代魏之琇编辑的《续名医类案》（1770 年），现代鲁兆麟、严季澜等主编的《二续名医类案》（1996 年，收集清代中叶以后至新中国成立初期的名医医案）和余瀛鳌、高益民主编的《现代名中医类案选》（新中国成立后至 1980 年以前的医案）等 4 本医案为主体外，还包含散见于同时代的诸方书和本草书籍。

（一）命门用药概述

1. 命门用药的选择标准 关于命门用药的标准，根据相关文献确定了 3 条。①在书中明确表示此药系"入命门"或"归命门经"。如蛇床子，李时珍《本草纲目》草部第十四卷该条目［发明］部分："蛇床乃右肾命门、少阳三焦气分之药，神农列之上品，不独辅助男子，而又有益妇人。"②注明此药是"治命门诸不足"等病症。如茴香，明代杜文燮的《药鉴》（1598 年）："茴香，补命门不足之要药也。"再如淫羊藿，清代吴仪洛的《本草从新》（1694 年）："淫羊藿［补肾命］，辛香甘温，入肝肾，补命门，益精气，坚筋骨，利小便。治绝阳不兴，绝阴不产，冷风劳气，四肢不仁。"③写明该药可补"真阴"、"真阳"或补"命门相火"之类。如肉桂，清代黄宫绣的《本草求真》（1769 年）："肉桂，专入命门，……气味纯阳，辛甘大热，直透肝肾血分，大补命门相火。……血脉不通，死胎不下，目赤肿痛，因寒因滞而得者，用此治无不效。盖因气味甘辛，其色紫赤，有鼓舞血气之能；性体纯阳，有招导引诱之力。昔人云此体气轻扬，既能峻补命门，复能窜上达表，以通营卫，非若附子气味虽辛，复兼微苦，自上达下，止固真阳，而不兼入后天之用耳。故凡病患寒逆，既宜温中，及因气血不和，欲其鼓舞，则不必用附子，惟以峻补血气之内加以肉桂，以为佐使，如十全大补、人参养营之类用此，即是此意。"

2. 命门用药的早期文献记载 就目前掌握的史料，较早记载命门用药的医家似为元代王好古

（1200—1264 年）。他在所著《汤液本草》（成书于 1298 年，刊行于 1308 年）一书中，列举出黄芪、黑附子、肉苁蓉和沉香四味药为"命门之剂"——"黄芪：气温，味甘，纯阳，甘微温，性平，无毒。入手少阳经、足太阴经，足少阴、命门之剂。黑附子：气热，味大辛，纯阳，辛甘温，大热，有大毒，通行诸经引用药。入手少阳三焦、命门之剂……浮中沉无所不至。肉苁蓉：气温，味甘咸酸，无毒……命门相火不足，以此补之。沉香：气微温，阳也……《珍珠囊》云补右命门。"这四味药中，前三味归于"草部"，后一味归于"木部"。在木部"沉香"条中，王好古特别指出是出自药书《珍珠囊》。考《珍珠囊》，原题金代张元素（1151—1234 年，字洁古）撰。《珍珠囊》的书名最早即见于王好古的《汤液本草》，《汤液本草》序言中谓"其源出于洁古老人珍珠囊也"。说明王好古这本书中的内容大部分来源于《珍珠囊》，他在书中引用《珍珠囊》的条文（简称"珍云"）达 98 条之多。但《珍珠囊》原书已佚，目前所能见到的最早而完整的版本，当推元代杜思敬编辑的《济生拔粹》（1315 年）。在该书卷五中以《洁古老人珍珠囊》为题引录了全书；但从检索的情况看，杜本中所辑录的《珍珠囊》并无命门用药的记载，如"沉香"条下只云："沉香，甘。纯阳补肾，又能去恶气调中。东垣曰：能养诸气，上而天，下而及泉。与药为使。"其他几味药如黑附子、黄芪、肉苁蓉等，杜本中也未有"命门之剂"的字样，是否见于其他版本，尚有待考证。

3. 命门用药的基本情况

（1）命门用药的检索范围：为了理清命门用药的基本情况，查阅了自元代至清代的 51 本医学（包括本草学）著作，其中有 41 本记载了命门用药。

从书籍作者的层面分析，①身份构成，除刘文泰等编纂的《本草品汇精要》（1505 年）属明代官修本草外，其余 50 本均是医家私人编纂；②学术倾向，上述书籍作者涉及伤寒、温补、医经等不同学术流派的 46 位医家（其中张元素和李中梓各 3 本，汪昂 2 本），说明对命门学说及其应用的探讨并非局限于某一个特定的医学流派或个别医家，而是当时医学界普遍关注的一个重要学术问题。

从成书年代分析，41 本书籍中，属金代的 2 本，如张元素的《脏腑标本虚实用药式》（约 1234 年）、李杲的《东垣试效方》（1249 年）；元代的 3 本，包括王好古的《汤液本草》（1298 年）、徐彦纯的《本草发挥》（1368 年）和王履的《医经溯洄集》（1368 年）；属明代的 13 本，包括刘文泰等编纂的《本草品汇精要》（1505 年）、徐春甫的《本草》（1556 年）、陈嘉谟的《本草蒙荃》（1566 年）、缪希雍的《神农本草经疏》（1625 年）、张景岳的《本草正》（1636 年）和李中梓的《雷公炮制药性解》（1622 年）及《本草征要》（1637 年）等；属清代的有 22 本，包括《本草崇原》（1663 年）、张璐的《本经逢原》（1687 年）、赵学敏的《本草纲目拾遗》（1765 年）、沈金鳌的《要药分剂》（1773 年）和费伯雄的《食鉴本草》（1883 年）等。刊载命门用药的明、清医著相加达 35 本，占所有载录命门用药书籍的 78.4%，这也如实反映出命门学说由散在论述到全面发展的历史脉络。

上述 51 本医方著作的成书年代，最早者为金代张元素所著的《珍珠囊》（1234 年），最晚者为清代周岩的《本草思辨录》（1904 年），时间跨度长达 670 年。

从书籍刊载命门用药的频度来看，51 本医药书中有 41 本都记载了命门用药，占检索医方书的 78.4%，这个比例还是相当大的。

（2）命门用药的数量分析：记载命门用药的 41 本医方书中，最少者为 1 味药，如金代李杲的《东垣试效方》和清代张志聪的《本草崇原》；最多者则达 32 味，如清代杨时泰的《本草述钩玄》（1884 年）。书中载命门用药超过 20 味的医著 11 本，占记载命门用药医著的 26.8%。如清代汪绂的《医林纂要探源》（28 味）、明代缪希雍的《本草经疏》（25 味）、李时珍的《本草纲目》（25 味）等；载命门用药超过 10 味的医著 10 本，占记载命门用药医著的 24.4%。如沈金鳌的《要药分剂》（18 味）、严西亭的《得配本草》（16 味）、陈士铎的《本草新编》（13 味）等；前两者合计超过 50%。从年代分布来看，11 本记载命门用药超过 20 味的医著中，清代占 7 本，元代和明代分别为 1 本和 3 本。这种情况表明，随着命门学说临床应用的深入，医家们对命门用药有了更深入的药性理解和经验积累。

（3）命门用药的频度分析：所谓命门用药的频度，此处系指在检索的 41 本医方书中，明确记载某药为命门用药者出现的次数及其占总检索书目的百分比。以阳起石为例，即有 28 本医方书都认定其为入命门药，占总检索书目的 68%。根据统计的 41 本医方书中，记载命门用药的为 70 味左右（如果像现代本草书那样，将附子与乌头分开计算，则为 71 味药）。

命门用药的频度在 50% 以上者有 7 味，40% 以上者增至 13 味，两者相加，占全部命门用药的 28.2%；而命门用药的频度在 30% 以下者有 54 味，占全部命门用药的 76.1%。命门用药的分布频度出现较大的"离散度"，说明历史上对何者属于命门用药，不同年代和学术背景的医家见解分歧，并未达成共识，体现出"百花齐放"的特点，这种局面与中医学突出个性化治疗以及不同医家对药性的把握与理解差异有关。

（二）命门用药分类与药性

1. 命门用药的分类特点　主要探讨其部属分类和功能分类。

（1）命门用药的部属分类特点：所谓命门用药的部属分类，是指在原本草书中，根据药物的自然属性所做出的分类。如木部、草部、石部、兽部、人部等等。命门用药与其他类别中药的分布情况相类似，仍以草本和木本为主体，前两类相加，超过命门用药的一半，为 37 味，达命门用药的 52.2%。其次为兽部和虫部，如果再把所谓"血肉有情之品"即虫兽禽以及人部的用药放在一起，计 25 味，则超过命门用药的 1/3。这个特点，正如明代程充在《丹溪心法》所讲"诸补命门药，须入血药则能补精，阳生阴长故也"。即所谓"精不足者，补之以味"。

（2）命门用药的功能分类特点：所谓命门用药的功能分类，系指这些药物在现代中药学教科书里的分类。分析主要有两种情况：①目前临床上已不再使用，如秋石、红铅、阿芙蓉等；②目前已归类到食疗书中，如狗肉、羊肉、鹿胎、洋鸭等，这体现出入命门之药取"血肉有情之品"的特点。

2. 命门用药的性味特点

（1）命门用药的药性特点：所谓命门用药的药性，与其他传统中药一样，系指其寒、热、温、凉、平等属性。命门用药的药性，以温性占绝对优势，为 47 味，占所有命门用药的 66.2%；其次是热性、平性和寒性。说明历代医家命门用药时其对药性的认知是相对平和的，既有温补的一面，又不完全是取燥热峻补之剂来填命门之"火"，这照顾到了命门水火互涵的生理特性。

（2）命门用药的药味特点：命门用药上以甘、辛、咸味为主。其中甘味为 14 个，占所有命门用药的 19.7%，接近 1/5；其次是辛味 12 个，占所有命门用药的 16.9%；再次是咸味 11 个，占所有命门用药的 15.5%。三者相加，占所有命门用药的一半以上，为 52.2%。排在第四位的是酸味，如果算上酸之兼味，即酸涩、酸甘、酸甘咸，则有 8 味。其他兼味均是在这四者的基础上合成的。

这种情况说明两点：一是命门用药依旧是偏于补益，即所谓"以甘缓之"。二是"辛以润之"。如清代医家汪绂在《医林纂要·五脏苦欲补泻》中所说："肾命同居下极，阳火伏于阴水之中，是为生命之本。寒水职司闭固，闭极则寒凝而燥，不复滋润。命门之火无以施生，而精寒道塞矣。故宜辛以润之，使阴虽闭而能开，阳虽藏而能发，不至于燥而枯竭也。凡辛味能润能行，今人每以为燥药，亦失之甚矣。"这与肾病用药以咸苦为主，所谓"肾欲坚，急食苦以坚之，用苦补之，咸泻之"（《素问·脏气法时论》）的原则还是有所区别的。

关于辛味药入命门，体现出部分医家以鼻为命门之窍的学术见解，最突出者如为辛夷花。明代李时珍在《本草纲目》"辛夷花"条下，提出"脑为元神之府，而鼻为命门之窍。人之中气不足，清阳不升，则头为之倾，九窍为之不利。辛夷之辛温走气而入肺，其体轻浮，能助胃中清阳上行通于天。所以能温中，治头面目鼻九窍之病。轩岐之后能达此理者，东垣李杲一人而已"。李时珍关于辛夷花入命门之说，首先是受到李杲脾胃学说的影响。李杲《脾胃论》卷下有一篇"胃虚则九窍不通论"，李氏根据《内经》的理论中有清阳出上窍、发腠理和实四肢的作用，提出如脾胃被"阴火"损伤，使清阳之气不能上达，就会导致九窍不通的病症，其谓"经言，……曰清阳出上窍，曰清阳实四肢，曰清阳发腠理者也。脾胃既为阴火所乘，谷气闭塞而下流，即清气不升，九窍为之不利"。取辛夷花之辛温之气，帮助胃中清阳上行，因而能治九窍之病。因此，李时珍盛赞李杲是自《内经》之后，唯一明白这个道理的人。

（3）命门用药的毒性特点：71 味命门用药中绝大多数都是无毒的，其中有毒者 9 味，即附子、乌头、石硫黄、仙茅、牵牛子、丹砂、细辛、红铅、阿芙蓉；小毒者 1 味，即蜀椒，合计 10 味，仅占所有命门用药的 14.1％。说明命门用药的选择与医家对命门病证性质以虚为主、虚实兼杂的认识是一致的。

3. 命门用药的归经应用特点

（1）命门用药的归经特点：从传统中药的归经来分析命门用药，其中归肝肾经者 17 味，占所有命门用药的 23.9％；如果再加上归心肝肾、脾肝肾和心肝肾者，为 23 味，占所有命门用药的 32.4％。这也体现出传统中医理论中"乙癸同源""龙雷相火"说的特色。同时也说明命门用药与所谓补肾阳的药物的确有千丝万缕、你中有我的密切联系，但依然有其自身的用药特点。

（2）命门医案中血肉有情之品的应用：奇经辨证及其血肉有情之品的应用，为清代医家叶天士所擅长，其与命门证治有非常密切的关系。所以其创见可能也是受到命门内藏真阴真阳之说的启示。奇经用药中的滋补类和固涩类与命门用药多有重叠。如清代严西亭的《得配本草》卷十中附有"奇经药考"，收药 42 味，像肉桂"通阴跷督脉"、鹿茸"通督脉之精血"、鹿角胶"温督脉之血"等，都与命门用药同。在收录的命门病案中，注重血肉有情之品的应用，也是其一大特色。如清代黄履素以右归丸意加紫河车治虚损证，钱国宾以六味丸加河车膏、龟甲胶、鹿胶等补益"真元肾命"治腰痛，冯楚瞻以八味丸加元武胶治不育症，近现代费承祖以八味丸加猪、牛、羊的脊髓治疗咳血（肺结核）症，李如九以煨肾丸加海狗肾（腽纳脐）治疗痹证等等，都是治疗成功的范例。

（3）命门医案中石类药的应用：命门医案中石类药物如丹砂、阳起石、石钟乳和硫磺等品的应用，体现出早期道教金丹术的影响，其中也不乏确有疗效者。以硫磺为例，现代中药书将其归于有毒之外用药，《神农本草经》则将其归于上品，在命门用药中也是常用的内服药。如近代医家刘世祯治疗一患者，症见下肢突然不能举动、无知觉，诊其脉沉迟而紧，辨证为沉寒痼疾，先用麻黄、附子、桂枝、甘草、花椒等味服用 1 年余，另外加服硫磺数斤，又加上鹿茸，病始痊愈。刘氏总结其用药体会："此证不仅阳衰，乃真火衰微，故能服补火之剂，如是其多。"由于命门真阳衰微，故用大剂硫磺见效，也是重剂起沉疴。再如近代张锡纯治疗便血，临床特点是便血时间多在夜间，每觉腹中作疼即须如厕，致使患者时常彻夜难眠。诊"其脉迟而芤，两尺尤不堪重按，病已二年余"，曾服草木类温补下元药，"然终不能除根，久之，则身体渐觉羸弱"。张氏诊断其为命门下焦虚寒，处方以"生硫黄半斤、色纯黄者，赤石脂半斤、纯系粉末者。将二味共轧细过罗，先空心服七八分，日服两次，品验渐渐加多，以服后移时微觉腹中温暖为度"。患者服后疗效很好："……后服至每次二钱，腹中始觉温暖，血下亦渐少。服至旬余，身体渐壮，夜睡安然，可无如厕。服至月余，则病根被除矣。"张氏指出："硫黄之性，温暖下达，诚为温补下焦第一良药，而生用之尤佳，惟其性能润大便，本草谓其能使大便润、小便长，西医以为轻泻药，于大便滑泻者不宜，故辅以赤石脂之黏腻收涩，自有益而无弊矣。"单纯使用石类药配伍治疗下焦虚损，比起明代吴昆的"半硫丸"以生硫磺加猪脏治"冷劳"，在纯用温阳药方面似乎又进了一步。现代中药书里将硫磺放入外用药部分，使它的临床应用范围过于狭隘，似乎有考虑欠周全之处。

（三）命门用药与异域文化

命门用药中所体现出的异域文化与学术特色分析。在归属命门的 71 味药物中，有几味如补骨脂、核桃仁、仙茅、腽肭脐等，并非来自中原，而是源于西域的舶来品，它们对命门用药的组成起到了锦上添花的作用，也体现出不同民族文化与学术交流的价值和意义。

1. 补骨脂　补骨脂最早似出自魏晋南北朝刘宋时期药学家雷敩所著的《雷公炮炙论》，宋人苏颂所著的《图经本草》（1601 年）和唐慎微的《经史证类大观本草》（1082 年）中，也都记载了补骨脂的来历。补骨脂原产于波斯国及岭南一带，相当于今天的伊朗和东南亚诸国。当地人称之为"婆固脂"，传入中原后，谐音汉字写成"破故纸"，以讹传讹，竟成定名，与以功效得名之"补骨脂"并存。

据苏颂记载，当时人们喜以补骨脂与核桃仁一起服用。此方亦出自古诃陵国（即今印度尼西亚爪哇岛）。唐代郑相国（郑絪）出使南海任节度使（相当于总督）时已 75 岁高龄，因爪哇岛地势低洼，潮湿多雨，郑氏年老体弱，疾病缠身，"众疾俱作，阳气衰绝"，服用金石丹方和许多补药，均不见效。当地一船主名李摩诃者，知晓郑氏的病情，告知可用"破故纸"与核桃仁以白蜜调和温酒送服，果然见效。3年后即唐元和十年（815年），郑氏卸任回国，也把此配方带回中原，流传开来。苏颂特别说明，这个药方不是中原固有的，"此物本自外番随海舶而来，非中华所有……弥久则延年益气，悦心明目，补添筋骨"。现代中药书中谓补骨脂性味辛、大温、无毒，但雷敩即认为此药性燥、有毒，必须用酒浸一宿，然后漉出，以东流水浸泡三昼夜，再上火蒸三四个时辰，晒干备用。或者以盐同炒过，曝干后再用。

　　补骨脂传入中原的百年间，临床应用非常广泛。特别是宋代以后，更受到医家普遍重视。较著名者如宋代医家许叔微（1079—1154年）的《普济本事方》中所载治疗"脾胃虚弱，全不进食"的"二神圆"、《和剂局方》（约1078—1085年）中治疗"下元虚败，脚手沉重，夜多盗汗"的补骨脂丸。陈师文等在《和剂局方》里还特别申明补骨脂丸是唐宣宗（847—859年）时，张寿在广州当太尉时，从南番人那里获得的。《和剂局方》"治虚损"的63张方剂中，含有补骨脂的药方就有10张，如"疗男子元阳虚损"的张走马玉霜圆，"治真阳耗竭，下元伤惫"的羊肉圆，治疗肾虚、寒湿或劳损所致腰痛的两张青娥圆等，其中8张都在"绍兴续添方"里面，说明其普及之快。同书"治癃冷附消渴"的25个方剂中，含有补骨脂的有沉香荜澄茄散、黑锡丹、金锁正元丹、十补圆等4个方剂，其中的黑锡丹至今仍在临床应用，治疗老年肺气肿、肺源性心脏病等均有疗效。另外，如宋代陈无择《三因极一病证方论》（1174年）中治疗"精气不固"方和真阳耗竭、下元伤惫的"羊肉圆"，陈自明《妇人大全良方》中治疗妇女赤白带下的"破故纸散"、治疗妊娠腰痛的通气散，杨士瀛的《仁斋直指方》中治疗"打坠腰痛，瘀血凝滞"方，许国祯编撰《御药院方》（1267年）中治疗慢性牙痛的"补骨脂散"等，组方中都载有破故纸，其临床应用范围涉及内、外（骨伤）、妇、五官诸科病症。

　　及至明代，据李时珍《本草纲目》"补骨脂"条载，以补骨脂组方者达16张，可见其应用之广泛。李时珍认为，补骨脂可"通命门，暖丹田，敛精神"。补骨脂与胡桃配伍，有鲜明的道教特色。李时珍引白飞霞《方外奇方》语说，如补骨脂与胡桃配伍，更能使心火与命门之火相通而收木火相生之效："破故纸属火，收敛神明，能使心包之火与命门之火相通。故元阳坚固，骨髓充实，涩以治脱也。胡桃属木，润燥养血。血属阴，恶燥，故油以润之。佐破故纸，有木火相生之妙。故语云：'破故纸无胡桃，犹水母之无虾也。'"这段话被其后许多医家引用过，以证明补骨脂与胡桃两药配伍的关系。白飞霞即明代道教医学家韩懋，韩氏除《方外奇方》外，还曾撰过《韩氏医通》（1522年）。据李时珍《本草纲目》所引书目，白飞霞的《方外奇方》与明代道士方书《张三丰仙传方》并列，可见《方外奇方》也是一本道家书。所谓"木火相生"之论似也渗透道教文化特色。破故纸在命门用药中占有非常重要的地位，在检索记载命门用药的41本医书中，有23本都将它收入其中，占命门用药医方书的57.5%。

　　2. 核桃仁　与补骨脂配伍的核桃仁又名羌桃肉、胡桃肉。据苏颂《图经本草》讲，核桃仁也不是中原所产，是西汉博望侯张骞2次出使西域（公元前139—前114年）时带回来的种子，在中原开花结果，"此果本出羌胡，汉张骞使西域还，始得其种，植之秦中，后渐生东土，故曰陈仓胡桃"。

　　关于它的名字，李时珍解释说，所谓"胡桃"，是指青皮皮肉裹着的核，又因其形状像桃，羌音称"核"为"胡"，所以得了个"胡桃"的中文名字，梵文称之"播罗师"。"此果外有青皮肉包之，其形如桃，胡桃乃其核也。羌音呼核如胡，名或以此。或作核桃。《梵书》名'播罗师'"。核桃仁的气味甘、平、温，无毒。李时珍总结核桃仁的功用有补益命门、通利三焦等多种，"命门者，三焦之本原……其体非脂非肉，白膜裹之，在七节之旁，两肾之间……为生命之原，相火之主，精气之府。人物皆有之，生人生物，皆由此出……胡桃仁颇类其状，而外皮水汁皆青黑，故能入北方，通命门，利三焦，益气养血。与补骨脂同为下焦肾命之药。核桃仁［主治］："虚寒喘嗽，腰脚重痛，心腹疝痛，血痢肠风，散肿毒，发痘疮，制铜毒"。胡桃仁及其现代通用名核桃仁，在道教文化中有非常重要的喻义，称其是守卫命门、掌管男女之情的神仙。除胡桃仁和核桃仁之名外，在道教中还有道康、命王、胞根等其他称谓。核桃仁与命门学说有千丝万缕的联系，因此，在命门用药中占有非常重要的地位。在检索记载命门用药的41本医书中，有24本都收入了核桃仁，占命门用药医方书的60%。

3. 仙茅　仙茅，出自唐末五代（907—979）著名的诗人兼药学家李珣所著的《海药本草》（约907—925 年），原生长在西域，印度语称之为"阿输乾陀"。因叶子长得像兵器长矛，而且据说久服可以轻身延年，故得名仙茅。《海药本草》详细记载了它的性味功用，谓其气味辛温，有毒。可补益五脏，强壮腰膝，填补骨髓，通神强记，治疗各种风病和男子的虚损劳伤、老人的遗尿无子、阳事不举等，久服还能轻身、宁神、明目、养颜、延年益寿。仙茅在中原的应用，最初是在唐开元元年（713 年）。据李时珍《本草纲目》载，印度僧侣进贡给唐玄宗一长生秘方，说服用一斤仙茅胜过吃十斤钟乳石。唐明皇服用之后果然见效，他怕别人也学他服用仙茅，就把此药方藏了起来。一直到安史之乱（755—763年）后，此秘方才从宫中流传出来。当时一些朝廷大臣如司徒李勉、尚书路嗣恭、给事齐杭、仆射第建封等人，都服用了仙茅，感觉效果不错。路嗣恭曾吃过不少金石丹药，觉得都没有仙茅效果好。

仙茅从此名声大噪，在江南被称为"婆罗门参"，说它的补益作用可与人参相媲美。达官贵人争相服用，以至仙茅供不应求。据《明会典》记载，成都一年进贡的仙茅就达 21 万斤（1 斤＝500 g）之多。李时珍在《本草纲目》草部第十二卷引述了这个小故事，特地说明仙茅是"补三焦命门之药也"；但它有一定的适应证："惟阴弱精寒，禀赋素怯者宜，若体壮相火炽盛者用之，反能动火。"仙茅在命门用药中也占有非常重要的地位，在检索记载命门用药的 41 本医书中，有 15 本都将仙茅收入其中，占命门用药医方书的 37.5%。

4. 茴香　俗呼舶茴香。入命门的茴香，也是唐朝以前来自番舶，即从西域传入者，形色与中国茴香即小茴香迥别，为黄褐色，有仁，味更甜。因其果实大如柏树的籽实，裂成八瓣，又曰八角茴香或大茴香。茴香的气味辛平，无毒。李杲《东垣试效方·药象气味主治法度》中，只列出一味入命门药物，就是茴香。李杲认为它可补命门不足、益肾壮阳，"茴香：辛平，主诸瘘，霍乱，治脚气，补命门不足，并肾劳疝气，止膀胱及阴痛，开胃中食，助阳道，理小肠气"。清代汪昂在《本草备要》（1694 年）中称，补命门用的茴香，一定要用大茴香，"大茴辛热，入肾、膀胱，暖丹田，补命门"。茴香在命门用药中颇受众医家青睐，在检索记载命门用药的 41 本医书中，有 20 本都将它收入其中，占到命门用药医方书的 50%。

5. 腽肭脐　腽肭脐，又名海狗肾。腽肭兽，即今人所谓海豹。李时珍在《本草纲目》中引《唐韵》说：腽肭（音译）是形容其肥肥笨笨的样子，"腽肭，肥貌。或作骨貀，讹为骨讷，皆番言也"。据唐朝陈藏器的《本草拾遗》和李珣的《海药本草》，骨貀兽原生长在突厥国，"胡人呼为阿慈勃他你，其状似狐而大，一说状若鹿形，头似狗，长尾。脐似麝香，黄赤色，如烂骨，从西番来"。海狗肾味甘咸，性大热，无毒。《海药本草》介绍，将海狗的外肾阴干，其味甘香美，用于治疗腹脐积冷、精衰、脾肾劳极等症，效果极好。李时珍《本草纲目》兽部第五十一卷"腽肭脐"条"发明"部分曰："《和剂局方》治诸虚损，有腽肭脐丸；今之滋补丸药中多用之，精不足者补之以味也。大抵与苁蓉、锁阳之功相近。"治疗虚损病证时，时人往往温肭脐与补骨脂同用，如李时珍所谓《和剂局方》卷之五"治诸虚"诸方中的温肭脐圆，组方中也含有补骨脂。腽肭脐在检索记载命门用药的 41 本医书中，有 8 本都将它收入其内，约占命门用药医方书的 20%。在以"血肉有情之品"补益命门的诸药中，腽肭脐仅次于鹿茸，排在第 2 位。

除了上述舶来药物外，清代赵学敏的《本草纲目拾遗》中，归属命门的药物还包括来自日本的硫黄（即倭硫黄）以及雪鸡、雪虾蟆、洋鸭、鹿乳饼等，均非中原本土的道地药材。

由此可见，科学的发展是一个不断创新、融合新知的过程，命门用药的来源特点，也体现出中国传统科技发展历程中博采众家、兼收并蓄、择善而从的胸襟与气魄。

由肾概念升华的命门正论

中医肾与命门（简称肾命）的概念和理论，是《内经》与《难经》提出并阐述的，经过历代医家的发挥和发展，终成洋洋大论，具有很高的学术价值与临床意义。就学术内涵而言，命门在肾概念的基础上升华而来，它使中医学先天理论由简而繁更加丰富和系统化，是学术发展的标志。但是近年来肾命理论却乱象不断，命门即肾阳、肾阴，肾即真水、真火之说漫书皆是，更有"肾命无差别"之说，认为命门"无非是强调肾中阴阳的重要性而已"，在中医界流传渐广，影响所及，肾、命不分，先天、后天概念混杂，影响了中医先天理论研究的深入和临床应用的发展，殊为可叹。著名中医学家烟建华曾专门为此撰文，探求其学术内涵，论证其医学科学价值和临床意义。

1. 肾命理论的历史纠葛　中医肾命概念发端于《内经》《难经》。《内经》建立了以五脏为核心的藏象系统，肾是其中的一脏，但同时又以其属水而生天癸、主生殖、主导生长发育，将先天功能寄属于肾。《内经》曾提及"命门"，但却指眼睛。《难经》则提出，两肾其一是命门，是命门主生殖，并为生命之根本，人之先天属之。《内经》《难经》相辅，共同开创了肾命理论。《难经》之后的相当长一段时期内，命门论在医界悄无声息，只有道家延续着这一传统理论，如《抱朴子·内》"坚玉钥于命门"、《黄庭经》"后有幽阙前命门"、尚道医家杨上善在《太素》多次引《难经》命门之文。及至金元，《难经》命门论才借相火得以发扬，故命门相火成为争论一派。延于明代，有孙一奎、赵献可、张景岳等专论命门为人之先天、乃身之本，然其气生于肾，并引宋儒太极论入医学，遂成系统的肾命理论。在命门理论发展的同时，有关肾与命门的争论也未曾间断，分歧主要是两种：一是有关命门的争论，如命门部位、脏器实质、其性相火非相火等；二是先天理论肾命主次之争、《内经》《难经》源头之争等。如李中梓以肾为先天之本，否定命门；徐大椿崇《内经》抑《难经》，因命门之义不合《内经》而贬损之。近些年来，学界对肾命的讨论和认识，也常混淆肾命先天主次、《内经》《难经》源头，如命门肾阳相混，元阴元阳、真水真火与肾阴肾阳不分，甚至将肾命等同并写进教科书，造成理论的混乱。

2.《内经》《难经》肾命本义

（1）《内经》肾命原义：《内经》研究生命规律是以五脏为核心，建立内外整体统一的生理病理功能活动系统。肾是五脏之一，其性闭藏，功能主藏精、化水。毫无疑问，这个生命系统重点在人出生后的新陈代谢，故偏于后天。但对于人的生命来源、禀赋寿夭、生机根本等先天机制，《内经》也有涉及。《内经》论生命的先天机制，主要集中在《素问·上古天真论》《灵枢·天年》《灵枢·寿夭刚柔》《灵枢·五音五味》等篇。从五脏而言，主要涉及肾。因为在生命的来源与成长发育中，中国哲学向来有"万物生于水"的观念。如《管子·水地》曰："水，具材也，万物之本原，诸生之宗室也。"而五脏中肾属水、藏精而主生殖及生长发育。这种认识在《素问·上古天真论》《素问·天年》得到确认。从理论说，肾中精气应是孕育新生命的本原之物，可称为先天之精或先天精气，而在《内经》称为肾气，也称真气。然而综合《内经》全书，肾气和真气都是混先天、后天共有的概念，未有专指先天之气者。如肾气既主生殖生长，又能蒸水化气主骨主耳；真气既主生殖主生长，又可称作经气，还可"与谷气并而充身"。因此，《内经》并未就生命之先天机制设置专属概念。可见，《内经》在先天知识与理论方面虽有涉及仍属碎片性，尚未形成系统的学术，更不用说后世将元气、元阴元阳与真水真火等先天概念的产生直归《内经》如何在逻辑上经不起推敲，而李中梓《医宗必读》"肾为先天本"之说，是将《内经》《难经》的学术依据搞混甚至颠倒了。

人们在谈及先天之理时往往提及命门，而《内经》三次提及命门均指眼睛，与先天机制没有直接关联。有的医家硬将《内经》《难经》命门扯在一起。如赵献可从《内经》寻找与《难经》命门相当的脏器；张景岳将经穴睛明扯到"脑心"以附会"至命之处"，显然没有道理。《内经》理论体系以五脏为中心，即生命中枢，再造出一个凌驾于五脏之上的命门，不符合经旨。

（2）《难经》命门出新：《难经》在肾之外也提出命门之说，但却与《内经》大相径庭，此命门非目非穴而是至尊至要之脏。综合《难经》八难、三十六难、三十九难、六十六难诸难义涵，命门藏舍人之本原精气神，系"五脏六腑之本，十二经脉之根，呼吸之门，三焦之原"，它温煦和推动脏腑经络、组织器官的活动，是呼吸之根，且主纳气，激活和充实三焦，使三焦受气而脏腑发挥生理效应，即《医贯》所说"肾无此则无以作强，而伎巧不出矣；膀胱无此则三焦之气不化，而水道不行矣；脾胃无此则不能蒸腐水谷，而五味不出矣；肝胆无此则将军无决断，而谋虑不出矣；大小肠无此则变化不行，而二便闭矣；心无此，则神明昏而万事不能应矣"（《内经十二官论》）。又主藏精、系胞而司生殖。此外，人体以此为抗邪能力的主宰，《难经》称为"守邪之神"。以上诸功能，后世概括为先天禀受与产生的生命体及其本能，从而将先后天机能相对分离，开拓了生命与医学研究的新领域。

关于命门与肾的关系，《难经》云"左肾右命门"令人疑惑，但深入分析亦可理解其良苦用心。盖《难经》有两处直接论及肾命关系：一是三十六难所说"左肾右命门"，二是三十九难说，命门"其气与肾通"。说右肾命门当是推重命门之意。如《汉书·周昌传》颜师古注"左迁"："是时尊右而卑左，故谓贬秩位为左迁。"宋·戴埴《鼠璞》："汉以右为尊。"而其本义当从阴阳之理参悟。另有两处间接论及肾命关系，如八难："所谓生气之原者，谓十二经之根本也，谓肾间动气也。"再如六十六难："脐下肾间动气者，人之生命也，十二经之根本也，故名曰原。"这里的"肾间动气"即指命门元气，而命门为"原气之所系"，故命门当在肾间。对于肾间的理解，一如赵献可左肾阴水、右肾阳水，命门在两肾之中，有左右黑白二窍出无形相火与真水日夜潜行不息（《医贯·内经十二官论》），认为是左右之中；二如孙一奎强调肾间之动气即是命门，谓其"非水非火，乃造化之枢纽、阴阳之根蒂，即先天之太极，五行由此而生，脏腑以继而成"，并以豆果萌芽时两瓣间所生根蒂内含的真气和坎中之阳喻肾间动气（《医旨绪余·太极图说》）。如此则知肾命分无可分，二者体合而非一，关系密切而又特殊。明代医家孙一奎之论更真切，且提高了学术层次，并在临床得以应用。

（3）《内经》《难经》肾命理论整合创新：综合《内经》《难经》肾命之论，再融合后世的丰富和发挥，系统的中医肾命理论在明代基本形成。其基本点有三。①肾为人体五脏之一，乃生命体功能活动系统闭藏功能的概括，主藏精和水液的蒸化代谢。肾在五行属水，而中国古代有"万物生于水"的观念，故肾中有生气，是为生命的先天之源。《难经》称为肾间动气，又谓此气生化维系于命门，即命门原（元）气。因此肾命关系是由肾生命门，肾是命门气化之器，命门是肾中先天功能的概括和理论升华，古人形象地喻为"豆瓣生芽""坎卦二阴夹一阳"。②命门为先天精气神的根柢，脏腑经络、组织器官及其生理活动的先天基础，主导人体的生长发育，乃人生命力之本。又化生生殖之精，主持男女性生殖活动。此外，人的抗邪能力本源亦当根于命门，它是人先天本能的重要组成部分。③在命门作用和功能性质上，有相火说、肾阳说等。此二说只见"肾间动气"之动气属阳，就将命门作用和功能定为阳、火，丢掉了命门"诸精神之所舍，原气之所系"等重要内容。前有精与神，后有气，合之精气神，都是生命先天基础中不可缺少的，只不过气在其中是关键、是主导。《难经》命门论强调原（元）气在生命活动中的温煦、推动作用而已。因此，说命门是先天之本，乃就统精气神而言；提出元精、元气、元神之名，是认定其先天本原性质；后世以阴阳、水火之理解说命门，又有"元阴元阳""真水真火"诸称谓，其源总不离命门。

此外，又有"肾命无差别"之说，并涉及命门理论的实质与评价等问题。命门是肾中先天作用和功能的概括，命门概念的提出是对肾藏象先天理论的细化和发展，特别是明代命门大家以儒道太极之理解说命门，促进了中医先天理论的发展和升华，是肾命理论从简单到复杂、由低级到高级的发展标志。它以命门为人身先天太极，两肾是其有形寓寄之器，而其无形元气通过三焦布敷全身，温润脏腑经络，是各项生命活动之动力，它无所不在、无时不有，元阴元阳、真水真火只是阐述其机制的方式而已。命门理论体现了民族文化和传统哲学的强大影响力，特别是在方法学上贯穿了中国式系统思维模式，使肾命理论成为中医系统生命观及其医学应用体系的组成部分。在医疗实践方面，除了医家将命门理论用于临证外，道家养生理法更重视命门并与奇经理论相结合，在内丹术理论和功法的创建中发挥了重要作用；循此思路，近年来中医学者又提出《难经》"命元三焦系统"理论，使中医学先天理论更趋系统、丰富，同时也展现了更广阔、更深刻的临床应用价值。"肾命无差别"说不承认肾阴肾阳与元阴元阳、真水真火的区别，不承认命门与肾概念的区别，其实质就是否认命门是肾先天理论的创新和发展，也否认了中医先天理论的存在与发展，这在学术和临床上都是难以站住脚的。

3. 命门理论临证提纲　在中医肾命理论中，肾与命门的病理病证相对独立。肾乃五脏之一，在新陈代谢中发挥闭藏作用，主藏精和水液的蒸化代谢，其病证主要是精血津液失于固摄和水液代谢障碍，有实有虚；同时肾也有与五脏相同的脏腑相合、五体五官所主等五脏功能活动系统的生理、病理、病证及其诊治体系。命门从肾升华而出，主人体脏腑经络组织器官的原始形成和活动以及生长发育、生殖活动，是人生命的先天基础和防御本能之主宰，表现为三焦元气布敷障碍及脏腑经络的各种病证，主要是先天发育障碍、禀赋不足、性生殖异常，以及涉及根本的大病重证、病机复杂的久证痼疾等，有虚而无实，并不直接参与五脏系统及其相关生理病理病证的诊治。

命门用药，有与肾相区别的用药法则。一是肾命治法有别。①肾病有补有泻，命门只补不泻。如命门之寒热证，热者须补阴以配阳，用咸寒或配以甘寒药滋阴，热便消除，忌用苦寒强泻；寒者则壮阳以消阴，用酸温或配以甘温药壮阳，寒便祛除，忌用辛热散寒。至于肾病依《内经》原义，肾与其他诸脏同有虚实。如《灵枢·本神》"肾气虚则厥，实则腹胀、五脏不安"。腹胀这里主要指肾病化水障碍引起的水病，并广泛影响五脏活动而使"五脏不安"。《素问·汤液醪醴论》给出的治法是"去菀陈莝""开鬼门、洁净府"，都是驱水之法，应归于泻法之类。当然水的代谢"气化则能出矣"，治肾之水病更当强气化用补，是有泻更有补也。后世混淆肾命概念，提出"肾有补而无泻"，是合肾命为一，既不利于学术发展，也影响临床使用。②命门先天、精气相生最为要紧。"精中生气""气中生精"就是这种治疗原则，而滋补元阴元阳、真水真火也与此相类。如左归汤丸之滋养真水、元阴，右归汤丸之壮元阳、真火。金匮肾气丸、钱乙六味地黄丸亦应入此类药，盖前者壮阳、补火是在熟地黄、山茱萸、山药养阴基础上加肉桂、附子完成的，而后者滋阴、补水虽用三味厚味滋阴药，又加茯苓、牡丹皮、泽泻以疏导启动而生化无滞。③命元三焦系统中的命门用药则遵循"虚在命门，实在三焦"的原则，补命门而泻三焦，多用于大病、痼疾、危证等。④肾命药物特点不同。命门用药宜柔不宜刚，喜咸温、甘温、咸寒、甘寒而恶辛热、苦寒，并多用血肉有情之物，如紫河车、鹿茸、鹿胶、雀卵、蛤蚧、雄蚕蛾、桑螵蛸、冬虫夏草、阿胶、海狗肾、猪骨髓以及气味醇厚之品，如熟地黄、肉苁蓉、天冬、沙苑子、玄参、山茱萸等，方如龟灵集、大补阴丸、河车大造丸。肾病用药驱寒壮阳、泻热滋阴则不论缓峻、刚柔，药如辛温、辛热之辛桂附椒姜、苦寒咸寒之知柏泽，甚至峻烈逐水之遂、芫、戟、二丑等也入肾经，方如四逆汤、真武汤等。

命门病证及其诊治法则特点。

（1）命门病机纲要及特点：一是命门为先天之本，其病机有虚而无实。二是命门元阴、元阳之虚，主要体现为功能的衰弱、退行性变和虚性亢奋诸症。①命元阳虚，每见寒证，临床多表现为肺、脾、肾三脏气化功能减弱。②命元阴亏，每见热证，临床多表现为心、肝、肾三脏功能虚性亢奋。③以上所述为命元不足时影响各脏，而各脏病久亦导致命元不足，此则标志着病变的加重。④元气的存亡是人生死的关键，命元阳虚与阴虚的结果都能导致元阴或元阳亡失、阴阳离决的结局。三是元气之虚，按程度轻重可以分为虚弱、虚损、衰败、竭绝，简称虚、损、衰、竭四个层级与阶段；与一般病变比较，其特点是病情逐渐、进行性加深加重，直至阴阳离决而死。四是元气之病必备特点是鲜现于一脏一腑，而损及多脏多腑、衰耗精气血津液，同时又因虚生邪感邪、因邪伤正致虚，恶性循环，病变深重，难以挽回。

（2）疾病辨治求本：对于外感内伤病证，伤及根本的大病重证求治于命门，病机复杂的久病痼疾求治于命门，先天禀赋不足、生长发育障碍病证求治于命门，发育不良、遗传疾病和性生殖疾病求治于命门。

（3）调养命门养生保健之要：中医肾命理论发端于《内经》《难经》，并禀承"万物生于水"的理念，由后天五脏系统之肾升华出命门概念，是为人体先天系统的核心，在机体的形成、生长发育、基本生命活动以及性生殖活动中都发挥着本原作用，也是具有抗邪抗病能力的根本。后世引入阴阳、水火法则，提升了肾命理论的学术层次，具有特别的科学意义，也开拓了肾命理论的临床实践之路。至于肾命关系，既非同物异名，亦非一分为二，而是一体两用、二里包一，前贤喻为"豆生芽"和"坎中满"之象，可以体味，也值得研究。

命门哲学、社会多面高层次探析

命门是中医学理论的重要组成部分之一。自《内经》提出命门之名以来，历代医家在"见仁见智"的论述中还存在着诸多令人困惑和亟待解决的问题。学者魏凤琴从认识发生这一崭新视野入手，从哲学、社会文化、医学等不同层面对命门理论进行了系统深入的探析。

1. 哲学界水火之争是命门分歧的根源　"命门"这一名称源于《内经》，抑或是《难经》，这是命门研究中历来就有分歧的问题。当我们不再拘泥于有关命门理论表述本身的具体内容，而将命门置于《内经》《难经》理论体系形成的哲学思想、文化背景及社会人文等的大环境中去考察认识时。我们发现，哲学界水火之争是命门之源存在分歧的认识根源。

主火论哲学思想渗透中医学造就了《内经》"目命说"，而《难经》"肾命说"则是中医学命门研究向主水论哲学文化思想的求同和回归。这一影响不仅反映在《内经》《难经》有关命门理论中，而且是《内经》《难经》理论体系的主流。因此，抛开《内经》《难经》有关命门理论表述本身的具体内容，从哲学影响、学术发展及认知方式等方面综合分析，则《内经》《难经》有关命门的认识就不再是文字表面上的风马牛不相及，而是具有一定的内在联系。

认知思路和方法上的突破是命门研究由停滞到鼎盛演进的动力之源。

（1）命门研究的停滞时期（汉至唐宋金元）：汉至唐宋金元时期是中医学术发展速度较快的一个时期，中医学术空气极为活跃。但在中医学研究轰轰烈烈的大氛围中有一个与时代脉搏的跳动极不和谐的音符——命门研究的沉寂。通过分析，我们认为出现这一状况的原因主要有以下几方面。

从中医学学科自身分析，这一现象的产生是由中医学理论体系的特点及其特定的认知方式所决定的。中医学理论体系核心中的核心是五脏中心论，而不突破五脏为中心的认知范围，拘泥于从五脏中去探求命门，就不会带来命门研究质的飞跃。命门作为人体生命的主宰又不能脱离脏腑经络组织器官而独立存在，因此，在命门与五脏关系未能明晰之前，命门研究不会有突破性发展。

从学术内容的继承性而言，命门研究在这一时期的沉寂，是为命门研究积累理论及临床方面更加丰富的素材和培植更加肥沃的生长发育土壤。

从认知方式的角度看，一次重大科学成果的取得，总是要伴随着科学方法上的突破与创新，命门理论研究的沉寂，则意味着需要认识方法即研究方法的转变。

虽然同时期道家理论中已经具有详尽的命门论述，并且提出了先后天水火、阴阳、五行、精气及真阴真阳等概念；理学哲学体系中，已有了对太极、理、气、性、命、道、器等涉及宇宙本源及演化问题的阐发。

所有这些都为命门研究提供了可资借鉴的认识方法和理论内容。但是，事实上却没有因此带来命门研究在这一时期的兴盛发展，确实给人以曲高和寡之感。

（2）命门研究的鼎盛时期（明清）：明清时期是中医学史上命门研究的黄金时代。命门研究在明清时期的崛起，有其自身的理论和临床实践价值。研究方法上的突破是命门研究得以发展的催化剂，特别是这一时期理学思想中有关论述宇宙万物起源及演化的认识方法及理论内容在中医学领域的渗透，为命门研究提供了新的认知思路和理论基础，是命门理论兴盛发展的动力。

命门为人身太极说成为明清时期命门理论的主流。在中医学理论中理、气、太极、有形、无形等术语，遂和阴阳五行、肝心脾肺肾一样普及。明清命门理论的发展得益于当时哲学思想方法的正确导向，中医学命门发生学理论的提出又得到了当时中国文化环境的认同、支持而成为现实。

哲学思想方法在中医学命门研究中的推动作用是毋庸置疑的。但是其他方法，诸如解剖方法、以表知里方法、援物比类方法等在中医学命门理论研究中的地位亦是举足轻重的。就中医学命门理论研究的具体内容而言，多种思想和认识方法在命门研究中的共同参与虽然增强了命门理论在论理上的灵活性，但是在处理命门与五脏的关系，特别是命门与肾藏象的关系时，却又陷入了深深的自我矛盾之中。在明清命门理论中，既有命门为人身先天太极主宰五脏的生成，贯穿于五脏六腑之中，以维持其结构的存在和功能的发挥，肾与肝、心、脾、肺处于同等地位的观点；又有肾不同于其他四脏"惟肾为根"的表述。在这种悖论中，命门与肾有异而又不相离，命门理论的发展难以进一步深化，而又圜转到了从五脏求命门的框架中。

综上对命门源流的考辨，可以看出，命门是论述人体"生生之本"，即有关人体起源及演化的发生学概念。这一概念是立足于人体先天本源及其在后天生命活动过程中的作用角度而提出的。只有从此入手，在准确把握命门内涵的基础上，才能进一步深化对命门理论及其指导意义的探讨。

2. 命门的内涵界定

（1）命门字义考辨："命"字在中医学术语中，不仅有产生生命、维持生命之义，而且还有生命之天性，即自然性的内涵；"门"字在中医学术语中多取其引申义，表示人体内在的本源、根本、枢机之意。通过对命门字义的分析，结合命门的生理功能，可以说，中医理论中命门之内涵，既有表示人体内在产生生命及维持生命的根本之义，又有将这一根本界定为一种天性、枢机之底蕴。命门的论域涉及人体自生至死的生命全过程，命门是立足于人体生命之先天本源及其维持后天生命活动的根本角度提出的概念。

（2）命门多义性探析：分析历代医家对命门概念的表述，之所以多义并见，不仅是由于历代医家的认知思路不同，将命门之内涵设定于"结构"或"功能"之区别，而且还在于对命门论域的界定不明确。不管从结构范畴，抑或是从功能范畴的定义，多舍弃了命门是立足于人体生命之先天本源及其维持人体生命活动过程的根本角度提出的论域以及命门的内涵，应体现其作为构成人体生命本源和维持人体生命枢机而贯穿于人体生、长、壮、老的生命全过程之意。

命门即肾间动气说、命门即人身太极说，虽然体现了命门的这一论域，并因此带来了命门研究在明清时期的繁荣景象；但由于前者有未脱离肾命框架之嫌，后者则过于抽象，未能做出中医学层次上的具体规定性，故难以真正融入中医学命门理论体系中，亦终未促进命门理论研究质的飞跃。

（3）命门的内涵界定：随着对人体认识的逐渐深入，研究成果的不断出现，在近代科学中，以机械还原论为基础确立的"结构决定功能，功能反作用于结构"的结构与功能关系理论受到了前所未有的冲击。现代系统科学理论把发生学的观点和时间的因素引入对现实事物的认识中，从更深层次解决了结构与功能的关系问题。

当我们将命门回置于其先天性地位及其特定的论域中，并将发生的观点和时间的因素带进对命门理论的探讨时，可以认为命门是一个发生学概念，是人体内具有相对固定结构单元的先天本能活力。

对应于不同层次结构的命门先天本能具有以下特性。①自组织性：是指命门本能活力"自生自化"的特性。命门本能活力的动力源泉在自身内部，是自己发生、自己发展、自我消亡，而非外力所为。②目的性：是指命门本能活力将人体生命活动推向某一结构和功能的预定状态的发生学特性，即命门本能活力过程具有方向性，是不可逆的，沿着时间的轴线逝而不返。③自主性：是指命门本能活力对于一切刺激所产生的"以我为中心"的主体性加工过程。④层次性：即相对独立性，是指依附于一定结构而存在的命门本能活力，既是整体，又是部分特性，且这种层次性在人体不仅有纵向层次，也有横向层次和各种各样的分支层次。⑤连续性：是指命门本能产生于先天，存在于后天的特性。⑥阶段性：在先天发育过程中，命门本能以发育性为主，亦具有生长性，而在后天生命过程中，命门本能以生长性为主，亦具有发育性。⑦调整性：是指位于不同层次的命门本能具有相互调节的特性。⑧主导性：是指在命门本能与结构功能的关系中，命门本能始终处于主导地位。它不仅决定着结构（包括解剖结构、功能结构、时间结构等）的产生，而且维持着结构的存在和在结构基础上功能的发挥。

依据现代系统科学对结构与功能的深层次认识，命门先天本能与人体后天结构与功能的关系可知，命门本能（因）生成人体结构与功能（果），同时命门本能又寓于结构与功能之中，而非独立于结构与功能之外；结构与功能对命门本能又具有反作用。历代对命门的认识，为什么给人一种都合理但又都不甚完备的感觉？其症结在于以反作用于命门本能的不同层次的结构与功能这一"果"，代替了命门本能这一"因",从而混淆了先后天因果关系。

3. 命门与五脏的关系

（1）先天之精不同于生殖之精：在中医学理论中，先天的内涵，既有父母生殖之精结合之前为先天的认识，又有把生命在母体内的孕育过程称为先天，而把胎儿娩出第一次自主呼吸以后的生命过程称作后天的观点。先天与后天概念在认识上的不统一导致了先天之精与生殖之精概念的混淆。先天之精的生成，源于父母的生殖之精，但决不是父母生殖之精的简单相加。经过"两精相搏"后，父母生殖之精已经发生质的变化。因此，我们说先天之精不同于生殖之精。

（2）对"肾为先天之本"的重新认识：由于先天与后天在时间上的相对性，因此肾为先天之本，只能表示父母之肾是子代先天之本，或者说自体肾是子代先天之本。就人体自身而言，"自体肾是自体先天之本"的理论是不成立的。因此我们说，肾为先天之本，在中医学理论中具有特殊规定，它只是一个表示亲代与子代之间关系的相对概念。对其作过度泛化的解释，不仅违背逻辑规则，而且由于偷换概念而出现诸多认识上的歧义。

援物比类的认知方式，是"水生万物"到"水生人""水生殖"过渡的思想根源。就人体而言，在援物比类、以表知里、五行学说等认识方法的参与下，解剖条件下形成的"肾主水"理论，成为"水生人""水生殖"到"肾主生殖""肾为先天之本"过渡的中介。在古人的思维中，上述类似于数学上 $A=B$，$B=C$，则 $A=C$ 之类等量代换的推理过程，是自然而然而且合理的。因此，我们说肾为先天之本的理论有其时代的局限性。

（3）提出命门先天的必要性：由于肾为先天之本理论的提出存在时代的局限性，因此，肾为先天之本的理论亦有其本身无法解决的诸多矛盾之处。首先，肾命诸观点并存的奇怪现象，充分暴露了中医学理论阐述过程中缺乏严密的逻辑性的缺点。古代医家在认识和阐述问题时往往具有这样一个鲜明特点：依据部分事实，然后做出解释，这种解释往往借助援物比类，抓住任何某一相似点，便加以发挥、推演，在这种推演过程中，似乎并不注意推理的逻辑严密性和结论的相互包容性，而关键在于找到一些先前的论述为依据，能自圆其说。其次，肾为先天之本理论本身的悖论足以说明，将肾重置于其作为五脏之一的地位，而提出命门为先天之本的观点有其必要性。如从阴阳角度论述，肾为先天之本对后天作用的表述为：肾阴肾阳是五脏阴阳的根本。但这一理论本身就不成立。因为，在生理状态下五脏之间是生克制化的协调关系，各脏腑阴阳之间是相互化生、相互为用，并不是肾阴肾阳单方面化生为其他脏腑阴阳。同时，肾阴肾阳既为五脏阴阳之根本，若言五脏已包括肾在内，肾在五脏之列，则不应再为五脏之根本；若以肾为人身阴阳根本，则不应是五脏而似乎应是四脏阴阳。

综上可见，肾为先天之本理论本身，就是肾既是五脏之一，又似乎不在五脏之内。肾有"一语双关"之底蕴。实际上言词之中，已经蕴含有"人身五脏阴阳之根本"是别有所主。而此主即是命门，命门是人体先天之本，为后天脏腑之主，为人身之至尊。

（4）命门与五脏关系：命门与五脏关系是先天与后天的关系。命门与肾的关系及命门与其他四脏的关系，处于同等地位。命门先天本能活力通过其有目的、自主性的自组织过程，定向发育形成了人体五脏，并赋予其对应于自身结构的命门本能活力，以维持其结构的存在和功能的发挥；同时，五脏通过其功能过程对命门本能又有反作用，从而体现了命门与五脏之间"先天生后天，后天养先天"的辩证关系。

4. 命门的生理病理研究

（1）命门的生理研究：命门是人体先天本能活力，是在生命个体先天发育过程中形成的。先天之精是命门发生的物质基础，而母体气血是在先天时期维持命门本能活力的物质保障；在后天，命门本能依附于不同层次的人体相对固定的结构单元而存在，并以此作为命门本能的作用场所。人体各脏腑组织器官结构的维持及功能的发挥，都是在天地之精气的共同供养下进行的。命门作为依附于后天结构之中，维持各脏腑组织器官结构和功能的本能活力，其活力的维持亦需要天地之精气的不断供养。天地之精气与命门本能活力之间虽然有供养和被供养的授受关系，但是两者之间主要是推动和被推动的因果关系。

天地之精气是供养命门本能的物质源泉，而命门本能则是推动天地之精气供养全身活力的保障。

命门为十二脏之化源，人体五脏六腑等各结构的化生，是命门本能自主性定向发育的结果。而人体后天各结构的维持和功能的发挥亦离不开命门本能的支持，没有了命门本能的支持推动作用，结构就会解体，功能更无从产生，故曰命门为先天之本。命门先天本能寄寓于后天相应脏腑结构中，进一步发挥其诸精神之所舍、原气之所系、主人体生殖和守邪之神的作用。

（2）命门的病理研究：命门作为人体先天本能活力，其在人体生命活动过程中，是依附于人体各相对独立的结构而存在，通过激发和推动其结构和功能的发挥而体现其功用。因此，任何能够引起人体脏腑组织器官结构和功能失常的因素，如外感六淫、内伤七情、痰饮瘀血、先天禀赋及后天营养不足等都可能引发命门失常。但是，命门失常的发生，一般不是内外伤邪气直接作用于命门本能的结果，同时各脏腑结构和功能的失常，亦未必都能引起相应命门本能失常的发生。但相应结构的命门失常一旦发生，就一定在相应层次上以更加严重的结构和功能失常的形式表现出来。因此，我们说命门失常的病证具有明显的复杂性、广泛性、凶险性、多变性和顽固性特点。

5. 命门理论的指导意义　命门是人体先天本能活力，在人体生命活动过程中，命门本能活力通过其有目的的自主性自组织活动，根据人体内外环境因素，随时进行着组织加工。就人体命门本能活力而言，人体的健康态是人体命门本能活力，对于内外环境因素的刺激在其自主性自组织作用过程中达到"和"的状态；而人体发病仍然是人体命门本能活力对内外环境因素的刺激作用的结果，只不过疾病是一种病变部位的命门本能活力，在自主性自组织过程中未达到其目的而处于"不和"的状态。因此，健康态并不意味着"邪"不存在，而是"正邪的对立统一"状态。中医学理论中的病因不是特异性病原，而是在疾病过程中，人体病变部位命门本能活力对各种内外环境刺激因素作用结果的性质归属。特异性病原学范畴中的病因，在中医学的认识理论中，是人类生存必不可少的条件。

中药同样是一种外界影响因素，中医学传统药学理论中有关中药药性和功效的知识，都是中药进入人体后，病变部位的命门本能对其作用后的表现，而非单纯中药自身的理化成分。而顺应机体病变部位本能活力趋势以组方，是中医临床组方的精髓所在。

临床疾病虽繁，有脏腑、气血、津液等的虚实之分；但不论虚实，归其类不外 3 种，即不治自愈、非治不愈、虽治不愈。而疾病的不治自愈正是病变部位的命门本能暂时不能，但在一定限度内能够达到自和的过程；疾病的非治不愈，则是病变部位的命门本能活力虽然存在，但是超过其自和范围，必须靠药物之助方能正常的过程；而疾病的虽治不愈，则是病变部位命门本能活力已经或者说是近乎丧失，一切治疗都无济于事，即"神不使"的过程。因此，疾病的"愈"与"不愈"意味着病变层次部位的人体命门本能活力特性是否能够恢复正常，即有无向愈之势。立足于病变部位命门本能活力的愈病和抗病之性势，自觉地去顺应和调动它，顺性补虚，因势祛邪，以达到主动治疗之目的。

第十章　　肾虚本质的现代研究

　　近处来肾虚本质的研究受到高度重视，中医认为肾为"先天之本，后天之根"，在人的生长、发育、壮盛和衰老的生命全过程中，肾的功能正常与否对人体的生命质量起着举足轻重的作用。学者张云飞认为，肾虚本质的研究主要集中在神经内分泌系统、免疫系统、超氧化物歧化酶（SOD）活性、衰老等方面，这些研究对于中医辨证规范化及疗效判定的客观性，以及中医学在自然科学界立足和走向世界都具有重要的意义。

肾虚与神经内分泌的关系研究

　　1. 肾虚与下丘脑-垂体-肾上腺皮质轴　20 世纪 50 年代上海就开展了肾虚本质与肾上腺皮质激素及其代谢产物关系的研究。上海第一医学院通过对肾虚患者进行神经及体液的 10 多项指标测定发现，不论何种病种，只要符合肾阳虚的临床表现，患者 24 小时尿 17-羟皮质类固醇（17-OHCS）就比正常人及肾阴虚者降低，经补肾治疗后，17-OHCS 有所提高，这一指标重复性较好。著名中西医结合研究学者沈自尹等通过测定患者血浆 ACTH 和皮质醇含量发现：肾阳虚患者垂体和肾上腺皮质功能均处于低下状态，提示肾阳虚的病变环节可能在垂体以上的部位，因下丘脑神经细胞有分泌生物活性物质的功能，与垂体功能密切相关，可以调节垂体前叶激素的分泌。以上说明肾阳虚不仅有肾上腺皮质功能低下，而且有下丘脑-垂体-肾上腺皮质轴上不同环节、不同程度的功能紊乱。

　　2. 肾虚与下丘脑-垂体-甲状腺轴　沈自尹等把慢性支气管炎患者分为肾阳虚组和肾阴虚组，测定三碘甲腺原氨酸（T_3）值，并做促甲状腺激素释放激素（TRH）兴奋试验，发现肾阳虚组 T_3 下降（$P < 0.01$），TRH 兴奋试验约半数呈延迟反应，经补肾治疗后肾阳虚组 T_3 全部恢复正常，TRH 兴奋试验则部分恢复正常。另有研究显示，肾虚型恶性肿瘤患者甲状腺功能主要表现为低下，肾阳虚较肾阴虚更为严重。周联等采用醋酸氢化可的松致肾虚模型，显示：肾虚模型 T_3 和 T_4 分泌明显减少，反 T_3 也明显下降，促甲状腺素（TSH）有反馈性升高趋势，经补肾治疗后，T_3 和 T_4 及反 T_3 均明显升高，TSH 有下降趋势。

　　3. 肾虚与下丘脑-垂体-性腺轴　张凤山等测定肾虚与血浆睾酮（T）含量的关系发现，肾阴虚、单纯肾虚、肾阳虚 3 组 T 含量明显低于正常对照组和非肾虚组，但三组之间无明显差异。朱光楣等研究发现，男性肾虚证血清促性腺激素水平，伴随性激素水平的不同均有一定程度的改变：肾阴虚组卵泡刺激素（FSH）偏低较多，T 明显上升，雌二醇（E_2）明显下降；肾阳虚组 T 下降，E_2 升高，部分患者黄体生成素（LH）亦有明显变化，FSH 基本正常，可以看出肾阴虚、肾阳虚性激素水平有显著性差异。

　　4. 肾虚与免疫系统的关系研究　现代医学已证实参与免疫反应的主要活性细胞均源于骨髓的多功能造血干细胞，而中医认为肾主骨生髓，藏精生血滋血，即"血之源头在肾"之谓，故肾气的盛衰与免疫功能的关系密切。

　　（1）肾虚与免疫器官：免疫器官包括中枢免疫器官和外周免疫器官。中枢免疫器官主要包括胸腺、骨髓，外周免疫器官包括脾脏、淋巴结和其他淋巴组织。肾虚对免疫器官的研究主要集中在胸腺和脾脏，多数研究认为肾虚导致免疫器官萎缩和超微结构破坏。

　　（2）肾虚与免疫细胞：①肾虚与 T 淋巴细胞。T 淋巴细胞主要是参与细胞免疫应答的免疫活性细胞。武文斌等按中医肾气盛衰规律将 122 例男性据年龄分为 3 组进行 T 淋巴细胞亚群测定，结果发现：8～24 岁组 CD3 和 CD4 较 25～40 岁组为低，与年龄呈轻度正相关；25～40 岁组 CD3 和 CD4 较其他两组均高，与年龄无相关性；41～64 岁组 CD3 和 CD4 较 25～40 岁组低，与年龄呈中度负相关，CD8 有所增高，与年龄呈轻度正相关。提示 T 淋巴细胞亚群的变化与中医生理性肾气的盛衰有密切关系。李庆阳等分析 149 例老年肾虚患者 T 淋巴细胞亚群变化发现，CD3 和 CD4 显著下降，CD8 显著升高，并呈肾气虚、肾阴虚、肾阳虚逐渐加重的趋势。从以上分析可以看出：CD3，CD4，CD8 水平变化可作为肾气盛衰辨证的客观指标之一。张家玮用金匮肾气丸对 35 例肾阳虚患者治疗 20d，CD3，CD4，CD4/CD8 比值较治疗前显著升高，CD8T 淋巴细胞较治疗前显著下降，提示补肾治疗可以调整肾虚患者紊乱的细胞免疫功能状态。②肾虚与 NK 细胞活性。NK 细胞又称自然杀伤细胞，它能识别和杀伤肿瘤细胞和病毒感染的细胞，不需要预先致敏，也不需要抗体和补体的参与，且无 MHC 限制性。多数研究发现，NK 细胞活性降低是多种肾虚的共同表现之一。肾虚患者 NK 细胞活性低下，并非由于 NK 细胞数目减少及识别、结合靶细胞能力下降，而是 NK 细胞本身的杀伤能力下降，经补肾治疗，肾虚患者的 NK 细胞活性有明显升高。③肾虚与红细胞免疫。1981 年 Siegel 首先提出红细胞免疫系统的概念，认为红细胞不仅具有携氧功能，而且还有免疫功能，红细胞的免疫黏附作用参与了机体的许多免疫反应。研究结果认为肾虚的红细胞 C3b 受体花环率（RBC-C3bRR）下降，红细胞免疫复合物花环率（RBC-ICR）升高。以后又有肾虚患者红细胞免疫指标下降与升高的报道，肾虚患者的 RBC-C3bRR 低于正常值的 46%，RBC-ICR 高于正常值的 50%。其中肾气虚、肾阴虚、肾阳虚各项 RBC-C3bRR 均明显低于对照组，而红细胞免疫黏附促进因子花环率明显高于对照组。研究还表明，红细胞免疫功能的变化规律与随年龄变化而出现的肾中精气生理性盛衰变化相平行，补肾药可以明显提高红细胞免疫功能，补肾药对红细胞免疫功能的改善和提高作用较其他补虚药更加明显。

（3）肾虚与体液免疫：体液免疫是由浆细胞产生的抗体（即免疫球蛋白）发挥的效应功能，因此又称抗体介导的免疫，其主要功能是中和细菌的毒素与游离的病毒、免疫调理及细胞溶解。目前关于肾虚与体液免疫功能的关系比较一致的结论较少，研究也不及与细胞免疫的关系深入。上海第一医学院脏象专题研究组发现，用温补肾阳药后，慢性支气管炎患者的血清免疫球蛋白 A 与免疫球蛋白 G 在正常范围内均有明显升高。姜晓红等的动物实验表明：用补肾壮阳药物能使皮质激素所致的肾阳虚小鼠的特异性体液免疫功能得到明显提高。

（4）肾虚与细胞因子：细胞因子主要是由活化的免疫细胞和某些基质细胞分泌的一类具有非特异性调节免疫应答和介导炎症反应的小分子蛋白质，是一个大家族。目前研究主要集中于白介素-1（IL-1）、白介素-2（IL-2）和白介素-6（IL-6）。杜标炎发现醋酸氢化可的松致肾阳虚大鼠脾脏质量减轻及脾细胞 IL-2 活性下降，经补肾方药治疗后，脾细胞 IL-2 的活性提高。陈晓峰等采用 ELISA 法测定 28 例肾虚患者外周血 IL-2、游离白介素-2 受体（SI-2R）及 IL-6 水平，结果肾虚组 IL-2 水平低于正常对照组；SIL-2R 水平与正常对照组无差异；IL-6 水平高于正常对照组，说明外周血 IL-2 水平降低和 IL-6 水平升高是肾虚的免疫病理基础之一。

5. 肾虚与过氧化脂质（LPO）、SOD、自由基及衰老的关系研究　近年来关于肾虚与衰老、自由基的研究较多。中医认为衰老与肾的关系密切，老年人处于"生理性肾虚"状态，肾虚导致衰老与自由基对组织器官的损害有关。实验研究证明肾虚与自由基代谢之间有密切关系，肾虚患者外周血中 SOD 活性明显下降。健康人血中 LPO 随年龄的增长而升高，在健康老年人肾虚组 LPO 检出率明显高于其他脏腑虚象组。李承军等报道老年肾阴虚和肾阳虚患者血清 LPO 高于正常人，指甲中 SOD 活性低于正常人。说明肾虚可导致 SOD 活性下降，致清除自由基的能力下降，引起细胞、组织、器官损伤而致衰老。通过补肾活血治疗可以使上述异常指标发生逆转，从而达到抗衰老的目的。以上研究结果说明：SOD 活性、LPO 含量可以作为肾虚本质的又一客观指标。

肾虚与性激素的关系研究

性激素分为雌激素、雄激素和孕激素。雌激素主要是促进女性附性器官的发育和性器官的成熟，促进女性副性征的出现，促使脂肪组织中脂肪的合成，促进胆固醇的降解与排泄等；雄激素主要是促进男性内生殖器的发育，促进男性副性征的出现，促进蛋白质的合成；孕激素主要是保证受精卵的着床和维持妊娠，以及促进乳腺发育。中医认为肾病主要是以人体生长、发育和生殖功能障碍、水液代谢失常、呼吸功能减退和二便的变化为主要病理变化。肾病多见于虚证，肾虚多因禀赋不足、精气未充、精气亏虚或房事不节引起。因肾虚关乎生长、发育、生殖，因此与性激素关系密切。学者彭炎等认为，临床肾虚多伴随性激素水平的变化，通过性激素水平的测定，可以确定肾虚是偏于肾阳虚还是肾阴虚抑或是肾气虚，并根据其性激素水平高低来指导临床用药。近年来有关性激素以及各种微量元素和实验室指标与肾虚之间联系相关报道日见增多，因此研究性激素与肾虚之间的关系意义重大。

1. **肾虚分型与性激素水平变化**　中医学认为肾为命门所附，为先天之本，与人的生长发育生殖排泄有着极其密切的联系，因其只宜固藏，不宜泄露，所以肾病多虚证。肾虚的主要症状为腰膝酸软，耳鸣耳聋，齿摇发脱，阳痿遗精，不孕等。肾虚包括阴、阳、气、精的亏损。肾虚以肾阴虚和肾阳虚为主。阴虚包括肾阴亏虚和阴虚火旺，阳虚包括肾气不固，肾不纳气，肾阳不振，肾虚水泛。肾虚是中医病证中常见的证型。医学研究认为中老年人性激素随年龄变化，中老年女性睾酮（T）、雌激素（E_2）水平下降，T/E_2 水平升高；男性正相反，性激素变化反映出肾气的盛衰。而各肾虚类型的 T 与 E_2 水平以及变化不尽相同，有研究认为肾阴虚的女性患者 E_2 水平偏高，肾阳虚患者则相反。而肾气虚、肾阳虚、肾阴虚的"肾虚证"研究报道都认为肾虚证性腺功能减弱，T 值升高，E_2 值降低。吴水生等研究认为 T 值以肾气虚、肾阴虚、肾阳虚组呈上升趋势，且升高幅度是依照正常人＜肾气虚＜肾阴虚＜肾阳虚规律逐渐减小的。方素饮研究发现肾阳虚证中老年人确实有更严重的性激素紊乱，表现形式是男性 T 值、T/E_2 显著降低，E_2 值显著增高；女性 T 值显著增高，E_2 值、T/E_2 显著降低。

2. **肾虚临床病症与性激素的变化**　性激素在许多临床病症中起着标志性作用，而肾虚则是这些病症的重要因素，表明肾虚与性激素改变密切相关。性激素内环境改变是肾虚发生和发展的重要物质基础，两者的关系密不可分，性激素改变是许多肾虚病症发病的主要因素。

（1）肾虚患者睾酮的变化：临床上 T 值上升的主要是肾阴亏虚证，使 T 值下降的以肾阳不足证为主，也见于肾阴亏虚的患者。例如前列腺增生症（BPH），此病以尿频、尿急、排尿困难为主要表现。患者大都为年老体弱，肾阴不足或肾阳亏虚，气血运行无力，故肾虚为此病的主要病因，张亚大等对220 例 BPH 的患者研究后发现，患该病的肾阴亏虚患者 T 水平上升，而肾阳不足患者 T 水平下降；中心性浆液性脉络膜视网膜病，此病变好发于 20～45 岁的青年男性，是临床常见病。彭清华等研究发现治疗组肾虚患者 T 值上升；原发性骨质疏松症（POP），此病伴随年龄老化出现，多见于绝经后的妇女，而中老年男性也占一定比例。此病肾阳虚和肾阴虚的患者 T 值则都为降低。何成奇等研究结果显示，男性 POP 患者体内性激素 T 值较对照组显著降低，且 T 值依肾气虚→肾阳虚→肾阴虚水平变化，说明男性睾酮水平下降是 POP 发生的重要原因；岳广平等研究发现，不育症的肾阳不足患者突出表现为 T 水平下降，肾阴亏虚患者突出表现为 T 水平上升；丘瑞香等在治疗肾虚的冠心病患者过程中发现，肾阳虚肾阴虚的患者 T 值水平都下降。

（2）肾虚所致雌二醇的变化：临床上使 E_2 值下降的主要是肾阳不足证，使 E_2 值上升的主要是肾阴亏虚证。例如围绝经期综合征，此病多伴有肾虚以及肝郁的临床症状。叶燕萍在对围绝经期综合征患者的研究中发现，雌二醇水平减低，促使病情逐渐加重。雌二醇水平高低与病情轻重有着很大的关系，肾虚病情越重，则雌激素水平越低；冠心病是动脉粥样硬化导致器官病变的临床常见病。多发于 40 岁以后，男性偏多。肾虚的冠心病中，肾阳虚的患者 E_2 较正常组均下降，肾阴不足的冠心病患者 E_2 值较正常组明显升高。

肾虚与相关基因的关系研究

我国早在 20 世纪 50 年代就已开始有关肾阳虚证的研究，发现 24 小时尿 17-羟类固醇在肾阳虚证中有降低的趋向，可以作为肾阳虚证的诊断标准之一。后来研究又得出肾阳虚证与神经系统、内分泌系统、免疫系统等改变密切相关，并发现肾阳虚证是垂体-下丘脑-性腺、甲状腺及肾上腺轴三个靶腺轴功能紊乱，主要发病环节在下丘脑的初步结论。进一步以药测证，结果证明温补肾阳中药是直接提高下丘脑促肾上腺皮质激素释放激素（CRF）基因的转录与表达水平，从而改善了下丘脑-垂体-肾上腺-胸腺轴（HPAT 轴）的受抑状态，说明肾阳虚证的调控中心定位在下丘脑，而且涵盖神经内分泌免疫系统。同时，众多中医药学者对肾虚证本质也做了大量的研究工作，初步证实中医肾虚证具有现代病理生理学基础。

肾虚证本质研究取得不少成果，同时也遇到许多困惑。在肾阳虚证研究中的特异性指标，在他证研究中也出现了相同的变化与结果。如 24 小时尿 17-羟类固醇在肾阳虚证中有降低的趋向，一些学者的重复实验证实了这一现象，并将其作为肾阳虚证诊断标准之一。但也有学者相继在脾阳虚证、肺气虚证、胃阳虚证等研究中得出了同样的结果。这说明 24 小时尿 17-羟类固醇在肾阳虚证中已不具备特异性。同样，在运用微循环、血液流变学、功能形态学、免疫学、微量元素等方法和指标研究肾虚证本质中也出现了类似问题。因此，学者赵晓山等认为，从基因组学研究肾虚证可能会带来重大突破。

诸多研究肾虚证本质的观点表明，肾虚证涉及多系统多指标的病理生理学改变，这些改变有无内在联系呢？在第 18 届（1998 年）国际遗传学大会上，与会科学家就已达成以下共识，即人类疾病不论是器质性疾病还是功能性疾病，都可以从基因上探究病因，寻找防治方法。按照分子生物学与生命的中心法则，分子生物学的任务就是从分子水平研究生命现象和疾病本质；基因型（DNA 或基因）处于最原始和最本质的地位，主宰和制约表现型（蛋白质→细胞→有机体）程序的发生发展。生命现象、疾病、中医证候都可以从 DNA 或基因水平的研究角度获得最本质的答案。因此，我们认为肾虚证表现型的诸多病理生理学改变之间的联系，完全可以从基因水平找到答案。

人类基因组学研究的方法学内容与中医学的整体观、辩证观有许多相似之处。因此，基因组学研究很可能成为中医学现代化研究的重大突破口。中国科学院遗传所人类基因组中心杨焕明教授指出："怎么把西医诊断的病与中医的证统一起来呢？基因表达谱也许将是重要的连结点。"沈自尹院士提出："遵循中医学研究本身的内在规律，充分利用功能基因组学的研究成果，建立中医证的基因表达谱，将是 21 世纪中医药学的主要发展趋势。"基因表达谱可为辩证论治这一中医诊治思想再度辉煌而提供现代基因组学依据。中医学认为肾虚证的物质基础是肾精虚损。肾藏精，为先天之本，主生长、发育、生殖及水液代谢等。肾精虚损则为肾虚，可出现消渴、眩晕、胸痹、腰痛等多种慢性疾病，用补肾中药治疗可获得较好疗效。中医学认为肾所藏之精源于父精母血的生殖之精，与生俱来，是构成胚胎发育的原始物质。肾精这一原始物质即先天之精，与现代医学描述的遗传物质（即基因组）具有一定的同一性。因此，对肾虚证进行其相关基因研究，是非常有意义的。近年来，在糖尿病肾病（DN）肾虚证的研究中，中医专家将辨病与辨证相结合，探讨了 DN 肾虚证患者与血管紧张素转换酶（ACE）基因多态性的相互关系，初步结果认为肾虚证与 ACE 基因多态性及其基因表达有关。现已明确 ACE 基因第 16 内含子存在一个 287bp 的插入/缺失型（I/D）变异，表现为 DD、DI、II 3 种基因型。肾阳虚证以 DD 型为主，肾阴虚证则以 DI 型为主，用补肾为主的中药复方治疗后，以 D 等位基因、DD 型及 DI 型疗效较好。因此，我们推测 ACE 基因有可能是肾虚证的相关基因。孙伟正等报道了慢性再生障碍性贫血（CAA）中医分型与人类白细胞抗原（HLA）基因多态性的相关性，结果发现，HLA-A$_{30}$ 基因可能与肾阳虚型CAA 的易感基因呈现连锁不平衡，提示其可能是肾阳虚型 CAA 的标志基因；HLA-C$_1$ 基因可能与肾阴虚型 CAA 的易感基因呈现连锁不平衡，提示其可能是肾阴虚型 CAA 的标志基因。

中医"证"是疾病发生过程中不同阶段病因病机的高度概括。既然同一证有共同的临床表达和病理机制，那么其肯定有共同的物质基础，而这种物质基础就很有可能反映在基因或基因组水平上。我们可以在不同疾病的证中，寻找结构基因组与功能基因组的共同性，并且在同一疾病的不同证型间观察其差异性，通过系统分析、归纳、整理，建立"证-基因表达谱"，使原本模糊、杂乱的"证"变得明确、规范。

第十一章　肾本质的科学构想

人双肾每天生成的肾小球滤过液达 180 L，而终尿仅为 1.5 L，这表明滤过液中约 99% 的水被肾小管和集合管重吸收，只有约 1% 被排出体外。不仅如此，滤过液中的葡萄糖已全部被肾小管重吸收回血；钠、尿素不同程度地被重吸收；肌酐、尿酸和 K^+ 等还被肾小管分泌入管腔中。这个过程充分体现了肾藏精、肾主水、肾主纳气的中医生理过程。上海学者董飞侠等认为，如果从肾功能逆向思维肾本质，那么就会发现肾本质是科学构想的基础理论。

肾藏精与肾小管重吸收功能

肾小球滤过流经近球小管后，滤过液中 67% Na^+、Cl^-、K^+ 和水被重吸收，85% 的 HCO_3^- 被重吸收，葡萄糖、氨基酸全部被重吸收；H^+ 分泌到肾小管中。近球小管重吸收的关键动力是基侧膜上的 Na^+ 泵；许多溶质，包括水的重吸收，都与 Na^+ 泵的活动有关。在远曲小管和集合管，重吸收大约 12% 滤过的 Na^+ 和 Cl^-，分泌不同量的 K^+ 和 H^+，重吸收不同量的水。水、NaCl 的重吸收以及 K^+ 和 H^+ 的分泌，可根据机体的水、盐平衡状况来进行调节。如机体缺水或缺盐时，远曲小管和集合管可增加水、盐的重吸收；当机体水、盐过剩时，则水、盐重吸收明显减少，水和盐从尿排出增加。因此，远曲小管和集合管对水和盐的转运是可被调节的。水的重吸收主要受抗利尿激素调节，而 Na^+ 和 K^+ 的转运主要受醛固酮调节。

中医学认为，肾藏精除了所藏的生殖之精外，所藏的另一种精气就是人体的精微物质，包括蛋白、红细胞、各种电解质以及微量元素等。那么肾小管重吸收这个过程，如果逆向推断之，就是藏精过程的一个重要方面。如果肾气亏虚，肾不藏精，有两种可能：一种就是生殖之精的外泄；另外一种可能就是精微物质的外泄，像蛋白、红细胞随尿外泄，就发生了慢性肾病。在肾小管重吸收中 Na^+ 泵起了重要的作用，那么这个 Na^+ 泵是不是就是肾藏精的原动力，还需要我们进行研究。

肾主纳气与肾小管酸碱平衡调节功能

肾小管上皮细胞具有"三泌三保"的作用，就是通过"泌 H^+ 保 Na^+、泌 K^+ 保 Na^+ 以及泌 NH_3^+ 保 Na^+"三大作用，从肾小管管腔回收 HCO_3^- 进入血液中，显然，肾脏通过这一机制对血浆 HCO_3^- 的浓度进行着至关重要的调控作用，而血浆中的 HCO_3^- 的多少，则又与 CO_2 的运输和组织对 O_2 的摄纳有着紧密关联。从组织进入血液中的 CO_2 进入红细胞中，在红细胞碳酸酐酶（CA）的催化下，与 O_2 化合，生成 H_2CO_3，而 H_2CO_3 又立即解离为 HCO_3^- 和 H^+，后者则与 HbO_2 结合，降低 HbO_2 对 O_2 的亲和力，产生所谓"波尔效应"，促进 HbO_2 释放出更多的 O_2 给组织，而前者则通过与 Cl^- 的交换，透过红细胞膜进入到血浆中，所以血浆中的 HCO_3^- 是 CO_2 在血中运输的主要形式。显然，肾脏对血中 HCO_3^- 浓度调节，直接关系到 HCO_3^- 的存在多少，而它又是 CO_2 在血中化学结合的主要形式。因此，血液中 HCO_3^- 可使 CO_2 从组织进入血浆中。更重要的是，肾脏"三泌三保"的作用，还可直接对血浆中的 PCO_2 和 pH 产生影响，而血浆中 PCO_2 及 pH 的高低，又可调控外周化学感受器。化学感受性呼吸反射是呼吸调控的重要机制，其最主要的介质为 CO_2 和 H^+，当动脉血 CO_2 分压在一定范围内升降，或动脉血 H^+ 浓度增减时，通过中枢或外周化学感受器，反射性地使呼吸相应地加深加快，或变浅变慢。HCO_3^- 是 CO_2 在体内主要的存在形式，肾脏的泌 H^+ 和 HCO_3^- 重吸收功能及其代偿机制是维持血浆 H^+、HCO_3^- 浓度的重要方面，是保持酸碱平衡的重要因素。

中医学认为"肾主纳气"，其含义就是肾摄纳肺所吸入的清气，起到防止呼吸表浅作用。如果从现代生理机制上去解释肾脏的"纳气"功能，则是很困难的一件事情。因为中医之"肾"与当代解剖学意义上的"肾脏"在内涵上有着较大的区别。但是，如果从生理学角度进行逆向研究，我们又看到中医之肾的"纳气"其实就是维护酸碱平衡的一个过程。

肾主水与体液调节的关系

通常情况下，在一般的血压变化范围内，肾主要依靠自身调节来保持血流量的相对稳定，以维持正常的泌尿功能。在紧急情况下，全身血液将重新分配，通过交感神经及肾上腺素的作用来减少肾血流量，使血液分配到脑、心脏等重要器官，这对维持脑和心脏的血液供应有重要意义。肾血流量的神经、体液调节使肾血流量与全身的血液循环调节相互配合。肾交感神经活动加强时，引起肾血管收缩，肾血流量减少。肾上腺素与去甲肾上腺素都能使肾血管收缩，肾血流量减少。血管升压素和血管紧张素等也能使肾血管收缩。前列腺素可使肾血管扩张。

中医学认为，水液在肾气的开合作用下，通过膀胱排出体外，其清者由于肾气的气化作用借三焦为通路布散全身。肾脏的开阖适度，则体内水液代谢的秽浊部分可以顺利排出体外；肾脏的气化功能正常，则体内水液代谢的精华部分可以布散全身，发挥营养、滋润作用。所以肾气的气化、开阖功能在水液的代谢中起着十分重要的作用。如果因病理而化浊（泛指各种病理产物），则成损伤、侵害、阻滞人体之邪。比如湿热、湿浊、瘀血的产生，导致慢性肾病迁延不愈。如果从肾脏依靠自身调节血流量来逆向推断肾主水的理论内涵，感觉到是非常一致的。

从肾功能逆向思维中医肾本质"主水、藏精、纳气"的功能，发现中医学基础理论是一种科学的构想，有待于我们去进一步证实。

第十二章　构建中医"肾脑系统"辨治新思路

　　长期以来，中医学中的脑作为奇恒之腑从属于五脏六腑，同样在脑部疾病的临床诊治中沿袭以脏腑辨证为主的治疗思路；随着挖掘和整理脑病的相关理论和临床实践的不断深入，我们会发现中医藏象学说中的肾在脑的结构形成和生理功能的发挥中起着至为关键的作用。中医学脑的生成、正常生理功能的发挥和病理状态的呈现都与肾脏功能状态息息相关。因此，学者崔远武等提出在中医整体观念指导下，建立中医学"肾脑系统"有利于更好地把握和运用"肾脑相关"理论，解决脑部疾病实际临证问题，从而为脑病临床治疗提供更加精确的辨治思路。

　　中医学认为，"肾藏精，生髓通于脑""脑为髓海"。脑的结构和功能基础在于"脑髓"，"脑髓"的产生依赖于肾中精气的不断充养；"脑为元神之府"，脑主持思维、产生感情、产生智慧、控制行为、支配感觉、统帅周身的作用有赖于"肾藏精"功能的正常发挥。结合"肾藏象"理论内涵和历代医家对中医学"脑"的认识，建立中医学"肾脑系统"，深入探讨肾与脑的内在联系，不仅可以进一步阐述中医学肾与脑的学术内涵，亦为肾脑相关的藏象理论研究提供了一个新的视角。

　　中医古代医家未提出过"肾脑系统"的概念，但对肾和脑之间的关系早有认识。中医藏象学说中有关"肾藏象"理论内涵的认识，早在秦汉时期已基本成形；而对"脑"的认识始于先秦时期，在秦汉以后得到不断充实和发展；中医学"脑"的功能更多地依存于"肾藏精"的功能。因此，可以说历代有关中医学对"脑"的认识，正是中医学"肾藏象"内涵的延续和扩展。

中医学"肾脑系统"的结构

　　中医学"肾脑系统"主要包括肾、髓、脑3个组成部分，三者从化生角度来看是肾藏精，精生髓，髓聚为脑，可见作为中医学"肾脑系统"的始发点在于肾所藏之精，中间环节在于精化生为髓，最后髓汇聚成脑。肾、髓、脑通过人体经络系统彼此连接，相互维系。

　　1. "肾脑系统"化生联属关系　肾精是化生髓的物质基础，髓是分布于人体骨腔内的一种膏样物质，据髓所藏位置不同而名称各异，有脑髓、脊髓、骨髓之分。在中医"肾脑系统"中所言之髓主要指的是脑髓。脑髓的具体来源可归结为三个组成部分。一是源于肾中先天之精气，指禀受于父母的先天之精是脑髓产生的原始物质，同时也是化生元神的物质基础，元神又依附于脑的形体而存在，故李时珍言"脑为元神之府"。先天之精的盛衰，直接影响着脑的发育和神明的功用。肾精充足，先天之精气充盈，则脑髓化生有源。清代著名医家张锡纯《医学衷中参西录》明确提出："脑为髓海，乃聚髓之处，非生髓之处，究其本源，实由肾中真阴真阳之气，酝酿化合而成，缘督脉上升而贯注于脑。"中医名家任继学先生认为，髓之生成皆由肾精所化，脊髓上行于脑，泌其津液以润养脑髓。因此，肾气之强健，肾精之充盈与脑髓发育之健旺有密切联系。二是水谷之精充养脑髓。先天之精化生脑髓形成之后，脑髓还需不断得到水谷精微的营养才能逐步长成，其充养来自后天脾胃将水谷精微转化为气血，并借助脾的升清与胃的降浊，将水谷精微之气上承脑髓。《灵枢·五癃津液别》："五谷之津液，和合而为膏者，内渗于骨空，补益脑髓。"清代医家王清任《医林改错·脑髓说》："灵机记性在脑者，因饮食生气血，长肌肉，精汁之清者，化而为髓，由脊骨上行入脑，名曰脑髓。"三是脏腑之精化髓充脑。脑髓除受以上两部分精气充养外，五脏六腑精气的上充对脑髓濡养也十分重要。肾主骨生髓、脾气散精濡养脑髓、肺吸入自然界之清气也是后天精气的组成部分，也可上充脑髓，心主血脉，运血入脑，肝主疏泄并藏血以养脑髓。脑髓之功能正常乃是五脏精气充养、协调作用的结果。自然界中五气五味化生濡养五脏六腑精气，五脏六腑精气津液相辅相成，化生脑髓，脑髓有成，神乃自生。

2."肾脑系统"的经络联属关系　中医"肾脑系统"的结构关系中，除化生联属关系外，还有经络联属关系。脑位于颅内，以颅骨为围，由髓汇聚而成。在结构上可知脑与髓是互相联系，不可分割的。肾主骨生髓，脑为髓海，脑髓互为一体，脑是髓的上行汇聚部分，而脊髓是脑髓结构的下行延伸，《素问·五脏生成》："诸髓者皆属于脑。"从经络结构看，脑属奇恒之府，没有自己所属的经脉。但头为诸阳之会，手足六阳经和督脉等经脉均上达于头部。肾通过足太阳膀胱经和督脉上连于脑。《素问·骨空论》："督脉者，起于少腹以下……贯脊属肾与太阳起于自内眦，上额交颠上，入络脑，还出别下项。"可见督脉的循行路线与脑、肾密切联系。督脉之别络与足少阴肾经并行而贯脊属肾，继之上头络脑，下项后挟脊复络于肾。督脉在下焦反复与肾交接，在上焦入络脑。肾精生髓，通过督脉上行于脑，髓充于脑，则脑有所用。肾通过经络与膀胱形成表里关系，《灵枢·经脉》："膀胱足少阳之脉，出于目内眦，上额交巅；其支者，从巅至耳上角；其直者，从巅入络脑，还出别下项。"足太阳膀胱经循行将脑与肾经脉相连。可见，脑与肾在结构上是通过脊髓、经络紧密相连的。在经络结构上，脑与肾在体表通过督脉和足太阳膀胱经相互沟通，在里肾主骨生髓，髓充为脑，颅骨卫之，通过精、髓发生联系。

肾脑系统的主要功能

中医学肾脑系统的功能和作用主要体现在4个方面：一是中医学肾脑系统对人体五脏六腑的全面协调作用，二是中医学肾脑系统对人的意志精神活动的整体调节作用，三是中医学肾脑系统对人体认知功能形成和维持的基础性调节作用，四是中医学肾脑系统对头部形窍的中枢指挥、总体支配作用。

1. 肾脑系统对脏腑的调控作用　中医学认为，五脏之中，肾寓水火，为各脏腑功能活动的动力之源，明代张介宾言："五脏之阴气，非此不能滋；五脏之阳气，非此不能发。"明确指出了肾在五脏中的重要地位。肾能作为脏腑活动动力之源在于肾脏的藏精作用。肾脏所藏精气决定着人生、长、壮、老的过程，肾中精气的作用属性可划分为肾阴、肾阳两个方面：肾阴，又称元阴、真阴、命门之水，对各脏腑具有滋润、成形、抑制作用；肾阳，又称元阳、真阳、命门之火，对各脏腑具有推动、温煦、兴奋作用。肾阴、肾阳调控人体的新陈代谢，为各脏腑功能的根本。

中医学认为脑为髓海，由精气所化生，为元神之府，下连脊髓，通过经络、脑气筋等与全身密切相连，具有统帅全身的作用，因而脑是人体生命活动的根本所在，是人体至为重要的脏器。如《千金要方·灸法门》："头者，人神所注，气血精明三百六十五络上归头。头者，诸阳之会也。"脑为全身气血之所注，为全身阳气汇聚的地方，作为元神之府管理人体的五脏六腑。

五脏六腑的功能活动动力之源来源于中医学"肾脑系统"中肾所藏精气的转化和运用，肾控制了人体五脏六腑功能活动的物质基础。脑虽为肾精所化生，却能对五脏六腑的功能活动起着统帅作用。由此可见由肾和脑组成的中医"肾脑系统"对人体五脏六腑在物质和功能层面上起着决定性作用。

2. 肾脑系统对精神意识情感活动的调节作用　中医学将人们的情感、意志等精神活动归为五脏精气之所使，正所谓"人有五脏化五气，以生喜怒悲忧恐"（《素问·阴阳应象大论》）。情志活动的物质基础是五脏之精气血功能的正常运转。《素问·宣明五气》："精气并于心则喜，并于肺则悲，并于肝则忧，并于脾则畏，并与肾则恐。"认为人的情感变化和五脏的功能密切相关，并称之为"在志"和"五志"。人的精神意识情感活动虽然为五脏所主，但实际上都是脑的功能，因为脑为元神之府具有协调五脏六腑的功能，且脑有主神明之功能。正如清代医家张锡纯在《医学衷中参西录》中所言："神明之体藏于脑。"

《灵枢·本神》："肾藏精，精舍志。""志"属于五神之一，《灵枢·本神》："故生之来谓之精，两精相搏谓之神……意之所存谓之志。"对"志"的认识有广义和狭义之分，广义指各种精神心理活动；狭义指意志、志向等。由此可见人的精神活动与肾藏精有密切联系。中医学认为肾在志为恐，人在外界刺激下表现出惊恐的情绪与肾藏精功能状态相关，若肾精充足，则恐惧有度。若肾精亏虚，则易恐惧失度。生理活动下精气充沛，脏腑经络功能正常，精神内守，志和无恐；病理条件下，肾之藏精不足，精亏神少，志乱恐生。《素问·举痛论》："恐则气下，惊则气乱。"说明肾中精气充足对人体的气机运行和情绪稳定十分重要。另外，《素问·八正神明论》："血气者，人之神，不可不谨养。"肾藏精，精血同源，精可化气，肾中精气与产生和维持人的精神意识等有着密切关系，从而使肾脏具有参与人体精神意识情感活动调节的重要作用。临床上若肾之精气亏虚，无以生髓化血，就会导致精血亏虚，临床表现为面色无华、唇甲淡白、头晕心悸、精神萎靡等，治宜补肾药如熟地黄、制何首乌、阿胶等。

　　中医学肾脑系统对精神意识情感活动调节作用，正是基于脑为元神之府和有主神明功能；而肾脏藏精功能是这种作用的物质基础。以上可见中医学"肾脑系统"对精神意识情感活动调节作用。

　　3. 肾脑系统对认知功能的调节作用　一般而言，认知由多个认知域组成，包括记忆、计算、时空间定向、结构能力、执行能力、语言理解和表达及应用等方面。中医学肾脑系统对人体认知功能的形成和维持起着基础性调节作用，这种作用体现在脑为精明之府和肾为伎巧之官这两方面。脑为精明之府，人的认知功能活动依赖于脑的功能。人之所以能够思维，具有计算、记忆、识别和创造等高级智能活动，区别于其他生物，其典型特征是有一个发达的大脑。脑具有支配各种智能活动的功能。明代方以智《物理小识·卷三》："人之智愚系脑之清浊。"清代汪昂《本草备要》："人之才也均出于脑，而脑髓实肾主之。"这里的"才"是人的思维记忆和创造活动等相关的认知功能活动综合表现，两人明确提出人的认知活动是"肾脑系统"的基本功能。清末医家邵同珍的《医易一理·论人身脑气血脉根源脏象论》："人身之能知觉运动及能记忆古今，应对万事者，无非脑之权也。"清楚地描述了人的语言、记忆和应变能力由脑所主导。

　　"肾者，作强之官，伎巧出焉"（《素问·灵兰秘典论》）是古人采用取象比类的方法引入当时社会官职模式来阐释脏器在人体生理活动中的功能特点。其主要含义是用来概括肾中精气对于人类认知功能多方面所起的决定性作用。肾中精气充盈，髓海得养，则精力充沛，反应快捷；反之肾中精气亏虚，则出现进行性高级思维活动能力退化或障碍。《素问·生气通天论》："阴者藏精而起亟也，阳者卫外而为固也。"汪机注曰："起者，起而应也。""起亟"即起而应付紧急情况的功能。肾藏精以激发元气以应变，方能主外。《灵枢·五癃津液别》："肾为之主外。"肾藏精于里而主应变于外，以此调节机体适应外界的变化，是人在外界信息影响下利用抽象思维和逻辑推理能力不断解决问题的过程。倘若肾藏精功能下降和退化，肾中所藏精气日渐亏损，最后导致神机失用，整体认知功能和应变能力下降，导致肾无伎巧可出，应变无能的病理结果。有专家研究发现采用"补肾生精"的方法治疗"痴呆""善忘"这类疾病，在延缓和控制疾病的发展上有一定疗效。该研究表明常用补肾中药如淫羊藿、女贞子、补骨脂的有效成分淫羊藿苷、齐墩果酸、补骨脂素能下调淀粉样前体蛋白（APP）基因的相对表达量来防治老年性痴呆。

　　总之，人的认知功能形成是脑为精明之府作用的结果，而脑的形成依赖肾中精气的化生，脑的功能状态依赖肾中精气的不断充养。"肾为伎巧之官"是指肾对人类认知功能的调节作用，强调肾精决定和影响脑的功能状态的原始溯源，因此中医"肾脑系统"的提出使肾与脑在人的认知功能中所发挥不同层面的作用更加清晰。

　　4. 肾脑系统对官窍功能的支配作用　人的官窍功能包括耳之听觉、目之视觉、鼻之嗅觉、舌之味觉。这些官窍功能是由人体对外在环境的反应而产生，其本质是大脑对信息的感知进行存储和记忆的过程和结果。正如清代王宏翰《医学原始·记心辨》："耳、目、口、鼻之所导入，最近于脑，必以脑先受其气，而觉之，而寄之，而存之。"说明人体官窍受大脑的支配，通过经络、官窍之间的联属关系指挥协调而实现。各种感觉是大脑功能的外在表现，是中医肾脑系统功能作用的重要组成部分。中医学早在秦汉时期认识到肾和脑与这些官窍功能的密切联系，《灵枢·海论》："髓海有余，则轻劲多力，自过其度。髓海不足，则脑转耳鸣，胫酸眩冒，目无所见，懈怠安卧。"此处明确指出了由肾精化生的髓海有余和不足对耳窍之听觉、目窍之视觉的影响。脑为髓海，脑髓充足则清窍得养，从而眼、耳、鼻功能正常，反之则出现视物模糊、耳聋、不闻香臭等症状。临床上补肾法是治疗眼、耳、鼻等相关疾病的重要方法，可取得较好疗效。

肾在下为脑提供物质基础，脑在上为肾之调节枢机。肾与脑作为功能系统共同调节人体的脏腑、精神、意识情感、认知和官窍功能。中医学肾脑系统中肾精所化生的脑对官窍的功能起着决定性作用。

把握中医肾脑系统的内涵

中医肾脑系统是在中医基础理论的指导下，充分继承中医肾藏精理论内涵精要的基础上，针对脑部临床常见病、多发病、疑难病和重大疾病建立的肾脑相关的系统化理论。中医学肾脑系统的提出强调脑的物质和功能基础与"肾藏精"理论的内在联系，为认识和把握中医学肾与脑的藏象理论内涵提供了便利，从而为临床辨治与肾相关、从肾论治脑病提供直接理论指导。

认识中医学肾脑系统有以下几点值得重视。

一是中医学肾脑系统建立在历代医家对肾脑相关认识的基础上，只有充分理解和继承各家理论，才能更好地把握肾脑系统的学术内涵。

二是中医学藏象学说中对有关肾藏的认识在秦汉时期已基本成形，而对脑的认识是在秦汉以后不断充实和发展的。构建中医学肾脑系统的正是对"肾藏精"理论内涵中肾与脑相关的物质、功能、信息的整理和衔接。

三是中医学肾脑系统是在整理中医学藏象理论中肾脑相关基础上，为临床脑病辨证施治的实际需要而构建的理论模型，其理论内涵不是中医学藏象理论内容中肾和脑结构与功能的叠加。

四是中医学肾脑系统是在中医基础理论指导下建立的肾脑相关理论，在理解和运用时务必与现代医学肾脏和脑解剖、生理病理相关知识进行区分。

中医学肾脑系统的构建是基于中医藏象理论中"肾脑相关"功能的总结和概括，其理论内涵的构建和阐释，将有助于在临床脑病治疗方面思维与方法的拓展。有理由相信，在中医基础理论指导下正确把握中医学肾脑相关的系统理论，可为临床从肾论治相关的重大脑病提供直接理论指导；同时也期待着由此产生的确切疗效有助于反证这个理论的可行性和正确性，把古老的中医学藏象理论发扬光大。

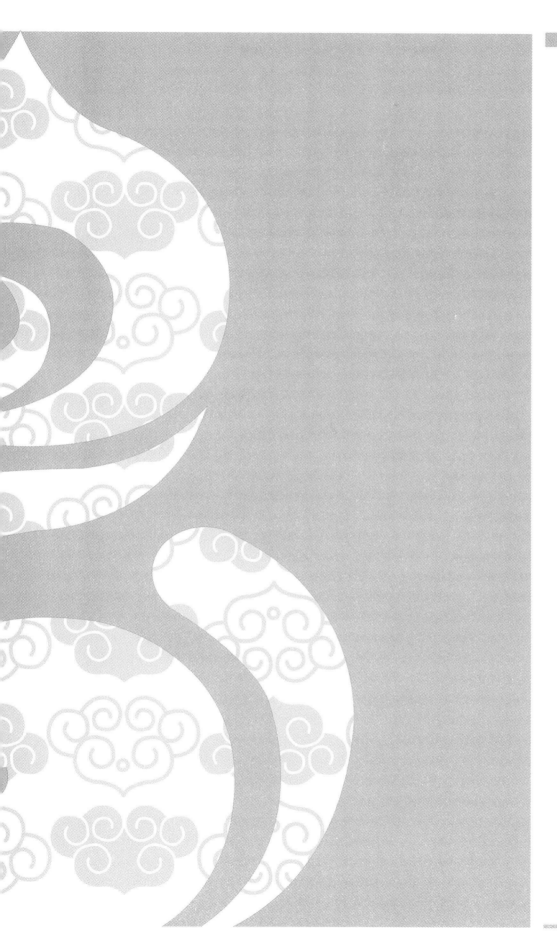

下篇　从肾虚论治诸病

第十三章　慢性病毒性肝炎

　　病毒性肝炎是由多种肝炎病毒引起的以肝脏炎症为主的传染病，具有传染性强、传播途径复杂、流行面广泛和发病率高的特点。根据病源的不同，可分为甲型、乙型、丙型、丁型和戊型肝炎5种。临床上根据黄疸的有无、病情的轻重和病程的长短分为急性肝炎（黄疸型和无黄疸型）、慢性肝炎（迁延性和活动性）、重症肝炎（急性和亚急性）与淤胆型肝炎。

　　慢性肝炎包括慢性迁延性肝炎和慢性活动性肝炎，前者系急性肝炎患者迁延不愈，病程超过半年，症状较轻，无或有轻度黄疸，肝脏轻度肿大、质地中等，脾脏一般触及不到，常见神疲乏力、食欲不振、腹胀便溏、肝区隐痛等症状，肝功能轻度异常，或反复波动，可持续数年，一般无肝外表现。后者症状和体征持续1年以上，除乏力、纳差、腹胀、肝区隐痛等症状外，一般全身情况较差，且有肝病面容、肝掌、黄疸、蜘蛛痣、肝脏质地较硬，脾脏大等体征，还可出现肝外多脏器损害的症状，如关节炎、肾小球肾炎、结肠炎、甲状腺炎、心肌炎、胸膜炎及眼口干燥综合征等。肝功能持续异常，或反复明显波动。

　　根据本病的临床特征分析，其属于中医学"肝著""肝胀"等范畴。

从肾论之理

　　慢性乙型肝炎（简称慢性乙肝）是病毒性肝炎最为常见的一种。历代医家均认为本病与"湿""热"之邪有关，认为湿热毒邪是其主要致病因素。湿热毒邪内侵，留滞不去，是本病的主要发病机制。治疗上多以清热解毒利湿法为主，所有方剂的药物也以苦寒类居多，代表方如茵陈蒿汤、黄连解毒汤等，以此治疗慢性乙肝，常可收到肝功能改善、临床症状明显减轻或消失的良好效果；但大多无法使有关病毒指标转阴，即无法使之痊愈。从清利之法可使症状减轻或消失说明患者确实存在湿热；但从清利之法难以治愈慢性乙肝来看，"湿热"并非是慢性乙肝的全部病因病机。"欲疗病，先察其源，先候病机"。对慢性乙肝的治疗，若拘泥于清热解毒利湿之法，则难以取效。应当拓宽思路，另辟蹊径，寻觅新法为治。

　　1. 慢性乙肝的肾虚病机　现代医学对慢性乙肝的定义为：持续乙型肝炎病毒感染（全血或血清可检测乙型肝炎表面抗原持续6个月以上），伴或不伴相关活动性病毒复制和肝细胞损伤及炎症。慢性乙肝进一步发展可导致肝硬化，部分会发生肝癌。在慢性乙肝西医治疗方面，暂无根治药物，目前以抗病毒、保肝降酶为主。中医药在我国慢性乙肝治疗里扮演着重要的角色，拥有丰富的理论和经验。"五脏之真，惟肾为根"（《医贯·内经十二官论》），学者韩乐等从中医学肾的角度入手，探讨慢性乙肝从肾辨治，拓宽了慢性乙肝的辨治思路，提高了临床疗效。

　　（1）病因病机：中医学一般认为慢性乙肝发病的外因为外感湿热疫毒，内因为正气亏虚。本病虚实夹杂，以正虚为主。湿热疫毒侵袭，蕴蒸肝胆，肝气不疏，郁而化火，耗损肝阴。肝肾同源，湿毒久羁，必伤肾阴，阴损及阳，最终导致肾阳亏虚。或脾气素虚，肝气不畅，木不疏土，湿邪黏滞，困阻中焦，脾虚更甚。脾虚日久，子盗母气，伤及肾脏，故肾虚应为慢性乙肝病机中正虚的核心。肾与慢性乙肝的发生发展关系密切，肾虚贯穿整个慢性乙肝病程。临床中，慢性乙肝肾虚证常有乏力、面色无华、畏寒、腰膝酸软、月经不调或阳痿早泄、舌淡胖有齿痕等症状。

　　（2）理论渊源：慢性乙肝从肾论治理论的核心是肝肾同源，即"乙癸同源"。关于肝肾间的联系，

《素问·阴阳应象大论》："北方生寒，寒生水，水生咸，咸生肾，肾生骨髓，髓生肝。"指出肝肾的母子相生关系。《难经·四难》："呼出心与肺，吸入肾与肝。"提出气的吸入功能由肝肾所主。李东垣在《内外伤辨惑论·卷中》论述："肾主骨，为寒；肝主筋，为风。自古肾肝之病同一治，以其递相维持也。"最早明确了"肝肾同治"理论。张景岳在《质疑录·论疝与肾经绝无相干》中首先提出"乙癸同源"，同时主张"肝肾同病"说："肾者，肝之母；肝者，肾之子。肾肝同病，乙癸同源之义也。""凡肝经有病，必推化源于肾。"李中梓在《医宗必读·乙癸同源论》中提出"乙癸同源，肾肝同治"理论："肾应北方壬癸，于卦为坎，于象为龙，龙潜海底，龙起而火随之。肝应东方甲乙，于卦为震，于象为雷，雷藏泽中，雷起而火随之。泽也，海也，莫非水也，莫非下也。故曰乙癸同源。""东方之木无虚，不可补，补肾即所以补肝，北方之水无实，不可泻，泻肝即所以泻肾……但使龙归海底，必无迅发之雷，但使雷藏泽中，必无飞腾之龙，故曰肾肝同治。"

（3）名医观点：王灵台认为本病病机主要为肾气肾精亏损，湿热未尽。在临床中，部分慢性乙肝患者在湿热症状外常伴命门火衰表现。"五脏之伤，穷必及肾。"（《景岳全书·虚损》）慢性乙肝患者温热毒邪久困，必耗损肾精；湿热为患，易伤阳气，轻则脾气失运，重则脾阳不振，累及肾阳。因此，肾虚是慢性乙肝贯穿始终的主要病机之一。张凤等提出正气源自先天肾气和后天脾胃之气，脏腑的正常生理功能依赖正气的滋养。北方肾水坎者，为陷也，为隐伏其虚导致邪气不去，郁久化热，成"伏寒化温"之邪。故肾虚伏邪是导致乙肝转为慢性的原因，若病情迁延日久，最终导致肝硬化、肝癌的发生。国医大师张琪提出肾虚是慢性乙肝演变与转归的必然结果。其认为五脏虚损日久，必累及于肾，且肝肾同源，一损俱损，同时病程的长短影响肾虚的程度。张琪认为补肾法在慢性乙肝治疗中有四大意义：一是慢性乙肝后期常见痛腿软、形寒肢冷等肾阴亏虚、命门火衰之象。肾气不实，肝病难愈，应随症补之；二是乙癸同源，肝阴肝血与肾精关系密切，滋水涵木，以补养肝体。同时肝肾同寄相火，肾阳的温煦是肝气调达、疏泄有度的前提。肾阴充足，肝体柔和，肾阳充足，肝用自旺，总之补肾即是补肝。三是慢性乙肝常见脾阳虚寒之证，治应补火暖土，以实脾祛寒湿。四是现代药理学研究表明，补肾可提高疗效。常用补肾药有山茱萸、玉竹、天冬、女贞子、墨旱莲、龟甲、肉苁蓉、菟丝子、沙苑子等。同时用药应滋而不腻，温而不燥。吴韶飞等认为，慢性乙肝的发病外为感湿热疫毒侵犯，内为先天禀赋不足，或后天失养导致的正虚。常见脾肾两虚，但以肾虚为主。肾气虚者，易感外邪，病症繁杂，迁延日久，又使肾气更虚。故肾虚是慢性乙肝发生发展的基本病机。常占杰认为慢性乙肝中后期多出现肝肾阴虚。肝与肾精血同源，湿热余毒久留，耗伤肝阴肝血，子病及母，导致肾精亏损。阴虚证易兼见湿热毒邪未清、脾虚、血瘀之象，在治疗上扶正补虚为主，兼以活血化瘀，清肃湿热余毒，肝肾同源，补肝要偏重用滋阴补肾之药。

（4）现代研究：王闻婧等通过治疗观察采用补肾祛邪法治疗 HBeAg 阴性慢性乙肝患者发现，观察组较采用核苷类药物的对照组，患者血清 ALT、AST、HA、HBV DNA 水平明显降低，CLDQ、SF-36 量表积分显著提高。说明补肾驱邪法能显著改善患者的临床症状，提高生存质量。聂红明等通过实验发现，采用补肾颗粒治疗的慢性乙肝患者各免疫细胞中 $CD3^+$、$CD4^+$、$CD4^+/CD8^+$ T 淋巴细胞比例显著升高，$CD8^+$ 细胞比例显著下降。Th1 升高，Th2 下调，细胞因子 IL-17 和 IL-4 表达显著降低，IL-6 和 INF-α 表达显著提高，采用补肾法治疗能对患者免疫状态产生良性调控。乔兵等通过研究发现，补肾方可使 ConA 诱导的慢性肝损伤小鼠模型肝脏内浸润的 Th1、Th2 细胞数目减少，相关血清学指标降低，减轻肝脏病理改变，肝组织炎性细浸润减少。程贤文等对采用补肾健脾养肝法联合恩替卡韦片治疗组和单用恩替卡韦片对照组进行观察，治疗 48 周及随访 24 周后，治疗组 HBsAg、HBV-DNA 持续降低，HBeAg 血清学转换、疾病缓解时间、HBsAg 清除率高于对照组。杨晓霞等对采用补肾祛邪法患者进行观察，观察组采用中医补肾祛邪法治疗，对照组恩替卡韦片口服治疗。治疗后观察组 ALT、AST、LN、HA 及 IV-C 与对照组比较均明显降低。

本病病情虚实夹杂，病机以正虚为要，扶正应以补肾为先。中医学认为肾为先天之本，五脏阴阳之本，在生理上，肾与气、血、阴、阳、他脏之间相互滋养；病理上相互影响，人体脏腑气血阴阳不足，必然穷究于肾。

中医学中肝与肾的关系，从生理上分析，肝属木，主疏泄，肾属水，主封藏，两者母子相生，藏泄互用，相互制约。肝藏血，肾藏精。肾精濡养肝血，使肝体用调和，疏泄有度，血不妄行。肝血充实则化精以养肾精，肝肾精血同源，相互化生。同时肝肾阴阳之间存在着相互滋生的关系，肾中阴阳为五脏阴阳之本，肝阴需肾阴的濡养，肝阳需肾阳的温煦。从病理上分析，湿热疫毒久留，损耗肝阴，子病及母，肾精亏耗；若肾精素亏，水不涵木，母病及子，则肝阴受累。总而言之，肾与慢性乙肝的发生发展有着密切联系，肝肾同源是从肾论治慢性乙肝的理论核心。肾虚是贯穿整个病程的基本病机，同时也是慢性乙肝演变与转归的必然结果。

慢性乙肝总病机，大体可概括为正虚邪侵，而肾虚则是基本病机的核心，也是疾病发生发展过程的主要矛盾。目前现代医学对慢性乙肝尚无特效药物，治愈的难度较大。多数医者中西医结合，从肾入手，扶正抗邪，都达到了较好的治疗效果。同时有实验研究表明补肾法对人体免疫功能有良性调节作用，这都说明从肾入手治疗慢乙肝有着深刻的临床意义。

2. 慢性乙肝从肾论之理　对慢性乙肝从肾论治，著名学者王灵台教授曾不仅从理论上阐述了自己的独特见解，而且在长期的临床实践中，以此作为国家攻关项目进行过系列研究，提出了以补肾为主治疗慢性乙肝的新观点。

查阅历代医家名著，从《内经》到近代著作，从中撷取有关肝病的病因病机、治则方药，同时通过对临床慢性乙肝患者的分析，发现相当部分慢性乙肝患者除有湿热症状外，尚有肾虚，间或尚有命门之火不足的表现，如面白无华，神情萎顿，眩晕耳鸣，腰酸膝软，阳痿遗精或带下清稀，甚或形寒畏冷或月经失调等表现，舌象可见舌苔薄白，舌质淡胖，边有齿印。部分乙型肝炎病毒（HBV）携带者，除乏力、腰酸外，无其他主诉。慢性乙肝病情缠绵，病程较长，患者感染的 HBV 旷日持久，必然暗耗肾精，即所谓"五脏之真，惟肾为根""五脏之伤，穷必及肾，轻伤肾气，重伤肾阳"。故有"久病伤肾"之说。本病多湿重热微，湿为阴邪，易伤阳气，轻则脾阳不运，重则脾阳不振，暂则脾病而已，久则肾阳亦虚。所谓"湿久，脾阳消乏，肾阳亦惫"。因此慢性乙肝的病机主要为肾精肾气亏损，或命门之火不足，湿热未尽。无论是慢性乙肝导致的肾虚，还是在肾虚的基础上发生的慢性乙肝，在慢性乙肝的病程中肾虚是主要病机之一。

现代医学认为，慢性乙肝的发生是在细胞免疫功能低下或部分缺损的基础上感染 HBV。机体的细胞免疫力低下，不能有效地清除 HBV，致慢性乙肝迁延不愈或反复发作；而中医学认为免疫功能低下系属机体正气不足，而人体之元气与正气均源于肾，充实肾精肾气可能是提高机体免疫功能，清除和/或抑制肝炎病毒，从而促使病情改善和恢复身体健康的有效途径。肾的虚与不虚，肾精肾气是否充足，均和慢性乙肝的发病、发展及转归有着密切联系。可以认为肾虚是慢性乙肝发病的重要因素之一。

肾为阴阳之根，元气之本。《金匮要略·脏腑经络先后病篇》："五脏元气通畅，人即安和。"张景岳《传忠录·命门余义》："五脏之阴气，非此不能滋，五脏之阳气，非此不能发。"肝肾的关系，从结构上分析，肝、肾有经脉沟通，从生理上分析，肝、肾母子相关。肝血必须依赖于肾精的滋养，才能主持藏血和疏泄之职；肝血充盛又促使血化为精，肾精才能充盛，肾之藏精、主水等功能才能维持正常。先天肝肾共同起源于生殖之精，后天肝肾共同受肾所藏之精的充养，肝藏血，肾藏精，精血互生，乙癸同源，盛则同盛，衰则同衰，故补肾即是补肝。《医宗必读》："东方之木，无虚不可以补，补肾即所以补肝。"孙真人云"补肾不若补脾"，而严用和谓"补脾不若补肾"。因此，补肾与补肝、补脾密切相关。

对于慢性乙肝证候学的研究，首先应当明确肝病的病位。目前中西医多认为肝病病位主要在肝，并且影响多个脏器。而慢性乙肝的中西脏腑病位应"不离于肝，亦不止于肝"，尤应强调肾在慢性肝病定位中的主要地位。其实，肝病的含义，应有狭义和广义之分。狭义的肝病，仅指现代医学所称的急慢性病毒性肝炎、脂肪肝、肝纤维化、重型肝炎、肝硬化、肝囊肿、肝血管瘤、肝管结石、肝癌等肝脏疾病。广义上的肝病，或者说中医肝病的含义，应为中医学对脏腑的认识，名称虽与西医相同，但生理、病理学含义却不尽一致，它强调的是藏象、气化及功能意义上的脏腑。因此，中医肝病的范围除了包括黄疸、胁痛、鼓胀、积聚、眩晕等外，其他如眩晕、头痛、视物模糊、目赤口苦、耳鸣耳聋、寒热往来、手足麻木、胁肋疼痛或腹有痞块、急躁易怒或忧郁胆怯、多梦易惊、黄疸以及女子与男子生殖系统症状等均属中医学肝胆病证。可见中医学的肝病与西医的肝病有着较大的差别，不应将两者混同起来。

　　慢性肝炎的病性，当属中医学"虚损"范畴，肾虚参与肝病发病的全过程。慢性乙肝的直接原因虽然是病毒感染，但与肾有很大关联。由于肾虚，免疫功能低下，不能清除疫毒，病情进展，最终形成顽疾。乙肝感染病则肝失疏泄，疏泄不及则肾失气化，疏泄太过则子盗母气，肾气受损，而现肝实肾虚。肝失疏泄，脾失健运，先天肾气得不到后天充养而出现肾虚之证。慢性肝炎病情缠绵，迁延不愈，携带病毒旷日持久，必然暗耗肾精，即所谓"五脏之真，惟肾为根""五脏之伤，穷必及肾"，故肾脏亏虚是慢性肝炎的重要病机和必然归宿。

　　慢性肝炎与中医学多个脏腑有关。脏腑虚损、功能失调为其主要病理机制。虽说脾胃为气血生化之源，但肾为先天之本，"补脾不如补肾"乃"补火生土"之义。诚如前人所谓"肾气若壮，丹田火经上蒸脾土，脾土温和，中焦自治""命门火旺，则蒸糟粕而化精微""肾阳充旺，脾土健运，自无寒湿诸症"。因此，慢性肝炎的治疗当首重补肾为主，兼顾他脏，不能拘于中医补肝、疏肝、清肝、泻肝等法。慢性乙肝为本虚标实之病。但对乙肝的治疗，往往沿袭治疗甲型肝炎的清热解毒之法，治疗上多以清热解毒利湿法为主，所用药物也以苦寒类居多，代表方如茵陈蒿汤、黄连解毒汤等，以此治疗慢性乙肝，虽可改善肝功能、减轻或改善患者的临床症状，但大多无法使有关的病毒指标转阴。况且慢性乙肝本虚为主，标实为次，属于正虚邪恋，病位在肝、脾、肾三脏。若过用苦寒药，则正气易损，更加难以托邪外出，造成疾病缠绵难愈。慢性肝炎的治疗，同时还要从整体着眼，不要把病位仅定于肝胆。研究表明，慢性乙肝的发生发展与机体免疫功能有关，而中医的正气、真气与现代医学的免疫功能虽然不能完全等同，但确实存在很大的相通之处。因此，通过中医药调补正气，可以提高机体的免疫力，调节免疫功能。人体正气之中的元气根于肾，为肾精所化。可以认为，肾之虚与不虚和慢性乙肝的发病、发展及转归有着密切的联系。现代免疫学认为，参与免疫反应的主要免疫活性细胞是 T 淋巴细胞和 B 淋巴细胞，而这两种细胞均来源于骨髓中的多能干细胞。中医认为肾主骨、生髓，这也可推论免疫活性细胞的生成与中医的肾有密切联系。因此，肾虚者免疫反应功能低下，其免疫功能不足以清除体内病毒，此乃是肝炎病毒持续感染的主要原因。而运用补肾法治疗慢性乙肝不仅符合中医对慢性肝炎的认识，也从现代医学的理论上得到了一定的支持。

　　肝病何以治肾？或有疑肝病从肾论治者，认为治肾必有肾之证候，所谓"有是证用是药"。其实不然，学者赵钢等认为，肝病治肾，固有见症治证者，更有虽无肾之证候，而必予治之者，"见象识变，见微知著"，药先于证，"先证而治"，后者更为重要，更具有临床意义。张仲景提出"见肝之病，知肝传脾，当先实脾"的治疗原则，实乃"上工治未病"的思想。慢性乙肝以肾为本，能否有效地调护肾是治疗成败的关键。慢性乙肝虽未出现肾虚之症，但仍可先安"未受邪之地"，决不应该等到"五脏之伤，穷必归肾"之时，才来补救。实践证明，对慢性肝炎的治疗不能仅仅见症辨证，因证施治，按部就班，因循等待；而必须要有预见性地先发制病，药先于证，"先证而治"，截止疾病的传变。医之贵不仅仅在于识得疾病发展规律，更在于能截断其发展。看病不仅要从"有"处着眼，还要从"无"处推想，要"无者求之"，以此及彼，求知未知，这样才能掌握主动。以补肾法为主治疗慢性乙肝，不仅仅是因证施治，有是证用是药，而是强调顺应调节，从根本上掌握病机，并认识其发展规律，把"见证而治"和"先证而治"二者有机结合，对疾病的发展进行有效干预，既体现了中医学辨证求本、未病防病、既病防变的原则，也突显了中医药在治疗肝病中的特色和优势。

　　3. 慢性乙肝从肾治之方药　　《素问·阴阳应象大论》："治病必求于本。"既然肾虚，湿热未尽是慢性乙肝的主要病因病机，针对病因病机，参照古代医家治验，结合中西医理论，王灵台教授提出了益肾温肾为主、清化湿热为辅的扶正祛邪治疗本病的治疗原则。中药治疗慢性乙肝，其方药的选择具有其本身的特点和规律性，正确地选择药物会直接提高疗效。

　　益肾温肾的中药有刚燥、柔润两类，前者如附子、肉桂、干姜等，辛热剽悍，功在温里散寒、回阳救逆。后者如巴戟天、淫羊藿、肉苁蓉、菟丝子等，这类药物甘温缓和，温补命门而不热，补益肾精而不峻。慢性乙肝肾虚的表现在于精气不足，而不是阳虚阴盛内寒，所以当选用的是后一类药物治之，当辨明病机，补重于温，而不是温重于补；肾恶燥，刚燥"则正肾所恶者"，益肾只宜柔润，肝脏体阴而用阳，喜柔恶刚，"大抵肝为刚脏，用药不宜刚而宜柔，不宜伐而宜和"，用药须察其喜恶。慢性乙肝另有湿热一面，温燥太过，不惟助热，且有伤阴动血之弊，选方应顾其兼证。现代医学研究证明，能提高免疫功能，改善肝脏病理情况的补肾药多属后一类药，益肾温肾为主的治疗方法，除了能够增强机体低下之免疫功能外，还有助于改善肝脾脏腑功能。此外，慢性乙肝作为消化系统疾病，多有湿困中阳、脾胃运化功能减退这一病理机制存在，温补命火正可以实脾。肝藏血，肾藏精，精可化血，乙癸同源。部分乙肝患者常有肝血肝阴不足之象，而补益肾精，能充实肝体，达到乙癸同昌的目的。自古肾肝之病同一治，以其递相维持也。

　　治疗慢性乙肝的补肾方常用的药物：巴戟天，其温而不热，健脾开胃，既益元阳，又填阴水；肉苁蓉厚重下降，直入肾脉，温而能润，无燥热之害，能温养精血而通阳气；枸杞子滋补肝肾之阴；生地黄养血补阴，有填精补肾之效，且补而不腻；虎杖、黄芩清热解毒利湿；丹参活血化瘀，青皮起理气兼引经药之作用。现代药理研究证明，巴戟天、肉苁蓉等具有增强细胞免疫功能，刺激集落刺激因子生成作用，可调节下丘脑-垂体-性腺轴的功能，促进代谢，抗衰老等多种作用；还能增加胸腺依赖细胞（T细胞）数，使抗体提前形成；对肠道病毒亦有抑制作用。枸杞子含胡萝卜素、硫胺素、核黄素、烟酸、抗坏血酸等，有抑制脂肪在肝细胞内沉积，促进肝细胞再生的作用。丹参能改善外周及脏器微循环，抑制凝血，激活纤溶，抑制血小板聚集和产生缩血管类物质，增加肝血管流量，防止和减轻肝细胞坏死，促进肝细胞再生及抑制肝脏胶原增生，促进胶原降解和胶原再吸收，使闭合的肝窦重新开放。

　　以补肾法为主治疗慢性乙肝的实验与临床研究，初步验证了补肾法治疗慢性乙肝，衷中参西，言之有理，用之可验。

从肾治之验

　　1. 从肾气亏虚、疫毒内伏论治　陆某，男，27岁。患乙肝6年。现胃脘不适，乏力倦怠，腰酸膝软，五心烦热，小便色黄，大便质稀，每日2次。舌质淡红，舌苔薄白，脉弦细。查肝功能正常，但HBsAg、HBcAb、抗HBc-IgM阳性。西医诊断为慢性乙肝。中医辨证为肾气亏虚，疫毒内伏，肝胃不和。治宜补肾益气，解毒活血，疏肝和胃。

　　处方：肉苁蓉15g，桑寄生30g，玄参20g，生黄芪20g，白花蛇舌草30g，连翘30g，水牛角粉（包煎）10g，丹参30g，郁金10g，姜法夏12g，陈皮10g。每日1剂，水煎分2次服。

　　二诊：上方增减服用3个月，五心烦热减轻，二便自调，复查HBsAg阴性，余仍阳性。上方再加杜仲15g、巴戟天10g、枸杞子15g，继服。

　　三诊：又服药3个月，患者精神振作，腰膝酸软症状改善，复查HBcAb及抗HBc-IgM均阴性。

　　按语：本病因疫毒内伏，而肝失疏泄，肾失调控。其治疗要从整体着手，主张调控免疫与清除病毒双管齐下。由于肾在人体所处的重要地位，而且乙癸同源，母子相关，故可以认为补肾是调控免疫功能的重要环节。故采用桑寄生、肉苁蓉、巴戟天、黄芪、杜仲、枸杞子等补肾药来调控免疫功能。同时应用白花蛇舌草、连翘、水牛角清解疫毒，使邪去不伤正，扶正不留邪，共同促进疾病向愈。

　　2. 从肾气亏虚、肾阳不振论治　张某，男，36岁。自诉平时常有头晕，耳鸣，腰酸，乏力. 未予以重视。体格检查中发现ALT126U，蛋白电泳：γ25%，HBsAg、HBeAg、HBcAb三项阳性。肝胆B超：肝光点中粗，分布欠均匀，血管走向欠清，门脉直径13mm。偶有齿衄，胃口欠佳，上腹部有饱胀感，右胁刺痛，恶寒怕冷，阳事不坚，舌淡红胖有齿印，舌苔白，脉细尺弱。西医诊断为慢性迁延性乙肝。中医辨证属肾气亏虚，肾阳不振。治以温肾，益气，扶阳。

　　处方：熟地黄12g，菟丝子15g，补骨脂12g，巴戟天12g，肉苁蓉12g，山茱萸10g，桑寄生

15 g，牛膝 12 g，枸杞子 15 g，制附子（先煎）10 g，虎杖 30 g，白花蛇舌草 30 g。水煎服，每日 1 剂。

二诊：服药 1 个月后，诸恙均减，ALT 降至 63U，A/G 1.55∶1，蛋白电泳：γ 21％，HBeAg 转阴。嘱守方继服。

三诊：又服药 2 个月，临床症状消失，HBsAg、HBcAb 两项阳性，ALT 一直正常，A/G 及其他各项均在正常范围。之后间断门诊，随访迄今 4 年，病情稳定。

按语：肝炎治肾，似有标新立异之嫌。然细思肝肾之间的生理关系，且证之临床实际，如是之观事出有据。盖肝为肾之子，肾为肝之母。子病及母，子盗母气本为古训。无论何脏之疾，久病及肾也为中医之名言。肝炎日久，其肾也必受其累。肝为刚脏，体阴而用阳，其性喜柔喜凉恶燥。然此例之治，不被套法所同，反其道而用之，有是证，用是药。肝病未必均为热证，肝炎病也未必都是湿热之候，而且久病及肾，肾阳亏虚之候确凿。肾寓真阴真阳，补肾应阴阳同补，真如张景岳所说："此又阴阳相济之妙用也。"至于补阴补阳孰多孰少，应视证型而定。

3. 从肾阳虚衰、心肝亏损论治　赵某，男，48 岁。患者 8 个月前自觉倦怠乏力，纳减胁痛，肝功能异常，谷丙转氨酶（ALT）增高，乙肝病毒表面抗原（HBsAg）阳性，迭进中西药物，中药多以利湿、排毒为主，病证反复不愈，患者忧心如焚，神情颓唐。自述肝区隐痛，食入则胀，腰酸肢软，面色无华。肝脏检查，胁下 3.5 cm，质地中度，舌质淡红，舌苔薄，根部腻，脉弦细，尺部弱。肝功能检查：麝浊度 8U、锌浊度 14U，ALT 120 U，总胆红素 10.26 μmol/L，碱性磷酸酶 15U，表面抗原 1∶256，e 抗原阳性，e 抗体阴性，核心抗体＞100，表面抗体阴性。详审其症，患者常苦背冷便溏，阳痿自汗，此为素体肾阳虚衰之症；自觉心虚胆怯，如人将捕之，显系肝气已虚，无力疏泄气血及祛逐病毒。日久子盗母气，肝病及肾。治以右归饮加味。

处方：制附子（先煎）5 g，肉桂 5 g，生地黄 12 g，杜仲 15 g，山茱萸 10 g，枸杞子 15 g，肉苁蓉 18 g，山药 15 g，当归须 12 g，酸枣仁 18 g。每日 1 剂，水煎分 2 次服。

二诊：服药 10 剂后，自感精神振作，肝区隐痛已蠲，眠食均可。继以原法、原方出入，以温煦肾阳，以资肝气之用为宗旨。治疗 3 个月，经医院检查，肝功能正常。经随访多年，迄今未复发。

按语：禀赋阳虚之质，肝用多不及，湿热病毒侵肝，肝气无力疏泄其邪，以致正虚邪盛。病势缠绵，偏于湿重而热微，湿乃阴邪，尤伤肝之阳，肝气愈现疲极，日久子盗母气，益虚其母，则肾中真阳耗损，无力以资肝气之用。症见面色苍白无华，神情萎顿，眩晕耳鸣，腰酸胫软，阳痿遗精，带下清稀，面浮足肿，形寒畏冷，舌质淡胖，舌苔薄白，脉细弦或沉小等，常见麝浊度、锌浊度增高。治之何如？余首选张景岳"右归饮"。

以肝气之虚，咎在肾阳之虚。肾阳贵在温煦，恶其辛燥，肝气虚当温补，然不可骤补，若肾阳得以温煦，则肝气自能生发。右归饮中肉桂、制附子（先煎）之辛热，得生地黄、山药之甘寒，则温而不燥；伍以杜仲、枸杞子、山茱萸之温润敛收，则补而不峻，裨益于温煦肾阳，以资肝气之用。对因肾阳肝气之虚、湿热寒化的慢性肝炎起着化阴凝而起阳和的作用。若患者出现气虚血瘀、脾阳不健证象，方中酌佐益气活血之品，醒脾理气之味；若麝浊度、锌浊度高者，加茜草、绿梅花、五灵脂疏理以降浊；转氨酶高者，加五味子、木瓜敛阴以和阳；HBsAg 阳性者，加黄芪、蒲公英，壮卫以疏达；若肝体质硬，腹大如箕者，方中减生地黄，加水蛭、土鳖虫、蟋蟀等虫蚁诸品，在温阳中化瘀、通络、泄水。

4. 从脾肾阳虚、气滞血瘀论治　张某，男，40 岁。患者突感右胁肝区疼痛，厌食纳差，神疲乏力，在某医院门诊求治。体查：巩膜黄染，腹部胀痛，肝区压痛明显。HF 检查：HBsAg＞1∶64，阳性，ALT 10U/L。诊断为急性肝炎收入住院。入院后西医行抗病毒、调节免疫功能、解毒、补充能量和维生素及其他对症治疗 3 月余。患者巩膜黄染消退，但胁痛腹胀、厌食乏力未减。HF 检查：提示 HBV 正在复制。患者胁痛腹胀，头昏纳差，神疲乏力日剧，先后到某省级传染病医院等处治疗 1 年余，病情未见改善，且体质日渐下降，肢体浮肿，头昏头痛日甚，厌食纳差，腹胀恶心日剧，病情危重。刻诊：神志恍惚，面色晦暗，肢体浮肿，右胁肝区胀痛，肠鸣腹胀，大便偏稀，日行 4～5 次，小便色清，舌质淡胖，舌苔白腻，脉沉弦。HF 检查：HBsAg 1∶1024，ALT 150 U/L，TTT 8 U/L，SB 6U/L，放射免疫试验 AFP 示阴性。西医诊断为慢性乙型活动性肝炎。中医辨证为脾肾阳虚，气滞血瘀。治以温补脾肾，行气活血。

处方：巴戟天 15 g，肉苁蓉 30 g，肉桂 8 g，茯苓 15 g，白术 15 g，三七 5 g，延胡索 10 g，香附 15 g，青皮 10 g，柴胡 10 g，白芍 15 g。每日 1 剂，水煎分 2 次服。

二诊：服药 15 剂后，胁痛腹胀减轻，纳食稍增；但神疲乏力、肢体浮肿未减。查 HBsAg 1：1024，ALT 150 U/L，TTT 8 U/L，SB 6 U/L。患者脾肾阳虚微复，但气血两虚仍存。原方加黄芪 20 g，党参 30 g，继服。并嘱其加强营养。

三诊：又连续服药 20 剂，精神好转，面色有华，浮肿消退，纳食正常，但大便偏稀（日行 2～3 次）。脾肾阳虚得复，为巩固疗效以善其后，守上方加减。阳虚寒甚时加制附子（先煎）、吴茱萸；湿热重时加生地黄、茵陈蒿；ALT 增高时加五味子、垂盆草；TTT、TFT、ZnTT 异常时加黄芪、人参。HF 复查示：HBsAg 阴性，ALT 40 U/L 以下，TTT 6 U/L，SB 4 U/L，自觉症状消失，随访 5 年未见复发。

按语：由病毒引起的慢性肝炎尤其是慢性乙型活动性肝炎，临床上常见而又难治。本病由于湿热之邪入侵蕴结不解，日久伤及脏腑气血，导致肝、脾、肾的病变和阴阳气血失调。由于个体差异、疾病程度和病位不同，中医学传统分为肝胆湿热、肝郁脾虚、肝肾阴虚、脾肾阳虚、瘀血阻络等五型，但疾病发病过程不断变化，很难绝对分段定型、临床上多以肝郁脾虚，久病多瘀、多虚，肝郁脾虚肾亏参差为多见，而肾亏最为根本。有学者应用补肾温阳法治疗慢性肝炎，发现其具有改善症状及肝功能、退黄疸和纠正蛋白质代谢作用，且有抑制 HBV 复制的效果；并发现补肾温阳药方对原代肝细胞膜、细胞内光面内质网的解毒功能及细胞内环境的物质代谢均有促进作用。研究证实，采用肝病治肾、补肾的方法治疗慢性肝炎能提高疗效。本例慢性活动性肝炎正是运用明代李中梓提出的"乙癸同源，肝肾同治"的理论，结合现代医学的研究治以补肾温阳，健脾疏肝，佐以活血理气。药后收到桴鼓之效，继而守方化裁而愈。

5. 从肝肾阴虚、兼夹湿热论治　患者，男，42 岁。患慢性肝炎 2 年余，近来右胁下隐痛，面色萎黄，眩晕，腰酸楚，低热，夜寐不佳，时有牙龈出血。肝功能检查：锌浊度 14U，蛋白电泳：γ 23%，大便干燥，舌质红，舌苔少，脉弦细。辨证属肝肾阴虚，兼夹湿热。

处方：生地黄 20 g，制首乌 15 g，白芍 12 g，天花粉 15 g，牡丹皮 15 g，山楂 15 g，茵陈 20 g，大青叶 30 g，晚蚕沙（包煎）20 g，枳实导滞丸 5 g。每日 1 剂，水煎分 2 次服。

二诊：服药 7 剂后，大便转润，胁痛好转，仍时有牙龈出血，口干。原方去枳实导滞丸，加枸杞子 15 g，石斛 12 g。

三诊：又服药 7 剂，低热渐解，齿衄亦止，舌色不红。效不更方，续服 7 剂。上方服用 5 个月，病情明显好转，肝功能 3 次检查均在正常范围。

按语：本病因肝病日久，耗伤肝阴，肝肾乙癸同源，水不涵木，肝阴难复，同时子病及母，更致肾亏，互为因果。肝肾阴虚，血瘀气滞，胁为肝胆分野，故胸胁隐痛，阴血虚而易为内热，虚火扰心，故夜寐不安，舌质红，舌苔少，此其证也。"虚则补其母"，治当滋肾凉肝，从肾着手，佐以清湿热。

6. 从肾虚肝郁、兼夹湿热论治　王某，男，18 岁。腹胀肝区不适 6 年。6 年前因饮食不洁，致脘腹胀满，胃纳差，当时到当地人民医院诊治，生化检查肝功能异常，ALT 75U，HBsAg、HBeAg、HBcAb 均为阳性，诊断为乙肝。服用肌苷片、ATP 片及中药护肝片等治疗，时好时坏，病情不稳定。查血清学指标：HA 402.5 μg/L；PCⅢ 260.6μg/L，Ⅳ-C 170.5 μg/L，LN 139.5 μg/L。诊见面色萎黄，脘腹胀满，性情急躁，胃纳差，小便黄，舌质淡红，舌苔黄，脉弦细。辨证为肾虚肝郁，兼夹湿热。治以补肾柔肝解毒法，方用自拟补肾解毒汤加减。

处方：熟地黄 10 g，山茱萸 10 g，白芍 15 g，茵陈 20 g，虎杖 10 g，大黄 10 g，丹参 20 g，白花蛇舌草 30 g，连翘 20 g。每日 1 剂，水煎分 2 次服。

二诊：服用 20 剂后，面色较前转红润，唯食后胃脘稍有不适，舌质红，舌苔薄白，脉弦细。守上方，加陈皮 10 g，继服。

三诊：又服药 10 剂，腹胀消失，食欲转旺，二便通利，查肝功能及各项血清学检查均正常。随访半年，未见复发。

按语：慢性乙肝是临床上棘手的顽固性疾病，中医学认为，本病的发生是由于湿热疫毒伤肝，导致气机疏泄失常，日久病及肝肾气血，络脉瘀滞。正气不足，湿热疫毒侵袭，致肝失疏泄，肝病及脾，健运失调，乙癸同源，肾失封藏，使人体正气更虚，正虚邪恋贯穿疾病的始终。其病机本质是肾虚，湿热毒邪乘虚伏于机体，其发病取决于正气盛衰与邪正交争的结果。治疗上采用补肾柔肝解毒活血之法，切中多数乙肝患者病机。补肾柔肝解毒法的基本方是补肾解毒汤，具体应用过程中，若病情处于急性活动期，湿热较重，或肝郁较甚，首先用清毒利湿、疏肝解郁治疗，待病情稳定，补肾与清毒合用，巩固远期疗效。根据慢性乙肝的病机本质与病理表现，即肾虚肝郁湿毒相合为病，相应采用补肾清毒、疏肝活血为基本治法。补肾是其最基本的原则，因为只有肾气充盈，机体免疫力增强，抗病毒能力才能得到有效提高，这是治疗慢性乙肝的基本原则。但需指出，要想中药达到治疗目的，治疗时间需要持久，不可急于求成。

方中熟地黄、山茱萸为历代补肾方之基本结构，为补肾之主药，补肾填精以固其本。白芍药补血柔肝，补肝之体，以和肝之用，肝血与肾精相互转化，肝之体全赖肾水涵养，欲养肝之体，必以滋肾阴，肝体得养，肝用乃畅，体用平衡，肝病乃愈，是为治本之图。茵陈、虎杖、大黄清除湿热毒邪，利胆清肝，茵陈蒿能缩短肝细胞变性及坏死的病理过程，且大黄与丹参相伍具有活血之功，药理研究表明可增强白细胞的吞噬功能，从而改善免疫功能，达到抑制或清除乙肝病毒的目的。丹参有祛瘀生新、改善肝内微循环、防止肝纤维化、促进肝细胞再生作用，有清除免疫复合物的作用，且可促进白蛋白合成，降低球蛋白及抑制纤维化。诸药合用，可减轻或阻止肝损害，有防治乙肝的作用，可有效地阻止肝纤维化的进程，使乙肝患者临床体征有明显改变，肝功能明显改善。治疗结果表明，本法对慢性乙肝确有明显的疗效，血清肝纤维化指标 HA、PCⅢ、IV-C、LN 均较治疗前显著降低，说明补肾柔肝解毒法可有效地防治慢性乙肝，为临床提供了新的乙肝治疗途径。

7. 从肾阳亏虚、肝气不舒论治　张某，男，52 岁。4 年前患乙肝，1 年前复发。于其他医院先后用肝炎灵、甘利欣、联苯双酯等药，肝功能始终不能恢复。症见面色萎黄，神疲乏力，口淡不渴，腰膝酸冷，小便清长，大便稀溏，1 日行 3 次。舌质淡，舌苔薄白腻，脉细弦。肝功能：TBIL 34 μmol/L，ALT 192U/L，AST 178 U/L。辨证为肾阳亏虚，肝气不舒，遂予温肾柔肝法治疗。

处方：制附子（先煎）10 g，紫河车 15 g，山药 30 g，白芍 10 g，生黄芪 30 g，炒白术 20 g，制香附 10 g，党参 20 g，炒当归 10 g，茵陈 20 g，橘红 10 g。每日 1 剂，水煎分 2 次服。

治疗 2 个月，肝功能恢复正常。继续用温肾柔肝法汤剂加减治疗半年，随访 8 个月，肝功能始终正常。

按语：古谓"肝无虚证"，故临床治疗肝病，多是泻法，少用补益，温补阳气更为少见。殊不知慢性肝炎病情反复不愈，正气亏损，加之多用清利之品，损伤阳气。乙癸同源，出现肾虚当属必然。但医者在治疗肝病过程中，见到阳虚之证，往往不敢贸然用附子（先煎）之属。在临床上见到此证即用此药。方中制附子、紫河车温补肾气，白芍、当归养血柔肝，黄芪、党参、白术甘温益气培土，橘红理气开肺。诸药合用，平衡各脏之间的关系，使肾气旺，肝气舒，脾气健，邪毒解。其中制附子、紫河车与当归、白芍相伍，温阳之效不减，辛燥伤阴之弊则无；黄芪、党参与香附、橘红相伍，甘温益气而无滞中之弊；茵陈与白芍相伍，清利肝胆湿热而不伤阴血，养血柔肝而不碍湿除。肝肾同治，令水旺木荣，故每获良效。

8. 从脾肾阳虚、湿浊瘀阻论治　患者，男，41 岁。有肝炎病史 3 年，自觉症状时轻时重，ALT 忽高忽低。近日乏力倦怠，脘腹胀满，胁肋隐痛，纳谷不香，大便稀溏，小便清少，面色灰暗，形寒肢冷，肌肉瘦消，颜面毛细血管扩张，并见多处肝痣，肝脾大，舌质浅淡，舌苔厚腻，脉沉迟。B 超检查提示：肝区光点粗密，分布尚均匀。肝功能检查：ALT 186 U，AKP 142 U，GGT264U，BI 25 μmol/L，

A/G 37.6/37.2，HBsAg、HBeAg、抗 HBc 均阳性。证属脾肾阳虚，湿浊不化，血络受阻。治当温肾健脾为要，佐以清解活血。

处方：巴戟天 10 g，肉桂 3 g，淫羊藿 10 g，焦白术 15 g，丹参 30 g，扁豆 15 g，虎杖 10 g，茯苓 15 g，山药 10 g，白花蛇舌草 30 g，川芎 15 g。每日 1 剂，水煎分 2 次服。

二诊：服药 5 剂后，自觉精神明显好转，胃纳明显增加，大便成形，尿量增加。恐伤阴，以黄芪 20 g 易肉桂，再服 10 剂。

三诊：患者诉乏力倦怠、形寒肢冷、脘腹胀满诸症已除，面色亦明显改善，然胁肋仍隐痛，加柴胡、延胡索各 10 g。

四诊：又服 10 剂，自觉症状基本缓解。查 ALT 正常，AKP 32U，GGT 正常。予上方再加土茯苓、山豆根各 10 g，调治 1 个月，肝功能未见波动，查 HBsAg 及 HBeAg 转阴，1 年未见复发。

按语：临床观察，慢性乙肝患者病史缠绵，大多有肝肾阳虚之象。阳气既是人体生命活动的外在表现，又是抵御、消除病邪的固有能力。肾阳不足，母病及子，肝失升发蒸腾之象，郁而不舒，木郁乘土，脾阳不振，气血生化受阻，使正气更为虚弱，无力抵抗外邪。本病以脾肾阳虚为本，病邪留恋为标。经云："肝欲散，急食辛以散之，用辛（温）补之。"明代李中梓认为"乙癸同源""补肾即所以补肝"。宗《难经》"虚则补其母，实则泻其子"之训，故补肝当以补肾来实现。而脾为气血生化之源，喜燥而恶水湿，主升清而降浊。温肾健脾，一方面可补肝阳之不足，另一方面可助膀胱之气化，利于湿浊的清除，所谓"益火之源，以消阴翳"。同时，温肾可使脾胃阳气得振，促进水谷运化，令气血生化有源。根据治病求本的原则，方中淫羊藿、巴戟天、肉桂为温肾助阳之要药，既能温化寒湿，鼓动血运，又能激发脾胃之气；黄芪、扁豆、茯苓、山药为益气健脾助运之品，能资助温肾之力。两类药物相互影响，相互作用，使温肾健脾之功更强。瘀血是肝炎病程中的一个重要的病理变化，在温化药物的作用下，加用丹参活血化瘀，有推波助澜之用；虎杖、白花蛇舌草能清解湿毒，祛除外邪，以治标实。

现代医学认为，乙型肝炎病毒的感染是乙肝的病因；HBV 在肝细胞内的复制、转录、合成、释放是本病迁延缠绵的重要因素；机体免疫功能低下是本病的病理基础；而免疫复合物在肝细胞膜表面的沉积致肝组织损伤，导致正常的肝细胞代谢障碍是本病的基本病理变化；且彼此互为因果，形成恶性循环。中医温补药具有调节免疫功能的作用，能促进人体淋巴细胞的转化，增强巨噬细胞的吞噬功能，有诱生干扰素的作用；丹参、川芎有扩血管作用，能改善肝脏的血流，促进坏死组织的吸收，清除免疫复合物，抑制肝脏纤维化，防止肝硬化的发生；虎杖、白花蛇舌草具有较好的抗病毒、抗菌消炎作用，并能抑制体液免疫，降低血清 ALT。整个组方意在调节人体的阴阳平衡，使肌体的免疫能力得到提高，增强机体抵抗乙肝病毒的能力，阻断恶性循环，使肝细胞得到保护。

第十四章　　慢性支气管炎

　　慢性支气管炎是由于感染或非感染因素引起的气管、支气管黏膜及其周围组织的慢性非特异性炎症。临床以咳嗽、咳痰或伴有哮喘及反复发作的慢性过程为特征，每年持续 3 个月，连续 2 年以上。早期症状轻微，多于冬季发作，春夏缓解。晚期因炎症加重，症状可常年存在。其病理特点为支气管腺体增生和黏膜分泌增多，病情呈缓慢进行性进展，常并发阻塞性肺气肿，严重者常可发生肺动脉高压，甚至肺源性心脏病。

　　根据慢性支气管炎的临床特征，其属于中医学"久咳""喘病"范畴。

从肾论之理

　　中医学认为，本病多是暴咳迁延未愈，邪伤肺气，更易复感于邪，而致咳嗽累作，使肺脏虚弱，气阴耗伤，肺气不得宣降，痰浊壅滞于肺，故长期咳嗽、咳痰不愈，于是转为久咳。病变后期累及心脏发生肺气肿、肺源性心脏病。《类证治裁》："肺为气之主，肾为气之根。"此疾初病在肺，因病情缠绵，日久伤及肾，而致气不归元。

　　对于慢性支气管炎病因病机的认识，近代诸多学者都在借鉴前人经验的基础上，结合自身的临床体会，提出了不同观点。反复感受外邪，咳喘日久，损伤肺气，致肺气亏虚，肺金无以生肾水，导致肺肾两虚，喘咳乃成。饮食劳倦，损伤脾胃，脾土无以生肺金，肺金不生肾水，肺金消损而肺气亏虚，肾水涸少而肾亦虚，发生喘咳。邱勇则认为痰既是病理产物，又是致病因素，多由肺脾功能失调而成，而肾居下焦，若火衰水甚，运化无权，津液亦可转化为痰。学者观点虽各有侧重，然其一也，共同之点皆与肾虚密切相关，故对本病之治，多据此而立论。

　　病及肾虚者，主要特征除"咳""喘""痰"反复发作，病程日久（久病多虚）外，常伴有腰膝酸软，夜尿频多，或咳则小便出，动则喘息益甚，甚或不能平卧，痰多清稀，舌质淡胖，脉虚无力等。

从肾治之验

　　1. 从肾阳亏虚论治　张某，女，68 岁。素有咳喘痼疾，10 年前曾在某医院诊断为慢性支气管炎。近日因天气寒冷，咳喘复发，已历月余。曾在他院接受羚羊清肺丸、通宣理肺丸、香砂六君子丸等治疗，无明显效果。刻下咳嗽频作，气怯声低，呼多吸少，难以接续，动则喘甚，以深吸为快，夜不能平卧，形体消瘦，四肢凉冷，面色青暗，舌质浅淡，脉沉细。辨为肾阳亏虚证。

　　处方：制附子（先煎）5 g，肉桂 5 g，熟地黄 5 g，山药 5 g，山茱萸 5 g，茯苓 5 g，盐泽泻 5 g，牡丹皮 5 g。每日 1 剂，水煎分 2 次服。

　　二诊：服药 5 剂后，咳嗽喘促减轻，面色转红润，夜晚睡觉较前能平卧，但仍有气短，夜寐不安，食纳欠佳之症。继以上方加党参 10 g、五味子 5 g。

　　三诊：又服药 6 剂后，夜能平卧，饮食转佳，续以上方 6 剂，以巩固疗效。其后 2 个月，病未再复发，安然越冬。1 年后随访，患者未再复发。

　　2. 从肾阴阳两虚论治　李某，男，63 岁。主症：咳嗽咳痰而清稀，动则气喘，呼多吸少，面唇青紫，遇寒加重，纳食少、夜眠差，舌质淡而润，脉沉弱。辨证为肾阴阳两虚。

处方：熟地黄 15 g，山药 15 g，山茱萸 15 g，制附子 3 g，肉桂 5 g，泽泻 15 g，牡丹皮 10 g，陈皮 10 g，法夏 10 g，茯苓 15 g，厚朴 15 g，紫苏子 10 g，紫菀 15 g，杏仁 10 g，甘草 5 g。每日 1 剂，水煎分 2 次服。

二诊：服药 5 剂后，咳嗽咳痰减轻，呼吸困难好转。上方加减又进 10 剂，诸症明显减轻，后以香砂六君子汤调治 10 余日，病情趋于稳定。

按语：慢性气管炎是一种常见病，目前认为与感染、理化因素、过敏有关，多发于中年以上，病程缓慢。中医学认为"五脏六腑皆令人咳，非独肺也"。肺主呼气，肾主纳气，肺的呼吸功能需要肾的纳气作用来协助。肾气充盛，吸入之气方能经肺之肃降而下纳于肾。若肾的精气虚衰摄纳无权，气浮于上，或肺气久虚，久病及肾，均可导致肾不纳气，出现动则气喘等症。本病例发病日久，肺肾俱虚，故诸症丛生，用金匮肾气丸补肾阴肾阳，加降气止咳平喘药，切中病机，标本同治，故诸症减轻。

3. 从肺肾两虚、瘀血阻肺论治　刘某，男，58 岁，患者素有慢性气管炎病史，近日咳喘 2 月余，咳吐白黏痰，痰量多，气喘夜甚，常感气短不足以吸，动则更甚，口干苦，食欲不振，西医诊为慢性气管炎，曾用消炎止咳之药疗效欠佳。X 线检查：两肺下部肺纹理增多，听诊两肺可闻及湿哕音。舌质暗淡，有瘀斑，舌苔薄白，脉弦细。辨证为肺肾两虚，瘀血阻肺。治以益肾补肺，化痰通瘀。

处方：山药 30 g，补骨脂 15 g，当归 15 g，五味子 15 g，太子参 15 g，丹参 20 g，麻黄 10 g，法夏 15 g，陈皮 10 g，杏仁 12 g，紫菀 15 g，百部 15 g，荆芥 12 g，黄芩 15 g，连翘 20 g。每日 1 剂，水煎分 2 次服。

服药 3 剂后，咳喘大减，痰量减少，口已不苦，舌脉同上。予上方改太子参为 30 g，继服 6 剂。药后患者咳喘已止，听诊两肺湿哕音消失。为巩固疗效，又嘱继服 6 剂。

按语：《灵枢·经脉》云"夜行则喘出于肾"，故见气短夜甚；肾主纳气，肾虚不能温煦气化，则水泛成痰，肾气亏损，使摄纳无权，气不能归纳于肾，故常感气短不足以吸。"久病多瘀"，气虚则不能温养血脉，皆可成瘀，舌质有瘀斑。故在辨证治疗中，在用宣肺化痰药的同时，既用活血之当归、丹参，又用益肾之山药、五味子、补骨脂，使肺肾气充，血行痰消，咳喘自平。

4. 从肾阳衰微、肾不纳气论治　石某，男，72 岁。主诉气喘憋闷，不能平卧 1 个月。患者 1 个月前因感冒后咳嗽，咳少许白痰，活动时气短胸闷，左侧胸痛，而住某医院治疗。当时，T 36 ℃，P 80 次/min，R 20 次/min，BP 150/90 mmHg。听诊：双肺呼吸音粗，右肺可闻及少许中小水泡音。心率 80 次/min，律整，$A_2 > P_2$，未闻及器质性杂音。肝脾未触及。X 线胸透示：慢性支气管炎、肺气肿改变。心电图示：窦性心律，低电压，冠状动脉供血不足。按慢性支气管炎并阻塞性肺气肿、冠心病治疗，效果不显。之后到济南各大医院诊治，亦未奏效。后以化痰祛浊，佐以补益心气中药治疗，仍未见效。今求余诊治。既往患慢性支气管炎多年，7 年前曾患中风，经住院治疗遗有左侧肢体活动不灵，言语不清，舌质淡红，苔黄厚而腻，脉左沉微，右沉细，右大于左。辨证属肾不纳气之虚喘。治宜补肾纳气，缓急平喘，佐以疏肝解郁。治以金匮肾气（丸）汤加减。

处方：熟地黄 25 g，制附子（先煎）10 g，肉桂 3 g，山药 12 g，枸杞子 12 g，制黄芪 30 g，当归 10 g，牡丹皮 10 g，泽泻 10 g，茯苓 10 g，炙麻黄 3 g，炒地龙 5 g，川楝子 10 g，甘草 5 g。每日 1 剂，水煎分 2 次服。

二诊：服药 2 剂后，喘憋明显减轻，大便日 2 次，稀便。原方去川楝子，续服 2 剂。

前方稍事加减共服 29 剂，气喘憋闷基本痊愈，咽部清爽，多年痼疾解除。嘱其停汤药，服金匮肾气丸，每服 1 丸，每日 2 次，以巩固疗效。

按语：患者患慢性支气管炎多年，喘促日久，肺病及肾。肺为气之主，职司呼吸。肾为气之根，与肺同司气体之出纳。久病不已，穷必及肾。肾虚则摄纳无权，气不归元，阴阳不相顺接。此例治疗取效关键在于抓住了肾阳衰微这一根本。另外，本证到了严重阶段，不但肺肾俱衰，心阳亦同时受累，每多影响到心，致心气、心阳衰惫，鼓动血脉无力，血行瘀滞。这可能为患者冠状动脉供血不足的原因。而患者自服用中药后，原有的心绞痛一直未发作，也说明了这个问题。再则，肾主水，主命门，火衰不能暖土，水失其制，上泛而为痰饮。患者药后咽部清爽，正是脾肾阳气恢复，水湿得到运化的结果。

5. 从脾肾阳虚、水寒犯肺论治　　患者，男，57岁。诉有喘息型支气管炎病史20年。1个月前因外感后急性发作，经服麻杏石甘汤、三子养亲汤、射干麻黄汤、二陈汤及阿莫西林、头孢氨苄等治疗，咳嗽咯血症状减轻，但喘息不减。刻下症见呼吸迫促，动则气喘加重，咳少许白色泡沫痰，面目、四肢轻度浮肿，心悸，畏寒肢冷，小便量少，舌体胖大、边有齿痕，舌苔白滑，脉细弱。查体：双眼球结膜轻度水肿，双肺听诊闻及少许干鸣音。血常规检查正常；X线提示：慢性支气管炎，肺气肿，肺原性心脏病。根据以上症状，考虑患者久病多虚，辨为肾阳不足，不能化气行水；脾阳虚弱，不能运化水湿所致。速用金匮肾气（丸）汤温阳利水以治其本，加入平喘化痰益气等药以助金匮肾气（丸）汤之力。

处方：熟地黄60 g，山药30 g，山茱萸30 g，肉桂10 g，制附子（先煎）10 g，牡丹皮25 g，茯苓25 g，泽泻25 g，五味子10 g，党参30 g，陈皮10 g，法夏10 g，百部10 g，款冬花10 g，杏仁10 g，甘草5 g。每日1剂，水煎分2次服。

服上方1周后，气喘浮肿减轻，畏寒肢冷症状缓解，尿量增加，肺部干鸣音消失。嘱再守方3剂，以巩固疗效。

10日后复诊，气喘、浮肿诸症消失。根据患者年老体弱、气喘易复发的特点，故用补肺汤合玉屏风散加减，嘱患者坚持服药1个月，入冬前再服药1个月，1年内未见气喘发作。

按语：喘证不但是肺系疾病的主要证候之一，且可因肾等其他脏腑病变影响于肺所致，因而在用药上要全面考虑。虚喘不外乎为肺虚气失所主，肾虚摄纳失常所致，其治主要在肺肾，尤当重视治肾。正如《类证治裁·喘证》所云"内伤者治肾"，《景岳全书·喘促》所示"虚喘者无邪，元气虚也"。所以在临床上，根据中医辨证施治的理论，选用温补肾阳的金匮肾气丸加味治疗阳虚水泛所致的喘证，能获得满意疗效。

6. 从肾阴阳俱虚论治　　田某，女，63岁。有多年慢性支气管炎、冠心病、膀胱炎病史，数经中西医治疗，缠绵不愈。刻诊：头晕目眩，胸闷畏寒，胸痛咳嗽，气短乏力，少腹坠胀，小便灼热，时有手足烦热，手足不温，大便时溏时干，下肢水肿，口干欲饮水，舌质略红，舌苔薄，脉沉弱。辨为肾阴阳俱虚证，治以肾气（丸）汤加味。

处方：制附子3 g，生地黄25 g，山药12 g，山茱萸12 g，红参5 g，当归15 g，茯苓10 g，泽泻10 g，牡丹皮10 g，桂枝3 g，葶苈子15 g，车前子（包煎）15 g。每日1剂，水煎2次分3次服。

二诊：服药6剂后，诸症减轻，药已见效，守方继服。

三诊：又服药12剂后，诸症基本消除。复以前方12剂之后，以原方改汤剂为散剂，每次服10 g，每日3次，以巩固治疗效果。随访2年，一切尚好。

按语：患者西医诊断为慢性支气管炎、冠心病、膀胱炎，因用西药治疗常常有诸多不良反应，但中医治疗效果又不明显，经中西医结合治疗，也未能取得治疗效果。虽然病证表现比较多，但审明病变证机则是肾阴阳俱虚证，既有胸闷恶寒、手足不温等阳虚之症，又有小便灼热、手足烦热等阴虚表现，以此而用肾气丸滋补肾阴，温补肾阳，加葶苈子以泻肺止咳，红参益气补虚，当归补血活血，车前子利水消肿，方药相互为用，以取其效。

第十五章　阻塞性肺气肿

阻塞性肺气肿，是指终末细支气管远端部分（包括呼吸细支气管、肺泡管、肺泡囊和肺泡）的气管弹性减退，持久性过度膨胀，充气和肺容量增大，或同时伴有气管壁的破坏病理状态。多由肺和支气管疾病，或肺组织退行性改变所致。肺气肿的这种改变使肺的弹性回缩能力减弱，呼气时胸膜腔压力增大气管过度萎陷，造成不可逆性的气管阻塞，而为慢性不可逆性疾病。本病随着年龄的增长，其发病率也逐渐增高。由于大多数肺气肿患者同时伴有慢性咳嗽、咳痰病史，因而很难严格将肺气肿与慢性阻塞性支气管炎截然分开。当慢性支气管炎、肺气肿患者肺功能检查出现气流受限，并且不能完全可逆时，则发展成了慢性阻塞性肺疾病。慢性支气管炎反复发作，是慢性阻塞性肺气肿的主要原因。

根据阻塞性肺气肿的临床特征，可将其纳入中医学"肺胀""喘病"范畴。

从肾论之理

中医学认为，本病之发多因久病咳喘，损伤脾肺，痰浊潴留，复感外邪而诱使病情发作加剧。病性有虚实两端，有邪者为实，因邪壅于肺，宣降失司；无邪者属虚，因肺虚失其主气之能，肾虚失其纳气之职。正如《景岳全书·喘促》所云"实喘者有邪，邪气实也；虚喘者无，元气虚也"。《丹溪心法·喘》则认为病因病机是"六淫七情之所感伤，饱食动作，脏气不和，呼吸之息不得宣畅而为喘急。亦有脾肾俱虚，体弱之人，皆能发喘。"丹溪在此提出了本病非仅肾虚，也有脾肾两虚所致者。从治疗角度而言，《类证治裁·喘证》认为："喘由外感者治肺，由内伤者治肾。"但临证发病之时，多属本虚标实之候。

本病病位首先在肺，继而累及脾肾，后期病及于心。因肺主气，开窍于鼻，外合皮毛，主表卫外，故外邪从口鼻、皮毛入侵，每多首先犯肺，导致肺失宣降，上逆而为咳，升降失常则为喘。饮食不节，烟酒辛辣、肥甘厚味嗜之既久，则痰浊内生诱发而加重病情。然"肺为气之主，肾为气之根"，肺虚及肾，致气喘日益加重，吸入困难，呼吸短促难续，动则更甚。肺与心脉相通，辅佐心脏行血，肺虚治节失职，久病及心，心阳根于命门真火，如肾阳亏虚，进一步导致心肾阳衰，可以出现喘脱危候。因而本病究其根本，乃肾虚故也。

《灵枢·胀论》："肺胀者，虚满而喘咳。"中医学中肺胀是指多种慢性肺系疾病反复发作，迁延不愈，肺、脾、肾三脏虚损，从而导致肺管不利，气道不畅，肺气奎滞，胸膺胀满为病理改变，以喘息气促，咳嗽咳痰，胸部膨满，胸闷如塞，或唇甲发绀，心悸浮肿，甚至出现昏迷、喘脱为临床特征的病证。本病位在肺，继则影响脾肾，后期累及心、肝。病理性质属本虚标实。本虚多为气虚、气阴两虚，发展为阳虚标实为气滞、痰浊、水饮、瘀血。气虚、血瘀、痰阻则贯穿于肺胀之始终。由于标本虚实常相兼夹，又互为影响，故成为迁延难愈、日渐加重的病证。

治病求本，金水同源。中医学理论认为病变首先在肺，继则可影响脾、肾，后期累及于心。肺主气、司呼吸，开窍于鼻，主表卫外。故外邪每易从口鼻、皮毛入侵，首先犯肺，病邪壅滞于肺，气道不利，气机升降出入失常，则见喘促，咳嗽，咯痰。并且肺为五脏华盖，朝百脉而通他脏，肺为娇脏，不耐邪侵，他脏之病气上犯亦可使肺失宣降，肺气胀满，壅阻气道，呼吸不利，发为喘促。呼吸运动虽为肺脏所主，但亦与其他脏腑有关。人体呼吸运动的正常进行，依赖于肺气的宣降、肾气的摄纳，以及心气的推动、肝气的调畅。故《难经·四难》云："呼出心与肺，吸入肾与肝。"由于肾藏精，为"封藏之本"（《素问·六节藏象论》），肾（命门）为"十二经脉之根，呼吸之门，三焦之源"（王肯堂《灵兰要览》），而足少阴肾经"其直者，从肾上贯肝隔，入肺中"（《灵枢·经脉》），"肾上连肺"（《灵枢·本输》），故肾的封藏作用能摄纳由肺吸入的自然界之清气，以使呼吸调匀，深长有力。正如《医碥》所说"气根于肾，亦归于肾。故曰肾纳气，其息深深"。肺居上焦而司呼吸，肾位下焦而主纳气，肺肾相合，吸纳相因，则呼吸深长，节律调匀。《类证治裁》："肺为气之主，肾为气之根，肺主出气，肾主纳气，阴阳相交，呼吸乃和。"肾气充盛，则吸入之气可下纳于肾，呼吸均匀和调。肾之精气不足，摄纳无权，气浮于上，则呼吸表浅，动辄气喘，称之为"肾不纳气"，说明呼吸之幅度由肾所主。"肾主纳气"体现了肾对呼吸系统的贡献。且五行之中，肺属金，肾属水，按金生水的规律，肺为母脏，肾为子脏。肺生肾，肺气清肃下行有助于肾的纳气，肺病及肾会导致"肾不纳气"。

故肺虚日久及肾，则表现为肺不主气，肾不纳气，动则喘甚，吸入困难，呼吸短促难续。由于肺气虚，治节失职，不能辅佐心脏运行血脉。又心阳根于命门之火，肾虚，心气、心阳亦亏虚，不能鼓动血脉运行，则血行瘀滞，出现面、唇、舌、甲床青紫，喘促加重，胸满不得卧，屡屡频作，肺肾虚损日趋严重形成恶性循环，病势愈深。所以，临床上本人认为对于慢性支气管炎、喘息性气管炎、哮喘等病症，初期多从肺论治；日久不愈者，多从肾论治，采取补肾纳气平喘之法，常有奇效。

从肾治之验

1. 从肺肾气虚、痰浊壅阻论治　患者，男，72岁。患者有慢性支气管炎病史30年，反复咳嗽咳痰，近5年来出现胸闷气急，动则加重，痰多，每日咳痰50 mL以上，腰酸背痛，夜间尿量较多，畏寒。体查：呼吸急促，面色苍白，唇色紫暗，胸廓呈桶状，两肺呼吸音低，心率104次/min，律齐，舌质浅淡，舌苔薄白腻，脉沉细数。X线胸片诊断为慢性支气管炎，肺气肿。肺功能FEV_1/FVC 60%。辨证为肺肾气虚，治以补肾纳气，兼化痰平喘。

处方：生地黄15 g，制附子（先煎）5 g，熟地黄15 g，肉桂5 g，山茱萸15 g，山药20 g，茯苓20 g，牡丹皮10 g，泽泻15 g，牛膝10 g，象贝母10 g，杏仁10 g，紫苏子10 g。每日1剂，水煎分2次服。

复诊：服药14剂后，患者胸闷、气急、咳嗽明显好转，痰量减少，每日痰量<20mL，畏寒、尿多亦有好转。继以此方加减，服药1年半。2年后随访，患者胸闷气急咳嗽症状明显减轻，痰浊明显减少，无畏寒，夜尿1次，肺功能测定，FEV_1/FVC 75%。

按语：慢性支气管炎都有不同程度的胸闷气急，咳嗽咳痰。又因病久，本虚在肾，发作时其标实在肺，肾主纳气，肾不纳气则肺气上逆而发为气喘。该病日久，以本虚标实为主，故肾气虚是本病的关键，以金匮肾气丸补其肾气，再配以治标实之药；但也要注意他脏受损，如脾肾两亏，要加用培补脾土之品；肺肾气虚，要加重补气之品。

2. 从下元亏虚、寒凝气壅论治　患者，男，56岁。咳嗽已7～8年，遇劳感寒则发，近2～3年来明显加重，入冬则发，春暖逐渐好转。曾在某医院胸部透视，两下肺纹理增粗，透光度增强。诊断为慢性支气管炎，肺气肿。服多种抗生素和氨茶碱等治疗，病情尚能缓解。近来天气突变，宿恙又作，因而收住入院。症见咳嗽胸闷气急，动则为甚，夜难平卧，咳出白色稀薄黏液，面部黧黑，形寒肢冷，头昏肢倦乏力，腰膝酸痛，胃脘部胀满，不能进食，舌质紫暗，舌苔薄白，脉沉细。此乃高年下元亏虚，肾不纳气，寒凝气滞，肺气壅阻所致，治宜补肾纳气，化痰平喘为法。

处方：熟地黄10 g，补骨脂10 g，当归10 g，茯苓10 g，当归10 g，杏仁10 g，薏苡仁10 g，紫苏子10 g，沉香（后下）3 g，炙麻黄3 g，干姜3 g，陈皮5 g，桂枝5 g。每日1剂，水煎分2次服。

二诊：药进5剂，咳喘渐平，咳痰亦少，面部黧黑稍退，形寒怕冷，头昏肢倦均见好转，此乃肾气有回复之象，湿浊有蠲除之势，肺气有宣肃之机。原方随症加减，继服。

三诊：又服药15剂后，咳喘俱平，痊愈出院。出院时给予初诊方加党参、白术、肉桂、附子等配制丸药，嘱长期服，缓培脾肾，望图根治。

按语：咳喘一症，其发病率居老年病首位，它包括现代医学中慢性支气管炎、肺气肿、肺心病等病，其发病原因为命门火衰，火不生土，脾虚乏运，不能升清降浊，水湿内停为痰，上贮于肺，肺气失宣；或肾水亏乏，真阴衰竭，水不涵木，木火刑金；或肾不纳气，气逆于肺，故有"肺为贮痰之器，脾为生痰之源""肾液已枯，气散失纳"之说。综上所述，咳喘之证，究其根本原因，"其主仍属于肾"也。用补肾纳气、理肺平喘剂治疗咳喘，实为治本之道，故疗效显著，恙情渐平。

3. 从肾虚血瘀、寒痰阻肺论治　刘某，男，60岁。患者素有肺气肿病史，近日感冒后又咳嗽、气喘半月余，并呼多吸少，咳吐白而清稀之痰，时恶寒发热，口不渴，自汗，腰酸乏力，口唇发绀，舌质暗淡，舌苔薄白，脉沉细结。X线检查：胸廓扩张，肋间隙增宽，两肺野的透亮度增强。听诊呼吸音减弱，呼气延长，两肺可听到散在的干、湿啰音。辨证属肾虚血瘀，寒痰阻肺。治以益肾通瘀，温肺化痰之法。

处方：补骨脂 15 g，五味子 12 g，核桃仁 10 g，丹参 20 g，炙麻黄 10 g，桂枝 12 g，清法夏 15 g，细辛 3 g，杏仁 12 g，紫菀 15 g，款冬花 15 g，桃仁 12 g，甘草 3 g。每日 1 剂，水煎分 2 次服。

二诊：服药 3 剂后，咳喘减轻一半，痰量减少，恶寒发热止，精神较前明显好转，腰酸乏力减轻，唇紫暗减轻，舌苔薄白，脉细。上方加黄芪 15 g，当归 15 g，继服。

三诊：又服药 9 剂后，咳止喘平，两肺湿啰音消失，饮食量增加，各症皆除。

按语：此案为肾虚血瘀，寒痰阻肺型咳喘。患者素有肺气肿病史，又感寒邪，使寒邪冰遏营血而血脉郁滞，肺络瘀血，血行不畅，故口唇发绀，脉细结；咳喘日久，由肺累及肾，故呼多吸少，腰酸乏力，因而除用温肺化痰之药，还应加桃仁、丹参、当归活血通络之品；五味子、补骨脂、胡桃仁补肾纳气，使咳止喘平。

4. 从脾肾两虚、痰湿阻肺论治　患者，男，60岁。因咳喘反复发作 10 年余，此次发作 2 个月，加重 6 天收入院治疗。症见咳喘痰多，动则喘甚，纳果，大便稀溏，腰酸腿软，神疲乏力，舌质红，舌苔薄腻，脉沉细。体查：T 36.5℃，R 23 次/min，P 115 次/min，BP 130/90 mmHg，两肺底可闻及细小湿啰音。X线胸片示：慢性支气管炎、肺气肿。据证情及舌苔脉象，辨证为脾肾两虚，痰湿阻肺之咳喘。治以补肾健脾，方以六味地黄汤加味。

处方：熟地黄 24 g，山药 12 g，山茱萸 12 g，茯苓 10 g，泽泻 10 g，牡丹皮 10 g，白术 12 g，款冬花 15 g，鱼腥草 30 g。每日 1 剂，水煎分 2 次服。

二诊：服药 7 剂后，诸症减轻，纳食增进，大便正常；但因夜间天气突然转冷，次日清晨出现头晕，鼻塞，喘咳痰多，胸闷，动则气喘尤甚，汗出心悸，腰酸肢冷，舌质淡红，舌苔腻，脉沉细数。此为"上实下虚"之候。治以化痰降逆，温肾纳气。方用苏子降气汤加减，继服。

三诊：又服药 6 剂后，症状减轻；但仍有咳喘，动则喘甚，腰酸腿软，舌质红，舌苔薄白，脉沉细。再投六味地黄汤加肉苁蓉 15 g，服用 10 日，痊愈出院。

按语：肾主纳气，主封藏。本例久病伤正，年老肾亏，先投六味地黄汤加味治疗，使阳归于阴，配以白术健脾利湿，使诸症好转。然突感外邪，肺失肃降，致痰气重实于上，肾气亏损于下，形成"上实下虚"之候。用苏子降气汤降气平喘，化痰止咳，兼以温肾纳气法，故治愈。

第十六章　支气管扩张

　　支气管扩张，是指由于支气管及其周围肺组织的慢性炎症及支气管阻塞，引起支气管组织结构较严重的病理性破坏，以致支气管管腔形成不可逆性扩张和变形的慢性支气管疾病。大多继发于呼吸道感染，尤其是儿童及青年时期患麻疹、百日咳的支气管炎，迁延不愈的支气管肺炎等。临床表现主要为慢性咳嗽，伴大量咳脓痰和反复咯血。

　　根据支气管扩张的临床特征，其病属于中医"咯血"范畴。《中医临床诊疗术语》称之为"肺络张"。

从肾论之理

　　中医学认为，支气管扩张一般多是由于外邪袭肺，壅遏肺气，使肺气失于宣肃而上逆为咳，损伤肺络，血溢气道则咯血。而在外邪之中，以热邪、燥邪引起者居多，《类证治裁》："燥邪犯肺，则咯血咳痰。"肝与肺以经络相连，肝经循行，"其支者，复从肝别贯膈，上注肺。"（《灵枢·经脉》）若肺气素虚，又因情志不遂，肝郁化火，肝火上逆犯肺，损伤肺络而咳血。也有因嗜食辛辣厚味之品，损伤脾胃，痰湿内阻，郁而化热，痰热壅肺，肺气上逆则见咳嗽、吐脓痰，火热灼伤肺络，血溢脉外则咯血。

　　由此可见，多数医家注重的是本病之属邪实的一面。然而孙一奎在《医旨绪余·论咳血》中说："咳血多是火郁肺中，治宜清肺降火，开郁清痰，咳止而血亦止也。不可纯用血药，使气滞痰塞而郁不开，咳既不止，血安止哉！设下午身热而脉细数，此真阴足，当清上补下。"此言上者肺也，下者肾也。临床所见，支气管扩张每每多见下之肝肾阴虚，上之虚火内扰之证。孙氏的这种见解，对后世治疗本病颇有一定影响。张景岳则更强调肾水亏虚在咯血病机中的重要性，《景岳全书·血证·咳血论治》："凡病血者，虽有五脏之辨，然无不由于水亏。水亏则火盛，火盛则刑金，金病则肺燥，肺燥则络伤而嗽血，液涸而成痰，此其病标固在肺，而病本则在肾也。"张氏之论，颇具匠心，启迪世医对支气管扩张咯血之治，不得拘泥于火热、痰浊之标象，更应从肾或肝肾、肺肾论治其病本。次后验案，可为佐证。

从肾治之验

　　1. 从肝肾阴虚、虚火上炎论治　　向某，男，69 岁。患者因咳嗽 1 周，咯血 1 日而于 1997 年 3 月 1 日住院。西医确诊为支气管扩张，给予抗炎、止血药对症治疗后，病情有所好转，但患者痰中带血始终未愈。经用各种抗生素、止血药治疗月余，病情无明显进展而求治中医。刻诊：每日咯血 3 次，早、中、晚各 1 次，每次咯血 6～7 口不等，或痰中带血，或满口鲜血，伴口干口苦，手足心热，头昏乏力，面色萎黄，舌质红少苔，脉细数。患者平时嗜烟酒，每日 3 餐酒必不可少，每次 250 g 以上。四诊合参，诊为咯血，辨证为肝肾阴虚，虚火上炎，灼伤肺络。治当滋补肝肾，凉血止血。方用六味地黄汤加味。

　　处方：生地炭 10 g，山茱萸 10 g，山药 10 g，泽泻 10 g，牡丹皮 10 g，茯苓 10 g，白茅根 30 g，白及 15 g，鲜藕节 15 g，仙鹤草 20 g，鱼腥草（后下）20 g，黄芩 10 g。每日 1 剂，水煎 2 次共取药汁 200 mL，分 2 次凉服。停用一切抗生素及止血药。

　　二诊：服上方 3 剂后，咳嗽、痰中带血等症消失，但仍感口干口苦，舌脉象同前。方药对症，前方增损继进，去白茅根、白及、仙鹤草，加沙参、麦冬、天花粉各 10 g。

三诊：又服药 4 剂后，病情继续好转，咳嗽、咯血等症消失后未再出现，口干、口苦等症亦消失，舌质淡红，舌苔薄白，脉细。临床基本治愈。

嘱戒烟酒，继服六味地黄丸成药，每次 15 g，每日 2 次，巩固治疗 2 个月。追访至今，患者咯血愈后未再复发。

按语：本例患者咯血，西医确诊为支气管扩张，应用各种抗生素、止血药治疗 1 个月未获明显疗效。中医认为咯血一证，病位虽在肺，但与肝脾肾诸脏关系密切。阴虚是发病的基础，风热燥邪为病之诱困。患者年高体弱，肾已亏虚，又长期嗜烟酒，生湿生热更伤阴液。所以肝肾阴虚是致病之本，故用六味地黄汤滋补肝肾治其本；白茅根、鲜藕节凉血止血；白及、仙鹤草收敛止血；鱼腥草、黄芩清泻肺热等治其标。全方配合标本兼治，切中病机，故疗效卓著。

2. 从肾阳衰微、虚阳上越论治　李某，男，41 岁，1985 年 3 月 6 日初诊。主诉咯血 2 月余。患者有咯血病史数年，反复发作，曾在某院诊断为支气管扩张。此次发作咯血不止，经中、西药物治疗不效。患者形羸神衰，面色浮红，咯血色淡红不鲜，唇燥，口干不欲饮，头晕耳鸣，腰膝无力，心悸气短，动则加甚，身寒足冷，舌质淡嫩，脉沉细无力。此乃肾阳衰微，虚阳上越之候，法当引火归原，镇摄浮阳。方选金匮肾气（丸）汤加减治之。

处方：制附子（先煎）5 g，肉桂 3 g，熟地黄 20 g，山茱萸 20 g，山药 15 g，党参 15 g，牡丹皮 5 g，泻泽 5 g，生龙骨（先煎）20 g，生牡蛎（先煎）20 g，当归 10 g，龙眼肉 10 g。每日 1 剂，水煎分 2 次服。

二诊：服药 5 剂后，咯血量锐减，身寒足冷及心悸诸症均好转。原方减生龙骨（先煎）、生牡蛎（先煎）量，均调整为各 15 g，续进 6 剂。

三诊：药后咯血已止，无明显畏寒感，面色浮红消退，其他诸症亦减。改用八味丸、参蛤散等调治渐愈。随访至今未复发。

按语：《景岳全书·血证》："格阳失血证，多因色欲劳伤过度，以致真阳失守于阴分，则无根虚火浮泛于上。多见于上热下寒，或头红面赤，或喘促躁烦而大吐大衄不止。但六脉细微，四肢厥逆，或小水清利，大便不实者，此格阳虚火证也，速宜引火归原"。本例患者反复咯血达数载之久，渐致形体羸瘦，因阴血渐失终致阳气虚衰，命火式微，与景岳所论"格阳失血"之证机颇同。虚阳越于上，故见咯血、面色浮红、口干唇燥之症；阳气衰于下，则现足冷身寒，脉沉细无力。治用肾气（丸）汤引火归原，加龙牡以镇摄浮阳，佐党参、当归、龙眼肉以补益心血，药证相符，故收良效。

3. 从肺肾阴亏、虚火内扰论治　李某，男，51 岁。患者有慢性支气管炎病史。于去年 9 月份突然咯血，经 X 胸片和 CT 检查，确诊为支气管扩张，经住院治疗后痊愈。当年 12 月又突然再次复发，身热、咳嗽、咯血。在外院门诊治疗，某医屡投白虎汤等泻心、清络之类中药，效果不佳，故来诊治。诊见身热，咳嗽痰少，痰中带血，甚则咳吐鲜血，口干，心烦易怒，五心烦热，舌红少苔，脉细数。X 线摄片检查：支气管扩张合并肺部感染。证属肺肾阴亏，虚火内扰之咯血，投大补阴（丸）汤加减。

处方：熟地黄 20 g，龟甲（先煎）18 g，北沙参 12 g，麦冬 15 g，黄柏 12 g，知母 12 g，川贝母 12 g，蒲黄炭 12 g，阿胶（烊化冲服）12 g，仙鹤草 15 g。每日 1 剂，水煎分 2 次服。嘱忌食辛辣温燥之品。

二诊：服药 3 剂后，咯血顿减，身热渐退。予原方继服。

三诊：又服药 7 剂，咯血止，潮热退，仍稍有咳喘，乏力食少。继用上方减蒲黄炭、阿胶，加太子参、五味子治疗 1 周，诸症消失而愈。

按语：《医宗金鉴》"朱震亨云：'阴常不足，阳常有余，宜常养其阴，阴与阳齐，则水能制火，斯无病矣。'今时之人，过欲者多，精血既亏，相火必旺，真阴愈竭，孤阳妄行，而劳瘵、潮热、骨蒸、咳嗽、咳血、吐血等证悉作"。此例属恣情纵欲，子病及母，肺肾阴亏，虚火内扰之证。如乱投寒凉，则病益甚，唯有滋阴降火，方能奏效。用大补阴丸"壮水之主，以制阳光"，恰合其阴常不足，虚火内扰之病机，故取效甚捷。

第十七章　支气管哮喘

　　支气管哮喘是由嗜酸性粒细胞、肥大细胞和 T 淋巴细胞等多种炎症细胞参与的气道慢性炎症。这种炎症使易感者对各种激发因子具有气道高反应性，并可引起气道缩窄，表现为反复发作的喘息、呼气性呼吸困难、胸闷或咳嗽等症状，常在夜间和/或清晨发作并加剧，常常出现广泛多变的可逆性气流受限，多数患者可自行缓解或经治疗缓解。近 10 余年来，随着大气污染的加重和社会生活的快节奏，支气管哮喘在世界范围内有增加趋势。

　　根据支气管哮喘的临床特征划分，其属于中医学"哮病""喘病"范畴。

从肾论之理

　　1. 支气管哮喘"肾肺本末兼顾"论　　支气管哮喘是呼吸系统疾病的常见病、多发病，其属于中医学"哮病""喘病"范畴。随着人们生活方式的改变，我国支气管哮喘的患病率呈现快速上升趋势，成为严重危害人民健康的重要的慢性气道疾病之一。临床证候表现为喘息气急，反复发作，缠绵难愈，目前仍没有任何疗法可根治。支气管哮喘其病位在肺，与脾肾相关。徐艳玲教授在临床实践过程中，提出"发作期治肺兼顾肾，缓解期治肾兼顾肺"的新观点，取得了很好的临床疗效。

　　（1）肺与肾的生理功能：肺主气而行水，肺气宣发肃降而行水的功能，得益于肾气之推动；肾气之蒸腾气化水液，有赖于肺脏的宣发肃降的作用，使体内水液下输于肾和膀胱。肺肾两脏功能协调，是体内水液输布正常的有力保证，正如《素问·水热穴论》所云"其本在肾，其末在肺"。在气机升降运动方面，肺主气，肾主纳气。人之呼吸，由肺所发，下纳于肾，才得以使呼吸深浅有度，肾气充足，有利肺气之肃降。故《景岳全书·杂证谟》"肺为气之主，肾为气之根"。就阴阳五行而言，肺属金，肾属水，金生水，水能润金，故而将肺肾关系称之为"金水相生"，又名"肺肾相生"。肺阴充足，通过肺之宣发肃降，下输于肾，使肾阴不亏；肾阴为五脏诸阴之本，肾阴充足，可上滋肺阴。肾阳为五脏阳气之本，肾阳旺，则上资肺之阳气，使肺脏宣发肃降功能正常，则痰饮不生，咳喘不作。

　　（2）肺与肾的病理变化：肺与肾既为母子关系，故肺、肾二脏在生理上相互协同，同时在病理方面又相互影响，一脏虚损就会导致另一脏亏虚，从而引起肺肾两虚。肺气久虚，肃降失司，日久导致肾气不足，摄纳无权，以致出现气短喘促、呼吸表浅、呼多吸少等肾不纳气的病理变化。支气管哮喘病位首先在肺，继则影响脾肾，属本虚标实之患，本虚以肺脾肾为主，标实以痰瘀交阻为多。就病机而言，肺肾相关性较大。《医碥·气》："气根于肾，亦归于肾，故曰肾纳气，其息深深。"《类证治裁》："肺为气之主，肾为气之根，肺主出气，肾主纳气，阴阳相交，呼吸乃和，若出入升降失常，斯喘作焉。"肾主纳气，呼吸虽由肺所主，但吸入之气必须下及于肾，由肾气为之摄纳。阐明了与肺肾病理上的密切联系。

　　（3）哮喘的病因病机：哮喘病的发生为痰伏于肺，每因外邪侵袭、饮食不当、情志刺激、体虚劳倦等诱因引动而触发，以致痰壅气道，肺气宣降功能失常。发时以邪实为主，有寒、热、寒包热、风痰、虚哮之分，注意是否兼有表证。而未发时以正虚为主，应辨阴阳之偏虚，肺、脾、肾三脏之所属。若久发正虚，虚实错杂者，当按病程新久及全身症状辨别其主次。

　　因此，哮喘病的病机总属邪实正虚。无论在支气管哮喘的急性发作期，还是在支气管哮喘的缓解期，正气不足、肾气亏虚一直贯穿于疾病的始终。一方面就病因而言，哮喘的发生是由于内生痰饮，

"宿痰伏肺"，而痰饮形成的内因是由肺、脾、肾等脏腑的气化功能障碍，或三焦水道失于通调，导致体内津液代谢紊乱而成。当人体在某些致病因素的作用下，肺、脾、肾三脏的气化功能失调时，则水液不能化生津液，或水湿不能正常气化而排出，则会停留积聚于体内而生成痰饮。肺主宣发肃降，肺朝百脉，通调水道，若肺失宣降，水津不能气化输布于躯干四肢，则可停聚而成痰饮；脾为后天之本，气血生化之源，主运化水湿，若脾虚，中阳不振，气血生化乏源，运化失职，则水湿不化亦可聚成痰饮；肾主一身之气，蒸化水液，若肾阳不足，蒸化无力，水液不得化气，也可停留而成痰饮；三焦乃水与气通行之道路，若三焦失于通调，则水停气滞，气水互结，亦可发为痰饮。

导致痰饮形成的外因，多由外感六淫，或饮食所伤及七情内伤。若外邪犯肺，肺失宣肃，肺气郁阻，或化热化燥，则煎灼肺津而成痰；若平素体胖阳虚，本为痰湿之体，又久嗜酒肉肥甘生湿之品，湿聚而不化，亦可成痰或成饮。一方面，无论是外因还是内因致病，都是因为人体正气亏虚。正如《素问》所云"正气存内，邪不可干""邪之所凑，其气必虚"。另一方面，临床研究表明，就患者发病年龄而言，支气管哮喘可发生于各年龄阶段，一般而言，儿童期和中年期支气管哮喘的发病率高于青壮年期。儿童期患病率最高，成年期患病率明显下降，老年期是第二个患病高峰期。支气管哮喘患者之所以出现年龄上的差异，主要责之于肾气亏虚。儿童虽然生机蓬勃，发育迅速，但是脏腑娇嫩，形气未充。各个脏腑功能尚不完备，其中肺、肾两脏尤为突出。儿童肾气未充，须依赖后天脾胃生化之气血不断充养，才能逐步充盛，肾气不足，抵抗外邪的能力就会下降；肺为华盖，外合皮毛，开窍于鼻，儿童肺脏娇嫩，组织结构尚待完善，功能尚未健全，最易受邪气侵袭，所以儿童容易出现感冒、咳嗽、支气管哮喘等呼吸道疾病；青壮年期肾气盛，正气充足，邪气不易侵袭机体，故支气管哮喘发病率明显下降；但是若"以酒为浆，以妄为常"，作息时间不规律，同时再受饮食、大气污染、精神压力等因素影响，肾气过度耗损，人体免疫力就会下降，同样会导致支气管哮喘的发作；中老年人肾气亏虚，脏腑功能虚弱，阴阳失调，精血耗损。脏腑虚损，尤以肾之脏最为多见。肾为先天之本，藏真阴而寓元阳，为水火之宅。若肾阴亏虚，必致他脏阴液不足；肾阳衰退，他脏之阳气亦必不振，痰饮内生，机体抵抗力明显下降，外邪易袭，哮喘易发。

（4）哮喘的兼顾治疗：基于"肾主纳气""肾乃生气之源"的中医理论，徐教授治疗支气管哮喘提出"发作期治肺兼顾肾，缓解期治肾兼顾肺"的观点，肺肾两虚证是支气管哮喘的常见证型，其中以肾为重、以气为要。只要哮喘病出现"反复发作，缠绵难愈、喘息气短，劳则加重，动则喘甚，腰酸乏力"等，符合肺肾气虚证，就应用补肾益气法治疗。同时，哮喘的发病，是痰饮内伏于肺，而饮为阴邪，得温而行，遇寒而凝，故《金匮要略·痰饮咳嗽病脉证并治》云"病痰饮者，当以温药和之"。肾为一身阴阳之本，故应将补益肾气作为治疗哮喘之本。

2. **肾虚为支气管哮喘之根**　支气管哮喘是一种以肥大细胞反应、嗜酸性粒细胞浸润为主的气道慢性炎症性疾病，临床表现为反复发作性的喘息、气急、胸闷或咳嗽等症状。目前，西医主要选用激素和支气管扩张剂，但易复发，且有些患者对激素不耐受。中医药治疗支气管哮喘显现了其良好的临床疗效和发展前景。学者王书臣致力于支气管哮喘的中医诊治，从肾论治支气管哮喘临床疗效显著。

（1）肾阳气虚为哮喘之根：关于哮喘的病因病机古代医家早有论述。《金匮要略》："膈上病痰，满喘咳吐……必有伏饮。"这是哮喘"宿根"学说的雏形。《证治汇补·哮病》："哮即痰喘之久而长发者，因而内有壅塞之气，外有非时之感，膈有胶固之痰，三者相合，闭拒气道，搏击有声，发为哮病。"进一步阐述"宿痰内伏"是哮喘反复发作的病理基础。《类证治裁》："肺为气之主，肾为气之根，肺主出气，肾主纳气，阴阳相交，呼吸乃和。若出入升降失常，斯喘作焉。"阐明了哮喘与肺肾的密切联系。《景岳全书·论痰之本》："夫痰即水也，其本在肾……在肾者以水不归原，水泛为痰也。"说明"痰"的产生与肾密切相关，若肾气亏虚，肺、脾失肾阳之温煦，致肺失通调，脾失健运，水液积湿而生痰。

王书臣结合古代医家对该病的论述认为，脏腑虚弱、宿根内伏为哮喘发病之本，病机根本在于肾气虚、肾阳虚，宿痰内伏于肺是哮喘发病的病机重点。呼吸虽由肺所主，但吸入之气下归于肾，由肾气摄纳。因此，肾气不足是哮喘发病的根本。宿根乃人体先天之肾精不足，尤其激素依赖性哮喘患者多属肾阳虚弱、先天肾精不足、肾不纳气、脏腑功能失调导致宿痰停聚于肺经，痰湿或痰热伏于肺内，复加外感、饮食、情志等因素，以致痰阻气道、肺气上逆、痰气搏结，肺气宣降失常而致痰鸣作哮、气息喘促。现代医学研究表明，肾上腺所分泌的糖皮质激素、儿茶酚胺等在哮喘的发病及治疗中起关键作用。研究发现，肾虚证，尤其是肾阳虚，存在下丘脑-垂体及 3 个靶腺轴（肾上腺皮质、甲状腺、性腺轴）功能紊乱，通过补肾法可有效防止哮喘的发生。肾气虚在支气管哮喘慢性持续期并反复发作中起着重要作用，实验研究得出结论，加味阳和汤能明显改善支气管哮喘中度发作肾气虚证患者的临床症状和体征。因此肾气虚、肾阳虚在哮喘发生、发展中起到重要的作用，临证中须重视补益肾气。

（2）补肾益气是治疗之本：王书臣认为，治疗支气管哮喘发病的关键是改善患者特有的体质，正是由于体质的因素，存在着疾病的易感性。王书臣认为"哮喘易感体质"是哮喘发生的根本，也是临床治疗的关键。所谓宿根，就是支气管哮喘患者的特有体质，即基因存在缺陷，导致易感，故治疗应本于阴阳，通过补肾气、调脾胃，使人的体质达到对立平衡状态。肾主纳气，有摄纳肺所吸入的清气，防止呼吸表浅的作用，可保证体内外气体的正常出入与交换。肺病咳喘日久，多伤及肾阳，出现肾阳虚衰的症状，或者患者素体阳虚、命门火衰，易使病情迁延不愈。通过补肾益气，使肾中阳气充足，则水液代谢正常，宿痰无以生，从而减少哮喘的反复发作，使"正气存内，邪不可干"。研究表明，补肾药能够调节人体免疫功能，改善人体内环境，防止哮喘的发作。王书臣通过观察喘可治注射液（主要从淫羊藿及巴戟天等中药中提取）对支气管哮喘慢性持续期肾虚证患者 CD4$^+$ CD25$^+$ Foxp3$^+$ Treg 细胞和 Foxp3mRNA 表达的影响及对患者生活质量的改善作用认为，喘可治注射液具有温阳补肾、平喘止咳、调节免疫的作用。王书臣通过研究金匮肾气丸联合穴位敷贴对支气管哮喘临床缓解期肾阳虚证患者免疫功能的影响得出结论：金匮肾气丸联合穴位敷贴可以有效提高支气管哮喘临床缓解期肾阳虚证患者免疫功能，改善临床症状。由此看来，治疗该病应当抓住根源，即从肾论治，所谓"补肾者可调阴阳，化痰湿，补正气，御外邪"，此为哮喘之正治。在临床中王教授常以二仙汤为主方加减：仙茅，味辛，性热，归肾经，有温肾壮阳、祛寒除湿之功，《本草纲目》："仙茅性热，补三焦命门之药也，惟阳弱精寒，禀赋素怯者宜之。"淫羊藿，味辛、甘，性温，归肾、肝经，温肾壮阳、祛风除湿，《本草备要》："补命门，益精气。"同时加用大剂量的黄芪大补元气，再通过调畅中焦脾胃气机等以达到治咳喘的目的。

综上所述，可见脏腑虚弱、宿根内伏为哮喘发病之本，病机根本在于肾气虚、肾阳虚，宿痰内伏于肺是哮喘发病的病机重点，所谓"宿根"，就是支气管哮喘患者的特有体质，即基因存在缺陷，导致易感。因此，临证中应从培补先天肾元入手，通过补肾纳气，解决哮喘的"宿根"，以达到祛除宿痰内伏的目的。

3. 支气管哮喘的肾虚本质   中医学认为哮喘是脏腑亏虚，痰瘀伏留，由外邪引发的本虚标实之证，正如《证治汇补》所云"因内有壅塞之气，外有非时之感，膈有胶固之痰，三者相合，闭拒气道，搏击有声，发为哮病"。治疗哮喘当以"发则治标，缓则治本"为原则，而肾为先天之本，脏腑之根，在哮喘发作时，通常又以半夜至凌晨最为严重，《内经》指出"合夜至鸡鸣，天之阴，阴中之阴也"；而"肾为阴中之阴"，故肾虚乃哮喘发作之根本，从肾论治哮喘应是控制哮喘复发的重要方法之一。现代医学研究认为，支气管哮喘是一种具有气道高反应性的慢性气道炎症性疾病，也是一种有明显家族聚集倾向、具有高遗传性的多基因遗传病。随着对哮喘研究的不断深入，浙江学者宋康教授等从肾虚的本质出发，探讨支气管哮喘发生的机理。认为哮喘的宿根是肾虚，其本质以基因遗传为主，与 Th1/Th2 细胞因子、神经内分泌及自由基代谢具有相关性。

（1）中医学对支气管哮喘与肾虚相关性的认识：

1）先天不足，肾精亏虚：中医学认为，哮喘有宿根，乃先天不足、肾精亏虚。肾虚，或气不摄纳，肺气不降，气不归根，阴阳不相顺接，发为哮喘；或肾阳虚衰，气化不行，水失蒸化，聚液成痰，复为诱因而触发哮喘；或肾阴虚损，虚火上炎，炼液成痰，留伏于肺，触发哮喘。肾为先天之本，藏先天之精，主生殖；先天之精，禀受于父母，与生俱来，为人体生命之本原。故父母哮喘，其肾必虚，所藏之精亦虚，传及子女，则子女先天不足，肾精亦虚，易发哮喘。古人即对哮喘具有遗传性有充分的认识，如宋代许叔微《普济本事方》："此病有苦至终身者，亦有母子相传者。"清代龚廷贤也持相同的观点："凡过天气欲作雨，便发齁喘……此病有苦至终身者，亦有子母相传者。"(《万病回春》)清·叶天士将儿童哮喘称为"幼稚天哮"，亦即生来就有的疾病，由遗传而来。

2）肾虚水泛，痰饮留伏：中医学认为哮喘病因以胶固之痰为主，丹溪亦认为哮喘专主于痰，然痰之发生，虽与诸多病因、诸脏腑相关，但根源在于肾，因肾为水脏、主津液，肾中精气亏损，蒸腾气化失常，则水无所主，水邪泛滥，蕴结成痰。《景岳全书》："夫痰即水也，其本在肾，在肾者以水不归原，水泛为痰也，故治痰者，必当温脾强肾，以治痰之本，使根本渐充，则痰将不治而自去矣。"由此可见，当肾虚精损，则水液失于蒸化，阳虚水泛为痰，阴虚炼液为痰，肾气不化则饮邪上泛，痰多咳喘。虽有"脾为生痰之源"之说，然肾为脏腑之本，肾阴肾阳乃各脏阴阳之本，故肾之阴阳失调，则各脏之阴阳亦失调，脾失肾阳之温煦，则脾气阳虚，运化无力，水谷精微不能正常输布，致水湿停聚，水谷不化，酿饮成痰。《医学集成》："痰虽生于脾胃，其实由肾阳虚损，不能熏蒸脾胃，以致脾不纳涎而痰成矣。"故哮喘的宿根不在痰而在肾虚。

3）肾气亏损，肾不纳气：肾主纳气，有摄纳肺所吸入的自然界清气，保持吸气的深度，防止呼吸表浅的作用。何梦瑶《医碥》："气，根于肾，亦归于肾，古曰肾纳气，其息深深。"《类证治裁》："肺为气之主，肾为气之根，肺主出气，肾主纳气，阴阳相交，呼吸乃和，若出纳升降失常，斯喘作焉。"明代医家赵献可在《医贯》中亦指出"真元损耗，喘出于肾，气之上奔……乃气不归元也。"肾不纳气，俱因肾精亏损，肾气衰减，摄纳无力，肺吸入之清气不能下纳于肾之故，因而出现呼吸表浅，或呼多吸少，动则气喘之征。《医旨绪余》强调"呼吸者，根于原气，不可须臾离也。"可见肾气亏损、肾不纳气在哮喘中的重要性。

（2）现代医学对支气管哮喘与肾虚本质相关性的认识：国内外学者对哮喘发病机理和肾虚本质进行了大量研究，揭示了它们在基因遗传、Th1/Th2 细胞因子、神经内分泌以及自由基代谢方面的关系。

1）基因遗传：现代医学研究认为，哮喘是有明显家族聚集倾向的多基因遗传病，其遗传度高达 70%～80%，可见遗传因素与哮喘关系的紧密性。目前对哮喘的分子遗传学研究日益深入，有学者认为血管紧张素转换酶（ACE）基因多态性与哮喘的发生有一定关系。现已明确 ACE 基因第 16 内含子存在一个 287bpDNA 片段的插入/缺失型（I/D）变异，表现为 DD、DI、DII3 种基因型。有研究表明，ACE 基因多态性与血浆和细胞内 ACE 水平密切相关，其 ACE 水平以 D/D 型最高，ACE 是血管紧张素系统的关键酶，高度表达于肺，其作用有两方面：一是可使血管紧张素-Ⅰ（AT-Ⅰ）转换为 AT-Ⅱ，AT-Ⅱ通过与气道平滑肌的作用参与哮喘的发病；二是使某些哮喘的炎性介质如缓激肽、速激肽及 P 物质失活。AT-Ⅱ能引起气道平滑肌及肺血管收缩，促进微血管渗漏和气道内炎症反应；并可通过促进释放有收缩作用的炎性介质如内皮素等而作用于平滑肌。因此，推测携带 D/D 基因型的个体由于循环中 ACE 水平较高，诱发肺内 AT-Ⅱ产生增多，后者可直接作用于气道平滑肌而参与哮喘的发病。ACE 基因 I/D 多态性的检测可为哮喘早期诊断和预防提供依据。有学者探讨糖尿病肾病肾虚证患者与 ACE 基因多态性的相互关系，结果认为肾虚证与 ACE 基因多态性及其基因表达有关。其中肾阳虚证以 DD 型为主，肾阴虚证则以 DI 型为主，用补肾为主的中药复方治疗后，以 D 等位基因、DD 型及 DI 型疗效较好；进而推测 ACE 基因有可能是肾虚证的相关基因。根据 ACE 基因在哮喘和糖尿病肾病肾虚证中的表达，可以推断哮喘与肾虚本质在 ACE 基因方面具有一定的相关性，这为我们今后进一步研究哮喘肾虚证的机制提供了一个新的途径。

2）Th1/Th2 细胞因子：Th1、Th2 是 CD4$^+$ T 辅助细胞的两个亚群，它们分泌的细胞因子称为 Th1/Th2 细胞因子。Th1 细胞因子包括 INF-C、IL-2、IL-12 等；而 Th2 细胞因子包括 IL-4、IL-6、IL-10 等。现已证实，哮喘患者存在着 Th1/Th2 细胞因子失衡，以 Th2 细胞因子占优势，这种优势的 Th2 免疫反应在哮喘发病机制中起重要作用。IL-2 是机体最主要、最强有力的 T 细胞生长因子，由于 T 细胞在机体免疫应答及调节中均起重要作用，因此 IL-2 是保障机体正常免疫功能的关键环节。IL-2 可通过辅助性 T 细胞数目及功能的提高来增强整体的免疫功能，且 IL-2 能够诱导 T 细胞向 Th1 细胞方向转化，Th1 细胞产生的细胞因子 C-IFN 可抑制 Th2 细胞因子的产生。因此，通过诱导 IL-2 在体内的表达增强，可以达到治疗哮喘的目的。有研究表明哮喘患者淋巴液中 IL-6 水平明显高于正常人血清水平，IL-12 则低于正常人血清水平。提示哮喘患者淋巴液中存在以 Th1 型细胞因子产生受抑和 Th2 型细胞因子产生亢进为特征的细胞因子失调。而实验研究表明，肾虚小鼠脾脏淋巴细胞 IL-2 及 IL-12 的活性水平较正常小鼠下降，其 mRNA 表达均受到抑制，经益气补肾方药治疗后均得到明显提高；又有学者发现肾虚患者的细胞免疫功能低下，IL-2 产生减少，IL-6 水平升高，出现 Th1/Th2 细胞因子失衡，这可能就是肾虚患者细胞免疫功能低下的主要原因之一。可见哮喘与肾虚本质在 Th1/Th2 细胞因子方面存在一定的相关性，值得我们进一步去研究。

3）神经内分泌及自由基代谢：近年来，中西医结合研究发现，肾虚贯穿于哮喘整个过程，哮喘的内环境神经-内分泌系统异常，下丘脑-垂体-肾上腺皮质不全，尿中 17-羟、17-酮含量降低，血浆皮质醇水平低下，运用补肾药可改善这些症状，因此，补肾之法应贯穿哮喘治疗的始终。有学者在对哮喘患者的内分泌研究中发现，即使临床无肾虚见证，也可能有轻微的或潜在的肾上腺皮质功能不足，进而提出从肾着手预防哮喘是有科学根据的。

已有研究证明肾虚与自由基代谢之间有密切关系，肾虚患者外周血中 SOD 活性明显下降。肾阴虚和肾阳虚患者血清过氧化脂质（LPO）高于正常人。说明肾虚可导致 SOD 活性下降，LPO 升高。而 LPO 水平变化已作为肾精充足与否的主要物质基础，自由基含量升高亦被看作是肾虚证的辨证指标之一。有学者观察发现哮喘发作时血浆 LPO 增多，红细胞 SOD 活性降低，提示氧自由基产生过多，参与了气道反应性炎症。通过补肾法可增强机体抗氧化能力，减轻自由基损伤。很多补肾方药具有较强的清除体内过剩自由基、抗脂质过氧化、提高 SOD 等酶活力的功能。这就阐明了哮喘与肾虚本质在自由基损伤方面的相关性，为补肾法防治哮喘提供了新的理论根据。

4. 从肾论治支气管哮喘的研究　支气管哮喘是由多种细胞参与的气管慢性炎症性疾病，属中医学哮病、喘证范畴。现代中医学者本着继承与创新的原则，在遵循中医传统的系统论方法的同时，结合现代医学理论，对支气管哮喘进行了深入研究，近年来诸多医家从肾入手治疗支气管哮喘，取得了很好的临床疗效，邹思捷等就此进行了梳理归纳。

（1）肾与哮喘发病关系：

1）传统认识：哮喘的"宿痰伏肺"之说被历代医家广为接受，但究其根本，宿痰之根源在于肾。因肾为水脏，主津液。《景岳全书·论痰之本》："夫痰即水也，其本在肾……在肾者以水不归原，水泛为痰也。故治痰者，必当温脾强肾以治痰之本。"若肾阳不充伏痰不去，伏痰每遇外邪激动而搏击于气道，导致本病呈慢性反复发作状态。肾阳乃机体阳气之根，总司气化，若阳虚温化失常，肺脾水津不利，则易化痰生饮，留伏于体内，遇感而诱发哮喘。肾为五脏之根本，哮喘患者气喘咳痰是肾主纳气、主水作用在病理方面的表现，发作期虽有肺脾肾之不同，但总以肾虚为本，通过补肾可调阴阳，化痰湿，补正气御外邪，为哮喘之正治。

2）现代研究：国内外学者对哮喘发病机制和肾虚本质进行了大量研究，揭示了肾与哮喘的现代联系。吕英等认为小儿先天禀赋不足，肾气亏虚，为哮喘的发生埋下祸根，有学者研究发现，肾虚哮喘患儿与 ACE 基因和 Fc-RI-8 基因的遗传多态性有相关性。郭奕斌等对 52 例肾虚型哮喘患儿的 ACE 基因多态性进行研究，结果显示 ACE 基因 DD 基因型与哮喘的易感性有关，可能为儿童哮喘发病的危险因素。近年来的研究揭示，Th1/Th2 细胞的失衡与哮喘关系极为密切，可以通过检测特征性细胞因子 IFN-γ 和 IL-4 反映其功能状态。宾博平等研究证实，中药防哮饮早期干预治疗哮喘小鼠模型，具有下调 IL-4、上调 IFN-γ 表达水平，纠正 Th1/Th2 失衡，抑制气道炎症浸润的作用。薛卫林等研究发现，哮灵胶囊能不同程度上调哮喘大鼠肺泡灌洗液中 IFN-γ 水平并下调 IL-4 的水平，提示防哮灵胶囊治疗哮喘气道炎症的作用机制与纠正失衡的 Th1/Th2 水平有关。

（2）从肾辨证论治：

1）补肾法：其一，益气温阳。李文虎认为，哮喘实质为本虚标实，本虚以肾阳虚为主，治当填精温阳，补虚培元。在对照组吸入舒利迭基础上，加用芪蓉定喘汤，药用黄芪、肉苁蓉、熟地黄、附子、淫羊藿、枸杞子、菟丝子、补骨脂、巴戟天、黄精、党参、五味子、灵芝、炙甘草，随证加减，治疗支气管哮喘 60 例，近期疗效临床控制 40 例，显效 10 例，好转 10 例，总有效率 100％，复查肺功能 FEV1 不同程度改进，随访观察 1 年均未见复发。石克华等认为，"阳虚寒盛"为哮喘发病的实质，运用补肾平喘膏方，药用淫羊藿、巴戟天、制首乌、黄精、熟地黄、山茱萸、麦冬、黄芪、党参、野荞麦根、胡颓叶、黄荆子、法半夏、蒲公英，随证加减，治疗支气管哮喘 76 例，总有效率 89.47％，哮喘证候积分和发作次数较治疗前降低，ACT 评分提高。马嘉瑾等在西医常规治疗的基础上，内服补肾助阳平喘中药，药用黄芪、肉苁蓉、附子、淫羊藿、熟地黄、黄精、枸杞子、菟丝子、补骨脂、巴戟天、党参、五味子、灵芝、炙甘草，随证加减，疗效满意。

其二，阴阳并补。刘辉认为，肾为先天之本，五脏之根，尤以补肾为要，在对照组基础上，加用金匮肾气丸，药用熟地黄、山茱萸、附子、肉桂、山药、泽泻、茯苓、牡丹皮，随证加减，治疗非急性发作期支气管哮喘 28 例，总有效率 96.43％，优于常规西医治疗对照组。郭武自拟补肾地黄汤，药用熟地黄、山药、山茱萸、补骨脂、牛膝、五味子、牡丹皮、茯苓、泽泻，治疗缓解期支气管哮喘患儿 30 例，总有效率 96.7％，优于雾化吸入普米克令舒加口服酮替芬对照组。张智娟等自拟补肾防哮汤，药用补骨脂、巴戟天、熟地黄、山茱萸、菟丝子、白术、黄芪、当归、五味子、附子、法半夏、胆南星、甘草，治疗支气管哮喘 20 例，总有效率 95.0％，疗效优于吸入二丙酸倍氯米松气雾剂对照组。治疗组较对照组 CD4$^+$、CD4$^+$/CD8$^+$ 显著降低，CD8$^+$ 及免疫球蛋白水平显著升高。

2）泻肾法：《诸病源候论》"肾气盛，为志有余，则病腹胀，飧泄，体重，喘咳，汗出，憎风，面目黑，小便黄，是为肾气之实也，则宜泻之"。哮喘肾实证的患者，临床症状可见咳唾有血，喉鸣而喘，坐而欲起，胸胁时痛，喘咳汗出，痰实不利，气急，面色如炭发绀，多怒多妄，便秘尿黄等。李杰认为，哮喘在急性发作期时多表现为肾实痰瘀阻络之实喘证为多，以泻肾化瘀平喘为大法，在对照组基础上加用平哮汤，药用丹参、猪苓、泽泻、桃仁、地龙、琥珀、细辛、大黄、麻黄，随证加减，治疗支气管哮喘患者 40 例，总有效率达 92.5％，治疗组在临床疗效和改善肺功能方面明显优于对照组。

3）肺肾同治：其一，补肾益肺法。赵四林等认为，哮喘缓解期治疗当以温肾阳为主，并补肺气。观察组 48 例服用加味二仙丸，药用仙茅、淫羊藿、巴戟天、五味子、蛤蚧粉，治疗后年复发次数、肺功能、免疫功能改善程度均优于口服固肾定喘丸对照组。巫建龙等采用补肾温肺胶囊（配伍比例：淫羊藿 20 份，细辛 10 份，黄芪 30 份，紫河车 3 份，防风 10 份，白术 10 份，五味子 5 份，山茱萸 10 份，莶菼 10 份，大枣 5 份），治疗支气管哮喘患者 46 例，总有效率 84.78％，优于吸入 β_2 受体激动剂对照组，两组在肺功能改善、治疗前后血清总 IgE 及外周血 EOS 方面比较均有统计学意义。马进等自拟固本止咳平喘颗粒，药用太子参、补骨脂、炙麻黄等，治疗支气管哮喘 30 例，总有效率 86.7％，治疗组 FEV1 升高程度优于口服氨茶碱缓释片对照组。其二，补肾化痰平喘法。洪华金等认为，小儿哮喘以肾虚不纳气为本，痰阻为标，治宜标本兼治，补肾纳气化痰。在对照组西医常规治疗基础上加服补肾平喘化痰方，药用熟地黄、紫河车、淫羊藿、山药、款冬花、葶苈子、法夏、五味子、陈皮、莱菔子、黄芩、炙麻黄，治疗支气管哮喘 26 例，总有效率为 89.66％，治疗组临床控制率、病情改善率均优于对照组。伍颂平自拟益肾平喘汤，药用熟地黄、山茱萸、炙麻黄、杏仁、陈皮、法夏、白芥子、紫苏子、紫菀、五味子、地龙、僵蚕、甘草，随证加减治疗支气管哮喘急性发作 38 例，总有效率 89.5％，优于西药抗炎解痉平喘对照组，并且能明显降低外周血嗜酸性粒细胞计数。

4）肺脾肾同治：杜宏武认为，小儿支气管哮喘是由于儿童体质娇弱，肺脾肾亏虚所致，以温肾补肺健脾为大法，用药在对照组基础上，加用仙巴合剂，药用淫羊藿、巴戟天、茯苓、陈皮、甘草，治疗支气管哮喘患儿 30 例，与对照组比较 3 个月治疗期内哮喘急性发作率明显降低，皮质醇含量显著增高。王宏长等认为，精气亏虚是哮喘后期的根本病机，自拟温阳补肾填精膏方，药用淫羊藿、巴戟天、熟地黄、山茱萸、制何首乌、黄精、龟甲胶、蛤蚧、胎盘粉、黄芪、党参、麦冬、野荞麦根、胡颓叶、黄荆子、法半夏、蒲公英、阿胶、白参、冰糖、饴糖等，随证加减，治疗后哮喘患者年急救药物使用量、年急性加重次数、年急诊或住院次数均减少，取得较好的长期疗效。杨周瑞自拟补肾止喘汤，药用熟地黄、龟甲、桑椹、杜仲、紫河车、蛤蚧、核桃仁、桑白皮、黄芩、明党参、杏仁、浙贝母、甘草等，治疗支气管哮喘23例，总有效率78.26%，显著优于服用氨茶碱对照组。李晓霞在吸入布地奈德气雾剂对照组基础上，加用自拟膏方（药用熟地黄、山药、党参、生黄芪、茯苓、白术、石菖蒲、地龙、川芎、五味子）治疗支气管哮喘52例，总有效率90.38%，优于对照组。

5）补肾益气活血法：张益康等观察久哮患者常以咳痰无力、声低气短、动则尤甚、唇甲发绀、舌暗脉弱等明显的气虚血瘀现象为其临床表现，认为活血化瘀原则应贯穿于治疗始终，自拟补肾活血汤治疗支气管哮喘30例，药用黄芪、丹参、淫羊藿、熟地黄、川芎、山茱萸、五味子、人参、甘草，另以蛤蚧、冬虫夏草研粉兑入，总有效率90%，证候疗效判定和症状改善方面均明显优于西医常规治疗对照组。王锦认为，哮喘宜从气、血、瘀论治，运用活血益气补肾法，药用桃仁、红花、川芎、当归、熟地黄、党参、黄芪、茯苓、法夏、炙甘草，治疗支气管哮喘30例，总有效率96.6%，优于口服沙丁胺醇片对照组。

近年来在从肾论治支气管哮喘实验研究、理论探讨、临床实验等诸方面均取得了丰硕成果和可喜进展，肾与哮喘的联系已得到了充分证实。但如何确立哮喘从肾论治的认证标准，提高中医药在治疗哮喘方面的研究深度，研制符合中医药组方特点的实验模型，提高中药的快速平喘效应，坚持"走中国特色的哮喘防治道路"，将具有重要意义。

从肾治之验

1. 从肾阳亏虚、摄纳失常论治　彭某，男，33岁。患哮喘18年，每值春、秋二季复发。1个月前因受寒哮喘又作，喘促不得平卧，张口抬肩，口唇青紫，手指发凉，有少量黏痰。某医院诊断为支气管哮喘持续期，药用氨茶碱、阿奇霉素、强力安喘通等药，症情暂可控制。但每晚7时左右哮喘复作，伴胸闷气短，喘哮有声，重被衣裘，双目深陷，目眶发黑。听诊双肺满布哮鸣音。舌质浅淡，舌苔薄白，脉沉细。四诊合参，证属久病哮喘，肾阳亏虚，摄纳失常。治拟温补肾阳，摄纳冲气为主，佐以健脾化痰平喘。方用阳和汤加味。

处方：熟地黄10g，鹿角胶（烊化冲服）10g，白术10g，麻黄10g，白芥子10g，陈皮10g，砂仁5g，炙甘草5g。每日1剂，水煎分2次服。

复诊：进药5剂，哮喘控制。上方加瓜蒌10g，续服。

三诊：又服药3剂，胸闷气短，喘鸣畏寒亦除。

按语：五脏之伤，穷必及肾。久病哮喘，引起下焦肾阳亏耗，中土不运，寒饮内停，病势纠缠不已。《内经》："肾者水脏，主津液，主卧之喘也。"方用阳和汤加味，意在温肾摄纳，以至阳光普照，阴霾顿消。加入焦术、陈皮、砂仁，取其健运水湿之功。中医学认为水火寄于肾，受五脏六腑之精而藏之。脏腑久病，必殃及于肾，故病久常可从肾论治。中医学"肾"的功能，包括现代医学中的部分神经系统、内分泌系统、循环系统、肾上腺皮质系统及呼吸系统的功能，因此应把"肾"视为多器官、多系统，与他脏他腑有广泛联系的重要脏器。反复发作的病证，通过"从肾论治"收到满意疗效，体现了"治病求本"的原则。

2. 从肺损及肾、痰瘀阻肺论治　郑某，女，62岁。患者素有哮喘病史，近月余又咳嗽气喘，动则喘甚，咳吐白黏痰，痰量多，咳吐不利，夜喘较甚，有痰鸣音，周身乏力，纳呆口干，服西药消炎止咳平喘药物疗效不佳。听诊两肺满布哮鸣音。舌质暗，舌边有瘀斑，舌苔白，脉细结。辨证属肺损及肾，痰瘀阻肺。治以益肾活血，化痰平喘之法。

处方：补骨脂15g，山药30g，丹参20g，桃仁15g，清法夏15g，枳壳15g，白术15g，炒紫苏子12g，细辛3g，连翘30g，黄芩15g，败酱草20g，甘草3g。每日1剂，水煎分2次服。

复诊：服药6剂后，患者咳嗽气喘症状减轻2/3，白天已不咳，痰量明显减少，饮食增加，但仍吐少量白痰，舌苔薄白，舌质谈红，舌边仍有小瘀斑，脉细。予上方加党参15 g，继服。

三诊：又服药6剂，咳止喘平，病情稳定。

按语：本例为肺损及肾，痰瘀阻肺。患者素有支气管哮喘病史，故属"本虚标实"之证。气虚则血运不畅形成瘀血，故患者夜喘较甚，舌质暗，舌边有瘀斑，皆为瘀血之象，故用丹参、桃仁之品。在痰瘀阻塞肺络的情况下，若单用行气祛痰之品，势必难以推动，加上活血药，使血活气动；又咳久肺累及肾，故动者喘甚，用山药、补骨脂益肾，再配以宣肺化痰之药物，可使气血畅行，肺络宣达，痰浊随之而出，邪去正复，咳喘自愈。

3. 从肾阳亏虚、痰饮内停论治　沈某，男，11岁。素有哮喘，今又感寒复发。咳嗽气急，难以平卧，喉间痰鸣，痰如白沫，形寒怕冷，胸闷口淡，舌质浅淡，舌苔薄白，脉弦而滑。此乃痰饮内伏，风寒外束之证。治以宣肺散寒，化痰平喘。方选射干麻黄汤加味。

处方：射干10 g，麻黄5 g，细辛3 g，干姜3 g，五味子10 g，法半夏10 g，紫菀10 g，款冬花10 g，葶苈子10 g，紫苏子12 g，枳壳10 g，大枣10枚。每日1剂，水煎分2次服。

二诊：服药3剂后，气喘已平，稍有咳嗽短气，口淡纳呆，大便不实，舌质浅淡，舌苔薄白，脉弦而滑。此乃风寒渐祛，饮邪未除，以温药和之。方选苓桂术甘汤加味。

处方：茯苓30 g，桂枝5 g，白术12 g，法半夏10 g，甘草8 g。以此五味煎汤代水，送服金匮肾气丸，早、晚各服10 g。

三诊：上方服10剂后，咳嗽均已，自觉无明显不适，舌质淡，脉细软。以丸剂缓图，希冀根治。嘱金匮肾气丸500 g，早、晚各服10 g。

按语：支气管哮喘，中医学认为乃内有伏饮，复感外邪引动所致。本例患者，自幼即患哮喘，稍感外邪即发，每年达10次以上，久治罔效，痛苦异常。此次发作，为较典型的射干麻黄汤证，故投射干麻黄汤合葶苈大枣泻肺汤加紫苏子、枳壳以祛寒化饮，泻水逐痰为治，3剂后气喘得平。此时风寒渐解而内饮未蠲，故改以苓桂术甘汤加法半夏，送服金匮肾气丸温阳化痰为法。最后以金匮肾气丸长服，终于达到了根治的目的。

4. 从肾不纳气论治　王某，男，46岁。患哮喘、多喷嚏之疾已历20余年。平素易感冒，伴有腰膝酸软，头晕耳鸣，神疲乏力，畏寒，四肢不温。近3个月来哮喘频发，每周发作2～4次，动则喘甚，发作时胸部憋闷，时有汗出，喉中辘辘痰鸣，咳痰不利，喉鼻有瘙痒感，痒则呛咳。曾用多种抗生素等平喘止咳的中西药物治疗，症状能减轻。面色苍白，舌质红，舌苔白，脉沉细。辨证属肾不纳气，治以补肾纳气，止咳平喘，化痰利窍。

处方：熟地黄15 g，制附子（先煎）10 g，肉桂10 g，山茱萸12 g，山药20 g，五味子5 g，黄芪20 g，茯苓20 g，泽泻20 g，牡丹皮10 g，地龙10 g，瓜蒌15 g，川贝母15 g，金银花15 g。每日1剂，水煎分2次服。

二诊：服药5剂后，哮喘得以控制，喉鼻发痒消失。药已中病，守方继服。

三诊：又服药30余剂后，病愈。随访半年，病未复发，变应性鼻炎亦愈。

按语：中医学认为，"肺为气之主，肾为气之根"。位居下焦之肾，有助于位居上焦之肺主气司呼吸的功能，谓之肾主纳气。生理上的相互联系，必然就会有病理上的相互影响。本病初始在肺，而病历20余年，久病及肾，终致肺肾两虚之肾不纳气之证。

5. 从肾虚气逆、阳虚失温论治　戚某，男，28岁。诉憋闷气喘反复发作，伴肢冷尿频1年。曾服克喘素、百喘朋等药疗效不明显。诊见双肺布满哮鸣音，口唇色暗，下肢清冷，腰部酸软不适，小便频数，舌质浅淡，舌苔白略厚，脉沉弦。西医诊断为支气管哮喘，中医辨证属肾虚气逆，阳虚失温。治予金匮肾气（丸）汤加减。

处方：制附子（先煎）5 g，肉桂3 g，熟地黄25 g，山茱萸15 g，淫羊藿10 g，沉香10 g，山药15 g，泽泻15 g，茯苓10 g，牡丹皮10 g。每日1剂，水煎分2次服。

二诊：服药10剂后，憋闷气喘及下肢清冷均有所减轻，舌脉同前。予上方加红参10 g，继服。

三诊：又服药 10 剂后，已可下田劳作，偶有轻微憋闷，嘱上方再服 10 剂。

四诊：药后诸症悉平，为巩固疗效，予成药金匮肾气丸善后。随访 3 年，病未复发。

按语：支气管哮喘多呈发作性。历代医家认为宿痰伏于肺是该病发作的内在病理因素，急性发作期以治实为主，平喘止哮。缓解期或喘憋久延，多责之肺肾之虚，根本亏损，肾虚气逆，浊阴上冲，治疗以温通肺脏，下摄肾真，用金匮肾气丸为"治病必求其本"而施。

6. 从肺肾两虚、痰浊郁肺论治　庞某，女，58 岁。主诉发作性喘促气短 5 年，加重 1 周。自诉 5 年前因天气突变后出现喘促气短，咳嗽，以后每因气候交替或遇见冷空气、烟味而发，曾明确诊断为支气管哮喘。1 周前患者遇冷后上述症状再次发作，喘促气急，咳嗽，咳痰，色白量不多，活动后气喘加重，肢体倦怠乏力，汗出，腰膝酸软，舌质红，苔薄白，脉沉弦。听诊双肺可闻及散在干啰音。既往史：变应性鼻炎 30 余年，无糖尿病、高血压病等慢性疾病史。过敏史：灰尘、粉螨过敏。肺部 CT 检查：肺内陈旧病变，双肺肺气肿。血常规：嗜酸粒细胞 7.1％，余未见明显异常。心电图正常。西医诊断为支气管哮喘急性发作。中医诊断为哮病，辨证属肺肾两虚，兼痰浊郁肺。治以补肾纳气，化痰平喘。方选自拟补肾益肺汤。

处方：熟地黄 20 g，山茱萸 15 g，山药 15 g，五味子 15 g，茯苓 15 g，牡丹皮 15 g，泽泻 15 g，党参 15 g，黄芪 25 g，杏仁 10 g，白果 10 g，前胡 15 g，浙贝母 15 g，桑白皮 15 g，紫苏子 15 g，蜜麻黄 5 g。15 剂，每日 1 剂，水煎分 2 次服。

二诊：患者自觉喘促气急症状较前好转，仍时有咳嗽，痰多色白。舌淡红，苔薄白，脉弦滑。予上方加瓜蒌 15 g，法半夏 10 g，燥湿化痰。继服 20 剂，以巩固疗效。同时配合涌泉穴贴敷，"温运阳气，祛除夙根"。当年冬季没有急性发病，以后每年 10 月初来诊服中药类似方药，至今病情平稳。

按语：中医学认为，哮喘的发病，是"宿痰"内伏于肺，因外感、饮食、情志、劳倦等而引触，致痰随气升，气因痰阻，痰气搏结于气道，通畅不利，引动宿痰，而致痰鸣气喘。正如《证治汇补·哮病》所言："哮即痰壅即发者，因内有壅塞之气，外有非时之感，膈有胶固之痰，三者相合，闭拒气道，搏击有声发为哮病。"由此可见，"宿痰伏肺"是哮病的内在发病因素。而痰饮病的形成，是因为人体阳气虚弱，气化不行，水液停聚而致，肾阳亏虚是哮喘的病机本质。肺、脾、肾三脏的气化功能失调，水谷不得化为精微输布周身，津液停积，变生痰饮。《金匮要略·痰饮咳嗽病脉证并治》指出"病痰饮者，当以温药和之"。该患者为中年女性，明确诊断支气管哮喘，患病日久，结合病证，证属肺肾两虚，兼痰浊郁肺，治以补肾纳气，化痰平喘，自拟补肾益肺方以补肾纳气的七味都气丸为基础。方中熟地黄滋肾填精，为主药；辅以山药补脾固精，山茱萸养肝涩精，称为三补。又用泽泻清泻肾火，并防熟地黄之滋腻；茯苓淡渗脾湿，以助山药之健运，牡丹皮清泄肝火，并佐制山茱萸之温，共为佐使药，谓之三泻。六药合用，补中有泻，寓泻于补，相辅相成，补大于泻，共奏滋补肝肾之效。五味子敛肺止咳，生津止汗，黄芪健脾益气，前胡降气化痰，白果润肺定喘，浙贝母清热化痰，桑白皮泻肺平喘，紫苏子降气平喘化痰，杏仁去痰止咳，全方具有补肾纳气、化痰止咳平喘的作用。动物实验表明，补肾中药复方能够优化肾气虚哮喘大鼠体内的脂类代谢途径，降低哮喘大鼠体内炎症细胞的数量。临床研究表明，补肾中药可显著改善哮喘患者生活质量，优于单纯使用西药，同时可以有效地缓解哮喘患者的临床症状，改善肺功能。

中医学理论认为支气管哮喘是以"发时治标，平时治本"为基本原则。正如朱丹溪所言："未发以扶正气为主，既发以攻邪气为急。"也就是说哮喘急性发作时祛邪为要，缓解期以扶正为本。但是即使在支气管哮喘急性发作期，患者也存在正气不足的情况。本例患者为女性，58 岁，肾气渐衰，即使在支气管哮喘急性发作期，也须时时扶正补虚为要，正如《内经》所云"正气存内，邪不可干；邪之所凑，其气必虚""发作期治肺兼顾肾，缓解期治肾兼顾肺"的新观点，丰富了中医治疗哮病的治则治法，是对中医学防治支气管哮喘的继承和发展。

第十八章　慢性萎缩性胃炎

慢性萎缩性胃炎（CAG），是慢性胃炎中最常见的类型之一。慢性胃炎是胃黏膜慢性炎症性疾病，由于其一般并无明显的黏膜糜烂，故又称为慢性非糜烂性胃炎。按其发病原因，有原发性和继发性两类。原发性慢性胃炎的实质是胃黏膜受致病因子长期反复作用，发生持续性非特异性慢性炎症，以致黏膜改变，最终导致难以逆转的固有腺体萎缩甚至消失。而慢性萎缩性胃炎的病理形态特征，主要是在胃黏膜上皮细胞变性，固有膜炎性反应的基础上，进一步发展为胃黏膜固有腺体数量减少和功能低下，形成腺体萎缩、黏膜变薄的特征性病变；并常伴有胃腺细胞的形态学变化，形成肠腺化生和不典型增生等病理改变，而中度和重度不典型增生被认为属于癌前病变。临床以慢性无规律性胃脘部胀满、痞闷、疼痛为主要表现，起病缓慢，病程缠绵，反复发作，难获速效，甚或恶化成胃癌，以中老年为多见。

根据慢性萎缩性胃炎的临床特征，其属于中医学"胃痞""胃胀"范畴。

从肾论之理

中医认为慢性萎缩性胃炎的病因，主要与饮食不当，情志失调，药物损伤，劳倦过度，久病体虚等有关。病机以脾胃气虚、胃体失养为病理基础。盖脾胃为仓廪之官，主受纳、腐熟水谷和转输水谷精微，化生气血，同为后天之本。脾胃中气健旺，则气血化源充足，周身得以充养。《素问·玉机真脏论》："五脏者，皆禀气于胃；胃者，五脏之本也。"本病之形成，或因饮食不当，或因情志刺激，或因劳倦过度，或因药物损伤，或因反复持续的外邪侵袭等，均可损伤脾胃，纳运失职，升降失常，日久发展演变，导致胃不能受纳、腐熟水谷，脾不能运化、转输精微，气血生化乏源，胃体失养，形成了本病的病理基础。病理因素有气滞、血瘀、湿热，三者相互为患。胃为水谷之海，又为多气多血之腑，故胃腑病变，总与气血密切相关。胃气郁滞，病程日久，由气入血，气滞血瘀，不仅使病情加重，缠绵难愈，还可形成有形之积，发生胃癌。其病理性质为正虚邪实，错杂并见。病机特点为本虚标实，脾胃气虚为其本，血瘀湿热为其标，正虚邪实每多互为因果，故其临床证候常夹杂出现。

1. 慢性萎缩性胃炎与肾虚吻合　但随着中西医对本病的深入研究，以及临床的客观实际，上述之论，难概其全。张喜奎认为，对慢性萎缩性胃炎的治疗，纵观目前状况，每依脾、胃、肝三脏论治，鲜有提及他脏者，而实际之中肾虚在本病中亦属常见，故提出"从肾论治"之法。

（1）肾与脾胃生理病理相关：慢性萎缩性胃炎从肾论治，其理论依据，如《素问·五脏别论》："胃者，水谷之海，六腑之大源也。五味入口，藏于胃以养五脏气。"《素问·平人气象论》："人以水谷为本，故人绝水谷则死。"强调"人以胃气为本"的思想。《脾胃论》："脾主五脏之气，肾主五脏之精，皆上奉于天，二者俱主生化以奉升浮，是知春生夏长皆从胃中出也。"论述了胃与肾在生理上的相互作用及关系。"肾为胃关"，关闭不利，则气逆而上行，故为哕也。又曰"肾水反来侮土，所胜者，妄行也。作涎及清涕、唾多、溺多而恶寒者是也，土火复之，腹阴阴而痛。"阐述了肾对胃在病理上的变化。可见，肾与胃关系相当密切，临床辨治亦然。

慢性萎缩性胃炎，虽属胃腑病变，但其发病与肾密不可分。因肾与脾胃生理、病理紧密相连。脾胃属土，肾脏属水，在五行上具有相克关系，而相互制约。脾胃为后天之本，气血生化之源；肾为先天之本，受五脏六腑之精而藏之，为元阴元阳之基，内寄命门真火。首先脾阳需赖肾阳以温煦，胃阴亦赖肾水以滋养，始能发挥其作用。对此，《医碥》："脾胃之腐化，尤赖肾中之一点真阳蒸变，炉薪不息，釜爨方成。"《医贯》："命门为十二经之主……脾胃无此，则不能蒸熟水谷，而五味不出矣。"其次，肾精需靠后天脾胃运化之水谷精微的不断充养与化生，才得充盈，正如李东垣所说："元气之充足，皆由脾胃之气无所伤，而后滋养元气。"反之，若肾元不足，火不暖土，必致脾胃虚弱，运化不力，水谷不入，即《内经》所谓之"肾移热于脾""肾移寒于脾"，从而出现痞满、胃痛、泄泻等；而脾胃之病变，日久及肾，从而导致肾元亏虚，无力助脾胃腐熟、运化水谷，形成恶性循环。慢性萎缩性胃炎发病过程，因病久不愈，每致脾、胃、肾俱虚。临床上每因体质、感邪性质之异，常可见阴虚、阳虚，甚或阴阳两虚不同见证。如素体阴虚，肾水不足，或因过服温燥，伤津耗液；或感受燥邪，胃津妄耗，致胃阴亏虚；日久及肾，从而出现消瘦头晕、五心烦热、失眠多梦、腰膝酸软、胃中嘈杂、舌红少苔、脉细数等肾胃阴液俱损之证。若素体阴阳虚，命火不足；或过用苦寒直折脾阳，或寒邪内侵，伤损肾阳，火不暖土，致脾阳衰弱；日久及肾，从而出现形寒肢冷，手足不温，脘腹痛而喜温喜按，腹胀便溏等脾肾阳虚之证。可见，肾与脾胃生理上互相制约，互相促进；病理上互相影响，互相传变。于此，对慢性萎缩性胃炎之治，若单纯滋养胃阴或温补脾阳，则难以收全功，故治当从肾着手。肾为一身阴阳之根本，必治本方能澄源，获效方佳。

（2）CAG发病特征与肾虚吻合：从西医学的观点视之，慢性萎缩性胃炎的发病特征与中医肾虚的认识吻合。慢性萎缩性胃炎属自身免疫损伤所致，由于受不同原因影响，胃黏膜损伤，其结构发生改变，形成自身抗体，或因年龄增长及遗传因素等导致免疫稳定性失常，以致抑制性 T 细胞功能缺陷，自身反应性 B 细胞活跃，从而产生自身抗体（PCA），自身抗原是壁细胞的微粒体成分，与 PCA 形成免疫复合体，引起壁细胞损伤，进一步恶化，最终导致胃腺体破坏而萎缩。现代医学对肾实质的研究表明，肾虚证血 T 细胞比值降低，机体免疫功能低下，尤其是免疫稳定性失常，是肾虚证的主要变化。肾元亏虚，阴阳失调，内环境紊乱，即"邪之所凑，其气必虚"，正气不足，无力清除抗原抗体复合物，终止自身免疫而发病。

中枢神经功能失调，是慢性萎缩性胃炎的原因之一，和中医学所言肾虚相似。过度的精神刺激、忧郁、劳累、惊恐等反复作用，使皮质神经细胞过度紧张，从而功能弱化，甚至衰竭，皮层下中枢失去来自皮层的抑制，其兴奋性过度增强，首先致自主神经中枢产生优势兴奋灶，因此自主神经功能失调，导致胃的病理变化，如胃壁血管痉挛性收缩，形成缺血区，胃黏膜则发生营养不良，胃腺体分泌异常，而致本病发生。中医学认为，七情太过，久必及肾，而致肾虚，即所谓"先伤其气者，气伤必及于精"。而惊恐又可直接伤肾，"惊则精动"，每致肾虚。现代医学研究证明，肾虚尤其是肾阴虚时，每表现为自主神经功能紊乱，这也与上述肾虚之论相吻合。根据现代医学的认识，结合肾实质的研究，慢性萎缩性胃炎与肾虚不乏一致之处。

（3）CAG从补肾论治与药理佐证：肾虚在慢性萎缩性胃炎中占有重要位置，从补肾论治不仅符合中医学理论，而且现代药理研究也为之提供了可靠的佐证。一般认为，本病难以逆转，在治疗上缺乏针对性。多数临床医生主张，应用糖皮质激素治疗，以使壁细胞数增多，应用之后，确可起到一定疗效，使病情迅速得以控制，并能减轻对胃黏膜及腺体的损害。但此类药物易引起出血及其毒副作用，长期应用可引起肾上腺皮质萎缩、向心性肥胖等，使应用者望而生畏。而补肾药物具有考松等糖皮质激素样作用，它能使肾上腺皮质增生，并能激动肾上腺释放皮质激素，从而达到治疗目的。从临床及实验观察，中药无激素样副作用，可长期应用，较之激素倍显优越。同时，常用的药有调节神经内分泌的作用，可纠正本病引起的内分泌失调。如鹿茸、附子（先煎）、肉苁蓉、补骨脂等，皆有此效。

因本病属于免疫性疾病，因此应用调整免疫之药物，当属必然。温补肾阳药物（如肉桂、仙茅、菟丝子、黄精等）能使抗体提前形成，而滋补肾阴药物（如鳖甲、天冬、麦冬、玄参、北沙参等）能使抗体存在时间延长。补肾药物可使低下的 T 细胞显著提高，并有轻中度免疫激发作用。补益脾肾、温阳益气的方药多属于刺激免疫反应的扶正药，能提高机体的免疫功能，清除抗原抗体复合物，从而终止免疫反应，阻断胃炎的继续恶化。同时通过对处于病理状态的核酸和环化腺苷酸的调节作用，促使各种酶活性以及全身代谢获得调整，有利于组织修复。

2. 慢性萎缩性胃炎从肾治之理　慢性萎缩性胃炎（CAG）是慢性胃炎的常见类型，其病情易反复发作，难以治愈，且具有癌变的风险，对患者的身心健康造成严重威胁。传统中医学认为，CAG 病位在胃，治疗也多从肝、脾、胃论治。刘启泉认为，CAG 病位虽然在胃，但其发病与肾也有密切关系，胃肾阴虚、脾肾阳虚、肾气不足均为 CAG 发生发展的重要病机，从肾论治是其临床治疗 CAG 常用变法之一，尤其是对病情迁延日久的难治性 CAG 效果更佳。

（1）病因病机：CAG 属中医学胃痞、胃痛、嘈杂等范畴，目前普遍认为，CAG 病位在胃，与肝、脾关系密切，在脾胃气虚的基础上，兼夹气滞、血瘀、湿热等，多属本虚标实之证，治疗上也常从脾、胃、肝三脏着手。CAG 病位在胃，与五脏关系密切，其病理因素不外乎气、湿、热、瘀、虚五个方面，并以脾胃、肝胃、肾胃不和等引起的胃失和降为主要病机，在 CAG 的中后期巧妙辅以从肾论治，对延缓患者病情发展，改善预后具有良好的治疗效果。正如《景岳全书》："脾胃有病，自宜治脾，然脾为土脏，灌溉四旁，是以五脏中皆有脾气，而脾胃中亦皆有五脏之气，此其互为相使，有可分而不可分者在焉，故善治脾者，能调五脏，即所以治脾胃也。"

1）胃肾阴虚：胃阴者，胃之津液也，为胃腑之根本。胃之受纳、腐熟均依赖胃阴的濡润，胃的通降功能需要胃阴的滋润，胃黏膜护养亦离不开胃阴。若胃阴不足，胃黏膜失养，久而可导致黏膜萎缩异生，进而出现消化不良、痞满、气滞等症状表现。清·叶天士《临证指南医案·脾胃门》："所谓胃宜降则和者，非用辛开苦降，亦非苦寒下夺，以损胃气。不过甘平，或甘凉濡润，以养胃阴，则津液来复，使之通降而已矣。"肾藏精，主水，受五脏精气的充养，可化生五脏之液。清代张志聪《黄帝内经素问集注》："五液者，肾为水脏，受五脏之精而藏之，肾之液，复入心而为血，入肝为泪，入肺为涕，入脾为涎，自入为唾。是以五液皆咸。"肾阴为一身阴气之源，五脏六腑之阴气非此不能滋，肾与五脏之阴相互滋养，同样，胃之阴液也是由肾之阴精化生而成，"肾旺则胃阴充足，胃阴充足则思食。"（清·高鼓峰《四明心法·隔症》）同样胃阴亏虚，虚热内生，日久亦可损伤肾阴，形成胃肾阴虚之证。

2）脾肾阳虚：胃为太仓，水谷之海，主受纳腐熟水谷，且需"火"的温煦方可发挥腐熟作用，而此"火"除胃阳、心火、少阳相火外，还与肾中命火密切相关。肾虽居下焦，内藏命门之火，火旺则能生土，胃之阳气才可充盛，腐熟功能方可健全。清代陈士铎《辨证录》："盖脾胃之土，必得命门之火以相生，而后土中有温热之气，始能发生，以消化饮食。"CAG 属慢性病，病程绵长，胃阳式微，久则子盗母气，以致脾肾阳虚，心阳不足，阳气不布，阴霾窃据，遂见胃痛、胸闷、心悸、肢冷等。金代李东垣《脾胃论·脾胃虚实传变论》："元气之充足，皆由脾胃之气无所伤，而后能滋养元气。若脾胃之本弱，饮食自倍，脾胃之气既伤，而元气亦不能充，而诸病之所由生也。"脾为先天之本，肾为后天之本，两者相互资助，相互促进，相互济之，病理上亦相互影响，互为因果，肾阳不足，不能温煦脾阳，脾阳久虚，进而也可损及肾阳，而成脾肾阳虚之证。

3）肾气不足：脾主升清，胃主降浊，胃为六腑之一，其气宜降，以降为顺。肾具有潜藏、封藏、闭藏的生理特性，肾主纳气，胃气以降为顺，胃的通降须赖肾气的摄纳、温煦，才能使胃腐熟的食物下达小肠，确保胃肠的虚实交替。肾失摄纳，胃失和降，不能受纳，则产生胃气上逆诸症。另外，多项研究认为，CAG 属退行性病变，老年人的胃黏膜改变是全身退行性病变的一种表现，也是导致 CAG 发生的重要因素，其发病率随年龄的增长而增高，高龄是继幽门螺旋杆菌感染、胃癌家族史后导致 CAG 发病的另一个重要的危险因素。国际相关卫生组织调查也发现，CAG 在世界范围内均为老年人高发，20～50 岁患病率仅 10% 左右，而 51～65 岁患病率则高达 50% 以上。而中医学认为，人的生长衰老与肾气的盛衰密切相关，肾气充足，则机体强壮；肾气衰弱，则机体出现虚衰。肾气的盛衰决定着机体的生理病理变化，是老年人发生退行性病变的根本原因，肾气虚弱，肾气不足，则机体脏腑功能也随之减弱，导致 CAG 的发生。

（2）临床治疗：CAG 病位在胃，胃与脾互为表里，其治疗离不开脾，而脾胃分属太阴、阳明二经，各有其特性，阳明病易于化热燥结，病多从燥化、热化；太阴病易虚，湿易伤脾，故病多从寒化、湿化。因此，从肾论治亦需辨证用药，以胃阴亏虚为主症时，滋养肾阴以养胃阴；偏于脾阳不足者，重在温肾阳以补脾阳；对于病久年迈，肾气不足者，重在补肾和胃以扶正固本。

1）肾水亏虚，滋肾养胃：CAG病情发展是个漫长、复杂的过程，临证常循气滞、湿阻、热毒、血瘀、阴伤的发展规律。胃为阳腑，喜润恶燥，对此叶天士提出了"甘平或甘凉濡润以养胃阴"的治胃大法，并指出"救阴不在血，而在津与汗"，对于养胃阴而言，关键是保护与滋养胃中之津液，应当以甘寒柔润之品为主，慎用滋腻碍胃之物。而对于胃阴亏虚日久，出现诸如饥饿痛、嘈杂、痞满、饥而不欲饮食、灼痛、口干等胃阴严重不足症状，此时纯用养胃阴之法往往疗效欠佳，应适当加滋养肾阴之品，补肾阴以养胃阴。常用处方（熟地黄、山茱萸、墨旱莲、女贞子、枸杞子、天冬、麦冬、石斛）。方中麦冬、天冬皆可养胃阴，清胃热，生津止渴。然天冬苦寒之性较甚，清火与润燥之力强于麦冬，又可入肾滋阴，两者共用，可使肾胃皆滋，胃阴得复；墨旱莲、女贞子是取二至丸滋养肝肾之意；山茱萸、熟地黄是取六味地黄丸滋养肾阴之效；枸杞子滋肝补肾；石斛益胃生津。诸药合用，发挥滋养胃肾阴之效。然养阴之品性多滋腻，用之日久有碍胃之嫌，故常在上方基础上加用青皮、陈皮、荔枝核、白梅花、香附等行气活血，加炒麦芽、炒神曲等消食和胃。

2）肾失温煦，温肾健脾：脾胃属土，需"火"温煦方可腐熟水谷，脾胃虚寒日久可损及肾阳，肾阳不足则脾失运化，胃失腐熟，而出现胃胀、纳呆、胃凉、便溏等症状，故应注重温补肾阳。临床中温补肾阳的经典方剂很多，如右归丸、肾气丸、济生肾气丸、二仙汤等，多以附子、干姜、肉桂、仙茅、巴戟天、淫羊藿等温热之品为主药温煦肾阳，并加山茱萸、熟地黄、炒山药、五味子等滋肾阴的药物，以取"阴中求阳"之意。结合现代人的饮食、情志、劳逸等生活习惯，以及阳明胃病多从燥化、热化的特点，在温补肾阳采取阴中求阳之法时，而慎用大温大热之品，因其药效太过反伤胃阴。临证常坚持"以平为期"的主要原则，正如《素问·三部九候论》所言："必先度其形之肥瘦，以调其气之虚实，实则泻之，虚则补之……无问其病，以平为期。"常用处方（鹿衔草、杜仲、骨碎补、沙苑子、刺五加、醋五味子、肉苁蓉、益智）。方中鹿衔草性温而不燥，补益肝肾而不伤津液，能祛风助脾化湿而不伤胃阴，CAG偏阳虚者常用之；杜仲、骨碎补补肝肾，强筋骨，善治肾虚腰膝瘦软；补骨脂、益智皆可温补脾肾，补骨脂长于补肾壮阳，益智长于温补脾胃，两者常相须而用；肉苁蓉温肾阳，益精血，通肠道；沙苑子温补肾阳，兼具涩性，且能养肝明目，五味子酸甘养阴，取阴中求阳之意。诸药合用，温补肾阳而不燥。

3）肾气不足，补肾和胃：CAG患者多数年事已高，肾气衰竭，机体阴阳平衡失调，或病程日久，气阴两虚，此时应以平补肾气为主。常用药有西洋参、太子参、炒山药、刺五加、红景天等，或者选用滋肾阴、温肾阳的对药，如杜仲配黄精、枸杞子配鹿衔草等。除了气阴双补外，还常加用解毒散结之品，给邪气以出路，喜用绞股蓝、红景天等攻补并施药物。常用处方为炒山药、灵芝、西洋参、绞股蓝、红景天、刺五加、枸杞子、鹿衔草。方中炒山药、西洋参益气养阴；灵芝、刺五加补肾益气安神；枸杞子、鹿衔草滋补肝肾，祛风除湿；绞股蓝益气健脾，清热解毒；红景天健脾益气，活血化瘀。诸药合用，平补肾气，和胃降逆。另外，CAG日久，常在气滞、气虚、阴虚、湿阻的基础上兼见血瘀证的表现，临证胃镜检查也可观察到胃黏膜苍白无泽、血管网络显现、颗粒状增生隆起、糜烂、出血等，因此临床中常加地榆、仙鹤草、三七粉等活血化瘀药物，以改善黏膜循环，促进胃黏膜修复。

从肾治之验

1. 从肾阳亏虚、气阴不足论治　陈某，男，64岁。胃脘灼痛，腹胀纳差，经胃镜及病理检查确诊为萎缩性胃炎已16年，虽多方医治而效微。刻诊：诉近5年来，出现身寒肢冷，腰膝酸软，胃脘痛喜温喜按，腹胀便溏，面色萎黄，形体消瘦，乏力声低，舌质淡红，舌苔薄干，脉细弱无力。经胃镜及病理复检：腺体萎缩伴肠化异型增生，确诊为萎缩性胃炎。方选自拟补肾复萎汤加减。

处方：仙茅25 g，肉苁蓉18 g，巴戟天15 g，淫羊藿10 g，北沙参20 g，鳖甲（先煎）15 g，炙黄芪30 g，党参12 g，炒白术25 g，炒山药15 g，土茯苓18 g，生白芍25 g，炒枳实10 g，焦三仙各

20 g，延胡索 12 g，炙甘草 8 g，蜈蚣 4 条。每日 1 剂，水煎分 3 次温服。另取七厘散 1.8 g，日分 2 次吞服。

二诊：服药 20 剂后，诸症渐缓，纳食有增。守上方加减，服药 3 个疗程（45 日为 1 个疗程），诸症消失。胃镜及病理复查：胃黏膜萎缩性病变消失，增生、肠化降级。随访 1 年，未复发。

按语：慢性萎缩性胃炎的证治，多数医者多从脾、胃、肝、胆论治，鲜有提及肾者。慢性萎缩性胃炎的形成与肾虚有密切关系。在生理上脾阳需赖肾阳之温煦，胃阴尚靠肾水之滋养，而肾精（阴）又需脾胃所化生的水谷之精微的不断充养。若肾元不足，火不暖土，必致脾胃虚弱，运化无力，水谷不入，则出现痞满、胃痛、泄泻等症。而脾胃之病变，日久及肾，又可导致肾元亏虚，无力助脾胃腐熟，运化水谷，形成恶性循环。所以，若单纯滋养胃阴或温补脾阳，则顾此失彼。李彪自拟补肾复萎汤而脾（胃）肾双治，疗效颇佳。方中仙茅、巴戟天、肉苁蓉具有补肾阳，暖脾土之功；北沙参、鳖甲具有养阴、生津、行瘀的作用；黄芪补益中气；党参、白术、山药、白芍、焦三仙为健脾养胃必入之品；蜈蚣、土茯苓具有解毒软坚消瘀之功；枳实、延胡索以调畅气机，顺逐胃腑通降之性；淫羊藿补肾阳，并能提高机体抗病能力；炙甘草调和诸药，兼补脾胃。伤科名方七厘散对活血生肌复萎功效殊卓。诸药合用，共奏温肾暖土、健脾养胃、滋阴生津、活血复萎之功。

2. 从肾阴亏损、瘀阻胃腑论治　越某，男，65 岁。脘痛史 20 余年，近月上腹部疼，饱胀加重，曾服中药柴胡疏肝散及香砂六君子汤加减，配合西药雷尼替丁、胃必治等无效。刻诊：上腹部疼痛，饱胀，痛有定处，犹如针刺，轻按舒适，重按则剧，伴嘈杂吞酸，嗳气为快，口干欲饮，饮水不多，腰膝酸痛，大便干结，舌苔薄白而干，舌质红边有紫斑，脉沉细弦。肝、胆、脾、胰 B 超检查未发现异常。胃镜检查示：慢性萎缩性胃炎伴肠上皮化生。病理报告符合上述诊断。辨证属肾阴亏损，肝失条达，胃失和降，久病入络，瘀阻胃腑。治宜补肾养肝，化瘀和胃。方用一贯煎合失笑（散）汤加减。

处方：熟地黄 15 g，当归 10 g，枸杞子 10 g，五灵脂（包煎）10 g，沙参 10 g，麦冬 10 g，蒲公英 15 g，蒲黄（包煎）10 g，延胡索 10 g，黄连 5 g，吴茱萸 3 g，生甘草 5 g。

二诊：服药 5 剂后，胃脘痛胀已减。予原方去黄连、吴茱萸，加石见穿、白花蛇舌草各 15 g，继服。

三诊：又连续服药月余，诸症若失。以后随症加减，共计服药 3 月余，胃镜复查见萎缩性胃炎已转为慢性浅表性胃炎，肠上皮化生明显减少。

按语：慢性萎缩性胃炎是一种难以逆转的消化道疾病，病理变化和临床证候较为复杂。该病的病位在胃，病机多和肝失疏世有关，与其他脏腑功能失调也有一定内在联系。部分胃癌形成与此病相关密切，应引起临床高度重视。此案系老年久病入肾，肾水不足，肝失濡养，肝气犯胃，胃失和降，日久气滞血瘀，损及血络，其病理属本虚标实，故宜从标本论治。以一贯煎加减，滋水涵木，左金丸苦辛通降，失笑散、石见穿、蒲公英、白花蛇舌草等化瘀解毒，以防肠化恶变，终于使疾病逆转。"从肾治胃""化瘀抗萎""解毒防癌"是本案治疗胃脘痛的关键。

3. 从肾阳气虚、脾胃不和论治　刘某，女，51 岁。起病 2 年余，上腹胀满，食欲减退，嗳气，困倦乏力，少气懒言，腰膝酸软，畏寒肢冷，面色萎黄，晨起腹泻，舌体淡胖，舌苔薄白，脉弦细。胃镜检查：胃底部黏膜充血，胃窦黏膜花斑样，小弯处有两条粗大皱襞，伸向幽门管，表面糜烂渗血。西医诊断为萎缩性胃炎，伴轻度肠化生。中医辨证属肾气亏虚型，治以益肾、健脾、和胃之法。

处方：菟丝子 15 g，杜仲 10 g，黄精 10 g，白芍 15 g，制附子（先煎）5 g，吴茱萸 10 g，茯苓 15 g，丁香 5 g，党参 10 g，石斛 15 g，干姜 3 g。每日 1 剂，水煎分 2 次服。

二诊：服药 30 余剂后，症状基本消失。遂按上方比例改为丸剂，每次 10 g，每日 3 次，继服。

三诊：服上药丸剂 5 个月后，胃镜复查：黏膜粗糙，水肿，提示浅表性胃炎。

按语：萎缩性胃炎病理表现为黏膜腺体萎缩，胃液分泌减少，从而导致胃的消化吸收功能减退，出现全身虚弱现象。脾胃为后天之本，肾为先天之本，脾胃的运化、纳谷须肾阳的温煦，故有"脾阳根于肾阳"之说。清代张志聪对肾与胃的生理病理关系作了"肾为胃关，其脉系于舌，肾气不交于阳明而胃缓"的阐述。《内经》提出了"哕之标在胃，哕之本在肾也"，故肾功能的盛衰直接影响着脾胃的功能。在临床中观察到患病日久，多数患者临床有肾虚的见症。因此，李利亚对156例萎缩性胃炎患者采用益肾养阴、健脾和胃为基本大法，并根据症状，治疗上略有偏重，创拟从肾论治此病的基本方（菟丝子、杜仲、党参、吴茱萸、茯苓、丁香）。纵观全方益肾养阴，健脾和胃，益气补阳，温而不燥，益肾气而不耗肾阴，助生发津液，滋养胃阴，使津有所出，液有所源。标本兼治，收效满意。

4. 从肾胃阴亏、脾失运化论治 李某，女，62岁。胃脘闷堵痞满20余年。近年来绵绵而痛，或灼热疼痛兼作，纳呆不食，或渴而不思饮，口干唇燥，时轻时重，伴见面黄肌瘦，头晕眼花，腰膝酸软，乏力短气，精神不振，小便夜频，大便稍干，舌红无苔，脉弦细。经某医院胃镜检查：胃体部黏膜变薄，呈暗灰色，黏膜静脉显露，肠上皮异型增生。确诊为萎缩性胃炎，胃酸缺乏症。病理活检诊断同上。来诊前曾服过中药益胃汤、一贯煎、沙参麦冬汤等方及西药，均无显著效果。据此辨证为肾胃阴亏，胃液不足，脾失运化。治宜滋肾益脾，养阴和胃。补先天而固后天，稍佐理气之品。方选六味地黄汤加减。

处方：熟地黄15 g，山药20 g，山茱萸12 g，生地黄15 g，牡丹皮10 g，女贞子15 g，茯苓10 g，白芍12 g，鸡内金10 g，香橼皮5 g，鲜芦根50 g，生百合15 g，乌药10 g。每日1剂，水煎分2次服。

二诊：服药10余剂后，诸症大有好转，胃痛消失，食欲增，精神转佳。予原方加减，隔日服1剂。

调治2个月后，诸症悉除，身体康复。胃镜复查：胃黏膜萎缩病变及肠上皮化生消失，舌苔及二便均正常。后改用滋补肾阴之六味地黄丸，配以健脾养胃之六君子丸以善后。治疗半年余，其病至今未发。

按语：萎缩性胃炎多发于中老年人，病虽在胃而缘由肝木之克。脾、胃均属中州，因受肝木横逆干扰而失运化，水谷精微不能化生，脏腑失养，致使阴阳气血日衰。肾者先天之本，脾胃为后天之本，后天受损，必然导致先天受害。肾失脾之健运而致肾阴不足，水不涵木，肝木得以妄行。因此，用六味地黄汤滋肾阴，强脾胃而济后天，制约肝木之横逆。

由于脾胃的运化赖元气推动，元气受伤，必致脾胃功能失调。脾之运化胃之腐熟，既赖肾阳的温煦蒸腾，又赖肾阴的上滋濡润。脾气借肾阳之鼓舞而上升，胃气赖肾阴之濡润而下降。水谷精华靠脾胃升降化生，而源于肾阴肾阳。所以，滋补先天是治疗萎缩性胃炎立法中的一个重要环节。方中生地黄、女贞子、鲜芦根甘寒养阴生津，滋补胃阴；白芍柔肝泄热，酸甘敛阴，缓急止痛；生百合、香橼皮、乌药疏肝理气，养阴解郁；鸡内金助胃消食，且能补肾秘精。本方平稳冲和，收效颇宏。

5. 从胃肾阴虚、胃络失养论治 李某，女，52岁。主诉间断性胃脘部饥饿痛10余年，加重1个月。患者缘于10年前因嗜食辛辣食物后，出现胃脘部灼痛不适，就诊于当地医院，给予奥美拉唑肠溶胶囊口服治疗后症状好转，但未痊愈。后每因饮食不当或劳累后加重，胃痛隐隐，饥饿时加重，经多方治疗，效果不佳，近1个月来胃痛加重。曾行电子胃镜检查诊断为慢性萎缩性胃炎，病理示胃窦部腺体轻度肠上皮化生。刻诊：胃痛，饥饿时胃内灼热难以忍受，进食后可稍缓解，口干，心烦，腰膝痠软，困乏无力，手足心热，纳可，寐差，大便干，3～4日1行，舌黯红，舌少苔，脉弦细。西医诊断为慢性萎缩性胃炎伴轻度肠上皮化生。中医诊断为胃脘痛。辨证属胃肾阴虚，胃络失养。治以滋肾养阴，和胃止痛。

处方：墨旱莲15 g，女贞子15 g，天冬15 g，石斛15 g，麦冬20 g，红景天15 g，炒山药12 g，生地黄12 g，延胡索12 g，百合12 g，八月札12 g，当归10 g，陈皮12 g，青皮12 g，合欢皮15 g，酸枣仁15 g，柏子仁15 g，乌药5 g，木香5 g。7剂。每日1剂，水煎分2次服。

二诊：患者睡眠改善，口干、口苦减轻，腰膝酸软减轻，仍有胃痛，饥饿时灼痛，乏力，纳可，大便2～3日1行，质偏干，舌黯红，舌少苔，脉弦细。上方加熟地黄15 g，14剂，继服。

三诊：患者自诉胃脘饥饿痛减轻，口干咽干，头痛，纳可，寐可，大便2～3日1行，质偏干，舌黯红，舌少苔，脉弦细。上方加桑叶15 g，防风5 g，金银花5 g。7剂，继服。

四诊：患者诸症减轻，偶有胃脘饥饿痛，饭前灼热痛得到缓解，口干、心烦明显减轻，纳寐可，大便干，1～2 日 1 行。上方加白芍 12 g，茵陈 12 g，柴胡 5 g。7 剂，继服。患者后守法连续服药 3 个月，饥饿痛症状明显改善，复查电子胃镜示慢性萎缩性胃炎，未见明显肠化。

　　按语：患者为老年女性，一则有嗜食辛辣食物史，火热伤阴，胃络失养。二则患者年老肾阴亏损，致胃失濡养，故可见胃脘饥饿痛，日久不愈。腰膝酸软、困乏无力、手足心热、口干、大便秘结等皆是肾胃阴津亏虚之症。故治宜滋肾养阴，和胃止痛。方中墨旱莲、女贞子为清补之品，既能补益肝肾之阴，又能凉血清热，二者灵活运用，既可补真水之不足，又可润胃腑之燥，且无留邪之虞；天冬、石斛、百合、麦冬、乌药滋养胃阴，润而不滞；红景天、炒山药补益脾肾之气；青皮、陈皮、木香行气健胃，一则助脾胃运化，二则防止养阴之品滋腻碍胃；延胡索活血理气止痛；柏子仁、当归、生地黄养血滋阴润肠；八月札清热解毒，消痈散结；酸枣仁、合欢皮养心安神。后随证加减，病情得愈。

第十九章　溃疡性结肠炎

溃疡性结肠炎（UC）又称慢性非特异性溃疡性结肠炎，是一种病因不明的直肠和结肠炎性疾病。目前认为本病的发生主要由于体液与细胞免疫机制的异常反应，并与遗传、感染、精神因素有关。病变主要在结肠的黏膜，且以溃疡为主，多累及直肠和远端结肠。临床表现主要有腹泻腹痛、黏液便、脓血便、里急后重等，也可发生严重的局部和全身并发症。病程较长，病情时轻时重，多呈反复发作。

根据溃疡性结肠炎的临床特征，其属于中医学"大瘕泄""滞下""泄泻"等范畴。

从肾论之理

1. 溃疡性结肠炎从肾虚论治　中医学认为，本病多是由于郁怒失节，劳累过度，肝木克土；饮食不调，嗜癖辛辣、烟酒，或进食不慎，湿热或湿热邪毒蕴聚肠道，引起大肠气机郁滞，传导失常，络脉受损，气血瘀滞而成。病性多属虚实夹杂，以脾胃气虚为本，湿热蕴结、气机阻滞、瘀血内阻为标。故中医对本病的治疗，以清热、祛湿、健脾、疏肝、涩肠等治法较为常用。然而，久之气损及阳，致脾肾阳气亏虚，此时则当从肾虚、脾肾两虚论治。

（1）从肾虚论治的理论认识：《景岳全书·传忠录》"凡泻痢者，水走大肠"。脾运失常，水湿聚于大肠，是慢性溃疡性结肠炎发病的主要病理环节。水湿的形成，无论是内因还是外因，都与脾虚密切相关。脾虚与湿盛可互相影响，互为因果。所以慢性溃疡性结肠炎的病机，其标在湿，其本在脾。而脾虚、湿盛又与肾虚有着密切联系，甚至有时存在着本质的因果关系。其一，"肾为胃之关，关门不利，故水聚而从其类也。"（《素问·水热穴论》）肾主水，肾阳虚，气化失司，则水液内停，为湿为肿。其二，脾为阴土，得阳始运，脾之运化，有赖于肾阳的温煦，故有"脾阳根于肾阳"之说。《景岳全书·泄泻》："肾为胃之关，开窍于二阴，所以二便之开闭，皆肾脏之所主。今肾中阳气不足，则命门火衰……阴盛极之时，即令人洞泄不止也。"其三，肾为先天之本，脾为后天之本，先天促后天，后天资先天。在人体的消化吸收的过程中，脾运化有赖于肾阳的温煦，小肠的分清别浊、大肠对水液的吸收功能及传导功能均受到肾的气化作用的主宰。肾气充盛，气化功能正常，则二便正常。肾阳虚衰，关门不固，可致久泄滑脱。因此，慢性溃疡性结肠炎的发病，从脏腑功能失调的标本关系看，其标在脾，其本在肾。

慢性溃疡性结肠炎是一种慢性疾患，病程较长，反复发作，缠绵难愈，虚证居多，并且长期反复泄泻，势必耗伤机体的阳气和阴液，进而导致肾阴肾阳的虚损，形成恶性循环。《景岳全书·泄泻》："盖关门不固则气随泻出，气去则阳衰，阳衰则寒从中生……阴寒性降，下必及肾……所以泄泻不愈，必自太阴传于少阴而为肠癖。"这也是"久病及肾"的具体体现。可见，慢性溃疡性结肠炎的发生与发展都与肾虚有着非常密切的联系。

（2）补肾法的临床具体运用：梁幼雅认为，慢性溃疡性结肠炎的补肾疗法，具体运用于临床有温肾补脾、温肾化湿、补肾涩肠等法。

1）温肾补脾法：《景岳全书·泄泻》"久泄不可治标，且久泻无火，多因脾肾之虚寒也"。《医方集解》："久泻皆由命门火衰，不能专责脾胃。"因肾阳虚衰，不能温养脾胃，运化失司，水谷不化精微则大便溏泻，完谷不化。故通过温补肾阳可促进脾气健运，使水谷化生精微，大便排泄正常，即温肾阳以补脾阳。该法适用于慢性溃疡性结肠炎主要表现为久泻不愈，大便清稀，或伴有完谷不化，食少纳差，腰膝酸冷，下腹冷痛喜按，四肢不温，面色㿠白，舌质淡胖有齿印，舌苔白，脉沉细者。

2）温肾化湿法：对于本病阳虚水湿内盛而致者，若用大量淡渗利湿药利小便实大便，则会重伤阳气，加重病情。因此应考虑温肾化气行水，即通过温肾助阳，促进肾阳的蒸腾气化作用，防止水湿内停而达到化湿的效果。所谓"阳胜则燥，而阴湿自退。"（《景岳全书·湿证》）该法适用于慢性溃疡性结肠炎主要表现为泄泻清稀，腹痛肠鸣，四肢不温，腰酸怕冷，或伴有下肢浮肿，女子行经腰腹痛，白带量多质稀，舌质淡，舌苔白润或白厚腻，脉沉细濡缓者。

3）补肾涩肠法：肾主封藏，若肾气（阳）亏虚，关门不固，可致泄泻滑脱，而久泻则精微外流，也会导致肾气（阳）亏虚，形成恶性循环而加重泄泻，甚则泻下不止，滑脱不禁。通过补肾阳促进肾之正常封藏功能，可达到涩肠止泻之功。该法适用于慢性溃疡性结肠炎主要表现为每日泻下次数频多，或大便难以自禁，甚则二便失禁。泄泻多在黎明之前发生，腹部作痛，肠鸣即泻，泻后则安，形寒肢冷，腰膝酸软，夜尿频多，女子可伴有白带量多质稀，月经色淡或色黑等；男子可伴有遗精、早泄等。舌质淡，舌苔白，脉沉细或尺弱者。

现代药理研究表明，补肾阳药对人体免疫功能具有双向调节作用，即对免疫反应有"高者抑之，低者升之"的作用。一方面对非特异免疫和特异免疫均有增强作用，因机体免疫功能低下而致感染迁延不愈，或反复发作的病症，使用补肾阳法，是提高疗效、减少感染的一条重要途径。对慢性溃疡性结肠炎的患者来说，提高机体免疫力，防止或减少感染的发生，无疑对本病的缓解或治愈有促进的作用。另一方面，补肾阳药又有免疫抑制作用，变态反应性疾患使用补肾阳药治疗，可以收到症状减轻或病情缓解、免疫指标改善的效果，同时副作用小。

综上所述，补肾法治疗慢性溃疡性结肠炎，可谓治本之法，能起到不治泻而泻自止的效果。

2. 溃疡性结肠炎从肺、肝、肾论治　溃疡性结肠炎病情复杂，反复发作，且随着病情延长其癌变风险性增大，严重影响患者生活质量。西医学认为本病不只是结肠局部病变，还是一种全身性疾病，伴有多种肠外表现。中医学认为，本病病位在肠，与脾胃关系密切，从中医学整体观和辨证论治角度来看，巩艳春等认为，其发病与肺、肝、肾有着密切关联，治疗上从肺、肝、肾着手论治，多能达到较好的效果。

（1）从肺论治："肺为华盖，职司清肃。"（《类证治裁》）肺与大肠相表里，二者一阴一阳，一上一下，在生理上相互联系，病理上互相影响，《中藏经》："大肠者，肺之腑也，为传送之司，号监仓之官，寒则泄，热则结，绝则泄利无度，利绝而死也，热极则便血。"现代药理研究表明，肺、气管由肠的前肠发展而来，呼吸道上皮和腺体由原肠内胚层分化而成。这种胚胎学的共同来源研究，进一步证明了肺和大肠是有内在联系的。肺正常宣发肃降是大肠功能正常发挥的重要条件。肺主宣发是大肠得以濡润的基础，肺主肃降是大肠传导功能的动力。《医经精义·脏腑之官》："大肠之所以能传导者，以其为肺之腑，肺气下达，故能传导，是以理大便必治脏，脏腑同治。"肺失清肃可影响大肠的传导功能，《石室秘录》："盖肺无清肃下行，始上吐而下泻。"肺失宣发肃降，不能通调水道，水湿内停困脾，脾失健运，水谷不分，大便失于燥化，出现溏泻。临床表现为呼吸浅表、短促、咳喘、泄泻等。治疗当以宣肃肺气，宣肺常用麻黄、细辛、前胡、桔梗、桑叶、白芥子、南沙参等，肃肺常用杏仁、川贝母、马兜铃、旋覆花、枇杷叶、款冬花、桑白皮等。若病久不愈或失于调养，耗伤肺气，肺气虚不能固摄，清浊混杂而下，可见大便溏泻。而大量临床研究也发现，溃疡性结肠炎患者日久不愈，多出现肺气亏虚之证，进而加重病情，致使反复发作，难以治愈。通过补肺益气，从里治表，从而防止传变，提高治愈率。临床表现为少气乏力，稍有劳作气喘吁吁、呼吸急促、咳嗽、泄泻等。治疗当以补益肺气，药用党参、黄芪、五味子、白术、防风等。此外，肺燥也可以引起泄泻，因肺与大肠相表里，燥邪犯肺，则肺热移于大肠而致泄泻。《本草通玄》："肺火移于大肠，则见下痢腹痛，肠鸣腹痛。"临床表现为干咳痰少，口燥咽干，泻下急迫，或泻而不爽，肛门灼热。治疗当以清燥润肺，药用瓜蒌、天花粉、蜜紫菀、麦冬、蜜百部、芦根、知母等。正如喻嘉言所云："但以润肺之药，兼润其肠则源流俱清，寒热，咳嗽，泄泻，一齐俱止矣。"

（2）从肝论治：肝为刚脏，主疏泄，对人体的气机运行有重要的调节作用，尤其对脾胃气机及运化功能具有重要影响，《血证论》："木之性主于疏泄，食气入胃，全赖肝木之气以疏泄之，而水谷乃化。设肝之清阳不升，则不能疏泄水谷，濡泻中满之证在所不免。"肝主疏泄功能正常，则脾胃升降有序；肝主疏泄功能异常，则影响脾之升清和胃之降浊功能。大肠传导、小肠受盛皆是胃的降浊功能的延伸，《景岳全书》："大便下血，多由胃肠之火，盖大肠小肠皆属于胃也。"故而大肠的降浊功能需要肝的疏泄功能相辅助。唐容川："肝内膈膜，下走血室，前连膀胱，后连大肠，厥阴肝木，又外绕行肝门，大肠传导，全赖肝疏泄之力，以理论则为金木交合，以形论为血能润肠，肠能导滞之故，所以肝病宜疏通大肠，以行其郁结也，大肠病如痢疾、肠风、秘结，便毒等症皆宜平肝和血润肠，以助其疏泄也。"肝主疏泄，具有调节精神、情志活动的作用。现代医学认为溃疡性结肠炎因情绪紧张、精神过敏、精神创伤而发作或加重，临床症状可随情绪波动而改变，故有人提出精神心理因素可能是溃疡性结肠炎的病因之一或重要的诱发因素。《景岳全书》："凡遇怒气便作泄泻者，必先怒时挟食，致伤脾胃，故但有所犯，即随触而发，此肝脾二脏之病者，盖以肝木克土，脾气受伤而然。"患者多在发病前就受不同程度的精神心理因素的影响，如升学无望、下岗、人际关系紧张、失恋、工作压力过重等，由于长期抑郁、紧张、焦虑，导致肝郁木乘脾土，运化失常，清浊不分，混杂而下，而成泄泻，甚至蕴湿成热化毒，而为脓血便。临床表现为胸闷胁胀、嗳气吞酸、恶心呕吐、食欲不振、腹痛腹泻等，当治以疏肝理气解郁，健脾和中，药用柴胡、香附、青皮、川楝子、郁金、佛手、合欢花等。另外溃疡性结肠炎患者在接受药物治疗的同时，医生要注重患者心理情绪的干预和疏导，以便有利于患者身体的康复。

（3）从肾论治：肾为"先天之本"，一身元阴元阳之根本，人体五脏六腑之阳皆由肾阳来温养，人体五脏六腑之阴皆由肾阴来滋助。"肾开窍于二阴"，大肠的传导功能依赖于肾阳的温煦、气化及肾阴的滋润、濡养，魄门的开启还得益于肾气的固摄作用。《医贯·泻利并大便不通》："大便之能开复能闭者，肾操权也。"《内经》："诸厥固泄，皆属于下。"溃疡性结肠炎多呈慢性经过，发作期与缓解期交替出现，迁延反复。王九峰认为"病初责之在肠胃，继则在脾，久则入肾，此由表传里之概也"（《清代名医医案精华》）。现代医学研究表明，溃疡性结肠炎与遗传及免疫功能失调有关，遗传基因的缺陷，肠黏膜屏障的破坏，免疫反应的放大，导致溃疡性结肠炎的发生。肾主骨生髓，而骨髓是免疫活动细胞的主要源泉。肾阳虚证与免疫功能密切相关，现代大量文献提供了这方面的根据，这与溃疡性结肠炎复发机制相吻合。肾阳虚证患者表现为从细胞免疫到体液免疫及补体水平的下降。肾阳不足，气化无权，可致关闭不密，则大便下泻，或肾虚水泛，土不制水而反为所克，湿困脾土，是故久泄不愈。《景岳全书·泄泻》："肾为胃关，开窍于二阴，所以二便之开闭，皆肾脏之所主，今肾中阳气不足，则命门火衰，而阴寒独盛，故于子丑五更之后，当阳气未复，阴气盛极之时，即令人洞泄不止也。"临床表现为腹部冷痛，下利清谷，腰膝酸冷，五更泄泻等，治以温肾壮阳，健脾化湿，药用肉桂、制附子、吴茱萸、补骨脂、肉豆蔻、干姜等。腹泻日久伤及肾阴，肾精不足不能封藏固摄，则大便失禁，久泻滑脱，阴愈伤则泻欲盛，缠绵难愈。《杂病广要》："真阴虚则水邪胜，水气内溢，必溃脾而为泄泻。"临床表现为腰膝酸软、眩晕耳鸣、盗汗、失眠、消瘦、潮热、五心烦热等，治疗以滋阴清热、补肾益精，药用制何首乌、熟地黄、五味子、女贞子、石斛、山茱萸、枸杞子等。

总之，溃疡性结肠炎病因病机复杂，证候繁多，所以，治疗时应"谨守病机，各司其属"，临证之时灵活用药，治顽疾于顷刻之间。

从肾治之验

1. 从脾肾虚弱、肝气犯脾论治　李某，男，49岁。反复左下腹隐痛喜按，痛时欲便，便后痛减，大便稀溏，有白色黏液，每日4～6次，面色萎黄，两胁胀，四肢乏力，纳食欠佳，食后脘闷不舒。反复发作2年，病情严重时，出现黏液血便。曾自服抗生素及补脾益肠丸等疗效不显。大便常规检查：外观有黏液，红细胞4～5个/HP，白细胞5～10个/HP。纤维结肠镜检查：直肠、乙状结肠黏膜水肿、充血，肠黏膜粗糙，呈颗粒状，有多处不规则表浅溃疡，表面为红、白色分泌物。舌质浅淡胖大，舌苔薄腻，脉滑细。西医诊断为慢性溃疡性结肠炎。中医辨证属脾肾虚弱，肝气犯脾。治以温补脾肾，疏肝理气，兼以活血为法。方用自拟温肾健脾、燥湿活血汤加味。

处方：制附子（先煎）5 g，补骨脂 10 g，肉豆蔻 12 g，党参 10 g，干姜 5 g，白术 10 g，茯苓 10 g，诃子 10 g，白芍 15 g，藿香 10 g，苍术 10 g，厚朴 10 g，陈皮 10 g，鹿衔草 12 g，地锦草 12 g，地榆 12 g，仙鹤草 12 g，防风 10 g，炙甘草 5 g。每日 1 剂，水煎分 2 次服。

二诊：服药 10 余剂后，大便每日 2～3 次，腹痛明显减轻，大便黏液减少。药已见效，上方随症加减迭进。

三诊：又服药 20 余剂，临床症状基本消失，大便成形，大便常规正常。为巩固疗效，上方去诃子，加黄芪、扁豆各 15 g，继服 10 剂后，诸症悉平。

2 个月后复查，纤维结肠镜提示肠黏膜水肿、溃疡消失，随访 1 年未见复发。

按语：现代医学认为，慢性溃疡性结肠炎是由于肠道血管神经功能紊乱，引起肠道功能亢进，肠道平滑肌痉挛收缩，组织缺血，毛细血管通透性增强，继而出现的肠黏膜炎症，经久糜烂及溃疡。西医多采用柳氮磺胺吡啶、皮质类固醇等治疗，虽然见效快，但易复发，且副作用较多。

本病病位在大肠，主要病机以脾肾虚弱为本。若禀赋不足，脾肾虚弱；或饮食不节，脾胃受伤；或命门火衰，火不生土，水谷精微不能运化输布，水湿停留，气机阻滞，升降失常，关门不利，清浊不分，脂膏下流，则形成泻痢。脾脏气虚，运化失司；肾阳不足，火不生土，脾肾阳虚，遂致大肠泻痢不止。脾虚湿蕴是本病的病理基础，气滞血瘀是本病主要的病理变化。因此，在治疗上应以健脾补肾燥湿为主，佐以行气化瘀。自拟温肾健脾燥湿活血汤，方中藿香醒脾化湿；苍术、白术、茯苓健脾燥湿化浊；厚朴、陈皮理气燥湿；干姜暖脾止泻；制附子补肾温中除湿；补骨脂、鹿衔草、肉豆蔻温脾补肾；党参、炙甘草健脾益气；地锦草、仙鹤草、地榆活血化瘀。全方共奏温补脾肾、理气燥湿、活血化瘀之效。

2. 从脾肾阳衰、固摄无权论治　　患者，男，58 岁。患慢性腹泻 3 年余，日泻 10～20 次，呈稀水样，夹白色黏液，经常便血，色鲜红。畏进生冷，便前左少腹疼痛。因便血不止，先后在多家医院住院治疗，经纤维结肠镜检查，诊断为慢性溃疡性结肠炎，且溃疡延及降结肠脾曲以上。经用抗生素、激素、止血和输液等治疗 2 月余，腹泻与下血未见好转而邀应诊。观患者面圆腹满，四肢消瘦（库欣综合征），面色晦暗，唇甲苍白，语声低弱，不能久谈。大便日行 20 次以上，呈稀水样，每便均下鲜红血液，畏寒尿少，手足不温，不能走动，进食极少，舌质胖大色淡，舌苔白，脉沉缓无力。中医辨证属脾肾阳衰，固摄无权。治以温肾固涩，健脾利尿。

处方：鹿角霜（包煎）12 g，补骨脂 10 g，制附子（先煎）10 g，干姜 10 g，肉豆蔻 12 g，赤石脂 12 g，黄芪 60 g，党参 15 g，白术 15 g，山药 20 g，茯苓 15 g，五倍子末（冲服）10 g，明矾（研末冲服）3 g，薏苡仁 15 g，车前子（包煎）10 g，地榆炭 20 g，白及 15 g，木香 10 g，炙甘草 10 g。每日 1 剂，水煎，早、晚各服 1 次。停用其他药物，递减激素用量。

二诊：服药 10 余剂后，便血明显减少。嘱原方再服 10 剂。

三诊：药后血止，大便每日 10 次左右，仍为稀水样。嘱继服 5 剂。

四诊：上方减白及、地榆炭。又服药 50 剂后，大便每日 3～5 次，质地稀，白色黏液消失，饮食增加，体力大增，能散步和做家务。

五诊：上方迭进 10 剂，共服至 60 剂后，大便每日 1～2 次，质软成形，饮食正常，库欣综合征完全消失。此后隔日服 1 剂，巩固治疗月余，至今康健。

按语：中医学认为，脾虚湿盛是慢性泄泻的根本原因，故前人多以健脾利湿为治。常以参苓白术散为主方加减施治，确也能收到较好效果。但对泻下日久，病情较重的患者，则收效甚微。盖久病及肾，病机变异。泻下日久，肾阳必虚，而"肾为胃关，开窍于二阴，二便之开闭，皆肾脏之所主。今肾中阳气不足，则命门火衰……阴气盛极之时，即令人洞泄不止"（《景岳全书·泄泻》）。因此，对久泻患者仍以健脾利湿为治实难再奏良效。而应以温补肾阳为主，兼顾益脾方为妥帖，且补肾亦有助于温脾。据临床所见，久泻患者多属虚多邪少或纯虚无邪，故应以大量收涩之品涩肠止泻，以防水谷过多流失，达到标本同治的目的。《景岳全书·泄泻》："治泄不利小水，非其治也。故利尿之品亦应酌使，即所谓利小便以实大便。方中鹿角霜、补骨脂温补肾阳，且能暖脾止泻，配制附子、干姜以增强温肾暖脾之力，使虚衰之阳得以复兴；五倍子、明矾、肉豆蔻、赤石脂功专收涩止泻，以救水谷之流失；黄芪、党参、白术、山药等健脾益胃，厚土制水而止泻；茯苓、薏苡仁、车前子渗湿利尿。全方共奏温肾固涩、健脾利尿、标本同治之功。

3. 从脾肾阳虚论治　袁某，女，55 岁。主诉左下腹疼痛、便秘、黏液脓血便反复发作 12 年，加重 10 日。既往患者体健，12 年前因"急性细菌性痢疾"治疗不当，反复出现左下腹疼痛，便秘，3 日 1 行，伴黏液脓血便。结肠镜检查均诊断为溃疡性结肠炎，曾服用柳氮磺吡啶、艾迪莎及中药等，症状时轻时重。舌质黯淡，舌苔薄白，脉沉细。体查：左下腹压痛（＋），可触及肠形。大便常规加隐血试验检查：成形便，白细胞 10～15 个/HP，红细胞 20～30 个/HP，隐血试验（＋）。西医诊断为非特异性溃疡性结肠炎；中医诊断为休息痢，辨证属脾肾阳虚证，治以温肾健脾之法。

处方：制附子（先煎）10 g，肉桂 10 g，肉苁蓉 10 g，当归 30 g，黄芪 10 g，阿胶（烊化冲服）10 g，三七 10 g，生白术 30 g，木香 10 g，炙刺猬皮 10 g，九香虫 10 g，炙甘草 5 g。每日 1 剂，水煎分 2 次服。

二诊：服上药 14 剂后，腹痛减轻，大便每日 1 次，黏液及脓血明显减轻，舌质淡红，舌苔薄白，脉细。上方加党参 10 g，继服。

三诊：又服药 14 剂后，腹痛消失，大便每日 1 次，仍有少量黏液便，舌质淡红，舌苔薄白，脉和缓。上方木香改煨木香 10 g，继服 14 剂。用药 6 周后，症状消失，结肠镜复查，溃疡全部愈合，充血、水肿明显减轻；大便常规加隐血试验检查（－）。随访至今未复发。

按语：根据患者症状、体征及结肠镜、大便常规加隐血试验结果，诊断明确，用柳氮磺吡啶、艾迪莎有效，但停药后复发。西医认为，此病病因不明，部分学者认为有免疫功能低下因素存在。中医学认为，此病属痢疾中之休息痢。辨证属脾肾阳虚，不能鼓动气血运行，肠黏膜失于温养而发生溃疡，出现黏液脓血便、便秘；气血凝滞，不通则痛。方中制附子（先煎）、肉桂、黄芪、炙甘草、白术温肾健脾；肉苁蓉、当归温润和血通便；三七、阿胶养血、和血；木香、炙刺猬皮、九香虫理气消滞。在二诊中加入党参，以增强补气；三诊中木香改为煨木香，加强治泄痢之功。治疗 6 周，气血调和，溃疡痊愈，至今未复发。患痢疾者，病史短则三五年，长则数十年，病位已从肠累及到脾肾，如单从肠论治，只治十之六七，故多反复发作。着重从先后天之本入手，可达事半功倍之效。

4. 从肾阳虚衰、大肠不固论治　王某，男，60 岁。患者于 7 年前起出现左下腹疼痛，解水样白色黏液便，每日数次至十数次不等。曾先后 2 次住院用西药治疗，症状稍有缓解，但经常反复。入院时症见：解水样便，每日 10 余次，时带白色黏液，每日晨起 5～8 时大便 4～10 次。腹痛即泻，泻后痛减，伴腰膝酸冷，腹痛喜按，胃纳差，形体消瘦，精神萎靡，面色㿠白，舌质浅淡，舌苔白，脉沉细。结肠镜检查示：慢性结肠炎。中医辨证属肾阳虚衰，大肠不固。治宜温肾健脾，固涩止泻，方用四神（丸）汤加味。

处方：补骨脂 15 g，白术 15 g，肉豆蔻 10 g，五味子 10 g，诃子 10 g，制附子（先煎）10 g，党参 20 g，黄芪 20 g，吴茱萸 5 g，干姜 10 g，炙甘草 5 g。每日 1 剂，水煎分 2 次服。

二诊：服上药 14 剂后，精神好转，腰膝酸冷稍减，仍有左下腹疼痛，大便每日 4 次，晨起大便 2 次，有少许白黏冻，咽干，胃纳差，舌质淡，舌苔白，脉沉细。上方去吴茱萸，加木香（后下）10 g，苍术 12 g。

三诊：又服药 30 剂后，患者精神明显好转，体重增加，大便每日 1～2 次，质软成形，无黏液及腹痛，舌淡红稍胖，舌苔薄白，脉细。随访 1 年，未见复发。

按语：中医学认为，一方面，脾虚湿盛是慢性结肠炎发病的重要因素，以邪实为标，脾虚为本。然而，肾为主水之脏，开窍于二阴，主司二便，故脾虚运化失司及水液代谢障碍变生湿浊均与肾虚有着密切联系。另一方面，本病是一种慢性疾患，病程长，虚证居多，据"久病穷必及肾"之说，本病发展到一定阶段，可出现肾虚之证。因此，对于本病的治疗，尤其是病程较长者，在辨证的基础上采用补肾法，可谓"治病求本"，能提高临床疗效。

5. 从脾肾阳虚、命门火衰论治　患者，女，68岁。2年前患过急性细菌性痢疾，经用氟哌酸、呋喃唑酮、抗菌痢等药物治疗，腹痛下痢脓血、里急后重止，泄泻一直未已，少则日行1～2次，多则日行3～4次。某医院做直肠镜检查：直肠15cm处见黏膜充血，无溃疡及出血点，大便培养无致病菌生长。诊断为慢性结肠炎。经服清热化湿、健脾固涩剂数十剂，效果不佳。近因感冒，泄泻更甚，腹痛肠鸣，泄泻日行4～5次，为水样便，有时夹杂不消化食物，以晨间为甚，纳差神倦，四肢酸软，腰膝无力，面部黧黑，两眶青灰，舌质浅淡，舌苔薄，脉沉细。证属脾肾阳虚，命门火衰。

处方：补骨脂10 g，制附子（先煎）5 g，煨肉豆蔻5 g，桂枝5 g，黄芪15 g，炒党参10 g，白术10 g，茯苓10 g，乌梅10 g，吴茱萸5 g，陈皮5 g。每日1剂，水煎分2次服。

二诊：服上药5剂后，腹痛肠鸣止，泄泻稀便，1日行2～3次，食欲增，精神转佳。原方出入继服15剂，恙愈，至今未发。

按语：患者年近古稀，先后天已衰，加之过用苦寒之品，进一步损害脾胃之气，而使疾病持久不愈，导致脾肾阳虚，命门火衰，不能运化水湿，腐熟水谷，这是泄泻的根本病因所在。故选用附子（先煎）、补骨脂补命门之火，温壮肾阳；吴茱萸、桂枝、煨肉豆蔻温中散寒；党参、黄芪、陈皮、茯苓益脾胃，助消化，升清降浊；乌梅敛肠止泻。诸药相合，共奏温肾暖脾、固肠止泻之功。

第二十章　肠易激综合征

　　肠易激综合征（IBS）是以腹痛、腹胀、排便习惯改变和大便形状异常为临床表现的一种消化系统疾病。肠易激综合征临床分为腹泻型（IBS-D）、便秘型（IBS-C）、混合型、不定型 4 种类型，流行病学统计显示肠易激综合征腹泻型发病率较高，为临床多发病、常见病。中医并无 IBS 的病名，根据肠易激综合征的临床特征，其属于中医学"腹痛""泄泻""便秘"范畴。

从肾论之理

　　1. 从肾论治肠易激综合征探析　　肠易激综合征在西医学中病位在肠道，然而从中医学而论，其与肾密切相关，马晶牧野等为此做过有益的探析。

　　（1）IBS 与肾的关系：IBS 属于慢性泄泻，长病史、易反复为其发病特征，其病位在肠，与脾、肝、肾密切相关，湿邪侵袭，情志失调，命门火衰为其主要病理因素。汪昂《医方集解》："泻皆由肾命火衰，不能专责脾胃。"《景岳全书·泄泻》："泄泻之本，无不由于脾胃，肾为胃关，命门火衰，而阴寒独盛，故于五更之后，当阳气未复，阴气盛极之时，即令人洞泄不止也。"皆指出了脾肾阳虚是泄泻的重要病因病机。张介宾《景岳全书》："脾胃属土，惟火能生。"其言阳气在脾胃功能中发挥的重要作用；《泄泻篇》："肾为胃之关，开窍于二阴，所以二便之开闭，皆肾脏之所主。今肾中阳气不足则命门火衰，而阴寒独盛，故于子丑五更之后，当阳气未复，阴气盛极之时，即令人洞泄不止也。"指出泄泻虽与脾胃有关，但肾之气化、温煦功能不足起重要作用。《医宗必读》："肾主二便，真阳寓焉。少火生气，火为土母，此火一衰，何以运行三焦，熟腐水谷乎？故积虚者必挟寒，脾虚者必补母。"亦提出温肾为止泻之大法。

　　泄泻多因脾失健运，水湿内停肠道，阳气运行正常，脾阳方能健运，"脾喜燥而恶湿"，湿邪停滞日久，可致脾阳虚衰，脾运失司，故而产生泄泻。IBS 病程长，易反复，脾肾阳虚可致脾运、肾主水功能失健，水湿内停，脾肾阳虚为病机核心。脾、肾二脏，一为先天，一为后天，先天温养后天，后天补育先天，二脏相互滋生，其对 IBS 发病主要有以下两方面影响：其一，脾的运化依赖于肾阳的温煦，脾气虚弱，气虚及阳，脾阳不足则化生乏源，久而不复则脾病及肾。肾阳不足，不能温煦脾土，则脾阳不振，运化失常，谷为滞水为湿，混杂而下遂成泄泻。肾病及脾，可致脾肾阳虚，二脏同病，形成恶性循环，病情加重。其二，脾运化水湿依赖肾阳之温煦，肾主水液赖于脾阳脾气协助，脾阳不足可致水湿内生，肾阳虚衰则腹泻便溏。可见 IBS 的发生其病机本质在脾肾阳虚。湿为本病的主要致病因素，亦是脾肾阳虚的病理产物，而脾肾阳虚乃病之本，故治疗 IBS 可以温补脾肾为法。

　　（2）情志、肾与 IBS 发病：情志因素为 IBS 常见诱因，其发生与精神、心理、社会因素密切相关，临床患者多见失眠、紧张、易怒、胡思乱想等精神、神经症状，且 IBS 患者抑郁、焦虑发病率高于健康人群，故临床多从"肝"论治，以疏肝健脾为基本大法。随着生物－心理－社会医学模式的提出，以及神经胃肠学的发展，越来越多的研究注重脑－肠轴的变化在 IBS 发病机制中的作用。动物实验证明，在应激状态下结肠对膨胀刺激的反应明显增强，这一现象表明，肠神经系统（ENS）与中枢神经系统（CNS）存在着密切联系。将胃肠道与中枢神经系统联系起来的神经、内分泌网络称之为脑－肠轴。脑－肠轴涉及多种信号分子如 5-羟色胺（5-HT）、P 物质（SP）、血管活性肠肽（VIP）、神经肽 Y（NPY）、脑肠肽酪神经肽（NPY）和降钙素基因相关肽（cGRP）等。这些信号分子负责 ENS 和 CNS

之间的神经传递活动。大量研究结果表明，5-HT 在 IBS 的发病机制中起着非常重要的作用，主要表现在 IBS 患者血浆及结肠黏膜内含量较正常人增高。5-HT 能够加强胃肠道的运动和分泌功能，升高肠道移行性复合运动的发生频率，并可引发内脏高敏感，继而使患者出现腹痛腹泻症状，使用抗焦虑和抗抑郁药物后，症状明显改善。这提示 IBS 患者存在脑－肠轴功能失调。这种"脑-肠轴"理论与中医之肾相关联，肾藏精，精生髓，髓聚而为脑，脑为"元神之府"，主精神活动，结合现代医学研究，肾与情志密切相关，治疗 IBS 非独责于肝。汪昂《医方集解·补养之剂》："人之精与志，皆藏于肾，肾精不足则志气衰，不能上通于心，故迷惑善忘也。"《中西汇通医经精义·上卷·五脏所藏》："事务之所以不忘，赖此记性，记在何处，则在肾经。益肾生精，化为髓而藏于脑中。"可见脑功能活动及情志活动是否正常，与肾精的充沛与否密切相关。

肾藏精、藏志，在志为恐，肾之气血变化亦可导致情志的变化。一方面，肾通过影响其他脏腑间接地造成情志病变。《灵枢·本神》："肾藏精，精舍志，肾气虚则厥；实则胀，五藏不安。"肾病则五脏不安，五脏不安可致五脏所主情志的异常。另一方面，肾在志为恐，恐则气下，气机不利可导致情志的异常影响他脏气机，影响情志。正如《素问·举痛论》所云："恐则精却，却则上焦闭，闭则气还，还则下焦胀，故气下行矣""百病生于气也，怒则气上，喜则气缓，悲则气消，恐则气下，惊则气乱，思则气结。"IBS 患者多伴抑郁状态，临床表现为少言寡语、表情淡漠、神差、眠差等，"脑司神明"，脑功能异常可导致抑郁状态的发生，脑为髓海，肾主骨生髓，肾虚髓海不足为抑郁状态发病之根本。抑郁状态属中医阴证，多以附子、干姜、肉桂、吴茱萸、巴戟天等温阳滋肾药相配伍，起补肾精、温肾阳作用，使肾精足、阳气旺、髓海充，阳明之府运转正常，抑郁状态好转，体现治病求于本之法。

2. **肠易激综合征从肾论治**　肠易激综合征不是一个孤立疾病，五脏功能失调都可以引起腹痛、腹泻等，因此临床治疗 IBS 不能仅关注肠道的痛泻症状，还要关注五脏与之相关的内在联系，不能固守一方一证，还是要强调辨证论治。人体是一个整体，五脏之间有密切的内脏联系，临床中应该紧守这样的思维才能做到慎察病机，有的放矢，审证求因，治病求本，五脏之中从肾论治。

肾为先天之本，一身阴阳之根本，为水火之宅，主司二便。脾为后天之本，脾肾生理上密切相关，病理上互为影响。脾气虚弱是导致 IBS 的根本原因，脾胃的运化离不开肾阳之温煦，肾阳虚则火不燠土，不能温煦脾阳，是导致脾气虚、脾阳虚的重要原因。脾阳久虚也可累及肾阳不足，导致命门火衰，脾肾阳气俱虚，从而导致 IBS 脾肾阳虚证。《景岳全书·泄泻》："肾为胃之关，开窍于二阴，所以二便之开闭，皆肾脏所主，今肾中阳气不足，则命门火衰……阴气盛极之时，即令人洞泄不止也。"肾为胃之关，若肾阳不足，关闭不利，则引起大便稀溏。临床常表现为黎明时肠鸣腹痛，大便溏泻，完谷不化，粪质清冷，形寒肢冷，或腰膝、腹部冷痛，面色㿠白，或面浮身肿，腹胀纳差，小便不利，舌淡胖有齿痕，苔白滑，脉沉迟无力等脾肾阳虚之症，多见于老人及素体虚弱者。临床多采用温补脾肾法，常用方剂有四神丸、金匮肾气丸、右归丸、附子理中汤等。常用药附子、肉桂、补骨脂、益智、巴戟天、吴茱萸、五味子、胡芦巴、肉豆蔻、山药、菟丝子等。

由肾阴虚引起的 IBS-C 以中老年患者为多，主要表现为便秘，伴有腹痛腹胀，腰膝酸软，口干咽燥，五心烦热，潮热盗汗，颧红形瘦，头晕耳鸣，舌红少津、少苔或无苔，脉细数等。临床常采用六味地黄丸、知柏地黄丸、大补阴丸、左归丸加减治疗。常用药有熟地黄、枸杞子、山茱萸、山药、阿胶、龟甲、鳖甲、黄柏、知母等。由肾阴虚引起的 IBS-D，临床常表现为大便呈黄色黏液便，排便窘迫，腹痛腹胀，同时伴腰膝酸软、口干心烦、潮热盗汗、眩晕耳鸣、舌红少津少苔、脉细数等肾阴虚内热之象。张景岳说："凡兼真阴不足而泻者，则多为脐下之痛，或于寅卯时为甚，或食入已久，反多不化而为呕恶溏泻，或泄不甚臭而多见完谷等证……若病在下焦，肾气微热者，宜六味地黄丸。"陈士铎："大泻之后，自多伤阴，宜以补阴药治之……盖补肾正所以补脾，而缓治胜于急治也。"但无论是肾阴虚引起的 IBS-C 还是 IBS-D，临证都要注意阴虚和内热的偏重，以指导滋补肾阴、清退内热药物的权衡选用。同时要注意此证是否兼见脾阴虚，临证见到脾肾阴虚之证，治疗在滋补肾阴基础上加用慎柔养真汤、参苓白术散等共奏滋补脾肾之阴之效。

　　另外，自古多认为肾多虚证而无实证，但临床上肾实证也并不少见，多由肾经邪实、水饮瘀阻滞所致。故临床勿完全拘泥于"肾多虚证而无实证"，应根据具体情况合理补泻为要。因虚致实，以虚为主，治宜补益疏达，可选用平补肾之阴阳而不腻浊之品，常用药有山药、山茱萸、制何首乌、女贞子、墨旱莲、菟丝子、巴戟天等；若以实为主，治宜疏泄通达，可选用利湿、化浊、理气、活血之品，常用药有泽泻、茯苓、车前子、砂仁、陈皮、木香、丹参、益母草、泽兰等。

　　3. IBS-D 脾肾阳虚病机论　肠易激综合征（IBS）是一组以腹痛或腹部不适伴排便习惯改变（腹泻、便秘或腹泻便秘交替）及大便性状异常为特征的临床综合征，缺乏可解释症状的形态学和生化学异常的证据。临床上常见 IBS-D，其占到 74%。张成明等认为，无论传统辨证还是聚类分析的结果，皆证明脾肾阳虚仍为 IBS-D 的主流证候之一。近年来本病发病率呈上升趋势，现代医学对本病的疗效不甚满意，而临床研究表明中医药治疗本病有独特优势，个体化辨证治疗成为本病重要疗法。

　　（1）脾肾阳虚 IBS-D 病机：《素问·藏气法时论》"脾病者，虚则腹满，肠鸣，飧泄，食不化"。可见中医学很早就已认识到泄泻乃脾之功能失常。《素问·阴阳应象大论》："湿胜则濡泄。"明确了湿邪是泄泻的主要致病因素。《金匮要略》："大肠有寒者，多鹜溏。"其进一步认识到泄泻与肠寒相关，研究张仲景所用方药则发现其实际为中焦虚寒。《景岳全书·泄泻》："泄泻之本，无不由于脾胃，肾为胃关，命门火衰，而阴寒独盛，故于五更之后，当阳气未复，阴气盛极之时，即令人洞泄不止也。"其指出了脾肾阳虚是泄泻的重要病因病机。张景岳云"脾胃属土，惟火能生"，其言明火（阳气）在脾胃功能正常的重要作用。《医宗必读》："肾主二便，真阳寓焉。少火生气，火为土母，此火一衰，何以运行三焦，熟腐水谷乎？故积虚者必挟寒，脾虚者必补母。"其提出了温肾是治疗久泻的大法之一。清代《名医方论》："阳之动始于温，温气得而谷精运。"可见阳气须得温才行，阳气运行正常，脾阳才能健运。脾喜燥而恶湿，脾阳最易被湿邪困遏，致脾运失职，水谷混杂而下，引起泄泻。本病病程缠绵，常反复发作。脾肾阳虚乃病机之核心，湿邪实由脾肾阳虚健运及主水液之能失职，水湿内停所致。饮食不节、情志不畅、思虑过度、病后体虚、先天禀赋不足、感受外邪等致脾气虚弱，气虚及阳，脾虚日久致脾阳亏虚，后天不足，化生乏源，先后天相互影响，久则及肾，致脾肾阳虚。可见本病的发生虽与情志密切相关，然其病机本质则在脾肾阳虚。湿为本病的主要致病因素，亦是脾肾阳虚的病理产物，而脾肾阳虚乃病之本。《张氏医通》："肾脏真阳虚则水第邪胜，水气溢，必溃脾而为泄泻。"脾肾阳虚多因体质虚弱而受寒较重，或久病耗损脾肾之阳气，或久泻不止，损伤脾肾之阳，或其他脏腑的亏虚，累及脾肾两脏。脾虚阳气不足，致大肠功能失常，其表现为腹泻。脾肾乃先后天之本，肾与脾生理上互补充，病理上相互影响，无论何者亏虚，皆可致对方的不足。肾的精气必依赖于脾化生水谷精微的资助和充养，才能不断充盈和旺盛，而脾运化正常，则须借助于肾阳的温煦。无论脾阳虚衰或肾阳不足，在一定条件下，均能发展为脾肾阳虚。

　　脾肾阳虚的病因病机，多由脾、肾久病耗气伤阳，或久泻久痢，或水邪久踞致肾阳虚衰不能温养脾阳，或脾阳久虚不能充养肾阳，终则脾肾阳气俱伤。脾肾阳虚肠易激综合征，病位在肠，与肝、脾密切相关，病久及肾，脾肾阳虚，脏腑失于温养，常致病情迁延难愈。总之，饮食不节、情志不畅、思虑过度、病后体虚、先天不足、感受外邪等致脾气虚弱，气虚及阳，脾虚日久致脾阳亏虚，后天不足，化生乏源，先后天相互影响，久则及肾，致脾肾阳虚。且无论脾阳或肾阳何者不足，在一定条件下，均可演变为脾肾阳虚。

　　（2）脾肾阳虚 IBS-D 的证候：IBS-D 单纯脾肾阳虚多见于病程的中后期，或素体阳虚，或中老年肠易激患者，相当于迁延型泄泻、久泻及其他慢性泄泻。证候主要表现为慢性泄泻、久泻或五更泄泻，腹部冷痛，得温痛减，遇寒痛甚，甚者下利清谷，泄泻滑脱，完谷不化，四肢不温，畏寒肢冷，面色㿠白，腰膝酸软，小便不利或清长，面浮肢肿，舌淡或淡胖，苔白滑，脉沉缓或沉细。一般以久泻不止，腹部冷痛，得温痛减，遇寒痛甚，浮肿，腰膝酸软等与寒证同见为辨证要点。脾阳虚健运失职，气血化生不足，故面色㿠白；脾肾阳虚，水谷不得腐熟运化，水液代谢失常，水浊内停，故泻下不止，久泻缠绵难愈，或见五更泄泻，甚者见下利清谷，完谷不化；阳虚无以温煦形体，故畏寒肢冷；阳虚内寒，经脉凝滞，故腹部、腰膝冷痛；阳虚无以运化水湿，溢于肌肤，则面浮肢肿；停于腹内则腹胀如鼓；水湿内聚，气化不行，则小便不利；舌淡胖、苔白滑、脉沉细属阳虚水寒内停之象。

（3）脾肾阳虚 IBS-D 的治法方药：根据 IBS-D 型临床表现，常可分为两型论治，故治法也常为两法，即温阳补肾健脾法与温阳补肾祛邪通络法。

其一，温阳补肾健脾法。本法主要适用于 IBS-D 较单纯的脾肾阳虚者。常选用温脾汤、附子理中汤、四神丸、四神丸合附子理中汤，温阳祛寒、益气健脾。常用药为党参、白术、茯苓、山药、五味子、制附子、肉桂、干姜、补骨脂、肉豆蔻、吴茱萸等。

其二，温阳补肾祛邪通络法。本法适用于顽固性 IBS-D，反复发作，缠绵难愈，病久邪气侵及血络，临床在中老年患者中常可见之。遵"久病入络"及"久病多瘀"之理论，病久迁延，阳气久虚，寒湿久留，寒性收引凝滞易凝滞气血，闭阻经络，湿易闭阻气机，二者相合，更易伤阳，使虚者更虚，久则寒湿入络，经络瘀阻不通。

现代医学研究表明此类患者血黏度常增高。温阳化瘀通络法治疗，经与单纯温阳法比较分析，前者无论是疗效还是血液流变学指标改善都较后者明显。《内经》："血气者，喜温而恶寒，寒则泣不能流，温则消而去之。"临床选四神丸合阳和汤或桃红四物汤化裁，常择丹参、全蝎、地龙等化瘀通络之品则效更佳。这充分说明温阳能使气血行，经络通，亦证明了温阳之法在 IBS-D 论治中的重要性。

IBS-D 在中医学属于"泄泻"范畴，《内经》提出"治病必求其本"，本即指脾肾。综上所述，脾肾阳虚是其病机之根本，贯穿疾病始末；痰湿、水饮、瘀血是气阳虚损的病理产物，归根结底仍是阳虚。临证当脾肾双补，根据脾阳虚及肾阳虚之主次轻重，灵活把握温脾和补肾力度，尤重温阳健脾，以复脾主运化之职，以杜生湿之源。温阳补肾健脾乃为治本之法。IBS-D 脾肾阳虚病理性质为本虚标实、虚实夹杂，治疗当以扶正祛邪为原则，以温阳补肾健脾为基本治法。此法也深刻体现了中医辨证论治、治病求本的原则。临证宜标本兼治，主要病理因素是湿，可夹瘀、寒、热、滞及他邪，临证应依兼夹之异或据病理因素的不同佐以相应治法。

从肾治之验

1. 从脾肾阳虚、湿热阻滞论治　患者，男，45 岁。主诉反复腹痛腹泻 10 年余。患者 10 年前出现食后腹痛腹泻，泻后痛止，无黏液、脓血便，无发热，曾口服黄连素、腹可安等药物，症状稍缓解，但仍反复发作。平素常因进食冷品或心情烦躁上火诱发，行胃肠镜检查提示无明显异常。现症腹痛腹泻，每日 3～4 次，大便质稀，肠鸣，便前腹痛，便后痛减，神疲乏力，易烦躁，腰酸痛，纳差，寐差。舌淡黯，苔薄腻，脉弦濡。西医诊断为肠易激综合征，中医诊断为泄泻。辨证属脾肾阳虚，木火乘土，兼湿热阻滞。治以健脾补肾，抑肝泻火。

处方：制附子（先煎）12 g，淫羊藿 12 g，仙茅 12 g，锁阳 12 g，干姜 10 g，炙黄芪 15 g，柴胡 12 g，炒白芍 15 g，焦白术 12 g，白扁豆 15 g，草豆蔻 12 g，砂仁（后下）10 g，藿香 10 g，佩兰 10 g，煨葛根 15 g，陈皮 10 g，细辛 3 g，甘草 5 g。15 剂，每日 1 剂，水煎分 3 次服。

同时，配合针刺治疗。针刺取穴：主穴为中脘、关元、气海、天枢（双侧）、归来（双侧），配穴为太冲（双侧）、太溪（双侧）、足三里（双侧）、阴陵泉（双侧）。毫针常规刺，行针得气后留针 30 分钟，隔日 1 次，共 7 次。

二诊：患者腹痛腹泻明显好转，大便成形，每日 1～2 次，仍寐差。上方加炒酸枣仁 30 g，首乌藤 30 g，15 剂，继服。针刺治疗同前。

三诊：患者无腹痛腹泻，腰痛缓解，纳眠可。患者拒绝再服中药，续予针刺治疗 1 月余。随访至今，旧疾未复。

按语：《诸病源候论·腹痛诸候》"久腹痛者，脏腑虚而有寒，连滞不歇，发作有时，发则肠鸣而腹绞痛，谓之寒中"。患者素体肾阳亏损，脾虚乏温不化，痰湿阻滞胃肠，故腹痛腹泻。结合舌脉之象，证属虚实夹杂，治以益元温肾，健脾益气，宁心安神，兼顾疏肝化湿。方用柴胡疏肝散合参苓白术散加减，以达疏肝健脾利湿之效；加用淫羊藿、仙茅、锁阳等温补肾阳之品，为方中伎巧，奏壮阳制寒之效；配用炒酸枣仁、首乌藤以养心安神，神安则五脏和，病邪去，有"四两拨千斤"之义。

2. 从脾肾两虚、肝胃不和论治　李某，男，65岁。主诉腹泻15年。患者15年前发怒后，出现腹痛后泄泻，每日2～3次。西医诊断为肠易激综合征。经多方治疗不效，1年前出现手脚发凉，夜尿2次，伴腰酸，失眠。舌质暗，舌体胖大，苔花剥苔，脉沉。辨证属脾肾两虚，肝胃不和，治以温补脾肾，疏肝和胃。方选金匮肾气（丸）汤合痛泻要方加减。

处方：熟地黄15 g，山茱萸15 g，淫羊藿10 g，制附子3 g，桂枝10 g，炒山药20 g，炒白术20 g，炒白芍20 g，防风20 g，陈皮20 g，牡丹皮10 g，茯苓20 g，泽泻20 g。7剂，每日1剂，水煎分2次服。

二诊：大便次数减为每日1次，腹痛、腰酸减轻，夜尿减为1次，仍感手脚发凉，失眠。舌质暗，舌体胖大，苔花剥苔，脉沉。

处方：熟地黄15 g，山茱萸15 g，淫羊藿10 g，炒山药20 g，干姜15 g，桂枝10 g，制附子5 g，防风20 g，炒白芍20 g，石菖蒲15 g，炒远志15 g，炒白术20 g，陈皮20 g，牡丹皮10 g，茯苓20 g，泽泻20 g。14剂，继服。

三诊：大便每日1次，成形，腹痛、手脚发凉、夜尿基本消失。失眠好转。舌质淡，舌体胖大，苔苔薄白，脉沉。上方加工制成水丸，连服3个月，以巩固疗效。

按语：患者病程长达15年之久，久病多虚，年老多虚，且症见四肢发凉、腰酸夜尿频、腹痛久泻、舌伴胖大等，此乃脾肾阳气亏虚之症；病始于发怒之后，肝气郁结，横犯脾胃，因而辨为脾肾两虚，肝胃不和之证，方以金匮肾气汤合痛泻要方化裁，药证相符，故获良效。

3. 从肝脾肾阴亏、肝阳上亢论治　陈某，女，53岁。主诉反复腹泻2年余，加重3个月。患者2年前无明显诱因出现排大便次数增多，每日3～4次，粪质稀溏，大便颜色正常，伴腹痛。曾多次于遵义、重庆等多家中西医医院就诊，行相关检查，诊断为肠易激综合征，间断口服中药、中成药、解痉止泻类等药物治疗，均未见明显好转。3个月前无明显诱因上症加重，每日大便次数达6～8次，粪质清稀如水样，腹痛，便后痛减。就诊于某民间医生处，初用分利水湿、化湿利水等治法不见效，后予温阳补肾、气健脾止等法亦不能止泻。前后3个月，病情毫无转机，为进一步诊治，遂就诊于我院门诊。现症排便次数增多，每日6～8次，粪质呈水样，腹痛，便后痛减，唇焦舌燥，两目红赤，角膜干燥，乏力倦怠，精神萎靡，夜间睡眠浅，不欲进食，舌淡苔薄白，脉细数弱。西医诊断为肠易激综合征。中医诊断为泄泻。辨证属肝脾肾阴亏，肝阳上亢。此为患者腹泻日久不愈进而伤阴，肝、脾、肾三脏之阴皆损，阴虚不能敛阳，阴阳失调，终致肝、脾、肾三脏之经气失调。治当滋阴益肾和肝脾，方选左归饮加味。

处方：熟地黄30 g，山茱萸10 g，山药10 g，枸杞子10 g，龟甲（先煎）15 g，茯神10 g，莲子15 g，芡实15 g，煅牡蛎（先煎）15 g，煅龙骨（先煎）15 g，炙甘草3 g。共7剂，每日1剂，水煎分3次服。

复诊：服药后，大便减少为每日3～4次，能进一小碗流质饮食，仍有腹痛、唇干舌燥，两目稍红。效方续服7剂。

三诊：患者诉腹泻明显好转，每日2～3次，大便为糊状，两目红赤消退，未诉唇舌干燥，进食较前改善，但仍有倦怠感，舌质淡，苔薄白，脉细弱。上方加党参12 g，续服7剂。

四诊：患者诉每日大便1～2次，呈条状，余症皆消失。1个月后随访患者大便可，未再复发。

按语：本例患者为绝经期妇女，素体肝肾阴虚，加之久泻不止，及过多使用温燥药物使阴虚更甚，皆知脾胃有其运化之力，方可有水谷精微之去也，故泄泻必因脾胃已伤，病久自伤及脾阴，脾阴不足，纳差更甚，后天已不足，何以给先天，阴无力复，则日久阴损及阳，下陷不升，则病情加重泻如水样。脾胃之气既伤，肝肾之阴复遭耗损，终致肝脾肾之阴皆受损，阴阳失调，故见唇焦舌燥，两目异常。治当以滋肝补肾，益气健脾，辅以潜阳摄敛为宜，方选左归饮加减。张景岳之左归饮，功善养阴补肾壮水，《难经》中便有提及左肾属水，右肾属火，结合其功效，故而可知其"左归"之意。方中山茱萸味酸入肝，稳肝阴而不扰肾水；枸杞子甘平入肝肾经养肝阴之体；运用熟地黄以滋肾之阴；茯苓以利肾之水质；有形之水质不去，则无形之水阴亦不生也。然肾水源于脾胃，即先天之水需后天之水补给，故用甘草、山药，从中焦以输水于肾。肝以气为用阳，然需以阴血滋养，方能平其阴阳，故以山茱萸、枸杞子加强滋养肾水又养肝血；患者睡眠不佳，予茯神易茯苓，佐以炙甘草，既能益气健脾亦能安神；莲子、芡实助茯神以健脾复运而祛有形之水，山药益阴健脾滋肾，可同补肝、脾、肾三脏之阴，合而有滋肾养肝益脾之效；予煅龙骨、煅牡蛎摄敛已跃之阳，再予龟板助阴平阳之怒，使之阴复则阳藏，木达则土运，阴平阳秘而泄泻自止。

　　患者腹泻多年，常年奔波于各大医院，2 年间断服药，均未见明显好转，近 3 个月加重，呈水样便。病程长达 2 年多，为泄泻中久泻，各医家皆知久泻患者之病机，非脾虚，即肾寒，实则不然。临床上腹泻日久不愈患者，治疗或不及时或辨证不准失治而终致伤阴，甚至阴阳俱损者，临床此类患者并不在少数，本病案便是其中一例。目前此病暂无滋阴一说，但在临床中应灵活辨证用方。如今阴已伤而弃之不视，只古板扶阳，阴当如何生？故应适时扶阴，才能平机体之阴阳，病去体健。

第二十一章　肝硬化

　　肝硬化是由不同病因引起的慢性进行性弥漫性肝病。其病理特点是肝细胞广泛变性坏死，纤维组织弥漫性增生，终致肝小叶结构破坏，肝脏逐渐变形、变硬而形成肝硬化。临床以肝脏功能进行性受损、门静脉高压和继发性多系统功能受累为主，晚期可发生上消化道出血、肝性脑病等严重并发症。其常见的一般表现有食欲明显减退，腹胀不适，右胁疼痛，形瘦乏力，肝肿胀大，质地较硬，脾大，蜘蛛痣，或见肝掌，面色黧黑晦暗等症。本病多发生于青壮年，高峰年龄为35～48岁。本病常见原因为病毒性肝炎、血吸虫、酒精中毒、工业毒物、胆汁淤积、代谢紊乱以及循环功能障碍、营养失调等，尤其是乙型病毒性肝炎，约有10％多演变为肝硬化。

　　根据肝硬化的临床特征，其属于中医学"肝积""癥积"等范畴。

　　肝硬化是不同病因长期慢性作用于肝脏的病理结局。引起肝硬化的原因是多种多样的，但临床所见肝硬化多是以某一病因为主，因不同机理而形成不同病因类型的肝硬化。如病毒性肝炎后肝硬化、酒精性肝硬化、胆汁淤滞性肝硬化、淤血性肝硬化、毒物或药物性肝硬化、代谢性肝硬化、隐原性肝硬化等；但不论何种原因导致的肝硬化，其发病过程尤其是肝功能失代偿期出现肝硬化腹水，是其最突出的临床表现，此属于中医学鼓胀范畴。

从肾论之理

　　中医学认为，本病多是由于嗜酒过度，饮食不节，七情内郁，劳欲损伤，感染湿热虫毒等，或继发于肝胆等疾病之后，致使肝气郁滞，疏泄失职，久则血行不畅，瘀阻肝络，肝气虚衰，阴血不能濡养肝体，肝失柔润，从而肝质硬化成块，积于胁下，影响脾胃运化功能。本病虚实夹杂，以实为主，病程长而较难治愈。调治不善，常出现肝硬化腹水，发为鼓胀，甚而形成难治性肝硬化腹水。

　　所谓难治性肝硬化腹水，又称抗利尿剂性腹水。是指经严格限钠、限水摄入，大剂量利尿剂利尿后，仍不能缓解的肝腹水。是肝硬化晚期表现，属中医鼓胀重症，其治疗难度大，病死率高，预后极差。彭有祥综合有关文献，并结合个人体会认为，肝硬化腹水、难治性肝硬化腹水从中西两方面看，其形成均与肾有关，因而在综合治疗中治肾护肾，常可提高疗效，改善预后。在具体辨证施治的运用之中，彭有祥提出如下观点。

　　1. 扶正治本，要重在补养肾阴　因为肾阴不足可加重邪水结聚，是肝硬化腹水的重要病机。临床难治性肝硬化腹水多表现为肾阴不足（形体消瘦，口燥咽干，小便短少，舌红少苔，脉细数等）及邪水结聚（腹大胀满等）。肝腹水日久，必伤肾阴。其因有三：一是肝脾病久，肾精乏源，日久必虚；二是腹水郁久，化热伤阴，阴虚及肾；三是腹水难消，反复利尿，耗伤肾阴。利尿伤阴最为常见，著名中医学家邓铁涛曾指出："治腹水而只知利尿，不但无益，反而有害。因为利尿多伤阴，一再损害肝肾之阴，容易引发肝昏迷或大出血。"肾阴不足，尿量减少，加重邪水结聚腹中。"精者属癸，阴水也，静而不走，为肾之体；溺者属壬，阳水也，动而不居，为肾之用。是以肾主五液，若阴水不守，则真水不足，阳水不流，则邪水泛行。"（《医宗金鉴》）"因阴分虚损，肾脏为虚热所伤而生炎，是以不能渗水以利小便。"（《医学衷中参西录》）这些论述均说明肾阴虚可以导致邪水内聚。

　　肝硬化腹水发展到难治性阶段，肾阴亏虚成为其主要病机。但其病机构成因素依然错综复杂，与一般阴虚证不同，治疗难度很大。正如赵绍琴教授所说："鼓胀晚期阶段，标实大增而正气日衰。久病肝、脾、肾俱伤，气血大亏，水浊壅塞不通……滋液则有碍气机；益气则增火助热；利水恐更伤其阴，可以考虑大补阴丸、犀角地黄汤等方化裁。但药量不可过重，药味不可过多，防其治此失彼，与病无益也。"临床常用六味地黄汤加味，该方三阴并补，以补肾阴为主，补中有泻，兼利水湿而清热，为通补开合之剂，比较贴近难治性肝硬化腹水的病机要求。现代医学研究认为，该方有明显改善肾功能作用，很可能与改善肾血流及通过肾代谢而促进肾小管的分泌有关；同时具有保肝作用，能促进肝脏解毒及排泄功能的恢复。常可加女贞子、麦冬以养阴，丹参、赤芍活血行瘀，白术健脾运湿，以提高疗效。药理研究证实，丹参有保护肝细胞免受损伤、抗肝纤维化及降低门脉高压作用，又具有抑制白蛋白从细静脉外漏的作用。白术具有增加白蛋白、纠正蛋白倒置及显著持久的利尿作用。临床观察，用该方加味治疗以肾阴虚为主的难治性肝硬化腹水，不仅可以改善患者的阴虚症状，而且可以增加尿量，达到平稳消退腹水的目的。

2. 去水治标，力求顾护肾阴　肝硬化腹水的病机特点为大虚大实：一方面正气大亏，以肾阴虚为主；另一方面邪气大实，以水邪结聚为甚。邪实主要表现为腹胀大如鼓，小便短少。对这种腹大尿少的情况，《内经》强调以治标为急。"凡治本者十之八九，治标者惟中满及小大不利二者而已。"（《类经》）既要去腹中结聚之水，又不伤及肾中之阴，则成为治疗上的难题。邓铁涛对此已有深刻的认识和经验："对于消腹水，我认为逐水优于利尿。利尿多伤阴，损害肝肾之阴，容易引发肝昏迷或大出血。土壅木郁，攻逐运化，攻补兼施，肝阴不伤，脾得健运，腹水不再起，则以健脾养肝肾，稍加活血之品，可望带病延年。"

肠道逐水法治疗肝硬化腹水优于利尿法，去水而不损伤肝肾之阴，可能与以下机制有关：一是就近排水，对人体的内环境影响较小。肠管漂浮在大量的腹水中，应用逐水药使肠道内失水后，门脉系血管内血液浓缩，渗透压升高，腹水则向肠壁的血管内移动而使腹水减少。因为脱水局限于门脉系统，而且很快从腹水中得到补充，故对整个人体的内环境影响较小。二是降低门脉高压，有效地控制腹水形成及防止因曲张静脉破裂所致的上消化道大出血。腹水的形成是多因素综合作用的结果，而门静脉高压则是使水分潴留在腹腔的主要原因。正常人每日有大量液体进入肠道，这些液体大部分由小肠吸收后进入门脉系统。肠道逐水后，减少吸收入门脉系统的液体而使门脉压下降。三是清洁肠道，减少毒素及氨等有毒物质的吸收，可防止肝脏再受损及肝昏迷的发生。由此可见肠道逐水法既可去除腹中结聚之水，又能顾护肾阴不受损伤，且可预防肝昏迷及上消化道大出血的发生。尽管如此，但应用不当仍可导致水、电解质紊乱及营养物质大量丢失，甚至虚脱。故大多医家弃此法而不用。所以一定要掌握好适应证及应用尺度。对血容量不足者，要配合输液，且不可连续服用，应与扶正剂交替进行。至腹水大部分消退而停用，切勿过量。

3. 改善肾血流，提高肾小球滤过率　肾血管收缩是肝硬化腹水的重要病理生理变化。不论何种诱因导致的难治性肝硬化腹水，都有其共同的临床特征：少尿及加强利尿无效。提示肾脏因素不仅参与了肝硬化腹水的形成，更是难治性肝硬化腹水的重要因素，而肾脏入球小动脉收缩则是各种肾脏因素的中心环节。何长伦分析了 214 例难治性肝硬化腹水的诱因，其中直接由肾功能障碍引起者高达 45.33%；其他诱因所致的难治性肝硬化腹水亦都以少尿及对利尿剂无反应为表现，说明其在病理机制上均与肾功能障碍有关。不同诱因介导的难治性肝硬化腹水，在肾脏的共同病理生理改变为：肾血管收缩，肾血流重新分配，皮质缺血，肾小球滤过率降低，髓质血流增加，髓袢浓缩和重吸收增加，而出现少尿及加强利尿无效现象。由上可见，扩张肾血管、改善肾血流、提高肾小球滤过率是治疗难治性肝硬化腹水的关键环节，在综合治疗中起着十分重要的作用。

从上述分析可见，难治性肝硬化腹水在病性上大虚大实并存，在病机上构成因素错综复杂，关键在于肾阴不足，功能障碍，故当注重从肾论治。

从肾治之验

1. 从肾气大伤、真阴涸竭论治　李某，男，57岁。患者于1997年9月23日以肝硬化腹水住院治疗已4个月。先后用白蛋白、血浆、促肝生长素、双氢克尿塞、安体舒通等治疗，并多次抽取腹水，且腹水消而复现，迁延不愈。因长期使用利尿剂，疗效不佳，邀中医会诊。现症面色黯黑，呈脱水病容，四肢消瘦，皮肤干燥，舌红干裂少苔，腹大坚满如鼓，青筋暴露，肝肋下末触及。B超检查示：脾大，肋下3 cm，门静脉增宽，直径为1.4 cm，脾静脉0.8 cm。生化检验：总蛋白61.2 g/L，白蛋白26.2 g/L，球蛋白35 g/L，白蛋白、球蛋白比值为0.75。中医辨证为肾气大伤，真阴涸竭。治宜急施厚味滋填，育阴化气，补下启中，方用左归（丸）汤加减。

处方：生地黄100 g，枸杞子12 g，山茱萸12 g，山药15 g，龟甲（先煎）15 g，牛膝20 g，桂枝10 g，泽兰20 g，益母草30 g，黄芪30 g，白术20 g，当归10 g。每日1剂，水煎分2次服。

二诊：以上方加减治疗1个月后，腹水消退。B超复查示：腹水消失，门静脉变窄，直径为1.2 cm，脾静脉为0.6 cm。生化检验：总蛋白69.2 g/L，白蛋白40.21 g/L，球蛋白28.99 g/L，白蛋白、球蛋白比值为1.38。

后用自拟疏木消积汤投治，药用黄芪、当归、赤芍、郁金、丹参、鸡内金、炮穿山甲、土鳖虫、鳖甲、五灵脂、蒲黄、三七、柴胡、茯苓、白术等，随症加减治疗1年余，病情稳定，随访3年未复发。

按语：久病及肾，真阴亏损，是难治性肝硬化腹水的重要病机。此与临床失治误治密切相关，主要表现有二：一是过用逐水利尿，耗伤脏腑气血津液。《格致余论》："医不察病起于虚，急于作效，街能希赏，病者苦于胀急，喜行利药，以求一时之快。不知宽得一日半日，其肿愈甚，病邪其矣，真气伤矣。"二是抽取腹水不当，"去其气血"。以上两者均可造成电解质紊乱，加重低蛋白血症，使有效循环血量减少，肾灌注不足。由于此时脏腑气血津液亏损至极，则利尿已无作用。临床症见腹大如鼓，面呈虚脱之象，四肢消瘦，舌红少苔，或舌干裂少津，脉细涩。对此应施以一贯煎、六味地黄汤、左归丸等。常于上方中加入桂枝一药，以化气行水。若遇肾气大伤，真阴涸竭，舌光无苔、二便艰涩者，可用左归丸加减，重用地黄，配以枸杞子、山茱萸、山药、龟甲、牛膝等厚味滋填，育阴化气。

2. 从脾肾阳虚、气化失职论治　患者，男，52岁。患鼓胀已半年之久，出现腹水后，曾服用西药利尿剂时，腹水渐消退，停药后又出现腹水。用西药维持，却病势加重，特求中医治疗。刻诊：面色萎黄，精神倦怠，纳少便溏，食后胀甚，四肢不温，腹围95cm，舌质微紫，舌苔白薄，脉沉细无力。辨证脾肾阳虚，气化失职。治以温阳利水之法，方选五苓（散）汤加味。

处方：熟地黄20 g，制附子（先煎）15 g，肉桂15 g，牛膝15 g，白芍50 g，生黄芪50 g，白术20 g，茯苓20 g，猪苓15 g，鸡内金50 g，莱菔子25 g，青皮15 g，生甘草10 g。每日1剂，水煎分2次服。

二诊：服用6剂后，自述尿量增加，每日约2000 mL，腹围稍缩小，饮食略增。予上方加枸杞子50 g，胡芦巴20 g，继服。

三诊：又服药6剂，尿量明显增多，腹胀续减，大便见实成形，纳食增多，手足转温。嘱其原方再服6剂。

四诊：药后病情继续好转，腹胀大减，腹围86 cm，精神振奋，能在院内外活动。予上方加当归50 g，五味子50 g，山茱萸5 g，柴胡50 g，龙胆15 g，制丸剂继服月余，病情稳定。

按语：肝硬化是指肝脏慢性进行性实质性病变，一但出现腹水，即标志着病情危重，已进入晚期。诚如张景岳所说："病成单鼓，终非吉兆。"说明预后不良。其病机性质是本虚标实，气血双虚是本，腹水是虚中夹实，是标。临床对肝硬化出现腹水的立法有主攻、主补或攻补兼施的争论，有多从肝脾论治的临床经验报道。刘文誉从临床实践体会，综合病情，析证论治，从肾着手，获得较好的效果。肾藏精，肝藏血，精血互生，肾为肝母。肾为阴主水，肝为阳主疏泄，两脏生理功能致为密切，故《内经》

曰："阳强不能密，阴气及竭。"肝脏功能失调或受损，必须累及肾的功能变化和失调，所谓"肝病久之及肾"之理。

3. 从肾阳衰败、肝脾虚损论治　张某，男，48 岁。诉既往有慢性乙肝病史 20 年，患肝硬化腹水 1 年余。1 年来曾反复静脉输入白蛋白、肝氨、促肝生长素及口服氢氯噻嗪、螺内酯等治疗，并多次抽取腹水，且腹水消而再现，迁延不愈，近 1 个月加重。现症面色暗黄，精神疲惫，腹大坚满如鼓，双下肢浮肿，大便稀溏，每日 2～3 次，肢冷尿少，舌质淡胖，舌苔水滑。B 超检查：肝硬化腹水，门静脉增宽为 1.35 cm，脾静脉 0.8 cm，脾大至肋下 3 cm。生化检验：总蛋白 56.8 g/L，白蛋白 24.2 g/L，球蛋白 32.6 g/L，白蛋白、球蛋白比值 0.74。中医辨证属肾阳衰败，肝脾虚损，代谢障碍。方用《张氏医通》启峻汤加减。

处方：制附子（先煎）10 g，肉桂 5 g，熟地黄 20 g，山茱萸 10 g，淫羊藿 12 g，肉苁蓉 12 g，山药 20 g，黄芪 30 g，党参 12 g，白术 20 g，茯苓 20 g。每日 1 剂，水煎分 2 次服。

二诊：服用 5 剂后，尿量增加，精神好转，大便成形。予上方加减继服。

三诊：又服药 1 个月后，腹水消失，尿量正常。B 超复查：腹水消失，门静脉 1.2 cm，脾静脉 0.6 cm。生化检验：总蛋白 68.4 g/L，白蛋白 38.2 g/L，球蛋白 30.2 g/L，白蛋白、球蛋白比值 1.3。

随后以黄芪合逍遥散加减投治，药用黄芪、白术、党参、茯苓、陈皮、苍术、大腹皮、泽兰、当归、鸡内金、山楂等。治疗 1 年余，病情稳定。随访 3 年，无复发。

按语：中医学认为，肝藏血，主疏泄；脾统血，主运化；肾藏真阴寓元阳，养肝暖脾，主水液代谢。人体气血水之代谢，全赖肝、脾、肾正常调节，一般鼓胀病之早期，病在肝脾，此时肝脾代偿功能尚可，腹水量相对较少，腹水亦可随治随消。若病久及肾，肝、脾、肾虚损，功能衰竭，则腹水量增多，范围可波及下肢及全身，临床一旦发生难治性腹水，则是肾气虚衰的重要标志。此时表现为一派脏气虚衰，气血水代谢障碍征象，临床症见水溢四末，腹水量大，尿少肢冷，神疲乏力，纳差便溏，舌胖边有齿印，苔白水滑。对此多采用附桂理中汤、济生肾气丸等。对真阳衰败者，借鉴《张氏医通》启峻汤，常用制附子、肉桂、黄芪、党参、淫羊藿、肉苁蓉、熟地黄、山茱萸、山药、茯苓等，使气得峻补，则上行而启其中，中焦运行，壅滞疏通，中满自消，下虚自实。

4. 从肝肾阴虚、水液内停论治　吴某，男，64 岁。2 年来感腹胀纳差，疲乏无力，口渴，五心烦热，经某医院确诊为早期肝硬化并腹水，虽经多方治疗，B 超检查一直提示有少量至中量的腹水。现症腹胀纳差，口渴不欲饮，手足心热，牙龈每日清晨有少量出血，舌质暗红，边有瘀斑，舌苔少，脉沉涩。辨证为肝肾阴虚，水液内停。治以滋补肝肾，利水化湿。

处方：熟地黄 20 g，山药 30 g，山茱萸 15 g，泽泻 10 g，茯苓 15 g，牡丹皮 15 g，龟甲（先煎）15 g，鳖甲（先煎）15 g，猪苓 15 g，莱菔子 10 g，大腹皮 10 g，赤芍 20 g，桃仁 10 g，红花 10 g，石斛 15 g，麦冬 15 g，白茅根 30 g。每日 1 剂，水煎分早、晚各服 1 次。

二诊：服药 3 剂后，腹胀减轻，上方去莱菔子、大腹皮，续服。

三诊：又服药 30 剂后，B 超复查未见腹水。予上方去泽泻，熟地黄改为 10 g，加焦三仙各 10 g，嘱再续服 30 剂后停药。

以后每隔半年服三诊方 15～30 剂，随访 2 年未复发，可从事家务劳动。

按语：《医方集解》"六味地黄丸治肝肾不足，真阴亏损……水泛为痰"。六味地黄丸就其原方而言，用于治疗阴虚明显、水湿较轻之证，而在治疗本证时加入猪苓、莱菔子、大腹皮，以加重利水化湿行气之功；同时加入赤芍、桃仁、红花活血通路，以通为利；加入龟板、鳖甲、石斛、麦冬滋阴生津；白茅根凉血止血。纵观全方，滋补肝肾、清热活血为主，利水化湿生津为辅。实为利水必先治肾，以治本而获效。

5. 从命门火衰、真阳欲脱论治　李某，女，43 岁。因浮肿 1 年，腹胀半年，加重 1 个月，生活不能自理而入院。就诊时症见腹大如鼓，腹皮绷紧，青筋显露，四肢瘦削，足肿肢冷，咳喘气急，便溏不爽，小便甚少，每日 200～300 mL，神倦面白，舌质浅淡，舌苔薄白，脉沉细微。经用消炎、利尿、护肝治疗而病情未见改善，加服中药十枣汤之类峻泻逐水，病情仍无好转。遂放腹水 1500 mL，2 日后腹胀如故，并出现昏睡、声微，邀中医会诊。中医辨析，此证属邪实而命门火衰，真阳欲脱。治疗急当救真阳，通阳化气。方选济生肾气（丸）汤加味。

处方：制附子（先煎）15 g，熟地黄 30 g，山茱萸 12 g，牛膝 15 g，泽泻 15 g，桂枝 15 g，牡丹皮 10 g，高丽参（另炖）10 g，茯苓 30 g，山药 30 g，车前子（包煎）20 g，沉香末（冲服）5 g，琥珀末（冲服）5 g。水煎，当日服 2 剂。

二诊：药后小便略有增加，嘱原方继续服。

三诊：又服药 6 剂后，小便增加，喘咳稍平。证有转机，继续服药，尿量逐渐增加，腹部变软。后以上方去高丽参、沉香，续服半个月而腹胀消退，诸症渐除。以健脾疏肝，养血补气之剂善后。

按语：肾气丸系张仲景治疗肾阳不足之虚劳腰痛、少腹拘急，小便不利之主方。若加牛膝、车前子，则成济生肾气丸，治疗肾虚脚肿，小便不利，常用于阳虚水肿之证。肾为先天之本，寓命门之火，受藏五脏六腑之精气，且肾主水，司开阖，开窍于二阴，故肾在人体的水液代谢过程中起着重要的作用。肾气虚弱，开阖失司，水液气化运行障碍，可出现全身浮肿、小便不利等症。济生肾气丸以桂枝、附子温肾助命门之火为君药，亦即益火之源以消阴翳，地黄、山茱萸养阴益精，乃壮水之主，茯苓、牡丹皮、泽泻淡渗利湿，行水道而开壅滞。地黄得桂、附助阴而不留邪，桂枝、附子得地黄助阳而不伤阴。更妙在牛膝、车前子二药，因为南方气候多湿多热，临床上所见以温热证居多，患者虽确肾阳不足之候，亦当考虑天人相应之理，此二药，既可强化补肾行水作用，亦可引药下行，更可反佐附子、桂枝、地黄、山茱萸等药，减免其温燥、滋腻之弊。全方协用，补中寓泻，益火之源不耗阴液，壮火之主不滞阴邪，使真阳得壮，真阴得补，而浊邪得出。

6. 从肝肾阴虚、气滞血瘀论治　张某，男，57 岁。3 个月前因右肝复发性肝癌再次行部分肝叶切除术，术后恢复尚可。近日来感乏力明显，肝区隐痛.口干口苦，心烦多梦，纳食减少。刻诊见面色黧黑，形体消瘦，双手肝掌，两脉沉取细而涩，中取偏弦，舌质淡红，舌边紫暗，有少许瘀点，舌苔薄白。B 超检查：肝脏颗粒粗糙，回声不均匀，肝内查见多个散在的 1.0 cm 大小的结节，无团块回声，门静脉内径 1.5 cm，脾肋间 4.5 cm，肋下 1.5 cm，A/G 值 1.05。放射免疫测定：AFP 55 ng/mL，CEA 40 ng/mL，SF 117 ng/mL。

处方：生地黄 20 g，枸杞子 20 g，当归 20 g，鳖甲（先煎）30 g，桑寄生 30 g，黄芪 30 g，桃仁 20 g，炒白术 15 g，沙参 15 g，郁金 15 g，麦冬 15 g，赤芍 15 g，秦艽 30 g，丹参 30 g，白花蛇舌草 30 g。每日 1 剂，水煎分 2 次服。

二诊：服用 5 剂后，肝区疼痛减轻，乏力口干好转，食欲及睡眠较前改善。守方间断加入三棱、莪术服药至 1993 年 11 月 2 日，自觉症状消失，饮食睡眠如常人，体重增加。B 超复查：肝脏颗粒稍粗糙，无结节及团块回声，门静脉内径 1.3 cm，脾肋间 4.5 cm，肋下 1 cm。A/G 1.3。放射免疫测定：AFP、CEA、SF 均正常。

三诊：上方继续服用半个月后停药，1 年后随访无复发。

按语：肝硬化系因湿热毒邪末期底清除，日益胶固，缠绵日久，伤及本脏，耗伤肝气，劫夺肝阴，导致气血亏损，瘀血滞留，着面不去，阻滞血络而成痞块。痞则络脉不通，新血更无由以生，形成恶性循环，使瘀者更瘀，虚者更虚。肝病日久，必累及于肾，故前人有"五脏之伤，穷必及肾"之说。从肝与肾的关系来看，肝藏血，肾藏精。肝肾精血互化，乙癸同源。因此宋林娜体会在肝硬化治疗中，单纯补养肝血效果往往不尽如人意，而应当在补养肝血的同时，补益肾精以充实肝体，亦即"虚则补其母"之意，常能得到较为理想的结果。药物常选用生地黄、熟地黄、枸杞子、沙参、麦冬、白芍、当归、杜蛎、桑寄生、龟甲、鳖甲等。另外，考虑到肝硬化初由湿热毒邪久羁肝胆演化而来，在补肾养肝药中，佐以健脾补气之药，如党参、白术、茯苓、黄芪等，使补而不腻，湿无复生之所，常可增强疗效。

第二十二章 原发性肝癌

肝癌是发生于肝细胞或者肝内胆管细胞的恶性肿瘤，原发性肝癌（PLC）为我国常见的恶性肿瘤之一，是病死率最高的恶性肿瘤。目前肝癌的治疗手段有手术切除、肝移植及介入治疗等，但肝癌发病隐匿，且发展迅速，很多中晚期患者已错过了手术治疗的机会。而中医学在肝癌等癌症的治疗上有其独特优势，比如提高患者生存率、延长生存期，改善患者生活质量，缓解术后及化疗并发症等。肝癌中医学归属于"肥气""积证""臌胀""黄疸""癥瘕"等范畴。

从肾论之理

1. 从肾立论治肝癌　中医学认为，肝癌病位在肝，并与五脏相联，肝肾"乙癸同源"，从肾论治是肝癌临证的一个重要治则。贾恺宁等查阅近年来相关文献，从生理、病理两方面总结以肾立论的理论基础，归纳针对"肾阴虚""肾阳虚"等证型的"温补肾阳""滋阴补肾""补肾祛痰"的治疗方法在临床中的运用，并从补肾生髓学说、组织代谢、基因表达、中药药理这四个现代基础研究角度来揭示从肾论治肝癌的理论依据，从而可以充分发挥从肾立论治疗肝癌的优势，更好地指导临床工作。

（1）肝癌从肾论治的理论基础：

1）肝肾生理上密切联系：其一，肝肾母子相生。肝属乙木，肾属癸水，肝为水之子而肾为木之母。《素问·五运行大论》："北方生寒，寒生水，水生咸，咸生肾，肾生骨髓，髓生肝。"《石室秘录》："肝为木脏，木生于水，其源从癸。"肝为刚脏，主升主动，喜条达而恶抑郁；而肾水涵养肝木，能使肝发挥其正常生理功能。

其二，肝肾精血同源。肝藏血，肾藏精，精血皆由水谷之精化生和充养，且能互资互生。清代医家张璐《张氏医通》说："气不耗，归精于肾而为精；精不泄，归精于肝而化清血。"封藏于肾中之精，可以由肝血的化生滋养及补充，保持肾精充沛，使肾阴阳之间的协调平衡得以维持；肝血又由肾精滋养，使肝之阴血充足，从而制约肝阳。

其三，肝肾经气贯通。《灵枢·经脉》："肾足少阴之脉……其直者，从肾上贯肝膈，入肺中，循喉咙，夹舌本。"肝、肾两经通过奇经八脉得以沟通交联；督脉通肾与足厥阴肝经在阴器、喉、唇、目、额、巅顶等处交会。任脉经阴器、曲骨、中极、关元、咽喉、目、面等处与肝经相会。冲脉在上"出于颃颡，渗诸阳，灌诸精"，在下"入大指间，渗诸络而温肌肉"（《灵枢·逆顺肥瘦》），而"颃颡""大指间"均为足厥阴肝经所属。带脉始于足厥阴肝经的章门穴，又通过足少阴经别与足少阴肾经及肾脏相连。阴维脉发于足少阴肾经的筑宾穴，于府舍、期门、咽膈等处与足厥阴肝经交会。阴跷脉始于足少阴肾经，在阴部、喉咙、目等处与肝经交会。

2）肝肾病理上相互影响：其一，肾虚是肝癌发展的最终转归。肾阴、肾阳称为机体生命活动的根本。《内经》提出"久病及肾"，张景岳在《景岳全书》中谓"五脏之伤，穷必及肾"，多种疾病久延不愈，脏腑精气亏虚，阴阳不足，则会影响阴阳之根本，累及肾，导致肾脏病变。肾精肝血，荣损与共，休戚相关。肝血损耗，必将肾精亏竭。故肾常为诸脏腑疾病的最终转归。

其二，肝肾阴虚是原发性肝癌形成的发病基础。《灵枢》有"壮人无积，虚人有之"，《诸病源候论》记载"积聚者，由阴阳不和，腑脏虚弱，受于风邪，搏于腑脏之气所为也"，《医宗必读·积聚》认为"积之成者，正气不足，而后邪气踞之"。正气虚是肿瘤发病的主要原因。肝主疏泄，肝气常郁而肝阳常亢，唯阴血常虚。"阴血"与现代医学的"血"具有生理功能一致性，为肝脏等人体脏器提供物质支持。所谓"阴在内，阳之守也；阳在外，阴之使也"，可以认为肝阴是肝脏功能得以发挥的基础。肝阴虚致使肝血不足，不能濡养肝体，不能为肝脏提供物质支持，导致肿瘤的发生。

其三，肾阳虚是导致原发性肝癌的要素。肝癌属于中医学癥瘕、积聚之范畴。肝癌作为一个有形的积聚物，其病理基础应是肾阳虚导致阳不化气，阴寒久聚。《内经》："寒伤形。"寒为阴邪，损伤精液，而人体脏器需要精液的濡养滋润。若阴精亏损，人的器官形态就会随之出现改变，肝癌的表现就是肝脏形态发生了变化。阴盛则阳衰，阴盛则寒，寒是外在表现，阳虚是内在根本。肾阳为一身阳气之本，正所谓"五脏之阳气，非此不能发"。肝癌作为一个有形的积聚物，病理多为肾阳虚导致阳不化气，阴寒久聚。《素问·阴阳应象论》："阳化气，阴成形。"《诸病源候论·虚劳病诸疾》："积者，脏病也，阴气所化生也；聚者，腑病也，阳气所成也。虚劳之人，阴阳伤损，血气凝涩，不能宣通经络，故积聚于内也。"肾阳虚衰，温煦、推动功能减弱，导致五脏及全身功能减退，故肾阳虚证是肝癌患者的主要证候要素之一。

（2）从肾论治肝癌的临床研究：其一，温补肾阳法。张心海自拟双仙汤，其具有扶正抗癌、提高免疫功能的作用，能明显改善肝癌等消化系肿瘤肾阳虚的临床症状，如腰膝酸软，性欲减退，畏寒肢冷，精神萎靡，夜尿频多，下肢浮肿，动则气促等；提高患者的生活质量；提高机体的免疫功能，改善机体的肝肾功能。刘茂甫以益肾饮（枸杞子、菟丝子、五味子、丹参等八味药）为主方，在补肾药的运用上，加以女贞子、枸杞子、山药、山茱萸、菟丝子、生地黄等滋阴壮阳药以补肾精。王志学认为肝癌晚期出现脾肾阳虚之证，因有失温煦、推动血脉无力，导致瘀血内阻，出现阳虚血瘀，用肾气丸酌加仙茅、淫羊藿、巴戟天、当归等温阳化瘀。单国英等认为运用局部热疗的原理使癌细胞受热，改善机体阳虚的状态，从而抑制癌细胞生长，甚至杀死癌细胞，故内用华虎内攻汤（炙华蟾、炙守宫、泽漆、蜈蚣等），外用热敷消癌散（川乌、草乌、麻黄、木香、乳香、没药、莪术、三棱、华蟾、炙守宫等）治疗原发性肝癌118例，总有效率95.76%。刘毅武用制附子、生大黄、槐花、煅牡蛎四药温肾泄浊，保留灌肠治疗63例肝癌并发肝性脑病患者，患者服药后血氨数值下降明显，总有效率达88.9%。林奕堂方以附子、肉桂、桑白皮、紫苏叶、白术、茯苓皮、山药、大腹皮、黄芪、土鳖虫、半枝莲、蜈蚣宣肺温肾利水，治疗肝癌腹水30例，总有效率为86.7%。鲍文菁运用真武汤联合顺铂治疗脾肾阳虚型肝癌腹水70例，对照观察癌性腹水改善情况、生存质量，总有效率89.2%。

其二，滋阴补肾法。裴正学自拟用乙癸同源饮，方含生地黄、枸杞子、鳖甲、沙参、麦冬、玉竹、当归、川楝子、制首乌、牡蛎、红花，治疗肝肾阴亏五心烦热，胁肋胀痛，口干，青筋暴露，舌红苔少，脉细数者，疗效显著。罗春蕾等对中晚期肝癌患者中医辨证多为肝肾阴虚，脾气虚衰，结合多年临床实践，由六味地黄汤合四君子汤加减，自拟补肾健脾方进行治疗，明显改善原发性肝癌患者细胞免疫功能。储真真等根据中晚期原发性肝癌不同治疗阶段证候特点，以肾阴虚为本，灵活运用六味地黄汤变方（柴芍地黄汤、知柏地黄汤、杞菊地黄汤、归芍地黄汤等）加减，辨证施治，取得良好疗效。常占杰自拟滋木丹联合TACE对肝肾阴虚淤毒的肝癌患者以滋养肝肾，利肝排毒，治疗组在肝区疼痛、腰膝酸软、眼睛干涩、纳呆腹胀等症状的改善作用优于对照组。周岱翰根据肝癌发病特点，认为肝癌晚期患者多为肝肾阴虚型，方以二至丸（墨旱莲、女贞子）滋阴益肾，凉血止血，清热明目，既改善肝肾阴亏等症状，又可使机体免疫力得以提高。刘彦晶应用肝肾化癥消积方加减化癥瘕散积聚，清毒热补肝肾，明显改善肾阴虚患者临床症状，对患者的体征、舌苔、脉象等均有明显治疗效果。

其三，补肾祛痰法。肾为痰之源，钱彦芳认为癌为非血之瘀，非血的病理浊物致瘀，其痰湿邪最为常见，痰邪乃气血失职而化生，其性胶着黏滞，肝癌从痰论治为癌证临证的一个重要治则。孙玉信以阳虚浊阻为中晚期肝癌的主要证机，方以制附子、干姜、制川乌、桃仁、冬瓜仁、生薏苡仁、壁虎、蜈蚣、吴茱萸、甘草为主药，实现温阳涤浊、散寒解毒、祛痰活血的功效。

（3）从肾论治肝病的实验研究：

1）补肾生髓学说：由李瀚旻领衔的研究团队在深入研究"肝肾阴虚证"的生物学基础后提出"补

肾生髓成肝"学说，肝损伤与肝再生平衡失调，即肝再生过程紊乱致肝脏"形质毁坏"甚或整体"形质毁坏"（肝脏及与肝脏相关的脏器组织功能损伤、减退或衰竭）是其重要的本质特征，通过"补肾生髓成肝"治疗"肝肾阴虚证"并改善甚至恢复肝脏的"形质毁坏"。认为"补肾生髓成肝"至少可通过3个途径或机制调控肝再生：①补肾生脑髓成肝。通过影响下丘脑-垂体-肝轴和神经-内分泌-免疫网络而调控肝再生。②补肾生骨髓成肝。通过影响骨髓干细胞转化为肝脏细胞而调控肝再生。③补肾生精髓成肝。通过影响肝内环境（包括调控肝再生的细胞因子、肝内干/祖细胞等）或体液细胞因子而调控肝再生。

2）组织代谢研究：陈群伟等应用肝癌基本证候定性诊断标准和量化分析模型，探讨了原发性肝癌阳虚证患者血清代谢组特征，认为肝癌阳虚证与非阳虚证代谢谱之间存在差异，这提示了阳虚证特征性代谢网络的失调，主要表现为脂类代谢、糖代谢、能量代谢等多种代谢的紊乱或衰减，异亮氨酸、乳酸、脂类、胆碱、葡萄糖/糖类等代谢物浓度的下降可能是肝癌阳虚证特征性的代谢物改变。其研究发现肝癌阳虚证患者异亮氨酸水平较非阳虚证者下降，提示异亮氨酸的下降是阳虚证的特征之一。沈自尹认为老年人发生的生理改变和肾阳虚证类似，肾阳虚证是一定程度上的未老先衰。给予老年人与中青年人相同营养条件，老年人免疫功能的下降、血中氨基酸水平降低，特别是包括异亮氨酸在内的支链氨基酸显示不足。由此推出属于异亮氨酸与肾阳虚证之间在病理生理基础上存在一定联系。

3）基因表达研究：翁莉通过基因芯片技术检测肝癌肝肾阴虚证与非肝肾阴虚证差异基因表达，分析差异基因mRNA及蛋白改变的方向和程度及这些改变与肝癌肝肾阴虚证之间关系，从中发现肝癌肝肾阴虚证与非肝肾阴虚证之间在基因学角度存在差异表达。通过显著性差异基因的mRNA与蛋白检测的结果证实了"证"是多基因在mRNA和（或）蛋白质水平发生改变并导致人体偏离正常的状态。证候的物质基础可能是由功能相关的一组基因群或蛋白质群体及特异代谢组分表达异常共同构成。

4）中药药理研究：临床上常用的补肾中药有淫羊藿、补骨脂、肉苁蓉、菟丝子、女贞子、枸杞子、山茱萸等，而这些补肾中药常用于肝癌治疗方中。有研究发现淫羊藿苷作为淫羊藿的主要成分及其衍生物能够通过调节肿瘤细胞周期关卡，下调有关信号通路，抑制癌细胞的增殖和转移，对肝癌等癌症具有明显的抑制作用。高福君通过研究女贞子提取物中熊果酸对人肝癌细胞生长抑制作用及对血管内皮生长因子（VEGF），转化生长因子-α（TGF-α）表达的抑制作用，得到以下结论：女贞子提取物具有抗肿瘤作用，可抑制VEGF，TGF-α表达可能是其抗肿瘤作用机制之一。

中医强调治病求本，原发性肝癌从肾论治体现了这一思想。肝、肾二脏精血同源、藏泄互用、阴阳互滋互制、二经相通。"五脏之伤，穷必及肾"，肝癌一般都由慢性肝病发展而来，肝血耗竭，肾精亏竭，肾虚必将成为肝癌的最终转归。而肾阳虚、肾阴虚同样会引起肝脏相关疾病。从肾出发，以肾立论，结合活血化瘀、化痰等治法治疗肝癌，在控制症状、改善预后、提高生活质量方面具有独特疗效。近年来，随着中医实验基础研究向细胞分子水平方向深入，从肾论治肝癌的机制研究也进入新阶段。代谢组学、基因表达、中药药理等研究的逐步深入开展使从肾论治肝癌的机制日益清晰。

2. 肝癌从温补脾肾论治　对于肝癌的治疗，医家囿于肝"阳常有余，阴常不足"和肝"有泻无补"之说，多从热、毒、痰、瘀立论，采用清热解毒、化痰散结、活血化瘀、养阴补血等治法；却鲜有提及"温阳"之法者。学者陆婷婷等认为，脏腑阳气亏损与肝癌的发生发展密切相关，其中多涉及脾肾阳虚。温阳法在治疗原发性肝癌的临床实践中可发挥重要作用，如温肾化瘀治疗肝癌肿块；温阳行水祛除癌性腹水；温阳止痛缓解肝癌疼痛；温阳摄血制止上消化道出血；温阳化湿消除黄疸；温肾固涩治疗肝性泄泻以及温阳化浊治疗肝肾综合征和肝性脑病等，对提高机体抗癌能力、控制癌症的发展和促进机体恢复具有重要意义。

（1）原发性肝癌发生发展与阳虚的关系：

1）阳虚阴凝是肝癌的病机关键：《素问·阴阳应象大论》"阳化气，阴成形"，说明阳气与阴精在生理上具有相互依赖的关系。从此出发，历代医家多将阳虚阴凝作为积聚的病机关键。《诸病源候论·虚劳病诸疾》："积者，脏病也，阴气所化生也；聚者，腑病也，阳气所成也。虚劳之人，阴阳伤损，血气凝涩，不能宜通经络，故积聚于内也。"肝癌作为一个有形的积聚物，其病理基础应是阳不化气，阴寒久聚。如《灵枢·百病始生》所言："积之始生，得寒乃生，厥乃成积矣。"阳虚不布，阴毒深伏，致使病情缠绵，癌毒固着难除。肝癌为本虚标实之证，以阳虚为本，阴凝为标。阳愈虚则阴愈凝，阴愈凝则阳愈耗，形成恶性循环，而预后不良。

由于肝癌是在脏腑功能失调后癌毒蓄积所致，脏腑功能有赖于阳气温煦，阴血有赖于阳气推动，阳气不足则脏腑功能衰弱，津液精血凝滞，易遭癌毒侵犯，日久形成有形癥积。故以温阳法治疗肝癌，不仅可温补阳气，还可增强脏腑功能，促进气血运行，津液代谢。

2）阳气亏虚多责之于脾肾：张景岳云"脾肾不足及虚弱失调之人多有积聚之病"。故温阳的重点在脾肾之阳，而肾中元阳为重中之重。即所谓"元阳者，即无形之火，以生以化，神机是也。五脏之阳非此不能发，五脏之阴非此不能化"。肝癌形成后，随着病情发展，脾虚益甚，水饮、痰湿、瘀血、胆汁淤积等阴邪内蓄；肝癌晚期，脾肾阳虚，阴邪内蓄是其辨证要点。脾肾阳虚证候多表现为畏寒肢冷、气短而喘、神疲乏力、少气懒言、面色㿠白、浮肿、小便清长、大便溏薄、脉沉迟等，或为水气病，或为恶性积液。投以温阳散寒药，每可收到较好疗效。

（2）温阳法治疗原发性肝癌的临床实践：

1）温阳化瘀，疗肝癌肿块：脾肾阳虚型肝癌，多见于肝癌中晚期。症见右胁或剑突下可触及肿大肝脏，质坚且硬，多呈结节或包块状，或伴脾脏肿大，或伴腹水及下肢水肿；兼见形体消瘦，面目虚浮或浮肿，面色青黑，精神萎靡，畏寒怕冷，极易外感，纳呆食少，大便稀溏，小便不利，夜尿频，舌淡瘦、瘀暗不荣，或见瘀斑、苔白腻或白腐而滑，或舌净无苔，脉象沉弦或沉迟而弦涩。行扶阳化瘀之法，一方面用肉桂、附子、人参、黄芪、白术、茯苓等温阳益气；另一方面以山慈菇、三棱、莪术、丹参、昆布、郁金、山楂等化瘀消癥。而温阳与化瘀之中，临床医家更加注重温补肾阳。

2）温阳行水，消癌性腹水：肝癌腹水的特征是腹水进行性加重，伴消瘦、腹痛、腹胀，不规则发热。实验室检查主要为轻、中度贫血，血沉不快，腹水多为渗出性，部分外观为血性，一般较难治。水蓄大腹，非峻下逐水不能除；正气久虚，又不耐峻下。当是之时，仍应以温阳利水为法。癌性腹水患者素体阳虚，治疗应振奋阳气，肾阳不足不能化气行水，脾阳虚弱不能运化水湿，故应侧重脾阳虚、肾阳虚的不同，选用实脾饮、真武汤加减治疗。

3）温阳止痛，缓肝癌疼痛：肝癌疼痛多因久患肝病，肝脏受损，耗伐阳气，肝血瘀阻；或老年自衰太过，阳气虚乏，肝血郁滞所致。多见肝区或两胁拘急，时作疼痛，状如牵引，或如针刺，或气窜走痛，肝脾大质硬，或见黄疸，肝功能损害；兼见形体消皮或浮虚，精神萎靡，面色青黑，畏寒怕冷，甚或肤凉肢冷，极易外感，或伴腹水，或全身水肿，小便不利，夜尿次多，大便不畅或稀溏，舌质色淡，舌体瘦小或胖大，瘀暗不荣，或见瘀斑，舌苔白腐，或舌净无苔、脉象沉弦等阳虚寒凝症状。治宜行助阳化瘀之法，选用人参、黄芪、白术、茯苓补肝扶脾，健脾利湿；丹参、赤芍活血化瘀，养血调肝；茵陈利胆疏肝；山楂、郁金疏肝和胃；菟丝子、淫羊藿、鹿角霜益精扶阳，助发生机。合而用之，具有益气扶阳、健脾利湿，利胆疏肝，活血化瘀止痛之功。

4）温阳摄血，止消化道出血：胃黏膜广泛性、多发性糜烂和溃疡，使得原发性肝癌容易合并上消化道出血，多以呕血和便血（黑便）为临床表现。张仲景治疗急重血证，首开温阳摄血、权衡护阴之先河，创黄土汤、柏叶汤等方。清代名医张聿青也创侧柏理中汤方，治疗吐血证属木火刑金，脾虚统摄无权者，亦仿张仲景温阳摄血、权衡护阴之法。已故著名中医学家朱良春教授推崇张仲景黄土汤合附子理中丸（汤）化裁治便血（上消化道出血急症），认为"远血（上消化道出血）多为脾不摄血，温阳即是摄血。便血之治，寒者温之，热者清之。肝虚者柔润之，脾虚者温运之，惟仲景黄土汤一方兼具刚柔温清之长，平调以实中，温煦以启下，兼补兼涩，亦清亦温，为调脾肾以摄血之总方"。黄土汤方中妙用附子一味，温下以鼓中，暖水以摄火；合白术温阳健脾，合灶心黄土温阳摄血，合生地黄、阿胶护阴止血，甘草以调中，黄芩坚阴，诸药共奏刚柔相济、温清并用之效。

5）温阳化湿，以消除黄疸：感受寒湿，或素体阳虚感受湿邪，湿从寒化，困阻中焦；或始感湿热，邪盛正衰；或过用苦寒，脾阳受损，湿从寒化，以致寒湿内阻，阳气不宣，土壅木郁，阻滞胆汁排泄，溢于肌肤，发为黄疸（阴黄）。症见身目俱黄，黄色晦暗，伴脘腹胀闷，神疲畏寒，纳食减少，大便溏薄，舌体淡胖，舌苔白腻，脉沉迟。阴黄的实质为脾胃阳气虚衰，可用温肾散寒化湿等治法。

6）温阳固涩，治肝性泄泻：脾肾素体不足，或因久患肝病失治，累及脾肾等致脾肾阳衰，温煦气化失源，复加肝血瘀阻，疏泄无能，营血失调，血郁胃肠，转输运化失常，水食积滞，生湿化寒，阴寒内盛，胃肠失其温养，气机动乱，胃肠运动过速，食入难化，传导失常，水食下注，进而可导致肝性泄泻。症见腹泻呈持续性或间断性发作，大便每天 3～4 次，甚或十余次，多呈清稀或水样. 常可因进食生冷或脂性肉汤而诱发或加重，多伴有肠鸣音亢进，腹胀欲便，难以自忍，甚或失禁，泻后腹胀自缓。粪便外观多为水样或未消化食物残渣。触诊腹部松软，压痛不显，或伴有不同程度的腹水。粪便镜检可见脂肪滴，以及少量红、白细胞。肝功能多有不同程度的损害，血清白蛋白低下。胃或结肠镜检，多呈黏膜水肿或苍白等非特异性炎性改变。兼见形体消瘦或浮肿，面色青黑而晦，精神萎靡，畏寒怕冷，极易外感，常可因腹泻持续或加重，或继发失水，电解质失衡，或见病情恶化，甚或衰竭等危象，小便量少失利，夜尿次多，舌色淡，舌体瘦或胖嫩、瘀暗，舌苔白腻或白滑，或舌净无苔，脉沉弦或细数。行温肾扶脾固肠之法，选用人参、淫羊藿、炮姜、白术、茯苓、丹参、薏苡仁、白芍、猪苓等药物。

7）温阳化浊，治疗肝肾综合征和肝性脑病：肝肾综合征属功能性肾衰竭，指严重肝病患者所发生的进行性、功能性、肾前性肾功能不全。肝癌晚期易合并肝肾阳虚，寒水泛逆型肝肾综合征，症见腹胀如鼓，面色晦暗少华或白，神倦纳呆，形寒肢冷，泛恶呕吐，腰膝酸软，下肢浮肿，便溏，尿少或尿闭，也可见身目黄染且晦暗，眼轮发黑，唇淡，舌淡红且有齿印，舌苔白腻，脉细弱。治可选用济生肾气丸或附子理中汤合五苓散。

肝性脑病是由于急性或慢性肝细胞衰竭所并发的大脑功能障碍，而出现神经精神系统的多样异常，常可伴有门一体静脉分流。症见神经精神、个性行为、智力功能的改变，神经肌肉活动异常，扑翼样震颤等。用温阳化浊法，祛除血中浊邪，常可取效。

3. 肝癌从脾肾论治新机制　传统观念认为肝癌其病机多属气滞血瘀或湿热毒聚。临床以理气活血化瘀和清热解毒法治疗本病效果往往不理想，而采用健脾法治疗原发性肝癌，证实其具有改善"患癌的土壤"而预防复发转移，阻断诱癌过程、诱导细胞凋亡、阻断新生血管和调节机体免疫系统等作用，但目前从肾论治肝癌的论述较少，学者田明涛等根据现代医学肿瘤干细胞理论结合传统中医肾主生殖、发育理论，认为肾虚在肝癌的发病中占有重要地位。

肝癌干细胞理论对原发性肝癌中医辨证的启示。《医宗必读》："积之成者，正气不足而后邪气踞之也。"说明肿瘤形成与正气不足有着密切联系。肾为先天之本，主机体的生长、发育和生殖，调节全身之阴阳；脾为后天之本，其生成的水谷精微对肾中精气有补充、资助作用。胚胎发育为一个正常、成熟的个体，既需要肾气充沛、调节功能正常，也需要脾运化功能正常。如果将干细胞看成是一个相对独立的生命个体，那么这也同样适用于对肝脏干细胞的分化调控。

脾肾气化功能正常，肝脏干细胞可正常自我更新分化，分化产生的成熟肝细胞可发挥其正常的生理功能；反之，肾虚，则阴阳失调，脾虚则无力运化水谷精微以充肾精，从而导致机体功能紊乱，调控生长发育的基因网络失衡，使得机体内存在的调节肝干细胞自我更新和分化的各种生长分化因子负反馈抑制和信号转导通路异常，当正常肝干细胞失去这种严密的自我更新调节能力，就可能异常增殖分化形成肝癌干细胞。肝癌干细胞又可以进一步分裂产生大量肝癌细胞，这种无限制的增殖会导致正常组织被破坏，器官功能丧失，于是又进一步损伤正气，加重脾肾亏虚，进而产生气滞、血瘀、湿热等病理产物。因此，补肾健脾法是原发性肝癌的治本之法。

4. 补肾健脾治肝癌之本　肝癌的临床表现常为腹胀、口中乏味、不欲纳食、厌油腻、恶心呕吐、腹泻等。大部分肝癌到中晚期时有肝大，可扪及肝区肿块，质硬，以及各种肝纤维化的临床表现，如肝脾大、腹水、身黄、目黄、小便黄、蜘蛛痣、肝掌等。根据以上症状可知，肝癌的表现大多是脾胃症状，脾胃虚损日久，导致气滞血瘀，久而成积，脾虚与气滞血瘀交替发展，从而导致湿热交蒸，就形成了腹水，这是肝癌乃至肿瘤发生的基本原理。

肾为人体先天之本，生命之源，为脏腑阴阳之根本。这就是所谓"五脏之伤，穷必及肾"。肿瘤患者中阳虚者较多，阳虚则气化失司，水湿停聚，日久化为湿热之毒，由此可见，脾肾阳虚是肿瘤发病的根本。健脾补肾治法取自"养正积自除"之意，此治法认为，肝癌晚期的患者，补肾健脾治法效果更优。张景岳说："凡脾肾不足及虚弱失调之人多有积聚之病，盖脾虚则中焦不运，肾虚则下焦不化，正气不行，则邪滞得以居之。"肾为先天之本，脾为后天之本，脾肾亏虚则人体正气虚弱，卫外之气无以生，抗邪之力无以长；卫外失司，从而导致人体抵抗力下降，而不足以去抵制外邪的侵袭，因此导致疾病的发生。《卫生宝鉴》中所说："凡人脾胃虚弱，饮不节或食生冷过度，不能克化，致积聚结块。"意即饮食失节导致脾胃虚弱，不能运化谷物，脾胃失司则中焦气机不畅，气滞食阻积聚成块。由此可见，治虚之根本乃是调理脾肾，后天之本充盛，脾胃功能正常，则饮食得以运化，气机通畅。

5. 肝肾阴虚是肝癌发病基础说　原发性肝癌其起病隐匿，进展迅速，治疗效果欠佳，预后极差。以辨证论治为基础的中医学可控制肝癌病情发展，改善患者生存质量，延长其生存期等，因此已广泛应用于肝癌手术、放射治疗、介入以及射频等综合治疗。学者胡兵等基于中医"正虚致癌"、"肝体阴而用阳"、"肝肾同源"以及"肾为先天之本"等理论，提出肝肾阴虚是肝癌发病基础之说。

（1）正虚与原发性肝癌：中医理论认为，正气虚是肿瘤发病的基础。《灵枢》："壮人无积，虚人有之。"《诸病源候论》："积聚者，由阴阳不和，腑脏虚弱，受于风邪，搏于腑脏之气所为也。"《医宗必读·积聚》："积之成者，正气不足，而后邪气踞之。"就原发性肝癌而言，由于缺乏系统的解剖学知识，古人对本病的认识比较模糊，而以"肝积""肥气""积聚""鼓胀"等不同病名加以描述。《灵枢·邪气脏腑病形》："肝脉微急为肥气，在胁下，若覆杯，微缓为水瘕痹。"《难经·五脏攸分》："肝之积名曰肥气，在左胁下如覆杯，有头足。久不愈，令人发疟疟，连岁不已。"《济生方》："肥气之状，在左胁下，覆大如杯，肥大而似有头足，是为肝积。"《圣济总录》："积气在腹中，久不瘥，牢固推之不移者，癥也，饮食不节，致脏腑气虚弱，饮食不消，按之其状如杯盘牢结，久不已，令人身瘦而腹大，至死不消。"目前，对于原发性肝癌的病机多责之于正虚、气滞、血瘀、痰凝与湿阻，由于气滞多与情志或气机失调有关，而瘀、痰、湿则皆系病理产物；但肿瘤并非死的病理产物，而系突变的细胞，具有旺盛的生命力，可以增殖、转移，并不受细胞内在抗癌机制的调控。因此，原发性肝癌病机主要与正虚相关，治疗上宜多扶正，正如《景岳全书·积聚》所云"若此辈者，无论其有形无形，但当察其缓急，皆以正气为主"，此即"养正积自除也"。

（2）肝肾阴虚与原发性肝癌：正气在中医学里有气血阴阳之分，肝体阴而用阳。张锡纯《医学衷中参西录》："肝为厥阴，中见少阳，且有相火寄其中，故《内经》名为将军之官，其性至刚也。"肝在功能上主疏泄，故肝气常郁而肝阳常亢，唯阴血常虚。其"血"与现代医学的"血"差异不大，为肝脏及其他脏器提供物质支持，因此，可以认为肝阴是肝脏功能的基础，所谓"阴在内，阳之守也；阳在外，阴之使也"。在肝病治疗上亦多柔润养本，叶天士谓"肝为刚脏，非柔润不能调和，养肝之本，即可柔肝之用"。中医学还有"乙癸同源，肝肾同治"的理论（《医宗必读·乙癸同源论》），认为肝肾母子相生，肝阴和肾阴相互滋养。事实上，很多补肝阴中药也具有补肾阴之功，如枸杞子、女贞子、墨旱莲等。另外，肾为先天之本，可以认为与染色体相关；肝脏的功能由肝细胞完成，而肝细胞则由功能基因表达从而行使功能，因此，在理论上可以认为肾阴与染色体及基因序列相关，肝阴与肝细胞基因表达有关。在病理条件下，肝肾阴虚可导致肝细胞基因突变、表达异常，致使肝细胞异常增殖，日久引发肝癌。有研究也表明，肝肾阴虚是肝癌的基本证型。虽然肝癌在临床可以见到气虚、血虚等虚证的表现，但都属于肝癌发展的结果，而非肝癌发病的原因。因此，可以认为肝肾阴虚是原发性肝癌的发病基础，并贯穿其发生、发展的全过程，此即正虚致癌在本病中的具体体现。这里的正气可以理解为机体内在的抗病能力，在整体层面可能与免疫相关，而在细胞层面可能与细胞内在的抗癌能力相关。有关药物研究也表明，运用滋补肝肾中药有助于原发性肝癌的治疗。

基于上述分析，无论是现代医学研究，还是根据中医理论，都可以认为肝肾阴虚是原发性肝癌的发病基础。

6. 滋水涵木治疗原发性肝癌　中晚期原发性肝癌属本虚标实之证。肝为刚脏，体阴而用阳，肝藏血而主疏泄。肝癌形成过程中，因久受湿热疫毒之邪所伤，又因治疗、检查等多种诊疗手段伤阴，加之肝癌形成又耗伤肝血，病至晚期不仅肝无血可藏，而且肾精亦日益亏损，水不涵木。滋水涵木法在一定程度上不但能够抑制肝癌细胞增殖、诱导肝癌细胞凋亡、阻碍肝癌细胞转移，并且能够增强患者免疫力，减轻放射治疗、化学治疗产生的不良反应，改善患者的临床症状，进而延缓病情恶化、延长生存时间和提高生存质量。

临床研究证明，对肝癌患者临床症状的改善如疲乏、盗汗、面红升火、眩晕耳鸣等，与现代医学相比，中医学治疗体现出很大优势。近年来，针对早期原发性肝癌患者，益气养阴法在临床中取得了较好的疗效；但是中晚期肝癌患者往往表现出一系列阴虚内热的症状。如前述胡兵等研究证明，肝肾阴虚是肝癌发病基础，学者张栓等的研究亦提出了相同的见解，认为滋水（肾）涵木（肝）是治疗中晚期原发性肝癌的重要方法。它是根据中医五行相生理论而确定的滋养肾阴以养肝阴的方法，又称滋补肝肾法。

（1）气滞血瘀是肝癌形成的病理基础：肝藏血，体阴而用阳。《素问·五脏生成》："人卧血归于肝，目受血而能视，足受血而能步，掌受血而能握，指受血而能摄。"张锡纯《医学衷中参西录》："肝为厥阴，中见少阳，且有相火寄其中。"故《内经》名肝为"将军之官"，其性至刚也，肝在功能上主疏泄，故肝气常郁而肝阳常亢，唯阴血常虚。肝癌，中医辨证属"积聚""肝积"等范畴，尤以"积聚"更为接近。《内经》："喜怒不适……寒温不时，邪气胜之，积聚已留。"《医宗必读》："积之成也，正气不足，而后邪气踞之。"《景岳全书》："脾肾不足及虚弱失调之人，多有积聚之病。"总的来说，原发性肝癌的病机是正气亏虚，癌毒内侵。正气又分为气、血、阴、阳，肝为刚脏，体阴而阳，肝功能的正常发挥是以肝血、肝阴为基础。癌毒为邪气，侵犯人体后，损伤人体的正气而致肝气郁滞。气乃血之帅，气滞则血行不利、血行迟缓而形成血瘀，所以原发性肝癌早期主要以气虚血瘀为主。原发性肝癌中晚期患者瘀血又可进一步阻滞气血经络的运行，产生新的瘀血与各种病理因素胶结不化而形成胁下痞块、刺痛。现代医学研究表明，一方面，肝癌细胞生长较快，肝血管的生长速度赶不上肝癌瘤体积的增长，因此肝癌患者的肝内血液循环较差，肝血经常不足，即肝阴不足；另一方面，随着癌毒肆虐，它不断耗伤肝脏的阴血以促使其增长，进一步致使肝阴不足。所以原发性肝癌中晚期患者常表现肝阴不足。

（2）肝肾阴虚是中晚期肝癌的基本病机：肝藏血，肾藏精，血的化生有赖于肾中精气的气化，肾中精气的充盛，亦有赖于血液的滋养，即肝肾同源。肾乃先天之本，生命之源，主人体的生长、发育和生殖，调节全身之阴阳，为脏腑阴阳之本，所谓"五脏之伤，穷久及肾"。肝脏阴血亏虚日久必及肾阴，出现肝肾阴虚。现代医学研究证明肿瘤的发生缘于邪毒，亦为邪毒对机体的第1次打击。进而西医的侵入性检查、手术、化学治疗等均可归属于外感热毒之邪，往往易损伤正气，灼伤肝阴，而阴虚又可生内热，致使肝阴益亏，形成第2次打击。中医治疗多在后期进行或参与，治则不外乎扶正和祛邪两端，若以扶正（益气、养阴、养血）作为治疗的主要方面，尚可以减轻肝脏所受之打击；若将祛邪（清热解毒、化痰散结）作为治疗的重点，可使机体受到泻实祛邪治疗的第3次打击。多重打击之下，肝癌患者至中晚期，阴血亏虚日益加重，不仅肝无血可藏，而且肾精亦日益亏损，水不涵木。治当滋水涵木。

（3）滋水涵木立意及临床应用：肝藏血，肾藏精，血的化生借助于肾中精气的气化，肾中精气的充盈有赖于血的滋养，所以说精能生血，血能化精，故称"精血同源"。肾为先天之本，肾阴、肾阳为五脏阴阳之本，肝阴不足与肾阴不足并存，即所谓"乙癸同源""水不涵木"。李中梓《医宗必读·乙癸同源论》指出："东方之木，无虚不可补，补肾即所以补肝。"肝属木，肾属水，水能生木，故肝阴又可借肾水而生，此即"母子相生""乙癸同源"之义，也就是说，补肾阴可滋肝阴。

1）滋水涵木法与养血柔肝法：我国的肝癌患者多数伴有慢性乙肝感染史，长期慢性炎症损伤和肝硬变是其主要病因。原发性肝癌的早期症状极为不典型，当患者出现临床症状时实际上已经步入中晚期。肝为刚脏，体阴而用阳，主疏泄而恶抑郁，只有肝阴充足，疏泄得体，才能维持正常的肝功能，肝体本虚而易受邪气侵袭，湿热疫毒蕴结于肝，与肝之阴血胶结成块，热毒不断耗伤肝之阴血致使肝阴不足。古有"肝易养不易伐"之训，所以对于中晚期原发性肝癌患者，治以养血柔肝，使肝疏泄有度。方如四物汤加减，方中以酸、甘、辛相配主入肝经，滋阴养血配以活血化瘀，补而不滞。如果患者潮热、盗汗、小便黄，配以知柏地黄（丸）汤或者生脉饮。

2）滋水涵木法与滋肾养阴法：肾为脏腑阴阳之本，五脏之伤，穷久及肾，肝癌病至晚期，因久受湿热疫毒之邪或者在治疗的过程中久用苦寒之品伤阴，或者西医的侵入性检查、放射治疗、化学治疗加之肿瘤形成耗伤阴血，阴血亏虚日益严重，不仅肝无血可藏，而且肾精亦日益亏损，水不涵木，临床常表现为面色晦暗，肝区疼痛，心烦失眠，头晕目眩，舌红少苔，脉细数。治以滋水涵木，即补益肝肾，方用一贯煎加减或六味地黄（丸）汤。肝癌晚期患者的体质虚弱，在用药过程中应注意虚不受补的情况，补益肝肾的中药不应过于滋腻。

（4）滋补肝肾治疗肝癌的西医研究：

1）滋补肝肾类中药可以抑制肝癌细胞的增殖：肿瘤细胞无限增殖是肿瘤生长、转移的主要原因，通过抑制肝癌细胞增殖可以直接杀伤肝癌细胞，达到治疗肝癌的目的。肝癌细胞的增殖周期可分为 DNA 合成前期（G_1 期）、DNA 合成期（S 期）、DNA 合成后期（G_2 期）和分裂期（M 期）。进入 G_1 期暂不增殖的细胞称为 G_0 期细胞。增殖指数（PI）是 DNA 合成期及有丝分裂期的细胞在全部细胞中所占的比列，可以用来衡量细胞的增殖情况。现代药理研究表明，滋补肝肾类中药可以抑制肝癌细胞的增殖。

2）滋补肝肾类中药可以诱导肝癌细胞的凋亡：细胞凋亡是一种主动受基因调控的细胞自杀过程，许多基因如 p53、Bcl-2 等均参与细胞凋亡的调控，肝癌细胞凋亡受阻可导致原发性肝癌的发生。p53 基因是一种重要的抑癌基因，p53 基因在细胞生长过程中作为一种分子感受器，当细胞内 DNA 受损时，如无法修复，则 p53 蛋白持续增高可诱导细胞凋亡。有研究表明养阴药（沙参、麦冬）可提高人肝癌细胞 p53 基因蛋白的表达能力，从而抑制 p21ras 蛋白表达，促进肝癌细胞的凋亡。

3）滋补肝肾类中药可以阻碍肝癌细胞的转移：血管生成在实体肿瘤细胞的繁殖中起重要作用，肿瘤组织不仅通过新生血管获得丰富营养，同时发育不完善的微血管也为肿瘤细胞进入循环扩散转移提供便利，血管内皮生长因子（VEGF）是肿瘤血管形成的关键性介质，对血管内皮细胞的增殖、基膜降解、内皮细胞迁移和血管构建的调控作用较强，且特异性高。孙静的研究表明，其主要由滋补肝肾之阴的生地黄、黄精、女贞子各 24 g，墨旱莲 18 g，天冬、麦冬各 15 g，黄芪、白花蛇舌草、小蓟、太子参、半枝莲、蒲公英各 30 g，白术、茯苓各 12 g，甘草 5 g 所组成之方，可以抑制 VEGF 的生成，阻碍肝癌细胞的转移扩散。

4）滋补肝肾类中药可以增强免疫力：现代医学研究表明，大多数肿瘤患者存在先天免疫缺陷或者后天失调，导致机体的免疫防御机制下降，对外来致病因子抵御不力，对肿瘤细胞不能监视、排斥和歼灭，最终导致肿瘤细胞无限制生长。这种免疫系统低下的状况，相当于中医学"正气虚损"。肾为先天之本，各脏的阴阳失调，日久必累及肾，因此中晚期肝癌患者其损伤会累及肾，损伤肾中精气。中医学现代研究表明，采用滋补肝肾为主的中药干预可以提高患者的免疫功能。冯明辉等认为养阴补肾类中药（如生地黄、女贞子、沙参、麦冬）可以提高 T 淋巴细胞 CD4/CD8 的比值，提高淋巴细胞转化率，增强巨噬细胞功能，延长抗体存在时间，提高患者的免疫力。

从肾治之验

1. 从肝肾阴虚、肝郁血瘀论治　患者，男，59 岁。患肝癌行肝动脉化疗栓塞（TACE）术后，乏力，纳差，面色红而偏暗，动则气喘，目赤涩痛，小便频数，舌质偏红，苔黄腻伴剥脱，脉弦而大。中医诊断为肝积，辨证属肝肾阴虚，肝郁血瘀。治以补益肝肾，疏肝解郁，活血止痛。方予地黄（丸）汤合柴胡疏肝（散）汤加减。

处方：生地黄 15 g，枸杞子 15 g，山药 15 g，白芍 15 g，石斛 15 g，知母 15 g，茯苓 15 g，柴胡

12 g，黄芩 15 g，青蒿 15 g，延胡索 30 g，佛手 15 g，金钱草 30 g，白花蛇舌草 30 g，甘草 10 g。14剂，每日 1 剂，水煎分 2 次服。

5 周后复诊时，患者自觉症状减轻，但忧虑、疼痛未除，舌脉同前。守方去知母，加当归 15 g，大枣 15 g，五味子 15 g，徐长卿 15 g，香茶菜 15 g。继服 7 剂后，精神状态明显好转。守方巩固半年，嘱定期复查。

按语：《灵枢·贼风》"喜怒不适，饮食不节，寒温不时，邪气胜之，积聚已留"，肝癌多属本虚标实之证，乃肝体阴失调，复感邪毒，胶结难解，积聚成块，癌瘤生长迅猛，耗气伤血，损伤脏腑经络功能。本例患者乃肝癌 TACE 术后，癌毒势减，但气血津液俱虚，故见乏力、动则气喘；气虚血瘀，瘀毒与癌毒互结，热毒伤阴，肝肾阴虚，肝阳偏亢，故面色偏红、脉弦而大；肝阳上亢，上攻目珠，故目赤涩痛；肝阳化火，湿热内结，故舌苔黄腻；肝郁气滞，横逆侮脾，脾失健运，故见纳差；肝脾肾气虚，气虚不摄，故见小便频数；面色偏黯、舌质偏红、苔剥脱亦为阴虚火旺之象。林佩琴《类证治裁》："大抵肝为刚脏，职司疏泄，用药不宜刚而宜柔，不宜伐而宜合，正仿《内经》治肝之旨也。"治疗上，柔肝常以酸甘化阴，以养阴柔肝，符合肝阴易虚的病理特点。又李中梓《医宗必读·乙癸同源论》有"东方之木，无虚不可补，补肾即所以补肝"一说，肾阴为一身之阴，补肝阴又可借肾水而生，则肝肾阴虚者，必求于肾阴，水能生木，滋水涵木，则诸症皆消。

肝癌虽病症复杂，但从病史和症状审思，本案乃虚中夹实，以肝肾阴虚为本，夹有郁热之标，阴虚偏盛，热象多源于阴虚。肾阴为"五脏之阴"，肝肾同源，决定了治疗重心在肝肾。故主方首当选地黄汤补益肝肾之阴，辅以知母、石斛以滋肾阴，枸杞子以助补肝肾之精，佐以甘草调养脾胃；柴胡疏肝散疏肝理气，配佛手以助理气，使"木郁达之"，疏肝行气而不伤阴；佐以金钱草、白花蛇舌草清热利湿，且降肝胆之火。全方重在滋水以涵木。方中重用生地黄、枸杞子甘润之品。《本经逢原》："地黄，内专凉血滋阴，外润皮肤荣泽，患者虚而有热者宜加用之。"《得配本草》："枸杞子味甘，微温而润，入足少阴，兼厥阴经血分，补肝经之阴，益肾水之阳。"两药相配，一温一凉，同入少阴，共养肾阴，固先天之本。《难经》："脏病之所以难治，传其所胜也。"木之所胜为土，肝失疏泄之性，可致气机不利，木郁克土，脾失健运，以致肝郁脾虚，肝脾同病。故用柴胡、白芍、黄芩、茯苓、山药、佛手等以疏肝为主，佐以行气健脾，乃"见肝之病，知肝传脾，当先实脾"之意。两方合用，共奏"滋水涵木"之法。初诊后，诸症已缓，可知证治相符，二诊因疼痛、忧虑未除，守方并佐以活血养血之当归以助活血止痛，以及清热解毒之徐长卿、香茶菜以助抗癌解毒，大枣更护脾胃。纵观本案诊治，以"滋水涵木"法为重心，具体用药则随诸症加减，充分体现"滋水涵木法"为肝癌所治之本。

在临床运用滋水涵木法过程中，当灵活多变。如地黄（丸）汤具有多种类别：杞菊地黄（丸）汤、麦味地黄（丸）汤、知柏地黄（丸）汤等，根据肝肾亏虚的具体情况，均属"滋水涵木法"，可随症酌以加减。谨记"不断扶正，适时祛邪"。肝癌患者多数经介入射频、放射治疗、化学治疗、手术等攻邪峻猛，导致热毒内聚，易耗伤正气，灼伤肾阴，使肝阴益亏。故治疗当用滋水涵木法，标本兼顾，临床运用应随症灵活配伍，方能取得满意疗效。

2. 从脾肾气虚、肝肾阴虚论治　患者，女，49 岁。主诉乏力、纳差、尿黄 2 年余。患者 2 年前无明显诱因下出现乏力，纳差，尿黄，未见全身及巩膜黄染，无恶心呕吐等不适，确诊为原发性肝癌。行肝动脉化疗栓塞（TACE）术，后患者定期复查，MRI 多次提示复发，2 次行肝癌经皮肝穿刺微波热凝术。既往有慢性乙肝病史 20 余年。近查甲胎蛋白（AFP）42.41 μg/L，白细胞（WBC）2.9×10^9/L，腹部 MRI 提示肝硬化、脾大、胆囊结石、腹水。刻诊右胁隐痛不适，双目干涩，耳鸣，胃脘胀，多食则甚，夜寐欠安，大便日行 1 次，舌质略紫暗，舌苔薄，脉弦细。西医诊断为原发性肝癌，中医诊断为肝积。辨证属脾肾气虚，肝肾阴虚，治以滋补肝肾，健脾益气养阴，兼祛邪浊。

处方：党参 30 g，黄芪 20 g，枸杞子 20 g，女贞子 18 g，制黄精 30 g，仙茅 15 g，五味子 10 g，炒酸枣仁 20 g，白术 12 g，猪苓 30 g，茯苓 30 g，白花蛇舌草 30 g，猫人参 30 g，莪术 12 g，延胡索 20 g，炒川楝子 10 g，平地木 18 g，三叶青 20 g，薏苡仁 30 g，重楼 10 g。14 剂，每日 1 剂，水煎分 2

次服。另嘱患者每日取薏苡仁 30 g，煮粥晨服。

二诊：药后右胁隐痛减轻，胃脘较前舒坦，耳鸣减轻，夜寐安，舌脉如前。上方加半枝莲 15 g，共 21 剂，继服。仍每日取薏苡仁 30 g，煮粥晨服。

三诊：AFP 21.68 μg/L，脘胁舒如，夜寐又见不安。上方去延胡索、川楝子，炒酸枣仁用量加至 30 g，加丹参 20 g。14 剂，继服。仍每日取薏苡仁 30 g，煮粥晨服。

四诊：患者因故停药 8 个月余，查谷草转氨酶（AST）48 U/L，γ－谷氨酰转移酶（GGT）179 U/L。舌质略暗，舌苔薄，脉弦。治宜扶正祛邪为续，清热利湿。上方去炒酸枣仁、平地木，加藤梨根 30 g，黄毛耳草 30 g，茵陈 30 g。14 剂，继服。仍每日取薏苡仁 30 g，煮粥晨服。

后续在四诊方基础上予滑石、金钱草、郁金等药物加减治疗，患者肝功能逐渐好转。患者仍定期门诊复诊，服药 5 年余，诸症稳定。近腹部 MRI 提示肝癌射频术后改变，右肝内胆管扩张，肝硬化，脾大，胆囊结石。血常规提示 WBC 3.3×10^9/L，肝功能未见异常。

按语：患者正值七七之年，任脉虚，太冲脉衰少，天癸竭，肝肾渐衰，经皮肝穿刺微波热凝术等治疗手段更是灼伤肝阴。肝开窍于目，肾开窍于耳，肝肾阴亏，耳目失荣，则两目干涩、耳鸣；肝体阴而用阳，肝阴不足，肝体失养，而右胁隐痛。《素问·脏气法时论》："脾病者，虚则腹满，肠鸣，飧泄，食不化。"患者脾胃亏虚，运化无力，而胃脘胀，食后尤甚；脾胃亏虚，气血生化乏源，心神失养，而见夜寐不安。患者虽历经 3 次手术，然癌毒仍存，稽久不去，故 AFP 指标仍高。四诊合参，辨为属肝肾阴虚，脾肾气虚证。故予黄芪、党参、白术、女贞子、枸杞子、制黄精益气健脾，滋育肝肾；白花蛇舌草、重楼、猫人参、三叶青解毒祛邪；茯苓、猪苓抗癌祛湿；平地木行中有补，使诸补益药补而不滞；延胡索、川楝子、莪术行气活血止痛；炒酸枣仁、五味子养心阴，益肝血，宁心安神。《神农本草经》："薏苡子，主筋急拘挛不可屈伸，风湿痹，下气，久服轻身益气。"薏苡仁对改善癌症患者在放射治疗、化学治疗时出现的白细胞下降、食欲不振、腹水、浮肿等病情均有较好效果。二诊时，患者诸症好转，正气渐复，故加半枝莲增清热解毒、活血化瘀之功，故能使 AFP 指标渐降。四诊时，患者因故辍药，而见肝功能异常，此乃肝阴不足、肝胆湿热所致，故在女贞子、枸杞子等滋养肝阴基础上，加茵陈、黄毛耳草清热利湿。

3. 从脾肾亏虚、阴血不足、肝气郁结论治　王某，男，52 岁。慢性乙肝、肝硬化 5 年余。B 超发现肝右前叶实质占位。CT 检查：肝右前叶 3.2 cm×2.9 cm×2.9 cm 实质占位，伴少量腹水。甲胎蛋白（AFP）：520 μg/L。诊断为原发性肝癌。于同年 11 月行肝肿瘤切除术，病理切片结果证实为肝细胞肝癌，术后 AFP 降至 33.2 μg/L。后接受 2 次介入术，因患者不能耐受，故寻求中药治疗。患者精神疲软，消瘦，面色萎黄，乏力明显，胃纳差，肝区胀满不适，腰酸，下肢浮肿，舌淡苔薄白，脉细弦。辨证属脾肾亏虚，阴血不足，兼肝气郁结。治以益肾健脾，滋阴补血，佐以疏肝理气。

处方：熟地黄 10 g，山茱萸 10 g，补骨脂 10 g，黄精 10 g，杜仲 10 g，山药 10 g，黄芪 10 g，太子参 10 g，茯苓 10 g，牡丹皮 10 g，泽泻 10 g，炒白术 10 g，生薏苡仁 10 g，仙鹤草 15 g，郁金 10 g，延胡索 10 g，川楝子 10 g，车前草 15 g，车前子（包煎）15 g，焦山楂曲 10 g，甘草 5 g。每日 1 剂，水煎分 2 次服。

二诊：患者精神状况明显改善，面色转润，下肢浮肿好转，肝区胀满不适有所减轻。上方加女贞子 10 g，墨旱莲 10 g，白花蛇舌草 10 g，夏枯草 10 g，继服。

半个月后患者复诊，诸症好转。目前坚持门诊服中药随访。

按语：本例患者原发性肝癌经手术及介入术后，脾肾亏虚尤为明显，兼见气虚夹湿之征。治以六味地黄汤合四君子汤为治疗基本方，加入少量黄精、黄芪、仙鹤草等补虚之品，重在健脾益肾，滋阴补血，同时加入淡渗利湿之生薏苡仁、车前子、车前草，复予郁金、延胡索、川楝子等疏肝理气。二诊时患者正气有所恢复，予以适当调整，酌加白花蛇舌草、夏枯草等清热解毒、软坚散结之品，同时加用女贞子、墨旱莲以增强扶正之效。本方以补益为主，祛邪为辅，以补代攻，大大改善了患者的生存质量，取得较为满意疗效。

第二十三章　原发性高血压

高血压是以体循环动脉压增高为主要表现的临床综合征，可分为原发性高血压和继发性高血压两大类。临床主要表现为头昏、头胀、头痛，心悸心慌，眩晕耳鸣，面红烦躁失眠，四肢麻木等症。在绝大多数患者中，其原因不明，称为原发性高血压，占高血压患者总数的95％以上。根据世界卫生组织拟订的标准，收缩压（SBP）≥140 mmHg，舒张压（DBP）≥90 mmHg即诊断为高血压。近年来，现代医学对原发性高血压的研究和认识已有很大提高，但对其发病机制尚不完全清楚。目前认为是在一定遗传背景和多种后天环境因素作用下，为正常血压调节机制失常所致。高血压病的主要危害是引起心、脑、肾等重要脏器的损害，是心血管疾病死亡的主要原因之一。

根据原发性高血压的临床特征，其属于中医学"眩晕""风眩""头痛"范畴。

从肾论之理

1. 原发性高血压治从肾立论　原发性高血压是一种以体循环动脉血压升高为主要特点的临床综合征，动脉血压的持续升高可导致靶器官如心、脑、肾及视网膜等脏器的损害，是目前临床上最常见的心脑血管疾病之一。中医学认为主要是由肾气亏虚、脏腑功能失调所导致，因而在治疗上应重视补益肾脏、调节阴阳；日久病情虚实夹杂者，应当辅以祛邪。然原发性高血压在年轻人中发病较少，而常多见于中老年人。由于中老年人机体内肾藏精缺乏，加上过度劳伤，耗伤气血，因此肾中精气不足，肾阴亏虚，肝失濡养，肝肾俱虚，肝阳上亢，导致血压逐渐升高。故在治疗方面当以急则治标，缓则治本。对原发性高血压因病机，历代医家多从肝、脾、肾三脏脑髓空虚，痰瘀阻窍立论，治疗也多采用补肾填髓、健脾祛痰化瘀和平肝潜阳之法。其属本虚标实证，即血压高是标，肾虚为本。《景岳全书·眩运》"眩运一证，虚者居其八九"，明确肾虚是原发性高血压的病理关键。《医学从众录·眩晕》："盖风者，非外来之风……故河间以风火立论也；风生必挟木势而克土，土病则聚液成痰，故仲景以痰饮立论；丹溪以痰火立论，究之，肾为肝母……肾虚则脑髓空虚而头重，故以肾脏亏虚及脑髓海不足立论也；其言虚者，言其根也，其言实者，言其病象，理本一贯。"黄兴等指出，肾虚是原发性高血压的始动因素，是原发性高血压的本质体现，是原发性高血压发病的基本病理。

（1）原发性高血压从肾立论依据：肾的功能是藏精，主水液，主纳气；藏真阴而寓元阳，是脏腑阴阳之根本。其中真阴就是肾阴，是人体脏腑诸阴之本，与心、肝、脾、肺关系密切。原发性高血压多以阴虚为本，肾阴虚可导致心肝脾肺的阴虚，心肝脾肺的阴虚延久不复，又可损及肾阴，故肾阴虚导致的诸脏腑阴阳失衡是高血压发生的根本因素。肝肾同源，肾阴虚于下，浮阳于上，阳主升主动，若相火亡动，阴水虚衰不能制约肝火，两火并起，上扰清窍，就会发生阴虚阳亢标实之眩晕。《素问·至真要大论》："谨察阴阳所在而调之，以下为期。"调整阴阳就是指去其有余，补其不足。肾阴亏虚，肝失所养，致肝阴不足、肝阳上亢，发为眩晕；气血亏虚，久病不愈，耗伤气血，或失血之后，虚而不复，或脾胃虚弱，不能运化水谷，致气血两虚，气虚则清阳不升，血虚则脑失所养，皆可导致眩晕；若肾精不足，肾阴不充，或老年肾亏，或久病伤肾，或房劳过度，导致肾精亏耗，不能生髓，髓海不足，上下俱虚则眩晕；嗜酒肥甘，饥饱劳倦，损伤脾胃，运化失司，致水谷精微不化，聚湿生痰，痰湿中阻，清阳不升，浊阴不降，则引起眩晕。

原发性高血压以虚者居多，如肝肾阴虚、肝风内动，气血亏虚、清窍失养，肾精亏虚、脑髓失充等。其实证由痰浊阻遏或痰火气逆上犯清窍所致。高血压发病过程中，各种病因病机相互影响，相互转化，虚实夹杂；或阴损及阳，阴阳两虚；或肝风痰火上蒙清窍，阻滞经络；或突发气机逆乱，清窍闭阻或失养；或肾的封藏固摄功能失职，引起阴精过度耗损而出现的眩晕。肾精亏虚，虚阳上浮或水不涵木，肝阳上亢而引起的血压升高；或肾精不足日久，累及肾阳，出现阴阳两虚。常见的肾虚型高血压主要表现为头晕目眩、耳鸣、精神萎靡、少气乏力、腰膝酸软、失眠多梦、健忘、遗精、阳痿等。

（2）原发性高血压与肾的病理关系：

1）肾精亏虚、脑髓失充是原发性高血压的理论根据：肾脏为先天之本，主藏精生髓充脑，上禀受父母之先天之精，"受五脏六腑之精而藏之"。"脑为髓之海"，髓海的充足与否，取决于肾精，肾虚则髓海不足而眩晕；年老肾精不足，化生骨髓不充，髓海失养，上下俱虚，则头痛、眩晕。《素问·上古天真论》："丈夫八岁，肾气实……二八，肾气盛……精气溢泻……七八……天癸竭，精少，肾脏衰，形体皆极。"指出随着年龄的增长，肾脏精气由盛到衰的变化过程。《灵枢·海论》："脑为髓之海……髓海有余，则轻劲有余……髓海不足，则脑转耳鸣，胫酸眩冒。"指出肾精不足在高血压眩晕病中的重要性。肾藏真阴而寓元阳，是脏腑阴阳之根本，提出从肾论治原发性高血压的理论根据。

2）肾阴亏虚，水不涵木是原发性高血压发病的常见病机：肾位于下焦，为水火之脏，其内藏"真阴、真阳"。肾元阴是人体内阴液的根本，对各脏腑组织器官发挥着濡养滋润的作用。肝脏同位于下焦，五行中属于木脏，需赖于肾阴之濡润，才能正常发挥其生理作用。若肾阴不足，肝阴亏虚，阴不维阳，阳亢于上，气血上涌，上扰清窍，则出现头痛、眩晕，血压上升。《素问·五脏生成》："头痛癫疾，下虚上实……甚则入肾。"明确其病机是上实下虚，与肝肾有着密切联系。《石室秘录·偏治法》："如人病头痛者……亦肾水不足而邪火冲于脑，终朝头晕……若止治风……法当大补肾水而头痛头晕自除。"《医学正传·眩运》："人黑瘦而作眩者，治宜滋阴降火为要"，指出治疗高血压病当以滋阴降火为要，并明确当从肾阴论治之治疗病机。故肾阴缺乏、阴不制阳，肝阳上亢是高血压病最常见的发病病机之一。

3）肾气亏虚、推动无力是原发性高血压病理的重要因素：肾气是全身元气之根本，是由肾阳蒸化肾精而成，是脏腑功能的原动力。《景岳全书·眩运》："无虚不能作眩。"肾气不足则推动脾胃运化的功能下降，脾胃失调，化源不足，气血虚则清阳不升，脑窍失养则眩晕；气为血之帅，气虚则无力推动气血，导致血行不畅则瘀血内滞，瘀血阻络，痹阻于脑窍则头痛、眩晕。肾脏五行中属水，调节津液代谢，肾气不足则水湿代谢失调，输布异常，潴留于内，聚而成痰，溢于脉道而成痰饮，上蒙清窍则出现头痛、眩晕；肾主水液代谢，如失调，停聚体内，溢于脉道影响气血运行，血脉运行不畅则生痰生瘀。《内经》："上气不足，脑为之不满……目为之眩。"指出肾气不足，不能上养脑窍而出现眩晕。朱丹溪在《丹溪心法》中强调："无痰则不作眩"；并强调"淫欲过度，肾病不能纳气归元……此气虚眩晕也。"指出肾气虚，不能纳气归元，气逆而上则眩晕；痰蒙蔽清窍发为眩晕。杨仁斋在《仁斋直指方》曰"瘀滞不行……眩晕"。吴谦在《医宗金鉴》中指出："瘀血停滞……眩运。"明·虞传倡"血瘀致眩"。都明确指出瘀血可引起眩晕。瘀痰是肾气虚的病理产物，是新的病邪，也是引发高血压病的重要病因。

4）肾阳亏虚、温煦失常是原发性高血压发病的内在体现：肾阳为诸阳之本，主温煦，对维持体温恒定起着重要作用，而脉道是气血运行的场所，气血遇温则运行通畅，得寒则血脉凝滞。若肾阳不足，虚寒内生，阳虚则不能温养血脉，气血不运，瘀血内滞，脉络失养，虚风内动引发脉络拘挛绌急而出现眩晕、头痛，血压升高。《临证指南医案》曰"络虚则痛"。《素问·举痛论》中指出："寒气客于脉外则脉寒……绌急则外引小络，故卒然而痛。"提出肾阳不足，温煦作用失常是其内在病理表现，而外侵寒邪是其诱发的外在因素。另外其可促进肺、脾、肝、三焦等脏腑的功能活动，是各脏腑功能活动的强大动力，在肾阳的蒸化及温煦作用下，肝疏泄水液，脾运化水湿，肺通调水道，膀胱司开合与三焦决渎水道等脏腑功能的平衡协调，各司其职，才能共同维护体内正常的水液代谢。若肾有病变，失去温化蒸腾作用，主水功能异常，影响水液代谢，就会出现尿少、水肿、小便清长或尿量增多等病理表现。故肾阳虚是原发性高血压发病的内在体现。

（3）原发性高血压从肾论治：

1）补肾益精填髓：适用于肾精不足，髓海失养证。肾为先天之本，藏精生髓。年老肾亏，导致肾精亏耗，不能生髓。脑为髓海，上下俱虚，则发眩晕、头痛，血压升高。临床上可见头晕，头痛，腰膝酸软，耳聋耳鸣，健忘，舌质淡，脉细弱。《难经·十四难》："损其肺者，益其气；损其心者，和其营卫……损其肾者，益其精。"指出治疗当以滋养肝肾、填精养髓。方用左归（丸）汤加减。药用熟地黄、山药、山茱萸、枸杞子、川牛膝、菟丝子、鹿角胶、龟甲胶、肉苁蓉、锁阳、白扁豆、炒白术、炙甘草等。同时应重用血肉有情之品，谨防滋腻，稍佐醒脾之剂。

2）滋阴补肾，平肝潜阳：适用于肾阴亏虚、肝阳上亢证。《素问·至真要大论》："诸风掉眩，皆属于肝。"肝为风木之脏，体阴而用阳，其性刚劲，主动主升，若阴阳平衡失调，或肝郁化火，或肾阴亏虚不能养肝，致使水不涵木，均可导致肝阳上亢，发为眩晕。水不涵木乃肝肾阴液亏虚，风阳易升，其变动在肝，根源在肾。当以平肝治其标，滋肾养肝治其本。临床上见头晕头痛，头晕耳鸣，五心烦热，急躁易怒，日晡潮热，腰膝酸软，舌质红，舌苔白津少，脉弦细。治以滋补肝肾、平抑肝阳。重用滋肾补阴之药，方宜六味地黄（丸）汤合天麻钩藤饮加减。药用熟地黄、山药、山茱萸、泽泻、茯苓、牡丹皮、天麻、钩藤、决明子、枸杞子、桑寄生、杜仲、川牛膝、生甘草等。但不能久用，滋阴之品易腻碍胃气，故常在补虚时加入消导的茯苓、陈皮、木香等顾护脾胃；同时兼顾肝脏生理特点，平肝、镇肝须注意疏肝、柔肝。林佩琴在《类证治裁》中提出："肝为刚脏……用药不宜刚而宜柔，不宜伐而宜分和。"强调用药应柔肝、疏肝以助调肾。李日中用滋补肝肾法治疗高血压患者 60 例，随机分为对照组和观察组各 30 例，观察组在对照组基础上加滋肾养肝汤治疗，结果观察组总有效率达 93.33%，高于对照组（70.00%），中医证候积分均较治疗前降低，且治疗后观察组中医证候积分低于对照组；而唐希军用镇肝熄风汤治疗 70 例肝肾阴虚肝阳上亢型高血压病患者，结果观察组患者血压下降幅度及临床总疗效均优于对照组（$P<0.05$）。可见用滋阴补肾、平肝潜阳法治疗肝肾阴虚肝阳上亢型高血压患者具有较好疗效。

3）补肾益气，活血化瘀祛痰：适用于肾气虚、血瘀痰阻之气虚夹痰夹瘀证。肾气乃人之元气，是人体原动力。肾气虚则脾胃虚弱，不能运化水谷，聚湿而成痰，上蒙清窍则眩晕；气虚推动无力，则瘀血内阻脑窍失而发眩晕、头痛。临床上可见头晕、头痛，腰膝酸软，食欲不振，倦怠乏力，小便频数或尿不尽，舌暗有瘀斑，舌苔厚，脉涩。治以补肾气，活血化瘀化痰。方用肾气（丸）汤合通窍活血汤加减。药用桂枝、制附子、熟地黄、山药、山茱萸、茯苓、泽泻、牡丹皮、法夏、白术、天麻、赤芍、川芎、桃仁、红花、黄芪、炙甘草等。处方遣药，要辨证施治，补肾不忘益气健脾，补后天以充实先天。高血压病的发生与痰瘀密切相关，而痰瘀的产生与脾功能失常有关，所以在补虚祛痰化瘀时，佐用少量理气药，使补而不滞，利于祛邪。因此在治疗高血压病时要兼用健脾之法，使脾健湿去痰化，则病自愈。

4）温补肾阳，通络降压：适用于肾阳亏虚、络脉绌急证。肾阳为诸阳之本，温煦与蒸化体内的气血血津液；若肾阳不足，温煦血脉的功能失常，则络脉绌急，引起头痛、眩晕。临床上见腰膝酸冷，夜尿多，或便溏，舌淡苔白，脉沉细无力，治以温补肾阳，祛痛通络。方用右归（丸）汤加减。药用制附子、肉桂、熟地黄、山药、山茱萸、枸杞子、杜仲、鹿角胶、菟丝子、僵蚕、全蝎。《景岳全书》："阳根于阴……善补阳者，必于阴中求阳，则阳得阴助生化无穷。"明确指出补肾阳不忘补阴，阴中求阳，从而提高治疗效果。同时在用温肾药时，要多用平和之剂，鲜用燥烈之品，取"少火生气，壮火食气"之意；虑及阴阳两虚之原发性高血压患者多为年老体弱者，故加健脾胃中药之剂以助运化；为保护血管内皮功能，缓解血管痉挛，可佐加活血通络之药控制血压。

原发性高血压的发生发展与肾功能异常有着密切联系，肾藏精调阴阳是原发性高血压的关键病机。肾主阴阳，其功能正常是人体脏腑、组织、气血的生理功能处于正常状态的重要保障。肾法是治疗高血压病的常用治法，因而补肾法要从治本着手，滋养肝肾、平衡阴阳，提高生存质量，降低并发症。对治疗原发性高血压以虚为主或虚实夹杂的病证时，把调肾阴阳平和贯穿始终，同时柔肝和胃、升清降浊，做到阴阳平衡，控制血压。同时也要明辨原发性高血压发病的标本，正确运用"急则治其标，缓则治其本"的原则。肾精不足，髓海失充，肝肾阴虚，阴阳失调，是为本虚；肝阳上亢，上扰清窍，痰浊瘀血，痹阻络脉，是为标实。然而湿痰瘀是致病因素，又是病理产物，可致肾功能异常、血压上升。故化瘀解毒利湿是治疗肾病、控制血压的关键。治肾要确立"以清为补，以通为补"的治疗观。此外，肾阴肾阳要依赖心、肝、脾诸脏功能的相互制约、协调才能正常发挥其功能。因此，原发性高血压从肾论治，就是通过补肾填精、滋补肝肾、温补肾阳、活血化瘀祛痰诸法调理肾脏功能以调整阴阳，并配合健脾和胃、疏肝、柔肝之法使肝、脾、肾功能及阴阳平衡协调，这对于改善高血压的治疗现状具有重要意义。

总之，肾与原发性高血压二者间有着密切联系，由于其病情复杂，病程较长，并发症多，故在临证论治原发性高血压时，除从肾辨证外，也要兼顾他脏，辨证施治；同时立法方药也要灵活加减变通，从而为中医学治疗原发性高血压提供新的研究思路和理论借鉴。

2. 原发性高血压从肾论治的理论基础　　中医学认为，原发性高血压的病因主要与情志失调、饮食不节、内伤虚损有关。病理变化主要为阴阳失调，阴虚阳亢。病变脏腑病位虽然涉及肝、肾、心、脾，但以肝、肾为主。病理中心为"阴虚阳亢"，初期阳亢居多，久病阴虚为主，后期阴损及阳。病理性质有虚有实，虚实之间互有转化与夹杂，故本病多为本虚标实。肝肾阴虚是其本，风、痰、火、瘀为其标。尽管其症状表现有血压"升高"、阳气"偏亢"，证候也有"肝火炽盛""风痰上扰""痰瘀互结"之实性类证，但"高、亢、实"的本质却是"下虚"而致"上实"。下虚临床主要为肾精亏虚、肾阴亏虚、肝肾阴虚、肾阳亏虚、肾阴阳两虚，或脾肾阳虚等。因而求本之治，当从肾论。安徽学者丁碧云认为，肾虚与高血压病密切相关。其理论基础如下。

（1）肾精不足，髓海失养：肾为先天之本，禀父母先天之精，并"受五脏六腑之精而藏之"，其主藏精生髓，脑为髓之海，肾精亏虚，骨髓不充，髓海失养，上下俱虚，则发眩晕、头痛。《灵枢·海论》指出："脑为髓之海……髓海有余，则轻劲多力，自过其度，髓海不足，则脑转耳鸣，胫酸眩冒。"《医学从众录·眩晕》进一步指出："肾主藏精，精虚则脑海空虚而头重。故《内经》以肾虚及髓海不足立论，其言虚者，言其病根；言其实者，言其病象，理本贯一。"说明肾精不足在高血压眩晕病中的重要性。

（2）肾阴亏虚，肝阳上亢：肾为水火之脏，位于下焦，内藏元阴元阳。肾阴是人体阴液的根本，对各脏腑组织起着濡润、滋养的作用。肝为木脏，同位于下焦，需赖肾水之濡养，才能发挥正常的生理功能，肾阴亏虚，肝阴不足，阴不维阳，肝阳上亢，上冒清窍，则致眩晕、头痛，血压升高。《素问·五脏生成》："头痛巅疾，下虚上实，过在足少阴、巨阳，甚则入肾。"《石室秘录》："如人病头痛者，人以为风在头，不知非风也，亦肾水不足而邪火冲于脑，终朝头晕，似头痛而非头痛也。若止治风，则痛更甚，法当大补肾水而头痛头晕自除。"《医学正传·眩运》："人黑瘦而作眩者，治宜滋阴降火为要，而带抑肝之剂。"二者不但从肾阴虚立论病机，并且明确提出了治疗大法。

（3）肾气亏虚，血瘀痰阻：首先，肾气乃人之元气，由肾阳蒸化肾精而成，是人体的原动力。肾气亏虚则致脾胃虚弱，不能运化水谷，化生气血，气虚则清阳不振，清气不升发为眩晕；气虚推动无力，血行迟缓则瘀，瘀血内阻，脑失所养，便发眩晕头痛。肾为水脏，主津液，调节人体的水液代谢，气虚水湿运行不利，聚而成痰，蒙蔽清窍，或清阳不升而发眩晕、头痛；再则，水液代谢失司，潴留体内，充溢脉道，留而不去，血脉不利而成瘀成痰。《内经》："上气不足，脑为之不满，耳为之苦倾，目为之眩。"《丹溪心法》："淫欲过度，肾病不能纳气归元，使诸气逆奔于上，此气虚眩晕也。"并进一步强调"无痰则不作眩"。更有《景岳全书·眩运》强调指出："无虚不能作眩。"明代虞抟倡"血瘀致眩"，杨仁斋则："瘀滞不行，皆能眩晕。"《医宗金鉴》也认为"瘀血停滞……神迷眩运"。由上可知，高血压患者，肾气虚为本，而血瘀痰阻均为标，三者相互影响，终则互为因果。

（4）肾阳亏虚，络脉绌急：肾阳为一身阳气之本，肾阳温煦，维持人体恒温。络脉是经络系统的分支，气血运行的通道，血得温则行，遇寒则凝。若肾阳亏虚，阳虚生内寒，血脉失去温养，瘀血内阻，络脉失荣，则虚风内动络脉绌急而发头痛、眩晕、高血压，推测络脉绌急可能与血管舒缩功能失调有关。《临证指南医案》:"凡经脉直行,络脉横行,经气注络,络气还经,是其常度。"并认为"络虚则痛"。《素问·举痛论》:"寒气客于脉外则脉寒,脉寒则缩蜷,缩蜷则脉细急,细急则外引小络,故卒然而痛。"这些皆说明肾阳亏虚,卫外、温煦失职才是疾病的根本原因,寒邪外侵只是疾病的外部因素。

　　基于上述理论认识,故治疗原发性高血压应重在补肾,平衡阴阳。病久则虚实夹杂,兼以祛邪。肾精不足者,治当补肾益精填髓,方可用《景岳全书》左归丸加减,重用血肉有情之品,谨防滋腻,稍佐醒脾之剂。阴虚阳亢者,治当滋补肝肾,平肝潜阳熄风,方可用天麻钩藤饮合六味地黄丸加减,重用滋补肾阴之药。因病证以虚为主,重在甘寒养阴,可去黄芩、山栀,避免苦寒燥化伤阴伤胃。同时用调肝敛肝之品,通过敛肝而达到疏肝理气,滋阴养血,补虚祛实,平熄肝阳肝风之目的。肾气亏虚,兼夹痰瘀者,治当补肾益气,活血化瘀祛痰,方可用金匮肾气丸合法夏白术天麻汤,或通窍活血汤加减。处方遣药,补肾不忘健脾益气,补后天,方可实先天,重用黄芪补气降压,再则辨别痰、瘀,或痰瘀同病,施以治痰、治瘀,或兼治瘀痰。痰瘀既是病理产物,又是病邪,进一步伤气、阻滞气机运行,所以在补虚祛痰化瘀时,佐用少量理气药,使补而不滞,有利于祛邪。肾阳亏虚、络脉细急者,治当补肾温阳,通络降压,方用右归丸加减。在补肾阳的同时,注意补阴,正如张景岳所说:"阳根于阴,阴根于阳。善补阳者,必于阴中求阳,则阳得阴助生化无穷。"稍佐活血通络之品,可维护血管内皮功能,解除血管痉挛,有效控制血压。以上仅为临床基本治法,但高血压病病程日久,病情复杂,病证以肾虚为主,或虚实夹杂,或损及他脏,立法方药不可拘泥一方一法,应遵循传统的辨证论治方法。

从肾治之验

　　1. 从脾肾阳虚、络脉不和论治　患者,男,45 岁。患者高血压病反复发作,血压常为 185/115 mmHg。服多种西医降压药,其效不明显,故改服中药。患者诉眩晕频发,腹胀纳少,畏寒肢冷,腰酸脚软,厌恶油腻,大便稀溏,1 日 2~4 次,房事常不举,脉浮大无力,舌质胖嫩,舌苔薄白。

　　处方:人参 15 g,制附子(先煎)18 g,炒山药 20 g,炒白术 30 g,肉桂 5 g,炮姜 12 g,炙甘草 5 g,焦三仙各 30 g,红花 10 g,牛膝 30 g,紫丹参 15 g。每日 1 剂,水煎分 2 次服。

　　二诊:服药 6 剂后,眩晕明显减轻,大便每日 2 次,但仍畏寒,腰痛未减。

　　处方:人参 15 g,黄芪 30 g,杜仲 30 g,熟地黄 30 g,牛膝 30 g,制附子(先煎)20 g,山茱萸 18 g,炒山药 18 g,仙茅 15 g,巴戟天 15 g,肉苁蓉 15 g,益母草 12 g,焦三仙各 12 g。每日 1 剂,水煎分 2 次服。

　　同时,并每日冲服鹿茸片 1 g。连续服药 3 个月,诸症消失,血压正常平稳。

　　按语:此原发性高血压患者,中医辨证乃脾肾阳虚,络脉不和之候。施治回避西医认为"人参、附子、肉桂、鹿茸"等补气壮阳药有升高血压之弊的观点,有是证,则用是药,取得十分满意的效果。

　　2. 从肾阳虚衰、气虚血瘀论治　患者,男,69 岁。患者高血压病反复发作,头痛、眩晕 10 余年。血压常为 230/135 mmHg。近年来,病情逐渐加重,常伴发下肢浮肿。1 周前因病突然加重住进某医院,治疗数日,病情未减,因经济困难而主动出院,家人遂为其备后事。某医院 B 超检查提示:主动脉硬化,冠心病。余诊时,患者四肢冰凉,畏寒手颤,颜面浮肿,面色晦暗,大便秘结,小便自遗,舌体胖大,苔黑有津,脉弦大无力。拟温阳化气,健脾补肾之法。

　　处方:制附子(先煎 1 小时)40 g,巴戟天 15 g,牛膝 30 g,炙黄芪 20 g,党参 20 g,茯苓 20 g,炮姜 12 g,丹参 30 g,车前子(包煎)10 g。每日 1 剂,水煎分 2 次服。

　　二诊:药服 4 剂后,头痛眩晕稍减轻,纳食稍进,大便未通,神志稍清醒。虽夏月,仍穿棉衣而卧,余症如前。药已中病,不需改弦易辙。

　　处方:红人参 15 g,制附子(先煎 1 小时)50 g,紫丹参 20 g,牛膝 20 g,杜仲 20 g,炙黄芪 30 g,泽泻 10 g,郁李仁 15 g,火麻仁 15 g,焦三仙各 12 g。每日 1 剂,水煎分 2 次服。

　　三诊:又服药 4 剂后,大便通,水肿减轻,精神好转,纳食增加,竟能扶杖在室内走动。但仍四肢乏力，腰痛仍剧。血压 172/98 mmHg。治宜加重温脾肾之药。

处方：红人参 20 g，制附子（先煎 1 小时）50 g，巴戟天 15 g，仙茅 15 g，沙苑子 15 g，淫羊藿 15 g，肉桂 10 g，炮姜 10 g，牛膝 25 g，丹参 25 g，薏苡仁 25 g，杜仲 25 g，山茱萸 20 g，白芍 20 g，墨旱莲 20 g，炙甘草 5 g。每日 1 剂，水煎分 2 次服。

四诊：又服药 6 剂后，诸症大减，已能扶杖在户外活动，用药已取得十分满意的效果。守上方加肉苁蓉 20 g，人参用量加至 30 g。并嘱每日冲服鹿茸片 1 g。

上方连进 10 余剂，病情基本好转，生活已能自理，仍健在。

按语：近年来，临床观察分析，一些医者认为，温脾肾之药有升高血压之弊。明知一些原发性高血压患者已经出现了脾肾阳虚的证候，仍不敢投温阳药；甚至一些中医硬套西医病名而不辨证分析，生搬药用成分而不辨证，对于原发性高血压，谈"补"则色变。这种治疗方法，是严重背离中医辨证论治原则的。所以，临床诊治原发性高血压时，在谨守病机时，处方用药不应拘泥于一般的清规戒律，只有这样，方能效如桴鼓，用药如神。

3. 从肝肾阴亏损、风阳上扰论治　王某，女，65 岁。患者诉有高血压病史。平素性情急躁易怒，心烦多梦，颜面潮红，手足心热，时觉恍惚欲倒，近日感眩晕加重而就诊。现症形体消瘦，颜面潮红，头痛眩晕欲倒，心烦不宁，不敢独自行走，血压 200/136 mmHg。舌质红，舌苔薄黄，脉弦细数。治以补肾滋阴，镇肝熄风之法，方用镇肝熄风汤加减。

处方：龟甲（先煎）15 g，白芍 15 g，牛膝 15 g，菊花 15 g，草决明 15 g，钩藤 15 g，赭石（先煎）30 g，石决明（先煎）30 g，丹参 12 g，生龙骨（先煎）30 g，生牡蛎（先煎）30 g，夏枯草 30 g，天麻 15 g，首乌藤 30 g。每日 1 剂，水煎分 2 次服。

二诊：服 20 剂后，不适症状逐渐消失。后嘱其长期服用复方罗布麻叶片，血压稳定在正常范围。随访 2 年，病情无反复。

按语：人到老年，常肝血不足，肾阴亏损，致阴阳失调，肝阳上亢，肝风内动。风阳升动，气血并走于上，扰乱清空，发为眩晕耳鸣，步态不稳，脑中疼热，面色发红，少寐多梦，短暂性肢体麻木，每因烦劳或恼怒而加重。若不及时治疗，极易形成中风偏瘫。治疗应补肾滋阴，镇肝熄风。

4. 从肾阴亏虚、肝风内动论治　王某，女，52 岁。头痛眩晕加重 1 周就诊。素有高血压病史 6～7 年，情绪急躁易怒，失眠多梦，口干便秘，血压 156/112 mmHg。舌质微红，舌少苔，脉弦。辨证属肾阴亏虚，肝风内动。治宜滋肾柔肝熄风。

处方：生地黄 15 g，女贞子 14 g，白芍 24 g，熟地黄 15 g，天冬 12 g，沙参 12 g，麦冬 12 g，当归 15 g，桑叶 12 g，川楝子 12 g，石决明（先煎）30 g，火麻仁 12 g，酸枣仁 15 g，远志 10 g。每日 1 剂，水煎分服 2 次。

二诊：服 16 剂后，诸症大减，血压 142/90 mmHg。继投本方 12 剂，以资巩固。

按语：《内经》"髓海不足，则脑转耳鸣""诸风掉眩，皆属于肝"。患者久病，肾阴已虚，水不涵木则肝阳亢而风内动。方用生地黄、熟地黄、女贞子，滋肾水而养肝阴；配当归、白芍、天冬、麦冬，以柔肝木；石决明、桑叶平肝潜阳；酸枣仁、远志安神定志。水足肝柔，心神宁静，血压得平。

5. 从肾阴亏耗、肝阳妄动论治　患者，男，66 岁。患头昏目眩已历 20 余年，经常反复发作，10 余年前就诊于某医院，诊断为原发性高血压，常服利舍平、复方降压片、罗布麻片等药物治疗，症状曾一度好转，血压明显下降，但不能巩固，停药后则血压升高，诸恙丛生。现症头昏目眩而痛，胸闷心悸少寐，噩梦纷纭，腰腿酸痛，大便干燥，小便黄少，舌质红，少津有裂纹，舌苔薄，脉细弦。查血压 226/132 mmHg。此乃肾阴亏耗，水不涵木，肝阳妄动，化风旋扰所致。治宜滋水涵木，潜阳熄风，仿首乌延寿（丹）汤加减。

处方：制何首乌 15 g，生地黄 15 g，女贞子 15 g，熟地黄 10 g，白芍 10 g，枸杞子 10 g，制龟板（先煎）30 g，杜仲 10 g，牛膝 10 g，生龙骨（先煎）30 g，生牡蛎（先煎）30 g。每日 1 剂，水煎分 2 次服。

二诊：服药 5 剂后，眩晕、胸闷、心悸减轻，腰腿酸软好转，夜寐欠佳，舌苔薄，舌红转淡，稍有津液，脉细弦，查血压 186/112 mmHg。此乃此乃肾阴有恢复之象，风阳潜降之机。药既见效，原方更进。

处方：首乌藤 15 g，冬桑叶 15 g，桑寄生 15 g，女贞子 15 g，生地黄 10 g，熟地黄 10 g，白芍 10 g，枸杞子 10 g，杜仲 10 g，制龟甲（先煎）30 g，生龙骨（先煎）30 g，牛膝 10 g，生牡蛎（先煎）30 g。

三诊：又服药 5 剂后，眩晕止，胸闷心悸宁，夜寐佳，便转润，舌脉平，查血压 166/92 mmHg。为巩固疗效，再予原方继服 10 剂，后改做丸药，长期调服。2 年未发。

按语：《内经》"诸风掉眩，皆属于肝"，肝为风木之脏，体阴而用阳，喜升喜动。然而，必赖肾气之滋养，肝血之濡润。患者年过花甲，肾阴已衰退，肾水不能涵木，木少敷荣，阴阳失衡，风阳上亢，故眩晕频发，方选首乌延寿丹加减。方中首乌藤、生熟地黄、枸杞子、菟丝子、女贞子、白芍养血滋阴；制龟甲、生龙骨、生牡蛎滋阴潜阳；桑叶、菊花清肝明目；牛膝、桑寄生补肝肾，强筋骨而引火下行；首乌藤安神。诸药协同，水火交通，阴复阳潜，诸恙悉平。

6. 从肝肾阴虚、水不涵木论治　患者，男，69 岁。患高血压 19 年，长期服用尼群地平、卡托普利，血压一度控制正常。近 1 年血压时有波动，近 3 个月血压控制欠佳，一般为 160～180/80～90 mmHg。现头晕目眩，两侧太阳穴处疼痛，面色红润，步行失重感，腰酸耳鸣，神倦乏力，夜寐欠安，大便 2 日 1 行，质地略干，舌质红，舌苔薄黄，脉弦，两尺略沉弱，血压 164/90 mmHg。证属肝肾阴虚，水不涵木，肝阳上亢。在服用原降压药基础上，予中医滋补肝肾，平肝潜阳息风。

处方：生地黄 12 g，枸杞子 15 g，桑寄生 15 g，熟地黄 12 g，当归 15 g，牛膝 12 g，天麻 12 g，钩藤 20 g，灵磁石（先煎）20 g，乌梅 15 g，杜仲 12 g，生甘草 3 g。每日 1 剂，水煎分 2 次服。

二诊：服药 7 剂后，头痛头晕减轻，腰酸乏力好转，夜寐安，耳鸣消失，大便正常，舌脉同前，血压 150/80 mmHg。上方有效，去灵磁石，加益母草 20 g，继服。

三诊：又服药 14 剂后，临床症状大部分消失，唯偶觉腰酸，血压 135/80 mmHg。嘱继服六味地黄丸，定期随访。

按语：肾为先天之本，禀父母先天之精，并"受五脏六腑之精而藏之"，其主藏精生髓，脑为髓之海，年老肾精亏虚，骨髓不充，髓海失养，上下俱虚，则发眩晕、头痛。《灵枢·海论》："脑为髓之海……髓海有余，则轻劲多力，自过其度，髓海不足，则脑转耳鸣，胫酸眩冒。"《医学从众录·眩晕》："肾主藏精，精虚则脑海空虚而头重。故《内经》以肾虚及髓海不足立论，其言虚者，言其病根；言实者，言其病象，理本贯一。"说明肾精不足在老年高血压眩晕病中的重要性。

老年高血压系肾脏亏虚，机体功能紊乱所致。治疗重在补肾，平衡阴阳，病久则虚实夹杂，兼以祛邪。其证临床所见，常有：①肾精不足证，治当滋养肝肾，益精填髓，可用《景岳全书》左归丸加减，重用血肉有情之品，谨防滋腻，稍佐醒脾之剂。②阴虚阳亢证，治当补肝肾，平肝潜阳熄风，方用天麻钩藤饮合六味地黄丸加减，重用滋补肾阴之药。因病证以虚为主，重在甘寒养阴，可去黄芩、栀子，避免苦寒燥化伤阴伤胃。同时用调肝敛肝之品，乌梅易白芍补肝敛肝，通过敛肝而达到疏肝理气、滋阴养血、补虚祛实、平息肝阳肝风效果。③气虚夹痰夹瘀证，补肾益气，活血化瘀祛痰，方用金匮肾气（丸）汤合法夏白术天麻汤，或通窍活血汤加减。处方遣药，补肾不忘健脾益气，补后天，方可实先天，重用黄芪补气降压，再则辨别有痰，有瘀，或痰瘀同病，施以治痰、治瘀为主，或兼治瘀治痰。痰瘀既是病理产物，又是病邪，进一步伤气，阻滞气机运行，所以在补虚祛痰化瘀时，佐用少量理气药，使补而不滞，有利于祛邪。④肾阳亏虚证，治当补肾温阳，通络降压，方用右归丸加减，在大补肾阳的同时，注意补阴。正如张景岳所云："阳根于阴，阴根于阳，善补阳者，必于阴中求阳，则阳得阴助生化无穷。"稍佐活血通络之品可维护血管内皮功能，解除血管痉挛，有效控制血压。

老年高血压患者病程久，病情复杂，病证以肾虚为主，或虚实夹杂，或损及他脏，立法方药不可拘泥一方一法，应遵循辨证论治原则。

7. 从肾阳亏虚论治　王某，男，55岁。患高血压8年，经常服用复方降压片、卡托普利等药治疗，血压时升时降。曾患前列腺增生肥大，住院行前列腺气化电切手术。某日凌晨2时突发脑出血，右侧偏瘫伴言语不利，急送住院治疗1个月，好转后出院。近10余日自感头晕乏力，腰痛自汗，畏寒，尿频便溏，纳食尚可。查患者形体稍胖，面色㿠白，舌质淡红，舌苔薄白，脉弦右尺沉细。血脂、血糖正常，尿常规正常，血压160/90 mmHg。西医诊断为高血压病。中医诊断为眩晕，辨证属肾阳亏虚型。治以温补肾阳，药用金匮肾气丸（水丸）每次10粒，1日3次。嘱每日测血压，西药逐渐减量。

服药7日后，血压降至140/80 mmHg。服药20日后停用所有西药，血压稳定在130/80 mmHg。嘱继续服药1个月巩固疗效。

患者共服药7瓶，每瓶200粒，后未再服药。停药后半年多，亦未服西药，血压一直稳定在120～130/80 mmHg左右，且头晕、腰痛、乏力、自汗、畏寒等症状均已好转，自感精力旺盛。

按语：原发性高血压属中医学本虚标实之证，即血压高是标，肾虚为本。原发性高血压在青年人中较少见，大多见于中老年人。由于中老年人肾精不足，或劳伤过度，耗气伤血，因此肾中精气亏损，肝失濡养，肝肾俱虚，肝阳上亢，则血压渐渐升高。在治疗方面急则治标，缓则治本。补肾法适用于标病不急的情况下，从本施治。王道无近功，补肾法降血压，见效慢，不能立竿见影，且服药时间须稍长，但疗效持久，无副作用，且有强壮作用。在剂型方面，中草药煎煮费时，服药口苦，患者大多不愿服用；而且现在人们工作忙，生活节奏快，迫切要求简、便、廉而且高效的中成药，所以选用中成药金匮肾气丸，临床应用，疗效满意。用西药降压见效快，但效力消失也快，停药后短时间内又有反复，所以常常要求患者长时间服药，甚至终生服药。中药学从本论治，停药后，巩固时间较长，无副作用，且有强壮作用，隔半年时间服几瓶药，也可预防血压升高。金匮肾气丸方中，熟地黄滋肾阴、益精髓，山茱萸滋肾益肝，山药滋肾补脾，共成三阴并补以及补肾治本之功，泽泻配熟地黄而泻肾降浊，牡丹皮配山茱萸而泻肝火，茯苓配山药而渗脾湿。肾气丸在六味地黄丸的基础上加少量肉桂、附子，以生长少火以生肾气，引火归原。服用这两种中成药均有明显利尿降压作用。

8. 从肾阴阳两虚、虚阳浮越论治　李某，男，61岁。诉有高血压病史10余年，平时常规服用卡托普利、硝苯地平等控制血压，血压水平常保持在144～156/92～98 mmHg。自觉头晕耳鸣，精神不振，少寐多梦，乏力腰酸，四肢不温，口干，舌质浅淡，脉沉细无力。证属肾阴阳两虚，虚阳浮越。治宜补肾助阳，潜降浮阳。

处方：地黄15 g，制附子3 g，山药15 g，山茱萸10 g，泽泻12 g，牡丹皮10 g，茯苓12 g，桂枝5 g，龙骨（先煎）30 g，牡蛎（先煎）30 g，葛根12 g，槐花20 g。每日1剂，水煎分2次服。

二诊：服药7剂后，诸症悉减，血压136/85 mmHg，舌脉同前。原方既效，叠进7剂。

三诊：药后精神好转，头晕、耳鸣、腰酸、肢冷明显改善，睡眠转佳，血压维持在130～142/76～90 mmHg。又守方调治15剂。随访5个月，血压平稳，病未复发。

按语：眩晕临床以"肝阳上亢"与"阴虚阳亢"最为多见，然不可囿于此，应根据辨证而论治。本案病程迁延日久，阴损及阳，遂致阴阳两虚，故而精神不振，腰酸乏力，四肢不温，口干舌淡，脉沉细无力；虚阳浮越，上扰清空，故而头晕耳鸣，少寐多梦。因此其治当以补肾助阳，潜降浮阳为要，选用肾气丸加龙骨、牡蛎，另加葛根、槐花以降血压治其标。总之，临证当以调和阴阳为要旨，不必拘泥高血压之病名，畏用附桂。

9. 从脾肾阳虚论治　患者，女，72岁。患高血压16年，长期服降压药，近半年畏寒肢冷，腰酸乏力，大便软不畅，夜尿次数增多，稍劳后觉头晕，纳差，舌质暗淡，舌苔白而滑，脉沉，血压156/85 mmHg。辨证属脾肾阳虚。治疗继服原降压药，中医予调补脾肾。

处方：制附子（先煎）10 g，山茱萸10 g，淫羊藿10 g，杜仲12 g，桑寄生12 g，丹参10 g，炒白术10 g，肉桂5 g，黄芪25 g，枳壳6 g，神曲10 g，茯苓10 g，泽泻10 g。每日1剂，水煎分2次服。

二诊：服药7剂后，头晕症状消失，大便通畅，诸症减轻，血压140/80 mmHg。原方加熟地黄10 g，制附子改为5 g，继服。

三诊：又服药再进 10 剂后，诸症基本缓解，血压 132/80 mmHg。为巩固疗效，嘱继服金匮肾气丸成药和原降压药，每周随访观察。2 个月后，血压一直稳定在正常范围。

按语：老年高血压患者，因高龄肾脏亏虚，久病、长期服药损阴耗阳，阴阳失衡，血压升高。此例系脾肾阳虚，因肾阳亏虚，火不暖土，脾肾皆亏，治疗重在补肾，兼以补脾，佐以活血通络。长期温燥之药易伤阴，如张景岳所言："善补阳者，必于阴中求阳。"减附子（先煎）量少加熟地黄，使"阳得阴助生化无穷"。老年高血压系慢性疾患，急症减轻后，宜丸药缓图之。

10. 从肾阴阳两虚论治　刘某，女，76 岁。患高血压 10 余年，常感头晕，血压波动在 180～218/98～114 mmHg，长期服复方降压片，血压可维持在 158～188/83～98。近 2 个月来头晕加重，伴有耳鸣，血压增高，服复方降压片，血压下降不明显而转求中医治疗。用育阴潜阳之法，服药 30 余剂，初服头晕减轻，血压可下降，继服则无效。诊见：头晕耳鸣，心烦口干，两手心发热，自诉夜间尿频，穿衣较厚，舌质暗红，舌苔白，脉弦细缓。辨证属肾阴阳两虚，虚阳上越。治以滋补肾阴，引火归元，佐以潜阳。方选金匮肾气（丸）汤加减。

处方：熟地黄 25 g，制附子（先煎）5 g，肉桂 5 g，山药 12 g，牡丹皮 10 g，牡蛎（先煎）30 g，茯苓 10 g，龙骨（先煎）30 g，泽泻 10 g。每日 1 剂，水煎分 2 次服。

二诊：药后头晕、耳鸣减轻，夜尿 2 次，血压 150/90 mmHg。停服降压药，原方汤剂继服。

三诊：又服药 20 余剂后，血压维持在 142～150/82～90 mmHg，嘱继服中成药金匮肾气丸，以善其后。随访半年，血压正常。

按语：原发性高血压是一种临床常见疾病，从中医辨证角度审视，既有属肾阴虚者，又有属肾阳虚者，亦有属肾阴阳两虚，或肝肾阴虚阳亢者。本例患者乃为肾阴阳两虚，虚阳浮越之证。故本病之治，不能徒执西医学之血压"高"，中医之阳气"亢"的标象一味应用矿类药物重镇"镇压"，治病求本，仍应遵循辨证论治原则，因而方用金匮肾气汤滋阴温阳治其阴阳亏虚之本，佐加龙骨、牡蛎重镇治标而收效。

第二十四章　低血压

低血压是指由于血液循环异常而引起的血压低下，收缩压低于90 mmHg，舒张压低于60 mmHg的疾病。西医对其确切病因尚不清楚，临床分为原发性低血压（又称体质性低血压）和直立性低血压（又称体位性低血压）。

中医学无低血压之病名，根据低血压病的临床特征，其属于中医学"眩晕""晕厥""虚劳"范畴。

从肾论之理

中医学认为，本病多是素体虚弱，气血亏虚，气虚清阳不升，血虚脑髓失养；脾虚湿困，痰湿阻遏清阳；肝肾精血亏损，肝阳上扰等所致。由此可见，本病主要涉及肾、肝、脾三脏功能失调，而肝、脾之虚，皆导源于肾。因肾为先天之本，主藏精，主骨生髓。脑为髓之海，赖肾精以滋养。若先天不足，或年老肾亏，或纵欲无度，肾精枯涸，髓海空虚，脑转耳鸣而发为本病。肾藏元阴元阳，五脏之阴非此不能滋。肾属水，肝属木，乙癸同源。若肾阴亏虚，水不涵木，木失滋养，终至肝肾阴虚，阴虚则阳亢上扰清窍，则头晕目眩。肾为先天之本，脾为后天之本。先天启后天，后天养先天。脾为气血生化之源，却赖肾火温煦。若肾阳虚衰，火不暖土而致脾虚，脾虚失其健运，气血何以生焉？故本病临床常见的气血亏虚、心脾两虚、脾胃虚弱、肝阳上亢之证，无不关乎肾也。

从肾治之验

1. 从肾虚髓亏、气血两虚论治　戴某，女，70岁。患直立性低血压10年，经多方检查原因不明。患者头晕甚，不能坐起，长期卧床，腰酸耳鸣，倦怠乏力，口干喜饮。查血压卧位90/45 mmHg，坐位60/30 mmHg。舌质淡红，舌苔薄白，脉沉细无力。中医辨证为肾虚髓海亏耗，气血两虚。治宜补肾充髓，益气养血。

处方：巴戟天20 g，黄精30 g，枸杞子20 g，生黄芪30 g，太子参30 g，当归10 g，龙眼肉20 g，灵芝10 g，炙甘草10 g，生晒参3 g，大枣10枚。每日1剂，水煎分2次服。

二诊：服药21剂后，头晕明显改善，已可坐起，精神明显较前好转，苔脉同前。守原方，巴戟天增至30 g，生黄芪增至50 g，加肉苁蓉20 g，继服。

三诊：又服药21剂后，测血压坐位120/75 mmHg，诸症皆平。3个月后随访，患者病情稳定，能在室内自己行走，血压维持在120/75 mmHg左右。

按语：盖肾主骨生髓。本例患者年已七旬，精血两亏，髓海空虚，故见腰酸膝软，头晕不能坐，脉沉细无力。用巴戟天、肉苁蓉、黄精补肾充髓，当归、黄芪等益气养血治疗，精血得养，肾虚得补，机体失衡状态得到调整，血压恢复正常。

肾为先天之本，藏真阴而寓元阳，为一身之大主。五脏之阴气非其不能滋，五脏之阳气非其不能发。近代有专家认为，肾-命门与西医NEI网络存在本质联系，认为调节肾-命门阴阳可以改善紊乱的NEI网络而对各系统疾病发挥治疗作用。为此，提出了肾-神经-内分泌-免疫网络学说。本病从肾论治，颇有新意。

2. 从肾精亏虚、阳气虚弱论治　赵某，女，33岁。自诉反复头晕2年余，伴疲乏，腰酸痛，健忘，时觉心悸。曾做过各种检查，无心脏病、结核、肿瘤、颈椎病、脑血管及内分泌病变。未服用过血管扩张药、利尿药，多次检查血压均在 90/60 mmHg 以下，西医诊断为原发性低血压。诊时见面色少华，舌质淡，舌苔薄白，脉沉细。中医辨证为肾精亏虚，阳气虚弱，治以补肾益精温阳之法。方用自拟补肾汤加味。

处方：熟地黄 30 g，山茱萸 15 g，枸杞子 15 g，菟丝子 12 g，肉苁蓉 15 g，山药 20 g，制何首乌 20 g，黄精 20 g，鹿角胶（烊化冲服）10 g，当归 15 g，龟甲胶（烊化冲服）10 g，白芍 15 g。每日 1 剂，水煎分 2 次服。

二诊：服药 14 剂后，症状明显减轻，血压升至 106/70 mmHg。又服药 14 剂，症状消失。血压稳定，随访 1 年未复发。

按语：原发性低血压多见于体质虚弱的女性，有家族遗传倾向。本病临床上虽无器质性病变，但不少患者伴有明显的症状，其发生主要与先天不足有关。中医认为，肾为人体先天之本，主藏精生髓。精血亏虚，脉道不充，阳气虚弱，血脉鼓动无力，均可致血压低下。脑髓失济，肢体失养则可见头晕，疲乏无力，记忆力减退，腰膝酸软，故治疗宜补肾益精。补肾汤方中熟地黄、黄精滋阴补肾，填精生髓；枸杞子、制何首乌、龟甲胶补精养血，滋肾培本；菟丝子、肉苁蓉、鹿角胶温肾阳，益精血；山茱萸、山药补肾涩精。诸药合用，共奏滋肾温肾、大补精血之功。本方力峻而效专，长期服用未见明显毒副作用，对治疗原发性低血压效果理想。

3. 从肾阴精亏虚、清阳之气不升论治　张某，女，32 岁。自诉近 2 年反复出现头晕，甚则旋转不定，视物昏花，伴神疲，四肢乏力，腰酸膝软，劳累后明显，形体消瘦，面色少华。曾在多家医院做心电图、脑电图、肝肾功能等检查，均未见明显异常。检查血压 79/51 mmHg，心肺（－），腹（－）。西医诊断为原发性低血压。中医辨证为肾阴精亏虚，清阳之气不升，治以补肾滋阴生精，益气升阳之法。方用自拟益肾升压汤。

处方：熟地黄 20 g，山茱萸 20 g，制何首乌 20 g，女贞子 20 g，枸杞子 20 g，黄芪 20 g，党参 20 g，鹿角霜（包煎）15 g，山药 15 g，菟丝子 15 g，升麻 10 g。每日 1 剂，水煎分 2 次服。

二诊：服药 10 剂后，症状消失，血压 106/72 mmHg，随访半年未复发。

按语：原发性低血压临床上虽无器质性损害，但全身症状明显，严重者反复出现晕厥。目前西医书籍缺乏专篇论述，也尚未发现有确切疗效药物的报道，故采用中医辨证论治有其独到之处。《灵枢·海论》："脑为髓之海。""髓海不足则脑转耳鸣，胫酸眩冒，目无所见，懈怠安卧。"原发性低血压以眩晕为主症，病情属虚证，符合上述理论，故低血压与肾有关。因肾为先天之本，藏精生髓，精血不足，脑海失养则见头晕，视物昏花诸症，故治疗上当以益肾为主。益肾升压汤中以枸杞子、熟地黄、山茱萸、何首乌滋肾养阴，填精生髓，为方中君药；鹿角霜、菟丝子、女贞子温补肾阳，为方中臣药；黄芪、党参、升麻益气升提，为方中佐使药。全方效专力宏，切中病机，故有较好治疗效果。

第二十五章　冠心病

冠状动脉粥样硬化性心脏病（简称冠心病，CHD）是指冠状动脉粥样硬化使血管腔阻塞，导致心肌缺血、缺氧和冠状动脉功能性改变（痉挛）而引起的心脏病。本病确切的发病机制尚不清楚，主要易患因素包括吸烟、高脂血症、高血压、糖尿病和肥胖等。而心绞痛是冠心病最常见、最严重的并发症之一，故将二者合而论之。

心绞痛是冠状动脉供乏不足，心肌的急剧、暂时性缺血与缺氧所引起的临床综合征。属于冠心病的五种临床类型之一。冠状动脉粥样硬化是其主要原因，主动脉瓣狭窄或关闭不全、肥厚型心肌病、冠状动脉先天畸形等亦可引起。劳累、情绪激动、饱食、受寒等为常见的发病诱因。

根据冠心病的临床特征划分，其属于中医学"心痛""真心痛""胸痹"范畴。

从肾论之理

1. 从心肾关系论冠心病　冠心病指冠状动脉发生粥样硬化或痉挛引起管腔狭窄或闭塞，导致心肌缺血缺氧或坏死而引起的心脏病，也称缺血性心脏病。冠心病的主要病机为心脉痹阻，发生在心；但《景岳全书》云"心本乎肾"，说明冠心病发生的病理生理基础与肾脏密切相关。唐天娜等从心与肾的关系解析了冠心病从肾论治之理。

（1）心与肾的关系：心属火，主藏神、主血脉，为一身之主、阳中之阳脏；肾属水，主藏精、主水液，为先天之本、阴中之阴脏。心肾的关系，《素问·五藏生成》："心之合脉也，其荣色也，其主肾也。"心与肾的关系可以从以下几方面分析。

1）心肾——火与水：《备急千金要方》"夫心者，火也；肾者，水也；水火相济"。孙思邈在此明确提出了心肾相交的理论。心居上焦，属阳，主火，以下降为和；肾居下焦属阴主水，以上升为顺。心火下温肾水，以助肾阳温煦肾阴，使肾水不寒；肾水上济心火，使心火不亢。心火与肾水上下交通，两脏相互作用，相互制约，只有水火既济，则阴阳平衡，五脏相安。反之，若心火不能下降于肾而在上独亢，肾水不能上济于心而在下凝聚，心肾之间的生理功能就会失去平衡，出现失眠、心悸、怔忡、心烦、腰膝酸软等一系列病理表现，即为"心肾不交"。

2）心肾——神与精：心藏神，主神明，主司精神、意识、思维、情志等心理活动，同时还能统帅全身脏腑、经络、形体、官窍的生理活动，是人体生命活动的主宰，肾藏精，为脏腑阴阳之本，也是人体生长、发育、生殖之源，是生命活动之根本。神能驭精役气，为精气之主、精能化气生神，为神气之本。神全可以益精，使精气充足；积精可以全神，使精神内守。

3）心肾——君火与相火：心为君火，肾为相火。君火在上，如明照当空，为一身之主宰；相火在下，系阳气之根，为神明之基础。君火以明，相火以位。相火秘藏，则心阳充足，心阳充盛，则相火亦旺。君火相火，各安其位，则心肾上下交济，心阳、肾阳旺盛而正常；反之，则百病始矣。

4）心肾——血与精：心主血，推动血液运行以发挥濡养与滋润作用；肾藏精，肾中精气是气血生化之源。心血和肾精同源于水谷精微，同属阴质，都是维持人体生命活动的必要物质。《诸病源候论》："肾藏精，精者血之所成也。"两者可以相互化生，即心血可化生为肾所藏之精，肾精亦可转化为心所主之血。肾精饱满，生血充足，脉络充盈，则脏腑得以滋养；反之，肾精不足，生血不足，血脉干涩，则脏腑失于滋养，渐生百病。

5）心肾——元气与心血：心主血脉，心血依赖心气的推动而将营养物质输送至全身；元气是由肾中精气所化生，是维持人体生命活动的原动力。心气须得元气之助才能将其推动血脉之力充分发挥；元气又须得心血之养才能发挥其推动和调节人体生命活动之功。

6）心肾——经络：心肾同属少阴经，在经络循行路线上相互交通。《灵枢·经脉》："肾足少阴之脉，起于小指之下……其支者，从肺出络心，注肺中。"足少阴肾经夹舌本，舌为心之苗，肾经连心，肾阴可依靠元阳温煦，通过经脉上升至心。手少阴之脉从心系上肺，足少阴之脉入肺中，心肾两脉在肺中呼吸升降清浊交换时，则心肾水火阴阳得以交流。

（2）冠心病与肾的关系：冠心病病机为本虚标实，本虚多为气虚、阴伤、阳衰，标实多为寒凝、气滞、血瘀、痰浊。气虚、阴伤、阳衰致心脉失养，不荣则痛；寒凝、气滞、血瘀、痰浊，痹阻胸阳，阻滞心脉，不通则痛。流行病学调查显示，冠心病多好发于中老年人群，且随着年龄的增长发病率逐年增高，说明冠心病发病与人体衰老密切相关。随着年龄增长，肾精渐亏、肾气渐衰、肾阳及肾阴逐渐亏虚，终可发为胸痹。

1）肾精亏虚与冠心病：《素问·六节脏象论》"肾者主蛰，封藏之本，精之处也"。肾精即肾中精气，是气血生化之源。若肾精亏虚，气血化生乏源，气血不足，血脉失充，导致心脏失于温养濡润，不荣则痛而发为胸痹；同时肾精不足，血液化生不足，脉道空虚，滞涩成瘀，瘀血内阻，不通则痛发为胸痹。

2）肾气亏虚与冠心病：肾气能调节全身水液的代谢。若肾气亏虚，无以推动津液运行，水湿内停，聚湿成痰，导致痰饮停聚于心胸，不通则痛而发为胸痹。《医林改错》："元气既虚，必不能达于血管，血管无气，必停留为瘀。"指出肾之元气已亏虚，气虚则无力推动血液在脉管中运行，血液运行迟缓停聚成瘀则致瘀血内阻心脉，不通则痛发为胸痹，故有"血瘀为气虚之果，气虚乃血瘀之因"之论。

3）肾阳亏虚与冠心病：肾阳为诸阳之本，"五脏之阳气，非此不能发"，心阳有赖于肾阳的温煦。若肾阳亏虚，脏腑失于温煦，则心阳不足，阴寒之邪乘虚而入，阳不制阴，可导致阴寒内盛，痹阻心脉。正如《医门法律·中寒门》所言："胸痹心痛，然总因阳虚，故阴得乘之。"肾阳虚衰，气化失职，致水液输布运化失常，聚湿成痰，痰阻心胸；肾阳虚损，无力温煦心阳，使心气推动血液运行无力，血脉运行缓慢，瘀阻于心脉。

以上即寒凝、痰浊、血瘀均是不通则痛导致的胸痹。肾阳虚衰，心阳失于温煦，心阳不振，血脉失于温运，不荣则痛而发为胸痹。

4）肾阴亏虚与冠心病：肾为先天之本，内藏真阴。肾阴为一身阴气之源，"五脏之阴气，非此不能滋"，心阴依赖于肾阴的滋润濡养，心血依赖于肾之阴精的补充。若肾阴亏虚，则精血亏虚，心阴失于滋养，不荣则痛而发为心痛。肾阴亏损，不能濡润心阴，心阴暗耗，心血不足，脉道空虚，血液运行不畅，瘀阻于心脉，日久阴虚火旺，灼津成痰，痰瘀互结，痹阻心脉，不通则痛发为胸痹。

（3）补肾为本辨证论治：《素问·藏气法时论》"肾病者……虚则心中痛"，可见肾虚是心痛发病的原因之一。冠心病病机从肾论治，以肾虚及脏腑功能虚损为本，以痰浊、血瘀、气滞、寒凝等病理产物为标。《素问·标本病传论》："病发而有余，本而标指之，先治其本，后治其标。"故冠心病的治疗当以补肾为本，即补肾气、温肾阳及滋肾阴，并伍以豁痰、化瘀、行气、祛寒等治标之法。其中补肾气可用山药、菟丝子、山茱萸等；温肾阳可用仙茅、淫羊藿、杜仲、续断、肉苁蓉等；滋肾阴可用石斛、黄精、墨旱莲、女贞子、枸杞子等；兼有瘀血症状者，加桃仁、红花、丹参、川芎、赤芍等；兼有痰浊雍塞者，可加瓜蒌、薤白、竹茹、胆南星等；兼有气滞者，加香附、柴胡、郁金等；兼见寒甚者加桂枝、高良姜等。

冠心病的发生与肾脏密切相关，根据心肾相关理论，肾虚是冠心病发病的病理基础，治以补肾为主且结合豁痰、化瘀、行气、祛寒等标本兼治，丰富了冠心病的中医病因病机理论，并能指导临床更好地治疗冠心病。

2. 肾虚是冠心病发病基础　中医学认为，冠心病多是由于素体阳虚，胸阳不足，则阴寒之邪乘虚侵袭，阴乘阳位，寒凝气滞，闭阻胸阳；心气亏虚，运血乏力，血滞脉中，心脉不畅，气血营运不利，心失血养；情志不调，忧思伤脾，脾虚气结，聚湿生痰，或肝郁气滞，气郁化火，炼液成痰，痰气交阻，血行不畅，胸阳被遏而致成胸痹心痛。其病多呈本虚标实，虚实夹杂。标实有气滞、血瘀、寒凝、痰浊之不同，但以血瘀为常见；本虚有气虚、阳虚、阴虚之不同，又以气虚为多见。故冠心病的中医辨治，一般常从瘀血痹阻、痰浊闭阻、寒凝心脉、气滞心胸、心气亏虚、心阴亏虚、心阳亏虚和心脾两虚论处，鲜有论及肾虚者。然而张效科认为，冠心病病位虽在心，其本却在肾，故冠心病当从肾立论施治。

（1）冠心病肾与心生理病理密切相关：从阴阳水火升降理论视之，心肾同属少阴。心位于上，肾位于下。心阳下降于肾，以温肾水，肾阴上济于心，以养心火。心主血，肾藏精，精血同源，精血互生。心肾在生理上水火既济，阴阳互根，关系密切。病理上，亦互相联系、影响。周慎斋云："欲补心者，须实肾，使肾得升；欲补肾者，须宁心，使心得降。"《灵枢·终始》："病在上者，下取之；病在下者，高取之。"均说明了心肾同治关系。

肾为人身生命之根，先天之本。历代医家多认为肾常不足而少有余。冠心病属本虚标实之证，标实指阴寒、痰浊、瘀血为患。本虚虽指全身之虚，但心肾亏虚是其突出矛盾。冠心病从肾论治，实乃从肾虚论治。冠心病的发病，一般认为与寒、痰、瘀等致病因素有关，但与本虚往往互为因果。有先本虚导致标实者，亦有先标实而后伤本者，临床上以前者为多见。《圣济方》："肾脏虚损，血热下冷，心胸壅滞，痰毒结实。"高鼓峰更进一步指出："肾虚之人，胸膈隐痛，此肾虚不能纳气，气虚不能生血之故。夫气与血，犹水也。盛则流畅，虚则鲜有不滞者。"肾藏精，内寓真阴真阳，为全身阳气、阴液之根本。《医贯》："五脏之真，唯肾为根。"张景岳云："五脏之阴气，非此不能滋；五脏之阳气，非此不能发。"气属阳，血属阴，气血乃阴阳之派生。因此，轻则表现为气虚、血虚，重则呈现阳虚、阴虚、气阴两虚。然而气虚可导致血瘀；阳虚又是寒凝、痰阻为患之主因；阴虚致瘀者亦不为鲜。故在诊治冠心病的过程中，当把肾虚作为主要病因进行探讨。

心阳根于肾阳，心肾之阳共同温煦脏腑组织，通行血脉，气化津液。若肾气亏虚，肾阳不足，必致心气不足，心阳不振。而心气是鼓舞心脏搏动，血脉运行的动力。因此，肾之气阳可直接影响心跳的数缓及脉象的虚实。《伤寒明理论·悸》："其气虚者，由阳气内弱，心下空虚，正气内动而为悸也。"若阳不化气，痰浊内阻则胸闷、呕逆、恶心；水失其制则水肿、胀满；阴乘阳位则胸痛、短气。若命门火衰，寒邪内生，凝滞血脉则见心痛彻背，唇甲青紫，脉沉而涩。其治宜温阳化气为主，或取参附汤温补心肾之阳，或取真武汤温肾制水，或取右归饮益火之剂，以治命门阳衰阴盛。

肾阴乃阴液之根，对机体具有滋养濡润之用，并有抑制阳亢之功。若肾阴亏虚，不能滋养五脏，必致心阴不足，或见胸痛、胸闷、口干漱水不欲咽之阴虚血瘀之证，或见心悸、心烦不得卧之阴虚血亏之证。若心火偏亢，水火不济，则躁扰不宁，腰膝酸软，五心烦热，尿赤，脉细数。《素问·玄机原病式火类》："水衰火旺而扰火之动也。"若水不涵木，肝阳上亢，又可出现头痛、眩晕，甚则厥逆动风等病证。其治当益气养阴，滋培根本，或取黄连阿胶汤滋水清火，或取六味地黄滋阴补肾，或以左归饮育阴涵阳，以治命门阴衰阳盛；或于大补元煎补肝益肾或佐以养血，或并于安神，观其脉症，随证治之。冠心病日久不愈，必会耗伤气阴，出现形体消瘦、少气懒言、舌红少津、脉细无力之气、阴两虚之证，或遵张景岳阴中求阳，阳中求阴之意，俾阳有所附，阴得温化，阴阳协调，其病可瘳。

（2）肾虚是冠心病发病的基础：冠心病好发于40岁以上的中老年人，这时人体肾气肾阳衰弱，心脾失于温煦，痰瘀内生，痹阻心脉，从而发为胸痹。人的生长发育及衰老与肾的关系紧密，《素问·上古天真论》："丈夫八岁，肾气实，发长齿更；二八，肾气盛，天癸至，精气溢泻，阴阳和，故能有子……五八，肾气衰，发堕齿槁……八八，天癸竭，精少，肾脏衰，形体皆极，则齿发去。"详细地描述了人体生长发育各个阶段的生理特征，并主要以肾气的消长盛衰来说明随着年龄增长，人体发生的生长壮老已的变化。肾的生理功能涉及面很广，如与生长发育、抗病能力、生殖、骨骼、水液代谢、气血盛衰、脑髓、发、耳、齿均有密切联系，而且"年过四十，而阴气自半也，起居衰矣"（《素问·阴阳应象大论》），伴随增龄而逐渐出现头晕健忘、腰膝酸软、耳目失聪、发脱齿摇、性欲减退等肾气衰的症状。肾气一衰，则三焦元气失主，不能通达五脏六腑，则心主血脉、神志，肝之条达疏泄、藏血，肺之宣肃，脾之健运，均失于职守，脏腑俱虚百病皆生。故肾气虚损是衰老的主要原因，亦是许多老年病症发生及死亡的原因。虞抟《医学正传》："肾气盛则寿延，肾气衰则寿夭。"冠心病多发生于 40 岁以后，其发病与肾虚衰老有密切联系。纵观临床，可以说它是肾虚衰老产生的一个典型见证。

（3）肾虚痰浊、瘀阻心脉是冠心病发病的关键：肾虚伴随衰老，衰老伴随疾病，而老年性疾病中最常见者为胸痹之病，而胸痹之病其主要症状乃疼痛，"痛者，不通也"，之所以不通，乃痰凝血瘀也，痰瘀闭阻心脉，血脉不通，故胸痹而痛。而痰瘀之发生又与肾虚密切相关，肾虚是痰瘀产生的内在原因，随着年龄的增大，五脏随肾气亏虚而功能减退，气血运行失常，痰浊内生。刘完素云："五十岁至七十岁者，和气如秋，精耗血衰，血气凝泣。"宋·陈自明亦云："夫人之生，以肾为主，人之病，多以肾虚所致。"可见血气由盛至衰，由通畅至懈惰乃至凝泣的过程见诸于人体生长壮老已全过程中，也就预示人的衰老过程中有着血瘀证存在的潜在风险。有调查发现，血瘀证检出率随年龄增大而升高，40～49 岁及以上组中高达 27.91％，50～59 岁组为 37.76％，而 60 岁以上组中高达 65.74％。同时血液流变学指标与年龄之间确有一定联系，血细胞比容、纤维蛋白含量、血浆黏度以及红细胞电泳时间均有随年龄增长而增加的趋势。随着年龄增高，血液凝固性增高，纤维蛋白溶解活力降低，血液呈高凝状态，而红细胞变形能力却随年龄增高，而逐渐降低，严重时毛细血管阻塞，有效灌注量减少，微循环阻力增加。有人在对老年人血管内皮和血小板功能变化的研究中发现，随着年龄的增长，血管内皮和血小板功能存在不同程度的改变，促使血液变凝和血管内血栓的形成。这些研究结果证实了老年人血液具有黏、浓、凝、聚的病理生理特点，是形成血瘀的基础。而衰老的基础是肾虚，肾虚可促进血瘀的发生发展，而血瘀又加重肾虚，也就是说肾虚为本，血瘀为标，本虚标实，互为因果，是老年冠心病之重要的病理基础之一。

肾虚内生浊痰是衰老性病变过程中又一重要的病理产物。痰浊是脏腑虚损，气化失调，运化能力降低，体内水湿代谢异常所产生的病理产物。随着年龄增长，脏腑生理功能逐渐减退，肾气日衰，上不能温运脾阳，不能蒸通气化，致水液停聚，津聚成痰。中年以后痰浊的发生与脏腑自身功能低下有关。于俊生对 293 例痰证的实验研究表明，痰证的病理改变突出表现为血液浓稠性、黏滞性、聚集性和凝固性增高以及脑血流量减少，提示痰浊是形成血瘀的病理因素，痰与瘀之间有密切的内在联系。近年来，"痰瘀同源""痰瘀相关""痰瘀同病"的观点不断出现。痰浊同瘀血常常是相兼为病的，不仅在于二者同源于津血不归正化，而且在于二者常可胶着互结，交互为患，缠绵难愈，故古人有云"痰夹瘀血，逐成巢囊""瘀血既久，化为痰水"。现代大量的临床观察中亦都发现与衰老相关的多种疾病如动脉粥样硬化、高血压、高脂血症等均有典型的痰浊、瘀血表现，从而亦说明了从中医来讲肾虚内生痰浊、内生瘀血及痰瘀同病、痰瘀夹杂是衰老性疾病发生的基础及关键所在。同时从心与肾的关系我们亦可看出，肾阳虚则不能鼓舞五脏之阳，心阳亦为之不振，血脉失于温煦而痹阻不畅；心阳不振寒邪易侵，凝于脉中，致胸阳痹阻；加之肾虚之后痰瘀内生，终致在肾虚基础上，阴寒、痰浊、瘀血闭阻心脉，不通而痛，发为胸痹。肾虚是其根本，正如张景岳所言："心本乎肾，所以上不宁者，未有不由乎下，心气虚者，未有不由乎精。"

（4）温肾益气、化痰活血是冠心病的基本治法：就中医学而言，肾虚伴随痰浊、瘀血内生是胸痹之本标关系，符合胸痹之本虚标实这一特点。就现代医学而言，血脂紊乱、动脉硬化、血栓形成是冠心病的基础，而冠心病总是随年龄的增大而发生，这样就自然而然地联系到肾虚在其发病中的作用和地位。冠心病多发生在 40 岁以后，这正是人体阳气渐衰，形气衰弱之际，由于机体老化代谢紊乱，痰浊、瘀血随之而生，痹阻于心脉，从而导致冠心病的发生，这一切往往都伴随着肾虚。杨培君多年来致力于冠心病的临床研究，尤其对老年冠心病有独特的认识和见解。他认为胸痹之证乃本虚标实之候，发时标实，平时肾虚，肾虚为根本，且肾虚之证，阳虚多见，其根本在于肾之阳气虚而不能温养心阳之气，加之肾虚生痰、生瘀，痰瘀闭阻心脉，不通而痛。可以看出胸痹为心、肾二脏兼见之病，病性为本虚标实，治疗时应标本兼顾，才能获得良久之效。若单纯祛邪，虽能见一时之效，终不能治其根本；且胸痹之痛，发作之时，乃不到片刻，故救急宜芳香温通。但胸痹之病，又非一时之证，其病肾虚在先，痰浊、瘀血、寒凝、气滞在后，肾病在先，心病在后，独祛邪气，虽见一时之功，正气终不能复。故治本之法，当从肾入手，采取温肾益气、化痰化瘀通脉、心肾同治，方能见全功。

张冰通过实验证实补肾填精，化瘀通脉中药可有效地调整紊乱的内分泌环境，恢复性激素（SH）水平，改善动脉壁雌激素受体（ER）密度，维持平滑肌细胞的合成、分泌功能，减轻动脉粥样硬化（AS）病理性损伤，有效地防治冠心病；并提出心肾之间存在着一条联系途径，通过性激素（SH）及其受体实现，即把肾虚与冠心病的病理变化联系起来，从而把心肾的生理及病理关系上升到了一个新的高度，为发挥中医学整体优势，调整人体的内环境，防治冠心病的发生发展，找到了新的理论依据。

3. 冠心病肾阳虚病理基础说　中医学治疗冠心病有着深厚的理论基础和实践经验，国医大师李玉奇临床中从肾论治冠心病，疗效显著。冠心病属于中医学"胸痹心痛"范畴，究其疗法，有补益心气、温阳通痹、活血化瘀、芳香化浊、豁痰行气法等等。活血化瘀法在诸多疗法中备受追捧，甚至凡论及冠心病之治疗，"言必活血，方必化瘀"。活血化瘀法固然在本病的治疗中具有重要作用，但亦绝非百无禁忌。冠心病当有虚实之别，补泻之异。即使实证，也多本虚标实，其治法应遵循补虚泻实、以补为主之大法。目前临证中有滥用活血化瘀法之倾向，甚则虚实不辨，一味化瘀，徒伤正气，而于病无益。殊不知冠心病患者之心脉已如病驹，步履维艰，疲惫不堪，倘若再用活血之法逐瘀通脉，犹如对病马加鞭，无异饮鸩止渴、雪上加霜，使疾病缠绵难愈。

（1）心肾相交、气化相通是心病治肾的生理基础：心者，五脏六腑之大主；肾者，一身阴阳之根本。心为君主，肾乃命门，两者在生理上有着密切的联系。第一，心肾经络相连，息息相关。心与肾同为少阴经所属，经络循行路线上互相交通。第二，心藏神，肾藏精。精能化气生神，神能控精取气。故积精可以全神，神明可以控精。第三，水火既济，心肾相交。心与肾相互制约，互相为用。心与肾相交，则阴阳、水火、升降的关系处于动态平衡，以维持人体的正常生命活动。最后，相火（肾阳）秘藏则君火（心阳）充足。以上为冠心病从肾论治的生理基础。

（2）肾阳衰微、心阳不足为心病治肾的病理基础：冠心病多发于中老年人，中医学认为年过五旬，正气自半，肾中精气日渐衰弱，脏腑机能逐渐减退，其中又以阳气的衰弱为主导。《内经》中有关衰老的理论对此有明确阐述。肾为水火之脏，相火之所居，元阳之所系，为气之根，是机体一切生命活动的原动力。"五脏之阴非此不能滋，五脏之阳非此不能发"，肾阳温养五脏六腑，肾阳亏虚则心阳不足。心阳虚，胸阳不振，则心主血脉功能失常，痰浊、瘀血等可乘虚而入，血脉瘀阻，故临床上往往可见胸闷痛、气短、畏寒肢冷等症状。

（3）溯本求源、补中寓通为心病治肾的大法：冠心病为本虚标实之证，张仲景在《金匮要略》中对胸痹的病机进行了精辟的概括："夫脉，当取太过不及，阳微阴弦，即胸痹而痛。"冠心病从肾论治，以补为主，补中寓通，通补兼施，相得益彰。通过补益心肾之阳，则"阳光普照，阴霾自散"。通过温阳调节脏腑功能，痰瘀无所生，启门驱贼，标本兼治，补虚且不留邪，攻邪而不伤正。有些患者貌似阴虚之证，亦勿忘温阳之法。阴阳之辨证主导关系已经被大部分医家所认同，阳为有生之本，阳旺则化生阴血，即"生化之机，则阳先阴后，阳施阴受"，单纯的阴虚在老年患者中非常少见。

（4）明辨标本缓急，精心遣方用药：冠心病为本虚标实之证，本虚有阴虚、阳虚以及气虚之分，标实又有痰浊、血瘀、气滞以及寒凝之别。从肾论治，补中寓通，临床上常可收到满意的疗效。然而临证更要审时度势、明辨标本缓急，遣方用药也须再三斟酌，不要妄投阴柔或刚燥之剂。

1）明辨标本缓急：冠心病急性发作属于急危重症，明辨邪正消长的盛衰情况，恰如其分地应用"急则治其标，缓则治其本"这个原则至关重要。邪实在冠心病发作期起主导作用，此时宜采用芳香化浊、活血化瘀、宣阳通痹等祛邪之法兼以扶正，待病情缓解，再以扶正为主，正所谓有故无陨，亦无殒也。

2）精心遣方用药：用药如用兵，在遣方用药中，应遵循适度原则，太过、不及皆非所宜。肾为水火之脏，肾阳寓于肾阴之中，称龙雷之火，肾中水火平衡则阴平阳秘，故温补肾阳不宜太过，否则易使龙雷之火升腾为害，伤及阴精；"行军以粮食为先，用药以胃气为本"，补虚而奏效，有赖于胃气行其药性，正所谓"有胃气则生，无胃气则亡"，故用药中勿苦寒为过，而伤及脾胃，应时时兼顾保护胃气。更要掌握好"孤阴不生，独阳不长"这个原则，阴阳互补，以求"阴中求阳、阳中求阴"，不可过于偏颇。

临证治疗冠心病需四诊合参，辨明阴阳寒热虚实。冠心病为本虚标实之证，虽然现代医学证实冠状动脉内可见粥样斑块，但本非实证，实为气虚、阳虚之证。倘若虚实不辨，一味攻伐，则犯虚虚实实之戒。冠心病从肾论治，以补为主，补中寓通，验之临床，常收桴鼓之效。

4. 肾虚天癸竭绝经后冠心病根本之因　绝经后冠心病其病机因女性生理病理与男性不同而有所区别，其发生发展与肾虚关系密切。《素问·上古天真论》有中医学对绝经后诸症发病机制的最早记载："女子七岁肾气盛，齿更发长；二七而天癸至，任脉通，太冲脉盛，月事以时下，故有子……七七任脉虚，太冲脉衰少，天癸竭，地道不通，故形坏而无子也。""七七"之年，月经终止进入绝经期。绝经后冠心病作为绝经后远期的并发病，其始动因素与"天癸竭"这一根本原因有关，张延武认为其病理应从心与肾的关系解析。

（1）心与肾密切相关：

1）经络相连：心与肾同为少阴经所属，经络循行心肾互通。足少阴肾经循行，一分支从肺出入心注胸中；又足少阴肾经夹舌本，舌为心之苗。故肾阴可靠元阳温煦气化，通过经脉上升至心。唐容川云："足少阴肾，其支出入心，以见心肾相交坎离互济之易耳。"

2）精血互化：心主血，肾藏精，心血、肾精可以互化而生。肾中命门之精气为生化之源，也是促进血液生化的原动力。肾精盛则血盛，脉络充盈脏腑得以滋养；反之，肾精不足则血衰，血脉干涩，脏腑失于滋养，渐生百病。《诸病源候论》："肾藏精，精者血之所成也。"心血循经流于肾中，与肾精化合变为精；肾精循经上注于心，与心血化合而为血。

3）水火既济：《千金要方》"夫心者，火也；肾者，水也；水火相济"。心在五行中属火，位居于上而属阳；肾在五行中属水，位居于下而属阴。在正常情况下，心火下降于肾以助肾阳，使肾水不寒；肾水上济于心以资心阴，使心阳不亢。故朱丹溪曰："人之有生，心为火居上，肾为水居下，水能升而火能降，一升一降，无有穷已，故生意存焉。"

4）君相互助：心藏君火，肾藏相火。君火在上，为阳气之用，君火离照当空则万物以明；相火在下，为阳气之根，相火潜藏不露则万物有生育之机。故张景岳曰："明者明于上，为化育之元主；位者位于下，为神明之洪基。此君相相成之大道。"君非相不可以为治，心非肾不能以有生，君火与相火正常相交则神志清晰、气血流畅，五脏六腑之功能皆正常，反之则百病始矣。

（2）肾虚天癸竭是绝经后冠心病的根本原因：女子以血为本，产育等使其数伤阴血，平人即有阴血不足的生理特点。七七之年、绝经前后肾气渐衰，天癸将竭，精亏血少，则肾阴愈显不足，也有因个体差异而以肾阳虚为主者。肾为脏腑阴阳之根本，肾气的盛衰直接关系到人体各脏腑功能能否正常运行。又因心、肾在生理上的联系尤为密切，故张景岳称"心本乎肾，所以上不安者，未有不由乎下，心气虚者，未有不由乎精"，说明心对肾具有依赖性。肾中天癸衰竭，进而影响及心，出现心主血、主神志等功能异常而致失眠、心痛。久则瘀血停于脉中而发为胸痹，即现代医学所说的绝经后冠心病。

（3）肾虚是绝经后冠心病发展的病理基础：肾虚不仅是绝经后冠心病发病的根本原因，亦是其发展变化的重要病理基础。肾中精气虚衰日久，必不能滋养于心，使心气不足易被邪扰而气血不畅、心失所养，导致绝经后冠心病的发生。《素问·藏气法时论》："肾病者，腹大胫肿，喘咳身重，寝汗出憎风；虚则胸中痛，大腹小腹痛，清厥，意不乐。"其中"虚则胸中痛"强调了肾在胸痹发病中的地位，也证明肾虚可以导致绝经后冠心病的发生。

1）肾阳虚与绝经后冠心病的关系：心主阳气，为阳中之阳脏。肾为水脏，而水中有火，为人身元阴元阳之根本。肾中之火为命门之火，即为元阳，为人身阳气的原动力，命火充足，则五脏六腑的阳气旺盛而生机活跃。张景岳曰："天之大宝，只此一丸红日，人之大宝，只此一息真阳。"肾内寄元阳，为一身阳气之根本，五脏之阳非此不能发，心阳亦根于肾阳。若肾中元阳不足，则心阳失助，导致心肾阳气俱虚。心阳虚则鼓动无力，不足以运行血脉，出现心脉痹阻。又胸阳不足，阴寒之邪乘虚侵袭，阳不胜阴，可致阴寒内盛，寒邪客于血脉，心血凝滞，"不通则痛"发为心痛等症状。如《诸病源候论》："寒气客于五脏六腑，因虚而发，上冲胸间，则为胸痹。"另外，肾阳虚亦可使脾土失温，运化失职，水湿内聚，津凝为痰，痰浊内生，阻滞脉络，而上凌心肺，致心脉痹阻发为胸痹。

2）肾阴虚与绝经后冠心病的关系：肾内藏真阴，五脏之阴非此不能滋。心血依赖肾之阴精补充，若肾阴亏虚、心血不足、心失濡养，"不荣则痛"，可发为心痛。肾阴不足，无以生血，致营阴暗耗，脉道空虚，血行失畅，血液瘀滞亦可发为本病。再者，肾阴不足，肾中之水不能上济于心，使心火独亢于上，可致心火内动，扰乱心神，发为心悸、胸闷等。《杂病源流犀烛》："心与肾连。经曰：心舍脉，其主肾。经不以其客而反以为主，故必肾水足而后心火融，肾水不足，必致心火上炎，而心与肾百病蜂起矣。"

妇女绝经后肾气渐衰，天癸已绝，冲任亏损，精血不足，五脏失去滋养与濡润，阴精亏虚不能制约浮阳，以致浮阳上越，上扰心神而发心烦、胸闷、胸痛。肝肾乙癸同源，肝不涵木则肝火亢盛，出现肝阳上亢之证；心肾水火既济，肾水不济心导致心火偏亢、心神不宁等症。女子"阴常不足，阳常有余"。至绝经后肾气渐衰，天癸将绝，精亏血少，则阴更不足，虚火内生。妇女年届更年或老年，阴愈虚而火愈旺，虚火煎熬心血，上扰心神而出现潮热汗出、心烦、胸闷等"胸痹"征象，故阴虚火旺也是绝经后冠心病发生的重要原因。

3）肾虚致痰瘀与绝经后冠心病关系：《灵枢·五音五味》"妇人之生，有余于气，不足于血，以其数脱血也"。故机体常感血分不足而气分有余。绝经后由于肾精不足，肾阴虚衰，精不化血，则血更不足，阴不生津，致津枯血燥，血液黏滞，运行不畅而成瘀滞；或迫血妄行，溢出经脉成离经之血；水不涵木，木失条达，则致气机不畅，血行不利；或肝郁气滞，郁而化火，煎灼津液；或肝阳上亢，气机上逆，血随气动，此皆可成血瘀之痹而影响气血运行。《证因脉治》"胸痹之因……痰凝血滞"，《古今医鉴》："心痹痛者……来自顽痰死血"，《血证论》"须痰水之壅，由瘀血使然，但去瘀血，则痰水自消"，都说明痰瘀在胸痹发病中的重要作用。绝经后冠心病患者肾虚所致痰瘀闭阻心脉，"不通则痛"，而表现为胸闷、胸痛等临床症状，故痰瘀互结与绝经后冠心病亦有密切联系。

（4）补肾是绝经后冠心病的治本之法：绝经后冠心病属本虚标实之证，以心肾虚衰为本，以寒凝、气滞、痰浊、血瘀为标。《素问·标本病传论》："病发而有余，本而标之，先治其本，后治其标。"其治疗也当从肾入手，以肾为本，根据肾之阴阳的偏盛偏衰、寒湿痰瘀的兼夹，分别予以滋肾阴或温肾阳，并伍以散寒燥湿、化痰活血之法，才可切中证情。因此，从肾论治绝经后冠心病，不仅是深层次的病因治疗，也是对疾病本身的直接治疗，能达到治病求本目的。

总之，绝经后冠心病虽然其病位在心，但因心与肾之间关系密切，两者相互影响，再加之绝经后"天癸竭"，决定了其根本原因在肾，治本之法应以补肾为主，兼以活血化瘀等其他治疗方法，方能达到标本兼治的目的。

5. 从肾论治冠心病合并高血压发病机制　近年，冠心病合并高血压成上升趋势，冠心病合并高血压病患者逐年增多，冠心病合并高血压病越来越受到临床医师重视，其发病机制非常复杂。在中医学理论指导下，中医中药在治疗并发症方面有着独有的特色和显著的疗效。胸痹属本虚标实，病位在心，而《内经》早有关于胸痹而合并眩晕的记载。胸痹与眩晕相互夹杂，相互影响，而同时发病或相互累及又可共同归为本虚而标实之证。学者高畅等认为，肾为先天之本，心与肾关系极为密切，肾虚则诸脏皆不得养。心与肾形成的整体调节体系对冠心病合并高血压病有着重要指导意义。

（1）中医对冠心病合并高血压的认识：中医学古籍中没有"冠心病"病名的记载，其属于中医"胸痹"范畴。中医体系中高血压一病，可以归属于"眩晕""头痛"范畴。《灵枢·五邪》："邪在心，则病心痛。""邪"作为历代医家探索和研究的对象，有着重要的理论和临床意义。《内经》"诸风掉眩皆属于肝"，《血证论》"运血者，即是气"，气可推动及影响血液运行，眩晕的产生与脏腑调节功能紊乱和气血运行不畅有关，冠心病合并高血压病有着复杂的发病机制，病属本虚标实，影响疾病的因素主要有气虚、阴虚、阳虚、气滞、血瘀、痰浊、寒凝等。

肾为一身之本，冠心病合并高血压病的发生与肾密切相关，在中医理论体系中心与肾在生理上有着密切联系，心与肾升降相因，水火相济、精血互生、君相安位，心肾相交使得阴阳平衡。二者经络互连，心经肾经皆归少阴经，手少阴之脉从心系上肺，足少阴之脉入肺中，肺司呼吸，升清降浊，心肾之气得以交流。任督相贯，如环无端，心肾之气沿经脉上下交接，冲脉驾气而上，导血而下，调畅脏腑气血，沟通心肾之气。病于心者，必与肾相关联。

1）肾虚为致病之本：①肾虚致寒凝。肾主一身之阳气，阳气温煦五脏，推动其运行。心为君主之官，得肾阳而助心阳。肾阳虚衰则心阳不振，阳不胜阴，气滞血凝，阴邪侵淫，阴阳失衡，阴寒内胜，凝滞血脉。外邪已入，克于血脉，寒性收引，胸中血脉拘急则胸痹心痛，头之血脉挛缩则发为头痛眩晕。金代成无己《伤寒明理论》："伤寒头眩，责其虚也，其则头眩与眩冒者，皆发汗吐下后所致，是知阳虚也。"

现代医学研究认为，血管收缩是血管压力增大、血压增高的重要影响因素，这与冬季心脑血管疾病高发，严寒地区心脑血管事件发生率高直接相关。而究其根源，可知由肾阳不足无以温煦心阳，致血脉不通使然。张景岳云："五脏之阳，非此不能发。"以此为根本，对胸痹合并眩晕的治疗，可采用温补肾阳、调和阴阳之法，针对眩晕患者调整肝肾，滋阴潜阳，阴阳双补，阴中求阳，使心阳盛而祛邪。邹志东等通过自拟中药复方对原发性高血压患者的临床研究发现，入组者皆有阴阳两虚之证候，结果显示对31 例原发性高血压患者的有效率为 71.0％。自拟方中淫羊藿、熟地黄、山茱萸、山药皆入肾经，滋肾温阳。肾阳充沛可振奋心阳，温通血脉，解痉除痹。张景岳云："五脏之阳，非此不能发。"肾阳为人体一身阳气之根本，心阳也有赖于肾中阳气的温煦和推动作用，若肾阳虚衰，就会造成胸阳不振，阴寒之邪乘虚入侵，阳不胜阴，可致阴寒内胜，寒邪客于血脉，则血脉拘急，而发为胸痹心痛。由血管收缩、血压升高引的高血压，治疗当调整肝肾、滋阴潜阳，后期则多阴阳并补。针对阳虚寒凝型冠心病患者，李茹等均在补肾基础上重用附子、干姜、细辛、肉桂等温阳祛寒之品治疗，均取得较好效果。②肾虚致气滞。中医五行有论，水生木，水旺则木生，水衰则火扰。肾属水，肝属木，"水衰火旺而扰火之动也"（《素问·玄机原病式火类》），意指肾水不足则肝失所养，阴虚无以治亢阳，肝阳上亢。元代朱丹溪的《丹溪心法·头眩》："七情郁而生痰动火，随气上厥，此七情致虚而眩运也。"肝主调畅气机，阴阳失和则肝失疏泄，气机阻滞，血不得行。气为血帅，血行不畅而发为胸痹心痛，血行逆乱可致眩晕头痛。在滋阴潜阳的同时，以通为用，"疏其气血，令其调达，而致和平"，为其治疗原则，通利气机，使肝气条达，泄浊邪以行气机，理气以调血脉。气机得顺，血脉得通，则阴阳平和，气机和顺则胸痹心痛可祛，眩晕头痛可消。③肾虚致血瘀。一则肾阳为诸阳之本，肾阳助心阳，心阳通血脉，故肾阳虚衰，必然会导致心阳得不到正常的温煦，从而使心阳不振，心血瘀阻，发为胸痹心痛。二则中医理论认为肾主封藏，固摄精液，精血同源，肾藏精而生髓，髓生血以营养周身，肾精不足，血液生化乏源，血少则脉涩，血不得行。肾元虚衰，肾气亏虚无以推动血液，血流停滞，久而成瘀。瘀血阻滞，不通则痛。血液推动乏力，精微化生乏源，脉络失于濡养，血脉空虚且瘀血阻滞，本虚而标实而致胸痹合并眩晕。

中药复方益气通络（丹）汤以补肾益气、活血通络为组方原则，证属年老体弱、体虚易受外邪所侵之老年患者进行治疗，经过现代医学实验方法研究发现，该复方适用于老年人多虚多瘀的病理本质，具有益气补肾、活血通络之功效，是针对老年心血管病患者"本虚标实""多亏多虚"的病理状态而组方的。有研究显示，该方能抑制通过影响心肌缺血再灌注损伤脂质过氧化和纤溶活性，从而保护缺血再灌注损伤心肌。《素问·痹论》："心痹者，脉不通。"清·龚信《古今医鉴》指出："心痹痛者……素有顽痰瘀血。"瘀血体质，体内素有瘀血，气血不通，脉络瘀阻，易发胸痹。体质因素决定身体的内环境，瘀血体质，主要表现为肤色晦黯、舌质紫黯等症状，主要原因为血行不畅，究其根本，为肾阳虚推动乏力。瘀血体质为冠心病的发生与发展从内环境方面提供了土壤。瘀血体质人群，体内血栓素升高，表明存在诱发血栓形成的高凝状态，可以认为是中医理论中的"瘀血"。血栓阻塞动脉，引起冠状动脉狭窄或阻塞，血栓的形成是心血管事件发生的关键环节。④肾虚致痰浊。肾为生痰之本，脾为生痰之源。肾本先天，脾本后天。肾阳助脾阳以布散摄水谷精微，脾阳使肾之精气营养周身。肾元虚衰则无力温煦脾阳，脾阳不足则健运无能。水湿停聚，痰浊内生。《景岳全书·痰饮》："痰，即人之津液，无非水谷之所化，此痰亦既化之物，而非不化之属也；但化得其正，则形体强，营卫充，而痰涎皆血气；若化失其正，则脏腑病，津液败，而气血即成痰涎。"赵献可云："痰之患有因肾虚水泛为痰者，如肾虚火衰不能制水，则水不归源泛滥成痰。"肾阳虚衰，气化不利，津液聚而成痰，壅塞不通。

肾虚水泛，阴虚火动，肾水沸腾而生痰。《丹溪心法·头眩》则有"无痰不作眩"之说："头眩，痰挟气虚并火，治痰为主，挟补气药及降火药；无痰则不作眩，痰因火动；又有湿痰者，有火痰者。"明代张景岳认为"百病皆由痰作祟""凡百药无效，痰也"。痰浊痹阻心脉，发为胸痹心痛。以桂枝茯苓汤合二陈汤加减（桂枝、茯苓、牡丹皮、桃仁、赤芍、法夏、陈皮、生姜、丹参、天麻、牛膝），治疗痰瘀交阻型冠心病心绞痛合并高血压45例，结果显示其方可减少心绞痛发作次数，降压平稳，未见毒副作用。

肥胖痰湿体质者，血液处于"浓、黏、聚、凝"的高凝、高黏状态，而此类人群是冠心病以及高血压的高发人群，发病基础和致病之邪与中医理论中的湿性重浊、黏滞、易于壅阻脉道的理论相一致。冠状动脉在较高的血液黏稠度的环境下，血小板黏附于血管壁，所形成的血栓造成动脉狭窄以诱发冠心病。血黏度增高，血小板在血管壁黏附，冠状动脉内易形成血栓，造成冠状动脉狭窄，最终诱发冠心病。肾虚为本，痰气壅阻，湿浊不化以致冠心病合并高血压痰湿阻滞型。⑤肾虚致心虚。隋代巢元方《诸病源候论》专设"风头眩候"篇，提出"风头眩者，由血气虚，风邪入脑，而引眩故也"。张景岳云："心本乎肾，所以上不安者，未有不由乎下，心气虚者，未有不由乎精。"说的就是肾阳虚，则必然导致心阳虚。《素问·上古天真论》："五八，肾气衰，发堕齿槁……八八，天癸竭，精少，肾脏衰，形体皆极，则齿发去。"现代医学研究表明，40岁以上男性为冠心病发病的高危人群，年龄与发病率呈正相关；女性绝经期后的发病率较高，与男性发病率相接近。研究结果与《内经》中记载相似，随着人过中年，随着年龄增长，肾气逐渐衰退，冠心病的发病率也随之增高。证实肾气与心气相同，心气之本在于肾，肾虚可致心虚。金代刘完素提出，风火是致眩之标，肝肾阴虚是致眩之本。

冠心病合并高血压的发病机制尚不明确，从本质论，冠心病与高血压的发病机制均与肾虚相关，追根溯源，冠心病合并高血压本因肾虚，以致多种实邪内生，外邪趁虚而入，本虚标实而致病。从肾论治冠心病合并高血压，辨证求本，采用补肾法，从根源祛除气虚、阴虚、阳虚、气滞、血瘀、痰浊、寒凝等病理因素，必定可以得到理想的治疗效果。

6. 从肾论治冠心病心绞痛之理　冠心病心绞痛是中老年人常见疾病，中医学对本病的辨证论治研究由来已久，诸多医家从肾论治本病取得了较好疗效。学者赵红在临床治疗中亦观察到，肾虚是导致本病发生的根源，从肾论治冠心病心绞痛可取得较好效果。

（1）从肾论治冠心病心绞痛的理论基础：冠心病心绞痛病位在心，与肾密切相关。从肾论治冠心病心绞痛有着丰富的理论基础。中医学理论认为，心与肾为上下对峙之脏，二者密切相关。首先，心、肾二脏在生理上相互依存，二脏同属少阴，以经络相连。《灵枢·经脉》云足少阴肾经"其直者，从肾上贯肝膈入肺中""其支者，从肺出络心，注胸中"。肾为五脏六腑之本，元气之根，又为水火之宅，内藏元阴、元阳，主司温煦、濡润五脏。"五脏之阴，非此不能滋，五脏之阳，非此不能发"。具体到心、肾二脏，肾精（阴）充足，化血以充血脉，则脉得滋荣；肾阳隆盛，则心阳振奋，鼓动有力，血可畅行。同时，肾水上济于心，滋心阴以使心火不亢，心火下交于肾，温肾阳以使肾水不寒。心肾相通，水火既济，阴平阳秘，谓之心肾相交。其次，心、肾二脏在病理上相互影响。《内经》中即指出"肾病者……虚则心中痛"。心与肾相交，心本乎肾，致使肾虚成为冠心病的发病基础。"年四十，而阴气自半也"，人至中年，肾气逐渐衰退。肾阴亏损，则心失濡润，营阴暗耗，脉道空虚，血流滞涩，心脉不畅；肾阳虚衰，则心失温煦，心阳不振，鼓动无力，血行迟缓，心脉痹阻，发为胸痹。周学海《读书随笔》中云

"阳虚血必凝，阴虚血必滞"。《景岳全书》："心本乎肾，所以上不宁者，未不由乎下，心气虚者，未不因乎精。"《医林改错》："元气既虚，必不能达于血管，血管无气，必停留为瘀。"故本病病机为本虚标实，因虚致实，本虚在肾，标实在瘀。《金匮要略》："夫脉当取太过不及，阳微阴弦，则胸痹而痛，所以然者，责其极虚也。""极虚"者，虚极及肾，元阴元阳不足也。"责其极虚"四字，道破了胸痹病由之根本。田军彪等认为心肾虚损是冠心病发生的根本，由于心肾虚损，精血不充，机体生命活力下降，机体抗衰老能力减弱而出现一系列病理改变。现代冠心病发病年龄与中医学的肾虚年龄相似，提示冠心病与肾虚之间有一定关系，冠心病患者多伴有肾阳虚、肾阴虚或肾阴阳两虚表现。

人之衰老取决于肾气的盛衰。40 岁以后，肾气逐渐衰退，此时冠心病发病明显增多，临床亦常见不同程度的肾虚征象，可见本病的发生与肾虚密切相关。现代医学研究发现，心肌细胞分泌的心钠素在肾中有其受体，通过与受体结合产生一系列效应。心钠素有利尿、扩血管作用，体现了心火下降于肾以助肾阳化津液的作用，肾素-血管紧张素系统作为调节血压的重要方面，体现了肾水上济于心，濡养心阳，从而维持正常血压及功能。20 世纪 70 年代有学者在心肌细胞中发现了性激素受体，并发现性激素能影响心肌细胞核酸代谢和脂肪代谢，说明心与肾互相影响。韩勃等总结 20 余份材料，分析了肾与自由基的关系，认为肾虚患者血中自由基增多，清除自由基的超氧化物歧化酶（SOD）活力降低，脂质过氧化物（LPO）增多，二者均与冠心病动脉硬化有密切关系。以上研究结果都与中医"心肾相交，心本乎肾"理论不谋而合。

由上可知，冠心病从肾论治有着丰富的传统医学理论基础和可靠的现代医学研究依据。

（2）从肾论治冠心病心绞痛的现代医学研究：近年来，许多医家运用补肾法治疗冠心病心绞痛取得良好疗效。如于莉应用淫羊藿治疗冠心病心绞痛 140 例，其症状改善、心电图有效率分别为 77％和 74.3％。杨焕斌等采用补肾法治疗冠心病心绞痛，肾阴虚以左归丸为主，肾阳虚以右归丸为主，肾气虚以大补阴煎为主，心绞痛、心电图有效率分别为 95％和 70％。丁书文应用补肾固本法为主治疗冠心病心绞痛 30 例，心绞痛、心电图有效率分别为 96％和 66.68％。阎俊霞从心肾皆属少阴出发，拟用灵枢饮（熟地黄、生地黄、生龟甲、川牛膝、淫羊藿等）治疗胸痹心痛 50 例，总有效率 90％。叶小汉应用自拟补肾活血方（枸杞子、菟丝子、制何首乌、山药等）治疗冠心病心绞痛 68 例，症状总有效率 92.7％，心电图总有效率 78.2％。

现代医学研究亦发现，应用补肾中药治疗冠心病心绞痛疗效显著，并能有效清除高脂血症、高血黏度等冠心病的易发因子。吴松鹰等发现，在影响脂质代谢过程中，肾虚是首要的中医易患因素。林水淼等通过温肾或滋肾的方法治疗冠心病，除冠心病症状得到改善外，生化指标总胆固醇（TC）、甘油三酯（TG）下降，高密度脂蛋白胆固醇（HDL-C）升高，脂质代谢紊乱得以调整。说明补肾中药可以降低血脂，消除或降低引发冠心病的重要易发因子。田军彪等临床观察益气补肾活血法对 30 例冠心病心绞痛患者 LPO、SOD 的影响，并设对照组。结果表明，冠心病患者治疗前血浆 LPO 含量明显高于对照组，红细胞超氧化物歧化酶（RBC-SOD）活性明显低于健康人水平。经治疗后血浆 LPO 含量明显降低（$P<0.001$），SOD 活性显著升高（$P<0.001$），表明益气补肾活血法能明显提高机体 RBC-SOD 活力，清除体内过量的自由基，阻止脂质过氧化反应，减轻自由基及其引发的脂质过氧化物对心肌的损害。丛滋法通过临床研究发现，TC 与肾阳虚呈正相关，TG 与肾阴虚呈正相关，通过补肾益精、调理阴阳等，可降低血脂，阻止动脉硬化的发展。总之，从肾论治冠心病心绞痛有着可靠的临床研究依据和现代医学研究依据。

（3）益肾是冠心病的主要治疗大法：根据本病病因病机，应用益肾通脉汤（淫羊藿、制何首乌、生地黄、生黄芪、葛根、丹参、川芎、红花、赤芍）治疗冠心病取得了较好疗效。方中淫羊藿补肾壮阳，鼓舞肾气，为主药；制首乌、生地黄滋补肾阴，以助主药补肾之力，使阴阳并补，肾气更旺；生黄芪补气升阳，《本草逢源》谓其能"通调血脉，流行经络"；葛根升发阳气；丹参、川芎、红花、赤芍等活血化瘀，通调血脉；诸药合用，使肾气充沛，瘀血得除，血脉通畅，胸痛自止。药理研究表明，淫羊藿能扩张冠状动脉，增加冠脉血流量，抗心肌缺血和心律失常，并有抗血小板聚集及降脂作用；制何首乌有减轻动脉硬化作用，并能降低血液黏度，改善微循环，能减慢心率，对心肌缺血有保护作用；生地黄能增强心肌收缩力，增加冠状动脉血流量；生黄芪能扩张血管，降低血小板黏附，保护血管内皮细胞，稳定缺血心肌细胞功能，强心利尿，改善心功能；葛根、丹参、川芎皆有扩血管，改善心肌血供作用；丹参、川芎并有抗血小板聚集作用；配合其他活血化瘀药，共同起到改善血循环、增加冠状动脉血流、抗血小板聚集、防止血栓形成作用。

从肾论治冠心病心绞痛是中医整体观念及治病求本原则的重要体现，近年来已引起众多医家的重视，它开辟了冠心病心绞痛治疗的新思路、新方法，丰富了冠心病心绞痛的现代治疗学内容，不仅近期疗效显著，而且远期效果肯定。

从肾治之验

1. 从心肾两虚、气虚血瘀论治　李某，男，52岁。素有心悸、心前区疼痛，伴胸闷病史10余年，曾诊断为冠心病。近日胸闷心悸加重，腰酸膝软，小便频数，动则气短，脱发明显，舌质淡红，舌苔薄白，脉时细时结。心率80次/min，可闻5次早搏。X线胸片示：左心缘稍饱满。心电图检查：心肌缺血，室性早搏。西医诊断为冠心病。中医辨证为心肾两虚，气虚血瘀，心脉痹阻。治宜补益心肾，益气和血，温通心脉。

处方：淫羊藿10 g，杜仲15 g，制首乌30 g，益智10 g，灵芝10 g，生黄芪15 g，太子参15 g，丹参30 g，檀香5 g，桂枝5 g，炙甘草10 g。每日1剂，水煎分2次服。

二诊：服药16剂后，胸闷、心悸明显改善，小便频数好转。遂予原方去益智，续服。

三诊：又服药13剂后，心电图复查已正常，胸闷心悸消失，腰酸基本缓解。

按语：本病以心肾两虚为本，痰凝、气滞、血瘀为标，故治用淫羊藿、杜仲、制首乌、灵芝、黄芪、太子参、炙甘草益肾养心气为先，丹参、檀香、桂枝活血通心脉以辅之。心肾得补，心气既充，心脉畅通，疾病可愈。

2. 从脾肾阳虚、痰浊阻痹论治　王某，男，64岁。素体丰腴，行步即气促，胸闷，时有胸部隐痛，攻及背部，肢体畏寒，咳痰量多，质地黏稠。西医确诊为冠心病，曾服复方丹参片等药物2年左右，疗效不著。改请中医治疗。舌质胖大，舌苔白薄，脉弦滑。此属脾肾阳虚，痰浊阻痹之证。治取补肾化瘀豁痰法。

处方：补骨脂20 g，丹参20 g，枸杞子10 g，姜法夏10 g，薤白12 g，胆南星12 g，瓜蒌15 g，红花5 g，鲜竹沥（兑服）1支。每日1剂，水煎分2次服。

复诊：服药5剂后，胸闷气急顿减，咳痰减半，气促亦减，舌苔白薄，脉弦滑。治宗前法化裁，原方加山楂15 g，泽泻15 g，茜草10 g，红花5 g，继服。

又服药25剂后，家属前来告愈，随访1年未见复发。

按语：肾亏脾虚痰盛之体，痰湿阻于中焦，导致水谷精气气化失常，气滞痰湿壅阻，上逆侵心，致心络痹阻胸痹，心痛诸症由生。本例采用涤痰泄热，宽胸开结之品，加用山楂、泽泻消积导滞，促其水谷气化，且通利水道。诸药与补肾化瘀之味同用，标本兼施，补消并进，俾正复邪祛，其病故瘥。

3. 从心肾阳虚欲脱、心脉瘀阻论治　沈某，女，65岁。家务操劳过度，忽觉左胸压榨性剧痛，向左肩放射，心悸气短，头昏目眩，汗出淋漓，下肢酸楚发凉，面色青暗，舌质淡，舌苔白，脉沉细。此属心脉瘀阻，将成心肾阳虚欲脱之危候。速投补肾化瘀药，佐以温通药开闭。

处方：熟地黄12 g，山茱萸12 g，山药12 g，制附子（先煎）5 g，肉桂5 g，杜仲10 g，丹参12 g，白檀香5 g，红参（炖冲服）10 g，苏合丸（吞服）1粒。每日1剂，水煎分2次服。

复诊：服药3剂后，症状减轻，但仍心悸、汗多。

处方：丹参12 g，黄芪18 g，党参15 g，制附子（先煎）5 g，肉桂5 g，鸡血藤10 g。每日1剂，水煎分2次服。

又服药 15 剂后，诸症悉除。

按语：本例属肾阳命火衰微，寒从内生，阴寒内盛所致。故全方偏用温热之品以逐寒，宗回阳救逆之旨选药，后以党参、黄芪补气与行瘀药同用收全功。

4. 从肾阴亏虚、心血瘀阻论治　胡某，女，77 岁。发作性胸闷、憋气 1 年余，加重半个月。1 年前无明显诱因出现胸闷、憋气，活动或情绪波动时明显，经某医院检查诊断为冠心病，予以丹参滴丸或硝酸异山梨酯类药物可缓解。半个月前因劳累后出现胸闷、憋气，含服丹参滴丸后无明显缓解，遂来诊。现症胸闷且隐痛，活动后憋气明显，心烦寐差，腰膝酸软，耳鸣头晕，舌质暗红，舌少苔，脉细微数。综观舌脉症，辨证为肾阴亏虚，兼心血瘀阻。处以六味地黄（丸）汤合丹参饮加减。

处方：熟地黄 30 g，山药 20 g，茯苓 10 g，牡丹皮 10 g，泽泻 10 g，丹参 20 g，檀香 10 g，砂仁（后下）5 g，麦冬 15 g，五味子 12 g，酸枣仁 15 g。每日 1 剂，水煎分 2 次服。

同时配合口服单硝酸异山梨酯片 20 mg，1 日 3 次。

复诊：连续服药 15 剂后，胸闷、憋气不明显，夜寐可，腰膝酸软不显，耳鸣头晕消失，舌质淡红，舌苔薄白，脉细。药已中的，改服六味地黄丸（浓缩丸），每次 8 粒，每日 3 次，以资巩固。

三诊：连服 1 个月，心电图复查正常，无任何临床不适。嘱其长期服用六味地黄丸，定期复诊，随访 3 个月，诸症未发作。

按语：冠心病发病多为寒邪侵袭，饮食不当，情志失调，年迈体虚等而致气滞、痰凝、血瘀，痹阻心脉而发为胸痹。病延日久，气血失畅，不能充润营养五脏，而致心肾阴虚，故多见心烦不寐、头晕耳鸣、腰膝酸软等症，舌暗红少苔、脉细微数等乃阴血亏虚、心脉瘀阻之征。故用六味地黄（丸）汤滋补肾阴，丹参饮活血化瘀、理气止痛，并加养心阴之麦冬、五味子、酸枣仁等药，共奏滋阴益肾、养心安神、活血理气之功。

5. 从肾阳亏虚、血脉瘀滞论治　钱某，男，65 岁。有冠心病病史 6 年，2 年前又罹患急性下壁心肌梗死。近 4 个月以来，每于凌晨 4～5 时许，心前区呈闷痛样发作，持续 5～10 分钟。经用硝酸酯类（单硝酸异山梨酯）、β 受体阻滞药（美托洛尔）、钙拮抗药（恬尔心）及肠溶阿司匹林等口服治疗后，症状有所缓解，但仍发作，发作时需含服硝酸甘油片。现症面色白，体乏无力，畏寒怕冷，腰膝酸软，五更泄泻，舌质淡紫，舌苔薄白，脉细沉涩。辨属肾阳亏虚，血脉瘀滞。治宜温补肾阳，活血通脉。

处方：熟地黄 12 g，山药 15 g，山茱萸 10 g，泽泻 10 g，牡丹皮 5 g，茯苓 12 g，炙甘草 5 g。每日 1 剂，水煎分 2 次服。

二诊：服药 5 剂后，疼痛减轻，持续时间缩短，发作次数亦明显减少，硝酸甘油用量减少，舌脉同前，上方加三七粉（冲服）3 g。

三诊：又服药 7 剂后，1 周以来心前区疼痛仅发作 1 次，程度较轻，未含硝酸甘油，4～5 分钟自行缓解。嘱其守原方再服 10 剂，以巩固疗效。3 个月后随访，心绞痛未再发作。

按语：冠心病心绞痛乃临床常见病症，患者 2 年前有心肌梗死病史，故冠心病诊断明确。本病究其发病原因，乃寒、痰、瘀、虚等因素导致胸阳失展，心脉痹阻，不通则痛；治疗则采取相应的温里、豁痰、祛瘀、补虚等法。而本例患者年逾八八，肾气不足，肾阳不振，不能温煦心阳，心脉失畅，故心痛反复发作。至于疼痛好发于凌晨，则与肾阳不足关系密切，如五更泄泻，面色白，体乏无力，畏寒怕冷，腰膝酸软等，均为肾阳不振之象，故从肾论治，药证合拍，遂获佳效。

6. 从肾气亏虚、痰瘀互阻论治　张某，男，64 岁。患冠心病 10 年余，8 年前患心肌梗死，并有糖尿病多年。近 2 年来反复出现胸痛、胸闷、心慌、气短等症状，常服消心痛、合心爽及中药等，症状时轻时重。2 周前因劳累而致上症加重，胸痛、胸闷发作次数频繁，持续时间较长，休息和含药均难以缓解。遂住某医院治疗，行冠状动脉造影检查显示冠状动脉多支病变，不适宜手术，以内科保守治疗为主。住院期间静脉滴注硝酸甘油，口服硝酸异山梨酯、卡托普利、肠溶阿司匹林等，并皮下注射胰岛素以控制血糖。住院 2 周来病情难以控制，起坐、咳嗽、小便等轻微活动即诱发心绞痛，每日心绞痛发作 10 多次，每次持续 7～8 分钟，伴有夜间阵发性呼吸困难。现症胸痛胸闷，气短汗出，难以平卧，倦怠乏力，纳呆，面色㿠白无华，舌质淡暗有齿痕，舌苔白腻，脉芤，重按无力。心电图检查：冠状动脉供血不足，陈旧性下壁心肌梗死。西医诊断为冠心病心绞痛（不稳定型），心功能Ⅳ级；糖尿病 2 型。中医辨证为肾气亏虚，痰瘀互阻。治以温补肾气为主，佐以祛痰化瘀。选用自拟经验方舒心汤加味。

处方：淫羊藿 15 g，制何首乌 20 g，山茱萸 10 g，牛膝 10 g，黄芪 30 g，当归 15 g，炒葶苈子 30 g，鲜生姜 10 g，麦冬 12 g，瓜蒌 10 g，薤白 10 g，丹参 15 g。每日 1 剂，水煎分早、晚各服 1 次。

二诊：服药 5 剂后，胸痛、胸闷明显减轻，心绞痛发作次数减少为每日 3～4 次，汗出止。药已取效，嘱原方继服。

三诊：又服药 7 剂后，平地行走等活动无心绞痛发作，精神体力明显好转，夜间阵发性呼吸困难消失，患者要求出院调养。上方去葶苈子，加天花粉 15 g 继服。

四诊：服药月余，除走路快或上楼梯有气短外，余无明显不适。血糖控制在正常范围，停用胰岛素，改口服格列齐特 80 mg，每日 2 次。中药上方稍事出入，间断服用 2 月余，随访 1 年病情稳定。

按语：冠心病心绞痛，溯本求源，当从肾论治。盖肾虚是冠心病发病的病机核心，探析其理，冠心病多见于 40 岁以上的中老年人，说明该病的发病与衰老有关。而人体的衰老过程也就是肾精不断亏虚的过程，《素问·上古天真论》："五八，肾气衰、发堕齿槁……八八，天癸竭，精少，肾脏衰，形体皆极，则齿发去。"《素问·阴阳应象大论》："年四十而阴气自半也。"另外，冠心病的发病与禀赋遗传、烦劳伤神、恣情纵欲等因素也有关。凡此种种肾虚之因，成为冠心病发病的始动因素和病理基础。心肾相交，若肾精亏虚，精不生血，阴血不足，则心脉空虚不畅；或肾阳不足，心阳失于温煦，鼓动无力，血行不畅，形成阳虚血滞；或肾阳不足，寒邪乘于阳位（心），则阳虚寒凝，血滞心脉。此皆责之于肾亏，发为胸痹心痛。再者，冠心病患者多合并有高血压、糖尿病，而高血压、糖尿病的主要病机也是肾精（阴）亏虚。

7. 从肾阳虚、心气虚论治　吴某，男，59 岁。原有冠心病、不稳定型心绞痛 8 年，失眠、阳痿 5 年余。每年因心绞痛反复发作住院治疗，今年 6 月 24 日出院后，坚持服用硝酸异山梨酯等药物，但病情如故。近 2 个月发作次数逐日频繁，发作时服用硝酸甘油、硝酸异山梨酯尚能缓解，但不能根除，遂来求中医诊治。现症胸闷气短，胸膺刺痛，固定不移，有时突然发作，胸痛彻背，心痛如绞，心悸不宁，肢冷汗出，昼轻夜甚，面色㿠白，少气懒言，夜寐不安或不寐，唇甲色暗，手足麻木，腰酸膝软，尿频量少，大便不成形，下肢轻度浮肿，舌质紫暗，边有瘀点，舌苔薄白，脉左沉细小数，右沉细小滑，尺部弱。血压：158/98 mmHg。心电图检查：心房纤颤，呈心肌缺血性 ST 改变。四诊合参，诊为厥心痛之肾心痛，治宜温肾阳，益心气。方予自拟肾心痛汤加减。

处方：熟地黄（先煎）12 g，制附子（先煎）5 g，淫羊藿 15 g，肉苁蓉 10 g，丹参 15 g，太子参 12 g，白术 12 g，茯苓 20 g，白芍 12 g，麦冬 10 g，五味子 5 g，生牡蛎（先煎）20 g。每日 1 剂，水煎 2 次，将药汁混合，频频温服。发作时即刻温服。忌辛辣刺激、肥腻及不易消化食物。

以此方为基础，随症加减，经 2 月余治疗，胸膺疼痛消失，偶有心悸，四肢欠温，舌质暗，舌苔薄白，脉沉细小数。根据"命门动气，为生生不息之根"的理论，既见效机，守原方再调治月余，肾心痛之症状完全消失，失眠及阳痿亦随之改善。

按语：冠心病、心绞痛属疑难病之一，复发率高，治愈难。综合分析，此乃命门火衰，不能上济于心。君火必须赖相火之温煦，始能离照当空，心君泰然。若命门火衰，则失于气化而不能上济于心，致阴盛阳微，气血滞涩，痹而不通而为肾心痛之重症。明·赵献可对命门作了生动的譬喻："余有一譬焉，譬之元宵之鳌山走马灯……其中间惟是一火耳。火旺则动速，火微则动缓，火熄则寂然不动……躯壳未尝不存也。"形象地说明了十二官的功能活动都必须以肾间命门火为原动力。肾心痛的病位虽在心，其本在肾，治病必求于本。故治予温补命门之火，使周身气血得到调和，犹如走马灯一般活跃起来。方中取制附子味辛大热，专走命门，以纯阳之味补先天命门真火；淫羊藿温补肾阳，共用以为君。熟地黄养血滋阴，以制附子之刚而济其勇；生脉饮（太子参、麦冬、五味子）合白芍，以益心养阴为臣。此时不忘扶脾，以白术、茯苓益气健脾利湿，泄水寒之气为佐；生牡蛎（先煎）宁心安神，敛阴潜阳为使，使顽症得愈。

8. 从心肾阴亏、瘀血内阻论治　刑某，男，64 岁。曾患急性广泛前壁心梗，病后 7 年病情稳定，近年来频发胸闷痛，每日 2 次，向左内臂放射，恶心出汗，伴心悸失眠，舌质暗红，脉细数。心电图检查示：陈旧性广泛前壁心肌梗死，Ⅰ、Ⅱ、aVF 导联 ST 段压低 0.5～1.0 mV，T 波倒置。劳累后发作。辨证系心肾阴亏，瘀血内阻。治以益肾滋阴，活血化瘀通痹。

处方：熟地黄 10 g，山茱萸 20 g，枸杞子 20 g，黄芪 50 g，当归 15 g，川芎 15 g，丹参 30 g，桃仁 15 g，红花 15 g，赤芍 20 g，桂枝 15 g。每日 1 剂，水煎分 2 次服。

二诊：速服 3 剂后，心绞痛缓解。继服 15 剂，心电图 ST-T 改变消失。前方加减，继续治疗 50 日痊愈，随访半年无反复。

按语：冠心病心绞痛，早在《内经》中就有所认识。《素问·藏气法时论》："心病者，胸中痛，胁支满，胁下痛，膺背肩胛间痛，两臂内痛。"《灵枢·厥论》："真心痛，手足青至节，心痛甚，旦发夕死，夕发旦死。"即现代医学典型的心绞痛发作。历代医家对其病因的认识，不外七情饮食损伤，内虚劳倦，其病机总属本虚标实之证。肾为先天之根，五脏之源。而肾虚是气滞血阻，脉络不通之根本。肾虚则五脏虚，心阴阳不足，气虚血行无力，聚湿生痰，从而心痹瘀阻，形成本虚标实之证。灵活应用补肾固本方药，达到治其根的目的，提高了疗效。

9. 从心肾阳虚、痰瘀阻络论治　吴某，男，67 岁。患者 1 年前因劳累而出现心前区压榨性疼痛，症状反复发作，上至 5 楼易发作，伴胸闷、心悸、气短、腰膝酸软，双下肢轻度浮肿，形寒肢冷，面色紫暗，舌质淡胖，舌苔白滑，脉沉细或结代。服用他药效果不佳。体查：血压 150/72 mmHg，肥胖体形，心率 84 次/min，早搏 3～4 次/min，心电图检查：Ⅱ、Ⅲ、aVF、V_1～V_3 导联 ST 段水平型压低 0.05 mV；偶发室性早搏。诊断为冠心病劳累型心绞痛、心律失常，心功能Ⅱ级。中医辨证为心肾阳虚，痰瘀阻络。治以温肾助阳，佐以化痰通瘀。

处方：制附子（先煎）5 g，淫羊藿 15 g，菟丝子 15 g，丹参 15 g，黄精 20 g，延胡索 10 g，石菖蒲 10 g，瓜蒌 12 g，郁金 10 g，珍珠母（先煎）30 g，桂枝 5 g，炙甘草 5 g。每日 1 剂，水煎分 2 次服。

二诊：服药 7 剂后，胸闷胸痛好转，心悸明显减轻，原方加炒酸枣仁、山楂各 15 g，继服。

三诊：又以上方调治 4 周，诸症悉除，心率 80 次/min，律齐，心电图正常。原方去制附子，继服 4 周，心电图复查仍正常，停药随访至今未见复发。

按语：本例患者病因乃年迈肾阳偏衰，则心不得温煦濡养，一方面血失温运，寒凝血瘀；另一方面气不布津，痰浊内生，痰浊瘀血相互兼并，胶着痼结，痹阻心脉，胸痛诸症由生。故其病位虽在心，但其本在肾，其标在于痰瘀互阻，其病理实质属于本虚标实。即肾之阳气虚于下，痰瘀凝结痹于心。基于上述病理基础，方中制附子、淫羊藿诸药温肾助阳，益火之源，治其根本，上煦心阳以助血运行；菟丝子、黄精滋养肝肾，阴中求阳，且能制阳药之燥性；桂枝辛温通阳，以宣痹；石菖蒲、瓜蒌能祛痰化浊；延胡索、丹参、郁金能活血化瘀，畅利心脉，治标止痛。诸药合用，取得满意的疗效。

10. 从年老肾亏、阳气虚衰论治　姜某，男，74 岁。患冠心病 10 余年。近 3 个月来，心悸怔忡，胸闷气短，且头晕目眩，精神萎靡，夜寐不安，多次心电图检查提示频发房性、室性早搏。西医诊断为冠心病、频发性早搏。服维拉帕米、美西律等治疗，收效不显，他医用人参养营汤和归脾汤出入亦未见好转。刻下：形寒怕冷，神气怯弱，下肢浮肿，舌质偏紫，舌苔薄腻，脉象结代。四诊合参，辨证属年老肾亏，阳气虚衰，心脉失养。治拟金匮肾气（丸）汤合四参汤加减。

处方：制附子（先煎）10 g，肉桂 3 g，熟地黄 10 g，山茱萸 10 g，山药 10 g，牡丹皮 10 g，泽泻 10 g，茯苓 10 g，青龙齿（先煎）30 g，太子参 10 g，南沙参 10 g，丹参 10 g，苦参 10 g。每日 1 剂，水煎分 2 次服。

二诊：服药 7 剂后，心悸已缓，下肢浮肿渐消。效不更方，原方继服。

三诊：又服药 2 月余，诸症悉平，2 次心电图复查均正常。为巩固疗效，嘱服成药金匮肾气丸，每次 8 粒，每日 3 次；丹参片，每次 4 片，每日 3 次。后经随访，诉心悸若失，活动也不觉劳累。

按语：冠心病的治疗通阳宽胸、活血化瘀、益气化瘀是大家熟悉的治法，近年来各方相继开展了这方面的实验研究。中医治病的精髓是辨证论治，对于西医的病种不应该套用中医的固定几种治法或几个固定方剂，不能因为实验研究某方剂或药物具有扩张冠状动脉改善血液循环等作用，就认为能治疗所有的冠心病，真不符合中医的治病原则。中医学是整体辨证地分析问题，虽然该病病变的部位在心，但其病变的始动原因却可以是其他脏腑的功能紊乱，临床中见到的部分经过经皮腔内冠状动脉成形术（PT-CA）后的患者，仍然发作心绞痛就是例证，这还是治病求本的问题。如果系肾气亏虚，元气不足，推动无力，则血行不畅而产生瘀血；元阳不足，温煦无力，水津代谢障碍，则生痰浊阻痹；加之肾虚摄纳无权，逆气上冲，裹挟瘀血痰浊，痹塞胸中，则产生胸闷胸痛、心悸气短等症，历代医家有"阴乘阳位"的认识，喻昌说："胸中阳气，如离照当空，旷然无外。设地气一上，则窒塞有加，故知胸痹者，阳气不用，阴气上逆之候也。"（《医门法律》）斯时病变的根本在肾气亏虚，治疗抓住这一病机的关键，用金匮肾气（丸）汤加减，临床每多取得显著疗效。

第二十六章　脑动脉硬化症

脑动脉硬化症是指脑动脉粥样硬化、脑小动脉硬化、玻璃样变等动脉管壁变化所引起的非急性、弥漫性脑组织改变和神经功能障碍的病变。原发性高血压和糖尿病可加速、加重脑动脉粥样硬化。脑动脉硬化症常在50岁以后缓慢起病，病程较长。男性较女性为多见。常有高血压及周围动脉、冠状动脉、肾动脉的粥样硬化相伴存在。脑动脉硬化症的临床主要表现为：一是脑动脉硬化性神经衰弱综合征；二是脑动脉硬化性痴呆；三是假性延髓麻痹。

根据脑动脉硬化症的临床特征，其属于中医"头痛""眩晕""痴呆"范畴。《中医临床诊疗术语》称此为"脑络痹"。

从肾论之理

脑动脉硬化症是一种与衰老有关的脑组织器质性改变，多见于中老年人。临床虽表现为心、肝、脾、肾诸脏功能紊乱的症状，如心主藏神功能紊乱之失眠、健忘；肝气郁结，肝阳上亢之头痛、眩晕，情绪波动，多疑固执，肢体发麻；脾虚痰湿内生，血脂增高等；但究其病源仍在肾，肾虚是其主要的病理基础。中医学认为，男子六八，女子七七，肾气渐衰。年老之人，脏腑功能衰减，肾精不足，脑髓空虚。而脑海依赖于肾精的不断充养，才能发挥其生理作用，为此年老肾亏，脑海失充，故出现眩晕、健忘等症。《灵枢·海论》："脑为髓之海……髓海有余，则轻劲多力，自过其度，髓海不足，则脑转耳鸣，胫酸眩冒，目无所见，懈怠安卧。"脑动脉硬化症起病缓慢，病程较长，久病多瘀，加之动脉血管壁硬化，因而不少患者在肾精血亏虚的基础上，而又兼见血瘀之象，正如王清任所云："元气既虚，必不能达于血管，血管无气，必停留而瘀。"故此病临床之治，既有单纯从肾虚，又有从肾虚血瘀论治者。

1. 动脉粥样硬化从肾论治中西医机制　动脉粥样硬化（AS）是许多心脑血管疾病共同的病理基础，严重危害人类健康。现代医学研究认为，AS是多病因的疾病，其发生发展呈现出复杂的动态过程。近年来，关于AS的病因较一致的看法是损伤、炎症、免疫功能障碍三者相结合作用的结果。现代医学对AS斑块病理演变过程的认识为中医学防治AS提供了一个很好的切入点。范建岭等对动脉粥样硬化形成病因病机和从肾虚论治的研究作了梳理归纳。

（1）动脉粥样硬化的病因病机：动脉粥样硬化多发生在40岁以后的中老年人中，49岁以后进展较快，老年AS与渐进性生理衰老有关。中医学认为，肾虚是衰老的主要原因，肾虚的发生率随年龄增加而递增。脂质代谢异常是动脉粥样硬化最重要的危险因素。动脉粥样硬化的主要病变特征是动脉某些部位的内膜下脂质沉积，并伴有平滑肌细胞及纤维成分的增生，逐渐发展形成局部斑块。《内经》的膏脂学说，是中医认识脂质代谢紊乱的重要理论依据。《灵枢·卫气失常论》："人有脂，有膏，有肉。"而若脂膏过多，则有形体变化，此《内经》称为"膏人""脂人"。膏脂与津液同一源流，是津液之稠浊者，化生入血则使血脂升高而为痰浊。高脂血症以中老年患者居多，中年以后，肾气渐衰，肾衰则命门火微，不能温煦脾脏，脾运化失常，则脂质运转排泄不及，易积而为害发为本病。中医学认为肾藏精，主生殖发育，肾蒸化无力，肾虚可致脾失健运，精化为浊，是血脂异常的主要病因，所以肾虚是中老年人发生脂质代谢紊乱的内在因素。从现代医学研究来看，研究者多将"肾"归属于下丘脑—垂体—靶腺轴。已知某些下丘脑和垂体激素具有直接或间接地联合调控血脂内环境动态平衡的自稳功能，肾虚性腺功能不足可升高TG和极低密度脂蛋白（VLDL），提高冠心病的发病率。

高血压病是 AS 的又一危险因素，属中医学"眩晕""头痛"范畴。中医学认为，高血压病的发病机理乃气血上浮、上实下虚，造成人体血液供求不平衡，按中医辨证，本病属本虚标实之证，即血压高是标，肾虚为本。肝与肾关系最为密切，有"肝肾同源"之说，肾为肝母，肾主藏精，肾虚则脑髓空虚而头重，故《内经》以肾虚及髓海不足立论。肾为先天之本，藏五脏之精气，若禀赋不足或年老体衰，而又失于濡养，肾无所藏，则无以补养诸脏。肾阴不足，不能涵木，也可致"阴虚阳亢"，其变化类似中医"水不涵木"所列证候群。若素体阳虚，或阴损及阳而肾阳不足，肝肾俱虚，则"上气不足，髓海空虚"。

遗传对动脉粥样硬化的发生起作用。中医学认为肾为先天之本，肾藏精、主生殖发育。从遗传角度来说，动脉粥样硬化是一种多基因遗传病。冠心病患者亲属本病的发生率是一般人的 5 倍。许多脂代谢异常是家族性的，由遗传来决定。根据中医肾与遗传关系分析，肾精亏虚与动脉粥样硬化的发生有一定关系。

痰瘀互结与肾相关，脾为后天之本，肾为先天之本，二者是互根互用的。人到中年，肾之精气渐亏，肾衰则命门火微，不能温煦脾脏，脾运化失常，清浊升降失司，水液内停。肾寄元阴元阳，主一身气血的运行，中医学认为肾气为生命的原动力，若肾气虚衰，元气匮乏，脏腑功能之气化乏源，必致气虚无、力行血而血脉瘀阻。经脉之血液之所以能够流行不止，环周不休以营养周身，主要依赖于阳气的推动，气行则血行，气虚则血瘀，气是血液运行的动力，当气虚运血无力时则会导致血瘀证发生，而最终形成冠状动脉粥样硬化，所以气虚血瘀的过程，就是冠状动脉粥样硬化形成的过程。就动脉粥样硬化而言，脂肪在动脉壁的浸润就是痰滞经脉；血小板在动脉内膜的聚集以及血栓的形成即为瘀血阻络的表现。故而"痰""瘀"成为动脉粥样硬化发生机制的一个重要组成部分。

（2）益肾防治动脉粥样硬化作用机制：

1）促进脂类代谢：现代医学研究表明补肾中药可通过调整激素的分泌来改善血脂代谢，降低 LDL-C 和 VLDL-C 的血清含量，升高 HDL-C 的水平。近年相关研究表明，补肾法抗动脉硬化作用显著，方微等研究何首乌中何首乌总苷对载脂蛋白基因缺陷小鼠实验性动脉粥样硬化病变形成的保护作用，结果表明何首乌总苷可能通过调节载脂蛋白基因缺陷小鼠血脂代谢来减少和延缓主动脉斑块的形成，起到防止载脂蛋白基因缺陷小鼠实验性动脉粥样硬化病变形成的作用。

2）对内分泌影响：补肾中药可通过调节下丘脑－垂体－肾上腺皮质、性腺系统的功能，逐步纠正冠心病患者血浆性激素水平异常现象，使男性患者血清 E_2/T 值趋于正常，女性患者血清 E_2 接近生理水平。学者费震宇等探讨补肾中药（熟地黄、淫羊藿、菟丝子、泽泻等）对实验性绝经后动脉粥样硬化作用机制，结果表明补肾中药可替代雌二醇，用于防治绝经后动脉粥样硬化。雌激素通过与雌激素受体（ER）结合作用于血管内皮细胞，促进 NO 及其他扩血管因子的合成与释放，升高血浆心钠素水平，从而舒张血管和改善恢复血管内皮功能。

3）增强机体免疫力：在 AS 过程中，可以发生先天性免疫反应和继发性免疫反应，继而诱发复杂的炎症反应，使机体免疫力下降。《内经》："正气存内，邪不可干。"经调节心肾或补肾药物治疗后，患者在临床表现和心电图有所改善的同时，细胞免疫功能也均恢复至正常水平。

4）调节自主神经：补肾药物可调整自主神经功能，纠正自主神经功能紊乱，如滋肾阴中药可抑制其偏亢状态，温肾阳中药可改变其偏衰状态。有研究发现交感神经－肾上腺素能系统的偏亢或偏衰状态分别与肾阴、肾阳有着明显关联。

5）抑制血管平滑肌细胞（VSMC）增生：VSMC 的增生、内膜下迁移和吞噬脂质形成泡沫细胞是 AS 发生的主要环节。补肾中药可通过调节平滑肌细胞（SMC）的细胞周期，抑制 VSMC 的增殖，并促进增殖的平滑肌细胞凋亡。傅晓东等观察补肾煎对去势兔动脉粥样硬化血管平滑肌细胞增殖与凋亡的影响，结果表明补肾煎可能通过抑制平滑肌细胞的增殖及加快其凋亡而减轻去势兔动脉粥样硬化的形成。

动脉粥样硬化是多种心脑血管疾病主要病理基础，因其危险性大而受到普遍重视。由于迄今对动脉粥样硬化的发病机制仍不十分清楚，因此多种学说并存。中医病因十分复杂，一方面多与年高正虚、嗜食肥甘厚味、七情、劳倦等密切相关；另一方面与肝、脾、肾脏腑功能失调相关，基本病机属于本虚标实。中医学认为肾为先天之本，肾虚可造成机体出现一系列疾病，故有"百病生于肾"之说。中年以后阴气自半，肾元亏虚，精气渐衰，脏腑功能失调，气血津液转化失司，痰浊瘀血内生，着于血脉，胶结成块，形成动脉粥样硬化斑块，故多数中医学家认为"肾虚为本，痰瘀同病"。中医学强调治病求本，防治 AS 着重从肾论治正是这一思想的具体体现。AS 中医辨证属于本虚标实，通过采用中药调补元阴元阳，协调脏腑功能，调和机体阴阳平衡，稳定机体内环境；同时还需通过佐以消痰化瘀祛其标，使之有利于调整脂质代谢，改善内皮功能和协调免疫失衡，从而有效阻断或逆转动脉粥样硬化的发生、发展进程。

2. 从脾肾论治动脉硬化　动脉粥样硬化是以动脉炎症性、增生性和退行性为特征的血管病变，其发展过程中的变化有内皮细胞损伤、脂质沉积、单核细胞浸润、血管平滑肌细胞增殖迁移和泡沫细胞形成等。随着人们生活水平的提高、生活方式的改变及老龄化社会的到来，其发病率逐渐升高，严重危害着人类的健康。动脉粥样硬化的发病机制尚不明确，其发病学说主要有血栓形成学说、脂质浸润学说、单克隆学说、损伤反应学说、剪切应力学说、同型半胱氨酸学说、精氨酸学说、内皮功能紊乱学说、氧化应激、内皮祖母细胞功能失常学说等。目前，动脉粥样硬化最有前途的干预靶点是脂代谢异常和炎症。

中医学无"动脉粥样硬化"一说，但就其病因病机来看，多与脾肾有关。学者李艳阳等从中医治疗学角度，探讨从脾肾论治动脉粥样硬化，以期为临床防治动脉粥样硬化性疾病提供参考。

（1）脾肾两虚是 AS 发病的始动因素：血脂异常是 AS 的主要危险因素之一。血脂水平高与中医学的"痰浊"密切相关，痰浊证的生化基础是血清脂类含量增多，血清胆固醇、甘油三酯、低密度脂蛋白胆固醇含量升高可以作为痰浊证微观辨证的指标，血脂水平高低可作为判别治疗痰浊证药物疗效和病程进展的微观指标。《素问·痹论》："饮食自倍，肠胃乃伤。"若嗜食肥甘、饮酒过度、饮食所伤，导致脾之运化功能失常，或清气不升，浊阴独留而为痰浊；或脾不散精，精微不布，聚湿为痰，正如《证治汇补》所言"脾虚不运清浊，停滞津液而痰生"。脾虚与痰浊相互影响，互为因果。脾失健运可致痰浊内生，痰浊又可阻碍脾胃的运化功能，使脾虚更甚，加快加重痰浊的生成。可见，脾失健运是痰浊形成的基础。

动脉粥样硬化患者大多数是中老年人，正如《素问·阴阳应象大论》所云"年四十而阴气自半也，起居衰矣"，明确指出年过四十的中老年人，肾中阴精已衰减一半，人开始衰老。而且现代人饮食不规律，多食肥甘厚味，中老年人脾胃功能往往有不同程度的减弱。脾为后天之本，肾为先天之本，二者互根互用。《景岳全书·杂证谟》："五脏之病，虽俱能生痰，然无不由乎脾肾，盖脾主湿，湿动则为痰；肾主水，水泛亦有痰。故痰之化，无不在脾；而痰之本，无不在肾。所以凡是痰证，非此即彼，必与二脏有涉。"肾中精气是构成人体的基本物质，是脏腑功能活动的基础。肾阳不足，开阖失度，水液输布排泄紊乱，则生痰饮水湿等病邪；肾阴不足，虚火灼伤津液，凝而成痰。此外，肾主元气，《医林改错》："元气既虚，必不能达于脉管，血管无气，必停留而瘀。"肾虚驱邪外出无力，则形成瘀血。因而肾虚是痰浊瘀血产生的根本。

（2）痰瘀蕴结是 AS 发病的关键环节：AS 是以内皮损伤和炎症反应为始动因素，血小板黏附聚集、脂质沉积是形成 AS 斑块的关键，这种病理过程与中医学的"痰瘀蕴结"有诸多相似之处。在 AS 发展过程中，痰借血体，血借痰凝，凝血为瘀，痰瘀互结，着于血脉，日久胶结不解，即《丹溪心法》所云"痰挟淤血，遂成窠囊"。痰浊既是病理产物，又是致病因素。痰浊阻于血脉，则影响气血运行，导致血瘀；瘀血日久，阻碍气机的升降出入，导致津滞成痰。痰与瘀互为因果，相互转化，痰瘀蕴结是痰浊或瘀血的必然结局。故既有"肥人多痰"之说，也有"肥人多瘀"之论；既可以是"怪病多痰"，也可能是"久病入络"。相关研究也表明，痰证夹瘀既有血液黏滞性、聚集性和凝固性增高，又有血液黏稠度明显升高，提示存在"痰瘀蕴结"的现象。

动脉粥样硬化的病机是以脾、肾两虚为本，痰瘀蕴结为标，其治疗应以益肾健脾、涤痰散结为主。

（3）益肾健脾、涤痰散结是治疗 AS 有效方法：著名中西医结合专家阮士怡教授，根据《素问遗篇·刺法论》"正气存内，邪不可干"提出 AS 益肾健脾，涤痰散结的治则，并依本法则研制出具有抗 AS 作用的降脂软脉灵、补肾抗衰片等系列方药，临床疗效肯定。

1）益肾健脾、涤痰散结治法基础研究：采用高脂饮食加免疫损伤和球囊拉伤方法建立兔 AS 模型，运用具有益肾健脾，涤痰降浊，活血散结之功效的补肾抗衰片（淫羊藿、桑寄生、龟甲、制首乌、丹参、夏枯草、茯苓、海藻、石菖蒲、砂仁等）干预，结果表明补肾抗衰片可调节血脂、丙二醛、一氧化氮、超氧化物歧化酶水平，降低斑块与内膜面积比、内膜与中膜厚度比、内膜增生指数、纤维帽与内中膜厚度比、白介素-1、单核细胞趋化因子、肿瘤坏死因子和动脉壁的细胞核因子，提示补肾抗衰片通过抗脂质过氧化、抑制炎症反应、保护血管等抗 AS 形成。此外，降脂软脉灵可延缓主动脉内膜的随龄增厚，降低内膜与中膜厚度之比，抑制平滑肌细胞的减少、胶原纤维合成及粥样斑块的形成，保护动脉内皮的完整性，其机制可能与降低肝中过氧化脂质和心肌脂褐素含量有关。

2）益肾健脾、涤痰散结治法临床研究：将冠心病心绞痛患者分为对照组 30 例和治疗组 30 例，对照组采用常规西药治疗，治疗组在常规西药治疗基础上加用补肾抗衰片，结果显示在胸痹心痛证候改善情况方面，治疗组总有效率为 93.33%，对照组为 70.00%（$P<0.05$）；治疗组在升高高密度脂蛋白（HDL-C）及降低血小板聚集率方面均明显优于对照组（$P<0.05$），表明补肾抗衰片能够明显改善肾虚痰瘀型冠心病心绞痛患者胸痹心痛证候，并能升高 HDL-C 及降低血小板聚集率。根据冠心病的辨证分型情况，分别选用降脂软脉灵 1～4 号，单独服用或两种药物合用，观察 265 例冠心病患者，结果显效 81 例，有效 176 例，无效 8 例，总有效率为 96.61%。此外，将高脂血症患者随机分为对照组 20 例和治疗组 30 例，分别运用脂必妥和降脂软脉片治疗 8 周，结果治疗组总有效率 91.5%，高于对照组的 72.4%（$P<0.05$），提示降脂软脉片疗效可靠、适合长期服用。中医药防治 AS，疗效肯定，应用前景广阔。

从肾治之验

1. 从肾精亏损、髓海空虚论治　王某，女，75 岁。反复眩晕 3 年，伴手足麻木，耳鸣健忘。近期体检有持续性垂直眼颤，经某医院检查诊断为脑动脉硬化症，椎动脉供血不足。治疗后头昏头痛仍反复发作。现头昏头痛，以巅顶部为主，夜间尤甚，时有眩晕感，视物模糊，耳鸣，听力、记忆力明显减退，夜寐不宁而多梦，精神困倦，手足麻木乏力，情绪紧张时双手颤抖，伴腰膝酸软，胃纳正常，大便秘结，舌质红，舌苔少，脉细数。血压正常。辨证属肾精亏损，髓海空虚。方用左归丸加味。

处方：熟地黄 15 g，山茱萸 15 g，枸杞子 15 g，山药 15 g，当归 15 g，菟丝子 15 g，牛膝 15 g，龟甲（先煎）15 g，黄精 15 g，白芍 15 g，川芎 10 g。每日 1 剂，水煎分 2 次服。

二诊：服药 7 剂后，头晕头痛减轻，夜能安眠，前方加制何首乌 15 g，肉苁蓉 15 g，续服。

三诊：又服药 20 余剂后，诸症渐除，随访 2 年一切正常。

按语：肾精不足，不能上充脑髓，致髓海空虚，脑失所养，故出现头昏头痛，健忘。肾精不足，水不涵木，致肝风内动，故出现手足麻木颤动，夜不能安眠。左归丸填精益髓，当归、川芎、白芍、黄精益气养血，肉苁蓉、制首乌滋补肝肾。药证相合，诸症遂除。

2. 从肾精不足、阳亢瘀阻论治　程某，男，61 岁。诉反复头晕、头痛，四肢麻木 7 年。刻诊：面色红润，精神欠佳，步态不稳，反应迟钝，健忘失眠，舌质红，舌苔薄白，脉细弦。心率 85 次/min，两肺呼吸音清晰。血压 172/106 mmHg，血甘油三酯 2.50 mmol/L，胆固醇 8.20 mmol/L，脑血流图：脑动脉弹性中度减退。中医辨证属肾精不足，肝阳上亢，瘀血阻滞。治宜滋肾潜阳，活血化瘀。

处方：生地黄 15 g，枸杞子 15 g，当归 15 g，钩藤 15 g，制何首乌 15 g，黄精 18 g，牛膝 18 g，杜仲 18 g，丹参 30 g，山楂 30 g，绞股蓝 30 g，石决明（先煎）30 g，桃仁 10 g。每日 1 剂，水煎，早、

晚各服 1 次。同时，给予丹参 8 g 静脉滴注。

经治半个月后，诸症明显好转，血压正常。为巩固疗效，继用滋肾活血治疗半个月，复查血脂已正常。脑动脉弹性亦有所改善。

按语：脑动脉硬化症是一种与衰老有关的脑组织器质性改变。年老之人，脏腑功能衰减，肾气渐衰，肾精不足，脑髓空虚。而脑海依赖于肾精的不断充养，才能发挥其生理作用，而年老肾亏，脑海失充，故出现眩晕、健忘等症，故治当滋肾生髓。常用黄精、枸杞子、制何首乌、牛膝、杜仲等药物治疗，尤其黄精寿命试验提示有延长家蚕寿命的作用，并有较好抗脂质过氧化功能，可提高细胞免疫功能，补而不腻；制何首乌能益精髓，久服长筋骨，延年不老，近代研究表明能延长 2 倍体细胞的生长周期。

临证之中，赵克勤之所以常补肾药与活血药并施用治脑动脉硬化，其理乃因老年人的血浆黏稠度明显高于青年人，使血流缓慢，血管壁增厚，管腔狭窄，故出现眩晕、健忘、肢麻、步态不稳、反应迟钝症状。为此有效地扩张血管、增加脑血流量和血中含氧量可以预防及治疗脑动脉硬化。再者高脂血症及血液的高凝状态与中医"痰浊"密切相关。痰浊乃有形阴质，随血流窜无处不到，其黏滞之性既可滞着于脉管壁，阻塞管腔，又可使血液稠着凝滞，进而产生瘀血，故活血药可以清除血栓，降低胆固醇，改善脑部血液循环，增加脑组织氧供应量，推迟脑动脉化的进程。此常用药有丹参、川芎、桃红、红花、当归、山楂等。川芎行血中之气滞，气行血行则瘀化；尤其丹参有扩张血管、抗血小板聚集、降低血液黏度、改善微循环、缓解血流不畅和供血不足和畅通脉道的功能，增强纤维蛋白和溶血酶的活性作用。丹参主要成分丹参酮能消除细胞去氧自由基，有抗脂质过氧化作用，对减缓脑细胞衰退有益。既往报道证明丹参具有调低血脂值及改善血液流变学指标作用。丹参虽不含雌激素，但在体内能产生雌激素样的药理作用，因为雌激素能防止动脉硬化，延缓衰老。当归药理分析表明，内含有丰富的抗衰老成分，如维生素 E 和酶等微量元素，含有对身体大有益处的多种氨基酸、维生素 A 等。活血药物祛瘀生新，能促进新陈代谢。

3. 从肾精亏虚、瘀血阻络论治　赵某，男，63 岁。眩晕反复发作 1 年余，西医诊断为脑动脉硬化症，曾服盐酸氟桂嗪胶囊、维脑路通片等药物治疗，效果欠佳。现症头晕眼花，耳鸣口干，腰膝酸软，神疲乏力，精神萎靡，多梦，舌质红，舌苔薄黄，舌下脉络瘀紫，脉细弱。中医辨证属肾精亏虚，瘀血阻络，髓海失养。治以益肾填精，活血通络。

处方：生地黄 10 g，桑寄生 20 g，制何首乌 20 g，枸杞子 12 g，山茱萸 12 g，杜仲 15 g，牛膝 15 g，太子参 12 g，当归 12 g，丹参 15 g，川芎 12 g，天麻 10 g，菊花 10 g，鸡血藤 30 g。每日 1 剂，水煎分 2 次服。

二诊：服药 7 剂后，眩晕明显减轻，呕吐停止，诸症悉除。

按语：《灵枢·海论》"脑为髓之海……髓海有余，则轻劲多力，自过其度，髓海不足，则脑转耳鸣，胫酸眩冒，目无所见，懈怠安卧"。肾主藏精，头为诸阳之会，五脏六腑之精华，气血皆上注于头。今年老肾精亏虚，化精不足，髓海失养即发眩晕，故用益肾填精、化瘀通络之法收效。

4. 从肾阳亏虚、瘀阻脑脉论治　王某，男，67 岁。间歇性头晕头痛 4 年，加重 3 个月。近 3 个月来自觉头晕加重，头痛时作，记忆力明显减退，烦躁易怒，夜寐不安，肢指麻木，口燥咽干，舌红少津，舌质隐青，边有瘀斑，脉弦细。血压 160/100 mmHg，胆固醇 9.25 mmol/L，甘油三酯 1.84 mmol/L。查眼底：动脉硬化Ⅰ期改变。西医诊断为脑动脉硬化症。脉症合参，中医辨证为肾阳亏虚，瘀阻脑脉。治以温阳补肾，活血通脉。方选地黄饮子加减。

处方：熟地黄 20 g，山茱萸 15 g，肉桂 15 g，巴戟天 15 g，五味子 25 g，丹参 25 g，石菖蒲 15 g，远志 15 g，石决明（先煎）25 g，泽泻 25 g，茯苓 15 g，槐花 25 g，麦冬 15 g，当归 20 g。每日 1 剂，水煎分服 2 次。

共服 15 剂后，复查血压 140/90 mmHg，胆固醇 5.32mmol/L，甘油三酯 1.44mmol/L，临床诸症渐愈。随访 2 年，未复发。

按语：脑动脉硬化症多发生于中老年人。《素问·上古天真论》中已明确阐述了人过四旬，生理功能随着年龄的增长有个从旺盛到衰老的演变过程，脏腑功能活动也随之日渐减退，精血日益衰耗。临床虽表现为心、肝、脾、肾诸脏功能紊乱的症状，但究其病源仍在肾，肾虚是其主要的病理基础。方中熟地黄、山茱萸强壮补肾；巴戟天、肉桂协调阴阳，添精益脑；麦冬、五味子滋阴养液；远志、石菖蒲、茯苓化痰开窍；泽泻、石决明、丹参降浊除湿，活血通脉。以上诸药配伍，共奏阴阳互调，濡养脑脉之功。

5. 从肝肾阴虚、精血不足论治　张某，女，66 岁。自述头痛 40 余年，加剧 6 年。头痛初起约数月一发，继后每月一作。近 6 年每隔 3～5 日巅顶空痛且昏，伴恶心呕吐，出汗，常在夜间发作。痛后神疲体倦，卧床难起。曾在某医院头颅 CT 检查，未见明显异常。头颅多普勒检查：脑动脉硬化。现症头痛如空泛喜按，头晕耳鸣，腰膝酸软，神疲乏力，口渴不欲饮，饮食正常，大便干结，舌红偏暗，边有密斑，中有裂纹，舌苔少，脉沉细弦。血压 108/68 mmHg。证属肝肾阴虚，精血不足，兼有瘀血。法当滋补肝肾，柔肝熄风，佐以活血化瘀。方选六味地黄汤加味。

处方：熟地黄 24 g，山茱萸 12 g，山药 12 g，枸杞子 10 g，牛膝 10 g，白芍 10 g，泽泻 10 g，牡丹皮 10 g，茯苓 10 g，藁本 10 g，红花 5 g，桃仁 5 g。每日 1 剂，水煎分 2 次服。

二诊：服药 3 剂后，头痛见减，守上方继服。

三诊：又服药 5 剂，病势大减，半月间仅头痛微作 1 次。上方去藁本，加砂仁（打碎后下）5 g。连服 30 剂，数十年之痼疾告愈。1 年后随访，头痛未作。

按语：肾藏精，肝藏血，脑为髓之海，主要依赖肝精血濡养。本例肝肾阴虚，精血不足，则髓海空虚，故头脑空痛喜按；久病入络，瘀血乃生。故用六味地黄汤滋补肝肾，枸杞子、白芍、牛膝养血柔肝，潜阳息风；藁本善达巅顶，祛风止痛；红花、桃仁活血化瘀；砂仁行气和中防"六味"之滋腻。

第二十七章　慢性心力衰竭

　　心力衰竭（简称心衰）又称心功能不全，是心脏疾病发展到一定阶段，虽有适量静脉回流，但心脏不能排出足够血量以满足机体代谢需要的一种病理状态。按照心力衰竭发生的缓急，分为慢性心力衰竭和急性心力衰竭；根据临床表现，分为左心衰和右心衰；如同时存在者，则称全心衰。

　　慢性心力衰竭（CHF）（简称慢性心衰）又称慢性心功能不全，包括左心衰、右心衰和全心衰。左心衰常见病因为冠心病、高血压、风湿性心脏病和心肌病等；右心衰多继发于左心衰，也可因慢性肺源性心脏病、肺动脉狭窄等引起。

　　根据本病的临床特征，其属于中医学"心悸""怔忡""水肿""痰饮"范畴。

从肾论之理

　　1. 慢性心衰从肾论治之理　现代医学研究认为，心衰的机制，一是心脏的储备功能下降，心肌收缩无力；二是由于静脉淤血，体循环或肺循环静脉压增高；三是外周阻力和负荷增加；四是血浆儿茶酚胺和肾素-血管紧张素-醛固酮大幅度增加导致。

　　目前，西医有关心衰的治疗观念已经发生根本性转变。从短期的血流动力学、药理学措施转变为长期的修复性策略。强心、利尿、扩血管的常规治疗方法已转变为血管紧张素转化酶抑制药（ACEI）、利尿药、β受体阻滞药的联合应用，不用或并用洋地黄。治疗目的不仅是改善症状，提高生活质量，更重要的是针对心肌重塑的机制，防止和延缓心肌重塑的发生、发展，降低心衰的死亡率。同时，心衰的分期与以前比较也有很大变化，主要是把没有心衰症状，但有发病基础的病例纳入其中。可见，西医对心衰的治疗已经从单纯改善症状，强调短期效果，到转而注重远期效果。

　　张建伟认为，从肾论治慢性心衰的理论依据主要有以下几点。

　　（1）肾为先天之本，内寓真阴真阳，是各脏阴阳的根本：由于肾阴和肾阳是各脏阴阳之本，故肾的阴阳失调时，会因此引发其他各脏的阴阳失调，从而导致疾病的发生。心阳根于命门之火，心脏阳气的盛衰与先天肾气有密切关系。若心失去肾阳的温煦，则可出现心悸、汗出肢冷、气短等心肾阳虚之证，故而温补肾阳可达到助心阳之效。

　　（2）心与肾阴阳相济，经脉相连：心在五行属火，肾在五行属水，心火必须下降于肾，肾水必须上济于心，这样，心肾之间的生理功能才能协调，即为"水火既济"。心或肾发生病变时，也能互相影响。若肾阳虚，则阳虚水泛，能上凌于心，而见水肿、心悸等"水气凌心"的证候。

　　（3）肾主水，维持体内的水液平衡：肾主水液，是指肾中精气具有气化功能，对维持体内的津液代谢平衡起着极为重要的调节作用。若肾中精气的蒸腾气化失常，则可引起关门不利、小便代谢障碍而发生尿少、水肿等病理现象。

　　（4）病久及肾，久病多瘀：由于肾为先天之本，是各脏阴阳之根本，而慢性心衰的病程较长，病情反复发作，缠绵难愈，心的阴阳虚损，日久必累及于肾，导致肾的阴阳亏虚。《景岳全书》："五脏之伤，穷必及肾。"若肾气亏损，则元气不足。元气不足，则瘀血阻滞。《医林改错》："元气既虚，必不能达于血管。血管无气，必停留而瘀。"《读医随笔·中风有阴虚阳虚两大纲》："阳虚必血凝，阴虚血必滞。"

　　慢性心衰的发生多由久病体虚，或禀赋不足，脾胃气弱，宗气先衰，不能贯心脉以资生心气，初起以气虚为主，心主血脉的功能失常，产生气虚血瘀之象；或气虚及内，发展至气阴两虚；或气虚及阳，而致气阳两虚，鼓动无力，心阳式微，不能藏归，温阳于肾，致肾阳亏虚，主水无权，寒水泛溢于肌肤，上凌心肺，则水肿、气喘、心悸之症并见而成心肾阳虚证，甚者引起暴喘而心阳欲脱之危证。可见慢性充血性心力衰竭之病，起病于心而累及五脏，最终可致肾气、肾阳、肾阴虚衰。

慢性充血性心力衰竭，多为心脏疾病的中晚期，此是以本虚为主的本虚标实证，本虚为心肾气血阴阳亏虚，标实指瘀血、痰浊、水饮。肾为水火之宅，脏腑之本，主一身之阳气，主纳气而为气之根，生命之本，是脏腑、经脉活动的原动力。肾气亏虚，气失摄纳上逆而为喘促，《医贯》："真元耗损，喘出于肾气之上奔。"肾阳亏虚，气化无力，水不化气内停而为水饮，上凌于心肺则水肿、心悸，故心肾气虚是心衰易反复发作，迁延难愈，最终发展成肾阳虚衰而成喘脱危候，故前贤有"久病治肾"之说。

中医学治疗慢性心衰多用益气温阳、活血化瘀、利水消肿、健脾化痰、泻肺平喘之法，但多是针对发病时的主要症状辨证用药，所谓"急则治其标"，属治标之法。慢性心衰的主要病机为心阳不振，而心阳需肾阳鼓舞，肾阳为一身阳气之本，因此肾阳亏是慢性心衰的根本病机。因此，在心衰的治疗中，既要祛邪，又要扶正，在疾病的缓解期更要重视从肾入手治疗，培护正气。心衰的临床表现多种多样，中医学辨证分型也不统一，故很难有固定的方药；但在应用活血、利水、化痰之剂的同时，当应注重施以温补肾阳之药。

2. 从肾论治慢性心衰的病因病机　慢性心力衰竭是指由心肌收缩力下降所致的临床综合征，其主要特征为肺循环和/或体循环瘀血及组织灌注不足，多属于中医学"心悸""饮证""喘证""水肿"等范畴。中医学认为，心衰主要由不同病因引起的心体受损，心动无力，血流不畅，逐渐导致各脏腑功能失调，进而出现以心悸、喘促、尿少、浮肿等为主要临床表现的危重病症。心衰的病位虽在心，但其发病原因及机制并不仅限于单一脏腑病变，而是各脏腑功能失调互相作用的结果，或因心衰引发其他脏腑病变，或因他脏引发心衰。现代医学研究发现，大多心衰患者其他重要脏器功能均有不同程度受损。因此，对心衰的认识及治疗不只局限于"以心治心"。心衰涉及肺、肝、脾、肾等多个脏器和组织。学者程冰洁等阐述了从肾论治慢性心衰的病因病机及治疗方法，以期为临床治疗提供参考。

（1）慢性心衰的病因：首先，从五脏所处的位置来看，心在五行属火，位居上焦属阳；位于上者，以下降为和。肾在五行属水，位居下焦属阴主水；位于下者，以上为顺。《素问·六微旨大论》："升已而降，降者谓天；降已而生，升者谓地。天气下降，气流于地；地气上升，气腾于天。"阐述了水火的升降关系。肾水上济心，使心火不亢；心火下降于肾，使肾水不寒，心肾之间的生理功能可得到协调，称为"心肾相交"或"水火既济"。

其次，从中医学经络运行来讲，经络是人体气血运行的通道，全身各脏器之间均有经络相互联系，心、肾两脏相互交通，其间阴阳水火的升降通过足少阴肾经和手厥阴心包经的相互络属实现。《景岳全书》："心系有五，上系连肺，肺下系心，心下系脾肝肾，故心通五脏之气而为之主也。同时，十二经脉中足少阴肾经于手少阴心经皆属少阴……肾足少阴之脉……其支者，从肺出络心，注胸中。"足少阴肾经循行，一分支从肺出入心注胸中，足少阴肾经夹舌本，舌为心之苗，肾经连心，肾阴可依靠元阳温煦气化，通过经脉上升至心。手少阴心经从心系上肺，足少阴之脉入肺中，心、肾两脉在肺中呼吸升降清浊交换，心肾水火阴阳得以交流。

心为君火，肾藏相火，心气入下焦，肾水上济，上火热需水津滋润制约其偏亢，下水须肾阳蒸动才能上腾。君火与相火相互资生，相互制约，肾藏精，心主神，精与神相互依存，肾藏精，心主血，精血相互化生。心肾相交，心本乎肾。

综上所述，心肾相交实际是指心与肾两脏相互制约、相互平衡的生理状态，是对心、肾两脏生理功能相互影响的概括，正因两脏之间紧密联系，故可从肾治心。

（2）慢性心衰的病机：《景岳全书》："五脏之伤，穷必及肾"。五脏之中肾主水，肾脏有"水脏"之称，肾气的气化功能对维持体内的津液代谢平衡有着极为重要的作用。心衰患者在疾病发展的中后期会出现呼吸困难、水肿、尿少等一系列水湿内停的症状，说明病邪已累及肾脏。若肾气的蒸腾气化功能失常，则水湿内停，泛溢肌肤，症见水肿、腰以下为甚、小便短少等。故肾中阳气虚衰，血脉运行迟滞，水湿不化是充血性心力衰竭的主要病理机制。临床医学研究发现，正常人在安静状态下，粗略估计每分钟约有相当于心输出量1/5～1/4的血液（1200 mL）流经肾脏。心功能不全会直接导致肾血液灌注减少，肾脏缺血；心功能不全患者后负荷加重，肾静脉回流受阻，导致肾脏瘀血。两者均可导致肾单位缺血坏死，肾功能下降，水、钠的再吸收增强，尿毒素物质排泄分泌减少，尿毒素潴留，出现水肿等一系列症状，与心衰瘀血内阻导致的肾主水失司基本一致。同时，有学者指出"若君火不足，则肾液之输于心下者，不能入心为汗，又不能下输膀胱，所以心下有水气也"。心衰病变时，心阳不足，经脉失于阳气温养，寒凝不荣而凝涩挛缩，甚至闭塞，导致肾内络脉功能失职，血与津液相互转化场所受到损害，血与津液不能转化，水湿、尿毒不能渗出络外排出而留驻，形成水肿、浊邪。肾为水脏，其气亏虚，则开阖失常，主水无权而发为水肿。可见，心之阳气不足，可影响水液代谢。

慢性心衰患者常见的胸闷、喘促、水肿、心悸、怔忡等症无不与肾虚有关，其发生与肾虚有着必然的内在联系。现代医学研究认为，心与肾相互影响的理论，是指心与肾之间的一种"反馈机制"，即大脑皮质通过下丘脑对垂体、肾上腺皮质、性腺等脏器的调节，其中肾水上升，上达于心，指肾上腺皮质或性腺通过垂体或直接作用于神经中枢；而心火下降、下交于肾（心对肾的调节），指神经中枢对垂体、肾上腺皮质和性腺的调节。同时，该研究也发现，心肌细胞分泌的心钠素与肾脏中受体结合产生一系列反应，心钠素有强大的利尿利钠和扩张血管的作用，体现为心火下降于肾，协助肾阳气化津液。肾素—血管紧张素系统作为心血管重要的内分泌、自分泌及旁分泌系统，与中医学理论中肾水上济于心、协助心阴濡养心阳、心肾相交的理论有异曲同工之妙。

（3）慢性心衰的临床治疗：目前，慢性心衰的西医治疗方案已从短期的、血流动力学/药理学措施转变为修复性、长期的，强心、利尿、扩血管转变为血管紧张素转化酶抑制剂（ACEI）、利尿剂、β受体阻滞剂的联合应用，或长期使用地高辛。但其在长期预后方面仍有一定的局限性，中医学在治疗慢性心衰上有一定的特点和优势，尤其在改善血流动力学、拮抗神经内分泌系统的激活，延缓心衰的进程，提高心衰患者的生活质量等方面疗效显著。在中医诸多治法中，学术界比较一致认为"益气温阳、活血利水"为主要治则之一。张景岳云："治肾乃源流之必然，即治疗之要着。"心主火，肾主水，心火下降以资肾阳，温煦肾阴，肾水上济以资心阴，濡养心阳。因此，水火既济，心肾相交，维持机体的阴阳平衡，为改善心力衰竭的基本大法，应贯穿治疗始终。因此，临床上组方可选益气温阳之味为君药，选附子、肉桂、蛤蚧、桂枝、冬虫夏草等药大补心气、补气助行、温心肾之阳脉；选活血利水之品为臣药，可选桃仁、莪术、车前子、三棱、葶苈子等活血软坚、利水蠲饮，以祛邪扶正、匡扶阳气。需注意的是，由于心主血脉、肾主水，心肾阳气虚衰必致血运瘀滞和水失气化，而有血瘀饮停之虞。因此即便在辨证上并无邪实的证据，治疗上应适当加用蠲饮祛瘀之品，在改善心肾阳气互资中，两者不可偏废。

综上所述，"治心所以治肾""安心当安肾""真火旺，则君火自旺，心阳不足自可愈"。从肾论治为临床上治疗心衰提供了新的思路，也为中西医结合治疗慢性心力衰竭提供了新的研究契机，值得广大中医学者继续深入研究与学习。

3. 慢性心衰与中医肾虚　慢性心力衰竭是一种临床常见病和多发病，是各种心脏疾病的严重阶段。其发病率、病死率高。病性本虚标实，本虚以气虚、阳虚为主；标实以瘀血、水饮、痰浊居多。血脉瘀滞贯穿始终，痰饮水停是最终产物。李应东教授阐述了对慢性心衰时心与肾关系的认识，分析总结慢性心衰的病因病机，总结出调节阴阳是关键、化气行水是主要手段、活血化瘀贯穿始终，这是治疗慢性心衰的3个主要治则，据此灵活选择经典方药，方可在临床治疗过程中取得显著疗效。

（1）心衰与中医肾虚：慢性心衰的发生主要是脏腑的虚损，病位在心，并与肺、脾、肾密切相关，病理特点是本虚标实，心气阳虚为本，血瘀水停为标。有研究表明心衰主要的中医证型为心肾阳虚，水饮泛滥。肾为五脏之本，元气之根，命门所在，精气所藏，主水，纳气。心与肾同为少阴，水火既济，心火下潜以温肾阳，肾水上济以滋心阴，共奏阴阳协调、水火相济之效。心的诸般功能有赖于肾气的温煦与滋养。肾气亏虚不仅心气化源不充，鼓动血脉无力，不能纳气归元而直接导致喘促；而且肾阳虚衰，气化失司，水湿内停，水邪泛滥，发为水肿。肾为作强之官，人的精力和体力为肾阳的作用。肾阳不足则体力下降，疲乏无力。肾阴亏虚，心失濡养，气血运行失畅，鼓动无力，出现心动悸、脉结代等症状。生理状态下的心阳、肾阳相温相助，心阴、肾阴相滋相煦；病理状态下心与肾两脏相互制约，相互影响，心病及肾，最终导致心与肾俱病。因此，心衰涉及心与肾两脏，而以肾虚为本。

（2）调整肾之阴阳是关键：张景岳云"五脏之阴，非肾不能滋、五脏之阳气，非肾不能发""气虚为阳虚之渐，阳虚为气虚之甚"。因此，阳虚与气虚，二者只存在程度上的差异，并无本质区别。随着阳虚的进一步发展，阳气亏虚，气化不利，阴津无以化生，机体阴津亦出现亏损，从而形成气与阴两虚，最终阴阳俱虚。善补阳者，必于阴中求阳。调整阴阳，温补为上，勿过伤阴。阳虚者，温阳益气；阴虚者，滋阴填精；阴阳两虚者，阴阳两顾纳气归肾，肾为气之根，纳气归元，使根本得固。临床上常以真武汤、金匮肾气（丸）汤化裁，常用肉桂、淫羊藿、补骨脂、附子、桂枝、干姜等温肾纳气，补肾强心。肉桂可引火归原，鼓动肾阳，使肾水不寒；仙茅、淫羊藿温补肾阳，益精气，坚筋骨，补腰膝，强心力；补骨脂补肾助阳，纳气平喘；肉苁蓉养命门，滋肾气，补精血；山茱萸、熟地黄滋补肝肾，益精养血；附子、桂枝温通肾阳；干姜止呕和胃，补足中气。

（3）补肾兼化气行水是主要手段：气为血帅，血随气行，心气充足，则血行通畅；心气不足，则行血无力，血瘀水停，水困阳弱，则心阳亦虚，阳虚无以制水，则水饮凌心。心衰时，先有心气亏虚，气虚日久则发展为阳虚或气阴两虚。心气亏虚时，水津运行无力可致气虚水停。心阳亏虚到一定程度，肾阳无资，主水无权，水火失济可致水邪泛滥。肾主纳气，将肺吸入的清气潜纳于肾，使呼吸有序。肾之蒸腾，肾阳蒸化肾阴产生肾气，肾气主升，肾之精气上达化髓充脑；肾将下降之津液复上输于肺，浊者由膀胱排出体外，从而维持正常的水液代谢平衡。肾主水，肾虚气化失司，水液代谢失衡，水留于中为痰饮，溢于肌肤为水肿，甚至水气凌心。总之，多种原因均可导致肾虚，导致水液内停，或泛溢肌肤发为水肿，或凌心射肺发为心悸、怔忡、咳喘。通过化气行水不仅能改善心衰的症状，同时还可以减少瘀血、痰浊等病理产物的生成，从而延缓心气虚、心阳虚的进一步发展。

治疗慢性心衰的基本方以四君子汤、苓桂术甘汤、五苓（散）汤为主，常用黄芪、党参、太子参、红参。症见夜寐不安、惊悸怔忡者，于基本方中加酸枣仁、知母、首乌藤、远志、珍珠母养心安神；胸闷不适者，加瓜蒌、薤白、法夏、枳实、厚朴宽胸散结；咳嗽喘满、痰多黄稠不易咳出者，多为痰热壅肺，加黄芩、天竺黄、桑白皮清热泻肺涤痰；外感咳嗽者，加豨莶草、杏仁、紫菀、百部；喘咳痰多者，加紫苏子、白芥子、莱菔子、胆南星；喘甚咳微、气不得续、汗出肢冷、肺肾两虚者，加仙茅、淫羊藿、补骨脂补肾纳气；纳差呕恶者，加姜半夏、黄连、干姜；口苦、烦躁者，加柴胡、白芍、黄精、枳壳；湿重苔厚者，加薏苡仁、藿香。

（4）补肾兼活血化瘀贯穿始终：《医林改错》"元气既虚，必不能下达血管，血管无气，必停留而瘀"。肾为一身阴阳的根本，肾阳虚衰，不能温养血脉，常致血寒而涩；肾阴亏虚，津液不足，脉络空虚，血流缓慢而血滞脉络，脉络瘀阻，血行不畅，化精乏源，又有碍于肾阳、肾阴的化生。肾虚引起血瘀，血瘀加重肾虚。瘀血存内，新血不生，心脉失养，可出现心悸、气短、唇紫等症状；瘀血阻肺，肺气不宣则喘咳气逆；瘀血阻络，"血不利则为水"，以致水溢络外，客于脏腑、肌腠之间，而见水肿，瘀血阻滞三焦水道，可使水肿顽固不愈；瘀血内阻，痹阻心脉，血行不畅，则胸闷、胸痛；瘀血留肝则胁痛，积于胁下则见痞块、癥瘕；瘀血阻滞脾胃，出现腹胀纳呆、恶心呕吐等。

慢性心衰患者多都具有上述血瘀证特征。瘀血贯穿于慢性心衰发生发展的全过程，瘀血是标，是脏腑亏虚的病理产物，同时又是加重心肾虚衰的重要因素。活血化瘀法应贯穿于治疗的始终，既可以消除致病因素，又可以减少病理产物，从而达到治病的目的，在临床中常以桃红四物汤、血府逐瘀汤加减。

4. 从肾论治舒张性心衰　舒张性心衰是指左室收缩功能正常的情况下，由于左室舒张期主动松弛能力受损及心肌的顺应性降低，左心室舒张期充盈受损、心搏量减少、左室舒张末期压增高，由此引起肺循环和体循环淤血的一种临床综合征。根据舒张性心衰临床表现，其可归属"心痹""心悸""心水""肾水""痰饮""喘证""水肿"等范畴。舒张性心衰病机为本虚标实，气虚、阳虚为病理基础，瘀血、水饮、痰浊内停为主要病理产物，病位在心，又不止于心，"五脏皆致心衰，非独心也"。学者侯爱洁认为，舒张性心衰的发生与心肾有着密切联系。

（1）舒张性心衰与肾的关系：心居胸中，属阳，在五行属火，为君主之官，为生之本，为神之居（主藏神）、血之主（心生血）、脉之宗（其充在血脉），心主血脉，主神志。肾在腹中，属阴，在五行属水，为作强之官，为先天之本，肾主藏精，主纳气，主水液。在正常生理状态下，心火（阳）下降于肾，使肾水不寒，肾水（阴）上济于心，使心火不亢，肾无心之火则水寒，心无肾之阴则火炽，从而达到心肾相交、水火共济的协调生理状态。《格致余论·相火论》："人之有生，心为之火，居上；肾为之水，居下。水能升而火能降，一升一降，无有穷矣，故生意存焉。"以升降理论明确指出心肾相交的重要性。《慎斋遗书》："心肾相交，全凭升降……肾属水，水性润下，如何而升？盖因水中有真阳，故水亦随阳而升至于心，则生心中之火。心属火，火性炎上，如何而降？盖因火中有真阴，故火亦随阴而降至于肾，则生肾中之水。升降者水火，其所以使之升降者，水火中之真阴真阳也。"进一步阐述了心肾相关理论。

从经络而言，心与肾均属少阴经，手足少阴脉在经络循行路上是交相贯通的。《灵枢·经脉》："肾足少阴之脉，……其支者，从肺出络心，注胸中。"故肾经连心，营卫气血循此二经运行，心肾相济。《灵枢·营气》提出营气"循足心注足少阴，上行注肾，从肾注心，外散于胸中"。《灵枢·卫气行》则提出卫气"其始入于阴，常从足少阴注于肾，肾注于心"。《灵枢·评热病论》："胞脉者属心而络于胞中。"《灵枢·奇病论》又云"络者系于肾"，是以胞脉上系于心，下连于肾，为心肾接续之关。心系下通命门与肾，肾系上连心包及心，心系与肾系相互联结，沟通心肾。

心与肾两脏生理上关系密切，必然决定病理上所产生的影响，《景岳全书》："心本乎肾，所以上不宁者未由不因乎下，心气虚者未由不因乎精。"若肾阴虚无水上济或心阴虚心火独亢，使肾水困于下，而心火亢于上；若肾阳虚无力蒸腾或心阳虚无火下降，使肾水无以温煦，心阴过于亢盛，则会出现水火逆乱、心肾不交之证。

综上可知心、肾两脏无论是生理上还是病理上均关系密切，为从肾论治舒张性心衰提供了理论依据。

（2）舒张性心衰的病因病机：最早描述肾与心衰关系的是《灵枢·经脉》。"肾足少阴之脉……其支者，从肺出络心，注胸中。是动则病饥不欲食，面如漆柴，咳唾则有血，喝喝而喘，坐而欲起，目䀮䀮如无所见，心如悬若饥状……是主肾所生病者，口热，舌干，咽肿，上气，嗌干及痛，烦心，心痛。"舒张性心衰是多种心血管疾病的表现，其病程缠绵，心阴阳虚损，日久必累于肾，而致肾阴阳亏虚。正如《景岳全书》所云："五脏之伤，穷必及肾。"《内经》："女子七岁，肾气盛，齿更发长……五七，阳明脉衰，面始焦，发始堕；六七，三阳脉衰于上，面始焦，发始白；七七，任脉虚，太冲脉衰少，天癸竭……丈夫八岁，肾气实，发长齿更……五八，肾气衰，发堕齿槁；六八，阳气衰竭于上，面焦，发鬓斑白……八八，天癸竭，精少，肾脏衰。"《千金要方》曰："人年五十上，阳气日衰，虚与日增，心力渐退。"

肾为先天之本，主藏精，可使精气在体内充盈以推动人体生命活动。心主血脉，输送血液以营养全身，由于精血同源，肾精可以转化为心所主之血，故有"血之源头在于肾"之说。随着年龄的增长，肾气渐衰，肾中精气不足，不能生血以上奉于心而致心失充养，正如《杂病源流犀烛》中云："肾阴既衰，心血必不足。以精即是血，心血虚本于肾虚，肾虚必至于心虚也。"然血与气的关系密切，血为气之母，气为血之帅，最终气血不足，无血养心而发心悸。精依气生，气化为精，精盈则气盛，精少则气衰，故精失则元气不生，元阳不充，则发动辄气喘、肢倦神疲等症。同样，肾阴、肾阳均是以肾中精气作为其物质基础的，肾中精气不足可导致肾阴、肾阳的不足。肾是一身阳气的根本，命门之火可发五脏之阳。心阳根于命门之火，命门火衰，心失温煦，心阳不振，血脉失于温运，寒则血凝，可致血脉瘀阻不畅，发为心悸、气短等症。肾阴亏虚，则不能滋养五脏之阴，心阴亏虚，阴血不足，脉道不利，血液艰涩难行，发为心悸、胸闷等症。

肾主水液是指靠肾阳对水液的气化作用来支持和调节水液代谢，所以《素问·逆调论》："肾者，水脏，主津液。"肾阳虚弱，无以蒸腾气化水液，关门不利，上下溢于肌肤，而发水肿（腰以下为甚）、尿少等症；阳虚水泛，上凌心肺，而发喘憋、气短不能平卧等症。心肾阳虚，主水无权，阳气不足，则不能温胞脾土，脾阳不足，不能布散水气，水凝而为痰邪，从而阻滞气机运动，机体气血运行不畅，水湿泛溢，而发腰膝酸软、畏寒肢冷、尿少浮肿等症。

肾主纳气，具有摄纳肺所吸入之清气而调节呼吸的作用。《景岳全书·杂证谟》："肺乃气之主，肾为气之根。"在人体呼吸运动中，肺气肃降，有利于肾的纳气；肾气充足，纳摄有权，也有利于肺之肃降。肾的纳气功能正常，才能使肺的呼吸匀调，气道通畅，呼吸达一定深度，才能保证体内外的气体正常交换。若久病缠绵，肺气久虚，由肺及肾，肾之真元伤损，不能助肺纳气，气失摄纳，上出于肺，而发喘憋呼吸困难。

（3）舒张性心衰的治疗方法：舒张性心衰的发生不外乎虚实两端，本虚是由心肾之气亏虚而致心肾阴阳两虚，故在治疗上应以益气温阳为主，并兼以活血、利水，标本同治。中医学关键在于辨证，将其证型分为以下几种。①心肾阳虚：症见心悸，气短乏力，形寒肢冷，腰膝酸软，面目浮肿，腰以下尤甚，小便不利，舌淡黯或青紫苔白，脉沉细弱。温补心肾，化气行水，真武汤加减。②心肾阴阳两虚（气阴两虚）：症见心悸气短，动则尤甚，甚则咳喘胸闷，不能平卧，形寒肢冷，腰膝酸软，五心烦热，舌红苔薄，脉细数。补气养阴，活血通络，炙甘草汤加减。③心肾阳气欲脱：症见喘促不休，呼多吸少，张口抬肩，发汗如油，或汗出如珠不流，下肢水肿，四肢厥冷，面青唇紫，舌淡苔白，脉微欲绝。补益心肾，益气固脱，茯苓四逆汤或参附龙牡汤加减。

肾脏与舒张性心衰的发生有着密切联系，故治疗应以心肾同治为主，标本兼顾；而不能简单治心。从肾入手治疗，培养生化之源，是改善心肾阴阳互资，治疗舒张性心衰的关键。对心肾阳虚，应重视益气温阳，并针对病情随症进行药物加减，定能取得事半功倍之效。

从肾治之验

1. 从心肾阳虚论治　张某，女，56 岁。患者反复劳力性气喘，伴心悸、浮肿已历 3 年。既往有风湿热病史，曾多次住院，确诊为风湿性心脏瓣膜病，二尖瓣狭窄并关闭不全，慢性心力衰竭。长期服地高辛、卡托普利、硝酸异山梨酯、螺内酯及辅酶 Q_{10}。来诊时症见：喘促，动则尤甚，不能平卧，伴有心悸胸闷，口唇轻度发绀，肢凉怕冷，纳食较差，小便短少，双下肢浮肿，舌质淡暗，舌苔白，脉细促。体格检查：神清，慢性重度病容，轻度发绀，颈动脉充盈，半坐卧位，双下肺闻及湿啰音，心界叩诊左下扩大，心率 122 次/min，必房颤动律，二尖瓣听诊区闻及舒张期 3/6 粗糙样杂音，双下肢中度凹陷性水肿。X 线胸片：心影增大。心电图：心房颤动并快速心室律。心脏彩超：左房、左室增大，二尖瓣中度狭窄并关闭不全，左室收缩功能不全（LVEF 42%），舒张功能不全（E/A 0.9）。辨证为心肾阳虚，治疗方选真武汤加减。

处方：制附子（先煎）10 g，茯苓 30 g，桂枝 10 g，白芍 12 g，益母草 12 g，生姜 10 g。每日 1 剂，水煎分 2 次服。

二诊：服药 14 剂后，精神好转，无心悸胸闷，肢体浮肿消退，纳食增进，无发绀，双肺啰音消失；但仍喘促，平地活动亦困难。改拟肾气（丸）汤化裁。

处方：制附子（先煎）10 g，巴戟天 12 g，桂枝 10 g，熟地黄 15 g，山茱萸 10 g，牡丹皮 12 g，茯苓 20 g，山药 12 g，杜仲 12 g，淫羊藿 12 g。每日 1 剂，水煎分 2 次服。

三诊：服药 7 剂后，气喘明显好转，可平地活动。随症加减，又续服上药 30 剂后，患者已无明显气喘，一般生活能自理。复查心脏彩超：左室收缩功能明显改善（LVEF 67%），随访半年，心衰未再发作。

按语：慢性充血性心衰是心脏疾病久治不愈的结果，其以劳力性气喘表现最为顽固，气喘不改善，难使生活质量提高。中医学有"久病必及肾"之说，久病肾必虚，故在益气、温阳、化痰、活血、利水、平喘等他法疗效不佳的情况下，补肾固本，纳气之根，可收效甚佳，故治疗慢性充血性心衰在标实症状不显著的情况下，应考虑补肾。本例患者气喘不能平卧，胸闷心悸，肢凉怕冷，尿少浮肿，舌质淡暗，脉细促，乃一派阳虚之象。行温阳利水之法症虽改善，但气喘之候未除，主要为气之本不固，故改以肾气丸补肾固本而收功。

2. 从肾阳衰微、水凌心肺论治 罗某，男，52岁。主诉双下肢浮肿气促4年，加重1月余。患者面色黧黑，唇发绀，纳呆腹胀，睡眠差，二便调，稍微活动即感严重气促，短坐呼吸，夜间阵发性呼吸困难，舌质淡暗，舌苔薄白，脉沉。西医诊断为慢性心衰，长期服用抗心衰西药，但始终气促明显，双下肢严重浮肿。予真武汤合五苓（散）汤加减治疗。

处方：制附子（先煎）15g，白芍10g，白术15g，干姜5g，猪苓18g，泽泻18g，茯苓皮45g，桂枝12g，甘草6g。每日1剂，水煎分2次服。

复诊：服药2剂后，觉气促有减轻，加红花10g，桃仁10g，丹参15g。

三诊：又服药3剂后，患者已无气促，双下肢轻度水肿，面色亦不似从前暗黑，大便仍硬。上方加麦冬15g，熟地黄15g。

四诊：药后诸症改善，唯倦怠，大便硬，舌质暗红，舌苔黄腻，时口干。在上方基础上加生脉散及玉竹、沙参。3天服1剂，历时3个月，诸症大大减轻，复诊于西医，大为惊叹。

按语：患者久病阳虚，肾阳衰微，阳虚水泛，则发水肿；水气上凌心肺，则气促。故治以温阳利水之法。真武汤温肾助阳，火旺土健，水得归壑，凌心射肺得以蠲除，喘促自平。阳虚则血行瘀滞，故见面色晦暗，唇紫舌暗，治当配合活血化瘀药。经治水退口干，阴分不足，当于阳中求阴，加入生脉散益阴敛阳，刚柔相济，可防燥热伤阴之弊。

3. 从肾阳衰微、水湿泛溢论治 王某，女，50岁。患者2年前曾患广泛前壁、下壁心肌梗死，后来经常出现胸闷、气喘症状，服强心利尿药治疗后症状可缓解。近1个月来，患者胸闷、气短症状加重，活动后憋喘，不能平卧，颜面、双下肢浮肿，小便量少。经用强心利尿剂，症状无缓解，舌质紫黯，舌苔白，脉沉细结代。查体：面色㿠白无华，唇甲发绀，颈静脉怒张，双肺底可闻及湿啰音，心音低，心率90次/min，律不齐，肝脏剑突下4cm，右肋下2cm，双下肢凹陷性水肿。胸部X片：双肺瘀血征，心影向双侧增大。心电图检查：陈旧性广泛前壁，下壁心肌梗死，频发性室性早搏。证属阳气衰微，水湿泛滥。治予温阳利水之法，方用附子汤加味。

处方：制附子（先煎）20g，党参30g，白芍20g，白术20g，茯苓30g，川芎10g，丹参30g，生姜10g。每日1剂，水煎分2次服。配合西药强心利尿。

3日后患者胸闷、气短减轻，尿量增加，浮肿渐消。继用原方，1周后诸症消失，可平卧睡眠。渐停西药，以生脉散加减巩固治疗。

按语：附子汤是《伤寒论》中治疗阳虚阴寒证之方剂，其中制附子辛热，通三焦散阴霾，善补命门真火，启动下焦气化，重用为主药，以温经助阳，散寒镇痛。茯苓为除湿圣药，与制附子相配温阳利水，与白术相配培土利水，白芍宣通血痹，人参辅助正气。合用以温经散寒，化水镇痛。本方尤偏重于温补壮阳。附子汤证与真武汤证同属阳虚为患，二方仅人参与生姜之不同，但附子汤偏重温补元阳，真武汤偏重温阳利水，二方并用各取优势。水肿之原因有心与肾之不同，皆为本虚（阳虚）标实（水湿潴留），治宜固本为主，二方并用，元阳得辅则阳气可以运化水湿，而达利水之目的。制附子是回阳救逆、补火助阳、逐风寒湿邪之要药。

4. 从心肾阳虚、水气凌心论治 张某，男，57岁。主诉心悸胸闷反复发作6年，加重1周。曾多次住院治疗，确诊为冠心病、慢性充血性心衰。现症见心悸，胸闷气短，轻微活动后加剧，偶有头晕，夜间平卧时有憋醒，畏寒肢冷，双下肢轻度指陷性浮肿，舌质淡红，舌苔薄白，脉沉细。体查：T 36.9℃，P 96次/min，呼吸稍促，口唇发绀。心界稍向两侧扩大，双肺底部可闻及散在细湿啰音，肝肋下1cm，双下肢轻度指陷性水肿。西医诊断为慢性充血性心衰，心功能3级。中医辨证为心肾阳虚，水气凌心。治以真武汤加味。

处方：制附子（先煎）12 g，白芍 10 g，黄芪 30 g，丹参 30 g，茯苓 15 g，炒白术 15 g，泽泻 15 g，车前子 15 g，生姜 10 g，生龙骨（先煎）30 g。每日 1 剂，水煎分 2 次服。

共服药 10 余剂，心悸、胸闷缓解，肺底湿啰音消失，双下肢水肿消退，临床基本痊愈。

按语：慢性充血性心衰，根据症状应属中医学"心悸""水肿""喘证""痰饮""胸痹"等范畴。《金匮要略·水气篇》："心水者，其身肿而少气，不得卧，烦而躁，其人阴肿。"概括了慢性充血性心衰的症状和病机，心主血脉，心属火，心气亏虚，心阳不振，血脉运行受阻，心阳亏于上，不能下交于肾，肾失气化，水饮内停，凌心射肺，故临床上表现为心肾阳虚、阳虚水泛的症状。真武汤首见于《伤寒论》，由制附子、茯苓、生姜、白芍、白术组成，功用为温阳化气利水，故可用于治疗心肾阳虚型的慢性充血性心衰。方中制附子辛热，归心、脾、肾经，温通心肾之阳，白术、茯苓健脾利水，生姜温阳散水，白芍缓和姜、附辛燥之性，又能敛阴通脉，使全方刚柔相济，温阳而不化燥，利水而不伤阴。现代药理研究发现，制附子煎剂对离体心脏（豚鼠、兔）和给猫、犬静脉注射附子水提物，具有明显的强心作用，白术、茯苓有明显的利尿作用，并能保护心肌细胞；还有人研究发现真武汤可以通过改善机体自由基代谢水平而发挥其温阳利水的功效。另外有人通过观察发现，各种慢性心脏病变日久均可导致心气虚弱，心气虚为其基本症候。因此为了强化其益气利水作用，在基础方中加入黄芪、车前子、泽泻，并根据症状轻重的不同，在主方的基础上随症加减。

研究显示，真武汤加味治疗慢性充血性心衰可以获得明显临床疗效，使临床症状改善，并可使心脏射血分数（LVEF）、每搏输出量（SV）、心搏量指数（SVI）、心脏指数（CI）都有不同程度的改善。有研究证实，慢性充血性心衰患者的血浆血管紧张素（Ang）、内皮素（ET）及醛固酮（ALD）值明显高于健康人，真武汤不仅可使患者临床症状、体征评分有明显改善，而且治疗后可使上述 3 项指标明显降低。

5. 从肾阳虚衰、痰水互结论治　叶某，女性，62 岁。6 年前因胸闷、气憋、心悸、咳嗽、双下肢水肿，在某市医院求治，经彩超及心电图检查诊断为心功能 3 级。予强心利尿、扩张血管等治疗，好转出院。其后继续治疗，病情稳定。半年前患者心悸、胸闷、咳嗽、气憋加剧，再次入住某医院，经强心利尿、扩张血管、化痰解痉、抗感染、吸氧等处理，病情未见好转，而邀中医诊视。患者畏寒肢冷，身疲乏力，气喘胸闷，活动加剧，双下肢浮肿，按之凹陷难复，舌质淡胖边有齿印，舌苔白厚腻，脉沉缓。西医诊断心功能 3 级。中医诊为胸痹；证属肾阳虚衰，痰水互结。

处方：制附子（先煎）10 g，桂枝 10 g，肉桂 8 g，西洋参 10 g，白术 15 g，茯苓 20 g，猪苓 20 g，赤芍 10 g，陈皮 10 g，制法夏 10 g，紫苏子 10 g。每日 1 剂，水煎分 2 次服。

复诊：服药 4 剂后，患者心悸气憋减轻，肢体浮肿消除。守上方加减共服 16 剂，诸症悉除。随后间断服用真武汤加减。随访 1 年，患者病情稳定，生活能自理。

按语：心功能不全属本虚标实之证。本虚有心肾阳虚、气阴两虚之不同，临床以心肾阳虚为多见；标实多为痰水瘀结。该病例畏寒肢冷，舌质淡胖边有齿印，舌苔白厚腻，脉沉缓，正是阳虚的典型症状。补肾温阳以治其本，化痰利湿为疗其标。一方面能调节机体的免疫功能，增强抗病能力；另一方面能改善通气，降低血液黏稠度，减轻心脏负荷，有利于纠正心衰。药用制附子、桂枝温肾通阳，白术、茯苓、猪苓、泽泻健脾利水，赤芍活血化瘀，陈皮、制法夏、紫苏子化痰理气，肉桂增强温阳纳气之功。药后如离照当空，阴霾自散，继而守方化裁而愈。

6. 从心肾阳虚、心脉瘀阻论治　刘某，男，73 岁。因心慌、胸闷、气促反复发作 8 年，加重 1 周就诊。患者既往有高血压病史 30 年，冠心病病史 10 年。患者 8 年前无明显诱因而出现心慌、胸闷、气短等症，上楼及活动后自觉症状加重。曾诊断为冠心病，心功能不全。曾多次住院服用强心、利尿、扩血管等西药治疗，病情尚属稳定。近半年来，自觉身体状况明显不如以前，病情常反复发作，且服药后疗效不佳。1 周前劳累后自觉心慌、胸闷、气促等症加重，服西药治疗，病情未见好转，前来求服中药治疗。现症心慌、胸闷、气促，动则呼吸困难，疲倦乏力，纳差，双下肢轻度浮肿，舌质暗淡，边有瘀点，舌苔白，脉沉细无力。测血压：150/90 mmHg，查体：颈静脉无怒张，两肺底可闻及少量湿啰音，心界向左下方扩大，肝脾未触及，双下肢轻度指凹性浮肿。实验室检查：血、尿常规正常，肝、肾功能正常。心电图：心肌供血不足。心脏彩色超声：左室射血分数44％。西医诊断为Ⅱ度心衰，冠心病。中医诊断为心悸，辨证属心肾阳虚，心脉瘀阻。治以温补肾阳，活血化瘀为法。

处方：人参5 g，熟地黄20 g，制附子（先煎）5 g，丹参30 g，当归10 g，黄芪30 g，益母草20 g，红花10 g，砂仁3 g，川芎10 g，茯苓15 g，甘草3 g。每日1剂，水煎分2次服。

二诊：服上方7剂后，下肢浮肿消退，自觉心慌、胸闷、气促、乏力、纳差症状减轻，可在室内少量活动。效不更方，守上方继服。

三诊：又服药4周后，自觉心慌、胸闷、气促等症不明显，可到室外活动。测血压135/80 mmHg，心脏彩超复查：左室射血分数56％。心功能情况较前改善，治疗效果明显。继以补肾活血化瘀中药调理，以善其后。

按语：张建伟认为，在慢性心衰的治疗中，从温补肾气、肾阳着手，以达到温补心气、心阳的目地，此为中医学的"间接补法"。肾虚血瘀是多种慢性疾病特定阶段的共同病理基础，而补肾活血法正是防治慢性心衰的高层次的基本治则之一。方中人参、黄芪、制附子、熟地黄温补肾阴肾阳而振奋心阳以治其本；熟地黄味甘、性温，于养阴中以求补阳之效，即"阴中求阳"之意；当归、川芎、丹参、红花活血化瘀；茯苓、益母草利水化饮以治其标。诸药并用，补肾活血化瘀以起标本兼治之效，故切中病机，疗效显著。

在慢性心衰的病变过程中，虽然该病在不同的阶段有不同的临床表现，但本虚标实自始至终是其基本的病理机制，是疾病的主要矛盾。因此，在慢性心衰的临床治疗中应注意以下三方面的问题。其一，谨守病机，伏其所主。《素问·至真要大论》："谨守病机，各司其属，有者求之，无者求之，盛者责之，虚者责之，必先五胜，疏其血气，令其调达，而致和平。"这是治疗所有疾病的总原则。具体到慢性心衰的治疗中，要紧紧抓住该病的基本病机，标本兼治，临床应注意本虚与标实的轻重缓急，以确定扶正与祛邪的主次搭配。其二，本病正虚虽以阳气虚为主，但阴阳互根，阳虚及阴，日久可致气阴两虚，阴阳俱损，要注意滋阴配阳，补阳配阴法则的运用。其三，本病病位主于心，但与五脏相关，要权衡五脏之间相互关系。尤其心肾相关，前人有"欲养心阴，必滋肾阴""欲温心阳，必助肾阳"之说。总而言之，在慢性心衰的治疗中，应谨守病机，辨病论治与辨证论治相结合，以掌握其主要病理改变，方能收到预期效果。

第二十八章　慢性肾盂肾炎

　　肾盂肾炎是各种致病微生物直接侵袭肾脏所引起的肾盂、肾盏黏膜和肾小管间质感染性炎症。其致病菌以大肠埃希菌为最多，占 60%～80%；其次为副大肠埃希菌、变形杆菌、葡萄球菌、类链球菌、产碱杆菌、铜绿假单胞菌等。感染途径有四：上行感染、血行感染、淋巴管感染和直接感染。好发于女性，有尿路梗阻、畸形及全身抵抗力低下时易于发病。根据其病程的长短，临床分为急性肾盂肾炎和慢性肾盂肾炎。慢性肾盂肾炎多是急性肾盂肾炎迁延不愈或反复发作而成，表现以乏力、腰痛、腰酸、排尿异常为特征。

　　根据慢性肾盂肾炎的临床特征，其属于中医学"劳淋""肾著"范畴。中医学认为，本病多因失治或误治，病久不愈，反复发作，湿热稽留，耗伤正气。或正气虚损，余邪未尽，复因下阴不洁而湿热邪毒侵袭；或因恣食辛辣肥甘和鱼腥发物而聚湿生热，新旧合邪，引起本病。或禀赋不足或久病年老，体质虚弱，脾肾亏损；或劳欲过度，劳倦伤脾，纵欲伤肾，导致脾肾亏损。或久治不愈，湿热稽留，思虑忧郁，情志不舒，肝气郁结，疏泄失职，气机不畅，瘀血阻滞肾络，导致肾著。

从肾论之理

　　1. 肾虚是本，湿热血瘀是标　　中医学认为，慢性肾盂肾炎的病位主要在肾与膀胱，但与脾密切相关。肾主水，由肾阴、肾阳维持肾的正常开合，是人体水液代谢和调节的主要脏器。肾为先天之本，其经脉络膀胱，且两者互为表里。大凡膀胱、小便的病变，均当责之于肾。脾主运化水湿，膀胱主尿液储藏和排泄，三者共司水液代谢、调节尿液排泄。究其病因病机，本病属于中医学"淋证"范畴，《诸病源候论·淋症诸侯》："诸淋者，出肾虚而膀胱湿热故也。"并论述了二者之间的关系，阐发了症状发生的机制："若饮食不节，喜怒不时，虚实不调，脏腑不和，致肾虚膀胱热，肾虚则小便数，膀胱热则水下涩，数而且涩，则淋沥不宣，故谓之为淋。"慢性缓解期主要为病久不愈，湿热之邪留恋，耗伤正气，或劳欲过度，久病体弱导致脾肾两虚，脾虚中气下陷，肾虚固摄无权，故迁延不愈。张景岳认为淋证与"积蕴热毒"有关，并把病程的长短作为辨证的一项重要内容。谓"淋之初病，则无不由乎热剧，无容辨矣。但有久服寒凉而不愈者，又有淋久不止及痛涩皆去，而膏液不已，淋如白浊者，此为中气下陷及命门不固之证也。故必以脉以证，而查其为寒为热为虚，庶乎治不致误"。临床实践中肾虚必兼血瘀，而血瘀加重肾虚，往往肾虚是本，血瘀是标，肾虚是因，血瘀是果。本病病机大多表现为虚实夹杂。急性发作期，以正虚邪实为多；慢性迁延期，则以正虚邪恋为主，多为脾肾双亏，气阴不足。本病的病位在肾与膀胱，病之标为膀胱湿热，本为肾气虚损。治疗上张景岳以辨证论治为原则，指出"治淋之法，热者宜清，涩者宜利，下陷者宜升提，虚者宜补，阳气不固者宜温补命门"。《诸病源候论》："膏淋者……此肾虚不能制于肥液。"由于本病是脾肾二脏亏虚，湿热浊毒与血瘀互结所致，由肾虚而膀胱生热，耗气伤阴，选药当以平和为贵。因此，治疗上补肾、泄浊、化瘀三法合用，能达到扶正祛邪之目的。

　　针对病机确立治则，立方遣药，进行有的放矢的治疗。久病多虚，病在脾肾，以脾肾气虚、气阴两虚为主，治疗注重补益脾肾，益气养阴。脾肾阳虚湿困，温肾健脾，补阳运湿。

　　由此可见，在辨证治疗慢性肾盂肾炎上，应遵循整体观念和辨证论治原则，注重脾肾两虚的主因和血瘀、湿热等标证存在，做到补虚与祛邪兼施，祛邪勿伤正，补虚勿壅滞。

2. 脾肾亏虚是发病和反复的关键　慢性肾盂肾炎属中医学之劳淋范畴。劳淋是以小便淋沥不已、遇劳即发、缠绵难愈为主症的一种反复发作性常见病，发作则以小便频急涩痛，伴腰腹疼痛为主症。劳淋其病名，最早见于《中脏经》："劳淋者，小便淋漓不绝，如水之滴漏而不绝也。"本病究其成因，一般多为外感湿热，饮食不节，年老久病等。但归根结底，其病理因素即湿热蕴结，脾肾亏虚，久病入络，血脉瘀阻。外感湿热或嗜食肥甘辛辣，湿热内生，久蕴下焦，导致肾与膀胱气化不利，则小便频急涩痛。湿邪黏滞，久病迁延或反复，湿热耗伤正气，导致脾肾亏虚，正虚湿热邪气又极易乘虚而入，以致正虚邪恋发为劳淋。久病入络则血失流畅，脉络瘀阻，终致劳淋虚实夹杂，病机错综复杂。

刘烨认为，脾肾亏虚是慢性肾盂肾炎发病和病情反复的关键。湿热是本病的致病因素，湿为阴邪，易伤阳气；热为阳邪，易烁阴津，湿热之邪稽留体内，损伤气阴，气伤失于温摄，阴伤虚热兼灼，致脾肾气虚、阴虚或气阴两虚，正虚邪恋以致病程迁延或复感外邪而反复发作，故脾肾亏虚是本病发病和反复的关键因素。其病位虽主要在肾与膀胱，但与脾密切相关，正如《景岳全书·卷二十九》所云："淋之初病则无不由乎热剧，无容辩矣。但有久服寒凉而不愈者，又有淋久不止及痛涩去而肥液不已淋如白浊者，此惟中气下陷及命门不固之证也。"《张氏医通》更加具体地指出："劳淋，有脾肾之分，劳于脾者，宜补中益气汤加车前子、泽泻；劳于肾者，宜六味汤加麦冬、五味子。"其病机特点为本虚标实，缓解期主要为病久不愈，湿热之邪稽留体内，留恋不去，导致劳淋迁延日久，反复发作。而劳淋反复发作，易损伤脾肾，使虚者益虚，外邪更易侵入，从而导致整个疾病缠绵难愈，反复发作。

根据本病脾肾亏虚，湿热留恋，久病夹瘀，虚实夹杂，因劳而发或复感而发的病机特点，在清利的基础上辨证用药，因人而异，灵活处方，不拘于八正之类苦寒之方。《医学正传·淋闭》："肾虚极而淋者，当补肾精而利小便，不可独用利水药。"故需投补肾之品，驱邪不伤正，邪去正安。以补肾健脾为法，对于补益脾肾之剂，用药切忌温燥峻烈，唯恐助实，以犯"实实"之戒。《诸病源候论》："诸淋者，由肾虚而膀胱生热，耗气伤阴，选药当以平和为贵。"且要根据不同的病例、不同的病程阶段，施以不同的治法。如张景岳倡导"凡热者宜清，涩者宜利，下陷者宜升提，虚者宜补，阳气不固者宜温补命门"的随证施治原则，在辨证论治的基础上，灵活选用。

3. 脾肾两虚与参芪地黄汤及药理　慢性肾盂肾炎大多由急性肾盂肾炎失治误治，病程迁延半年以上而成。多数患者有长期反复发作的尿路刺激症状；少数患者可无尿路刺激征，仅表现为长期低热、乏力、贫血、水肿、腰痛等；有的无明显症状，但尿中仅有细菌和少量的白细胞、蛋白等。本病常反复发作，病程缓慢，可持续数年或数十年不愈，多表现出虚实相兼、缠绵难愈的病理特点，总属正气不足、湿热潜伏的感染性疾病。湿热内盛或滞留不去为病之标，脾肾两虚，正气不足为病之本。据此之识，学者高征自创参芪地黄汤加减治疗，药由党参、黄芪、生地黄、山药、山茱萸、女贞子、白术、茯苓、泽泻、车前子、金钱草、鱼腥草、白花蛇舌草组成。

现代药理研究证实，党参、黄芪均能增强机体免疫功能，提高机体抵抗力，黄芪还能强心、利尿，减少有毒因子及氧自由基产生，两药合用协同，对提高机体抵抗力、促进炎症吸收消散、病变好转、防止复发有重要意义。茯苓、泽泻、车前子、金钱草均有明显的利尿作用，能促进尿量及其尿素、氯化物等代谢物质的排泄，同时还有较强的抑菌消炎作用。白术、山药能促进肠管吸收及小鼠的细胞免疫和体液免疫。女贞子、山茱萸能增强机体免疫功能，提高机体抵抗力并具利尿、抗菌功效。生地黄水提液具有较强的抗炎作用，并能增强网状内皮细胞的吞噬功能。鱼腥草所含的鱼腥草素对金黄色葡萄球菌等多种革兰氏阳性菌、阴性菌有抑制作用，可增强白细胞的吞噬功能，其所含的槲皮素及钾盐能扩张肾动脉，增加肾血流量，因而具有较强的利尿作用。

从肾治之验

1. 从肾阳亏虚、湿热内蕴论治　患者，女，37 岁。尿频、尿急、尿痛 3 年，加重半个月。患者 3 年前出现尿频、尿急、尿痛，反复发作。尿常规检查：偶见白细胞，隐血试验（＋）。自诉静脉滴注青霉素并口服清热利湿中成药 3 日后症状消失，尿检也可恢复正常；但停药后不久症状便又出现，近半个月来出现颜面及双下肢浮肿，乏力，且尿频有加重趋势。现症尿频、尿急、尿痛，小便余沥不尽，颜面及双下肢浮肿，乏力，腰痛，恶寒，纳眠可，大便调，舌质红，舌苔薄黄，脉沉。当日尿检：白细胞（＋），隐血试验（＋）。

四诊合参，此患者证属阳虚湿热证，且以阳虚为主。在外因感受风寒之邪，入里郁而化热为湿热之邪，注于下焦。肾气足则邪自去，肾阳足则外邪不能入侵，内邪也无立足之地。若认为有湿热之邪而不敢用温热药，大剂量使用清热利湿药，则会更伤正气，内邪无力清除，外邪又接踵而来。故治以温肾助阳，利湿通淋。方用二仙汤合八正（散）汤加减。

处方：淫羊藿 30 g，菟丝子 12 g，仙茅 10 g，续断 12 g，山药 15 g，茯苓 20 g，泽泻 15 g，瞿麦 15 g，车前子（包煎）15 g，桂枝 5 g。每日 1 剂，水煎分 2 次服。

二诊：服药 7 剂后，患者诉腰痛明显减轻，颜面及双下肢浮肿、畏寒、乏力、尿痛、尿急诸症较前减轻，尿频同前，咽干，饮水后减轻。药证相符，故见疗效，效不更方，原方续服。

三诊：又服药 7 剂后，患者诉尿痛、尿急明显减轻，尿频、颜面及双下肢浮肿较前减轻，已无腰痛、恶寒、乏力。原方加入牛膝，续服。

四诊：服药 7 剂后，患者诉诸症皆无，尿检（－）。嘱其注意饮食起居，避风寒，多饮水，加强锻炼，未予给药。随访 4 个月无复发。

按语：慢性肾盂肾炎中医临床分型常见下焦湿热、阴虚湿热、阳虚湿热、肾虚血瘀、脾肾两虚、阴阳两虚型。迁延期则多见脾肾两虚、阴阳两虚型。其中之阳虚湿热型者，临床多表现为尿频、尿急、尿痛，腰膝冷痛，畏寒，男子阴囊潮湿，女子白带量多清稀，小便色黄，舌淡红、舌苔白，脉沉。治当温补肾阳，利湿通淋。本例之治，即属此证之验。

2. 从肾阴亏虚、湿热下注论治　吴某，女，54 岁。主诉反复尿频、尿急 7 年余，加重 5 日。患者 7 年前因尿频、尿急、尿痛伴腰痛就诊于当地。诊断为急性肾盂肾炎，给予头孢类抗生素治疗后症状改善。但此后反复出现尿频、尿急等不适症状，口服抗生素后缓解。本次复发后口服抗生素无明显缓解，前来就诊。现症易疲劳，尿频、尿急，小便时偶有灼热感，无尿痛，小腹坠胀，偶有燥热，无发热恶寒；口干，饮水不能缓解；夜寐易醒，多梦，盗汗；大便每日 1 次，质地偏干。体查：血压 130/75 mmHg，精神欠佳，心肺（－），双肾区叩击痛（±），双下肢无水肿，舌质红，苔黄腻，脉沉细。尿液分析：尿隐血试验（＋），尿蛋白（＋），白细胞 153 个/μL。肾脏彩超：右肾偏小。X 线造影：肾盂肾盏变形。西医诊断为慢性肾盂肾炎。中医诊断为劳淋病，辨证属肾阴亏虚，湿热下注。治以滋阴补肾、利湿通淋。治选知柏地黄汤加减。

处方：生地黄 15 g，知母 10 g，黄柏 10 g，山茱萸 15 g，山药 20 g，茯苓 12 g，泽泻 12 g，白茅根 15 g，萹蓄 15 g，瞿麦 15 g，车前子（包煎）15 g，金樱子 15 g，芡实 30 g，牛膝 12 g。共 7 剂，每日 1 剂，水煎 800 mL，分多次如茶饮。

二诊：诉尿频、尿急等小便不适症状明显改善，小腹坠胀减轻，仍有燥热，无明显口干，夜寐多梦易醒，盗汗减轻，大便正常。舌质红，苔薄黄，脉沉。尿液分析：尿隐血试验（＋）、尿蛋白（±），白细胞 53 个/μL。原方去泽泻、牛膝，加酸枣仁 15 g，合欢皮 15 g，女贞子 20 g，墨旱莲 15 g。14 剂，煎服方法同前。

三诊：小便无明显不适，小腹无坠胀感，偶有燥热，夜寐可，大便正常。尿液分析：尿隐血试验（±）。前方去知母、黄柏、萹蓄、瞿麦、车前子，将生地黄用量加至 20 g，加菟丝子 15 g，桑寄生 15 g。7 剂，煎服方法同前。

患者间断复诊，检查小便，坚持用药，至年底未见复发。

按语：本例患者病程较长，反复发作，诊断明确，初诊时症状较多，除泌尿系症状外，伴有燥热、口干、夜寐梦多、盗汗。结合患者年龄，辨证可知标在膀胱湿热，本在肾阴亏虚，故首诊时清利湿热与滋阴补肾并重；二诊时患者泌尿系症状明显改善，当以滋阴补肾为主，辅以清热利湿；三诊时，患者症状、体征、尿液分析结果均显示无明显膀胱湿热之症，故以填补肾精为主，并以此为法善后，病情控制良好。

3. 从脾肾气阴亏虚、湿热稽留论治　　王某，男，54 岁。反复浮肿 3 年余。患者 3 年多前无明显诱因突然尿频、尿急，每日达 10 余次，经用抗生素治疗后缓解。此后多次出现尿频、尿急，自服三金片、诺氟沙星胶囊好转。时感腰酸，未经系统治疗。3 个月前症状加重，诊为慢性肾盂肾炎，给予抗炎及对症治疗 1 个月，无明显好转而出院。现患者精神较差，面色㿠白，纳食尚可，腰部发胀，小便频数，日行 8～9 次，睡眠较差，多梦，舌质红，苔薄白腻，脉细滑。体查：双眼睑轻度浮肿，心肺检查无异常，腹水征（－），下肢浮肿。尿常规：蛋白质（＋＋），红细胞（＋），偶见颗粒管型。辨证属脾肾气阴亏虚，湿热稽留。治以健脾益肾，利水渗湿。予以益肾汤加减。

处方：黄芪 30 g，生地黄 20 g，山茱萸 15 g，白术 20 g，黄柏 10 g，茯苓 15 g，泽泻 15 g，牡丹皮 10 g，白茅根 30 g，白花蛇舌草 30 g，车前子（包煎）15 g，益母草 15 g，首乌藤 30 g，栀子 15 g，灯芯草 3 g。每日 1 剂，水煎分 2 次服。

二诊：自觉症状好转，尿量增加，夜寐转安，舌苔薄白，脉弦细略滑。查体：双眼睑浮肿消退，双下肢浮肿（＋），未见颗粒管型。上方去首乌藤、栀子、茯苓，泽泻用量加至 30 g。

经上方加减治疗 2 个月，患者面色红润，浮肿消退，已无明显自觉症状，尿常规检查正常。又经过 2 个月的巩固治疗，多次复查尿常规，均在正常范围，病情稳定。

按语：慢性肾盂肾炎属中医学"劳淋"范畴。中医学认为，久淋不愈，湿热损伤正气，或年老体虚劳累过度、房室不节导致脾肾亏虚而演变成慢性过程，而久病血瘀，若邪热未净，而正气已亏，最后形成虚实夹杂之证。方中黄芪、生地黄、白术、山药、山茱萸益气健脾补肾，黄柏、茯苓、泽泻、白茅根淡渗利湿，白花蛇草清热解毒，牡丹皮、益母草活血化瘀。现代医学认为，健脾益肾药物能调节免疫功能，增强抗病能力，提高机体防御能力。清热解毒之品均有杀菌、抑菌、抗病毒和提高免疫之功能。活血化瘀之品能促进肾脏血液循环，增加血流量，提高肾小球滤过率，增加尿量，加强尿菌的排泄。因此有很好的抗菌及提高机体免疫力作用，可减少疾病复发，故临床疗效显著。

第二十九章　慢性肾小球肾炎

　　慢性肾小球肾炎（CGN）简称慢性肾炎，是多种病因引起的原发于肾小球的一组免疫性炎症性疾病。临床以水肿、高血压、蛋白尿、血尿及肾功能损害为特征，其病情迁延，病变缓慢进展，最终将导致慢性肾衰竭。本病病因至今不明，少数与链球菌感染有关，部分患者有急性肾炎病史。

　　根据慢性肾炎的临床特征，其属于中医学"水肿""虚劳""腰痛"等范畴。中医学认为，本病多因饮食不节，或劳倦过度，伤及脾阳，脾失转输而水湿内停，泛溢肌肤，发为水肿。水肿病久，或欲劳体虚，肾气内伐，肾阳亏虚，失于蒸化，开阖不利，水湿内停，则泛溢成肿。病长日久，脾肾统摄固藏失职，精微下泄，而并见虚劳。故慢性肾炎的中医辨识，既有单纯的肾脏本身的肾阳亏虚、肾阴亏虚，又有肾虚与他脏合病的脾肾阳虚、肝肾阴虚、肺肾气虚，以及肾虚兼夹邪实的肾虚血瘀、肾虚湿热等证候。

从肾论之理

　　现代医学认为，慢性肾炎是一免疫介导的炎症性疾病，易感人群在始动因素的作用下产生免疫反应，激活炎症细胞，释放多种炎症介质，造成肾脏的损伤。肾脏局部的炎症是其病变进展的中心环节，而肾脏固有细胞功能异化或消失，肾脏纤维化是慢性肾炎发展的结局。现代医家对慢性肾炎的病因病机认识已趋于一致，而从中医学理论审视，高坤等认为，正虚致邪是本病的基本病因，正虚标实为其根本病机，故肾虚而兼夹瘀血、湿热贯穿于其病理过程。

　　1. 慢性肾炎的肾虚病因病机　　中医学所指的肾是一个综合性功能单位，具有主管生长发育生殖，水液代谢，纳气、生髓、化血、濡养脏腑等多项功能。《周慎斋遗书》："人生之来，其原在肾，人病之来，亦多在肾，肾者命之根也。"肾中的精气禀赋于先天，充盛于后天。故肾虚的本质是肾的精气不足。肾气由肾精产生，肾精为肾气之根，肾气为肾精之象，即肾精的功能活动。肾气是维持生命活动的基本动力。肾精与肾气两者互为体用，相互促进。肾虚是肾病的基本病因病机，在肾脏疾病中肾虚的形成与先天禀赋薄弱、他病及肾、邪毒犯肾、调摄失宜、老弱体虚等密切相关。肾虚证不只是一个综合证候群，而是概括了产生肾虚的各方面因素，这些因素因不同体质而表现出各种证候，如肾阴亏虚、肾阳不足等。

　　（1）对慢性肾炎肾虚病因的认识：从病因学角度而论，正虚致邪是本病的根本病因所在。我们不但重视外邪侵袭，更强调正虚脏腑内伤的致病作用。慢性肾炎是肾本脏自病，肾虚内伤是其发病关键。而致肾虚之因，主要有以下几种。

　　1）禀赋肾虚：关于人体禀赋，《灵枢·寿夭刚柔》有"人之所生也，有刚有柔，有弱有强，有短有长，有阴有阳"之说。这种差异性就表现为体质各异。现代医学研究表明，多数慢性肾炎的发生具有一定的遗传背景，基因多态性在肾炎的易感性、病因学、发病机制及病变进展中具有重要意义，这种遗传背景即中医学所认为的先天禀赋。故在相同的致病因素作用下，结合不同的禀赋体质，证候表现多种多样。正如《医理辑要·锦囊觉后篇》所云："要知易风为病者，表气素虚；易寒为病者，阳气素弱；易热为病者，阴气素衰；易伤食者，脾胃必亏；易劳伤者，中气必损。"

　　2）药毒伤肾：在肾脏病的整个病程中，患者不可避免地因服用多种药物而致"药毒伤肾"。《周礼·天官冢宰》："医师掌医之政，聚毒药以供医事。"明代张景岳在《类经》中说得很明白："药以治病，因毒为能。"药毒伤肾主要包括"毒药伤肾""误用损肾"两方面。《儒门事亲》把药物致病称为"药邪"，药邪瘀滞肾脏，耗气伤精，损伤肾络，导致肾脏功能异常。多种抗生素、造影剂、非甾体消炎药等对肾脏的损害有目共睹。错误的治疗原则亦会对肾脏造成损害。如对气阴两虚型患者，错误地运用温补肾阳之品，结果造成机体蛋白质的高分解代谢，增加肾脏的负担，加重肾损害。

3）久病及肾：《景岳全书》"虚邪之至，害少归阴，五脏所伤，穷必及肾"。多种外感内伤疾病，久病不愈，迁延反复，耗气伤精，伤阴损阳，伤及肾脏，导致多种肾脏疾病，特别是继发性肾脏病变。如高血压肾损害、糖尿病肾病、狼疮性肾炎、尿酸性肾病等均为原发病迁延不愈引起的肾脏损害。

4）饮食害肾：水谷精微不循常道，酿湿生瘀，加速病情进程。如进食大量蛋白质饮食，肾脏不能有效地分清泌浊，含氮代谢废物形成"浊毒之邪"，积累体内，损伤肾脏，毒害机体。饮食不节也是部分肾脏疾病急性发作的诱因，如紫癜性肾炎患者进食部分异种蛋白质，产生变态反应，会引发病情急性发作加重。

（2）对慢性肾炎肾虚致邪实的认识：慢性肾炎常因肾虚而致邪实，则往往造成本病在临床上呈现出诸多"本虚标实"的虚实错杂证候。邪因肾虚而致，就慢性肾炎而言，举其要者讨论之。

1）外感与肾虚：肾虚易致外邪的侵袭，慢性肾炎多因感受外邪而诱发或加重其疾。人之所以易感外邪，与卫气功能不固密切相关。卫气即《内经》所谓卫外而为固者也。《难经》名为守邪之神。人体在防御外邪侵袭的过程中卫气起到了重要作用，卫气固密，则百邪不能侵；若少有罅隙，则邪即袭之。而卫气之根又在肾，《内经》："卫气出于下焦，常从足少阴之分，间行于脏腑者是也。"《难经》称为肾间动气，后世称为丹田真阳，即此卫气。肾气不足，卫外之功薄弱，易于外感六淫之邪。《内经》："正气存内，邪不可干。""邪之所凑，其正必虚。"卫气不仅在御邪方面起重要作用，而且还具有许多功能，如"间行于五脏则五神生""间行于六腑则水谷化""出入于经络则痛痒分"等，但这一切均基于肾气的充足。肾气亏虚，则气化失常，脏腑内伤，更易感邪。

2）湿热与肾虚：《素问·逆调论》："肾为水脏，主津液。"在津液的代谢过程中，肾的蒸腾气化起着主宰作用。《素问·水热穴论》："肾者，胃之关也。关门不利，故聚水而从其类也。"湿为水邪之一，肾主水，故内湿之根在肾。《瘴疟指南》："湿有内外之殊。外感则入经络而流关节，内伤则由脏腑而归脾肾。"外湿与卫气密切相关，内湿的产生源于肾虚。罗东逸《名医汇粹》："肾，藏真水而行客水。""肾气温则客水亦摄而归真水；肾气寒则真水亦从而为客水。"这里的"客水"即为内生之湿邪。肾气充足，则水湿之邪不易生。若肾气亏虚，气化无权，则津液代谢不循常道，化为湿邪，湿邪遏滞气机，肾气更虚。热与湿密切相关。《素问·至真要大论》："水液浑浊，皆属于热。"《黄帝素问宣明论方·水湿总论》："凡病湿者，多自热生。"反之，湿邪更易化热，正如徐灵胎所云："有湿则有热，虽未必尽然，但湿邪每易化热。"湿为阴，无论外感内伤，均易流注下焦。肾居下焦，肾虚湿热胶结，由虚致实，由实致虚，虚虚实实，造成病情迁延。因此，临床上慢性肾炎患者多有湿热证表现，尤其是在肾病综合征、氮质血症期、尿毒症患者中尤为突出，而且脾肾两虚与气阴两虚患者更易兼夹湿热。可见肾气亏虚、肾阴不足与湿邪的产生关系较为密切；反之，湿热之邪更易耗气伤阴。

3）瘀血与肾虚：在组织学上肾小球实际上是一团毛细血管球。"久病及肾""久病入络""久病成瘀"，可见肾与"瘀"在病理上密切相关。肾中阴阳气血的不足均可导致瘀血的产生。肾气亏虚，水湿停聚，气血运行不畅，而成瘀血。肾络受损，水湿阻络，血溢脉外，"离经之血为瘀"。《内经》"阳虚则寒""气血者，喜温而恶寒，寒凝则泣不能流"，血受寒则凝，寒凝经脉，血行不畅，寒凝成瘀。《医林改错》："血受热则煎熬成块。"《金匮要略》："热之所过，血为之凝滞。""血瘀经脉，亦久而生热。""热附血而愈觉缠绵，血得热而愈形胶固。"朱丹溪云"湿热熏蒸而为瘀"，即由热生瘀，阴虚致瘀。

（3）对慢性肾炎肾虚的病机认识：从病机学角度而论，慢性肾炎之肾虚，主要是以下原因形成的。

1）肾失封藏：《内经》认为肾为"封藏之本，精之处也"。封藏失职，肾失固摄，精微丢失。如白蛋白是人体的精微物质，宜藏不宜泻，肾失固摄，蛋白渗漏于尿，流失体外。《张氏医通》："气不耗，归精于肾而为精，精不泄，归精于肝而化清血。"精血同源，"血即精之属也"（《景岳全书》），肾病日久，肾精损耗，造成贫血。经曰："脏真下于肾，肾藏骨髓之气也。"肾虚日久，肾性骨病日益严重。在肾衰竭期，肾精亏虚，机体失养，其主骨生髓、主生长发育生殖等功能均受影响。

2）开阖失职：《医门法律》"肾气从阳则开，阳太甚则关门大开，水之下而为消；肾气从阴则阖，水不通则为水肿"。开阖失司，影响了机体水液代谢，更重要的是浊毒不能有效排出，潴留体内，酿湿生瘀，耗损正气，造成损害。

3）殃及他脏：《侣山堂类辨》"五脏之气，皆相贯通"。故肾中阴阳精气亏虚，常又累及他脏，出现其他脏腑功能异常的表现。

肾病及心：心、肾二脏"水火既济"，肾病及心，主要表现在肾阳不足、肾水凌心，肾阴不足、水亏火旺两方面。肾阳不足，不能温化肾水，水动于下，循冲脉上逆，凌犯心脏；若肾水不足，不能上济心火，则心火偏亢。

肾病及肺：肺司呼吸，肾主纳气。《难经》："金生水，水流下行而不能上，故在下部也。"《景岳全书》："水病而喘者，以肾邪干肺也。"子病及母，可见肾水泛肺，肾不纳气、肺气上逆，肺肾阴虚等三方面病机。

肾病及脾：脾肾是先天与后天相互资生的关系。严用和："肾气若壮，丹田火盛，上蒸脾土，脾土温和，中焦自治。"《圣济总录》："肾，水也，脾土治之。"故命门火衰、脾阳亏虚，肾水泛滥、水湿困脾，肾阴亏虚、脾阴失养是肾病传脾的三方面主要病机表现。

肾病及肝："肝肾同源"，同居下焦，更易传变。何梦瑶《医碥》："肾水为命门之火所蒸，化气上升，肝气受益。"《临证指南医案》："肝为风脏，因精血衰耗，水不涵木，木少滋荣，故肝阳偏亢，内风时起。"《景岳全书》："肾水绝则水气不荣，而四肢干痿，故多怒，鬓发焦，筋骨痿。"故肾病及肝主要有水不涵木、肝阳上亢，肾阴亏虚、肝木失养两方面病机表现。

4）肾虚与湿热瘀血胶结：湿热与瘀血，既是病理产物又是致病因素。《素问·调经论》："孙络水溢则经有留血。"《金匮要略》："血不利则为水。"《血证论》："血与水本不相离。"朱丹溪："湿热熏蒸而为瘀""热附血而愈觉缠绵，血得热而愈形胶固。"可见湿热与瘀血易于胶结，相互影响。

病理学指出，炎症是以血管反应为中心环节，涉及血流动力学的改变、血液成分的渗出、细胞的活化及细胞因子的合成与释放等，在肾小球疾病中常有内皮细胞的肿胀、微血栓的形成、毛细血管腔的狭窄及炎症介质的释放，均符合湿与瘀为患的特点。慢性肾小球疾病肾活体组织检查示，活动性病变为坏死性（纤维素样坏死）、渗出性（白细胞及单核细胞浸润）和增生性病变（系膜、内皮或上皮细胞的增生）。根据微观辨证，活动性病变"湿"与"瘀"的表现较为明显，肾脏结构及功能的损伤是肾虚的病理表现之一。湿瘀愈明显，肾损害则愈重。肾脏病变越重，损伤不易修复，则湿瘀更易产生，且不易消散，会加重肾虚。可见，肾虚为肾病发生发展的基础，肾虚与湿热瘀血胶结是慢性肾炎的基本病机。

2. 从脾肾论治慢性肾小球肾炎　　慢性肾小球肾炎系指蛋白尿、水肿、血尿、高血压为基本临床表现，以缓慢进展的肾功能减退为特点的一组肾小球疾病。起病方式各有不同，病情迁延，疾病表现多样，病理改变不一，最终将发展为慢性肾衰竭。宋立群认为，慢性肾炎与脾肾亏虚关系密切，脾肾两脏的虚损始终贯穿慢性肾炎的整个发生发展过程，脾肾虚损的程度决定着慢性肾炎的康复和预后。

（1）脾肾功能与慢性肾炎：《素问·经脉别论》"饮入于胃，游溢精气，上输于脾，脾气散精，上归于肺，通调水道，下输膀胱，水精四布，五经并行。"脾肾在物质代谢的过程中起着重要的作用，况乎肾为先天之本，脾为后天之本，先天之本既充，后天之本得固，则体健而无病，脾肾亏虚，脾失健运，肾失固摄，统摄无权，则出现精微物质的漏泄而出现蛋白尿、血尿等，水液运化失施则出现水肿和慢性肾小球肾炎的相应症状。

1）慢性肾炎性水肿与脾肾的关系：水肿是慢性肾炎的主要症状和典型症状之一。《景岳全书·肿胀》："凡水肿等证，乃肺脾肾三脏相干之病。盖水为至阴，故其本在肾；水化于气，故其标在肺；水惟畏土，故其制在脾。今肺虚则气不化精而化水，脾虚则土不制水而反克，肾虚则水无所主而妄行。"《素问·水热穴论》："肾者，胃之关也，关门不利，故聚水而从其类也。"肾气虚损，开合失常，制水无能，膀胱气化不利，水液和阴浊排泄不畅，上逆侵泛中州，脾阳不振，制水无力，水液横溢，肺气虚衰，宣降无常，不能布化津液，水液浊阴停留体内发为水肿，总以脾肾衰弱为主。

2）慢性肾炎蛋白尿与脾肾的关系：蛋白尿为慢性肾炎的主要实验室检查指标，它属于中医学"精气"范畴。《素问·上古天真论》："肾者主水，受五脏六腑之精而藏之。"《素问·六节脏象论》："肾者，主蛰，封藏之本，精之处也。"蛋白质是人体的精微物质，"精"包括先天肾之精和后天脾胃化生之精。《中西汇通医经精义》："脾土能制肾水，所以封藏肾气也。"肾为封藏之本，精应由脾助肾封藏于肾而主神发挥相应的作用，若"脾气下陷，肾气不固"，封藏之本不固，精微不归封藏而下泄，故出现蛋白尿，亦责之于脾肾。

3）慢性肾炎血尿、腰痛等与脾肾的关系：慢性肾炎也会出现血尿、腰痛、眩晕等症状，血尿的病因病机也主要是由于正虚为本，脾肾亏虚，气化无权，封藏不固而精微下泄出现血尿。《素问·标本病传论》："肾病，少腹腰脊痛。"《丹溪心法·腰痛》中，腰痛的病因有肾虚、痰积，眩晕可由肝肾阴虚或脾气亏虚，清阳不升、浊阴不降所致，然无不由于脾肾不固。

（2）健脾益肾法与慢性肾炎：由上可见，慢性肾炎的发生发展与肺、脾、肾功能失调、三焦气化失司密切相关，尤其脾肾虚损贯穿慢性肾炎的始终。脾肾气虚，脾虚失运，水谷精微生化乏源，进而导致气血双亏；肾虚失于固藏，约束无权，致精微物质随尿液下注。脾与肾乃先后天之本，先天之本既充，后天之本得固；后天之本得健，先天之本不竭。根据《内经》"虚者补之"以及《难经》提出的"损其肾者，益其精"的理论，针对本病脾肾亏虚的固有病机，故治以健脾益气，补肾涩精，宋教授创制慢肾汤（黄芪、焦白术、茯苓、川牛膝、石莲子、墨旱莲、女贞子、金樱子、桑螵蛸、杜仲炭、地榆炭、桑白皮、阿胶、罗布麻、砂仁等）。方中黄芪、川牛膝健脾益气，补肾涩精；茯苓利水渗湿，健脾安神，焦白术补气健脾，燥湿利水，两药助黄芪补气、健脾、益肺、利水消肿之功效；墨旱莲、女贞子、金樱子、石莲子、桑螵蛸、杜仲炭补肝肾填精涩精，杜仲用炭意在引诸药入肾经；桑白皮利水消肿；阿胶补血止血，滋阴润燥，为补血之佳品，止血常用阿胶珠；地榆炭凉血止血；罗布麻平抑肝阳，清热、利尿、降血压；砂仁辛温，归脾胃经，化湿行气，温中止呕止泻。全方共达健脾益气、补肾涩精、利水消肿之功。

3. 慢性肾炎脾肾两虚血瘀病机说　慢性肾小球肾炎是多种原因、多种病理因素所致的一组原发性肾小球疾病，其发病机制与免疫功能异常关系密切。其特点为起病隐匿、病情进展缓慢、迁延难愈，是导致终末肾功能衰竭的首要疾病。西医多对症治疗。中医辨证论治，病证结合，常能获得良效。张绪生致力于肾脏疾病临床研究40余载，详参经典，衷中参西，勤于实践，学验俱丰，尤擅长从脾肾论治慢性肾炎，临床疗效显著。

（1）脾肾气虚为发病之根本：肾主水藏精，脾主运化与统摄，为先后天之本。张教授认为，因饮食不节，或劳倦过度，或外邪侵袭，伤及脾气，脾失转输，而水湿内停，泛溢肌肤，发为水肿；肾气内伐，肾阳不足，开阖失利，水邪内聚，则尿少；脾肾统摄固藏失职，蛋白精微不循常道，下泄于尿，而现蛋白和/或血尿；脾肾两虚，气血之源不足，则乏力、腰膝酸软。病情迁延日久，则现脾肾两虚、水湿痰浊瘀阻之"肾衰"危象。正如《灵枢·口问》云"中气不足，溲便为之变"；《脾胃论》云"脾胃之气既伤，而元气亦不能充，而诸病之所由生也"；《景岳全书》云"凡水肿等证，乃肺脾肾三脏相干之病。盖水为至阴，故其本在肾；水化于气，故其标在肺；水惟畏土，故其制在脾。今肺虚则气不化精而化水，脾虚则土不制水而反克，肾虚则水无所主而妄行"。说明脾肾气虚是本病发生发展的根本原因。

（2）瘀血阻滞为发病之关键：慢性肾炎多迁延难愈，久病入络，脾肾亏虚，气虚血缓而滞，血虚血少而涩，瘀血阻滞，经脉不利；或水湿蕴结，水停郁久则影响血运，血滞体内为患而产生瘀血。临床主要表现为腰痛、恶心呕吐、脘腹胀闷、面色黧黑或晦暗、舌质暗红或有瘀点瘀斑等血瘀之象。《素问·调经论》云"瘀血不去，其水乃成"；《金匮要略》云"血不利则为水"；《血证论》云"病血者未尝不病水，病水者未尝不病血"。

以上论述均提示瘀血阻滞为发病之关键。其不仅是致病因素，亦是病理基础，贯穿于整个病情的始终。脾肾亏虚导致血液瘀滞，血瘀又加重脾肾两虚，甚至可产生湿、热、痰、毒、风等邪气，从而加重病情，影响转归。

（3）补肾益脾祛瘀为治疗大法：慢性肾炎临床症状多样复杂且隐匿，但不外乎脾肾亏虚及瘀血阻滞。《难经》："损其肾者，益其精。"《素问·平人气象论》："人以水谷为本。"故临床上以补益脾肾、活血祛瘀为治疗大法。补脾肾重在培精益气，精能化气，气可生血，精气血足，正气旺盛，则脾肾贮藏、运化、固摄等功能正常，水液输布循其常道而不四溢，则病不发。张教授临床喜用淫羊藿、菟丝子、熟地黄、党参、黄芪等平补之品补精益气，不主张选用峻补之品，以免辛燥之性滋腻碍胃，耗伤阴血。常配伍醒脾和胃之药，补脾运脾并用，增强补药之性。

"肾病多瘀""久病多瘀"，现代药理研究证明，本病肾小球有微血栓形成，血瘀客观存在，故主张将活血化瘀贯穿于本病治疗的始终。临床常用丹参、鬼箭羽、地龙、泽兰等活血祛瘀、通经活络、软坚消癥，达"去菀陈莝"之目的。

张教授临床多采用参芪地黄汤为基础方加减治疗。参芪地黄汤出自《沈氏尊生书》，是治疗慢性肾脏疾病的常用方，在延缓肾功能减退方面具有较好的临床疗效。参芪地黄汤由熟地黄、山茱萸、山药、党参、黄芪、茯苓、泽泻、牡丹皮组成，重在补益脾肾。方中党参、黄芪益气健脾升阳，运化水湿浊邪，转输蛋白精微使之回归血脉循环；熟地黄、山茱萸、山药填精益髓、滋肾固精，补脾生血；泽泻、茯苓健脾渗湿、利水消肿，可助山药之健运；牡丹皮活血祛瘀通络、行水利尿。全方合用，可健脾补肾，活血祛瘀，利水消肿，塞其流，充其源，扶正祛邪，标本兼顾，效如桴鼓。现代药理研究证实，参芪地黄汤具有调节免疫功能，降低尿蛋白含量，延缓肾组织纤维化进程，抑制血小板聚集、抗凝抗炎、降脂、利尿、抗应激（提高贫血的耐氧力）等作用。

临床不拘于古方，灵活运用，随证加减。瘀血重者，症见尿少、腹部及四肢肿胀，甚则脉络曲张、面色黧黑、舌质紫暗或夹瘀斑瘀点、脉细涩等，加桃仁、红花、当归、益母草等活血化瘀、通络利水，血通则水利；夹有痰湿者，症见肿甚、面色萎黄、头晕、呕恶、大量蛋白尿等，加法夏、陈皮、昆布、海藻等祛湿消痰、软坚利水，痰湿去则肿消；兼风邪表证者，症见浮肿、恶寒发热、鼻塞流涕、咳嗽、咽干咽痛等，加板蓝根、金银花、荆芥、防风等疏风解表、宣肺散邪；肝风内动者，症见水肿、头痛、眩晕、手足颤抖、血压升高等，加川芎、防风、天麻、全蝎等平肝熄风潜阳，风灭则水泄；顽固性蛋白尿者，酌加益智、桑螵蛸等收敛固涩之药，并常配伍虫类药物活血破瘀、通络解毒，瘀毒散则蛋白消；热毒伤阴者，症见咽痛、口干咽燥、咳黄痰、血尿加重等，加白花蛇舌草、半边莲、桔梗、玄参、麦冬、墨旱莲、女贞子、白茅根、车前子等清热解毒、滋阴凉血。

4. 慢性肾小球疾病"肾虚湿瘀"病理探析　原发性肾小球疾病慢性进展的主要病机特点在于虚、湿（热）、瘀。其发病是在肾元亏虚、正气不足的基础上，遭受外邪或内伤等因素，致气血失和、脏腑功能失调，而产生湿热、瘀血等病理产物，日久迁延，则形成本虚标实、肾虚湿瘀之证。若湿邪久恋不去酿生湿浊、浊毒等病理产物，则进入肾功能不全及尿毒症阶段。因而，学者孙世竹等认为，深入探讨肾病慢性进展过程中的病理机制，为临床辨证治疗提供可靠依据，对提高临床疗效、延缓肾病进程具有深远意义。

中医学认为"正气存内，邪不可干；邪之所凑，其气必虚"。疾病发生的内在因素是正气不足，西医认为慢性肾小球疾病的发生是个体的基因多态性决定其具有疾病易感性，在机体免疫功能失调时，发生免疫介导性炎症损伤，形成肾脏疾病。

（1）肾虚是致病之本：中医认为肾主藏精，为先天之本，性命之根。《素问·六节脏象论》："肾者主蛰，封藏之本，精之处也。"肾所藏之精包括先天之精和后天之精。肾中精气的盛衰决定着机体的生、长、壮、老、已。幼年精气未充、禀赋不足；老年精气衰退；房室不节及久病等先后天因素均可导致肾中精气不足，肾藏精，精化气，"精气夺则虚"，故肾虚的本质是指肾中精气之不足。西医的个体基因多态性应是中医所说的先天禀赋，实验证明补肾益精中药可以减轻老年小鼠DNA损伤程度，提高其损伤修复能力，改善其DNA结构的增龄变化。端粒是真核细胞染色体末端的DNA重复序列，端粒的生物学功能是防止染色体 DNA 降解、末端融合、非正常重组和染色体缺失，端粒的长短和稳定性决定了细胞寿命，并与细胞衰老密切相关。补肾益精方药可使体细胞染色体端粒 DNA 重复序列减缓缩短。这些都说明中医的肾可能与遗传物质 DNA 有密切关系。

1）肾虚与免疫遗传系统：肾虚者及老年人机体一般表现为免疫功能低下。"肾虚"导致"衰老"的原因可能与"肾虚"引起内分泌功能下降及免疫功能紊乱有关。T 细胞的增殖活性及白细胞介素-2（IL-2）的水平可直接反映 T 细胞的功能状况。IL-12 是活化 Th1 细胞和 NK 细胞的关键细胞因子。有研究结果显示，肾虚动物 IL-2 和 IL-12 mRNA 的表达受到抑制，但经益气补肾方药可显著改善。沈自尹教授经过多方面的研究指出，肾阳虚证的调控中心定位在下丘脑，且补肾药直接对外周效应器官有广泛的调节作用；他认为肾阳虚证涵盖神经内分泌免疫网络，其调控中心在下丘脑。说明中医的肾脏功能与西医的神经内分泌免疫网络有着密切联系，当肾虚达到一定程度，影响神经、内分泌及免疫网络的功能状态时，可导致该系统功能失调。

大量的研究资料显示，人主要组织相容性复合体是由一组高度多态性基因组成的染色体区域，人类白细胞抗原（HLA 抗原）在免疫应答的启动和调节中发挥重要作用。已发现 HLA DR 抗原与部分原发性肾小球疾病的易感性、治疗反应和预后有较为肯定的关系，提示免疫遗传在原发性肾小球发病机制中发挥重要作用。

2）肾系疾病与免疫遗传系统：当今转基因鼠的研究提示，转基因的插入位点是肾脏疾病发展的决定因素。肾小球硬化的发生、进展存在遗传背景，生长激素中的 α-螺旋 ID 区域、细胞外基质的积聚（尤其是Ⅳ型胶原）、肾单位数不足等均与肾小球硬化有关。

原发性肾病综合征（PNS）的病因尚不明确，但多年研究已经证实，各种原发性肾病综合征（PNS）肯定存在多种免疫功能缺陷。相关研究结果显示，某些基因如血管紧张素 I 转换酶基因、载脂蛋白（APO）B 基因、血小板活化因子分解酶基因、人类白细胞抗原基因等的多态性与 PNS 的易感性、激素疗效、疾病复发、病理进展及预后明显相关。过敏性紫癜肾炎（HSPN）和 IgA 肾病（IgAN）的病因亦不明确，但一些研究成果显示，某些基因如血管紧张素 I 转换酶基因、白细胞介素-受体拮抗剂基因、白细胞介素基因、肿瘤坏死因子基因、内皮-氧化氮合酶基因、补体基因、人类白细胞抗原基因、子宫球蛋白基因等的多态性与 HSPN 和 IgAN 的易感性、病理进展、治疗及预后明显相关。具有 ApOEZ 基因表型的 IgAN 患儿血清中甘油三酯含量明显升高，出现严重肾组织损伤的频率显著高于轻度肾组织损伤的 IgAN 患儿，显示 APOE 基因与 lgAN 的病理进展密切相关。

基因多态性是人类基因组中一个较为常见的现象，但发生在某些基因位点上的多态性对基因的转录表达或基因产物的功能将产生影响。可见，肾炎的发生具有一定的免疫遗传背景，单核苷酸多态性、HLA 基因系统在肾炎的病因学、免疫发病学及易感性中具有重要作用，这种遗传易感性即中医所讲的先天禀赋或个体素质。故可以认为慢性肾炎是因肾元亏虚，正气不足，遭受外邪或内伤等因素而致病，随着疾病的发展和演变，经历了由虚致实、因实更虚的病理过程，最终表现为本虚标实之证。因此，肾虚是慢性肾炎发病的内在基础。

（2）湿热伴随疾病的发生发展：

1）肾与湿热：《素问·逆调论》："肾者水脏，主津液"。肾的气化功能是津液代谢的动力。中医学认为肾小球肾炎的发病机制是肺、脾、肾三脏功能失调，水液代谢障碍。或感受风邪热毒，蕴结于肺，下损及肾；或皮肤湿热疮毒，浸淫于脾，壅阻三焦，致水液不归正化，肾不主水，气化失司，津液代谢失调，聚而成为水湿之邪，湿郁化热，酿生湿热，蕴结于肾。水湿泛溢肌肤而水肿；湿热留羁肾府则腰痛；湿困中焦，脾不升清，或湿热流注下焦使肾失封藏，精气外泄，则见蛋白尿；伤及血络则尿血。气虚易留湿，湿郁易蕴热，湿热留恋，每每耗伤正气，乃致病情缠绵难愈。临床及实验研究证实，慢性肾小球疾病患者以气阴两虚证最为常见，脾肾气虚证其次；标证则以湿热为主要病理因素。

2）免疫性炎症与湿热：西医认为原发性肾小球疾病的发病基础是由免疫反应引起，免疫反应激活炎症细胞，使之释放炎症介质，造成肾小球损伤。慢性炎症持续存在，机体在损伤、修复的过程中，致使肾小球纤维化、硬化。免疫复合物的致炎作用体现为：①激活的补体裂解片段为炎症介质，造成血管通透性的改变；②作为趋化物，使大量中性粒细胞聚集于免疫复合物沉积区，造成组织损伤和加大炎症反应；③可直接或间接地促使血小板凝聚与活化，参与炎症反应或导致血栓的形成及局部的缺血；④活化巨噬细胞，释放多种细胞因子，对沉积区的炎症起到推波助澜的作用。

免疫反应用中医理论解释应属邪正相争，免疫复合物沉积致炎则为病邪留恋为患。肾炎等患者肾活检组织光镜下可见肾小球固有细胞增生及炎性细胞浸润，并伴随产生大量的炎症介质和细胞因子，这与中医学"湿热"病理十分相似。

湿热病理在慢性肾炎病程中具有重要意义，它既是疾病的产物，又是导致病情进一步发展的新的致病因素。津液代谢失调，聚而成为水湿之邪，湿郁化热，酿生湿热，蕴结于肾。湿邪胶着，黏滞难化，"热得湿而愈炽，湿得热而愈横"，从而决定了本病多缠绵难愈，反复迁延。"湿热"不除，耗损正气，则病情愈难缓解。

临床证实，肾小球巨噬细胞浸润与肾穿刺活体组织检查时蛋白尿程度显著相关；中医学临床也证实，伴有湿热之证者蛋白尿的程度较重，用清利湿热之品可明显缓解蛋白尿。间质巨噬细胞浸润程度和肾活体组织检查时肾功能显著相关，并能预测原发性和继发性肾炎的预后。说明湿热病邪与肾病进展有关并贯穿于肾纤维化过程的始终，并促进纤维化的形成。如巨噬细胞可以通过产生活性氧基团，活化金属蛋白酶，分泌多种细胞因子损伤肾小球基底膜和调节小球血流动力学。

3）肾纤维化与湿热：机体在发生免疫炎症反应的同时，又启动了各种免疫抑制和抗炎症程序。致炎因子和抗炎因子的相互作用结果可能决定了免疫介导的肾脏病变的发生、发展及最终预后，这些细胞因子在炎症修复阶段所引起的促增生作用，导致了永久性的病理损伤，形成了肾脏的纤维样瘢痕。巨噬细胞在肾小球聚集，可以促进系膜细胞合成细胞外基质（ECM）并促进系膜细胞表达细胞外基质降解酶抑制物，可以产生大量的细胞因子，参与肾小球硬化的发生发展。在肾小管、间质中，巨噬细胞通过分泌或激活金属蛋白酶损伤小管基底膜，提高局部血管通透性；通过产生 IL-1 等细胞因子促进纤维母细胞在小管间质浸润、增生和基质合成，最终致纤维化。

在肾小球、小管及间质的这些病理过程，中医理论应为湿热之邪稽留不去，耗伤正气，气虚血滞瘀结肾脏，而致肾失于气化、封藏之功，逐渐走向肾功能衰竭；在肾衰过程中免疫性炎症仍在起作用，临床肾衰伴大量蛋白尿时，中医辨证属湿热瘀毒久留体内，损害肾脏，导致肾功能衰竭。针对这一病理环节，治疗用清利湿热法为主，临床证实不仅可减少尿蛋白，且能使肾功能衰退速度明显减缓，从临床角度证明湿热持续存在于肾病的慢性进展过程中。

（3）血瘀阻络形成肾纤维化：

1）湿热与血瘀：慢性肾病湿热与瘀血互为因果，互结为患。湿热壅塞，气机不畅，血行受阻，致瘀血产生。既有气虚运血无力，又有"水病血亦病"，脉络不利，积而为瘀之因。从发病机制看，肾脏免疫反应性炎症皆可归属于湿热。现代医学证实，免疫反应可诱导血小板聚集，导致凝血系统功能亢进，亦即肾脏免疫病变形成的同时即伴有凝血功能异常，故可认为湿热与瘀血并存是肾脏免疫性疾病的主要病机特点。临床慢性肾小球肾炎患者及肾病湿热模型实验研究资料显示，湿热与血液高黏、凝关系密切，湿热夹瘀者明显高于非湿热夹瘀者；肾功能不全者瘀血与湿热见证率明显增高，有瘀血、湿热及湿热瘀者血肌酐明显升高且以后者更为显著。说明湿热蕴结、瘀阻肾络、瘀热互结淫滞肾内，是导致和加重肾功能损害的重要因素。有研究表明，湿邪较重的患者其血液黏度较高以致肾血管微循环血流缓慢，机体新陈代谢及排泄能力降低，局部炎症反复不愈，致使肾小球间质细胞和基质增生，疾病反复不愈。

肾病慢性进展过程，也就是逐步发生的肾小球硬化及肾间质纤维化过程。与免疫因素有关的肾病慢性进展的主要内容包括：①免疫性细胞因子介导的肾成纤维细胞增生或肾脏其他固有细胞转分化为肌成纤维细胞；②免疫性炎症因子刺激系膜增殖，细胞外基质合成增加、降解减少及肾内大量沉积，肾固有细胞成分大量丧失（细胞过度凋亡）。这可能就是湿热致瘀的微观病理基础。

2）纤维化与血瘀：肾脏是肾系疾病中主要的受累器官，血管细小，血液灌流量大，一旦发生疾病，造成血流阻力增大，血流速度缓慢，血液黏度增高。这种病理状态，中医学认为应是水湿停聚、气滞血瘀渐致肾脏瘀阻络伤。在肾纤维化的过程中，血流动力学的改变，免疫反应介导的凝血机制被激活，以及肾脏病理学的改变（如血管祥、细胞的增殖、纤维蛋白样物的沉积、血栓形成、血管闭塞等），都是在"内结为血瘀"的内涵中。由于血能病水，水能病血，水湿稽留，气滞血瘀，血瘀不通，三焦气化通路受阻，水湿停聚即可发生水肿，肾病日久，久则入络，必见瘀血停滞；气滞血瘀又可加重水液代谢障碍而形成水肿，形成恶性循环。

在肾炎免疫炎症反应过程中，免疫复合物促使血小板凝聚与活化，加剧局部组织的损伤，在病理上可形成毛细血管祥内的微血栓，或因局部炎症反应引起细胞外基质的不断增多而形成慢性硬化、纤维化性病变，以及临床表现为肾病综合征时的血液高黏滞状态等，与中医学的"瘀血"病理有一定关联，或因湿滞气机，阻碍血行而致血瘀者；或因气虚则血滞，"气虚不足以推血，则血必有瘀。通过对膜性肾炎血栓素 B2、6-酮-前列腺素 F1a 的研究亦表明，凝血机制被激活是肾脏病变持续发展、肾纤维化发生并导致肾功能进行性衰退的重要因素。因此瘀血证虽为标证，但它贯穿于慢性肾脏疾病—肾纤维化的所有阶段。既是病理产物，又是可加重病变、正气衰败的致病因素。学者卢玲等在 100 篇文献中发现，整个慢性肾脏疾病病程中，兼有不同程度的瘀血阻络的占 98％，在治疗中活血化瘀药使用率为 100％，并由此取得了较好的临床疗效。

3）血瘀与 ECM 降解系统：近年来，许多作者将肾小球硬化机制的研究热点集中在 ECM 降解过程及其发生机制上。纤溶酶原激活物（PA）/纤溶酶系统在降解酶系统中占据着主导地位，纤溶酶原激活物主要生理功能是催化纤溶酶原转变为纤溶酶，后者可水解血栓或于组织内生成的纤维蛋白，可通过活化基质金属蛋白酶中的胶原酶原而发挥降解 ECM 的作用，故 PA 具有减轻组织纤维化过程的作用。活血化瘀中药药理研究多具有溶解血栓和纤维蛋白原的作用，而血栓及纤维蛋白原的聚集亦即中医的"瘀血内结"的概念。纤溶酶原激活物抑制因子（PAl-1）在组织内水平的升高和（或）活性的增强能有效地抑制纤维蛋白的水解和 ECM 的降解，继之促进组织内纤维蛋白的沉积和 ECM 的积聚，从而导致或促进器官发生纤维化和硬化，这些都说明纤维蛋白原沉积与 ECM 的积聚是血瘀为患。

可见，慢性肾病的整个进程中均贯穿"湿热"与"瘀血"病理，两者又互为因果，相互促进，湿热可致血瘀，瘀血又使湿热之邪愈加猖獗。"湿热"病理在病变活动期尤为突出，而"瘀血"病理在疾病后期意义更大，即"久病必瘀"。瘀阻肾络、瘀热互结淫滞肾内，是导致和加重肾功能损害的重要因素。

综上所述，肾虚、湿热、瘀血在肾小球疾病发生、发展过程中相互为患，贯穿于疾病过程的始终，与西医肾脏疾病慢性进展、纤维化形成机制相对应。因此，肾虚湿瘀是肾脏疾病慢性进展过程的中医学病理基础，抓住肾虚湿瘀的微观病理基础，将为临床肾脏疾病的中医学辨证施治提供辨证依据。

从肾治之验

1. 从肾精亏虚、肾阳衰惫论治　　乔某，女，13 岁。3 年前因受凉后引起发热，咽痛。体温 40.5 ℃，曾用感冒清等药治疗，体温一直波动在 37.5 ℃～39.7 ℃，7 日后发现眼睑浮肿，逐渐波及下肢及全身，遍体酸楚，头晕乏力，小便短赤。尿常规检查：红细胞（＋＋），蛋白（＋＋）。按急性肾小球肾炎收住院。经用红霉素、双嘧达莫、山莨菪碱等药治疗月余，浮肿消退，诸症好转，复查除尿检红细胞（＋）外，余均正常而出院。出院后，每因劳累或受凉极易引起发热，咽痛，宿症时有出现，历时 1 年半。现症头晕，四肢乏力，面色萎黄，眼睑苍白，恶心欲呕，食欲减退，溲溺反多，夜间尤甚。生化检查：血红蛋白 80 g/L，尿素氮 18 mmol/L，尿相对密度 1.010，尿蛋白（＋＋），尿红细胞（＋）。B 超检查：双侧肾脏明显萎缩。肾图报告：双肾功能严重受损。诊断为慢性肾小球肾炎合并慢性肾衰竭而第 2 次住院。

入院后除西药对症治疗外，兼服补气健脾，养血利尿之中药，治历 4 个月，诸症虽有缓解，但形体日渐消瘦，记忆锐减。出院后药物用遍，收效甚微。延余诊时，形消骨立，体重仅21 kg，气短无力，面色㿠白，腰酸腿软，不思饮食，四肢厥冷，头晕嗜睡，牙齿松动，毛发稀疏，舌质淡嫩，舌苔薄白，脉沉细弱。中医辨证属肾精亏虚，肾阳衰惫，治宜滋补肾精，温肾壮阳。方用金匮肾气（丸）汤加减。

处方：制附子（先煎）5 g，桂枝5 g，熟地黄12 g，山茱萸12 g，山药30 g，茯苓15 g，泽泻10 g，牡丹皮5 g。每日1剂，水煎分4次服。

二诊：服药20剂后，诸症均有不同程度改善，原方再进。

三诊：又服药30剂后，可日进食300 g，体重增至24 kg，面色已红润有泽，临床症状改善，唯齿发继续脱落。因病久体差，改服中成药金匮肾气丸，以行缓补，每次1丸，日服3次。

四诊：患者坚持服用6个月后，经肾图复查，双肾功能良好，其他常规检查均正常。1年后追访，患者不仅肾炎痊愈，而且齿白质坚，发密根壮。

按语：肾藏精为先天之本，元阴元阳之根。肾之阴阳受损，则表现为乏力少气，纳差消瘦，四肢厥冷等。肾主骨生髓，齿为骨之余，与骨同出一源，故肾精髓充足则牙齿坚固，反之则摇动或脱落。发为肾之外候，赖肾中阴精濡养，故肾精充足，则毛发茂密，乌黑润泽，否则易断易落，枯萎无华。金匮肾气丸系张仲景专为肾气虚衰者而设，方由六味滋阴之品与二味补阳之品相合而成，立意不在补火，而在微微生火，即生肾气也。方中以熟地黄甘温，滋阴补肾为主药。《本草经疏》云其"乃补肾家之要药，益阴血之上品"。《神农本草经》："地黄，色与质皆类血，故入人身则专于补血，血补则阴气得和，而无枯燥拘牵之痰矣。"辅以山茱萸、山药共同补肝盖脾。《药品化义》云"山茱萸滋明益血"，《本草正义》云"山药能健脾补虚，滋精固肾，治诸虚百损，疗五劳七伤"。三药合用，以达补肾填精之目的，精足则能化气，故可使肾气振奋。附子（先煎）味辛性热，功能回阳补火。《本草正义》："附子（先煎）本是辛温大热，其性善走，故能通行十二经纯阳之要药。桂枝辛温色赤，其性走而不守，善于通阳。"《本草疏正》："桂枝能利关节，温经通脉。"附子（先煎）与桂枝二药相须为用，可助阳以化肾气，佐泽泻通调水道，茯苓健脾渗湿，牡丹皮行血散瘀，三者与熟地黄、山药、山茱萸相辅相成，补中有泻，以泻助补。诸药合用，滋而不腻。温而不燥，补阴之虚以生气，助阳之弱以温养，使肾阳振奋，气化复常，故用于治疗慢性肾炎属肾精亏虚、肾阳衰惫者，取得满意疗效。

2. 从心肾阴虚、相火偏亢论治　徐某，男，20岁。患慢性肾炎2年，无浮肿，以蛋白尿为主，一般在（＋）～（＋＋＋＋），常感腰酸无力，睡眠不佳，经服中药治疗，症状时轻时重。刻诊：睡眠欠佳，有时整夜不寐，口角破碎，腰酸痛，遗精，舌苔少、舌红尖赤，脉弦数。尿常规检查：蛋白（＋＋），肾功能正常。辨证属心肾阴虚，相火偏亢，精微下泄。治拟滋阴降火，交通心肾之法。

处方：生地黄12 g，麦冬10 g，五味子5 g，知母10 g，黄柏10 g，黄连3 g，炒酸枣仁12 g，泽泻12 g，合欢皮12 g，首乌藤20 g。10剂。每日1剂，水煎分2次服。

二诊：药后睡眠好转，遗精未作，口角破碎减轻。唯感气短乏力，舌苔薄白，舌尖红，脉数未静。原方加山药12 g，继服。

三诊：服药10剂后，睡眠已正常，近3日来口干苦，遗精，舌尖红，脉弦数。此因青春之年，相火亢动。予以泻肝清心，降火益阴。

处方：龙胆5 g，黄柏10 g，黄连3 g，知母10 g，牡丹皮10 g，北沙参12 g，麦冬10 g，石斛10 g，泽泻10 g，车前草12 g。

四诊：又服药12剂后，遗精减，口苦消失，舌苔薄，舌质红，脉数。原方去龙胆草，加生地黄12 g。

上药继服1周后，遗精又起，每次遗精后尿蛋白（＋＋），遂复加入龙胆草调治月余，诸症消除，尿蛋白转阴。后以知柏地黄丸调理半年，以资巩固。

按语：本例患者慢性肾炎以蛋白尿为主症，且伴有失眠、遗精。详察病机，属肾阴亏虚，君相火旺，扰动精室所致。故治疗以滋肾阴、清相火、宁心神为法，而使病情得以缓解。虑药苦寒太过耗伤阴液，故暂撤龙胆。然1周后遗精又起，可能与青年心火妄动，引起肝肾相火亢盛有关。遂复投龙胆草，使火降症平，尿中蛋白亦随之消失。

3. 从脾肾阳虚、水气内盛论治　彭某，男，33 岁。7 年前因患慢性肾炎，曾到某医院治疗 1 个月后好转，以后每遇劳累即出现肢体面部浮肿，后又到某医院治疗 3 月余，出院后继服激素 1 年。1993年再度出现浮肿症状，经治疗后水肿消退，蛋白尿复查正常出院，仍服用激素维持 2 年。20 天前再次出现头面双下肢浮肿、尿蛋白，经治疗无明显效果。诊见颜面浮肿，双下肢膝关节以下中度凹陷浮肿，24 小时尿量 600～800 mL，舌质淡红，舌苔白，沉脉。血压 90/60 mmHg，血肌酐 176.8 μmol/L，血尿素氮 9.14 mmol/L，血二氧化碳结合力 22 mmol/L。中医辨证属脾肾阳虚，肾气虚衰，阳不化气，水气内盛。治拟温脾阳利水法，除仍用激素治疗外，服中药 4 剂后浮肿仍存，24 小时尿量无明显增加，精神较差，改用温肾利水之法。

处方：制附子（先煎）12 g，胡芦巴 12 g，仙茅 12 g，巴戟天 12 g，木通 12 g，茯苓 30 g，车前子（包煎）20 g，泽泻 25 g，淫羊藿 10 g。每日 1 剂，水煎分 2 次服。

二诊：服药 3 剂后，24 小时尿量增至 1500 mL 左右。逐渐加大制附子用量，24 小时尿量 2000～2500 mL。制附子最大用量至 30 g，16 日后浮肿基本控制。

后以此方随症加减治疗，血肌酐降至 100 μmol/L，血尿素氮 3.8 mmol/L，而尿蛋白仍徘徊于阴性至阳性之间。除仍服激素维持量外，坚持以上方加减服用。后停用激素，遵原方仍每周服 3 剂，调治 2个月，以巩固疗效。随访至今未见复发。

按语：现代医学认为，肾性水肿的主要原因是肾小球滤过率降低，有效肾血流量减少，以致血浆蛋白过低。而中医学的认识是，水肿的产生，多由肺脾肾功能失调，导致人体水液代谢失司。肺为水之上源而主治理调节水液；脾主运化水液；肾为水火之脏而居下焦，与膀胱互为表里，而司开合。故一旦此几脏有损，功能障碍，则必然导致三焦决渎无权，膀胱气化不力，水液输布失常，于是水湿潴留于体内，泛溢于肌肤而为肿。此证虽累及几个脏器，但治疗重在肾，其中尤以治肾阳虚最为重要，肾主水，肾阳主开，肾阴主合。肾阳虚不能化行水，则水无所主而妄行。所谓气化者，即肾中之气也，是阴中之火。阴中无阳，气不能化，所以水道不通而为水肿。治理水湿关键是使肾阳司开合功能得以正常运作。温肾药，有温肾阳、健脾土、暖膀胱、通经脉的作用。依从中医学的理论肾气从阳则开的原则，加上利水之品，则水温之邪可以消除，浮肿亦随之消失。

4. 从脾肾气阴两虚论治　陈某，女，65 岁。患者 10 年前无明显诱因出现双下肢浮肿，经医院检查，诊断为慢性肾炎。住院治疗一段时间后，症状缓解出院，但尿蛋白一直未消，常因劳累、感寒等因素而加重。刻诊：面色萎黄，腰膝酸软，神疲乏力，头昏沉，纳食少，口干饮水不多，失眠多梦，大便偏软，夜尿长，泡沫多，舌质偏暗少津，舌苔薄白腻，脉沉细。体格检查：心肺（－），双下肢轻度浮肿，午后为甚。尿常规：蛋白（＋＋＋＋），红细胞（＋），白细胞（＋）。肾功能检查正常。中医辨证为脾肾气阴两虚。治以补肾健脾，益气养阴之法。方选参芪地黄汤加减。

处方：生地黄 15 g，山药 10 g，山茱萸 10 g，泽泻 10 g，牡丹皮 10 g，茯苓 10 g，黄芪 30 g，党参15 g，金樱子 10 g，芡实 10 g，白茅根 15 g。每日 1 剂，水煎分 2 次服。

二诊：服药 7 剂后，自觉精神比之前好转，腰酸减轻，纳食欠佳，口不干，睡眠仍不好，大便稀，小便泡沫减少，舌脉如前。久病入络，瘀血内阻，阴损及阳，故佐以祛瘀温阳，宗原方加丹参、巴戟天各 30 g，继服。

三诊：又服药 14 剂后，诸症又减，纳食转佳，睡眠尚可，二便调，舌质转红，舌苔薄白，脉沉细。守方续服。

四诊：服药 2 个月后，尿常规复查，无明显异常，病势大减。拟中成药六味地黄丸合补中益气丸善后。随访未见复发。

按语：慢性肾炎蛋白尿持续不消，精微物质丢失过多，而易致肾精不足，肝血亏少，使肾气难固，脾气难升，肺气难宣。然功能以物质为基础，如此循环往复，病程迁延，日久转为气阴两虚。故临床上气阴两虚证肾炎蛋白尿较为常见，治宜益肺脾之气，滋补肝肾之阴，方用参芪地黄汤，颇为贴切。

参芪地黄汤是在六味地黄汤的基础上配伍党参、黄芪而成。六味地黄汤肝、脾、肾三阴并补而重在补肾阴，其中熟地黄滋肾阴，益精髓，山茱萸温涩肝肾，淮山健脾益精；三补之中配有三泻：泽泻宣泄肾浊以防滞腻，牡丹皮清泻肝火以制温燥，茯苓淡渗脾湿以健脾运。药只六味，大开大合，三阴并治，洵为补方之正鹄也。党参补中益气，黄芪补气升阳，利水退肿，为补气要药，两者合用，补益肺脾之气，则脾气健运，清阳得升；肺气充足，精微得布。综观全方，一方面益气固肾涩精，以塞其流，尽量减少或控制尿蛋白漏出；另一方面，健脾补肾填精，以充其源，从而提高血浆蛋白水平。

5. 从脾肾两虚、兼夹湿阻论治　张某，男，36岁。诉2年前出现双下肢水肿，腰酸痛，尿色红，曾多次在某医院就治，诊断为慢性肾小球肾炎。1周前，因感冒后复出现双下肢浮肿，继之凹陷，伴有腰酸纳呆，形体肥胖，身体困重，舌质浅淡，舌苔腻，脉沉。血压140/90 mmHg。生化检查：尿蛋白（＋＋＋＋），尿素氮6.3 mmol/L，血肌酐68.4 μmol/L。四诊合参，辨证为脾肾两虚，兼夹湿阻。治以益肾补脾，化湿利水之法。

处方：熟地黄25 g，山茱萸25 g，菟丝子20 g，桑寄生20 g，山药25 g，党参25 g，茯苓20 g，白术20 g，山楂15 g，薏苡仁20 g，厚朴20 g，茯苓皮20 g，大腹皮20 g，车前子（包煎）15 g，甘草10 g。每日1剂，水煎分2次服。

二诊：服药月余，诸症减轻，水肿及尿蛋白消失。后又以本方随症加减调理，连续服药半年。追踪2年，未见复发。

按语：慢性肾炎患者病程长，并且长期出现蛋白尿，精气下泄，病久则耗伤精气，使气血阴阳亏虚。肾为封藏之本，"受五脏六腑之精而藏之"；而脾主升清，脾肾气虚则导致肾不藏精，脾不升清便可导致精气下泄而出现蛋白尿，而大量蛋白尿的产生则又使脾肾愈虚，如此恶性循环。在慢性肾炎的整个疾病过程中，脾肾两虚始终贯穿其中。因此在治疗慢性肾炎中，当以益肾补脾为基本。脾肾两虚，脾的运化功能失司，肾的主水功能亦失常，导致水液不能正常输布，水液内停，因此可见脾肾两虚兼夹湿阻。脾肾气虚，血运无力，而至瘀血内停。脾肾阴虚，肾阴亏于下，不能制阳，则肝阳亢于上，临床上可见阴虚阳亢的症状。脾肾亏虚日久，气血生化乏源，必累及他脏。尤以肺气虚为显著，故脾肾两虚可兼见肺虚。因此针对病机，对慢性肾炎的治疗，分别治以益肾补脾，兼化湿利水；脾肾补益，兼活血化瘀；脾肾双补，兼滋阴潜阳；益肾补脾，兼补肺益气，临床可获满意的疗效。

6. 从脾肾阳虚、湿浊阻滞论治　汪某，男，64岁。患者13年前发现下肢浮肿，尿蛋白（＋）～（＋＋），至今反复不愈，9个月前因劳累病情加重。刻诊：面色晦暗，眼睑浮肿，口干不欲饮，腰酸软，肢浮肿，神困乏力，纳呆便溏，溲少不畅，泡沫量多，口唇青紫，舌质淡胖，边有瘀斑，舌苔薄腻，脉沉细迟缓。血压160/110 mmHg，血红蛋白85 g/L，红细胞计数3×10¹²/L，血肌酐290 μmol/L，尿素氮11.9 mmol/L，尿蛋白（＋＋＋）。西医诊断为慢性肾炎、慢性肾功能不全（氮质血症）。中辨证属脾肾阳虚，湿浊阻滞。活宜补肾健脾，通络泄浊。

处方：制附子（先煎）10 g，益智30 g，补骨脂30 g，黄精30 g，黄芪50 g，益母草15 g，地龙15 g，带皮茯苓30 g，泽泻15 g，玉米须15 g，乌药10 g，接骨木10 g，制大黄10 g。每日1剂，水煎分2次服。

二诊：服药7剂后，大便成形，小溲解畅，下肢浮肿渐减。嘱原方继服。

三诊：守方服药3个月后，面转红润，精神渐振，偶有腰酸，血压130/80 mmHg，血肌酐130 μmol/L，血红蛋白128 g/L，红细胞4.5×10¹²/L，尿素氮9.0 mmol/L，唯尿蛋白波动在（＋）左右。嘱增冬虫夏草10 g炖汤，每晚睡前服；济生肾气丸每次9 g，每日3次；以巩固疗效。随访1年病情稳定，且能参加一般家务劳动。

按语：本例发病机制以脾肾虚衰，气血不足为本；湿浊潴留，瘀血阻络为标。患者病久不愈，脾肾两虚。脾虚生化无源，肾虚固摄无力，而致精微物质流失，精不化气，气虚运行无力，必致湿浊血滞体内，病情缠绵难愈。因此，补肾益脾、通络泄浊贯穿整个治疗过程。补肾益脾以充其源，通络泄浊以祛其邪，增服冬虫夏草加强补肾益脾之效。

7. 从脾肾阳虚、瘀血湿热论治 王某，女，35岁。患者水肿、蛋白尿反复发作半年余。西医诊断为慢性肾炎，曾经中西药物治疗，水肿好转，但蛋白尿始终未消退。诊见面色无华，神疲倦怠，纳呆，双下肢轻度浮肿，舌质胖嫩，舌苔白腻，脉细涩，尿蛋白（＋＋＋），肾功能化验尿素氮（BUN）偏高，余均正常。辨证为脾肾阳虚，夹有瘀血湿热，治以温补脾肾，活血化瘀，清热利湿之法。方选自拟补肾化瘀汤。

处方：熟地黄15g，山药20g，山茱萸10g，制首乌20g，仙茅12g，淫羊藿12g，金樱子12g，生黄芪30g，茯苓12g，牡丹皮10g，炒泽泻12g，丹参30g，金银花12g，连翘12g，白花蛇舌草20g，赤芍20g。每日1剂，水煎分2次服。

二诊：服药7剂后，精神好转，纳食增加，双下肢浮肿消退，仍面色无华，舌脉同前，尿蛋白（＋＋＋）。药见初效，原方续服。

三诊：又服药7剂后，尿蛋白（＋＋）。服至35剂时，尿蛋白（＋），服至70余剂时，尿蛋白消失，肾功能恢复正常。

四诊：为巩固疗效，嘱原方隔日1剂继服。共服药120余剂后获愈，随访至今，水肿及蛋白尿均未复发。

按语：水肿和蛋白尿为慢性肾炎两种主要症状，临床以蛋白尿最难控制。中医学认为本病的病机主要为脾肾亏虚，气阳虚损，使体内水精散布及气化功能障碍，兼夹湿热之邪瘀阻所致。若肾水上泛，传入肺经，而使肺气不降，失去通调水道的功能，可以促使肾气（阳）更虚。若脾虚不能制水，水湿壅盛，必损其阳，脾阳虚损，必然导致肾阳亦衰，肾阳衰微不能温养脾土，使脾更虚。如此形成恶性循环，不但会使症状加重，且长期不愈。《素问·水热穴论》："其本在肾，其末在肺，皆积水也。"《诸病源候论·水肿诸候》："水病无不由于脾肾虚所为，脾肾虚则水妄行，盈溢皮肤令全身肿满。"根据上述理论，很多医家沿用健脾、补肾、温阳、益气等治则治疗肾炎。

陆安锟认为，这些治疗方法对改善临床症状疗效较好，但对消除蛋白尿疗效不够理想。慢性肾炎始终呈现正虚邪实、正邪交错的病理状态。脾肾运化和气化功能障碍，使气血循环不畅，气虚和气滞均可导致血瘀，必然形成瘀阻肾络，精气不能畅流，壅而外溢，使蛋白尿难以消除。根据"久病入血"和"治血能治水，血水同源"的理论，临床上采用补肾健脾、活血化瘀、清热利湿的治则，自拟补肾化瘀汤。方中生黄芪益气健脾为君；熟地黄、茯苓、山茱萸、山药、泽泻、制何首乌，滋肾养阴，养精固摄为臣；牡丹皮、丹参、赤芍活血化瘀；金银花、连翘、白花蛇舌草、泽泻清热解毒利湿，共为佐使。

补肾化瘀汤能改善肾功能，扩张肾脏血管，具有抗凝、减少血小板凝集，增加肾血流量，降低血液黏稠度，改善毛细血管通透性及微循环，调节免疫代谢，抑制肾小球纤维化，消除肾脏瘀血，促使体内病理过程逆转，促进组织的修复和再生的功效。因此运用补肾化瘀汤治疗本病有较好的疗效。但由于慢性肾炎病程较长，治疗难度大，故应坚持长期服药。

8. 从肝肾阴虚论治 李某，男，21岁。患者反复浮肿已1年之久，经某医院诊为慢性肾炎。曾用西药及激素治疗，效果不好，用温阳利水、健脾益气等中药亦未能见效。症见眼睑及下肢浮肿，头晕神疲，腰膝酸软，手足心热，纳食不佳，尿量少，大便较结，舌红无苔，脉细弦。生化检查：尿蛋白（＋＋＋），红细胞（＋＋），蛋白定性（＋＋＋），白细胞（＋＋＋），管型颗粒1～2，血胆固醇11.12mmol/L。中医辨证属肝肾阴虚，治以滋阴补肾，方用六味地黄汤加味。

处方：熟地黄20g，山茱萸12g，山药10g，茯苓10g，泽泻10g，枸杞子12g，桑葚12g，肉苁蓉10g，甘草5g。每日1剂，水煎分2次服。

二诊：服药10剂后，浮肿已消，尿蛋白（＋＋），大便正常，其他症状减轻。拟六味地黄汤加党参、女贞子、墨旱莲、麦冬、枸杞子、白茅根制成丸药继服。

三诊：服药5个月后，诸症消失，尿蛋白（±），疗效巩固，随访2年未见复发。

按语：慢性肾炎病因复杂，常规治疗以温阳健脾利水为主。滋阴补肾法主要用于久病阳损及阴，阴虚不能敛阳，虚阳上扰所致慢性肾炎。因为患者早期使用过激素药治疗，肝肾阴虚之症日渐明显，所以激素药会导致阴阳失调，肝肾阴虚。中医学滋阴补肾法虽然疗效较慢，但能治其本，可调整人体阴阳，巩固疗效，使之不易复发。

9. 从脾肾阳虚、气不摄血论治 林某，男，49岁。患者于10个月前因患慢性肾炎在某医院住院治疗。出院后浮肿虽消退，小便也通利，但觉疲乏，四肢疲软，头眩目晕，腰酸脱发，不能坚持正常工作。多次小便常规检查，红细胞持续（＋）～（＋＋＋＋）。入院时查小便常规：红细胞8/HP，余阴性。面色㿠白，神疲懒言，舌质浅淡，舌苔薄白，脉细而缓。中医辨证属脾肾阳虚，气不摄血。治宜温补脾肾，补气摄血。方用肾气（丸）汤加减。

处方：制附子（先煎）10 g，肉桂10 g，熟地黄20 g，山药20 g，山茱萸15 g，茯苓15 g，牡丹皮12 g，泽泻12 g，黄芪30 g，阿胶（烊化冲服）25 g，蒲黄（包煎）10 g，炙甘草5 g。每日1剂，水煎分2次服。

二诊：服药6剂后，小便常规复查：红细胞（－），余正常。治拟杞菊地黄汤加益母草、茅根各15 g，继服。

三诊：又服药6剂，病情反复，出现显微镜下血尿，双下肢疲软，乏力腰酸，舌脉同前，仍拟一诊方6剂。另用高丽参5 g炖服，隔日1次，连服5次。

四诊：药后小便常规检查正常，自觉精神好，诸症大减。效不更方，守原方再服。

五诊：再服药6剂，小便常规复查2次均正常，诸症消失，带药12剂出院，隔日服1剂。6个月后随访，已上班，小便常规检查正常。

按语：本例患者表现为一派肾阳虚衰证，治以肾气（丸）汤加减，温补脾肾，补气摄血，血尿得以控制；但此症易反复，三诊时复现血尿，故改一诊方加高丽参，以加重补气摄血。药症合拍，病得痊愈。

10. 从脾肾两虚、兼夹湿毒论治 李某，男，51岁。患慢性肾小球肾炎1年6个月。患者因出现双下肢水肿，去某医院就诊，经检查诊断为慢性肾小球肾炎、肾小动脉硬化、肾性高血压。一直服降压、利尿药物治疗，效果不佳。刻诊：腰痛，双下肢酸软无力、水肿，但头不胀不痛，舌质淡红有裂纹，舌苔薄白，脉左沉细弦，右弦且大于左。实验室检查：尿蛋白（＋＋），尿隐血试验（＋＋＋）。血压180/114 mmHg。辨证属脾肾亏虚，湿热内蕴，水湿停滞。治宜补肾健脾，清利湿热，佐以宣肺利水。初予知柏地黄汤合麻黄连翘赤小豆汤加减，效果不佳，双下肢水肿不仅未消，反而增添了双下肢、双足发凉，夜间双下肢痉挛，舌质有齿痕，舌苔薄白，脉左沉细，右弦细，右大于左。此乃过用寒凉，戕伤人体元阳之气也。改以温肾健脾，利湿解毒，佐以舒筋通脉，凉血止血。方选金匮肾气（丸）汤加减。

处方：熟地黄25 g，制附子（先煎）10 g，肉桂3 g，枸杞子12 g，山药12 g，牛膝12 g，芡实10 g，牡丹皮10 g，泽泻10 g，茯苓10 g，生黄芪30 g，木瓜15 g，土茯苓30 g，车前子（包煎）30 g，茜草10 g，甘草5 g。每日1剂，水煎分2次服。

二诊：服药22剂后，双下肢及双足发凉基本解除，痉挛、水肿消失。3次小便化验复查：尿蛋白（±），隐血试验（－）。予原方配制成丸药继服，以资巩固疗效。

按语：慢性肾小球肾炎属于中医学水肿范畴，而对于水肿，中医学将其分阳水、阴水两大类，其治疗方法迥异。目前人们往往结合微观辨证，一谈到"炎症"，往往只想到"清"法，这对于急性期单纯实证的阳水，不失是一个有效治法。而对于病程长、体质弱纯虚或虚实夹杂的阴水则效果不佳，常常尿中蛋白不消，出现双下肢、双足发凉，小便清长，夜尿频多，多伴有腰膝酸软，乏力畏寒，口干咽燥等。肾藏精为先天之本，元阴元阳之根。肾之阴阳受损，则表现为以上症状。金匮肾气丸系张仲景专为肾气虚衰而设，方由六味地黄汤滋阴之品与二味补阳之品相合而成，立意不在补火，而在微微生火，即生肾气也。诸药合用，滋而不腻，温而不燥，补阴之虚以生气，助阳之弱以温养，使肾阳振奋，气化复常，故用于治疗慢性肾炎属肾精亏虚，肾气衰惫者其效颇佳。

第三十章　隐匿性肾小球肾炎

隐匿性肾小球肾炎，也称单纯性蛋白尿和/或血尿，是一组肾小球疾病的临床诊断。其特征为症状及体征不明显；尿检有间断或持续性微量蛋白和/或血尿，甚至可有反复发作性肉眼血尿；一般无水肿、高血压、血液化学和肾功能改变；病程很长，发病年龄以 20～30 岁为多，男性多于女性。

根据隐匿性肾炎的临床特征，其属于中医学"溺血""尿浊"范畴。中医学认为，本病多因烦劳过度，或情志内伤，耗伤心阴，心火亢盛，移热小肠，迫血妄行而致尿血。或因房室不节，相火妄动，或忧劳过度而伤肾阴，阴虚则生内热，虚火灼伤络脉，则血随尿出。或久居湿处，恣食生冷肥甘，湿由内生，阻滞气机，郁而化热，湿热蕴结，黏滞缠绵，影响脾之运化、肾的封藏而出现尿浊（蛋白尿），热伤血络则见尿血。或思虑劳累过度，耗伤心脾，或久病伤及于肾，脾气虚弱，统摄无权，肾气不足，下元空虚，封藏失职，不能固摄，既可导致血失统摄而尿血，亦可致水谷精微下泄而出现蛋白尿。

从肾论之理

隐匿性肾小球肾炎是指血尿和/或蛋白尿，不伴有水肿、高血压和肾小球过滤率减退的一种原发性肾小球疾病。因其病情缠绵，蛋白尿或血尿反复发作，是治疗中的一个难题。目前，对隐匿性肾小球肾炎的发病原因还不清楚，现代医学尚无有效的治疗措施。近年来，国内学者采用中医中药治疗本病，取得了一定效果。

隐匿性肾小球肾炎单纯血尿，是指小便中混有血液甚或伴有血块的病症，包括肉眼血尿或镜下血尿，相当于中医学"溲血""尿血"范畴。其主要病机是脾肾不固及热伤脉络。在火热之中又有实火与虚火之分。外感风热，湿热内蕴、注膀胱等皆属实火；阴虚内热，迫血妄行则属虚火。临床多从脾肾气虚、阴虚内热、气阴两虚论治。脾肾气虚者，症见尿色淡红，常以镜下血尿为主，腰膝酸软，肢倦乏力，少气懒言，口淡纳呆，面色少华，舌淡有齿痕，舌苔白，脉沉缓。治以补肾健脾，益气摄血。常用熟地黄、枸杞子、补骨脂、金樱子、芡实、肉苁蓉、黄芪、党参、茜草、三七。其中党参、黄芪益气健脾摄血，能提高细胞免疫功能；肉苁蓉、枸杞子均为平补之品，不峻不燥，补气固肾而复封藏之能；茜草、三七止血而不留瘀，全方脾肾双补，通涩并用。

隐匿性肾小球肾炎单见蛋白尿，中医学认为，蛋白质是人体的精微物质，由脾化生，由肾封藏。若肾虚封固无权，脾虚统摄失司，精气流失下注，即可出现蛋白尿，相当于中医学"精气下泄"。蛋白尿日久不消，可导致气阴两虚，肝肾不足，脾肾亏虚，瘀血内停，湿浊阻滞，而成虚实夹杂之证。故本病以脾肝肾亏虚为本，风热、湿浊、瘀血阻滞为标。治疗的基本原则是扶正为主，兼顾祛邪。基于此种理论，常将隐匿性肾小球肾炎蛋白尿为主者，分为脾肾气虚、肝肾阴虚、气阴两虚 3 型论治。

脾肾气虚者，症见头晕耳鸣，神疲体倦，腰膝酸软，食欲不振，少气懒言，面色萎黄，腹胀便溏，舌淡胖，有齿痕，舌苔白，脉沉缓。治以固肾健脾，药用熟地黄、杜仲、党参、黄芪、茯苓、白术、炙甘草。偏脾气虚者，合补中益气汤加减；偏肾气虚者，加金樱子、芡实以补肾涩精消蛋白。该证型既有肾亏，又有脾虚，病程多缠绵，临床应重视脾肾双补。尤其是黄芪一味，既能益气健脾，增强免疫功能，又可促进肝脏合成白蛋白以补偿尿中丢失之白蛋白，用之得当，常有奇效。

肝肾阴虚者，症见头晕耳鸣，视物昏花，腰酸腿软，口干咽燥，手足心热，舌红少苔，脉细数。治以滋养肝肾，药用生地黄、山茱萸、枸杞子、女贞子、墨旱莲、山药、菊花、牡丹皮、泽泻、茯苓、益母草。

血尿和蛋白尿混合者，蛋白尿的形成主要与脾肾亏损、精微下泄有关，而湿热、风邪、瘀血也是致病的重要因素。而血尿形成则多由热扰血分伤及脉络所致，病位在肾与膀胱。初病多属热证、实证，若迁延日久，气阴亏虚，又兼邪热耗气伤阴，则见虚实夹杂。由于隐匿性肾小球肾炎无明显水肿、血压高等症状，故临床进行中医辨证应以治虚为主，分辨脾肾气虚为主还是肝肾阴虚为主。另外，尚须在辨证上注意有无兼夹湿浊、湿热或血瘀的因素。

从肾治之验

1. 从脾肾气虚论治　程某，男，18 岁。新生入学体检时发现尿蛋白（＋＋＋），无浮肿。血压 120/75 mmHg，诊断为隐匿性肾小球肾炎。追问病史，1 年前因感冒在当地医院就诊，尿检发现蛋白尿，即诊断为隐匿性肾小球肾炎，入学前治疗 1 年余无效。一般尿蛋白（＋＋＋），平日腰膝酸软，神疲乏力，面色无华，晨起眼睑浮肿，小便清利，大便质稀，遇劳加重，口燥咽干，经久不愈，舌质淡胖，舌苔薄白，脉沉无力。辨证为脾肾气虚，方选参苓白术（散）汤和五子衍宗（丸）汤加减。

处方：党参 30 g，黄芪 30 g，菟丝子 20 g，枸杞子 20 g，覆盆子 20 g，杜仲 25 g，山药 20 g，白术 15 g，茯苓 20 g，白扁豆 15 g，陈皮 15 g，薏苡仁 30 g，麦冬 20 g，玄参 15 g。每日 1 剂，水煎分 2 次服。

连服 2 个月后，验尿常规，尿蛋白阴性。以后再复查尿常规，连续 12 个月，尿蛋白均为阴性。

按语：从中医学角度分析，隐匿性肾小球肾炎病因病机是肺、脾、肾、肝等脏器不同程度受损，而风寒湿热瘀毒等病邪侵袭、饮食不调、劳倦等因素都会导致机体产生蛋白尿。同时脏腑失调的病理产物如湿热、痰浊、瘀血等停留体内逗留不去，常贯穿于整个过程。中医学认为，肾为先天之本，脾为后天之本，不明原因的蛋白尿多与先天禀赋不足及后天失养有关。肾虚不能封藏，可导致蛋白尿，饮食不节或后天失养或营养不良等导致脾胃虚弱，脾失健运，谷气不能上升反而下流，精微物质随小便下泄而出现蛋白尿，脾虚及肾，肾虚及脾在疾病中互为因果。因蛋白质属于阴精范围，蛋白尿日久可导致阴虚，形成气阴两虚证，而且气阴两虚证是蛋白尿不易消失的主要病机。以血尿为主者则认为是肾络受损、血经尿路泄漏所致。

2. 从肾阴虚内热、兼夹血瘀论治　李某，女，34 岁。患者自诉 2005 年因感冒后出现肉眼血尿，感冒痊愈后，持续镜下血尿，为肾性血尿，伴腰酸痛，在当地医院诊断为隐匿性肾小球肾炎。现症小便色赤，腰酸痛，手足心热，纳呆，舌暗红，舌少苔，脉细弦。尿常规：红细胞 25～30 个/HP，红细胞（＋＋＋）。中医诊断为尿血。辨证属肾阴虚内热，兼夹血瘀。治以滋肾阴，清虚热，凉血止血，兼以活血。方选知柏地黄汤加减。

处方：生地黄 15 g，熟地黄 15 g，女贞子 15 g，墨旱莲 15 g，知母 15 g，黄柏 15 g，牡丹皮 15 g，茯苓 15 g，山药 15 g，赤芍 15 g，白茅根 30 g，小蓟 30 g，藕节 15 g，益母草 15 g，丹参 15 g，生甘草 15 g。每日 1 剂，水煎分 2 次服。

复诊，连服 14 剂后，腰酸痛症状减轻，小便颜色较清亮。原方继服 14 剂后，尿色淡黄，尿检正常。继服 14 剂，观察 6 个月未见镜下血尿。

按语：隐匿性肾小球肾炎尿血病位在肾与膀胱，主要源于正气亏乏，虚火灼伤脉络，肾阴虚，阴虚火旺；肾气虚，气化失常，固摄失职；脾气虚，统摄无权，均致尿血。在治疗过程中重视补肾健脾，尤以补益肾阴、固先天之本为主。血尿中以阴虚内热型最为常见，辨证以尿色鲜红，五心烦热，舌红少苔、脉细弦为要点。方药重用补益肾阴的生地黄、熟地黄、山药、女贞子、墨旱莲等。尿血病因病机复杂，辨证上虚实夹杂，虚证常夹湿热、瘀血及风热等实证。临床治疗上常补虚祛邪同用，以达治疗的目的。

第三十一章　膜性肾病

　　膜性肾病（MN）是肾小球基底膜上皮细胞免疫复合物沉积，伴肾小球基底膜弥漫性增厚，使补体系统激活，诱发肾小球毛细血管壁损伤，导致大量蛋白从血浆中漏出的一组疾病。分为特发性膜性肾病（IMN）和继发性膜性肾病（SMN）。临床表现为水肿、蛋白尿、血尿、高血压，常伴有乏力、恶心、纳差、尿少、身痛等症。MN 病因尚不明确，而继发性 MN 多与自身免疫疾病、肿瘤等疾病有关。MN 的肾脏病理改变主要有肾小球上皮细胞免疫复合物沉积，出现基底膜增厚、溶解稀疏、形态不规则、钉突形成和结构的破坏。

　　根据膜性肾病的临床特征，其属于中医学"水肿""淋证""虚劳"的范畴。中医学认为，脾肾亏虚，湿热之邪乘虚侵袭人体，内外合邪，致机体水液气化障碍而发为水肿、腰痛、尿浊。从宏观辨证与微观分析，将本病的免疫复合物沉积纳入中医学"血瘀"范畴，因其属于血瘀气血紊乱致使肾脏局部出现病变。

从肾论之理

　　1. 膜性肾炎水、瘀、湿病机与脾肾亏虚　　多数中医学者认为，膜性肾炎的病因病机与水肿、瘀血、湿热密切相关，然此三者又皆基于脾肾亏虚。

　　关于"水肿"病的病因病机，《素问·水热穴论》："肾者，胃之关也，关门不利，故聚水而从其类也。上下溢于皮肤，故为胕肿。胕肿者，聚水而生病也。""故水病下为胕肿大腹，上为喘呼不得卧者，标本俱病。故肺为喘呼，肾为水肿。"《素问·至真要大论》："诸湿肿满，皆属于脾。"《景岳全书·肿胀》："凡水肿等证，乃肺脾肾三脏相干之病，盖水为至阴，故其本在肾；水化于气，故其表在肺；水惟畏土，故其制在脾。今肺虚则气化精而化水，脾虚则土不制水而反克，肾虚则水无所主而妄行。"说明肺、脾、肾三脏与水肿的发病关系十分密切。

　　现代中医学多将膜性肾病归入"水肿"进行研究及辨证治疗。水肿发病的机制通常为肺失通调、脾失健运、肾失开阖、三焦气化失司 4 个方面。肺主气、主通调水道，若风邪犯肺，肺失宣发肃降，水液输布排泄障碍而发为水肿；脾主运化，可将水谷精微和水液布散周身，若脾气不运，土不制水，则水湿痰饮积聚，更会加重水肿；肾主水，水液的输化有赖于肾阳的蒸化及其开阖功能，肺的宣发肃降、脾的运化水液功能均受肾阴肾阳的资助，若久病过劳，伤及肾脏，则肾失蒸化、开阖不利，水液泛溢肌肤而发为水肿。三焦的功能为疏通水道、运行水液，若三焦水道通畅，则精液源源不断渗入膀胱；三焦失常，则水液代谢障碍导致水肿。陈以平认为脾肾气虚是 MN 发病的基本病机，脉络瘀滞、湿热内蕴是 MN 病情缠绵难愈的病理基础，她创新性地将现代病理学诊断引入到中医辨证及治疗中。认为 MN 免疫复合物沉积于上皮下、基底膜增厚等病理变化当归入中医"瘀血证"；补体的激活、膜攻击复合物形成当归入中医学"湿热"或"热毒"之候，认为"湿热胶着成瘀"是 MN 发生发展的关键环节。张佩青亦提出脾肾虚损是膜性肾病的主要病理基础，脾虚易生痰湿，湿热搏结可加重病情，血瘀则贯穿本病的始末。膜性肾病的高脂血症及高黏度血症与中医的"瘀血""痰浊"关系密切，高脂血症为"血中之痰浊"作祟，血液流变学异常是血脉瘀阻的现代医学指标。有些学者的研究则更加具体，邹燕勤等通过大量临床观察认为，脾肾不足、肾气虚惫、热湿瘀胶着于肾是膜性肾病患者关键的病机。

　　中医学临床上，膜性肾病常用的中医学分型，多参照《中药新药临床研究指导原则》中的分型标准，分为脾肾气虚、脾肾阳虚、肝肾阴虚、气阴两虚。此 4 型之中，有 3 型涉及肾虚（肾气虚、肾阳虚、肾阴虚）。因此，诸多现代中医学者主张，要治疗膜性肾病，应从健脾益肾着手，清利湿热，活血化瘀，利水消肿治疗。

2. 肾阳亏虚是膜性肾病的病理基础　李霞等认为（脾）肾阳气亏虚是膜性肾病的病理基础，温阳补（脾）肾为其基本治法。中医学认为，阳气主导人的生长、发育、衰老和死亡。人的阳气变化呈抛物线，由初始到日渐丰隆，然后逐渐衰退。清代名医郑钦安指出："人之所以立命者，在活一口气乎。气者，阳也，阳行一寸，阴行一寸，阳停一刻，阴即停一刻，可知阳之阴之主也。"由此可见，阳气的盛衰对机体正常的生理活动至关重要。而在疾病状态下，人更容易表现出阳气不足的征象，正气不足不仅可以招致外邪入侵，而且还可以导致病理产物的形成，使机体遭受二次打击，加重病情。

膜性肾病的发病人群多为中老年人，这类人本身就存在一定的阳气不足，加之脏腑功能减退，是疾病发生的内在因素。膜性肾病虽然病位在肾，但与肺脾等脏器密切相关，而肺、脾、胃三脏是调节机体水液代谢的主要脏腑。泡沫尿和水肿是其最常见的临床表现。肾阳虚衰，则脾阳失于温煦，影响肺之宣肃，令三焦决渎无权，发为水肿。正如《景岳全书·肿胀》所云："凡水肿等证，乃肺脾肾三脏相干之病，盖水为至阴，故其本在肾；水化于气，故其标在肺；水唯畏土，故其制在脾。今肺虚气不化精而化水，脾虚土不制水而反克，肾虚则水无所主而妄行。"尿蛋白属精微物质，肾气虚，封藏失职，脾气虚，固摄无权，皆可导致精微外泄，临床表现为泡沫尿。基于前述，脏腑功能不足的直接后果就是阳气虚弱，阴寒内生。《内经》："阳化气，阴成形。"膜性肾病的水肿和蛋白尿就是脏腑阳气虚衰的表现，肾脏病理免疫复合物的沉积就是阴寒内生聚而成形的标志。所以，无论从理论上分析，还是通过临床实践以及病理表现，都提示温阳补肾是治疗膜性肾病的基本法则。

黎民安等通过对 113 例 IMN 患者的研究结果显示，中医证型主要为脾肾阳虚、脾肾气虚和气阴两虚证，脾肾气虚与脾肾阳虚证病理多见于Ⅰ、Ⅱ期。何灵芝同样认为临床常以脾肾阳虚、脾肾两虚为膜性肾病基本的病机，治疗常予温阳化气、脾肾同治，方用金匮肾气丸合二仙汤加减，常用药物为附子、仙茅、淫羊藿、鹿角霜、巴戟天、杜仲、肉桂、桂枝等。吕宏生认为膜性肾病脾肾气虚型和脾肾阳虚型在临床中最为常见，处方以真武汤、干姜附子汤加减最常用。其中鹿茸和肉桂两味中药制成的益泉胶囊，能使部分患者不再用激素治疗，尿蛋白转阴，病情缓解。曹广顺提倡采用补阳之品治疗 MN 患者，代表药物为附子、肉桂、黄芪、干姜等。根据《内经》"少火生气，壮火食气"的理论，尤其在激素减量治疗及小剂量持续治疗阶段，患者阳气不足证候更加明显，治以温阳补肾，益气健脾，可缓解撤减综合征，减少机体对激素的依赖及防止激素撤减综合征的出现及预防感染，减少"反跳现象"。临床上有证据证明温阳补肾可以作为膜性肾病常用法则之一。

3. 补益脾肾治本，利湿清热化瘀治标　对于膜性肾炎的中医辨治，学者孙鹏认为当补益脾肾以治本，利湿清热化瘀以治标。

（1）健脾补肾治本：中医学无"膜性肾病"病名，因本病以水肿、蛋白尿，甚则肾功能异常为主要表现，归属中医学"水肿""尿浊""虚劳"等范畴。蛋白质是构成和维持人体生命活动的基本物质，归属中医学"精微""精气"等范畴。脾主运化水谷精微，其气主升，统摄精气；肾为"封藏之本"，"主水，受五脏六腑之精而藏之"。脾虚津液运化输布失司，水湿内生，肾虚气化不利，水无所主，发为水肿；脾不摄精，肾失封藏，精微物质下泄，出现蛋白尿。脾为气血化生之源，为后天之本；肾藏精，为先天之本，先后天具有相互滋生、促进作用，同时可调节其他脏腑功能。故本病虚多责之于脾肾亏虚，补益脾肾为其基本治法。

（2）利湿清热化瘀治标：脾肾亏虚，水液代谢失常，酿湿生热；湿性黏滞，易阻气机，血行不畅而成瘀血；湿、热、瘀等病理产物蓄积，损伤肾络，可使病情缠绵难愈。在肾脏组织病理学损害中，湿邪（湿热、湿浊）起到主要作用，是肾脏病理损害持续进展的主要原因之一。

水湿之邪阻遏气机，气行不畅而成瘀血；湿热耗气伤阴，气虚无力行血，阴虚津亏血液凝滞，均可致瘀血产生；瘀阻气滞水停又会加重水肿。《血证论》："病水者，未尝不病血也……瘀血化水，亦发水肿，是血病而兼水也。"说明水湿（热）与瘀血二者相互影响。

膜性肾病临床常表现为肾病综合征，多见低蛋白血症、高脂血症、凝血因子合成增多等，从而使血液黏稠度增高；同时膜性肾病较其他病理类型更易发生血栓、栓塞，皆可按中医学"瘀血"论治，故活血化瘀法应贯穿于治疗始终。如在辨证中配用活血化瘀药，可起到"催化"湿浊、提高疗效的作用，故有"因湿致瘀须活血、湿病活血能增效"之观点。本病病情缠绵，症状复杂多变。在疾病的发展过程中，湿热、瘀血是主要的病理产物并影响疾病的进展与转归，故利湿清热活血化瘀为膜性肾病的常用治法。

脾气虚弱，表现为乏力、纳差、腹泻等症，治宜健脾利湿；脾虚气陷、精微下泄，表现为小腹坠胀、小便混浊、水肿、乏力等症，治宜补中益气、升阳举陷；肾气（阳）虚，表现为腰膝酸软、乏力、尿频、四肢不温等症，治宜补肾助阳；脾肾阳虚水泛，表现为四肢浮肿、沉重疼痛、小便不利、心下悸、头眩、身冷等症，治宜温阳利水；肾阴虚火旺，表现为五心烦热、潮热盗汗、咽干口燥、舌红少苔等症，治宜滋肾阴、降虚火。

从肾治之验

1. 从脾肾气阴两虚、湿邪内蕴论治　苏某，男，48 岁。主诉反复水肿半年余。半年前发现水肿，病理检查：Ⅱ期膜性肾病；免疫荧光检查：5 个肾小球，IgG、IgM、IgA、C_3、C_1q、FRA 颗粒状于毛细血管壁沉积；光镜检查：5 条肾皮质，21 个肾小球，系膜细胞和基质轻度增生，基膜弥漫性增厚，广泛性"钉突"形成，上皮下可见嗜复红蛋白沉积，肾小管上皮细胞空泡及颗粒变性，肾间质及小动脉无明显病变。经治疗症状缓解出院。复诊左侧腰痛，颜面肿胀，四肢不肿，食纳及夜休可，大便调，无头晕心慌，怕冷。舌质淡红，舌苔白厚腻，脉沉弦。24 小时尿蛋白定量 6403 mg，总蛋白 51.2 g/L，白蛋白 25.0 g/L，ALG 1.0。西医诊断为Ⅱ期膜性肾病。中医诊断为水肿病。辨证属脾肾气阴两虚，湿邪内蕴。治以健脾补肾，益气养阴，清利活血。方选六味地黄汤合香砂六君子汤加减。

处方：生地黄 45 g，生黄芪 90 g，补骨脂 20 g，芡实 60 g，金樱子 15 g，土茯苓 60 g，白花蛇舌草 60 g，当归 15 g，丹参 15 g，党参 15 g，炒白术 15 g，荆芥 5 g，白芷 5 g。每日 1 剂，水煎分 2 次服。患者一直服用此方加减，病情平稳。

复诊：24 小时尿蛋白定量 3515 mg，尿中泡沫较前明显减少。仍以上方出入，守方服用。

三诊：24 小时尿蛋白定量 1920 mg。

四诊：24 小时尿蛋白定量 606 mg。

五诊：24 小时尿蛋白定量 397 mg。

六诊：24 小时尿蛋白定量 105 mg。

按语：膜性肾病的病机当分虚实，虚证病机在于肾精亏损，脾气虚弱；实证病机在于水湿、湿热、血瘀。传统的对本病的认识以实（水肿）为主，实则以虚（蛋白尿）为本，不虚则无实。膜性肾病是以蛋白尿、水肿为特征性临床表现。通常认为本病脾肾亏虚为本，湿、热、瘀为标，多从健脾益肾、清热利湿、益气活血论治。雷根平认为，本病虚在肾精亏损（精微物质蛋白质丢失），脾气虚弱，实在水湿、湿热、血瘀。大量蛋白尿是本病发生发展的关键，低蛋白血症、高脂血症、血液高凝状态等均次生于大量蛋白尿，因此本病的治疗关键应着眼于治疗大量蛋白尿。

中医学无"蛋白尿"之说，根据中医学理论，"蛋白质"属中医学的"精微物质"。中医学认为"肾藏精"，"蛋白尿"可以理解为"肾精下泄"，蛋白尿日久可加重肾精亏虚。肾精是人体生命的原动力，是人体赖以生存、运动的物质基础，"精者封藏之本"。从理论上讲，蛋白尿是膜性肾病肾精不足，失其封藏的结果；从临床上讲，膜性肾病患者舌质红，尤其长期使用激素类物质后舌质红加重，或舌质由淡转红的现象。多数患者伴有腰酸肢软、五心烦热、口干喜饮等肾精不足的外在表现。白蛋白是人体重要的精微物质，大量蛋白尿导致血中白蛋白降低，血中白蛋白降低，患者会出现神疲乏力、腹胀纳差等脾气虚弱症状。脾气虚弱，不能升清，肾精下泄；肾精下泄，血中精微物质的丢失，又会使脾气更虚，不能升清，如此恶性循环，病情缠绵，难以治愈。肾精亏虚，脾气虚弱构成了膜性肾病的虚证病机。

大量蛋白尿是膜性肾病进展的关键，消除大量蛋白尿是治疗本病的重中之重。要消除大量蛋白尿，当以固涩和填补法治之。固涩以治其标，目的是使蛋白流失减少。实践证明，临床应用此方有一定效果。药可选芡实、金樱子、益智等，此为固法。填补法宗《内经》"精不足者，补之以味"之论。膜性肾病以肾精亏虚为本，宜厚味重剂为治。药选生地黄、熟地黄之品，他如山茱萸、山药等，此为补法。膜性肾病之水肿，与大量蛋白尿形成的血中白蛋白降低、水液外渗有关。临床除水肿表现外，尚有神疲乏力、纳差腹胀等脾气虚弱等表现。治疗当益气利水消肿。首选药物非生黄芪莫属，他药如茯苓、白术、泽泻、车前子等，此为培土之法。

2. 从脾肾气虚、水湿阻滞论治　患者，女，52岁。主诉双下肢轻度浮肿2月余。患者2个月前无明显诱因出现双下肢及眼睑浮肿，皮肤瘙痒，无恶寒发热、多饮、多食、多尿、腰痛等。外院肾穿刺提示：膜性肾病Ⅲ期。经治疗，水肿症状稍有减轻。后患者求中医治疗而就诊。查尿：尿蛋白（＋＋＋＋），红细胞（＋＋＋＋），24小时尿蛋白定量3.948 g。舌质红，舌苔薄，脉细。中医诊断为水肿，辨证属脾肾气虚，水湿阻滞。治以补肾健脾，利水消肿。

处方：黄芪50 g，生地黄18 g，熟地黄18 g，金樱子18 g，炒芡实15 g，鸡血藤15 g，泽泻15 g，茯苓18 g，青风藤18 g，槐米炭18 g，蒲黄炭20 g，蝉蜕15 g，半枝莲15 g，蒺藜12 g，牡丹皮10 g，三七粉（冲服）3 g。每日1剂，水煎分2次服。

守方加减治疗2个月后，患者近期逐渐减服糖皮质激素及细胞毒性药物，浮肿较前缓解，自觉腰酸，偶有乏力气短，纳食差，舌质红，舌苔薄黄，脉滑细。复查：尿蛋白（＋＋＋＋），红细胞（＋＋＋＋），24小时尿蛋白定量1.872 g。中医辨证属脾肾气阴两虚，兼湿热内阻。

处方：黄芪80 g，生地黄18 g，熟地黄18 g，菟丝子12 g，金樱子18 g，炒芡实15 g，鸡血藤15 g，牡丹皮10 g，泽泻15 g，茯苓18 g，青风藤25 g，薏苡仁30 g，山楂40 g，党参15 g，血余炭10 g，鹿衔草20 g，苍术18 g，黄柏10 g，蝉蜕15 g，紫草10 g，三七粉（冲服）3 g。

上方服3个月后，患者腰酸消失，乏力感觉明显好转，偶有双下肢轻度浮肿，舌质黯红，舌苔薄白，脉涩。复查24小时尿蛋白定量0.912 g。患者出现瘀血证候，故守方加活血通络之品，以改善肾脏微循环。

处方：黄芪80 g，生地黄18 g，熟地黄18 g，续断15 g，杜仲炭15 g，金樱子18 g，炒芡实15 g，鸡血藤15 g，牡丹皮10 g，泽泻15 g，茯苓18 g，青风藤25 g，薏苡仁30 g，党参15 g，半枝莲15 g，血余炭10 g，水蛭10 g，三七粉（冲服）3 g。

继服2个月后，患者无明显不适，复查24小时尿蛋白定量0.726 g。

按语：本例患者临床表现主要为水肿，尿检异常，且排除外感、糖尿病等继发疾病，肾穿结果诊断明确，结合舌脉，病机乃脾肾气虚，水液代谢紊乱，停滞肌肤，形成水肿；外感风邪，加之正气不足，表虚不能抵御外邪，致皮肤瘙痒。治疗给予生地黄、熟地黄、茯苓、黄芪、金樱子、炒芡实健脾益肾，利水消肿；槐米炭、蒲黄炭凉血止血；半枝莲清热解毒，凉血，青风藤祛风湿，通经络，利小便，两药皆有抗炎作用，可辅助降低蛋白尿；鸡血藤活血化瘀，可改善肾脏微循环；三七养血活血、止血，可提高机体免疫力，预防外感。诊治2个月，患者症状缓解，开始逐渐减少激素及细胞毒药物用量。糖皮质激素及细胞毒药物属中医温热之品，长期使用易阴虚内热，与体内湿邪结合，湿热蕴结，阻于下焦。故在原方基础上加苍术、黄柏、紫草、薏苡仁等清热祛湿。3个月后，患者24小时尿蛋白定量明显降低，症状减轻，舌黯红，脉涩，乃久病及络，故守方加活血通络之品水蛭；因患者糖皮质激素及细胞毒性药物已停用，故减少清热利湿药物。

3. 从脾肾阳虚、水湿稽留论治　患者，男，28岁。主诉浮肿半年。现症双下肢轻度浮肿，乏力，手足不温，手颤，多梦，大便不成形，小便泡沫状，耳鸣，舌质淡红，舌苔薄白，脉沉细。患者于半年前出现双下肢浮肿，尿常规：尿蛋白（＋＋＋）；24小时尿蛋白定量11 g。进一步行肾穿刺活检示：不典型膜性肾病。足量激素口服，效果不佳，遂来本院就诊。尿常规：尿蛋白（＋＋＋）。24 小时尿蛋白定量 11 g。肾穿刺活检示：不典型膜性肾病。西医诊断为膜性肾病。中医诊断为水肿，辨证属脾肾阳虚，水湿稽留。治以健脾补肾，温阳利水。撤减激素。

处方：制附子 5 g，山茱萸 10 g，淫羊藿 15 g，巴戟天 10 g，黄芪 30 g，茯苓 30 g，白术 10 g，车前子（包煎）30 g，泽泻 15 g，党参 10 g，冬瓜皮 30 g，白芷 10 g，玉米须 30 g，川芎 15 g。每日 1 剂，水煎分 2 次服。同时，配合服益泉胶囊（鹿茸粉 10 g，上肉桂粉 30 g），1 次 2 粒，1 日 2 次。

二诊：连服 20 剂后，自感手足不温感有所改善，双下肢浮肿较前减轻，小便泡沫减少，仍乏力、多梦、大便溏、耳鸣，舌质淡红，舌苔薄白，脉沉细。24 小时尿蛋白定量 1.9 g。守上方不变，适当加减，嘱继服 30 剂。同时，继服益泉胶囊。随访 5 年，尿蛋白维持在 1～2 g。

按语：中医学认为，水肿的发生与肺、脾、肾三脏关系密切。本案辨证为脾肾阳虚，水湿稽留，治以健脾补肾，温阳利水，方选真武汤加减。方中制附子温补肾阳，淫羊藿、巴戟天温肾助阳，黄芪、党参益气健脾，茯苓、白术、泽泻、冬瓜皮、车前子通利小便，川芎活血行气利水。同时，联合鹿茸粉、上肉桂（益泉胶囊）口服，诸药合用，共奏温阳补肾健脾、化气行水之效，使邪从小便而出，疗效肯定。

4. 从脾肾气虚、肝肾阴虚、湿热血瘀论治　侯某，男，54 岁。主诉反复双下肢水肿 5 月余。患者因双下肢水肿，于当地医院就诊，诊断为肾病综合征，经口服泼尼松足剂量治疗 2 个月，效果不佳。3 个月前于某西医院行肾穿刺，结果示：Ⅱ期膜性肾病。给予泼尼松＋环磷酰胺联合治疗，并给予氯沙坦钾片、美托洛尔以控制血压和降蛋白治疗。治疗期间 24 小时尿蛋白定量 1700～3500 mg，24 小时尿量 3050～3900 mL。患者求中西医结合治疗。现症双下肢轻度水肿，午后明显，口干、口苦、口腻，疲倦乏力，泡沫尿，夜尿 3～4 次，纳差，大便不成形，每日 1～3 次，舌质淡暗，边有齿痕，舌苔黄腻，脉滑。生化检查：血清蛋白 33.1 g/L，尿素氮、肌酐、尿酸均正常。尿常规：尿隐血试验（＋＋），尿白蛋白（＋＋＋），24 小时尿蛋白定量 3270 g，24 小时尿量 3200 mL。辨证为脾肾气虚，湿热血瘀证。治以健脾益肾，清利湿热，兼活血化瘀。

处方：生黄芪 30 g，金樱子 30 g，芡实 20 g，五味子 10 g，当归 10 g，黄芩 20 g，茯苓 20 g，猪苓 20 g，大腹皮 20 g，白术 20 g，升麻 30 g，防风 20 g，蝉蜕 20 g，丹参 20 g，全蝎 5 g。每日 1 剂，水煎分 3 次服。西医继续上述治疗方案。

二诊：服药 28 剂后，症见腰胀痛，胃脘不适，颜面部及双下肢水肿基本消退，口干、口苦、口腻好转，疲倦乏力减轻，夜尿 2～3 次，纳差好转，大便每日 1～2 次，稍不成形。舌质淡暗，苔薄黄微腻，脉微滑。尿常规：尿隐血试验（＋＋＋），尿清蛋白（＋＋）；24 小时尿蛋白定量 1626.9 mg，24 小时尿量 3300 mL。上方去猪苓、大腹皮，加续断 20 g，杜仲 20 g，薏苡仁 20 g，炒麦芽 20 g，红花 10 g。

守方服用半年，每月复诊 1 次，西药继续原方案治疗，并逐渐减激素与环磷酰胺的用量直至停服，根据血压及尿蛋白情况调整氯沙坦钾片、美托洛尔用量。半年内监测尿常规：尿隐血试验（＋＋＋）～（＋），尿白蛋白（＋＋）～（±）；24 小时尿蛋白定量 1424～586 mg，24 小时尿量 1750～2800 mL。

三诊：颜面部及双下肢不肿，久站久坐后腰痛，牙龈出血，易感冒，易疲倦乏力，余症平，舌质暗红，舌苔薄黄，脉细数。尿常规：尿隐血试验（＋），尿清蛋白（－）；24 小时尿蛋白定量 379.5 mg，24 小时尿量 2300 mL。上去红花，加狗脊 20 g，女贞子 20 g，墨旱莲 20 g，玄参 20 g，茜草 20 g，黄芪用量加至 60 g。

患者坚持门诊服用中药，每 1～2 个月复诊 1 次，随症加减。

四诊：眠差，余症平，舌质红，舌苔薄黄，脉细数。复查血常规正常；生化检查：BUN 6.03 mmol/L，Cr 52.5 μmol/L，UA 312 μmol/L，ALT 297 U/L，AST 141 U/L，TG 2.43 mmol/L；尿常规（－），24 小时尿蛋白定量 110.6 mg，24 小时尿量 1650 mL。上方加酸枣仁 30 g，首乌藤 30 g，荷叶 20 g，焦山楂 10 g。服法同前。加用联苯双酯滴丸 10 丸，每日 3 次。每 1～2 个月门诊随访 1 次。

五诊：患者未有特殊不适，舌质红，舌苔薄白，脉沉细。血常规正常；生化检查：BUN 3.61 mmol/L，Cr 48.5 μmol/L，UA 416 μmol/L，ALT 34 U/L，AST 37 U/L，TG 1.32 mmol/L；尿常规（一），24 小时尿蛋白定量 68.2 mg，24 小时尿量 2200 mL。

停服中药，仅口服氯沙坦钾片 100mg，每日 2 次；美托洛尔 25 mg，每日 1 次。监测血压，每个月门诊随访复查尿常规、24 小时尿蛋白定量。停服中药后门诊随访 5 个月，血压波动正常，尿常规（一），24 小时尿蛋白 73.5～119.7 mg，24 小时尿量 1700～2450 mL。患者无特殊不适，偶遇受寒感冒，服用院内制剂青翘抗毒颗粒，感冒即愈。

按语：患者初期以水肿、大量蛋白尿为主要临床表现，辨证为脾肾气虚，湿热血瘀证。予以生黄芪、白术、防风健脾益气，重用黄芪补肺脾气，大补元气；芡实、金樱子、五味子益肾固精；茯苓、猪苓、大腹皮利水消肿除湿；蝉蜕、全蝎虫类药物祛外风，息内风，兼以通络，所谓"治风先治血，血行风自灭"。临床上常用上方治疗大量蛋白尿。据现代药理学研究证实，蝉蜕有提高机体免疫力的功能；黄芩清热燥湿；升麻助脾升阳止泻，减少水谷精微的下注；当归、丹参活血化瘀。二诊时患者水肿基本消退，临床症状改善，24 小时尿蛋白明显减少，故原方去猪苓、大腹皮，用薏苡仁利水除湿，同时又增强健脾之功，加杜仲、续断以补肝肾、强腰膝，加炒麦芽顾护脾胃，加红花以增强活血化瘀之功。三诊时患者有出血倾向，故去红花以减轻活血之力，加茜草以达化瘀止血之效。患者久站久坐后腰痛明显，故加狗脊以强腰膝，加玄参、女贞子、墨旱莲以益气养阴止血。患者易感冒、易疲倦，故加大黄芪用量至 60 g，以增强其补肺脾之气、大补元气的作用。四诊时患者出现眠差，辅助检查见明显肝功能转氨酶升高、血脂异常，故在前方基础上加酸枣仁、首乌藤宁心安神，同时加荷叶、焦山楂以降血脂。据现代药理学研究证示，荷叶和山楂有化浊降脂的功效。同时嘱患者服用联苯双酯滴丸以保肝降酶。五诊时患者无特殊不适，复查血常规、肝肾功能、血脂、尿常规均正常，24 小时尿蛋白定量为 68.2 mg。停服中药后随访近半年，血压波动正常，尿常规正常，24 小时尿蛋白 73.5～119.7 mg。整个过程以病、证、症结合的方式守方治疗，随症加减变化，故获显效。

第三十二章　IgA 肾病

IGA 肾病是一种以发作性血尿为突出临床表现的肾小球肾炎。临床上约 3/4 的患者起于呼吸道或消化道感染之后，故认为与黏膜分泌之免疫球蛋白 IGA 有关。根据免疫病理相关检查，以 IGA 为主的免疫球蛋白沉着于肾小球系膜区为本病之特点，故又称系膜 IGA 肾病。其主要临床表现为发作性肉眼血尿，无症状性蛋白尿，高血压，肾功能减退等。好发于儿童及青年，男性多于女性。

根据 IGA 肾病的临床特征，其属于中医学"溺血"范畴。中医学认为，本病内因多是素体气虚、阴虚或气阴两虚；或七清内伤，饮食失常耗伤正气而致机体免疫功能失调。外因是感受外邪，如风热之邪、风寒之邪入里化热，乳蛾热毒；或饮食不节，感受湿热之邪。本病多为本虚标实，虚实夹杂。在疾病的发展过程中，往往因虚致实，产生以热毒、湿热、瘀血为主的标实之证，而热毒、湿热、瘀血又成为使病情恶化加重的病理因素。IgA 肾病的中医辨治，常据其病的急性发作期与慢性迁延期分而论之。急性发作期的治疗，中医辨证论治常分为热毒壅盛证、心火炽盛证、胃肠湿热证和膀胱湿热证；慢性迁延期的治疗，中医辨证论治常分为脾肾阳虚证、肝肾阴虚证和脾肾气阴两虚证等。

从肾论之理

1. IgA 肾病的中医病因病机认识　中医学无 IgA 肾病这一病名，根据其血尿、蛋白尿及水肿的临床表现，结合其病因病机特点，可归属"水肿""腰痛""肾风""虚劳""尿血"等范畴。IgA 肾病的病理变化主要发生于肾脏，可涉及肺、肝、脾等，其病因颇多，依据其病理性质可分为内因和外因两类，其发病机制主要是由内部和外部因素相互作用引起的。内因主要是由于先天肾虚，禀赋不足，肺、脾、肝虚弱。由于肺为水之上源，肾为主水之脏，肾气蒸化及升降水液，有赖于肺气的宣发肃降运动，使之上布于周身，下归于肾或膀胱。

受外邪影响，肺气虚弱，肺的宣发肃降及通调水道功能下降，则水液运输不畅，无力助肾代谢水液，则可发为此病。肝肾精血同源，肝为水之子而肾为木之母，两者阴阳相用，彼此相关，并且还存在相互制约的关系。若二者滋养或制约不及，致使阴阳失调，水木不和，肝肾之间的协调失衡，相互为累，则可发病。肾为先天之本，藏先天之精，滋脾之阴阳，助其运化；脾为后天之本，运化水谷精微，化生气血，滋先天之本。二者相互资生，相互促进，脾气不足，则运化不利，后天匮乏，无力滋肾，且运化不利，易伤饮食，变生湿邪，损伤脾阳，无力助肾代谢水液，水湿内生，经久不愈，可发展至肾水泛滥，发而为病。《素问·逆调论》："肾者水脏，主精液。"肾主水主要表现在对水液代谢的主司和调节两方面，肾气不足，则气化不利，水液代谢异常，无力分清泌浊，且调控不及；膀胱开合无度，尿液排泄异常，则见水肿为患，可发为此病。《素问·水热穴论》："肾者，胃之关也，关门不利，故聚水而从其类也，上下溢于皮肤，故为浮肿。"这些原因导致原发性 IgA 肾病发生的体质基础，使特定人群具有易感性。

大多数医家认为，本病发病总体上多为本虚标实。本虚是以脾（肺）肾阴虚和气阴亏虚为主；标实则多为体虚外感湿热、疫毒之邪而诱发或加重，导致热毒内蕴、血瘀血溢。其病位主要在肾，多涉及肺、脾、肝诸脏器。本病以正虚邪实、本虚标实为主，正虚以气虚、阴虚或气阴两虚为主，而脾肾气阴两虚多见。邪实以湿热、瘀血为主，由此陷入脾肾不足、气阴两虚、湿热瘀阻的本虚标实、正虚邪实的恶性循环圈。即正愈虚，邪愈盛；邪愈盛，正愈伤，致使本病反复发作，缠绵难愈，预后不良。此乃本病发展、变化、加重的基本病机。总的来说，脾肾气阴两虚、瘀血阻络是 IgA 肾病病机关键。

2. 血尿病机是脾肾两虚瘀血阻络 IgA 肾病发病具有地域、种族的不同，同时有家族聚居倾向，遗传可能参与发病和进展。中医学认为，这与先天禀赋不足有关。肾为先天之本，主藏精，精是人体生长、发育的根本，也是肾脏发挥生理功能的物质基础。IgA 肾病临床血尿，40％～50％为肉眼血尿，30％～40％为镜下血尿，伴或不伴蛋白尿，这是最主要的临床特点。病理机制为先天禀赋不足，肾精亏虚，肾阴亏损，阴虚内热，灼伤血络而致尿血，而出血多有瘀滞，瘀血阻络，血不循经，则尿血不止。此外，肾阴亏损，精不化气，卫外乏源，表气不固，肾病及肺，故易反复外感，感邪之后，邪热下扰肾络，则往往使血尿加重或反复。肾虚不能固涩，脾虚不能升清，脾肾气虚，精微随尿液下泄而成蛋白尿。所以临床主要表现为血尿、蛋白尿。即本病病位在脾肾，病本在肾。

3. 蛋白尿病机是肾封藏失职 IgA 肾病患者行尿常规检查常见蛋白尿阳性，靳锋认为肾主藏精，寓元阴元阳，先天不足，肾气封藏失职，致精气溢泻，正如《经脉别论》所云："饮入于胃，游溢精气，上输于脾，脾气散精，上归于肺，通调水道，下输膀胱，水精四布，五经并行。"长期食用辛辣及甘腻之品，湿浊易生，困遏脾胃，脾胃升降失职，致水谷精微输布失常，精微物质下溢膀胱，随尿而出；肺主宣降，转输脾胃之精微，内外邪气侵袭肺脏，肺气宣肃失常，精微布散失常，下出水道，尿而为浊。因此蛋白尿的产生与肺、脾、肾三脏密切相关，内外邪气侵袭人体，致使肺、脾、肾三脏功能失调，精微物质输布异常，从下焦而出，其中以肾封藏失职最为关键。

4. 水肿病机是肾阳虚气化失司 IgA 肾患者容易出现眼睑及双下肢水肿，《素问·水热穴论》："肾者，胃之关也，关门不利，故聚水而从其类也。上溢于皮肤，故为浮肿。浮肿者，聚水而生病也。"就是说肾气充足，气化有权，则蒸化津液，清者布行全身，浊者注入膀胱；若先天肾阳不足，气化失司，清气难以布散，出现疲乏无力、嗜睡困倦；水浊难以下输，壅集于体内，泛溢皮肤，可见尿少、水肿。肾为先天之本，脾为后天之本，先天与后天相互资生，相互促进，先天温煦后天，先天肾阳不足，后天脾阳失去温养，难以运化水饮，水湿内蓄，导致头身困重，腹胀便溏；肺主行水，通调水道，六淫邪气侵袭人体，肺气失宣，水失通调，津液代谢失常，蕴聚人体，发为水肿。肾为水火之脏，内寄命门之火，水肿的关键在于肾阳亏虚，津液难以气化，溢于皮肤发为水肿。

从肾治之验

1. 从脾肾气阴两虚论治 患者，女，26 岁。患者曾因颜面及双下肢水肿到某医院就诊，查血压 150/100 mmHg，尿蛋白（＋＋＋），尿红细胞 329.8 个/HP，24 小时尿蛋白定量 8.09 g/d，血浆清蛋白 28.6 g/L，血总胆固醇 8.6 mmol/L，甘油三酯 8.01 mmol/L，肾功能正常。诊断为肾病综合征。肾穿报告：局灶增生性 IgA 肾病。给予醋酸泼尼松 60 mg/d，环磷酰胺 20 mg，隔日 1 次静脉滴注。因治疗期间多次发现血糖升高，故醋酸泼尼松服用 6 周后即开始减量，查患者 24 小时尿蛋白定量最低为 3.76 g/d，其后多次查蛋白定量均不见降低。

初诊时患者满月脸，乏力，腰膝酸软，时感咽痛，潮热，双下肢不肿，舌质红，苔薄黄，脉细。24 小时尿蛋白定量 3.82 g/d，尿红细胞 122.6 个/HP。辨证诊断为脾肾气阴两虚，治以滋肾益气养阴，凉血止血涩精为主。方选自拟益气养阴滋肾汤加减。

处方：菟丝子 20 g，生地黄 12 g，鹿角胶（烊化冲服）12 g，金樱子 20 g，墨旱莲 12 g，沙苑子 10 g，紫河车 5 g，生黄芪 30 g，白芍 12 g，芡实 20 g，小蓟 30 g，金银花 30 g，太子参 20 g，仙鹤草 15 g，草河车 12 g，炒白术 12 g，竹叶 12 g，牛蒡子 10 g，当归 10 g，炒栀子 5 g，丹参 6 g，三七粉（冲服）3 g。每日 1 剂，水煎分 2 次服。

二诊：服上药 1 个月后，患者时感双目干涩，余无不适，舌质红，苔薄黄，脉细。24 小时尿蛋白定量 2.68 g/d，尿红细胞 38.5 个/HP。上方加密蒙花 12 g，菊花 12 g。

三诊：服上药 2 个月后，患者无明显不适。24 小时尿蛋白定量 1.05 g/d，尿红细胞 25.5 个/HP。

后即以此方加减缓图收功，治疗 6 个月后停药，随访 2 年无不适。

按语：IgA 肾病是最常见的肾小球疾病，占原发性肾小球疾病的 20％～47％；以低糖基化 IgA1 沉积于肾小球为病理特征，以血尿、蛋白尿、高血压及肾功能损害为主要临床症状，20％～40％的患者在 20 年内进展为终末期肾病。在我国 IgA 肾病是终末期肾脏病（ESKD）的首要原因，严重影响患者生活质量及预期寿命。临床实践中，IgA 肾病分为急性发作期和慢性迁延期，脾肾气阴两虚为 IgA 肾病的病机中心，急性发作期以肺胃风热毒邪壅盛为多见。本例患者禀赋不足，加之久用激素，耗气伤阴，故拟益气养阴滋肾汤治疗。

方中太子参气阴双补，为主药；生黄芪、白术可增强补气之力；生地黄、白芍、当归加强补血滋阴之功；金银花、牛蒡子疏风清热，有未病先防之意；小蓟、仙鹤草、三七粉凉血止血，佐以小量丹参以期止血而不留瘀；芡实、金樱子可补脾固肾收涩；并遵《内经》"阳生阴长"之意，加入鹿角胶、紫河车血肉有情之品大补精血，菟丝子、沙苑子温阳益阴，正如张景岳所述"善补阴者，必于阳中求阴，则阴得阳升而泉源不竭"。全方脾肾气阴双补，以复脾之统摄，肾之封藏之职，不仅可以改善症状，减少血尿、蛋白尿，还可以改善患者的体质状态，使病愈不易复发。

2. 从肾阴亏虚、兼脾气虚、热毒内蕴论治　患者，女，35 岁。主诉血尿、蛋白尿 1 年余。患者 1 年多前无明显诱因出现尿中泡沫，就诊当地医院查尿常规：尿蛋白（＋＋），尿隐血试验（＋＋），血压升高，肾功能正常范围。行肾穿刺活检：系膜增生性肾小球肾炎——IgA 肾病。因治疗症状缓解不明显，遂来就诊。现症尿中泡沫多，咽部不爽，眠差，入睡困难，时有盗汗，右侧腰痛，月经提前、色暗、有块，余无不适。舌质暗红，舌苔黄，脉沉滑。化验检查，尿常规：尿蛋白（＋），尿隐血试验（＋＋）；24 小时尿蛋白定量 2.25 g/d；血常规：血红蛋白 142 g/L，血小板 396×10⁹/L；血生化检查：血尿素氮 5.6 mmol/L，血肌酐 58.4 μmol/L，血清蛋白（ALB）22.7 g/L，血总蛋白 54.5 g/L，血清总胆固醇 8.07 mmol/L，血甘油三酯 3.96 mmol/L。既往体健，否认乙肝、丙肝病史，否认过敏史。西医诊断为 IgA 肾病。中医诊断为尿浊病。辨证属脾肾两虚，湿浊内蕴，血脉瘀阻。治以清热解毒，利湿活血，健脾益肾。方予银翘散加减。

处方：熟地黄 15 g，金银花 30 g，连翘 20 g，牛蒡子 10 g，鬼箭羽 15 g，荷叶 10 g，板蓝根 30 g，玄参 10 g，淡竹叶 10 g，桔梗 10 g，郁金 15 g，首乌藤 20 g，合欢皮 15 g，炒白术 15 g，生甘草 5 g。每日 1 剂，水煎分 2 次服。

二诊：时有乏力，腰酸痛，口干，月经正常，睡眠与咽部不爽好转，舌淡暗，舌苔白，脉沉细。24 小时尿蛋白定量 3.8 g/d。治以滋补肾阴，益气健脾为主，佐以清热解毒，利湿活血。方选六味地黄汤加减。

处方：生地黄 15 g，熟地黄 15 g，山药 15 g，山茱萸 15 g，枸杞子 20 g，龟甲（先煎）15 g，桑寄生 20 g，覆盆子 20 g，牡丹皮 15 g，茯苓 15 g，生黄芪 15 g，赤芍 15 g，鬼箭羽 15 g，金银花 30 g，连翘 15 g，荷叶 10 g，生山楂 10 g。

三诊：大便溏，乏力好转，手足热，纳食可，烦躁较前好转，寐不安，无怕冷，舌淡红，苔薄白，脉沉滑。24 小时尿蛋白定量 2.4 g/d。

处方：熟地黄 15 g，枸杞子 20 g，桑寄生 20 g，覆盆子 20 g，山药 15 g，山茱萸 15 g，龟甲（先煎）15 g，牡丹皮 15 g，合欢皮 15 g，茯苓 15 g，生黄芪 15 g，赤芍 15 g，鬼箭羽 15 g，金银花 30 g，荷叶 10 g，生山楂 10 g。

四诊：腰酸、恶热，时有牙龈出血，喜凉饮，大便溏，纳食可，睡眠可。24 小时尿蛋白定量 2.4 g/d。

处方：熟地黄 15 g，菟丝子 15 g，桑寄生 30 g，覆盆子 20 g，续断 15 g，山药 15 g，山茱萸 15 g，枸杞子 20 g，龟甲（先煎）15 g，牡丹皮 15 g，生黄芪 15 g，首乌藤 20 g，茯苓 15 g，赤芍 15 g，鬼箭羽 15 g，金银花 30 g，荷叶 10 g。

五诊：盗汗，下肢酸凉，寐欠安，腰酸痛，大便时干时稀，1 日 2～3 次；喜凉食。舌淡暗，舌苔白，脉沉细。24 小时尿蛋白定量 1.56 g/d。

处方：熟地黄 15 g，桑寄生 30 g，覆盆子 20 g，枸杞子 20 g，山药 15 g，山茱萸 15 g，补骨脂 15 g，骨碎补 15 g，菟丝子 15 g，龟甲（先煎）10 g，合欢皮 15 g，首乌藤 20 g，茯苓 15 g，生黄芪 30 g，赤芍 15 g，鬼箭羽 15 g，金银花 30 g，煅牡蛎（先煎）15 g，荷叶 10 g。

六诊：时有耳鸣，余无不适。舌淡红，舌苔白，脉沉细。24 小时尿蛋白定量 0.62 g/d。守上方继服以巩固疗效。

按语：本患者本虚标实，治疗应清补结合，先清后补，以防闭门留寇，故首诊以银翘散清热解毒，并配以鬼箭羽、荷叶、板蓝根活血清热；郁金、首乌藤、合欢皮安神解郁；熟地黄益肾。二诊、三诊时以本虚为主，改用六味地黄汤为主益肾健脾，配以枸杞子、桑寄生、覆盆子强化补肾作用，生黄芪益气，龟甲滋阴，赤芍、鬼箭羽、荷叶、山楂活血降脂，诸补药之中仍不忘清利，佐以金银花、连翘清热解毒。

治疗中注重守方，IgA 肾病这类免疫性疾病本虚为主者，治疗中要坚持"扶正"，以提高免疫防御和调节能力，临床注重在辨证准确的前提下守方不变，在患者二诊至六诊方中始终以六味地黄汤为主方进行加减治疗，配以枸杞子、菟丝子、桑寄生、覆盆子补肾治疗，患者 24 小时尿蛋白定量由 3.8 g/d 逐渐下降至 0.62 g/d，临床效果显著。

3. 从肾气亏虚、精微失固论治　彭某，男，28 岁。尿检异常 1 年余。患者 1 年前因尿频去医院检查发现尿蛋白（＋＋），尿红细胞 13 个/μL，当时未予治疗，其间未复查。后查尿蛋白（＋＋＋），红细胞 95 个/μL，尿红细胞位相 75％为异形红细胞。肾脏 B 超检查：双肾输尿管膀胱前列腺未见明显异常。肾穿刺活检提示 IgA 肾病。肾脏超声造影：肾实质血流灌注后排泄减缓。患者诉曾口服甲泼尼龙、吗替麦考酚酯，疗效不明显。就诊时查尿蛋白（＋＋），隐血试验（＋＋＋）。腰酸乏力，纳食差，小便频多，伴泡沫尿，大便每日 1 次，下肢无浮肿。舌质淡、边有齿印，舌苔薄黄，脉弱弱。西医诊断为慢性肾炎 IgA 肾病（系膜增生伴球性及节段性硬化）。中医诊断为尿血，辨证属肾气亏虚，精微失固。治疗补益肾气养阴，佐以固涩止精。

处方：熟地黄 10 g，山茱萸 10 g，山药 10 g，泽泻 10 g，牡丹皮 10 g，黄芪 30 g，穿山龙 30 g，白术 15 g，茯苓 15 g，当归 15 g，川芎 20 g，苍术 12 g，赤芍 12 g，地榆 10 g，焦六曲 10 g。每日 1 剂，水煎分 2 次服。

二诊：服药 14 剂后，患者诉口干，腰酸乏力较前缓解，夜尿 2～3 次，小便泡沫减少，余无特殊。舌质淡、边有齿印，舌苔薄黄，脉沉细弱。尿液检查：尿蛋白（＋），尿隐血试验（±）。仍以补益肾气、固涩止精为主要治疗原则，守上方去苍术、地榆、川芎，加太子参 15 g，女贞子 10 g，薏苡仁 30 g，继服。

患者近 3 个月一直以上方加减辨证治疗，复查尿检蛋白（－），红细胞（±）。病情稳定。

按语：肾病主要因肾气亏损，气的固摄、防御和战胜邪气的力量减弱，从而引发各种病变，遂增强肾之气化功能是治疗肾病根本原则。患者以腰酸、泡沫尿为主症，平素过劳，病情迁延不愈，致肾气不足，腰府失养，则出现腰酸，肾失封藏，则有夜尿增多，蛋白漏出。舌质淡、边有齿印，舌苔薄黄，脉细弱，均为肾气虚之征。该病病性属虚，病位在肾，经四诊合参，辨证属肾气亏虚，精微失固，故治疗以益肾健脾，以后天补养先天，二者相辅相成，共奏益肾健脾之功效。

4. 从肾气不固、脾气亏虚、风湿瘀血论治　孔某，女，28 岁。主诉发现泡沫尿 2 年余，加重 5 日。患者 2 年前尿常规：尿蛋白（＋＋＋），当时无腰酸乏力、双下肢水肿及肉眼血尿等，未予以重视。因尿痛至某医院就诊。尿常规：尿蛋白（＋＋＋），隐血试验（＋），白细胞升高。24 小时尿蛋白定量 5.3 g/L。肾功能：肌酐 89 μmol/L，尿素氮 6 mmol/L，甘油三酯 10.3 mmol/L。经抗感染治疗后未见好转。后转至上海瑞金医院就诊，经肾穿刺活检，病理诊断提示：IgA 肾病（局灶节段硬化）。建议单用激素治疗，患者拒绝，要求行中医药治疗，遂来我院求治。刻下泡沫尿，腰酸乏力，纳寐可，大便调，舌质淡暗，舌苔白腻，脉沉细。尿常规：尿蛋白（＋＋），隐血试验（＋＋＋），镜检红细胞 58～

98 个/HP，镜检白细胞 6～8 个/HP，微量白蛋白＞230 mg/L。24 小时尿蛋白定量 3.6 g/L。肾功能：尿素氮 4.3 mmol/L，肌酐 98 μmol/L，尿酸 475 μmol/L。西医诊断为 IgA 肾病（局灶节段硬化）。中医辨为脾肾亏虚，兼湿浊血瘀证，治宜益气健脾，固肾摄精，祛风除湿，活血化瘀。予以实脾固肾化瘀汤加减。

处方：桑寄生 30 g，菟丝子 30 g，山茱萸 10 g，金樱子 30 g，覆盆子 30 g，牛膝 15 g，黄芪 30 g，党参 15 g，鹿衔草 30 g，白术 15 g，僵蚕 15 g，地龙 10 g，蝉蜕 10 g，黄柏 10 g，土茯苓 30 g，当归 10 g，川芎 10 g，丹参 30 g，小蓟 30 g，白茅根 30 g，陈皮 10 g，甘草 5 g。每日 1 剂，水煎分 2 次服。

二诊：服药 14 剂后，患者诉泡沫尿好转，腰酸乏力较前减轻，纳寐可，舌质淡暗，舌苔薄腻，脉沉细。复查尿常规：尿蛋白（＋），镜检红细胞 35～40 个/HP，镜检白细胞 2～5 个/HP，隐血试验（＋＋），微量白蛋白 208 mg/L。24 小时尿蛋白定量 2.5 mg/L。肾功能正常。患者蛋白尿较前改善，但仍有血尿，上方去白术、山茱萸、党参、当归、川芎，加夏枯草 30 g，浙贝母 15 g，加强祛风化浊，三七粉（冲服）3 g，蒲黄炭 30 g，血余炭 10 g，化瘀止血。

三诊：又服药 14 剂后，患者诉泡沫尿进一步减轻，轻微腰酸乏力，纳寐可，大便调，舌质淡暗，舌苔薄黄，脉沉细。复查尿常规：尿蛋白（±），镜检红细胞 11～18 个/HP，镜检白细胞 1～3 个/HP，隐血试验（＋），微量白蛋白 120 mg/L。24 小时尿蛋白定量为 109 mg/L。肾功能正常。患者少量血尿，舌质淡暗，舌苔薄黄，四诊合参，可知久病成瘀，血中尚有余邪未清，上方加柴胡 10 g，金银花 10 g，连翘 10 g，穿山龙 30 g，赤芍 30 g，清热解毒，化瘀通络。

四诊：服药 14 剂后，患者诉少量泡沫尿，腰酸乏力明显好转，纳寐可，大便调，舌质淡，舌苔薄，脉沉细。复查尿常规：尿蛋白（一），红细胞 0～2 个/HP，白细胞 0 个/HP，微量白蛋白 30 mg/L。24 小时尿蛋白定量0.1 mg/L。肾功能正常。患者无明显泡沫尿及腰酸乏力。守方服用 4 周，随访 24 小时，尿蛋白定量持续转阴，血尿亦未再复发。

按语：IgA 肾病病位在肾，涉及脾、肺、肝等脏，肾虚是本，风热、湿热、血瘀等是标。肾为先天之本，脾为后天之本，先天不足或后天失养，或久病及肾，肾虚致病，故临证中以补肾为根本。临床实践中发现，随着人们生活水平的日益提高，饮食肥甘厚味者众，日久常伤及脾胃，以致脾肾两虚。脾主运化，以制水为事，喜燥恶湿，若水湿太盛必伤脾土，脾虚不能输布水谷精微，谷气下流，加之肾元本虚，封藏固摄功能失司，精微下泄膀胱，多见血尿、蛋白尿、乏力等症。因此，临床治疗 IgA 肾病，应在补肾的同时兼顾实脾，脾气得实，水湿乃治，清气自升，从而达到固先天、促后天之功效。脾肾同补，如此方能相得益彰，效如桴鼓。

患者青年女性，平素嗜食肥甘厚味，伤及脾胃，脾虚运化功能失司，水谷精微失于布散，下注膀胱，加之先天不足，肾主藏精，肾虚封藏功能失司，精微不固而下泄，故尿多泡沫；脾虚气血生化乏源，肌肉失养，故见乏力；肾精不足，腰府失养，故腰酸；舌质淡暗，舌苔白腻，脉沉细均为脾肾亏虚兼有湿浊血瘀之象。可见脾肾亏虚，肾精不固是导致 IgA 肾病的基本病机，但该病常因外感风邪而诱发，临床多见泡沫尿，即为"尿浊病"；风为百病之长，其性善行而数变，导致本病变证频繁，临床辨治颇为棘手。且热极生风，风助火势，风火相煽，伤及肾络，则精血自出。加之病久瘀滞肾络，郁而化热，瘀热互结，热灼脉络，血溢脉外而见尿血。

本例患者体质素虚，病程长，故重用黄芪、白术、党参益气健脾，山茱萸、菟丝子、金樱子、覆盆子固肾摄精，黄柏、土茯苓、鹿衔草、桑寄生祛风湿、补肾壮腰，僵蚕、地龙、蝉蜕祛风通络，川芎、当归、丹参、赤芍、牛膝活血化瘀，小蓟、白茅根清热、凉血止血，陈皮健脾理气，甘草调和诸药。二诊患者泡沫尿好转，仍有血尿，故加夏枯草、浙贝母加强祛风化浊，三七粉、蒲黄炭、血余炭化瘀止血。三诊患者苔薄黄，见热象，考虑久病成瘀，瘀久化热，热灼肾络，损伤膏膜，故加柴胡疏解半表半里之邪，金银花、连翘清热解毒，穿山龙、赤芍化瘀通络。诸药合用，共奏"实脾固肾，清补同治，培土制水，活血祛风"之功，从而减轻蛋白尿、血尿。

5. 从肾虚火旺、精微下注论治　患者，男，30 岁。患者 4 个月前因尿中有泡沫至某医院进行肾穿刺活组织检查，结果报告为"局灶增生性 IgA 肾病"，住院治疗，查尿蛋白（＋＋＋＋＋），尿隐血试验（＋＋＋）～（＋＋＋＋＋），24 小时尿蛋白定量约为 2000 mg/L（每日尿量约为 1500 mL），肾功能未见异常。诊断为慢性肾炎，局灶增生性 IgA 肾病，慢性扁桃体炎。开始服用激素治疗，初始剂量为醋酸泼尼松片 60 mg，每日 1 次；来氟米特 20 mg，每日 1 次；阿魏酸哌嗪片 150 mg 及冬虫夏草粉 1.0 g，每日 3 次；咪哒普利 10 mg，每日 2 次；葡醛内酯 100 mg，每日 3 次。患者已行扁桃体切除术。既往无原发性高血压、冠心病、糖尿病史。就诊时激素已减量为每日 40 mg，余药剂量同前。刻下腰酸痛，尿中泡沫多，满月脸，小便频、色深黄，大便秘，每周 1 次，尿隐血试验（＋＋）～（＋＋＋），尿蛋白（＋＋）～（＋＋＋），血压 160/90 mmHg。舌质暗、舌中心有裂纹，舌苔薄黄，脉沉弦。辨证为肾阴亏虚，阴虚火旺，精微下注。治以滋补肾阴，清泄虚火，益气固精。

处方：生地黄炭 30 g，熟地黄 25 g，女贞子 30 g，墨旱莲 30 g，黄芪 50 g，煅龙骨（先煎）30 g，煅牡蛎（先煎）30 g，太子参 30 g，知母 20 g，黄柏 15 g，三七粉（冲服）5 g。

其后，患者每 1～2 周就诊 1 次，以上方为基础，再根据患者病情加减，并逐渐减少激素用量，血压高、肝火旺时常加入决明子，腰膝酸软、乏力明显时加杜仲，气虚明显时重用黄芪，常生黄芪、炙黄芪同用，且量较大，多用至 30～50 g，尿隐血试验阳性率高时用小蓟、三七粉凉血活血止血，同时激素逐渐减量。半年后停服激素，查 24 小时尿蛋白定量 586 mg/L，24 小时尿量 1650 mL，尿隐血试验（一），饮食及睡眠可，舌苔稍白，脉沉弦细。效不更方，嘱患者定期至门诊调药，以首方为基础随症加减，至复诊时，已停激素 4 月余。查 24 小时尿蛋白降至 229 mg/L（尿量 1750 mL），尿蛋白（一），尿隐血试验（一）。

按语：IgA 肾病临床表现常以血尿、蛋白尿为主，中医学认为，蛋白质属于"精"或"精微物质"范畴，来源于水谷，由后天之本脾胃化生，经心肺作用输布经络，营运周身，是维持人体生命活动的基本物质。其盛者贮存于肾，赖肾的封藏作用而固密于体内。尿中蛋白的出现意味着精微物质的漏泄。《素问·金匮真言论》"夫精者，身之本也"，宜藏不宜泄。肾气不固，水谷精微下注则表现为蛋白尿。长期蛋白尿，必将导致全身处于虚弱状态，免疫功能下降，致疾病迁延难愈。治疗主要为补、升、固、清四大法：一以补肾治其病位之根本，一以升提脾肾之气，使水谷精微不得下注，一以固涩而使水谷精微不得外流，一以滋补肾阴清虚热以配合激素治疗。在用药方面，补肾多采用生地黄、熟地黄、女贞子、墨旱莲、杜仲、牛膝等；用大量生/炙黄芪、太子参、西洋参益气固脱，补益脾肾之气以升提，使水谷精微不得下注为蛋白尿；用煅龙骨、煅牡蛎收敛固涩，防其精微外泄；用三七粉、生地黄炭活血止血，多用于血尿患者；此类患者常服用激素治疗，临床观察服用激素患者常有阴虚火旺之象，常选用知母、黄柏、女贞子等滋肾阴、清虚热，配合激素减量治疗。

本例为青年男性，既往有慢性扁桃体炎病史，因泡沫尿就诊，以"血尿、蛋白尿"为主要临床表现，行肾穿刺活组织检查确诊为局灶增生性 IgA 肾病。现代医学给予规律服用激素治疗，因服用激素，已出现库欣综合征。该患者久病伤肾，腰膝酸软，尿色清长多沫，舌质暗，脉沉弦细弱，均为肾阴虚精微不固之象。辨证系肾阴虚、精微下注，治宜补肾阴、益气固精。且患者就诊时已出现肾上腺皮质功能亢进症状，结合脉象，宜滋补肾阴为主，方以熟地黄、知母、黄柏、女贞子、墨旱莲等补益肝肾之阴。激素作用相当于中医学补肾阳范畴，其性热，热耗阴液，壮火食气则有肾阴虚内热，舌中心有裂纹、舌苔薄黄，选用知母、黄柏养阴清虚热，黄芪、太子参益气固脱，补益脾肾之气以升提，改善精微下注（蛋白尿），煅龙骨、煅牡蛎收敛固涩下注之精微，三七粉、生地黄炭活血止血，生地黄既可补肾阴，取其炭又可凉血止血。经治疗半年余，患者已停服激素，尿隐血试验结果转阴，尿蛋白减少为微量，未再见血尿，血压正常，无其他不适。

6. 从脾肾阳虚、血瘀水停论治　范某，男，45 岁。患者自诉 3 年前体检查出尿隐血试验（＋），未予以重视。1 个月前尿常规检查：隐血试验（＋＋＋），遂就诊于外院，行病理检查，诊断为 IgA 肾病，建议用激素治疗，患者拒绝，于是来我院就诊。刻下患者神清、精神可，腰酸困，眼睑及下肢浮肿，肢体沉重，疲乏无力，活动后加重，食纳可，夜寐安，大便稍溏，小便色红，量可，夜尿稍频，舌淡红，舌体胖大，舌苔白腻，脉沉细。尿常规检查：尿隐血试验（＋＋＋），尿蛋白（＋），尿白细胞（－）。辨证属脾肾阳虚，治以温补脾肾，兼化瘀止血，利水消肿。

处方：黄芪 30 g，锁阳 10 g，益智 10 g，续断 10 g，菟丝子 30 g，芡实 20 g，香附 30 g，炮姜 30 g，仙鹤草 30 g，车前草 30 g，大腹皮 30 g，乌药 10 g，小茴香 10 g，紫草 10 g。

同时，加服缬沙坦 80 mg，每日 1 次；金水宝 2 粒，1 日 3 次。嘱患者禁豆类、海鲜、核桃、花生等食品。

二诊：患者诉腰酸困减轻，眼睑及下肢轻度浮肿，下肢沉重感减轻，仍感疲乏，胃纳可，小便偏黄，舌淡红而胖大，舌苔白，脉沉细。复查尿常规：隐血试验（＋），蛋白（＋）。效不更方，以巩固疗效。

三诊：患者腰酸困症状缓解，仍有疲乏无力，无水肿、无肢体沉重感，二便调，舌淡红，苔薄白，脉沉细。尿常规：隐血试验（＋），蛋白（－）。上方去大腹皮、车前草，加补骨脂 10 g，党参 10 g。服药后，尿常规各项指标正常，去炮姜、仙鹤草，加当归 10 g，继续巩固疗效。半年后，患者未有特殊不适，尿常规正常。

按语：本例患者先天肾气不足，体质较弱，腰膝酸软，又喜食生冷之品，寒湿内生，脾阳蕴遏，气血难以生化，致气虚摄血失常，血溢脉外，下出膀胱，发为尿血；脾胃为升降枢纽，寒湿困阻，升降失常，津液代谢失常，溢于体表，产生水肿。患者先天肾阳不足，后天脾阳失于温补，未予重视，饮食不节，寒湿内生，故腰困、尿血、浮肿加重。《清代名医医案精华》："肾脏内寓真阳，非温不纳。"故治疗采用锁阳、芡实、益智仁、续断、菟丝子以补肾阳，香附、乌药、小茴香直入脾经，补脾阳，化寒湿，治疗其本。兼以紫草、仙鹤草、炮姜以化瘀止血，车前草、大腹皮以利水消肿，使水从小便而出。二诊患者病情明显缓解，继续服用上方。三诊浮肿消失，去大腹皮、车前草，久病体倦，气虚明显，加党参、补骨脂，以补脾肾气，先天后天之气得补，疲乏缓解。复查尿常规隐血试验（－），上方去仙鹤草、炮姜，加当归活血补血、行气扶正以巩固疗效。服药半年，尿常规正常，患者未诉其他不适。IgA 肾病起病隐匿，病程长，主要以尿血为主，兼见蛋白尿、水肿，其病机为本虚标实，先天肾气不足为本，内外邪气及其病理产物为标。主要证型为脾肾阳虚，治疗应温补脾肾，使人体达到"阴平阳秘"的状态。

7. 从脾肾气虚、湿瘀互结论治　患者，男，26 岁。主诉发现尿蛋白 2 年余，在当地医院体检发现蛋白尿，行肾活检示 IgA 肾病，予口服甲泼尼龙及替米沙坦治疗，蛋白尿控制不佳，多次反复，每次反复与激素减量有关。此次服激素减量后再次出现蛋白尿，遂来求治。症见面色㿠白，眼睑浮肿，眼眶黧黑，疲倦乏力，焦虑，双下肢胀感，纳可，眠差，腰酸，小便频，夜尿 2 次。舌质黯，苔薄白腻，脉弦细。血压 123/75 mmHg。实验室检查：白蛋白 24 g/L，总胆固醇 10.03 mmol/L，尿酸 429 μmol/L；尿蛋白（＋＋＋），尿隐血试验（＋）。西医诊断为 IgA 肾病。

中医辨证分析，患者系素体禀赋不足，加之后天失养，久病、服用激素后耗伤精气，血气亏虚，湿瘀内阻，脉络失其濡养，表现为双下肢肿胀感；脾肾亏虚，不能运化，水湿上泛则面色㿠白，眼睑浮肿，眼眶黧黑；腰府失于温养则腰酸；肾失于蒸腾气化则小便频，夜尿多；脾虚气血生化乏源则倦怠发力；脑失所养则失眠、焦虑。中医诊断肾风病。辨证属脾肾气虚，湿瘀互结。治以健脾益肾，利湿化瘀。在保持西医治疗不变的基础上，予服中药。

处方：熟地黄 15 g，山茱萸 10 g，盐菟丝子 10 g，金樱子 10 g，芡实 30 g，续断 15 g，山药 15 g，黄芪 30 g，小蓟炭 15 g，半边莲 10 g，丹参 15 g，三七 10 g，赤小豆 30 g，冬瓜皮 30 g，蝉蜕 10 g。每日 1 剂，水煎分 2 次服。

二诊：服药 7 剂后，患者症状较前减轻，双下肢胀感较前缓解，双足膝冷，自觉咽痛。舌质黯，苔薄白腻，脉弦细。嘱患者激素在原计划基础上减量。考虑患者浮肿情况较前减轻，可减少利水化湿药，加大健脾药量；咽痛症状明显，考虑有风热上扰，上方去盐菟丝子、赤小豆、冬瓜皮，加酒肉苁蓉 10 g，盐杜仲 15 g，白茅根 15 g，薏苡仁 30 g，牛蒡子 15 g。

三诊：又服药 14 剂后，患者诉精神可，症状较前好转，近日受凉后鼻塞，仍眼眶黧黑，眠差，自汗，大便秘，小便频，夜尿 2 次，舌质黯，苔薄白，脉弦细。考虑素体虚弱，复感风邪，应以加强祛风补肾为主，兼潜阳安神敛阴活血通络。上方去小蓟炭、白茅根、薏苡仁、墨旱莲，加金樱子 15 g，巴戟天 15 g，牡蛎（先煎）20 g，桃仁 15 g，防风 10 g。

四诊：又服药 14 剂，各症状较前明显好转，近日胃纳不佳，舌质黯，苔薄白腻略黄，脉弦细。考虑患者久病痰湿内生，脾胃运化功能不足，加强健脾顺气导滞。上方去防风、桃仁、牛蒡子、金樱子，加炒白术 15 g，陈皮 20 g，鸡内金 15 g。

五诊：服药 14 剂，患者诉近期精神可，未见明显不适症状，舌质黯胖，边有齿痕，舌苔薄白，脉弦细。尿常规示尿蛋白阴性，尿隐血试验（±）。患者目前处于缓解期，缓则治其本，以健脾益肾为主，同时兼用活血祛湿药防止湿瘀再生。

处方：熟地黄 15 g，山药 30 g，山茱萸 10 g，黄芪 30 g，牡丹皮 10 g，薏苡仁 30 g，白术 15 g，三七 10 g，豆蔻 10 g，知母 10 g，蝉蜕 10 g，丹参 15 g，白茅根 15 g，甘草 5 g。继服。

现患者继续门诊随诊，药量随症加减，症状未见明显反复。

按语：本例患者治疗有 3 个特点。一是激素减量反复，如何成功减激素是一个难点。激素为免疫抑制药，可加快新陈代谢，但其不良反应为虚性亢奋，如失眠、烦躁、肥胖，久则耗伤气血，出现一派虚损症状，尤其是脾肾功能亏虚为主。结合该患者症状及舌脉象，考虑脾肾气虚夹湿夹瘀。辨证准确后，果断从补肾健脾着手，辅以活血祛瘀利湿治疗，收效明显。将激素减量后，不适症状缓解。二是 IgA 肾病病情缠绵，该患者有反复咽痛、尿频、夜尿、眼眶黧黑等怕风表虚症，故在健脾益肾基础上重用祛风药如蝉蜕、白茅根、黄芪、防风及牛蒡子清热利咽解毒等祛风药。三是久病入络，离经之血必致瘀，针对尿血的治疗，可有效防止复发及蛋白尿反复，本案重用活血药如丹参、三七等。以脾肾相关理论为指导治疗 IgA 肾病，患者症状得到明显缓解，临床疗效得到显著提高。

8. 从脾肾气虚、夹湿夹瘀论治　患者，男，23 岁。主诉间断性全身水肿 3 年，加重 20 日。3 年前无明显诱因出现全身水肿，就诊于青海大学某医院。尿常规：尿蛋白（＋＋＋），尿隐血试验（＋＋＋），尿红细胞＞200 个/μL。肾活检：IgA 肾病，WHO 分级 Ⅰ级，免疫荧光 IgA（＋＋），C_3（＋）。当地医院诊断为"IGA 肾病"，给予泼尼松片 60 mg 口服等对症治疗，6 周后水肿症状消失，查尿蛋白阴性，泼尼松片逐渐减量；10 个月后出现髋关节疼痛，在当地医院查 CT 示，双侧无菌性股骨头坏死，行双侧股骨头置换术。泼尼松快速减量至停用。20 日前全身水肿症状加重收入住院。刻下神清，精神差，食纳可，倦怠乏力，耳鸣，多梦，眼睑水肿，腰背部及双下肢重度水肿，舌质淡红，舌苔白腻，脉沉细。入院体格检查：体温 36.7 ℃，脉搏 76 次/min，血压 110/70 mmHg，小便量约 150 mL/d。尿常规：尿蛋白（＋＋＋），尿隐血试验（＋＋＋）；24 小时尿蛋白定量 2.03 g；血常规：白细胞 $6.6×10^9$/L，红细胞 $5.28×10^{12}$/L，血红蛋白 177 g/L，血小板计数 $274×10^9$/L；肝功能：总蛋白 33 g/L，白蛋白 12 g/L；肾功能：尿素氮 14.70 mmol/L，血肌酐 108 μmol/L；血脂：胆固醇 11.73 mmol/L，甘油三酯 5.57 mmol/L。西医诊断 IgA 肾病，WHO 分级 Ⅰ级。给予双嘧达莫片、非诺贝特胶囊、呋塞米片、钙片口服，以抗凝、降脂、利尿对症治疗。中医诊断为慢肾风。辨证属脾肾气虚，夹湿夹瘀。治以补肾益气，健脾利湿，利水活血。方选参芪地黄汤加减。

处方：生地黄 15 g，山茱萸 15 g，桑螵蛸 15 g，菟丝子 15 g，淫羊藿 10 g，山药 25 g，枸杞子 15 g，芡实 25 g，磁石（先煎）18 g，白芍 15 g，黄芪 30 g，太子参 25 g，车前子（包煎）25 g，茯苓 15 g，薏苡仁 15 g，丹参 10 g，炒苍术 10 g，甘草 5 g。每日 1 剂，水煎分 2 次服。

1 周后患者水肿症状减轻，以上方药继续服用。

2 个月后复诊，神清，精神、食纳可，无倦怠乏力，无耳鸣，多梦症状消失，双眼睑无水肿，腰背部及双下肢无水肿，舌质淡红，舌苔薄白，脉沉细数。小便量约 1500 mL/d；实验室检查，尿常规：尿蛋白（±），尿隐血试验（＋＋＋）；肝功能：总蛋白 69 g/L，白蛋白 34 g/L；肾功能：尿素氮 8.65 mmol/L，血肌酐 68 μmol/L；血脂：总胆固醇 3.79 mmol/L，甘油三酯 0.93 mmol/L。上方剂去磁石、车前子、太子参、薏苡仁、山药；加小蓟饮子加减，以加大凉血止血力度。

10日后复查：尿蛋白（－），尿隐血试验（＋＋）；肝功能：总蛋白 69 g/L，白蛋白 37 g/L；肾功能：尿素氮 4.94 mmol/L，血肌酐 72 μmol/L。6个月后当地医院复查：血常规、肾功能均正常。尿常规：尿蛋白（－），尿隐血试验（±），尿红细胞 0 个/μL；24小时尿蛋白定量 0.045 mg。

按语：本例患者 WHO 分级 I 级，属病理分型较轻的一种类型。病理改变主要表现为系膜细胞轻度增生；无节段硬化，无坏死，无新月体形成。临床表现为血尿、蛋白尿、水肿、高血压和肾功能损害等，如不及时有效治疗，部分患者可发生终末期肾衰竭（ESRD）。激素治疗已导致患者股骨头坏死，患者对免疫抑制剂治疗非常排斥，故临床治疗难度加大。

从中医辨证论治，"虚"是 IgA 肾病发生的根本原因，尤以脾肾两虚与 IgA 肾病最为关切。其病机制多为肺失宣肃，不能通调水道，水湿宣散失司，水液潴留；脾气亏虚，运化水谷精微物质不能循环脉道，水湿困脾；肾失温煦，不能蒸腾水液，引发水肿。此病情迁延，久病不愈，气的生化不足，正气亏虚，气的防御、固摄、推动血液运行功能失司。《素问·五藏别论》："所谓五藏者，藏精气而不泻也。"正气亏虚精微外溢，故出现蛋白尿。方中重用黄芪健脾益气，固护卫阳，利水消肿；磁石重镇安神，益肾纳气；山茱萸、枸杞子、菟丝子、淫羊藿、山药、太子参补肾；芡实、桑螵蛸、白芍、茯苓、车前子，利湿消肿，收敛固涩，减少尿蛋白流失；苍术燥湿力强，炒后减少辛燥之性，湿去则脾胃得以健运，其功用燥湿健脾；丹参、生地黄，活血祛瘀，清热凉血生津，防止滋补药物太过；甘草调和诸药。动物实验表明，参芪地黄汤减少尿蛋白其机制，可能是通过抑制足细胞相关裂隙膜蛋白表达减少，稳定肾小球电荷屏障及机械屏障，维持细胞功能完整，蛋白尿漏出减少，最终使其病情完全缓解，也充分体现了运用中医辨证个体化治疗的灵活性及疗效。

第三十三章　肾病综合征

　　肾病综合征（NS）是一组由多种原因引起的临床症候群。以高度浮肿、大量蛋白尿、血脂过高、血浆蛋白过低和尿中出现脂肪小体，即所谓"三高一低"为其特征。本综合征可由多种肾小球疾病引起，分为原发性和继发性两大类。其发病机制一般认为与肾小球毛细血管的通透性改变和负电荷的损失导致体内大量蛋白质的丢失有关。

　　根据肾病综合征的临床特征，其属于中医学"水肿""肾水""尿浊"范畴。

从肾论之理

　　古代中医学文献没有"肾病综合征"这一名词，但对其主要症状——水肿却有十分详尽的论述、证候辨治分类。中医学认为，本病主要内因为肺、脾、肾三脏功能失调，尤以肾阳虚、脾阳虚、脾肾阳虚为主；外因为风寒湿邪的侵袭。因脾主运化水湿，若冒雨涉水，居处潮湿，脾为湿困，可致水湿内盛而发为水肿。若脾阳不足，脾气亏虚，运化功能减退，亦可致水液代谢障碍而发生水肿。肾主气化水液，开窍于二阴，若肾阳虚衰，膀胱气化不利，水湿潴留，泛溢肌肤而为水肿。脾主升清，肾主藏精，人体精微物质（蛋白质）只宜封藏，不可耗泄，肾虚则失封藏，精气外泄，下注膀胱则出现大量蛋白尿；脾虚则精微物质生化无源，加之肾虚外泄，则可致机体精气更亏，故而出现低蛋白血症。脾肾俱虚，损及肝脏，而使肝阴亦虚，肝阴虚则阳无制而上亢。病变过程中，以肾、脾、肝功能失调为重心，致阴阳气血亏损，为该病之本，水湿、湿热、瘀血阻滞为该病之标，表现为虚中夹实之复杂病理过程。肾病综合征病之本，本于虚——肾虚、脾虚、肝虚，从性质论，则常见肾阳虚、肾阴虚、肾精亏虚、脾肾阳虚、肝肾阴虚等证。尽管其病变发展过程中可呈现出湿、热、瘀之标实之象，但治病求本，均该从肾着手论处。

　　肾病综合征除高度水肿外，另一特征是大量蛋白尿的持续丢失，导致血浆蛋白降低，它不仅是产生一系列临床症候群的基础，且能加快肾小球硬化和肾功能减退损害的进程，造成各种虚损证候，影响疾病预后，关系甚大。而蛋白质属于中医学"精微"物质的范畴，肾主藏精，主司二便，为了控制这种精微物质的无端流失，因此针对肾病综合征患者的大量蛋白尿丢失，中医学主要采取补肾固涩的"塞流、澄源、复本"的针对性措施予以治疗。塞流，就是消除或减少尿蛋白的流失；澄源，是指弄清发生蛋白尿的原因；复本，是指对疾病引起蛋白尿等精微耗伤所采取的补偿措施。这种补偿措施，即中医惯用的补肾固涩之治法。常用的方剂如金匮肾气丸（熟地黄、山茱萸、山药、附子、肉桂、茯苓、牡丹皮、泽泻）、金锁固精丸（蒺藜、芡实、莲须、龙骨、牡蛎）、水陆二仙丹（芡实、金樱子）等，如此皆是从肾论治之措施。

　　对于肾病综合征，特别是一些难治性肾病综合征的治疗，目前临床上仍首选肾上腺皮质激素，主要是基于激素对免疫性炎症的抗炎作用。此类药物虽然近期疗效较好，但难以巩固，且因其对下丘脑—垂体—肾上腺皮质轴（HPA轴）的反馈抑制，长期应用，常致肾上腺萎缩与血浆皮质醇的下降，进而引起疾病复发及诸多副反应。因而医学专家就把视线转向中医，注重对肾病综合征的中西医结合治疗。根据临床观察，肾病综合征患者在接受激素治疗前，均存在着肾阳虚证候，其主要表现为肢体浮肿，小便不利，形寒肢冷，腰膝酸软冷痛，面白无华，舌质淡胖等，此时血皮质醇多数在正常范围。经足量激素诱导治疗，肾阳虚证候逐渐减轻或消失，继而出现口干、食欲亢进、面色潮红、兴奋多言、舌质红等肾水不足、阴虚火旺证候，但血皮质醇值及 ACTH 刺激后血皮质醇实际增长值均明显降低，显示大剂量外源性激素已导致肾上腺皮质功能受到抑制。当激素撤减半量或减至维持量后，上述肾阴虚火旺证候减轻，直至消失。此时，原先降低了的血皮质醇开始逐步回升，其中部分病例血皮质醇水平仍低，回升困难者，可致肾阳虚证候复现，甚至疾病复发。因此，根据肾病综合征患者服激素前后的阴阳转化规律可知，一者说明肾病综合征出现肾阳虚证候的实质，是其疾病本身的病理改变；二者肾病综合征服用激素后出现的肾阴虚火旺证候，中医常用滋补肾阴虚或肝肾阴虚的六味地黄汤、知柏地黄汤、一贯煎治疗，不仅每能获效，而且抑制了由激素引发的不良反应。这同样从中、西医治疗角度佐证了肾病综合征当从肾论治之理。

从肾治之验

1. 从肝肾气阴两虚论治　付某，男，70 岁。因间断性面部及双下肢水肿 15 年，加重 10 日收入住院。患者缘于 15 年前因劳累过度，晨起时发现面部浮肿，随后双下肢浮肿，无肉眼血尿及头痛头晕，无恶心呕吐，遂到某医院就诊，尿蛋白（＋＋＋），但未确诊，给予青霉素肌内注射，口服药物不详，治疗未见好转，而来我院内科就诊。住院后，通过肾功能、血脂分析、双肾 B 超、24 小时尿蛋白定量等检查，确诊为肾病综合征，给予泼尼松 60 mg 每日 1 次口服，并配以利尿药和其他营养辅助药物。经治疗，面部及双下肢浮肿渐退，尿蛋白转阴，出院后泼尼松逐渐减量，维持 1 年半后停药。此后 10 年来，每因劳累或感冒，此病均会发作，每次住院时，均用激素冲击疗法。严重时每年反复数次，患者痛苦异常。本次患者颜面部及双下肢水肿加重，入院后查尿蛋白（＋＋＋＋），尿素氮 24 mg/dL，肌苷 120 μmol/L，24 小时尿蛋白定量 4.2 g，清蛋白 22 μmol/L。双肾 B 超检查：双肾实质变薄，集合系统松散，符合肾病综合征的表现。患者拒绝用激素治疗，要求服中药。据症辨证为肝肾气阴两虚，治以补肾滋阴益气之法。

处方：黄芪 40 g，生地黄 10 g，山药 20 g，金樱子 12 g，芡实 10 g，墨旱莲 30 g，续断 30 g，党参 30 g，金钱草 30 g，薏苡仁 30 g，白花蛇舌草 30 g，茯苓 20 g，白术 10 g，番白草 10 g，冬虫夏草（研末冲服）5 g，雷公藤（先煎 50～90 分钟）5 g。每日 1 剂，水煎 2 次，将药汁混合分早、晚各服 1 次。

同时，口服双嘧达莫 50 mg，每日 3 次；黄芪精 10 mL，每日 3 次，以此治疗 42 日后，尿蛋白转阴，24 小时尿蛋白定量 2.3 mg，血脂、肾功能均正常，病情明显缓解出院。

按语：肾病综合征，临床上由于大量蛋白尿贯穿整个病程的始终，造成蛋白大量外泄，势必伤阴；加之由于激素的广泛应用，肝肾阴虚症状日益明显，常出现类似肾上腺皮质功能亢进，如面赤、头痛、汗出、心烦、咽红、舌绛、少苔、脉细数等阴虚内热症状，这时治疗应以滋阴补肾为主。张慧岭常用熟地黄、山药、山茱萸、泽泻、茯苓、牡丹皮、龟甲、黄柏、知母等。实践证明，上述补肾滋阴类药物具有调节免疫功能，控制病灶感染及抗变态反应的作用，从而增加肾的血流量，减轻肾脏疾病引起的水、钠潴留，有利于延缓和终止肾功能恶化，促进身体恢复。

但值得注意的是，在应用西医疗法撤减激素的过程中，可能会出现气阴两虚的症状，这时应在滋阴益肾的方药中加黄芪、党参、太子参等益气之品。同时，还会出现阴损及阳、阴阳两虚的症状，则应加入温补肾阳的药物，如淫羊藿、附子（先煎）等。现代医学研究证明，补肾药有类激素的作用，而无外源性激素副作用，能有效地保护外源性激素对神经内分泌免疫抑制作用，用补肾药代替激素以达到撤除激素的目的，确实是一种两全其美的用药及治疗措施。

2. 从脾肾阳虚、水湿内停论治　王某，男，26 岁。1 年前因双下肢水肿继而漫及全身，尿蛋白（＋＋＋），血浆白蛋白 26 g/L，在某医院诊断为肾症综合征，经糖皮质激素、盐酸氮芥等西药治疗好转而自行停药。1 个月前因感冒引发全身水肿，求治于某医院，先后经中西医治疗效果欠佳。3 日来厌食纳差，周身困重，小便不利。刻诊：双眼睑微肿，双下肢肿甚，按之凹陷不起，舌质淡胖，边有齿印，舌苔白厚而腻，脉沉缓。实验室检查：尿蛋白（＋＋＋）、红细胞（＋＋），血浆白蛋白 25 g/L，胆固醇8.23 mmol/L，甘油三酯2.66 mmol/L。西医诊断为肾病综合征（Ⅱ型）。中医诊断为水肿，辨证属脾肾阳虚，水湿内停。治以温补脾肾，化气利水之法。方选金匮肾气（丸）汤加减。

处方：制附子（先煎）10 g，桂枝10 g，熟地黄20 g，山药20 g，山茱萸10 g，茯苓30 g，泽泻10 g，牡丹皮10 g，益母草30 g，黄芪30 g，党参30 g，肉桂10 g。每日1剂，水煎分2次服。

二诊：服药4剂后，尿蛋白（＋＋）、红细胞（－）。药见初效，守上方加减继服。

三诊：又服药62剂后，尿常规化验正常，血浆白蛋白39 g/L，胆固醇5.1 mmol/L，甘油三酯1.25 mmol/L。

按语：肾病综合征是肾小球疾病中的一组临床症候群，以大量蛋白尿、低蛋白血症为其主要诊断标准。细胞免疫抑制剂、细胞毒类药物、激素、抗凝剂的综合使用是目前肾病综合征治疗的有效方法。但其依赖性及毒副作用严重影响了肾病综合征的治疗。肾病综合征属中医学"水肿"范畴，其病机当责之于肺、脾、肾三脏功能失职，水液代谢紊乱，但与肾的失常关系尤为密切。肾阳有蒸腾气化之功，主水之气化，以维持体内水液代谢之平衡。该病例水肿正是由于肾阳虚衰，蒸腾气化失职，水湿泛溢肌肤。温阳补肾为其基本治疗原则，以金匮肾气丸为基本方，补肾温阳，化气行水；党参、黄芪补气健脾，培土制水；益母草利水化瘀。药后则收桴鼓之效，继而守方化裁而愈。

3. 从脾肾阳虚、兼夹瘀血论治　杨某，男，21岁。3个月前因双下肢水肿及蛋白尿在某医院诊断为肾病综合征，给予糖皮质激素治疗后病情缓解而停药。10日前受凉后发热，眼睑浮肿，继之双下肢水肿。现症面目虚浮微肿，双下肢肿甚，按之凹陷不起，纳食欠佳，小便不利，舌质淡胖，夹有瘀点，舌苔稍厚腻，脉沉涩。实验室检查：尿蛋白（＋＋＋＋），血浆白蛋白20 g/L，胆固醇8.6 mmol/L。诊断为肾病综合征。中医辨证为脾肾阳虚，兼夹瘀血，气化不利，水液停溢。治以补肾健脾，活血化瘀，温阳利水。

处方：黄芪30 g，党参10 g，淫羊藿30 g，桂枝10 g，丹参30 g，益母草30 g，茯苓30 g，白术10 g，猪苓10 g，泽泻30 g，滑石10 g，甘草5 g。每日1剂，水煎分2次服。

二诊：服药10剂后，查尿蛋白（＋），双下肢水肿明显消退，纳食增，小便利。以上方略有增损共服36剂，症状消失，尿常规化验正常，血浆白蛋白38 g/L，胆固醇4.3mmol/L。停药后，追访6个月未复发。

按语：近年来，随着免疫学、免疫病理学和分子生物学的发展，医学专家对肾病综合征的发病机制进行了深入研究。激素、细胞毒类药物及细胞免疫抑制剂、抗凝剂的综合应用，大大提高了肾病综合征的治愈缓解率，并能延缓肾功能不全进入终末肾衰期。但上述治疗均有较多的毒副作用，如激素耐药、激素依赖及细胞毒药物的严重副作用，均影响了对肾病综合征的治疗。

中医学认为，水肿之发生主要是全身气化功能障碍。在发病机制上与肺、脾、肾三脏功能失调，三焦气化不利，水液代谢紊乱有关，尤与脾肾功能失调关系最为密切。脾主运化，输布水谷精微，升清降浊，为气血生化之源，后天之本。肾为水脏，职司开合，内藏元阴元阳，为先天之本，有蒸腾气化之功，主水之气化，以维持体内水液代谢之平衡。

然而瘀血停滞，往往可使水肿顽固难愈。肾病综合征常处于高凝状态，乃血液浓缩及高脂血症造成血液黏稠度增加，血中凝血因子改变，或血小板功能亢进，黏附力增强，均加重了高凝状态。中医学认为，阳气虚衰，无力推动血流运行，血行瘀阻；或水停气阻，气滞血瘀；或外邪入侵，客于络脉而成瘀；或病久入络而致瘀。因而在补肾健脾的基础上，配伍活血化瘀亦是治疗肾病综合征的重要环节。方中丹参、益母草活血行血化瘀，能改善肾血流，以利肾脏之气化。诸药合用，共奏健脾补肾、活血利水之功，用治肾病综合征每获良效。

4. 从脾肾虚损、阴阳离决论治　孙某，男，3岁。患儿恶寒发热，眼睑浮肿半月余，尿少，尿蛋白（＋＋＋＋），红细胞（＋＋＋），白细胞（＋）。诊断为急性肾炎，服用中西药罔效，病至危重，而来求诊。诊见深睡不醒，面目浮肿，呈满月面，时发烦躁不安，恶心呕吐，不能纳谷，低热，四肢厥逆，大汗淋漓，面色潮红，腹部膨隆，腹水征（＋），按之有痛感，双下肢凹陷性浮肿，大便质稀，小便短少，舌质浅淡，舌苔薄白，脉沉细数。血压 136/98 mmHg，尿蛋白（＋＋＋＋），红细胞（＋＋＋），白细胞（＋），有颗粒管型少许。血钾 3.7 mmol/L，血钠 145 mmol/L，血浆白蛋白 16 g/L，24 小时尿蛋白定量 4.95 g。辨证属脾肾虚损，阴阳离决，肾元不固，开合不利。治宜补火回阳，健脾固肾，化气利水。

处方：生地黄 10 g，熟地黄 10 g，山茱萸 10 g，制附子（先煎）10 g，人参 10 g，黄芪 10 g，山药 30 g，茯苓 10 g，肉桂 1 g，牡丹皮 10 g，泽泻 10 g。诸药水浓煎为 20mL，少少饮之，1 日内服完。

二诊：次日晨起，患儿渐醒，汗出大减，四肢微温，热退尿增。上方加陈皮 3 g，再进。

三诊：又服药 5 剂后，面目浮肿消，纳谷进水，精神略增，尿蛋白（＋＋），红细胞及颗粒管型少许。后此方随症加减，服药月余，血浆白蛋白、尿蛋白定量渐至正常范围，尿蛋白（＋～＋＋）。停服汤药，改用金匮肾气丸中成药，服半年而愈，随访 10 余年未复发。

按语：肾病综合征预后不良，病情危重。治疗应遵从"观其以往，以治现在；观其现在，须顾将来"原则。本例患儿长期服用清热、解毒、止血等寒凉之品，伤其脾阳，及至肾阳。肾之封藏失职，尿中蛋白难消。虚阳外越大汗出，汗多亡阳亦亡阴。阴阳不能顺接，则四肢厥逆，精神离决。命门火衰，肾用不足，脾阳虚惫，不能化气利水，致水湿泛滥而肿甚。审症求因，治病求本，给予补火回阳，脾肾健运，水利肿消。

5. 从肾阴阳俱虚论治　李某，男，54 岁。患肾病综合征 3 年余，数经中西药治疗，但未能有效控制。近因病情加重而前来诊治。刻诊腰痛，全身浮肿，小便时不利，时有灼热，尿蛋白（＋＋＋＋），手足不温，恶风心烦，咽喉干痛，大便不实，口舌生疮，舌质浅淡，舌苔薄白略腻，脉弱。辨证为肾阴阳俱虚，其治当调理阴阳，方以肾气（丸）汤加味。

处方：生地黄 24 g，山药 12 g，山茱萸 12 g，牡丹皮 10 g，茯苓 10 g，泽泻 10 g，制附子（先煎）5 g，桂枝 5 g，防己 5 g，黄芪 12 g，白术 18 g，蒲公英 18 g。每日 1 剂，水煎分 2 次服。

二诊：服药 6 剂后，全身浮肿有好转，其他不适也有减轻，嘱以上方继服。

三诊：又服药 6 剂后，诸症逐渐好转，后以原方随症加减，共服药 80 余剂。经检查尿蛋白（－），其他各项指标均基本恢复正常。

按语：肾病综合征是临床中比较难治病证之一，其临床表现错综复杂，治疗比较棘手。王付在临床中以肾气（丸）汤加减，治疗多例肾病综合征，基本上都取得了预期治疗效果。方中以肾气丸温肾助阳，滋肾益阴，加防己行水散水，黄芪益气固表，白术健脾制水，蒲公英以清热解毒。诸药相互为用，以建其功。

6. 从肾阳虚衰、水邪泛溢论治　佟某，男，17 岁。患肾病综合征曾在当地用泼尼松等多种中西药治疗半年余，水肿仍有起伏，故来求治。症见面肿庞然，白睛隆起如鱼眼状，胸闷气憋，腹大如鼓，皮肤绷急如囊中裹水，腰背按之有凹陷，膝胫下按之如泥，手足不温，舌质淡红，舌苔薄黄，脉细弦精，腹围 86 cm，尿少，600 mL/d。尿常规：尿蛋白（＋＋＋），颗粒管型（＋），红细胞少许，24 小时尿蛋白定量 46 g。血 A/G 2.2 g/2.5 g。辨证为肾阳虚衰，水邪泛溢。治以温肾壮阳为主，兼治辅因泻水，投济生肾气（丸）汤加减。

处方：生地黄 15 g，制附子（先煎）10 g，川牛膝 15 g，牡丹皮 10 g，桂枝 10 g，防己 15 g，白术 30 g，木瓜 15 g，泽泻 15 g，连皮茯苓 30 g，车前子（包）30 g，大腹皮 30 g，白花蛇舌草 30 g，益母草 30 g，木香 5 克。每日 1 剂，水煎分 2 次服。同时，加用鲤鱼汤佐餐，2 日吃 1 条鱼。

二诊：服药 1 周后，水肿略减，半个月后，尿量增至 1500 mL/d，肿退诸症平。继上方去桂枝、大腹皮、连皮茯苓、防己，加生黄芪 30 g，党参 15 g，继服。

三诊：2 个月后患者咽痛唇红，口舌生疮，乳蛾，时时身热。此乃感受外时之温与附子之燥热并存，故予上方加蒲公英 30 g，生地黄用量加至 30 g，续服。

四诊：3 个月后尿常规复查蛋白消失转阴，腹围 70cm，血 A/G 4.2 g/2.7 g。肾病基本缓解，用此方制成散剂，出院继服。随访至今未复发。

按语：对肾病综合征的治疗，时振声教授的临床经验如下。其一，三因定病机。肾病综合征以水肿反复发作，病程迁延，虚实并作，兼夹迭出，累及多脏为特点。大凡中医对肾病综合征之水肿辨证，有病位有肺、脾、肾三脏之说，孰为主，孰为辅，分阶段而主之。该病水肿以肾虚为本，肾主水液，藏精并泄浊，三焦水道通畅需借命门元阳之蒸腾气化，"肾者，胃之关，关门不利，聚水而从其类也。"中宫不健，堤防难设，水邪泛滥。然脾土之阳又赖命火温煦，故肾病综合征不论有无水肿，大多以肾虚贯穿病程之始末。肾气虚弱为本病之主因，外邪所加，饮食不节，作强劳伤，情志失畅为本病之诱因，水、湿、痰、瘀为本病之辅因。湿热浊邪弥漫三焦，气血精液亏损虚耗，心悸咳喘，寒水上逆，风木变动，均为肾病综合征之变证。治病求本，不为标变兼夹所惑，取济生肾气汤加车前子、益母草、白花蛇舌草、大腹皮治之，每能获效。本方有肾气丸阴中求阳，阳中求阴之义，能燮理阴阳，温肾生精，促进气化，通利水湿，活血解毒，攻补同施而收标本兼顾之功。其二，求本达变通。对肾病综合征之水肿的治疗，不能急切求成，投加味济生肾气汤并非朝可见效，须守方方显行水利尿之功，慎不得服药二三日未见尿量增多，即刻改弦更张。用本方后即使水肿消退，亦不能骤减车前子、茯苓、泽泻渗利之类。因水退湿存，湿聚乃可成水，故需继用药祛邪扶正，以巩固疗效。纳化如常，精气易复，胃气一败，百药难施。肾病综合征因血清白蛋白减少，水肿不易平伏，若病者胃纳尚好，可于方中加入阿胶、鹿角胶等，以血肉有情之品直补精血，或佐餐鲤鱼汤，为利水辅助之法。对于肾病综合征患者表卫不固，招致外邪，感冒反复长期不愈时，"卫出于下焦"，仍须以此方补元气为主。若无合并严重感染，不得本末倒置，弃补肾之法而投清解之方，或可并用玉屏风散益气固表。其三，补偏救弊乱。泼尼松类激素是西医治疗肾病综合征的主要药物，有些患者在接受中医药治疗之前，已辄用激素。该类药似有纯阳之性，药毒更使病机复杂，阴阳失调，湿、热、瘀、毒之症迭出，激素又不能骤减，此时应用济生肾气汤能补偏救弊，燮理阴阳，与激素同用有协同作用。在使用激素的过程中有出现五心烦热，舌红脉数之阴虚证者，应减桂枝、附子，重用生地黄育阴生精，加玄参、知母、黄柏之类。若呈现满月脸、围裙腹、水牛背、舌苔黄厚腻、脉滑之湿热膏脂交混者，则应去桂枝、附子，加晚蚕沙、薏苡仁等，以防湿热化浊。在激素减量之初，呈面白纳差、形寒怯冷之阳虚证者，酌加仙茅、淫羊藿、菟丝子等，以温阳补肾。这样灵活化裁，可降低激素毒副作用，祛除该类药物所致的内分泌紊乱之害，顺利撤减激素。

7. 从肾阴亏虚、兼夹湿热论治　毛某，男，16 岁。患者 1 年多前因不明原因出现眼睑及双下肢浮肿，在当地医院诊断为肾病综合征，经用泼尼松、环磷酰胺、双嘧达莫、川芎嗪等药物治疗后临床痊愈。1 年多来反复发作 6 次，遂来就诊。症见眼睑及双下肢浮肿，尿量减少，口干，舌质红，舌苔黄腻，脉细数。实验室检查：血总蛋白 48 g/L，清蛋白 20 g/L，胆固醇 9.8 g/L，甘油三酯 2.7 g/L，尿蛋白（＋＋＋），24 小时尿蛋白定量 7.15 g。诊断为肾病综合征。中医辨证属肾阴亏虚，兼夹湿热。治以滋补肾阴为主，佐以清热利湿。方选六味地黄汤加减。

处方：生地黄 15 g，山茱萸 15 g，山药 15 g，茯苓 15 g，牡丹皮 10 g，泽泻 20 g，车前草 30 g，马鞭草 30 g，益母草 30 g，白花蛇舌草 30 g，萆薢 20 g，石韦 20 g。每日 1 剂，水煎分 2 次服。

原用泼尼松按原剂量服用，并给予对症治疗。

二诊：服药 2 周后，水肿消退。患者尿蛋白（＋），24 小时尿蛋白定量 0.8 g。原方继用，并减少泼尼松剂量。

三诊：又服药 2 周后，尿蛋白转阴。激素撤减。

处方：生地黄 15 g，山茱萸 15 g，山药 15 g，茯苓 15 g，泽泻 15 g，牡丹皮 10 g，益母草 20 g，牛膝 12 g，川芎 10 g，菟丝子 10 g。

四诊：服药 3 个月，病情稳定，未再反复。以上方加黄芪、丹参水泛为丸，续服以善其后。1 年后停用激素，观察至今已 2 年半，未见复发。

按语：肾病综合征是由多种原因引起的以大量蛋白尿、高度水肿、高脂血症和低蛋白血症为临床表现的综合症候群。以原发性肾小球疾病多见，多发于幼儿及少年儿童。肾上腺皮质激素对本病有较好疗效，但有部分患者对激素抵抗、依赖而致病情反复，称为难治性肾病综合征。本例患者间歇性使用激素达 21 个月之久，由于外源性激素在体内蓄积，产生肾上腺皮质功能亢进的临床表现。激素为纯阳之品，不仅助阳生热，往往阳热之邪与水湿之邪互结，郁于机体形成湿热之证，在治疗上颇为棘手。滋阴与清利同用，临床取得了较好的疗效。肾病综合征往往有高凝状态，在激素撤减过程中，多出现阳虚与气虚的表现，故在巩固善后阶段，处方中加入了补气温养、活血化瘀之品。

8. 从肝肾阴虚、虚火上炎论治　王某，男，6 岁。患儿于 2 个月前开始出现全身凹陷性水肿，尿量少。实验室检查尿蛋白（＋＋＋＋），血胆固醇 7.3 mmol/L，甘油三酯 2.8 mmol/L。诊断为肾病综合征。予泼尼松口服及对症治疗，2 周后水肿消退。继服泼尼松 2 周后，尿蛋白消失，出院后继服泼尼松。刻诊：食欲亢进，口干欲饮，面色潮红，心烦易激惹，大便干结，舌红少苔，脉细数。中医辨证属肝肾阴虚，虚火上炎。治宜滋补肝肾之阴，佐以降火清虚热。方选六味地黄汤加味。

处方：生地黄 10 g，当归 10 g，白芍 10 g，熟地黄 10 g，山茱萸 10 g，山药 10 g，牡丹皮 10 g，茯苓 10 g，泽泻 10 g，玄参 10 g，芦根 12 g，女贞子 10 g，墨旱莲 10 g，瓜蒌 10 g，甘草 3 g。每日 1 剂，水煎 2 次，共取药汁 250 mL，分 4 次服。

二诊：服药 7 剂后，诸症皆减，大便正常，舌质红，苔薄白，脉细略数。中药原方继服，泼尼松减量，两者同时服用，诸症消失。

按语：六味地黄汤滋补肝肾，并能补脾阴。方中熟地黄滋肾填精为主药，山茱萸养肝涩精，山药补脾固精，三药为补；泽泻清泄肾火，并防熟地黄之滋腻，牡丹皮清泄肝火，并制山茱萸之温，茯苓淡渗脾湿，以助山药之健运，共为佐药，为三泻。六药互相配合，补中有泻，寓泻于补，相辅相成，而为通补开合之剂。小儿的特点是脏腑娇嫩，形气未充，脏腑功能薄弱。肾病综合征患儿长期应用激素，耗伤阴液。治以六味地黄汤为主，加用女贞子、墨旱莲滋补肾阴，当归、白芍、生地黄、玄参、瓜蒌养血滋阴，润肠通便。

9. 从肾阴虚火旺、兼湿热血瘀论治　张某，男，16 岁。患肾病综合征 1 年余。间断服用肾上腺皮质激素，病情时轻时重。3 个月前因感冒后出现眼睑及双下肢浮肿，尿中大量泡沫。小便常规：尿蛋白定量 8.69 g/d；血浆清蛋白 19 g/L。每日服泼尼松 60 mg 及利尿剂治疗 4 周后，水肿始消，24 小时尿蛋白定量 0.15 g，血浆清蛋白 32 g/L。但以后逐渐出现满月脸、水牛肩、多毛、痤疮、食欲增加及面色潮红，五心烦热，口咽干燥，失眠盗汗等症，舌质暗红，舌苔黄腻，脉滑数。中医证属肾阴虚火旺兼湿热血瘀。治宜滋阴降火为主，佐以清热利湿活血。方选知柏地黄汤加减。

处方：知母 12 g，黄柏 12 g，丹参 30 g，益母草 15 g，生地黄 12 g，山药 15 g，牡丹皮 12 g，苍术 12 g，泽泻 10 g，茯苓 15 g，生甘草 5 g。每日 1 剂，水煎分 2 次服。

二诊：服药 7 剂后，五心烦热症状明显减轻，嘱激素逐渐减量，原方继服。

三诊：以上方随症加减，调治 3 月余，诸症皆消，随访 4 年无复发。

按语：激素类药物大抵为温肾助阳之品，长期服用会伤津耗液，以致出现阴虚火旺之征象。临床观察，对长期大剂量服用肾上腺皮质激素的患者，用知柏地黄汤滋阴降火，能纠正激素的副作用，防止肾病综合征的复发，而且中西药疗效亦相得益彰。本例患者兼有湿热血瘀征象，故选知柏地黄汤，佐以清热利湿活血之品，使之补中有泻，泻中有补，而收全效。

10. 从脾肾阳虚、水湿泛滥论治　患者，男，12 岁。患者出现全身浮肿，于某医院肾内科住院，诊断为原发性肾病综合征。应用皮质激素治疗，尿蛋白消失。当减药至泼尼松每日 10 mg 时，尿蛋白（＋）～（＋＋）。如是病程反复至第 5 年，因仍有大量蛋白尿、全身浮肿而入我科住院治疗。症见面色㿠白，形寒肢冷，全身浮肿，双下肢为甚，神疲尿少，大便溏，胃纳尚可，舌质淡，苔白滑腻，脉沉以尺部为甚。辨证为脾肾阳虚，水湿泛滥。治以温补脾肾，利水消肿。

处方：制附子（先煎）10 g，黄芪 15 g，白芍 12 g，白术 15 g，茯苓皮 20 g，五加皮 15 g，陈皮 5 g，大腹皮 15 g，生姜 3 片。每日 1 剂，水煎分 2 次服。并服泼尼松 1 mg/(kg·d)。

二诊：药进 14 剂后，水肿已消失，精神好转，大便正常，胃纳大增，舌质稍红，舌苔薄白。改用养阴益气固肾法。

处方：熟地黄 18 g，山茱萸 12 g，山药 15 g，牡丹皮 10 g，泽泻 10 g，茯苓 20 g，黄芪 20 g，益母草 20 g。每日 1 剂，水煎分 2 次服。

三诊：上方共进 40 剂，尿蛋白消失，加用环磷酰胺 50mg，1 日 2 次。激素逐渐减量。仅见腰膝酸软，舌淡红，舌苔薄白，脉细。治拟补肾益气法。

处方：熟地黄 20 g，山茱萸 12 g，黄芪 30 g，山药 15 g，茯苓 12 g，菟丝子 12 g，泽泻 9 g，田七 5 g，沙苑子 12 g，杜仲 10 g，芡实 15 g，枸杞子 10 g。

四诊：激素用量减少，补肾阳益气中药随之增加。经 2 年治疗，完全停用激素，尿蛋白一直阴性。为巩固疗效，予以下方。

处方：熟地黄 15 g，鹿角胶（烊化冲服）10 g，黄芪 18 g，巴戟天 12 g，杜仲 10 g，沙苑子 12 g，枸杞子 10 g，白术 12 g，仙茅 10 g，三七 5 g，淫羊藿 10 g。

服药 3 个月后，患者痊愈，再无发作。结婚后，生一健康女婴。

按语：顽固性原发性肾病综合征，是指原发性肾病综合征中有激素依赖史或用激素治疗有效，但减量至一定量时出现蛋白尿，复发 3 次以上，病史 5 年以上者；或激素治疗无效，有激素禁忌证，病史 5 年以上者。这是肾病治疗中颇为棘手的难题。中医文献中无"肾病综合征"之名记载，根据临床症状，属于中医学"水肿""腰痛""虚劳"等范畴。

本病之因，本虚标实。本虚多为脾肾阳虚，标实多为湿浊，瘀血及毒邪侵袭。脾肾亏虚，水湿内停致水肿；脾虚，水谷生化之源不足，致低蛋白血症；脾虚清气下陷，精气下泄致蛋白尿；肾虚不固，精气不藏致蛋白尿。脾肾阳虚，水湿内停，或饮食不节，或外感湿邪致湿浊；或用药失当（包括中西药），或久郁化热致湿热胶结病变难愈。湿浊内蕴阻碍气机，气滞则血瘀，瘀阻经络，气血运化水液更为失常。脾肾气虚，久病入络，瘀阻于肾，致肾开合，藏精之功能难复。外感风寒或热毒侵袭于肺，肺失宣降致水肿加重。外邪（如湿邪）内扰于脾，则运化失职致水肿加重。外邪（如寒邪）内及于肾，则主水功能失职，致水肿加重。肾藏精开合功能失调，蛋白尿加重。故脾肾阳虚是本病之根本；湿浊（湿热）内蕴是病情难愈之主因；瘀血内阻是本病肾功能减退之关键；外邪（毒邪）侵袭是本病反复发作病情加剧的常见诱因。在激素减量至较少量时，往往出现阴阳两虚，此时患者在症状上可能以阴虚为突出表现，但应想到此病是脾肾阳虚，补脾肾之阳更为重要，千万不要被激素伤阴之象所迷惑。应着重阴中求阳，或直接补肾阳。

第三十四章　慢性肾衰竭

慢性肾衰竭（CRF）又称慢性肾功能不全，是指各种原因造成的慢性进行性肾实质损害，致使肾脏不能维持其排代谢废物，调节水、电解质和酸碱平衡，分泌和调节各种激素代谢等基本功能，从而出现氮质血症，代谢性酸中毒及多系统受累的一系列临床症状的综合征。根据肾功能不全的程度划分，本病可分为肾功能不全代偿期、氮质血症期、尿毒症早期、尿毒症晚期 4 期。慢性肾衰竭的发病机制十分复杂，目前主要有健存肾单位学说、矫枉失衡学说、肾小球高压和代偿性肥大学说、肾小管高代谢学说等，各机制相互联系，共同构成肾功能进行性损害的机制。

根据慢性肾衰竭的临床特征，其属于中医学"肾劳""关格""虚劳""水肿"范畴。中医学认为，肾具有调节人体水液，分清别浊的功能；而脾胃位居中焦，有运化水湿、升清降浊之功能。肾病久治不愈，导致肾气日衰，脏腑虚损，邪毒内蕴，本虚标实为慢性肾衰竭的基本病机。以脾肾虚衰为主，脾失运化，清气不升，浊气不降，肾失开阖，气化无权，可表现为气阴两虚，脾肾阳虚或阴阳两虚。邪实方面，湿热、血瘀贯穿始终，浊毒为晚期的特征性病变，水停、外感亦时有出现。正虚与邪实互为因果，而病机错综复杂。慢性肾衰竭病变呈潜在进行性发展，治疗难度很大。中医学对本病的治疗，强调：澄源——即消除病因，阻断病机发展为目的的治疗措施；塞流——指消除或减少精微（蛋白）从尿中漏泄流失为目的的治疗措施；复本——指对疾病引起的精血耗伤所采取的补偿措施，以固本培元为法；对症——指对病变过程中出现的并发症的治疗。

从肾论之理

慢性肾衰竭，古籍病名中文献及专著中提及的有"肾厥""肾劳""肾风""虚劳""关格""水肿""哕逆""呕吐""眩晕""腰痛""癃闭""溺毒"。其中"虚劳""水肿"所纳病证范围甚广，"肾厥"是慢性肾衰竭发展至终末期尿毒症时出现的尿毒症脑病，"哕逆""呕吐""眩晕""腰痛"仅为慢性肾衰竭的临床症状，且可由其他多种疾病引起。因此，慢性肾衰竭属古代病名"肾劳""肾风""关格""溺毒""癃闭"范畴。

1. **慢性肾衰竭以补肾泄浊为治疗基本大法**　学者张蕾等认为，慢性肾衰竭的治则如下。其一，补益肾元，调治五脏。肾劳为患，阴阳气血皆已虚损，施治当以补益肾元为要；而肾元虚衰可病及五脏，五脏所伤穷必及肾，故调治五脏，亦可安肾。而调治五脏，须以补益肾元为基础，如脾肾同治、治肾兼肺、肝肾同养、补心益肾等诸法均是。孙思邈《备急千金要方·卷十九·肾脏方肾劳》曰："凡肾劳病者，补肝气以益之，肝旺则感于肾矣。"强调肾病肝治、肝肾同治的重要性。其二，辨阴阳、气血虚实。辨阴阳虚实，明代张景岳《类经图翼·类经附翼》认为"关格本乎阴虚，欲强阴舍阴不可"。清代喻昌《医门法律·卷之十四·关格门》认为"凡治关格病，不辨脉之阳虚阳实阴虚阴实，而进退其治，盲人适路，不辨东西，医之罪也。凡治关格病，不崇王道，辄操霸术，逞己之能，促人之死，医之罪也"。辨气血虚实，清代姜天叙《风劳臌膈四大证治》强调："小便癃闭，当辨虚实、新久、气血异治。"

慢性肾衰竭的治法：其一，通腑泄浊。晋代巢元方《诸病源候论·大便病诸候》："关格则阴阳气否，结于腹内，腹胀，气不行于大小肠，故关格而大小便不通也。又风邪在三焦，三焦约者，则小肠痛内闭，大小便不通。"这为后世通腑泄浊法的运用奠定了基础。孙思邈《备急千金要方·膀胱腑方·三焦虚实》："大黄泻热汤，开关格通隔绝，治中焦实热闭塞，上下不通，不吐不下，腹满膨膨喘急方。"

这是历代医家首次应用大黄通腑泄浊治疗关格，而目前大黄已经广泛应用于慢性肾衰竭的治疗。其二，泄肺生水，燥脾升精，温膀胱化气或滋膀胱泄热。明代张景岳《景岳全书·杂证谟·癃闭》："病未至甚，须常用左归、右归、六味、八味等汤丸，或壮水以分清，或益火以化气，随宜用之，自可渐杜其原。"清代姜礼《风劳臌膈四大证治》指出，治疗小便癃闭有丹溪六法，有热，有湿，有气结于下，宜清、宜燥、宜升，有隔二、隔三之治。其滋阴，泻膀胱，此正治也；清肺生水，此隔二之治；燥脾健胃，此隔三之治。清代程杏轩《医述·杂证汇参·小便》指出"真阴虚者，须六味汤以补肾水；真阳虚者，须八味丸以补肾火"。清代李用粹《证治汇补·下窍门·癃闭》亦指出"一身之气关于肺。肺清则气行，肺浊则气壅。故小便不通，由肺气不能宣布者居多。宜清金降气为主，并参他症治之。若肺燥不能生水，当滋肾涤热。夫滋肾涤热，名为正治；清金润燥，名为隔二之治；燥脾健胃，名为隔三之治"。在此历代医家明确指出，慢性肾衰有属肾阳亏虚（真阳虚）者，肾阴亏虚（真阴虚）者；故其治当选八味地黄汤、右归丸以补肾火（阳），以六味地黄汤、左归丸以补肾水（阴）；皆是补肾名方从肾立论也。

慢性肾衰竭治则治法古籍文献梳理提示，自唐朝起，医家就强调以补益肾元调治五脏。明清时期，医家又提出辨阴阳气血虚实。治法方面，明代张景岳提出或壮水以分清或益火以化气的滋肾温肾之法。清代医家通过总结前人经验，提出除了滋肾温肾外，还有泄肺生水、燥脾生精的隔二、隔三之治。此外，清代亦有医家提出苦寒复咸法，取其苦咸达下，多以滋肾阴为主。纵观现代文献对慢性肾衰竭的中医证治，多以阴阳虚实辨证为治则，以补肾泄浊为基本大法，补肾同时调治五脏，如滋补肝阴、健脾调胃、补益肺脾；泄浊除了通腑，还包括解毒活血，清热化湿等。

2. 脾肾亏虚为发病根本　张正春等认为，脾肾亏虚为慢性肾衰竭发病的根本。盖肾为先天之本，藏精，主水，纳气。肾气虚则气化不利，水液输布失司，清浊不分，日久化为浊毒而发病。《周慎斋遗书》："人生之来，其原在肾，人病之来，亦多在肾，肾者命之根也。"古人认为"肾本无实""肾病多虚证"，甚至认为，没有肾虚便没有肾脏病。所以说，肾虚是慢性肾衰竭发病的始动因素。肾虚的物质基础是先天之精不足。"精化气""精气夺则虚"，肾虚的发生是因为肾内精气不足。精气亏虚一则易受外邪侵袭，二则易生内生之邪，外感之邪包括风寒、风热、时行疫毒、药毒等致病邪气；内生之邪则指水湿、湿热、痰浊、瘀血及浊毒等。正如《素问》所言："邪之所凑，其气必虚""正气存内，邪不可干。"脾为后天之本，气血生化之源。肾与脾，先天生后天，后天养先天，二者生理上互根互用，病理上互损互衰。脾居中州，为五脏之枢，统领四脏，主运化，主升清。脾脏生机旺盛，则其余四脏得水谷精微充养而生机不息；脾运化、升清失常，则当升不升，当降不降，水湿内蕴，日久化浊，浊腐成毒，毒滞成瘀。脾胃的功能正常与否还关系到三焦元气是否通畅。李杲《脾胃论》明确指出"元气非胃气不能滋之""元气之充足，皆由脾胃之气无所伤，耳后能滋养元气"。如果元气失于胃气的滋养，则影响人体气化功能，诸症由生。

脾肾亏虚、气机逆乱、湿（热）瘀浊毒内蕴。人身之气源于先天之精气，藏于肾，称为原气。气机调畅，则原气能自下而上由里达表，内出脏腑，外达肌表，散布周身，五脏六腑、经络气血的生理活动正常有序。气机逆乱、升降出入失调，则五脏六腑、经络气血功能失调，百病由生。气机全局由心肾相交、脾胃升降、肝升肺敛三部分组成。三者不是绝对的从属和分离关系，每一脏腑的升降只是整体气机的一部分，三者构成了一个和谐的矛盾统一体。慢性肾衰竭患者多因素体禀赋不足、过劳、外感迁延等伤肾，饮食不节、忧思等伤脾，"脾肾亏虚"破坏机体整体气机平衡，气机失衡则"心肾不交""脾胃升降失司""肝宣肺敛逆乱"，五脏六腑全身气机失于调畅，气血津液输布失司，则气滞、水湿（热）、瘀血内生，日久浊毒内蕴。

反之，湿（热）瘀浊毒内蕴、气机逆乱、脾肾衰惫。人体的气机时刻处于动态平衡状态。湿（热）瘀浊毒内蕴，郁闭气机，则气的升降出入运动失司。由此，浊邪壅塞三焦，升降失司，上焦不能如雾，中焦不能如沤，下焦不能如渎，气血津液输布失司，则脏腑失于濡养，日渐衰惫。

慢性肾衰竭病程中，湿（热）瘀浊毒为其进展和加重的重要病理因素。《素问·通调论》："肾者水脏，主津液。""水肿之病，乃肺脾肾三脏相干之病。盖肾为发病之本，肺为之标，脾为制水之脏也。"

湿的产生多因脏腑功能失调，特别是脾虚失运，肾失封藏，气机逆乱、升降出入失调，水谷精微不得敷布，内聚成湿。水湿内停，蕴久化热，正如徐灵胎所云："有湿则有热，虽未必尽然，但湿邪每易化热。"内若湿热之邪留着不去，则使肾气衰惫，脾肾气机升降失常，清浊不分，水湿泛滥，浊毒弥漫，或湿热蕴结成毒。"浊"为阴邪，为气血津液停滞所化，包括浊气、瘀血和痰饮水湿等。然而"毒"之形成，与"浊"有密切的关系，《金匮要略心典》："毒，邪气蕴结不解之谓。"指出浊邪为毒邪之源，毒邪为浊邪之渐。脾肾气虚，气虚推血乏力，加之湿热浊毒易于郁闭气机，久则生瘀。现代医学从分子生物学的角度认识到瘀的产生与肾间质纤维化、纤维蛋白样物的沉积、血栓形成及血管闭塞等相关。湿为阴邪，易于阻滞气机、遏伤阳气，多兼夹热邪。湿瘀浊毒积聚，日久不解，浊阴不降，水湿痰瘀等阴邪蕴积体内过多，缠绵阻滞，又可作为致病因素，损伤脾肾，脾肾衰惫，病情加重。

3. 维护肾元是治病求本之策　慢性肾衰竭是各类肾脏疾病晚期的共同归宿，是因进行性肾单位毁损，从而表现为以肾脏的排泄功能、内分泌功能障碍以及内环境稳态失衡为特征的一组临床综合症候群。

邹燕勤等认为，维护肾元是治病求本之策。慢性肾衰竭时，肾脏气化功能受损，肾阴肾阳俱衰，以致肾脏升降失司，藏泄失衡，实邪内蕴。因此，本病病变之本是肾元亏虚，而因虚所致之水湿浊毒之邪、血瘀等病理产物，又成为诱导肾衰竭发展的病理因素，如此循环往复，最终形成本虚标实之危重证候。慢性肾衰竭其病位主要在肾，累及脾胃，以脾肾俱虚者最为多见。辨证当以气血阴阳为纲，脏腑为目，其主要证型可分为脾肾气虚、脾肾阳虚、脾肾气阴两虚、肝肾阴虚和（脾肾）阴阳两虚。临证应治病求本，以维护肾元为治疗原则，权衡标本缓急，随证论治。若病情稳定、病势和缓，以扶正固护肾元为重，佐以泄浊和络祛邪之法；标急病情危重之时，则以祛邪为主，辅以扶正，祛邪以治标，及时清除可逆因素，为下一步治本创造有利条件。

脾胃乃后天之本，肾为先天之本，二者互资，并参与水液代谢，故慢性肾衰竭虽病本在肾，仍与脾胃有着密切联系。在临床上主要表现为脾胃升降失调，兼夹湿浊之邪的症状，所以大多数患者有中焦脾胃病变症候，如纳差、恶心、呕吐、腹泻等，而中焦脾胃证候之轻重与肾功能损伤程度及酸中毒变化和尿素氮水平具有明显正相关性。《素问·至真要大论》："诸湿肿满，皆属于脾。"慢性肾衰竭常伴水湿、湿浊、湿热等内邪，均与脾胃功能失调密切相关。而得胃气者生，失胃气者死，故脾胃功能的强弱决定了疾病的发生、发展及预后，且药物也依赖于脾胃的敷布与转输作用输布全身，故治疗中应注重调理脾胃，助其升清降浊，清者上经脾胃，化生气血精微，输布并濡养全身，浊阴下降肠道，经由肠腑分清泌浊后，糟粕浊毒随二便排出体外。

4. 遵古训注重温肾祛邪　宋金涛治疗慢性肾衰竭的学术思想，乃谨遵古训，注重温肾祛邪。根据慢性肾衰竭的临床特征，归属于中医学"癃闭""关格"等范畴。《素问·五常政大论》："其病癃闭，邪伤肾也。"认为病机关键乃肾阳亏虚。肾为先天之本，主水，肾气从阳则开，从阴则阖，肾阳不足，则气化不利阳不化水，故生水肿，甚而尿闭，故以温肾利尿为法。

本病虽以肾阳亏虚为本，然病情迁延，先天无以滋养后天，脾阳亦虚，致运化失司，水湿内停，水肿更甚，日积月聚，湿酿为浊，化热成毒，浊毒积聚，瘀阻肾络，终致脏腑功能失调，气机逆乱，而诸症横生，缠绵难愈。此时期，本病乃本虚标实之证，脾肾阳虚为本，湿、热、浊、瘀等实邪皆由虚而致。因此，治疗上"非下则实不去，非温则寒不开"《金匮玉函二注》，因而应"培其不足，伐其有余"，温肾祛邪并重，以大黄附子汤或温脾汤为基础方，温肾健脾以治其本，使阳气得充，阴浊渐化；通腑化湿泻浊、行气化瘀以治其标，使浊阴外泄，诸症得减。

大黄附子汤为《金匮要略》方，本方以大黄、附子为主药，温利同用。附子乃阴证要药，"辛温大热，其性善走，故为通行十二经纯阳之要药"（《本草正义》）。大黄苦辛大寒，兼入气血，有"安和五脏"之功，"迅速善走，直达下焦，深入血分，无坚不破，荡涤积垢"《本草正义》。大黄与附子配伍，寒热并用，气血并调，附子善走之性，可助大黄通腑泻下之功；大黄苦辛大寒，可制附子燥烈之性。现代医学研究指出，本方能够增强肠蠕动，促进排便，增强抗缺氧能力，促进食欲，有效降低患者肌酐及尿素氮水平。温脾汤出自《备急千金要方》，方中附子大黄为君，取大黄附子汤意；芒硝偏润，软坚散结，助大黄泻下攻积；干姜燥湿温中，助附子温中散寒，且行郁降浊，均为臣药；人参、当归益气养血，使下而不伤正；甘草助参益气，又调和诸药。全方温通、泻下与补益三法兼备，寓温补于攻下之中，祛邪而不伤正。现代药理研究指出，温脾汤可以减轻系膜增殖；抑制核转录因子、内皮依赖性舒张因子、氧自由基活性；抑制肾小球细胞凋亡，改善肾小球硬化；调节脂质、蛋白质代谢；改善血液流变学等。

张景岳云："凡诊病施治，必须先审阴阳，乃为医道之纲领。"本病虽以脾肾阳虚为本，但由于阴阳互根，"无阳则阴无以生，无阴则阳无以化"，慢性肾衰竭病情迁延日久，元气衰败，阳损及阴，必致阴亦虚，以致出现阴阳气血俱虚的局面，从而出现大小便不通，吐逆之危候，正如《灵枢·脉度》所言："阴气太盛，则阳气不能荣也，故曰关；阳气太盛，则阴气弗能荣也，故曰格；阴阳俱盛，不得相荣，故曰关格。关格者不得尽期而死也。"故遵景岳之言："善补阳者，必于阴中求阳，则阳得阴助而生化无穷；善补阴者，必阳中求阴，则阴得阳生而泉源不竭。"补虚之时强调温阳与益阴并重，以平为期。据此宋金涛经过长期临床实践，创制了普遍适用于大多数慢性肾衰竭患者的扶肾胶囊（肾衰Ⅱ号）。扶肾胶囊乃是由大黄附子汤温肾祛浊为基础，合用龟鹿二仙胶化裁而来。临床研究显示，本方能够降低患者肌酐和尿素氮水平，缓解临床症状，改善肾性贫血。实验研究显示，本方能改善对肾组织细胞膜结构的病理损伤，改善细胞代谢，提高细胞抗氧化能力。

5. 脾肾虚为本诸毒盛为标说　姚敏等认为，脾肾亏虚，正气不行，气化转输功能失职，气血、津液运行不畅，不归正化最终导致肾衰竭，脾肾两脏的虚衰是疾病发生发展的根本。因此，对慢性肾衰竭之治，当益肾健脾固其根，排毒解毒祛其邪

（1）正虚为本，益肾健脾固其根：第一益肾，以救先天之本。肾元虚衰是慢性肾衰竭的根本病机，伴随着病情的发展，可逐步累及肝、胃、三焦、膀胱以及心、肺等脏腑，最终脾肾衰败，五脏六腑气血阴阳俱虚，产生湿、热、痰、瘀、浊等毒邪。肾之精气充足则浊毒、水湿能及时排出体外，肾的气化功能受损，肾之阴、阳俱衰，致肾主藏泄功能失职，一旦肾失藏泄，清气不得闭藏，溺毒浊邪不得排泄，停蓄体内，必致郁久成毒。故其病变之本是肾元虚衰，且由肾元虚衰可形成各种本虚症候，正如《素问·阴阳应象大论》所言"治病必求于本"，所以在治疗慢性肾功能衰竭时要处处注意维护肾元，亦即强调维护肾气，以冀增一分元阳，长一分真阴。第二健脾，以后天滋先天。慢性肾衰竭虽病本在肾，但与脾胃关系密切。脾胃为后天之本，气血生化之源，气机升降之枢纽，主升清降浊，运化水谷。若脾气虚，则不能正常升清降浊，水谷失运，津液代谢失常，常会出现水肿、恶心、呕吐等临床表现。肾中之精气需要后天水谷精微的滋养，所以治疗上除强调维护肾气外，调理脾胃功能必须贯穿始终，唯有中央健，方能四旁如，以后天脾胃充养先天之肾。即使脾胃尚健，对于久病长期服药者，也须顾护，可参以焦六曲、焦山楂、炒麦芽、炒谷芽、鸡内金、枳壳、佛手等，忌用败伤脾胃之方药。

（2）诸毒为标，排毒解毒祛其邪：《丹溪心法·要诀》"积者有形之邪，或食、或痰、或血，积滞成块"。慢性肾衰竭虽以正虚为根本病机，但是邪实始终伴随患者。证之临床实际，从慢性肾衰竭患者证候分布特点来看，纯虚不兼邪实者极为少见纯虚。随着肾衰竭不断进展，患者的邪实会不断加重，若这些"毒"邪不能及时排出，随着"毒"邪的积聚，肾小球硬化、肾间质纤维化病理进程加速。在慢性肾衰进展中，毒更多指的是病理产物和病理机制，且以内生之毒为主。其所指毒，乃邪气至盛，深蕴不解，体虚邪张，如风、湿、痰、瘀、浊久郁深蕴于脏腑经络，盘踞肾脏不解。所以排毒解毒对缓解临床症状，延缓肾功能恶化起着至关重要作用。肾衰竭的"毒"主要分为以下5类。

其一，风毒。慢性肾衰竭之风毒多因脾肾之气内虚，虚则汗出，汗出遇风，风邪乘机内客于肾经或肾络，若不能及时疏透，蕴蓄久积，酿成风毒。风毒乘虚而袭，渐至正气衰败，脏腑受损。或由正气亏损，脏腑不足，风邪内生，正虚不复，风邪不息，亦发为毒。临床可见头面浮肿，咽喉痛痒，头晕目眩，肌肤瘙痒，游走不定或皮肤麻木不仁，蛋白尿或兼血尿。有学者认为蛋白尿是CRF进展恶化的独立危险因子，蛋白尿可引起小管间质缺血缺氧加重，引起小管细胞损伤。

其二，湿毒。湿毒的产生多由于肾、膀胱、三焦的气化功能失常。《素问·水热穴论》："肾者，胃之关也，关门不利，故聚水而从其类也，上下溢于皮肤，故为胕肿。"而湿邪蕴久反过来进一步影响肾脏、膀胱、三焦的功能，最终导致慢性肾衰竭。临床上常见浮肿、口干口苦，腹胀满，甚则有少量腹水，舌红苔白腻或黄腻，脉滑数或濡数。湿毒为病最为广泛，常反复发作，缠绵难愈，治疗当缓缓图之，不能为求速去而使用峻下逐水药损伤正气。

其三，痰毒。《读医随笔·痰饮分治论》："饮者，水也，清而不粘，化汗、化小便而未成者也。痰者，稠而极黏，化液、化血而未成者也。"痰毒多由于脾虚运化失职，肾亏失于主水，不能化液化血而成痰毒，而痰邪结聚阻碍肾脏血运而进一步影响肾功能。临床上痰毒之证表现多端，常表现为肢节冷痹骨痛、四肢不举、身痒，时而皮肤烘热，或如虫行，或走注疼痛，且痰毒常与风毒、瘀浊之毒合而为患。

其四，瘀毒。久病当思瘀，慢性肾衰竭在病变过程中不断有风毒、痰毒、湿毒的内停，进而影响气血的运行，血行不利而成瘀。临床多见面色黧黑或晦暗，腰部刺痛，部位固定，肌肤甲错，舌质紫，有瘀斑瘀点，舌下脉络瘀紫，脉细涩、沉涩、结代等，若瘀血耗血动血，可出现各种出血症状。

其五，浊毒。浊邪性质污秽质重，日久不去酿致成毒。浊毒既是一种致病因素，同时也是由多种原因引起的脏腑功能失调，气血运行不畅，代谢产物蕴积体内而化生的病理产物。浊毒上泛易见恶心、呕吐，口苦而黏，甚则口臭或有尿味，外侵皮肤则瘙痒难忍。但部分患者临床表现并不明显，所以在收集辨证要素的过程中，须结合理化指标，但凡血尿素氮、血肌酐、血尿酸超过正常值者，均作为浊毒论治。

（3）扶正解毒，分期论治：慢性肾衰竭临床治法及用药要依据虚实辨证，扶正祛邪在不同阶段各有侧重，根据慢性肾衰竭代偿期、失代偿期、衰竭期及尿毒症期邪毒的轻重施治。

1）慢性肾衰竭代偿期：该阶段患者处于病变初期，正气虽虚，然毒邪不甚，此时机体尚可抗邪，此阶段治当补肾健脾为主，宗《内经》"少火生气，壮火食气"之旨，扶正忌用峻补，宜用平补，驱邪忌用克伐，宜主缓攻。用药不妄投辛热、苦寒、阴凝之品，防温燥伤阴、寒凉遏阳、滋腻碍胃。多采用甘平之剂为主，补而不滞，滋肾不腻，温而不燥，缓缓图治。常遣党参、生黄芪、续断、菟丝子、炒白术、茯苓、生薏苡仁、佛手等。若肾阳不足，可加用冬虫夏草、紫河车、山茱萸、淫羊藿、仙茅、巴戟天、肉苁蓉、沙苑子等；若肾阴不足，可选玉竹、黄精、石斛、麦冬、枸杞子、墨旱莲、女贞子、桑椹等。此阶段应积极去除诱因，如常发乳蛾肿痛者，可合用蒲公英、桔梗、连翘、金银花、薄荷、甘草等清热解毒利咽之品，以防疾病诱发及加重。

2）慢性肾衰竭失代偿期及衰竭期：此阶段随着病情迁延，脾肾功能日损，气血生化乏源，脉络不畅，出现血虚血瘀之症，日久生痰，痰瘀交阻，蕴久成毒。此阶段患者痰毒瘀毒较多，临床治疗以活血化瘀、化痰软坚为主，常用土鳖虫、水蛭、三棱、莪术、乳香、没药、川芎、郁金、桃仁、红花、丹参、虎杖、赤芍、牡蛎、龙骨、海藻、昆布等。现代药理研究指出，活血药物能促进纤维蛋白的降解，加大毛细血管张力和降低毛细血管的通透性，促进组织的修复和改善肾血流量，提高内生肌酐清除率，且具有明显的抗氧化作用，可延缓残肾损害，抑制系膜细胞增殖等。

3）慢性肾衰竭尿毒症期：所谓"大实有羸状，至虚有盛候"，病程日久，可出现因虚致实之转归。此阶段患者常出现小便尿量明显减少，以水液停聚、上关下格为主要病机。患者此时正气多已衰败，三焦为毒邪所阻，水液不利，毒邪不得外泄。这阶段患者毒邪夹杂，风湿痰瘀浊常相杂为患；但临床表现及理化指标以湿毒与浊毒更为明显。治疗上多以泄浊解毒治其标为主。治疗上常使用制大黄、土茯苓、槐花、六月雪、白花蛇舌草；兼有腑实者，加枳实、槟榔等。

6. 肾虚肾络癥瘕学说　慢性肾衰竭病程绵长，病位广泛，病机复杂，既有阴阳气血的虚损，又有水湿、痰瘀、浊毒等病理产物的蓄积。中医肾病学者经过长期的临床实践，提出慢性肾衰竭的各种病机假说和积累了丰富的临床经验，桓娜等倡导的肾虚肾络癥瘕学说，即为其中代表，推动了慢性肾衰竭的中医治疗进程。

肾络癥瘕理论，是在络病理论和癥瘕理论的基础上结合现代肾脏的病理研究，宏观与微观、辨病和辨证相结合，经过长期理论与实践结合总结而成。

近代医家均认同本虚标实为慢性肾衰竭的基本病机，其中正虚包括气血阴阳、脏腑的亏损，而以脾、肾两虚为主；邪实包括湿热、水湿、痰饮、瘀血、浊毒等。肾气亏虚，邪气滞留，病久入络，肾络阻塞，形成"微型癥瘕"。慢性肾衰竭失代偿期及衰竭期归为中期，其病机为肾亏加重，气滞、瘀血、痰湿等病理产物出现，加重肾脏损伤，微型癥瘕转化为小、中型癥瘕。肾纤维化是发生在肾脏的微型癥积，痰瘀互结是肾微型癥积的病理基础，消补兼施、痰瘀同治是肾脏癥积的治疗总则。

临床诊疗实践总结，虚、痰、瘀、毒是慢性肾衰竭4大病机，此是导致肾小球硬化和间质纤维化发生和发展的关键。其中虚是疾病发生的始动因素，痰和瘀是其病理基础，而毒则是导致和加重肾小球硬化、间质纤维化不可忽视的方面。从肾络的聚散消长平衡出发解释肾络癥瘕，可分为聚散功能态、聚散消长态、癥瘕形成3期，相当于西医的肾纤维化。血行不畅是其病理实质，络脉失养是其物质基础，津凝痰结反映了肾络癥瘕病理产物的聚积过程，导致晚期阶段的络毒蕴结。慢性肾衰竭的病机为本虚标实，以肾虚为本，痰瘀毒滞于肾络为标，日久则肾络瘀阻。无形之痰与瘀血互相交结，是肾微癥积的病理生理基础。故临证在补肾的同时，选用养血活血和络之品，使气血渐生，痰瘀渐化，浊毒渐少，可保护残存肾功能，延缓肾功能衰竭进程。

癥瘕是一种难治性疾病，而藏于肾络中的微型癥瘕，亦很难完全攻除。有资料显示瘀血证在 CRF 中居标证之首，显著高于其他邪实兼证。根据早期祛邪为主、中晚期扶正祛邪的治病原则，初起以瘀血为诸邪之首，治在活血化瘀；若病情严重，则加用软坚散结之品，多用虫类药；中后期随着正气亏损加重，则加扶正法以祛邪。具体辨证病机不同，消癥法也随之不同。

（1）活血化瘀法：中医学认为，活血化瘀药物具有消癥散结的功效，现代中药药理研究显示，活血化瘀药物可以减少细胞外基质沉积，减轻肾间质纤维化，降低血液黏度，促进肾小球血液动力学改善，阻止肾小球硬化，保护肾功能。常用药物如丹参、川芎、川牛膝、红花、桃仁等。

（2）软坚散结法：病久入络，血瘀痰阻积聚肾络，形成微小癥瘕，即肾脏病理学阐述的局灶、阶段性肾小球硬化。采用化瘀涤痰、搜剔通络之法，能使痰消瘀去，络脉通和。常用药物如蝉蜕、地龙、僵蚕、乌梢蛇等，虫类药入络搜剔力强，再加入水蛭、鳖甲、牡蛎等活血化瘀、软坚散结之品，以消癥散结。多种动物实验也证实，肾络通可以减轻肾小球硬化和间质纤维化，通过多种途径、多靶点起到保护肾功能的作用。同时，藤类药物其善走络道，以驱在络之瘀血，对于肾络瘀痹的各种肾小球诸疾尤为适宜。

（3）扶正祛邪法：根据癥积痰瘀互结的病理基础，以"固肾消癥"为治则，以黄芪、淫羊藿补气益肾；水蛭、僵蚕豁痰消癥、破血逐瘀；配以莪术加强活血力量；大黄、白花蛇舌草泻浊解毒之类的组方，可改善慢性肾衰患者的临床症状及肾功能，提高患者的生活质量。

肾亏日久，病邪伤及络脉易形成瘀滞，其临床表现具有易入难出、易积成形的病理特点，正虚与邪实并存。治法上扶正与祛邪兼顾，如补脾益肾化瘀、扶正温肾、活血通络等。

从肾治之验

1. 从脾肾气阴两虚、湿浊内蕴论治　郭某，男，44岁。患者有家族性高血压病史，10年前因眩晕而检查发现高血压，平日服用美托乐尔、丹参片等药。2003年发现肾脏功能减退，小便时有泡沫，伴腰部不适，无明显水肿。近2个月觉腰酸乏力，头昏胸闷，口干，面黄欠华，纳谷尚可，无恶心呕吐，小便量可。血液生化检查：尿素氮 29.8 mmol/L，肌酐 862 μmol/L，尿酸 504 μmol/L，甘油三酯 5.18 mmol/L。血常规：红细胞计数 3.8×10^{12}/L，血红蛋白 107 g/L。尿液检查：蛋白质（＋＋）。患者贫血貌，下肢无水肿，舌淡红，舌苔薄黄，脉细弦。西医诊断：慢性肾衰竭（尿毒症期）、肾小动脉硬化。中医诊断：肾劳。辨证属脾肾气阴两虚，湿浊内蕴，络脉失和。治拟益肾健脾，化湿泄浊，活血和络。

处方：续断 15 g，桑寄生 15 g，杜仲 20 g，牛膝 15 g，制首乌 20 g，菟丝子 10 g，生黄芪 30 g，太子参 30 g，生薏苡仁 30 g，茯苓皮 50 g，炒白术 10 g，丹参 20 g，赤芍 15 g，川芎 10 g，桃仁 10 g，积雪草 20 g，土茯苓 10 g，六月雪 20 g，制大黄 15 g，生牡蛎（先煎）40 g，昆布 10 g，车前子（包煎）30 g，萹蓄 20 g，谷芽 20 g，麦芽 20 g。每日 1 剂，水煎分 2 次服，连服 28 剂。

二诊：服药后，患者胸闷缓解，腰不酸，仍感头晕，小便正常，偶有泡沫，夜尿 1 次，大便日行 2 次，微稀，一般情况尚可。7 月 27 日查血尿素氮 21 mmol/L，肌酐 906 μmol/L，钙 2.1 mmol/L，磷 1.72 mmol/L；尿常规：蛋白质（＋＋）；血常规：红细胞计数 3.62×10^{12}/L，血红蛋白 101 g/L；舌淡红、苔黄，脉细；血压 130/85 mmHg。并服用美托乐尔、硝苯地平控制血压。中医辨证属脾肾气阴两虚，肝阳上亢，湿浊内蕴，络脉失和。治疗转从平肝潜阳、益肾泻浊方进治。

处方：桑寄生 15 g，续断 15 g，枸杞子 20 g，制首乌 10 g，菟丝子 10 g，杜仲 20 g，牛膝 30 g，天麻 10 g，钩藤 10 g，夏枯草 15 g，太子参 30 g，生黄芪 30 g，生薏苡仁 30 g，土茯苓 30 g，积雪草 20 g，六月雪 20 g，萹蓄 20 g，制大黄 15 g，昆布 10 g，车前子（包煎）30 g，生牡蛎（先煎）40 g。每日 1 剂，连服 28 剂。

三诊：一般情况尚可，无肢体浮肿，大便日行 2 次，成形。8 月 31 日查尿常规：隐血试验（＋），尿蛋白（＋＋）。查血常规：白细胞计数 3.83×10^9/L，红细胞计数 3.65×10^{12}/L，血红蛋白 106 g/L。血液生化学检查：尿素氮 22.2 mmol/L，肌酐 676 μmol/L，尿酸 453.4 μmol/L，甘油三酯 2.66 mmol/L，高密度脂蛋白 0.74 mmol/L，血压 140/90 mmHg。舌淡红、舌苔黄，脉细弦。患者病情改善，继守原方，酌加活血和络之品。

在二诊方基础上加丹参 20 g，赤芍 15 g，川芎 10 g。每日服 1 剂，连服 28 剂。

四诊：服上药 1 个月后病情日渐稳定，10 日前外感后咳嗽，咳痰不多，无发热，腹胀便干，纳谷尚可。昨日查肾功能：血肌酐 552.9μmol/L，尿素氮 21.94mmol/L，尿酸 434.3μmol/L。舌淡红、苔薄黄，脉细。患者本属气阴不足，外感风邪，肺失宣肃，治疗先从急则治其标入手，益气养阴，清肺化痰止咳，兼以益肾泻浊。

处方：续断 10 g，桑寄生 10 g，南沙参 15 g，杏仁 10 g，紫菀 10 g，款冬花 10 g，金荞麦 30 g，鱼腥草 15 g，冬瓜子 20 g，橘络 10 g，佛手 10 g，生薏苡仁 30 g，浙贝母 15 g，玉米须 30 g，萆薢 20 g，土茯苓 20 g，积雪草 20 g，六月雪 20 g，制大黄 15 g，生牡蛎（先煎）40 g，车前子（包煎）30 g。每日 1 剂，连服 7 剂。

五诊：患者感冒已愈，无浮肿，不咳嗽，精神饮食均可，有时嗳气，大便日行 2～3 次，夜尿 2～3 次，舌淡红、苔薄黄，脉细。因外感标证已去，转从益肾健脾、和络渗湿施治。

处方：续断 15 g，桑寄生 15 g，杜仲 20 g，制狗脊 15 g，牛膝 15 g，生薏苡仁 30 g，茯苓 30 g，生黄芪 30 g，太子参 30 g，丹参 20 g，赤芍 15 g，川芎 10 g，红花 10 g，积雪草 20 g，六月雪 20 g，制大黄 15 g，生牡蛎（先煎）40 g，昆布 10 g，车前子（包煎）30 g。每日 1 剂，连服 28 剂。

复查血生化指标：肌酐 584.2 μmol/L，尿素氮 20.84 mmol/L，尿酸 407.6 μmol/L，病情基本稳定。

按语：慢性肾衰竭患者病程长，即使病至终末阶段，中医药治疗虽然不能逆转病情，但在改善患者症状，延缓肾衰竭病情进展至血液净化阶段方面仍具有一定作用，这也是中医药治疗的优势所在。该病病机为本虚标实，本虚是肾元衰竭，气、血、阴、阳不足，虚弱劳损，故在治疗中强调维护肾气，即"保肾元"，以求增元阳，复真阴。补益肾元之品选用滋阴而助阳、益阳而育阴之品，达平补肾元之目的。

2. 从脾肾阳虚、浊毒内蕴论治　刘某，男，65 岁。因"发现肌酐升高 7 月余，加重伴腰酸乏力近 1 个月"就诊。患者 7 个月前因感冒伴双下肢水肿就诊，发现肌酐升高超过正常上限（报告未见），但未予重视和经专科诊疗。至 4 个月前患者在某医院查肾功能：肌酐 222.8 μmol/L，尿素氮

10.90 mmol/L，尿酸 614.00 μmol/L；24 小时尿蛋白 427.7 mg，遂住院治疗。当时因患者肾脏位置不佳，且肌酐水平较高，未行肾穿刺，故仅予降血压、降尿酸等对症治疗。出院后患者到该院门诊随访，但血肌酐逐渐升高，至半个月前复查：血红蛋白 109 g/L，肌酐 327.1 μmol/L，尿酸 462.0 μmol/L。

患者既往发现血压升高 10 余年，最高 220/120 mmHg，目前服用氨氯地平 5 mg/d，血压控制在 125/85 mmHg 左右，否认糖尿病等其他内科病史。否认乙型病毒性肝炎、肺结核等传染病史。就诊时患者面色晦暗，腰酸乏力，双下肢无水肿，小便可见泡沫，怕冷便溏，2～3 次/d，纳差，夜尿 3 次，夜寐尚安，舌淡胖紫暗，舌苔白腻，脉沉细。血常规：红细胞 3.50×10^{12}/L，血红蛋白 107 g/L，血细胞比容 0.333；肾功能：血清肌酐 343.7 μmol/L，尿素 16.32 mmol/L，尿酸 502 μmol/L，二氧化碳结合力 22.2 mmol/L；尿常规：大便隐血试验（—），蛋白（±）；24 小时尿蛋白 495mg。

患者发病时肌酐已高，又早期失于治疗，辨证属脾肾阳虚，浊毒内蕴。

处方：制附子（先煎）18 g，黄精 20 g，杜仲 15 g，桑寄生 12 g，蒺藜 12 g，黄芪 30 g，茯苓 12 g，白术 12 g，当归 12 g，丹参 30 g，川芎 15 g，葛根 15 g，僵蚕 12 g，夏枯草 12 g，萆薢 15 g，紫花地丁 27 g，半枝莲 30 g，土茯苓 30 g，绿豆衣 12 g。每日 1 剂，水煎分 2 次服。

二诊：患者服药 1 周，诉腰酸乏力稍减，余诸症同前。3 日前复查血常规：血红蛋白 100 g/L；肾功能：白蛋白 39.7 g/L，血清肌酐 315.6 μmol/L，血清尿素 15.28 mmol/L，血清尿酸 479 μmol/L；24 小时尿蛋白 515 mg。守原方继服。

三诊：患者累计服药 3 月余，诉目前精神力气较前见佳，胃纳改善。查舌苔白腻之象较前改善。复查肾功能：血清肌酐 190.6 μmol/L，血清尿素 13.48 mmol/L；24 小时尿蛋白 543 mg。考虑患者湿毒渐清，故去绿豆衣，加煅龙骨、煅牡蛎各 30 g，以强化收敛阳气，固涩下焦作用，同时引药直达下焦。

四诊：患者日常精神可，稍有怕冷，纳差便溏等改善，舌稍暗，苔薄白，脉细。复查血常规：血红蛋白 111 g/L；肝肾功能：白蛋白 37.8 g/L，血清肌酐 168.8 μmol/L，血清尿素 13.46 mmol/L，血清尿酸 484 μmol/L。患者正气渐复，守原方继服。

五诊：患者日常精神可，腰酸乏力等不适已不明显，但偶有恶心感，大便偶有欠畅，舌质淡，舌体胖，舌苔略腻。今日查血常规：血红蛋白 122 g/L；肝肾功能：总蛋白 60.3 g/L，白蛋白 36.8 g/L，血清肌酐 167.3 μmol/L，血清尿素 10.83 mmol/L，血清尿酸 458 μmol/L；24 小时尿蛋白 531 mg。原方加制大黄 10 g 以泻浊，细辛 3 g 以温肾，香附 12 g 以理气，黄连 5 g 以和中。

六诊：患者目前无不适主诉，诉精力已近常人，舌淡红，苔薄白且稍腻，脉弦细。血常规：血红蛋白 127 g/L；肾功能：白蛋白 39.8 g/L，血清肌酐 148.3 μmol/L，血清尿素 11.90 mmol/L，血清尿酸 351 μmol/L；24 小时尿蛋白 818 mg，尿量 2000 mL。患者正气渐复，原法继施，长期随访中。

按语：慢性肾衰竭是由于脾肾亏虚，外感寒湿等邪气而发病。老年慢性肾衰竭患者这一特殊群体又有着突出的老年生理病理特点。老年人脏腑功能减退，肾和脾的功能的衰退尤为突出。外感寒湿等邪气，可引起脾失健运，水湿不化，聚而为湿浊水饮；肾本亏虚，肾气不足，阳气衰退，气虚无以推动，阳虚无以蒸腾，蒸腾气化失司，开阖不利，致使水液代谢障碍，水不能制，渗溢皮肤，故常见少尿、水肿等。年迈体虚，肾元衰疲，脾气失健，精微不足，骨髓不充，气血生化乏源，可见贫血、肾性骨病等并发症。脾肾两亏，清气不升，浊气不降，气机升降失常，疾病日久，浊毒壅塞三焦，毒邪积蓄日久可致胃气败绝，直至"关格""癃闭"。此外，患者久病，精血亏虚，毒邪久郁，加之气虚推动乏力，阳虚常少温煦，肾病日久入络，多见瘀象。

因此，老年慢性肾衰竭的治疗，补益脾肾应贯穿本病治疗的全程，始终不废补益之根本。初期治疗以温调脾肾，和中解毒。本病初期阳气尚可之时，峻补常常碍邪，应药以清补为主。若是早期失治，毒邪渐盛，脾肾日渐亏虚，气虚阳虚之象日渐显露，则随之增大温补肾阳，健脾理中之药力。此时则宜温肾解毒，疏理三焦，临床常用山药、黄精、狗脊、菟丝子、淫羊藿、肉苁蓉、杜仲等并用以温补脾肾，黄芪、党参、茯苓、白术、薏苡仁等健脾行气而利湿浊，使滋而不腻、补而不滞。待至毒瘀壅盛，肾阳式微，阳损及阴，阴阳两虚，除了常用的草本类补益药物外，常需用鹿角、紫河车、龟甲等血肉有情之品，以达到补肾填精的效果。阴阳互根互用，阳得阴助而生化无穷，温阳之时常辅以生地黄、麦冬等以期阴中求阳。补益有据，药分轻重，用补不峻补，临床收效较乱投补益更佳。

本例患者形体尚盛，血肌酐逐渐升高，故先轻补益而重祛邪，以期压制血肌酐上升势头。方中黄芪益气补中，制附子温肾助阳，黄精、桑寄生、杜仲、蒺藜补肾填精，茯苓、白术健脾以利湿浊，萆薢、夏枯草、紫地丁、半枝莲、土茯苓、绿豆衣以泻浊解毒，辅以当归、丹参、川芎、葛根补血行血。并嘱患者清淡饮食，不可乱服药物，避免劳累和感染。

3. 从脾肾气虚、湿浊瘀血论治　何某，男，41 岁。患者 5 年前倦怠乏力，于当地医院查尿蛋白（＋＋），肾功能血肌酐 120 umoL/L，诊断为慢性肾衰竭，给予口服复方 α－酮酸片（开同）等治疗。曾于北京中日友好医院进行诊治，诊断同前，血肌酐逐渐升高，故来我院求治。现患者周身乏力，腰膝酸软，口中黏腻，大便日 2 次，舌质淡紫，舌苔薄白，脉沉细。尿液分析：尿蛋白（＋＋＋），隐血试验（＋）。肾功能：尿素氮 19.87mmol/L，肌酐 590.4umoL/L。中医辨证属脾肾气虚，湿浊瘀血。治以补脾益肾，清泄湿浊，解毒活血。方选参芪地黄汤加味。

处方：熟地黄 15 g，山茱萸 20 g，胡芦巴 25 g，巴戟天 20 g，枸杞子 20 g，肉苁蓉 20 g，山药 20 g，牛膝 20 g，牡丹皮 15 g，黄芪 30 g，党参 20 g，泽泻 15 g，土茯苓 50 g，薏苡仁 20 g，川芎 20 g，大黄 10 g，草果仁 15 g，紫苏 15 g，砂仁 15 g，连翘 25 g。每日 1 剂，水煎分 2 次服。

二诊：患者倦怠乏力及腰膝酸软好转，时有腰背沉重感，舌质淡紫，舌苔薄白，脉沉细。尿液分析：尿蛋白（＋＋＋），隐血试验（＋＋）；肾功能：尿素氮 17.67 mmoL/L，肌酐 576.1 μmoL/L。上方去砂仁、肉苁蓉，加萆薢 20 g，苍术 15 g。继服。

三诊：患者倦怠乏力及腰膝酸软好转，纳少腹胀，舌质淡紫，舌苔薄白，脉沉细。尿液分析：尿蛋白（＋＋＋），隐血试验（＋＋）；肾功能：尿素氮 21.22 mmoL/L，肌酐 553.3 μmoL/L。上方去紫苏，加神曲 20 g，白术 15 g。

此后应用首诊处方加减治疗 4 个月，患者诸症均已好转，血肌酐在 480 umoL/L 左右。

按语：慢性肾衰竭是多种原发或继发性肾脏疾病导致的终末期肾病，具有病程长及不可逆特点，最终发展至尿毒症。其病程日久伤及脾肾，脾肾亏虚，脾虚运化水液失司，肾虚气化不利，水湿内停，日久化为湿浊，湿浊内蕴，日久化为浊毒，湿浊毒久致瘀血阻络。慢性肾衰竭病机复杂，关键为脾肾气虚，常累及胃、肺、肝诸脏，同时多夹瘀、浊、毒、热等实邪。

参芪地黄汤源自《沈氏尊生书》，功用为补益虚损，方中黄芪、党参益气健脾；熟地黄、山药、山茱萸补肾之阴；泽泻利湿泄浊；茯苓淡渗脾湿；牡丹皮活血凉血，清泻湿热。临床随症加减，用治慢性肾衰竭而属脾肾气虚者，疗效颇佳。本例患者二诊时腰背部出现沉重感，酌加苍术燥湿、萆薢化湿浊。三诊时纳少腹胀，加用神曲、白术健脾。

4. 从肾阴亏虚、气虚血瘀、浊毒内生论治　许某，女，65 岁。主诉发现血糖升高 1 月余，伴腰痛 2 周。现症口干多饮，多尿消瘦，左侧腰胀痛，头晕乏力，皮肤瘙痒，双下肢不肿，纳差，二便可。舌质红，苔薄白，脉细。既往有肾结石病史。肾功能：尿素氮 9.07 mmol/L，肌酐 137.8 μmol/L。空腹血糖 7.41 mmol/L。中医辨证为肾阴亏虚，气虚血瘀，浊毒内生。方选知柏地黄汤加味。

处方：生地黄 30 g，山药 20 g，山茱萸 15 g，枸杞子 15 g，续断 15 g，茯苓 15 g，泽泻 10 g，牡丹皮 12 g，知母 12 g，黄柏 12 g，虎杖 30 g，土鳖虫 10 g，天麻 12 g，栀子 12 g，郁金 12 g。每日 1 剂，水煎分 2 次服。

二诊：服药半个月后，患者皮肤瘙痒渐愈，但腰部仍有胀痛，食纳稍增，舌质红，苔薄白，脉细涩。腰为肾之腑，脾肾气虚，血行无力，易致血瘀。继予上方加补肾强筋之品。

处方：生地黄 30 g，山药 20 g，茯苓 18 g，牡丹皮 10 g，山茱萸 15 g，泽泻 12 g，黄柏 15 g，虎杖 30 g，土鳖虫 10 g，续断 15 g，知母 12 g，狗脊 20 g，独活 10 g，杜仲 12 g。

三诊：服药 7 剂后，腰部胀痛减轻，瘙痒愈。复查肌酐 116μmol/L，血糖 8.4mol/L。上方加黄芪，以增益气活血、养阴之功。

处方：生地黄 30 g，山茱萸 15 g，山药 18 g，续断 15 g，杜仲 15 g，牡丹皮 10 g，泽泻 10 g，知母 10 g，虎杖 30 g，土鳖虫 10 g，土茯苓 18 g，黄芪 30 g，黄柏 15 g，苍术 15 g，砂仁 5 g，狗脊 18 g。

四诊：复查空腹血糖 8.09 mol/L，肌酐 98 μmol/L。症状缓解，肌酐已降，上方黄芪的用量加至 40 g，以加强益气活血通络之功。之后一直坚持中药调养，未再服用西药降血糖药及其他西药治疗。先后复查血糖，均波动在 7.4～8.4 mmol/L，肌酐未再继续上升。症状及化验指标均明显改善，元气渐固。患者既往有结石病史，不可攻邪太过，今在补肾之六味地黄汤基础上，合三金排石汤以滋阴补肾，利尿通淋。其后半年仍在随诊，诸症明显改善，面色红润，精神好。其间血糖波动不大，肌酐在正常范围。

按语：慢性肾衰竭是各种原因造成的慢性肾实质损害。因肾单位严重受损，逐渐出现肾功能不可逆性衰竭，是多种肾脏疾病发展的终末阶段。中医学认为，其与肺、脾、肾三脏失调关系密切。张景岳云："凡水肿等证，乃脾肺肾三脏相干之病。盖水为至阴，故其本在肾；水化于气，故其标在肺；水惟畏土，故其制在脾。"《素问·六节脏象论》："肾者主蛰，封藏之本，精之处也。"若肾虚则气化不利，肾不藏精，又加之诸多外因致正气衰败，脾肾衰弱，则发为水湿内停、泛溢肌肤之水肿。由此可见，慢性肾衰竭病机多为脾肾亏虚，湿浊瘀阻。由于本病病程日久，久病入络多虚，因虚致瘀者常多见。因气为血帅，气行则血行，气虚则血滞。病久脾肾气虚，血行无力，易致血瘀。以虚为主，虚实夹杂。本虚可致标实，标实进一步加重本虚。临床治疗慢性肾衰竭用知柏地黄汤加益气活血、通络泄浊之品，取得了较好疗效，值得临床借鉴。

第三十五章　慢性再生障碍性贫血

再生障碍性贫血（AA）简称再障，是多种原因引起的骨髓造血干细胞缺陷、造血微环境损伤以及免疫机制改变，导致骨髓造血功能衰竭，出现外周血细胞减少，临床以贫血、出血、感染为主要表现的疾病。分为先天性和获得性两大类，而先天性极为罕见。获得性可分为原发性和继发性两型。又可按临床表现、血常规和骨髓常规不同，分为急性和慢性两型。在病因学上，目前认为本病的发生与物理因素（如电离辐射、同位素等）、化学因素（如药物、有机化合物等）、生物因素（如细菌、病毒、寄生虫感染等）有关。在发病机制上，继 20 世纪 80 年代的"种子"（干细胞缺陷）、"土壤"（骨髓微环境损伤）、"虫子"（免疫异常）学说之后，近年来造血调控失常受到了人们的重视，其病理变化主要为红髓的脂肪化。

中医学认为，本病多因先后天不足，精血化生无源，或因有毒药物及理化因素伤损正气，邪毒瘀阻，新血不生。临床常见面色、眼睑、口唇、指甲苍白，头晕心悸，腰膝酸软，耳鸣失聪，皮肤紫斑等症状，根据慢性再生障碍性贫血的临床特征，其属于中医学"虚劳""髓劳""血虚"等范畴。

从肾论之理

1. 再生障碍性贫血"肾虚"本质探析　再生障碍性贫血是一种由多种原因引起的造血功能衰竭、临床以全血细胞减少为主要特征的血液系统常见病，其发病机制目前较公认的是造血干细胞缺陷、免疫异常及造血微环境破坏。造血干细胞的缺陷是再障主要的发病环节，免疫介导的造血抑制是再障最常见的发病机制，造血微环境的破坏是最后的病变结果。其病变部位主要在骨髓，陈爱玲等称此为中医学"骨髓"学说，并以此探讨再障的"肾虚"本质。

（1）中医骨髓学说与慢性再障：对慢性再障的中医学辨治，我国 20 世纪 80 年代以前，多从脾胃着手，因脾胃为后天之本，气血生化之源，故补益气血为其主要治疗方法；但疗效不尽如人意。80 年代以后，诸多学者开始认识到慢性再障的发病与肾脏关系密切。传统的中医理论认为，肾主骨生髓，主藏精，精血同源，肾精不仅可以化生为肾气，也能够化生为血液，因此血的生成与肾精关系密切。《张氏医通》："气不耗，归精于肾而为精，精不泄，归精于肝而化清血。"《素问·阴阳应象大论》："肾生骨髓。"《素问·生气通天论》："骨髓坚固，气血皆从。"《素问·四时刺逆从论》："冬者盖藏，血气在中，内著骨髓，通于五脏。"可见，中医学很早就认识到肾及骨髓与血液生成关系密切。

中医学中之"髓"，是对藏于骨腔之内的精微物质的通称。《素问·五脏别论》将"髓"作为"奇恒之府"来认识，其内含"精"，具有"藏"的特点，可分为骨髓、脊髓和脑髓。其中，骨髓是指封藏于骨髓腔中的髓。《素问·解精微论》："髓者，骨之充也。"《素问·脉要精微论》："骨者，髓之府。"骨髓充填、封藏于骨骼之内，其与脑髓、脊髓一样，有相同的来源。其一，先天之精髓生于先天之精气。精气是生命的原始物质，是构成人体的本源，而作为人体藏象理论中的"髓"，同样是禀受先天精气而生成。其二，充养于后天五脏六腑之精。生于先天的"髓"，必须不断得到后天精气的滋养，才能生长壮大，发育成熟，其中肾精充养是关键。同时，髓和津液互化。"液"是一种黏稠的物质，而作为髓的基本成分的"液"，是由水谷津液转化而来的。《灵枢·五癃津液别》："五谷之津液合和而为膏者，内渗于骨空，补益脑髓。"津液内渗于骨空，可化而为髓；髓液外溢，散布周身，也能转化成津液。髓精互化，精气也是髓的基本成分，是髓液化生的物质基础。精与血的化生密切相关。《景岳全书》："血即精之属也……肾为水脏，主藏精而化血。"《张氏医通》："血之源头出于肾。"清·何梦瑶《医碥·杂证·血》："精、髓、血、汗、乳、津、涕、泪、尿，皆水也，并属于肾。"

综上所论，骨髓的生成及其与气血津液的相互化生均离不开肾，只有肾精充足，然后才能"骨髓坚固，气血皆从"（《素问·生气通天论》）；反之，肾精不足，骨髓枯竭，则气血津液生化乏源。

（2）肾虚是慢性再障的病变基础：中医学"骨髓"的含义包括解剖部位和生理功能两个方面。一方面，现代医学理论认为，再障主要病变部位在骨髓，其发病机制主要是造血干细胞缺陷、免疫异常及造血微环境障碍。造血干细胞数量减少、功能缺陷，导致骨髓造血细胞的生成障碍；造血微环境被破坏，骨髓中红髓逐渐减少并被黄髓取代，造血能力下降；免疫异常引起造血正负调控因子分泌变化，骨髓造血受抑制，造血干细胞过度凋亡。再障一系列的病理变化均离不开骨髓，不仅骨髓功能出现异常，而且结构组成也发生了很大变化。再障的骨髓造血能力下降，是由于骨髓生化乏源，髓海空虚，不能生血。而归根到底还是由于肾虚不能生髓，髓不能化精，精不能生血。

另一方面，从慢性再障的实验室指标变化来看，其与肾虚的关系也十分密切。现代医学已证实，约70％以上的再障患者机体免疫系统紊乱，在发病中起重要作用。其分析如下。

其一，淋巴细胞介导的细胞免疫在再障发病中起重要作用。有学者发现，再障患者外周血 T 淋巴细胞亚群与病程、疗效及中医证型相关，按照气血两虚、肾阳虚、肾阴虚、肾阴阳两虚的顺序，患者 Th 逐渐降低，Ts 逐渐升高，Th/Ts 明显降低。免疫指标的改变以肾阴虚型尤为显著，提示阳损及阴时机体免疫功能发生了更大改变。这一理论从 T 细胞亚群角度揭示了再障"肾虚"特别是肾阳虚、肾阴虚的本质。

其二，再障患者 T 淋巴细胞呈异常激活状态，这种异常表现在正性造血因子活性减弱，负性造血因子分泌增多，继而导致机体造血功能衰竭。有研究发现，再障患者骨髓和外周血 IFN-γ、IL-2、TNF-α 水平明显高于正常对照组，其中肾阴虚型升高较肾阳虚型明显，两者之间有显著性差异。治疗后的阳虚型患者血清 TNF-α 和 IFN-γ 水平较阴虚型患者下降更快，这也许与其免疫损伤相对较轻有关。

其三，慢性再障存在着造血微环境障碍，分型不同，骨髓的变化也不同，由重至轻，依次为肾阴虚型、肾阴阳两虚型和肾阳虚型。肾阴虚型骨髓增生程度重度减低，无巨核细胞，骨髓活检以造血细胞缺乏为特点；肾阴阳两虚型骨髓增生程度明显减低，中性粒细胞碱性磷酸酶阳性指数增高，骨髓活检以造血细胞减少为特点；肾阳虚型骨髓增生程度减低，中性粒细胞碱性磷酸酶阳性指数明显增高，骨髓活检以造细胞成熟障碍为特点，同时骨髓活检还可见基质水肿、毛细血管减少。

（3）肾阴阳亏虚与慢性再障：临床观察中也发现，慢性再障患者除有面色苍白、唇舌指甲淡白无华、神倦乏力、头晕心悸等血虚不足的表现外，还常可以见到腰膝酸软，头晕耳鸣，形寒肢冷；或五心烦热，自汗或盗汗，女子月经不调或不孕，男子遗精滑精、早泄阳痿等一派肾虚征象，而且肾虚的表现往往贯穿再障患者发病的始末。因此慢性再障患者出现血液化生不足，主要是由于肾精亏虚。精亏则无以化血，必致血液亏虚。正如《医学正传》所云："盖虚劳之证，必始于肾。"这为从肾论治再障提供了有力的理论依据。

肾为五藏之本，内寓真阴真阳，肾脏的虚衰，其实质就是肾阴、肾阳平衡失调。再障患者某些客观化指标的变化及其对治疗的反应，一方面证明了再障的"肾虚"本质，以及从肾阳虚到肾阴阳两虚，再到肾阴虚，是病情由轻到重，由简单到复杂的病变过程；另一方面，长期临床观察发现，肾阳虚型患者经用温肾健脾药后，症状迅速减轻，血常规、骨髓象也随之明显好转；肾阴虚型患者经滋养肾阴治疗后，往往症状逐渐减轻，而血常规好转；但远较温肾阳虚型缓慢。这可能是由于肾阳虚衰后，阳虚不能生精化血，血虚日重，阴精亏乏，不能制阳，虚阳外越，虚火内生。这也为中医"阳虚易治，阴虚难调"理论提供了最直接的证据。

2. 慢性再障从肾论治补虚为要

（1）从肾论治，补虚为要：慢性再障从气血两虚，或心脾两虚治疗，临床上虽有一定效果，但疗效不尽如人意。临床上发现，尽管慢性再障患者有心悸、气短、乏力等气血不足和心脾两虚之表现，但其腰膝酸痛、耳鸣头晕、女子月经不调、男子遗精阳痿等肾虚症状往往贯穿慢性再障的始终。因此，李海霞等倡导"慢性再障从肾论治"，指出慢性再障的发病关键原因是"肾虚"，是肾精不足，精不化血，才会出现血液亏虚。而分型也多统一为肾阳虚、肾阴虚，肾阴阳俱虚。当代著名中医学家王琦在其所著《62种疑难病的中医治疗》中，对本病的辨证治疗也仅分为以上3种类型。因而于1989年在大连召开的全国中西医结合血液病学术会议上，与会专家经讨论认为，再障的发病机制与肾的关系最为密切，以肾为中心将再障的中医辨治分为肾阴虚、肾阳虚、肾阴阳两虚三型有利于指导辨证与治疗。所以补益肾之阴阳为治疗慢性再障之关键所在。

肾阳虚型患者，多表现为腰膝酸软冷痛，畏寒肢冷，夜尿频多，肢体浮肿，昼常自汗，大便稀溏，面色淡白或苍白，舌质淡胖有齿痕，脉沉迟无力。药物常用熟地黄、山茱萸、山药、补骨脂、淫羊藿、巴戟天、仙茅、茯苓、女贞子、菟丝子、黄芪、肉桂等；肾阴虚型患者，多表现为腰膝酸痛，失眠多梦，口干目干，手足心热，夜寐盗汗，大便秘结，或有出血表现，舌质红，脉细数或虚数。药物常用生地黄、地骨皮、制鳖甲、牡丹皮、枸杞子、墨旱莲、麦冬、女贞子、枸杞子、山药、山茱萸、泽泻、茯苓、制首乌、菟丝子等；而肾阴阳俱虚者，可根据其阴阳亏虚偏重程度之不同而对症治疗。

（2）随症加减，顾及兼夹：以补肾为主，或兼健脾，或兼活血，或兼解毒，或兼补气益血。慢性再障是骨髓造血功能低下，外周血三系均减少的疾病。白细胞减少则机体免疫力低下，易受细菌病毒的侵害而诱发感染，其中呼吸道感染尤为常见，临床上常出现发热、咽痛、咳嗽、咳痰等症状。此时应采用急则治标的原则，加用清热解毒中药，如鱼腥草、败酱草、大青叶、板蓝根等；但要中病即止，一旦这些症状解除，即应停药，以防苦寒伤正。平时针对其易感冒的特点，未病先防，扶助正气，加用西洋参、黄芪、白术、防风等益气固表，减少外邪侵入机会；血小板减少则易有出血倾向，临床可见鼻衄、齿衄、紫斑等表现。临床如有以上症状，可加用止血药物，如三七粉、侧柏炭、地榆炭、白茅根等；血不养心，则易出现心烦、失眠、心悸等症，可加用养心安神之药物，如酸枣仁、合欢花、首乌藤、石菖蒲、炙甘草等。

（3）着眼于病，辨病施治：再障病理改变非单一因素所致，是各种致病因素导致造血干/祖细胞的缺陷或缺如、免疫介导异常、骨髓造血微环境受损或造血因子失衡，进而引发了再障。针对上述不同的发病机制结合其多年来的科研成果，选用不同的中药治疗，效果颇佳。如促进干/祖细胞增殖、分化及修复，可选用黄芪、西洋参、太子参、桑椹等；调节机体免疫功能，可选用白花蛇舌草、猪苓、茜草、甘草等；改善造血微环境，可选用丹参、赤芍、当归、鸡血藤等。

总之，慢性再障是临床上较复杂的疾病，绝对不可以偏概全。治疗过程中，一定要综合病因、病机及不同临床表现，辨证结合辨病施治，灵活用药，以提高慢性再障的疗效。

3. 从肾论治慢性再障经验 刘宝文从事中西医结合血液病临床工作30余载，在血液病的治疗方面积累了丰富的临床经验，认为肾虚是再障病机的关键，总结出了一套以"肾"为中心，以补肾填精、养血生血为基本治疗原则的中医疗法。

各脏腑气血阴阳亏虚，日久不复，累及肾，均可导致肾精亏虚、精不化血。肾不主骨，骨不生髓，髓空血枯，久虚不复则致髓劳。本病病位在骨髓，累及肝、脾、肾三脏，以肾为主。肾为先天之本，主骨生髓，骨髓又为造血之所，故肾功能的强弱，直接影响骨髓的造血功能。《张氏医通》："血之源头在乎肾。"精血同源，精能化血，精足则血旺。因此，血液的化生与肾精密切相关，肾虚髓枯是再障发病的关键。

（1）治疗特色：

1）以"肾"为中心：法从证出，方从法立。慢性再障的病机以肾虚为主，因此治疗本病当以补肾为基本法则，采用滋阴补肾、温补肾阳及滋阴温阳法。多角度的补肾综合疗法是取得疗效的关键。

2）阴中求阳，阳中求阴：根据"阴阳互根""孤阴不生，独阳不长"理论，无论补阴还是补阳，多采用"阴中求阳，阳中求阴"之法。正如张景岳所云："善补阳者，必于阴中求阳，则阳得阴助而生化无穷；善补阴者，必于阳中求阴，则阴得阳升而泉源不竭。"补肾阴时少佐补阳药，如淫羊藿、巴戟天；

补肾阳时少佐补阴药，如女贞子、墨旱莲、黄柏等。

3）重视阴阳转化：肾阳虚型患者，经用温补肾阳、养血生血药后，症状一般减轻较快，血常规、骨髓象也随之好转。肾阴虚型患者，经滋养肾阴治疗后，往往症状好转较慢，血常规、骨髓象恢复更缓慢，说明慢性再障存在"阳虚易治，阴虚难调"的现象。但阴虚、阳虚是相对的，由肾阴虚型→肾阴阳两虚型→肾阳虚型，病情由重到轻，由轻到重转化，则为肾阳虚型→肾阴阳两型虚→肾阴虚型。慢性再障的治疗应抓住阴阳转化的关键，提高疗效。

4）辅以补气生血：慢性再障都有气血虚的证候，治疗时在补肾的基础上必补气血，而且"气为血之帅，血为气之母"，补血先补气。正如《名医方论》所云："有形之血不能自生，生于无形之气故也。"方中常加入黄芪、党参、太子参、阿胶、熟地黄、生地黄之品。

5）先减症，后生血：慢性再障的治疗过程较长，中医药有"先减症、后生血"的特点，治疗周期较长，血常规的改善一般在连续用药半年以上，甚至更久。因此在辨证用药准确时，应守方加减。近年来治疗再障以肾为中心、以阴阳为纲辨证论治得到了专家的认可。补肾中药对再障的治疗起到了关键作用。多方位、多靶点、多角度补肾比单纯口服补肾中药更有意义。

（2）分型治疗：《血证论》"血家属虚劳门，未有不议补虚也……当补脾者十之三四，当补肾者十之五六"。慢性再障患者表现为气血两虚只是"标"，而肾虚精亏才是"本"。因此治疗慢性再障不能只求标，应以补肾为本。刘教授临证将慢性再障分为髓劳肾阴虚、髓劳肾阳虚、髓劳肾阴阳两虚三型论治，并创立了一套以"肾"为中心的综合疗法，体现了中医学"辨证论治""整体观念"的思想。

1）髓劳肾阴虚型：主症周身乏力，心悸气短，面色苍白，腰膝酸软，盗汗，手足心热，大便干结，小便黄，舌质红，舌苔少，脉细数。治以滋阴补肾，养血生血。方用自拟造血合剂（熟地黄、生地黄、女贞子、墨旱莲、生何首乌、山药、山茱萸、阿胶、麦冬、当归、太子参、牡丹皮、知母、甘草）。

2）髓劳肾阳虚型：主症周身乏力，心悸气短，面色苍白，形寒肢冷，腰膝酸软，大便溏，小便清长，舌质淡，脉沉细或虚大。治以温阳补肾，养血生血。方用自拟再生障碍性贫血灵汤（黄芪、党参、当归、白芍、生地黄、菟丝子、肉苁蓉、枸杞子、女贞子、何首乌、山茱萸、补骨脂、丹参、桑椹子、阿胶、甘草）。

3）髓劳肾阴阳两虚型：以气血亏虚证兼肾阴阳两虚证为主，治疗视阴阳虚损比例之多少，将上述二型治疗相结合，治以滋阴温阳、养血生血之法。

从肾治之验

1. 从肾阴亏虚、精血不足论治　张某，女，28岁。因面色苍白，头晕目眩，五心烦热，全身散出血点1个月就诊。肝、脾及浅表淋巴结不肿大。血常规：血红蛋白37 g/L，白细胞2.6×10⁹/L，血小板53×10⁹/L，中性粒细胞0.30，淋巴细胞0.64，嗜酸性粒细胞0.60，网织红细胞0.003。骨髓穿刺：三系增生低下，符合慢性再障。出血点色泽鲜红，伴咽干口燥，舌质浅淡，舌苔白而干，脉细弦数。中医辨证属肾阴亏虚，精血不足。治以滋补肾阴，填精益血。

处方：生地黄20 g，山药30 g，山茱萸15 g，枸杞子15 g，茯苓20 g，菟丝子15 g，三七10 g，龟甲胶（烊化冲服）10 g，鹿角胶（烊化冲服）10 g，女贞子30 g，墨旱莲30 g，阿胶（烊化冲服）10 g，天冬15 g，茜草10 g，仙鹤草25 g。每日1剂，水煎分2次服。

先后以此方为基础，随症加减治疗5月余，诸症消失。血常规复查：血红蛋白110 g/L，白细胞5.4×10⁹/L，血小板140×10⁹/L。骨髓穿刺报告：骨髓增生活跃。2年后随访，病情稳定无反复。

按语：慢性再障从肾论治，是根据"肾藏精，生髓化血"的理论而立法的。因为本病的临床表现主要以贫血为特征，而贫血除了心脾虚外，肾精对血液的化生更有着重要作用。通过气化作用，精可以化为血。此法之治，其有两个方面的作用：一是肾精化生骨髓，骨髓促使血液的生化；二是肾精直接化为精血。所以，由肾精不足引起血虚者，应考虑从肾论治。然而，以补肾阳为主或补肾阴为主，尚有分歧：一种意见主张应补肾阴为主；另一种意见认为，滋肾阴的药物只能改善症状，而无刺激造血的功能，补肾阳药物才具有刺激造血的功能。就此问题有的学者通过动物实验进行了深入研究，发现补肾阳药，选用鹿茸、红参、巴戟天、淫羊藿、菟丝子、当归组方；滋肾阴药选用制何首乌、枸杞子、阿胶、熟地黄、黄精参配方。并观察了对小鼠骨髓造血祖细胞 GM-CTV-D 的影响。结果表明，补肾阳方和补肾阴方均有促进小鼠骨髓造血祖细胞 GM-CTV-D 生长的作用。这说明无论是补肾阳或滋肾阴均能刺激骨髓造血功能。临床如何正确应用滋肾阴药及补肾阳药，徐树楠认为使用这两类药，要根据"孤阴不生，独阳不长""阴生于阳，阳生于阴"的理论。对阴虚型慢性再障，应以滋肾阴为主，适当加补肾阳之品，使阴得阳助而源泉不竭，同时又能抑制阴盛碍阳之嫌。对阳虚型慢性再障，应以补肾阳为主，酌加滋肾阴之品，这样既为阳气功能提供必要的物质基础，又能防止阳盛伤阴之弊，即所谓"善补阴者，必于阴中求阳，以阳得阴助，则生化无穷"之训。因此，在治疗慢性再障时，无论其辨证是阴虚或阳虚或阴阳两虚，助阳与补阴必须时时并用，才能补偏救弊，协同疗效。

2. 从肾阳亏虚、精气亏损论治　杨某，女，47 岁。诉头晕、乏力、齿衄、肌衄、贫血 8 个月。8 个月前，无明显原因出现疲倦乏力，气短懒言，牙龈反复出血，皮下有出血斑，遂去医院就诊。经实验室检查，全血细胞减少，网织红细胞绝对值减少。血液科诊断为再障。经西药治疗，病情时轻时重，时需输血。患者平素易患上呼吸道感染，1 个月前因上呼吸道感染，引起咳嗽、咳痰、发热，病情加重，经治感染得以控制。但倦怠乏力，心悸气短等症加重，遂转求中医治疗。刻诊：面色、口唇、爪甲苍白，心悸气短，头晕乏力，懒言声低，畏寒肢冷，纳呆便溏，右下肢有一片状出血斑，月经淋漓不净月余，舌质浅淡，舌苔白，脉细弱无力。血常规：红细胞 1.7×10^{12}/L，血红蛋白 50 g/L，白细胞 2.1×10^{9}/L，血小板 35×10^{9}/L。西医诊断为慢性再障。中医诊断为虚劳，漏下。辨证属肾阳亏虚，精气亏损，治以温肾壮阳，健脾益气，填补精血，方用自拟"疗障生血汤"加减。

处方：熟地黄 15 g，鹿角胶（烊化冲服）10 g，补骨脂 10 g，仙茅 10 g，淫羊藿 10 g，黄芪 30 g，仙鹤草 30 g，人参 10 g，白术 10 g，当归 10 g，阿胶（烊化冲服）10 g，三七粉（冲服）5 g，血余炭 12 g。每日 1 剂，水煎分 2 次服。

二诊：服药 6 剂后，经血已净，纳食稍增。原方去仙鹤草、血余炭，守方继服。

三诊：以上方调治 3 个月，诸症均减。治疗期间未再发齿衄、肌衄，月经周期、经期、经量基本正常。血常规复查：红细胞 3.3×10^{12}/L，血红蛋白 100 g/L，白细胞 3.8×10^{9}/L，血小板 80×10^{9}/L。药已初效，效不更方，上方续进。

四诊：又守方治疗 3 个月，诸症消失，可从事一般工作。血常规复查：红细胞 3.6×10^{12}/L，血红蛋白 105 g/L，白细胞 4.1×10^{9}/L，血小板 90×10^{9}/L。嘱其停药观察，定期做血常规检查。随访 1 年半，病情稳定。

按语：慢性再障属中医学虚劳、血证范畴。血虚之因，或化生不足，或耗失过多。治疗也当从增强化源和减少耗失两方面着手。中医学认为，血之生成与脾肾关系最为密切。脾主运化，为气血生化之源，但其运化功能须靠肾气激发，加之肾所藏之精也是化血来源之一，故治疗慢性再障之血虚，当补脾益肾，养血止血。"疗障生血汤"方中，黄芪、人参、白术健脾益气，以开生化之源；当归、熟地黄、生白芍、阿胶补血养血，以增血备之不足；阿胶、三七止血养阴，以减血之耗失；鹿角胶、熟地黄、补骨脂、仙茅、淫羊藿温肾壮阳，补益精血，既可增强脾之运化功能，又可补血之不足。全方体现了张景岳"阳中求阴"的制方原则。慢性再障患者多易继发感染，也是气虚防御功能降低的表现。故用黄芪、人参、白术益气固表，以提高机体防御能力。现代药理研究证明，以上三药可以增强机体对各种有害刺激的防御能力。方中白芍、白术、补骨脂有抗菌作用。当归有加快新陈代谢，保护肝脏，防止肝糖原降低的作用。现代医学认为，本病是骨髓造血功能衰竭所致。而中医学认为，肾主藏精，主骨生髓，精血同源，故补血从肾论治均符合医学之要义。

3. 从肾阳不足、气血两虚论治　郭某，女，20 岁。患者于 2 年前自觉头昏、乏力，活动后心慌、气短，先后在本地医院诊断为贫血，某医院经骨髓穿刺检查，西医诊断为再障，经用中西药物治疗疗效不佳。近来上述症状加重，伴鼻衄、纳差而来求中医治疗。刻下：面色萎黄无华，眼睑、爪甲、口唇淡白，下肢散在紫斑，月经量多、色淡，小便不利，舌质暗淡、边有齿印，舌苔薄白，脉沉细微弦。血常规：血红蛋白 4.5 g/L，红细胞 $1.35×10^{12}$/L，白细胞 $2.5×10^9$/L，血小板 $60×10^9$/L。中医辨证为肾阳不足，气血两虚，治以温补肾阳，益气生血。

处方：熟地黄 10 g，仙茅 10 g，淫羊藿 10 g，生地黄 10 g，补骨脂 15 g，菟丝子 15 g，枸杞子 15 g，黄芪 15 g，党参 15 g，制何首乌 15 g，阿胶（烊化冲服）10 g。每日 1 剂，水煎分 2 次服。

二诊：服药 5 剂后，鼻衄 1 次，余无特殊变化。予上方加仙鹤草 15 g，继服。

三诊：又服药 25 剂，病情稳定，精神、大小便均可，食纳转佳，面虽萎黄而微有光泽，唇色淡红，下肢紫斑均已吸收，月经已过 2 日，量较前减少，鼻衄未再出现，舌质淡白，舌苔薄，脉沉细而有力。血常规化验复查：血红蛋白 8 g/L，红细胞 $2.9 g×10^{12}$/L，白细胞 $4.5×10^9$/L，血小板 $88×10^9$/L。效不更方，嘱继服原方 10 剂，以观疗效。

按语：中医学认为，血的生成与肾脏的关系密切。肾为先天之本，藏真阴而寓元阳，为人身生命之根，肾阳化生于肾精，为一身阳气之根，肾阳功能旺盛，则心、肝、脾、胃、营气、津液生血的功能方可旺盛。周学海云："夫血者，水谷之精微，得命门真火蒸化以生长肌肉皮毛者也。凡人身筋骨肌肉皮肤毛发有形者，皆血类也。"肾精是构成人体的基本物质，也是人体各种功能活动的物质基础，如果"肾不生，则髓不能满"，即可形成"血气皆尽，五脏空虚，筋、骨、髓枯"的疾病。此即"肾主骨生髓"化生血液之一意也。

血虚一证临床表现繁多，涉及诸脏，治法虽各有所偏，但皆以补血治标为是。从五脏关系看，心为肝之子，肝为肾之子，根据虚则补其母和"孤阳不生，孤阴不长"观点，"善补阳者，必于阴中求阳，则阳得阴助而生化无穷"。据阳生阴长之理，补心多兼补肝，补肝必应补肾。补阴血，必应扶补肾阳，以使先后天功能旺盛，化精以生血。在血虚较为严重的情况下，衄血加重了血虚症状，亦应尊其"血为气母，气为血帅"之说，益气以摄血，力求提高疗效。

4. 从肾精不足、肝火伏热论治　孙某，女，26 岁。主诉反复鼻衄、月经量多 2 年，伴发热、肌衄 2 周。西医诊断为再生障碍性贫血，经激素、环孢素等治疗无效，一直靠输血维持，因而求中医诊治。现症面色苍白，鼻衄、齿衄，肌肤瘀点瘀斑，咽痛发热，纳谷少进，舌质浅淡，舌苔薄，脉细数而浮。血常规：白细胞 $2.2×10^9$/L，血红蛋白 54 g/L，血小板 $16×10^9$/L。中医辨证为正气亏虚，外邪乘虚入侵，邪热灼伤脉络。出血发热势急为标，急则治其标，治拟疏邪解毒，佐以扶正。

处方：金银花 15 g，连翘 15 g，大青叶 20 g，炒牡丹皮 10 g，水牛角（先煎）30 g，炒赤芍 12 g，生地黄 20 g，太子参 20 g，柴胡 10 g，黄芩 15 g，蒲公英 20 g，炒枳壳 5 g，薄荷 3 g，炙甘草 5 g。每日 1 剂，水煎分 2 次服。

二诊：服药 7 剂后，发热已退，鼻衄好转，月经量少，但仍头晕耳鸣，腰酸膝软，心烦易怒，神疲乏力，心悸气短，舌淡红而干，舌苔薄黄，脉弦细数。此乃外邪渐去，正虚未复，肾水不足，肝火伏热，病势向缓。当以补益肾阴为主，佐以泻肝凉血。

处方：熟地黄 15 g，生地黄 15 g，女贞子 20 g，补骨脂 15 g，淫羊藿 12 g，水牛角（先煎）30 g，牡丹皮 15 g，大青叶 15 g，枸杞子 15 g，白芍 12 g，茜草 15 g，制法夏 12 g，紫苏梗 10 g，炙甘草 10 g。每日 1 剂，水煎分 2 次服。

并嘱饮食清淡，富含营养，忌食辛辣，注意防寒保暖，防止感染。

三诊：又服药 2 周后，出血止。嘱上方继服。

四诊：后仍以上方随症加减治疗，病情稳定。半年后，血常规复查：白细胞 $3.6×10^9$/L，血红蛋白 104 g/L，血小板 $56×10^9$/L。1 年后复查，白细胞 $4.4×10^9$/L，血红蛋白 110 g/L，血小板 $78×10^9$/L。随访至今，血常规恢复正常。

按语：再障的中医治疗，黄老根据"肝肾相关、水火相济"理论，结合长期的临床经验，独辟蹊径，主张采用补肾泻肝之法。再障患者多见头晕耳鸣，腰酸膝软，手足心热，心烦易怒，神疲乏力，心悸气短，舌淡红而干或偏红，舌苔薄黄或淡黄，脉弦细数，恙由劳伤其肾，复有情志失调，而久病虚劳，必有邪伏。证属肾精不足，肝火伏热，耗伤肾精，髓枯血虚。治当取补肾精之亏虚，泻肝火之伏热。但补益肾精当顾及阴阳，泻肝清火宜注意柔肝。肾阴虚者，补肾阴为主，佐以补肾阳；肾阳虚者，补肾阳为主，佐以补肾阴，此乃"从阳引阴、从阴引阳"之谓，阴得阳升则生化无穷，阳得阴助则泉源不竭。滋补肾精当甘咸柔养，切忌单用厚味壅补，应配伍健脾助运，调达气机之品，以免滋腻碍胃；温补肾阳，宜甘辛温润，切忌辛燥刚烈，助阳伤阴；泻肝清火要泻中寓补，切忌纯用苦寒泻肝，应配伍柔肝之品。盖肝为藏血之脏，体阴而用阳，得柔肝药以养之，则宁谧收敛而肝火受抑，使肝木柔和调达，血有所藏，有利于肝火伏热的清泻和整体功能的恢复。实验研究表明，补肾泻肝方具有促进骨髓造血、调节免疫功能等作用。

5. 从肝肾阴亏、心脾两虚论治　　罗某，男，19 岁。诉头晕心悸，气短盗汗，体倦乏力。在某省级医院检查，确诊为再障。住院 1 个多月，病情无变化。血常规：血红蛋白 40 g/L，红细胞 1.6×10^{12}/L，白细胞 1.8×10^9/L。因治疗无效，决定休学 1 年，回家请中医治疗。现症面黄气短，四肢无力，胃纳差，舌唇淡白无血色，脉细而弱。辨证为肝肾阴亏，心脾两虚，治以滋补肝肾，养心健脾，方选六味地黄汤合归脾汤加减。

处方：熟地黄 20 g，山茱萸 15 g，山药 15 g，茯苓 12 g，枸杞子 12 g，菟丝子 12 g，龙眼肉 12 g，党参 15 g，黄芪 15 g，白术 10 g，酸枣仁 12 g，远志 5 g，当归 10 g，龟甲（先煎）10 g，巴戟天 10 g，甘草 5 g，大枣 5 枚，生姜 3 片。每日 1 剂，水煎分 2 次服。

二诊：连续服药 60 剂，精神体力及面色好转，但检查血常规变化不大。将上药制成丸剂，继服药。

三诊：又服 3 个月后，血常规复查：血红蛋白 90 g/L，红细胞 3.5×10^{12}/L，白细胞 3.4×10^9/L。症状明显好转，能做家务活，精神饮食甚好，2004 年 2 月份回大学复课。仍继续服丸药，以巩固疗效。

按语：再障的关键问题，一是由于肾虚，肾为先天之本，主藏精，主骨生髓，髓可造血，肾虚则髓海不足，故见血虚诸症。二是由于脾虚，脾为后天之本，血液生化之源，脾虚血无从生化，造成血虚之症。所以本病的主要病变部位应在脾肾，脾与肾相互资生，精与血相互影响，精血同源，精血不足则肝肾阴虚，可见本病的主要病机为肝肾阴亏，心脾两虚。故本病治宜补肾填精，用六味地黄丸益气健脾；补血养心，用归脾汤。两方药味虽繁，可达到脾肾得补、气旺血生、统血归脾之目的。

6. 从脾肾阳虚、阴寒内盛论治　　吴某，女，49 岁。患再障 6 年，已卧床不起，面唇苍白，全身浮肿，四肢厥冷，呕逆清涎，少食畏寒，小溲清长，大便溏薄，完谷不化，舌质浅淡，舌苔白厚滑腻，脉沉迟细弱。中医辨证属脾肾阳虚，阴寒内盛，有厥脱之虞。急宜温肾散寒，回阳救逆。

处方：制附子（先煎）10 g，桂枝 10 g，干姜 5 g，北细辛 3 g，党参 10 g，炙黄芪 30 g，炒白术 12 g，茯苓 15 g，当归 10 g，制首乌 30 g，姜法夏 10 g，荜茇 10 g，公丁香 5 g，荜澄茄 10 g，吴茱萸 3 g，生姜 10 g，甘草 10 g。每日 1 剂，水煎分 2 次服。

二诊：服药 6 剂后，症状好转，肿退肢温，呕逆渐止，唯便溏，畏寒，舌苔白滑，中央黑浊，脉转有力。乃去姜法夏、荜茇、荜澄茄、北细辛、公丁香、吴茱萸，加砂仁、白蔻仁各 6 g，继服。

三诊：药后体力渐复，口唇稍红，浊苔已化，予上方增用熟地黄、白芍、茯苓、白术，以益气补血，继服。

四诊：后因见五更大便溏泻，乃于上方加巴戟天、补骨脂、炮姜、肉豆蔻、五味子、肉桂、吴茱萸温补脾肾，诸症渐平。最后遂据证以归脾汤、十全大补汤、人参养荣汤善其后，调治年余后，血常规恢复正常，能胜任一般家务。

按语：再障的中医辨治，不可单见贫血之症而徒执血虚之治。其病属中医虚劳范畴，病机与五脏皆有关，尤与肾的关系更为密切。而求治于肾者，更当祥审肾虚之阴阳。本例患者，审症求因，属于脾肾阳虚，故治用附子、干姜、桂枝、细辛之类。其中制附子大辛大热，大壮元阳。陆渊雷："附子有兴奋全身细胞活力低下和升压作用。"且上药之施，与四君、四物协同运用，有助阳生新之妙。

7. 从肾虚精亏、气不摄血论治　　余某，男，19 岁。患者 2 个月前因下肢皮肤感染，在当地医院使用青霉素、氯霉素等药物治疗，治疗过程中逐渐出现进行性面色苍白，头昏乏力，牙龈出血等。血常规：血红蛋白不成比，红细胞 $0.08×10^{12}$/L，白细胞 $4×10^9$/L，中性粒细胞 0.56，淋巴细胞 0.44。以纯红细胞再生障碍性贫血收治入院。骨髓涂片见骨髓红细胞增生明显抑制，全片有核红细胞少见，粒、红细胞比约 19∶1。入院后予以大剂量维生素 B，DNA 及输血等治疗未见明显疗效，而请中医会诊。刻诊：患者面唇苍白无华，头昏乏力，腰膝酸软，时有齿衄鼻衄，舌质浅淡，舌苔薄白，脉沉细无力。中医辨证属肾虚精亏，气不摄血。治以补肾填精，益气摄血，方用肉苁蓉汤加减。

　　处方：制附子（先煎）10 g，肉苁蓉 18 g，菟丝子 12 g，补骨脂 10 g，续断 10 g，党参 10 g，黄芪 12 g，牛膝 10 g，生山楂 10 g，墨旱莲 20 g，当归 10 g，白茅根 30 g。每日 1 剂，水煎分 2 次服。

　　二诊：服药 8 剂后，齿衄鼻衄停止，头昏乏力亦明显好转。药见初效，原方继服。

　　三诊：又服药 16 剂，诸症悉除。其间 4 次复查血常规，血红蛋白上升至 8.0 g/L，骨髓涂片复查亦转为正常而临床治愈出院。

　　按语：纯红细胞再障是再障的一种特殊类型。它是以外周血红细胞下降而白细胞、血小板正常为主要特征的一种贫血。其骨髓红系成分出现选择性抑制或衰竭，而粒系、巨核系增生正常。临床上这类患者在服用某种药物后，迅速出现头昏乏力、面色苍白或口鼻出血、发热等症状。按中医辨证属虚劳之疾，化源告竭，其中肾虚为主要矛盾。陈齐鸣发现，从益肾填精入手有明显疗效。在药物使用上，应用质醇味厚之补品，且应量大、顿服。当然在使用这类药物时应少加陈皮、木香等理气和胃之品，以免过于滋腻碍胃，欲速则不达。

　　中医学对虚劳的认识，历来有因虚致劳、积劳成损的说法。大多由多种慢性病日久不愈，逐渐转化而来。而本例患者平素体质壮实，在使用化学合成药物后，短期内即出现精气不足等虚损征象，可见临床上既有因虚致劳，亦有因实致劳者。不管病史长短，只要出现虚劳征象，即可按虚劳治疗。对于本病的治疗，正如喻嘉言所云："百脉空虚，非黏腻之物填之，不能实也；精血枯涸，非滋润之物濡之，不能润也。"故一发病就大剂量使用补肾填精益气之品治疗，药专质醇，守方继进月余，终使痼疾顽症转危为安。

　　8. 从肝肾阴虚、精血亏损论治　李某，女，12 岁。1 个月前因上呼吸道感染高热，肌内注射复方氨基比林，此后贫血进行性加剧，伴鼻衄口干，头昏目眩，腰酸耳鸣，疲倦乏力。体查：面苍颧红，鼻腔有血迹，舌质红，舌苔少，脉细数无力。巩膜无黄染，心肺（一），腹软稍胀，肝脾未触及。血常规检查：血红蛋白 20 g/L，红细胞 $0.84×10^{12}$/L，白细胞 $10.5×10^9$/L，中性粒细胞 0.56，淋巴细胞 0.36，酸性粒细胞 0.06，单核细胞 0.02，血小板 $82×10^9$/L，出血、凝血时间均 0.5 分钟，网织红细胞 0.001。骨髓涂片：有核细胞增生尚活跃，粒细胞系统增生明显活跃，占 76.4%，红细胞系统缺如，巨核细胞全片 24 只（颗粒巨核 9 只，成熟巨核 7 只，幼稚巨核、裸核各 4 只），血小板散在可见，但有病理性血小板。红细胞强脆性试验开始溶血 0.0042 氯化钠，完全溶血 0.0034 氯化钠。抗人球蛋白阴性。红斑狼疮细胞未找见。X 线胸片：心肺及纵隔无异常。确诊为获得性纯红细胞再障。中医辨证为肝肾阴虚，精血亏损。治以补益肝肾，滋阴养血，方用大菟丝子饮加味。

　　处方：菟丝子 9 g，熟地黄 12 g，肉苁蓉 10 g，补骨脂 10 g，枸杞子 10 g，制何首乌 12 g，桑椹 10 g，山茱萸 10 g，女贞子 10 g，墨旱莲 10 g。每日 1 剂，水煎分 4 次服。

　　同时，配合输液、输血，补充能量合剂、维生素等。

　　二诊：服药 5 剂后，鼻衄停止。又服 15 剂，上述症状逐步改善。嘱原方继服。

　　三诊：又服药 4 周，复查血常规：血红蛋白 90 g/L，红细胞 $3.2×10^{12}$/L，白细胞 $4.8×10^9$/L，中性粒细胞 0.58，淋巴细胞 0.41，单核细胞 0.01，血小板 $98×10^9$/L。出、凝血时间正常，网织红细胞 0.0018。药已收效，原方续服。

　　四诊：又以原方巩固治疗 1.5 个月，骨髓涂片复查有核细胞增生活跃，粒细胞系∶红细胞系＝2∶1，巨核细胞无异常，病理性血小板已不见。临床亦无不适，住院 88 日，完全缓解出院。继以中成药六味地黄丸服用半年，以善其后。随访 10 年未见复发。

按语：纯红细胞再障，分先天性与获得性，属中医学虚损证范畴。本例为肝肾阴虚，精血亏损，治以补益肝肾，滋阴养血。方中女贞子、墨旱莲合为二至，益肝肾，补阴血；枸杞子，桑椹、制何首乌、山茱萸同补肝肾，生精益血；菟丝子，肉苁蓉补肾益精；补骨脂补肾暖脾，血源于脾，其根在肾，脾虚难运水谷精微，肾虚则难生髓化精，致气血两虚，故本法主补肾健脾。有研究表明，上药多能增强免疫功能和促进血细胞（红细胞、血红蛋白）的新生。

9. 从肾阴阳俱损、气血两虚论治　刘某，男，32 岁。因患腹泻服氯霉素而引起贫血，经某医院诊断为再障。现症见面色㿠白而带黑晦，头晕目眩，耳鸣心悸，腰腿酸痛，多梦健忘，自汗畏寒，大便稀溏，午后低热，手心发热，口干咽燥，皮肤瘙痒，性欲减退，下肢轻度浮肿，齿衄，皮肤出血，小便色黄，舌质浅淡，舌苔白腻，脉弦滑有力。辨证属肾阴阳俱损，气血两虚，治以补肾温阳滋阴，益气生血之法。

处方：制附子（先煎）10 g，干姜 10 g，生地黄 10 g，黄精 30 g，制何首乌 30 g，黄芪 30 g，党参 10 g，当归 10 g，地骨皮 10 g，玄参 10 g，白术 10 g，麦冬 10 g，鹿角胶（烊化冲服）10 g，阿胶（烊化冲服）10 g，广木香 10 g，炙甘草 10 g。每日 1 剂，水煎分 2 次服。

二诊：服药 10 剂后，血常规明显上升，血红蛋白由原来的 55 g/L 升至 90 g/L，白细胞由 2.9×10^9/L 上升为 4×10^9/L，血小板由 1.5×10^9/L 升至 4×10^9/L，症状大部分已消失，尚有手心低热，足部浮肿，皮肤仍有出血点，脉舌如前。原方去干姜、制何首乌、黄精、白术、麦冬、木香，加三七、牡丹皮、枸杞子、山茱萸、熟地黄、仙鹤草，继服。

三诊：药后诸症逐步好转，以后随症酌加墨旱莲、女贞子、生磁石、酸枣仁、续断、牛膝、丹参、饴糖等，身体基本痊愈。

按语：再障，属于中医学虚劳范畴。本病开始往往发热出血，属血热妄行，治宜清热凉血，但随后血常规很快下降，迅速转为虚证。但虚证应辨别气、血、阴、阳之虚。气虚者常面唇苍白，头晕眼花，腰腿酸软，舌边有齿痕，动则气喘，脉微弱；血虚者常心搏增快，眩晕，脉细软；阴虚者常有低热出血，盗汗、脉细数；阳虚者常肢厥畏寒，大便稀溏，或下利清谷，小便清长，肢体浮肿，脉沉迟无力。须细心体察，免致误诊。本例患者则为肾阴阳俱损，气血两虚，故从补肾温阳滋阴，益气生血论治而获效。

10. 从肾阴虚精髓亏损论治　患者，女，58 岁。主诉头晕乏力 2 月余。患者近 2 个月来全身乏力，面色萎黄，牙龈出血，就诊于当地医院，行实验室检查和骨髓穿刺，诊断为再生障碍性贫血。给予环孢素、康立龙等药物治疗，疗效欠佳。刻诊：面色萎黄，全身乏力，易疲劳，饮食欠佳，口干，刷牙时牙龈出血，懈怠安卧，腰膝酸软，稍感头晕耳鸣，心悸健忘，二便调，舌质红，舌苔薄，脉细数无力。血常规：白细胞 3.8×10^9/L，中性粒细胞 0.44，红细胞 2.0×10^{12}/L，血红蛋白 73 g/L，血小板 46×10^9/L。骨髓细胞学检查：慢性再生障碍性贫血。中医诊断为虚劳，辨证属肾阴虚精髓亏损，治以补肾阴，填精益髓。方用自拟予补肾 II 号汤加减。

处方：当归 10 g，黄芪 30 g，女贞子 15 g，墨旱莲 15 g，生地黄 15 g，枸杞子 15 g，黄精 15 g，阿胶（烊化冲服）10 g，龟甲胶（烊化冲服）15 g，制首乌 15 g，山茱萸 15 g，山药 12 g，炒谷芽 12 g，炒麦芽 12 g，地骨皮 10 g。28 剂，每日 1 剂，水煎分 2 次服。

二诊：服药后，患者饮食量较前大增，面色较前红润，体力较前好转，无口干，舌质淡红，苔薄白，脉细数有力。血常规：白细胞 4.14×10^9/L，红细胞 2.76×10^{12}/L，血红蛋白 96 g/L，血小板 56×10^9/L。上方加陈皮 12 g，砂仁 15 g。28 剂，继服。

三诊：服药后，患者面色较前红润，体力明显好转，行动如常，食量好转，无头晕耳鸣，刷牙无牙龈出血，舌质淡红，苔薄白，脉较前大而有力。血常规：白细胞 4.18×10^9/L，红细胞 2.97×10^{12}/L，血小板 57×10^9/L。上方去地骨皮，加仙鹤草 15 g，藕节 15 g，制附子（先煎）10 g，肉桂 10 g。28 剂，继服。

四诊：服药后，患者面色红润，无腰膝酸软，无头晕耳鸣，舌质黯红，苔薄白，脉弦涩有力。血常规：白细胞 4.39×10^9/L，红细胞 3.16×10^{12}/L，血小板 63×10^9/L。上方去炒谷芽、炒麦芽、砂仁，加牡丹皮 10 g，三七粉（冲服）3 g。28 剂，继服。

五诊：服药后，患者一切如常，无明显不适，纳眠可，二便调，舌质淡红薄白，脉弦有力。血常规：白细胞 4.45×10^9/L，红细胞 3.50×10^{12}/L，血红蛋白 117 g/L，血小板 67×10^9/L。上方 28 剂，继服。

六诊：服药后，患者述睡眠欠佳，易醒，醒后难以入睡，头沉重感，进食后感胃脘痞满，无其他不适，舌质红，苔白腻，脉弦滑有力。血常规：白细胞 4.50×10^9/L，红细胞 3.68×10^{12}/L，血红蛋白 121 g/L，血小板 71×10^9/L。上方加木瓜 20 g，炒酸枣仁 30 g。28 剂，继服。

七诊：服药后，患者一切如常，无明显不适感，舌质红苔白，脉弦有力。血常规：白细胞 4.80×10^9/L，红细胞 3.68×10^{12}/L，血红蛋白 123 g/L，血小板 74×10^9/L。上方 28 剂，继服，以巩固疗效。

按语：再障的发病部位主要在骨髓，由于"肾主骨生髓"，肾虚，肾精不足，则骨髓生化乏源，而致髓海空虚，骨髓减少。现代医学研究证实，再障患者骨髓腔中的红骨髓减少，脂肪组织增多，骨髓多部位增生减低、全血细胞减少等。中医学认为是肾藏精亏虚，生髓不足所致。肾水为先天之本，脾土为后天之本，肾脾之间有着先后天依赖关系。脾胃为气血生化之源，脾胃将饮食运化为水谷精微，脾中清气将水谷精微上奉于心，赖于心阳的温煦，水谷精微则"变化而赤，是为血"。肝藏血，肾藏精，精血同源，肾精与肝血可以相互转化。正如清初医家张志聪所云："精不泄，归精于肝而化清血。"肝主疏泄，调情志，畅气机，脾胃要具有化生水谷精微功能，还有赖于肝的疏泄作用，将水谷精微输布全身，促进血液的生成与运行。肾藏先天之精，又赖于后天之精不断充养，精血同源，精可化生血液。肾虚，藏精不足，不能主骨生髓是再障发病的关键，在治疗过程中始终以"肾藏精，主骨生髓"为指导原则，做到以补肾、填精益髓为主，培补后天为辅，还要兼顾五脏协调，以达到骨髓充足、气血皆从的疗效。

在"肾藏精，主骨生髓"的理论指导下，从肾虚论治再障临床疗效显著。在治疗过程中要遵循以下几个治疗原则：①以补肾为主，兼顾五脏。虽然肾虚、肾精亏虚、生髓不足是再障的发病关键，但骨髓的生成及血液的化生都与五脏关系密切，只有五脏协调，才能更好发挥"肾藏精，主骨生髓"的作用。②治疗方法上以补益扶正为主，兼以行气祛湿、活血化瘀，做到攻补兼施，扶正不伤正，补血止血不留瘀。③运用阴阳互根互用的原理，做到滋阴不忘助阳，补阳不忘益阴，使"阳得阴助而生化无穷，阴得阳升而泉源不竭"。④要"急则治其标，缓则治其本"。疾病的发展不是一成不变的，慢性再障虽然运用中医药治疗疗效满意，但难免会发生急变，若发热、出血等症状明显，应联合运用抗生素、输血等中西医结合方法共同救治。

第三十六章　白细胞减少症

　　凡外周血液中白细胞计数持续低于 $4 \times 10^9/L$ 时，统称为白细胞减少症。是由各种不同原因引起的临床常见血液病的一组综合征。由于白细胞的成分主要以中性粒细胞为主，白细胞减少是中性粒细胞减少所致。当中性粒细胞计数低于 $2.0 \times 10^9/L$ 时，称为中性粒细胞减少症。若白细胞总数明显减少，低于 $2 \times 10^9/L$，中性粒细胞绝对值低于 $0.5 \times 10^9/L$，甚至消失者，称为粒细胞缺乏症。白细胞减少症临床主要表现以乏力、头晕为主，常伴有食欲减退，四肢酸软，失眠多梦，心悸低热，畏寒腰酸等症状。

　　根据白细胞减少症的临床特征，其病属于中医学"虚劳""虚损"等范畴。

从肾论之理

　　中医学无此病名，而白细胞减少症主要表现为诸虚不足。《素问·通评虚实论》："精气夺则虚。"《杂病源流犀烛·虚损痨瘵源流》："虚者，气血之虚；损者，脏腑之损。虚久致损，五脏皆有。"《素问·宣明五气》："五劳所伤，久视伤血，久卧伤气，久坐伤肉，久立伤骨，久行伤筋。"《诊家四要·病机约论》："曲运神机则劳心，尽心谋虑则劳肝，意外过思则劳脾，遇事而忧则劳肺，色欲过度则劳肾。"《灵枢·海论》："髓海不足，则脑转耳鸣，胫酸眩冒，目无所见，懈怠安卧。"可见其病广泛涉及精、气、血，与心肝脾肺肾五脏皆有相关。但其中与肾、脾两脏关系更为密切，正如《医宗必读·虚劳》所云："夫人之虚，不属于气即属于血，五脏六腑莫能外焉。而独举脾肾者，水为万物之元，土为万物之母，二脏安和，一身皆治，百疾不生。"脾为后天之本，气血生化之源，饮食水谷需经脾的运化，方能化生气血精微，供养周身，《灵枢·营卫会生》："中焦所受气者，泌糟粕，蒸精液，化其精微上注于脉，乃化而为血。"肾为藏精之脏，五脏六腑之精气皆受藏于此，而精血互化，故"血之源头在乎肾"。唐代王冰云："肾之精气生养骨髓。"（《增广补注黄帝内经素问》）所以只有肾脏精气旺盛，才能骨髓充实，化生血液。

　　由于先天禀赋不足，体质薄弱不强，复被化学毒物或物理因素所伤；或思虑、劳倦、房劳过度等损及先后天之肾与脾，脾虚气血生化不足，肾虚五脏阴阳皆亏而致成本病诸虚之候。故治病求本，当从肾虚、脾虚或脾肾两虚立论。

从肾治之验

　　1. 从肾虚阳衰论治　李某，女，26 岁。诉头昏目眩，腰酸乏力，心悸失眠，形寒怕冷，已历 2 年余，平时极易感冒，曾在当地医院中西医治疗效果不显著。血常规：红细胞 $3.40 \times 10^{12}/L$，血红蛋白 $102\,g/L$，白细胞 $22.6 \times 10^9/L$，中性粒细胞 0.64，淋巴细胞 0.33，血小板 $1.023 \times 10^9/L$。肝功能检查未见异常。诊断为白细胞减少症，转中医诊治。患者形体消瘦，面色㿠白灰暗，双目无神，语音低沉，形体怕冷，腰酸乏力，纳差便溏，月经迟后 1 周至 1 个月，经色淡，经量少，舌质浅淡，边有齿痕，舌苔白润，脉细弱，尤以尺脉沉微无力。辨证属肾虚阳衰，治宜补肾助阳，方用自拟升白汤加减。

　　处方：补骨脂 $30\,g$，菟丝子 $15\,g$，山茱萸 $15\,g$，淫羊藿 $15\,g$，鸡血藤 $30\,g$，黄芪 $30\,g$，当归 $10\,g$，鹿角胶（烊化冲服）$10\,g$，甘草 $5\,g$。每日 1 剂，水煎分 2 次服。

　　二诊：服药 30 剂后，症状明显减轻。复查血常规，白细胞总数增至 $5.6 \times 10^9/L$，月经正常。偶有头昏腰酸，仍守原方出入。

三诊：又调治 1 个月后，诸症消失。曾多次复查血常规，白细胞均稳定在（5～6）×10⁹/L。恢复工作，随访 1 年未复发。

按语：白细胞减少症西医缺乏特殊治疗。中医治疗一般以调补气血为常法，但屡见白细胞回升较慢且不稳定。本病从症状看虽属气血亏虚，但究其病根，则应责之于肾，临床上且以肾阳不足不能鼓舞阳气为多见。盖因肾阴肾阳，即人体元阴元阳，是人体物质和功能的基础，也是抵抗病邪侵犯的根本，且肾精不足是常见的病理变化之一。因精血同源，补益肾精实含有补血之意，《素问·真匮真言论》："夫精者，生之本也。"因此陶云卿拟升白汤，以温补肾阳为组方原则，使之温振肾阳。釜底增薪，遂获良效。

2. 从脾肾阳虚、气血亏损论治　李某，女，38 岁。因乏力、头昏、食少反复发作 5 年，经外院检查，诊断为白细胞减少症，曾服利血生、肌苷等药，白细胞可暂上升，停药后又下降。现白细胞计数常为（2.1～3.2）×10⁹/L。刻诊：头昏乏力，食少便溏，腰酸腿软，形寒怕冷，面色少华，舌质淡红，舌苔白薄，脉沉细。血常规：白细胞 2.3×10⁹/L，血红蛋白 95 g/L，血小板 80×10⁹/L。辨证属脾肾阳虚，气血亏损。方用自拟补肾益精升白汤。

处方：菟丝子 10 g，巴戟天 10 g，补肾脂 10 g，山茱萸 10 g，白术 10 g，鹿角胶（烊化冲服）12 g，龟甲胶（烊化冲服）12 g，枸杞子 12 g，黄芪 30 g，红参 5 g，杜仲 10 g，茯苓 12 g，神曲 12 g。每日 1 剂，水煎分 2 次服。

二诊：服药 10 剂后，头昏怕冷消失，食欲增加，精神好转。原方继服。

三诊：又服药 20 剂，自觉症状消失，复查血常规：白细胞 5.4×10⁹/L，血红蛋白 120 g/L，血小板 130×10⁹/L。临床痊愈，1 年后复查血常规仍正常。

按语：白细胞减少症属中医学虚劳范畴。《内经》："精气夺则虚。"肾藏精，精血同源，肾精不足则血亦少。肾阳虚，脾失温煦，运化失常，摄纳减少，气血生化乏源则白细胞减少，同时出现头昏乏力、形寒怕冷、腰腿酸软、易感冒。肾阴虚，水不济火，导致心阳亢盛，影响"心生血"，出现白细胞减少，并有心悸、失眠、多梦等症。因此白细胞减少症与肾关系最密切。即使有脾虚证，但"补脾不若补肾"，补脾"常须暖补肾气"。故陈维初认为白细胞减少症，应从肾论治的观点。前贤有"损其肾者益其精"之训，方中菟丝子、补骨脂、杜仲、巴戟天补肾壮阳；鹿角胶、龟甲胶、山茱萸、枸杞子益肾填精，又能补补血滋阴，并于阴中求阳，即《内经》"精不足者，补之以味"之意；因有形之血，生于无形之气，配红参、白术、茯苓、黄芪补脾肺之元气，以裕生血之源。如此则阳生阴长，气旺血生。临床观察，本病以阳虚多见，若运筹剂量及加减，可统治肾虚各型白细胞减少症而获满意疗效。

3. 从脾肾阳虚论治　患者，男，46 岁。因反复头晕、乏力、纳呆 1 年多，加重 1 个月就诊。院外查白细胞（3.0～3.2）×10⁹/L，经西医全面检查，未发现器质性病变，曾服维生素 B₄、沙肝醇片治疗 1 个月，白细胞曾有所上升，但停药后又下降同前，故求中药治疗。现症头晕乏力，面色㿠白，腰膝酸软，精神疲惫，健忘，舌质浅淡，舌苔薄白，脉沉细。血常规：白细胞 3.1×10⁹/L，血红蛋白 118 g/L，红细胞 3.89×10¹²/L，血小板 144×10⁹/L。中医辨证属脾肾阳虚，方选自拟升白汤加减。

处方：巴戟天 10 g，补骨脂 10 g，山药 15 g，黄精 10 g，山茱萸 10 g，黄芪 15 g，女贞子 10 g，茯苓 15 g，鸡血藤 15 g，杜仲 10 g，太子参 12 g，白术 10 g。每日 1 剂，水煎分早、晚各服 1 次。

二诊：服药 2 周后，复查血常规白细胞 4.58×10⁹/L，自觉症状明显减轻，药已获效，守方继服。

三诊：又服药 1 个月后，再查血常规白细胞 5.14×10⁹/L，临床症状消失。继续巩固治疗 10 天后停药。随访半年后，复查白细胞仍属正常范围，能坚持工作。

按语：白细胞减少症属中医学虚劳范畴，《内经》："精气夺则虚。"认为本病与脾、肾的关系最为密切。脾为生化之源，水谷之精微全赖之运化、输布全身以营养脏腑百骸；肾藏精，主骨生髓，精髓可以相互化生为血。《张氏医通》："气不耗，归于肾而为精，精不泄，归精于肝而化为清血。"这和现代医学中人体的主要造血器官是骨髓，骨髓中的红骨髓可以制造红细胞、白细胞、血小板等论述甚为相似。血属于阴，而血中的红、白细胞又有阴阳之分，红细胞为阴，因为它有营养、濡润人体脏腑的功能，而白细胞属阳，它具有气的作用，具有保卫人体、消灭致病菌的功能。脾肾两虚，气血化生乏源则白细胞生成减少，阳虚不能温煦四肢脏腑，则头晕乏力，形寒怕冷，腰酸腿软，易感冒等临床症状出现。因此，白细胞减少症与脾肾的关系最为密切，所以治疗白细胞减少症应以脾肾着手。《内经》："精不足者，补之以味。"遵循此原则，方中选用巴戟天、补骨脂、山茱萸、杜仲滋阴补肾，鸡血藤、黄精、女贞子补血养阴，以阴中求阳，黄芪、芡实、甘草补脾之气，配以茯苓、淮山、白术、饴糖健脾胃。如此阴生阳长、气旺血生、阴阳协调、五行相生，因此治疗上取得了较好的疗效。临床观察表明，白细胞减少症多属脾肾阳虚，即使病程长，只要能坚持中药治疗，也可以取得较好的疗效。

4. 从脾肾两虚、精髓亏损论治 王某，女，32 岁。自述从 6 月开始全身乏力，四肢酸痛，食欲减退，头昏失眠，感冒频繁发生。在住地医院就治，血常规：红细胞 4.4×10^{12}/L，白细胞 2.5×10^9/L，其他细胞指数均在正常范围。后以原因不明求治于某上级医院，经血常规进一步检查，红细胞 4.5×10^{12}/L，血小板 120×10^9/L，白细胞 2.5×10^9/L。西医诊断为白细胞减少症。服用利血生、乙肝醇等药物治疗 2 周，复查血常规白细胞 2.6×10^9/L。临床症状同前，又连续服药 3 个月，白细胞 3.0×10^9/L。因临床症状加重而求中医治疗。现症全身乏力，精神疲乏，食欲减退，恶心呕吐，失眠盗汗，腰膝酸软无力，舌质淡红，脉沉细微数无力。血常规：白细胞 3.0×10^9/L，红细胞 4.45×10^{12}/L，血小板 102×10^9/L。肝功能、B 超、心电图检查均在正常范围。中医辨证为脾肾两虚，精髓亏损。治以补肾益脾，填精补髓，方选左归（丸）汤加减。

处方：熟地黄 15 g，山药 15 g，枸杞子 15 g，山茱萸 12 g，菟丝子 12 g，龟甲胶（烊化冲服）10 g，鹿胶（烊化冲服）10 g，补骨脂 12 g，当归 12 g，黄芪 30 g，五味子 12 g，龙眼肉 20 g，豆蔻 3 g，丹参 12 g，砂仁 3 g。每日 1 剂，水煎分早、晚餐前各温服 1 次。2 周为 1 个疗程。

二诊：服药 2 个疗程后，检查血常规白细胞 4.2×10^9/L。临床症状基本消失，为巩固疗效，原方继服。

三诊：又服药 2 个疗程，白细胞 6.8×10^9/L，淋巴细胞、中性粒细胞，血小板指数均在正常范围，临床症状消失。停药后 1 个月随访，血常规复查，均在正常范围。

白细胞减少症乃中医学中血虚、虚劳。它的生存条件来源于脾的运化水谷，胃的受纳腐熟，脾升胃降共同完成食物的消化吸收与输布，所以称脾胃为气血生化之源，后天之本；肾为先天之本，主骨、藏精、生髓、藏元阴元阳，脾胃的运化吸收赖元阳真火的温煦，骨髓为造血之脏，血液乃水谷而化生，所以白细胞的自下而上与脾肾关系密切，在治疗中主要采用温脾、补肾、填精补髓之法。

按语：方中熟地黄、山茱萸、菟丝子补血填精补髓；枸杞子补肝肾益精血；补骨脂、龙眼肉、山药补肝肾，温脾阳，益精补血；丹参能促进细胞的修复与再生；阿胶填精补髓；砂仁理气醒脾胃，进食欲。此方加减之用，能促进骨髓造血功能，使阴阳得到双补，促进血液中白细胞生长，达到平衡，使人体机制得到恢复，临床上获得满意疗效。

5. 从脾肾亏损、气血两虚论治 陈某，男，36 岁。患者诉从 1 年多前开始，感觉头昏乏力，食纳下降，伴失眠多梦，容易感冒，未予重视。去年在当地医院门诊，血常规检查发现白细胞 2.5×10^9/L，中性粒细胞 0.55。以原因不明求治于某县医院，血常规复查如上。即嘱服用利血生、鲨肝醇及维生素 B_4 等。服药近 6 个月，血常规检查，白细胞为 $(2.5\sim3.5)\times10^9$/L。上述症状明显加重，食欲减退，微畏寒，腰膝酸软无力，头晕心悸，时现目眩耳鸣，舌淡红少苔，脉沉细微数。遂收住入院治疗。体查：心肺正常，肝脾未扪及，心电图、B 超检查未发现异常。血常规：红细胞 4.2×10^{12}/L，白细胞 2.5×10^9/L，中性粒细胞 0.55，淋巴细胞 0.38。西医诊断为白细胞减少症（原因不明）。中医辨证为脾肾亏损，气血两虚。治拟补肾健脾，益气养血，方拟左归（丸）汤加味。

处方：当归 12 g，熟地黄 12 g，山药 15 g，枸杞子 10 g，山茱萸 10 g，菟丝子 15 g，鹿角胶（烊化冲服）10 g，龟甲胶（烊化冲服）10 g，鸡血藤 15 g，女贞子 10 g，补骨脂 10 g，生黄芪 25 g，炙甘草 10 g。每日 1 剂，水煎分早、晚餐前各温服 1 次。2 周为 1 个疗程。

二诊：守方服药 2 个疗程后，白细胞升至 $7.8\times10^9/L$，中性粒细胞 0.72。临床症状全部消失，出院后随访 3 个月，复查血常规均在正常范围内。

按语：白细胞减少症的中医学病机，可涉及心肝脾肾，但主要在脾、肾两脏。因为从中医学的角度来看，血的生成与脾肾关系最为密切。血者水谷精微，生化于脾，而脾的这一功能须赖于肾的元阳真火之温煦，方能使清气上升，宗气宣散，卫行脉外，营行脉中，脾虚则运化无权，甚者运化无源；肾虚则髓不得满，温运无力，从而发展为血虚证。尽管白细胞减少症的原因很多，但其临床症状主要表现为"虚"。所以，对本病的治疗要抓住温脾、滋肾、填精、补髓这几个关键，最终达到生血的目的。至于以补阳为主，还是补髓为主，则可根据病人的具体情况和不同的阶段而定。

以左归（丸）汤为主加味为基本方药治疗本症，是宗《景岳全书》左归饮变化之左归丸而设。左归丸本系纯甘壮水之剂，方中熟地黄、枸杞子、山茱萸、菟丝子滋补肝肾之阴；龟胶、鹿胶两味填精补髓；山药温运脾胃，以健运化。此 6 味药组成以治肾水不足，营卫乏满之精髓内亏，津液枯涸虚损伤阴之症。另在本方中加入补骨脂、女贞子以滋肝肾之阴；黄芪、炙甘草益气温脾；以当归、鸡血藤养血而化瘀。整个组方熔益气、补血、滋阴、补阳于一炉，以收脾肾两调，阴阳双补之功。现代药理学研究报道，补骨脂、黄芪、山茱萸、鸡血藤、枸杞子、菟丝子均有促进骨髓造血功能，抑制脾脏杀伤白细胞，且有提升血液中白细胞的作用，所以在左归丸中加入上述药物，就能目标集中地强化对白细胞减少症治疗的针对性，疗效更为显著，亦能达到稳定血液中白细胞总数的功效。故以本方加味，治疗白细胞减少症收到卓著的疗效。

6. 从肾阴亏虚论治　顾某，男，40 岁。10 年前从事放射性同位素工作而致白细胞减少症。白细胞 $<2\times10^9/L$，血小板（50～60）$\times10^9/L$。人渐消瘦，腰腿酸软，头晕乏力，耳鸣烘热，肌肤甲错，毛发枯槁，面色不华，舌红少津，舌苔光剥，脉细数。服西药维生素 B_4、鲨肝醇，肌内注射单苷酸，白细胞虽有所上升，但不稳定，一直低于 $3\times10^9/L$，停西药后又下降。中医辨证为肾阴亏虚。

给服成药六味地黄丸，每次 9 g，每日 2 次。盐水送服，连服 3 个月。另加服胎盘粉，每次 3 g，每日 2 次，共服 14 日。

药后血常规复查，白细胞 $>4\times10^9/L$，血小板 $>100\times10^9/L$。面色渐华，皮肤甲错好转，舌质转红，其他症状消失而恢复正常工作。至今十载，白细胞再未下降。

按语：中医学认为，肾主骨，藏精生髓。本例白细胞减少症患者，是因射线照射，伤及正气，导致肾阴亏虚，营卫气血的衰减，从而出现了上述多种见症。根据"形不足温之以气，精不足补之以味"的理论，加用胎盘粉合六味地黄丸，滋补肾阴，使患者恢复了健康。可见，六味地黄丸治疗该病在于调整了机体营卫气血的平衡，使机体细胞组织的核酸代谢恢复正常而达到治疗目的。

7. 从肝肾阴阳两虚论治　李某，男，53 岁。因右上肺中心型肺癌用 EP 方案化疗。化疗前查白细胞 $7.3\times10^9/L$，化疗 1 周期结束后，查白细胞 $1.8\times10^9/L$，即开始服用金匮肾气（丸）汤加味。

处方：熟地黄 30 g，山茱萸 12 g，山药 12 g，泽泻 10 g，茯苓 15 g，牡丹皮 10 g，女贞子 30 g，鸡血藤 30 g，制何首乌 15 g，制附子（先煎）12 g，肉桂 15 g。每日 1 剂，水煎分早、晚各温服 1 次。

二诊：连续服药 10 剂后，9 月 27 日查血常规，白细胞 $3.5\times10^9/L$，嘱原方继服。

三诊：又服药 5 剂后，再次查白细胞 $6.8\times10^9/L$。之后在化疗开始，即服上方中药汤剂，白细胞一直保持正常，直至化疗结束。

按语：肿瘤患者，多有气血阴阳的损伤。化疗药物在攻邪同时更加克伐正气，而致肝肾阴虚，精血不足，以致阴阳两虚。中医学认为，金匮肾气丸滋补肝肾阴阳，填精益髓，增补脾肾，益先天而生后天，补后天以资先天。加入女贞子、鸡血藤、制何首乌能补肝肾，益精血。现代药理学研究认为，金匮肾气丸能增强网状内皮系统功能，并可显著提高免疫球蛋白，增强骨髓造血功能。女贞子、鸡血藤、制何首乌有提升白细胞的功效。在临床实践中，金匮肾气丸加味不仅能治疗化疗所致白细胞减少症，而且若在化疗前使用，能起到预防白细胞下降作用，从而能解决部分因多次化疗所致严重骨髓抑制问题。

8. 从肾精血亏虚论治　黄某，女，48 岁。患者于 1987 年 12 月因胃淋巴肉瘤行胃大部切除术，术后化疗，身体虚弱，常头晕，疲倦无力，纳差，食之无味，偶有恶心，胃脘不适，腰膝酸软，夜眠多梦，时有盗汗，大便干结。诊见面色苍白无华，舌质浅淡，舌苔薄白，脉沉细。血常规：白细胞 $2.8\times10^9/L$，中性粒细胞 0.50，红细胞 $4.0\times10^{12}/L$，血红蛋白 100 g/L。中医辨证属正气损伤，肾精血亏虚。治宜补肾益血，填精益髓，兼补脾益气。

处方：熟地黄 15 g，山茱萸 15 g，枸杞子 15 g，山药 15 g，女贞子 15 g，当归 15 g，菟丝子 15 g，肉苁蓉 15 g，阿胶（烊化冲服）15 g，黄芪 30 g，白花蛇舌草 30 g，红参（另炖）20 g。每日 1 剂，水煎分 2 次服。

二诊：服药 14 剂后，症状明显好转，胃纳增加，恶心消失，夜寐正常。药已对症，上方加黄精、制何首乌，继服。

三诊：又服药 30 余剂，白细胞升至 $4.5\times10^9/L$，诸症消失。

按语：本例术后化疗，致脾气虚弱，精血虚损，造血功能和免疫功能均受到影响，用左归丸加红参、黄芪、当归以补气益血；肉苁蓉、女贞子、黄精，以填精益肾。髓海充盛，则促进白细胞增生，使虚劳之证逐渐得到恢复。

第三十七章　尿崩症

尿崩症是由于抗利尿激素（ADH）分泌不足（中枢性或垂体性尿崩症），或肾脏对 ADH 反应缺陷（肾性尿崩症）致肾小管重吸收水的功能障碍而引起的一组综合征。临床以多尿、烦渴、多饮与低相对密度尿和低渗尿为主要表现。本病大多由于下丘脑-神经垂体部位的病变（包括颅内肿瘤、炎症、外伤、血管病变等）所致，但部分病例可无明显病因。尿崩症可发生于任何年龄，但以青年为多见。有学者认为，由于本病以多尿、多饮为主症，应归属于中医学消渴病范畴。在国家标准《中医临床诊疗术语》中立有"尿崩"新病名，系指"以尿多如崩，尿清如水，烦渴多饮为主要表现的肾系疾病"。以之与垂体性尿崩症、肾性尿崩症相对应联系。

从肾论之理

中医学认为，本病多是由于先天禀赋不足，或后天房劳伤肾，肾精亏虚，阴虚火旺，肾失濡养，肺胃津伤；或七情内伤，五志过极，肝气郁结，郁而化火，上灼肺胃阴津，下耗肾液；或惊恐伤肾，耗气伤精；或脑部外伤，颅脑术后，导致瘀血之生，阻滞经络，气血运行不畅，壅而蕴热化燥，耗伤阴津，肾失濡养等而发病。由此可见，不论何种原始之因，均终至伤肾而作。其的基本病机是肾之气化失常，水津直趋膀胱而下泄。病变脏腑涉及肾、肺、脾诸脏，但与肾的关系最为密切。肾为先天之本，主藏精而寓元阴元阳。肾阴亏虚，虚火内生，上燔肺胃，耗伤阴津，则烦渴多饮；肾失濡养，精气耗伤，气化失司，固摄失权，水津不化，直趋膀胱，故尿多如崩。本病病程迁延，常阴损及阳。尿崩虽以阴虚为主，但由于阴阳互根，阳生则阴长，日久必阴损阳而致肾阴阳两虚。故尿崩之疾，病性属本虚标实。本虚为肾之阴阳精气亏虚，标实则为燥热之象。

从肾治之验

1. 从肾阳亏虚、气化无力论治　患者，男，14 岁。其父代述：患儿于 2001 年 11 月因发热头痛，恶心呕吐，视物模糊，先后在县人民医院及市脑病医院就诊，诊断为结核性脑膜炎、脑积水，经住院治疗，病情痊愈。但其后不久出现口干多尿，时时欲饮，逐日加重，4 年来，日夜饮水四五热水瓶，饮后即尿，尿后又饮，伴神疲乏力，纳少无味，言语低微。家长带患儿在第四军医大学西京医院求治，经多次检验，尿常规正常，做颅脑垂体检查，报告未见异常，诊断为尿崩症。医生让患儿肌注加压素，但由于药物短缺未能买到。症见神疲状态，面色无华，舌质淡红少津，脉虚数无力。脉症互参，病机为肾气不足，不能化布津液，水气骤下，故尿多；津液不能上奉，故口干引饮；虚阳浮越，故见舌红津干之象。治当温补肾阳，化气行水，引雷龙之火下行。方用金匮肾气（丸）汤合五苓（散）汤加味。

处方：熟地黄 25 g，山茱萸 12 g，山药 12 g，茯苓 10 g，牡丹皮 10 g，泽泻 10 g，白术 10 g，猪苓 10 g，制附子（先煎）5 g，桂枝 5 g，桑螵蛸 10 g，覆盆子 10 g，益智 10 g，葛根 30 g。每日 1 剂，水煎分 2 次服。

二诊：药进 3 剂后，症状明显改善，昼夜饮水只三四瓶，尿量亦随之减少。药已应证，效不更方，再进。

三诊：共服药 10 剂，症状完全消失。为巩固疗效，将上方 8 剂药量加工制成水丸，每次 4 g，每日

3次，开水送服。半年后随访未复发。

按语：尿崩症的主要临床表现为多尿、烦渴与多饮，起病常较急。24小时尿量可达5～10 L，但最多不超过18 L。尿相对密度常在1.005以下，尿渗透压常为50～200 mOsm/（kg·H₂O），尿色淡如清水。部分病例症状较轻，24小时尿量仅为2.5～5 L，如限制饮水，尿相对密度可超过1.010，尿渗透压可超过血浆渗透压，达到290～600 mOsm/（kg·H₂O），称为部分性尿崩症。

现代医学治疗尿崩症常采用激素替代疗法、鞣酸加压素注射液、去氨加压素、鞣酸加压注射液、氢氯噻嗪、卡马西平、氯磺丙脲等，但远期疗效不理想，且价格昂贵，药源短缺。而本例患者的中医之治，从补肾立论，投以金匮肾气丸加味而获效。方中附子大辛大热，为温阳诸药之首；桂枝辛甘而温，乃温通阳气要药。两者合用，补肾阳之虚，助气化之复。然肾为水火之脏，内寓元阴元阳，阴阳一方面的偏衰必将导致阴损及阳或阳损及阴，而且肾阳虚一般病程较长，多可由肾阴虚发展而来，若单纯补阳而不顾阴，则阳无以附，无从发挥温升之能。正如张景岳所说："善补阳者，必于阴中求阳，则阳得阴助，而生化无穷。"（《类经》）故重用熟地黄滋阴补肾；配伍山茱萸、山药补肝脾而益精血，而且阳药得阴药之柔润则温而不燥，阴药得阳药之温通则滋而不腻。葛根、猪苓生津渗湿而不伤阴。桑螵蛸、覆盆子、益智补益肾气而收涩缩尿。诸药相伍，而奏补肾温阳，气化缩尿之功。

2. 从脾肾阳虚、中气下陷论治　徐某，男，33岁。主诉烦渴多饮、多尿3个月余。现病史：3个多月前工作时被重物砸伤头部，当时左耳道及鼻腔、口腔渗血，但未昏迷。颅底X线摄片提示：颅底、蝶鞍部骨折。遂急诊入院。伤后第3日开始感口渴，1周后烦渴多饮、多尿渐趋明显，至第17日症状益剧，尿量达8000 mL/d。内分泌检查示：高渗盐水试验证实ADH缺乏。糖耐量试验、血浆蛋白结合碘、血浆电解质及单纯性水试验、尿17-羟及17-酮类固醇均在正常范围。第21日尿量竟达28000 mL/d，仅夜间饮水量即达8.5瓶（约17000 mL），小便频数量多，每20～30分钟1次。曾服用氢氯噻嗪50 mg，每日2次，尿量可降至8000 mL/d。因恶心不适，改用垂体后叶粉搐鼻，尿量降至5000 mL/d。继则不得不依靠注射垂体后叶素（水剂），每6～8 h/次，以维持尿量为2700 mL/d。住院80日病情未有显著改善，停药时尿量恒定于16000～18000 mL/d，遂予出院。嘱在门诊试用中药治疗。出院诊断：颅底骨折后外伤性尿崩症（完全型）。体查：一般情况尚可，无明显失水征，形体消瘦，精神萎靡。眼底视盘无明显萎缩及水肿，视力尚可，视野正常（粗测）。右耳轻度传导性耳聋。血压120/74 mmHg，心肺（一），肝脏肋下微及，肾区无叩击痛。神经系统检查无异常发现。

治疗大体经过3个阶段：

第一阶段：滋阴降火法与垂体后叶素同用（共9年）。

诊时症见大渴引饮，尿多滑长，尿次达20次/d以上，夜尿频仍，心中热躁，手足心热，头昏而晕，疲乏少力，视物模糊，夜寐殊差，白天嗜睡，肌肉瘦削，食少无味（每日勉强进食300 g），大便干结，性欲减退，阳痿不举，腰酸耳鸣，毛发脱落，畏寒怕冷，时有头痛，口舌干燥，舌红少苔，脉沉而细。尿相对密度1.000～1002。考虑此乃肾虚气化不力，津液失固，虽有阳虚之征，但阴虚明显，并有火旺之象。治疗宜予滋肾养阴为主，火旺时配合滋阴降火。初予六味地黄（丸）汤、麦味地黄（丸）汤加减，间或服用五子衍宗（丸）汤。

处方：熟地黄30 g，山茱萸24 g，山药30 g，麦冬30 g，五味子12 g，天花粉30 g，茯苓12 g，牡丹皮10 g，泽泻12 g，杜仲12 g，续断12 g，桑寄生12 g。

西药仍用垂体后叶粉搐鼻，间断应用垂体后叶素水剂注射。口舌干燥及渴感有所减轻，但停用西药则烦热，口渴加甚，腰酸显著，尿量大增。原法治疗1年后，专予滋阴降火。

处方：熟地黄12 g，山茱萸12 g，山药12 g，天花粉12 g，麦冬10 g，五味子10 g，莲子30 g，知母10 g，黄柏5 g，茯苓10 g，泽泻10 g，牡丹皮10 g。

并根据症状，常伍入牡蛎、龟甲、生石膏、甘菊、芦根。坚持服用8年，除有时能改善口渴、烦热症状外，毫无起色，尿崩依然，饮水量仍达16000 mL/d，多尿不能控制，尿相对密度1.001。撤激素失败，治疗仍依赖垂体后叶素制剂。内分泌科专家会诊意见：本病系颅脑外伤所致尿崩症（重型），中药疗效不显著，须终身替代治疗。本阶段患者丧失工作能力，全休治疗。

第二阶段：单纯温补脾肾法（共12年）。

开始时患者诸症依然，大渴引饮，多尿如故，长期应用垂体后叶粉搐鼻导致萎缩性鼻炎，进一步应用垂体后叶粉时疗效渐差，且长期注射垂体后叶素水剂亦颇痛苦，故患者放弃西药而专心服中药，以冀得效于万一。

在总结前一段中药治疗失败的基础上，中医集体会诊认为：该病之本属肾元受害，肾阳亏虚不能蒸腾气化水液，阴虚火旺及肺胃热燥等均属标象，而久病多饮，脾胃亦损。故治疗大法应改为温补脾肾，气化水液。方用八味地黄（丸）汤合补中益气汤加减。

处方：制附子3 g，肉桂3 g，炙黄芪10 g，炙升麻3 g，生地黄10 g，菟丝子10 g，熟地黄10 g，山茱萸10 g，山药10 g，牡丹皮5 g，茯苓10 g，泽泻5 g，砂仁3 g，陈皮10 g。

试服药后口渴不甚，无升火热燥之弊，多尿似有改善。遵守该方续服，剂量及药味不变，每月以20剂熬成药膏久服。其后口渴日减，饮水量及尿量逐年下降，诸多症就也渐消失。可参加半日工作。本阶段结束时，尿量基本达正常，尿相对密度已稳定在1.010～1.012。

第三阶段：成药巩固善后（共6年）。

口渴感基本消失，饮水量一如常人，可以坚持4～5小时不喝水，尿次在4～6次/d，尿量1600～2200 mL/d，晨尿相对密度达1.014。精力较充沛，能坚持全日工作，性欲也基本恢复病前水平。消渴大病之后，肾气渐复，宜以补肾培元，善后调理。6年中一直坚持服用金匮肾气丸、六味地黄丸及参芪膏。经观察及复查，尿崩症确属治愈。目前已停药2年余，尿量及尿相对密度平稳。

按语：外伤性尿崩症分为暂时性尿崩症、三相型尿崩症及永久性尿崩症。后两者多属重型，一般认为不可能恢复，激素替补治疗为最合理的方法。但该法仅属对症治疗，不能从根本上改善下丘脑－垂体束－垂体后叶的功能，且有不少副作用，部分患者不能耐受，造成治疗矛盾。中药治疗该病的报道很多，一般也仅认为可试治轻型尿崩症。本例经18年补肾而治愈，说明在正确辨证用药前提下，中药可以治疗尿崩症，而且可以治愈重型尿崩症。

本病见症繁复，虚实并见。除阴阳气血均虚外，亦可见实火、虚火，故其辨证历来有所争议。我们认为，对该病的治疗必须抓住重点，切忌穷于应付表象而致顾此失彼，找出其根本病机，方能治之获效。该病主症乃尿多次频，小便清长，其本为肾阳不能蒸腾气化水液，津液失于封藏，下流膀胱之下消证。明代张景岳云："阳不化气则水精不布，水不得火则有降无升，所以直入膀胱而饮一溲二，致泉源不滋、天壤枯涸者，是皆真阳不足，火亏于下之消证也。"即此之谓。多尿是第一性的，其他由多尿失水而造成的津伤阴亏、气血不足、虚火内扰、肺胃燥热均属第二性，是变证标象。临证只有抓住根本病机，大胆温补肾阳，鼓舞肾气，方能奏效，而辅以补气升提，培补脾胃后天，亦有助于强健先天之本。补阳于益阴之中，乃阴中求阳之意，是故八味肾气丸合补中益气汤最合本病之治疗大法。至于本病治疗原理，可能是中药改善了患者下丘脑-垂体束-垂体后叶系统的功能，使分泌、释放ADH的功能得以代偿。滋阴降火法非但不能治愈本病，反重损虚阳之虞。由于当年对本病之中医治疗经验缺乏，故前9年的滋阴降火法，实属走了弯路。

尿崩症特别是重型者，属中医学虚劳之列，理虚恒难，"有方有守"更是重要一环，还需要医、患双方的通力合作。本例之所以治愈，是与患者坚强的毅力和愈病信心分不开的。同时也归功于经治的多个医院中医界的十余位医师，正是他们暴弃门户之见、用药习尚，一切从治病实际出发，始终如一地团结合作，认真辨证，尤其是组织多次会诊讨论，以致全功。另外本例用药剂量偏小，如适当增加补阳药物剂量，是否对缩短疗程有利，值得今后进一步探讨。

3. 从肾阴阳俱虚论治　金某，男，62岁。半年前因口渴甚剧，尿多而经上海某医院诊断为中枢性完全性尿崩症，以每3日1次注射鞣酸加压素注射液0.4 mL维持。现渴饮甚，尿频量多，夜尿5～6次，面色㿠白，心悸少寐，舌质红，脉细数，尿相对密度1.004。辨证为肾阴阳俱虚，但以阴虚为主。治宜补肾滋阴，温阳缩尿。

处方：生地黄 10 g，熟地黄 10 g，山茱萸 10 g，山药 10 g，菟丝子 10 g，益智 10 g，覆盆子 10 g，金樱子 10 g，玄参 12 g，桑螵蛸 30 g，乌梅 10 g，知母 10 g，玉竹 10 g，陈皮 5 g。每日 1 剂，水煎分 2 次服。

二诊：服药月余后，诸恙好转，口干饮而不多，畏寒气短，神疲乏力，舌淡红胖大，脉细弱。

处方：生地黄 15 g，熟地黄 15 g，天花粉 15 g，北沙参 15 g，菟丝子 15 g，覆盆子 15 g，黄芪 30 g，山茱萸 10 g，肉桂 3 g，制附子（先煎）5 g。

门诊随访，停用鞣酸加压素注射液，诸症基本消失，尿相对密度 1.010。已返回工作岗位。

按语："尿崩症"一病乃为"下消"之范畴。本病之关键为肾之阴阳失调，津液不能四布，其因或为肾阳不足，气化无力，或为真阴不足，阴虚失旺，或为阴阳俱虚。盖阴阳互根，皆以肾精为基础，故在治疗上，既不可单纯滋补真阴，以防真阴不化反成阴凝之邪，也不可过用温燥，以免燥伤津液。应在补肾填精之基础上，根据阴阳之所偏，凭"阳中求阴""阴中求阳"之理而治之。

本例系真阴不足，命火衰弱之证。初诊时以真阴不足为主，故用生地黄、熟地黄、山茱萸、玄参、知母等填补肾阴，为恐单纯补阴，真阴不化反为阴凝之邪，故用菟丝子、益智以温振肾阳，蒸化真阴，使阴精四布；覆盆子、金樱子等固肾缩尿，使阴津四布而不下流。而后，阴精渐复，肾阳未充，故在熟地黄、玉竹、山茱萸等补肾阴之基础上，投以桂枝、制附子等助阳化气之品，如此变通而起沉疴。

4. 从肾阴亏虚论治　徐某，女，64 岁。患尿崩症 20 年，近半年尿频尿痛，烦渴多饮，已多次就诊中西医，未见明显效果。同时，伴有头晕耳鸣，视物晕花，双目发胀，舌质红，舌苔薄，脉细数。查尿相对密度 1.006，尿液镜检，未见红、白细胞。辨证属肾阴亏虚。当治以补肾滋阴缩尿，方用六味地黄汤加味。

处方：生地黄 15 g，山药 30 g，熟地黄 15 g，山茱萸 15 g，牡丹皮 12 g，茯苓 12 g，泽泻 6 g，当归 12 g，丹参 30 g，赤芍 30 g，地龙 10 g，天花粉 30 g，麦冬 20 g，五味子 6 g，桑螵蛸 15 g，覆盆子 10 g，乌药 10 g。每日 1 剂，水煎分 4 次服。

二诊：药服 3 剂后，诸症均有减轻，药证相合，守方继服。

三诊：又服药 20 剂后，临床症状完全消失，尿量正常，尿相对密度 1.013。随访半年，未见复发。

按语：患病日久，排泄过度，肾之精微随之而泄，肾阴亏损，阴虚内热。方中山药能益脾阴摄精微，山茱萸敛肝阴补肾固精；生地黄、熟地黄养血凉血，牡丹皮、茯苓、泽泻清热利湿健脾以减前三味药之滋腻；当归、丹参、赤芍、地龙活血养血，促精血之生成；五味子、桑螵蛸、覆盆子、乌药补肾缩尿；天花粉、麦冬生津止渴。诸药共用，标本兼顾，故效如桴鼓。

5. 从肾气亏虚、阴虚内热论治　刘某，男，18 岁。主诉口渴、多饮、多尿 5 个月。5 个月前，无明显诱因出现口渴、多饮、多尿，伴有发热，手足心热，头枕部疼痛，睡眠可。于当地医院确诊为尿崩症，颅脑 CT 检查未见异常。遂入住某省级医院，经治疗 1 周后好转出院后，给予鞣酸加压素注射液 0.5 mL/次，肌内注射，2 日 1 次维持治疗。用药后头痛加重，近半年体重增加 10 kg 左右。刻下：口渴多饮，小便量多色白，睡眠可，舌苔薄黄，脉沉缓。辨证属肾气亏虚，阴虚内热，治以补肾气，清虚热，复气化。方用金匮肾气（丸）汤合五苓（散）汤加减。

处方：生地黄 20 g，山茱萸 15 g，炒山药 15 g，泽泻 10 g，茯苓 20 g，牡丹皮 10 g，桂枝 10 g，知母 10 g，黄柏 10 g，猪苓 15 g，炒白术 10 g，黄芪 20 g，川芎 15 g，赤芍 15 g。每日 1 剂，水煎分 4 次服。

二诊：药服 12 剂后，口渴减轻，饮水量同正常人，手足心热消失，头痛消失，鞣酸加压素注射液由 2 日注射 1 次减为 4 日注射 1 次，舌脉同前。上方加葛根 15 g，继服。嘱逐渐减少激素的用量。

三诊：又服药 14 剂，无明显不适，鞣酸加压素注射液由 4 日注射 1 次减为 5 日注射 1 次。守原方用 6 剂量，制成水丸口服，每次 5 g，每日 3 次，以巩固疗效。

按语：本例患者以口渴、多饮、多尿为主要临床表现，属于中医学消渴的"上消"和"下消"范畴。上消以口渴多饮为主，下消以多尿为主。病机系肾气亏虚，气化不利，而致膀胱气化失常，津不上承则口渴，渴而多饮，使膀胱气化进一步失常，失常后津不上承口更渴，渴而饮水尿更多，遂成恶性循环。

《金匮要略》："男子消渴，小便反多，以饮一斗，小便一斗，肾气丸主之。"故治用金匮肾气丸补肾气，恢复其气化功能，从而恢复膀胱的气化功能。金匮肾气丸由熟地黄、山药、山茱萸、泽泻、茯苓、牡丹皮、桂枝、附子八味药组成。因患者一派阴虚火旺之象，为肾气虚偏于肾阴虚，故本方中去辛热之附子，加上知母、黄柏补肾气，清虚热，肾气复则膀胱气化得复；桂枝、茯苓、猪苓、泽泻、炒白术合为五苓散，既可温阳化气，助膀胱气化，又有利水渗湿之功，通过利尿宣通膀胱气机，使膀胱气化功能恢复。黄芪合茯苓、炒白术补脾气，化湿邪；因患者有头痛之症，故加川芎、赤芍凉血活血止痛；口渴甚加葛根生津止渴。诸药合用，共奏补肾气，清虚热，复气化之功。

6. 从肾阳亏损、气不摄津论治　孙某，男，22岁。患者自觉口干作渴，多饮多尿，疲倦乏力，形体明显消瘦。既往曾患过"结核性腹膜炎"，服用异烟肼等抗结核药1年余，病情较稳定，现突发烦渴，每日饮水10余暖瓶，平均每15分钟即小便1次，一昼夜尿量多达8000 mL。体重由60 kg降至45 kg。入院检查：24小时尿相对密度较正常为低，尿糖（－），尿常规、血K^+、Na^+、Ca^{2+}、Cl^-及尿素氮、二氧化碳结合力均正常，诊断为尿崩症。给予氯化钾、氢氯噻嗪、苯巴比妥、氯贝丁酯等药物治疗后不见好转。刻下：面色苍白，形体消瘦，神疲乏力，口燥咽干，腰膝酸软，手足发凉，腹部按之疼痛，触及肿大淋巴结，舌质浅淡而胖，舌苔白厚，脉沉细弱。辨证属肾阳亏损，气不摄津。治以温肾壮阳，益气摄津。方选金匮肾气（丸）汤加减。

处方：熟地黄15 g，制附子（先煎）5 g，肉桂8 g，山茱萸15 g，山药20 g，黄芪50 g，党参15 g，牡丹皮10 g，茯苓15 g，泽泻20 g，天麻10 g。每日1剂，水煎分2次服。

二诊：服药10剂后，口渴减轻，尿量减至4000 mL/d。原方继服，并加紫河车研末冲服。

三诊：又服药10剂，诸症消失，昼夜尿量减至2000 mL/d，体重增加至55 kg。后予成药金匮肾气丸常服，以资巩固疗效。

按语：中医学认为尿崩症的病机或为肾阴不足，燥热内盛；或为肾阳亏虚，开阖失常。张仲景早就对其临床表现有类似记载，《金匮要略》："男子消渴，小便反多，以饮一斗，小便一斗，肾气丸主之。"认为本病是由肾阳衰惫，膀胱失约所致。治用肾气丸既能温补有利气化，又能填补亏损之阴精，临床用之屡试有效。

第三十八章　甲状腺功能亢进症

　　甲状腺功能亢进症（简称甲亢）是指多种原因引起的血液循环中甲状腺激素过多，造成以神经、循环、消化等系统兴奋性增高和代谢亢进为主的一组临床综合征。临床表现为易激动、烦躁失眠、心悸、乏力、怕热、多汗、食欲亢进、大便次数增多或腹泻、消瘦、甲状腺肿大等。

　　中医学中并无甲亢的病名，通常将与甲状腺有关的疾病统称为瘿病，并根据甲亢的临床表现多归属于瘿气，而对于无明显甲状腺肿大表现者也可归属于消渴、心悸、汗证等范畴。甲亢患者常伴有颈部瘿肿，病情变化常与情志内伤有关，症状以烦躁易怒、心悸、汗出等肝气郁结、肝火旺盛证候为突出表现，故称之为瘿气更为合适。

　　《太平圣惠方》："夫瘿气咽喉肿塞者，由人忧患之气在于胸膈，不能消散，搏于肺脾故也。"《实用中医内科学》："瘿气，是颈前轻度或中度肿大，其块触之柔软光滑，无根无结，可随吞咽活动，并见急躁易怒，眼球外突，消瘦易饥等为特征的颈前积聚之病证。"

从肾论之理

　　中医学认为，甲亢的发生主要是情志内伤、饮食及水土失宜，与体质因素也有密切关系。宋代陈言《三因极一病证方论·瘿瘤证治》："随忧愁消长者，名气瘿。"宋代严用和《济生方·瘿瘤论治》："夫瘿瘤者，多由喜怒不节，忧思过度，而成斯疾焉。"元代巢元方《诸病源候论》："诸山水黑土中，出泉流者，不可久居，常食令人作瘿病，动气增患。"历代医家对甲亢的病机也多有论述，认为其以肝气郁滞为先，同时兼有血瘀、痰凝之证。情志抑郁，或暴怒伤肝，肝失疏泄条达，肝气郁滞，气机不畅，津凝成痰，痰气互阻于颈，遂成瘿肿，随之逐渐出现气郁化火，肝火消烁五脏阴精之症，临证多见心、肺、肝、胃、肾阴液亏耗之象。明代李梴《医学入门》："盖瘿、瘤本共一种，皆痰气结成。"明代陈实功《外科正宗·瘿瘤论》："夫人生瘿瘤之症，非阴阳正气结肿，乃五脏瘀血、浊气、痰滞而成。"清代沈金鳌《杂病源流犀烛·瘿瘤》："瘿瘤者，气血凝滞，年数深远，渐长渐大之症。何谓瘿，其皮宽，有似樱桃，故名瘿，亦名瘿气，又名影袋。"

　　中医学对肾的认识有别于现代医学单纯从解剖定位，而是以中医学五脏理论为基础，从系统定位出发，认为肾为先天之本，肾藏精，主生长、发育与生殖，主骨生髓充脑，并与肺、肝、脾、三焦、膀胱、小肠共同完成机体水液代谢等，是一个与多系统有关联的肾系系统，维持着机体内的动态平衡和与自然环境的协调统一。现代研究也表明，中医肾的概念涉及机体功能的多个方面，包括生长、发育、生殖、泌尿、内分泌及体液代谢等诸多方面，与之相对应的现代医学解释就是下丘脑、垂体与靶向器官之间激素水平的动态调整过程，如下丘脑-垂体-肾上腺皮质轴、下丘脑-垂体-性腺轴、下丘脑-垂体-甲状腺轴等。甲亢的发生就是由于下丘脑-垂体-甲状腺轴功能失调，甲状腺激素分泌异常所导致。甲状腺激素是机体内促进生长发育的重要激素，其生物学作用与中医肾的功能定位具有相似性。因此，刘延青等认为，甲亢的发生与肾功能异常具有一定的相关联系，先天或后天因素致肾火亢盛，则可导致甲亢的发生。

　　1. 肾与甲状腺的经络联系　　中医学认为，甲状腺位于喉前，为任脉所主，冲脉经过，督脉分支，三脉均循行咽喉部，而贯通头足，网络全身。任脉起于胞中，下出会阴，经阴阜，沿胸腹正中直上至咽喉，另有一条从胞中分出，向后与冲脉皆行于脊柱前，其浮行在外，沿腹上行，会于咽喉，而络于唇口。冲脉起于胞中，下出会阴，沿腹腔前壁，夹脐上行，与足少阴经相并，散布于胸中，再向上行，经咽喉，环绕口唇。督脉起于少腹，下出会阴，沿脊柱上行，直上入喉环唇。而任脉、督脉、冲脉的结构及生理功能与肾又有密切关系，三脉同源之处在肾下胞中，与肾为统一的整体，肾为先天之本，阴阳之根，任脉统御一身之阴，督脉统御一身之阳，冲脉主统血脉、脏腑经络气血，三脉的生理功能正是取决于肾，分化于肾。经络所过，主治所及，因此肾与甲状腺之间也存在着一定的经络联系。

2. 肾精与甲状腺激素的关系　肾藏精是肾的主要生理功能之一，是指肾具有封藏和贮存人体之精气的作用，将精气藏之于肾，使肾中精气不断充盈，防止其无故流失，为精气在体内充分发挥正常的生理效应创造必要条件。精的来源有先天之精和后天之精两类，先天之精又称肾本脏之精，是禀受于父母，与生俱来构成人体的原始生命物质；后天之精又称五脏六腑之精，是由脾胃化生并灌溉五脏六腑的水谷之精，供给脏腑生理功能活动之需，其剩余部分则贮藏于肾，以备不时之需。《素问·上古天真论》："肾者主水，受五脏六腑之精而藏之，故五脏盛，乃能泻。"当脏腑功能活动需要时，肾又把所藏之精重新输出供给，这样循环往复，从而促进人体的生长发育。甲状腺激素是由甲状腺分泌的一种激素，其生物学作用主要有3个方面。

一是促进生长发育。神经细胞树突和轴突的形成，髓鞘与胶质细胞的生长，以及脑的血流供应等均有赖于甲状腺激素的作用，另外甲状腺激素还能刺激骨化中心发育，软骨骨化，促进长骨和牙齿的生长。

二是对代谢的影响。甲状腺激素一方面可以使绝大多数组织的耗氧率和产热量增加，另一方面对蛋白质、糖及脂肪代谢具有明显的调节作用。

三是对神经系统的影响。甲状腺激素对于一些器官的活动也有调节作用，对维持神经系统的兴奋性具有重要意义。

由此而见，肾精的生理功能与甲状腺激素的生物学作用异曲同工，具有明显相似性。现代医学研究也证明，肾藏精，主生长、发育和生殖的生理功能与神经内分泌系统密切相关，而机体内分泌系统生理功能的维持又以元气为最基本物质，元气根于肾，通过三焦而流行于全身，外达肌肤腠理，内至脏腑，推动和促进着机体的生长发育，温煦和激发着各脏腑的生理活动，为机体生命活动的原动力。

肾病与甲状腺功能之间也存在互为因果和互相影响的关系，发生肾病时可通过一系列生理病理的变化引起甲状腺激素水平的波动，而甲状腺激素水平降低到一定程度时，又可能导致肾小管和肾小球的萎缩，促使原发病进一步恶化。

3. 从中医学肾论治西医甲亢　甲亢发病主要是先天禀赋不足或先天禀赋雄厚，后为情志内伤，导致肾、肝、脾等脏腑功能失衡，气血津液代谢失常，而发为本病，其病理特点为虚实夹杂，肾火亢盛是其发病的主要原因。中医学认为，五脏六腑的职能虽各有所司，但彼此协调，共同维持着人体的生命活动。肾藏先天之精，主生殖，为生命之本原，决定了人体先天的体质，故称肾为先天之本。肾精化肾气，肾气分阴阳，即元阳和元阴。元阴，是人体阴液之根本，对各脏腑起到滋养和濡润作用；元阳，是人体阳气之根本，对各脏腑起到温煦和蒸化水液的作用。元阴和元阳相互制约、相互依存、相互为用，两者协调，维护着各脏腑阴阳的相对平衡。明代张景岳《景岳全书·命门余义》："命门为元气之根，为水火之宅。五脏之阴气，非此不能滋；五脏之阳气，非此不能发。"因此，在各脏腑阴阳失调中，以肾的阴阳失调最为根本。《素问·至真要大论》病机十九条中有云"诸躁狂越，皆属于火"，且火引发的症状与甲亢的症状极为相符，提示甲亢的主要病机为火。肾为先天之本，肾水必须上济于心，于心阴共同涵养心阳，使心火不亢，心火下降于肾，与肾阳共同温煦肾阴，使肾水不寒，此一升一降，谓之水火相济，心与肾的相互协调、相互制约，彼此交通，保持动态平衡，符合阴平阳秘之意。但当今社会生活节奏快，学习工作紧张，心理压力大，加之长期熬夜，起居无时比比皆是，长此以往，过度忧思，情志失调，郁久化火，则暗耗阴精，"阳气者，烦劳则张"；又兼饮食不节，偏食膏粱厚味、辛辣燥热、油腻之品，助湿生热，耗伤阴液，损及真阴，阴不敛阳，阳气偏亢，则肾之阴阳平衡失调，相火失于潜，则亢而为害，导致虚火上炎。母病及子，肝火更盛，气机不畅，则易急躁易怒。明代王纶首提痰之本源于肾，同时还认为郁痰源于火，"因火邪炎上，熏于上焦，肺气被郁，故其津液之随气而升者为火熏蒸，凝浊郁结而成。岁月积久，根深蒂固，故名老痰郁"（《丹溪心法附余·痰》），则见颈前轻度或中度肿大，其块触之柔软光滑；肝开窍于目，督脉亦系于目，肝火与痰浊胶结，上犯于目，则见目睛突出，炯炯有神，如怒视之状；胃阳得肾火的激发则胃火炽盛，受纳腐熟亢盛，则易消谷善饥；大肠得肾火的推动，传化糟粕的功能亢奋，故易见大便次数增多或腹泻；肾火、肝火助燃心火，或耗伤心阴致心阴不足，心火失制，扰乱心神，则见心悸、失眠；火热易伤津耗气，故如果失治，则肾阴亏虚，水不涵木，而出现肝肾阴虚等虚证，或由虚致实的虚实夹杂证。

4. 清肾养阴治疗甲亢　甲亢病初起多实，以肾火亢盛为主，气滞痰凝为次，随着病程缠绵可出现虚实夹杂，故治疗应以清肾养阴、疏肝健脾为原则。《素问·阴阳调气大论》云"阳盛则热"，火热耗伤阴精，炼津灼液成痰，痰随火上行凝结于颈前；阴虚则火旺，火旺又伤阴耗津液，致阴更虚，由实致虚、由虚致实，两者相互影响，循环加重，所以早期及时有效的干预治疗是控制甲亢病情发生发展的关键。临床中常用知母、黄柏直接泻肾之相火，可起到釜底抽薪作用，当然泻肾只是"泻其有余"之邪，而非泻其所藏之精气，泻则适可而止，在祛邪同时给予扶正，注重针对病因和证候表现，灵活组方遣药。清代凌奂《本草害利》记载的泻肾猛将有猪苓、泽泻、知母、赤茯苓、生薏苡仁等。金代张元素《医学启源》记载有"黄连泻心火，黄芩泻肺火，白芍药泻肝火，知母泻肾火"并提出"火强泻之"还可用黄柏、牡丹皮。母病及子，肾火亢盛引致肝火妄动，肝火内郁，肝胆之气不疏，折伤肝胆生发之机，故常用柴胡疏畅肝胆之气，同时可加龙胆、夏枯草、石决明、钩藤等清肝泻火、平肝息风，麦冬、百合、酸枣仁、五味子等酸甘化阴以养肝体之阴；甲状腺肿大质柔软者加山慈姑、玄参、法半夏、茯苓、浙贝母、瓜蒌皮等化痰散结；甲亢突眼甚者加木贼草、谷精草、决明子、密蒙花、夜明砂等清肝明目，散瘀血。心火亢盛、心阴亏虚者加黄连、莲子心、麦冬、丹参、生地黄等，养心安神以清心火；胃热亢盛、多食易饥者加生石膏、黄连、黄芩等清泻胃热；先天肾阴不足致肾火（虚火）上炎者加用枸杞、墨旱莲、女贞子等滋补肾阴，以固本培元；瘀血重者加穿山甲、王不留行、牡丹皮、赤芍、地龙、水蛭等活血化瘀，消瘿散结；痰浊壅盛者加胆南星、夏枯草、茯苓、陈皮等化痰行气；气虚甚者加党参、白术、山药、茯苓等益气健脾。

甲亢的发病机制至今尚不完全明确，病因治疗固然重要，但限于目前医学认识和技术水平，所以目前西医临床仍以甲状腺功能药物治疗为主。但甲亢病程一般较长，患者往往需要长期服药，随之也会导致一系列药物不良反应的发生，有报道显示甲亢并发肝损害的发生率为54%，此外还可引起的白细胞减少、红细胞减少、血小板减少及皮疹的多种不良反应。从中医角度出发，充分发挥中医特色，从肾论治甲亢，认为肾与甲亢的发生发展具有密切关系，肾火亢盛也是其发生的主要原因之一，并采用清肾养阴、疏肝肝健脾中药治疗，既可标本兼治，又可减少药物不良反应，控制病情发展，缩短病程，值得临床借鉴参考。

从肾治之验

1. 从脾肾气阴亏虚、肝郁痰浊凝滞论治　患者，女，35岁。因为工作紧张、压力大，甲亢8个月，曾作吸碘试验3小时40%，24小时56%，服用西药治疗症状未见好转。故而寻求中医治疗。临床表现兴奋、心慌、急躁、焦虑、心烦、口苦、手足心热、失眠、消瘦、颈部肿大、疲乏无力。舌暗红，苔白厚，脉弦数。甲状腺功能检测：T_3、T_4、游离三碘甲状腺原氨酸（FT_3）、游离甲状腺素（FT_4）升高，同时伴促甲状腺激素（TSH）下降，甲状腺球蛋白抗体、甲状腺过氧化物酶抗体、促甲状腺素激素受体抗体均正常，转氨酶58U/L较高，B超：甲状腺弥漫性病变，呈火焰状。内部回声密集细小点状强回声。西医诊断为甲状腺功能亢进，中医诊断为瘿病。辨证属脾肾气阴亏虚，肝郁化火，痰浊凝滞。治以滋阴补肾，益气健脾，疏肝解郁、化痰散结。方选六味地黄汤合生脉饮、柴胡舒肝（散）汤、生脉饮化裁。

处方：熟地黄 30 g，山茱萸 15 g，制鳖甲（先煎）15 g，女贞子 15 g，炒山药 20 g，黄精 20 g，麦冬 15 g，五味子 10 g，牡丹皮 10 g，泽泻 15 g，黄芪 30 g，党参 30 g，炒白术 30 g，醋柴胡 10 g，醋香附 15 g，黄芩 15 g，夏枯草 30 g，郁金 20 g，桔梗 10 g，炒栀子 10 g，枳实 10 g。14 剂，每日 1 剂，水煎分 2 次服。

药物分析：柴胡疏肝解郁，香附疏肝理气，郁金活血行气解郁，黄芩清热燥湿，夏枯草清肝热散结消肿，熟地黄补血养阴填精，山茱萸补益肝肾，牡丹皮清热凉血活血祛瘀，泽泻清热利湿泄热，桔梗引诸药上行，党参、黄芪健脾益气，麦冬养阴润肺生津除烦，五味子收敛益气生津，黄精补气养阴，鳖甲滋阴潜阳软坚散结，炒白术益气健脾燥湿利水止汗，炒栀子泻火除烦，女贞子滋补肝肾，枳实破气化痰除痞。诸药合，共奏滋阴补肾，益气健脾，疏肝解郁，化痰散结功效。

二诊：患者服药后，心烦、急躁减轻，仍感疲乏无力，眠仍差，可做简单的家务。

处方：熟地黄 30 g，山茱萸 15 g，制鳖甲（先煎）20 g，女贞子 15 g，炒山药 20 g，黄精 20 g，麦冬 15 g，五味子 10 g，党参 30 g，黄芪 30 g，炒白术 30 g，醋柴胡 10 g，醋香附 15 g，夏枯草 30 g，牡丹皮 10 g，郁金 20 g，桔梗 10 g，枳实 10 g，合欢花 15 g，龙胆 15 g，炒酸枣仁 15 g。14 剂，继服。

三诊：患者服药后，心慌平稳，能睡眠约 4 小时，焦虑减轻，手足心热好转。化验甲状腺功能与肝功能，转氨酶已下降到 45U/L。

处方：熟地黄 30 g，山茱萸 15 g，制鳖甲（先煎）20 g，女贞子 15 g，黄精 20 g，麦冬 15 g，白芍 15 g，五味子 10 g，黄芪 30 g，党参 30 g，当归 15 g，炒白术 30 g，牡丹皮 10 g，醋柴胡 10 g，醋香附 15 g，夏枯草 30 g，郁金 20 g，桔梗 10 g，连翘 15 g，枳实 10 g，丹参 15 g，炒酸枣仁 15 g。14 剂，继服。

四诊：患者兴奋症状已经平稳，口苦消失，睡眠约 6 小时，颈部肿块消失，心慌、手足心发热已基本消失，甲状腺功能指标化验 T_3、T_4 下降基本接近正常，转氨酶正常。B 超：甲状腺弥漫性病变见好转。

处方：熟地黄 30 g，山茱萸 15 g，制鳖甲（先煎）20 g，女贞子 15 g，黄精 20 g，白芍 15 g，麦冬 15 g，五味子 10 g，黄芪 30 g，党参 30 g，炒白术 30 g，夏枯草 30 g，丹参 30 g，牡丹皮 10 g，郁金 20 g，桔梗 10 g，连翘 15 g，枳壳 10 g，合欢花 15 g，炒酸枣仁 15 g。14 剂，继服，以巩固疗效。

按语：甲亢是常见、多发的一种常见疾病。引起甲亢常见病因，一是家族史，而且一般传女性的概率大于男性，但它是非遗传病，没有家族史的人也可发病。二是与体质因素有一定的关系，甲亢患者多见于先天禀赋不足后天失养，体质偏颇是瘿病发生的重要内在因素。甲亢患者多见于少阳肝郁，厥阴阴虚肝旺体质是最易罹患瘿病，平素易生气、急躁，好胜心强，追求完美者。三是环境因素，如放射线辐射、颈部有大线的照射史，核辐射、工业废弃物导致的环境污染等与发病有一定的关系。四是社会节奏快，工作压力大，竞争激烈，生活不规律，精神刺激等诱因，情志内伤。《济生方》："夫瘿瘤者，多由喜怒不节、忧思过度而成斯疾焉，大抵人之气血，循环一身，常欲无留滞之患，气凝血滞，为瘿、为瘤。"故女性较男性更容易出现自身免疫调节异常，引发甲状腺素分泌过多的高代谢症状。五是与饮食有一定的关系，饮食失节，长期过食辛辣刺激，醇酒厚味，海鲜、高碘食品，导致脾胃运化失司，积热内蕴，脾失健运，不能运化水湿，聚而生痰，痰气瘀结。

对甲亢的治疗，中医学注重调理脏腑气血阴阳，早期疏肝解郁、清肝火；中期疏肝益气、化痰消瘀；后期养阴、益气、消瘿散结为主。治疗之法有养阴益气、疏肝解郁、健脾化痰、软坚散结、清泻肝火等，给患者个体化方案，标本兼顾，独树一帜。

2. 从肝肾阴虚论治　王某，女，38 岁。主诉心悸、乏力 4 个月余。患者于 2007 年 11 月因心悸、乏力、体重减轻在天津市某医院诊断为"甲亢"。服用丙硫氧嘧啶后转氨酶高出正常 10 倍，白细胞减少，1 周后转至某医院，于 2007 年 12 月 16 日查甲状腺功能：T_3 3.95 ng/mL，T_4 157.4 ng/mL，反式三碘甲状腺原氨酸（rT_3）10.85 ng/dL，FT_4 32.96 ng/mL，TSH<0.01 μIU/mL，服用激素治疗后，转氨酶下降，但仍不正常，症状改善不明显。故改为中医药治疗。现患者仍觉心悸、乏力，出燥汗，

身体消瘦，手颤，眼颤，纳可，二便调，夜寐欠佳，舌质红，舌苔白腻，脉滑数。既往体健。半个月前体查：甲状腺肿大Ⅰ度，杂音（右），手颤（＋），眼颤（＋）。实验室检查：T_3 2.56 ng/mL，T_4 152.38 ng/mL，rT_3 10.68 ng/dL，TSH<0.01 μIU/mL。

辨证分析：患者因情志所伤，肝郁气滞，肝阳上亢，肝肾阴虚，致心阴亏耗，心失所养而心悸，肝木乘脾土，身体消瘦，舌质红，舌苔白腻，脉细数为阴虚内热之症。故中医诊断为瘿病，辨证属肝肾阴虚。治疗以滋肾柔肝，健脑宁心。

处方：生地黄 15 g，枸杞子 15 g，玄参 15 g，黄芪 30 g，桂枝 10 g，土贝母 10 g，牡蛎（先煎）20 g，谷精草 10 g，苦参 10 g，甘草 10 g。每日 1 剂，水煎分 3 次服用。

二诊：患者服药后症状明显改善，心慌好转，乏力减轻，无出汗、烦躁，手颤（一），舌淡红，脉同前。原方去苦参，加山茱萸 15 g 滋肾阴，继服。

三诊：患者症状平稳，劳累后时有心悸、乏力，余无不适。复查甲状腺功能：T_3 2.6 ng/mL，T_4 135.88 ng/mL，TSH 1.59 μIU/mL，已基本正常。上方继服。

四诊：患者最近因紧张、劳累自觉症状加重，心悸、乏力、烦躁，无出汗，手颤（一）。复查甲状腺功能：T_3 5.25 ng/mL，T_4 191.9 ng/mL，TSH 0.01 μIU/mL，出现异常。上方加杜仲 10 g，龙齿（先煎）20 g，宁心安神，续服。注意休息，调节情绪。

五诊：患者症状平稳，偶有心悸、乏力，余无不适，手颤（一）。复查甲状腺功能：T_3 1.4 ng/mL，T_4 121.30 ng/mL，TSH 1.59 μIU/mL，恢复正常。上方续服。

六诊：患者未诉任何不适，体重增长 3～4 kg。复查甲状腺功能：T_3 1.12 ng/mL，T_4 81.18 ng/mL，rT_3 31.37 ng/dL，TSH 3.37 μIU/mL，已完全正常。患者用西药有副作用（白细胞减少、肝功能异常），改服中药后临床症状体征很快消失，甲状腺功能逐渐恢复正常，保护肝功能，经过一年半的系统治疗，坚持服药，最终获得临床痊愈。

第三十九章　甲状腺功能减退症

　　甲状腺功能减退症（简称甲减）是由于多种原因引起的甲状腺素合成、分泌或生物效应不足所致的一组内分泌疾病。根据起病年龄的不同可分为 3 型：起于胎儿或新生儿者，称为呆小病；起病于儿童者，称为幼年型甲减；起于成年者，称为成年型甲减。发病原因有原发性和继发性不同。临床特征为：①幼年型甲减主要影响脑组织和骨骼的发育，患儿出现智力障碍，痴呆，身材矮小；表情呆钝，发音低哑，眼距增宽，鼻梁塌陷，唇厚流涎，舌大外伸；心率缓慢，心浊音界扩大；腹饱满膨大，性器官发育迟缓。②成年型甲减多见于女性，多数起病缓慢，早期可无任何症状，仅有血清 TSH 升高，称为亚临床甲减。病情进一步发展出现畏寒乏力，体温偏低，颜面浮肿，表情淡漠，全身皮肤干燥、粗糙脱屑、毛发脱落。在精神神经系统方面可出现记忆力减退，反应性降低，少言懒动，抑郁嗜睡，有时多虑而有神经质；腱反射迟钝，肌张力下降。心血管方面可出现心动过缓，心音减弱，心浊音界扩大，久病可并发冠心病等。③病情严重者，可出现黏液性水肿。

　　根据甲减的临床特征，其属于中医学"虚劳""瘿病""水肿"范畴。

从肾论之理

　　中医学认为，本病多是由于禀赋不足，或后天调摄失调，瘿病失治或因手术、药物损伤，或因脑部肿瘤等病变，损伤脾肾，脏腑功能衰减而成。脾虚不运，则气血亏虚，脏腑组织失其充养；肾精亏少，脾肾阳气虚衰，机体失其温煦，气化失职，水液停留泛溢，而有畏冷、疲乏、嗜睡、浮肿诸症。因而临床辨治多从肾阳亏虚、脾肾阳虚、心肾阳虚，或兼肾阴虚、脾气虚、气虚血瘀立法论处。

　　甲减是一难治之症，近年来以中医药治疗者日趋增多，综观各家治法，大都均宗温肾助阳益气之法。而潘文奎则认为，从肾阴、肾阳两方面论治，更为妥帖。

　　因甲减之病因，有原发性及继发性两类。原发性者，乃是由甲状腺腺体萎缩所致；继发性者，主要见于甲状腺功能亢进患者做甲状腺次全切除术后，以及慢性淋巴细胞甲状腺炎（桥本甲状腺炎）之后期。究其病理，皆是甲状腺遭受破坏使然。由此分析可知，甲减之病临床虽有甲状腺功能减退之表现，但实是源于甲状腺组织之损害，系"阴损及阳"的病因。经云："阴在内，阳之守也；阳在外，阴之使也。"甲状腺功能之表现全仰仗于其甲状腺激素之分泌，而甲状腺激素是调节机体能量代谢的一种重要激素，据研究，在休息状态下，机体总热量的产生或氧耗量近一半是由于甲状腺激素的作用，足见其在人体温煦作用中之重要。虽然在中医学说中无"激素"之名词，但激素是属物质之类，当归"阴"之范畴。今甲减患者病因是甲状腺之组织损害，病机是甲状腺激素分泌不足，从中医学而论，显然是"无阴则阳无以生"的病理表现。

　　甲减之临床症状，主见为神疲力乏，畏寒怯冷，动作缓慢等症，乃是一派阳虚症候，其临床尚可见及毛发稀疏脱落，性欲减退寡欢，月经不调闭止等症，乃是肾阳虚衰之表现，故临床以肾阳虚证最为多见。然而有部分患者尚可见及皮肤粗糙，干燥少汗，大便秘结，舌红苔少诸症，乃是阴津不足之象，故临床尚可见及阴阳两虚型者，显然此系"阳损及阴"之本质暴露。

　　对甲减之治疗，基于其临床一派阳虚之表现，以温肾助阳益气为主是为常法，但宗《内经》"善补阳者，必于阴中求阳"及《难经》"救其肾者，益其精"之旨，当从肾阴着手，滋养肾阴以复其肾阳乃是根本大法。正如《医门法律》所云："虚劳之疾，百脉空虚，非黏腻之物填之不能实也。"治以六味地黄丸为主，加入菟丝子、肉苁蓉、黄精之类，阳虚甚者再加附子、肉桂，阴阳两顾。考菟丝子、肉苁蓉两味，虽中药书常归入助阳药中，但《中药大辞典》则言其功用为"补肾益精"，历代本草著作对此也有详述。以菟丝子而言，《本经逢源》："其功专于益精髓。"《本草正义》："菟丝为养阴通络之品，惟此善滋阴液而敷布阳和。"故《药性论》言其"治男子女人虚冷"。以肉苁蓉而言，《本草经疏》谓其系"滋肾补精血之要药"；《本草求真》则进一步阐明了其机制，其曰："肉苁蓉，诸书既言峻补精血，又言力能兴阳助火，是明因其气温，力专滋阴，得此阳随阴附，而阳自见兴耳。"可见菟丝子、肉苁蓉两味之治疗机制，正是"补阴兴阳"（《本草正义》）之功，滋肾阴以壮肾阳，正与甲减之病机相吻。至于黄精也是阴阳两顾之味，《本草纲目》："补诸虚，填精髓。"《滇南本草》："补虚添精。"且黄精具有补中益气，脾肾双补，使五脏调和，肌肉充盛之力，《本草逢源》言此"皆是补阴之功"，也与甲减常见之脾肾两虚之证相符，故余取之，治之获效。

从肾治之验

1. 从脾肾阳虚论治　党某，女，56岁。患甲减8年，长期服用甲状腺片治疗。诊见头顶部隐痛，吹风后尤甚，剑突上隐痛，眼外眦干涩，背心冷痛，小腹胀满，大便稀溏，夜尿频多，每晚6～7次，舌质淡红，舌苔白润，脉缓，左关脉独大。辨证属脾肾阳虚，失于温养。治以温补脾肾，方以右归（丸）汤加减。

处方：熟地黄15 g，山茱萸15 g，杜仲15 g，山药15 g，茯苓15 g，枸杞子15 g，制附子（先煎）15 g，覆盆子30 g，牛膝30 g，鹿角胶（烊化冲服）30 g，菟丝子20 g，续断20 g，独活12 g。每日1剂，水煎分2次服。

二诊：药服7剂后，头身疼痛减轻，便溏消失，夜尿次数稍减。守方加豨莶草30 g，鹿角胶易鹿角30 g，水蜜为丸剂，每次15 g，每日3次。

服3料丸药后，诸症基本消失。

按语：甲减临床表现为畏寒乏力。少言懒动，纳食较差，面色苍白，眼睑浮肿。肌肉软弱疼痛，腹胀及性欲减退，或月经不调等。证属肾阳不足，脾胃虚寒。本病病程较长，影响脾肾，在西医替代疗法基础上，加用中药温补脾肾，以消除症状，渐减激素剂量，以减轻激素替代疗法的副作用，更能提高疗效。

2. 从肾阳虚衰、脾气亏虚论治　李某，女，37岁。患者2年前因情绪刺激出现胸闷气短，阵发性心前区不适隐痛，在某医院以冠心病诊治，给予扩冠对症治疗。病情时轻时重，6日前又因生气诱发上述症状，夜间睡眠中发作性心前区不适，憋闷而惊醒。口服速效救心丸不能立即缓解，持续约40分钟方才见轻，随以冠心病、自主神经功能紊乱收入中西医结合科住院治疗。既往病史：10年前患甲亢，经[131]I治疗后痊愈。入院时检查，血压128/82 mmHg，心率72次/min，呼吸16次/min，体温35.2 ℃，体重85 kg，形体肥胖，语音粗低，心音低钝，节律整，心率72次/min，腹部脂肪堆积，肝脾未能及，四肢关节正常，手足欠温，双下肢皮肤粗糙增厚。实验室检查：血、尿常规正常；血脂3.49 mmol/L，胆固醇7.50 mmol/L；FT_3 2.2 pmol/L，FT_4 1.30 pmol/L，TSH 55.46 mU/L。心电图各导联较广泛ST-T改变。西医诊断为甲减，[131]I治疗后，并发冠心病，请内分泌科会诊建议，用甲状腺片替代治疗。10%葡萄糖注射液500 mL、胰岛素注射剂12 U、10%氯化钾注射液10 mL、维生素C注射液5.0，每日1次，静脉滴注1个疗程（2周），同时口服硝苯地平片，维E烟酸酯胶囊等药，患者无发作性心前区不适。第1个疗程完毕后，采用中医中药辨证施治，以调节甲状腺激素水平。患者主症畏寒乏力，四肢逆冷，腰膝酸软，胸闷气短，健忘嗜睡，舌质浅淡，舌苔白，脉沉细弱。辨证为肾阳虚衰，治宜温肾助阳益气。

处方：熟地黄30 g，山药20 g，山茱萸20 g，泽泻50 g，淫羊藿15 g，桂枝10 g，制附子（先煎）20 g，枸杞子20 g，黄芪50 g，党参30 g，丹参20 g，仙茅15 g，鹿角胶（烊化冲服）15 g。每日1剂，水煎分 2 次服。

二诊：药服 16 剂后，患者四肢见温，余症减轻，脉象较前有力。复查：FT_3 2 pmol/L，FT_4 2.71 pmol/L，TSH 49.28 mU/L，实验指标有改善。原方制附子减至 10 g，加陈皮 10 g，健脾理气，继服。

三诊：又服药 18 剂后，诸症基本消失，手足温热，体温 36.5 ℃左右，体重减轻 5 kg，脉象和缓，自觉记忆力、精力较前明显好转。出院后，嘱继服成药金匮肾气丸，每次 2 丸，每日 2 次。

四诊：患者坚持服药 4 个月余，自诉无不适感。复查：FT_3 3.2 pmol/L，FT_4 5.21 pmol/L，TSH 33.4 mU/L。心电图 ST-T 改变较前改善，病情明显好转。

按语：甲减为内分泌系统的甲状腺激素合成分泌不足，或生物效应不足所致的病变。临床治疗多采用甲状腺片替代治疗。疗效肯定，但有副作用，要长期用药。据研究报道：补阳药与机体的内分泌活动密切相关，用中药金匮肾气丸温肾助阳改善症状——即中医学的肾阳虚证候，同时调节了内分泌功能，又无应用激素类的副作用。本例患者通过中药的治疗，病情明显好转，说明中医学治疗此病有其优势。

3. 从脾肾阳虚、气虚血瘀论治　高某，男，46 岁。患者 5 年前患慢性淋巴细胞甲状腺炎，曾用激素和抗甲状腺药治疗，3 个月后出现畏寒怕冷，疲乏嗜睡，少气懒言，周身虚肿。用甲状腺片替代治疗，每日用量为 160 mg，却诱发心绞痛频繁发作，伴多源性室内早搏。现畏寒肢冷，肌肤蜡黄，乏力嗜睡，反应呆钝，心胸满闷，食少腹胀，皮肤粗糙如鳞甲，毛发脱落，舌质紫，舌苔白，脉沉微而结。实验室检查：T_3 0.37 μmol/L，T_4 43.6 μmol/L，TSH 84 μU/mL，胆固醇 18.4 μmol/L，甘油三酯 3.27 μmol/L。心电图检查：广泛心肌缺血。西医诊断为甲减合并冠心病。中医辨证属脾肾阳虚，气虚血瘀。治以补肾温阳，益气活血。方用加味金匮肾气汤。

处方：制附子（先煎）10 g，肉桂 10 g，山茱萸 10 g，山药 30 g，茯苓 15 g，泽泻 10 g，牡丹皮 6 g，巴戟天 10 g，补骨脂 10 g，淫羊藿 10 g，当归 10 g，郁金 10 g，石菖蒲 10 g，炙甘草 6 g。每日 1 剂，水煎分 2 次服。甲状腺片减为 80 mg/d。

二诊：服药 1 个月后，诸症缓解。守方随症加减，2 日服用 1 剂。甲状腺片再减量至 30 mg/d 维持治疗。

三诊：又服药 1 个月，病情稳定，未再出现心绞痛和心律失常。复查：T_3 1.42 μmol/L，T_4 127.6 μmol/L，TSF 12 μU/mL，胆固醇 6.4 μmol/L，甘油三酯 1.52 μmol/L，获显效。

按语：甲减属中医学虚劳范畴，病机是元阳虚损，脏腑功能衰退，精血生化不足。以病势缠绵，诸虚不足，五脏交亏，辗转传变为特点，而以肾阳虚为主导环节。补肾温阳中药并不含有甲状腺激素，而是通过补肾温阳，改善甲状腺本身的功能，提高基础新陈代谢率来调整阴阳平衡。补益精髓气血，促进和调节机体的内分泌功能，而起到改善临床症状的作用。现代医学采用甲状腺制剂，终身替代疗法治疗，每日维持剂量为甲状腺片 90～180 mg，部分患者对甲状腺片耐受性较差，不少病倒合并心脏损害。在应用甲状腺片时，可使心肌兴奋性增加，增加氧耗量，诱发心绞痛、心律失常，甚至发生心肌梗死和心力衰竭。以加味金匮肾气汤为主，配伍小剂量甲状腺片治疗甲减，把中医辨证论治和西医辨病论治有机地结起来，取长补短，标本兼治，故疗效满意。

4. 从脾肾两虚、兼夹阴虚论治　胡某，女，44 岁。5 年前起感神疲力乏，肢软无力，并在无意中发现颈前部甲状腺肿大，曾作甲状腺功能测定：T_3、T_4 明显下降，确诊为桥本甲状腺炎继发甲减。曾服甲状腺素片，但未有显著改善，T_4 仍未升高，近日检测为 15 nmol/L。刻下仍感神疲肢软，上楼时下肢沉重酸软，授课时不能坚持至终，批阅作业常睑垂作盹，平素形寒怯冷，厚衣裹身，纳减便溏，经少而闭。视之面庞虚浮，鬓稀苍黄，颈前瘿瘤，状似鹅蛋，随吞咽上下，肌肤干燥，舌质偏红，舌苔少，脉濡软细迟，心率 65 次/min。辨证属脾肾两虚，兼夹阴虚之兆。治以补益脾肾为主，兼顾滋养肾阴。

处方：生地黄 10 g，山茱萸 6 g，菟丝子 10 g，肉苁蓉 10 g，黄精 10 g，制附子（先煎）10 g，肉桂 5 g，鹿衔草 10 g，炙黄芪 20 g，太子参 15 g，扁豆 10 g，薏苡仁 10 g，制鳖甲（先煎）20 g，煅龙骨（先煎）20 g，煅牡蛎（先煎）20 g，浙贝母 10 g。每日 1 剂，水煎分 2 次服。

二诊：药后精神转振，已能坚持上课，阅卷也无打盹之情，食欲旺盛，胃口佳良，大便渐趋正常。唯近日温课迎考，上楼又感两腿沉重。此乃药后脾阳见振，原法进治。上方去太子参、扁豆，加淫羊藿 10 g、巴戟天 10 g，继服。

三诊：天已转寒，但无畏寒怯冷之意，身披两件毛衣即适，上课阅卷精神尚振，经事已行，经量正常，唯劳累久后微感头昏，瘿瘤缩小尚不明显。舌苔薄少，脉象濡软，脉率 76 次/min。实验室检查：TSH 66 mU/mL，T_3 98 mg/dL，T_4 3.9 mg/dL，FT_3 2.1 pmol/L，FT_4 21.5 pmol/L。病情已有明显好转，重用滋养肾阴之剂，以复肾元，以资巩固。

处方：熟地黄 10 g，菟丝子 10 g，肉苁蓉 10 g，制附子（先煎）5 g，肉桂 5 g，淫羊藿 10 g，山茱萸 10 g，炙黄芪 20 g，党参 10 g，黄精 15 g，茯苓 20 g，制鳖甲（先煎）20 g，白芍 10 g，枸杞子 10 g，桑寄生 10 g，牛膝 10 g。

按语：患者系中年妇女，病已历 5 年之久，缓慢渐起，见有甲状腺肿大、甲状腺功能减退症，桥本甲状腺炎继发甲减之诊断可以成立。从中医学而论，初诊除一派肾阳虚见症外，尚有纳减便溏，显系脾肾两虚之候，且其有肤干、苔少、舌红之象，是为肾阴不足之外露，故用六味合四君化裁；纳菟丝子、肉苁蓉、黄精滋养肾阴，以扶其正；伍制附子、肉桂助阳益气，以颇其症；佐制鳖甲、龙骨、牡蛎、浙贝母，以消其瘿。二诊随访，显然药已奏效，尤其是脾阳虚症已不复见。然近日操劳过度，经云"劳刚气耗"，故方中删去健脾之味而增温肾助阳之品。三诊之际，形寒怯冷寒凉阳虚之情已不明显，精神已振，能正常胜任教务工作，化验 T_4、FT_4、TSH 已趋正常，治已显效，故重用滋养肾阴之品，以祈复其甲状腺萎缩之腺体矣。

5. 从肾阳亏虚、瘀水交阻论治　张某，女，58 岁。患者有"甲亢"病史 10 余年，长期服用甲巯咪唑、普萘洛尔、利血生等药，甲亢症状得以控制，浮肿月余，来院检查。诊见周身浮肿，形寒怕冷，疲乏无力，便溏尿清，舌质紫暗，舌苔白滑，脉沉细。血、尿常规化验及肝、肾功能检查无明显异常。心脏听诊无异常病理杂音。甲状腺素测定：T_3、T_4、TSH 均低于正常值。西医诊断为甲减。中医辨证属久病阴损及阳，致肾气不化，瘀血水浊交阻，发为水肿。治以补肾温阳，化瘀利水之法。

处方：熟地黄 10 g，山茱萸 10 g，制附子（先煎）15 g，山药 30 g，牡丹皮 10 g，大腹皮 10 g，车前子（包煎）10 g，茯苓 15 g，泽泻 15 g，益母草 15 g，丹参 30 g，肉桂 5 g。每日 1 剂，水煎分 2 次服。

二诊：连续服药 20 剂后，水肿渐退。后嘱服成药金匮肾气丸、复方丹参片 3 个月余，追踪观察，水肿得以控制，复查 T_3、T_4、TSH 已达正常值。

按语：本例患者初诊为甲亢，盲目长期服用抑制性药品，导致药源性调节失误，使人体阴阳失衡，阳虚阴盛，火不制水，水气泛溢，游溢肌肤，发为水肿。且见形寒怕冷，疲乏无力，便溏尿清，舌质紫暗等症，乃阳虚血瘀之证。权衡病机，阴阳平衡失调，归咎于肾，从肾论治，补肾温阳，化瘀利水。药证合拍，丝丝入扣，疗效显著。

6. 从脾肾衰惫、阳虚气弱论治　刘某，女，31 岁。患者于 4 年前初孕足月顺产 1 胎后，渐感神倦乏力，形体消瘦，日趋严重。近 1 年来愈加消瘦，极度乏力，畏寒肢冷，头晕，目糊，耳鸣，难以坚持工作而病休。某医院确诊为甲减，嘱其长期服用甲状腺素片。较长时间服用，效不著。眩晕乏力难耐，症情不减，常愈加严重。遂来服中药治疗。证由脾肾衰惫，阳虚气弱所至。拟温肾健脾，升阳举陷之剂。

处方：制附子（先煎）15 g，肉桂 10 g，天麻 15 g，黄芪 50 g，升麻 15 g，党参 50 g，柴胡 15 g，石菖蒲 25 g，白术 15 g。每日 1 剂，水煎分 2 次服。

复诊：服药 4 剂后，诸症显减。效方未改，守方续服。

三诊：又服药 16 剂，诸症消失，体重增加，面色红润，精神健旺而告愈，至今未再复发。

7. 从脾肾阳虚、命火不足论治　邹某，女，33 岁。自诉头晕耳鸣，肢体乏力，神疲困倦，终日嗜睡，纳少怕冷，记忆力明显下降，头发稀疏，月经停闭。经某医院检查，确诊为甲减。服药数月未效而来求治。现症面色无华，形寒肢凉，头发稀疏，舌质淡红，舌苔稍白而厚，脉弦缓。血压82/60 mmHg。脉症合参，辨证属脾肾阳虚，命火不足。治当温补脾肾。

方以金匮肾气（丸）汤，增入六君子汤，嘱进 7 剂。药后精神较前振奋，纳食增进，怕冷症状已除。前后以原方随症加减，诊治 15 次，服药 90 余剂，月事来潮，毛发重生，症状次递消失而愈。

按语：甲减过去单纯口服甲状素片替代治疗，虽然病情多能缓解，但疗程长，替代剂量大，维持量至少在 60～100 mg/d，多则达 120～240 mg/d，也易并发心脑血管等其他严重不良反应，严重威胁患者的生命健康及生活质量。此病中医辨证以脾肾阳虚最为多见，治用金匮肾气温补脾肾，益气养血，行水消肿，尤其是合并贫血、胸腔积液、腹水、心包积液者能起到良好的治疗作用。通过中西医结合治疗，既能显著减少甲状腺素片替代剂量，防止并发症，又能快速有效地达到治疗目的。

第四十章　糖尿病

糖尿病是以持续高血糖为其基本特征的综合征。主要分为 1 型糖尿病和 2 型糖尿病，临床所见约 90％为 2 型。其基本生理病理是体内胰岛素相对或绝对不足而引起糖、蛋白质、脂肪、水电解质的代谢紊乱，其特征为高血糖、尿糖、葡萄糖耐量减低及胰岛素释放试验异常。症状为多饮、多食、多尿，烦渴善饥，形体消瘦，疲乏无力等，常并发或伴发急性感染、动脉硬化、肾和视网膜微血管病变及神经病变。由于目前尚无根治糖尿病的药物，特别是糖尿病的合并症还不能得到有效控制，全世界都在从不同途径探索新的治疗方法。

根据糖尿病的临床特征，其属于中医学"消渴""消瘅"范畴。

从肾论之理

中医学认为，本病多是由于饮食不节，恣食肥甘酒醴，辛辣香燥，情志过极，郁怒失节，或劳心竭虑，房室不节，劳欲过度，禀赋遗传，感染邪毒，热病之后等因素，致肺胃肾受损，郁热内蕴，阴精损耗，气化失常，津液精微失于正常输布，淫溢血脉，或直趋下泄而成。病有上、中、下"三消"之分，肺燥、胃热、肾虚之别。肺燥为主，多饮突出者为"上消"；胃热为主，多食突出者为"中消"；肾虚为主，多尿突出者为"下消"。病性初起以实证为主，中期虚实并见，后期以虚损为主。

1. 糖尿病从肾论治探析　糖尿病病情复杂，迁延日久，并发症多。在不同的病理阶段，病机各有所侧重，病变亦可波及五脏，"五脏之伤，穷必及肾"，李中南等认为，临床治疗消渴病，应考虑肾虚这一关键，继而分别阴阳气血治疗。

（1）历代医家论肾与糖尿病：古代医家历来重视肾在糖尿病中的作用。叶天士在《临证指南医案·三消》中指出：如病在中上者，膈膜之地，而成燎原之场，急用景岳的玉女煎、六味加二冬、龟甲、墨旱莲，以清阳明之热，以滋少阴；以救心肺之阴，而下顾真液。对肾阳虚认为惟仲景的肾气丸。如元阳变动而消烁者，即用刘河间的甘露饮生津清热，润燥养阴，甘缓和阳是也。

张仲景《金匮要略·消渴小便不利淋证》："男子消渴，小便反多，以饮一斗，小便一斗，肾气丸主治。"提出肾虚致消渴的观点。唐代王焘《外台秘要》："消渴者，原其发病，此责肾虚所致，腰肾既虚冷则不能蒸于上，谷气则尽下为小便者也，故甘不变。"指出消渴病在于腰肾虚冷。金元四大家之一刘完素在《三消论》中提出，消渴的治疗是"补肾水阴寒之虚，而泻心火阳热之实，除胃肠燥热之甚，济一身津液之衰，使津液生而不枯，气血利而不涩，则病日已矣。"刘氏是泻火派，在这里仍然强调补肾水阴寒之虚为治疗消渴之首要任务，可见他对消渴的认识也是肾虚为本。

《景岳全书·三消干渴》："凡治消之法，最当先辨虚实，若查其脉证，果为实火致耗津液者，但去其火则津液自生，而消渴自止。若真水不足，则实属阴虚，无论上、中、下，宜急治肾，必使阴气渐充，精血渐复，则病必自愈。若但知清火，则阴无以生，而日见消败，益以困矣。"张氏强调"无论上、中、下消，宜急治肾"，可见肾虚在消渴中的重要性。

程钟龄《医学心悟》指出治上消者宜润肺兼清胃，中消者宜清胃兼滋肾，下消者宜滋肾兼补其肺，而最后总结强调"不必专执本经，而滋其化源，治病求本也，其本皆在肾之下焦"。

清代张锡纯提出了气虚论，言"消渴之证，多由于元气不升""胸中大气下陷"，故治消渴喜用健脾益气法，药用黄芪、山药、葛根，并创制治消渴名方"玉液汤"。张氏治疗消渴，最大的特点是重视大

（宗）气，气阴双补，益脾运津，临床用药简洁，组方严谨，对治疗消渴确有很好地指导意义。张氏的消渴名方有"玉液汤"和"滋膵饮"，两方中均以黄芪为主药，说明非常重视气，而且善用酸收封固肾关，酸入肝，肝肾同源，五味中酸能收敛，故张氏在治疗消渴时常选用五味子、山茱萸之类酸收之品，他认为用这些药"取其酸收之性，大能封固肾关，不使水饮急于下趋也"。更重要的是张锡纯善于搜集民间有效的单方，并根据自己的观点而组创新方，如"滋膵饮"是他取单服山药和单服生猪胰子可治愈消渴的单方及诸家本草内金能治消渴之说，他说"愚因集诸药，合为一方，以治消渴，屡次见效"。

（2）糖尿病从肾论治的病因病机：中医学论治消渴，虽然强调肺、脾胃、肾，但其病机关键还在于肾。肾虚为病机根本，消渴病之病因，首先与先天禀赋有关，早在春秋战国时期，古代医家已认识到先天禀赋不足，脏腑虚弱，尤其认为肾虚是发病的重要内在因素。饮食失节、过食肥甘，醇酒厚味则是发病的直接因素，其次情志失调、过度劳欲亦影响本病的发生。诸多病因长期作用于机体，日久发为消渴病。病机上有以下几个特点：

1）消渴病肾为之本：消渴病虽然临床表现多为气阴不足，津涸热淫等症，但关键还在于肾。正如赵献可在《医贯·消渴论》中分析消渴的发病机制，认为消渴的发生"盖因命门火衰，不能蒸腐水谷，水谷之气，不能熏蒸，上润于肺，如釜底无薪，锅盖干燥，故渴；至于肺亦无所禀，不能四布水津，并行五经，其所饮之水，未经火化，直入膀胱，正所谓饮一升溲一升，饮一斗溲一斗。"张景岳云："若由真水不足，则系属阴虚，无论上、中、下三消，宜急治肾，必使肾气渐充，精力渐复，则病自愈。"刘完素在《三消论》认为"消渴者上实而下虚冷，下寒故小便多出。本因下部肾水虚而不能制上焦心火"。"水者，人之本命之元，不可使之衰弱，根本不固，则枝叶不茂，元气不固，则形体不荣。消渴病者，下部肾水极冷，但以暖药补养元气。若下部肾水得实而胜退上焦火，则自然渴止，小便如常而病愈也。"肾之真阴，为一身阴液之根本，"五脏之阴非此不能滋"，故肾阴虚为阴津亏损之本源，肾为水火之脏，寓元阴元阳，真阴亏损，肾水不足，龙雷之火不为所制而升腾，上灼津液而致竭，从而形成水因火烈而益干，火因水竭而益烈，胃津枯竭，五脏干涸，消渴之症成。同时，在临床中也会出现阴津愈损，燥热愈甚；燥热愈甚，则更加损耗阴津。消渴病日久，未能控制，则阴损及阳，常见阴阳俱虚诸证，病机的关键更在于肾。

2）脾传之病肾为其变：《素问·玉机真脏论》"脾传之肾，病名曰疝瘕，少腹冤热而痛，出白……"所以消渴之肾消亦有"脾传"之称。正所谓"肾为胃之关口，脾胃蕴热，消而下传，关门充塞邪热，肾消之症亦成矣"。消渴病日久，阴津耗损，上、中之燥邪可乘势下犯及肾，尤其是中消传变至肾，表现明显。正如喻嘉言所云"消渴之患常始于微而成于著，始于胃而极于肺肾。"《素问·经脉别论》"饮入于胃，游溢精气，上输于脾，脾气散精，上归于肺，通调水道，下输膀胱，水精四布，五经并行"以及"食入于胃，散精于肝，淫气于筋，食气入胃，浊气归心，淫气于脉，脉气流经，经气归于肺，肺朝百脉，输精于皮毛"就是指的这一过程。若脾失健运，升清失职，精微物质不能输布于全身，饮食虽多，但不能为人体所用，仍可导致机体精气津液的匮乏，致生燥热。消渴病正是一种由于精微利用障碍而表现为气虚精亏而燥的病变。脾主运化的功能是一个十分关键的环节。若肺燥阴虚，津液失于输布则脾胃不得濡养，肾精亦不得上源之水滋助；若胃热偏盛，则灼伤肺津，耗伤肾阴；若肾水素亏，阴虚火旺，上灼肺胃则三焦同病。

肾在消渴病的转归预后方面起着十分关键的作用。肾为先天之本，肾阴充盈，肺、脾、胃的功能就能正常发挥。肾与膀胱相表里，肾气充实，固摄有权，膀胱气化有力，就能维持水液的正常代谢。《医宗金鉴》对肾在消渴病转归预后方面的论述尤为精辟，"肾中之动气，即水中之命火，下焦肾中之火，蒸其水之精气，达于三焦，若肺金清肃，如云升而雨降，则水精四布，五经并行，自无消渴之患。若肾水衰竭，龙雷之火不安于下，但炎于上而刑肺金，肺热叶焦，则口渴欲饮，其饮入于胃，游溢渗出，下无火化，直入膀胱，则饮一斗，尿亦一斗也"。

3）临证治疗肾为之宗：在临床实践中，应根据具体情况辨证论治。《素问·奇病论》："肾者，胃之关也，关门不利，故聚水而从其类也。"说明肾是胃中水谷化生糟粕的排泄关口。《医贯》："治消渴之法，无论上、中、下，滋其肾水，则渴自止矣。"清代程钟龄《医学心悟·三消》："三消之证，皆燥热结聚也……三消之治，不必专执本经而滋其化源则病易痊矣。"明代张景岳云："火衰不能化气，气虚不能化液者，犹当以右归丸、右归饮、八味地黄丸主之。"近代医家如岳美中认为糖尿病后期多为阳虚，善用六味地黄丸加附子以阴中求阳；赵锡武认为消渴病后期阴损及阳应着重顾及肾阳，当以济生肾气丸以通利气机温补肾阳；祝谌予认为脾肾阳虚是消渴病并发症的主要因素之一。

因此，在消渴的临床治疗中，各脏腑应协调兼顾，尤其应该重视肾的关键作用。肾主藏精，为先天之本。水谷精微的化生，须借助于肾阳的温煦，肾内寓元阴元阳，滋其阴则上润肺胃，壮其阳则助脾运化。概而言之，消渴病证属肾阴虚，多用六味地黄丸，脾肾阳虚者用八味肾气丸等加减治疗，多获良效。特别是对于老年糖尿病的患者，进行辨证治疗后，其血糖有不同程度的下降，同时还可以减少其并发症的发生。

（3）现代名医从肾辨治糖尿病：程益春治疗糖尿病兼顾虚实标本，轻重缓急，急则治标，缓则治本，在健脾益肾的基础上加减化裁。常用基本方（生黄芪、山药、生地黄、枸杞子、栀子、女贞子、补骨脂、葛根、丹参、鸡内金、甘草）。方中黄芪甘温，补气升阳，山药甘平，补脾益肺肾，二药配伍，脾之气阴双补，肺、脾、肾三脏得益，又得葛根助脾升清阳之力，输津灌布全身，脾得健运则气血充足，运化通畅，四肢百骸、五脏六腑得养；生地黄、山药、枸杞子、女贞子、补骨脂均为补肾药物，配伍滋阴养血，涩精固肾，益元气，补真精，固肾气，体现了阴阳双补的思想，达到阴中求阳、阳中求阴的目的；丹参活血以通行血脉，鸡内金运脾健胃固精，除积滞，此二味药主要针对老年人体弱病久、易生瘀生湿停积的特点而设置。全方共奏健脾益肾，补益涩精之功，以达到脏腑得健、阴阳平衡、气血通畅、消渴自止的目的。吕仁和教授列举消渴病阳虚表现为畏寒肢冷，腰膝怕冷，面足浮肿，夜尿频多，舌胖苔白，脉沉细缓，常用仙茅、淫羊藿温补肾阳。任继学教授常用加减肾气（丸）汤（即肾气丸去附子，加五味子、鹿茸、沉香）治疗消渴病肾阳虚每获佳效；路志正指出阳虚使消渴病产生的重要因素，常用附子汤，右归（丸）汤治疗。现代名医张清华认为糖尿病治疗不好，会演变为糖尿病肾病，临床以尿浊、水肿、眩晕为主要特征。其病位在肾，随着病情的进展可影响心、肝、脾等诸多脏腑。其病机特点是病变早期阴虚为本，涉及肝肾；病变中期，阴损及阳，脾肾阳虚；病变晚期肾体受损，肾阳衰败，浊毒内停，致气血阴阳俱虚，脏腑功能严重失调，而气虚血瘀则贯穿疾病始终。其将糖尿病辨证分为3型论治。①肝肾气阴两虚，湿瘀内阻证：治以滋补肝肾，益气活血，方用芪蛭二黄汤（经验方）。药用黄芪、水蛭、大黄、黄连、玉米须、黄精、山茱萸、太子参、天花粉、麦冬、地骨皮、益母草。②脾肾阳虚，气血双亏证：治以温肾健脾，益气活血。方用参芪附黄汤（经验方）。药用人参、黄芪、附子、大黄、玉米须、茯苓、僵蚕、肉桂、水蛭、益母草、当归。③阳虚水泛浊阴上逆，气血阴阳俱虚证：治以温阳利水，调补气血。方用济生肾气（丸）汤加减。药用车前子、牛膝、熟地黄、山茱萸、泽泻、山药、猪苓、茯苓、附子、僵蚕、续断、玉米须、益母草、泽兰、丹参。

名医马骥治消渴分3型。①肺肾虚衰型：治以滋阴润肺。方用自拟滋水承金饮（生地黄、女贞子、桑椹、麦冬、山茱萸、枸杞子、炒山药、党参、五味子、生黄芪）。若兼头晕而胀痛者，减去党参、生黄芪，酌加石决明、双钩藤、白菊花、生龙齿、生牡蛎等。②肾阳亏耗型：治以温补命门，益气扶阳。方用自拟益气扶阳饮（熟地黄、炒山药、覆盆子、巴戟天、菟丝子、山茱萸、五味子、制附子、炙黄芪、砂仁）。若腰酸膝软甚者，加桑寄生、盐续断、淫羊藿、肉桂；兼心悸怔忡者，可酌加炒酸枣仁、远志、柏子仁、茯神等。③肾气阴两伤型：治以益气生津，润肺滋燥。方用自拟益气生津饮（生黄芪、党参、北沙参、麦冬、天花粉、玉竹、熟地黄、炙甘草）。现代名医高阳将糖尿病分为3型，并与糖尿病肾病分期相结合进行治疗。①糖尿病早期：多属肝肾气阴两虚，湿瘀内阻型，治以滋补肝肾，益气活血，方用芪蛭二黄汤（黄芪、水蛭、大黄、黄连、玉米须、黄精、山茱萸、太子参、天花粉、麦冬、地骨皮、益母草）。②糖尿病中期：多见脾肾阳虚，气血双亏型，治以温肾健脾，益气活血，方用参芪附黄汤（人参、黄芪、附子、大黄、玉米须、茯苓、蚕茧、肉挂、水蛭、益母草、当归）。③糖尿病晚期（肾病尿毒症期）：多见于阳虚水泛，气血阴阳俱虚型，治以温阳利水，调补气血，方用济生肾气（丸）

汤加减（熟地黄、山茱萸、续断、附子、山药、车前子、牛膝、泽泻、猪苓、茯苓、僵蚕、玉米须、益母草、泽兰、丹参等）。

综上所述，中医学从肾治疗糖尿病强调治病求本，其本皆在肾之下焦，辨证治疗分为肾阴虚，肾阳虚，或者重视气阴双补，益脾补肾。

2. 糖尿病以肾为病机关键　糖尿病属中医学"消渴""消瘅"范畴。消渴病的病机，主要以阴虚为本，燥热为标，病变的脏腑在肺、胃、肾，而以肾为关键。《灵枢·五变篇》即有"肾虚则善病消瘅"的记载。张仲景的《金匮要略》奠定消渴病临床证治的基础。自刘河间《三消论》立三消阴虚燥热，明清医家普遍重视补肾治法。赵献可《医贯》主张治肾为本，习用加味肾气（丸）汤治疗。陈士泽、喻昌也极力主张消渴病治肾，陈士泽主要是主张滋补肾阴，《石室秘录·消渴证治》："消渴之证，虽分上、中、下，而肾虚致渴则无不同也。"喻昌认为消渴病最后归根于肾，所以治疗时也强调以肾为本。

糖尿病现代分型很多，马会霞等认为，无论哪种类型，在治疗上终究离不开补肾法。

（1）糖尿病肾虚病因病机：

1）先天不足：2 型糖尿病有更明显的遗传基础。中医学认为，肾主藏精，主生长发育生殖，肾为先天之本，中医学认为与遗传因素有关的疾病大多责之为肾虚。因此，肾虚先天不足是糖尿病产生的基础。

2）肾精亏损：2 型糖尿病多见于中老年人，随着年龄的增长发病率也明显增加，经云"五八肾气衰发堕齿槁""八八天癸竭精少肾脏衰"，由于肾精亏损，阴虚生热，或复感燥热，导致消渴病变的发生。说明肾虚是导致本病的主要原因。现代研究表明肾虚与垂体-肾上腺轴、丘脑-垂体-性腺轴、卵巢功能、胰岛素抵抗有关，这些均证实了糖尿病发病的本质在于肾精不足。

3）阴阳互损：中医学将消渴病分为上消、中消和下消，上消以多饮为主要症状表现，多是由于上焦肺热；中消以多食为主要症状表现，多是由于中焦胃火；下消以多尿为主要症状表现，多是由于下焦肾虚。在临床上许多医家将糖尿病分为早、中、末 3 期，并且与上、中、下三消的主要症状表现对照比较，认为在糖尿病早期多属于上消，中期多属于中消，末期多属于下消。经中医临床长期观察、实践，在糖尿病早期出现的"三多一少"症状，大多是由于肝肾阴虚、肺胃燥热或气阴两伤，随着疾病的发展，因肾为一身阴阳之根本，内寄元阴元阳，各脏腑依赖于元阴元阳，阴阳又相互依从、互根互用，若病情迁延、缠绵不愈，阴损及阳，变生他症，最终导致阴阳两虚。

糖尿病肾虚分为肾阴亏虚、肾阳虚、肾气虚、肾精亏虚 4 型，研究表明，糖尿病肾虚证 4 型中肾阴虚型可以单独出现，仅表现为口干或者口渴喜饮、腰膝酸软、手足心热、潮热颧红、脉细或者细数等症状。肾阳虚不会单独出现，因为中医学认为糖尿病的基本病机是阴虚为本，阴虚日久而阴损及阳，所以往往是以阴阳两虚证型出现。肾气虚也不会单独出现，而是以肾气阴两虚出现，主要是由于阴虚日久耗伤肾气，出现肾气阴两虚。肾精亏虚也不会单独出现，而是兼夹在肾气阴两虚证、阴阳两虚证和阴虚燥热型中。糖尿病病久影响血液的质地及其运行，久病入络，而致血瘀证。因此糖尿病常见分型为肾阴亏虚、肾阴阳两虚及肾阴阳两虚兼血瘀证。

（2）糖尿病从肾论治：

1）滋阴补肾是首选方法：糖尿病发病根本在肾，病机中肾阴亏虚是糖尿病发病的实质，因此滋阴补肾法是治疗糖尿病的首选方法，六味地黄（丸）汤是治疗肾虚的常用方，近年来在临床上本方及其加减方应用广泛，已成为老年人"滋补肾阴"的代表方剂。据现代药理研究表明，六味地黄（丸）汤具有降低血糖、改善糖耐量的作用，对于糖尿病及其并发症均有明确的疗效。临床上用六味地黄丸加滋阴中药如葛根、芦根、天花粉、麦冬等，治疗阴虚型糖尿病，改善血糖、口渴等症状疗效显著。左归降糖汤是在六味地黄（丸）汤基础上的加减方，动物实验研究发现左归降糖汤降低空腹血糖的作用与格列齐特相似，并且左归降糖汤又能抑制糖负荷后血糖的升高，效果比格列齐特显著；实验中还发现左归降糖汤有增加胰岛素含量和抑制胰高血糖素升高的作用趋势。

2）温肾法治疗糖尿病：温肾之肾气（丸）汤法度为张仲景所设，本方以七分阳药温补肾气，以三分阴药滋补阴血，成引阴入阳之妙。方中附子、桂枝及淫羊藿鼓舞阳气，使下焦少火蒸腾精气于上焦；以生熟地黄、山药、山茱萸等以填补肾精，既可潜纳肾阳，又制阳药之温燥。这两者敛阴育阳，相得益彰。唐代医家孙思邈在治疗消渴病方中选用附子，同时在茯神（丸）汤等治消渴病方剂中配伍了肉苁蓉、杜仲、菟丝子、巴戟天等温补肾阳的中药，可见其在组方时注重温肾阳之法。明代医家张景岳《景岳全书》中亦有对于下焦火衰的消渴证"当以右归饮、右归丸、八味地黄丸之类主之"。近现代许多著名医家治疗糖尿病造诣深邃，用温阳法治疗糖尿病主要以施今墨、祝谌予、岳美中等为代表。施今墨最喜用苍术配玄参，黄芪配山药，认为苍术健脾，玄参滋肾，黄芪补脾，山药益肾，药物配伍中阴阳相剂、脾肾共补，用于治疗糖尿病，可有降低血糖的作用。岳美中认为老年糖尿病患者，病久可阴损及阳而出现阴阳两虚或肾阳虚衰，常用金匮肾气（丸）汤或鹿茸（丸）汤温补肾阳。

综上所述，糖尿病多由于先天不足、肾精亏损，或肾阴亏虚日久、阴损及阳，最终导致肾阴阳两虚、血瘀证，从而变生多种并发症。对于病机的认识总结为以肾为本，治疗也强调从肾论治为本，现代药理研究发现补肾中药具有改善血糖及糖耐量、改善胰岛功能、抑制肾脏功能损害等作用，均是肾虚本质观点有力的验证。说明肾虚是糖尿病发病的重要因素，肾为病机的关键，在治疗上终究离不开补肾法，糖尿病从肾论治是有效方法。

3. 糖尿病从肝肾论治　消渴之病，即现代医学所称之糖尿病。中医学消渴之名，本身即概括而形象地反映了消渴病之主要症状为消与渴。消者，消瘦、消耗、消灼、消谷之谓也；渴者，口渴而多饮之谓也。消渴又称为消瘅，皆由《内经》首先提出。《灵枢·五变》："五脏皆柔弱者，善病消瘅。"这里不但提出了消瘅之病名，更提出了消瘅（消渴）之病理为"五脏皆柔弱"。然而引起"五脏皆柔弱"之病理者何也？学者张德贵等则认为，除一般所论肺（上消）胃（中消）肾（下消）之说外，还与肝的功能失调密切相关。认为消渴之疾，主要在于肝失疏泄与肾阴虚两方面。即由肝失疏泄引起肺、脾、肾三脏功能失调为主的全身脏腑功能失调；肾阴虚引起全身阴虚、阴虚燥热和阴阳两虚，最终成为"五脏皆柔弱"而发为消渴。故其提出"消渴从肝肾论治"之观。

（1）从肝肾论治之理：

1）肝与消渴：肝与脏腑、经络、气血之关系最为密切，乃气血运行之枢纽，十二经脉气化之动力。周学海《读医随笔》："肝者，贯阴阳，统气血……握升降之枢也。""凡脏腑十二经之气化，皆必藉肝胆之气以鼓舞之，始能调畅而不病。"若肝脏之功能失常，则气血流通受阻，经脉之气不行，阴阳平衡失调，消渴之病发生矣。肝主藏血，主疏泄，其性刚烈，喜条达而恶抑郁，郁则疏泄失常，则藏血障碍，则易怒，"怒则气上逆，胸中蓄积，血气逆流……转而为热，热则消肌肤，故为消瘅"。（《灵枢·五变》）肝之病变通过经脉联系及五行生克关系最易影响肺、脾（胃）、肾三脏，而出现肝火犯肺，肝病传脾，肝损及肾，而使肺、脾（胃）、肾三脏功能失调，水液代谢障碍，气化失司，进而使全身脏腑气血失调，阴阳失衡，出现上、中、下三消之证。

2）肾与消渴：肾为水火之宅，内寄真阴真阳；肾藏精，肾精主气化，总司全身脏腑之气化，以使三焦水道通畅，水液代谢正常进行。肾之阴精为人之阴液之本，维持着全身阴液的平衡，从而维持着阴阳的平衡，若肾之阴精亏损，则气化失司，水谷之精微不能布散全身，致全身阴液亏虚而生燥热，发为消渴。《外台秘要·消渴》："房事过度，致令肾气虚耗故也，下焦生热，热则肾燥，肾燥则渴。"这里的"肾气"应该包含有肾阴和肾精之义。又如《景岳全书·三消干渴》指出："凡治消之法，最当先辨虚实……若由真水不足，则悉属阴虚，无论上中下，急宜治肾，必使阴气渐充，精血渐复，则病必自愈。"故消渴之由阴虚者主要指肾阴虚，也只有肾阴虚时才能发生真正意义上的消渴。

（2）从肝肾论治的方药之施：消渴之发生既由肝肾所致，则其治当从肝肾而论。首先是从肝论治。从肝者，主要针对肝的疏泄而言，故治法以疏肝为主，兼以柔肝、养肝。常用柴胡、白芍、当归之属。又因肝与胆的表里关系，在生理上密切联系，病理上互相影响，故常肝胆并论，肝胆同治，法用疏泄肝胆或和解少阳或清胆化痰。此外，肝与脾之间为五行相克关系。其在生理上相互协调，病理上相互传变，又常须肝脾同调。常用逍遥、四逆之辈；肝与肾之间是五行相生，精血同源关系，其在生理上相互滋养，相互化生，病理上相互耗损或一损俱损，其治又须肝肾同滋。常用逍遥地黄汤、柴胡地黄汤、四物地黄汤之属。

从肾论治常以滋肾阴为主，如六味地黄丸之属。对素体阳虚或病程长者、年老者、阴损及阳或阴阳两虚者，可兼补肾阳或阴中求阳，常用金匮肾气（丸）汤加减。从肝论治与从肾论治常并用，基本治法为调肝滋肾。一般在第一阶段以治肝为主，兼清热养阴滋肾；第二阶段以治肾为主，兼疏肝柔肝或肝脾同调。此外，在调肝滋肾的同时又当重视痰浊和瘀血的因素和兼顾气阴，适当加以化痰祛瘀之品和益气之品。

纵而观之，消渴之病变系由脏腑功能失调，阴阳平衡失调，导致"五脏皆柔弱"所致，而导致此病理改变者在于肝和肾。

其主肝者理由有三：①糖尿病之发病多由情志失调，郁怒不解所引起。《灵枢·五变》："怒则气上逆……故为消瘅。"《儒门事亲·河间三消论》："消渴者……耗乱精神，过违其度……之所成也。"而主情志者在肝。②糖尿病之证候除"三多一少"的表现外，多伴有肝胆经症状，如眩晕耳鸣，胸胁苦满或胀痛，善太息，口苦咽干，脉弦等。③消渴之病位病变虽属肺（上消）、胃（中消）、肾（下消），但足厥阴肝经在经络循行或生理、病理上均与此三脏相联系。即足厥阴肝脉之分支从肝分出，穿过膈肌，向上注入肺，交于手太阴肺经；肝之经脉又夹胃而属肝络胆；肝与肾又同居下焦，为乙癸同源，精血互生。故肝之功能正常则肺、脾、肾三脏功能正常，乃至整个脏腑功能正常；肝之功能失常则肺、脾、肾三脏功能障碍、水液代谢障碍，气化失司，乃至整个脏腑功能失调。

其主肾者理由有四：①因消渴之阴虚燥热病理是在肾阴虚及肾燥时产生，即只有肾阴虚时才能导致全身阴虚或阴阳失调，故消渴多由真阴不足所致。此张景岳所谓"由真水不足所致"。②消渴多见肾虚症状，如腰膝酸软，头晕耳鸣，多尿尤其是夜尿多，阳痿，尿如膏脂及尿有甜味（肾之封藏不固，致精微物质下流）等。③古代医家多主张责之于肾或治肾。《灵枢·本藏》："肾脆善病消瘅易伤。"《外台秘要》："消渴者，原其发动，此则肾虚所致，每发则肾虚所致。"明代赵献可《医贯》："治消之法，无分上中下，皆宜治肾。"明代张景岳《景岳全书·三消干渴》："若由真水不足……无论上中下，急宜治肾。"④只有治肾才能最终使消渴得到控制，血糖得以降低。治肾就是调整阴阳平衡，治肾就是求其本。是以从肝论治与从肾论治成为消渴治法的相辅相成的两个方面。大抵早期，实证多从肝论治为主，兼以从肾论治；后期，虚证多从肾论治为主，兼以从肝论治。

4. 老年糖尿病肾虚病机特点　　老年糖尿病是指年龄≥60岁的糖尿病患者，包括60岁以前诊断和60岁以后诊断为糖尿病者。本病以多饮、多尿、多食及形体消瘦为主要临床表现，高普认为老年糖尿病从肾论治，临床效果满意。

（1）老年糖尿病病因病机特点：消渴基本病机，中医学认为消渴病位关乎肺脾肾，病机以阴虚为本，燥热为标，从《内经》时代就已经确立了阴虚燥热的基本病机。老年糖尿病的病因病机特点：

1）五脏受损，以肾为主：在《素问·阴阳应象大论》论述老年人"年四十而阴气自半也，起居衰矣"。本身年过半百，阴气自半，天癸竭，精少，加之后天饮食调摄失度，情志失调，多种慢性疾病损耗及长期服用药物，均损耗肾之阴阳，故老年患者存在先天之精耗损，后天补养不济的问题。《济阴纲目》认为老年人"或虚损，精血俱耗，阴不足以配阳"。《灵枢·五变》："五脏皆柔弱者，善病消瘅。"强调老年人五脏皆受损，以肾为主。

2）肾阴虚为主，燥热为标：肾乃先天之本，寓元阴元阳，亦称真阴真阳，总领全身之阴阳，被称为"水火之宅"。张景岳云："元阳者，即无形之火，以生以化，神机是也，性命系之，故也称元气；元阴者，即无形之水，以长以立，天癸是也，强弱系之，故也称元精，元精元气者，即化生精气之元神也。"《景岳全书·传忠录》："五脏之阳气非此不能发，五脏之阴气非此不能滋。"可见肾阴肾阳在人体内的重要性。五脏津液皆本于肾，肾阴虚则虚火上扰，灼伤心肺，而见渴饮不止，心烦燥热，阴虚火旺中灼脾胃，则消谷善饥。《素问·刺热论》："肾热病……苦渴，数饮身热。"《灵枢·邪气脏腑病形》："肾脉微小为消瘅。"文中所言苦渴、数饮身热、肾脉微小，均为肾阴虚之表现，肾为胃之关 失于濡养，则开阖固摄失权，关门不利，肾与膀胱同处下焦，受邪失司，下焦之水妄行，则水谷精微不能正常输布，故而小便多尿有甜味也，肾气虚，不能固护精液，久则气阴两虚，阴虚火旺则虚火灼津伤精，最终可导致阴阳俱虚，肾将惫矣。久则阴损及阳，肾阳亦受损，正如赵献可在《医贯·消渴论》中分析了消渴的发病机制，认为消渴病乃"盖因命门火衰，不能蒸腐水谷，水谷之气不能熏蒸，上润于肺……故渴；至于肺亦无所禀，不能四布水津，并行五经，其所饮之水，未经火化，直入膀胱，正所谓饮一升溲一升，饮一斗溲一斗"，故老年糖尿病病机以阴虚为本，燥热为标，而肾阴虚为根。

3）终至气阴两虚，瘀血阻络：肾阴虚即是主要病因，阴虚致瘀，瘀则络脉不通。而见糖尿病微血管、大血管病变并发症，如糖尿病肾病、糖尿病眼底病变、糖尿病心脑血管病变等，多以血瘀为主，多表现为胸痛、胁痛、头痛、四末不温、舌质紫暗，或有瘀斑；糖尿病周围神经病变表现多见瘀血阻络，络脉不通，而见肢体麻木，感觉减退，或出现皮肤瘙痒等症状。肾阴虚则阳失其所附，阳气不足则脾阳虚，不能腐熟水谷，脾失健运，湿邪蕴脾，如糖尿病胃轻瘫，消化不良，大便黏滞不爽等症状。

（2）从肾虚辨治方药分析：故在治疗中，鉴于糖尿病阴虚为本的基本病机，且老年人精气衰退，气血亏虚的特性，在治疗中主张益气养阴，滋阴补肾为主，治之从肾论，尤其注重肾阴虚论治。"善诊者，察色按脉，先别阴阳"，以求阴平阳秘，肾寓元阴元阳，补肾应调补肾中阴阳，应用阴中求阳，阳中求阴之法来补肾之气，滋肾之阴，以求"壮水之主，以制阳光"，从而达到阴阳平衡的目的。在治疗中以滋补为主，重在益气养阴，滋阴补肾，根据其并发症的偏颇，兼用活血化瘀、通络止痛、健脾燥湿、补肾温阳、养阴清热等法。

高普治以参芪麦味地黄汤为主方，药用生黄芪、太子参、麦冬、五味子、生地黄、山药、牡丹皮、泽泻、山茱萸、茯苓。方中应用大剂量的生黄芪益气，《韩氏医通》提出"老人精枯血闭，惟气是资"，老年人本身气血津液亏虚，先天肾气不足，后天脾胃虚弱，化生乏源，而糖尿病本身又以口干口渴，多饮、多食、多尿，形体消瘦三多一少的一系列症状，都围绕着水谷精微代谢失衡，水谷不能有效的化为精微，反而多尿，水液失去过多，造成机体阴虚愈甚，应用大量生黄芪益气并兼有生津之用，糖尿病患者尿甜，亦归因于气虚，血为气之母，气为血之帅，水谷精微失于统摄，精微随尿、汗排出体外，不能充养脏腑肌肤，而生黄芪味甘，性温平，气薄味厚，可升可降，阴中阳也。具有较强的补气作用，正如王好古之《汤液本草》对黄芪的论述，认为其有"益胃气，柔脾胃，去肌热，补肾脏元气"之效，将黄芪定位于"上、中、下、内、外三焦之药"，张元素《珍珠囊》中记载黄芪"味甘，性温无毒，升也，阳也，其用有四，温分肉而实腠理，益元气而补三焦，内托阴证之疮疡，外故表虚之盗汗"等作用，唐代甄权的《药性论》认为黄芪有"补虚"乃为"内补"。《内经·阴阳应象大论篇》中论述："壮火之气衰，少火之气壮；壮火食气，少火生气。"药物性温和者易化为少火令正气盛壮，故用大剂量黄芪一方面用于补气令正气盛壮，另一方面益气生津，故应用生黄芪益气治疗消渴在治疗老年人消渴中更适用。

六味地黄汤主要用于滋阴补肾，肾寓一身阴阳，糖尿病患者又以阴虚为本，故补肾为第一要务，肾阴虚，则不能上济心肺，津不上承，虚火上炎，故可见口干口渴，胃失滋养，中灼脾胃，则见消谷善饥，本方滋补肾阴，以防虚火上炎灼肺伤胃，用以形成"壮水之主，以制阳光"之用，六味地黄汤三补三泄，寓泄于补，补不碍邪，泄不伤正，为平补肾阴之名方。钱乙《小儿药证直诀》："仲阳意中，谓小儿阳气甚盛，因去桂、附而创立此丸，以为幼科补肾专用之药。"后世将其广泛应用于滋肾阴之方。《医方论》："此方非但治肝肾不足，实三阴并治之剂，有熟地之腻补肾水，即有泽泻之宣肾浊以济之，有萸肉之温涩肝经，即有丹皮之清泻肝火以佐之，有山药之收摄取脾经，有茯苓之淡渗脾湿以和之。药止六味，而大开大合，三阴并治，洵朴方之正鹄也。"诸药合用，"补而不腻，补中有泻，泻中有补，补而不恋邪"，标本兼治，老年人的生理特点《医学心传》中强调"阴既绝，阳亦衰"，《王氏医存》中提出"老人津亏则生燥"，总之均围绕阴虚这一本质展开，肾阴肾阳不可损，阴阳互根互用，阴亏则阳失所附，生理功能下降，而消渴又是以阴虚为本，故滋阴就显得更加重要，肾阴作为一身阴液之本，发挥着不可磨灭的作用，故以六味地黄滋肾阴对老年糖尿病尤为合适。

生脉（散）汤益气养阴，敛汗生脉，生脉散首见于《医学启源》，后经《医方考》《内外伤辨惑论》

等著作进一步完善了其功效。肺与肾，金水相生，《本草汇言》分析生脉散的作用：人参治"汗下过多，精液失守"；麦冬疗"虚劳客热，津液干少"；五味子"在上入肺，在下入肾，入肺有生津济源之意，入肾有固精养髓之功"。《医方论》中言"生脉散养心肺之阴，使气血得以荣养一身，而又有酸敛之品以收耗散之气。"其中太子参易人参，太子参助黄芪益气，麦冬助六味地黄养阴，气阴双补，相得益彰，五味子酸甘化阴，收敛固涩，既可固气津外泄，又可滋耗损之阴，共同起到益气养阴，滋阴补肾的作用。

以参芪麦味地黄汤为主，根据其偏实偏虚，偏瘀偏燥之不同随症加减。若伴有胸痛、胁痛、舌质暗，有瘀斑，脉涩或滑，瘀血偏重者，加红花、川芎、土鳖虫、赤芍、当归、丹参、檀香、砂仁等活血祛瘀之品。伴有腰膝酸软，关节疼痛，肢体困重，麻木不仁，皮肤瘙痒等瘀血阻络，导致络脉不通者，加地龙、穿山龙祛风通络，盐杜仲、狗脊、补骨脂、骨碎补补肾壮骨，苦参、白鲜皮、土茯苓祛风止痒。伴有口干口渴，口苦明显，五心烦热等阴虚燥热偏重者，加黄连、葛根、天花粉滋阴清热。伴有怕冷，四末不温，小便不利或小便清长，阳虚偏重者，加胡芦巴、附子、小茴香、仙茅、淫羊藿温补阳气。伴有纳呆，大便溏薄，黏滞，舌体胖大，有齿痕，苔白腻，水湿较重，脾虚湿盛者，加炒白术、苍术燥湿健脾。伴有纳食不香，不思饮食，脘腹痞闷胀满，舌体胖大，苔白厚腻，脉滑或实者，脾胃虚弱，脾胃不和者，加陈皮、木香、焦三仙、厚朴、枳壳健脾和胃，理气消胀。伴有情绪欠佳，悲伤欲哭，或急躁易怒，心烦不安，舌质红，苔薄黄或苔少，脉弦细，肝郁气滞较显著者，加柴胡、白芍、枳壳、香附疏肝理气。伴有津亏肠燥，大便干结者，加玄参、当归、瓜蒌、酒大黄、肉苁蓉滋阴润肠，或补肾助阳，润肠通便，随症加减。

从肾治之验

1. 从肾阴亏虚、燥热内生论治　何某，男，41岁。自述烦渴、多饮多食、尿频量多、体重减轻、神疲乏力，经某医院确诊为糖尿病。现症面色晦暗无华，消瘦精神欠佳，皮肤干燥，舌质红少津，舌苔薄，脉细而数。空腹血糖 12.9 mmol/L，尿糖（＋＋＋＋）。辨证属肾阴亏虚，燥热内生。治以滋阴补肾，清热生津止渴。

处方：熟地黄 30 g，生地黄 30 g，山药 30 g，山茱萸 30 g，黄芪 30 g，天花粉 30 g，茯苓 15 g，泽泻 15 g，牡丹皮 15 g，黄芩 15 g，葛根 15 g。每日 1 剂，水煎分 2 次服。

二诊：服药 15 剂后，诸症大减，尿糖（＋）。药取初效，原方再服。

三诊：又服药 20 剂后，临床症状消失，尿糖（－），空腹血糖 6.10 mmol/L。嘱其常服六味地黄丸，以资巩固疗效。随访 1 年，未见复发。

按语：消渴一症，临床表现多为气阴不足，津涸热淫，但关键在于肾虚。张景岳："若由真水不足，则系属阴虚，无论上、中、下三消，宜急治肾，必使肾气渐充，精气渐复，则病自愈。"当代不少医家也认为，糖尿病以肾之阴阳两虚为本，燥热为标。可见滋肾益气养阴法治疗糖尿病，已被广泛应用于临床实践。方中重用二地滋阴清热，生津止渴，能补肝肾而益虚损；山药能养脾阴而摄精微；山茱萸能固肾益精，不使水谷精微下注；葛根清热生津止渴；天花粉《本经》谓其主消渴，《丹溪心法》称其为消渴神药；黄芪补元气，配山药既能益气健脾培补后天之本，又能补肺助津，助膀胱气化而固肾。诸药合用，共奏滋肾益气养阴之功。

2. 从阴阳俱虚、肾失固摄论治　患者，女，50岁。因尿频量多，消瘦乏力 1 个月，以糖尿病住院治疗。患者系有冠心病史，经常服用丹参片、心血康、活心丹等药物。近 1 个月前出现尿频量多，混浊泡沫，口渴喜饮，消瘦乏力，饮食如常。舌质红，少苔少津，脉细数，查血糖 10.5 mmol/L，尿糖（＋＋）。辨证属阴阳俱虚，肾失固摄。治以滋肾固摄之剂。

处方：生地黄 20 g，熟地黄 15 g，玄参 20 g，沙参 20 g，山药 30 g，五味子 12 g，益智 15 g，桑螵蛸 12 g，煅龙骨（先煎）20 g，煅牡蛎（先煎）20 g，黄精 15 g，菟丝子 12 g。每日 1 剂，水煎分 2 次服。

二诊：服药 8 剂后，口渴、尿频减轻，上方加减继服。

三诊：又服药 20 剂后，口渴明显好转，小便次数较正常，混浊泡沫消失。查血糖 6.8mmol/L，尿糖（－）。

按语：消渴病证分上、中、下消，下消又名肾消。病位在肾，多以肾阴阳俱虚，水津不能四布，肾关不固，有降无升，势趋直下，故多尿狂渴而日趋羸瘦。治以滋肾温阳固摄为主，药用熟地黄、山药、益智、桑螵蛸、煅龙牡、菟丝子、黄精；又以生地黄、玄参、沙参、五味子以滋阴生津，收效理想。

3. 从肾阴亏虚、肝脾不调论治　穆某，男，50 岁，患者有慢性胃痛病史，常有上腹部胀痛不适，时作时止，且与情绪有关，曾经对症治疗而症状有所缓解。近 1 年来因工作受挫，情志不遂，出现口渴、多尿，体重逐渐减轻及气短乏力，腹胀便溏，性急易怒，腰膝酸软冷痛等症。刻诊：精神倦怠，面色萎黄，形体消瘦，舌质暗淡，有齿痕，舌苔薄白，脉弦细弱。实验室检查：空腹血糖 13.1 mmol/L，餐后 2 小时血糖 18.9 mmol/L，24 小时尿糖总量 40 g/d。西医诊断为 2 型糖尿病。中医辨证属肾阴亏虚，肝脾不调。治以滋养肾阴，调肝补脾，兼以化瘀。方用自拟滋肾调肝汤Ⅲ号汤加减。

处方：熟地黄 20 g，山茱萸 20 g，山药 20 g，白芍 12 g，当归 12 g，焦白术 18 g，柴胡 12 g，茯苓 12 g，太子参 20 g，黄芪 30 g，丹参 30 g，土鳖虫 12 g，大黄 6 g。每日 1 剂，水煎分早、晚各服 1 次。

二诊：服药 30 剂后，诸症大减，精神好转，体重增加 10 kg。舌质淡红，齿痕消退，舌苔薄白，脉稍细。实验室检查空腹血糖 6.0 mmol/L，餐后 2 小时血糖 8.0 mmol/L，24 小时尿糖总量 9 g/d。此乃肝脾调和，肾阴初复。上方加淫羊藿以补肾阳，再加苍术以健脾燥湿化浊，继服。

三诊：又服药 30 剂，诸症消失，精神进一步好转，查空腹血糖稳定在 6.0 mmol/L 以内，餐后 2 小时血糖稳定在 8.0 mmol/L 以内。遂将上方制成散剂，以方便长期服用，每次 6 g，每日 3 次。1 年后随访，诸症消失，精神气色转佳。血糖、尿糖在正常范围之内。嘱继服上方散剂，以资巩固。

按语：肝之生理功能主要是主疏泄、主藏血，而肝此功能又与脾之关系十分密切。即脾的运化有赖于肝的疏泄正常才能完成，如《素问·宝命全形论》所言："土得木而达之。"肝之藏血、疏泄正常又有赖于脾胃所化生，如《素问·经脉别论》所言："食气入胃，散精于肝，淫气于筋。"当肝失疏泄或脾失健运时，肝脾之间这种正常的协调关系被打破，使脾胃化生水谷精微障碍，肝之藏血乏源，肝血不能滋养肾精，则肾阴亏虚，进而使"五脏皆柔弱"，而病消瘅，其证而为肾阴亏虚，肝脾失调。方中柴胡、白芍、当归疏肝、养肝、柔肝；白术、茯苓健脾而淡渗利湿；太子参、黄芪、黄精补脾益气兼养阴；熟地黄、山茱萸补肾阴，固精血；山药平补肺脾肾三脏之阴；丹参、土鳖虫、大黄活血化瘀，兼清热泻浊。全方共奏滋肾调肝补脾，益气化瘀之功。

4. 从肾阴亏虚、阳虚血瘀论治　魏某，男，81 岁。诉口干、多饮 21 年，加重伴双下肢轻度浮肿 1 年余，已经确诊为 2 型糖尿病 15 年，先后服用多种降糖西药，血糖控制不佳，3 年前改用皮下注射胰岛素，一度血糖控制理想，但近年来血糖出现波动，口干多饮明显加重，小便频数，并逐渐出现双下肢浮肿，胰岛素用量已达到每日 40U，血糖仍控制不稳，求中医治疗。现症患者形体肥胖，面色黧黑，口干唇燥，腰膝酸软乏力，小便频数，夜尿 3～5 次，下肢浮肿不甚，舌暗红少苔，脉沉细数。查空腹血糖 10.2 mmol/L，餐后 2 小时血糖 15.4 mmol/L。综观其舌脉症辨证为肾阴亏虚，阳虚血瘀。治以滋肾养阴为主，佐以温阳活血利水，方用六味地黄（丸）汤加味。

处方：生地黄 40 g，山药 20 g，山茱萸 20 g，茯苓 12 g，牡丹皮 12 g，泽泻 12 g，桂枝 12 g，丹参 15 g，泽兰 10 g，益母草 15 g，乌药 10 g，益智 10 g。每日 1 剂，水煎分 2 次服。

西药以中效胰岛素早 22 U，晚 18 U 餐前 0.5 小时皮下注射，每日监测血糖，视血糖变化调整胰岛素用量。

二诊：服药 7 剂后，口干多饮已不明显，仍腰酸腿软，五心烦热，舌红少苔，脉沉细，血糖已降至空腹 7.6 mmol/L，餐后 2 小时 11.8 mmol/L，胰岛素用量已减为早 16U，晚 12U。效不更方，上方去桂枝、泽兰，加枸杞子 15 g，续断 15 g，牛膝 20 g，再进。

三诊：又服药 7 剂后，临床症状基本消失，舌淡红，苔薄白，脉细。查空腹血糖 6.8 mmol/L，餐后 2 小时血糖 8.9 mmol/L，胰岛素用量已减为早 16 U，晚 8 U。守上方继进。

四诊：又服药 15 剂，患者口干、多饮、腰酸、烦热、浮肿等症状完全消失，舌淡红，苔薄白，脉细弦。查空腹血糖 5.9 mmol/L，餐后 2 小时血糖 7.6 mmol/L，已达理想控制标准。为巩固疗效，嘱其以胰岛素早 7U，晚 8U 长期注射，口服六味地黄浓缩丸每次 8 粒，每日 3 次，定期监测血糖。随访无临床不适，血糖无大的波动，空腹 5.5 mmol/L 上下，餐后 2 小时 7.0 mmol/L 上下，嘱定期随访。

按语：糖尿病属中医学消渴范畴，其基本病理特征为胰岛素抵抗，使其不能正常发挥生理效应，故尽管大剂量注射胰岛素仍不能稳定血糖。而消渴的基本病机是"阴虚为本，燥热为标"。盖老人天癸已竭，肾精亏虚，阴血化源不足，必致肾阴虚，肾阴虚乃五脏阴虚之本，阴虚内热消烁津液，津不上承则发为消渴，故滋补肾阴是治疗消渴的关键。六味地黄丸乃滋补肾阴之基本方，临证之时当灵活加减，因阴损必及阳，故当酌加补肾阳之巴戟天、益智、肉苁蓉、菟丝子等以"阳中求阴"。再者阴虚内热，津液被烁必碍血行而致血瘀，故当酌加活血之品，如丹参、山楂、益母草、红花、牛膝等，使补阴而不碍血，活血而不伤阴，如是阴津得补，津液得以正常输布，血行通畅，则消渴可愈。因老人在胰岛素抵抗的同时，多伴有胰岛素分泌不足，故而当长期适量注射胰岛素，配合长期口服六味地黄丸可达标本兼治之效。

5. 从肾元亏虚、固摄无权论治　张某，男，60 岁。患者烦渴多饮、多尿、消谷善饥已 2 年余。西医诊断为 2 型糖尿病，用苯乙双胍、胰岛素治疗，病情未能满意控制。近 1 年来又累服滋阴清热生津之中药，亦仅取效于一时。此次来就诊前，因劳累过度，病情加重，头目昏眩，腰脊酸软，多饮多尿，日夜无度。诊其形体羸瘦，舌质偏红，舌苔白，脉沉细偏数。空腹血糖 17.8 mmol/L，尿糖（＋＋＋＋）。中医辨证分析，患者系老年，肾气已虚，三消俱备，肾元亏虚，固摄无权。治宜温阳滋肾，方以金匮肾气（丸）汤加味。

处方：制附子（先煎）10 g，肉桂 5 g，生地黄 15 g，山茱萸 15 g，淫羊藿 15 g，熟地黄 15 g，玄参 25 g，山药 24 g，黄芩 30 g，苍术 10 g，生鸡内金 10 g，泽泻 10 g，黄芪 20 g。每日 1 剂，水煎分 2 次服。

复诊：服药 10 剂后，烦渴、多饮、多尿明显减轻，头晕腰酸亦有好转。嘱原方再进。

三诊：又服药 20 剂，诸症基本消失，空腹血糖降至 6.0 mmol/L，尿糖（－）。改服六味地黄丸固本善后，共服药半年，病情稳定。

按语：肾气丸的功用主要是在补肾养阴的基础上，振奋下焦阳气，使阳盛能蒸化水气，水气上升而补为津液，对消渴后期重症阴虚及阳者可治之，故历代引用不绝。张仲景始用温肾之法治消渴，认为无论上、中、下三消，宜急治肾，必使肾气充，精血渐充则病自愈。赵献可《医贯》："治消之法，无分上中下，先治肾为急……以八味肾气丸引火归源，使火在釜底，水火既济，气上熏蒸，肺受湿气而渴疾愈矣。"喻嘉言称八味丸为治消渴之圣药。至今温肾治消渴仍指导着临床实践。金匮肾气丸中以熟地黄滋阴补肾为主，辅以山茱萸、山药补益肝脾精血，并以少量的附子、桂枝温阳暖肾，意在微微生火，犹如釜底加薪，使下焦肾中之火，蒸其水之精气于上焦，若肺金清肃，如云开雨降，则水精四布，五经并行，渴疾自除。正如张景岳所说："善补阳者，必于阴中求阳，则阳得阴助而生化无穷。"经过长期大量的临床实践，肾气丸治疗糖尿病确有疗效。现代实验研究表明，金匮肾气丸能改善高血糖，增强实验动物的糖耐量，提高肾阳虚患者血浆高密度脂蛋白的浓度，对降糖和调脂均有一定的作用。值得一提的是，尽管金匮肾气（丸）汤治疗糖尿病有效，但在临床应用时还要辨证论治，本方主要适应于肾阴阳两虚或脾肾阳虚的糖尿病患者，对于阴虚燥热，阴虚火旺，肺胃热盛等证型的糖尿病患者不适合使用，应另施方药。

6. 从肾虚藏精失职、阳损络郁痰滞论治　张某，男，56 岁。诉口渴、多饮、多尿 3 年，诸症加重，伴消瘦乏力半年。患者 3 年前，因口渴多饮多尿，诊断为 2 型糖尿病。曾先后服用多种降血糖药，但症状时轻时重，近半年来上述症状加重，且头晕心悸，腰酸腿软，消瘦乏力，大便干结。查尿糖（＋＋＋），空腹血糖 16.20 mmol/L，甘油三酯 2.68 mmol/L，胆固醇 6.82 mmol/L，血压 98/60 mmHg。患者体质虚弱，形体消瘦，面色苍白，四肢不温，舌质浅淡，舌苔白，脉弦细。观其脉症，当属肾虚藏精失职，阳弱蒸化无力，络郁痰滞。治宜水火并补，蒸津化气，通络利痰。方用肾气（丸）汤加味。

处方：熟地黄 24 g，山茱萸 12 g，山药 12 g，牡丹皮 10 g，泽泻 10 g，肉桂 3 g，制附子 3 g，肉苁蓉 15 g，茯苓 10 g，法半夏 10 g，枳实 10 g，覆盆子 10 g，陈皮 10 g。每日 1 剂，水煎分 2 次服。

复诊：服药 10 剂后，畏寒肢凉好转，大便已通，上方去肉苁蓉，加葛根 15 g，继服。

三诊：又服药 1 个月后，口渴、多饮、多尿症状亦明显减轻。复查尿糖（±），空腹血糖 8.20 mmol/L，甘油三酯 2.10 mmol/L，胆固醇 6.24 mmol/L。药已中的，守方续服。

嘱其合理调节饮食结构，适当增加体力活动。半年后复查，病情稳定。后将原方改丸剂，每次 15 g，每日 2 次，以巩固疗效。

按语：《金匮要略·消渴小便利淋病脉证并治》"男子消渴，小便反多，以饮一斗，小便一斗，肾气丸主之"。然因燥热伤津，日久阴虚及阳，津亏阳损，而致阴阳俱虚，其多见于糖尿病后期。该例病程延久，阴损及阳，既不能蒸腾津液以上润，又不能化气以摄水，故出现饮一溲一，而为消渴。此乃阴无阳而不升，阳无阴而不降，故取肾气丸于水中补火，蒸津化气，肾气振奋，则诸症得解。

7. 从肾阴亏虚内热、肝胆郁滞痰扰论治　王某，女，42 岁。因发作性头晕目眩半年，加重伴口渴多饮 2 个月而诊。患者平素情志不遂，郁结于内。于半年前出现头晕、目眩及恶心、口苦、胁痛，呈发作性。近 2 个月来上述症状加重，更兼口渴多饮，消瘦乏力，腰膝酸软以及急躁易怒，多梦易惊等证候。四诊所见：神情稍郁，精神较差，面色略暗，形体略消瘦，舌质暗，两边红，苔微黄腻，脉弦滑略数。血压 139/85 mmHg，实验室检查：空腹血糖 14.4 mmol/L，餐后 2 小时血糖 18.6 mmol/L，24 小时尿糖定量 30 g/d，总胆固醇 4.7 mmol/L，甘油三酯 2.05 mmol/L，低密度脂蛋白胆固醇 1.3 mmol/L，高密度脂蛋白胆固醇 1.0 mmol/L。肝功能正常。X 线颈椎摄片未见异常，颈颅多普勒超声正常。西医诊断为 2 型糖尿病。中医辨证为肾阴亏虚内热，肝胆郁滞痰扰。治以滋肾阴清虚热，疏泄肝胆化痰。方用自拟滋肾调肝Ⅱ号汤加减。

处方：生地黄 30 g，山茱萸 20 g，山药 20 g，天花粉 30 g，太子参 15 g，柴胡 15 g，黄芩 12 g，丹参 15 g，泽泻 12 g，炒苍术 18 g，枳实 10 g，竹茹 10 g，法半夏 5 g，茯苓 10 g，大黄 5 g。每日 1 剂，水煎分早、晚各服 1 次。

二诊：服药 1 个月后，诸症基本消失，精神气色明显好转，舌质淡红微暗，舌苔薄白，脉弦细略滑。空腹血糖 7.2 mmol/L，餐后 2 小时血糖 8.9 mmol/L，2 小时尿糖总量 15 g/d。此乃邪热已去，痰浊初化，少阳始和，而脾气稍虚，肝阴肝血亦不足。予上方减黄芩、大黄之量，加大太子参之量，以补脾益气，加白芍、当归以柔肝养肝，继服。

三诊：又服药 1 个月后，诸症消失，精神气色大好，血糖空腹 6.0 mmol/L，餐后 2 小时血糖 7.8 mmol/L，24 小时尿糖总量 9 g/d。遂在上方基础上略作加减，制成水丸剂，每次 12 g，每日 2 次，长期服之。随访 1 年，诸症未发，血糖仍在正常范围。

按语：糖尿病常见口渴多饮，形体消瘦，头晕耳鸣，腰膝酸软，舌红苔黄，脉细等肾阴虚与口苦、咽干、目眩，多梦易惊，痰多苔腻，脉滑弦等肝（胆）郁痰扰并见的证候。故治疗不得徒执温补肾阳，滋补肾阴一端，有是证则用是药。本例之治，据其证候，予滋肾与调肝化痰并施。方中生地黄滋肾养阴，清热生津，《本草经疏》谓生地黄"为补肾家之要药，益阴血之上品"，山茱萸、山药滋肾阴而固涩肾精、肾气共为主药；佐以天花粉清热生津，与生地黄相伍，以消肝胆郁热灼伤阴津之口渴；太子参益气养阴，亦针对元气不足，阴津不能上承之口渴多饮，又能健脾；泽泻、苍术健脾祛湿化痰；黄芩苦寒，清泄少阳之热；丹参活血化瘀，又可与祛痰湿药相伍，以痰瘀并治，全方共奏滋肾阴，生津液，疏泄肝胆，清解郁热，兼健脾化痰、祛瘀之功。

8. 从肾元阳不足、气阴亏虚论治　林某，女，58 岁。诉患糖尿病已历 10 年，长期服用消渴丸和苯乙双胍，空腹血糖 10.2 mmol/L 左右，尿糖（＋＋）～（＋＋＋）。刻下：多饮善饥，夜尿频多，形体消瘦，神疲乏力，四肢不温，面色㿠白，腰膝酸软，下肢微肿，舌质浅淡，舌苔白而干，脉沉细无力。

辨证属肾元阳不足，气阴亏虚。治以补肾助阳，益气养阴。方选金匮肾气（丸）汤加味。

处方：制附子（先煎）5 g，肉桂（研末冲服）3 g，熟地黄 15 g，山药 12 g，山茱萸 6 g，五味子 12 g，茯苓 15 g，牡丹皮 10 g，泽泻 15 g，苍术 10 g，黄芪 30 g，党参 15 g，牡蛎（先煎）30 g。每日 1 剂，水煎分 2 次服。

二诊：服药 3 剂后，夜尿频多、口渴多饮症状减轻，复查尿糖（＋＋），空腹血糖 8.4 mmol/L。守上方改肉桂为 5 g，继服。

三诊：又服药 15 剂后，多饮善饥改善，下肢微肿消失。药已收效，原方再服。

四诊：又服药 1 个月后，复查空腹血糖 5.2 mmol/L，尿糖（－）。停药之后，嘱坚持糖尿病饮食。随访 2 年，病无反复，尿糖均在 0～（＋），空腹血糖均在正常范围。

按语：糖尿病为慢性代谢异常疾病，病变迁延日久，全身功能衰退，久病殃及肾元，统摄不固，则尿糖、尿量多；元阳亏虚，气化不利，则下肢发凉或浮肿；元阴亏损，相火上浮，则口干多饮；肾精亏耗，则形体消瘦，腰膝酸软。病已伤及先天本原，则唯有温养肾气为要。金匮肾气丸阴中求阳，阳中求阴，共奏温补肾气之妙。方中熟地黄、山茱萸、山药大补元阴，以救元阴之亏，以上三味的降糖作用已被药理实验所证实；附子、肉桂大补元阳，与补阴之品配伍，蒸化肾气，正如《医贯·消渴论》所云："故用附子、肉桂之辛热，壮其少火，灶底加薪，枯笼蒸溽，槁禾得雨，生意唯新。"另外，此二味并能温阳通经，燥湿化饮，对糖尿病后期的瘀血、湿浊也有良好的治疗作用，临床应用之时，不可以拘于糖尿病以燥热为本而轻易去之。

第四十一章　高脂血症

　　高脂血症（HLP）是人体脂代谢异常导致的血清脂质和脂蛋白水平升高，包括血清总胆固醇（TC）或甘油三酯（TG）水平过高和/或高密度脂蛋白胆固醇（HDL-C）水平过低。HLP 是代谢性疾病中一种常见而多发的病症，与心脑血管疾病、糖尿病等关系密切。该病对身体的损害是隐匿、逐渐、进行性和全身性的，研究其防治方法日益受到重视。高脂血症与心血管病有着密切关系，它是动脉粥样硬化的首要发病原因。高脂血症是动脉粥样硬化和冠心病的主要易感因素，改善或纠正脂质代谢异常是防治心血管疾病的重要举措。

　　中医学认为，肾有"收藏、化精"调和气血的功能，而日久肾虚则会形成血瘀和痰浊。根据高脂血症的临床特征，其属于中医学"眩晕""胸痹""血瘀""痰湿"等范畴。

从肾论之理

　　1. 肾虚是脂质代谢紊乱的关键　脂质代谢紊乱是先天性或获得性因素造成的血液及其他组织器官中脂质（脂类）及其代谢产物和量的异常。其临床上主要表现为血中甘油三酯（TG）、胆固醇（TC）水平异常增高及高密度脂蛋白胆固醇（HDL-C）水平低下等。许多研究表明，脂质代谢紊乱是冠心病、糖尿病、肥胖、脂肪肝等疾病发生的主要原因之一。裘昊等认为，脂质代谢紊乱的发生与肾虚有密切的关系，或曰肾虚是脂质代谢紊乱发生的关键。

　　肾为先天之本，在五行中属水，其主要生理功能为藏精，主生长、发育、生殖和水液代谢。肾中精气亏损，阴阳失衡，藏精及蒸腾气化功能失常，津液停聚为湿为痰，血脂失于正常运化，积于血中为痰为瘀；又肾精亏耗，水不涵木，肝失疏泄，致血脂聚为痰瘀，痹阻于脏腑络脉则为诸病。这些观点从多项脂质代谢紊乱相关疾病的辨证分型研究得到证实。研究发现，与痰湿、血瘀相比，肾虚明显影响老年前期脂质代谢紊乱过程。在慢性肾衰竭（CRF）血脂质紊乱的研究中发现，与肾虚症状不明显患者相比，肾虚症状明显的患者存在 TG 升高为主的脂质代谢异常，CRF 脂质紊乱与肾虚关系密切。通过对老年肾虚型高血压病患者及老年健康人血浆脂质及载脂蛋白测定，发现老年肾虚型高血压患者 TC、TG、LDL-C（低密度脂蛋白胆固醇）及血清载脂蛋白 B（ApoB）较老年健康人显著升高，HDL-C、血清载脂蛋白 AI（ApoAI）较老年健康人显著降低，提示老年肾虚型高血压病患者存在着脂质代谢紊乱。在绝经后冠心病患者中，肾虚组（包括气虚、阳虚、阴虚）患者 HDL-C 与 ApoAI 水平明显低于非肾虚组，TG 和 LDL-C 水平明显升高；肾气（阳）虚患者 HDL-C 与 ApoAI 水平又明显低于肾阴虚组，TC 与 $ApoB_{100}$ 水平则高于肾阴虚组。可见，肾虚与脂质代谢紊乱关系密切。

　　从肾论治脂质代谢紊乱相关疾病越来越受到重视。有临床报道显示，采用滋补肝肾、益气活血法，应用补肾健脾、涤痰散结法对降低 TC、纤维蛋白原，升高 HDL-C，降低全血黏度，改善血液流变学都有较好的作用。有研究者报道，采用滋肾通脉法可以明显降低脂质代谢紊乱患者 TC 和 TG 水平，对 LDL-C 与载脂蛋白 AI（ApoAI）则有明显的升高作用。还有研究发现健脾益肾中药四君子汤合肾气丸能明显提高脾肾虚衰型冠心病患者超氧化物歧化酶（SOD）活性。

　　总之，中医学认为肾的功能对机体的新陈代谢起着主要的作用，是脂质代谢的关键。肾的功能健旺，脂质的消化吸收输布功能才能健全，机体内的脂质成分、比例才能保持正常。相反，肾的功能失常，脂质代谢就会出现异常，导致相应疾病的发生。

2. 肾主气化与高脂血症的病理基础　高脂血症已成为威胁人类健康的重大问题。临床上许多学者认为，本病多因肾气虚衰，气化不利，脾胃运化输布失调，肝胆疏泄调畅失司，加之饮食不节，嗜食肥甘，机体升降、受纳等功能失调，水湿、痰浊、瘀血、湿热生成，瘀积于体内，进一步导致脏腑功能失调。以上对高脂血症病因病机认识过于复杂，重点不突出，使得对高脂血症防治理论与措施不能抓住关键要害，因而治疗效果也不持久，且易复发，或副作用较大。在此理论指导下的高脂血症治疗，大多关注于血清中甘油三酯、胆固醇、低密度脂蛋白胆固醇及高密度脂蛋白胆固醇含量的变化，在药物的选用上也是判断它对于血脂成分是否有改善，这样导致给予某些药物治疗后的确可以起到血脂代谢有关指标的改善，但药效持续的时间过去，机体血脂的有关指标又将返回到从前，以至于形成吃药就可使血脂的有关指标改善，完全依赖药物的作用，甚至对药物产生抗药性。

学者徐安莉等认为，对于高脂血症的治疗应从该病的发病机制着手，寻求发病的根本，才能从疾病的本源上有效地预防和治疗。高脂血症的病因与肾的气化失常关系密切。因肾气虚衰导致气不化津，则清从浊化，而致脂浊内聚，变生痰浊，壅塞脉道，血滞成瘀，或酿而生热，或滞而为湿，从而形成"痰"和"瘀"。肾气虚衰而导致痰瘀互结是高脂血症的主要病理基础。

（1）肾主气化的生理概括：气化，是指气的运动产生宇宙各种变化的过程。在中医学中气化占有特殊地位，主要是生命活动变化的概称。由于气的不断运动，推动和调控着人体内的一切新陈代谢活动，激发着物质与能量间的转化过程，负载着传递生命信息从而维系人体的生命进程。而脏腑的气化是所有气化作用的核心，脏腑气化的实质就是脏腑功能的体现。

肾的气化就是肾生理功能的高度概括。肾精、肾气、肾阴和肾阳对机体的作用以及它们之间的关系、在生命中的作用，无一不是肾的气化功能的具体体现。肾藏有形之精，内寓肾阴肾阳，精化气，谓之肾气。肾主藏先天之精及五脏六腑之精，肾精乃人体生命之基本物质，在人体的生长发育和衰老过程中起特殊重要作用。正常情况下，肾中阴阳相配，体用结合，阴精充沛，温煦有源，促使了气血的旺盛流畅，气机的条达，气化的升降正常。但随着人生、长、壮、老，必然消耗精气。《素问·上古天真论》："五八，肾气衰，发堕齿槁……七八……天癸竭，精少，肾脏衰，形体皆极。"说明肾气的虚衰与衰老有密切关系。后天诸因如六淫、七情、饮食劳倦、时行疫毒等也可直接损及于肾或通过他脏累及于肾，从而导致肾气的亏损。

肾阴对机体脏腑组织起着滋养濡润的作用，而肾阳则对机体脏腑组织起着温煦推动的作用。肾阳为一身阳气之本，为五脏之根，气化之源，促进精血津液的化生和运行输布，加速机体的新陈代谢，并激发精血津液化生为气或能量，即促进"有形化无形"的气化过程。肾的气化作用过程实际上也是体内物质代谢过程，是物质转化和能量转化的过程。人出生后，机体由脾胃的运化作用从饮食物中摄取的营养物质，称为"后天之精"。后天之精有赖于肾气及肾阴肾阳对脾阴脾阳的推动和资助，才能不断地化生，以输布全身，营养脏腑及其形体官窍。

（2）肾气化失常与高脂血症：

1）肾气化失常导致痰饮与瘀血：肾阳具有熏蒸、温煦、激发的作用，是维系生命活动的基本动力。正如张介宾《类经附翼·大宝论》所云："天之大宝，只此一丸红日；人之大宝，只此一息真阳"，"得阳则生，失阳则死。"肾阳为诸阳之根，能资助肺阳，与肺阳共同温暖肺之阴液，推动津液敷布；肺阳也能资助肾阳，与肾阳共同温暖肾之阴液，推动津液气化。肺肾相互合作，共同维持机体水液平衡，则水肿、痰饮等病症不生。

脾主运化的功能是依赖脾阳的温煦、激发、推动作用而实现的。但脾阳需赖肾阳的充养培育、温煦蒸化和激发推动才能维持其正常的生理功能。肾阳为五脏阳气的根本，五脏之阳气非此不能发。若肾阳亏虚，脾阳失煦，就会导致脾阳亦虚，从而影响其运化水谷的功能，及津液的化生异常。正如赵廷儒《赵李合璧·杂症门》所云："夫痰者水也，其本在肾，其标在脾……故脾肾一虚，其痰必多。"

心为君火，肾为相火。君火在上，如日照当空，为一身之主宰；相火在下，系阳气之根，为神明之基础。命火秘藏则心阳充足，心阳充盛则相火亦旺。君火相火，各安其位，则心肾上下交济。所以，心与肾的关系也表现为心阳与肾阳的关系。肾水必须上济于心，使心火不亢。肾阴上济依赖肾阳的鼓动，心火在心阴的凉润作用下化为心气以下行助肾。若肾阳虚衰，水火不济，出现心脏的搏动过快且无力，而导致血液运行失常，出现瘀血或出血的现象。

肾在五行属水，肝在五行属木。何梦瑶《医碥·五脏生克说》载："肾受肺之生，则水愈足，为命门之火所蒸，化气上升，肝先受其益，是为肾水生肝木。"以五行之间生克制化而言，则水生木，水为木之母，木为水之子，水涵则木荣，母实则子壮；子壮则反补于母，母亦实也。肾藏精，肝藏血。血藏于肝，行于脉道；精藏于肾，布散周身。肝血需要依赖肾精的充养，肾精可以化生肝血；肾精亏虚可导致肝血亏虚，肾阴不足引起肝阴不足。而肝有相火，既可使肝血不凝，又能司气的升发，从而尽其疏泄之职能；肾有相火，既可使肾水不寒，又能司一身气化，从而奉其生身之根本。因肾的气化失常出现肝主疏泄、调畅气机的功能失常，导致血行缓慢、瘀血等。

2）痰饮与瘀血是高脂血症的基本病理基础：目前，临床高脂血症指的是血清学检测中表现为甘油三酯、胆固醇、低密度脂蛋白胆固醇升高，而高密度脂蛋白胆固醇含量降低，所以把高脂血症称为血脂代谢异常更为确切。而血中脂代谢异常主要由于胆固醇或甘油三酯的转运或合成、分解代谢出现障碍。中医学虽无高脂血症的病名，但在《内经》中就明确提出了"膏""脂"的概念。《灵枢》称"脂"是一种充盈身体的正常营养物质，而"膏"是过多的"脂"，血脂为水谷所化生的精微物质，属于津液，存于血中，与血液是互为化生的关系。若脏腑功能失调，气血运行不畅，津液输布调控失常，浊而生成脂及痰，浸淫脉道，以致气滞血瘀，痹阻脉络形成高脂。

因肾的气化功能失常而出现肾精亏虚，肾气虚，肾阳虚及肾阴虚衰等，最终导致津液的产生及输布功能失常而出现痰饮。因机体内生血能力减弱，气血运行缓慢出现瘀血。一旦痰饮形成即可随气流窜至全身，外而经络、肌肤、筋骨，内而脏腑，全身各处，无处不到，从而产生各种不同的病变。瘀血形成后，停积体内不散，不仅失去血液的濡养作用，反而进一步影响和加重气机郁滞，导致局部或全身的血液运行失常。

同时，痰浊、瘀血既可单独致病，又能相互为患，久病伤络，出现痰瘀互结。随着疾病的不断迁延，湿浊、痰凝、瘀血逐渐产生，其是高脂血症疾病发展早、中、晚期的病理产物。前一阶段的病理产物将会影响后一阶段的进程，而后一时期的病理产物必然包含前一时期的病理产物。高脂血症的主要病理基础是痰瘀互结。血中脂质过多堆积，运转不畅，水液停聚而形成痰饮，为有形之痰，可随气流行，或停滞于经脉，或留滞于脏腑，阻滞气机，妨碍血行。当痰邪停滞过久，必然形成瘀血，而当瘀血一旦形成，又会使得水湿停聚程度加重，两者相互渗透，相互转化，出现由痰致瘀，或由瘀成痰，痰瘀互结，继而导致大量的脂质沉积于血管壁，引发动脉粥样硬化出现心脑血管疾病。

3. 肾虚与高脂血症病机　中医学并无高脂血症的名称，但多有关于"脂"和"膏"的论述，《灵枢》称"脂"是一种充盈身体的正常营养物质，而"膏"是过多的"脂"，血脂为水谷所化生的精微物质，属于津液，存于血中，与血液是互为化生的关系。若脏腑功能失调，气血运行不畅，津液不规则血化，浊而生成脂及痰，浸淫脉道，以致气滞血瘀，痹阻脉络，形成高脂。学者陈晨等认为，高脂血症病机本质上与肾虚密切相关。

（1）肾虚导致血瘀与血痹：《素问·调经论》"夫心藏神，肺藏气，肝藏血，脾藏肉，肾藏志，而次成形。意志通，内连骨髓而成身形五脏。五脏之道皆出于经隧，以行气血。血气不和，百病乃变化而生"。可知肾虚就会导致骨髓的空虚，形成内在的气血不合，而长期的气血不行和血瘀就会形成血痹，肾的收藏，生新血的功能就会下降。《素问·阴阳应象大论》："年四十，而阴气自半也，起居衰矣。"中老年人脏腑之气渐衰，精气渐减。肾虚气化无力，导致痰浊、瘀血形成并瘀积体内，造成脂质代谢紊乱。高脂血症与肾虚有重要关系。肾精亏虚，水谷精微难以化为"清血"，以致浊物内滞，最终形成痰瘀阻滞，血脉不畅发为本病。年老体衰，肾虚精亏，膏脂不藏，化入血中均可致血脂异常。本病为脏腑功能失司、膏脂生成、输化失常所致，病理性质总属本虚标实。本虚主要表现为脾肾阳气亏损，或肝肾阴血不足，标实主要为湿浊内蕴，久则兼夹瘀血，导致痰瘀互结为患，脏腑涉及肝肾脾胃，后期病久及血，血行瘀滞，则病及于心。肝气郁滞，肾气不足，气化不利，可使痰浊瘀血内生。脾肾亏虚而致湿盛痰瘀，或由于肝气郁结而致气滞血瘀，日久化热，脾肾亏虚，肝脾不调为根本，而湿盛、痰阻、血瘀是其病变之标。

（2）肾虚导致痰与饮：高脂血症是引起动脉粥样硬化的始动因素，心脑血管病主要病理基础，近年来，多数学者认为高脂血症为血中之痰浊，然而其中肾的气化作用尤为重要，肾气不足则各脏腑功能失常，气化失司，阴阳失调则开阖失度，水津不布或水液内停，最终为湿为痰，致使血脂升高。同时，肾虚也是人体衰老、老年病及多种慢性病特定阶段的共同病理基础。肾阴亏虚，则水不涵木，肝失所养，疏泄失常，膏脂布化障碍从而导致肝阳上亢；肾阳虚衰，则脾失温煦，运化无权，痰浊内生而发病。因此张景岳云："痰之化无不在脾，痰之本无不在肾。"《临证指南医案》："痰症之情状，变幻不一。古人不究标本，每著消痰之方，立消痰之论者甚多，后人遵其法而用之，治之不验，遂有称痰为怪病者矣。不知痰乃病之标，非病之本也。"《素问·本神》："肾藏精，精舍志，肾气虚则厥，实则气胀，五脏不安。"张锡纯《医学衷中参西录·方剂篇》："世医治痰，习用宋《局方》二陈汤，谓为治痰之总剂。不知二陈能治痰之标，不能治痰之本，何者？痰之标在胃，痰之本能源在于肾。肾主闭藏，以膀胱为腑也。其闭藏之力，有时不固，比注其气与膀胱。膀胱膨胀，不能空虚若谷，既不能吸引胃中水饮，速于下行而为小便，此痰之由来也。"本病发生以脏腑功能失调为主，痰湿外因是饮食不节，脾失健运，聚而成痰湿，内因肝脾肾三脏虚损，导致痰湿、瘀血等病理产物，皆以脏腑功能失调为主。

（3）肾精虚阴阳失衡：《素问·五运行大论》"北方生寒，寒生水，水生咸，咸生肾，肾生骨髓，髓生肝"。《万病回春》："百病皆生于肾。盖精伤则肾水空虚，不能平其心火，火炎伤其肺金，是绝水之源。故阳有余而阴不足。"《医林改错》："皆因气血先虚也，湿生痰，痰生热，热生风。"肾主一身之阳气，为气化之源，五脏之根；肾主津液，对津液的存储、分布、利用及津液、精、血之间的转化起主导作用。人年逾四十，肾气由盛渐衰，水湿失运，痰湿内生，凝聚为脂；或因肾阴亏虚，虚火内生，虚火炼液成痰浊，痰浊日久不去，郁阻气血而引发血脂异常。肾气亏虚，精气衰惫，肾阴不足，虚火灼津，肾不化津，则清从浊化，膏脂滞留，形成本症。中医学认为，肾藏精，主生殖发育，人体的生长发育、衰老与肾精密切相关，肾亏蒸化无力，且肾虚可致脾运失健，精化为浊，此为高脂血症的重要原因。高脂血症多见于老年人，若肾阳不足，则油脂的转化利用减少，而滞留血脉，肾阴不足则精津减少，血脂相对增多而发病。

（4）治本用补肾活血：《素问·阴阳应象大论》"治病必求于本"。《医学正传》："所为治病求本者，求其本，必知其源，治之不远矣。"治疗疾病的关键在于抓住疾病的本质。《医学入门》："虚损皆由水火不济，但以调和心肾为主，兼补脾胃，则饮食加，而精神气血自生也。"陈谭升采用补肾化浊法，治疗老年高脂血症 62 例，临床控制 14 例（23％），显效 28 例（45％），有效 17 例（27％），无效 3 例（5％）总显效率 68％，总有效率 95％。代新华将脾肾阳虚型，治以温阳健脾，药用鹿角片、熟地黄、桑寄生、山药、黄芪、太子参、白术、茯苓、生姜、生山楂。肝肾阴虚型，治以滋阴养肝、化浊生津，药用生地黄、山茱萸、枸杞子、制何首乌、山药、牡丹皮、茯苓、天花粉、栀子、生山楂。曹学斌将脾肾两虚型，治以健脾补肾，方选清脂汤，药用淫羊藿、菟丝子、生地黄、黑芝麻、生首乌、女贞子、泽泻。杨仕彬和向理满等将高脂血症肝肾阴虚型，治以滋养肝肾，用六味地黄（丸）汤或杞菊地黄（丸）汤加减；脾肾阳虚型，治以温补脾肾，用附子理中（丸）汤加减治疗。罗孟德认为肝肾阴虚型症见体倦乏力，腰膝酸软，头昏耳鸣，或遗精盗汗，心烦少寐，舌红少苔，脉细数，血脂增高，治宜滋阴补肾，药用熟地黄、山茱萸、制龟甲、山药、枸杞子、菟丝子、桑寄生、牛膝、太子参、麦冬、五味子。有资料显示，淫羊藿、制何首乌、枸杞子均具有抗脂质氧化、降血脂、抗动脉粥样硬化的作用。

对于高脂血症，当前中医界没有统一的标准化治疗方法，临床上以"痰"论治而久不获效者，应该考虑"肾"的因素，从"肾"论治。

4. 高脂血症从肾论探幽　脂质代谢紊乱及血液流变异常，微循环障碍已成为动脉粥样硬化、心肌梗死、脑血管意外等各种心脑血管疾病的主要原因之一。而血脂水平与中医辨证之肾虚证关系密切，临床观察学者韩丹丹认为，从肾论治高脂血症符合"治病求本"的原则，故探之幽妙以图治。高脂血症与肾虚关系：

其一，脂为痰浊所化，为肾水失司所致。《素问·通平虚实论》："凡治消瘅、仆击，偏枯、痿厥，气满发逆，肥贵人，则膏粱之疾也。"而"膏"即为血脂的组成成分，故高脂血症可归属为"膏粱之疾"，其外因是饮食不节、嗜食肥甘厚味，内因则以脾胃虚弱，肝肾阴虚为主。其中肾为先天之本，为水脏，主津液，肾阴亏虚则三焦气化不利，水不暖土而脾失健运，水湿不化，津液阻滞脉中，瘀久化为膏脂。而肾精亏耗则水不涵木，肝木失其疏泄，藏血调血之功能失职，致血中脂质代谢失调。

其二，高脂血症与肾开窍与耳。《内经》有"肾开窍于耳""肾气通于耳，肾和则能闻五音矣"等之论。肾虚则耳聋耳鸣。临床观察慢性肾病患者中，肾虚者听力损害发生率明显高于无肾虚证患者，而听力损害的程度也明显高于无肾虚证患者。肾病综合征和慢性肾衰竭时，血脂水平则继发性增高，这与机体对 TG 和 TC 合成增多或降解受阻，脂质运转障碍以及 HDL-LCAT（卵磷脂胆固醇基转移酶）系统功能失调等因素有关。据众多研究表明，由于患者血清脂蛋白水平的升高，在一定程度上增加了血液循环障碍，内耳迷路血管纹出现低血氧和血栓，影响了内耳的代谢，从而导致听力减退。

其三，高脂血症从肾论治本于病机。湿、痰、虚为高脂血症三要素。其病位在肾、脾、肝胆，为本虚标实，虚致湿痰瘀滞，三要素相互转化。高脂血症为诸多因素引起的脾胃虚弱，腐熟运化失职，气血津液失其正常输布，清从浊化，而为气滞、痰凝、血瘀所致。病本为肝肾阴亏，因肝主藏血、肾为水脏，主津液，肝失藏血、疏泄失职及肾的气化失司，致本虚标实之候。因此，治疗应以培补肝肾、健运理气为本，活血化瘀、祛痰为标。

5. 肾虚血瘀是高脂血症始动因素　李甜等认为肾虚血瘀是高脂血症发生的重要病机之一，也是高脂血症发病的始动因素。《素问·上古天真论》："女子七岁，肾气盛，齿更发长……丈夫八岁肾气实，发长齿更……四八，筋骨隆盛，肌肉满壮。五八肾气衰，发坠齿搞……八八天癸竭，稍少，肾藏衰，形体皆极，则齿发去。"《素问·阴阳应象大论》："年四十，而阴气自半也……年六十，阴痿，气大衰。"说明随着人体的正常生、长、壮、老，必然要耗伤肾精肾气，出现肾精肾气的衰竭，即所谓的"生理性肾虚"。肾主骨生髓，髓生血，"精血互化"。《医林改错》："元气既虚，必不能达于血管，血管无气，必停留而瘀。"肾精匮乏，元气亏虚，气虚鼓动乏力，血行迟涩而致瘀；阴血不足，血脉不充，亦可使脉道滞涩，血行不畅，终而致血瘀。同时，"阴虚则阳盛，阴虚则热"，《医林改错》曰"血受热则煎熬成块"，故可致瘀，即有"生理性血瘀"。肾虚是本，由虚致瘀，血瘀又是肾虚的必结果，而血瘀存在又加重了肾虚，两者相互影响。可见肾虚血瘀发生过程伴随着人体生长衰老，是一个必然阶段。

"生理性肾虚血瘀"是一个渐进过程，在发生发展的早期，按中医传统宏观辨证方法可能证候不太明显或"无症可辨"，而实验室微观检测却发现在神经内分泌、免疫、氧自由基代谢等方面都已经有了异常改变，并出现了血液流变学、微循环的异常。肾虚血瘀随着年龄的增长，会加重神经、内分泌、免疫等系列的紊乱，研究发现会出现红细胞电泳和血沉加快，红细胞聚集，红细胞变形能力下降，全血及血浆黏度明显增高，导致"脉不通血不流"现象。

肾气虚衰则各脏腑功能失常，阴阳失调，气化失司，开阖失度，血脉壅塞，瘀血积于体内，造成脂质代谢紊乱。现代很多医家认为，痰浊内生为高脂血症的基本病机，应从脾论治，健脾化痰。而肾为先天之本，元阴之所系，一身上下的阴精贮存分布均与肾有密切关系，脂质也为阴精之一，亦要受肾的制约。肾能化气行水，主水液，有调节人体水液代谢的功能。肾虚气化无力，肾阳虚衰，水不暖土脾失温煦，则脾失健运，运化无权，才致痰浊内生而发病；肾阴亏虚，则水不涵木，肝失所养，疏泄失常，而有肝阳上亢，膏脂布化失常；肝肾阴虚则可滋生内热，灼津炼液酿而成痰，熬而成脂，同时，肾精亏虚，水谷精微难以化为"清血"以致浊物内滞，形成痰浊。因此张景岳说："痰之化无不在脾，痰之本无不在肾"。唐容川在《血证论》中说："血不利则水生，水不利则生痰。"瘀亦可致痰，瘀血日久阻碍气机的升降出入，致津液停滞成痰；痰浊附于血脉之上，加重脉道不畅，最终痰瘀同病，产生变证。肾还主生殖发育，肾与遗传因素密切相关，而高脂血症多有遗传史，说明肾精与遗传的关系，也说明了肾与高脂血症密切相关。

6. 从肝脾肾论治高脂血症　高脂血症是指人体内脂质代谢失常，血浆内脂质浓度超过正常高限的一种病症，其病因多责之于"痰浊""血瘀"，但李淑玲认为，高脂血症与肝、脾、肾关系密切，故应从健脾、疏肝、补肾着手来调治。

(1) 从脾论治高脂血症：脾位居中焦，"为生痰之源"，主运化水谷、水湿，升举清阳，是人体气机升降之枢纽，有吸收和输布水谷、水湿，防治其在体内停滞的作用。若恣食肥甘厚味和醇酒之品，损伤脾胃，使其运化无权，水津不能四布，水谷精微不归正化，停聚体内，不能及时转化和排泄，留而不去，聚湿为痰，聚痰为脂，聚脂为膏。《医学入门》："善食厚味者生痰。"《景岳全书》："脾虚不分清浊，停留津液而痰生。"总结众医家经验，盖脾虚生痰浊，痰浊中阻又可使脾失健运，导致痰浊脂质不断凝聚，血脂增高。实验证实痰浊型的冠心病患者的总胆固醇、甘油三酯、低密度脂蛋白明显高于非痰浊型和正常对照。若痰浊阻于中焦，使脾不升清，水谷不能运化，气血生化无源，出现神疲乏力，头晕目眩，腹胀，泄泻等症，故临床上高脂血症的患者，伴见上症者应治以健脾、化痰、除湿为法，可选用健脾（丸）汤或参苓白术（散）汤加减。

(2) 从肝论治高脂血症：肝主疏泄，喜条达，恶抑郁，具有保持全身气机疏通畅达，通而不滞，散而不郁的作用。肝的疏泄功能正常，则气的运动疏散通畅，血的运行和津液的输布也随之而畅通无阻。七情五志等情志活动异常，肝失疏泄，气血运行不畅，气滞则津血运行不畅，留滞成痰成瘀，如《三因极一病证方论》："七情沮乱，脏气不行，郁而生痰。"痰瘀互结，损伤脉络，又会进一步导致气机不利，脉道不畅，病理产物痰浊、瘀血内生并郁积体内，导致脏腑功能失衡，气血津液代谢紊乱。《血证论》："木之性主于疏泄，食气入胃，全赖肝木之气疏泄之而水谷乃化。"肝失疏泄，克犯脾胃，脾失健运，以致水谷精微不能正常输布，痰浊内生，滞留经脉，阻碍血运，瘀血内生，日久痰瘀变生膏脂。肝失调达，致使脾胃消化功能失调，化生精微物质的功能减弱，可致痰瘀内生，血脂升高。肝的疏泄功能不利，又会对情志，胆的功能有影响，出现情志异常，抑郁、烦躁等，口干口苦，胁肋胀痛等症，故临床上高脂血症的患者伴见上症者应治以疏肝醒脾、化痰散瘀为法，可选用柴胡疏肝（散）汤或逍遥（丸）汤，合失笑（散）汤加减。

(3) 从肾论治高脂血症：肾为先天之本，藏精，肾中精气是构成人体的基本物质，包括肾阳——具有促进机体的温煦、运动、兴奋和化气的作用；肾阴——对机体各脏腑组织器官起着滋养、濡润的作用；主水——具有主持和调节人体津液代谢的作用。肾阳有促进气的产生，加强脾胃的消化吸收功能，肾阳虚，气推动血、津液无力，痰浊瘀血内生，同时脾阳失于温煦，运化失调，升清降浊无力，痰浊内生；肾阴不足，阴不制阳，灼津为痰，肾阴虚则水不涵木，肝失所养，气行不畅，运血无力，而致血瘀，痰瘀凝聚为膏脂。张景岳云："痰之化无不在脾，痰之本无不在肾。"肾为水脏，主水液，久病伤肾，或年老体衰均可导致肾的生理功能失常，开阖失施，导致机体水湿、津液代谢障碍，痰浊滞留于血脉，则痰聚脂生。故临床上常见中年后出现高脂血症，并随年龄增长发病率逐渐增加。常伴见精神萎靡，反应迟钝，或五心烦热，心烦不安，腰膝酸软等，应治以温肾填精，化痰祛瘀为法，可选用六味地黄（丸）汤或济生肾气（丸）汤加减。

高脂血症是动脉粥样硬化的重要成因，也是诱发心脑血管疾病的重要因素之一。多由饮食不节、情志不畅。或年老体衰等因素导致肝、脾、肾功能受损，痰浊、瘀血内生所致。高脂血症的病机特点是以脾肾亏虚、肝脾不调为根本，而湿盛、痰阻、瘀滞是其病变之标。肝主疏泄，是瘀血形成的重要环节，脾主运化，为"生痰之源"，肾主水化气，为先天之本，对五脏的功能具有调节作用，调节主持全身水液输布。若脾失运化、肝失疏泄、肾失气化，则气血运行不畅，津液内停，化生膏脂，故临床上治疗高脂血症时应从脾、肝、肾辨证入手化痰，祛瘀以调脂。

从肾治之验

1. **从脾肾阳虚、痰浊内阻论治** 患者，男，61岁。自述8年前患高血压而出现眩晕，血压150/100 mmHg，血脂超标，经治疗（用药不详）血压趋向下降，但血脂未见明显下降。现头晕，面色㿠白，畏寒肢冷，腰膝酸软，腹胀纳呆，血压135/85 mmHg，舌体胖，舌苔白滑，脉沉细。中医诊断为脂浊。辨证属脾肾阳虚，痰浊内阻。治宜温补脾肾，化痰降浊。方以附子理中汤加减。

处方：人参10 g，制附子5 g，干姜10 g，菟丝子10 g，补骨脂10 g，益智10 g，白术10 g，木香10 g，厚朴10 g，枳壳10 g，山楂10 g，炙甘草10 g。14剂，每日1剂，水煎分2次服。

二诊：形寒肢冷减轻，血压130/80 mmHg，其他症状无明显变化。上方继服14剂。

三诊：肢体渐温，血压135/80 mmHg，食欲增，腹胀明显减轻，大便成形。上方去制附子、人参、干姜，加陈皮10 g，丹参10 g，继服28剂。

四诊：诸症基本消失，面色润泽，血脂基本降至正常范围。上方再服21剂，巩固疗效。

按语：方中制附子上助心阳，中温脾阳，下补肾阳，为"回阳救逆第一品药"，有峻补元阳、益火消阴之效，凡肾、脾、心诸脏阳气衰弱皆可使用；干姜大辛大热，直入脾胃，为温中祛寒、振奋脾阳之要药；人参甘而微温，补气健脾，促进运化；白术健脾燥湿，配人参复脾运而正升降；炙甘草甘温，益气补中、缓急止痛、调和诸药；补骨脂、菟丝子、益智温补肾阳；木香、山楂、枳壳、厚朴行气消痞；陈皮化痰；丹参活血。

2. **从肝肾阴虚、痰浊内阻论治** 患者，男，52岁。患者属阴虚体质，6年前查出高脂血症及脂肪肝，未经任何治疗。现头晕目眩，耳鸣健忘，胁痛腰酸，五心烦热。查：TC 6.68 mmol/L，TG 2.56 mmol/L，LDL-C 4.78 mmol/L，HDL-C 1.01 mmol/L。中医诊断为脂浊。辨证属肝肾阴虚，痰浊内阻。治以滋养肝肾，祛痰化浊。方以杞菊地黄汤加减。

处方：熟地黄15 g，枸杞子10 g，山茱萸10 g，山药10 g，茯苓10 g，泽泻10 g，牡丹皮10 g，菊花10 g，枳壳10 g，木香10 g，山楂10 g，虎杖10 g，丹参10 g，炙甘草5 g。14剂，每日1剂，水煎分2次服。

二诊：头晕、胁痛减轻，二便通畅，上方继服28剂。

三诊：除轻度腰酸及烦热外，其他诸症消失。上方去熟地黄，加地骨皮20 g，狗脊10 g，桑寄生10 g，继服21剂，诸症消失，再服21剂以巩固疗效。

按语：肝肾阴虚则火旺，虚火灼津，炼液为痰，清从浊化，脂浊积蓄体内，浸淫脉道。杞菊地黄汤滋肾养肝明目；再加木香、山楂、枳壳、陈皮、虎杖、丹参降脂之品，使全方有滋肾养肝、化痰降浊之功。

3. **从脾肾气虚、痰浊中阻论治** 患者，男，61岁。主诉头晕胸闷，肢体困倦，精神不振。曾服用多种滋补药效果不佳，腹胀，大便每日2～3次，不成形，尿频、尿无力。高脂血症3年，曾服用"他汀类"降血脂药，因出现肝功能异常停药，患者要求中药治疗。查：血压130/70 mmHg，身高170 cm，体重86 kg，形体肥胖，舌暗胖，苔白腻，脉细滑，甘油三酯（TG）2.01 mmol/L，总胆固醇（TC）6.20 mmol/L，高密度脂蛋白胆固醇（HDL-C）0.78 mmol/L，低密度脂蛋白胆固醇（LDL-C）5.01 mmol/L，尿酸（UA）501 μmmol/L。西医诊断为高脂血症，高尿酸血症。中医辨证为脾肾气虚，痰浊中阻。

处方：黄芪15 g，白术10 g，桑寄生10 g，续断10 g，杜仲10 g，薏苡仁30 g，藿香10 g，豆蔻10 g，桑白皮10 g，黄芩10 g，杏仁10 g，佛手10 g，橘红10 g，香附10 g，厚朴10 g，丹参15 g，延胡索10 g，荷叶10 g，生山楂10 g，木香5 g，炙甘草5 g。14剂，每日1剂，水煎分2次服。

复诊：头晕消失，精神大振，自述全身顿感轻松，饮食睡眠可，大便每日1～2次，不成形，小便可。血压130/80 mmHg。上方加茯苓12 g，继服14剂。

继续门诊治疗月余，巩固疗效。2 个月后复查 TG 1.12 mmol/L，TC 4.31 mmol/L，HDL-C 1.59 mmol/L，LDL-C 2.41 mmol/L，UA 352 μmmol/L。体重 82 kg，嘱患者改变生活方式，清淡饮食，适当运动，减轻体重。随访半年，病情平稳。

按语：血脂的代谢与人体的消化、吸收、代谢等功能密切相关，其形成是脏腑尤其是五脏功能失调的结果，属本虚标实，五脏虚衰为本，痰浊、瘀血留滞为标。脾失健运，肾失气化，肝失疏泄，心失营运，肺失敷布，津液不归正化，津血运行不畅，聚湿凝痰生瘀，痰浊瘀血阻于脉中，导致血脂升高，形成高脂血症。病机复杂，具有层次性、发展性的特点。五脏之中，尤以脾、肾功能失调最为关键。

其一，健脾祛脂。脾为后天之本，气血生化之源，津液输布之枢纽，"脾主运化"的功能决定了高脂血症与脾的关系最为密切，"脾虚失运"是形成高脂血症的主要病理基础。先天禀赋不足，饮食不节，嗜食肥甘厚味，思虑过度，肝旺克脾，都可导致脾气虚弱，致脾失其"游溢精气散精之职"，形成湿浊之邪，滞留营中，形成高脂血症，即称之为"吃出来的高脂血症"。因此健脾益气、祛湿泄浊贯穿于高脂血症治疗的始终。

其二，补肾祛脂。肾为先天之本，五脏之根，是生命活动的原动力，肾主水液，气化泌别清浊，将营养物质输布全身，将代谢浊物排出体外。肾为水火之脏，内寓肾阴、肾阳，肾阴对全身脏腑起滋养濡润之用，肾阳有温煦推动之功。肾阴虚、肾阳虚均能导致机体水湿津液代谢障碍，使水谷精微不能散精于肝、上归于肺，滞留于血脉，形成痰饮水湿，致高脂血症。《景岳全书·杂证谟》："痰之化无不在脾，而痰之本无不在肾。"可见肾的阴阳虚损是脂质代谢异常的主要矛盾之一。《素问·阴阳应象大论》："年四十，而阴气自半也，起居衰矣。"高脂血症在中老年发病率明显增加，与中医肾虚理论不谋而合，可称之为"老出来的高脂血症"。高脂血症多有遗传倾向，有家族史，肾精与遗传相关也证明了肾与高脂血症的关系，补肾对调治脂代谢紊乱有积极意义。

4. 从肾精虚衰、痰瘀互结论治　患者，女，60 岁，既往有冠心病（支架 5 枚），糖尿病，现服氯吡格雷、阿托伐他汀、阿司匹林、硝酸异山梨酯、尼群地平、二甲双胍。辅助检查：TG 6.55 mmol/L，HDL-C 0.94 mmol/L，LDL-C 1.99 mmol/L，葡萄糖（GLU）6.69 mmol/L。现症走快即感憋气，腿肿，头晕，乏力，腰酸，眼花，口苦，纳可，二便可，夜寐可。舌暗红，苔薄白，脉弦滑。中医辨证为肾精虚衰，痰瘀互结。

处方：桑寄生 30 g，黄精 30 g，杜仲 30 g，决明子 30 g，桑叶 15 g，山楂 30 g，红花 15 g，水蛭 10 g，生蒲黄（包煎）12 g，姜黄 10 g，苍术 15 g，牡丹皮 20 g，荷叶 10 g。每日 1 剂，水煎分 2 次服。

一个多月后电话沟通，复查 TG 1.92 mmol/L，LDL-C 3.36 mmol/L，HDL-C 1.40 mmol/L，GLU 5.77 mmol/L，TG 明显下降，下肢肿消，仍诉腿软无力，背沉头晕，余无不适。上方加薤白 15 g，牛膝 30 g，天麻 15 g，炙黄芪 30 g，继服。

2 个月后随访已无不适，血脂属正常范围。

按语：本例患者属肾精虚衰，痰瘀互结之证。肾精亏虚，诸脏功能活动减退，故见气短乏力；肾精亏虚，肝失疏泄，气机不畅，清阳不升而致头晕眼花，且全身气机升降失常，水液代谢障碍，致使气机瘀滞，酿生痰浊、瘀血等阻滞血脉，故舌暗红苔薄白，脉弦滑；且浊阴不用，化为膏脂，导致高脂血症。方中桑寄生、决明子、杜仲、黄精补肾填精，生山楂、红花、水蛭、生蒲黄、姜黄、牡丹皮行气活血利水祛瘀。苍术、荷叶化湿利水。现代药理研究证实桑寄生、决明子、杜仲、黄精、山楂、姜黄、苍术、荷叶均有降低血清胆固醇、甘油三酯的作用。服药 50 剂后，患者血脂明显降低，已达正常水平。仍有部分肾精亏虚的症状，故加大补气阴的力度，补气以行血。"气为血之帅，血为气之母。"同时加薤白宽胸散结，振奋中焦气机，张仲景在《金匮要略》中提出"大气一转，其气乃散"。若大气充足，运转通畅则心肺功能正常，胸阳得以振奋，气血得以流通，诸瘀滞湿浊则可尽散也。

高脂血症得不到有效的控制和治疗是导致动脉粥样硬化的重要原因。临证不能见高脂血症即按照现代药理研究结果处以山楂、枸杞子、决明子等药，而不加辨证，如此必不能取得很好的疗效。如能结合患者不同体质，从肝、脾、肾进行论治，可望提高中医辨治的准确性，进一步提高临床疗效。

5. 从肝脾肾虚、痰瘀互结论治　王某，男，50 岁。日常公务繁忙而操劳，赴宴甚多，嗜酒喜食辛辣肥甘炙煿之品，血脂异常增高已有 5 年余。症见胃脘部痞满，胸闷口渴，便干，午后面红，手足心热，腰酸耳鸣，身闲乏力，舌暗红，苔薄腻，脉细弦稍数。实验室检查：胆固醇 8.4 mmol/L，甘油三酯 2.8 mmol/L。西医诊断为混合型高脂血症。此乃肝脾肾虚，痰瘀互结。治以自拟降脂汤。

处方：当归 12 g，生地黄 10 g，桑寄生 12 g，全瓜蒌 15 g，牡丹皮 15 g，决明子 12 g，泽泻 15 g，丹参 12 g，生蒲黄（包煎）10 g，山楂 12 g，紫苏梗 10 g，枳实 10 g，莱菔子 15 g，桃仁 15 g，赤芍 10 g，郁金 10 g。每日 1 剂，水煎分 2 次服。

上方服用月余，诸症明显改善，复查胆固醇 6.2 mmol/L，甘油三酯 1.48 mmol/L。患者因 常外出要求改为丸药，改用知柏地黄丸和保和丸，并嘱戒酒、注意饮食清淡。

3 个月后随访，复查血脂各项已恢复正常。

按语：高脂血症与肝、脾、肾三脏功能失常密切相关。肝主疏泄，调畅气机，运藏血液，促使水谷精微、津液水气的运化，一旦疏泄功能失常，则痰浊血瘀形成。脾主运化，为气血生化之源，津液输布之枢纽，膏脂的生成与转化皆有赖于脾的健运。当脾气虚损，脾不健运，水谷精微失于输布，易致膏脂输化障碍致高脂血症。肾为五脏六腑之大源，人体津液之生成，水谷之腐熟，精微之蒸腾，清浊之泌别，皆必借助于肾之火，当肾阳蒸腾无权，运纳失司，津液停聚而致痰浊内生。可见高脂血症与中医学中的"痰浊"有关，又痰瘀相关，痰滞则阻碍血行可致血瘀，血瘀则水湿停滞，聚而为痰。因此可将高脂血症认为"血浊"，本证多发于中老年人，脏腑功能虚损，当情志内伤，饮食不节，水谷精微运化失调，痰浊瘀血则停滞脉中，渐成血浊。可见，高脂血症为本虚标实之证。本虚为正气、脏腑虚损，标实为痰浊血瘀，治当注意标本兼顾。在化浊降脂采用祛痰浊活血化瘀时，必须与扶正之法结合在一起。

降脂汤方中当归辛甘温润，为养血活血通络之要药，补中有动、行中有补，诚为"血中之气药，血中之圣药也"。丹参味苦性微寒，有养血安神通络之功效，并有降脂改善脑动脉硬化之药效。生蒲黄甘辛，具有活血化瘀作用，还有降血脂、降血压、抗炎作用。桑寄生具有补养肝肾，强筋骨，祛风湿，通经水，降血脂的功效。决明子甘苦微寒，有清肝明目，降压降脂之效。又桑寄生、决明子两者相伍，补肝肾之力得助。泽泻味甘淡性寒，入肾、膀胱经，其可利水清湿热，补虚损五劳，除五脏痞满，降血脂。山楂味酸甘性微温，能消食健脾 除积，行气散瘀，降血脂。泽泻配山楂，具有化痰湿，健中州，消胀满，行瘀滞之效。诸药 相伍，获养血祛浊、降脂活血通络之功效。

第四十二章　脂肪肝

　　脂肪肝（FL）并非临床的一个独立性疾病，而是由于营养过剩、肝炎、药物、毒物等引起代谢紊乱，表现为甘油三酯为主的脂质在肝细胞内大量沉积，当各种原因引起肝细胞内脂肪堆积，超过肝脏湿重的5％或肝组织切片光镜下每单位面积见1/3以上肝细胞有脂滴存在时，称为脂肪肝。脂肪肝是各种原因造成肝脏损伤的早期表现，若大量脂肪在肝细胞内堆积，往往会导致肝功能受损，甚至引起肝纤维化，最终发展成肝硬化。近年来，随着人们饮食结构和生活方式的改变，脂肪肝发生率呈日渐增高的趋势，成人患病率为5％～9％。临床上西医对此尚缺乏满意的治法及药物。

　　根据脂肪肝的临床特征，其属于中医学"肝癖""肝痞""癥积"范畴。

从肾论之理

　　中医学认为，本病主要累及肝、脾、胃，多因素体痰湿内盛，或嗜食肥甘，或酗酒无度，或肝失疏泄，脾失运化所致。肝脾不健，营气不化而酿生湿浊，湿浊凝聚则成痰，痰湿瘀阻于肝则肝体肿胀，进而致气血瘀滞，以致痰瘀互结。因而脂肪肝的中医辨治一般从肝、脾论治者较多，从肾论治者较少。而王凤珍等从研读中医相关文献，分析肾与肝、肾与脾胃、肾与血瘀等的关系后，认为脂肪肝当从肾论治，并探讨了肾虚在脂肪肝发病中的机制。

　　1. 脂肪肝从肾论治机制　　多数医家认为，脂肪肝多为饮食不节，过食肥甘厚味，或恣饮酒浆，或情志不调，或湿热疫毒，或久病体虚等致肝失疏泄、脾失健运，湿热内蕴，痰浊郁结，瘀血阻滞，湿痰瘀阻互结，痹阻肝脏脉络而形成脂肪肝，其病位在肝，与脾胃肾关系密切，但重点在肝脾。结合当今脂肪肝发生发展的病机特点，我们不容忽视肾在脂肪肝发病中的作用与地位。

　　（1）肾对人体生理功能的影响：肾藏精，精化气，肾气对人体的生长发育及生命的盛衰起着决定性作用。肾气分阴阳，肾阴、肾阳为人体阴阳之本，对各脏腑、组织起着滋养、濡润、温煦、气化作用。随着年龄的增长，肾脏精气渐衰，《素问·上古天真论》："五八，肾气衰，发堕齿槁。"《素问·阴阳应象大论》："年四十而阴气自半也，起居衰矣。"到了40岁以后，人体基本上处于生理性肾衰竭状态，可以说许多老年性疾病都要较多考虑肾虚的问题。各脏腑病变也都以肾虚为基础，或最终导致肾虚，"五脏之伤，穷必及肾"（《景岳全书·理集杂证谟》）。从临床报道来看，脂肪肝多发于中年或老年前期，故从年龄上讲，脂肪肝的发病与肾不无关系。王雁翔等通过对475例脂肪肝患者症状、舌象、脉象的流行病学调查分析后发现，脂肪肝中医证型以脾肾亏虚及肝郁最多见（296例，占62.32％），认为脂肪肝的根本病因在本虚，本虚的核心在肾虚。

　　（2）肾与肝的关系：肾藏精，肝藏血。肝肾同居下焦，精血同源，均化源于脾胃消化吸收的水谷精微；精血又相互滋生，肝血依赖肾精的滋养，如《素问·阴阳应象大论》："北方生寒，寒生水……肾生骨髓，髓生肝。"《温病条辨·下焦篇》："盖少阴藏精，厥阴必待少阴精足而后能生。"肾精又依赖肝血的不断补充，肾精与肝血，相互滋生，相互转化，肾精养肝化血，肝血滋肾化精。肾主闭藏，肝主疏泄。肾气闭藏可制约肝气疏泄太过，肝气的正常疏泄亦可使肾气闭藏而开合有度。肝肾之阴亦相互滋生，肝属木，肾属水，水涵则木荣，"肝为风木之脏，因有相火内寄，其性刚，主动、主升，全赖肾水以涵之"。（《临证指南医案·肝风》）肝阴亦能滋补肾阴，肝肾之阴充足，不仅能相互滋生，而且能制约肝阳使其不致偏亢。病理上，肝肾病变相互影响，同盛同衰。肾阴精不足可致肝阴血亏虚，肝阴不足也可引起肾精亏损，最终表现腰膝酸软等肝肾精血不足之证。肾阴不足亦可致肝阴不足而引起肝阳上亢，出现肝肾阴虚火旺证。肾阳为气之根，肾阳鼓动肾阴，则肾阴精得阳气之煦化生为气，气微动而生少火，少火可助肝疏泄。若肾阳不足，不能助肝疏泄，津液不布；或肾阴不足，水不涵木，阴不制阳，虚火内燔，均可生痰浊、脂膏。

（3）肾与脾胃的关系：肾为先天之本，主藏精；脾胃为后天之本，气血生化之源。脾肾两脏相互资生，先天生后天，后天济先天，正如《景岳全书·论脾胃》云："盖人之始生，本乎精血之源；人之既生，由乎水谷之养。非精血，无以成形体之基；非水谷，无以成形体之壮。精血之司在命门，水谷之司在脾胃，故命门得先天之气，脾胃得后天之气也。是以水谷之海，本赖先天为之主。而精血之海，又必赖后天为之资。"肾藏精，必赖脾胃的滋养，方能生生不息，脾的运化功能，又须赖肾阳之蒸化温煦，"脾胃之腐化，尤赖肾中一点真阳蒸变"（《张隶青医案》）。先天与后天相互资生，脾的运化，须借助肾阳的温煦蒸化始能健运；肾中精气，又赖脾运化的水谷精微补充，才能不断充足。《医门棒喝》："脾胃之能生化者，实由肾中元阳之鼓舞；而元阳以固密为贵，其所以能固密者，又赖脾胃生化阴精以涵育耳。"脾主运化，为胃行其津液；肾主水，司开合，肾气及肾阴肾阳通过对各脏腑之气及其阴阳的资助和促进作用，主司和调节着机体水液代谢的各个环节。津液在体内的正常输布、排泄，离不开肾的气化与肾阳的温煦功能。而肾司开合的功能亦有赖于脾气的制约，即"土能制水"。脾肾两脏相互作用，共同完成机体水液的新陈代谢。

病理上，脾肾病变亦相互影响，互为因果。若肾阳不足，命门火衰，脾失命火的温养，失其运化，"（脾）不得命门之火以生土，则土寒不化，食少虚羸。"（《血证论》）肾水有强土作用。《冯氏锦囊》："水不得土借，何处以发生，土不得水，燥结何能生物，故土以承水柔润之法，木以承土化育之成。补火者，生土也；滋水者，滋土也。"脾失健运，化生气血不足，肾亦不能"受五脏六腑之精而藏之"。（《素问·上古天真论》）如肾之蒸腾气化功能失常，则直接影响脾运化水湿的功能，脾失健运，水湿内滞，而"湿久，脾阳消乏，肾阳亦惫"。（《温病条辨·寒湿》）脾气虚弱，不能运化水液，或肾的阳气虚损，气化不利，均可导致水液的输布、排泄障碍，脾肾阳虚，水液停滞而为水湿痰饮。

（4）肾与血瘀的关系：肾藏精，精血可以互化，"精不泄，归精于肝而化为清血"。（《张氏医通·诸血门》）肾精不足，血化乏源，可因虚而瘀；肾气虚，化生元气不足，激发推动脏腑经络功能活动的原动力减弱，可致气血运行不畅而致瘀。《医林改错》："元气既虚，必不能达于血管，血管元气必停留而瘀。"血液营养、滋润人体功能的发挥，亦有赖于肾的蒸化、肾阳的温煦推动，"夫血者，水谷之精微，得命门真火蒸化，以生长肌肉、皮毛者也。凡人身之筋骨、肌肉、皮肤、毛发有形者，皆血类也"。（《读医随笔·气血精神论》）肾阳虚，蒸化、推动不力，可致血行迟缓而成瘀。血瘀日久，肾得不到气血的濡养，亦可致肾虚。

（5）补肾治疗脂肪肝的应用：肝肾同源，脾阳根于肾阳，肾精亏耗则水不滋木，肾阴虚损累及肾阳则命门火衰不能温煦脾阳，以致肝失疏泄，脾失健运，湿浊内生，聚湿成痰，痰瘀气滞，瘀血内停。肾精亏虚，膏脂不藏，化入血中，痰瘀互结以致血脂升高，沉积于肝形成脂肪肝。《景岳全书》："肾虚羸弱之人，多有胸胁间隐隐作痛，此肝肾精虚。"在临床发现大多非酒精性脂肪肝患者多有畏寒肢冷，腰酸乏力，性欲下降，便溏气短等脾肾阳虚表现，故临床应用滋补肝肾，或温补肾阳法治疗脂肪肝者不乏报道，并取得了满意的疗效，此有其后临证验案可证。《医宗必读·乙癸同源论》："乙癸同源，肝肾同治""东方之木，无虚不可补，补肾即补肝。……壮水之源，木赖以荣。"肾脾为先后天之本，《慎斋遗书》："诸病不愈，必寻到脾肾之中，则无一失。"脂肪肝病变涉及肝脾肾三脏，虚则以肾为本，故从肾论治可获得明显疗效。

综上所述，无论在病理上，还是在临床治疗中，肾虚在脂肪肝的发生发展中均具有重要的作用与地位，在脂肪肝的不同病理阶段，肝郁、脾虚、痰浊、瘀血等均可出现，但最终都可导致肾虚之证，而肾虚又常会导致上述病机和/或病理产物的产生，引起脂肪肝的发生发展或加重病情。故临床中在应用疏肝、健脾、祛湿、化痰、活血祛瘀等不同治法的同时，应根据病情，辨证应用滋阴补肾或温补肾阳之法，对缩短脂肪肝病程，提高疗效均有重要的临床意义。

2. 脂肪性肝病以肾虚为本　　非酒精性脂肪性肝病（NAFLD）是遗传-环境-代谢应激相关因素导致的以肝细胞脂肪变性为主的临床病理综合征。当今在亚洲 NAFLD 的发病率逐渐增高，发病年龄及人群分布持续扩大，随着我国肥胖患病率的不断增加，以及 2 型糖尿病、血脂异常、高血压及相关代谢综合征的相续增多，NAFLD 已经成为我国慢性肝病的首要病因。中医药治疗 NAFL 有众多理论和实践研究，大多数从肝脾论治，但万勇等强调从肾论治脂肪性肝病。明代李中梓在《医宗必读》中提出"乙癸同源，肾肝同治"，在临床实践中，运用肝肾同治的理论治疗 NAFLD，往往能取得满意的效果。

（1）肝肾相关的中医学理论：

1）肝肾精血互生：《素问·阴阳应象大论》"北方生寒，寒生水，水生咸，咸生肾，肾生骨髓，髓生肝"。阐述了肝肾之间的关系，是后期"肝肾同源"理论产生的主要依据。肾藏精、肝藏血，精气血相互转化，是中医学基础理论之一。《灵枢·本神》："肝藏血，血舍魂。"血液在肝脏内储藏并疏布到全身，血液充盛即可滋养肾精，不断充实化生为精。而肝血的生化又依赖于肾中精气的气化，精血的相互滋生，即是肝肾相互滋生的生理关系。

2）肝肾藏泄互用：《格致余论·阳有余阴不足论》"主闭藏者肾也；司疏泄者肝也"。肝主疏泄，肾司闭藏，一泄一藏，一开一合，两者对立互制、互根互用，其表现在肾之精气获得肝气的疏布，以发挥其生理功能，肾气的收藏又制约着肝气的疏泄，防止其疏发太过。在人体功理上常见于女子月经的按期藏泄。此外肝肾的藏泄作用还调节和控制着全身各脏腑与藏泄相关的各项功能，只有肝肾疏泄功能的协调统一，才能保持人体生理功能的各项功能正常。

3）肝肾阴阳相滋相制：《景岳全书》"命门为元气之根，为水火之宅。五脏之阴气非此不能滋，五脏之阳气非此不能发"。揭示了不仅肾水对肝木有滋养作用，肾阳亦可温煦肝阳，是肝脏各项功能的原动力，肝得肾阳温煦，则生机焕发，疏泄有度。而肾阳的气化又依赖于肝阳的温煦和疏泄功能，肝气温和，则五脏气化方能正常。此外，肾阴制约着肝阳，使肝阳升发不至太过。肝肾阴阳之间的平衡关系是人体功能协调的基础。

（2）脂肪性肝病与肾的关系：现代研究认为，NAFLD 的发病机制与生活方式、个体差异、肥胖、胰岛素抵抗、遗传与基因多态性、激素和细胞因子水平、肠道菌群生态失衡等相关，个体的体质差异在 NAFLD 的发生发展中起着非常重要的作用。中医学认为，人体有多种体质的存在，正是体质的偏颇而导致好发某些疾病的倾向，与现代医学研究不谋而合。

NAFLD 与慢性肾脏病在发病率、发病因素及发病机制间存在相互作用、相互影响。非酒精性脂肪肝患者中，慢性肾脏病的发病率较无脂肪肝患者显著升高，且是 1 型糖尿病患者视网膜病变的独立危险因素。胰岛素抵抗是 NAFLD 发生的重要因素之一，有研究报道，胰岛素抵抗在慢性肾脏病发生、发展中也起到了重要作用，其可通过增加肾小球滤过率而造成肾损伤，使肾功能下降和增加基础肾脏病变的发生。值得关注的是，通过对肾脏的治疗也可改善肝脏相关疾病，研究证实在治疗慢性肾脏病的患者时，使用抑制肾素-血管紧张素系统的药物，对合并有非酒精性脂肪肝患者能明显改善肝脏脂肪变性及纤维化。进一步证实了中医肝肾相关理论的真实性。

（3）脂肪性肝病以肾虚为本：脂肪性肝病患者临床多见乏力、口干苦，甚至头晕、胸闷，胁下或胀或痛、便溏或便秘、寐差多梦等症状，临床多以气滞、痰湿、血瘀辨证，然我们可以向前思索一下，患者的气滞、痰湿、血瘀是因何而来呢？肾乃先天之本，内居元阳、元阴，肝之疏泄、脾之运化无不依赖肾阳的温煦、肾阴的滋润。《素问·生气通天论》："阳气者若天与日""阳不胜其阴，则五脏争气，九窍不通。"若先天肾气虚弱或久病及肾，则五脏气化不及，其人必少气懒言，不爱运动，加之饮食不节，则肝失疏泄，脾失运化，而致气滞血瘀、痰浊内生。故"肥人"多以"痰湿"论治，而不知其本质为肾气虚也！虽然 NAFLD 的病位在肝，但更需要关注肝、脾、肾等多个脏系间的相互关系，特别是肾气的充足与否，在 NAFLD 的辨证论治中有着重要意义。

肾为水脏，有"肾主五液"之说，固能化气行水，若肾气不足，则气化蒸腾功能障碍，水液运行不畅，痰浊渐生，聚于脾则脾运失职，症见腹胀、纳差，聚于肝则肝疏泄不调，症见头晕、胸闷，右胁胀满不适，聚于血脉则气血凝聚，脉络瘀阻，症见两胁疼痛，寐差多梦等。正如清代名医罗东逸所言："肾气充沛，气化正常，则不但真水有源，而且水浊得排，邪水得化；而如肾气不足，气化无权，则真水不生，客水不化，为痰为饮也。"

基于以上分析，NAFLD 的病因病机在于因禀赋不足而又过食肥甘厚味，或劳逸失常、情志不调、久病体虚，肾气不足，致使肝失疏泄，脾不运化，水湿内停，痰浊瘀阻，痹阻肝络，积聚胁下而成。属本虚标实，本虚多为肾气亏虚；标实则为气滞、痰湿、血瘀。

（4）益肾为 NAFLD 治疗根本大法：在 NAFLD 患者中，临床多以气滞、痰湿、血瘀之证的表象出现，而肾虚的实质常常被掩盖。早期根据表象辨证治疗虽可取得一定效果，但后期往往反复发作，无法根治。因此，对疾病本质的治疗才是解决问题的关键。在分型辨证之中，始终注重益肾的运用，使患者精力改善，更愿意加以日常活动和身体锻炼，能量消耗增加，往往能使 NAFLD 的治疗取得意想不到的疗效。

气滞之证，多见情致抑郁不舒、肝区隐痛不适、嗳气纳差、烦躁易怒。此乃情志不调或劳损过度，耗损气阴，水不涵木，肝失疏泄而致，治宜滋水涵木之法。清代石寿棠《医原》："肾中真阴之气，即因肾阳蒸运，上通于各脏腑之阴，阳助阴升，以养肝木，则木气敷荣，血充而气畅矣。"肝为风木之脏，体阴而用阳，通过滋补肾精，潜纳肝阳，使肾阴足、肝体自养，肝阴足、肝气自平，则疏泄功能复常。

痰湿之证，可见倦怠乏力、体胖而无力、咳嗽多痰、腹胀便溏。多因素体肾气不足或久病及肾，脾肾阳虚，运化失常，津液输布失调而化生痰浊，积聚于肝。治宜温肾健脾祛痰之法。清代陈士铎《石室秘录》："肥人多痰，乃气虚也，虚则气不能运行，故痰生之，则治痰焉可独治痰哉？必须补其气，而后兼消其痰为得耳。然而气之补法，又不可纯补脾胃之土，而当兼补命门之火，盖火能生土，而土自生气，气足而痰自消，不治痰正所以治痰也。"故痰湿的治疗宜以温化为法，通过温阳化气，可杜绝痰湿的生成。

血瘀之证，肌肤甲错、肝区疼痛固定、舌质紫暗或瘀斑瘀点、脉涩。清代王清任《医林改错》："元气既虚，必不能达于血管，血管无气，必停留而瘀。"肾气亏虚，无力温煦、鼓动血液运行，血液必运行不畅而瘀阻；且元气亏虚，精血不足，血少则脉道不充，血黏稠而易致瘀滞。故治宜益肾活血祛瘀之法。盖肾为水火之宅，内藏肾阳，乃一身阳气之根本，若肾阳隆盛，则能水火既济，心肾相交，血脉通畅而诸瘀皆消。《素问》："壮人无疾，虚则有之。"在 NAFLD 的发生、发展过程中均可发现肾阴阳不足的因素，故在辨证治疗中，注重益肾药的运用，标本兼治，方能体现中医辨证治疗整体观念。

肾与肝密切相关，肾虚是 NAFLD 的关键病机，气滞、痰湿、血瘀在脂肪肝的不同病理阶段均可出现，且相互交杂、转化，并随着病情的变化而发生改变。故临证应紧抓益肾培元大法，并贯彻于治疗始终。

从肾治之验

1. 从肝肾阴虚、兼夹血瘀论治　殷某，男，60 岁。诉反复右上腹隐痛 2 年，加重伴头晕，乏力半个月。患者平素有烟酒嗜好，患痛风 1 年。2 年前体检做 B 超发现患有脂肪肝。近 2 年来右胁胀时有隐痛，可以忍受，形体逐渐消瘦。曾口服西药（药物不详），效果不佳。2 周前又因劳累、饮酒而发，且伴头晕耳鸣，口干，手足心热，腰酸乏力，求治于中医。舌质红，脉细数。体查：血压150/90 mmHg。腹壁脂肪薄，肝肋下刚及，肝区及上腹部压痛（＋）。实验室检查，血脂：TC 8.86 mmol/L，TG 3.80 mmol/L，LDL-C 4.65 mmol/L，HDL-C 0.9 mmol/L，ALT 80U，UA 556 μmol/L。肝胆 B 超检查：脂肪肝（中度），胆囊壁毛糙。西医诊断为脂肪肝，痛风。中医辨证属肝肾阴虚，兼夹血瘀。治以滋补肾阴，养阴活血。方用六味地黄汤加味。

处方：熟地黄 12 g，山茱萸 12 g，制何首乌 30 g，山药 12 g，枸杞子 12 g，茯苓 12 g，川楝子

12 g，牡丹皮 12 g，泽泻 30 g，焦山楂 30 g，丹参 10 g，虎杖 20 g。每日 1 剂，水煎分早、晚各服 1次。嘱患者低脂饮食，忌烟酒、海鲜之物。多食清淡饮食，新鲜蔬菜水果。

二诊：服药 6 剂后，肝区隐痛、头晕耳鸣症状好转，嘱原方继服。

三诊：又服药 12 剂后，肝区隐痛、头晕耳鸣症状消失，口干，腰酸乏力好转，舌质红，脉弦细。上方去丹参，加女贞子 12 g，继服。

四诊：服药 12 剂后，诸症消失，精神佳，形体较前稍胖，舌质淡红，脉弦滑。肝肋下未触及，肝区及上腹部无压痛。肝胆 B 超复查：脂肪肝（轻度）。BP 136/83 mmHg，化验血脂：TC 6.2 mmol/L，TG 1.90 mmol/L，LDL-C 3.8 mmol/L，HDL-C 1.7 mmol/L，ALT 40U，UA 430 μmol/L。将上调整药量，共研细末，炼蜜为丸，每丸 9 g，每日早、晚各服 9 g，连续服用 2 个月。药后复诊，症状消失，复查血脂、转氨酶、尿酸，肝胆 B 超检查均恢复正常。

按语：中医学认为人到中老年期，肾中精气渐衰，气血渐虚，往往处于生理性肾虚状态。又由于现代人的生活和工作节奏明显加快，竞争激烈，劳神过度，加之饮食不节，生活无序，而使人体各脏器功能受损，久必及肾，耗损肾中精气。若肾中精气受损，阴阳失衡，藏精主水及气化功能失调，水不涵木温土，肝失疏泄，脾失健运，血脂失于运化，积于血中为痰为瘀，形成高脂血症，痹阻于肝，则形成脂肪肝。中医学的病因病理与现代医学认为脂肪肝与年龄、体质、高动物脂肪饮食、体力活动少、神经内分泌免疫功能失调，血清脂蛋白的动态平衡失调等有密切相关的认识颇为一致。

治从肝肾阴虚，兼夹血瘀着眼，方中熟地黄滋补肾填精，山茱萸滋养肝肾，山药补益脾肾，茯苓、泽泻淡渗脾湿、清泻肾火，枸杞子、制何首乌滋补肝肾，山楂活血消食，五味子、虎杖清热利湿降酶，丹参、川楝子疏肝理气、活血止痛，女贞子滋补肾阴。据现代药理研究表明，泽泻、山楂、丹参均有明显的降低胆固醇及抗动脉硬化的作用，丹参降低甘油三脂的作用尤为显著；山楂能提高磷脂酰胆碱对 TC 的比例，减少脂类物质在器官上的沉着；女贞子、枸杞子均有降低肝中甘油三脂及减少肝细胞脂质的沉积，促进免疫功能和抗肝损伤等作用。通过临床验证，六味地黄汤加味能明显拟制肝脏中的脂肪沉积，改善和调节神经内分泌功能、降低血糖、血压、保护肾脏，达到调整血脂的目的，是治疗脂肪肝的有效方剂。

2. 从肝肾阴虚、痰湿内阻论治　朱某，男，43 岁。有慢性乙肝、胆石症病史 5 年余。2 年前发现脂肪肝，曾服中药半年余，未见明显疗效。现胁肋隐痛、疲倦乏力、腰膝酸软，纳差口干，舌质偏红，舌苔薄腻，脉细弦。肝功能：ALT 132U/L、AST 48U/L。空腹血糖 7.45 mmol/L，血脂分析 TCh 5.92 mmol/L、TG 4.33 mmol/L。血清 HBsAg 阳性、抗 HBe 阳性、抗 HBc 阳性。B 超检查：脂肪肝、胆总管结石。诊断为脂肪肝合并糖尿病，慢性乙肝，胆总管结石。辨证为肝肾阴虚，痰湿内阻。治用自拟益肾调脂护肝汤加减。

处方：桑寄生 15 g，制何首乌 15 g，枸杞子 10 g，山药 15 g，天花粉 15 g，泽泻 15 g，猪苓 15 g，丹参 15 g，柴胡 10 g，僵蚕 10 g，土茯苓 30 g，白花蛇舌草 30 g。每日 1 剂，水煎分 2 次服。

同时，另服格列吡嗪片 5 mg，每日 3 次。停用其他药物。

复诊：服药 7 剂后，胁痛明显减轻，口渴基本消失。药显初效，守方继服。

三诊：又连服药 1 个月，复查各项生化指标明显好转。予上方随症加减，又服 1 个月，诸症消失，无任何不适，复查血糖、血脂、肝功能已全部正常。B 超复查：脂肪肝基本治愈。

此后每月服用原方 10~15 剂，半年后复查各项生化指标及 B 超均正常，且血清 HBsAg、抗 HBe 转阴，唯抗 HBc 弱阳性，胆石症仍存在。

按语：脂肪肝目前尚无特殊的治疗方法。一般认为其治疗重点在于寻找并去除病因和诱因，积极控制肥胖、糖尿病和高脂血症及其相关的代谢综合征，同时饮食控制、减轻体重及改善胰岛素抵抗。本病属中医胁痛、积聚等范畴，多因过食肥甘厚腻、恣意饮酒所致。湿热伤阴，或过用温燥之品，耗伤肝阴，使痰浊、湿热未去，又致肝阴亏虚。益肾调脂护肝汤方中制何首乌、桑寄生、枸杞子补益肝肾之阴；生山楂、泽泻、僵蚕、丹参活血化瘀，利水祛浊，调节脂代谢；柴胡、郁金疏畅气机。方药切合病机，故终获良效。

3. 从脾肾亏虚、痰浊内盛论治　李某，男，73岁。诉头昏，脘胀纳呆，胸胁痞满，腰膝酸软，身重倦怠，舌质淡胖，舌苔白腻，脉滑。实验室检查：胆固醇6.68 mmol/L，甘油三酯2.98 mmol/L。B超检查：脂肪肝。中医辨证属脾肾亏虚，痰浊内盛。治以补益脾肾，祛痰化浊。

处方：制何首乌15 g，枸杞子12 g，白芍12 g，当归12 g，黄芪15 g，太子参15 g，白术12 g，茯苓15 g，丹参20 g，柴胡10 g，陈皮10 g，生山楂15 g，竹茹15 g，法半夏12 g。每日1剂，水煎分2次服。

复诊：服药7剂后，脘胀纳呆好转，上方去竹茹，加法夏10 g，继服。

三诊：又服药30剂后，诸症皆除，复查空腹血脂均在正常范畴。B超复查：脂肪肝消失。

按语：老年人高脂血症，是常见而多发的现代疑难病之一。多属于中医湿阻、痰浊、痰瘀、肥胖的范畴，其发病与脾肝肾等脏腑关系密切，其病理因素主要是痰、湿、瘀、虚。《素问·上古天真论》："女子……五七阳明脉衰，面始焦，发始堕；丈夫……五八肾气衰，发堕齿槁。"说明老年人五脏功能之不足。在临床辨证中发现，脾肝肾不足为其本，瘀血痰浊为其标，属本虚标实之证。年老体衰，肾气不足，肾阳温煦无力，脾气虚衰，运化失常，水谷精微不能正常输布而形成痰湿脂浊，注于血脉而血脂升高；年老体衰，肾虚精亏，膏脂不藏，化入血中而引起血脂升高；或肾阴不足，致肝阴虚阳亢，气机失调，气郁化火，炼津为痰；同时脾虚肝郁，肝脾不和，则为痰为郁，致临床上变症百出。因此，脾肝肾正气之不足致肝脾失调是本病的主要病理基础，而补肾扶正，调理肝脾则为本病的主要治疗方法之一。

现代药理研究证实，制何首乌能降低肠道内胆固醇的吸收，阻止其在肝内沉积，还具有改善微循环之功效。黄芪可提高机体抗氧化酶和抗氧化剂含量的活力，降低血清脂褐质的含量。山楂能降低低密度脂蛋白（LDL）和极低密度脂蛋白（vLDL）水平，加快对胆固醇的清除。方中黄芪、太子参、白术、茯苓补益脾肾而益气健脾；白芍、柴胡、当归、何首乌、枸杞子、丹参滋肝肾而疏肝；法半夏、陈皮、生山楂、竹茹和胃化浊而消滞。诸药合用，标本同治，有补益脾肾，滋养肝肾，疏肝健脾，和胃降浊之功效。通过补肾扶正，调理肝脾，以恢复脂类的正常代谢，故获良效。

第四十三章 脑萎缩

脑萎缩是由于脑动脉硬化，脑血管管腔狭窄，脑组织供血不足，脑细胞数目减少，致使大脑皮质萎缩而引起脑神经功能失调的慢性退行性病变。主要病理改变为脑组织体积缩小，质量变轻，脑回变狭窄，脑沟变深、变宽。临床初期主要表现为记忆力减退，注意力涣散，动作迟缓，情绪不稳定。以后逐渐出现思考能力、判断能力障碍，性格改变，严重者出现人格改变，甚至发展至痴呆，最终导致智力丧失。

根据脑萎缩的临床特征，其属于中医学"脑萎""痴呆"范畴。

从肾论之理

中医学认为，肾主骨生髓，脑为髓海，赖肾精充养。故本病多是由于年老体衰，或用脑过度，致使气血不足，阴精暗耗，髓海空虚，或经脉失柔，痰浊瘀血阻滞，气血运行不畅，以致脑失所养，日久而成萎，脑萎则灵机混乱。《内经》："脑为髓之海，肾主骨生髓通于脑，髓海不足则脑转耳鸣，胫酸眩冒。"因而脑萎缩从肾论似已成共识，但证之于临床，一方面脏腑病位还可涉及心、肝、脾、肺诸脏，因而亦常见到肾与他脏兼病的证候，如心肾阴虚（心肾不交）证、肝肾阴虚征、肺肾阴虚证和脾肾阳虚证等。另一方面病因亦可呈现痰浊、瘀血扰神之象，因而形成以肾虚为主，兼夹痰浊、瘀血的虚实错杂病机，故而其治当以补肾为主，佐以涤痰化瘀之法。

从肾治之验

1. 从肾精亏虚、痰瘀互结论治　韩某，女，58岁。患者头昏目眩，步履不稳，语言不利1个月余。既往有高血压病史10余年，曾在外院诊治，经CT检查诊断为脑萎缩。服用曲克芦丁、降压片等无显效而就诊。刻下：头昏目眩，耳鸣失聪，表情呆板，沉默寡言，语言不利，舌苔白腻，脉弦细滑，舌底静脉瘀紫。辨证此系肾亏精髓不充，脑海失养，痰瘀互结，蕴积神明之府。脑为清空之地，现成秽浊之区。治拟补肾填精、涤痰化瘀之法。

处方：枸杞子10g，肉苁蓉10g，淫羊藿10g，巴戟天10g，川芎10g，葛根10g，石菖蒲10g，制南星10g，法半夏10g，丹参30g，天竺黄10g，鸡血藤30g。每日1剂，水煎分2次服。

以此方基础，随症加减，连续服药3个月余，临床症状逐渐改善，体力、智能明显康复。

按语：脑萎缩系老年难治性疾病，目前无特效疗法。属中医学眩晕、痴呆范畴。《内经》："脑为髓之海，肾主骨生髓通于脑，髓海不足则脑转耳鸣，胫酸眩冒。"故脑萎缩从肾论治当属无疑。由于肾气日衰，不能载血运行，血行涩滞，蓄积为瘀，脑失奉养。也是导致萎缩的另一个成因。明代医家虞抟也曾提出："眩晕者，胸中有死血迷闭心窍而然。"结合现代医学检测手段，脑萎缩患者多伴有血液流变学、血小板凝集功能障碍，"血瘀致脑"已属共识。所以，本例坚持长期补肾化瘀合豁痰开窍，果然获得难以预料的效果。

2. 从肾虚髓空、瘀阻脑络论治　王某，男，68岁。因患轻度脑梗死2年后，记忆力明显减退，常伴有头晕，肢麻流涎，表情淡薄，少言寡语，喜卧床，活动少，行动迟缓，反应迟钝，情绪波动大，甚至外出散步后找不到家，舌质暗紫，脉沉弦。再次经头部CT扫描显示：脑萎缩。辨证分析，该患者属老年肾气虚，脑髓不充，再加上久病入络，气血不调，瘀阻脉络，不能上荣于脑，脑髓失养所致。治以补肾健脑化瘀，活血行气。方药用自拟补肾健脑汤加减。

处方：制何首乌20 g，山茱萸15 g，山药20 g，枸杞子15 g，菟丝子15 g，赤芍15 g，桃仁15 g，红花15 g，石菖蒲25 g，远志15 g，郁金15 g，瓜蒌15 g，泽泻15 g，龟甲（先煎）20 g，巴戟天20 g，淫羊藿15 g，楮实子15 g，益智15 g，黄芪20 g，钩藤15 g，酸枣仁12 g，首乌藤12 g，丹参12 g，川芎12 g。每日1剂，水煎，早、晚各服1次。

二诊：服药7剂后，情绪比较稳定，睡眠稍好，语言略增多，双下肢自感有力，胸闷、气短明显好转。效不更方，原方继服。

三诊：又连续服药30剂后，能自己叙述病情，外出散步能自行回家，行动明显灵活。肢麻基本消失。将上药配制成蜜丸，继续服3个月。经随访1年，病未复发。

按语：脑萎缩是以神思迟钝，遇事善忘，理解多误，计算力差，行动迟缓为主要特征的神志疾病。一部分是老年性脑萎缩，多数是继发、中风之后，即脑血管疾病之后出现的。早期表现为近期记忆力减退，时间、地点定向常发生障碍，常伴有神经衰弱症候群，症状波动或呈一过性。随着病情发展，智能缺损逐渐明显，甚至出现痴呆状态，严重者缩短寿命。

中医学认为，肾主骨生髓，脑为髓海，赖肾精充养。若肾精不足，尤其是年老肾气虚，气不足，鼓动无力，血流缓慢，气滞血瘀。气血不能上荣脑髓，脑失所养，髓海不足，则灵机混乱。为此，我们对脑萎缩引起的老年痴呆，采用补益肾精为主，化瘀通络为辅的治疗方法，取得了满意效果。方中制何首乌、山药、山茱萸、菟丝子、枸杞子、巴戟天、淫羊藿等补益肾精，养脑益智；石菖蒲、郁金、远志等以豁痰开窍，安神定志；川芎、赤芍、桃仁、红花以活血通络。全方诸药相伍，共奏补肾健脑，化瘀通络之功，改善脑的血流循环，从而使症状得到改善和减轻。此法既简单又经济，可以长期服用，性质平和，补而不腻。

3. 从肾阳虚血瘀论治　苏某，男，52岁。患者于6年前开始头晕，步态不稳，如坐舟车，行走常左右偏斜，初为坐后站起时身偏，继后行走即身偏，症状进行性加重，并伴有记忆和思维判断能力下降，眼睛干涩，四肢无力，常自汗出，睡眠差，二便正常。曾于1991年5月2日转昆明某医学院就诊，经CT检查诊断为脑萎缩（以小脑为主），导致小脑性共济失调。经一般补脑对症西药治疗，未见明显效果，已病休6年。体查：血压112/60 mmHg，形体消瘦，慢性病容，神志清楚，问答缓慢，双眼瞳孔等大等圆，眼底视盘边缘欠清楚，颈软，心肺（一），肝脾未扪及，四肢肌力稍差，双下肢反射活跃，无明显感觉障碍，四肢共济运动稍差，余神经系统检查（一）。颈椎X线检查：颈椎骨质增生，CT检查：脑沟增多加深，以小脑较为明显，中线结构无移位，诊断意见为脑萎缩（以小脑为主）。舌质淡红，舌边见瘀斑，舌苔薄白而腻，脉沉细无力，两尺脉较显。综合上述脉舌症，此病属中医学眩晕范畴，辨证为肾虚血瘀（以肾阳虚衰为主），以补肾活血助阳治之。

处方：鹿角胶（烊化冲服）10 g，熟地黄30 g，山药15 g，山茱萸15 g，茯苓18 g，五味子12 g，白术15 g，丹参30 g，炙黄芪30 g，鹿衔草18 g，枸杞子15 g，淫羊藿15 g，续断15 g，炙甘草5 g。

以此方为基础，随症加减，每周服药2～4剂，坚持服药7个月，头晕逐渐消失，汗止，睡眠转正常，记忆思维能力恢复正常，行走渐稳，已能步行5 km，眼不干涩，精神大为好转，心情舒畅。脑电图检查：正常脑电图。因经济条件所限，未做CT复查。后予本院自制补益气血，健脾益肾中成药，复方五味子片、复方丹参片，继续服用，以巩固疗效。复诊，症状缓解，疗效巩固。

按语：本例患者系后天劳伤，肾精亏耗，肝肾虚，髓海不足，脑失所养，兼有瘀血，气血运行受阻所致。肾主骨生髓通脑，肾精不足不能上养于脑，故健忘失眠、头晕。肝主筋，肝血不足，则筋失濡养，四肢无力，故行走不稳。治以右归丸为基础方，突出补肾助阳，养肝活血，坚持服药，随症加减，取得显著疗效。

4. 从肝肾亏虚、痰热上蒙论治　龚某，女，62岁。家属代诉近2年健忘，意识消沉，胆怯善惊，神识欠清。现症神疲呆钝，问而不答，或答非所问，失去个位数计算能力，外出忘记归途，不寐口渴，大便秘结，舌质红，脉弦细。脑 CT 检查：脑回增宽，脑室扩大，脑萎缩。辨证属肝肾不足，髓海空虚，痰热上蒙。治宜补肾填精，泄热豁痰开窍。

处方：生地黄 10 g，熟地黄 10 g，益智 10 g，石菖蒲 10 g，黄芩 10 g，天竺黄 10 g，白芍 15 g，山药 15 g，丹参 15 g，远志 5 g，炙甘草 5 g，珠黄散（冲服）0.3 g，竹沥（冲服）1 支。

以此方为基础，随症略予加减，服药 5 个月后，神志清楚，夜寐能安，能准确回答简单问题，恢复个位数计算能力，仍耳鸣，时健忘，脉细弱。此乃痰热已除，肾精未充，故治以补肾填精为主。

处方：生地黄 10 g，熟地黄 10 g，肉苁蓉 10 g，枸杞子 12 g，女贞子 12 g，墨旱莲 12 g，何首乌 18 g，茯苓 18 g，远志 5 g，炙甘草 5 g，珠黄散（冲服）0.3 g。

又服药 1 个多月，神志清楚，问答切题，定向障碍消失，生活自理。

按语：人至老年，肾精先衰，或禀赋不足，调养失和，精血难复，精不化髓，则髓步脑空，元神不得守位而致神明错乱，是为痴呆发生之基础。肾之阴阳皆肾精为基础，精气虚损，时及阴阳，伤于阴者，肾之阴精不上济于心，而致心种不明，或阴虚火旺，痰火上扰，则神乱狂躁。伤于阳者，则湿浊不化，酿成痰湿而蒙蔽脑窍，或痰阻脉络，瘀血内阻，痰瘀蒙闭清窍而致痴呆昏狂。故痴呆之疾，以肾精虚损为本，痰瘀闭窍是其发病关键。本例初诊时以痰热蒙窍为标，故以黄芩、天竺黄、竹沥、远志、石菖蒲、珠黄散泄热豁痰开窍去其实，配伍丹参以活血通路，盖痰瘀同源之理也；仅以生地黄、熟地黄、白芍、益智顾其肝肾。嗣后，痰热渐除，肾精不足症毕现，故以补肾填精之品以治其本，辅以珠黄散、丹参、石菖蒲以祛余邪，如此标本兼顾，相辅相成，故收效益彰。

5. 从肾元虚衰、痰浊闭窍论治　许某，男，68 岁。因右侧半身不遂，言语不利收入住院。体格检查：BP170/100 mmHg，神志清楚，被动体位，表情淡漠，双瞳孔等大等圆，对光反射灵敏，口角对称，伸舌居中，腭雍垂居中，咽反射正常，颈软，无抵抗，双肺呼吸音清，心率 82 次/min，律齐，心音有力，右上肢肌力Ⅲ级，右下肢肌力Ⅲ级，肌张力正常，左侧肌力正常，右巴氏征（＋）。颅脑 CT 检查：脑萎缩。西医诊断为脑梗死，脑萎缩，高血压 2 级（高危），中医辨证属肝肾阴虚，痰瘀阻络。治予降颅内压，改善脑循环，神经保护剂，及抗血小板聚集，抗凝等治疗 1 周后，症状无明显改善。复查颅脑 CT：左侧基底节梗死，脑萎缩。舌质淡暗，舌苔薄白腻，脉沉细。继续予改善脑循环等治疗，并予中药地黄饮子加减治疗。

处方：熟地黄 10 g，山茱萸 15 g，巴戟天 10 g，鸡血藤 20 g，麦冬 10 g，远志 10 g，茯苓 10 g，石斛 10 g，竹茹 10 g，川芎 10 g，石菖蒲 15 g，五味子 5 g，肉桂 3 g，胆南星 10 g。每日 1 剂，水煎分 2 次服。

二诊：服药 14 剂后，语言较前流利，右侧肢体肌力Ⅳ级，精神较前好转。原方去竹茹、胆南星，加水蛭粉 3 g，冲服。

三诊：又服药 20 余剂后，病症基本痊愈。

按语：患者年近七旬，下元虚衰，虚阳上浮，痰浊随之上浮，堵塞窍道，致言语不利。肝主筋，肾主骨，肝肾阴虚，筋骨萎软无力，则肢体无力。方中熟地黄、山茱萸滋补肝肾；巴戟天、肉桂温养真元；麦冬、石斛、五味子滋阴敛液，使阴阳相配；石菖蒲、远志、茯苓交通心肾，开窍化痰；竹茹、胆南星增加化痰作用；鸡血藤、川芎活血通络。全方可使气血足，经络通，故而诸症缓解。

6. 从肾虚脑髓不充、久病瘀阻脉络论治　刘某，女，70 岁。患者因性格改变，记忆力减退逐渐加重 7 个月，现发展至痴呆，生活不能自理而入院。入院时，患者表情淡漠，不能回答问题，不知自己姓名及家庭住址，小便失禁，偶有头晕，双下肢酸软无力，少活动，舌质淡暗，有瘀斑，脉弦迟。CT 检查：脑萎缩。患者年老肾亏，脑髓不充，久病气血不调，瘀阻脉络，不能上荣髓海而痴呆。治以补肾健脑，活血行气。

处方：熟地黄 25 g，山茱萸 12 g，枸杞子 12 g，巴戟天 12 g，龟甲（先煎）15 g，石菖蒲 10 g，丹参 15 g，郁金 15 g，川芎 10 g，红花 10 g，桃仁 10 g。每日 1 剂，水煎分 2 次服。

复诊：服药 15 剂后，患者经人提醒能自解小便，回答简单问题、姓名及吃饭否。药见初效，守方继服。

三诊：又服药 15 剂，能主动叙述病情，致谢。效不更方，击鼓再战，原方续服。

四诊：又服药 25 剂，患者生活起居能自理，不需家人照顾。2 个月半后出院，将上方共研细末，配制成胶囊长期服用，以巩固疗效。

按语：脑萎缩是指大脑皮质萎缩导致大脑功能障碍，多数呈慢性进行性发展。主要表现为记忆力减退，情绪不稳，思维能力减退，注意力不能集中等，严重可发展至痴呆，最终导致智力丧失。脑萎缩的辨证论治，临床上常将其分为痰瘀内阻证与肾虚血瘀证两类。前者主要表现为失眠或嗜睡，健忘头晕，心悸气短乏力，情绪不宁，言语迟缓，表情呆钝，不思饮食，或痰多，舌苔白腻，舌上有瘀斑，或舌紫暗，脉弦滑或沉细。治以益气活血，健脾化痰为主，常用黄芪，党参，远志，当归，五味子，石菖蒲，赤芍，茯苓，天麻，胆南星，琥珀，白术，地龙，陈皮。后者主要表现为健忘，甚则不识家人，精神迟钝，寡言少语，形体衰惫，神志恍惚，头晕耳鸣，腰膝酸软，言语不清，语无伦次，饮食起居不能自理，或兼有失语，或肢体不遂，舌质暗淡，或有瘀斑，脉弦细或沉细。治以补肾健脑，活血行气，常用熟地黄，龟甲，山茱萸，桃仁，红花，丹参，石菖蒲，郁金，枸杞子，川芎，巴戟天。本例患者即属肾虚脑髓不充，久病瘀阻脉络证。

7. 从肝肾亏虚、痰瘀阻络论治　患者，男，66 岁。患者诉自 2 年前始感双下肢乏力，身体疲惫，食后易感困倦，嗜睡，后逐渐出现言语不利，双下肢微颤。1 个前 CT 检查：双侧额颞部蛛网膜下隙增宽。提示：脑萎缩。遂用西药治疗，症状改善不著，故改服中药。现双下肢微颤，举步困难，语言謇涩，头晕目眩，视物不清，表情淡漠，大便秘结，小便失禁，舌质淡红，两侧有瘀斑，舌苔白略腻，脉细弦。辨证为肝肾亏虚，痰瘀阻络。治以补脑益肾，祛痰化瘀之法。

处方：熟地黄 15 g，肉苁蓉 20 g，菟丝子 30 g，益智 10 g，桑螵蛸 10 g，制何首乌 15 g，丹参 30 g，石菖蒲 10 g，红花 10 g，川芎 15 g，桃仁 10 g，茯苓 15 g，法半夏 10 g，远志 5 g。每日 1 剂，水煎分 2 次服。

复诊：服药 12 剂后，双下肢震颤好转，行走平稳，语言较前清晰，反应较前灵敏，仍有小便失禁现象，夜间尤重，舌质红，舌苔白略腻，脉弦细。守上方去桃仁，红花，加煅龙骨（先煎）30 g，煅牡蛎（先煎）30 g，覆盆子 10 g，继服。

三诊：药后症状逐渐减轻，后随症辨证加减，服药 3 个月余，小便失禁愈，生活自理。因时值夏月，故改服中成药六味地黄丸，以巩固疗效。

按语：中医学虽无脑萎缩之病名，但类似本病症状的记载，多散见于眩晕、虚损、老人门中。古代医家认为，一系列头部症状与年龄衰老有关，衰老而脑髓空虚是发病的主要原因。如清代王清任云："高年无记忆者，脑髓渐空。"明代高濂云："上寿之人，血气已衰，精神已散，至于视听聪明不及，手足举动肢体不随，心志沉昏，头目晕。"《灵枢·海论》："髓海不足，则脑转耳鸣，胫酸眩冒，目无所见，懈怠安卧。"由于年老脏腑功能衰退，气血生化之源不足，精血渐枯而不足上奉于脑，脑髓失养而发病，则出现肢体废用，语言謇涩等症。亦有饮食不节，情志失调而致病者。本例属年老髓海空虚，肾精渐耗，痰瘀阻络，而致筋脉失养，神志散乱。治当益肾补脑，化痰祛瘀为主。方中熟地黄，制何首乌养血滋明，补精益健；肉苁蓉补肾助阳，又可以润肠通便；菟丝子，桑螵蛸，益智，覆盆子，煅龙骨，煅牡蛎具有暖肾助阳、固精缩泉之功；茯苓利水渗湿，健脾安神；石菖蒲，远志开窍祛痰宁神；丹参，川芎，桃仁，红花具有活血行气、祛瘀安神之效；且川芎为血中之气药，味薄气雄，性最疏通，能升能散，可上升巅顶，旁达四肢，下行血海，走而不守，而直达病所，取流动气机之效。诸药合用，益肾补脑化痰祛瘀，使痰开瘀化络通，脑髓得养，髓海得充，脑脏相接，窍开神清且思维、记忆恢复，肢体灵活。

第四十四章　老年性痴呆

　　痴呆是一种获得性进行性认知功能障碍综合征，影响意识内容而非意识水平。智能障碍包括记忆、语言，视空间功能不同程度受损，人格异常和认知（概括、计算、判断、综合和解决问题）能力降低，常伴行为和情感异常，患者日常生活、社交和工作能力明显减退。老年性痴呆包括阿尔茨海默病（AD）、血管性痴呆（VD）、混合型痴呆和其他（外伤、帕金森）痴呆。其中 AD 和 VD 是老年性痴呆中最主要的两大类型，患病率占所有痴呆的 90% 以上。随着人口的老龄化，发达国家老年痴呆已上升为常见死亡原因的第 4 位。老年性痴呆不但是一个严重的健康问题，同时也是一个严峻的社会问题。

　　阿尔茨海默病是最常见的，以进行性认知障碍和记忆能力损害为主的中枢神经系统退行性疾病。病因至今不明，可能与遗传和环境因素有关。其病早期表现为记忆障碍及认知障碍，以近记忆障碍最为显著，随后出现远记忆受损，时间及地点定向障碍，晚期表现以精神症状突出。血管性痴呆是发生在脑血管疾病基础上的以记忆、认知功能缺损为主，或伴有语言，视空间技能及情感或人格障碍的获得性智能的持续性损害。临床上绝大多数血管性痴呆，为缺血性脑血管疾病所引起。这类患者常有高血压、冠心病、血脂异常、糖尿病病史以及吸烟、饮酒等不良生活方式，即所谓卒中痴呆相关因素，导致脑动脉硬化或狭窄而缺血。

　　根据老年痴呆的临床特征，其属于中医学"痴呆""呆病"范畴。

从肾论之理

　　20 世纪 80 年代末，国内研究人员在对中医学文献资料整理研究的基础上，开始了对中医药治疗老年性痴呆的研究，现已取得很大进展。目前对于老年性痴呆的理论研究较为一致的观点：痴呆病位在脑，病性属本虚标实。发病特点多以肾虚为本，涉及心、肝、脾、肺四脏，是以痰瘀为标，虚实夹杂的一类病证。

　　1. 肾虚髓空老年痴呆的根本　阿尔茨海默病（AD）是老年性痴呆中最常见的一种。袁泉等认为，肾虚精亏髓空是老年性痴呆之根本，治病求本故当从肾论治。

　　其一，肾者，先天之本，精神之舍。肾为先天之本，藏五脏六腑之精气，与生长、发育、生殖等密切相关，即"肾者主蛰，封藏之本，精之处也"。《素问·六节脏象论》同时肾主骨生髓，藏精而舍志。《中藏经》曰："肾者，精神之舍，性命之根。"因精与志，皆藏于肾，所以肾气充足，精充志强，则九窍利，智慧生，耳目聪明，邪气不能害，无犯痴呆之病。

　　其二，肾者，主水济心，安志养神。《内经》有"心者，君主之官，神明出焉"和"心者，生之本，神之变也"等神志主要由心所主的论述，历代皆从之。尽管元代以后提出了脑为"元神之府"和"精神之府"等观点，但没有动摇心主神明的传统观念，足见中医学对心藏神的重视。然神明出于心，而由肾中精气所养，心肾水火既济，神明才能不乱。《内经博义·心肾论》曰："心者，生之本，神之变也；肾者，主蛰，封藏之本，精之处也；夫神精之用，为人身之大主，精以养神，神藏于精，而以气行乎其间；唯其有以居之，有以藏之，而人道以立，此心肾所以为人之大主也。"《推求师意》曰："心以神为主，阳为用。肾以志为主，阴为用。阳则气也，火也。阴则精也，水也。及乎水火既济，全在阴精上承以安其神，阳气下藏以安其志。"唐宗海则更强调肾的作用，认为："神乃生于肾中之精气，而上归于心，合为离卦，中含坎水之象，唯其阴精内含阳精，外护心脏之火，所以光明朗润而能烛物。盖神即心火，得肾阴济之而心中湛然，神明出焉，故曰心藏神。"中医学认为五脏合五行，各有相生相制，制则生化。心主火而受制于肾水，故其主肾也。心主神明，亦需肾水相制，方能神明不乱，即"神发于心，而交于肾，则神清而不摇"。

其三，肾者，主骨生髓，充脑益智。中医学对学习、记忆和思维等生理功能由脑所主的事实，经历了从无到有的认识过程。《内经》曰："肾之合骨者……诸髓皆属于脑""脑为髓之海"。而无脑主神志的记载。至唐代孙思邈已认识到头与神相关，如其所云："头者，身之元首，人神之所法。"元代以后才明确提出了"脑为元神之府""灵机记忆皆在脑中"的观点。然脑为元神之府的功能，依赖于"脑为髓海"的生理基础，而肾不仅藏精生髓，还有膀胱足太阳之脉在上络脑，在下络肾；督脉贯脊属肾上入络脑，以使肾中之水，行脊至脑而为髓海。如王清任所云："灵机记性在脑者，因饮食生气血，长肌肉，精汁之清者，化而为髓，由脊骨上行入脑，名曰脑髓。"所以只有肾中精气健旺，化髓充足，脑才能正常行使神的功能，即所谓"水足髓旺，则元神精湛，而强记不忘矣"（《重庆堂随笔》）。

其四，肾病，髓空善忘，神乱意失。中医学早已发现，肾病髓乏易引起心神异常。《杂病源流犀烛》曰："肾阴既衰，心血必不足，以精既是血，心血虚本于肾虚，肾虚必至于心虚也""健忘，心肾不交病也，心不下交于肾，则烛火乱其神明，肾不上交于心，则精气伏而不用"。《本草纲目》曰："精与志皆肾经之所藏也，肾精不足，则志气衰，不能上通于心，故迷惑善忘。"王清任则指出"小儿无记性者，脑髓未满；高年无记性者，脑髓渐空。"由此看来，近代医家已经认识到肾虚髓伤会出现记忆障碍的临床表现。

综上所述，脑为元神之府，人的学习、记忆、理解和思维等认知功能皆以脑髓为物质基础，而脑髓的充实又依赖于肾中精气的温养，人至老年，阴气自半，肾气渐亏，肾虚则脑髓失充，神不得养而发为老年性痴呆，故从肾着手治疗是有其理论根据的。

值得提出的是"肾虚精亏髓空"虽是痴呆发病本质所在，但肾虚髓亏的成因，在不同种类的痴呆发病中，还存在一定的差别。AD病因是因年老肾虚，五脏气衰终至髓亏，而髓亏又进一步耗及肾精而终至"肾虚髓亏"发病。而VD是因为肝肾阴（精）虚，风阳内动，痰热为虐，风火痰瘀煎灼肾精导致的肾虚精亏。两者的病机转化不尽相同。不同痴呆疾病"肾虚"与"精亏"仍各有侧重，故临床辨治应考虑共同致病中病机肾虚与精亏的主次，遣方用药方能更为确切。

2. 老年性痴呆肾虚为本痰瘀为标　魏翠柏等则认为，老年性痴呆的病机以肾虚髓亏为本，痰瘀阻滞为标。

（1）老年痴呆肾虚髓亏为病本：老年人脏腑功能减退，精气血不足是老年痴呆发生的内在体质因素。痴呆病位在脑。《本草纲目》："脑为元神之府。"《本草备要》："人之记性皆在脑中。"《医林改错》："灵机记忆来源于脑。"而脑的这一功能必须以"髓海有余"和"清阳之府"为基础。《灵枢·海论》指出"脑为髓之海""髓海有余，则轻劲多力，自过其度""髓海不足，则脑转耳鸣，胫酸眩冒，无所见，懈怠安卧""髓海不足"，清阳之窍被蒙，势必出现痴呆。王清任《医林改错》："小儿无记性者，脑髓未满，高年无记性者，脑髓渐空。"人始生，先成精，精成而脑髓生，脑髓是由肾精化生而来。肾为先天之本，内舍元阴元阳。肾之精气的盛衰直接关系到脑髓的充盈及大脑功能的正常与否。肾精充足，则生髓功能旺盛，髓旺则脑髓充实，思维、认知和统御五脏六腑等功能才能正常发挥，神机才能聪灵。肾衰则精气化生不足，髓海空虚，大脑得不到正常的滋养，人的智力就会减退。《素问·宣明五气》："肾藏志"，志即记忆力，即指肾中精气与人之记忆紧密相关。《医方集解·补养之剂》："人之精与志，皆藏于肾，肾精不足则志气衰，不能上通于心，故迷惑善忘也。"

补肾填精益髓功效的中药亦具有抗衰延年、改善智能状况的作用。如至宝三鞭丸、清宫寿桃丸、三才封髓丹等经典方药都有不同程度的促进脑内蛋白的合成，清除自由基，改善神经系统功能的效果。对三才封髓丹加减方进行的动物实验结果表明该方药能明显改善氯胺酮、东莨菪碱、酒精和过量谷氨酸钠等所致的实验大鼠记忆损害。这些研究结果，从临床和实验两方面，进一步验证了肾虚髓亏为痴呆致病之本的理论。

值得提出的是"肾虚髓亏为本"虽是痴呆发病本质所在，但肾虚髓亏的成因，在不同种类的痴呆发病中，还存在一定的差别。AD病因是因年老肾虚，五脏气衰终至髓亏，而髓亏又进一步耗及肾精而终至"肾虚髓亏"发病。而VD是因为肝肾阴（精）虚，风阳内动，痰热为虐，风火痰瘀煎灼肾精导致的肾虚精亏。两者的病机转化不尽相同。实验结果验证两种病机的差异，提示不同痴呆疾病"肾虚"与"精亏"仍各有侧重，故临床辨治应考虑共同致病中病机肾虚与精亏主次的比例，遣方用药方能更为确切。

（2）老年性痴呆痰瘀阻滞为病标：老年痴呆的病因病机，尚有痰浊瘀血阻滞为标的一面。痰与神关系密切。老年肾气虚衰，肾虚水无所主，脾虚不运水湿，湿聚生痰，痰扰清灵则昏蒙呆钝。或因情志不调，肝气犯脾，克伐脾土；思虑过度，饮食不节，损伤脾胃；过用寒凉，中阳受损，脾失健运，水谷不化精微气血，反生痰浊，蒙蔽清窍，则形成呆病。"痰之为物，随气升降，无处不到""百病多由痰作祟"。痰浊上犯头部，蒙蔽清阳，脑神失用，故有"痰火迷神""痰迷心窍"之说，临床可见头痛眩晕，呆钝健忘，神昏癫狂等症。《临证指南医案》："风阳上扰，痰火阻窍，神识不清。"陈士铎《临证录》更言"痰积于胸中，盘踞于心外，使神明不清而成呆病矣"。

临床观察发现，老年性痴呆患者多伴有舌质紫暗、暗淡或有瘀点、瘀斑，苔腻等痰瘀互结症状表现。痰浊、瘀血是脏腑功能失调的病理产物，这些病理产物作为致病因素可引起多种病证。年老气虚，导致脉道不利而气滞，血液运行受阻停而为瘀。脏腑阴阳失调，阴虚于下，阳亢于上，气机逆乱，血液随气奔走于上，气上而不下，则血瘀于脑络，形成瘀血，气血运行受阻，脑髓失养枯萎，神明失常。痰瘀相关，血瘀可阻滞气机，气失调达，水津代谢失常加重痰浊。反之，痰浊之邪内停，痰浊阻于脉道，血流受阻，脉络失畅，瘀血渐剧。痰瘀常交结，多滞留于正气亏虚之处而为病，脑髓空虚使痰浊有可乘之机，阻滞发为呆疾。或因情志所伤，诸郁乃生，气郁而致血流不畅，导致血瘀，瘀血内生，气血无法上注清窍，脑失所养，日久则脑髓枯萎，故而病情多呈进行性加剧。另外，瘀阻心脑则可致心神不安，心悸失眠，健忘痴呆，神昏谵语。王清任《医林改错》指出，癫狂一症，乃气血凝滞，脑气与脏腑气不相接，如同做梦一样。唐容川《血证论·瘀血》："瘀血攻心，心痛，头晕，神气昏迷。"这些精辟论述，深刻提示了瘀与脑病痴呆发生的内在关系。

老年性痴呆，除"肾虚髓亏为本，痰瘀阻滞为标"的病机特点外，五脏失调，脑髓失用亦为发病的关键。肾精是脑髓的根本物质基础，也是神智功能正常的基本物质保障。但脑髓功能的发挥，又必须依赖五脏所化气血的不断滋养。五脏气血之精华皆上荣于脑，心主血脉，上行注于脑络以养神明。脾为气血生化之源，因劳倦、思虑损伤心脾，心血亏虚则神失所养，脾虚则气血生化无源，清阳不升，气血精华不能上荣于脑髓。或病营阴受损，导致肝血不足，精血同源，血虚则精少，髓海得不到充足的气血滋养，则神明功能低下。久而久之脑髓枯萎，神明受损而不聪，脑髓失用而发为痴呆。因此，老年性痴呆的病因病机是在肾虚髓亏的基础上，或年老正虚，加之久病、多病，积损正伤，致肾心肝脾之气、阴、阳、精、血亏损不足，使脑失所养，神明失用而发生痴呆，或五脏功能失调，脑髓失用，痰瘀交阻发为痴呆。

（3）VD与AD病机同中之异：针对老年痴呆，特别是血管性痴呆的病因病机，现代中医学研究者进一步深化了"痰瘀互结"理论，将痰瘀互结日久不能及时排出，蕴积体内过多，败坏形体的病机称为"毒"。认为"脑中血络"受损造成血络瘀滞，轻者血凝痰生、热结、毒生，脑络瘀塞损伤脑之神机；重者脑气不能束邪，内风统领热邪火毒，窜扰脑络，毒害脑髓，元神受损，神机不用。也有学者认为，VD的病因病机除痰浊与瘀血阻滞外，尚有：

1）毒损脑络：1997年著名中医学家王永炎在谈到提高脑血管病疗效的途径时，首次将"毒损脑络"定为中风后痴呆的病机。认为中风后瘀毒、痰毒、热毒等可破坏形体，损伤脑络包括浮络、孙络。瘀毒、痰毒、热毒是在"肾虚髓亏，痰瘀交阻"病机基础上，由痰、瘀及痰瘀日久变生"热"等病理产物演变而成。"毒损脑络"是一个"痰瘀交阻"从量变到质变的过程。研究表明，VD病情恶化时，常出现表情呆滞，面色晦暗垢浊，或二便失禁，肢麻颤动，舌强语謇，烦躁不安，甚则狂躁，举动不经，言辞颠倒，苔厚腻、积腐、晦浊等瘀毒、痰毒、热毒壅盛，损伤脑络的症状和体征。因此，毒损脑络是VaD病情加重的关键环节。中风急性期产生的病理产物，参与了细胞损伤链的过程，中医治疗可清除或抑制这些有毒物质的产生。临床研究发现VD患者热毒炽盛证积分均值显著高于AD，且与速度、部分记忆功能损害具有非常显著的相关性。进一步肯定了"毒损脑络"病机在VD发病中的地位。形态行为学测试也发现模型组大鼠出现明显的学习、记忆行为障碍，提示反复性脑缺血后这些导致神经元损伤的病理产物，可能就是中医VD病机中"毒"的物质基础。

2）腑滞浊留：老年人卒中后，风阳上逆，使胃气不降，通降迟缓，一方面使胃"容纳少，腐熟失职"，气血生化无源，清窍失养；另一方面使肠的"传化迟"，糟粕不能及时排出，停滞于肠腑而成浊毒，浊毒上扰清窍，皆可使智能、记忆受到不良影响。一项临床流行病学调查结果显示，腑滞浊留是VD发病不可忽视的病机因素。

3）肝阳上亢：在VD患者的临床症状中，存在头晕耳鸣，口苦咽干，两目涩胀，烦躁易怒等典型肝阳上亢表现，认为VD的发病机制，不可脱离"年老体衰""发于中风""病变在脑"这3个特点。"水不涵木，内风时起"可视为卒中发生发展及演变为痴呆的病因病理基础。因此，肝阳上亢是否可作为VD病理机制，现尚无有力的证据来说明。但在治疗VD的临床中，应用养肝熄风法来治疗肝阳上亢的VD患者，常有疗效。可以肯定肝阳上亢是VD早期促成痴呆时的一个主要致病机制中的影响因素。

"同病异治"是中医学基本治则。中医辨证论治是以证候为着眼点，根据疾病的病因病机而制定理法方药。依据老年痴呆"肾虚髓亏为本，痰瘀阻滞为标，五脏失调，脑髓失用"的病机特点，"补肾活血化痰法"成为痴呆的一个基本治疗法则。人体功能的多样化和疾病病理过程的复杂化，使得未来医学的探索，必然呈现中西医结合，形态与功能并举，兼顾神经生物学、神经药理学等多种学科相融合的一个研究态势。相信新兴医学模式在21世纪的医学探索中能带给人类更多欣喜。

3. 老年性痴呆从脾肾论治 阿尔茨海默病（AD）是一种进行性发展的致死性神经退行性疾病，临床表现为认知和记忆功能不断恶化，日常生活能力进行性减退，并有各种神经精神症状和行为障碍，其为老年性痴呆最主要的一种。王艳昕认为，老年性痴呆当从脾肾论治。

《现代中医神经病学》中将AD的病因病机归纳为髓海空虚、肾精亏损、气血不足、肝郁气滞、肝阳上亢、痰浊上蒙、瘀阻经络。古医籍记载痴呆的病因病机复杂多样，如明代张景岳《景岳全书·杂病谟》："痴呆病，凡平素无痰，而或以郁结，或以不遂，或以思虑，或以疑贰，或以惊恐，而渐成痴呆，言辞颠倒，举动不经，或多汗，或善愁。其证则千奇百怪，无所不至。"陈士铎《辨证录·呆病门》："然而呆病之成，必有其因，大约其始也，起于肝气之郁；其终也，由于胃气之衰，肝郁则木克土，而痰不能化，胃衰则土制水，而痰不能消，于是痰积于胸中，盘踞于心外，使神明不清，而成呆病矣。"王主任认为AD多发于老年人，主要病机是脾虚和肾虚，尤其与肾精的亏虚关系尤为密切。

（1）老年性痴呆与肾：中医学认为肾主骨、生髓，上通于脑，脑为髓之海，肾精与脑髓密切相关。《灵枢·经脉》："人始生，先成精，精成而脑髓生。"说明脑髓生成与先天之精的密切关系。肾精亏虚则髓海失养，发为痴呆；精血同源，肾精亏虚也可导致肝阴亏虚，肝肾精血亏虚，则髓海空虚益甚，发为痴呆。《灵枢·海论》："髓海不足，则脑转耳鸣，胫酸眩冒，目无所见，懈怠安卧。"《医学心悟》："肾主智，肾虚则智不足。"《医方集解·补养之剂》："人之精与志皆藏于肾，肾精不足则志气衰，不能上通于心，故迷惑善忘也"。人至老年后，肾中精气虚衰，脑髓失养，髓海渐空，以致痴呆。《素问·上古天真论》："八八，天癸竭，精少，肾脏衰，形体皆极。"说明机体的盛衰与肾气的强弱息息相关。《医林改错·脑髓说》："高年无记性者，脑髓渐空。"唐容川《中西汇通医经精义·五脏所藏》："记在何处则在肾经。益肾生精，化为髓而藏于脑中。"可见肾精和记忆的关系尤为密切。随着年龄增长，肾中精气衰少，脑髓失养，是痴呆的基本变化。

（2）老年性痴呆与脾：痴呆的病位在脑，然脾与脑的主要功能活动密切相关。脾胃为后天之本，气血生化之源，气血旺盛，肾精才能得以补充。年老之人，脾胃虚弱，水谷精微不能化为精血，脑髓失充则发痴呆。王清任《医林改错脑髓说》："灵机记性在脑者，因饮食生气血，长肌肉就，精汁之清者，化而为髓，由脊骨上行入脑，名曰脑髓。"可见脾化生水谷精微，产生气血精液，充养脑髓，则神识清楚；若脾胃功能失调，不能化生气血精液，脑髓失养，则发生记忆障碍。《灵枢·平人绝谷》："神者水谷之精气也。"《灵枢·本神》："脾藏营，营舍意。"脾亦主思。脾胃为后天之本，气血生化之源，脾胃功能直接影响"脾藏意主思"功能的正常发挥。"脾藏营，营舍意"是脾能化生营气，以营养意的具体体现；脾主思则体现了脾为气机调节之枢纽，主情感的内在转变。大脑的主要功能是主七情和五志，而脾脏与情志活动密切相关，若脾的功能失常，脾藏意主思功能不能正常发挥，大脑活动受限，患者会出现词不达意、失算失认、言语错乱、时空混淆等临床表现。

（3）老年性痴呆与脾肾：脾肾功能正常是预防老年痴呆的重要条件之一。脾为后天之本，气血生化之源；肾为先天之本，肾主藏精。"肾者主水，受五脏六腑之精而藏之"，肾中精气依赖于脾胃化生水谷精微的充养；脾胃转化水谷精微则必须借助于肾阳的温煦。"非精血无以立形体之基，非水谷无以成形体之壮"，脾肾任何一脏功能失常，都会影响他脏功能的正常发挥。年老之人，脾肾受损，脏腑功能失调，以致痰浊内生，蒙蔽清窍，而成痴呆。《本草备要》言"人之记忆，皆在脑中"，脾肾功能失常，脑失所养，出现健忘、反应迟钝、记忆力减退等临床症状。

（4）老年性痴呆从脾肾论治：根据本病本虚标实的病机特点，以温补脾肾、开窍化痰为法，以五子衍宗（丸）汤合洗心汤加减。五子衍宗（丸）汤原为肾虚不育而设，旨在益精填髓、补益肾气，由五味子、枸杞子、车前子、覆盆子、菟丝子五味药组成，其中五味子、枸杞子、覆盆子、菟丝子为补肾益精之品，车前子虽无益肾之功，但"古人用补肾之药，必兼利水，泻其无形之火也，乃取寓补于泻之意"。现代药理研究五子衍宗（丸）汤治疗阿尔茨海默病与其具有抗氧化损伤、增强免疫力等有密切关系。洗心汤出自陈士铎《辨证录·呆病门》，全方由人参、茯神、法半夏、陈皮、神曲、附子、石菖蒲、酸枣仁、甘草等组成，化痰开窍，通阳扶正。方中法半夏、陈皮理气燥湿化痰；配伍人参、茯神，意在"不祛痰则正气难补，补正气而因之驱邪"。中医学历来有"怪病多由痰作祟"的观点。如痰浊上犯头部，蒙蔽清阳，则可见"痰迷心窍之头痛、眩晕、呆钝健忘、神昏癫狂等"。石菖蒲开窍醒神，化湿宁神；酸枣仁补心益肝安神；佐以少量附子以温通阳气。两方合用共奏温补脾肾、开窍化痰之功。

4. 老年性痴呆从肾论治临床研究　　老年性痴呆中医学治法多样，补肾法作为其中一种重要治法在临床应用中较广泛，马妍将近几年从肾论治老年性痴呆的临床研究进行了梳理归纳。

（1）补肾填精法：老年性痴呆的病理演变以肾精虚衰为本，因此补肾填精法为临床治疗老年性痴呆的基本方法。顾明昌认为老年性痴呆初期的记忆障碍主要是以肾精亏虚为主，脑髓和神明失养，并始终强调补肾填精法应贯穿病期始末，药用制何首乌、黄精、熟地黄、桃仁、女贞子、桑椹等补肾填精，收取良效。学者卢永兵认为老年性痴呆以脑髓不足，五脏阴阳气血虚损为本，且"肾主骨髓"，故对肾虚髓少型治以补肾益髓健脑为主，用《古今医彻》之补脑丸加减，药用熟地黄、山茱萸、肉苁蓉、杜仲、石菖蒲、远志、党参、黄芪、菟丝子、鹿角胶、龟甲胶、麦冬、白芍、女贞子、枸杞子、墨旱莲等。薛中华采用补肾填髓法（主要药物有熟地黄、山茱萸、枸杞子、女贞子、菟丝子、淫羊藿、人参、白术、山药等）对 50 例老年性痴呆进行了治疗观察。随症加减，兼脾肾两虚者，加黄芪、茯苓、牛膝等；兼痰浊蒙窍者，加法半夏、陈皮、竹茹等；兼瘀血内阻者，加桃仁、红花、当归、赤芍、川芎等。结果显效 21 例（42%），有效 25 例（50%），无效 4 例（8%），总有效率 92%。吴之煌等随机选取 60 例老年性痴呆患者分为 2 组。治疗组以口服自拟补肾填髓汤（药用山茱萸、制何首乌、枸杞子、巴戟天、肉苁蓉、天麻、生龙骨、生牡蛎、钩藤、白芍、龟甲、酸枣仁、远志、百合、石菖蒲、郁金等），对照组以口服尼麦角林治疗，疗程均为 3 个月。结果治疗组总有效率 86.67%，对照组 73.33%，2 组量表积分比较差异具有统计学意义（$P < 0.01$），说明治疗组对症状改善优于对照组。

（2）补肾活血法：老年性痴呆病位在脑，肾精亏虚是老年性痴呆的发病基础，瘀血阻于脑络为疾病发生之标。补肾活血法为治疗老年性痴呆的临床常用治法。梁健芬运用经验方（主要药物丹参、茯苓、熟地黄、淫羊藿、地龙、巴戟天、肉苁蓉、麦冬、山茱萸、石斛、川芎、水蛭、石菖蒲、远志、五味子）从肾虚血瘀论治老年性痴呆，使肾虚得补，瘀血得消，脑络得通，脑髓得充，神智得复。朱宏等认为肾虚血瘀是老年性痴呆发病的中医病理基础，贯穿老年性痴呆发生发展的全过程。他们将 80 例老年性痴呆患者随机分为针刺组、中药组、针刺＋中药组、多奈哌齐对照组，每组 20 例。分别采用补肾活血针刺法、补肾活血中药益智健脑颗粒、多奈哌齐，治疗 8 周，采用简易精神状态量表（MMSE）方法观察治疗效果，酶联免疫吸附法测定患者治疗前后血浆、尿液中 8-异构前列腺素 2α（8-IPF2α）含量变化。结果显示补肾活血法能够显著降低老年性痴呆患者血浆、尿液 8-IPF2α 水平（$P < 0.01$），提高 MMSE 得分（$P < 0.01$），明显改善老年性痴呆患者认知行为能力。张燕龙用补肾活血通窍汤（药用制何首乌、淫羊藿、水蛭、丹参、石菖蒲、远志、黄精、郁金）治疗老年性痴呆 56 例，30 日为 1 个疗程，连续治疗 6 个疗程，临床治愈 26 例，有效 23 例，无效 7 例，总有效率 87.5%。赵玉敏等采用补肾活血法治疗老年性痴呆患者 35 例，基本方选益智、黄芪、熟地黄、山茱萸、枸杞子、川芎、石菖蒲、合欢皮。随症加减，瘀血重者加水蛭、桃红、红花。显效 23 例，有效 7 例，无效 5 例，总有效率 85.4%。刘光采用补肾益气活血汤（药物黄芪、党参、熟地黄、山茱萸、益智、石菖蒲、桃仁、莪术、枸杞子、山药、水蛭、陈皮）加吡拉西坦、吡硫醇治疗老年性痴呆，对照组单纯吡拉西坦、吡硫醇治疗，结果治疗组总有效率、脑电图总异常率、MMSE 评分、日常生活能力量表评分均优于对照组（$P < 0.05$）。赵振等治疗老年痴呆患者 83 例，随机分为 2 组，治疗组 43 例采用补肾活血法（药用制何首乌、黄芪、泽泻、菟丝子、山茱萸、黄精、葛根、石菖蒲、茯苓、川芎、陈皮、桃仁、远志、甘草）治疗，对照组 40 例采用常规西药治疗，3 个疗程后 2 组总有效率比较差异有统计学意义（$P < 0.05$），治疗组的疗效明显优于对照组。

（3）补肾祛痰化瘀法：老年性痴呆患者常常表现为在肾虚的基础上，痰浊瘀血相互交结，因此补肾填精和祛痰化瘀两者不可偏废。谢海洲治疗老年性痴呆时认为要攻补兼施，补虚要脾肾双补，祛邪要痰瘀同治，方用资寿解语汤合四虫丸化裁。唐百冬等将 60 例老年性痴呆患者随机分为治疗组和对照组，治疗组用自拟补肾涤痰祛瘀汤为基础随症加减（药用熟地黄、菟丝子、淫羊藿、肉苁蓉、茯苓、远志、石菖蒲、当归、丹参、川芎、地龙、僵蚕），对照组予曲克芦丁和肠溶阿司匹林，对照组总有效率 50%，治疗组 80%（$P < 0.05$），补肾涤痰祛瘀汤能更好地改善老年性痴呆肾虚痰浊瘀阻患者的记忆功能，疗效较佳。寇胜玲等运用补肾化痰通络法（药用熟地黄、玄参、瓜蒌、法半夏、丹参、川芎、地龙）治疗老年性痴呆 48 例，显效 25 例（52.1%），有效 18 例（37.5%），无效 5 例（10.4%），总有效率 89.6%。张凤岭用自拟益智汤（药用淫羊藿、熟地黄、益智、丹参、川芎、赤芍、石菖蒲、胆南星、三七粉、瓜蒌、大黄、枳壳、佛手、甘草）治疗 38 例老年性痴呆患者与多奈哌齐片治疗对照，治疗组总有效率 84.21%，对照组总有效率 68.57%，2 组比较差异有统计学意义（$P < 0.05$）。曹建恒将 70 例老年性痴呆患者随机分为 2 组，治疗组 35 例用滋补肾精、涤痰化瘀法以复智合剂（药物黄芪、当归、肉苁蓉、郁金、制何首乌、远志、川芎、石菖蒲、大黄、葱白、生姜）治疗，对照组 35 例以茴拉西坦片治疗，疗程 8 周。结果 2 组总有效率及 MMSE、日常生活能力量表评分比较差异有统计学意义（$P < 0.05$），说明复智合剂治疗老年性痴呆疗效显著。佟琦媛等用补肾益髓化痰通瘀汤（药用熟地黄、枸杞子、制何首乌、淫羊藿、党参、黄芪、当归、石菖蒲、郁金、大黄、远志、当归、红花、川芎、桃仁、赤芍、白芍、水蛭）结合针刺治疗老年性痴呆 36 例，并与盐酸多奈哌齐治疗 30 例对照，2 组治疗后 MMSE 与本组治疗前比较差异均有统计学意义（$P < 0.05$），说明补肾益髓化痰通瘀方结合针刺治疗同样可以起到较好的临床疗效。

（4）补肾益智法：中西医结合治疗老年性痴呆临床疗效明显。张光栓等用补肾益智汤（药物熟地黄、枸杞子、锁阳、刺五加、柏子仁、石菖蒲、远志、水蛭、制何首乌、川芎、三七粉、当归、甘草）联合西药阿米三嗪萝巴新片治疗老年性痴呆 40 例，并与单纯阿米三嗪萝巴新片治疗 32 例对照观察，对照组总有效率 75.0%，治疗组总有效率 97.5%，2 组总有效率比较差异有统计学意义（$P < 0.05$）。孙福顺采用中药汤剂（药物黄芪、龟甲、杜仲、制何首乌、丹参、红花、熟地黄、石菖蒲、远志、枸杞子、水蛭、穿山甲、三七、红景天）联合西药长春胺缓释胶囊和小牛血清去蛋白注射液合用治疗老年性痴呆 50 例，总有效率 84%。张宗伦采用石杉碱甲片加补肾益精健脑安神方药（药物党参、熟地黄、山

药、山茱萸、茯苓、牡丹皮、远志、枸杞、酸枣仁、龟甲、菟丝子、枳壳）对照单纯用石杉碱甲片治疗老年性痴呆，治疗组总有效率78.79％，对照组总有效率53.33％，2组总有效率比较差异有统计学意义（$P<0.05$）。

中医学认为，肾藏精，为先天之本，肾在体合骨，生髓，通脑。一方面肾藏精，精化气，肾精足则肾气充，肾精亏则肾气衰。人体生、长、壮、老、已都取决于肾气的盛衰，老年人肾精亏虚，《素问·阴阳应象大论》言："年四十而阴气自半也，起居衰矣。"另一方面肾生髓，《灵枢·海论》云"脑为髓之海"，"髓海不足，脑转耳鸣，胫酸眩冒，目无所见，懈怠安卧"，因此肾精的发育也影响着脑髓的充盈。老年性痴呆的形成与髓海不足有着密切的关系，而肾精的亏虚则是其发病的关键。人至老年，肾气肾精亏虚，脏腑功能衰竭，津液失于蒸化而化为痰浊，阴血无以运化而形成瘀血。痰瘀相互交结，若留滞于脑髓亏虚之处，则发为痴呆。因此补肾填精法、补肾活血法、补肾祛痰化瘀法、补肾益智法均为临床从肾论治老年性痴呆的常用方法。

5. 血管性痴呆从肾论治　血管性痴呆（VD）是一系列脑血管因素导致脑组织损害而产生的痴呆症状的总称，是老年性痴呆的主要类型之一。随着全球人口老龄化的发展，VD发病率亦逐年上升。向军军等结合前贤对本病的认识，就血管性痴呆从肾论治做了综合阐述，以期为临床提供新的防治途径。

（1）从肾论治的理论依据：

1）"肾主藏精"与血管性痴呆。肾藏精是指肾具有贮存、封藏精的生理功能。精得藏于肾，发挥其生理效应而不无故流失。《灵枢·经脉》："人始生，先成精，精成而脑髓生。"《灵枢·海论》亦有"脑为髓之海"之说。王清任言："精汁之清者，化而为髓，由脊骨上行入脑，名曰脑髓，盛脑髓者，名曰髓海。"则脑髓之充足与否依赖于肾精的盛衰。《内经精义》："事物所以不忘，赖此记性，记在何处，则在肾经。益肾生精化为髓，而藏于脑。"《医学心悟》："肾主智，肾虚则智不足。"老年肾精渐亏，髓海渐空，渐至不用，而致脑功能失调出现健忘、反应迟钝、呆滞等。以上表明肾精亏虚是"善忘"的内因。

2）"肾主水液"与血管性痴呆。肾主水是指肾气具有主司和调节全身水液代谢的功能。《素问·逆调论》："肾者水藏，主津液。"肾脏通过对各脏腑之气及阴阳的调节，平衡着机体水液代谢的各个环节。五脏之中，脾肾关系最为密切，肾精之来源主要依靠脾胃运化的水谷之气，经过脏腑生理活动的化生，储藏于肾，升华为肾精。髓海渐虚，脏腑功能虚衰，水津输布运行异常，痰瘀交阻，化毒为害，而玄府又是神机出入之所，神机不用，虚致实，虚实夹杂，脑络受损痰瘀结滞，无以渗灌气血，窍络升降不利，元神被乱，神机失统，记忆匮乏，发为痴呆。

3）"肾主纳气"与血管性痴呆。《景岳全书·传忠录》："肺出气也，肾纳气也，故肺为气之主，肾为气之本也。"肾为元气之根，肾通过潜藏于内的元气，对肺进行激发推动和摄纳而参与呼吸过程，以保证肺能有效地呼浊吸清。《医学入门》："肾有两枚……纳气，收血，化精，为封藏之本。"肾主纳气功能的体现即是肾对精气的闭藏作用。通过肾对五脏六腑精气的下纳，以充养肾中精气，保持肾精充沛。《素问·调经论》："血并于下，气并于上，乱而善忘……血在上，则浊蔽而不明矣。"肾有纳气之能，与肺之宣发肃降相互照应，共奏生化源源不息之功。若肾失纳摄，则会导致收藏不利。此与血管性痴呆的病因病机有重要关系。

（2）阴阳辨证之血管性痴呆：唐容川在《内经精义》中言，"视物所以不忘，赖此记性，记在何处，则在肾经。"肾中精气的盈衰直接关系到脑髓的充盈及大脑功能。何为肾之精气？其实质是组成和供养肾脏的阴阳统一体，是阴阳在某一特殊状态下高度凝聚下的能量态。其盛衰也直接影响到血管性痴呆的发生发展。肾作为五脏六腑之本，主宰机体的生长化收藏之功，为水火之宅，寓真阴而涵真阳，五脏六腑之阴，非肾阴不能滋助；五脏六腑之阳，非肾阳不能温养。故曰："命门为元气之根，为水火之宅。五脏之阴气，非此不能滋；五脏之阳气，非此不能发。"（《景岳全书》）肾阴充则全身诸脏之阴亦充，肾阳旺则全身诸脏之阳亦旺盛。所以说，肾阴为全身诸阴之本，肾阳为全身诸阳之根。在病理情况下，肾阴和肾阳的动态平衡遭到破坏而又不能自行恢复时，即能形成肾阴虚和肾阳虚的疾病状态。

《内经》："阳不胜其阴，则五脏气争，九窍不通。"肾阳虚，则表现为精神疲惫、腰膝冷痛、形寒肢冷、小便不利或遗尿失禁，以及男子阳痿、女子宫寒不孕等性功能减退和水肿等症状。由于肾阴与肾阳之间的内在联系，在病变过程中，常互相影响，肾阳虚发展到一定程度的时候，可以累及肾阴；肾阴虚，则表现为五心烦热、眩晕耳鸣、腰膝酸软、男子遗精、女子梦交等症状；疾病发展后期可为阴阳两虚，称作阳损及阴。肾精不足，水不涵木，经脉失养，血失化源，血虚则脉道干涩脉道不通血流不畅，进而形成血瘀，血行瘀滞，脑之清窍被阻，脑失所养，则出现神明失用、反应迟钝、善忘等痴呆症状进行性加重；肾元气不足，气化无权，失其温煦推动之职，无力推动血液，可致气虚血瘀；肾阳不足，不能温养血脉，阳虚寒凝，血流滞缓而为瘀，久之脑窍失养，亦为痴呆。

（3）"脑髓"的现代医学认识：现代医学认为，中医学所指的"脑髓"，其现代生物学基础是脑内神经元和神经营养因子，脑内神经营养因子减少、神经元大量萎缩和丢失造成"髓海不足"，引起认知功能下降，进而发展为痴呆，提示肾虚致髓海不足与痴呆有密切的联系。研究证明，肾不仅是人体的一个重要排泄器官，而且是一个重要的内分泌器官，可以产生许多生物活性物质，表现出相应的重要生理功能，与中医学论述具有许多相似性。

1）肾主藏精与促红细胞生成素：精是构成人体，维持人体生命活动的物质基础。《侣山堂类辨》："血即精之属也。"肾藏精，指肾有促进精血形成的作用。研究证明肾能合成促红细胞生成素（EPO）的生成，EPO 经血液循环作用于骨髓的红系集落形成单位（CFU-E），使其增殖并分化为幼红细胞，发挥肾的造血功能；从而濡养各组织器官。而肾衰竭患者贫血的发生率随肾功能的下降呈逐渐增加趋势。

2）肾主纳气与酸碱平衡的调节：中医学认为"肾主纳气"，其含义是指肾摄纳肺所吸入的清气，防止呼吸表浅作用。肾脏通过肾小管对血浆中 HCO_3^- 浓度的调节，从而调控血液中的 CO_2 与 O_2 的比例，使组织进入血液中的 CO_2 进入红细胞中，在红细胞碳酸酐酶（CA）的催化下，与 O_2 结合生成 H_2CO_3，而 H_2CO_3 又立即解离为 HCO_3^- 和 H^+。后者则与 HbO_2 结合，降低 HbO_2 对 O_2 的亲和力，产生所谓的"波尔效应"。所以，血浆中的 HCO_3^- 是 CO_2 在血中运输的主要形式。血液中 HCO_3^- 可使 CO_2 从组织"纳"血浆中，进而呼出体外，吸入 O_2。依靠肺与肾的"呼""纳"的不断配合，才构成整个呼吸运动的完整性、对称性，形成了整个生命运动的有序律动。

3）肾主水液与体液调节：现代医学证实，水在细胞内外的转输与水通道蛋白（AQP2）有关，肾脏病时水代谢紊乱与水通道蛋白的异常表达密切相关。研究发现，肾阳虚多尿模型大鼠肾脏 AQP-2mRNA 表达比正常，对照组明显降低。中医学认为痰、饮、水、湿皆为津液异常产物。若肾主水功能减退，温煦蒸腾气化水也能功能失司，水湿内停，也可影响脾的运化功能，产生"湿"，这说明肾主水功能失调还可能通过影响脾胃引起"湿"的偏重而导致肾 AQP2 表达的变化。阳虚不能温化水湿，进而造成体液代谢效率降低，各种生理代谢物长期聚集，久而为痰为瘀，成为血管性痴呆的重要病理因素。

肾中精气亏虚、血行瘀滞是血管性痴呆的重要病机，因此补肾填精、益气活血是其根本治疗方法。现代研究表明了肾脏与血管性痴呆形成的密切关系。临床上也主要以温补肾脏，调畅气血药物为基础，随证遣方用药。

从肾治之验

1. 从肾元亏虚、血瘀痰凝论治　陈某，男，78 岁。病初头晕头痛，失眠健忘，心烦易怒，继则举止失常，表情淡漠，反应迟钝已历 2 年。近日病情逐渐加重，计算不能，言语重复，缺乏逻辑，或答非所问，或自言自语，不思进食，时有二便自遗，神志呆滞，舌紫暗，舌苔白腻，脉沉细弱。血压 140/92 mmHg。颅脑 CT 检查：脑萎缩。辨证属肾元亏虚，痰瘀内阻脑络，神窍失养。治以补肾通络，开窍豁痰。

处方：熟地黄 30 g，山茱萸 10 g，制何首乌 30 g，山药 15 g，淫羊藿 15 g，山药 15 g，淫羊藿

15 g，枸杞子 15 g，黄芪 30 g，丹参 30 g，茯苓 15 g，葛根 30 g，水蛭（研末吞服）5 g，法半夏 12 g，石菖蒲 10 g，远志 10 g。每日 1 剂，水煎分 2 次服。

二诊：服药 3 剂后，神志渐清，唯头晕阵作，夜寐不安，上方加天麻 12 g，炒酸枣仁 15 g，继服。

三诊：连续服用 3 个月后，神志基本恢复正常，记忆力有所改善，二便自遗消失，其他症状均减，生活基本能自理。

按语：患者年过古稀，下元亏损，脑失所养，精髓渐枯，病情日甚，气虚致血瘀痰凝。痰瘀互滞脑络，清窍受蒙，灵机失聪，则见神志痴呆，昼夜颠倒，蒙不识众，甚则癫狂时作。治以补肾填精，活血通络，开窍豁痰，则脑神充养，灵窍通达，遂收良效。

2. 从肾精亏虚、瘀阻脑窍论治　患者，男，69 岁。患语言不利，行动迟缓已 2 年余。伴有记忆力减退，健忘，走路不稳，表情呆滞，喜怒无常，经常头晕嗜睡，不知饥饱，不知脏净，舌质暗红，舌苔白，脉沉弦。脑部 CT 检查：两侧脑室对称性增大，脑池增宽，中线结构无移位。诊断为脑萎缩，老年性痴呆。治宜滋阴补肾，活血开窍。方用自拟补肾益脑活血汤加减。

处方：熟地黄 18 g，山药 15 g，龟甲（包煎）10 g，肉苁蓉 18 g，制何首乌 12 g，山茱萸 10 g，川芎 10 g，丹参 15 g，地龙 10 g，当归 10 g，郁金 10 g，石菖蒲 10 g，杜仲 10 g，黄芪 20 g，牛膝 15 g。每日 1 剂，水煎分 2 次服。

二诊：服药 20 余剂后，精神状态有好转，语言动作都有很大进步。上方加减继服。

三诊：又服药 20 余剂，临床症状基本消失，生活能够自理。

按语：老年性痴呆是一种慢性全身性疾病，多属于中医学肾虚、血瘀等范畴。中医学认为，肾主藏精，精能生髓，骨为髓之府，脑为髓之海，人体之气血皆上注于头而充于脑。《灵枢·海论》："脑为髓之海，髓海不足则脑转耳鸣，胫酸眩冒，目无所视，懈怠安卧。"可见老年性痴呆病位主要在脑。五脏俱虚，阴阳气血失调，肾虚者居多，且肝肾同源，精血互生，病久入络，虚多夹瘀，脑海失养，则心窍被蒙。故以补肾益脑活血汤为主加减治疗，方中山药补脾胃，益肺肾，化精血；龟甲滋阴补血，益肾潜阳；肉苁蓉补肾助阳；山茱萸、熟地黄、制何首乌补肝肾，益精血，填脑髓；配合丹参、川芎、地龙、当归补血活血，化瘀通络；石菖蒲、郁金凉血清心，行气开郁，开窍宁神。全方共达补肾益脑，活血开窍之作用，使气血充盈，阴阳平衡，精血互生，脑得所养。同时改善了大脑的血液循环、供氧和脏腑的功能。现代医学研究表明，补肾活血药物对脑血管、脑细胞有一定的调节、滋养和改善作用，对机体免疫功能和机体的内在环境有调节作用，故对脑萎缩、老年性痴呆等有一定的治疗作用。

3. 从肝肾亏虚、瘀血阻络论治　齐某，男，72 岁。患者 2 个月前出现反应迟钝，动作迟缓，记忆力减退。时值春节未予重视，后症状渐加重。颅脑 CT 显示脑实质轻度萎缩。曾服吡拉西坦、吡硫醇等药物治疗效果不佳，而求中医治疗。刻诊：患者表情淡漠，神情呆滞，反应迟钝，词不达意，答非所问，常系错扣子，反穿鞋，腰膝酸软，头晕寐差，面暗唇紫，舌质淡暗，脉沉细涩。辨证属肝肾亏虚，精血不足，脑髓不充，瘀血阻络。治宜补肾填精健脑，活血通络开窍。方用自拟补肾益聪汤加减。

处方：制何首乌 20 g，熟地黄 20 g，枸杞子 15 g，山茱萸 12 g，菟丝子 15 g，远志 12 g，石菖蒲 12 g，酸枣仁 15 g，当归 12 g，丹参 20 g，黄芪 20 g，川芎 15 g，桃仁 12 g，甘草 3 g。每日 1 剂，水煎分早、晚各服 1 次。

二诊：服药 6 剂后，精神好转，反应较前灵敏，已能对答。嘱原方继进。

三诊：又服药 6 剂，诸症大减，唯腰膝酸软明显。上方加杜仲 15 g，续断 12 g，继服。后随症化裁，共服药 40 剂，诸症悉除，随访 1 年无复发。

按语：老年性痴呆的发生和好转与肾气的盛衰有着密切的关系。肾藏精，精生髓，脑为髓海，是精神意识的主宰。《素问》："肾者作强之官，技巧出焉。"《医方集解》："人生精与志，皆藏于肾，肾精不足则志气衰，不能通于心，则迷惑病善忘也。"故肾精衰败则脑髓不充，而出现精神意识思维活动的异常，记忆力减退，髓海失充是发生本病的重要因素。所以治疗以补肾健脑为主，佐以活血通络。方中制何首乌、熟地黄、枸杞子、山茱萸、菟丝子补肾填精，健脑为主；酸枣仁、远志、石菖蒲养心安神开窍；黄芪补气健脑益智；当归、丹参活血通络，化瘀开窍，以祛邪扶正有利于气血运行而上充于脑。诸药相合，理法合拍，故能获效。

4. 从肾虚血瘀论治　患者，男，66岁。因健忘、行走笨拙6个月，加重10日入院。患者半年前无明显诱因，渐出现记忆力减退，反应迟钝，动作迟缓，伴头痛耳鸣，腰膝酸软。服二磷胆碱、吡拉西坦等药治疗，病情无明显好转。10日前家人发现其表情呆板，动作更加迟缓，幻视，小便失禁。体查：T 36.8 ℃，P 89次/min，R 20次/min，BP 140/80 mmHg，神清，形体略胖，精神不振，表情呆滞，记忆力、计算力、判断力、定向力减退，脑神经正常，四肢肌力正常，肌张力增高，感觉系统正常，生理反射存在，病理反射未引出。实验室检查：TC 5.8 mmol/L，TG 1.9 mmol/L，其余肝肾功能、血生化均正常。颅脑CT检查：侧脑室对称性扩大，脑沟加宽。西医诊断为老年性痴呆。舌质暗，舌苔薄白，脉沉细。中医辨证属肾虚血瘀。治以滋补肾精，益智增髓，活血通络。方用自拟益肾化瘀增智汤加味。

处方：紫河车10 g，熟地黄15 g，山茱萸12 g，枸杞子15 g，制何首乌20 g，茯苓30 g，菟丝子12 g，山药15 g，石菖蒲10 g，远志10 g，法半夏10 g，桃仁10 g，红花5 g，川芎5 g，桑螵蛸12 g，金樱子10 g。每日1剂，水煎分早、晚各温服1次。

二诊：服药30剂后，记忆力、定向力明显好转，小便失禁消失，表情丰富。改汤剂为水泛丸，每次3 g，每日3次，口服。

三诊：经服上方丸药治疗3个月后，现能正常与别人交谈，生活自理。

按语：老年性痴呆属于难治病之一，预后较差，轻者丧失工作、生活能力，重者大小便失禁，智能丧失，完全性失语，合并其他并发症而死亡。西医学对本病迄今无特效治疗，中医药治疗具有广阔的前景和潜力。从临床看，老年性痴呆属肾虚血瘀者较多，而肾精与脑髓有着不可分割的关系。脑的形成是先天父母之肾精相搏而成，其形成后，又要靠肾所藏之精不断的濡养补充。肾藏精生髓，脑为髓之海，肾中精气充盈，髓生化有源，髓海充足，脑所主功能得以正常发挥，则思维敏捷，反应灵敏。反之，若肾精不足，髓海失养，则脑所主功能不能正常发挥，则可见健忘、头晕、反应迟钝等。正如《灵枢·海论》所言："髓海有余，则轻劲有力，自过其度，髓海不足，则脑转耳鸣，胫酸眩冒，目无所见，懈怠安卧。"脑络通畅，精血才能正常运输而发挥其濡养。

5. 从肾气衰微、肾精虚损论治　李某，女，70岁。2年前于其夫去世后，开始表现反应迟钝，经常呆坐不语，记忆力减退。近半年来出现举止异常，将易被激惹，或自责、拒食，常自言自语而又不能主动提问或正确答问。CT检查示大脑皮质广泛性萎缩，确诊为老年性痴呆。就诊时见患者精神萎靡，表情呆滞，姿势不自然，不停地自语，注意力难唤起，反应迟钝，偶尔回答问题时答话缓慢，定向力差，回答不出自己的年龄，不能辨别时间是上午或下午。舌质浅淡，舌苔薄白，脉沉缓无力。中医辨证属肾气衰微，肾精虚损，脑海失充，神明逆乱。治以补肾填精，涵养脑髓。方用自拟补肾生智汤加减。

处方：鹿角胶（烊化冲服）20 g，熟地黄30 g，巴戟天20 g，肉苁蓉20 g，制何首乌30 g，益智30 g，枸杞子30 g，远志15 g，石菖蒲15 g，紫河车（研末冲服）10 g。每日1剂，水煎分2次服。

二诊：服药20剂后，病情明显好转，夜眠转佳，自语减少，情绪稳定，能主动进食。药已中病，守方继续。

三诊：上方共50剂后，记忆力较前明显增强，其他症状全部消失，精神状况良好。遂改用丸剂，以巩固疗效。

按语：老年性痴呆临床表现为认知障碍，记忆、智能减退等。《景岳全书》中首次确认痴呆是独立的疾病："痴呆症……言语颠倒，举动不经，或多汗，或善怒，其症千奇百怪，无所不至。"中医学认为脑为元神之府，肾藏精生髓，脑为髓之海。人至老年，肾气衰，阴精虚少，阳气不足，髓不得上充于脑，脑海不足，所以出现智能、记忆减退。据此，以补肾填精，涵养脑髓为治则，选用鹿角胶、紫河车大补元气，补精益髓；制何首乌、枸杞子生精助阳补虚；熟地黄滋肾益精，养血生髓；巴戟天、肉苁蓉补肾气，助元阳；益智、远志、石菖蒲交通心肾，强志益智，聪耳明目。诸药合用，以补肾精，助元阳，填髓充脑，强神益智。用于临床，获得满意的效果。

6. 从脾肾两虚夹痰论治　张某，男，87岁。主诉情绪低落，判断力差，失算失认，行动迟缓，头晕身重，气短懒言，词不达意，患者近期记忆力明显下降（近事遗忘），生活不能自理，大小便失禁，夜尿频多，纳谷不香，舌黑，边有齿痕，脉沉弱，尺脉尤甚等。四诊合参，辨为脾肾两虚夹痰之证，患者已属高龄，脾肾渐损，气血生化无源，髓海空虚，清窍失养，可见判断力差，失算失认，气短懒言，词不达意，记忆力下降等症状；气短懒言，纳谷不香，大小便失禁，夜尿频多，纳谷不香，舌黑，边有齿痕，脉沉弱，尺脉尤甚为脾肾两虚之象；脾肾两虚，脏腑功能失调，以致痰浊内生，蒙蔽清窍，使神明不清，行动迟缓，头晕身重。治以温补脾肾，开窍化痰。

处方：菟丝子15 g，桑螵蛸12 g，益智10 g，枸杞子10 g，山药12 g，金樱子15 g，五味子10 g，车前子（包煎）10 g，覆盆子15 g，黄芪20 g，党参15 g，白术10 g，陈皮10 g，法半夏10 g。14剂，每日1剂，水煎分2次服。同时嘱咐家人在患者精神和饮食方面多加调护。

2周后患者夜尿减少，纳多，但余症改善不明显，复诊上方去金樱子、桑螵蛸、益智，继服14剂。

2周后再诊，患者记忆力稍有改善，对答稍切题。嘱患者继服1个月巩固疗效，1个月后患者记忆力明显改善，精神状态良好，可以提笔写字，对答切题。

按语：中医药在治疗AD过程中显示独特的优势，临床应重视脾肾两脏受损对痴呆的影响，以温补脾肾、开窍化痰为法，同时注重精神和饮食调理。这种独特的诊疗方式在临床实践中取得良好的效果，值得学习和借鉴。

第四十五章　抑郁症

抑郁症（MDD）是由各种原因引起的心境障碍或情感性障碍。抑郁症的三大症状为躯体症状、精神症状、神经症状，具体表现为情绪低落，兴趣减低，悲观厌世，思维迟缓，缺乏主动性，可伴有焦虑，失眠，食欲减退，性欲、执行力、求知欲降低，全身不适等，是环境因素所致的精神情感性多基因疾病。随着现代生活压力的增加和生活作息的变化，抑郁症的发病率逐渐增加，且具有自残、自杀率高、易复发、逐渐加重的特点。抑郁症发病机制复杂，长期服用化学药物具有较为严重的不良反应。现代医学所言抑郁症与中医学关于"郁证""忧郁"等病证的记载相似。

从肾论之理

1. **抑郁症肾虚论**　抑郁症属于中医学"郁证"范畴。《临证指南医案》："邪不解散即为郁。"广义的郁证是郁滞不得发越所致一类病证。外邪、七情、饮食、劳倦等外感、内伤因素皆能郁而致病。早在《内经》中便有郁证及其相似症状的记载，《素问·六元正纪大论》云"木郁达之，火郁发之，土郁夺之，金郁泻之，水郁折之"，属五气之郁，后世合称为五郁。《灵枢·口问》云"悲哀则心动，心动则五脏六腑皆摇"，提出情志内伤致病。宋代陈无择《三因极一病证方论》云"七情，人之常性，则先自脏腑郁发，外形于肢体，为内所因"，提出七情之郁。至金元时期，开始较为明确地把郁证作为一个独立的疾病加以论述。《丹溪心法·六郁》："气血冲和，万病不生，一有怫郁，诸病生焉，故人身诸病，多生于郁。"朱丹溪综合了六淫、七情等内外致病因素，将郁证分为气、血、湿、热、痰、食六郁，首倡"六郁"之说。从《内经》提出的五气之郁，到陈无择的七情之郁，再到朱丹溪阐述的六郁论，反映了中医学对郁证认识的深化过程。

明清时期，情志之郁的概念开始明晰。明代《医学正传》首先采用郁证之名，《景岳全书·郁证》明确提出情志之郁："凡五气之郁，因病而郁；情志之郁，因郁而病。"张景岳对郁有深刻的认识，他认为五郁是由于各种致病原因使脏腑功能失调、气血津液等瘀滞不通所致，即因病而郁，也就是广义的郁；而情志之郁则是因情志抑郁导致的症状，即因郁而病，《景岳全书·杂证谟·郁证》载有怒郁、思郁、忧郁、悲郁、惊郁、恐郁等病名。

综上所述，郁证作为中医学的病证名称，具有广泛的内涵，既包含了病因、病证的概念，也阐明了病机。早期广义的郁证包含了狭义的郁证，且两者多有交集，亦可相兼为病、相互促进发展、相互转化。狭义郁证指七情之郁，如思伤脾，怒伤肝等，是以心情抑郁、情绪不宁、胸闷、胁肋胀痛，或喜怒欲哭，或咽中如有炙脔等为主要表现的一类病证，散见于百合病、脏躁、梅核气等病证之中。宋清雅等认为，抑郁症当从肾虚论治。

（1）肾虚与郁证：其一，因郁致虚。郁证有因郁而致病者，亦有因病而致郁者。因郁而致肾虚者。《内经》："精藏于肾而主于心，精生于气而役于神。神动于中，精驰于下。"《灵枢·口问》："悲哀则心动，心动则五脏六腑皆摇。"《类证治裁·郁证》："七情内起之郁，始而伤气，继必及血，终乃成劳"。；《临证指南医案·消》："心境愁郁，内火自燃，乃消证大病。"《卫生宝鉴》："今病者始乐后苦，皆伤精气。精气竭绝，形体毁阻。暴喜伤阳，暴怒伤阴。"肾受五脏六腑之精而藏之，五液皆归于精，精藏于此，气化于此，精即阴中之水也，气即阴中之火也，命门之水火，为五脏六腑之化源。故七情之郁，皆可累及于肾。

　　张景岳《景岳全书》："至若情志之郁，则总由乎心，此因郁而病也。第自古言者，但知解郁、顺气，通作实邪论治，不无失矣。"他提出怒郁有先后，亦有虚实，言忧郁："全属大虚，本无邪实。此多以衣食之累、利害之牵，及悲忧惊恐而致郁者，总属受郁之类……惊则气乱，恐则气下，必伤肝肾……使不知培养真元，而再加解散，其与鹭鸶脚上割股者何异？"强调培补真元的重要性，指出郁证即成，损伤必甚，再行清伐，其不明也亦甚矣，多加用补肾药以治疗情志内伤之郁证。

　　与张景岳有相同见解的医家很多。清代林佩琴《类证治裁》："恐郁阳消精怯，八味丸加减或鹿角胶化服。"以温补肾阳之法治疗精伤之恐郁。清代王燕昌《王氏医存》："相火久浮于上，则热结；凉冷久蓄于下，则寒凝。解郁、渗湿岂可缓乎？按解肝之郁，宜兼养真阴，以消结热；渗脾之湿，宜兼扶真阳，以化凝寒。"罗天益认为社会境遇与情志致郁相关，且会耗伤精气。《卫生宝鉴·脱营篇》："今病者始乐后苦，皆伤精气。精气竭绝，形体毁阻。暴喜伤阳，暴怒伤阴，喜怒不能自节。"

　　其二，因虚致郁。肾之本脏功能失调或他脏气血阴阳失衡累及于肾，或先天禀赋不足，体质偏颇，皆可导致肾虚。《景岳全书·郁证》："凡五气之郁，则诸病皆有，此因病而郁也。"《素问·脉解》："所谓恐如人将捕之者，秋气万物未有毕去，阴气少，阳气入，阴阳相薄，故恐也。"

　　《灵枢·五癃津液别》："五谷之津液，和合而为膏者，内渗于骨空，补益脑髓。"唐宗海言："盖髓者，肾精所生，精足则髓足，髓在骨内，髓足则骨强，所以能作强，而才力过人也。"肾藏精，精生髓，脑为髓之海，伤脑即伤肾也，故用脑过度，亦可致肾精亏损。《丁甘仁医案》："神机不灵，作强无权，不能动作，不能思想……健忘胆怯。"肾精亏虚者经少髓亏，脑海空虚，可见兴趣及意志力减退、行为迟滞、嗜睡、记忆力下降等表现。

　　清代名医何嗣宗在《虚劳心传》中指出五脏病皆可劳其精血：内伤五脏，劳其精血，涕唾精津汗血液，皆属阴，阴虚生内热，而成虚劳之证。"酒伤肺，湿热熏蒸，则肺阴耗铄；色伤肾，精室虚空，则相火无制；思虑伤心，神伤血耗，血耗则火易上炎；劳倦伤脾，最能生热，热则内伐真阴；忿怒伤肝，郁怒则肝火内铄，而灼血，火、怒则肝火上冲而吐血，此五者皆能劳其精血。"龚明《古今医鉴》亦言虚病致郁，治当补虚解郁："或郁久而成病，或久病而成郁，久病兼补虚而兼解郁，陈症或荡涤而或销熔。"朱丹溪从饮食、心理、房事等分析阴精难成易亏之理，指出："心，君火也，为物所感则易动；心动则相火亦动，动则精自走，相火翕然而起，虽不交会，亦暗流而疏泄矣。"可见补益肾精的重要性。

　　郁证亦有因心阳不足导致肾水上逆者，如《金匮要略·奔豚气病脉证》所载奔豚病："从少腹起，发作欲死，复还止，皆从惊恐得之。"治以温阳化饮，平冲降逆，方以桂枝加桂汤、桂枝茯苓甘草大枣汤主之。

　　（2）郁证辨治：

　　1）肾精亏虚，脑髓失养：肾精亏虚者经少髓亏，脑海空虚可见情绪低落、悲观失望、兴趣及意志减退、行为迟滞等症状。对于此证，清代医家索延昌常以六味地黄丸、金锁固精丸为底方，滋阴补肾，益水固精；《何氏虚劳心传》提出肾虚之因于色者，纵有他经之症，亦当以补肾为主；《备急千金要方》治疗肾虚之失精多睡，以羊骨汤滋补培元；陈士铎重视培元："人之聪明，非生于心。肾生智慧亦生生无穷，苟心火亢则肾畏火炎而不敢交于心，肾水竭则心恶水干而不敢交于肾，两不相交，则势必至于两相忘矣。"方以神交汤、天丝饮；张景岳论"思虑过度，以致遗精、滑泻，及经脉错乱，病在肝肾不固者，宜固阴煎"，并提出忧思食少日削者，宜五福饮、七福饮，甚者大补元煎；《千金要方》："论曰髓虚者脑痛不安，髓实者勇悍……治髓虚，脑痛不安，胆腑中寒，羌活补髓丸方。治髓实勇悍，惊热，主肝热，柴胡发泄汤方。"虽未直言其属后世狭义之郁证，但实则与郁证密切相关，亦强调治肾虚型头痛病需在补益精髓的基础上辨证加减。

　　恐郁，《素问集注·举痛论》："恐伤肾，是以精气退却而不能上升。"表现为平素胆怯不安，心中畏惧，无故易恐，腰酸神倦，遗泄等，治宜温肾填精、解郁定志，方以补骨脂汤、肾气丸、右归饮等加减。缓解期可常服六味地黄丸加枸杞子、巴戟天、远志、龙骨等进行调理。

　　2）精血亏虚，肝失疏泄：《素问·痹论》："阴气者，静则神藏，躁则消亡。"肝肾精血同源，且相火寄寓于肝肾精血，化生阳气，促进温煦、气化，充养脑髓，而精血不足常相兼为病。朱丹溪认为："五志七情过急，皆属火也。"相火内寄肝肾，得肝肾之阴滋养，动而有制，则精神活动正常。肾阴不足，水不涵木，可致肝失疏泄，形成郁证。因虚而致实者，大多情绪低落、悲观失望与烦躁易怒并见。《医碥》："其郁甚而热者，加左金丸……服后木郁已舒，继用六味地黄汤，加柴胡、芍药以滋肾水，逍遥风以散之也，六味雨以润之也。"林佩琴评论该法："滋水生木，木火郁舒，土亦滋润，金水相生。"王清源在《医方简义》中言："总之肝木为病，需补其母，全赖肾水以生之涵之者也。"临证多以滋水清肝饮、一贯煎等加减。可见，按照五行相生相克的原理，对于肝木为病的郁证应当补其母脏。

叶天士在《临证指南医案·郁》中治疗肝肾阴虚，肝风内动之郁证："某，初起左边麻木，舌强，筋吊脑后痛，痰阻咽喉。此系肝风上引，必由情怀郁勃所致。"以鲜生地黄、玄参滋肾阴助清热，羚羊角、菖蒲、郁金、连翘清热开窍醒神；其治徐氏"火升头痛"之郁证，以滋肾丸三钱，淡盐汤送服。《医贯》："治中风，又当以真阴虚为本。"临证常用地黄饮子加减。

3）肾阴亏虚，心肾不交：正常生理状态下，肾水上济心火，心火下温肾水。心居上位以统阳，心阳乃阳气之"用"，肾居下位以统阴，相火为人体之真火，乃阳气之"体"，两者协调运作是维持睡眠、情志正常的重要条件。肾精化气，气化神，精气充足，则心神旺。病理情况下，肾阴不足，或心火上亢，皆可致心肾不交，造成内热烦躁，不嗜饮食等症状。《千金要方》以生地黄一味药制为地黄散，论其"主益气、调中、补绝，令人嗜食，除热"。《伤寒论》治"心中烦，不得卧"，以黄连阿胶汤滋肾水、降心火。《临证指南医案·郁》："若热郁至阴，则用咸补苦泻。"《内经》："肾苦燥，急食辛以润之，开腠理，致津液，通气也。"《本草纲目》："肾恶燥，以辛润之，缩砂仁之辛，以润肾燥。"封髓丹可辛以润肾燥，《御药院方》以酒煎苁蓉送服封髓丹，言其"降心火，益肾水"。郑钦安常用潜阳丹或封髓丹交通心肾。

4）肾阴亏虚，阴虚火旺：此证较前证热象更甚，病情也更重，故补益肾阴之力应更足，壮水之主，以制阳光。《千金要方》提出"肾实热"，相火上炎，必耗阴液，其临床表现为舌燥咽肿，心烦咽干，胸胁时痛，喘咳汗出……小腹胀满，好怒好忘，足下疼热，四肢黑，耳聋等，治以大远志丸。大远志丸方中重用干地黄，辅以桂心、远志、人参、白术、茯苓、泽泻等，孙思邈云："干地黄内补伤损，益气，安定神志，亦治虚损。"《不知医必要·卷四》中以加减保阴煎治疗热入血室，肾阴不足，阳不入阴之证，"主因伤寒，怒气而发热，适遇经行，以致热入血，或血不行，令人昼则明了安静，夜则如见鬼神"等。张景岳在《景岳全书》中以左归丸治疗真阴不足，不能滋养营卫，渐至衰弱之"往来寒热，自汗盗汗，或神不守舍"等症。

此外，胃喜润恶燥，且脾胃为人体之枢纽，肾阴不足可累及脾胃之升清降浊。《医方集解》以大补阴丸治疗水亏火炎之呃逆"肾脉洪大，不能受峻补者。"《外台秘要》以地黄饮子"疗虚热，呕逆不下，食则烦闷"。

5）身之本元，肾阳亏虚：肾阳为一身之元阳，凡病累及肾阳则可出现精神萎靡、疲惫、男子阳痿、遗精、早泄，女子月经不调等症状。《素问·生气通天论》"阳气者，精则养神，柔则养筋"，指出精神的聪慧依赖于阳气的温养。《素问·脉解》："恶人与火，闻木音则惕然而惊者，阳气与阴气相薄，水火相恶，故惕然而惊也。所谓欲独闭户牖而处者，阴阳相薄也，阳尽而阴盛，故欲独闭户牖而居。"肾阳不足，命门火衰，推动温煦失常，可出现精神恍惚、头目昏沉、记忆力下降、兴趣降低，男子阳痿早泄，女子闭经等症，治宜益气壮火，阴中求阳，方以桂附地黄（丸）汤加减。

《千金要方》："治肾劳虚冷，干枯，忧恚内伤，久坐湿地，则损肾方：秦艽，牛膝，杜仲等。"程钟龄在《医学心悟》中言"旺则能摄精"，以十补丸给予体虚者服用。《景岳全书》："其有忧思恐惧太过者，每多损抑阳气，若不益火，终无生意，宜七福饮加桂附、枸杞之类主之。"《医法圆通》治以补坎益离丹（附子、桂枝、海蛤粉等）："方用附、桂之大辛大热为君，以补坎中之真阳。复取蛤粉之咸以补肾，肾得补而阳有所依，自然合一矣。"温补肾阳之药中，对于补火助阳之肉桂，张锡纯评价"木得桂则枯，且又味辛属金，故善平肝木，治肝气横多怒"，言肉桂味辛温，故其除补火助阳外，亦可间接达平肝之效。

6）精能化气，肾气亏虚：肾气亏虚证与肾阳亏虚证多有相似，但阳虚症状不明显，治疗上阴阳俱重。唐代孙思邈《千金翼方》补肾汤主肾气亏虚，心中忙忙而闷，心悬少气，阳气亏虚，耳聋，目前如星火等症；以肾气丸（肉苁蓉、羊肾、杜仲、菟丝子、天雄等）"主五劳七伤，脏中虚竭，肾气不足，阴下痒，小便余沥，忽忽喜忘，悲愁不乐，不嗜食饮"。《千金要方》以肾气丸"治虚劳，肾气不足，腰痛阴寒，小便数，囊冷湿，尿有余沥……忽忽悲喜"；以菖蒲益智丸方（石菖蒲、牛膝、桂心、附子等）治疗"喜忘恍惚"，起到"破积聚，止痛安神定志，聪耳明目"之效；以养命开心益智方（地黄、肉苁蓉、远志、菟丝子、蛇床子等）解郁益智健脑；治健忘以"苁蓉、续断、远志、石菖蒲、茯苓"酒服，曰"日三，至老不忘"；以北平太守八味散方（地黄、桂心等）强体益智："食服三十日力倍，六十日气力强，志意足。"可见孙思邈极为重视培补肾元，以达安定神志，强志健体，充养脑髓之效。补肾方药对表现为志意不足、健忘体虚者尤宜。

（3）抑郁症与郁证：抑郁症不单纯属于中医学狭义郁证范畴，亦见于广义郁证中，如其可见于"梅核气""百合病""脏躁"等病证中，但亦在多种中医病名的症状群中出现，如不寐、多寐、惊悸、痴呆、健忘、消渴等。现代亦有从肾虚论治抑郁症取得良好效果者，均证实补肾方药对抑郁症有治疗作用。

抑郁症的三大症状为躯体症状、精神症状、神经症状，表现为情绪低落，注意力下降，乏力，食欲改变，性欲、执行力、求知欲降低等，是环境因素所致的精神情感性多基因疾病。应激状态下，大脑边缘系统特别是海马、额叶皮质中神经细胞凋亡与再生系统失调，神经细胞丢失，HPA轴负反馈失调，与5-羟色胺、多巴胺等神经递质有关的神经、星形胶质细胞等功能下降、皮质酮浓度升高，导致学习记忆能力下降，最终造成认知、情绪调节能力下降，并伴有免疫内分泌功能改变。同时，亦有因免疫、内分泌改变导致抑郁症者。

研究证实，补肾固本法可从多部位、多环节、多靶点治疗抑郁症。崔远武等从精髓、经络构建"肾脑系统"，表明该系统可调节精神情感和认知功能。性激素与抑郁症的发病也有一定关系，注射雌激素可增加海马的突触密度，提高学习、记忆能力。"补肾"可调节雌激素而纠正HPA轴亢进状态。睾酮水平降低会增加患病风险，而许多补肾中药对此均有调节作用。对于虚证，大多认为阳虚时cAMP升高或降低，共同点是环磷酸腺苷（cAMP）/环磷酸鸟苷（cGMP）比值降低；阴虚者cAMP含量明显升高，cAMP/cGMP无明显升高，虚证均伴细胞免疫功能低下，且与红细胞内超氧化物歧化酶（SOD）活性呈负相关。蔡定芳等提出"肾-神经-内分泌-免疫（NEI）网络学说"，证实肾与NEI网络的本质联系，并证实左归丸可对HPA轴有效调节。马小娟等发现助阳开郁方有效改善抑郁症大鼠行为学表现，保护海马神经元。康湘萍等证实左归丸可减轻海马神经细胞凋亡，改善学习记忆功能。温补肾阳方二仙汤可提高老年大鼠下丘脑GnRH基因的转录表达，其方中淫羊藿、仙茅发挥植物雌激素功能。陈家旭等证实补肾益阴药明显改善抑郁症大鼠行为学变化，降低下丘脑β-内啡肽表达，上调海马CA1区神经营养蛋白3表达。此外，附子、淫羊藿、巴戟天、生地黄等单味中药的抗抑郁作用亦逐渐明确。

2. 老年抑郁症以肾虚为本　根据世界卫生组织（WHO）的统计，抑郁症老人占老年人口总数7%～10%，而在患有其他躯体疾病的老年人中，老年抑郁症的发生率可达50%。WHO全球疾病负担合作显示，2020年抑郁症将会成为继冠心病之后当今人类的第二大杀手，老年抑郁症已成为严重危害老年人身心健康的一类疾病。目前针对老年抑郁症的治疗多采用选择性5-羟色胺再摄取抑制剂（SSRIs）类药物治疗，但其存在药物不良反应多、功能损害突出等问题。中医学在治疗老年人抑郁症方面有其独特的优势，高效低毒。中医学认为，抑郁症的发生多由肝失疏泄所致，治疗上多强调从肝论治，疗效尚可，但临床观察对老年抑郁症的疗效不够满意。刘佳等认为这主要是由老年人生理特点导致的，"肾虚"贯穿整个老年抑郁症的发生发展过程中，在老年抑郁症的治疗上，不能不考虑肾虚这一基本病机，在治疗上，以补肾为基，可取得更大的收益。

（1）肾与老年神志活动的关系：脑为精神活动的枢纽。脑的功能正常与否，与肾有着密切的关联。

首先，肾精充足是人的精神活动正常的物质基础，《素问·六节脏象论》："肾者，主蛰，封藏之本，精之处也。"《灵枢·海论》："脑为髓之海。"《素问·五脏生成》："诸髓者，皆属于脑。"肾精充足，髓海得以充养，方能思维敏捷，精力充沛。其次，肾藏志与神志活动具有密切关系，《素问·宣明五气》："心藏神，肺藏魄，肝藏魂，脾藏意，肾藏志。""肾藏志"是肾与人精神意识活动关系的高度概括，《灵枢·本神》："意之所存为之志。"广义的"志"泛指各种神志活动，狭义的"志"一指记忆，二指有着明确目标的意向性心理过程，即为现代心理学所谓的意志。意志即决断力，是情志活动的枢纽和关键。只有"肾藏志"功能正常，神志活动才能有条不紊地进行。再次，肾为先天之本，"五脏阴阳之本"，肝肾同源，肝为肾之子，肝之阴血需要肾精滋养，方能更好地发挥其调畅气机、调节血量以及调畅情志的功能，肝木条达，气机通畅，人的精神意识方能活动正常；脾为后天之本，肾为先天之本，先后天互滋，肾气的蒸化及肾阳的温煦作用正常，则脾得以运化水谷精微充养四肢百骸，脏腑功能才能正常运行，情志活动才得以正常进行；心藏神，肾精为神的物质基础，肾精充足则心有所主，神有所归；肾为水之下源，肺主通调水道，肺肾相互配合，水液正常运行，而不阻滞气机，从而郁病不生。所以，肾中精气阴阳充足，五脏方定，气机升降出入有度，外邪不得入侵，老年人情志活动才能正常运行。

（2）老年抑郁症从肾论治的病机：《素问·上古天真论》指出，"女子七七，任脉虚，太冲脉衰少，天癸竭，地道不通，故形坏而无子"，"丈夫八八，则齿发去"。随着年龄的增长，人体脏腑的生理功能也发生了极大的变化，五脏渐衰、易伤七情、易感外邪和易生积滞是老年人肾虚所表现的四大特点。人至老年，肾精气渐衰，肾中阴阳渐亏，五脏之气随之衰败，气血运行失常而导致痰凝血瘀等内生之邪；或是脏腑功能虚衰，抗邪无力，外邪易于侵袭且留滞体内，从而导致虚实夹杂之症。究其根本，皆源于肾气虚衰。叶天士有云"男子向老，下元先亏"，人至老年首先出现肾气的亏虚，肾虚则髓海不充，神机失用，脑主神明功能减退，精神思维活动能力下降而出现思维迟钝、心情低落、意志减退等症状。

肾为五脏之本，肾脏功能衰败会影响其他四脏，使五脏整体功能减退。肝肾同源，肾精不足则肝木失养，疏泄失司，气机郁滞，影响五脏可导致五脏气郁；脾肾先后天互补，脾的运化功能，又依赖于肾气和肾阴肾阳的资助促进，肾衰竭则脾失健运，痰湿内生，上蒙清窍，而影响情志；"心者，生之本，神之变也"，肾充则水火既济、精神互用、君相安位，肾衰则水不济火、心神受扰或肾精与心神失调而精亏神逸；金水相生，肾气亏虚，肺气必不足，少气懒言，而生倦怠，以上皆可导致情志病的产生。同时，老年抑郁症由于社会环境影响及自身认识不足等原因，就诊时大多病程较长。《类证治裁·郁证》曰："七情内起久郁，始而伤气，继必及血，终乃成劳。"久郁必有虚损，"久病必虚，穷必及肾"，病机为久病脏腑功能失调，肾精亏虚，气机不调，元神失养，病性属本虚标实，以肾虚为本。

（3）老年抑郁症从肾论治的应用：肾虚贯穿于老年人抑郁症的整个过程中，决定的疾病的发生、发展和转归。在治疗上，以补肾为基，辨证灵活选配疏肝、健脾、养心、补肺、化痰、通络等法，可获良效。

1）现代临床药理：对补肾中药治疗抑郁症的认识，目前认为慢性应激刺激是抑郁症的诱因之一，长期负性情绪和不良生活处境，会引起下丘脑-腺垂体-肾上腺皮质轴功能亢进，导致糖皮质激素持续高分泌，继而引发神经、内分泌、免疫、循环和生殖等多系统病变。陈家旭团队认为在慢性应激的开始阶段补肾法可起到重要的调节作用，通过研究发现补肾中药金匮肾气丸能逆转慢性束缚应激大鼠中枢糖皮质激素受体下降趋势，下调慢性束缚应激大鼠体内β-内啡肽的水平，保持糖皮质激素受体免疫活性反应，增强机体抵抗力、保持和恢复内稳态，从而减轻糖皮质激素高分泌对各系统的损害。此外，抑郁症反复发作会造成中枢结构出现不可逆性损伤，如大脑萎缩，特别是海马、杏仁核和额叶皮质等部分，从而引起情感障碍、认知功能下降和机体调控失常。因此长期抑郁症的治疗根本在于修复受损的中枢结构。有研究发现枸杞子、鹿茸、龟甲和熟地黄的有效成分枸杞多糖、鹿茸精、龟甲以及地黄多糖及中药复方地黄饮子等均能在体外诱导骨髓间充质干细胞（BMSCs）在体外向神经元样细胞分化，并形成一定网络。左归丸能够显著促进神经干细胞（NSCs）增殖，促进其向神经元、神经胶质细胞分化，提高细胞存活率，促进海马区突触的重建，并且增强突触传递效能，修复长期抑郁导致的中枢结构损害。这些发现为补肾中药治疗抑郁症提供了理论依据。

2) 提高临床疗效："肾虚"是老年抑郁症发生发展的重要病机，在治疗中以补肾为主、灵活辨证，可以取得较好的疗效。临床上，许多医家从肾虚着手治疗老年抑郁症取得了不错的效果。薛耀等运用益肾舒郁汤治疗老年抑郁症 102 例，总有效率 71.57％，与氟西汀组疗效相当（72.82％），但在汉密尔顿抑郁量表（HAMD）总分，HAMD 阻滞、焦虑/躯体化、认知障碍、绝望感 4 类因子的评分的减分方面，治疗组明显优于对照组，且经 Asberg 抗抑郁药副反应量表（SERS）评测药物的不良反应，两组的差异有统计学意义（$P<0.05$），治疗组显著优于对照组。王越等采用补肾通阳法治疗老年抑郁症患者 30 例，有效率 86.67％，对照组（舍曲林组）有效率 83.33％，两组差异无统计学意义，同样，在HAMD 总分及上述 HAMD 四类因子的各项评分的减分方面，明显优于对照组。王霞莹用补肾活血汤联合中医情志疗法治疗老年肾虚肝郁型抑郁症 94 例，治疗组总有效率 95.74％，明显高于对照组78.72％（$P<0.01$），且在 HAMD 评分方面，治疗组优于对照组（$P<0.01$）。

3) 当代名家认识：国医大师阮士怡认为抑郁之源在于肾，抑郁之调在于肝，抑郁之本在于心。在治疗老年抑郁症时，强调应滋肾阴、益肾气、养精血为本，达到柔肝养心，直击抑郁之源的目的。临证时，多用枸杞子、玄参、天冬、女贞子、巴戟天等。王彦恒教授认为老年抑郁症发生的关键病机在于肾不生髓充脑，肾气、肾阳不足导致人体气机不畅、脑神不舒。证型均以肾气、肾阳不足为基础，病位主要在脑、肾，病机是肾精不足，元神失养或见肾虚先天不足影响其他四脏的功能和整体气机以及气血运行和水液代谢。治疗上以温阳开郁为法，临床上多用四逆散、交泰丸，较大剂量使用淫羊藿、肉苁蓉、巴戟天以补肾温阳，通滞解郁。老年人血管性抑郁的发生以肾虚为本，痰瘀为标，痰瘀蒙窍，气虚无力，肾虚损本，缠绵难愈，从而出现表情呆滞，情绪低落，郁郁寡欢，不喜与人亲近及多疑等症状。在治疗上，多以地黄饮子为主方，气虚者，酌加黄芪、人参以补气；血虚者，酌加白芍、当归以养血和营；阳虚偏重者，酌减麦冬、石斛；阴虚偏重者，酌减附子、肉桂。

综上所述，老年抑郁症病因病机虽然复杂，临床表现繁多，但究其根本，无外乎是由于肾精气阴阳亏虚、脏腑功能虚衰引起。在此基础上出现肝失所养而致肝气郁结，脾失健运而痰浊内生，心无所主而神思不定，气血阻滞不通而出现痰浊瘀血等病理产物，病性属于本虚标实。在治疗上应秉持"宜通其常知其变"的原则，以补肾为基，偏于肾阴虚者，可选用一贯煎、六味地黄丸、左归丸；偏于肾阳虚者，可选用右归丸、肾气丸，大剂量使用淫羊藿、肉苁蓉、巴戟天；阴阳俱损者，可选用地黄饮子；肾虚肝郁者，治宜滋肾养肝，方用滋水清肝饮加减；脾肾两虚者，治宜补脾益肾，方用金匮肾气丸合归脾汤加减；心肾不交者，治宜交通心神，方用黄连阿胶合交泰丸加减；气滞甚者，加柴胡、枳壳、香附；痰甚者，加陈皮、法半夏；血瘀者，加桃仁、红花、川芎；郁火盛者，加栀子、知母；失眠多梦者，可配伍合欢皮、酸枣仁、茯神；胸胁脘腹胀痛者，可配伍佛手、香橼；肢体麻木疼痛者，可配伍桑枝、伸筋草、牛膝。审因论治，结合辨证，随症加减，灵活施治。如此滞散郁解，病自向愈。

3. 肾阳亏虚与抑郁症的相关性　抑郁症是一种常见的情感性精神障碍，是一种以显著而持久的心境低落为主要特征的综合征。属中医学"郁证"等范畴。张震文等认为，中医学肾阳亏虚与抑郁症诸多症状密切相关。

(1) 肾阳亏虚，神明失养：《内经》指出"阳主动"，认为肾阳为一身阳气之根，动力之源，而抑郁症之抑制、淡漠等功能低下、"不动"，提示其发病与肾阳亏虚密切相关。肾阳不足，不能振奋精神，则表现为情绪低迷、精力减退、嗜睡无度、懒散恶动，自觉无助、无望、无能，甚至厌世自杀等。肾阳为诸阳之本，主一身之阳气，肾阳不足，阳气失于温煦鼓动，致精不生髓，髓虚不能充脑，脑髓空虚，神明失养而为病。临床多表现为忧伤失意，情绪低落，面容憔悴，垂头丧气，有厌世感和悲观情绪，面色黧黑，健忘，形寒肢冷，性兴趣和性功能减退，大便溏薄，夜尿频多，舌质淡，舌苔白，脉沉细弱等。

(2) 肾阳亏虚，蒸腾失调：心者，君主之官也，神明出也。心藏神，肾藏精，心与肾在协调精神、神志、思维、意识方面关系密切。只有肾精充足，髓海充盈时，人的精神思维活动才得以正常发挥。肾阳动而不静，主肾精蒸腾，决定着肾精能否发挥正常的生理功能。肾阳充沛，能蒸腾肾精上济于心，方能充养心之气、血、阴、阳，使心神得心气固敛，心血濡养，心阴滋润，心阳振奋，从而发挥心的"藏神""定志"之功。反之，若肾阳不足，不能蒸腾肾精上养于心，则心气耗伤，心血不足，心阴亏虚，心阳失煦，必致心失所养，神失所藏，发为情绪低落、忧悲，情志消沉、神志不宁、表情淡漠、精神萎靡等抑郁征象。

此外，心居上焦属阳，肾居下焦属阴，心位居上，故心火必须下降于肾，使肾水不寒；肾位居下，故肾水必须上济于心，使心火不亢，肾无心火之温煦则水寒，心无肾阴之滋润则火炽，心与肾之间的水火升降互济，维持了两脏之间生理功能的协调平衡，若肾阳不足，不能蒸腾肾阴上濡，使肾阴处于亏虚状态，不能上制心火，心火无法下降济水，出现"心肾不交"，火炎于上，扰乱心神，从而导致思绪不宁、心烦易怒、失眠多梦，甚至忽然狂躁不安等征象丛生，即所谓抑郁症之躁狂表现。

（3）肾阳亏虚，肝失疏泄："肝者，将军之官，谋虑出焉"，说明五脏中与思维情绪变化等精神活动联系最为密切的是肝。《灵枢·百病始生》："忧思伤心，忿怒伤肝"；肝的疏泄功能正常，则气机升降出入自如，气血和调，脏腑器官亦能维持正常的生理功能，心情就易于开朗，反则抑郁。肾阳为一身阳气之根，且肾为肝之母，因此肾阳与肝的疏泄、藏血功能皆密切相关。若肾阳充足，一方面可直接助肝气升发，肝气开张，得以疏泄正常，气机调畅，运达血脉；另一方面，肾阳充足则可以蒸腾肾阴、肾精涵养肝中阴血，肝血不亏，自能藏血正常，外可濡四肢百骸，肌肉筋脉，上可滋养心血，助其藏神。若肾阳不足，不能鼓动肝气升发，肝脏气机运行无力，疏泄失司，则气机易于郁结，情志抑郁难解。

（4）肾阳亏虚，肺失宣降：肺主一身之气，对全身的气机具有调节作用。《素问·举痛论》："百病皆生于气。"《医方论·越鞠丸》："凡郁病必先气病，气得流通，郁于何有？"《素问·五脏生成论》："诸气者，皆属于肺。"肺为水之上源，肾为水之下源，两者存在母子关系，可见肺与抑郁症的关系十分密切，而肺的宣发肃降功能有赖于肾气及肾阳肾阴的促进，肾阳及肾气充足，下元蒸腾升发，暖土助运，才能使精微、气血上归于肺，上源方可气盛内敛，使悲伤有度，若肾气及肾阳不足，不能发挥温煦、气化之功，则见悲观失望，意志消沉、常常哭泣等症状。

（5）肾阳亏虚，脾失健运：脾为后天之本，气血生化之源，人从外界摄入的饮食，经过脾的运化转化为水谷精微上输于心肺，通过心肺的化赤而成血液，以供养全身各个组织器官，脾虚则运化失健，气血亏虚，心血不足，心神失养，可见心境低落，对日常活动无兴趣，无愉悦感。脾的这种运化功能须在肾阳温煦、蒸腾的基础上才能正常运行，若肾阳虚弱，不能蒸蕴脾土，则可导致脾失健运，气血乏源，血不化精，脑髓失养，元神不宁，出现头晕、头昏、嗜睡、健忘、神志恍惚等症状；脾失健运，则主思、主意的功能失常，从而产生注意力不集中、思维迟钝，联想困难、对生活缺乏信心等抑郁症状。

（6）肾阳虚与抑郁症的研究：抑郁症的发生除了与遗传和心理因素相关外，目前被人们所认知的主要是单胺神经递质和神经内分泌学说。

1）单胺假说：单胺类神经递质中的 5-羟色胺（5-HT）、突触间隙 5-HT 水平及 5-HT 受体亚型功能的失调与抑郁症的发生相关。5-HT 功能活动降低，则患者心情抑郁、食欲减退、运动活动减少。研究证实温补肾阳药物（如巴戟天、菟丝子、肉桂、淫羊藿等）能不同程度地纠正脑内单胺类神经递质的紊乱状态。研究发现右归（丸）汤可以不同程度地纠正老年大鼠海马和杏仁核脑区氨基酸类和单胺类神经递质的紊乱状态。

2）神经内分泌学说：有学者认为下丘脑-垂体-靶腺轴（肾上腺皮质轴、甲状腺轴、性腺轴）的功能紊乱是抑郁症发病的主要机制，研究表明抑郁症患者存在下丘脑-垂体-肾上腺轴（HPA 轴）功能紊乱。宋春风等研究认为补肾中药能调整下丘脑-垂体-肾上腺轴的功能，使其达到平衡状态。抑郁症患者的 HPT 轴改变主要是血浆促甲状腺激素（TSH）、三碘甲腺原氨酸（T_3）、甲状腺素（T_4）降低。秦路平等研究表明肾阳虚大鼠血清中三碘甲腺原氨酸（T_3）、甲状腺素（T_4）明显低于正常大鼠，腺垂体分泌的促甲状腺激素（TSH）也明显低于正常大鼠，补肾中药可上调肾阳虚大鼠血清 T3、T_4、TSH 水平抑郁症患者下丘脑-垂体-性腺轴的功能紊乱，从而导致性激素的分泌异常。刘天成等研究表明，右归（丸）汤通过提高血清中的睾酮水平，调节性腺轴系统，从而影响下丘脑-垂体-性腺轴，可以提高睾酮水平，提示右归（丸）汤具有对下丘脑垂体性腺的调节作用。

一般认为抑郁症的发生主要与肝失疏泄，心失所养，脾失健运，气血阴阳失调有关，病位在五脏，但肾为先天之本，中医辨治抑郁症，应当重视振奋肾阳的"主动"功能，通过温肾阳必能更好地改善抑郁诸病，从而为临床辨治抑郁症提供新思路、新方法。

4. 基于身心医学抑郁症肾阳虚病机论　抑郁症已成为一种常见的病，越来越多的人承受着抑郁症带来的身心双重折磨。中医学治疗本病历来多从肝论治，认为其核心病机在于肝气郁结，杨娟等结合中医传统理论及抑郁症的临床表现，认为肾阳虚是抑郁症的重要病机，并结合中医身心医学相关理念，论述了肾阳虚与抑郁症的发病关系，治疗的作用，强调重视振奋肾阳，为临床辨治抑郁症提供新思路，以期更好地改善抑郁诸病，缓解患者身心痛苦。

（1）中医身心医学思想：近年来，随着"社会-心理-生物医学模式"的提出和心身医学的发展，学术界认识到抑郁症的发生与人的身体状态有密切的关系。如产后抑郁，就是孕妇在生产后身体气血状态发生骤然的变化所诱发的，而中医学在整体医学模式的指导下，从先秦至今一直在临床中运用心身医学思想进行诊治，其医学模式与现代的"社会-心理-生物医学模式"相吻合，对抑郁症的治疗主张心身兼顾。

1）形神合一：纵观中国古代各种哲学思想以及受其影响而形成的中医学理论体系，心身关系即形神关系一直是被关注的焦点，虽然早期的某些哲学思想仍摆脱不了形神二元的影子，但随着人们对自然、生命的了解逐渐加深，随着中医学唯物辩证的整体观建立，中医学的形与神也就成为一对既对立又统一的矛盾概念，形神合一、形与神俱、形质神用便成为中医学理论体系中对形神关系的理性概括，对神志疾病及心身疾病的治疗一直发挥着积极的指导作用。中医学的形神合一理论就是在这样的古代朴素唯物主义心身观影响下形成和发展起来的。

形即物质、形体。《说文解字》："形，象也。"即形指具体物象。在中医学基础理论中的"形"概念包括天人两方面内涵：一方面指"天"之形，即存在于自然界中的一切有形实体。《素问·天元纪大论》："在天为气，在地成形。"《素问·六节脏象论》："气和而有形，因变以正名。"《素问·阴阳应象大论》："阳化气，阴成形。"这里的"形"即有广泛含义；另外就是指人的形体以及循行于脏腑之内的精微物质，包括脏腑、经络、气血、津液、精、骨、肉、筋、脉、髓等。《素问·灵兰秘典论》："使道闭塞而不通，形乃大伤。"《素问·阴阳应象大论》："喜怒伤气，寒暑伤形。"《素问·宝命全形论》："人生有形，不离阴阳。"后世清代名医张志聪也曾明确说"形谓身形"，高士宗也说"形者，血气之立于外者也"。正是人体的脏腑系统、经络系统、气血精津液等精微物质实体，承载着人的生命活动，保证各项功能的正常运行。

形神合一论是对精神与躯体、心理与生理关系的准确而精辟的概括。中医学"形神合一"理论的主要内容包括：①形具而神生。《灵枢·天年》："血气已和，荣卫已通，五脏已成，神气舍心，魂魄毕具。"形象地描述了人的生成不仅需要来自于父母精卵细胞结合而成的形体，同时还需要有"神"的出现才能成为生命，说明从起源看，既要有形体，又要有精神才称之为人的生命。而神的产生也与形密不可分，是在先天之精的结合与后天之精的濡养下形成和发展的。《灵枢·本神》："生之来谓之精，两精相搏谓之神。"②形与神俱，不可分离。明代张景岳在《类经·针刺类》中阐发"形者神之体，神者形之用；无神则形不可活，无形则神无以生"。葛洪《抱朴子》称"形神相卫"，孙允贤《南北经验医方大成》中称"形神俱备"，李梴《医学入门》中称"形神相因"等，以上观点异名同义，都是在强调"形与神俱，不可分离"的互根关系。③形乃神之宅，神乃形之主，形能载神，神能御形。说明形与神相互依存，相互为用的整体观，在作用上形是神的物质基础，神是形的功能和作用，并且神对形具有能动性。

综上所述，中医学形神合一理论认为形是神的载体，神为形的主宰，形是神的物质基础，神是形的机能和作用，两者相互依存，不可分割，形与神互根互用，是生命运动中矛盾着的两个方面。

2）五脏情志论：情志概念早在先秦的《礼记·礼运》中即有论述，如"何谓人情，喜、怒、哀、惧、爱、恶、欲，七者弗学而能""圣人之所以治人七情"等。又如孟子云："今人乍见孺子将入井，皆有怵惕恻隐之心。"中医学的情志与哲学中的情志概念有所不同，七情指人类所有情绪变化当中的七种具体情志活动，包括喜、怒、忧、思、悲、恐、惊等，是人们对客观外界事物和现象所作出的情感反应，本属于正常的精神情志活动，一般对人体没有不良影响，只有在情志刺激太过强烈、突然或持久，超出了人体本身的生理活动所能调节的范围时，才会导致人体气机紊乱，脏腑气血功能失调，进而导致疾病的产生，或者在人体正气虚弱、脏腑功能衰退的情况下，由于对情志刺激的调节能力降低，也会引起疾病的发生。此时，情志的刺激即转化为直接的致病因素而引起躯体症状。

不同的情志活动分别与五脏有特殊联系。《素问·天元纪大论》："人有五脏化五气，以生喜怒悲忧恐。"情志活动与五脏的联系为肝在志为怒，心在志为喜，脾在志为思，肺在志为忧，肾在志为恐。五脏情志论认为只有在脏腑功能活动正常的情况下，人的情志活动才能正常，才能表现出正常的情感。当五脏发生虚实盛衰变化时，会影响到人的情志活动，产生相应的变化。如肝的阳气上亢时，稍有刺激则易发怒。反之，情志过极，又会损伤相应的脏腑，过怒伤肝，过喜伤心，过思伤脾，过悲伤肺，过恐伤肾，如《灵枢·本神》所说"心怵惕思虑伤神，肺喜乐无极伤魂，恐惧而不解则伤精"。

3) 体质论：中医学人格体质论是以《内经》中记载的人格体质分类学说为基础总结出来的，认为人格体质特征与生理特征有着密切关系，个体的生理特征决定了人格体质特征，人格体质特征又反过来影响着生理特征，正如《素问·经脉别论》所云："勇者气行则已，怯者则着而为病。"在现代医学中体质可理解为身体素质，是个体在其生长发育过程中所形成的形态、结构、功能、代谢等方面相对稳定的特性，生理上表现为功能、代谢及对外界刺激反应等方面的个体差异性，也表现为个体对某些病因和疾病的易感性，以及疾病传变转归中的某种倾向性。《内经》在探讨人格体质问题时，基于阴阳五行理论，系统提出了阴阳五态人和阴阳二十五人的人格体质分类方法，将中医人格体质理论进行了系统化分析，并为应用提供了切实可靠的依据。《灵枢·通天》根据"人身有形，不离阴阳""阴阳之气，各有多少"之理，基于人所禀赋阴阳含量的多少，将人归纳为太阴、少阴、太阳、少阳及阴阳和平 5 种类型，并提出"凡五态人者，其态不同，其筋骨气血各不等"。《灵枢·阴阳二十五人》根据"天地之间，六合之内，不离于五，人亦应之"之理，按五行归类的方法，将人群划分为木、火、土、金、水五种类型，然后在每一型中又按所禀五行之气的偏全再细分为五，按个体的相貌肤色、体型体质、心理特点等，共归纳得出 25 种类型。后世医家一方面通过对《内经》的注释从理论上阐发思想，另一方面在临床辨证中运用，不断将其完善、发扬，使中医学人格体质论至今仍有其极大的现实意义。

综上所述，在"形神合一"这一核心思想的统领下，五脏情志论、体质论皆认为，一方面躯体生理活动的异常（形的异常）可以导致精神心理的疾病（神的疾病）；另一方面，精神心理的异常（神的异常）可能造成躯体生理病变（形的病变）。

(2) 抑郁症从肾论治：抑郁症是一种常见的情绪障碍性疾病，临床表现虽然是以出现持久的抑郁状态、情绪低落的表现为主，但临床中某些类型抑郁症，则多是由于先出现身体不适和睡眠障碍等躯体症状，日久引起情绪低落。而目前治疗抑郁症主要方法是采取药物治疗，辅之以心理疗法，但西药抗抑郁药的药理属性主要是与单胺类递质重吸收或代谢抑制有关，有较大的不良反应；且针对抑郁症临床证候多样性，现有西药的抗抑郁谱又显狭窄，迄今为止尚未研制出一种理想的抗抑郁西药，亟须寻找一种更有效的治疗思路和方法。

所以从中医身心医学的角度思考，抑郁症涉及多个脏腑，单从肝论治过于片面。

肾阳亏虚是抑郁症重要病机。《素问·宣明五气》："心藏神，肺藏魄，肝藏魂，脾藏意，肾藏志。"《灵枢·本神》："意之所存谓之志。""志"，是意志和经验的存记。王冰注"肾藏志"云："专意不移者也。"解"志"为有着明确目标的意向性心理过程，即现代心理学所说的动机与意志。肾与人的精神意识活动具有密切关系。《灵枢·本神》："生之来谓之精，两精相搏谓之神。"指出精是神志活动的根本，肾藏精，脑为髓海，肾藏精，主骨生髓充脑，只有"肾之精华上升于脑，精能生气，气能生神，神定气清"，神志活动才能正常。

阴阳平衡则精神正常、情绪平和，即《素问·生气通天论》："阴平阳秘，精神乃治。"阴阳失衡可导致精神情志异常，《素问·宣明五气》："阳入之阴则静，阴出之阳则怒。"阳气充盛则性喜怒而好动，阳气不足则神疲寡欢，情绪低落。《素问·痹论》提示"阴气者，静则神藏，躁则消亡"；《素问·生气通天论》认为"阳气者，精则养神，柔则养筋"。《内经》还指出"阳主动"，肾阳又为一身阳气之根，动力之源，而抑郁症的三大主要症状：情绪低落、思维迟缓和运动抑制，均是阳弱阴盛的表现。阴主静，阳主动，若阳气不足，或郁而不行，则神失温养振奋，见精神抑郁不乐，忧愁伤感，甚至悲观绝望；或见思维迟钝，思考问题困难；或见身形倦怠，不爱活动，提示其发病与肾阳亏虚密切相关。肾阳不足，不能振奋精神，就表现为情绪低迷、精力减退、嗜睡无度、懒散恶动，自觉无助、无望、无能，甚至厌世自杀等。肾藏精主髓，脑为髓海，主司思想、意识、运动、感觉等功能，若肾阳不足，不能化生肾精以充养脑髓，脑失所养，神识失常，则可表现为记忆减退、认知迟钝、感觉异常以及强迫行为等。肾阳主温煦蒸腾，肾阳不足，不能蒸腾肾水上制心火，使心火不能下降反炎于上，扰乱心神，而出现思绪不宁、烦躁易怒、失眠多梦，甚至忽然狂躁不安等亢进症状。肾为肝之母，肾阳不足，不能鼓动肝气升发，疏泄失司，而致气机郁结，加重情志抑郁，诱发诸症更加显著。这些表现正符合抑郁症的临床诊断标准，也能合理解释临床上并非所有肝气郁结者都是抑郁症患者，若患者无肾阳虚的病机本质，独有肝气郁结，常表现为情绪低落，或称为抑郁状态，但并不一定发展成为抑郁症。因此，肾阳虚为抑郁症的重要病机，脑髓失养是其继发病机；肾阳亏虚不能蒸腾肾水上制心火，导致心肾不交、心神不宁是其具体体现；肾阳虚不能助肝气升发疏泄，才是肝气郁结或久郁不解的根本原因。

既然肾阳亏虚是抑郁症发病的重要病机，因此抑郁症应从肾阳亏虚论治，以益肾补虚，调气安神为法。

5. 抑郁症肝肾体用论　传统中医学理论认为肝气郁结是抑郁症的主要病机，临床上亦多从肝进行论治。黄云玲等基于中医体用学说并结合肝肾藏象生理病理理论，对抑郁症肝肾之损的病机证治进行了探讨，以期为中医临床治疗抑郁症提供新的思路。

（1）体用学说及中医的运用：体用，是中国古代哲学本体论中表达本体与现象、实体与功用关系的一对重要范畴。所谓"体"，即本体，实体；所谓"用"，即现象，功用。体用范畴萌芽于先秦，成熟于魏晋。古代哲学在构建其哲学体系时，常以"有体有用""明体达用""体用不二"立宗。关于体用两者的关系，结合历代学者所言，可从两个层次进行理解：其一，万物皆有体、用二属性。如唐朝易学家崔憬在其著作《周易探玄》中所云："凡天地万物，皆有形质。就形质之中，有体有用，体者即形质也，用者即形质上之妙用也。"其二，"体"与"用"两者不可分，"体"不可自我实现，而由"用"来实现，"用"不可独自呈现，须由"体"来决定，如程颐所言："体用一源，显微无间。"（《周易程氏传》序）

中医学在其发展过程中，深受古代哲学思想的影响。早在《内经》中就有脏腑与体、用关系的描述，开体用学说之先河。《素问·五运行大论》："东方生风……在体为筋……其用为动……西方生燥……在体为皮毛……其用为固北方生寒……在体为骨……其用为藏。"这里的体是指与脏腑相关的组织，即筋、脉、肉、皮毛、骨等；用是指作用。《内经》以降，"体""用"分别在相关医学典籍中有所论及，如金代李杲《脾胃论》提出"天地互为体用四说"，强调自然界的事物发生与发展，是互为体用的，如在地的"木火土金水"之体，化为在天的"风热湿燥寒"之用，予人体以"生长化收藏"的生理功能。清末医学家章楠在《医门棒喝》一书中对体用亦有论述，如"君火为体，相火为用，体用虽二，究其源，实则一火而已"。可见章楠所论的"体"与"用"与程颐的"体用论"有一定的相通之处。

纵观历代医家及医学典籍关于脏腑体用的论述，其含义可概括为：所谓体者，指形质，即脏腑本身、所藏之精气血及其所络属之形体、官窍等组织；所谓用者，指功用，即功能所主、阴阳属性和气血运化（升降出入等气化功能）等方面。体用虽分而名之，但两者是相互依存的，即体用不二。在中医学中，体用关系不仅用于阐释脏腑生理病理，还用于探究药物性味功效。如李时珍在《本草纲目》中指出，用药宜以"气味、主治附方，著其体用也"。综上所述，体用学说在《内经》时期已有萌芽，之后经过历代医家的发挥、实践与总结，其内容逐渐完善而被广泛应用。

（2）肝与肾之体用论：叶天士《临证指南医案·肝风》指出，"肝为风木之脏，因有相火内寄，体阴用阳，其性刚，主动，主升。全赖肾水以涵之，血液以濡之，肺金清肃下降之令以平之，中宫敦阜之土以培之，则刚劲之质，得为柔和之体，遂其条达畅茂之性，何病之有？"由此提出了著名的"肝体阴而用阳"的学术观点，并阐明了内在含义。其含义有三：①肝的疏泄和藏血功能是相互制约，相辅相成的。肝主藏血，其体为阴；肝主疏泄，调畅气机，性喜条达而为用阳（藏血为体，疏泄为用）。②肝之形质虽阴柔，且贮藏大量血液，但其性用却刚烈，好升好动，常凌犯他脏，故曰"体阴用阳"。③肝以血为体，以气为用，故有"体阴而用阳"之称。

吴鞠通《医医病书》："肾为足少阴，主润下，主封藏，体本阴也；其用主布液，主卫气，则阳也。"提出了肾体阴而用阳的观点。肾为五脏之一，处下焦，且"肾藏精""肾为水脏"，精水皆为至阴至柔之物，故肾体为阴；肾用在气，肾为水之下源，肾水的调节，依靠肾的气化作用完成，肾为气之根，肾气充沛，纳气归根。皆属阳用，故肾用阳。

肝肾之体为阴，肝肾之用为阳，此为肝肾体用论。此外，肝藏血，肾藏精，精血同源；肝主疏泄，肾主闭藏，共同维持机体气血阴阳的平衡。

（3）抑郁症从肝肾论治：

1）肝肾体用的抑郁症病因病机：中医学虽无"抑郁症"病名，但根据其症状体征应归属于"六郁"等范畴，即指情志抑郁之类的疾病。中医学认为，情志活动正常与否与以下两方面息息相关。其一，情志活动是以脏腑所化生和贮藏的精、气、血为物质基础。脏腑精血者，属体也。"脑为元神之府"，是主宰精神活动的器官，中医认为脑髓之盈亏关系着"脑主神明"的功能。肾体藏精，精生髓，诸髓汇于脑，肾中精气是脑生理功能正常和维持人体精神活动的物质基础；就肝和脑的关系而言，肝体藏血，血上供于脑，血足则脑髓充盈，能够正常发挥其精神主宰的功能。再者，中医学常常强调肝肾精血同源，精血相互滋生，肝肾之体充足则通过脑作用于机体，使情志功能保持正常。其二，脏腑之气的运动变化，在情志活动中也发挥着重要作用。气化者，属用也。肝用主疏泄，《素问·病机气宜保命集》将肝主疏泄功能解释为"此脏气平和则敷和，太过则发生，不及则委和"，"敷和"为敷布和谐之意，即疏泄功能正常则气机调畅，气血和调，机体的生理功能得以正常运行，人体对外界客观事物的刺激能够产生正常的情志变化。反之，若肝失疏泄，气血运行紊乱，包括不及和太过两方面，肝用不及，则肝气郁结，表现为郁郁寡欢；肝用太过，则肝气有余，功能亢进，表现为躁狂的症状，皆会导致抑郁症的发生。

肾用主要体现在肾阳的生理功能上，《素问·生气通天论》认为"阳气者，精则养神，柔则养筋"，又《内经》指出"阳主动"，肾阳又为一身阳气之根，动力之源，肾阳充足则神定气清，神志活动正常。相反，肾用失常多表现为不及，即肾阳虚衰，阳气升发不足，则神失温养，症见精神抑郁不乐，甚至悲观绝望；同时肾阳不足不能化生肾精以充养脑髓，脑失所养，神识失常，则可表现为记忆减退、认知迟钝等；此外，阳不足也可导致肾藏志功能失常，故意志减退、兴趣丧失、注意力不集中等抑郁症状的病机也归结于肾。

基于肝肾同源，肝用失于疏泄会影响肾用之封藏，而肾为肝之母，肾阳不足，不能鼓动肝气升发，疏泄失司，加重情志抑郁，而导致肝肾同病。除此之外，体用两者不可分，肝阴肝血不足，阴不制阳导致肝失疏泄，肝用失常；肾阳不足，肾用失常，不能化生肾精，也可导致肾体亏损。概而言之，情志之变，多责之于肝肾之体亏损而为用过逆或不及。有学者曾运用汉密尔顿抑郁量表（HAMD）对患者的抑郁症状进行评定，结果显示 HAMD 量表的阻滞因子（包括抑郁情绪、兴趣减退、工作能力下降、迟缓等抑郁症核心症状）与肾阳虚因子呈正相关，而与肝气郁结、肝郁化火因子呈负相关。HAMD 量表的焦虑躯体化因子（包括精神性焦虑、躯体性焦虑、胃肠道症状、疑病和自知力、全身症状）与肝郁化火相关性最强。研究结果表明，肾虚及肝郁化火因子对抑郁症的发病具有重大意义，而将肝气郁结作为抑郁症的基本病机的观点是有待商榷的。

2）用体用学说指导抑郁症证治：目前，抑郁症的中医辨证分型尚未有统一的标准。就肝、肾体用方面而言，肝用疏泄，喜条达而恶抑郁，患肝郁证者甚多，表现为持久的心境低落，是肝用不及的体现；但肝用失常不可忽略过逆的方面，抑郁症患者还可出现狂躁，运动性激越的病理表现，此即为肝用太过，肝郁化火之证。临床上有医生根据现行公认的抑郁症诊断标准（CCMD-3）中拟定的主要症状进行分析，认为抑郁症的中医辨证应以虚证为纲，其中又以肾虚为最常见，老年抑郁症、更年期妇女抑郁症多以肾阳虚为病理基础，故肾阳虚证在抑郁症中亦常常可见。再者，前人强调"体用不二"，郁证日久，会损伤肝肾之体。《类证制裁·郁证》："凡病无不起于郁者……夫六气外来之郁，多伤经腑，如寒、火、湿、热、痰、食，皆可以消散解。若思、忧、悲、惊、怒、恐之郁伤气血，多损脏阴，可徒以消散治乎？"由此可知，肝肾之体阴血亏虚之证亦可常见。

基于对抑郁症病因病机和临床症状的认识，抑郁症可大致分为以下两类：其一，肝肾之体不足，如肝阴虚，肝血虚证，肾阴虚证等；其二，肝肾之用失调，即用不及和用过逆，如肝气郁结证（气郁化火），肾阳虚证等。近年来，有学者为了探索抑郁症中医证候的分布规律，运用贝叶斯网络模型结合聚类分析，以及专家经验对抑郁症中医证候进行研究，结果发现，肝气郁结证、肝郁化火证、肝阴虚证、肾阴虚证、肾阳虚证皆为常见证候，这与基于肝、肾体用关系对抑郁症病因病机的分析相吻合。

结合以上分析，对于抑郁症的治疗应以调肝、补肾及体用兼顾为原则。基于"肝体阴而用阳"的特点，调肝治法的内涵相对丰富，既要针对肝体不足以补养肝阴肝血，又要针对肝疏不及和太过进行综合调治。肝疏不及，肝气郁结者，宜疏肝解郁，常选用辛味药物舒畅条达，如柴胡、香附、郁金等；肝疏太过者，则宜清肝平肝，如加味四逆（散）汤中施以栀子以清肝，施以石决明以平肝。然辛散之品易耗伤肝阴肝血，故应兼用养血敛阴之品，如白芍、当归、生地等，养肝体，助肝用。肝气郁结日久、五志过极均易化火，丹栀逍遥（丸）汤主治肝郁化火之证，方中以牡丹皮、栀子清泻肝火，用当归、白芍、柴胡以养血补肝，疏畅肝气，不正体现了"体用兼顾"的思想。《医宗金鉴·删补名医方论》："妙在泻肝之剂，反作补肝之药，寓有战胜抚绥之义矣。"肾体肾用失常则以虚为主，主要包括肾体不足的肾阴虚和肾用失常的肾阳虚两方面，故临床治疗抑郁症针对肾方面常常以滋养肾阴和培补肾阳为主，如补肾益神方中以熟地黄、枸杞子、山茱萸滋肾阴，以巴戟天、杜仲、肉苁蓉补肾阳，以补为主，体用兼顾，效果颇佳。中医治疗讲求整体调节，故中医临床治疗抑郁症应从肝和肾论治，以肝肾的体用同治为基本大法，不应囿于传统的疏肝解郁的思路。

6. 抑郁症心肾不交病机说　临床中对抑郁症的治疗多从肝郁论治，徐向青等根据自己的临床经验，提出本病具有心肾不交，志衰不宁的病机特点，故从肾水不足，心火偏旺，心肾不交论治，并采用泻南补北法，临床上取得了较好疗效。

（1）泻南补北法溯源："泻南补北"法首见于《难经·七十五难》："东方实，西方虚，泻南方，补北方。"根据子母补泻及五行相克理论，"泻南方，补北方"，即泻心火补肾水。滋补肾水可滋阴潜阳平肝实，使肝不侮金，又可制约心火，使火不克金，从而达到夺肝之实、滋肺之虚的目的。随着医学的发展，泻南补北法理论在临床中逐渐扩大了其应用的范围，不仅仅是肝实肺虚的病机，且越来越多地应用于阴虚兼有火盛的肾水不足，心火偏旺，心肾不交证疾病的论治中。

（2）心肾不交病机特点：《素问·六微旨大论》"相火之下，水气承之""君火之下，阴精承之"。《傅青主女科》："肾无心之火则水寒，心无肾之水则火炽；心必得肾水以滋润，肾必得心火以温暖。"唐代孙思邈在《备急千金要方》中提出"夫心者火也，肾者水也，水火相济"，即心肾相交理论。《景岳全书》"阳并于上，阴并于下，阴阳不交"，提出了阴阳不交理论。心肾不交亦称水火不济，心肾相交是指心肾两脏互相制约平衡的一种生理状态，是对心肾两脏生理功能互相影响的概括；心肾不交则是指心与肾两脏失去协调关系的病理表现。

《伤寒论》："少阴病，得之二三日以上，心中烦，不得卧，黄连阿胶汤主之。"开临床应用泻南补北法之先河。方中黄连、黄芩泻南，阿胶、白芍、鸡子黄补北，所治疗的主症为"心中烦，不得卧"，通过本方交通心肾而达到补肾水，泻心火，安神明的目的。同时启示我们，肾水亏于下，心火亢于上能导致神志失常的病变。据临床观察来看，抑郁症其患病起因或遭遇变故、久久不能释怀，或与家人同事不和、长期生活在矛盾中，或贪欲过重、所愿不遂等，长期多思多虑、情志不舒，终致气机不畅、气化失常，久而久之，气郁化火，津化不利则生痰，血行不利则生瘀，火热与痰瘀胶着，气机愈阻，阳郁于内不得外达则见情绪低落、兴趣减退、自觉疲乏无力等诸多表现，郁火久积于内，势必伤及阴分，而见焦虑、失眠、心悸不安、潮热盗汗、五心烦热、腰膝酸软等诸多表现。客观地讲，这些抑郁症患者在发病之初并不是肾水不足、心肾不交，而是以郁火夹杂痰瘀为主。由于患者没有得到及时有效的治疗，病情迁延不愈，证候也随之发生变化，由痰火、瘀火为主转变为水亏火盛、心肾不交为主。这正是水亏火盛、心肾不交所致抑郁症的机制所在。

心位居上焦属阳、属火为火脏，肾位于下焦属阴、属水为水脏。心火下行至肾，资助肾阳以温肾水，使肾水不寒；肾水上行至心，资助心阴以抑制心阳，使心火不亢。若肾水不足，不能上济于心，心火偏旺不能下至于肾，则出现心烦失寐、心悸不安、眩晕、耳鸣、健忘、五心烦热、咽干口燥、腰膝酸软、遗精带下、舌红、脉细数等症。

肾藏志，"志"指志向，属精神活动。《灵枢·本神》："意之所存谓之志。"志是指意志和经验，有明确的目标性心理和意向性，也就是现代心理学的动机和意志。肾藏精，是一身精气之根。志是人的神志活动的高度概括，是人的精神活动的集中表现，可以调节和控制人的精神活动和行为活动，参与人的决断，是人的意识活动的高级枢纽和关键。参与与外界的情志交流，是脏腑的主观体验和感受，是内心与外界的一种信息交流的体现，志坚有赖于肾精的充足。肾主骨，骨能生髓，脑为髓海，肾精不足，脑髓空虚，脑失所养，志不坚则出现低落、思维迟缓、不欲与人交流、兴趣减低、主动性下降、乏力等肾精不足，肾志不宁的表现。心藏神，主人的神志活动。心具有主宰五脏六腑、形体官窍的一切生理活动和精神意识思维活动的功能。心火偏旺，心火上炎，热扰心神，心神失宁，则出现失眠、心烦、焦虑、躯体不适等心火偏旺，心神不宁的表现。

（3）泻南补北治郁证：抑郁症属于中医学"郁证"范畴。临床上中医药治疗多以疏肝解郁为主，并根据所兼夹的痰、火、瘀、虚等随证用药。但在临床工作中发现，抑郁症除心境低落外，尚表现为兴趣丧失、认知功能障碍、意志活动减退、自我评价低、精神运动迟滞、性欲减退、睡眠障碍、焦虑激越等，这些症状与肝郁有别而具有"志衰不宁"的特点。肾主水藏志、心主火藏神，肾虚志衰是导致心境低落、兴趣意志减弱等多种阴性症状的主要原因；水火不能交济，神不能宁，是导致失眠、焦虑等阳性症状的主要原因。基于对"泻南补北"传统治法的认识，对抑郁症证属水亏火盛，心肾不交者采取补水泻火，即泻南补北法予以治疗，具有补肾益精以益肾水、清心火兼顾调肝的功效，临床取得较好疗效。

7. 围绝经期抑郁症从肾脑论　围绝经期抑郁症是出现在围绝经期的一种常见精神障碍，临床以情感持续性低落、思维迟钝、月经变化以及睡眠障碍、眩晕、乏力等为主要表现。中医古典医籍中没有与其对应的病名，近代称之为"绝经前后诸症""经断前后诸症"。学者孟安琪等认为，妇女七七之年肾气虚、天癸竭，若患者平素性格内向，加上情志刺激而致围绝经期抑郁症。

（1）"肾脑失济"是围绝经期抑郁症的发病机制：《难经·八难》"生气之原者，谓十二经之根本也，谓肾间动气也。此五藏六府之本，十二经脉之根，呼吸之门，三焦之原，一名守邪之神。故气者，人之根本也"。肾藏精，主生长、发育与生殖，肾气的盛衰在人体生、长、壮、老、已生命过程中起着重要作用。《素问·上古天真论》："女子……七七任脉虚，太冲脉衰少，天癸竭，地道不通，故形坏而无子也。"《素问·阴阳应象大论》："年四十而阴气自半。"《医学正传》："月经全凭肾水施化，肾水既乏，则经血日以干涸。"女子年届七七，肾精渐亏，天癸将竭，冲任二脉虚损，精血不足，脏腑失于濡养，阴阳平衡失调。在此生理转折时期，部分妇女由于素体禀赋不足，以及产育、房劳、疾病、营养、社会环境、精神、心理等因素的影响，不能适应这一时期的生理变化，则易使体内阴阳失调，引发全身各脏腑功能紊乱而诸症蜂起，出现烘热汗出、头晕耳鸣、心烦、失眠多梦、心悸怔忡、健忘易惊、皮肤感觉异常、月经失调，或面色晦暗、精力减退、性欲下降、反应迟钝、精神萎靡等症状，因此肾精亏虚为此致病之本。

《素问·脉要精微论》："头者精明之府，头倾视深，精神将夺矣。"《本草纲目》明确提出了脑与精神活动有关，谓"脑为元神之府"。清代汪昂在《本草备要》中有"人之记性，皆在脑中"的记载。脑为元神之府，为人体生命活动最高的主宰者。《医学衷中参西录》指出，"人之元神藏于脑"，元神主司人体一切生命活动。脑主精神意识思维活动功能的物质基础是脑髓，脑髓的化生来源于肾中精气，而脑髓又是大脑功能的物质基础。一方面，先天秉受的父母之精化生脑髓，成为新生命之神的物质基础；另一方面，源于水谷精微的后天之精亦不断生髓充脑，以维持脑的生理功能。脑为精神意识思维活动的枢纽，脑主精神意识的功能正常，则精神饱满，意识清楚，思维敏捷，记忆力强，语言清晰，情志正常，否则便出现精神思维及情志方面的异常。

先天禀赋不足，后天失养，六淫、七情、饮食、劳倦、时行疫毒等，直接损害肾脏或通过他脏累及肾脏，均可导致肾精亏虚。肾精不足，髓海失充，元神失养，或者肾气日衰，温煦推动无力，脏腑功能失调，气血运化失常，从而出现神情淡漠、寡言少语、善忘等症。肾藏精，主骨生髓；脑为髓海，肾精充足，则髓海化源才足。《素问·逆调论》："肾不生，则髓不能满。"《医学从众录·眩晕》："肾为肝母，肾主藏精，精虚则脑海空而头重。"脑髓必须依靠肾精充足才能化生、滋养以至髓满，进而主宰人体一切生命活动。围绝经期妇女由于肾精不足、髓海空虚，致脑主精神意识功能失常，而出现围绝经期抑郁症等一系列症状。

围绝经期抑郁症的发病多为肾精亏虚所致，又由于肾病及脑、脑病及肾，所以脑肾失济是导致本病的关键。

（2）围绝经期抑郁症的现代医学发病机制：现代医学对围绝经期抑郁症的发病机制认识不十分清楚，具体有以下一些学说。

1）下丘脑-垂体-卵巢轴功能失常学说：现代医学认为，围绝经期卵巢功能逐渐减退，卵泡总数下降或者卵泡发育不良，对促性激素反应差，雌激素分泌减少，对下丘脑、垂体抑制作用减弱。下丘脑-垂体-卵巢轴功能失调，不仅影响了其他有关激素的效应器官功能，且直接或者间接地影响了神经递质的改变。

2）神经递质学说：较公认的观点是 5-羟色胺（5-HT）低下学说，5-HT 作为脑内一种作用广泛的神经递质，可对多种神经元的功能活动进行调控。资料显示，5-HT 是与清新、心境最为密切的神经递质之一，体内 5-HT 缺乏时易患抑郁症。

3）应激性事件学说：这个时期女性内外生殖器官萎缩退化、女性激素减少，使身体出现许多不适，再加上如疾病、工作与生活的压力日趋紧张，及其他任何导致恐惧、绝望、失控感、幻灭感的事件发生，若性格坚强，适应能力强、心理素质好的还能较快调整过来；若性格有缺陷则更易发生。慢性应激可以诱导围绝经期抑郁已成为公认的事实。

（3）慢性应激促进海马神经元凋亡而致围绝经期抑郁症：目前研究表明，慢性应激所致的疾病尤其是围绝经抑郁症与下丘脑-垂体-肾上腺轴（HPA 轴）关系的研究日益受到关注。HPA 轴应激反应的高位调节中枢是海马，海马是应激直接作用的靶器官，它的损伤在各种应激所致的疾病中起关键的作用。5-HT 低下学说认为，5-HT 在中枢涉及调节情感、睡眠、警觉、记忆、食欲、性欲等多种功能，这些功能是通过 5-HT 这些信使受体发挥作用的，而海马结构富含这些受体。

海马是学习、记忆、行为和情绪密切相关的重要脑区，也是应激损伤的重要靶器官。细胞凋亡（apoptosis）是细胞受内外因素和细胞内基因调控的一种细胞主动死亡方式。细胞凋亡是多细胞生物体重要的生理机制，对维持机体正常发育和内环境稳定起重要作用。但在持续时间长、危害大的有害因素作用下，也可加速细胞凋亡，导致各种疾病的发生。各种应激源作用于机体后，通过不同的受体传入细胞内，触发细胞内一系列生化改变，引起凋亡相关基因的激活导致细胞凋亡是一个复杂的生理和病理过程。慢性应激可以通过多种方式和途径引起神经元细胞凋亡，细胞凋亡参与应激所致的脑损害。因此，运用有效的干预措施可以预防或者减缓应激所致的损害。

综上所述，慢性应激长期作用于人体，直接作用于海马靶器官，引起海马神经元细胞凋亡，海马结构发生病理改变，5-HT 信使受体功能异常，使 5-HT 功能低下而致围绝经期抑郁症。

（4）"脑肾相济"是海马神经元凋亡致围绝经期抑郁症的理论基础：中医学没有海马这一名词，但海马位于脑内，属于髓海，为肾精足后所化生的精微物质。中医学认为，肾藏精，精舍志，精生髓，髓聚于脑，"诸髓者，皆属于脑"。"脑为元神之府"，是人体极其重要的器官，是生命要害之所在，中医学谓之"奇恒之府"。当脑髓不足、髓海失养，则引起意识、思维、记忆障碍。脑与人的精神意识思维活动密切相关。脑为髓海，髓海不足，则可出现精神活动异常。若海马由于应激受到损伤，则学习、记忆、行为和情绪必将受到影响。中医学亦没有细胞凋亡一说，细胞凋亡相当于各种病因所导致的髓海不足。

现代医学通过动物实验研究表明，围绝经期抑郁症可能是由于海马结构发生了病理改变，海马神经元在长期的慢性应激下，可以导致其细胞的丢失、树突萎缩等；慢性应激与抑郁症的关系密切相关，其中海马神经元的损伤可能是诱发抑郁症的器质性基础。这些造模方法类似于围绝经期妇女各种慢性应激，如卵巢功能下降、社会家庭生活不如意、心理压力等。妇女七七之年肾精不足，天癸将竭，在各种致病因素的影响下，使肾精不足、脑失所养、肾脑失济，而致围绝经期抑郁症发生。

海马神经元凋亡致围绝经期抑郁症，没有明显的证据表明与肾相关。但现代研究表明，通过补益肝肾中药治疗后的中药组大鼠形态学观察显示，中药组大鼠海马锥体细胞层增厚，细胞密度大，排列整齐、紧密，细胞结构完整、边缘清晰；海马超微结构示中药组海马神经元核膜完整，线粒体、内质网等细胞器损伤明显减轻。推测中药组大鼠一系列的改善与减轻海马损伤有关。至于补益肝肾中药如何减轻海马损伤的机制，还有待于将来进一步研究。此研究可知，当肾精亏虚、脑髓不足、髓海失养，则引起海马结构改变，发生围绝经期抑郁症；通过补益肝肾治疗后，则海马结构恢复、肾精充足、髓海充满，脑主精神情志功能正常，围绝经期抑郁症痊愈。

总之，围绝经期抑郁症不论是从中医学肾脑而论，还是从现代医学的慢性应激致海马神经元凋亡而论，实际上都是从围绝经期女性的生理及病理方面阐述。认识到肾脑失济与海马神经元凋亡的假定关系可能引起围绝经期抑郁症，从中西医两方面预防及治疗围绝经期抑郁症，必有广阔的发展前景。

8. 中风后抑郁症从肾论治　中风后抑郁（PSD）是一个复合的病名，在中医学既有中风证的临床表现，又有郁证的情志抑郁，心境低落，无欲无望，精力减退，思维迟钝，失眠或多寐，食少纳呆，体重下降，幻听或幻视，甚至绝望或自杀等。随着社会人群老龄化和生活规律的骤然改变，PSD 的发病率逐年增高，发生率占中风患者的 20%～60%，严重影响中风患者的康复。

PSD 治疗主要包括西医和中医两方面，但目前的西药治疗存在的起效副作用大、疗程长、停药后反跳现象、价格昂贵等众多不足，而中医药治疗抑郁症的疗效肯定、副作用小、不易产生耐药性，且价格低廉。中医药在治疗抑郁症的优势正在得到国内外学者的重视，唐正菊等认为，肾虚作为本病的发病基础，导致脑功能失常进而累及气血，致使脏腑功能失常导致郁证。

（1）PSD 的病因病机认识：PSD 在中医学为"中风"与"郁证"之合病，"郁证"是继"中风"之后的一种情志异常疾病。《景岳全书·郁证》："凡五气之郁，则诸病皆有，此因病而郁也；至若情志之郁，则总由乎心，此因郁而病也。"中风后郁证则是因病而郁的典型代表，是因中风患者的脑络受伤，神明受损，或因脏腑功能亏虚，神明失养所致。肾虚是本病的发病基础，肾虚导致脑功能失常进而累及气血，致使脏腑功能失常导致郁证。同时，脑功能失常能够引起患者情志的变化，进而使"郁"之病症加重。对抑郁症证候规律进行研究认为，肾精不足是主要病机。总之本病病位在脑，肾精亏虚，脏腑功能失调为致病之本，肝郁气滞，血脉瘀阻为致病之标。

（2）中医学肾的生理特点：肾藏精。《素问·六节脏象论》："肾者主蛰，封藏之本，精之处也。"肾所藏之精包括先天之精和后天之精，两者均同归于肾。其先天之精有赖于后天之精的不断充育和培养，才能发挥其生理功能；后天之精来源脾胃所化生的水谷精微，转输于五脏六腑，成为脏腑之精。脏腑之精充盛，除满足本身生理活动所需外，其剩余部分则贮藏于肾，当五脏六腑需要时，肾再把所藏的精气重新供给五脏六腑。故肾精的盛衰，影响着脏腑的功能。

肾所藏之精化生为肾气，肾气充则可发挥其推动、固摄、濡养、气化、温煦和防御的生理功能。肾气作用，一则摄纳肾精，使肾精能较好地促进人体的生长发育与生殖功能；二则摄纳清气，与肺共奏调畅呼吸之功，而清气亦可得肾的气化而周流全身、浊降清升，亦可上养脑窍；三则司"主水"之职，"肾者水脏，主津液"，其蒸腾气化之功能，主宰全身津液代谢，使津液能够正常生成、输布、排泄，而避免水湿、痰饮的生成。肾气的充盈与否与人体的生、长、壮、老、死的生命过程密切相关。肾气的充盈也决定着体液中神经递质、激素的生成及作用的发挥。

肾主骨生髓，髓有骨髓和脊髓之分，均赖于肾中精气所化生。《素问·宣明五气篇》说"肾生骨髓"，肾"其充在骨"。肾中精气充盛，才能充养骨髓，而骨髓实满则骨骼得以生长发育，身健体轻，活动自如。脊髓上通于脑，所以《灵枢·海论》说："脑为髓之海。"脑的功能是主持精神思维活动，故又称"元神之府"。因脑髓又赖于肾精的不断化生，如肾精亏虚者，除出现腰酸腿软等症外，还会出现头晕、失眠、思维迟钝等症状。因此，肾虚则脑髓失养，而易发脑病。

总而论之，肾藏精生髓，脑为髓海，脑主神明，而肾所藏精为神的物质基础，是神志活动的物质源泉。"故精满则脑髓充，精脱则脑髓消。"而在生理功能方面，正如《灵枢·海论》所云："髓海有余则轻劲多力，自过其度；髓海不足，则脑转耳鸣，胫酸眩冒，目无所见，懈怠安卧。"肾髓充盛则精力旺，做事轻劲多力，绪饱满，反应敏捷，身体强壮；肾髓不足则精力衰退，情绪低落，反应缓慢，胆怯多疑，倦怠嗜卧，耳鸣眩晕。

（3）肾虚在脑卒中后抑郁症中的作用：

1）肾虚是中风的病理基础：肾虚是中风发病关键因素之一，这是由肾的生理功能决定的。《素问·金匮真言论》："夫精者，身之本也。"精是生命之源，是脏腑形体官窍发挥正常功能活动的物质基础，故肾与气血的生成、脏腑的能否发挥正常功能作用密切相关。若先天禀赋不足，或后天内伤积损，致使肾精亏虚，肾虚则损及气血、脏腑，致脏腑气血运行功能失常，或易受外邪所中，或阴阳失衡，导致中风发生。《医经溯洄集·中风辨》："中风者，非外来风邪，乃本气病也。凡人年逾四旬，气衰之际……多有此疾。"由此可见，肾精气虚损，脏腑功能衰退，产生各种病理变化，是中风发病的基础。

同时肾虚也是痰浊、瘀血产生的重要原因。人至中年之后，肾气虚则无力运血、阳虚无以温煦或阴虚内热血液受煎熬而凝滞等，均可导致瘀血的形成。正如王清任所谓："元气既虚，必不能达于血管，血管无气，必停留而瘀。"肾为水脏，肾亏则痰浊易生。赵献可云："痰者，水也，其薄发于肾""肾虚不能制水，则水不归源。如逆水行，洪水泛滥而为痰。"若肾阳不足，气化失权，失其温煦推动之能；肾阴不足，化火生热，炼液灼津皆可为痰。由此说明，在肾虚的基础上而产生的痰瘀痹阻脑络，髓窍不利，元神失养，可发为中风。

2）肾精亏虚是 PSD 的病理基础：PSD 继发于中风之后，以精神抑郁为临床特征，属情志疾病。中风后"元神失主"除表现以偏瘫为主的一系列中风的症候外，还表现为不能主宰人体的精神神志活动，出现情志改变等郁证。《灵枢·海论》："脑为髓之海。"《医学衷中参西录·人身神明诊》："脑中为元神，心中为识神。元神者，藏于脑，无思无虑，自然虚灵也；发于心有思有虑，灵而不虚也。"说明脑是精神意识思维活动的枢纽，主宰一切精神、意志、思维、情感等活动。当脑主精神意识的功能正常，则精神饱满，意识清楚，情志正常；反之则精神萎靡，思维异常，反应迟钝。骆磊等也认为肾虚精亏是卒中后抑郁的重要病机，强调肾在本病的病机演变中占有非常重要的地位和作用。肾藏精，精生位，脑为位海，因此肾精亏虚不能奉养于脑，致脑髓空虚，髓海失养，脑的元神之府功能失调，神明不用，五脏神志活动无所主，从而影响精神、意志、情感等活动，发为郁证，出现情绪低落，郁闷烦躁，悲观失望，兴趣索然，呆懒退缩，意志减退，神思恍惚，反应迟钝，行为迟滞等脑神功能低下之症状。因此，肾精亏损是脑卒中后抑郁的病理基础。

（4）补肾填精是治疗本病的主要治则之一：肾虚精亏是脑卒中后抑郁的重要病机，据此在治疗中采取补肾填精、充髓益智的治疗，则可以取得较好的疗效。许多医家从肾虚着手治疗脑卒中后抑郁都取得了较好的疗效。谢静红采用补肾解郁方治疗中风后抑郁症，对照组服用帕罗西汀，结果表明补肾解郁方能有效改善中风后的抑郁及神经功能缺损。周波等研究显示治疗组 HAMD 评分及 SSS 评分治疗后较对照组差异均具有统计学意义（$P<0.01$）。表明益肾疏肝颗粒能显著改善患者的神经功能，提高中风后抑郁患者的生活质量。

总之，PSD 是在肾虚精亏、脏腑功能虚衰的基础上，血行不畅，痰浊内生，气机郁滞，致使气、血、痰郁胶结，痹阻脑络，神明失用所致。强调肾虚在此病发病中的地位和作用，还应意识到痰瘀、气郁等实邪在发病中亦有其意义和作用。在治疗中，如果单纯采用疏肝解郁法治疗本病，则效果不甚理想，易反复发作。应疏肝不忘补肾，祛实不忘补虚，除标更应固本。要重视培肾固本，填精补气，增髓益智，方可取事半功倍之效。

9. 益肾健脑治疗抑郁症的科学机制　抑郁症是一种常见的精神疾病，其发作与神经系统，内分泌系统，免疫系统等都有着密切的关系，并且发作多数呈反复性，部分发作有残留症状或者转为慢性发作。抑郁症在中医学属于郁证范畴，历代医家多认为本病与肝郁密切相关，虽然临床上单纯的疏肝解郁方法能够减轻抑郁症患者临床症状，但长期疗效并不理想。肾主藏精，为先天之本，肾阴可养肝血，肾阴亏虚，水不涵木致肝血失养则是肝气不疏的主要内因。学者邵帅等结合抑郁症发病机制以及中医学肾实质研究的最新进展，对益肾法在抑郁症治疗中的作用机制进行了探讨。

（1）抑郁症的发病机制——海马神经元再生障碍：20 世纪人们提出了抑郁症的"单胺代谢异常假说"，该假说认为抑郁症的发病与脑内单胺类神经递质的功能低下有关，如去甲肾上腺素（NE）、5-HT、多巴胺（DA）等，并由此认为抑郁症的发病机制与单胺类神经递质密切相关。在所有单胺类递质中，5-HT 是一种重要的神经递质，也是关键的情绪调节因子，5-HT 通过参与各脑区的突触之间的相互联系和影响来参与情绪的调节，为情绪调节提供生理基础。有研究发现突触间 5-HT 的含量降低或其受体的敏感性减弱能够产生情绪障碍，失眠，焦虑等症状从而诱发抑郁症。目前，传统的抗抑郁药的研发主要是通过增加突触间的单胺类递质含量，包括阻滞突触前膜的再摄取、阻止单胺类递质的分解代谢以及增加突触后膜受体的敏感度等增加单胺类递质在突触间隙内的浓度，延长作用时间，从而改善抑郁症状。但近几年有学者对此假说提出了质疑，理由是该假说难以解释为什么尽管选择性 5-HT 再摄取抑制剂在给药几分钟后，可以增加突触间隙 5-HT 的浓度，但是在临床上却需要数周才能改善患者的症状。并且增加突触间隙单胺类递质药物只对一部分抑郁症群体有效而且不能完全解除其抑郁症状。

显然，抑郁症的发病机制不仅仅是脑内神经递质水平的改变。近年来有人提出的"海马神经元再生障碍学说"得到了许多临床及动物研究的支持。研究表明，在一些病理生理过程中，由海马神经元损伤和神经元的再生障碍所引发的神经递质变化和神经信息传递障碍，以及影响的海马情绪调节、记忆、学习功能等是抑郁症发生的关键。海马是中枢系统调节情绪，整合和学习记忆的重要组成部分，也是应激反应的调节中枢，属于大脑边缘系统。如果海马受到损伤，将会导致记忆功能障碍从而引发多种疾病如阿尔茨海默症。早期的研究认为机体成年后，中枢神经元不可再生，但是最近有研究显示通过使用特异性标记物来标记海马神经元，发现在海马的 SGV 区域和大脑的 SVZ 区域，海马神经元可发生再生现象。海马神经元再生的过程是错综复杂的，研究发现每日有大量的新生颗粒细胞出现在海马的 SGZ 区域，当海马神经元发生再生时，虽然只有少数的海马齿状回颗粒细胞整合到神经网络，但却可以在大脑的记忆储存和整合中发挥重要作用。有动物研究证明，抑郁症大鼠海马 CA3 锥体神经元出现萎缩和死亡，并伴有海马神经元凋亡增多和增值减少等。此外，已有临床研究表明抑郁症患者的海马体积缩小，并伴有海马神经元再生受损，此外医学影像学表明抑郁症患者脑海马体积与正常人相比是明显缩小的。以上研究表明海马有可能是抑郁症发生病变的区域，并且抑郁症的发生与海马神经元的功能和结构改变密切相关。

神经营养因子（NTF）是一类由神经组织和星形胶质细胞产生的对中枢和外周神经系统均有营养活性的蛋白质，在神经元的存活、分化、损伤后修复等方面起重要作用。而 NTF 中脑源性神经营养因子（BNDF）是所有 NTF 中的重要成员之一，BDNF 广泛分布于神经系统内，并能够防止神经元受损死亡、改善神经元病理状态，在神经元的维持和存活，保持突触完整性和突触可塑性中发挥着重要作用。BDNF 要在神经元内合成，并由顺行性轴质运输至轴突末梢，释放后通过特异性受体作用于靶组织发挥作用，它不仅参与神经细胞的生长、分化，还能够促进神经细胞的新生、发育，并对神经元有保护作用以及增加突触间的联系，调节突触可塑性。一般认为，神经营养因子通过促进神经元再生，增加突触的可塑性而减少抑郁症发生。因此有人提出抑郁症的"神经营养因子假说"，认为各种原因导致的神经营养因子不足或神经元对其反应性的低下，可使神经元再生障碍并易于损伤而导致抑郁的发生，并认为促进 BDNF 功能的药物可能是临床有效的抗抑郁药。有实验表明抑郁样鼠的脑内的 BDNF 水平下降，而经抗抑郁药治疗后，小鼠脑内的 BDNF 水平明显上升，抑郁症状减轻或消失。虽然目前大部分抗抑郁药都是通过增加突触间单胺类递质含量发挥抗抑郁作用，但可以确定的是长期使用抗抑郁药能够逆转海马萎缩和损伤，并能增加对神经元的保护作用以及促进神经元再生。

（2）中医学"肾"与下丘脑-垂体-性腺轴：中医学之"肾"与西医学之"肾"不同，它是一个功能概念。中医学认为，肾是先天之本，肾藏精主生长发育。《素问·六节脏象论》："肾者，主蛰，封藏之本，精之处也。"《素问·生气通天论》："阴平阳秘，精神乃治。""凡阴阳之要，阳密乃固。"《素问·五脏生成》："诸髓者，皆属于脑。"只有肾精旺盛，髓海才能得以充养，思维才能敏捷，精力才能充沛。《素问·上古天真论》："女子七岁，肾气盛，齿更发长。二七天癸至，任脉通，太冲脉盛，月事以时下……七七，任脉虚，太冲脉衰少，天癸竭，地道不通，故形坏而无子也。丈夫八岁，肾气实，发长齿更。二八，肾气盛，天癸至，精气溢泻……八八天癸竭，精少，肾脏衰，形体皆极，则齿发去。"盖髓者，肾精所生，精足则髓足，髓在骨内，髓足则骨强，所以能做强，而财力过人也。肾精不足，肾失作强可表现在体力、脑力等多个方面，如身体瘦削、情绪低落、精神萎靡、反应迟缓、性欲低下。可见，"肾"与性成熟和衰退密切相关，在肾气作用下天癸出现和消失。随着肾气由盛到衰，人从性成熟到成年再到老年。

而在下丘脑-垂体-性腺轴中，其分泌的激素包括由下丘脑分泌的黄体生成素（LH）、促性腺释放激素（GnRH）、卵泡刺激素和由性腺分泌的睾酮、雌二醇等性激素，这些激素在机体的生理生殖系统等方面起着关键作用，并且下丘脑-垂体-性腺轴对机体性腺也起着重要的调控作用。所以，从现代生理学角度分析，"肾"的此部分功能可概况为下丘脑-垂体-性腺轴（HPGA）的功能，而此功能的执行者是性激素及其受体。此外有研究表明抑郁症的发作经常伴有性欲减退，精神不振等行为改变，并且抑郁症发病率的性别差异和年龄差异说明抑郁症与下丘脑-垂体-性腺轴（HPGA）有着密切的关系。

（3）性激素的神经元保护及促再生作用：此前已有大量研究证明，性激素与脑源性神经营养因子 BDNF 在抑郁症的发病机制中起着关键作用，最近有研究通过采用破坏除小鼠的神经再生能力从而观察小鼠在失去神经再生能力，以及神经保护作用下降情况下的行为反应，而持久的再生能力受损可导致海马功能和结构的改变，包括海马体积下降，神经受体与递质发生变化，神经细胞丢失，损伤或凋亡。实验发现神经再生能力受损的小鼠与未受损的小鼠相比可出现焦虑、慌乱并且该类小鼠丧失认知功能，情绪极度低落、绝望等，这表明海马神经元再生障碍可引起海马功能和神经细胞的变化，阻碍信号传导以及机体认知功能的障碍，从而导致抑郁症的发生。研究发现给予脑室 BDNF 可直接增加脑室下区神经元再生，导致嗅球产生新神经元，提示 BDNF 的含量可以直接影响脑内神经元的再生过程从而影响神经元含量。有研究表明，当体内性激素水平下降时，BDNF 的含量也随之下降，而 BDNF 的编码基因中有一段与性激素反应元件相似的 DNA 序列，这提示性激素可以调节 BDNF 转录，性激素及其受体功能失调都会影响 BDNF 及其受体水平，最终由于性激素水平的低下导致 BDNF 水平降低从而无法保护神经元以及神经元再生功能障碍而诱发抑郁。

有研究得出结论，脑是性激素发挥作用的靶器官，性激素与受体结合后可以依靠基因组和非基因组机制来调控靶基因的表达与转录，并能促进神经元生长，抑制神经元凋亡等机制保护神经元以及促进神经元的再生，在性激素受体 ERα 和 ERβ 中，由于 ERβ 受体在中枢神经系统中的表达更高，并有研究表明，ERβ 受体兴奋可使小鼠抑郁样行为减弱或消失，此外研究还检测到小鼠脑内脑源性神经营养因子水平显著提高，然而，当 ERα 受体兴奋时却无明显变化，提示 ERβ 在两种受体中可能发挥着主要作用，实验又对 ERβ 基因敲除小鼠进行性激素补充治疗，发现小鼠抑郁样作用没有得到缓解、BDNF 水平无明显变化，说明性激素可通过 ERβ 通路提高脑内 BDNF 含量产生抗抑郁作用。有研究发现左归丸和右归丸两种补肾中药均能增加肾虚型大鼠模型海马脑源性神经营养因子（BDNF）的表达，由此可证明性激素是脑内重要的神经元保护因子，对神经元有着多重作用，包括影响神经递质的活性、神经元的生成和神经营养因子的表达等，此外性激素还可以直接保护神经元，也可以通过其他多种途径影响神经元的功能、营养以及再生。研究表明抑郁症患者血清 BDNF 水平明显低于正常组的水平，BDNF 可以促进多种神经元的发育，对于损伤神经元具有挽救和保护作用。并且有研究发现体内性激素水平变化直接影响 BDNF 的表达，继而影响神经元的形成以及神经元再生。所以，性激素在神经元的保护以及再生的过程中发挥着关键的作用。

（4）益肾法治疗抑郁的现代医学机制：中医学认为，肾藏精，精生髓，脑为髓海。肾通于脑，肾虚则髓海空虚，易患脑病。肾气"实则轻劲多力，自过其度，虚则脑转耳鸣，胫酸玄冒"。《灵枢·本神》："生之来谓之精，两精相搏谓之神"，可见肾所藏之精在精神、情志活动中的重要性。神经内分泌紊乱学说已经明确了抑郁症与内分泌、神经、生殖系统的下丘脑-垂体-性腺轴（HPGA）的紊乱密切相关，国医大师阮士怡认为抑郁症的源头是在于肾衰竭，可通过滋阴补肾达到治疗抑郁症的目的。如前所述，中医中"肾"的功能可概况为 HPGA 的功能，而抑郁症与 HPGA 的活性异常、性激素水平低下以及负反馈调节机制的破坏有关。所以中医通过益肾增加体内性激素水平来调节 HPGA 功能，性激素水平的增加可促进 BDNF 的表达及释放，BDNF 增加能促进突触生长、调节神经元数量、维持神经细胞存活的作用，特别是 BDNF 水平的增高突触功能升高和抑郁症发生的终末通路，有研究表明通过长期益肾疗法后，大脑边缘系统和血浆中 BDNF 水平增高，如果将 BDNF 直接注入抑郁动物脑内同样可以产生抗抑郁的作用，这表明通过益肾增加体内性激素水平从而提高脑内 BDNF 水平可能是治疗抑郁症的关键环节。通过益肾提高 BDNF 水平不但能保护神经元，还能促进神经元再生。当脑内皮质以及皮质下一些结构发生形态学改变以及神经元再生产生障碍时，会引起情感障碍以及认知功能下降和机体调控失调。因此修复脑内受损的结构以及促进神经元再生也是治疗抑郁症的有效手段，已有研究证实淫羊藿作为一类滋补肾阳的中药具有抗神经元损伤，促进神经突触生长，保护神经元再生等作用。肾虚则神经元再生功能降低，并且容易接受各种内外损伤因子的侵害，会增加抑郁症发病的概率。而中医学补肾实质上是调节 HPGA 功能，通过补肾可以调节中枢性激素及其受体功能状态，促进其神经元营养、保护及促进新生的作用。因此，可以推测"益肾养髓"治疗抑郁的神经药理学机制是增强脑内性激素效应，即通过调节中枢性激素水平或其受体功能状态来完成其健脑功能，最终达到抗抑郁的效果。

从肾治之验

1. 从肾精亏虚、肝气郁滞论治　患者，女，56 岁。患者诉其失眠伴周身麻木不适 2 个月余。患者精神不振，形容憔悴，目睛少神，发型凌乱，肢体振摇，近 2 个月失眠，入睡困难，睡眠浅易醒，周身转移性麻木不适，胃脘疼痛，反酸嗳气，口苦，小便调，大便干，舌质暗，舌苔厚腻，脉弦细。患者家属诉患者喜怒无常，时有悲伤自泣，不欲饮食，不欲与人交流。中医辨证属肾精亏虚，肝气郁滞。治以补肾填精，疏肝解郁之品。

处方：熟地黄 30 g，山茱萸 10 g，续断 12 g，枸杞子 15 g，桑寄生 12 g，炒山药 20 g，茯苓 20 g，牡丹皮 15 g，柴胡 15 g，香附 12 g，木香 10 g，郁金 15 g，炒苍术 20 g，生龙骨（先煎）30 g，生牡蛎（先煎）30 g，炙甘草 10 g。7 剂，每日 1 剂，水煎分 2 次服。

二诊：患者家属陪伴，精神状态较前好转，发型整洁，睡眠时间较前延长，仍有肢体震颤，心烦，胃脘部不适，口苦便干，舌质暗，舌苔厚腻。上方加炒栀子 10 g，佩兰 15 g，玄参 15 g。7 剂，继服。

三诊：患者自行就诊，精神如常人，心烦消失，肢体震颤减轻，舌黯红，苔薄白，纳眠可，二便调。上方去栀子，加黄芩 10 g。7 剂，继服。

四诊：患者诸症皆解，唯肢体震颤，腹胀不适。

处方：熟地黄 30 g，山茱萸 10 g，桑寄生 12 g，炒山药 20 g，茯苓 20 g，牡丹皮 15 g，柴胡 15 g，香附 12 g，木香 10 g，郁金 15 g，生龙骨（先煎）30 g，生牡蛎（先煎）30 g，砂仁（后下）10 g，厚朴 10 g，炒白术 15 g，炙甘草 10 g。7 剂，继服以巩固疗效。

按语：患者为妇女，精神恍惚，心神不宁，喜怒无常，悲伤喜哭，症状多变，患者为脏躁，《金匮要略》中提及"妇人脏躁，喜悲伤欲哭，象如神灵所作，数欠伸"。其舌暗，苔厚腻，脉弦细，此因肾精亏虚，水不涵木，肝气郁滞，肝郁抑脾，郁而生热，所致患者肢体振摇，喜怒无常，纳眠皆差等症。以补肾填精为治则，用熟地黄、炒山药、山茱萸三补补益肝肾，续断、枸杞子、桑寄生助三补补益肾精之功，配以疏肝理气柴胡、香附、木香、郁金、炒苍术之品，患者睡眠障碍，眠浅易醒，加重镇静安神之生龙骨、生牡蛎，镇静安神治其标。如此组方，即填肾精亏虚之本，又治肝气不疏之标，达标本兼奏之功。故二诊患者郁证表现较前大有改观，后复诊，患者仍有郁热，方药随症加减，使患者病情好转，身体康复。

2. 从肾阳亏虚论治　患者，女，52 岁。身体质量指数（BMI）29.7。主诉抑郁情绪 20 年，怕冷 25 年。刻诊：心情抑郁，纠结难定，眠差，有效睡眠时间每日 3～4 小时，梦多怕冷，夏天仍需两床棉被，常有心慌气短，四肢乏力，胸部憋闷，时伴有头痛，进食无食欲，小便黄，大便可，平素血压、血糖偏低。舌质瘀红，苔薄黄腻，脉沉滑。辨证属肾阳亏虚。

处方：黄芪 30 g，淫羊藿 15 g，巴戟天 15 g，枸杞子 15 g，鸡血藤 15 g，桂枝 30 g，白芍 30 g，葛根 30 g，酸枣仁 30 g，炙甘草 15 g，生姜 30 g，大枣 5 枚。28 剂，每日 1 剂，水煎午餐后、晚睡前各服 1 次。

分析：处方以黄芪桂枝五物汤为主方，益气温经，通络散寒。配伍鸡血藤 15 g 加强活血通络作用；配合葛根 30 g 可升阳生津，缓解患者血压、血糖偏低的症状；加淫羊藿 15 g、巴戟天 15 g、枸杞子 15 g 以滋补肝肾温煦肾阳。"益火之源以消阴翳"，抑郁症中医病机关键在于机体阳气不足，则阴霾笼罩精神不振，肾为诸阴诸阳之本，若肾阳不足则一身阳气不振，则形神俱颓。因此扶阳则阴霾自散，壮火则忧郁自除，予以淫羊藿为治疗抑郁情绪的要药；辅以失眠要药酸枣仁 30 g 以安神敛志助眠、生姜大枣以调和营卫，固护脾胃。

二诊：服药 1 个月，刻下恶寒怕风症状好转 70%，抑郁情绪明显好转，睡眠好转，有效睡眠时间 6 小时左右，口干喜热饮，偶有心慌气短，心前区隐痛，纳呆，不思饮食，胃脘以及胁肋胀闷，伴有隐痛，呃逆，大便稍干，1～2 日 1 次。舌瘀滞微颤，苔黄腻。

分析：患者怕冷情况明显好转，抑郁情况好转，处方在原方基础上，将黄芪增至 60 g；加大补气力度乘胜追击，增强阳气温煦推动作用，彻底消除怕冷症状，同时条畅气机运行，协同淫羊藿加强"以消阴翳"作用；加枳实 15 g、炒白术 30 g，促脾胃运化，条畅气机运行，增强患者食欲。

三诊：服药 1 个月后，停药 1 个月余，症状出现反复并加剧，现症怕冷又怕热，失眠，口服氯硝西泮片可睡 2～3 小时，多梦、噩梦，醒后疲惫，幻视幻听、被迫害妄想症，自觉头重脚轻心前区不适，口服硝酸甘油以及速效救心丸不缓解，氯硝西泮有效，大便日 1 次，成形，小便可，夜尿 1～2 次，食欲差。舌瘀滞，苔黄腻，脉沉略弦，稍缓。

处方：生地黄 15 g，黄连 10 g，知母 15 g，盐黄柏 15 g，酸枣仁 45 g，淫羊藿 15 g，巴戟天 15 g，首乌藤 15 g，枳实 15 g，竹茹 15 g，肉桂 3 g，三七粉（冲服）3 g。

分析：本例患者失眠较重，辨为心肾不交，痰热扰心证，主方知柏地黄汤合黄连温胆汤、交泰（丸）汤化裁。患者气机不畅，气郁而化热，故怕冷怕热交替，知母、盐黄柏、生地黄是知柏地黄（丸）汤的主药，滋阴补肾，平衡气机寒热；舌苔黄腻，纳呆无食欲，说明患者脾虚运化不良，虚而生痰，痰热而扰心困脾，黄连、枳实、竹茹是孙思邈《千金要方》中黄连温胆汤的主药，化痰开窍，治疗失眠；黄连配合肉桂为交泰（丸）汤，交通心肾，调衡阴阳共济水火，治疗失眠；配伍酸枣仁、首乌藤两味失眠之要药，清肝热安神定志，合力以治失眠，必有收效；患者病情年久未愈，气机不畅血瘀已成，舌瘀滞，加三七粉活血祛瘀；淫羊藿、巴戟天滋补肾阳，壮命火以消阴翳，为治疗抑郁症的要药。

四诊：服药 1 个月，睡眠改善五成，乏力缓解。现症抑郁近来发作频繁，症状严重，心神不宁，脾气差，心情不顺时嗳气打嗝，持续数小时，8 年来该症状始终未缓解，自觉委屈，喜悲伤欲哭，绝望感，有 3 次自杀未遂史，五心烦热，燥热难耐，服用六味地黄丸方可入睡，自行放血后有所缓解，怕冷较 1 年前减轻八成，食欲改善二成，大便可，每日 1 次。舌瘀红，苔黄腻。

处方：仙茅 30 g，淫羊藿 15 g，黄连 10 g，枳实 15 g，竹茹 30 g，清法夏 30 g，胆南星 15 g，郁金 10 g，酸枣仁 30 g。

分析：本例患者抑郁情绪加重，辨证为痰热扰心，肾阳不足；治法为化痰开窍、温补肾阳；主方为黄连温胆汤合二仙汤。黄连、清法夏、枳实、竹茹为黄连温胆汤主药，患者舌红苔黄腻，说明痰热内扰心神，黄连温胆汤化痰开窍，配合失眠要药酸枣仁清心安神，且法半夏用至 30 g 也可起到安神作用；胆南星加强豁痰开窍的作用，加大化痰之力，痰清而热消，上扰之虚火而终灭，失眠得治。配伍二仙汤（仙茅 30 g、淫羊藿 15 g）温肾阳，补肾精，泄肾火，滋补生殖之肾，予以阳光，以消阴翳。有报道，二仙汤加减治疗女性围绝经期综合征机制是调节性激素雌二醇、促黄体生成激素、促卵泡激素，进而调节下丘脑-卵巢-垂体轴之间的平衡，本例患者年龄 52 岁，正处于围绝经期综合征的高发期，故补充雌激素对于病情的治疗十分关键，二仙汤的运用一箭双雕；郁金清心疏肝，对于肝气的疏导、心情的条畅作用明显。

五诊：心情抑郁、燥热、怕冷基本消失，现症生气劳累后左胸闷痛或放射痛，服用硝酸甘油、速效救心丸、丹参滴丸等无效，服用地西泮可缓解，入睡难，多梦，醒后疲劳，易醒，易怒，记忆力缓解五成，生气时嗳气，持续 0.5～1 小时，仍有怕风易感冒，纳差改善五成，乏力，大便每日 1～2 次，质黏，色黑绿，小便调，夜尿 1～2 次，经期错后 11 日。舌瘀滞，苔薄黄腻，脉细弦。

处方：黄芪 15 g，仙茅 15 g，淫羊藿 15 g，黄连 10 g，枳实 15 g，竹茹 30 g，清法夏 30 g，胆南星 15 g，郁金 10 g，酸枣仁 30 g，首乌藤 15 g，远志 30 g。

分析：患者情况好转明显，基本守方，多梦、醒后疲劳，当属心累者，治法当清心化痰，故此诊中加入首乌藤与远志，安神定志，除梦醒神。

按语：本例患者以怕冷、失眠、抑郁为主进行治疗，前二诊次怕冷明显，主方为黄芪桂枝五物汤，配合淫羊藿、巴戟天温补肾阳；三诊失眠明显，主方为黄连温胆汤、交泰（丸）汤、知柏地黄汤，配合三七粉消久病之血瘀；淫羊藿、巴戟天消抑郁之阴翳。四诊五诊抑郁加重，主方为黄连温胆汤和二仙汤，清痰热补肾阳。辨证准确，靶向治疗，见效明显。

3. 从心肾不交论治　患者，女，75 岁。患者 40 余年前，常因工作不顺等原因感到心情低落，闷闷不乐，认为前途暗淡，常独自哭泣，在某医院诊断为抑郁症，给予曲舍林口服，症状有所改善。患者近 1 个月来，再次出现心境低落、乏力感明显，下午时症状略有好转，求中医治疗。现症心境低落，情绪抑郁，乏力口干，偶有心悸，睡眠浅，多噩梦，夜间常盗汗伴五心烦热，纳尚可，大小便调，舌红少津，舌底脉络迂曲，脉沉细。中医诊断为郁证，辨证属心肾不交（心肾阴虚）。治以滋阴补益心肾，平调阴阳。

处方：刺五加 20 g，巴戟天 15 g，淫羊藿 15 g，仙茅 15 g，五味子 10 g，石斛 10 g，麦冬 10 g，知母 15 g，黄柏 12 g，当归 30 g，酸枣仁 30 g，川芎 15 g，远志 10 g，石菖蒲 10 g，合欢皮 30 g，香附 10 g，党参 20 g，生龙齿（先煎）15 g，丹参 30 g，贯叶金丝桃 10 g。14 剂，每日 1 剂，水煎分早、晚各温服 1 次。

二诊：患者诉大便不成形，睡眠时间较前延长 1～2 小时，口干、噩梦、盗汗、五心烦热症状减轻。上方去石斛、麦冬、丹参，加山药 30 g，肉豆蔻 10 g，生山楂 10 g，红 10 g，继服 14 剂。

三诊：患者自诉情绪略有好转，大便成形，乏力、噩梦、盗汗、五心烦热症状改善明显。上方去香附，加柴胡 10 g，继服 14 剂。

四诊：患者情绪渐佳，乏力、噩梦、盗汗、五心烦热症状基本消除，舌底络脉基本正常，上方去生龙齿、红花，续服 14 剂，以巩固疗效。

　　按语：老年期抑郁症其病久迁延，从实转虚，日久及肾，阴阳失调，逐渐发展为心肾不交证；或患者禀赋不足，肾阴素亏；或虚劳久病，耗伤肾阴；或老年体弱，阴液自亏皆可导致肾阴虚证，而肾阴虚日久不能上济心火，继而发展为心肾不交证，其主要病机为肾阴不足心火虚亢。治以自拟欣悦5号汤（淫羊藿、巴戟天、仙茅、刺五加、知母、黄柏、当归、酸枣仁、合欢皮、五味子、川芎、石菖蒲、远志、柴胡）为基础，方中刺五加《名医别录》载其"补中益精……强志意"。《本草再新》载其"养肾益精"。巴戟天《名医别录》载其"补五劳，益精"。《本草备药》载"补肾益精，治五劳七伤"。巴戟天取其补肾精、温肾阳的功效，寓有"善补阴者，必于阳中求阴，则阴得阳升而泉源不竭"之意；故两药合用补肾益精，且两药为缓补之品不至温燥伤阴。知母滋肾阴清虚火，配伍黄柏清相火，两药同用可谓釜底抽薪。刺五加、巴戟天、黄柏、知母共奏滋肾阴、清虚火之功。肝肾同源，若肾阴不足，则肝阴难全，故加当归、酸枣仁、川芎以补肝血，养肝阴，顺肝用；肾阴与肾阳互根互用，肾阴不足，则肾阳日久必受波及，配以仙茅、淫羊藿，两药为补肾壮阳之品。因此方中当归、酸枣仁、川芎、仙茅、淫羊藿补肝阴，养肝血，顺肝用，补肾阳之用。合欢皮《神农本草经》载其"安五脏，和心志，令人欢乐无忧"，《本草求真》载其"令五脏安和，神气自畅"。故合欢皮可达解郁安神之效；远志《药性本草》载其"安魂魄，令人不迷"，《名医别录》载其"定心气，止惊悸"。故取远志宁心安神之功；石菖蒲《神农本草经》载其"开心孔，补五脏，通九窍……不忘，不迷惑"，《重庆堂随笔·卷下》载其"舒心气，畅心神，怡心情，益心志……宣心思之结而通神明"，故石菖蒲有开窍安神之用。方中用合欢皮、石菖蒲、远志可增强解郁开窍、宁心安神功效。气机不畅乃抑郁症的基本病机，其中肝郁气滞尤为突出，故疏肝解郁法当贯穿首尾，用柴胡疏肝解郁，入肝经；五味子入心、肾两经，能下滋肾阴，又有养心阴而宁心安神的作用，故有补肾宁心之功。

　　患者因长期情志不遂，导致肝郁气滞，促发了抑郁症的初始病机，随着疾病的反复迁延，逐渐累及肾脏，出现心肾不交证。肾阴虚出现夜间盗汗，伴五心烦热，肾阴不能上济心火，心火虚亢表现为睡眠浅、多噩梦、口干、偶有心悸心慌症状；同时患者心境低落、情绪抑郁、时感乏力、脉象沉细，结合《素问·生气通天论》"阳气者，精则养神，柔则养筋"，故患者阳气不足亦较明显。此外，抑郁症病史多缠绵，容易反复，导致久病入络，患者舌底脉络迂曲，当佐以行气活血之品。因此该患者治疗当以滋阴补心肾，平调阴阳为法。

　　初诊在欣悦5号汤基础方中加入党参，以补气扶正为目的，改善患者气虚乏力；同时加石斛、麦冬加强滋阴清虚热的作用；加丹参以活血化瘀、清心除烦；将基础方中柴胡调整为香附，取其"气病之总司"，增强疏肝行气功效；贯叶金丝桃有专病专药之意，同时有疏肝解郁功效。二诊处方的调整是考虑到石斛、麦冬、丹参可能药性偏寒，导致患者大便不成形，加上山药、肉豆蔻健脾补肾、温中涩肠，加生山楂、红花增强活血力度，同时使药性偏温。三诊处方的调整考虑到患者情绪逐渐好转，肝郁渐舒，所以换柴胡，以防疏肝过犹不及。四诊处方考虑到患者睡眠、噩梦明显改善，而生龙齿为金石类药物，常服必定碍胃，红花祛瘀力强，久服有耗气之弊，故去之。

　　4. 从肺肾阴虚、肺气郁闭论治　沈某，女，53岁。绝经1年余，3个月前因父亲突然去世，加上本学期岗位变动，出现情绪低落，悲伤欲哭，烘热汗出，潮热面红，头痛失眠，胸胁胀闷，腰膝酸软，不欲饮食，便干溲黄，舌淡苔少，脉弦细。辨证属肺肾阴虚，肺气郁闭。治以滋肾养肺，宣肺理气。

　　处方：生地黄30 g，熟地黄15 g，黄精20 g，枸杞子15 g，麦冬15 g，百合30 g，知母15 g，小麦30 g，桔梗10 g，桑白皮10 g，枳壳10 g，酸枣仁20 g，五味子10 g，大枣10 g，甘草10 g。7剂，每日1剂，水煎分2次服。

　　二诊：患者心情好转，情绪稳定，烘热汗出、潮热面红、头痛失眠、胸胁胀闷、腰膝酸软、不欲饮食明显缓解，二便正常。守上方再服7剂。

　　三诊：患者症状消失。仍守上方，巩固治疗1个月，且嘱其陶冶性情。

　　按语：肺肾两脏关系密切。①肾通过经络与肺相联系，而经络是人体气血运行、脏腑形体官窍联络、内外上下沟通的通道，《灵枢·经脉第十》"肾足少阴之脉……贯脊属肾络膀胱，其直者从肾上贯肝膈，入肺中"。②五行学说中肺属金，肾属水，肺肾为母子脏，金水相生。③肺肾共主呼吸，肺主呼气，肾主纳气。④肺肾共同完成水液代谢，正如《素问·水热穴论》所言"其本在肾，其末在肺，皆积水也"。所以肺与肾在生理上、病理上紧密相关。

人体是一个有机的整体，从肺肾论治并不否认肝、心、脾三脏在发病中所起的作用，也不是主张抑郁症患者只需治肺肾，而是应该辨证施治，灵活运用。应牢牢抓住围绝经期天癸竭、肾阴虚的特点，遣方用药时应以滋养肾阴为主选用生地黄、熟地黄、黄精、枸杞子、麦冬补肾滋阴，清热凉血；肺属金，肾属水，金水相生，治疗上"虚则补其母"，且肺为娇脏，喜润恶燥，故予以百合养阴润肺，宁心安神，知母甘寒润，滋阴清热，清虚热，两药合用，具有滋肺肾之阴，清虚热，凉血之功；《内经》云"津液相成，神乃自生"，说明养阴生津药对治疗神志病的重要作用。同时，注重调畅气机，予桔梗、桑白皮宣肺理气；枳壳破气消痰，既可助宣肺理气之力，又防过于滋腻而碍胃；酸枣仁、五味子养血安神；小麦宁神；甘草、大枣补肺气。诸药合用，滋肾养肺，宣肺理气，宁心安神。现代药理研究百合有抗抑郁、耐缺氧与抗疲劳、镇静及抗应激损伤、促进胃肠蠕动、延长睡眠时间等作用；生地黄有较显著降血糖作用；百合与生地黄配伍可以起到平静情绪、改善睡眠、调整胃肠道功能、改善循环等作用。悲伤、失望等负面情绪，作用于人体海马部位，人体的垂体-肾上腺-皮质系统因而受到刺激，多种调节人体新陈代谢所必需的激素，如皮质醇类因该系统受刺激而超量分泌。现代研究证明肺对多种激素如多巴胺（DA）、去甲肾上腺素（NE）、5-HT 等有灭活的作用，研究已证实各种激素尤其是 DA、NE、5-HT 与抑郁症的发生密切相关。

5. 从脾肾阳虚、气陷湿盛论治　陈某，女，36 岁。主诉情绪低落 1 年余，伴心慌、乏力。患者自诉 1 年前长时间处于压力较大且竞争性较强的工作环境中，无明显工作业绩，心烦。后期逐渐出现情绪低落，四肢乏力，对生活失去兴趣，晨起心慌、胸闷，活动后逐渐好转。自诉经常害怕有事要发生，但未予以重视。上述症状呈进行性加重，发展到逐渐喜欢独处，不愿与人说话、交流，自卑感明显，食欲减退，夜寐差，多梦易醒，小便多，大便偏稀。当地医院就诊，查汉密尔顿抑郁焦虑量表提示：中度抑郁，中度焦虑。予以口服抗抑郁焦虑药物（具体药物及剂量不祥）治疗，患者心烦、胸闷心慌症状稍有缓解，因服药后自感乏力症状加重，便秘，同时担忧药物依赖及成瘾性，服药 2 周后自行停药。上述症状卷土重来，并较前加重，自闭症状明显，自感身体力弱，不能胜任工作，需要长时间休息才能储存体力，稍事活动即四肢无力。遂寻求中医治疗，刻下情绪低落，表情呆滞，两眼无神，四肢乏力，思维迟钝，行动缓慢，胸闷气短，喜深吸气，平素怕冷，自感小腹冰冷，腰骶困重，热敷后缓解，食纳差，夜寐多梦，小便清长，大便稀，舌淡红，苔白腻，薄黄苔，脉沉细。西医诊断为抑郁焦虑症；中医诊断为郁病，辨证属脾肾阳虚，气陷湿盛。治以温补脾肾，益气化湿。

处方：炙黄芪 35 g，党参 15 g，熟地黄 15 g，山茱萸 10 g，鹿角霜（包煎）15 g，补骨脂 10 g，巴戟天 15 g，干姜 10 g，桂枝 10 g，炒山药 12 g，当归 20 g，茯苓 15 g，炒白术 25 g，羌活 10 g，柴胡 10 g，小茴香 10 g，乌药 10 g，升麻 5 g，陈皮 5 g，大枣 10 g，炙甘草 5 g。7 剂，每日 1 剂，水煎分 2 次服。

同时要求患者晨起去公园锻炼。患者服药配合运动治疗后精神明显好转，乏力较前改善，晨起心慌、气短症状不明显，自觉心头舒畅，心情愉悦，腰骶酸困也有所减轻，入睡略有困难，二便正常。效不更方，故于上方加安神药合欢皮疏肝解郁，安神以助眠，开药 10 剂。

患者服药后自诉无明显乏力、气短，反应增快，工作兴趣明显增加，愿意与同事交流、外出旅行，食欲旺盛，夜寐安，二便正常。再次复查汉密尔顿抑郁焦虑量表，提示无抑郁、焦虑症状。嘱患者再服药 1 剂以巩固疗效，建议坚持晨起户外运动。后期随访 3 个月，患者无复发，恢复良好。

按语：中医学郁病，相当于现代医学命名的抑郁症、反应性抑郁、抑郁状态、抑郁性神经症、围绝经期忧郁症等，是一种临床常见病。遵循中医学整体观念，以辨证论治为主，打破常规思路，运用温阳益气化湿法治疗郁病，疗效显著。温阳之法起于《内经》，同时阳气也是张仲景伤寒六经病证传归的决定性因素。古代医家有言"阳气者，若天与日，失其所则折寿而不彰，故天运当以日光明，是故阳因而上，卫外者也。"提出阳气为维持人体功能正常运转的动能。《徐小圃医案医论集》提出"阳为体，阴为用，阳气在生理状态下是全身动力，在病理情况下是抗病主力"的理论，认为阳主动而阴主静，阳具有向上、兴奋、推动、温煦等作用，是万物有机活动的原动力。"阳气者，精则养神，柔则养筋"，人体阳气虚衰，肾阳虚不能蒸腾气化，故腰膝酸冷，四肢怕冷；脾阳虚则水谷饮食运化失调，不能濡养精窍，水湿内聚，四肢失于温养，故食纳减退，四肢乏力；"脾胃气虚，阳气不升"，故喜深吸气，表情呆滞；心主神明，《灵枢·素问》："悲哀愁忧则心动，心动则五脏六腑皆摇。"肾虚阳气不能上达温养心火，故郁郁寡欢，心慌胸闷。李时珍《本草纲目》提出"脑为元神之府"，阳气不足，精微物质不运，气血不能上达濡养元神，故出现反应迟钝、思维迟缓等症状，治疗时应把守病机，以温阳益气化湿为主导施治。

肾为元阳、命门之火，具有温补脾阳、心阳的作用。肾阳充足，脾气得健，水谷精微运化协调，上养心肺、肌肤，下资元气。明代李中梓尤其重视阳气，提出"气血俱要，而补气在补血之先；阴阳并需，而养阳在滋阴之上"的理论，这些理论符合自然界"万物无不伏阴而生于阳，譬如春夏生而秋冬杀也，又如向日之草木易荣，潜阴之花卉善萎也"的自然法则，故临证当以温阳为先，补益气血当以补气为要。方中重用茯苓、炒白术，配伍干姜温阳健脾利湿；少量羌活启动命门之火；补骨脂、鹿角霜、巴戟天温补肾阳；熟地黄、山药、山茱萸滋补肾阴，取阳得阴助而生化无穷之意；炙黄芪、桂枝配伍，益气温阳通脉，气血旺盛，以达四肢；小茴香、乌药温阳驱寒，使邪去正从。诸药配伍，共奏温阳益气化湿之效，阳气得复，脏腑得以濡养，功能恢复，各司其所，诸症自除。

人体的盛衰变化，以生、长、壮、老、已形式表现出来，而阳气在其中起着主要的作用。气血为纲，气为阳，血为阴；脾胃为气血生化之源，脾胃虚弱，水液代谢失常，聚而为湿，故临证以补气温阳为主兼化湿，以重振阳气的主导作用，促进机体气机恢复。《金匮要略》认为"若五脏元真通畅，人即安和"，此处提到的"元真"即为"元阳、真阳"，说明五脏元真通畅，主要是指阳气的运动通畅，才能使人的身体健康安和。

6. 从肝肾阴阳两虚论治　杨某，女，59 岁，农民。持续性情绪低落 7 年余。曾辗转就医，给予抗抑郁、催眠西药及疏肝理气中药汤剂治疗，效果较差。现口服氟哌噻吨美利曲辛片 1 片，每日 1 次；盐酸帕罗西汀片 20 mg，每日 2 次；米氮平片 30 mg，每日 2 次。刻诊：持续性情绪低落，因情志因素而发，有自杀倾向，神疲懒言，兴趣减少，不欲日常活动，反应迟钝，记忆力减退，表情淡漠，目光呆滞，两颧潮红，自觉上热下寒周身不适，胸闷善太息，不思饮食，失眠多梦，夜尿频多，大便质干，两三日 1 次，舌暗淡，舌苔少，脉沉细弦。西医诊断为抑郁症。中医诊断为郁证，辨证属肝肾阴阳两虚。治以补肾调肝通络。

处方：鹿角霜（包煎）20 g，醋龟甲（先煎）20 g，肉苁蓉 15 g，制附子（先煎）10 g，肉桂 10 g，白芍 20 g，川芎 10 g，香附 12 g，生龙骨（先煎）20 g，生牡蛎（先煎）20 g，柴胡 15 g，仙鹤草 20 g，黄连 10 g，桂枝 12 g，首乌藤 20 g，酸枣仁 30 g，生甘草 15 g，水蛭 5 g，细辛 3 g。每日 1 剂，水煎分午餐后、睡前各温服 1 次。同时给予盐酸帕罗西汀片 10 mg，晨起餐后服用，每日 1 次。

二诊：患者诉仍有情绪低落，但较前减轻，偶有自杀倾向，可做一般家务劳动，反应较差，记忆力较前有所好转，目光较前灵活，自觉上热下寒周身不适较前好转，胸闷善太息，食欲差量可，失眠多梦较前减轻，夜尿明显减少，大便可。舌暗淡，苔薄白，脉细弦。患者情绪好转，上寒下热周身不适、夜尿频多、便秘症状明显改善，失眠症状有所好转，上方去肉苁蓉，继服。

三诊：患者诉情绪低落明显好转，但遇挫后仍加重，未再有自杀倾向，可做日常活动，反应可，记忆力好转，目光灵活，上热下寒周身不适消失，偶有胸闷善太息，纳可，失眠明显好转，二便调。舌黯红，苔薄白，脉弦。上方去黄连、桂枝、首乌藤继服，盐酸帕罗西汀片减为 5 mg，每日 1 次。

四诊：患者诉未再情绪低落，日常活动精力可，反应灵活，记忆力可，面露笑容，表情自然，未再胸闷，纳可，二便调，夜寐安。舌暗红，苔薄白，脉弦。患者诸症皆消，然仍有舌质暗红、脉弦，是以患者久病，肝肾精血亏虚未复，脑络瘀血未去所致。上方去肉桂、生龙骨、生牡蛎、酸枣仁、细辛、水蛭继服，停用盐酸帕罗西汀片。

五诊：患者未再情绪低落，日常活动精力充沛，反应灵活，记忆力良好，无胸闷，饮食良好，二便调，夜寐安。舌淡红，苔薄白，脉弦滑。间断回访 1 年，未再复发，乃愈。

按语：抑郁症属于中医学情志病的范畴。正常的情志活动与肾、肝的关系密切。现代医学认为抑郁症病位在脑。中医学认为脑为髓海，为元神之府。《素问·移精变气论》："得神者昌，失神者亡。"《医林改错》："灵机记性在脑。"阐述了脑是人体神机之主。而肾藏精、主骨、生髓，与脑的关系密切。《灵枢·经脉》："人始生，先成精，精成而脑髓生。"说明脑髓的生成依赖于肾之先天之精气。肝藏魂，《灵枢·本神》："随神往来者谓之魂。"高度概括了肝主疏泄、为脑府之使调畅情志的作用。再者，《素问·阴阳应象大论》"肾生骨髓，髓生肝"，《张氏医通》"气不耗，归精于肾而为精，精不泄，归精于肝而为清血"，说明了肾藏精，肝藏血，肾为肝之母，肝肾同源的关系。而《医学衷中参西录》指出，"肝为肾行其气""人之元气，根基于肾，而萌芽于肝"，可见肾是肝主疏泄功能的基础。总之，脑乃肝、肾之主，肾乃肝、脑之根，肝乃肾、脑之使，与人的情志密切相关。

随着年龄的增长，人体肾阳自然衰少。抑郁症的发病是一个由不足到虚衰的渐变过程，根据临床表现可辨证为肝气不足证、肝肾阳虚证和肝肾阴阳两虚证三个阶段。肝肾阴阳两虚者，则需补肾调肝。张介宾云"善补阳者，必于阴中求阳，则阳得阴助，而生化无穷"，故于温阳调肝方中加入鹿角霜、醋龟甲（血肉有情之品）。鹿角霜"性纯阳，息通督脉""补骨血，益精髓"；醋龟甲"使阳气下归于阴""复使阴出于阳""补阴益血"。两者补阴阳化精血。制附子、肉桂补火助阳。川芎、香附、生龙骨、生牡蛎、柴胡、白芍疏肝平肝，柔肝养肝。生甘草护胃缓急。诸药合用，阴阳并补，气血兼顾，清阳得养，怫郁自解。

本例患者年逾五旬，素体阴阳日衰，加之情志因素，以致肝失条达而发本病。肝气郁滞，故见胸闷善太息、不思饮食、便秘；阳虚气郁，故见持续性情绪低落、神疲懒言、兴趣减少、不欲活动、表情淡漠、目光呆滞，甚至有自杀倾向；阴阳两虚，加之气机不畅，故见两颧潮红、上热下寒周身不适；阴阳转化失常，故见失眠多梦；病久入络，脑络失养，故见反应迟钝，记忆力减退。故而辨为肝肾阴阳两虚。而舌暗淡，舌苔少，脉沉弦细皆为肝肾阴阳两虚证之象。因此，首诊予鹿角霜、醋龟甲、制附子、肉桂、川芎、香附、生龙骨、生牡蛎、柴胡、白芍、生甘草补肾调肝，配合桂枝加强温通理气；肉苁蓉补阳涩尿通便；首乌藤、酸枣仁养血安神助眠；黄连交通上下，缓解寒热不调；细辛、水蛭、仙鹤草通络养脑。时值春夏之季，阳气生发，故而温阳药减量应用。复诊时随着患者病情的好转，逐渐减药，最终停药。回访 1 年未再复发。

7. 从心肾阳虚论治　张某，女，28 岁。自诉情绪低落，善悲欲哭半年余。患者 2 个月前产下一子，自此全家注意力转移至其子身上，故其倍感冷落，终日以泪洗面，后至天津市某医院就诊，诊断为产后抑郁症，并给予抗抑郁药黛力新服用，每日 1 次，每日 1 粒。刻诊面色晦暗，表情淡漠，不喜言语，善惊易惕，乏力，纳呆纳差，寐极差，大便稀溏，时烦躁，腰冷痛，四肢逆冷，舌淡润，舌苔白，脉浮细。辨证属肾阳亏虚，心阳不振（心肾阳虚）。

处方：制附子（先煎）15 g，干姜 15 g，龟甲（先煎）30 g，砂仁 15 g，桂枝 15 g，龙骨（先煎）30 g，牡蛎（先煎）30 g，香附 15 g，黄柏 15 g，炒酸枣仁 30 g，首乌藤 30 g，茯神 30 g，煅磁石（先煎）30 g，吴茱萸 5 g，炙甘草 10 g。7 剂，每日 1 剂，水煎分 2 次服。嘱其家属多关心患者，多将注意力放在患者身上。

二诊：诸症皆有所减轻，效不更方，守方继服 14 剂。

三诊：诸症大为好转，黛力新已降为每日半粒，守方继服 14 剂。

四诊：诸症基本消失，已不服黛力新，守方继服 14 剂，以收全功。

按语：抑郁症之本乃为阳虚，阳虚之本在肾阳。治宗扶阳之旨，以温肾助阳，行气开郁为法，应用四逆汤加味（制附子、干姜、炙甘草、肉桂、砂仁、龟甲、黄柏、香附、吴茱萸、柴胡、升麻、白芍）为主方。方中制附子大辛大热，通行十二经，为百药之长，热药之冠，能补坎中之阳，壮先天元阳，消尽僭上之阴气，大壮下焦阳气，景岳曾赞其为药中四维之一，可见其温阳之力宏。干姜味辛性热，入脾胃二经，守而不走，温中焦而散寒，助阳通脉，且古有"附子无姜不热"之说，故与制附子同用，先后天同时温养，相须为用，相得益彰，温阳之力大增；肉桂辛甘性热，药势下行，有补火助阳，引火归元之效，肉桂在温肾阳之时，又可使飞腾于上焦之虚火下行入于肾中，以解烦躁之症；砂仁辛香行气，能散中焦阴寒之邪，且有纳气归肾之功；龟甲得水中精气而生，有通阴助阳之力；黄柏味苦性寒，能坚肾阴，肾阴坚则肾阳得附而不至飞腾于上；炙甘草味甘性平，补益中焦脾胃之气，用之有补土伏火之妙，此以土覆火之法，可使阳气留于中下二焦而不走散；此六药暗合潜阳封髓之义。香附行肝脾之气，有"气病之主司，女科之主帅"之称，其行气开郁之力可见一斑；柴胡入肝胆，行气开郁，为疏肝解郁之要药；升麻行气升清阳，清阳升则浊气得降，其气郁自除；吴茱萸味辛苦性大热，能温肝寒行肝气；白芍味酸性微寒，敛肝阴，养肝血，且可防止吴茱萸温燥太过。心阳不振，心神不宁，桂枝辛温，善温血脉，通心阳，振奋阳气而止惊悸；龙骨、牡蛎重镇收敛不宁之心神，故用之。此患为产后抑郁，肾阳亏虚，心阳不振，善惊惕，寐差，故加入炒酸枣仁、首乌藤、茯神、煅磁石以镇惊安神，养血助眠。

8. 从肾虚肝郁论治　于某，女，55 岁。主诉心烦易怒，失眠 1 年，加重 1 周。患者绝经 5 年，1 年前，因家庭琐事，与家人发生争执之后即感心胸憋闷，烦躁易怒，偶有潮热汗出，心慌气短，悲伤欲哭，夜间耳鸣，腰背酸痛，手足心热，失眠多梦，食欲减退。既往健康。15 岁月经初潮，周期 35 日，行经 6~7 日。22 岁结婚，孕 3 产 1 人流 2。舌质红，舌苔薄，脉沉弦。正常心电图。西医诊断为围绝经期抑郁症，中医辨证属肾虚肝郁。治以滋阴补肾，疏肝解郁。

处方：山茱萸 20 g，女贞子 20 g，墨旱莲 20 g，桑椹 15 g，枸杞子 20 g，白芍 20 g，五味子 15 g，太子参 15 g，百合 20 g，首乌藤 35 g，酸枣仁 15 g，茯神 20 g，远志 15 g，牡丹皮 15 g，麦冬 15 g，浮小麦 20 g，柴胡 15 g，枳壳 15 g，莲子心 5 g，甘草 10 g。每日 1 剂，水煎分 2 次服。

方用太子参、女贞子、桑椹、山茱萸、五味子等补肾滋阴之品滋水涵木，补肾养肝；加入大量首乌藤、百合、茯神等养心安神；牡丹皮、白芍、麦冬养阴清热，另外浮小麦敛阴止汗；柴胡、枳壳疏肝解郁；少用莲子心以清心除烦，甘草调和诸药。同时耐心开导，嘱家属日常生活中亦要多体谅、关心，配合治疗。

二诊：服药后失眠症状明显好转，心烦易怒减轻，但仍觉腰腹不适，体倦乏力。舌质红，苔薄白，脉沉。上方加菟丝子 15 g，淫羊藿 15 g，温补肾阳，以求阳中取阴。继服。

三诊：自觉情绪较前稳定，夜寐安，无潮热汗出，其余诸症皆有明显改善。嘱患者继服上方 10 剂，如无症状反复可停药。

电话回访，患者目前情绪稳定，家庭和睦，无再犯现象。

按语：肾虚是围绝经期妇女的生理特点，肾中阴阳平衡失调是出现绝经前后诸证的根本原因。部分围绝经期妇女由于体质、产育、疾病、营养、劳逸、社会环境、精神因素等方面原因，遇此变更之期，肾中阴阳受扰，使得阴阳平衡失调，加之情志受扰，继而发病，正如《备急千金要方·求子》所言："女子嗜欲多于丈夫，感病倍于男子，加之慈恋爱憎，嫉妒忧患，染着坚牢，情不自抑。"肾为一身阴阳之根本，肾阴具有凉润、宁静、抑制和成形等功能，肾阳具有温煦、推动、兴奋和化气等功能，肾之虚损在于阴阳，阴损及阳，或阳损及阴，真阴真阳不足，不能濡养、温煦脏腑或激发、推动机体的正常生理活动而致诸症丛生。肾的阴阳虚损可导致心、肝、脾三脏功能失调，若肾阴不足，肝失肾水之滋养，可出现肝肾同亏或肝火上亢；肾水不能上济心火，使水火不济，心肾不交；若肾阳虚，命门火衰，火不暖土，脾阳失其温煦，可导脾肾阳虚，运化失司，虽然以上两种虚损临床上均有发生，然而妇女一生经、孕、产、乳数伤于血，易处于"阴常不足，阳常有余"的状态，临床多以肾阴虚为主，肾阳虚次之。虽然围绝经期抑郁症临床以肾阴虚常见，但治疗时不应局于阴阳，应肾阴肾阳同补。《景岳全书》："善补阳者，必于阴中求阳，则阳得阴助而生化无穷；善补阴者，必于阳中求阴，则阴得阳升而泉源不竭。"从肾阴肾阳两方面进行治疗，使阳生阴长，肾气自旺，配合补脾益气，疏肝养肝，宁心安神，治疗效果颇佳。

第四十六章　　多发性神经炎

多发性神经炎，是一种原因不明的急性或亚急性多发性周围神经损害。其主要临床特征为四肢对称性远端无力，末梢感觉障碍，可同时伴有脑神经受累。本病病因可能与病毒感染及自身免疫性损害有关，主要病理改变为周围神经的水肿，轴索及髓鞘变性，中枢神经偶尔也可受累。本病可发生于任何年龄段的人，常见于春秋两季发病。

根据多发性神经炎的临床特征，其属于中医学"痿证"范畴。

从肾论之理

中医学认为，引起本病之因有外感和内伤及内外合邪等因素。外感由于温热、湿热之邪；内伤多见于肾虚、脾虚；内外合邪，可因素体阳虚和气虚，感受寒湿之邪。若仅就内伤而言，多责之于肾、脾两脏。肾者，常因久病大病，或房劳过度，耗伤肾精导致肾阴精亏虚，肝血亏损。肾为先天之本，为藏精之所，主骨生髓，是生命之源。肾阳温煦，肾阴濡养，则生机勃勃。肝藏血而主筋，肝肾同源，阴血滋养周身。若肝肾亏损，肾之阴阳不足，五脏皆衰，肢体无以温养，阴血不足，筋骨失养而成痿证。脾为后天之本，主运化，主肌肉四肢，脾胃虚弱无以运化水谷精微化生气血，四肢肌肉无以濡养，则肌肉萎缩，肢体痿弱，疲乏无力。明代著名医家张景岳就指出，痿证非尽为火热实证，强调精血亏虚亦常能致痿。《景岳全书痿证》："元气败伤则精虚不能灌溉，血虚不能营养者，亦不少矣。若概以火论，则恐真阳衰败，及土衰火涸者有不能堪。"故多发性神经炎的中医辨治，除属实者从肺热津伤、湿热浸淫论治外，其病性属虚者，常从肾精亏虚、肾阳虚衰和肝肾阴虚求治每获良效。

从肾治之验

1. 从肝肾阴虚、气血瘀阻论治　刘某，男，48 岁。主诉 4 个月前无明显诱因，逐渐出现四肢远端麻木无力，以双下肢为重，不能远行。既往嗜酒。曾在多家医院就诊，诊断为多发性神经炎，口服多种维生素治疗无效。体查：四肢远端肌力减退，双手握力及双足跖背屈能力减弱；双手及双足皮肤粗糙，双肘、膝以下 10 cm 处起至四肢末端痛觉减退，呈手套、袜套状感觉障碍；四肢腱反射减弱，病理反射未引出。中医诊察：面色萎黄，短气懒言，食少便溏，舌质浅淡，舌苔薄白，脉细弱。辨证属肝肾阴虚，气血瘀阻，治以左归（丸）汤加减。

处方：菟丝子 15 g，枸杞子 15 g，桑寄生 20 g，续断 20 g，山药 20 g，牛膝 15 g，威灵仙 15 g，秦艽 15 g，党参 20 g，黄芪 20 g，茯苓 25 g，当归 15 g，杜仲 15 g，川芎 10 g。每日 1 剂，水煎分 2 次服。

同时，配合针刺治疗。取穴：双侧曲池、外关、合各、足三里、三阴交、解溪，留针 20 分钟，每日 1 次。

二诊：服药 5 剂后，自觉四肢有力，可连续行走近百米而不知倦。继守原方原法治疗。

三诊：经治后，四肢活动有力，手足皮肤粗糙逐渐改善，痛觉障碍限于双腕、踝以下；可步行数百米。后如法治疗，前后共服药 25 日，四肢麻木无力，痛觉障碍及皮肤粗糙均恢复正常而痊愈。

按语：本病病因中西医均较复杂。但是，久病大致与肝脾肾有关。左归丸原为张景岳所创，主要为滋补肾阴所设。酌加健脾补气，通经活血之药，可收满意疗效。

2. 从肾阳虚衰、气血不畅论治　万某，男，43 岁。近半年来，自感四肢远端麻痹，时有轻重，干活或久蹲后麻痹加重。2 个月前发现双手腕关节以下、足踝关节以下麻痹冷痛，双腿沉重，肌力减，纳差，脸色苍白，体重明显下降，性欲减退，舌质浅淡，舌苔白厚，脉沉弱。曾在其他医院神经科检查，诊断为多发性周围神经炎，经反复治疗症状依旧。中医证属肾阳亏虚，阴血不足，血脉不通。治以温阳益气，养血通脉。方用当归四逆汤合四逆汤加减。

处方：制附子（先煎）10 g，鹿角胶（烊化冲服）10 g，白芍 30 g，当归 15 g，桂枝 10 g，干姜 6 g，黄芪 30 g，党参 15 g，甘草 5 g。每日 1 剂，水煎分 2 次服。

二诊：服药 14 剂后，手脚觉温暖麻痹减轻。效不更方，原方继服。

三诊：又服药 21 剂后，冷感消除，手足温觉恢复，体重增加。嘱患者坚持早晚服食龟鹿补肾丸善后。3 年后随访未有复发。

按语：本例患者现代医学属于多发性周围神经炎，中医辨证属肾阳虚衰，气血不畅。主用当归四逆汤与四逆汤加减，鹿角胶能助制附子、桂枝温补肾阳；当归、黄芪能养血活血益气；桂枝、干姜温经通络；大剂量的白芍与甘草相配伍，能够缓解血管平滑肌的痉挛。药症相应，遂见佳效。

3. 从肝肾精亏、湿滞经脉论治　张某，女，65 岁。主诉四肢麻木，双下肢萎软无力 20 余日，并逐渐加重。20 日前双上肢浸渍冰水洗物后，即感双上肢灼热麻木，如蚁行感，活动尚可，无恶寒发热及全身疼痛，无咽痛。3 日后，双下肢亦麻木，渐加重。1 周后双下肢萎软不能站立，渐不能坐卧，在当地医院输液打针不效（具体不详），水米不进，遂来求治。体查：神清，问答切题，语声低微，呼吸平稳，仰卧位，不能自转侧及坐卧，形体极瘦，心、肺、腹（一），肠鸣音弱。神经系统检查：四肢肤色如常，双上肢腱反射及划痕感觉减弱，温痛觉存在，腹壁反射存在；双下肢腱反射消失，划痕感觉减弱，温痛觉存在，病理反射未引出；双上肢肌力Ⅲ⁺级，双下肢肌力Ⅱ级。舌质淡暗，舌苔白腻，脉弦细数。西医诊断为急性感染性多发性神经炎。中医断为痿证。辨证属肝肾精亏，湿滞经脉。治以滋补肝肾为主，兼以理气化湿。

处方：黄芪 40 g，当归 15 g，生地黄 15 g，黄精 10 g，枸杞子 15 g，菟丝子 10 g，续断 10 g，羌活 10 g，独活 10 g，防风 10 g，炙甘草 5 g。每日 1 剂，水煎分 3 次温服。

二诊：服药 5 剂后，病情稳定，纳食较前增加，日进食约 100 g，四肢及胸腹潮热感消失，自汗减少，四肢仍麻木，萎软无力。守前上方加入牛膝 15 g、狗脊 10 g、黄芪 80 g，继服。

三诊：又服药 3 剂后，可自行翻身，饮食渐增，可依被而坐数分钟，四肢仍麻木，且有疼感，仍不能动，二便自调。予上方又加鸡血藤、络石藤各 20 g，继服。

四诊：服药 40 日后，可自行下床站立，步行 2m 许，自行出院。

按语：《内经》论痿指出，五脏使人痿，"五脏因肺热叶焦，发为痿躄""肺者，藏之长也"。又论其病机所在者："筋痿者，生于肝，使内也，有渐于湿，以水为事，若有所留，居处伤湿，肌肉濡渍而不仁，发为肉痿。肉痿者，征之湿地也……肾者水藏也，今水不胜火，则骨枯而髓虚，故足不任身，发为骨痿。"此病例患者之发病，乃三伏天浸渍冰水，腠理闭密，肺气受伤，湿热搏结，故四肢不仁而痿躄。病久累及肝肾，使肝肾阴虚精亏已极，五脏皆衰，故而体衰不能自转侧，且水米不进。治当标本兼顾，扶正祛邪。正不扶助，无力充盛，无力祛邪。药用生地黄、当归、黄精、枸杞子滋补肝肾之阴血，填充亏损之精髓，使脏有所藏，筋骨有所养而作强生，腰脊能举也。常用滋阴之品，恐补之不力，辅以菟丝子、续断、黄芪，取阴阳相生之意。即善治精者，能使精中生气；善治气者，能使气中生精。正气回复，不可不制湿邪，故于补肝肾后佐以独活、防风、鸡血藤等，使正胜而邪去。首方服 5 剂后，虽无大起色，但食纳较前增长，此谓药证和顺，脾胃启运，即可运化精微，上输于肺而填补肝肾。又谓"阳气易补，阴精难填"，故而守方不动，再加金毛狗脊、牛膝，以加强壮肾填精之功。如此守上方义，步步为营，隧症加减，逐渐加强行气化湿之力，服药 40 日，终使四肢萎软无力患者能下床走路了。

4. 从肝肾阴精亏虚、脾虚瘀血阻滞论治　杨某，男，24 岁。因自服甲胺磷农药中毒，住院治疗 7

日后好转出院。2 周后突然出现四肢末端麻木，双下肢萎软无力，故又来诊治。患者当时肢端麻木，有手套样、袜套样感觉障碍，四肢萎软无力，有对称性胀痛，舌质紫暗，脉涩。西医诊断为多发性末梢神经炎。中医辨证属肝肾阴精亏虚，脾虚瘀血阻滞。治以补肾健脾，益气活血。

处方：熟地黄 15 g，当归 15 g，白芍 15 g，牛膝 15 g，桑寄生 15 g，黄芪 20 g，党参 15 g，白术 10 g，丹参 15 g，桃仁 10 g，红花 5 g，地龙 5 g。每日 1 剂，水煎分 2 次服。1 个月为 1 个疗程。

此方连续服 3 个疗程用后，其病痊愈。随访半年无复发。

按语：本病多因气血不足，感受风寒湿热邪，阻滞经络，日久肝、肾、脾三脏俱虚，津液耗损所致。《景岳全书》认为痿证主要由于"元气败伤，则精虚不能灌溉，血虚不能营养，以致筋骨痿废不用"。《内经》："治痿独取阳明。"方中黄芪、党参、白术健脾益气，使阳明充盛，则能主润宗筋束骨而利机关。肾藏精主骨，肝藏血主筋，肾水充而肝木旺则筋骨得养，故用熟地黄、白芍、当归、桑寄生滋补肝肾而强筋骨；牛膝引药力于肝肾，通血脉，利关节。全方共奏益肾健脾，补气养精之功。

第四十七章　免疫性血小板减少性紫癜

　　免疫性血小板减少性紫癜（ITP）又称特发性血小板减少性紫癜、原发免疫性血小板减少症，是一种自身免疫性疾病，其特点为外周血小板减少、骨髓巨核细胞成熟障碍，大多数患者以全身皮肤黏膜紫癜为首发症状。是临床上常见的出血性疾病，约占出血性疾病总数的1/3。目前认为原发免疫性血小板减少症与感染、药物、免疫、遗传等因素有关。以慢性为多见，女性多于男性。

　　根据免疫性血小板减少症的临床特征，其属中医学"血证""衄血""发斑""葡萄疫"等范畴。脏腑失调、劳倦过度、久病入络、血瘀内阻是免疫性血小板减少症发生的内在因素；而饮食不洁、外感毒邪是导致免疫性血小板减少症发生的常见诱因。中医学认为，其病机与"肾藏精生髓化血"功能失常相关。

从肾论之理

　　1. 从肾藏精主骨生髓论 ITP　中医学虽无免疫性血小板减少性紫癜之病名，但学者蒋冬梅等认为，中医学以肾主骨生髓化血的理论为依据，用补肾法治疗 ITP，不仅可以改善临床症状，还能明显提升血小板，与西医学激素疗法相比，具有一定的关联性和优势。

　　（1）中医学的肾与西医肾脏的关联性：

　　1）肾的解剖特征：《难经·四十二难》"肾有两枚……主藏志"。提出了肾左右各一枚。《医宗必读》："肾有两枚，形如豇豆，相并而曲，附于脊之两傍，相去各一寸五分，外有黄脂包裹，各有带二条，上条系于心，下条趋脊下大骨，在脊骨之端，如半手许，中有二穴，是肾带经过处，上脊髓，至脑中，连于髓海。"指出肾在脊之两旁，各有两条带，一条向上至心当为肾动脉，一条向下至骶骨。西医学认为，肾脏为成对的扁豆状器官，红褐色，位于腹膜后脊柱两旁浅窝中。因此，从解剖学角度来看，中医学的肾与西医学的肾脏形状、位置基本一致。

　　2）肾的生理特征：《病机沙篆》"血之源头在乎肾"，指出了肾与血的关系。一方面，血的生成与骨髓相关，骨髓又与肾密切相关，中医学认为"肾主骨生髓"。《素问·四时刺逆从论》："肾主身之骨髓。"《素问·阴阳应象大论》："肾生骨髓。"均指出肾之精气可生养骨髓。《素问·脉要精微论》："骨者，髓之府。"指出骨是藏髓的地方。《素问·生气通天论》："骨髓坚固，气血皆从。"指出骨髓可以生血，为化血之源。另一方面，血的生成与肾精相关，中医学认为"肾藏精"。《景岳全书》："血即精之属也，但精藏于肾，所蕴不多，而血富于冲，所至皆是。"指出精髓是化生血液的重要物质基础。总而言之，肾藏精，主骨生髓，髓生血，精化血，精血同源。西医学认为，肾脏能分泌促红细胞生成素，刺激骨髓造血，使骨髓中造血干细胞产生所有种类的血细胞，其中包括巨核细胞、血小板。肾中促红细胞生成素刺激骨髓造血与中医学肾藏精主骨生髓化血理论有相似之处。

　　3）肾的病理特征：《类经》"精足则血足"，指出肾精亏损可导致血虚。《类经》："肾藏精……发为精血之余，精髓充满，其发必荣。"《诸病源候论》："若血气盛，则肾气强，肾气强，则骨髓充满，故发润而黑；若血气虚，则肾气弱，肾气弱则骨髓枯竭，故发变白也。"发为血之余，发的营养来源于血，但生机根本在于肾，发的荣枯，可以体现肾精的盛衰、骨髓的充盈与否，肾气充盈，精血充沛则头发润泽光亮；肾气亏虚，精血不足则头发晦暗枯槁。

　　（2）肾与 ITP 的相关性：

1）西医学认为ITP-肾-血密切相关：ITP是外周血血小板减少，血小板表面结合有抗血小板抗体，血小板寿命缩短，骨髓巨核细胞代偿性增多而血小板生成障碍的获得性自身免疫性疾病。西医学认为，ITP与骨髓中巨核细胞成熟障碍有关，认为骨髓祖细胞在巨核细胞集落刺激因子和血小板生成素（TPO）调控下分化、增殖发育成熟并产生血小板。体外实验证实ITP患者的血浆含有抗血小板膜蛋白（GPII）的抗体，可抑制巨核细胞成熟，使血小板生成减少；大量研究已证实ITP患者体内抗血小板抗体与巨核细胞表面的特异性抗原结合，从而抑制巨核细胞的生成和成熟，使血小板生成减少而引起出血。由此可见，ITP患者存在骨髓巨核细胞成熟障碍、血小板减少，该现象符合肾虚致髓亏血虚，生血（包括巨核细胞、血小板）障碍的理论。

2）中医学认为ITP-肾阴-肾阳密切相关：ITP一线用药为激素，激素是助阳伤阴之品，《内经》记载"少火生气，壮火食气"，临床观察发现，长期应用激素的患者易出现咽干口燥、颜面潮红、心烦多梦等阴虚火旺之证，阴损及阳，最终导致阴阳两虚，而激素对脏腑的影响多责之于肾，尤其是肾阴不足，故ITP经激素治疗后多出现肾阴虚。依据《素问·阴阳应象大论》"阳化气，阴成形"的理论，巨核细胞及血小板是有形物质，属于阴；巨核细胞成熟为血小板，是功能活动，属于阳。肾为先天之本，藏真阴而寓元阳，藏精主骨生髓，精血相互化生，若先天不足或后天失养，则肾阴亏虚，精血不生，可出现血小板减少，进而形成出血，采用温阳扶气法治疗而收佳效。

3）中西医治疗原则的关联性：根据《沈氏女科辑要·经水》"四脏相移，必归脾肾，五脏之伤，穷必及肾"及《小儿药证直诀》"肾主虚，无实证"，提出肾宜补宜养；根据"肾生骨髓"及"血即精之属也，精藏于肾"，故中医对本病之治，应补肾以生精、生髓，促进化生血液。根据大量文献资料发现，西医的激素疗法与中医补肾治疗均可以调节机体免疫功能，刺激骨髓造血功能，改善骨髓微环境，无论针对血小板减少的病因，还是血小板的再生恢复均起重要作用，故补肾是治疗ITP的关键。

2. 从肾论治ITP的理论临床研究　学者巩路等撰文对中医学从肾虚论治免疫性血小板减少症的理论、临床应用和中西医结合治疗进行了梳理归纳。

（1）从肾论治ITP理论研究：现代医学认为原发免疫性血小板减少症的发生与骨髓中巨核细胞成熟障碍有关，而中医学认为肾主藏精，主骨生髓，髓生血，因此部分原发免疫性血小板减少症患者与肾虚关系密切。《病机沙篆》："血之源头在乎肾。"肾为先天之本，藏真阴而寓元阳，藏精主骨生髓，精血相互化生。先天不足或后天失养，则肾阴亏虚，精血不生，出现血小板减少，进而形成出血。《血证论·脏腑水火阴阳篇》："凡病血者，无不由于水亏，水亏则火盛。"故肾阴亏虚，虚火内盛，迫血妄行，或灼伤脉络，形成血证。此外，肾阴耗伤，水不涵木，导致肝不藏血，亦可形成出血。肾气、卫分与免疫性血小板减少症发病有关。肾阳虚而致卫气不足，六淫易袭，卫气郁闭，郁而化热，蕴于肌表，伏于脉外；伏热随卫气周流，积而成火，损络伤表，血溢则发为紫癜。本病多病程较长，久病多虚，以头晕乏力，腰酸膝软，脉沉细无力等脾肾亏虚之证多见。脾虚则统摄无权，生血之源枯竭，气虚血少而为病；肾虚则精血衰少，阴阳不守，血行障碍，错行脉外，从而引起出血诸症。肾阴亏虚，阴虚火旺，虚火灼伤脉络，导致出血，是难治性原发免疫性血小板减少症主要病机，故难治性原发免疫性血小板减少症应以滋阴补肾、凉血止血治疗为主，用龟柏地黄汤辨证加减治疗，疗效较好。

（2）从肾论治ITP临床研究：朱黎霞等临床研究表明，补肾活血汤能改善中医肾虚血瘀的证候，而且疗效稳定，血小板不易波动。补肾活血方可使IL-2、IL-4、IL-6水平降低，可能通过对血清细胞因子的影响进而调节免疫而治疗原发免疫性血小板减少症。田胜利等认为温肾清卫颗粒（巴戟天、淫羊藿、墨旱莲、紫草、三七、山慈姑、黄柏、升麻）可能通过扶助卫气以及清除伏火的双重免疫调控起到治疗作用，而不是简单的抑制免疫。李宏良等通过临床研究探讨滋阴益肾法（方）（熟地黄、山茱萸、制何首乌、黄精、白芍、墨旱莲、女贞子、巴戟天、鸡血藤、石斛、鸡内金）对难治性ITP患者T细胞活化的影响。结果显示：滋阴益肾法（方）治疗21例总有效率为76.2%。俞亚琴等对ITP患者用补肾化瘀解毒中药（熟地黄、生地黄、山茱萸、鸡血藤、阿胶、蒲黄、当归、金银花、连翘、板蓝根、紫草、仙鹤草、红花、牡丹皮），肾阴虚加龟甲、鳖甲，气虚加黄芪、党参治疗。结果显示：①补肾化瘀解毒中药与泼尼松治疗 ITP 患者都有较好疗效，但中药却没有泼尼松的毒副作用，其治疗机制可能与有效调节血浆蛋白 C 和 P-选择素含量有关。②ITP 患者病情与血清中血小板相关抗体的含量呈正相关；补肾化瘀解毒中药能调节血清血小板相关抗体含量。③原发免疫性血小板减少症患者病情与 B-血小板球蛋白和血浆第 4 因子含量呈正相关；补肾化瘀解毒方药具有调节血小板球蛋白和血浆第 4 因子含量的作用。刘广全等对 64 例老年原发免疫性血小板减少症用补肾化瘀中药治疗，肾阴虚夹瘀型用生地黄、女贞子、墨旱莲、仙鹤草、枸杞子、菟丝子、鸡血藤、当归、阿胶、丹参、桃仁、红花、紫草、三七粉；肾阳虚夹瘀型用熟地黄、鹿角胶、淫羊藿、巴戟天、仙茅、菟丝子、骨碎补、生黄芪、当归、桃仁、红花、鸡血藤、三七粉，结果显示缓解 35 例，显效 13 例，有效 13 例，无效 3 例。时毓民等认为补肾活血法能增加血小板数量并能促进血小板聚集功能恢复正常，用补肾活血法治疗儿童 ITP 总有效率达 97.6%。郭锦荣等观察生血灵治疗激素抵抗型 ITP，将患者辨证分型为脾肾阴虚组和脾肾阳虚组，分别用健脾滋肾作用的Ⅲ号生血灵冲剂（生地黄、熟地黄、女贞子、鳖甲、牡丹皮、黄芪、党参、当归、仙鹤草、大青叶、紫苏梗、甘草等）和健脾温肾作用的Ⅳ号生血灵冲剂（生地黄、熟地黄、淫羊藿、菟丝子、牡丹皮、黄芪、党参、当归、仙鹤草、苏梗、甘草等），治疗 3 个月，近期总有效率 92.44%。

（3）从肾论治 ITP 中西医结合研究：张景岳指出，"善补阳者，必于阴中求阳，则阳得阴助而生化无穷；善补阴者，必于阳中求阴，则阴得阳升而泉源不竭。"陈斌等治疗慢性 ITP，在对照组（纯西医治疗）基础上加用益肾健脾中药治疗 22 例，治疗组总有效率 90.9%，认为慢性 ITP 病程较长，久病必肾虚，多为虚证，尊仲景之意用二至丸（女贞子、墨旱莲）、二仙（仙茅、淫羊藿）汤等滋养肾阴肾阳药，且针对气虚，加用黄芪、白术、太子参健脾摄血，疗效满意。强宁侠治疗慢性 ITP，在纯西医治疗组基础上加用补肾健脾中药（熟地黄、山茱萸、淫羊藿、枸杞子、补骨脂、山药、鸡血藤、人参、白术、黄芪、当归、丹参、陈皮、炙甘草）治疗 30 例；陈健一等在使用强的松的同时加用中医滋肾养阴、凉血止血法，在撤减强的松时结合中医补肾温阳、化瘀止血法，治疗 36 例难治性 ITP 患者；均取得较好疗效。王政认为应用中药之初，加大滋肾养阴之品的用量，以其阴柔之品解激素阳刚之性，方能使较大量激素顺利撤减；在用药中后期激素停用或用量较小时，加入温补肾阳之品，能使肾上腺皮质功能恢复，进而大大提高中药治疗本病的疗效。

中医学认为 ITP 主要病因为虚、瘀、火、风，以肾虚为本，瘀血、火热、风邪为标。临证时应病证结合，以补肾、健脾、活血祛瘀、清热解毒、疏风凉血止血等治则遣方灵活用药。

从肾治之验

1. 从肝肾气阴两虚论治　王某，女，75 岁。患者 6 个月前无明显诱因双下肢出现密集出血点，针尖样大小，继而紫癜逐渐增多，形成较大面积的瘀点、瘀斑，压之不退色，查血常规血小板降至 $3 \times 10^9/L$。骨髓穿刺：骨髓巨核细胞明显增多，血小板生成明显障碍，血小板数量明显减少。西医诊断为特发性血小板减少性紫癜，予达那唑、丙种球蛋白、泼尼松等药物治疗后，症状逐渐好转。近日因下肢复现紫癜，特来求中医治疗。患者神清，精神可，双下肢可见较密集的红色瘀点，以磕碰后为甚，双上肢及躯干部位散发，肝、脾脏未及，自觉周身乏力，口干，双目干涩，食纳少，大便正常每日 1 次，夜尿频，寐差。血常规：白细胞 $9.2 \times 10^9/L$，红细胞 $4.66 \times 10^{12}/L$，血红蛋白 149 g/L，血小板 $23 \times 10^9/L$。望其舌质红绛，舌苔少，切诊脉沉细数、促。中医辨证属气阴两虚，肝肾阴虚尤著。治法滋补肝肾，益气养阴，凉血止血。方以知柏地黄（丸）汤加减。

处方：生地黄 30 g，山茱萸 30 g，女贞子 15 g，墨旱莲 15 g，山药 10 g，淫羊藿 15 g，仙茅 20 g，黄精 15 g，知母 15 g，黄柏 10 g，鹿角霜（包煎）10 g，黄芩 15 g，牡丹皮 15 g，赤芍 15 g，茯苓 10 g，水牛角粉（冲服）3 g。每日 1 剂，水煎分 2 次服。

二诊：患者初服药后，觉精神状态有所好转，近 2 日因受寒出现微恶寒、鼻塞流涕、咳嗽、咯吐少量黄痰等外感症状，仍时觉头晕、口干，无新发紫癜，余症同前。血常规：白细胞 $10.64 \times 10^9/L$，红细胞 $4.63 \times 10^{12}/L$，血红蛋白 147 g/L，血小板 $19 \times 10^9/L$。舌红尖赤，舌苔白而少，脉沉渐有力，三五不调。上方加白花蛇舌草 15 g，忍冬藤 15 g，大青叶 15 g，鱼腥草 15 g。继服。

三诊：服药后外感已愈，遗留咳嗽咯痰，痰色白量少不易咯出，倦怠乏力，偶觉头晕不适，周身紫癜减少，时觉阴道有灼热、瘙痒感，故自停服用达那唑，纳尚可，寐差，易早醒，舌质红，边见轻度齿痕，舌苔白，脉沉。血常规：白细胞 $8.82 \times 10^9/L$，红细胞 $4.73 \times 10^{12}/L$，血红蛋白 150 g/L，血小板 $35 \times 10^9/L$。上方去黄芩、大青叶、鱼腥草，加党参 10 g，炙黄芪 10 g。继服。

四诊：服药后身体觉逐渐有力，眩晕不适好转，紫癜未见，病情平稳，舌质红，齿痕仍见，舌苔白，脉沉渐有力。血常规：白细胞 $8.55 \times 10^9/L$，红细胞 $4.67 \times 10^{12}/L$，血红蛋白 148 g/L，血小板 $69 \times 10^9/L$。原方炙黄芪、党参用量各加至 20 g，另加三七粉 1 g 冲服。

1 个月后随访，全程未出现出血症状，倦怠乏力，头晕不适，口干、纳少等症状已基本消失，查血小板最低为 $53 \times 10^9/L$，最高为 $102 \times 10^9/L$。

按语：本例特发性血小板减少性紫癜考虑到患者年老体弱久病，治疗时以辨证为核心，谨守病机。辨证所见气阴两虚，以肝肾阴虚之象尤著，虚火内动，热邪灼伤脉络、迫血妄行，故发为紫癜。治疗上首先以益气养阴、凉血止血为主。方随证出，以知柏地黄丸加减。生地黄、牡丹皮、赤芍、水牛角凉血止血；知母、黄柏、黄芩滋阴清热；茯苓、山药益气健脾；女贞子、墨旱莲、黄精、山茱萸补肾滋阴；仙茅、淫羊藿、鹿角霜滋补肾阳，以期"阳得阴助而生化无穷，阴得阳助而泉源不竭"之效，其中鹿角霜为血肉有情之品，更兼收敛止血。治疗初期在益气养阴、健脾益肾的基础上加用一系列滋阴清热、凉血止血药物，补中寓泻，以期改善其出血症状，阻抑病情危笃之势。二诊时由于患者外感寒邪，素体阴虚阳亢，寒邪入里后化热，故而病情出现反复，为防邪热渐炽、病情加重，在原方基础上加用白花蛇舌草、大青叶、鱼腥草、忍冬藤，加大清热解毒、凉血止血的力度。三诊时患者外感已愈，气虚之象渐显，且此时患者自行停服达那唑，为防止在停药之后血小板出现下降，故酌加黄芪、党参气阴并补。由于患者热象减轻，故去黄芩、大青叶、鱼腥草。此时患者病情逐渐趋向稳定，逐渐加大补气类药物以取其补气摄血之意，同时防止骤然加用补益类药物使热势复起，病情出现反复。四诊时患者血小板开始逐步上升，加用三七粉以增其活血祛瘀的力度，调节血液黏稠度，祛瘀生新。辨证加减，终收良效。

2. 从肝肾阴虚、虚火上炎论治　周某，女，71 岁。自述年初无明显原因出现胸部、前臂出血点，遂就诊于某医院，查骨穿刺及血常规血小板最低 $6 \times 10^9/L$，诊断为自身免疫性血小板减少性紫癜，予丙种球蛋白、激素治疗后，出血症状改善，血小板最高上升至 $30 \times 10^9/L$，但继发血糖升高、血压升高而停药。既往有结缔组织病、干燥综合征、类风湿关节炎、高血压、腮腺瘤术后病史。现为求中医治疗来本院血液科就诊。刻下见前臂、手背及双下肢大量出血点，色鲜红，体倦乏力，活动后尤甚，偶有心悸，口干口渴，牙龈出血、肿痛，自感手脚怕冷，纳少，寐安，夜尿多，大便调。舌红绛，舌无苔，脉细数。血常规：白细胞 $3.46 \times 10^9/L$，血红蛋白 115 g/L，血小板 $36 \times 10^9/L$。中医诊断为紫癜，辨证属肝肾阴虚火旺，气血亏虚不足。法以滋补肝肾，养阴清热，凉血止血。患者年老体弱，久病多病，反复发作、病程长，使脏腑功能受损，阴阳失调，肝肾阴虚，气血不足，虚火上炎，灼伤脉络，血溢肌腠所致。方以六味地黄汤合清热生津、凉血止血之品随症加减治之。

处方：生地黄 15 g，山茱萸 15 g，菟丝子 20 g，制何首乌 15 g，沙参 20 g，麦冬 15 g，玉竹 10 g，天花粉 15 g，五味子 10 g，茯苓 15 g，泽泻 15 g，牡丹皮 15 g，木香 10 g，白花蛇舌草 30 g，连翘 15 g，茜草 30 g，甘草 10 g。每日 1 剂，水煎分 2 次服。并遵患者之意未予激素等西药治疗。

二诊：服药后患者自觉乏力、心悸较前好转，出血点明显减轻，胃脘部偶有不适感，纳食欠佳，手脚仍有怕冷感，口干，寐安，自诉小便色偏红，大便可。舌质红，舌苔薄，脉细。血常规：白细胞 $4.38 \times 10^9/L$，红细胞 $4.13 \times 10^{12}/L$，血红蛋白 127 g/L，血小板 $68 \times 10^9/L$，单核细胞 0.91。上方加山药 20 g，枸杞子 15 g，焦三仙 30 g。继服。

三诊：患者体力尚可，口干，咽干，心悸，手脚怕冷感消失，双臂仍可见新鲜出血点，胃部自觉有不适感，纳食欠佳，寐欠安，二便调。舌红无苔，脉沉细。血常规：白细胞 $4.27×10^9$/L，红细胞 $4.34×10^{12}$/L，血红蛋白 123 g/L，血小板 $72×10^9$/L，单核细胞 0.101。上方去沙参、玉竹、枸杞子、木香，改制何首乌为首乌藤，连翘用量加至 30 g，加女贞子 15 g，墨旱莲 15 g，焦栀子 10 g，玄参 15 g。继服。

后在上方的基础上根据患者的病情变化加减，随诊 3 个月余，患者一般状况尚可，未见出血情况，查血常规缓慢上升。患者再诊，自诉近 3 个月余未见明显出血症状，口干口渴症状明显改善，胃纳好，体力转好，二便正常。舌质红，舌苔薄，脉细。血常规：白细胞 $4.77×10^9$/L，红细胞 $3.88×10^{12}$/L，血红蛋白 115 g/L，血小板 $115×10^9$/L，单核细胞 0.1。患者出血及阴亏症状明显改善，其他一般状况良好，血小板已升至正常水平，继拟上方治法，重在生津止渴、凉血，巩固治疗 3 个月后，复查血小板（101～135）$×10^9$/L，未诉其他不适。

按语：免疫性血小板减少性紫癜是一组免疫介导的血小板过度破坏所致的出血性疾病，以广泛皮肤黏膜及内脏出血、血小板减少、骨髓巨核细胞发育成熟障碍，血小板生存时间缩短及血小板膜糖蛋白特异性自身抗体出现等特征。西医学多采用糖皮质激素、免疫抑制剂等治疗方法，但往往毒副作用应较大，并发症较多。中医学认为其病因主要为感受外邪，情志过极，劳欲体虚，或久病迁延等原因，病机主要为各种原因所致的血溢脉外，而导致出血的因素归结起来不外虚、热、瘀诸方面。

本例患者为年老体弱，素患干燥综合征，已属热盛阴亏之体，且久病多病，反复发作使脏腑功能受损，阴阳失调，气血不足，虚火内炽，灼伤脉络，血溢肌腠故发此病。故以滋阴清热，凉血止血贯穿始终。然患者素为阴虚热盛之体，应在滋阴补肾时注意避免过分补肾助阳耗津，使阴虚更甚。故方中生地黄、茯苓、泽泻、牡丹皮、山茱萸、山药滋阴补肾，以固其本，加之女贞子、墨旱莲、菟丝子滋补肝肾；白花蛇舌草、连翘、茜草、焦栀子清热解毒、凉血止血；辅以麦冬、天花粉、五味子、玄参清热生津，改善阴虚内热所致口干口燥等症状，用药整体疗效明显。

3. 从脾肾亏虚、血分热盛论治 白某，女，22 岁。主诉发现血小板减少 8 个月。患者感冒后查血小板 $17×10^9$/L，在某医院注射胸腺肽、促板生成素之后血小板升至正常。口服醋酸泼尼松每日 10 mg 约 2 个月，其间多次查血小板大约 $90×10^9$/L，停药后血小板逐渐下降，最低 $54×10^9$/L。刻诊：皮肤有散在出血点，针尖状，着急后起得多一点，周身乏力，怕冷，着凉后胃不舒，嗳气。血常规：白细胞 $8.63×10^9$/L，血红蛋白 129 g/L，红细胞 $4.15×10^{12}$/L，血小板 $65×10^9$/L。舌质红，舌边尖紫，舌苔白厚，脉沉细尺弱。西医诊断为免疫性血小板减少性紫癜。中医诊断为紫癜。辨证属脾肾亏虚，血分热盛。治以补益脾肾，清热凉血。

处方：水牛角（先煎）30 g，生地黄 30 g，女贞子 15 g，墨旱莲 15 g，锁阳 20 g，补骨脂 20 g，骨碎补 20 g，生黄芪 30 g，当归 10 g，卷柏 30 g，炒白芍 18 g，牡丹皮 18 g，虎杖 18 g，三七粉（冲服）12 g，玳瑁粉（冲服）3 g，羚羊粉（冲服）0.5 g，生甘草 10 g。每日 1 剂，水煎分 2 次服。

二诊：药后大便稀。5 日前感冒不舒，呕吐 1 次，眼结膜出现一块瘀血斑，腿部还有出血点，自服 4 袋小柴胡颗粒后感冒好转。舌质紫暗，舌边有浅齿痕，舌苔薄白，脉沉细无力尺弱。血常规：白细胞 $5.8×10^9$/L，血红蛋白 116 g/L，红细胞 $3.77×10^{12}$/L，血小板 $77×10^9$/L。考虑患者脾虚较重，上方牡丹皮用量减至 10 g，生黄芪用量减至 20 g；加炒白术 20 g，茯苓 30 g，木香 10 g，砂仁 10 g。继服。

三诊：皮肤仍有出血点，腿部明显，针尖状 4～6 个，便溏减轻，肠鸣、嗳气、稍凉则不舒，月经调。舌质略暗，舌苔薄白，脉细滑尺弱。血常规：白细胞 $6.43×10^9$/L，血红蛋白 118 g/L，红细胞 $3.88×10^{12}$/L，血小板 $46×10^9$/L。上方炒白芍用量加至 20 g，生黄芪用量加至 80 g，补骨脂用量加至 30 g，炒白术用量加至 30 g；加淫羊藿 20 g，山药 20 g，芡实 15 g，以加强益气健脾之力。继服。

四诊：血常规示白细胞 $9.27×10^9$/L，血红蛋白 119 g/L，红细胞 $3.99×10^{12}$/L，血小板 $86×10^9$/L。仍大便偏稀，胃不舒，怕凉、自汗、嗳气，在当地复查血小板每 20 日升高 $10×10^9$/L。舌质淡红，舌苔白根部稍厚，脉沉细尺弱。上方去芡实，加陈皮 10 g，五味子 15 g，肉豆蔻 15 g。继服。

五诊：疲乏感减轻，时有出血点，1～2 日吸收，较前有减少，情绪激动时易见出血点，大便成形，手指尖凉，时有腰酸。舌质淡红，舌苔白，脉沉细滑。血常规：白细胞 5.5×10^9/L，血红蛋白 127 g/L，红细胞 4.3×10^{12}/L，血小板 126×10^9/L。上方加桑寄生 15 g，续断 15 g，继服以巩固疗效。

按语：本例患者病程较长，脾肾亏虚，血分热盛。以犀角地黄汤（现用水牛角代犀角）为主方清热凉血、化瘀解毒。加用玳瑁粉、羚羊角粉加强清热解毒凉血之力，以及当归补血汤补气生血，三七止血不留瘀，锁阳、补骨脂、骨碎补培补先天之不足，补肾填精以益精血化生，患者血小板呈逐步上升之趋势。患者有便溏、胃不适、肝郁等表现，随症予健脾理气疏肝和胃之炒白术、茯苓、木香、砂仁、炒白芍、山药等加减。患者血小板稳步上升，经过 10 个月的治疗，患者血小板以升至正常，皮肤紫癜明显减少，疗效显著。

4. 从脾肾气阴两虚、血分热毒内盛论治　赵某，女，46 岁。主诉发现血小板减少 7 年余。患者 2006 年发现血小板减少，当时血小板为 7×10^9/L，予激素静脉滴注 1 周。去年元旦因鼻出血不止，查血小板为 7×10^9/L，予静脉输注血小板及静脉滴注丙种球蛋白 2 日，效果不明显，血小板逐渐降低。确诊为免疫性血小板减少性紫癜，当时血小板（27～40）$\times 10^9$/L，予血康、江南卷柏、维血颗粒等治疗，血小板 7×10^9/L。今年查血小板 11×10^9/L，11 月查血小板 7×10^9/L，予静脉滴注丙种球蛋白，口服地塞米松每日 20 mg，治疗 3 日，复查血小板升至 20×10^9/L，之后在天津服中成药治疗。今日查血小板 3×10^9/L。刻下皮肤有小出血点，牙龈出血不止，白天轻，晚上重，时头晕头痛，月经量多，食纳可，大便调，夜眠欠安，自汗，盗汗。舌质紫，舌下脉粗，色红紫，脉沉细无力。中医诊断为紫斑。辨证属脾肾气阴两虚，热毒内盛。治法以补肾健脾，益气养阴，清热凉血解毒。

处方：生地黄 30 g，鳖甲（先煎）30 g，龟甲（先煎）20 g，女贞子 20 g，墨旱莲 20 g，醋白芍 20 g，生黄芪 20 g，当归 12 g，水牛角（先煎）30 g，生龙骨（先煎）30 g，生牡蛎（先煎）30 g，小蓟 30 g，牡丹皮 30 g，卷柏 30 g，虎杖 20 g，益母草 20 g，川芎 20 g，三七粉（冲服）12 g，玳瑁粉（冲服）3 g，羚羊粉（冲服）0.9 g，生甘草 10 g。每日 1 剂，水煎分 2 次服。

二诊：血常规示白细胞 3.65×10^9/L，血红蛋白 141 g/L，红细胞 4.62×10^{12}/L，血小板 36×10^9/L。骨髓穿刺：骨髓（BM）增生活跃，巨核细胞：全片 1.5 cm×2.5 cm，共见 53 个，产板型不易见，血小板散在。刻下睡眠欠佳，服药后牙龈不出血，月经量较以前减少，头痛减轻，大便 3～4 日 1 行。舌质红稍紫，舌苔薄白，脉沉细。上方生黄芪用量加至 25 g，加茯苓 30 g。继服。

三诊：刻下月经量减少，紧张后头沉，时眼花，睡眠有改善，有时便稀，腹中肠鸣。血常规：白细胞 4.64×10^9/L，血红蛋白 143 g/L，红细胞 4.57×10^{12}/L，血小板 55×10^9/L。舌暗红，舌苔薄白，脉沉细无力。上方生黄芪用量加至 40 g，加炒白术 30 g，枸杞子 15 g。继服。

四诊：刻下时咯痰粉色，近 1 周未出现，睡眠可，月经量较前减少，大便溏，每日 2 次。血常规：白细胞 5.18×10^9/L，血红蛋白 140 g/L，红细胞 4.56×10^{12}/L，血小板 129×10^9/L。舌质红，舌苔黄，脉象沉细无力。上方生黄芪用量加至 50 g，加补骨脂 12 g，木香 10 g。继服。

五诊：刻下有时耳鸣，手起疱疹已愈，外出旅游 2 次，无明显不适。血常规：白细胞 5.37×10^9/L，血红蛋白 134 g/L，红细胞 4.36×10^{12}/L，血小板 132×10^9/L。舌边尖红，舌苔薄白，脉沉细尺弱。上方生黄芪用量加至 60 g，继服以巩固。

按语：患者病史较久，久病则虚，以致脾肾气阴两虚，故表现为自汗盗汗、便溏等。气阴两虚，阴虚火旺，热迫血行，加之脾虚不统血，则见皮肤出血、牙龈出血、月经量多等表现。患者阴虚明显，加用龟甲、鳖甲、龙骨、牡蛎滋阴潜阳；重用三七粉、川芎、益母草化瘀止血；当归补血汤补气养血；女贞子、墨旱莲、补骨脂、枸杞子补益填精。全方共同达止血化瘀、宁血补虚效果，出血减少，血小板恢复正常。

免疫性血小板减少性紫癜以皮肤、黏膜出血为主症，其病因病机为本虚与标实并存。本虚以脾肾气虚、气阴两虚为主，也有肝肾阴虚者，标实则表现为瘀血与热毒共存。在临床中应抓住补肾健脾、益气养阴固其本，清热解毒、活血化瘀治其标。治疗上可先予益气养阴、凉血止血之品，病情控制后再予脾肾双补、活血化瘀之剂。虽然瘀血阻络贯穿了本病始终，也不宜过早过量使用活血化瘀药物，以免加重出血,要立足于益肾补脾求其本。

5. 从肝肾阴虚、肝郁脾虚论治　患者,女,62岁。主诉发现血小板减少2个月余。查血小板25×10^9/L,皮肤未见出血点,时有周身灼热、汗出,头晕,抗核抗体阳性,舌质暗红,舌苔腻,脉弦滑。既往胆囊结石病史10余年,尿潜血阳性(肾小球性)。诊断为原发性免疫性血小板减少症。中医辨证属肝肾阴虚,肝郁脾虚。治以滋补肝肾,疏肝健脾。

处方:菟丝子30 g,山茱萸20 g,炒杜仲15 g,女贞子30 g,墨旱莲30 g,灵芝30 g,仙鹤草30 g,三七粉(冲服)3 g,金钱草30 g,鸡内金10 g,郁金10 g,甘草10 g。14剂,每日1剂,水煎分2次服。

二诊:复查血小板68×10^9/L。上方加枸杞子30 g,鹿角片(先煎)15 g。14剂,继服。

三诊:复查血小板75×10^9/L。舌质暗红,舌苔薄白。上方加淫羊藿10 g。14剂,继服。

四诊:复查血小板90×10^9/L。偶有气短,右胁痛,偶有泡沫尿,心烦,舌质暗,脉弦,右关较弱。上方仙鹤草用量加至60 g,加生地黄30 g,15剂。

患者诉服药后气短、心烦等症好转,继服以巩固疗效。

按语:本例中医依据患者症状、舌脉,其病责之肝肾阴虚,肝郁脾虚。患者老年女性,肝肾亏虚,肝藏血,肾藏精,精血互生,肝肾亏虚则精血化源匮乏;阴虚故生内热;头晕责之气血亏虚,清窍失于濡养;肝喜条达,肝气郁结易生瘀血,表现为舌暗、脉弦,患者既往患胆囊结石,也与肝胆气滞、胆泄不畅有关。血小板减少,为肾虚不能生髓,髓亏不能养精化血所致。方中菟丝子辛甘平,为平补肝肾之良药,助阳益阴,不燥不腻,可固肾精;女贞子、墨旱莲补肝肾阴。山茱萸滋肾阴,养精血;炒杜仲甘温,补肝肾,益精气;灵芝《神农本草经》言其能"益心气""安精魂""补肝益气""坚筋骨",列为上品。仙鹤草,入肝经,治疗各种血证及劳伤脱力;三七活血止血,为对症治疗,三七、仙鹤草一散一收,止血活血不留瘀;郁金、金钱草、鸡内金针对既往胆结石病史清利肝胆、疏肝解郁,使肝气条达,从而更好地发挥疏泄、藏血的生理功能;患者体虚,且抗核抗体阳性也显示其免疫功能紊乱,灵芝甘平,入五脏,滋补强壮,提高机体免疫;甘草调和诸药。复诊加鹿角片、枸杞子滋补肝肾,阴中求阳,阳中求阴,改善造血功能;一味淫羊藿温肾壮阳,阳中求阴,使阴精得以自生。四诊时肝郁症状加重,且肝木乘脾,脾脉弱,酌加滋阴、止血药,疗效满意。

6. 从肾精亏虚、脾不统血论治　患者,女,44岁。主诉原发性血小板减少性紫癜1年余。现月经量多,全身皮肤散在出血点,全身乏力。血常规:血小板13×10^9/L。骨髓报告:全片见33个巨核细胞,成熟的血小板未见。确诊为原发性血小板减少性紫癜。曾经西医予以激素治疗,皮肤仍间断出血,复查血小板仍减少,全身肥胖,呈明显的激素面容,病情反复加剧不见好转,今为求中医治疗特来就诊,刻下饮食、大小便可,睡眠欠佳,舌暗红,舌少苔,脉弦细。中医辨证属肾精亏虚,肝木凌土,脾不统血。治以补肾益精止血。

处方:熟地黄20 g,山茱萸子15 g,菟丝子30 g,枸杞子20 g,女贞子15 g,墨旱莲15 g,仙鹤草30 g,白茅根20 g,甘草10 g。7剂,每日1剂,水煎分2次服。

二诊:患者自服上述药物以来,四肢肌肤散在出血点较前明显减少,血常规示:血小板85×10^9/L。饮食、二便、眠均正常,舌暗红,舌少苔,脉弦。原方继服,14剂。

三诊:患者诉诸症明显好转,舌淡红,舌苔白,脉弦。原方加鹿角片(先煎)15 g,灵芝30 g,炒杜仲15 g。继服14剂,随访观察,停用西药。

服此中药血小板维持在正常范围,建议可久服此方。5年来病情无进展,患者能参加轻度体力劳动。

按语:本例患者辨证属肾精亏虚,肝木凌土,脾不统血。方中菟丝子、女贞子、墨旱莲、枸杞子补益肾精;山茱萸、熟地黄滋阴养血;鹿角片为血肉有情之品,最能补肾阳,益精血,促进骨髓造血功能;炒杜仲补肝肾强筋骨;灵芝提高机体的免疫力;仙鹤草、白茅根止血,诸药合用,共奏补益肾精,健脾而血止的目的。现代药理研究仙鹤草有升血小板作用,白茅根有缩短凝血时间和出血时间的作用。

7. 从脾肾阳气两虚论治 患者，女，12 岁。因反复皮肤瘀点、瘀斑 1 年余，咳嗽 1 周入院。发病以来血小板数波动在 22～49×10⁹/L。3 个多月前于某医院行骨髓穿刺术后确诊为血小板减少性紫癜。近 1 周来出现咳嗽，有痰，无发热、流涕等，舌暗红，脉细弱。辅助检查，血小板相关抗体三项检测：抗血小板抗体（PA）- IgG 6.57%，PA - IgM 3.23%，PA - IgA 1.08%。血常规：白细胞 8.79×10⁹/L，中性粒细胞 42.3%，淋巴细胞 48.3%，红细胞 5.12×10¹²/L，血红蛋白 134 g/L，血小板 64×10⁹/L。肺炎支原体抗体阳性 1：80。凝血三项：凝血酶原时间 10.2 秒，凝血酶原活动度 133%，凝血酶原国际化单位 0.86，纤维蛋白原 2.44 g/L，部分凝血活酶时间 23.60 秒。红斑狼疮细胞：未发现。血沉、C 反应蛋白、抗链球菌溶血素 O、抗体类风湿因子无异常。输血四项、肝肾功能无异常。西医诊断为血小板减少性紫癜。中医辨证属脾肾阳气两虚。治以补肾健脾止血。

处方：菟丝子 50 g，熟地黄 15 g，生地黄 15 g，鹿角片（先煎）15 g，枸杞子 30 g，仙鹤草 30 g，女贞子 15 g，墨旱莲 15 g，红参 20 g，砂仁 10 g，陈皮 10 g，甘草 10 g。30 剂，每日 1 剂，水煎分 2 次服。

二诊：复查血小板 125×10⁹/L。继服上方 60 剂，随访皮肤瘀斑、瘀点症状明显好转。

按语：本病由于饮食、疲倦等因素导致脏腑气血虚损，尤以脾肾虚损为要，脾不统血，精血不足，阴虚火旺，阴阳失衡。血小板减少性紫癜多以肝、脾、肾三脏虚损为本，以热和瘀为标。其中，虚有气虚、阳虚之分，热有实热、虚热之别；热迫血妄行，血溢脉外，则成瘀血，瘀血阻络，又可诱发或加重出血。近年来，中医药治疗成为临床治疗特发性血小板减少性紫癜必不可少的方式。根据大量临床病例验证，运用中医药治疗血小板减少性紫癜对于大部分患者来说疗效确切，选方用药得当，无明显不良反应。长期大量使用糖皮质激素和其他免疫抑制剂等西药极易出现肥胖，痤疮及血压、血糖异常，肝肾功能异常，消化道溃疡，电解质紊乱，骨质疏松等多种不良反应，当患者出现上诉的某些不良反应时，运用中药辨证施治，调整人体阴阳气血的紊乱，在一定程度上可以减轻身体不适症状，而且可以协同西药增加疗效。使用大量激素、免疫球蛋白等治疗血小板减少，疗效快，作用强，对于危急情况确实非常重要。但是长期疗效不易巩固，往往在激素减退过程中疾病又加重，形成激素依赖，甚至多次使用冲击疗法后，激素也出现失效；并且激素等抑制人体免疫，长期大量使用可以使人体免疫力低下，容易感染，从而又引起血小板的反复减少。运用中药可以辅助西药的减量，甚至完全停用西药，单用中药维持即可。患者一旦发现血小板减少，建议及早诊断和进行中医药治疗。

中医学认为，肾为先天之本。《血证论》："凡病血者，无不由于水亏，水亏则火盛。"由此观之，肾气虚损以致肾精亏虚难以生血，为本病的根本病机。脾为后天之本，气血生化之源，脾失健运，生化乏源，亦为病机关键。治疗方面，除补肾填精、健脾益气以治本外，肝肾同源，治宜肝肾同补。总之，中医药治疗血小板减少性紫癜，有其独特的优势。

第四十八章　干燥综合征

干燥综合征（SS）是一种主要累及外分泌腺体的慢性炎症性自身免疫病。病理表现为腺体及小管周围淋巴细胞及浆细胞浸润，腺泡萎缩，由大量浸润细胞和增生性结缔组织替代。临床表现主要为口干、眼干、皮肤干燥等。归属于中医学"燥证""燥痹"等范畴。国医大师路志正于 20 世纪 80 年代首创"燥痹"一词，为中医治疗干燥综合征提供了准确的辨证方向。

本病虚实夹杂，以本虚标实为主，病机主要是以阴虚为本，燥热为标。各医家均以肺、脾、肝、肾四脏阴虚为本，兼与燥毒、血瘀为标作为辨治要点。肾居下焦主水，五液的化生均赖肾阴的涵养和肾阳的蒸腾气化，肾阴和肾阳协调共济，则肾气壮实则津液充足，肾气虚衰则全身津液也衰。现代研究表明干燥综合征的发病与遗传因素有关，属先天禀赋不足，这与中医所谓的肾为先天之本理论相吻合。

从肾论之理

1. 五脏化五液皆本乎肾　干燥综合征属中医学津液枯涸之疾，津液在五脏系统中的表现为"五液"。《素问·宣明五气》："五脏化液，心为汗，肺为涕，肝为泪，脾为涎，肾为唾。"张志聪《黄帝内经素问集注》："水谷入口，其味有五，津液各走其道，五脏受水谷之津，淖注于外窍而化为五液。"可见，津液入于五脏则化为五液。"五液者，肾为水脏，受五脏之精而藏之，肾之液，复入心而为血，入肝为泪，入肺为涕，入脾为涎，自入为唾。"

"肾主液，入肝为泣，入心为汗，入脾为涎、入肺为涕，自入为唾。"（《难经·四十九难》）故而津液之生成，一肾滋五液。

肾主津液而恶燥，《素问·逆调论》："肾为水脏，主津液。"《素问·上古天真论》："肾者主水。"说明津液水液皆由肾所主。何梦瑶在《医碥》中更明确具体地提出："精、髓、血、乳、汗、液、津、泪、溺，皆水也，并属于肾。"而"人之一身，有涕、泪、涎、唾、便、溺，皆属一水之化，而发于九窍之中。故鼻之所出曰涕，目之所出曰泪，口之所出曰唾、曰涎，二阴之所出曰便、溺。而皮毛所泄则曰汗。"（《质疑录·论在内为血在外为汗》）所以，五脏化液中肾最为关键。李东垣曾云："肾司二便，主五液。"五液属于津液，津液属水，从而说明肾主五液、主津液、主水。故李中梓在《证治汇补》中亦云："盖五脏之津液，皆本乎肾。"同时，五脏皆有所恶，肾恶燥。《素问·宣明五气论》："五脏所恶，心恶热，肺恶寒，肝恶风，脾恶湿，肾恶燥，是谓五恶。"《素问·藏气法时论》："肾苦燥，急食辛以润之，开腠理，致津液，通气也。"故吴鞠通在《温病条辨》亦强调："肾主五液而恶燥，病热则液伤而燥，故苦渴而饮水求救也。"

燥痹的病因和发病机制目前尚不明确，病因复杂、症状多样，肾之阴阳乃五脏阴阳之本，故肾之阴阳不足，肾阴亏虚必致肝、脾、肺、心余脏之阴阳不足，阴液匮乏。从津液来源、生成输布及水液代谢调节等方面肾起主导作用，在燥痹的治疗中不但要治五脏调五液，同时也一定重视肾主五液而恶燥的特点。

由此可见在五脏化五液的生理过程中，肾在其中发挥着总领作用。《素问·水热穴论》："地气上者属于肾，而生水液也。"肾为水脏，主津液。所以五脏化液中，肾最为关键。

脏腑的水液调节，《素问·水热穴论》："其本在肾，其末在肺。"肾为主水之脏，肺为"水之上源"，肺的宣发肃降及通调水道，有赖于肾的蒸腾气化；同样肾阴为一身阴液之根本，肾阴虚则不能上滋肺阴。脾阳根于肾阳，肾阳充足是脾阳健旺的根本。肾为先天之本，脾为后天之本。脾之健运，化生精微，须借助于肾阳的温煦。《济生方·补真丸》："补脾不如补肾，肾气若壮，丹田火上蒸脾土，脾土温和，中焦自治，膈开能食矣。"《张聿青医案》："脾胃之腐化，尤赖肾中这一点真阳蒸变，炉薪不熄，釜舞方成。"《医贯》："饮食入胃，犹水谷在釜中，非火不熟，脾能化食，全借少阳相火之无形者在下焦蒸腐，始能运化也。"《医门棒喝》："脾胃之能生化者，实由肾中元阳之鼓。"如肾阳亏虚，不能温煦脾阳，则中虚内寒，脾失健运，水湿内停。《灵枢·本脏》："肾合三焦膀胱，三焦膀胱者，腠理毫毛其应也。"邹澍《本经疏注》："水者，节制于肺，输引于脾，敷布于肾，通调于三焦、膀胱。"肾的蒸腾气化功能正常，三焦通调水道功能通畅，膀胱气化则方成溺，营卫调和则调节汗液适度。

依据水液代谢"其本在肾，其末在肺"，脾的运化水湿津液也根于脾阳的支持，即"脾阳根于肾阳"，汗液溺便的正常排泄也需肾的蒸腾气化，即"肾合三焦膀胱"，故而津液之运行，一肾统五脏。

肾为先天之本，肾之阴阳主一身之阴阳，各脏腑之阴依赖于肾阴的滋养。肾为水之下源，蒸腾气化水液，为水液在体内的输布提供原动力。若肾阴亏虚，除了病发肾系病症外，还会导致肝阴虚，肺阴虚，胃阴虚，水火不济等。分而言之，肝肾同源，若肾阴亏虚，水不涵木，肝失濡养，则肝阴亏虚，病发肝系症状，同时肝阴亏虚亦可导致肾阴亏虚，两者互相影响。肾主骨，肝主筋，肝肾亏虚，筋骨失养，所以还可见筋脉挛急，关节活动不利，潮热盗汗，五心烦热等。脾胃为后天之本，依赖于先天之肾的滋养。肾阴亏虚不足以滋养后天，导致脾胃津液缺乏，脏腑功能受到影响，并发脾系症状。此外，胃阴亏虚无以受纳腐熟水谷，脾脏无以运化输散津液，也会造成身体其他部位的干燥。肺为娇脏，喜润恶燥，金水相生，子病及母，若肾阴亏虚亦会导致肺阴的亏虚，故出现肺系病症。肺为水之上源，宣发肃降水液，将水液输布到全身各部，肺阴亏虚同样也会造成身体其他部位的干燥。肾主水，心主火，心肾相交，水火济济。若肾阴亏虚，则导致心阴亏虚，病心系病证。

总而言之，水液在人体内的输布调节受到了各脏腑的相互协调作用，正如《素问·经脉别论》所云："饮入于胃，游溢精气，上输于脾，脾气散精，上归于肺，通调水道，下输膀胱。水精四布，五经并行。"因此燥痹的病因以阴虚为主，病位主在肾、肝，兼及肺、脾、胃、心等多脏腑。

2. 干燥综合征从肾论探究　干燥综合征是一种常见的慢性系统性自身免疫病，虽以口眼干燥为主要特征，但临床表现多样，病情轻重不一，常合并多系统损害，中医辨证多以"燥邪"立论，然而学者翟昌明等通过文献及临床总结发现，干燥综合征所出现的口眼干燥等症多为标症，其本为肾亏，或为肾阴不足导致的整体津亏失润，或为肾阳不足导致的阳不化津。故本病的治疗当以治肾为本，兼顾其标。

（1）干燥综合征与肾主水失润生燥相吻：《素问·逆调论》"肾者水脏，主津液"。肾主水，即主一身之津液。"水""津""液"三者，均属体内液质成分，分而言之，其清者为"津"，浊者为"液"，"循津液而流者"，即水也。合而言之，水、津、液三者均为源于水谷精微的人体正常体液，可统称为"水液"。一方面，肾可以调节体内水液代谢，将水液中具有濡润营养作用的精微物质通过蒸腾气化作用输布周身；另一方面，肾脏可将各脏腑组织代谢后的废液、废物、毒物排泄出体外，此即"泄浊"，从而维持正常的生命活动。此过程虽以肾为主，然一身之水液调节实非一官之力可逮，故需与他官协作。

肾所藏精微物质称为肾精，肾精所化之气为肾气，而肾阴肾阳则是从阴阳两面分而概括肾气的生理作用。肾藏精，为元气生化之源，而元气有促进激发各脏腑功能的作用，胃之受纳，脾之运化，肺之宣降，肝之疏泄，膀胱之气化，其动力皆源于肾，故张景岳云"五脏之阴气非此不能滋，五脏之阳气非此不能发"，肾荣则俱荣，肾损则俱损。干燥综合征虽以"燥"为名，实则为水液代谢的异常，其或为阴亏失润，或为水停失布，皆本于肾之阴阳失和。

1）肾阴不足，脏腑失润：肾阴又称"元阴""真阴"，与其他脏腑之阴有"源流"的关系，肾阴除濡养本脏外，对其他脏器生理功能的维持亦有重要作用。如正常情况下，肾阴可上济心火，使心火不致炽盛，从而维持心肾间阴阳、水火的动态平衡，此即"阴阳相交"。反之，肾阴不足，水不济火，则心火亢盛，水乏火盛，则易化燥。"金水相生"，肺气在肾精的生成中起着"促生"作用，而肾阴亦是化生肺阴的重要源泉。肺阴不足者，日久会损伤肾阴，反之，肾阴亏虚者，阴虚火旺亦会化燥伤肺阴，最终导致肺肾两虚之证。肝藏血，肾藏精，精能化血，血亦可化精，两者为先天之本，同司相火。水能生木，吴鞠通云"厥阴必待少阴精足而后能生"，故肾水充足，肝木得滋荣。肾阴虚每见肝阴（血）亦虚者，即"水不涵木"之故，而肝阴不足者，肾阴亦未尝不亏。故肾阴亏虚者，会导致他脏相关濡养功能失常，进而津亏致燥。

2）肾阳不振，水津失布：《素问·经脉别论》"饮入于胃，游溢精气，上输于脾，脾气散精，上归于肺，通调水道，下输膀胱，水精四布，五经并行"。描述了水液生化代谢的过程：水液进入人体，首先需要脾胃运化、吸收，进而转输于肺，通过肺气肃降，下输膀胱，借膀胱的气化功能敷布周身，需要注意的是，此过程中亦需肝脏的疏泄功能相助。然太阳膀胱之气，根源于肾，其蒸腾气化的作用，实为肾阳功能的体现。《难经》中有"肾主液"之语，这里的"液"即指体液。《灵枢·九针论》："心主汗，肝主泣，肺主涕，肾主唾，脾主涎，此五液所出也。"言液有汗、泣、涕、唾、涎五种，但泪、血、乳等，俱属体液范畴。各种体液虽名称不一，源出不同，但均为膀胱之津经肾阳之熏蒸，游溢脏腑，继而分化。正如唐容川《医经精义》所云："肾中之阳，蒸动膀胱之水，于是水中之气，上升则为津液。气著于物，仍化为水，气出皮毛为汗，气出口鼻为涕为唾，游溢脏腑内外则统名津液，实由肾阳蒸于下，膀胱之水化而上行。"若肾阳不足，则无力蒸腾五脏阴液，水停失布，也可见局部燥证，若以口眼干燥为主者，即为干燥综合征。

肾阳对各脏器温煦、激发、推动作用，是以肾阴为物质基础，而肾阴的滋润、濡养作用的发挥，有赖于肾阳气化推动作用，故两者相互配合，相互为用，缺一不可。在干燥综合征病程中，肾之阴阳亏损常并存，故治疗应兼顾，不可偏颇。

（2）干燥综合征与肾主骨生髓相似：《素问·宣明五气》"肾主骨"，《素问·阴阳应象大论》"肾生骨髓"，后世合而称之为"肾主骨生髓"。髓居骨中，赖肾精以充养，肾精充则骨髓生化有源，肾精竭则骨髓化源不足。现代免疫学中，骨髓是重要的中枢免疫器官。骨髓中的多能干细胞可分化为淋巴干细胞。淋巴干细胞中的一部分在骨髓中分化为 T 细胞和 B 细胞的前体，其中后者可在骨髓中进一步分化发育为成熟的 B 细胞，可见骨髓在体液免疫过程的重要作用。此外，骨髓亦是再次免疫应答发生的主要场所，当抗原再次刺激机体后，骨髓可缓慢、持久地产生抗体，是血清抗体的主要来源。

由此可见，肾主骨生髓生理作用与现代医学的免疫作用相关。阳化气，阴成形，淋巴细胞与抗体的生成，需要肾阴的充盈，而免疫细胞参与免疫应答的过程，有赖肾阳的推动。一旦肾之阴阳紊乱，机体平衡发生变化，则免疫功能失调，产生疾病。而干燥综合征为一种以 T 淋巴细胞和 B 淋巴细胞浸润外分泌腺体，导致腺体分泌障碍的自身免疫疾病，属免疫功能过亢，故可以调肾气，和阴阳之法治之。

（3）干燥综合征发病证候与肾功能相关：本病是一种病程长、迁延难愈，以皮肤黏膜干燥症、龋齿、疲劳、低热、雷诺综合征、肌痛和关节痛等为主要临床表现的慢性自身免疫性病。干燥综合征虽主要影响外分泌腺，但由于该病的系统性，亦会累及肾、肺、血管等器官。其病因及发病机制尚未明确，一般认为与遗传、免疫、病毒感染有关。其发病特点及主要临床证候特点与"肾"的关系如下。

1）干燥综合征的发病多为天癸乏竭之龄：据文献报道显示，本病在国内患病率为 0.29%～0.77%，发病男女之比约为 1∶9，发病年龄多在 40～60 岁，以女性绝经后多发。由此可知，本病患者中女性占绝大部分，且发病多为"七七"之龄后。《内经》："七七，任脉虚，太冲脉衰少，天癸竭，地道不通，故形坏而无子也。"天癸是促进性发育和维持性功能的一种精微物质，它属于肾气范畴，本质是肾气在主导人类生殖方面的功能体现，肾主生殖的功能即是通过天癸实现的。女性至七七之岁，肾气衰，天癸竭，值此之时起病，可见干燥综合征的发病与肾脏功能的减退有着密切关联。

2）遗传因素在干燥综合征的发病中有重要作用：近年来研究表明，干燥综合征有明显的种族差异和家族遗传倾向，可见遗传因素是影响其发生的重要因素，从遗传学角度探究本病的易感性是寻找其病因病机的一个重要方向。人体胚胎的形成"以母为基，以父为楯"，秉于先天父母之精，此精藏于肾中，为人体生化之本，故肾有"先天之本"之称。但父母之精盛衰有别，先天"肾"中气血阴阳也会出现差异。若这种正常的人体差异超过了一定范围，则会导致体质差异，出现"阳虚""阴虚"等区别，会影响疾病的易感性。现代免疫学发现，遗传因素是天然非特异性免疫因素中最明显且作用最强而持久的一个因素，它决定于种族及人体来自遗传的免疫差异性。干燥综合征的这种遗传倾向，说明其发病与肾所藏的先天之精关系密切。

3）干燥综合征诸多症状与肾关系密切：本病患者最常见的症状为不同程度的口干，严重者需要频频饮水，甚至进食时需水送方可下咽。《素问•宣明五气》："五脏化液……肝为泪……肾为唾。"唾为肾之液，乃肾阴所化，在肾阳的蒸腾作用下，循足少阴肾经，"循喉咙，夹舌本"，上注于舌面。故口中乏唾者，当责之于肾。干燥综合征患者常见眼干涩、泪水少、异物感等干燥性结膜炎症状。因泪为肝之液，肝开窍于目，肝之经脉上注于目系，此症当为肝阴不足失润。然水能生木，乙癸同源，肝中之阴亦需肾阴之濡，肾阳之运，故此时除滋补肝阴外，亦需兼顾肾之阴阳。

本病患者出现的龋齿，表现为牙齿变黑，逐渐破碎、脱落，只留残根，严重者称"猖獗性龋齿"。肾主骨，齿与骨同出一源，均赖肾精所养，故有"齿为肾之余"之语。肾精足则齿固，肾精亏则齿龋动摇。

本病患者出现的关节疼痛，屈伸不利，关节炎等症状，与中医学"骨痹"症状类似，《素问•逆调论》："肾者水也，而生于骨，肾不生，则髓不能满，故寒甚至骨也。所以不能冻栗者……病名曰骨痹，是人当挛节也。"说明肾气虚弱是发生骨痹的内在机制，当从肾治之。

雷诺综合征发作时的手足冷，麻木，偶有疼痛的典型症状，与《素问•举痛论》中"寒气客于脉外则脉寒，脉寒则缩蜷，缩蜷则脉绌急，绌急则外引小络，故卒然而痛，得炅则痛立止"的论述基本相符。雷诺综合征本身在很多情况下为外感寒冷引起，遵《内经》"诸寒收引者，皆属于肾"之法，治当以辛温补肾阳，散寒。

阴不足者，阳易虚亢，故见低热；肾气不足，或肾阳虚者，精不养神，则易见神乏，先天无以养后天，则脾胃气血生化不足，周身不得濡养，亦可出现疲倦乏力等症。

鉴于肾脏内藏元阴元阳，为一身生机之根本，牵一发而动全身，此一脏受病，他脏必受波及。如水液代谢紊乱而伤及肾本脏时，会引起肾小管功能损害；若金水不生，伤及于肺者，日久则见肺间质性病变；若肾水不能涵养心火，火炽则血脉受灼，即见紫癜样皮疹；精不充髓，骨髓化生血细胞功能受损，则见血细胞减少。

（4）干燥综合征从肾治乃治本之法：本病发病慢、病程久，其本为下焦阴阳亏损，治疗当从内燥之治法。此法叶天士《临证指南医案•燥》中早有论述，其云"内伤者，乃人之本病，精血下夺而成，或因偏饵燥剂所致，病从下焦阴分先起，其法以纯阴静药，柔养肝肾为宜，大补地黄丸、六味丸之类是也"，颇为精当。干燥综合征患者多素体阴虚，为先天肾水不足，肾水充则五脏养，竭则五脏衰，继而后天无以充养先天，形成恶性循环，终致脏腑阴液亏虚。治当以六味丸、左归丸、增液汤等，或加阿胶、猪脊髓等血肉有情之品填补真阴。

然阴阳互根互用，"善补阴者，必于阳中求阴"。故在补阴药物的基础之上，可酌加淫羊藿、菟丝子、巴戟天、续断、杜仲、桑寄生、补骨脂等温补肾阳，亦可用少量升麻、柴胡、羌活等以助阳升。补阳药物的应用，不仅可以促进肾阴的生成，使"阴得阳升而泉源不竭"，同时，还可以激发肾中阳气，使肾的气化作用增强，从而促进脾之散精、肝之疏泄、肺之通调水道，全身津液得以正常敷布，则燥证自解。陈士铎之引火汤为此法代表方，方中重用熟地黄为君，大滋肾水，补益真阴。巴戟天辛温补肾阳，可阳中求阴，兼制熟地黄之滋腻。麦冬、五味子滋阴润燥，更增茯苓为先导，使"水火同趋，而共安于肾宫"。此方切合干燥综合征病机，故可灵活加减应用于临床。

此外，还要注意《素问》"肾苦燥，急食辛以润之"之语。"燥者濡之"为燥证总治则，然燥有津亏之燥，亦有津本不亏，阳虚不化津之燥。前者之燥，甘润可缓，后者之燥，则非辛温散水不解，可以麻黄附子细辛汤法。或有医家忌麻附细辛辛散温燥，劫耗阴液，殊不知只要辨证准确，患者确有外寒或阳虚导致气不化津、津液不布之证时，均可放胆一试，常获佳效。周学海《读医随笔》指出，"故阴凝而见燥化者，当加大热品于清润之中，则力能蒸腾其气以开结而回阳，若但取小温小润，谬谓和平，而不知真阴转暗为所伤矣"，诚之谓也。干燥综合征病程中常会出现腺体肿胀之结节，为寒凝水结，辛温药物的应用亦可散寒消结，切合病机。

治肾虽为干燥综合征治本之法，但证有标本缓急，故亦当区别而治。肾之阴阳为五脏六腑之本，肾脏为病日久，亦可波及他脏，变生他证，如证可兼肺、脾胃阴伤者，兼气亏者，兼化火者，兼血瘀者，兼痹证者，当圆机活法，随证治之。

3. 干燥综合征肾阴阳两虚论　肾为阴阳水火之脏，主一身阳气生长、生发，五脏六腑的功能得以正常运转都有赖于命门真阳的温养。明代张景岳认为，真阳是人体一切功能活动的动力，"为元阳、元阴所自出"，其真阳即为肾阳。在慢性病治疗中，人体的阳气至为重要，关乎一身之健康。《素问·生气通天论》："阳气者，精则养神，柔则养筋，开阖不得，寒气从之，乃生大偻。"肾阳不足，则阳衰不能蒸化津液，所以津液不得化生，而肌肤、孔窍失于濡养，人就会出现口干、鼻干、目干等一系列干燥症状。同时肾阳亏虚，气不能行津，也会造成口眼鼻干燥，津液不行日久会生湿，造成内湿而外燥。清末名医陆渊雷认为"津伤而阳不亡者，其津自能再生。阳亡而津不伤者，其津亦无后继。是以良工治病，不患津之伤而患阳之亡"。干燥综合征患者若独投滋阴生津之品，阴无阳则无以生化宣行。尤其是干燥综合征如果先天气血不足，三焦气化无力，后天脾胃阳虚，水津不能四布，脏腑器官失却濡润成燥痹。所以，对于干燥综合征之治，著名中医学家朱良春认为当肾阴阳并补，以图其本。

《素问·生气通天论》："凡阴阳之要，阳密乃固，两者不和，若春无秋，若秋无夏，因而和之，是谓圣度。故阳强不能密，阴气乃绝；阴平阳秘，精神乃治，阴阳离决，精神乃绝。"人之所以生，在于阴阳，基于水火之相济，阴阳之合和。倘若真阳没有真阴，就失去了物质基础，真阴没有真阳，就消亡了一切动力。所谓孤阴不生、独阳不长，阴阳互根是生命发展变化的客观规律。脏腑百骸的生化之源，正是由于肾脏中的真阴（水）、真阳（火）互约相助运动而产生的。两者相互制约、相互依存，既对立又统一地保持着相对的平衡状态，健康才能维护；倘若某一方面出现了偏盛、偏衰的现象，疾病就会发生；甚至某一方面遭到完全破坏，生命也就随之终结——亡阴、亡阳。因此要重视"肾中真阳""肾中真阴"，两者是辩证的统一。

临床上不少劳倦内伤之症，从辨证上来说有阴虚的一面，如专事滋阴补肾，则恢复甚慢；倘以辅补肾阳为主，佐以滋肾，则阳生阴长，奏效殊速，反之亦然。津液来源于先天、后天。肾为先天之本，是机体生命活动和脏腑阴阳的根本。《景岳全书·传忠录》："命门为元气之根，为水火之宅，五脏之阴气非此不能滋，五脏之阳气非此不能发"，故津液化生输布离不开肾阳的温煦和肾阴的濡润。脾胃为后天之本。《素问·经脉别论》："饮入于胃，游溢精气，上输于脾，脾气散精，上归于肺，通调水道，下输膀胱。水精四布，五经并行。合于四时五脏阴阳，揆度以为常也。"人体津液代谢涉及肺脾肾等多脏腑，肺脾功能正常保证人体气血津液生化、输布。注重先、后天互补。

《存存斋医话稿》："窃谓津者，虽属阴类，而犹未离乎阳气者也，何以言之一？《内经》云：'三焦出气，以温肌肉，充皮肤，为其津，其流而不行者为液'，岂非液则流而不行，津则犹随气流行者乎，《内经》又云：'上焦开发，宣五谷味，熏肤充身泽毛，若雾露之溉，是谓气。'雾露所溉，万物皆润，岂非气中有津者乎。验之口中气呵水，愈足征气津不相离矣。"人体体液代谢为阳能化阴，气能化津，气津并行，相得益彰的机制。因而干燥综合征的治疗，调补肾之阴阳，两者不可偏颇，大热大辛之药不能长期应用，须适可而止，以免化燥伤阴，这是必须注意的原则，对于阴阳偏虚之体，此时若仍用大剂温燥之品激发其体内残存之阳以温脏腑、肌表，因其没有物质基础，只能徒伤其阳，继而伤阴，终至阴阳俱败。因此，宜于温阳之剂中酌加补肾阴之品，俾阴阳并补，而使水火互济。如桂枝、补骨脂、淫羊藿、熟地黄、鹿角霜、生姜等皆是治疗阴阳并虚的常用之品。此乃张景岳"善补阳者，必于阴中求阳，则阳得阴助，生化无穷；善补阴者，当于阳中求阴，则阴得阳升，源泉不竭""善治精者，能使精中生气，善治气者，能使气中生精"之意。

4. 干燥综合征之肾燥论　干燥综合征是一种主要累及全身外分泌腺体为主的慢性炎症性自身免疫病，以口干和眼干为最主要的临床表现。本病发病年龄多在 40～50 岁，围绝经期居多。这一流行病学特点提示我们，要重视围绝经期女性干燥综合征的防治。对于干燥综合征的中医辨证论治，众说纷纭，当代医家各持观点，各有义理，然而对于围绝经期女性这一患病人群，并无针对性的论述。因此，因人制宜，针对这一类干燥综合征的高发病率人群，分析其特有生理特征，上海学者郑玥琪等为此专门撰文，阐述其病机之要在于"肾燥"，并认为补肾润燥为其治疗大法。

（1）从"肾燥"论治围绝经期女性干燥综合征的理论基础：

1）"肾燥"起源及内涵：《素问·阴阳应象大论》指出，"燥胜则干"，故燥者，阴液不足。何为肾燥？追根溯源有5层意思。①六淫中之燥邪伤肾。指出，《素问·宣明五气》指出"五脏所恶"，心恶热，肺恶寒，肝恶风，脾恶湿，肾恶燥，是谓五恶。意指其气太过则反伤其脏，唯肺、肾所恶相反。对此，《黄帝内经太素》释曰：肺恶寒，肾恶燥者，燥在于秋，寒之始也；寒在于冬，燥之终也。肺在于秋，以肺恶寒之甚，故言其终；肾在于冬，以肾恶燥不甚，故言其始也。清代高士宗亦注曰：燥气伤肾，故肾恶燥。肾恶燥，乃燥气为病之义。②肾精不足，而有肾燥。对于"肾恶燥"，《类经》释曰：肾属水而藏精，燥胜则伤精，故恶燥。《冯氏锦囊秘录》释曰：燥则精竭涸。明代马莳解释"肾恶燥"曰：肾主水，其性润，而肾燥则精涸，故恶燥。此所言侧重于阴精不足为燥，认为肾燥是精亏耗，津液不足之病。此两者乃"肾燥"之本义。③肾燥而致肝失所养。《存存斋医话稿》："盖肾属水，水亏则燥，水燥则无以养肝，木无水养，则燥而生火……必用润药润其肾，则燥而不合者可以复合，而且肝得所养……立方之法，润肾为君，而兼用清肺补肝之品。"此所言肾燥者，可有肝阴不足之象，当滋养肝肾，所言合于"肝肾同源"之义理。④肾燥可致二阴开合失司。《慎斋遗书》中记载妇女泄泻，谓其"肾燥不合"，张东扶释曰："肾既失其封蛰之职，不合而开……凡物润则坚密无缝，燥则绽裂有痕，肾开窍于二阴，肾耗而燥，其窍开而不合矣。"因此，肾燥失于封藏，其窍开合失司。⑤肾燥气化不利，水液输布失常。在《素问·藏气法时论》中，对于肾恶燥，提出"肾苦燥，急食辛以润之……肾色黑，宜食辛"的治法。《类经》释曰：盖辛从金化，水之母也。能开其腠理致津液者，以辛能通气也。水中有真气，惟辛能达之，气至水亦至，故可以润肾之燥。高士宗释曰：以辛能开腠理，致在内之津液而通气于外，在下之津液而通气于上，故能润也。从其治法可知，肾燥亦可表现为气化失职，腠理不开，津液不布，此为肾燥义理之延伸。

2）"肾燥"是围绝经期女性干燥综合征发病基础：围绝经期女性处在一个特殊的生理时期。《素问·上古天真论》："七七，任脉虚，太冲脉衰少，天癸竭，地道不通，故形坏而无子也。"《沈氏女科辑要笺正》中引语"谓天癸者，指肾水本体而言，肾为水脏，天一生水，故谓肾水为天癸"。可知天癸竭、肾水亏是围绝经期女性的重要生理特点。对于干燥综合征患者来说，较之中青年发病者，围绝经期女性患者口干、眼干症状更显著，更易出现肝脏受累、间质性肺炎、白细胞减少，而抗 SSA、抗 SSB 抗体阳性率则低于中青年发病者，与这一生理特点也有密切关系。《素问·宣明五气》："五脏化液……肝为泪……肾为唾。"可见肾主唾，无唾之症当究于肾。肾精不足，唾无所生则口干。肝肾同源，肝开窍于目，在液为泪，肝阴不足则眼干无泪。肾阴虚化燥，肝失所养，肝失疏泄，肾窍开合失度，可致大便习惯异常，亦可致尿频尿多下消之证。金水相生，水枯则金燥，可见咳嗽剧烈而痰少之证。因此认为，"肾燥"为围绝经期女性干燥综合征之特点。

（2）从"润肾燥"治疗围绝经期女性干燥综合征：《素问·至真要大论》"燥者润之"。润燥为治疗干燥综合征之大法。肾为水脏，润肾燥不仅是指滋养肾阴，意在通过各种治法使肾水充沛，散溢滋养全身。

1）补肾阴，填肾精为"润肾燥"之基础大法。肾燥之基础在于肾中阴精亏虚，故当以滋肾填精、毓阴润燥为其要法。滋肾中药包括滋养肾阴之品，如熟地黄、枸杞子、女贞子等；血肉有情填肾精之品，如龟甲、紫河车等；富含脂质润燥之品，如核桃、芝麻等。常用方药以六味地黄丸、左归饮等为代表。

此外，肝藏血，肾藏精，乙癸同源，因此养肝阴亦可滋肾精。

2）泻相火而坚真阴，为"润肾燥"之重要补充。肾阴虚而虚火上炎、相火妄动，故在滋肾基础之上，当泻火宁肾。可以龟甲、生地黄滋水泻火，以知母、黄柏、牡丹皮清泻其相火。常用方药以大补阴丸、滋肾丸为代表。

3）辛润通络，另辟蹊径，圆机活法。辛润指以"辛味药"润燥，是指用辛散之品治疗水道不通、腠理闭塞所致津液输布失常的疾病。叶天士就提出了"络以辛为散"的观点，认为以辛润通络。《医学启源》："肾苦燥，急食辛以润之，黄柏，知母。注云：开腠理，致津液，通气血也。"在干燥综合征的治疗中，一方面，使用辛药活血行气，助津液输布也是重要佐使之法；另一方面，在大量使用滋肾养阴中药之时，有滋腻碍胃之忧，辛散之品可以助运化，化解之，如砂仁、法半夏之类。

4）燥毒入络，润燥解毒。干燥综合征之燥病情缠绵，难以根除，有医家提出"燥毒"的概念，将干燥综合征区别于"六淫"之"燥"，燥甚化热，燔灼营阴，蕴结为燥毒，当佐以清热解毒之品，善用土茯苓、白花蛇舌草、金银花等。

（3）创设润燥解毒汤治疗干燥综合征：杨光辉在此理论基础之上，创设润燥解毒汤，以补肾精养肾阴为基础，兼用滋毓肝阴、补益肺胃、行气活血通络、泻火解毒之法，临床疗效明确，患者外分泌腺受损症状有明显改善。方取龟甲、生地黄、山茱萸、白芍、石斛、麦冬、玉竹、五味子、凌霄花、蛇莓、紫菀、甘草。其中，以龟甲、生地黄为君，既可养阴填精，又可泻火宁肾；以山茱萸、白芍为臣，养肝阴；石斛、麦冬、玉竹、五味子补肺生津，使金水相生，紫菀化痰通络，凌霄花、牡丹皮辛润活血化瘀，蛇莓润燥解毒，共为佐使。润肾燥治疗干燥综合征的核心在于补肾阴，填肾精。临床研究显示补肾法治疗干燥综合征能够有效改善患者外分泌腺症状。同时，进一步的研究发现，中药治疗能够改善干燥综合征患者紊乱的性激素水平。虽然目前干燥综合征发病机制尚不明确，但近年来的研究显示，性激素比例失调是干燥综合征的重要病因之一，并能够影响免疫反应。补肾的中药复方可以调节性腺轴，因此推测，补肾阴中药能够改善干燥综合征患者症状的机制与调整失衡的性激素水平，进而减少淋巴细胞聚集和炎症因子释放有关，这也为研究中医学"肾液在唾"理论提供了一个研究思路。

综上所述，围绝经期女性是干燥综合征重要的发病群体，肾燥阴亏是这一特殊生理时期的主要病因病机，以补肾阴填肾精为主的润肾燥之法是治疗本病之大法，能够有效改善围绝经期女性干燥综合征的临床症状。既往已经有大量文献提示补肾填精中药能够调节围绝经期女性性激素水平失衡，在此基础之上，可以进一步研究补肾阴润肾燥中药在干燥综合征治疗中的机制。

5. 肾与干燥综合征的现代研究　　刘娜等从现代研究的视角，对肾与干燥综合征的关联进行了初步归纳和探索。

（1）肾藏精与干燥综合征关系的现代研究：肾藏精，肾精不足往往是干燥综合征发生的重要病理基础。现代医家从临床与实验研究方面进行了积极探索。现代研究认为，肾藏精，主生长、发育和生殖的生理功能与泌尿生殖系统和神经内分泌系统密切相关，而干燥综合征的病理变化过程涉及多个系统和器官，其中泌尿生殖和神经内分泌系统也包括在内。脑-肾-冲任-胞宫轴是肾对生殖功能的调节轴，调节肾的阴阳能调节雌激素水平。研究发现雌激素对免疫系统具有双重作用，对干燥综合征的发病亦具有促进或抑制的双向调节作用，在人体内雌激素的两种不同作用是否由不同的信号途径来介导尚需更加深入的研究。

（2）肾主水与干燥综合征关系的现代研究：肾主水，是指肾脏具有调节人体津液代谢的功能。现代研究认为肾主水液的生理功能与调节电解质及酸碱平衡，参与神经、内分泌和泌尿三大系统的功能调节是相似的，是下丘脑、垂体、肾上腺等释放的激素，在以上三大系统的协同作用下共同完成的。干燥综合征发病的机制和确切病因尚不明确，一般认为是在遗传、病毒感染或激素等多种因素作用下，患者的唾液腺及水液代谢的相关组织发生炎症改变及损伤。干燥综合征的患者多出现口干、眼干、舌干等津液代谢失常的症状，与肾主水的功能密切相关。

（3）肾在液为唾与干燥综合征的现代研究：肾在液为唾，肾功能盛衰对唾液的分泌与排泄至关重要。动物实验研究发现，肾虚证候和肾虚体质大鼠唾液代谢物的成分和唾液腺组织结构均发生了一定的变化。近年来，唾液蛋白组学研究在干燥综合征的研究中也逐渐受到重视，如意大利学者通过蛋白组学检测发现，200 个唾液蛋白斑点中，健康人与干燥综合征患者有 14 个蛋白斑点存在显著差异。进一步说明了中医学"肾在液为唾"理论的科学性。干燥综合征患者的涎腺功能检测也是临床诊断的标准之一。现代医学研究也提倡今后可以将科研成果应用于临床，将唾液检测作为临床的检测之一，不仅节省成本，而且可实现无痛检测。

（4）补肾法与干燥综合征的现代研究：目前本病的发病机制尚不明确，西医认为与遗传因素、免疫紊乱、病毒感染（主要为 EB 病毒）、内分泌紊乱等因素相关。现代研究发现，从肾论治干燥综合征，其内在的作用机制主要与补肾中药可以调节机体激素水平和促进唾液分泌有关。

1）补肾益精，调节激素水平：性激素比例失调是干燥综合征发生的重要原因之一，而且会影响机体的免疫反应。脑-肾-冲任-胞宫是肾对生殖功能的调节轴，通过调节肾阴肾阳从而调整机体雌激素水平。有学者将 40 例干燥综合征患者随机分为治疗组和对照组，分别采用中药补肾润燥方和羟氯喹治疗 12 周，结果发现治疗组疗效明显高于对照组（$P<0.05$），且补肾润燥方提高干燥综合征患者唾液性激素水平的同时，也能减少微球蛋白和钙卫蛋白的生成。还有学者研究发现，雌激素对干燥综合征的发病有双向调节作用。补肾中药能够调整干燥综合征患者的性激素水平，从而减少炎症因子的释放和淋巴细胞的聚集。

2）补肾滋阴，促进唾液分泌：肾在液为唾，唾液的分泌与排泄及肾功能的盛衰密切相关。临床观察发现补肾润燥方在改善干燥综合征肝肾阴虚证中老年女性患者主观症状、唾液流率、泪液分泌功能方面具有较好疗效。实验研究发现，肾虚体质和肾虚证候组大鼠唾液代谢物的成分和显微镜下的腮腺组织均发生了一定的变化。

从肾治之验

1. 从肝肾阴虚、燥邪痹阻论治　患者，女，50 岁。诉 5 年前无明显诱因出现口干、眼干，无关节疼痛，无皮疹，就诊于某医院查 RF、抗 SSA 抗体、抗 SSB 抗体均（＋），ESR 46 mm/h，诊断为干燥综合征，予羟氯喹 0.1 g，每日 2 次，口服半年后停药。近半年病情反复又继续服用羟氯喹 0.1 g，每日 2 次，此外，患者连续服用帕夫林，0.6 g，每日 3 次，5 年。发病以来患者逐渐出现龋齿，多处牙齿片状脱落，口干症状逐渐加重。4 个月前于某医院查 ANA 1∶1 280，SSA（＋），ESR 23 mm/h。现症口干眼干，多发龋齿，脱发，无皮疹及光过敏，无口腔溃疡，无发热，无关节肿痛，皮肤干燥不明显，无畏寒怕冷，饮食可，睡眠欠佳，二便调。舌淡红，舌苔白，脉弦细。西医诊断为干燥综合征。中医诊断为燥痹。辨证为肝肾阴虚，燥邪痹阻。治以滋养肝肾，清热润燥。

处方：生地黄 15 g，山茱萸 15 g，桑寄生 25 g，续断 25 g，山药 12 g，麦冬 10 g，天冬 10 g，玄参 10 g，百合 20 g，白芍 10 g，知母 12 g，玉竹 12 g，茯苓 12 g，牡丹皮 10 g，泽泻 20 g，砂仁 10 g，连翘 15 g，芦根 25 g，天花粉 15 g，赤芍 10 g，桂枝 5 g。每日 1 剂，水煎分 2 次服。

二诊：服药 28 剂后，患者口干眼干好转，无关节肿痛，其余无明显不适，纳眠可，二便调。舌淡红略暗，舌苔白，脉弦细。上方山茱萸、连翘用量各加至 20 g，芦根、桑寄生、续断用量各加至 30 g，百合用量加至 25 g，泽泻用量减至 15 g。继服。

三诊：又服药 21 剂后，患者仍感口干，眼干不明显，无其余特殊不适，纳眠可，二便调。舌淡红略暗，舌苔白，脉沉略弦细。上方山药、茯苓、知母用量各加至 15 g，麦冬用量加至 12 g，百合用量加至 30 g，去泽泻、玄参，加补骨脂 20 g。

四诊：服药 28 剂后，患者诉口干稍减，其他无明显不适，无眼干及关节痛，无畏寒乏力，纳眠可，二便调。舌淡红略暗，舌苔白，脉沉略弦细。上方山茱萸用量加至 25 g，麦冬、玉竹用量各加至 15 g，天冬、赤芍用量各加至 12 g，桂枝用量加至 8 g，知母用量加至 18 g，白芍用量减至 5 g。

五诊：服药 28 剂后，患者诉长时间说话后有口干，余无其他不适，无怕冷，无眼干，纳眠可，二便调。舌淡红略暗，舌苔白，脉沉细。上方山茱萸用量加至 30 g，赤芍用量加至 15 g，知母用量加至

20 g，天冬用量减至 10 g，桂枝用量减至 5 g，去白芍。续服。

后来患者 1～2 个月规律复诊 1 次，口干眼干症状偶反复，但不明显，无明显关节疼痛，无胸闷咳嗽，饮食、睡眠可，二便调，仍坚持服药，调整中药方以滋养肺肾。

按语：本例患者以唾、涎、泪三液减少为主，故知乃肾、脾、肝三脏虚损为甚。而肾阴乃一身之元阴，欲补五脏之阴，首当补肾。此外五液乃水谷精微所化生，故与后天脾胃关系亦十分密切。因此治疗也需注重调补后天脾胃。方中以六味地黄汤滋阴补肾，玄参滋肾水，且清热凉血。芦根、天花粉、玉竹同入肺、胃，养阴生津；百合益心肺之阴；桑寄生、续断补益肝肾之阳，以阳中求阴之意；桂枝、赤白芍、知母调和营卫；佐连翘清热、砂仁顾护脾胃。全方补肾益阴为主，而兼顾五脏之阴，注重养护中焦脾胃，使气血生化有源。二诊后患者眼干症状缓解，仍有口干，如增加山药、茯苓用量，以加大补益脾肾之力，增加百合、麦冬用量，以清心火养心阴，济肾水等，至五诊，随症加减，患者症状逐渐减轻。

2. 从肾阴阳两虚论治　陈某，女性，49 岁。患干燥综合征 5 年，抗 SSA、抗 SSB 抗体均阳性，曾服用羟氯喹 200 mg，每日 1 次，白芍总苷胶囊 600 mg，每日 3 次，症状未见好转。现口眼鼻干，干食需水，夜间口干需饮水，伤心少泪，皮肤干痒，腰酸痛，下肢酸软，尿频，夜尿 3～4 次，乏力，自汗，失眠，手足凉，纳呆，困倦神疲，牙齿枯损脱落，舌质淡，苔白干，脉沉细。抗核抗体（＋），抗着丝点抗体（＋）。西医诊断为干燥综合征。中医诊断为燥痹。辨证属肾阴阳两虚，治以阴阳并补，益气养阴。方用以朱氏"培补肾阳汤"加减。

处方：熟地黄 15 g，仙茅 10 g，淫羊藿 10 g，沙苑子 10 g，枸杞子 10 g，生地黄 15 g，女贞子 10 g，百合 12 g，生白芍 10 g，山药 15 g，紫河车 5 g，威灵仙 15 g，合欢花 20 g，生黄芪 15 g，大枣 10 g，炙甘草 5 g。每日 1 剂，水煎分 2 次服。

2 周后复诊，服药 14 剂后，诸症大减，腰痛腿软、手脚凉缓解，夜尿仅有 1 次，效不更方。患者虽表现为口眼鼻诸窍及皮肤干燥，但同时结合患者舌脉及伴有四肢逆冷，下焦虚寒，脾肾阳虚不足等症状，急则治标、缓则治本，以阴阳并补之方药加减治疗，徐图其本，阳气足则津液自生。

按语：人是一个矛盾统一的有机总和，各个器官，各个组织之间相互制约、相互联系而构成一个整体，特别是"阴阳互根"，阳损可以及阴，阴损亦可及阳的相互关系，所以在治疗上必须照顾阴阳，水火并济，始可收到事半功倍之效。此为张景岳"阴中求阳""阳中求阴"之意。此例患者治选"培补肾阳汤"系朱良春所创经验方，药物由仙茅、淫羊藿、紫河车、山药、枸杞子、炙甘草组成。本方以仙茅、淫羊藿为君药，入肝肾而补命门，臣以山药、枸杞子、紫河车育阴涵阳，温而不燥，用甘草补益调和诸药。肾阴不足严重者，加熟地黄、生地黄、女贞子、百合；肝肾阴虚者，加熟地黄、生地黄、生白芍、沙苑子；脾肾阳虚而大便溏泻或久利不止者，加补骨脂、益智、鹿角霜、炒白术；肝脾肾俱虚而慢性腹泻者，加炒白术、乌梅炭；肾阴阳俱虚而带下绵注或行经量多者，加海螵蛸、茜草炭、制龟甲；腰痛剧者，加露蜂房、土鳖虫、乌梢蛇；浮肿者，加制附子、炒白术、茯苓；哮喘者，加胡桃肉、补骨脂、蔓荆子、五味子；遗精或小便频数者，加山茱萸、菟丝子；阳痿早泄者，加巴戟天、露蜂房、肉苁蓉；心脾两虚、心悸怔忡、失眠者，加党参、炒白术、龙眼肉、当归身、炒酸枣仁；虚阳上扰、高血压者，加生牡蛎、紫贝齿、玄参；围绝经期综合征者，加知母、黄柏、当归、巴戟天。

在本例治疗方中，仙茅、淫羊藿味辛性温，入肝、肾、命门，两者合用可振奋肾阳而无附子、肉桂等温热药引起燥亢的弊端。仙茅虽温，而无发扬之气，长于闭精，短于动火。山药甘平，入肺、脾、肾三经，《本草纲目》称其"益肾气、健脾胃、止泻痢、化痰涎、润皮毛"，山药补肺、健脾、固肾、益精之功很全面，为理虚要药，慢性杂病多用之。王履廉曰："山药虽入手太阴，然肺为肾之上源，源既能滋，流岂无益。"枸杞子甘平，入肝、肾二经，兼入肺经。《本草经疏》："枸杞子润而滋补，兼能退热，而专于补肾、润肺、生津、益气，为肝肾真阴不足、劳乏内热补益之要药。"肺、脾、肾阴虚者均适用之。将山药、枸杞子合用，有育阴涵阳之妙，故无须虑二仙温壮助阳之峻。紫河车甘咸温，入心、脾、肾三经，《本草经疏》称其"乃补阴阳两虚之药，有反本还元之功"。性虽温而不燥，对虚损羸瘦，劳热骨蒸，咯血，盗汗，遗精，阳痿，妇女血气不足等症，均有显效。生地黄甘苦凉。《本草汇言》："生地，为补肾要药，益阴上品，故凉血补血有功，血得补，则筋受荣，肾得之而骨强力壮。"熟地黄，《本草从新》谓其"滋肾水，封填骨髓，利血脉，补益真阴聪耳明目，黑发乌须""一切肝肾阴亏，虚损百病，为壮水之主药"。生地黄、熟地黄合用既可滋阴清热，又可调补肝肾。女贞子甘苦平，归肝、肾经。《本草经疏》："女贞子，气味俱阴，正入肾除热补精之要品，肾得补，则五脏自安，精神自足，百病去而身肥健矣。"沙苑子，《本草从新》谓其"补肾、强阴、益精、明目"。白芍、百合养阴清热生津，以威灵仙祛风除湿，通络止痛，合欢花味甘性平，可解郁安神，滋阴补阳，理气开胃，活络止痛，以生黄芪、大枣益气健脾。

本例干燥综合征患者，虽表现为津伤液燥，阴液亏虚，肾阴不足，但同时伴有肾阳不足等症状，单纯滋阴恐碍脾胃，故在滋阴之药基础上酌加扶阳之品，阴液得阳气滋养则源源不断，是故纵观全方，温肾壮阳，培补命门，助以滋养真阴之品，使阳强阴充，气血津液正常化生输布，诸症自缓。

3. 从脾肾阳虚、血瘀上燥论治　患者，女，56岁。患者2年前出现口干，须频频饮水，眼干涩少泪，有异物感，干咳，乏力，大便不成形，每日2~3次。查抗核抗体（ANA）（+）1：800，抗干燥综合征A抗体（SSA）（+），抗干燥综合征B抗体（SSB）（+），抗环瓜氨酸肽抗体（CCP）（-），类风湿因子（RF）（-），血沉35.6 mm/h，免疫球蛋白G（IgG）2890.2 mg/dL，免疫球蛋白A（IgA）854.4 mg/dL，肝肾功能正常，确诊为原发性干燥综合征。予免疫调节剂口服，滴眼液外用治疗，口眼干涩等表现略有改善，但停药后症状加重，且整体症状改善不理想，仍乏力，频发口腔溃疡，干咳，大便不成形。近日复查ANA（+）1：320，SSA（+），SSB（+），CCP（-），RF（-），血沉19.6 mm/h，IgG 1983.5 mg/dL，IgA 526.1 mg/dL，肌酐150.8 μmol/L，尿酸421.5 μmol/L，尿素氮6.7 mmol/L，肝功能及电解质正常，提示存在肾损害，故求中药综合治疗。

刻：患者眼干，眨眼频繁，口干，但不欲饮，时有口腔溃疡，舌痛，面色晦暗少华，干咳无痰，皮肤干，四肢、腰背凉，冬季尤甚，小便少，大便稀溏，舌质暗无苔少津，舌面多裂沟，脉沉细涩。辨为脾肾阳虚，血瘀上燥之证。治以温肾补脾，活血润上。予瓜蒌瞿麦（丸）汤加活血之药。

处方：制附子（先煎）15 g，天花粉20 g，山药30 g，白术10 g，当归10 g，丹参30 g，瞿麦10 g。每日1剂，水煎分2次服。

二诊：服药7剂后，患者诉口干、眼干等症略有缓解，小便利，大便稀软，仍舌暗无苔有裂纹，脉沉细，继以温肾活血法，予加味潜阳封髓（丹）汤治疗。

处方：制附子（先煎）15 g，龟甲（先煎）30 g，山药30 g，当归10 g，丹参30 g，砂仁12 g，黄柏12 g，白术10 g，炙甘草5 g。

三诊：又服药7剂后，患者自觉口干、眼干等症明显好转，小便利，大便可，畏寒明显减轻，但舌质改善不明显，仍舌暗无苔有裂纹，脉沉细。上方增强益气、养阴之品。

处方：制附子（先煎）10 g，龟甲（先煎）30 g，砂仁10 g，黄柏10 g，当归10 g，丹参30 g，黄芪30 g，麦冬20 g，炙甘草5 g。14剂。其后在此方基础上随症加减，坚持服药近3个月。

患者前来就诊，诉眼干、口干、皮肤干及舌痛等症状明显缓解，舌暗较前好转，舌根部薄白苔，脉沉。相关检验结果：ANA（+）1：80，SSA（+），SSB（+），CCP（-），RF（-），血沉16.5 mm/h，IgG 1769.5 mg/dL，IgA 410 mg/dL，肌酐96.2 μmol/L，尿酸298.9 μmol/L，尿素氮5.2 mmol/L，肝功能及电解质未见明显异常。辨证同前，续以温肾活血、益气润燥之法。

处方：制附子（先煎）10 g，龟甲（先煎）15 g，丹参20 g，黄芪20 g，麦冬10 g，砂仁5 g，黄柏5 g。嘱其2日1剂，随诊3个月，病情稳定。

按语：本病属于燥证，故必有阴津不足表现。津液的运行输布，肾的蒸腾气化在整个津液代谢过程中起主导作用，而这又有赖于肾阳的温煦，一旦肾阳亏虚，无以化气行水，水津不能上承濡润口面，则出现口干、眼干等阴津不足之象，正如李东垣所云："气少津液不行，阳气虚衰，水津不能上承，口无津液之濡润，涎无水源之来源。"此外，诸脏各一，独肾水火两具。先辈以龙与水比喻肾中阴阳甚为形象，"肾之脏，水犹海，火犹龙，水暖则龙潜，水寒则龙起，是肾火炎炽为患，皆由肾水虚寒"。肾阳虚无以温煦，肾水虚寒，阴阳互根，水火共济，水盛于下，则孤龙上越，虚火上耗津液，阴津不足，故出现口眼干燥、口腔溃疡等上焦热盛之证。肾中元阳不足，温运不利，阴寒内生，寒主收引，血行迟滞，久之形成血瘀。

"久病入络，久病多瘀。"《素问·痹证》："病久入深，荣卫之行涩，经络时疏，故不通。"叶天士《临证指南医案》："大凡经主气，络主血，久病血瘀。"血脉瘀阻，气血津液环流障碍，头窍肌肤失养致燥，瘀久化热，进一步耗伤津液，而加重干燥诸症。郑钦安云："切不可一见虚火上冲等症，并不察其所以然之要，开口滋阴降火，而不思本源阴盛阳虚，不扶其阳，而更滋其阴，实不啻雪地加霜？"故治疗肾阳虚兼夹血瘀型干燥综合征当循温肾助阳，引火归原，活血祛瘀，生津润燥之法。

本例患者素体脾肾阳虚，阳虚无以温煦形体，故面色晦暗少华，四肢腰背凉；下焦阳虚，膀胱气化失司，以致小便少，大便溏薄；火不归元，虚火上冲，灼伤津液，出现"窍干"、口腔溃疡等燥热症；久病入络，血脉瘀阻，气血津液输布不畅，肌肤失养，故周身皮肤干燥；舌暗无苔少津，脉沉涩，辨以脾肾阳虚，血瘀肺燥，治疗以温肾健脾、活血润燥之法，故首诊予瓜蒌瞿麦（丸）汤加活血之药治疗。瓜蒌瞿麦丸出自《金匮要略》，其曰"小便不利者，有水气，其人若渴，栝楼瞿麦丸主之"，由制附子、天花粉、瞿麦、茯苓、山药组成，主治下寒上燥的小便不利，"异病同治"，在此治疗以下（肾）寒上燥为突出表现的燥证。二诊时，患者得温能受，口干有减，且小便得利，故以潜阳封髓（丹）汤加味治疗。其中潜阳丹出自《医理真传》，由龟甲、砂仁、制附子、甘草组成，封髓丹起源于《医宗金鉴》，药有黄柏、砂仁、甘草，两方合称为潜阳封髓（丹）汤。此乃"纳气归肾"之法，针对肾水虚寒，相火上越的病机所设计，温命门之水寒，潜上越之浮阳。本例处方中制附子温肾助阳，少火生气，龟甲、黄柏导龙入海，调和水火；砂仁辛温，能纳五脏之气而归肾；当归、丹参活血养血。三诊后，患者阳虚渐复，而津伤尤在，因阳气互依，气血互生，气能行津行血，故加黄芪、麦冬益气滋阴，以善其后。

干燥综合征目前仍属难治性疾患，采用中西医结合治疗已成为广泛共识，而中医辨证施治，体现了其个性化治疗的优势。现中医学临床大多以滋阴润燥法治疗该病，然滋阴药多寒凉，对于阳虚血瘀型患者无疑为雪上加霜，故需辨病与辨证相结合，灵活施治，不可固守一法一方。

4. 从肝肾气阴亏虚、热毒内盛论治　毛某，女，52岁。主诉反复发热10个月余。患者10个月前出现反复发热，8个月前在某医院行相关检查，确诊为干燥综合征，给予泼尼松每日20～30mg口服，发热未能控制。在当地采用中药治疗，仍有间断发热。现症间断发热，体温36.5℃～37.8℃，口干，眼干，情绪低落，身困乏力，纳可，寐安，小便可，两腕关节及膝关节肿痛，大便不成形，每日1～2次。舌质红，苔薄白，脉细。诊断为内伤发热。辨证属肝肾气阴亏虚，热毒内盛。治以滋补肝肾，益气养阴，清热解毒。

处方：生地黄15g，山茱萸15g，山药15g，补骨脂15g，黄精30g，女贞子15g，墨旱莲15g，仙茅10g，淫羊藿10g，黄芪30g，水牛角（先煎）30g，茯苓15g，石斛15g，天花粉15g，地骨皮15g，牡丹皮10g，泽泻10g。每日1剂，水煎分2次服。

二诊：服药7剂后，患者发热次数减少，体温36.4℃～37.2℃，乏困无力减轻，情绪转佳，口干眼干仍有，腕膝关节肿痛稍减轻，大便不成形，每日1次。舌质红，苔薄白，脉细。上方加金银花20g，鸡血藤30g。继服。

三诊：又服药7剂后，患者眼干口干减轻，发热次数及温度均有下降，体温36.3℃～37.0℃，大便成形。舌质红，苔薄白，脉细。

继以上方加减，服药2个月余。患者发热消失，激素减量亦未见体温反复，口干眼干明显减轻，关节肿痛减轻，大便成形。

按语：患者眼干口干为肝肾阴液损伤不能荣养苗窍所致；之前的中药多采用养阴为主，未能固护脾胃，日久滋腻伤碍后天之本，患者已体现出乏困，大便稀溏等脾气虚的症状，加上长期服用激素损伤脾之气阴；燥邪与瘀血互结，停滞于关节肌肉则表现为关节肿痛；燥邪伤阴，从阳化热，成毒发热。故而辨为肝肾阴虚，脾阳气虚，兼有热毒。方选芪精地黄汤加减。方中生地黄滋肾阴填精补髓，使得精血互化，还可清热凉血降虚火，甘寒质润生津止渴，且不似熟地黄之滋腻碍胃；山茱萸性温不燥，既可滋补肝肾之精血，又可助阳，平补阴阳；山药补益脾之气阴不足，止泻涩精，还有补肾气滋肾阴之功；泽泻、茯苓、牡丹皮三泻佐制三补，以泻助补；重用黄芪与茯苓、山药共同健脾益气养血，还可生津止渴，而且气的充足，其升降出入能够促使津液正常地输布全身，另外脾气健旺后，津液的生成来源充盛；黄精补益肾中精血，也可健脾气益脾阴。仙茅兴阳以强健筋骨，补脾肾阳气而止泻；淫羊藿壮阳兼祛风湿，与仙茅合用共同入肝肾益筋骨；补骨脂入脾肾两经增益温补收涩；石斛长于滋养胃阴不足，升达津液至口窍以止渴，滋肾阴治疗筋骨萎软无力，还可清虚火；天花粉归肺、胃经，除烦止渴，清肺胃之热；女贞子、墨旱莲补益肝肾不足，明目退蒸；水牛角入心肝血分，清热凉血，泻火解毒，热退毒解，则燥热无以遁形；待脾气健复，则又加用金银花加大清热解毒力度，乘胜追击；鸡血藤活血养血通络止痛。全方顾护肝肾肺胃阴液，又兴助脾肾阳气激活滋阴药，阳中求阴，还防止滋阴药、解毒药、活血药苦寒戕伐脾胃，固本培元，才能恒奏显效。

5. 从肾气不固、气阴两虚论治　患者，女，29 岁。主诉发作性无力伴口干多饮、尿频量多 1 年半。患者突发无力，近似软瘫，当地化验血钾 2.5 mmol/L，补钾治疗后恢复。继之口干思饮，尿频量多，间断发生乏力。1 年前住当地医院确诊为干燥综合征并发肾小管酸中毒，补钾治疗至今。因对服用激素治疗有顾虑，求治于中医。现口干多饮，乏力腰酸，尿频量多，每日尿量 3000 mL 左右。实验室检查：ESR 74 mm/h，IgG 23.4 g/L，ALT 131 U /L，AST 61 U/L，GGT 56.4 U/L，血钾 3.6 mmol/L。舌质红无苔干燥，脉沉细。辨证为肾气不固，气阴两虚。治以补肾固精，益气养阴，方用五子衍宗（丸）汤合六味地黄（丸）汤加减。

处方：生地黄 15 g，菟丝子 15 g，枸杞子 10 g，覆盆子 10 g，五味子 10 g，牛膝 15 g，生黄芪 30 g，石斛 20 g，白芍 10 g，忍冬藤 30 g，天花粉 30 g，红景天 15 g，苦参 10 g，车前子（包煎）10 g，生甘草 5 g。每日 1 剂，水煎分 2 次服。

服药 2 个月，尿量从每日 3000 mL 减至 1600 mL 左右。口干乏力减轻，复查 ESR 74 mm/h，IgG 23.4 g/L，ALT、AST 正常，GGT 56.4 U/L，血钾 4.4 mmol/L。

上方加凤尾草 15 g，又服 2 个月，诸症告愈，无不适感，化验肝功能、肾功能、血钾均正常。以上方加减服用，复查 ESR 15 mm/h，IgG 12.3 g/L，血钾 3.6 mmol/L，肝、肾功能正常。乃将原方调整配制丸药巩固，诸药共研细末，炼蜜为丸，每丸重约 10 g，每次 1 丸，每日 3 次。随访至今，未再反复。

按语：干燥综合征肾损害以肾小管酸中毒（RTA）最为常见，起病和发展隐匿，多为亚临床型，伴有临床症状者可呈现低血钾软瘫（肌无力）、肾性尿崩、肾性软骨病、泌尿系结石甚或肾功能不全等。病机为肾气不固，封藏失职。《素问·六节脏象论》："肾者主蛰，封藏之本，精之处也。"肾气对肾精具有固秘闭藏作用，先天禀赋不足或燥毒伤肾，则肾气不足，固摄无权，封藏失职，故而钾盐等精微物质从尿中漏出。患者往往伴有腰膝酸软、下肢无力、足跟疼痛、尿频量多等肾虚之症。治疗用五子衍宗（丸）汤合六味地黄（丸）汤加减以补肾益精。

6. 从肺肾阴虚、痰瘀痹阻论治　患者，女，49 岁。反复皮肤紫癜 20 余年，口干 10 年，活动后胸闷气短 2 年。6 年前确诊为干燥综合征。先后应用泼尼松、雷公藤多苷、环磷酰胺（CTX）等治疗，病情稳定。2 年前活动后气短、心慌，双手雷诺现象，口眼干燥加重。肺高分辨率 CT 扫描（HRCT）：双肺间质纤维化伴双下肺间质性肺炎，双肺多发肺大疱，双侧胸膜局限性肥厚、粘连。肺功能检查：限制性通气功能障碍，小气道功能障碍；弥散量降低。西医予泼尼松每日 5 mg、环磷酰胺（CTX）每日 50 mg 口服。近 1 个月症状加重，就诊于中医。刻下口眼干燥，活动后胸闷气短、心慌，乏力，不能登上 3 层楼。大便偏干，关节酸痛。晨起咳白黏痰量多。化验血清 IgG 24.3 g/L，血沉（ESR）45 mm/h。舌红少津，脉沉细。中医辨证为肺肾阴虚，痰瘀痹阻。治以滋补肺肾，益气润燥，化痰消瘀。方用六味地黄汤合二陈汤加减。

处方：生地黄 30 g，山茱萸 15 g，山药 10 g，鸡血藤 30 g，生黄芪 30 g，知母 10 g，桔梗 10 g，红

景天 15 g，茯苓 15 g，冬瓜子 30 g，海浮石 30 g，法半夏 10 g，陈皮 10 g，丹参 30 g，赤芍 15 g，桑枝 30 g，柴胡 10 g，升麻 10 g。每日 1 剂，水煎分 2 次服。

加减服药 2 个月余，气短减轻，乏力较前改善，白黏痰减少。复查 IgG 22.5 g/L，ESR 24 mm/h。上方去生地黄、山茱萸、山药、赤芍、鸡血藤，加瓜蒌 30 g，杏仁 10 g，枳实 10 g，黄芩 10 g。

又加减服药 8 个月，2010 年 12 月 1 日随诊，无明显胸闷气短，痰减，能登 3 层楼。复查 IgG 18.3 g/L，ESR 16 mm/h，病情稳定。

按语：本病早期多为阴虚肺燥，肺络受损或肺胃阴虚，外感燥邪。日久阴虚累及于气，多见气阴两虚的证候，晚期常合并肾气虚，肾阴虚等。若外感燥毒，痰瘀互结，肺络壅闭不通，互为因果，则因虚致实，或因实致虚，缠绵难愈。本例患者辨证为肺肾阴虚，痰瘀痹阻，治以滋补肺肾之阴以润燥，化痰消瘀而收良效。

7. 从肾阳下虚、阴火上浮论治　庞某，女，54 岁。主诉患干燥综合征 7 年。刻下目睛干涩瘙痒，口干明显，饮水多，喜热饮，易口溃，晨起口苦。患者畏寒显著，手足不温，精神易倦，腰背易酸不耐久站，素体虚弱易患外感。纳寐可，大便不成形，小便清长频多。舌质红润，舌苔薄黄，脉虚浮。辨证属肾阳（真阳）下虚，阴火上浮。方以四逆汤合滋肾通关化裁。

处方：制附子（先煎 2 小时）60 g，淫羊藿 20 g，肉桂 15 g，炮姜 20 g，生姜 20 g，砂仁 15 g，黄柏 15 g，知母 20 g，木蝴蝶 20 g，炙甘草 5 g。每日 1 剂，水煎下午及晚上各服 1 次。

二诊：服药 21 剂后，患者口干目涩稍减，口苦显减，大便成形，小便频多亦好转，畏寒尚盛。舌质淡红，边有齿痕，舌苔薄白润，脉虚浮。效不更方，继守原法。

处方：制附子（先煎 2 小时）60 g，淫羊藿 20 g，补骨脂 20 g，胡芦巴 20 g，肉桂 15 g，干姜 30 g，生姜 30 g，砂仁 15 g，黄柏 15 g，知母 20 g，木蝴蝶 20 g，炙甘草 5 g。每日 1 剂，水煎下午及晚上各服 1 次。

三诊：又服药 21 剂后，患者口干目涩未减，口苦已无，腰酸疲乏稍有好转，畏寒尚盛，舌质淡胖，边有齿痕，舌苔薄白，脉虚无力。口干目涩尚盛，当从阳中求阴。

处方：制附子（先煎 2 小时）90 g，干姜 50 g，淫羊藿 20 g，肉桂 15 g，炮姜 20 g，生姜 30 g，枸杞子 20 g，砂仁 15 g，黄柏 15 g，知母 20 g，木蝴蝶 20 g，生晒参 10 g，炙甘草 5 g。每日 1 剂，水煎下午及晚上各服 1 次。

四诊：服药 28 剂后，患者口干目涩均明显减轻，腰酸乏力已不显。诉服中药以来外感及口腔溃疡均未作，畏寒尚盛，纳寐均良，二便调。

上方去黄柏，每日 1 剂，水煎下午及晚上各服 1 次，继服 28 剂。患者此后病情平稳，口干目涩已经不显。

按语：干燥综合征是一种自身免疫性疾病，主要侵犯人体泪腺及唾液腺等外分泌腺体，病理特点为高度淋巴细胞浸润。临床表现为目涩及口腔干燥，常可累及重要内脏器官。其发病原因尚未完全明确，目前多认为与免疫因素、感染因素、生物因素、遗传背景等有关，从而诱发自身免疫反应。西医尚无特效的药物。

该患者患干燥综合征 7 年，口干目涩明显，饮水量多，易口溃，晨起口苦，尚有舌质红润，舌苔薄黄。若初看本例，一派阴虚燥热之临床表现。然而患者年近六旬，肾气本弱且久患本病，肾气亏乏自不明言。尚有畏寒显著，手足不温，精神易倦，腰背易酸不耐久站，素体虚弱易患外感。大便不成形，小便清长频多。结合患者年龄病史及临床表现肾阳亏虚一目了然。治疗不被患者口干目涩，饮水量多所迷惑，临床以四逆汤合滋肾通关合法治疗取得满意的临床效果。通过本案治疗的体会：

第一，治病求本，阴阳虚实须先明。临床疾病多症情复杂，就诊时有很多病患常常西医诊断明确，中医临证时往往易受西医诊断局限，常有重视疾病而轻视病家整体体质的不足，这就脱离了中医学治疗疾病的整体观这一特色，导致效果不佳。近代著名医家陆渊雷说："用药治病，非药力能敌病，助正气以敌病也。"就很好地说明体质的重要性。体质的强弱及寒热与人的肾脏密切相关，如有"肾主藏精"

"肾为先天之本""肾为元阴元阳之根本""肾者作强之官"等耳熟能详的中医名言，表明肾对人体的重要性。临床治疗疾病首先根据患者的年龄、有无疲乏、腰部酸软、小便情况、寒热喜恶、尺脉强弱等来确定患者的肾气盛衰，进一步明确患者的体质强弱，指导临床进一步确定治疗方案。

第二，临床治疗疾病要标本兼顾，整体与局部并重；阴阳并亏，宜从阳助阴，须知阳主阴从。这一病例患者既有上部阴亏燥热，又有下焦阳气亏虚，然而阳气亏虚为本，燥热上炽为标。因此辨证为肾阳（真阳）下虚，阴火上浮。处方中既有制附子、肉桂、炮姜、干姜、淫羊藿、砂仁等温热药，又有黄柏、知母、枸杞子等清热滋阴之品，方中清温相合，但主次分明。温阳药物剂量大药味多，而且温不升散选用砂仁、肉桂、淫羊藿、木蝴蝶使温阳之品下纳归肾；滋阴清热之品，药选清退虚热之品且量味均少，既不伤阳又有利于不在位之虚火内归于肾。此病案中尚有封髓丹即砂仁、黄柏、炙甘草之小方，可导上浮之虚火归位，清末著名伤寒学家郑钦安谓该方"乃纳气归肾之法……能治一切虚火上冲"。结合此病案之方药可以说是用药精简凝练，选药则尽力选一药多用之品，药味虽少但却内含3个经典方剂。

本病阴阳并亏，但用药上有的放矢，未用临床常见之阴阳并补之方剂而是以温阳主导。这一用药方法来源于"阳主阴从"这一理论指导。《素问·阴阳应象大论》："阳生阴长，阳杀阴藏……清阳为天，浊阴为地，地气上为云，天气下为雨。"《素问·生气通天论》："阳气者，若天与日，失其所，则折寿而不彰，故天运当以日光明。"这两段话表明，万物的生长依靠太阳的照射；四季的转化根据太阳照射的多寡变化，从而出现春夏阳气渐旺故万物欣欣向荣植被茂盛，而秋冬季节日照时间渐短，则阳气已经不能承载有形的植被提供足够的能量，故万物开始凋零；自然界的水液循环依赖太阳的热力以蒸腾气化，从而使地上的水升到空中为云下降为雨；善言天者，必验之于人，人体内的太阳（肾阳）的充盛则决定人的生长壮老与体力之强弱。郑钦安更加明确提出了"火盛则水盛，火衰则水衰"的观点，在治疗虚弱性疾病时力主温阳主导，养阴为辅的用药法则。

第三，细节决定成败，至微之处藏真知。中医学讲究天人合一，1年4季1日12个时辰的变化都对人体有影响。可据此应用于临床，为中医处方用药提供依据，甚至决定处方成败。本案中有两个不引人注意之处：一者为服药时间均为下午及晚上；再者就是姜的应用。民间有"早吃生姜赛人参，晚吃生姜似砒霜"的谚语，同样都是生姜因人体阳气需升需降的不同，而产生对人体有利有害两种不同的结果。本病案患者因有阴火上浮这一病机，故治疗用药偏于温潜，再嘱患者服药时间在下午及晚上则加强了阳气内潜的力量；再者炮姜、干姜、生姜虽然同为一种植物，然在临床应用中因炮制及种植不同而有其不同的性质。炮姜温而偏降，有纳火归元之效；干姜温而偏于补益脾阳；生姜温而性质偏于走散，故表证及水湿内盛时适合应用。

纵观治疗全程，干燥综合征临床从"阳气亏虚，阳不化阴"这一角度治疗，并取得满意的临床效果，体现出阴阳变化中阳气的主导作用，也为临床治疗干燥综合征提供了新的思路。本病案在用药以温阳为主，尚掺和少量养阴之品缓解患者局部口干目涩，用药重本而顾标。嘱服药时间在下午及晚上虽然细微，但小中见大，体现出中医学天人合一的整体观。可以说本案是一则完全以中医学理论为指导，整体观点突出的典型病案。

8. 从肝肾阴虚、脾阳气虚、血脉痹阻论治　患者，女，63岁。主诉口干、眼干，伴间断双手、腕、肩及双膝关节痛加重半年。患者10年前出现口干、眼干，时出现双手、腕关节疼痛，无明显肿胀，后常出现双肩关节及双膝关节疼痛，活动无明显受限，间断使用"扶他林"及中成药等对症治疗。3年前自觉症状无明显好转，且牙齿片状脱落，且口干加重，进食干性食物尚需水送，故于某院风湿免疫科就诊，血沉、C反应蛋白、类风湿因子均高于正常，且抗干燥综合征抗原A抗体（抗SSA抗体）、抗干燥综合征抗原B抗体（抗SSB抗体）均阳性，抗核抗体高于正常，并行唇腺黏膜活检等检查后，确诊为干燥综合征，予以强的松、羟氯喹等治疗2个月左右，患者自觉症状无明显改善，自行停药并间断服用中药、中成药等治疗。近半年来，自觉症状加重，遂来门诊诊治。现症眼干、口干，进食干性食物需水送，双手近端、远端指间关节疼痛肿胀，皮温略高，肩关节、膝关节疼痛，屈伸尤著，畏寒恶风，牙齿片状脱落、不齐，色渐暗黑，纳谷欠馨，时心烦、心悸，大便偏干，小便清长，夜寐欠安，舌体胖，边有齿痕、瘀斑，色淡红暗，舌白苔，脉沉略弦细，尺弱。1 周前查血沉 30 mm/h，C 反应蛋白 2.1 mg/L，类风湿因子 126 IU/L，抗核抗体 1∶80，SSA（＋），SSB（＋），血常规、尿常规、肝肾功能均为正常范围。

患者正值天癸竭、肝肾衰之年，津液亏、阴液少，肝主之泪液及肾主之唾液不足，故见眼干、口干；阴虚血涩，气血运行不畅，加之邪侵稽留，痹阻不通，必发关节疼痛、肿胀不适；肾主骨，齿为骨之余，阴亏津少，齿乏荣润必致牙齿剥脱暗黑；肾阴亏少不能上济心阴，必致心烦心悸；肾阴亏虚，久必及阳，肾阳不足，脾阳失温，必见脾失健运，纳谷欠馨及畏寒恶风；且肾司二便，肾之阴阳不足，二便失司必见二便异常。舌脉皆为肝肾阴虚，脾阳气虚，血脉痹阻之证。治以滋补肝肾，清热育阴，益气助阳，活瘀通痹。方用补肾清热育阴汤加减。

处方：生地黄 15 g，山茱萸 25 g，山药 20 g，续断 20 g，桑寄生 25 g，骨碎补 20 g，制鳖甲（先煎）30 g，茯苓 15 g，牡丹皮 10 g，泽泻 15 g，泽兰 20 g，麦冬 12 g，天冬 10 g，天花粉 12 g，百合 20 g，青风藤 20 g，豨莶草 15 g，桂枝 10 g，赤芍 10 g。每日 1 剂，水煎早、晚餐后 30～60 分钟温服。并予白芍总苷胶囊，每次 0.6 g，每日 3 次，用生甘草煎水送服。

复诊：上药服用 2 个月余，患者自觉口干、眼干等症状减轻，尤以口干减轻为著，心烦、心悸基本缓解，仍关节疼痛，皮温正常，仍觉畏寒恶风，纳可，便稀溏每日行 2 或 3 次，小便可，舌脉同前。上方去天冬、百合，续断用量加至 25 g，以增活络、利节、温阳之力。加鸡血藤 25 g，秦艽 20 g。因家庭原因，患者提出煎药困难，故嘱尽量服中药，亦可酌情服用中成药，但嘱仍仿中药方剂按照君、臣、佐、使相伍应用，六味地黄丸（水蜜丸），每次 20 粒，每日 3 次，为君；白芍总苷胶囊，每次 0.6 g，每日 3 次，为臣；尪痹片每次 3 片，每日 3 次，为佐；瘀血痹胶囊每次 3 粒，每日 3 次，为使。上述药物仍用生甘草煎水送服。

此后该患者半年复查 1 次，各项症状均好转，基本治疗同上，酌情予补肾清热育阴汤加减或上述中成药间断服用。期间如困倦乏力显著，则加重山茱萸用量；如关节疼痛虽减轻但畏寒怕冷渐明显，则加用白芷 15～20 g，淫羊藿 10 g，络石藤 10～15 g；如服用中成药后关节痛减、便稀，则酌减白芍总苷胶囊，每次 0.6 g，每日 2 次，或每次 0.3 g，每日 3 次。

复诊：患者各项症状均明显减轻，已无须随身携带水瓶，流泪功能也恢复正常，当地检查血沉 21 mm/h，C 反应蛋白 0.6 mg/L，类风湿因子 38 IU/L，抗核抗体 1∶40，SSA（＋），SSB（＋）。患者提出仅服用中成药，根据病情嘱其按上法服用中成药，如病情加重再服中药。

后电话随访：患者已停服中药，无明显不适症状，偶尔酌情服用几日中成药。

按语：本案为典型的干燥综合征患者，系五脏之阴液不足造成，治之应以"辨五液，调五脏"为论治之本，故补益肝肾为首要；阴液不足，内生燥热，故又宜清热育阴；阴虚血少，加之邪侵稽留，则气血运行涩滞不畅而见肢节疼痛肿胀之痹病，故又宜祛邪利节，活血通痹。处方中生地黄、山茱萸、山药、茯苓、牡丹皮、泽泻，三补三泻益肝肾之阴为君；续断、桑寄生、骨碎补温补肝肾，以助动力为臣；麦冬、天冬、天花粉、百合、制鳖甲滋阴、益液、清热、润燥及青风藤、豨莶草、泽兰清热利节，活络通痹为佐；桂枝、赤芍调和营卫，御邪祛邪为使；共达补益肝肾，清热育阴，祛邪利节，活瘀通痹之效。

通过本案诊疗过程可见，论治本病要育阴清热，不要用苦寒之品燥湿清热。在滋阴、育阴之际，切不可忘记温补、缓补、平补肾中之阳。当病情变化时方药也要随之改变，正是"有是证，用是药"。如复诊时燥热之象减缓，而关节疼痛仍明显，畏寒之象却较前增加，此时应及时去掉性寒之品的天冬、百合，而加性偏温热之鸡血藤，祛寒利节且有活血通络之功，并用味苦辛、性平之秦艽，以防药性偏热，复燃阴虚燥热之弊。要做到随症加减，医者则须熟悉药性，如山茱萸虽属收涩药中，但是补益肝肾之作用仍是重中之重，正如《医学衷中参西录》所云"山萸肉味酸性温，大能收敛元气，振作精神……因得木气最厚，收涩之中兼有条畅之性，故又通利九窍，流通血脉"；《神农本草经》亦云其"主心下邪气，寒热温中逐寒湿痹，去浊"；故于复诊之时困倦乏力明显时加重了方中山茱萸之用量。又如患者复诊时关节痛减，然畏寒怕冷之象更显著时，于方中加入辛温善走窜之白芷，以增辛散温通之效；伍用淫羊藿更增温肾脾之阳，祛寒通痹之功，并佐以味苦、性微寒之络石藤，以防辛温伤阴化燥之弊。此外，运用中成药亦应严遵"君、臣、佐、使"之旨，酌情相伍为用，更收佳效。

第四十九章　系统性红斑狼疮

　　系统性红斑狼疮（SLE）是一种多因素（遗传、性激素、环境、感染、药物、免疫反应各环节）参与的特异性的自身免疫疾病。患者突出表现有多种自身抗体，并通过免疫复合物等途径，造成几乎全身每一系统、每一器官都可能受累。病变主要在皮肤、黏膜、肾脏、心脏及神经系统等内脏器官，伴有发热、乏力、关节痛等全身症状。病程以病情缓解和急性发作交替为特点。本病多发病于 20～40 的中青年，以女性居多，男女的发病比例为 1：（8～10）。

　　在中医学文献中并无"系统性红斑狼疮"的病名记载，依据其临床表现与多种中医病证相关。以红斑性皮肤损害为主的可归属阴阳毒、鬼脸疮、蝴蝶丹、日晒疮范畴；伴见发热的又可归属瘟毒发斑范畴；因肾脏损害而见浮肿者，属水肿范畴；心脏损害出现心慌者，可归于心悸范畴；呼吸系统受累以咳喘为主，或有胸腔积液者，可归于咳嗽、喘证、悬饮范畴；以关节肢体疼痛为主者，归属于痹证范畴；因本病可累及全身引起周身关节肌肉疼痛，故又可归于周痹范畴；若肝脏损害出现巩膜黄染，肝脏肿大不适者，可归于黄疸、胁痛、癥积范畴；血液系统病变以慢性虚弱表现为主者，又可归属虚劳范畴。

从肾论之理

　　SLE 是具有代表性的多脏器多系统损害，并伴多种免疫学异常的自身免疫性疾病。刘喜德认为，SLE 的临床表现纷繁复杂，单纯的外感或内伤致病论，均不利于 SLE 病因病机的整体把握。其认为内外合邪致病论，能较全面地把握 SLE 的病因病机，并提出"肾虚阴亏，瘀毒内蕴"为 SLE 病因病机的关键所在。

　　1. SLE 肾虚病机

　　（1）肾虚阴亏乃发病之本：正虚是 SLE 发病的内因。《灵枢·百病始生》："风雨寒热不得虚，邪不能独伤人，卒然逢疾风暴雨而不病者，盖无虚。故邪不能独伤人。"即所谓"正气存内，邪不可干"。禀赋不足，肾虚阴亏是 SLE 发病的内在因素，起决定性作用。先天之精是构成人体的基本物质，又是人体各种功能活动的物质基础。"肾藏精"，肾藏本脏之精是先天的基础，其禀受于父母，充实于后天，又影响下一代。《素问·阴阳应象大论》："夫精者，身之本也。"SLE 患者先天禀赋不足，精血亏损，脏腑阴阳失调。《素问·生气通天论》："阳强不能密，阴气乃绝；阴平阳秘，精神乃治；阴阳离绝，精气乃绝。"肾阴不足，阴阳失调，脏腑功能紊乱，疾病由此而生。房劳过度，肾精流失，而致肾虚阴亏。《灵枢·邪气脏腑病形》："入房过度则伤肾。"房事不节，使相火偏旺而伤阴。肾水亏乏于下，相火炎于上，阴火消烁，真阴愈亏。又本病好发于青年女性，女子体阴而用阳，阴常不足，阳常有余，正值气血旺盛之时，水易亏，火易旺，加之外邪乘虚而入，"邪入阴则痹"，痹阻先在阳分，久病伤阴，亦可致肾阴亏虚。妇女以血为本，若产后失血，百脉空虚，气血两虚，肾水枯耗，肾火妄动，壮热骤起，导致 SLE 的发生。情志太过，使邪火妄动，损耗其阴，亦可导致肾虚阴亏。恐为肾志，"恐则气下"，阴精耗劫则上焦气闭，闭则气还，下焦胀满，故气不行，所谓"先伤其气者，气伤必及于精"。朱丹溪云："心动则相火亦动，动则精自走，相火翕然而起，虽不交会，亦暗流而疏泄矣。"可见情志及神志活动太过，久之可致肾虚阴亏。再者，久病阴血暗耗，阴损及阳，阴阳失调而发病。正所谓："虚邪之至，害必伤阴"，"无论阴阳，凡病至极，皆所必至，总由真阴之败耳"。

　　（2）瘀毒内蕴为致病之标：《金匮要略心典》"毒，邪气蕴结不解之谓"。毒邪具有从化性，即以体质学说为根据发生变化的性质。毒从阳化，则为阳毒；毒从阴化，则为阴毒。毒又有火热性，即毒邪致病的表现，其证多属火属热，邪变为毒，多从火化。热（火）之毒有内外之分。外受邪毒除直接感受者外，尚有外受内化而生毒的，《诸病源候论·毒疮候》："此由风气相抟，变成热毒。"温病学中有六淫过甚可转化成毒及外邪内侵蕴久成毒的思想。如风寒侵袭，与气血相合，阻滞脉络，入里化热；湿邪为阴邪，如久羁不去，亦可郁而生热；烈日曝晒，湿热交阻，由皮肤侵入，导致血热内盛，面赤红斑；加之燥气伤津，终成火、热之毒，消烁阴液，外可蚀于筋骨肌肤，内可波及营血、脏腑。正如王秉衡《重订广温热论》所云："风寒燥湿，悉能火化。"亦与刘河间之"六气皆从火化"相合。"内生毒邪"指由内透发之热毒，主要因脏腑功能紊乱，阴阳气血失调，造成偏盛或郁结不解而生毒。平素嗜食辛辣腥臭刺激之品，或长期情志内伤，或劳逸失度，日久蕴热而生，加之肾虚阴亏为 SLE 致病之本，内生热毒，内外合邪，燔灼营血，肆虐为患。

　　瘀血贯穿于 SLE 病程的始终。外感六淫之邪，结于血分，郁而化毒。《医林改错·积块论》："血受寒，则凝结成块；血受热，则煎熬成块。"《瘟疫论》："邪热久羁，无由以泄，血为热搏，留于经络，败为紫血。"热毒之邪煎灼津液，津亏不能使血行，或血受煎炼而成血瘀；或由于热毒迫血妄行，离经之血而为瘀。SLE 患者本身的真阴亏虚，房劳过度，产后失血等导致精血亏耗，血液不充，行而缓迟，滞而不行为瘀。《医学入门·腹痛》："瘀血……或忧思逆郁而得。"七情内伤，影响脏腑气机，使之升降失常，气郁、气滞、气结而致血瘀，所谓"盖气者，血之率也，气行则血行，气止则血止"。长期饮食失调，损伤脾胃，纳谷减少，生化乏源，气虚血亏，致血行不畅；或过食肥甘厚味，湿热痰浊内生，气血壅滞，以上均可导致血瘀。瘀血蓄积，日久而蕴毒，邪毒能致瘀，邪毒附着瘀血则胶结成为瘀毒。火（热）毒邪既可从外感受，又可由内而生；火（热）毒邪、情志失调、饮食不节、气血亏虚可致血瘀。终致瘀血，火（热）毒邪蕴于体内，所以瘀毒内蕴为 SLE 致病之标。

　　（3）肾虚瘀毒为病机关键：素体禀赋不足，肾亏阴耗，阴阳失调，气血失和，气滞血瘀，是本病的发病基础。真阴亏虚，久病及房劳过度暗耗阴精，情志过极或过激损伤阴血，阴虚则生内热，加之六淫邪毒结于血分，瘀而化热，两热相抟，久成瘀热毒邪，外伤腠理肌肤，蚀于筋骨。内可攻五脏六腑，滋生积饮，心肺受损；或损伤脾胃，生化乏源；或病久及肾，精微不固；重者邪毒亦可上犯巅脑。不难看出，本病之初，以肾虚阴亏，阴虚内热为主，渐至阴损及阳，阴阳两虚，使五脏六腑俱损，上入巅脑，阴阳离绝，则病情危殆。整个病情演变过程，以肾虚阴亏为本，瘀毒、热（火）毒内蕴为标。

　　本病虚（肾虚阴亏为主）、瘀（血络瘀滞）、毒（热、火毒为主）三者并存，且互为因果。肾虚阴亏，血虚络滞，则邪毒易于蕴结；热毒燔灼真阴，耗伤阴血，则肾虚阴亏更甚；邪毒火热抟结于血分，血脉瘀滞则为瘀血，正所谓"热更不泄，抟血为瘀"。故虚、瘀、毒三者互为影响，终成本虚标实，虚实夹杂之证。

　　概而言之，单纯的外感致病论及内伤致病论不足以反映 SLE 复杂多变之病情，内外合邪致病论，更利于从整体上把握 SLE 的病因病机。SLE 是一种与遗传素质有关的疾病，与中医病因中的先天禀赋不足，肾虚阴亏有共通之处；毒邪致病具有广泛性特点，即致病区域广，常见脏腑、经络、肌肉关节同时病变，与 SLE 的多系统、多脏器损害相合；瘀毒互结，邪伏血分，本虚标实，此消彼长，导致 SLE 病情波动，病程缠绵，治疗困难。虽然 SLE 患者临床表现纷繁错杂，但有其基本病机和病情演变规律，肾虚阴亏和瘀毒内结贯穿于病程的始终，抓住这一特有规律去审视病情，会对临证有积极的指导作用。

　　2. SLE 从补肾化瘀解毒论治　　SLE 症状频多，病机错综复杂，病情多变，常累及诸多脏腑组织器官，往往病势缠绵，反复难愈，治疗颇为棘手。观之临床，治法颇多，观点各异。朱方石等不仅从理论上提出了类似上述"肾虚瘀毒"的观点，而且根据其病理机制，力主法当从肾虚瘀毒论治。其认为：

　　（1）肾虚为本，五脏所伤又穷必归肾：本病之发，或因六淫外感，七情内伤所引，或为饮食失节，劳欲过度所诱。然诸多诱因必本于正气虚惫，肾元不足。《素问·生气通天论》："风雨寒热不得虚，邪不能独伤人。"现代医学认为，病因与遗传因素有关，而从中医角度考虑，其本为先天禀赋不足。肾为先天之本，先天不足，则元阴虚惫。若后天失调，劳伤肾气，房室损精，久病及肾，或药物损正，皆可致肾虚也。又肾为水火之宅，一身阴阳之根本，肾虚不足，百病由生。从该病累及诸多脏器的病理特点来看，亦无不责之于肾矣。现代医学研究发现，SLE 起病后 5 年内几乎所有患者均有不同程度肾小球异常，导致狼疮性肾炎者高达 40%～75%。SLE 除肾损外，还常见心、肺、胸膜、肝及皮肤、肌肉、血管、关节受损的病理表现。故而，肾之阴虚为其病本，元阴衰惫，五脏失和，五脏之伤，又穷必归肾，如此恶性循环，使病情复杂，病入至深。由于本病肾阴亏虚而伤及五脏六腑，酿生百患，故补肾滋阴为其治疗前提。

（2）瘀毒为标，风火寒湿及痰瘀互患：观之临床，本病常见诸多瘀毒标实之象。由于本病病本肾虚，风火寒湿之邪常乘虚入侵，日久又见痰瘀毒，故实为本虚标实之证。所谓毒者，外感六淫，或内生五邪，痰饮、瘀血者是也。如寒热袭表，则见身热恶寒，风寒湿毒入里，阻滞经络，蚀于筋骨，湿蕴生痰，流注关节，则见关节肿胀、肌骨疼痛；风毒偏盛，则游走不定；寒毒入里，则痛甚不休；湿毒留滞，则重着不移；寒凝血滞，毒瘀内阻，则见紫斑舌瘀、肌肤甲错及雷诺征；湿浊内壅，毒邪浸淫，阻遏气机，则见肿胀、喘逆；火毒燔灼，则见高热大渴；热毒迫血妄行，则见皮肤红斑，甚则吐衄；毒陷心营，则见心悸胸闷、神昏谵语。上述瘀毒痹阻的标实之象，或多或少，或隐或现，或为主，或兼夹，呈本虚标实之复杂证候。故标实宜泻，瘀毒宜化，须明辨主次，采用不同泻实化毒之法，为 SLE 不可忽视的治疗大法。

（3）瘀毒肆虐，内陷伤正而贯穿终始：由于本病本虚标实，变化多端，局部皮肤、肌肉、关节受累，甚则心肝脾肺肾五脏六腑俱损，此瘀毒肆虐，内陷伤正之故也。西医治疗，多长期应用激素，但常有导致骨质疏松、双重感染、内分泌失调、高黏滞综合征之弊，撤减激素时又可出现皮质功能低下的症候群；免疫抑制剂常有骨髓抑制、脱发、恶心、呕吐之不良反应；抗生素又有诱发狼疮活动之虞，这一治疗上的矛盾，亦使病情易于反复，缠绵难愈。《医宗金鉴》："阴阳毒无常也。"由于阴阳失衡交错，邪毒内阻，气滞血瘀，内外上下相干，本虚标实的复杂病机，使病情多变，或见上实下虚，上热下寒，或呈内热外寒，内干外肿的虚虚实实之复杂病候，病情反复，沉疴难痊。可见，邪毒壅盛瘀阻而正气虚惫贯穿病之终始，故补虚泻实为其大法。

（4）补肾化毒，虚实同治使邪祛正安：综观临床文献，众多医家对本病治疗，有主张解毒利湿，有倡导祛风温阳，有强调温肾健脾，有崇尚活血化瘀，有认为以攻为主，有考虑以补为先。虽各有见地，然本病病位广泛，病机复杂，虚实夹杂，证型多端。若纯用滋补，则助邪交驰，使之横鹜不可制；若单用祛邪攻下，则损正伤气，尤自撤藩篱，引贼入寇；若见表证而过汗发散，则损津伤气；见身热苦寒过清，则反泄元气；见寒辛热过温，则削伐真阴；见瘀过消破积，则伤耗气血。因此，不少学者主张将补益、解毒贯注于各法之中，提出了滋阴解毒祛瘀、凉血化瘀滋阴、清透血毒及从阳毒辨治等类似补肾化毒之法。化毒者，有祛风驱毒、除湿劫毒、温化寒毒、清火解毒、截痰消毒、清瘀散毒之主次不同。补肾则以滋补元阴为主，须谨察间甚，切守病机，灵活变通，则补中寓泻，泻中有补，旨在化毒不伤正，滋肾不留邪。

从肾治之验

1. 从肾阴亏虚、瘀毒内蕴论治　蔡某，女，35 岁。患者 3 年前反复发热，关节疼痛，于 1993 年在某医院诊断为 SLE 合并心包积液、间质性肺炎。经服用泼尼松、抗生素、非甾体镇痛药、注射胸腺素治疗后，病情未见明显好转遂来诊。诊见发热，面部蝶形红斑，关节疼痛，腰膝酸软，月经不行，舌质暗有瘀点，舌苔薄，脉细小数。查：血沉 46 mm/h，抗 ds-DNA 抗体（＋），抗 Sm 抗体（＋），ANA（＋），白细胞计数 $4.3×10^9$/L，红细胞计数 $3.4×10^{12}$/L，血小板计数 $67×10^9$/L，BUN 8.9 mmol/L，Cr 104 μmol/L，尿蛋白（＋＋＋）。根据美国风湿病学会 1982 年诊断标准，诊断为 SLE。中医辨证属肾阴亏虚，瘀毒内蕴，外伤肌肤、经脉，内侵脏腑。施以滋补肾阴，活血化瘀，凉血解毒之法。方用六味地黄丸加减。

处方：生地黄 15 g，熟地黄 15 g，山药 20 g，牡丹皮 12 g，山茱萸 12 g，泽泻 20 g，白花蛇舌草 30 g，鱼腥草 30 g，益母草 30 g，青蒿 20 g，蝉蜕 15 g，芡实 20 g。每日 1 剂，水煎分 2 次服。

同时，用泼尼松 15 mg/d，晨顿服。

二诊：服药 14 剂后，症状好转，无发热，面部蝶形红斑明显减轻。予上方去蝉蜕、青蒿，加六月雪 20 g，菟丝子 30 g。同时，用泼尼松每日 10 mg，晨顿服。

三诊：又如此调理 4 个月，药后月经已行，无明显不适。上方去益母草、蝉蜕，继服。

四诊：又治疗约半年。复查：血沉 10 mm/h，抗 ds-DNA 抗体（－），抗 Sm 抗体（－），ANA（－），血小板计数 108×10^9/L，尿蛋白（－）。停止服用泼尼松，无明显不适。随访至今，病情趋于缓解。

按语：虽然 SLE 患者临床证候错综复杂，病机易变，但抓住肾阴亏虚，瘀毒内蕴之主要病因病机，随证施治，药随证变，圆机活法，做到"观其脉证，知犯何逆，随证治之"。同时中西合参，结合西医病理变化，吸收中药学现代药理研究结果，临证时每每得心应手，效如桴鼓。

2. 从肝肾阴虚内热论治　李某，男，42 岁。患者面颊部出现红色斑片 5 年。确诊为 SLE，口服泼尼松 40 mg/d，病情有缓解，但时有低热，心烦乏力，手足心热，视物不清，脱发，要求中医治疗。诊查：面色暗红，神疲乏力，颜面部可见边界不清的浸润红斑，双侧近、远端关节均肿胀，指尖瘦削，关节处可见火山口样溃疡，舌红无苔，脉细数。抗核抗体（ANA）1∶640，尿蛋白（＋＋），血沉 66 mm/h，血红蛋白 63 g/L。辨证属肝肾阴虚内热，治以滋补肝肾，清泄虚热。方用知柏地黄（丸）汤加减。

处方：熟地黄 15 g，山药 15 g，山茱萸 10 g，墨旱莲 15 g，鸡血藤 30 g，牡丹皮 15 g，茯苓 15 g，黄柏 15 g，积雪草 15 g，泽泻 12 g，知母 12 g，徐长卿 12 g，甘草 10 g。每日 1 剂，水煎分 2 次服。

同时，服用泼尼松 20 mg 和适量火把花根片。

二诊：服药 1 个月后，症状明显减轻，低热消退，自觉精神转佳，手指关节溃疡控制，呈愈合趋势。予上方去积雪草、徐长卿，加女贞子、菟丝子各 15 g，白术 10 g，继续。并逐渐减激素至 10 mg/d。

三诊：又服用药物 15 日后，病情明显好转，ANA 1∶80，血红蛋白 97 g/L，血沉 11 mm/h，不适症状基本消失。嘱其口服泼尼松 5 mg/d，继续服中药 1 个月，随访半年未见复发。

按语：SLE 是一种严重危害人身健康的自身免疫性疾病，其病因、发病机制尚未完全阐明，临床表现错综复杂，病势缠绵，反复难愈。由于本病损害涉及多个器官、组织，临床表现复杂多端。各医家对其病机认识及辨证分型均不尽相同，有血瘀论，有热毒论，有阴虚论等。禤国维认为，本病发病无论外感、内伤，或饮食劳欲情志所诱，诸多因素必本于机体正气亏虚，肾元不足。肾为先天之本，亦为一身阴阳之根本，肾虚不足，百病由是而生。先天禀赋不足。肾阴虚损，热毒内炽，是导致本病的主要原因。《景岳全书·虚损》："肾水亏，则肝失所滋而血燥生；肾水亏，则水不归源而脾痰起；肾水亏，则心肾不交而神色败；肾水亏，则盗伤肺气而喘嗽频……故曰虚邪之至，害必归肾；五脏之伤，穷必归肾。"肾虚时五脏六腑皆不足，邪毒易侵犯各脏。血属阴，气属阳，阴阳不调，则血流不畅，故易造成气血失运而致经络阻滞；水亏火旺，津液不足，肤失濡养，腠理不密，遇日光照射邪毒化火，迫血妄行则生红斑。或因久病失养，耗伤气阴致使虚火内生。这与现代医学认为本病是遗传因素与环境因素相互影响而发病的认识是一致的。本病虽病情多变，病机复杂，但总属真阴不足，阴虚血虚为本，虚虚实实之中，肾阴亏虚而瘀毒内蕴是贯穿病程之主线，宜补肾滋阴化毒，标本兼治。

本例之治，用六味地黄（丸）汤滋阴补肾，肾阴得充，上济于心，虚火得降；知母、黄柏共助降火；积雪草清热解毒，止痛宁疮助溃疡愈合；徐长卿祛风解毒，活血止痛，助面部皮疹及四肢关节疼痛消退；墨旱莲、女贞子、菟丝子滋肾；白术健脾；鸡血藤活血通络；甘草补脾益气，调和诸药。

3. 从肝肾阴虚、络脉瘀阻论治　王某，女，31 岁。1985 年 4 月 7 日左颊部起钱币大小的紫色斑片，3 天后扩展到鼻部呈对称性蝶形红斑，伴有发热，关节痛，牙龈出血，手足心热，口干喜饮，舌质红，舌苔薄黄，脉细数。血沉：80 mm/h，找到典型的狼疮细胞，ANA 1：100 阳性，ALT 54U，ZnTT 22U，γ球蛋白 292 g/L，IgG 38.758/L，IgA 1.97 g/L，IgM 0.49 g/L。尿蛋白（＋）。诊断为 SLE。按邪热炽盛，热伤阴血辨治，投以清热凉血，养阴通络之剂，并服地塞米松 4.5 mg/d。1 个月后红斑色渐淡，关节痛减轻，但腰膝酸软，右胁下隐痛，头晕脱发，动则气短，纳呆乏力等症逐渐明显，舌质暗红，脉细数。辨证属肝肾阴虚，络脉瘀阻。故改用滋补肝肾，养血活血法施治。

处方：生地黄 24 g，熟地黄 25 g，山茱萸 15 g，牡丹皮 10 g，女贞子 15 g，墨旱莲 15 g，石斛 12 g，鸡血藤 25 g，当归 15 g，太子参 18 g，黄芪 12 g，丹参 18 g，制何首乌 18 g。每日 1 剂，水煎分 2 次服。

二诊：服药 43 剂后，面部红斑消退，只遗留散在色素沉着。复查 ANA 1：40 阳性，未找到狼疮细胞，尿蛋白转阴，血沉、ALT、γ球蛋白、IgG、IgA、IgM 均在正常范围。地塞米松减至 8 mg/d。病情稳定，能理家务。

按语：SLE 常因先天禀赋不足，或七情内伤，而致阴阳气血失调，加之日光暴晒，或感受毒邪，热毒入里燔灼阴血，瘀阻经脉，伤于脏腑，蚀于筋骨而发病。以肝肾阴虚为多见。补肾活血法多用于本病后期，治宜滋补肝肾，养血活血。

4. 从肾虚湿热论治　娄某，女，64 岁。患者 2 年前出现双手掌指关节、双腕关节酸痛，渐致双膝关节痛。在多家医院查类风湿因子阳性，ANA 1：640，抗 ds-DNA 抗体阳性，24 小时尿蛋白定量超过 0.5 g，诊断为 SLE。曾服泼尼松和中药汤剂等药物治疗，疼痛略有缓解。患者入院时双手、双腕、双膝关节痛，活动受限，发热咳嗽，乏力气短，脱发，双下肢凹性水肿，贫血貌，舌质紫暗，舌苔黄，脉沉细。血沉 107 mm/h，类风湿因子 87.4 IU/mL，肌酐清除率 53.19 mL/min，抗 ds-DNA 抗体阳性，C_3 0.67 g/L，24 小时尿蛋白定量 0.52 g，ANA 1：5120。确诊为 SLE，患者拒绝使用糖皮质激素，要求口服中药汤剂。中医辨析属肾虚湿热证。治以补肾清虚热为主，佐以祛风除湿通络。

处方：淫羊藿 10 g，杜仲 15 g，制鳖甲（先煎）25 g，龟甲（先煎）25 g，忍冬藤 30 g，牛膝 10 g，秦艽 15 g，桑枝 20 g，茯苓 25 g，生薏苡仁 30 g，青蒿 15 g，猪苓 10 g，泽泻 12 g，焦白术 12 g，青风藤 12 g，海风藤 12 g，络石藤 15 g，鹿衔草 10 g，防风 10 g，羌活 10 g，制延胡索 15 g。每日 1 剂，水煎分 2 次服。

以此方为基础，随症加减，服用 2 个月后，患者双手、双腕、双膝关节痛明显减轻，可自己行走。

按语：肾虚热盛为该病之主要病机，先天禀赋不足，肝肾亏虚，加之情志所伤，疲劳过度，使外邪侵袭，痹阻脉道，湿热内生，久蕴热毒，渐及关节、筋骨受累，故乃本虚标实，虚实夹杂之证。方中淫羊藿、杜仲补肝肾，祛风湿，强筋骨为君药；青蒿、制鳖甲、龟甲、忍冬藤、秦艽、桑枝清热祛湿，通经络共为臣药；泽泻补肾祛湿；茯苓、猪苓、薏苡仁健脾利水除湿；络石藤、青风藤、海风藤、防风、羌活祛风除湿，通筋活络为佐药；鹿衔草味甘苦、性温，入肝、肾二经，补虚益肾，祛风除湿；牛膝活瘀益肾，引药入肾共为使药。本方妙在泽泻，不仅能泻肝肾二经之火，而且与猪苓相配增强利水之功。诸药合之，共奏补肾、清热、祛湿、通络之功效，使湿热之毒得以祛除，肝肾得以滋补，筋骨渐强而关节痛则减，继以补肾养肝以治其本。

5. 从肾气阴两虚、兼夹瘀血论治　张某，女，28 岁。患者于 1990 年 2 月因蛋白尿、浮肿住某医院，确诊为狼疮性肾炎（弥漫增殖型）。经用激素、细胞免疫抑制剂药物等治疗后，浮肿消退，但蛋白尿持续存在。刻诊：腰膝酸软，倦怠乏力，手足心热，口干不欲饮水，纳食差，大便偏干，小便短黄，舌质暗红，有瘀点瘀斑，脉弦细数。尿检蛋白为（＋＋＋＋），尿蛋白定量为 3.4 g/d，尿隐血试验为（＋＋＋），血沉 80 mm/h。辨证属肾气阴两虚，兼夹瘀血。治以补肾益气养阴，活血化瘀。方用六味地黄汤加味。

处方：山药 30 g，益母草 30 g，雷公藤（先煎 50～90 分钟）30 g，玉米须 30 g，山茱萸 15 g，熟地黄 15 g，茯苓 15 g，鸡血藤 15 g，金樱子 15 g，芡实 15 g，泽泻 12 g，牡丹皮 10 g，青蒿 20 g，女贞子 20 g，丹参 18 g，黄芪 25 g，石韦 40 g。每日 1 剂，水煎分 2 次服。

　　二诊：服药 30 剂后，自觉症状减轻，尿检蛋白为（＋＋），尿蛋白定量为 2 g/24h，尿隐血试验为（＋＋），血沉 30 mm/h。药已中的，守方继服。

　　三诊：以上方为基础，随症加减，又调治半年后，尿检蛋白为（－），尿蛋白定量为 0.1～0.2 g/d，血沉 20 mm/h。此后改服成药六味地黄丸，每次 6 g，每日 2 次，以资巩固疗效。随访 2 年，病情定稳。

　　按语：本病病因，有内外因之分。内因主要是素体虚弱，外因则与感受邪毒有关。其中正虚以肾虚为主，且又以肾阴虚为多见，邪毒以热毒最为关键。本病以女性患者为多见，特别是好发于青春期及妊娠期妇女，而女子以阴为本，多种生理活动，如月经、妊娠、哺乳等，均易伤及阴分，且既病之后又以阴虚证较为多见。本病某些患者每因日光曝晒之后发病或使病情恶化，发病后又常以热毒炽盛最为突出，从而提示本病与热毒密切相关。另外本病患者常常出现面部蝶形红斑或环状红斑及甲周红斑，说明其发病与血热有关。本病过程中所出现的阴虚火旺与热毒炽盛，一为虚火，一为实火。通常本病早期和急性活动期多表现为一派热毒炽盛之象，若病情未能得以及时控制，则常因邪热伤阴而致阴虚火旺。又因邪热既可以伤阴，又可以耗气，故气阴两虚之证是本病最为常见的证型。本病后期则常因久病不愈，阴损及阳，致阳气衰微，或阴阳两虚。

　　本病属于正虚邪实，虚实夹杂之证。正虚以肾阴虚为主，邪实则以热毒、血瘀为主，而正虚邪实则常相辅相成，存在于疾病的发展过程。故陈荣焜在临证治疗过程中，提出三早：即早用滋阴补肾、早用清热解毒、早用活血化瘀。因此治疗应以辨证论治为原则，并注意虚实之偏盛，注意扶正祛邪、标本兼顾。急性期以清热解毒为主，同时兼顾气阴；缓解期重在调理脏腑间的阴阳气血，应以扶正为主，兼顾祛邪。SLE 是一种累及多脏器的自身免疫性疾患，其中以累及肾者最为严重，也是导致本病死亡的最主要原因之一。

　　累及肾者，病情常反复发作，缠绵难愈，往往出现顽固性尿蛋白，难以消除。尿中蛋白的长期流失，乃人体精华的丧失。人体精华藏之于肾而来源于脾，故脾气的健运，肾精的固藏是控制蛋白流失的关键。因此，健脾益肾，截流止涩，祛邪安正为其治疗根本大法。故应用滋阴补肾之六味地黄汤加女贞子，佐以清热凉血之青蒿，活血化瘀之丹参、鸡血藤、雷公藤为基础方，如是累及肾者，加黄芪、石韦、玉米须、益母草以益气健脾，降泄浊阴；加金樱子、芡实以益肾固精，进行治疗。

　　累及皮肤者，皮疹为其主要表斑，常是本病临床诊断依据。皮疹常以红斑多见，而红斑又以面部手部都多见，为风邪热毒伏于血分，灼伤脉络，迫血妄行，外溢肌肤。故可以基础方加紫珠草、苦参以祛风凉血，加蕲蛇、白鲜皮以清热解毒。

　　累及关节者，以关节疼痛为其先发症状，常反复发作，日久可致关节畸形，为风湿热诸邪痹阻经脉。故可以基础方加忍冬藤、络石藤、石楠藤、地龙以清热祛风通络。

　　患者出现脱发者，为肾不藏精，精血不能互生，而发为血之余。故可以基础方加制何首乌、黄精、桑椹以滋阴补血，加菟丝子以补肾固精。患者出现夜热早凉，五心烦热，腰酸腿软，舌红少苔，脉细数等症，为阴虚火旺所致。故可以基础方加龟甲、鳖甲以滋阴益肾，地骨皮、青蒿加倍量以退虚热。本病部分患者阴损及阳，可出现腰酸腿软，畏寒肢冷，小便清长等阳虚症状。故以金匮肾气丸温补肾阳为主。

　　6. 从脾肾不足、阴阳两虚论治　陈某，女，55 岁。患者 5 年前始发面部红斑皮损，关节疼痛，腰痛脱发，神疲乏力，日光照后面部红斑加重。尿蛋白（＋＋＋＋），当地医院诊断为 SLE，狼疮性肾炎。曾用泼尼松 60 mg/d，渐减至 20 mg/d 维持。治疗后病情虽有好转，但经常反复发作。近 3 个月来，腰痛加重，神疲乏力，双下肢浮肿，双眼睑红肿，抗 ds-DNA（＋），ANA（＋）1∶640，血沉 98 mm/h，尿蛋白（＋＋＋），颗粒管型（＋），舌质浅淡，舌苔白腻，脉沉细弱。辨证属脾肾不足，阴阳两虚。治以滋阴益肾，益气健脾，温阳利水，解毒通络。

　　处方：淫羊藿 10 g，枸杞子 10 g，菟丝子 10 g，女贞子 10 g，生黄芪 30 g，太子参 12 g，白术 10 g，茯苓 10 g，桂枝 10 g，车前子（包煎）15 g，秦艽 15 g，白茅根 30 g，重楼 15 g，白花蛇舌草 20 g。每日 1 剂，水煎分 2 次服。

二诊：服药 28 剂后，水肿基本消退，脱发减少，乏力减轻。予上方加鸡血藤，继服。

三诊：又服药 28 剂后，腰痛缓解。血沉 44 mm/h，尿蛋白（＋），泼尼松 17.5 mg/d。后随症加减治疗 3 个月，病情稳定，血沉 24 mm/h，尿蛋白（±），ANA（＋）1∶160，而自行逐渐停服激素。此后又连服上方加减，共服药约半年，长出满头黑发，间断服中药维持，随访至今未复发。

按语：SLE 是一种全身性自身免疫性疾病，可侵犯结缔组织、血管、内脏、皮肤等多种器官。本病临床征象虽然复杂，但"虚"是本病之本。阴阳失调，气血失和造成的机体功能与代谢失调，体质虚弱，抵抗力下降，则是发病的原因。急性期病情突出表现为毒热的标象，从根本上看还是虚中夹实，标实本虚，而慢性患者更是久病为虚，虚中有虚。在治疗时，应切记虚是本病之本，始终坚持扶正重于祛邪的指导思想，即使在急性期本着"急则治其标"的原则，采用清热解毒凉血药，也不要忘记顾护阴液。始终遵循虚则补之，调和阴阳；热则清之，凉血活血，清热解毒；瘀则通之，养血活血，化瘀通络的治则。《内经》："治病必求其本。"在临证治病时，应以治本为原则。鉴于脾肾不足，阴阳不调是本病最常见病机，故以补益肾阴肾阳，健脾益气治之。药用女贞子、菟丝子、枸杞子、淫羊藿，生黄芪、太子参、白术、茯苓等。

SLE 以脾肾两虚为多见，占辨证分型的 62%。现代医学研究，脾肾两虚表现为免疫功能低下，消化功能减退。垂体-肾上腺皮质系统兴奋性降低，应激能力明显减退，而通过补益脾肾的方法，可调整人体的神经、内分泌及代谢功能，提高垂体-肾上腺皮质系统的兴奋性，从而改善机体免疫状态，提高非特异性免疫功能，促进胃肠蠕动及消化腺分泌功能，提高胃肠道屏障作用。方中黄芪、白术、茯苓合用可补元气，益心脾，利水肿，现代药理研究证明，其具有免疫双相调节作用。女贞子、菟丝子、淫羊藿三药合并，可肾阴肾阳兼而补之，现代药理证实，养阴补肾药有明显的调节免疫反应作用，可抑制 T 淋巴细胞对 IgE 和 IgG 的免疫调节作用，可减轻机体对免疫抑制剂引起的副作用，还能抑制免疫功能亢进。这些都为应用补肾养阴，益气健脾法治疗 SLE 提供了理论和实验依据。SLE 急性进展期应用皮质激素及细胞毒性免疫抑制药物控制病情后，中西结合治疗，可使激素撤减快，从而减少其副作用及合并症，提高和巩固疗效。

7. 从肝肾亏虚、兼夹风湿论治　刘某，女，44 岁。诉 2004 年始出现关节疼痛，伴有低热，未及时就医，持续 1 年后关节痛剧，渐致畸形。赴某医院检查，确诊为 SLE，因拒用激素治疗来诊。现症四肢关节疼痛畸形，心悸气短喘促，全身乏力，食欲减退，舌质浅淡，舌苔白，脉沉细弱。Ds-DNA（＋），ANA 1∶800，血沉 98 mm/h，C_3 0.4 g/L，C_4 0.09 g/L，血红蛋白 80 g/L，尿蛋白（＋＋），体温 37.2 ℃，血压 150/95 mmHg。中医辨证属肝肾亏虚，兼夹风湿。治以补益肝肾，祛风除湿。方选独活寄生汤加减。

处方：熟地黄 15 g，山茱萸 15 g，枸杞子 15 g，菟丝子 15 g，补骨脂 15 g，桑寄生 15 g，肉苁蓉 15 g，墨旱莲 15 g，巴戟天 15 g，续断 15 g，杜仲 15 g，牛膝 12 g，白芍 15 g，当归 12 g，鸡血藤 15 g，独活 15 g，伸筋草 15 g，透骨草 15 g，青风藤 15 g，党参 15 g，茯苓 15 g，川芎 15 g，追地风 15 g，焦三仙 15 g，忍冬藤 15 g，黄柏 15 g，陈皮 15 g，大青叶 15 g，秦艽 12 g，防风 12 g，雷公藤（先煎 50～90 分钟）12 g，红花 12 g，炙甘草 12 g，苍术 12 g，泽泻 12 g，黄芪 20 g，茵陈 20 g。3 日 1 剂，水煎分 2 次服。嘱避日光。

患者自就诊日至今，皆服此方加减，病情恢复稳定，各项指标已归于正常，并未复发。

按语：SLE 的产生与先天禀赋不足，肾阴亏虚密切相关。"正气存内，邪不可干。"患者先天不足，不能耐受阳光之毒，发于肌肤，故而为病。而肾阴的亏虚在 SLE 的发病过程中占有至关重要的地位，《景岳全书·虚损》云："肾水亏，则肝失所滋而血燥生；肾水亏，则水不归源而脾痰起；肾水亏，则心肾不交而神色败；肾水亏，则盗伤肺气而喘嗽频……故曰虚邪之至，害必归肾；五脏之伤，穷必归肾。"肾阴亏虚则虚火上炎，复加日毒，内外合邪互相搏结，外阻肌肤，内蕴脏腑而诱发本病。据微量元素测定发现中药补肾药中锌含量较高，如补骨脂锌含量 >6 μg/g，女贞子 495 μg/g，而伴有肾虚的 SLE 患者微量元素锌低铜高，可见用补肾药治疗此型红斑狼疮是有实验生化依据的。

本病损害多个组织器官，临床表现复杂，病势缠绵，反复难愈。近年来，中医药介入 SLE 的治疗后，明显提高了治疗效果，能开拓免疫性疾病治疗的新途径。中药还可以减轻激素的副作用，如动物实验证明生地黄能对抗连续服用地塞米松后血浆皮质酮浓度下降，并能防止肾上腺皮质萎缩，促进肾上腺皮质激素合成，同时若与糖皮质激素合用，可减少激素引起的副作用。

8. 从肾阴虚火旺、兼湿热夹瘀论治　　冯某，女，23 岁。患者 6 个月前，无明显诱因面部出现红斑，关节酸痛，低热，下肢浮肿，颜面暗红，尿赤便结，双下肢红肿，口渴不欲饮，舌质暗红，舌苔黄腻，脉细数。曾在某医院检查狼疮细胞为阳性，抗核抗体滴度 1∶640，尿蛋白（＋＋＋），异型红细胞（＋＋＋），补体 C₃ 明显降低，确诊为 SLE、狼疮性肾炎。用激素等治疗后，低热消失，关节疼痛缓解，抗核抗体滴度 1∶320，尿蛋白（＋＋），尿异型红细胞（＋＋）。辨证属肾阴虚火旺，兼湿热夹瘀。治以补肾滋阴泻火，清热利湿活血。

处方：生地黄 20 g，山茱萸 12 g，山药 12 g，女贞子 15 g，墨旱莲 15 g，当归 20 g，玄参 20 g，牡丹皮 15 g，知母 12 g，茯苓 10 g，泽泻 10 g，黄柏 10 g，白茅根 30 g，白花蛇舌草 30 g，益母草 30 g。每日 1 剂，水煎分 2 次服。

同时，另用紫河车颗粒，每次 1 包，每日 2 次，冷开水冲服。

二诊：服药 2 周后，颜面红斑渐消退，肢肿消失，余症明显缓解。仍以上方加减化裁，继服。

三诊：又服药 2 个月后，补体 C₃ 趋于正常，尿蛋白转阴，尿异型红细胞控制在（±）以内，病情基本控制。之后，以六味地黄汤合四妙勇安汤为主加减进行调治，激素减量维持治疗，至今未见复发。

按语：SLE 病因分内因外因。中医学认为外因是毒邪侵入，内因为正气不足，阴阳气血失调，致毒邪蕴于脏腑经络，血脉凝滞而致。本病以肾虚为本，热毒为标，瘀血湿浊阻滞又是病理改变的关键。肝肾亏损，或七情内伤，过于劳累，以致阴阳失衡，气血失和，进而血行不畅，气滞血瘀，此为本病发病的内在基础。"肾为先天之本""女子以肝为先天"，脏腑互相滋生，肝肾亏虚可导致脏腑气血阴阳不足。热毒入里燔灼阴血，一方面伤及腠理肌肤筋骨，则出现皮肤红斑狼疮和肌肉关节病变。另一方面内伤五脏六腑，致脏腑功能失调，水谷精微运化失常，表现为阴液亏耗，阴虚内热，并逐渐发展至阴损及阳、阴阳两虚，最终阳虚水泛，甚至阴阳离决而危及生命。

SLE 临床表现多样，早期以风湿热毒为主，随着病程发展，逐渐向阴虚、气阴两虚、阳虚、阴阳两虚发展。其主要以肾虚为本，热毒为标，肾虚以肾之（气）阴虚多见，而热毒既有外受热毒之邪，又有阴虚生内热，故治疗以滋补肾阴之知柏地黄汤为主。血热瘀结是 SLE 的又一病理特点，故加白花蛇舌草、益母草等清热解毒，活血化瘀，又能调节免疫功能，标本兼治，养阴固本，清热化瘀祛标实之邪，而病情稳定，且少有复发。

9. 从肝肾不足、气血瘀阻论治　　金某，女，34 岁。诉产后患急性化脓性扁桃体炎，当时发热，体温 38.5℃，伴血沉增快（28 mm/h），抗"O"滴度升高，在外院用青霉素治疗，因过敏后改用链霉素治疗 5 日，因高热 38 ℃持续不退，改用红霉素加磺胺类药等治疗 9 日，以后改用多西环素。于 1 个月后发现肝功能转氨酶偏高，遂来治疗。当时有低热腰酸，全身乏力，夜寐多梦，四肢关节游走性疼痛，面颊部皮疹，蝴蝶斑不明显，大便干结，舌质红，舌苔薄，脉细弦。实验室检查：ALT 66 U/L，TTT 7U，ZnTT 14.5U，血沉持续升高，抗"O"1∶1250，类风湿因子（－），血玫瑰花环形成率为 49%，淋巴细胞转化率为 61%，血清抗核抗体阳性，抗双链 DNA 抗体阳性。西医诊断为 SLE。辨证属产后血虚，肝肾不足，复感外邪，致气血瘀阻。治以益肾补肝，理气活血，清热宣痹止痛。

处方：熟地黄 12 g，山茱萸 10 g，生地黄 12 g，牡丹皮 5 g，白芍 12 g，首乌藤 30 g，鸭跖草 15 g，柴胡 5 g，黄芩 12 g，丹参 30 g，赤芍 12 g，鸡骨草 15 g，茯苓 15 g，玄参 15 g，生大黄 5 g，熟大黄 5 g，生甘草 5 g。每日 1 剂，水煎分 2 次服。

二诊：服药剂后，自觉尚舒，夜寐渐安，大便畅通。因自我感觉症状好转，乃增加了进一步治疗的信心。原方中加鹿衔草 12 g，虎杖 15 g，徐长卿 15 g，重楼 12 g，续服。

三诊：治疗 3 个月后，关节疼痛明显改善，面部皮疹消退，体温稳定。复查肝功能正常，抗核抗体、抗 DNA 抗体分别由阳性转为阴性。治疗期间，因疲劳和家中事务繁忙，抗核抗体一直呈弱阳性，后经积极调治，恢复正常。目前随访患者病情稳定。

按语：SLE 属于自身免疫性疾病，由于临床表现轻重程度差别很大，病变涉及的脏腑系统广，故症状错综复杂，早期易被医生所忽视。因此及早发现并确诊，及时纠正机体免疫功能是治疗的关键。国内外经典的治疗是用糖皮质激素和免疫抑制剂，但由于药物严重的毒副作用，虽然在控制狼疮活动方面起到一定的作用，但对机体也造成了严重的损害，据报道有的患者不是死于本身的疾病，而是死于药物的毒副作用。因此，治疗时权衡利弊，正确评价用药风险和效果极为重要。

无论用何种方法治疗，中医学的整体观念，辨证论治的原则应始终贯穿于疾病的整个过程，并且指导患者做好长期服药的准备，这也是 SLE 趋于康复的关键之一。我们在临床中发现 SLE 患者多表现为肾阴亏损，其中肾虚血热较为多见，故治疗中多采用生地黄、熟地黄、玄参、牡丹皮、赤芍等滋阴补肾凉血之品，由于本病为免疫失衡所致，故治疗中常用柴胡、黄芩等疏肝和解、清热解毒。据现代药理证明柴胡、黄芩，不仅能调节情志，清热解毒，而且能调节机体免疫功能，所以常作为基础用药用于治疗一些自身免疫性疾病。

现代医学认为，机体免疫稳定功能是神经系统在起调节作用，并通过垂体-肾上腺皮质系统来维持其相对稳定，所以"肾"在内分泌与免疫方面起很大的作用。滋阴补肾，清热解毒类中药具有调节体液免疫的功能，同时有抗感染、抗病毒作用，可减少免疫复合物的产生。两类药物配伍应用，可抑制免疫，控制或减轻 SLE 的活动度。我们在临床上发现不少中药都有双向免疫调节作用，即同一种药或同一个方剂，可以是免疫促进剂，也可以是免疫抑制剂，这是中药不同于西药的最大特点。

10. 从脾肾两虚、气血瘀滞论治　患者，女，37 岁。患狼疮性肾炎 2 年，伴有神疲乏力，腰腿及足跟疼痛，双下肢水肿，月经不调半年，在外院诊断为 SLE。来院时服泼尼松 30 mg/d，病情不能控制。体查：面色白，满月脸，双下肢可凹性水肿，舌质浅淡，边有齿痕，舌苔白，脉沉细。实验室检查：尿蛋白（＋＋）～（＋＋＋），血沉 57 mm/h，ANA（＋），抗-DNA 抗体（＋）。辨证属脾肾两虚，阴阳不调，气血瘀滞。治以补肾健脾，调和阴阳，活血通络。

处方：菟丝子 15 g，山茱萸 15 g，淫羊藿 10 g，黄精 15 g，女贞子 15 g，黄芪 30 g，太子参 15 g，首乌藤 15 g，白术 10 g，茯苓 15 g，车前子（包煎）15 g，桂枝 10 g，丹参 15 g，草河车 15 g，白花蛇舌草 30 g。每日 1 剂，水煎分 2 次服。泼尼松 30 mg/d 继服不变。

二诊：服上方半个月后，神疲乏力、关节疼痛、腰腿酸痛诸症均有减轻，尿量有所增加。上方去首乌藤，加熟地黄、枸杞子等补肾之药继服。

三诊：又服药 2 个月，水肿减轻，尿蛋白（＋），体质明显增强，病情稳定，现皮质类固醇已减至 7.5 mg/d，已能坚持上班。

按语：狼疮性肾炎是红斑狼疮最常见的病型，约 63.4％的患者有肾损害。此型属狼疮重症，对预后有很大影响。毒邪耗损脾肾，真阴亏损，精不化血，故面色㿠白，头晕乏力，腰膝酸痛，足跟痛。脾失运化，肾阳虚亏，不能温煦膀胱，水溢肌肤则浮肿尿少。方中黄芪、太子参、白术、茯苓健脾益气；女贞子、菟丝子、山茱萸滋肾填精；淫羊藿、车前子补肾利水；桂枝温阳，丹参活血化瘀，草河车、白花蛇舌草解毒清热。

11. 从脾肾阳虚论治　李某，女，46 岁。确诊为 SLE 10 年，以浮肿、疲乏加重就诊。查：面目下肢浮肿，面部无红斑，双手背红斑，双手发凉，腰膝酸软，双膝关节疼痛，血红细胞计数、血红蛋白、血小板计数降低，尿蛋白（＋＋），C_3 降低。抗 ds-DNA、ANA、ENA 多肽抗体阳性，舌质淡胖，舌苔薄白，脉濡缓。诊断为系统性红斑狼疮，辨证属脾肾阳虚。方用附桂八味丸加减。

处方：制附子（先煎）10 g，菟丝子 15 g，淫羊藿 15 g，巴戟天 15 g，生黄芪 30 g，泽泻 15 g，党参 12 g，山药 15 g，白术 15 g，干姜 10 g，甘草各 10 g。每日 1 剂，水煎分 2 次服。同时口服泼尼松 50 mg/d。

二诊：服药 14 剂后，面目身肿减轻，上方加益母草 20 g，鸡血藤 15 g，田七粉（冲服）3 g，继服。

三诊：又服药 7 剂后，上述症状减轻，激素减为每日 35 mg，嘱上方继服。

四诊：又服药 14 剂，查血红细胞计数、血红蛋白、血小板计数、C_3 改善，尿蛋白（＋），抗 ds-DNA、ENA 多肽抗体阴性，ANA 仍阳性。上药加金樱子 10 g，莲子 15 g，再服。

五诊：服药 28 剂后，尿蛋白（±），ANA 阳性，激素减为 20 mg/d。后以上药与六味地黄丸交替服用。

六诊：又服药 21 剂后，面目身肿完全消失，手背瘀斑消失，激素减为 10 mg/d 维持，上方减田七粉与六味地黄丸，继服以维持疗效。后随访 1 年，病情稳定。

按语：肾为先天之本，一身阴阳之根，肾虚不足，百病由生。SLE 的发生与先天禀赋不足及肾阴亏虚有明显的关系。素体禀赋不足，肾阴亏耗，阴阳失调，气血失和是本病的发病基础。真阴本亏，肝肾阴虚，则虚热内生，日久则相火妄动，津液暗耗，肌肤失养，内脏受损，阴损及阳，而致脾肾两虚。日光曝晒外受热毒是诱发本病的重要因素。感染、外伤、寒冷、精神创伤、药物等是诱发或加重本病的因素。本病属于本虚标实之证，急性期以热毒炽盛证多见，缓解期以阴虚内热证、脾肾阳虚证多见，病位在经络血脉，病久可累及全身多脏器多系统。

现代医学认为，本病的发生与遗传因素明显有关，而肾阴虚是一种体质遗传因素。在人类白细胞抗原上有一组相关基因，与从中医角度考虑的先天禀赋不足相吻合。由于 SLE 症候错综复杂。临证须辨证与辨病相结合，做到"观其脉证，知犯何逆，随证治之"。在本病的活动期，宜以西药激素为主、中药为辅治疗，先控制病情，再辅以中医辨证施治，可使临床病情得到迅速控制。病情进入缓解期，要以中药辨证施治为主，合理地递减激素剂量，以避免由于激素的长期使用所引起的副作用和合并症。SLE 的病机关键是肾阴不足，本虚标实，而疾病整个过程中出现的热毒炽盛、脾肾阳虚都是在此基础上演变而来，因而在治疗过程中补肾法要贯彻始终。

本例患者乃 SLE 病程较长者，属于狼疮性肾病综合征，证属脾肾阳虚型，病情较重，治疗要中西医并重，以使病情得到控制与缓解。

12. 从肝肾不足、阴虚内热论治　乔某，女，34 岁。患者 1 年前因面部出现红斑，不规则发热，伴全身关节疼痛，住市某医院，查肝肾皆有损伤，抗核抗体阳性，抗双链 DNA 抗体阳性，骨髓涂片找到狼疮细胞，诊断为系统性红斑狼疮。经用泼尼松、环磷酰胺等治疗，近 2 个月泼尼松维持在 22.5 mg/d，症状未能很好控制。诊见形体消瘦，精神一般，面部皮肤潮红，四肢皮肤散在红疹，关节酸痛，下肢抽筋，每日午后至傍晚身热绵绵，容易疲劳，大便日行 1 次，近 4 个月月经未来潮。舌质红，舌苔薄黄少津，脉弦数。辨证属肝肾不足，阴虚内热。治以调养肝肾，养阴清热。

处方：生地黄 12 g，制何首乌 10 g，枸杞子 10 g，制黄精 10 g，山茱萸 10 g，续断 10 g，桑寄生 15 g，当归 10 g，制鳖甲（先煎）10 g，赤芍 10 g，白芍 10 g，白薇 10 g，凌霄花 10 g，知母 10 g，十大功劳叶 10 g，雷公藤（先煎 50～90 分钟）8 g，炙黄芪 12 g，益母草 12 g，鬼箭羽 5 g。每日 1 剂，水煎分 2 次服。

二诊：服药 14 剂后，体温基本稳定，疲劳感减轻，原方雷公藤用量减至 5 g，加牛膝 10 g，继服。

三诊：又服药 14 剂后，激素减至 17.5 mg/d，病情稳定。患者坚持来诊，在服中药的同时，激素继续缓慢递减，病情未再反复。

按语：SLE 临床表现多种多样，变化多端，多是由于先天不足，正气亏虚，肝肾亏损所致。这种肝肾亏损是先天性的，既非大病久病之后，亦非房室劳伤所致，且好发于育龄妇女。"女子以肝为先天""乙癸同源"，肝藏血，肾藏精，肝肾两脏生理病理密切相关，往往同盛同衰。精血不足则往往虚火上炎，阳热亢盛；或因肝肾本虚，复加情怀久郁，肝郁化火，耗伤肝肾之阴；或因先天不足，腠理不密，接触非时之邪，或日光曝晒，或化学毒物，遇感触发。因此，在 SLE 的发病中，先天不足，肝肾亏损是发病的根本条件，非时之邪只是诱发始动的因素。既发之后，互相影响，使正愈虚而邪愈盛，邪愈盛而正愈虚，形成恶性循环，从而使病情反反复复，缠绵难愈。因此，在本病的急性期，虽然表现为阳热偏盛，但又不同于外因之阳热火邪，而是由于先天肝肾不足，以至于邪热内生所致。邪热只是肝肾不足的一个病理产物，同时反过来又可耗劫肝肾之阴，进一步影响肝肾之本，加剧了阴阳失调。在急性期和缓解期，就其病症表现各有侧重，而其病机是一致的，只是标本缓急之不同、矛盾的主要方面之不同。急性期，邪盛占主要方面；缓解期，正虚占主要方面。

第五十章　类风湿关节炎

类风湿关节炎（RA）是一种常见的以关节组织慢性炎症病变为主要表现的自身免疫性疾病。主要病理特点为反复发作、进行性的关节腔滑膜炎症、渗液、细胞增殖、滑膜翳形成、软骨及骨组织侵蚀，导致关节结构的破坏，关节肿胀变形、僵直和功能丧失，通常以对称的手、腕、足等小关节的病变为多见。RA 的病因及其发病机制至今尚未明确，可能是感染后引起的自身免疫反应所致。一般认为其发病与细菌、病毒、遗传因素及性激素水平有关。目前，西医学对 RA 的治疗，其近期和远期疗效皆令人难以满意。临床上应用最广泛的非甾体抗炎药并不能阻止其病情发展，长期应用可导致严重胃肠道副作用；皮质激素虽能较好地控制临床症状，但最终不能阻止类风湿关节炎的破坏性病变，且持续服用副作用超过其治疗作用；国际通用的改变病情药物如免疫抑制剂等，用药后达到缓解标准的不超过 10%。

根据 RA 的临床特征，其属于中医学"尪痹"范畴。中医学认为，禀赋不足，劳逸过度，病后失养，产后气血亏虚，饮食调摄失宜等导致营卫不和，气血两虚，阴阳失调，脏腑虚弱是尪痹发生的内在因素。气候变化，暴寒暴暖，居住环境寒冷潮湿，畏热贪凉，汗出当风等外邪的侵袭，经脉气血为邪气所扰，运行不利，甚则闭阻不通是尪痹发病的外在条件。风寒湿邪充斥经络，气血运行不畅，邪侵日久，寒湿凝聚生痰；痹久正虚，气虚则无力鼓动，邪不得散，血不得行，津不得布，津血停留，则为痰为瘀，痹久必有痰湿败血瘀滞经络。痰瘀交阻则为痹证反复发作，久病不已的重要基础。由于痹证的病因多样，病机复杂，在其发生发展过程中，因虚、邪、痰、瘀互致，"不通"与"不荣"并见，导致错综复杂的因果关系。

从肾论之理

RA 是以慢性进行性对称性关节炎为主的一种全身性自身免疫性疾病。若得不到及时诊断和早期合理治疗可导致骨质损害、关节破坏、畸形和功能障碍，造成不同程度的残疾。本病以慢性对称性双手关节肿痛伴晨僵为主要临床特征。几乎所有的患者都累及手和腕关节，且呈对称性。流行病学调查与遗传免疫学的研究发现，RA 患者存在着明显的遗传因素以及细胞免疫和体液免疫的功能紊乱。研究表明：先天不足，遗传基因缺陷，免疫功能紊乱是 RA 发病的主要原因之一。而中医学所论之肾虚可影响内分泌系统、免疫系统和骨代谢。当先天不足，后天因肾气虚弱，肾阳或肾阴不足时，机体易受风寒湿邪的侵袭而罹患本病，最终导致自身的骨损害。肾主骨，内藏元阴元阳，为先天之本。肾的功能是人体正气的重要组成部分。经云："风寒湿三气杂至，合而为痹也"。痹证，"有风、有湿、有寒……皆标也；肾虚，其本也"。本病有明显的特异性，因肾虚而邪气入骨。肾虚和本病的发生有着明显的因果关系。

1. RA 从肾论治　RA 是一种病因不明的自身免疫性疾病，多见于中年女性，主要表现为对称性、慢性、进行性多关节炎，最终导致关节畸形和功能丧失。RA 属于中医学"痹证"范畴。中医学认为痹证的病因以风寒湿为外因，肾虚为内因。所以姜婷等主张从肾论治类风湿关节炎。

（1）肾虚是 RA 的重要内因：《素问·痹论》"风、寒、湿三气杂至，合而为痹"。《素问·评热病论》："邪之所凑，其气必虚。"王肯堂更明确地指出"痹病有风、有湿、有寒、有热……皆标也，肾虚其本也"，说明肾虚是痹证发病的重要因素。《素问·百病始生》："风雨寒热不得虚，邪不能独伤人，卒然逢疾风暴雨而不病者，盖无虚，故邪不能独伤人，此必因虚邪之风，与其身形，两虚相得，乃客其形。"正气不足，病邪乘虚侵袭，壅塞经络，留滞于内，交阻于骨骱经络，使气血不得营运而发生疼痛。

"肾主骨生髓""久病及肾"，然肾中阴阳的虚衰又促使病情的进一步恶化和/或形成久治不愈、反复发作的特性，可见肾虚是痹证的内因。肾虚为本，痹痛为标，本虚标实是痹证的根本。

"肾为水火之脏，督统一身之阳""卫出下焦"，若卫阳空疏，屏障失调，易致风、寒、湿、热等外邪乘虚侵袭。既病之后，机体无力祛邪外出，使邪气由卫表、皮毛、肌腠渐次深入经络、血脉、筋骨，留于关节。病久痰浊瘀血逐渐形成，造成痹证迁延难愈，最后关节变形活动受限，而成顽痹。此外，"肾主水"，肾脏主持与调节的人体水盐代谢及机体代谢产物排泄，也主要是依赖肾阳气完成的。肾脏在维持上述代谢方面起主导地位。如肾气不足则气化失常，引起代谢功能障碍而致病。正如《素问·水热穴论》所云："肾者、胃之关也，关门不利，故聚水而从其类也。上下溢于皮肤……聚而生病也。"又："诸水皆生于肾。"人体水液代谢虽然和肺的宣降、脾的运化有关，但是对其影响的关键还是肾脏。临床上常见 RA 患者四肢关节肿胀，甚至出现关节积液、浆膜腔积水，其原因是肾阳气化功能失调所致。

"肾主骨生髓"精辟地解释了肾与骨之间的生理病理。肾主五脏之精，生命之根，骨为藏髓之器，受髓之充，血所养，精而生。肾精充足，骨髓化生充足，骨骼得养，则骨骼坚实，强壮有力，肢体关节活动灵活，作用强力。正如《医法心传》所云，"在骨内髓足则骨强，所以能作强，耐力过人也"，否则"肾衰则形体疲极也"，充分说明了骨与关节的生理病理受肾所支配，肾之精气的盛衰决定骨与关节的强弱。因此，肾虚与痹证的发生有着明显的因果关系，肾虚为本，痹痛为标，本虚标实则是痹证的根本。

此外，研究发现 RA 具有一定的遗传倾向，更说明先天禀赋的重要性。肾为先天之本，藏精生髓，主骨。肝肾同源，肝为罢极之本，藏血主筋，统司筋骨关节，亦调畅气机，推动气血的运行。肾虚精亏则表现为骨髓不充、骨节不利。另外精血同源，精亏则气血生化不足，肝失血养肝体不用，则肝失疏泄，气机不畅则易聚湿成痰，血凝成瘀，不通则痛；痰瘀互结易形成皮下结节、皮下紫斑等。女性 RA 发病率更高，且其发病每与经、胎、产等激素水平变化有关。临床资料显示，女性 RA 患者妊娠期间病情减轻，口服避孕药的女性发病减少，而产后病情通常恶化。盖"女子以肝为先天"，经、胎、产每易耗损阴血，故 RA 最易由肾虚精亏导致肝肾亏虚而发病。

近年来的研究发现，中医学的肾与下丘脑-垂体-肾上腺轴（HPA）的功能密切相关，肾阳虚证具有不同程度的 HPA 功能低下，温补肾阳能有效改善 HPA 功能；而 RA 患者促肾上腺皮质激素（ACTH）对促肾上腺皮质激素释放激素（CRH）的刺激也表现出 HPA 轴应答能力下降。现代实验研究已经通过多种研究手段，从整体功能到形态学变化，从组织器官水平到细胞分子水平，探讨了不同方法所致肾虚证对 RA 发病的影响。

（2）补肾治类风湿关节炎的临床研究：肾虚为本，痹痛为标，本虚标实是 RA 的根本。据此，中医学确立了从肾论治的原则，以标本兼顾，扶正祛邪。近年来，许多医家应用补肾法治疗 RA，取得了很好的效果。著名中医学家朱良春认为，益肾壮督以治其本，蠲痹通络以治其标。"益肾壮督"包含两个含义：一是补益肝肾精血；二是温壮肾督阳气。组方用药时强调"虫蚁搜剔，钻透驱邪"的特性。朱教授创立的益肾蠲痹丸，重用熟地黄、当归大补肾中真阴，又用全蝎、蜈蚣、僵蚕等搜风通络，可谓标本兼顾。益肾壮督不仅适用于痹证的稳定期、恢复期治疗，即使在起病初期、发展期也可采用，只不过应以治标为主。焦树德确立了尪痹治疗大法以补肾祛寒为主，辅以化湿散风、养肝荣筋、祛瘀通络，在处方立药上，其自拟补肾祛寒治尪汤，方中以熟地黄填精补血、滋养阴精；制附子补肾阳，祛寒邪，温阳化气；续断、补骨脂补肾壮筋为君药，充分体现了"温肾扶阳，培阴生阳"之妙用。刘海涛等以益肾蠲痹消痰化瘀法，采用自拟益肾消痰化瘀方（药用续断、桑寄生、补骨脂、胆南星、白芥子、当归、地龙等）治疗 118 例 RA 患者，治疗组总有效率为 94%，而且 X 线片骨质异常改善率为 68%，明显高于对照组。杨德才的经验方补肾壮骨汤则能改善 RA 患者的关节症状，恢复其关节功能。左芳等运用补益肝肾、活血化瘀法治疗 RA 65 例，显效 18 例，有效 44 例，无效 3 例，总有效率为 95.38%，且补益肝肾、活血化瘀法对 RA 临床及实验室多项指标有显著改善（$P < 0.05$）。张杰等则采用补肾祛湿中药对 RA 活动期关节疼痛患者进行治疗，观察其对关节疼痛指数的影响，结果显示，在非甾体抗炎药及免疫抑制剂治疗的同时加服自拟补肾祛湿中药，可使类风湿关节炎活动期疼痛评分（VAS）数值，血沉、C

反应蛋白（CRP）、类风湿因子（RF）等指标明显改善，均优于单纯西药治疗。吉海旺等观察以补肾活血法为主治疗 43 例中、晚期 RA 的临床疗效，治疗组处方药用淫羊藿、仙茅、巴戟天、狗脊、续断、松节、红花、三棱等。对照组服用雷公藤总苷片。结果两组在改善症状、体征及实验室检查方面均有较好疗效，治疗组总体疗效及肿胀、血液黏度改善优于对照组，且不良反应较少，认为以补肾活血法为主治疗中、晚期类风湿关节炎疗效佳。苏励等选择有补益肝肾、强筋壮骨、化痰祛瘀作用的截痹回春方，药用生黄芪、生地黄、补骨脂、骨碎补、女贞子、狗脊、当归、生白芍、防己、莪术、僵蚕、露蜂房、川芎、薏苡仁、猪苓、茯苓、鸡血藤、皂角刺、白花蛇舌草等，治疗 RA 患者 20 例，结果显效 5 例，有效 13 例，无效 2 例，总有效率为 90%，主张在开始治疗 RA 时就尽早使用补益肝肾、祛瘀化痰的药物，并在长期疾病治疗过程中坚持应用，能抑制滑膜增生和血管翳形成、阻止骨质破坏。徐长松等观察补肾清络方治疗 RA，将 40 例患者随机分为两组，治疗组 20 例用中药补肾清络方治疗，对照组 20 例予雷公藤多苷片治疗，3 个月为 1 个疗程，结果治疗组总有效率为 95%，优于雷公藤多苷片对照组的 80%（$P<0.05$），两组治疗前后症状、体征及实验室指标比较，治疗组优于对照组（$P<0.05$）。

（3）补肾治 RA 的实验研究：自 20 世纪 60 年代起，以沈自尹院士为首的研究小组，通过研究中医"肾本质"，发现不同病种的肾阳虚患者下丘脑-垂体-肾上腺轴（HPA）功能低下。现代药理学认为，中医药对 RA 有肯定治疗作用，其原因之一在于一些中药临床也表现出类激素样作用。此类中药发挥类激素的作用，包括有直接的皮质激素活性的作用和兴奋 HPA 轴的作用，上调糖皮质激素受体的作用和影响肝细胞对激素代谢的作用。一些学者在实验中观察到补肾活血中药能降低血清的细胞因子，从而达到治疗 RA 的作用。如中药仙茅、淫羊藿、菟丝子温补肾阳、祛风散寒除湿、强筋骨，尤其是对激素减量后出现"皮质激素撤减综合征"的患者，补肾阳可帮助其巩固疗效，减少撤停激素带来的副作用；而川牛膝、枸杞子补肝肾、强筋骨、利关节，尤其是对应用大量激素引起的"医源性肾上腺皮质功能亢进"，更应加大滋阴清热补肾之药物。研究还表明，雄激素睾酮亦具有明显的保护作用，男性 RA 患者的血浆游离睾酮明显降低，而且给男性患者用雄激素替代治疗后病情明显改善。补肾法通过调节低下的 HPA 轴功能，可直接作用于靶腺，促进雌二醇与睾酮的分泌。因此，补肾方药有可能通过促进雌二醇与睾酮分泌的途径来抑制类风湿关节炎的免疫炎症反应。

大量动物实验也证明，补益肝肾、活血化瘀药能促进软骨与骨质的修复，增加骨密度，阻止骨质破坏的进一步发展。有实验表明，补肾活血药如丹参、血竭、骨碎补、熟地黄、续断、自然铜等能促进成骨细胞成熟及软骨细胞和骨质的生长，帮助软骨破坏的修复。具有补肾壮督作用的益肾蠲痹丸能修复胶原诱导关节炎关节软骨缺损区。动物类中药大多具有补益肝肾、通补奇经、活血化瘀等作用。如鹿角胶、龟甲胶、乌梢蛇、白花蛇、全蝎、蜈蚣等，这类药物的主要成分是胶原蛋白，近年来口服胶原蛋白诱导的口服免疫耐受对类风湿关节炎等自身免疫病的治疗作用备受瞩目。Ⅱ型胶原是关节软骨的主要成分，针对胶原的免疫反应在 RA 的炎症持续和软骨侵袭过程中起重要作用；若能使胶原反应性 T 淋巴细胞产生耐受性，无疑能抑制滑膜炎症和软骨侵袭。

周学平等以益肾蠲痹、消痰化瘀为基本治疗大法，研制了舒关温经冲剂（药物由熟地黄、淫羊藿、制川乌、续断、鸡血藤、威灵仙、白芥子、蛴虫、蜈蚣组成）与舒关清络冲剂（药物由生地黄、制何首乌、石萝藤、秦艽、鬼箭羽、胆南星、露蜂房、地龙组成），并分别进行了动物实验研究，提示两种冲剂能明显提高弗氏完全佐剂关节炎大鼠血清 SOD 水平，降低血清白介素 1、血浆前列腺素 E_2 和血栓烷 B_2 的含量，与模型组比较有显著性差异，认为两种冲剂具有抗炎镇痛、调节免疫紊乱、抗氧化、抗高凝等多种综合作用。许得盛等以补肾益气、祛风活血药组成类风湿关节炎合剂（由雷公藤、生地黄、淫羊藿、黄芪、鸡血藤、乳香、没药、蜈蚣、威灵仙、益母草组成）治疗 RA，实验研究显示，类风湿关节炎合剂和单味雷公藤均可减轻 RA 模型鼠病变关节的肿胀；类风湿关节炎合剂减轻滑膜细胞炎症、软骨细胞纤维变性方面的作用较雷公藤强；而在致免疫器官萎缩及抑制免疫细胞对有丝分裂原的增殖反应方面的作用较雷公藤小，提示类风湿关节炎合剂可能通过改善 T 细胞亚群分布及细胞免疫功能缓解或减轻 RA 病症。

中医学以整体观念、辨证论治为指导，通过长期的、大量的临床实践，积累了丰富的治疗 RA 的经验。近代医家认为，RA 总的病因病机除"风寒湿三气杂至合而为痹"的机制外，更重要的是还具有以下的特点：素体肾虚；冬季寒盛，感受三邪，肾气应之，寒袭入肾；复感三邪，内舍肝肾。可见，肾虚是导致本病发生的根本原因，采用补肾法治疗 RA 能取得很好疗效。

2. 从肾论治 RA 经验　RA 是一种累及周围关节为主的以关节骨质损害为特征的全身自身免疫性疾病，以慢性、对称性的多关节炎为主要临床表现。目前，RA 的病因以及发病机制尚不明确。在治疗上，主要目标是为了缓解关节疼痛、肿胀，尽可能保持受累关节的功能，预防关节畸形，以提高患者的生存、生活质量。郑春雷临证常从肾论治 RA，颇获良效。

（1）RA 病名的认识：中医学无"类风湿关节炎"之病名，从本病的临床表现来看，RA 可归为中医学"痹"范畴。历代医家有不少对类似 RA 的描述。《素问·痹论》："肾痹者，善胀，尻以代踵，脊以代头。"《素问·逆调论》："肾者水也，而生于骨，肾不生则髓不能满，故寒甚至骨也……病名曰骨痹，是人当挛节也。"《素问·气穴论》："积寒留舍，荣卫不居，卷肉缩筋，肋肘不得伸，内为骨痹，外为不仁。"《金匮要略·中风历节》："诸肢节疼痛，身体尪羸，脚肿如脱。"《千金要方》："夫历节风著人，久不治者，令人骨节蹉跌。"《诸病源候论》："历节风之状，短气自汗出，历节疼痛不可忍，屈伸不得是也。"《医学统旨》："肘膝疼痛，臂骨行细小，名鹤膝风，以其像鹤膝之形而名之也。或只有两膝肿大，皮肤拘挛，不能屈伸，骨行腿枯细，俗谓之鼓槌风，要皆不过风寒湿之流注而作病也。"《医学入门》："骨节痛极，久则手足蜷挛……甚则身体块瘰。"

综上，历代将 RA 的病名描述为"历节风""鹤膝风""顽痹"等。近代中医名家焦树德首创"尪痹"的病名，并于 1994 年由国家中医药管理局将该病名列入中华人民共和国中医药行业标准《中医病证诊断疗效标准》中，以规范、条例的形式发布，在全国范围内推广运用。

（2）RA 的病因病机：RA 主要表现为关节疼痛、肿胀，继而僵硬、畸形，以肌肉、筋骨、关节等处发生疼痛、酸楚、麻木、重着、屈伸不利，甚或关节肿大变形。《素问·痹论》首次提出尪痹病因为"风寒湿三气杂至合而为痹"，因"正气存内，邪不可干""邪之所凑，其气必虚"，患者自身正气虚为发病的根本原因；肾虚寒盛、寒湿互结、痰瘀经络是 RA 的发病基础。肾主水，通于冬季，寒湿发病最先应之肾，寒湿之邪深侵入肾会使肾虚更加严重，不能生养肝木，并影响到肝，导致骨骼缺损，筋短挛缩；肾虚复感风、寒、湿邪，可致邪入里，寒湿化为痰凝，加之正气不足，导致气机郁闭，闭久则化热；病程日久，寒湿、贼风、痰浊、瘀血互为交结，凝聚不散，经络闭阻，血气不行，使得病机更为复杂。

（3）RA 的治疗方法：以中医学理论为指导，根据长期的临床实践，确立了从肾论治 RA 的治疗原则，并将尪痹辨证分为肾虚寒盛证、痰瘀痹阻证、脾肾两虚证、肝肾亏虚证等分别论治。

1）肾虚寒盛证：临床多表现为肢体疼痛，拘挛，关节屈伸不利，怕冷恶风，腰膝酸软，小便清长，舌苔薄白，脉沉细无力。治以补肾驱寒。方选肾气（丸）汤加减。关节屈伸不利甚者，多加海风藤、鸡血藤、络石藤、忍冬藤等以滑利关节。

2）脾肾两虚证：此证多见于久病反复的患者。临床多表现为面色少华，精神不振，腰膝酸软，食少纳呆，脘腹冷痛，性欲减退，舌质淡、有齿痕，苔白滑，脉细弱无力。治以补肾健脾，调补脾胃。方选薏苡仁汤加减，酌情加味。肾虚甚者，加填精益髓的药物。

3）肝肾亏虚证：临床多表现为腰膝酸软，头晕目眩，体型瘦削，关节不利，畏寒肢冷，五心烦热，口干，骨蒸劳热，舌质淡红，苔薄少津，脉沉细数。治以滋肾养肝，清虚热。方选六味地黄（丸）汤加减。阴虚骨蒸重者，加地骨皮、墨旱莲、牡丹皮、秦艽、柴胡等。

4）痰瘀痹阻证：此证乃瘀邪入里时间较长、瘀阻经络所致。临床多表现为关节僵硬变形、刺痛难忍，肤色暗沉，知觉减退，屈伸不利，关节周围有结节，肿胀，舌质紫暗，苔白，脉弦。治宜补肾养精，化瘀通络。方选滋肾通络方加减，可酌情加红花、丹参、鸡血藤以助化瘀之效，也可添加虫类药如全蝎、蜈蚣、地龙等以增加散结化痰通络的效果。

RA 病因病机为肾虚寒盛、寒湿互结、痰瘀经络，治当从肾论治，补肾以强壮身体，抵御外邪，而使正气存内，由于 RA 病机复杂、易迁延不愈，加之肾水不能生养木，故在治疗过程中要同时滋补肝肾。此外，在治疗 RA 的过程中，应运用部分显效快、效果好、毒副作用小的西药以迅速控制症状，在用药的同时注意养护脾胃，因脾为后天之本，在疾病恢复过程中起到至关重要的作用。久病反复用药是 RA 患者脾胃损伤的主要原因，RA 的治疗应在规范运用抗风湿药的同时，注重培护后天之本，扶正祛邪，辨证论治，才能有效减轻抗风湿药物的毒副作用，提高机体的抗病御邪能力，达到有效治疗的作用。

从肾治之验

1. 从肾阳亏虚、寒湿内侵论治　虞某，女，57 岁。主诉大小关节酸痛近 30 年，加重 5 年。自述 30 多年前冬参加修水利突击队，在齐腰深水中浸泡三昼夜，次年发现两上肢酸痛，3 年后游走手指关节。刻诊：全身大小关节肿胀，对称性晨僵，上肢尤重，右手托扶左手，左肘关节伸屈度夹角约 135°，内收外展，下垂抬肩等功能丧失。尺端至腕掌关节肿胀畸形，牵拉关节有沙石般摩擦音，右手指关节呈鹰爪形，骨节酸痛似吹入冷风感。上肢皮肤冷如冰，夏日不离厚棉护套，无汗。时有眩晕，面色黧黑，口唇指甲色淡白，纳食差，舌质浅淡，脉沉迟。生化检验：抗"O"1250 U，类风湿因子阳性。X 线摄片检查：左肘关节间隙消失，左肱骨外侧增生，关节周围诸骨质普遍疏松，散见骨质破坏。心电图检查：窦性心动过缓。辨证属肾阳亏虚，寒湿内侵。治以温肾逐寒，强筋健骨，佐调营卫。

处方：制附子（先煎）15 g，补骨脂 10 g，续断 10 g，桑寄生 10 g，牛膝 15 g，威灵仙 10 g，制草乌（先煎）5 g，姜黄 10 g，炮穿山甲（先煎）15 g，炒白术 10 g，天麻 15 g。每日 1 剂，水煎分早、晚服 1 次。

二诊：连续服药 21 剂后，疼痛缓，眩晕瘥，心率 67 次/min，纳食增。上方去白术，天麻，加鸡血藤 15 g，雷公藤（先煎 50～90 分钟）10 g，生麻黄 5 g，桂枝 10 g，继服。

同时，配合外敷自拟二生止痛散（生川乌 10 g，白芥子 20 g，生草乌 10 g，穿山甲 30 g，生南星 10 g，自然铜 30 g，干姜 10 g，透骨草 30 g，椒目 10 g）。

三诊：共服中药 13 个月，肢转温，夏日皮肤絷絷汗出，左手抬肩上举止头，关节功能恢复。抗"O"转阴，类风湿因子弱阳性。嘱继服中药，配合功能锻炼。

按语：《素问·痹论》："骨痹不已，复感于邪，内舍于肾"。内外二因相合而生成。外因触感风寒，或"以水为事"，风寒湿三气侵入，"积寒留舍"，聚于关节；内因肾虚，肾气不摄纳肾精，治疗颇为棘手。刘龙海抓住从肾治本之大法，采用内服外敷配合施治，疗效较满意。内服药中制附子、补骨脂、续断、桑寄生，牛膝温肾强筋健骨；威灵仙、制草乌、姜黄祛风逐寒温；炮穿山甲、鸡血藤、雷公藤治血搜风通络，消瘀散结，使"血行风自灭也"；麻黄透皮肉不仁之邪；桂枝、白芍调和营卫。外敷药主要用于四肢关节受累部位，直接作用于病灶，舒筋活络，散结止痛，又有助于内服药物作用的发挥。

2. 从肾虚寒湿、瘀阻经脉论治　患者，男，40 岁。诉双手、双腕、双踝关节疼痛、肿胀 4 年，加重伴活动受限 2 周。患者于 2001 年 1 月无明显诱因发作右腕关节肿痛，就诊于当地医院，诊断为 RA。西药治疗后症状稍缓解，后反复发作双腕、双踝、双足、踝关节肿痛，症状时轻时重，遂就诊于中医科。入院时查：双手、双腕、双踝、双足关节肿痛，双手已呈爪形，右腕关节僵硬，活动受限，疼痛关节 46 个，变形关节 13 个。晨僵时间 4 小时，畏寒喜暖，恶湿尤甚，一遇阴雨天则症状加重，纳食可，二便调。舌淡红，舌苔白，脉沉略细。实验室检查：血沉 107 mm/h，CRP 95.9 mg/L，RF 4.740 IU/mL。双手 X 线摄片检查：符合 RA 表现。西医诊断为 RA。中医辨证为肾虚寒湿，瘀阻经脉。治以补肾祛寒，化湿疏风，活瘀通络，强筋壮骨。

处方：骨碎补 20 g，补骨脂 12 g，白芍 12 g，续断 20 g，桑寄生 20 g，威灵仙 15 g，鸡血藤 20 g，青风藤 15 g，牛膝 10 g，黄芪 20 g，羌活 12 g，独活 10 g，桂枝 10 g，赤芍 12 g，制延胡索 15 g，海风

藤 15 g，秦艽 15 g，防风 10 g，徐长卿 15 g，络石藤 20 g，姜黄 12 g，防己 10 g，生薏苡仁 30 g，伸筋草 30 g。每日 1 剂，水煎分 2 次服。

二诊：服药 14 剂，疼痛关节 30 个，变形关节 13 个，晨僵时间 15～20 分钟，药见初效，守方继续。

三诊：又服药 1 个月，双手、双腕、双踝关节疼痛、肿胀继续减轻，疼痛关节 15 个，变形 13 个。血沉 35 mm/h，CRP 43.8 mg/L，RF 3.630 mg/L，病情控制后出院。

按语：RA 以四肢小关节肿痛为主，临床表现各异，但补肾祛邪为治疗根本大法。方中以骨碎补坚肾壮骨，祛骨之风邪；补骨脂味辛苦，性大温，补肾阳，固下元；续断补肝肾，续筋骨，通血脉，利关节；桑寄生益肝肾，补筋骨，祛风湿；牛膝补肝肾，强筋骨，活血祛瘀；威灵仙、秦艽、海风藤、青风藤、络石藤、徐长卿、络石藤祛风除湿，舒经通络；制延胡索、姜黄、鸡血藤活血止痛。诸药相伍，补肾为主，兼以祛邪，而获良效。

3. 从肝肾气血亏虚、寒湿痰瘀互结论治　患者，男，36 岁。以掌指关节和近指关节肿胀疼痛，伴有晨僵半年，而到多家医院求治。经检查：类风湿因子阳性。X 线摄片显示：软组织肿胀，关节附近轻度骨质疏松。诊断为 RA。经静脉注射青霉素，口服雷公藤片、阿司匹林等药，临床症状不见改善，故来求治。辨证属肝肾气血亏虚，寒湿痰瘀互结。治以补肝肾，益气血，散寒祛湿，活血通络。方予自拟补肾通络蠲痹汤加减。

处方：熟地黄 20 g，淫羊藿 20 g，党参 20 g，生黄芪 20 g，寻骨风 15 g，乌梢蛇 15 g，木瓜 15 g，鹿衔草 15 g，姜黄 15 g，制没药 10 g，砂仁 10 g，细辛 3 g。每日 1 剂，水煎分 2 次服。

同时，配合 5% 葡萄糖注射液 250 mL 加骨欣肽注射液 6 mL，每日 1 次静脉滴注。

二诊：上述治疗 2 周后，关节肿胀疼痛症状消失。后仅以上方中药随症加减，用服药 45 剂，复查类风湿因子转阴，X 线显现正常。1 年后随访无复发。

按语：《三因方·历节论》："夫历节，疼痛不可屈伸，身体尪羸，其肿如脱，其痛如掣"。本病之形成，多由素体营卫虚弱，腠理不固，风寒湿邪乘虚而入，血气被邪所阻，不得宣行，日久必致血瘀；或素体湿盛，复受湿邪，内外之湿相合，聚湿成痰，痰瘀互结，阻滞经络、关节；或肝肾气血不足，寒湿之邪乘虚侵入，伤及血脉，浸淫筋骨，流注关节而发为本病。本病为虚实夹杂之候，虚为肝肾气血之虚，实为寒湿痰瘀流注关节为实，治以攻补兼施，才能收到疗效。方中熟地黄、杜仲、党参、黄芪、淫羊藿补肝肾，益气血；寻骨风、乌梢蛇、木瓜、鹿衔草散寒，疏筋通络；姜黄、制没药祛瘀止痛；细辛化顽痰，砂仁保护胃气。诸药合用，共奏蠲痹之功。

4. 从肾阳虚亏、瘀血阻络论治　患者，男，28 岁。主诉腰腿痛，伴行走不便 1 年余。患者于 3 年多前冬出现左膝关节疼痛肿胀，继而又出现右膝及腰部疼痛，寒冷加重，经多家医院治疗均未能控制病情。今年关节疼痛加剧，起居行走困难，腰部僵硬，脊椎稍向左侧弯曲，两大腿肌肉萎缩，双肩及双髋关节压痛，活动受限，下蹲困难。舌质淡白，舌苔微腻，脉沉细无力，双尺明显。血沉 40 mm/h，抗"O"、类风湿乳凝试验均为阳性。X 线摄片检查：腰椎关节间隙变窄，骨质疏松改变。辨证属肾阳虚亏，瘀血阻络。治以温补肾阳，活血通络之法。

处方：制附子（先煎）10 g，补骨脂 15 g，巴戟天 15 g，杜仲 15 g，狗脊 18 g，鹿角片（先煎）10 g，雷公藤（先煎 50～90 分钟）15 g，丹参 18 g，炮穿山甲（先煎）12 g，黄芪 30 g，红花 10 g，全蝎 10 g，砂仁 10 g，苍术 15 g，鸡血藤 18 g，秦艽 20 g，甘草梢 10 g。每日 1 剂，水煎分 2 次服。

二诊：服药 10 剂后，腰及双肩双膝关节疼痛明显减轻，腰部僵硬缓解。予上方去丹参，加桑寄生、续断各 12 g，续服。

三诊：又服药用 1 个月后，腰膝关节僵硬感消失，髋关节疼痛明显减轻，守方再服。

四诊：治疗 3 个月，诸关节疼痛消失，两大腿肌肉萎缩明显好转，生活自理，血沉恢复正常，抗"O"、类风湿乳凝试验均为阴性。X 线摄片检查：腰椎和髋关节病变损伤减轻。为巩固疗效，继续治疗 2 个月后，症状基本消除，至今仍正常工作。

按语：RA 是一种非器官特异性慢性自身免疫性疾病，以关节滑膜纤维化骨性增生为特征。依据现代免疫学原理，在辨证论治的原则下，以补肾为主治疗，常用如山茱萸、淫羊藿、鹿角片、巴戟天、女贞子、补骨脂等补肾药，均可提高和调节人体的自身免疫功能；黄芪是补气之药，曾有"尺脉不足，重用黄芪"之说，即该药有增强免疫和增强机体代谢功能。由于该病为慢性疑难病，常为久病多瘀，故选用具有活血化瘀，并改善微循环的丹参、红花等药物，以促进关节周围病变组织的修复和生长；而制附子（先煎）既能温补肾阳，又能制伏虚火，引火归原，与补气药黄芪同用可追复散失之元阳；雷公藤、全蝎等药，有搜风逐瘀、消肿止痛作用。故以补肾法为主治疗 RA 可收到显著的疗效。

5. 从肾阴亏虚内热、筋骨瘀阻失养论治　患者，男，66 岁。患者于 3 年前开始双膝关节红肿、疼痛，又出现腰部疼痛，近年来关节疼痛加剧，行走困难。在外院确诊为 RA，经多次住院均未能控制病情。现腰部僵硬，腰椎压痛明显，活动受限，两肩及髋关节酸痛隐隐，双膝关节肿大，入夜疼痛加重，关节局部发热，伴低热起伏，午后为甚，身体消瘦，夜间盗汗，胃纳不香，舌红少苔，脉弦细。血沉 110 mm/h，抗"O"850U，类风湿因子阳性。辨证属肾阴亏虚内热，筋骨失养，经络闭阻。治以补肾滋阴降火，清热蠲痹通闭之法。方选大补阴（丸）汤加减。

处方：熟地黄 30 g，龟甲（先煎）30 g，锁阳 20 g，牛膝 20 g，鸡血藤 20 g，当归尾 15 g，炒黄柏 3 g，炒知母 12 g，生黄芪 30 g，青皮 10 g，陈皮 10 g，羌活 12 g，独活 12 g，泽泻 30 g，三七粉（冲服）3 g。每日 1 剂，水煎分 2 次服。

二诊：服药 14 剂后，腰及膝关节疼痛明显减轻，腰部僵硬感缓解。上方去泽泻，加补骨脂 20 g，土大黄 15 g，守方继服。

三诊：又服药 2 个月后，关节疼痛消失，肿胀明显减轻，血沉、抗"O"恢复正常，类风湿因子阴性。效不更方，以冀后效，继续巩固治疗 3 个月，症状基本消除。随访至今，其病愈后未发。

按语：治疗痹证，非独辨其寒热，亦应辨其虚实。痹证之后期，更应偏重治本。《类证治裁》有痹证"久而不愈，宜峻补真阴，使气血流行，则病邪随去"之论。本案患者属肾阴虚内热之痹，选用大补阴丸滋阴降火，配合养阴清热，散瘀通络之品组方治疗，切中病机，故数年顽疾得以治愈。倘泥于外邪杂至，专事攻逐，置虚虚之诫于不顾，则病未愈而根本已摇，必致沉疴难起。《素问·至真要大论》："诸寒之而热者取之阴。"故治宜壮水制火。以大补阴丸加味，方中以熟地黄、龟甲培本；知母、黄柏清源；更佐当归、鸡血藤、三七粉补血活血通经；锁阳强筋壮阳，补阴气，益精血；牛膝益肝肾，强筋骨，活血祛瘀。诸药合用，共奏滋阴降火，清热蠲痹之功。

6. 从肝肾阴虚、兼夹湿热论治　艾某，男，27 岁。自诉右膝关节红肿热痛已 2 个月，曾在地区医院化验，血沉 86 mm/h，类风湿因子阳性，服用西药吲哚美辛、泼尼松及雷公藤片均疗效不显。就诊时，右膝关节红肿灼热，形似鹤膝，步履跛行，屈伸不利，大小腿肌肉明显萎缩，形体消瘦，面色萎黄，腰膝酸软，饮食少进，夜卧欠安，二便如常，舌质红，舌苔薄黄，脉象弦数。X 线摄片检查：右膝关节腔狭窄，胫、股、膝盖骨均有骨质疏松现象。中医辨证，恙由风湿热邪闭阻经脉，肝肾亏损所致。治拟补益肝肾，搜风通络，佐以清利湿热。方用六味地黄汤加减。

处方：生地黄 12 g，山茱萸 12 g，山药 12 g，茯苓 10 g，牡丹皮 10 g，地龙 10 g，乌梢蛇 10 g，忍冬藤 30 g，青风藤 30 g，首乌藤 30 g，白芥子 10 g，制乳香 10 g，炮穿山甲（先煎）10 g，蜈蚣 2 条。每日 1 剂，水煎分 2 次服。

同时，局部用李时珍《濒湖简集方》"青藤膏"外敷，每日 1 次。

谨守病机，内外并治，半载后理化检查均已正常，诸症消失。患者已能从事农务，随访 3 年未见复发。

按语：本病多为本虚标实，虚在肝肾精血不足，实在经络闭塞，气血不通，乃至关节、肌肉失养等，而变生疼痛、萎缩、硬化诸症。治当标本同治，攻补兼施，故临证治疗本病时，王光晃等以六味地黄汤为基础方，增益搜风通络的虫藤类专病专药，旨在疏畅经络，通行气血为紧要。搜风通络、清利湿热，以缓解临床症状为治标。这与西医通过调节人体神经、内分泌系统的整体功能，从而提高机体的免疫和抗病能力的药理认识是相一致的。

第五十一章　硬皮病

　　硬皮病是一种以皮肤和内脏组织胶原纤维进行性硬化为特征的结缔组织疾病。硬皮病的发生，至今原因不明。近代有几种不同学说：胶合成学说；内分泌紊乱学说；免疫学说；血管学说；同时外伤、感染、甲状腺或肾上腺功能紊乱，遗传等均可能与发病有关。本病按病变的范围，影响关节的情况，有无内脏损害，可分为局限性硬皮病和系统性硬皮病。

　　局限性硬皮病病变仅限于皮肤某一部位，常好发于额、颈、胸、腹、背、臀部和四肢。皮损可呈点滴状、斑状、线状、或带状，若损害较多，泛发全身者，称泛发性硬皮病。皮肤损害初起呈紫红色，逐渐扩大，表面平滑发亮，以后皮肤变硬呈淡黄色，毳发脱落，局部不出汗，久之局部发生硬化。

　　系统性硬皮病又称进行性系统性硬化病，除皮肤症状外，同时伴有内脏、肌肉等损害，多见于40岁左右的女性。可分为肢端型和弥漫型，前者从肢端开始硬化，向近端发展；后者从躯干硬化开始，向远端发展。一般呈隐袭发病，患者渐感疲倦，消瘦无力，体重减轻，关节疼痛，低热，手指僵硬，肢端静脉痉挛，常为本病的最初征象。皮肤损害多由四肢远端或面部开始，对称分布，逐渐向近端或全身发展，严重者开始发病即为全身性。病变过程可分为浮肿期、硬化期、萎缩期3个时期。

　　根据硬皮病的临床特征，其属于中医"皮痹""血痹"范畴。

从肾论之理

　　中医学认为，本病多是由于卫气营血不足，阴阳失调，复受风寒，使血行不畅，血凝于肌肤；或因肺脾肾诸脏阴阳两虚，卫外不固，腠理不密，风寒之邪伤于血分，致营卫逆行，经络失疏，造成经脉阻隔，气血凝滞，痹塞不通而成。然而深究本病之病因病机，病体之所以易受风寒侵袭，乃以内在阳气亏虚为病理基础。"正气内存，邪不可干""邪之所凑，其气必虚"。阳虚之体易感邪，阳虚则寒，内外相引，寒凝血瘀，痹阻于皮，皮痹乃成而致皮肤变凉、肿硬。然肾主命火，为全身阳气之根本，五脏之阳非此不能温。肾阳虚衰，他脏之阳气亦必不足。同时，从临床病例观察视之，本病患者尽管可呈现肝肾阴虚证候，但却以肾阳亏虚、脾肾阳虚者为多见，实践更佐证了此病以肾虚，尤其是肾阳虚为本的理论之实。

从肾治之验

　　1. 从肾阳亏虚、寒凝血瘀论治　艾某，女，25岁。患者3年前开始双手足发凉，皮肤颜色发紫，遇冷加重，现渐感全身皮肤胀发硬，手僵足挺，面部起硬块，张口不利，四肢关节强硬，活动不灵活。体查：面部表情固定，呈假面具样，四肢、腹部、背部皮肤顽硬，色暗光亮如蜡不能捏起，四肢厥冷，手足青紫，有雷诺现象。舌质淡红，舌苔薄白，脉右细弱，左切不清。诊断为硬皮病。辨证属肾阳亏虚，寒凝腠理，滞于经脉。治以温补肾阳，活血化瘀。

　　处方：生地黄15 g，制附子（先煎）18 g，桂枝10 g，牛膝18 g，当归12 g，鸡血藤18 g，桃仁10 g，红花12 g，黄芪12 g，党参18 g，丹参18 g，川芎10 g，土鳖虫10 g。每日1剂，水煎分2次服。

　　二诊：守方治疗94日后，大部分皮肤恢复正常。唯手指尖及前臂局部皮肤较硬。原方加鹿角霜、熟地黄、山药，改为丸剂善后，其病渐愈。

按语：硬皮病属于中医学皮痹范围，局部或全身皮肤增厚硬化是其主要见症。多由素体肾阳虚衰，腠理不密，卫外不固，寒邪乘虚侵袭，凝于腠理，痹阻经络，气血不通，腠理失养所致。其肾阳亏虚为本，皮肤硬化为标。病机要点为寒凝腠理，经络痹阻。气血不通。治宜温补肾阳，活血化瘀。

2. 从肾阳虚亏论治　刘某，女，46 岁。主诉面部、四肢皮肤发硬绷紧，伴关节痛 1 年余。患者于 1 年前，双手手指出现红斑、肿胀，继而绷紧发硬，数月后萎缩，关节痛，不能握拳，并渐扩展至前臂、上臂及面部。经外院病理检查，诊断为硬皮病。用激素治疗一段时间，病情略有好转，但因出现严重胃痛等副作用而停用激素后，病情又有发展。查其面部、手指、前臂、上臂及小腿皮肤萎缩，呈蜡黄色，皮纹消失，皮肤与皮下组织粘连，呈板状。手只能半屈曲，雷诺征阳性。面色白而无华，神疲乏力。舌质浅淡，舌苔白，脉细弱，两尺尤甚。辨证属肾阳虚亏，法当温阳补肾，方选金匮肾气（丸）汤加减。

处方：熟地黄 20 g，山茱萸 12 g，山药 15 g，制附子（先煎）10 g，肉桂 3 g，鹿角霜（包煎）10 g，当归 15 g，阿胶（烊化冲服）10 g，牡丹皮 10 g，茯苓 10 g，泽泻 10 g。每日 1 剂，水煎分 2 次服。

二诊：服药 1 个月后，面色稍有红润，精神好转，嘱原方继服。

三诊：又经 3 个月治疗后，雷诺征转阴性，萎缩及硬化的皮肤开始恢复弹性，能握拳，关节痛亦好转。

四诊：上方随症加减，半年后，症状及体征大部消除。随访 1 年，未见复发。

按语：肾乃先天之本，内藏元阴、元阳，系水火之源，阴阳之根。肾在内，皮肤在外，在生理上肾阴肾阳通过脏腑经络供给皮肤营养和能量，使皮肤温暖、柔润而富有光泽，发挥其生理功能。在病理上，因肾阴肾阳的虚衰而使皮肤变得冰凉、萎缩、硬化、干燥、色素沉着等，而且影响其司开合的功能，易遭外邪长驱直入。《张聿青医案》："肺合皮毛，毫有空窍，风邪每易乘入，必将封固密，风邪不能侵犯。谁为之封，谁为之固哉？肾是也。"另一方面，皮肤久病不愈亦可影响到肾，称为"久病及肾"。《素问·皮部论》："皮者脉之部也，邪客于皮则腠理开，开则邪入客于络脉，络脉满则注于经脉，经脉满则入舍于脏腑也。"可见，肾与皮肤一主内，一主外，共同维护人体正常的生理功能。现代研究认为，中医学"肾"与人体的内分泌及免疫功能有关，其功能的异常必然导致皮肤功能的失常，如硬皮病、红斑狼疮等。许多皮肤病，尤其是难治性的免疫性皮肤病常表现为中医的肾虚证。恰当运用补肾法，往往能使沉疴得愈。

3. 从肾阳虚衰、气虚血瘀论治　患者，男，20 岁。主诉左肩两上肢局限性肌肉萎缩变硬 3 年。发病初期患部有淡红色而肿的丘疹，以后皮肤逐渐萎缩，光亮不出汗。曾用激素治疗病情稳定，后因胃炎停药，病情又加重。查见左肩、左三角肌、右前臂分别有 10 cm×6 cm、6 cm×5 cm、4 cm×3 cm 斑片状皮损，边界清楚，皮肤萎缩变薄硬化，紧贴于深部组织，弹性消失，畏寒肢冷，酸麻痛痒，舌苔白，脉沉细。血沉 30 mm/h。诊断为限局性硬皮病。中医辨证属肾阳虚衰，气虚血瘀。治以温补肾阳，益气化瘀，散寒通络。

处方：熟地黄 15 g，制附子（先煎）10 g，鹿角霜（包煎）15 g，淫羊藿 15 g，鸡血藤 15 g，当归 15 g，丹参 15 g，莪术 12 g，姜黄 12 g，雷公藤（先煎 50～90 分钟）10 g，桂枝 10 g，麻黄 10 g，白芥子 10 g，生黄芪 30 g，生甘草 5 g。每日 1 剂，水煎分 2 次服。

同时，外用活血止痛散：透骨草 30 g，川楝子 15 g，当归尾 15 g，姜黄 15 g，威灵仙 15 g，川牛膝 15 g，羌活 15 g，白芷 15 g，苏木 15 g，五加皮 15 g，红花 15 g，土茯苓 15 g，花椒 5 g，制乳香 5 g。加水煮沸 20 分钟，取药液趁热先熏后洗患部，每日 1 次。

二诊：以上法治疗 3 周后，皮肤萎缩变薄，硬化渐软，畏寒肢冷减轻，原方去雷公藤，继服，外用药续用同前。

三诊：又用药 6 周后，皮肤萎缩处明显变软，光亮消失，用手捏可捏起少许皮肤，惟口干便秘。原方去白芥子，制附子用量改为 5 g，加肉苁蓉、女贞子各 15 g，继服。

因天气渐热，停用熏洗法，改用干姜 10 g，花椒 10 g，细辛 10 g，肉桂 10 g，当归 15 g，红花 10 g，威灵仙 10 g，甘草 10 g，放入 65 度白酒 750 mL 中浸泡 1 周，用纱布蘸药酒涂擦患处，每日 2 次。

四诊：用药 9 周后，大部分皮损萎缩硬化处色泽接近正常，血沉 20 mm/h，舌苔白，脉沉细有力。根据病情已基本痊愈，为彻底治愈，防止复发，用上内服药 5 剂，共研细末，水泛为丸，每次 10 g，每日 3 次。1 年后随访，病已痊愈，未再复发。

按语：硬皮病是一种以皮肤肿胀硬化、后期发生萎缩为特征的结缔组织病，分为局限性和系统性两种。局限性硬皮病是一种自限性皮肤病，一般无自觉症状，不侵犯心脏；系统性硬皮病可侵犯肺、心、肾等内脏，并出现累及相应脏器的症状。本病属于中医学皮痹范畴。《素问·痹论》："风寒湿三气杂至，合而为痹也。"痹"在于皮则寒""皮痹不已，复感于邪，内舍于肺"。故其发病内因肺、脾、肾三脏气虚弱，外感风、寒、湿邪乘虚内侵，阻于皮肤肌肉之间，致营卫不和，经络阻塞，气血凝滞而成，重者内侵脏腑，可出现累及不同脏腑的症状。

4. 从脾肾阳虚、冲任失调论治治   患者，女，49 岁。因全身发生散在性红斑 30 日来诊。患者 17 年前曾患限局性硬皮病，经中药治愈。近 1 个月来见身体多处发生红斑，担心原病复发，再邀诊治。查见背腰腹四肢见多发性红色皮损，呈椭圆形或不规则形，边界清楚，大小不等，皮损逐渐变硬，失去弹性，自觉微痒，畏寒肢冷，气短乏力，失眠多梦，月经紊乱，舌质浅淡，舌苔白，脉沉细。血沉 30 mm/h，肝功能（－），尿常规（－）。诊断为限局性硬皮病。中医辨证属脾肾阳虚，冲任失调。宜温阳补肾，健脾益气，活血化瘀，调理冲任。

处方：生黄芪 30 g，白术 15 g，茯苓 15 g，当归 15 g，鸡血藤 15 g，淫羊藿 15 g，莪术 15 g，生牡蛎（先煎）15 g，制附子（先煎）10 g，桃仁 10 g，红花 10 g，仙茅 10 g，鹿角霜（包煎）12 g，乌梢蛇 12 g，雷公藤（先煎 50～90 分钟）12 g，生甘草 5 g。每日 1 剂，水煎分 2 次服。经期停用。

同时，外涂擦醋酸去炎松尿素软膏、海普林软膏。

复诊：服用药物 1 个月后，皮损色淡，面积缩小，体力渐增，畏寒肢冷减轻，月经基本正常，仍失眠多梦，原方加炒酸枣仁 15 g，枸杞子 15 g，每周服 6 剂。经期停服，外用药同前。

三诊：又治疗 2 个月后，患者感受风寒化热，热壅肌肤，见红斑增多，色红明显，体温 37.5 ℃，舌质微红，舌苔白。宜清热凉血，化瘀消斑。

处方：生地黄 30 g，大青叶 30 g，金银花 30 g，白茅根 15 g，牡丹皮 15 g，赤芍 15 g，水牛角粉（冲服）15 g，紫草 15 g，连翘 15 g，雷公藤（先煎 50～90 分钟）12 g，生甘草 5 g。每日 1 剂，水煎分 2 次服。经期停用。

同时，另清开灵 1 袋，每日 3 次冲服。

四诊：又治疗 1 个月后，红斑转淡，近期发生的红斑大部分消失，仅留少数散在的色素沉着斑，触及皮软，血沉 5 mm/h，舌苔白，脉沉细。病基本痊愈，以初诊处方取 6 剂量，共研细末，水泛为丸，每次 10 g，每日分 3 次服。以善其后，巩固疗效。

按语：本案辨证为脾肾阳虚，冲任不调。肾阳不足，气虚血瘀，故温补肾阳，益气化瘀是本病主要治法。因温阳益气可增强免疫活性，改善免疫异常；活血化瘀可改善微动脉的阻塞，以利于皮损部位的血管扩张和微循环的改善。病情进行期可适当短期配合激素治疗，多可较快控制病情的发展；病情稳定期，脾肾阳虚者，可服金匮肾气丸；寒凝瘀阻者，可服阳和丸；正气不足，风寒凝阻者，可服大活络丹；脾气虚者，可服人参健脾丸。总之，对本病的治疗，应根据临床症状和病机转化，辨病与辨证相结合，局部与整体并重，内治为主外治为辅，才能取得较为满意的疗效。

5. 从肾阴亏虚、脾虚血瘀论治治   张某，女，35 岁。患者 1 年前出现低热乏力，面部及两上肢浮肿，后又延及两下肢，3～4 个月后，皮肤逐渐变硬如皮革样，颈部并出现白色脱色斑，手、腕关节活动不灵。在某医院皮肤科确诊为硬皮病，经用西药（泼尼松等）治疗，无明显好转，今年先后到某医院进行中医中药治疗，但病情继续发展，并觉心跳失眠，开口困难，胃纳差，全身肌肉萎缩等要求住院治疗。

辨证属肾阴亏虚，脾虚血瘀。治宜补肾健脾，活血散结，方用六味地黄汤加味。

处方：熟地黄 18 g，当归 15 g，鹿角胶（烊化冲服）15 g，山药 18 g，茯苓 10 g，泽泻 5 g，牡丹皮 5 g，党参 15 g，黄芪 15 g，丹参 15 g，麦芽 15 g，大枣 10 g。每日 1 剂，水煎分 2 次服。

上方随症加减，服药 1 个月后，手足麻木感减轻，皮肤松弛，颜面、左手皮肤可见皱纹可捻起，指腕关节活动较前灵活，精神转佳。为巩固疗效，将六味地黄汤加党参、黄芪制成水蜜丸，嘱服 6 个月，以资巩固。

按语：本病属中医学的虚损证，患者皮肤病如革，全身肌肉萎缩，骨质脱钙，纳呆，脉细而两寸甚弱。肺主皮毛，肺之气阴亏损，失却"熏肤充身泽毛，若雾露之溉"的作用。故皮肤失去柔润；脾主肌肉，主四肢，脾气虚亏，失去健运，气血衰少，饮食不能肌肤，故肌肉萎缩而四肢活动困难；肾主骨，病已数年，久病"穷必及肾"，肾阴亏损，故骨质受害。此患者先起于皮毛而后及于骨，是从骨上损及下之证，病先起于肺，但已损及后天之本的脾和先天之本的肾，故考虑以治肾为主，健脾为辅，活血散结以治皮。方用六味地黄汤加补气活血药，使肺气内充，皮毛得养。

6. 从肝肾阴虚、气血瘀滞论治　柳某，女，62 岁。自诉面部皮肤发紧、干燥 3 年余。某医院皮肤科诊断为硬皮病，经服用多种药物（泼尼松等）1 年，未见明显好转。近 3～4 个月来，面部皮肤发硬且范围逐渐扩大，并出现白色脱色斑，双手发凉，每因情绪激动而加剧，双手指及腕关节活动不利。刻诊：面颊部皮肤发硬呈蜡样光泽，触之如皮革不易捏起，色浅棕并夹杂片状脱色斑，开口运动障碍，双手发凉，颜色苍白，虽正值夏月，双手戴棉手套仍不感温暖。舌质瘦嫩，颜色暗红，脉沉细弦。西医诊断为系统性硬皮病继发雷诺征。中医辨证为肝肾阴虚，气血瘀滞。治宜滋养肝肾，理气活血，方用一贯煎加味。

处方：沙参 15 g，生地黄 20 g，麦冬 10 g，枸杞子 20 g，当归 10 g，川楝子 10 g，枳壳 10 g，香附 10 g，赤芍 15 g，丹参 15 g，炮穿山甲（先煎）10 g，乌梅 12 g，甘草 5 g。每日 1 剂，水煎分 2 次服。

二诊：上方服用 20 余剂后，双手稍温，颜色转为微红，舌有少量白苔生出，脉沉细弦。考虑气血渐畅，阴液渐复，而正气尚虚，故于前方去沙参，加西洋参 10 g，黄芪 10 g，以助阴气，继服。

三诊：守方加减化裁，连续服用 3 个月余，面部斑消失，皮肤颜色恢复正常，触之松弛柔软，可随意捏起，张口活动灵活，双手温暖，活动自如，能从事一般家务劳动。

按语：本例患者主要表现为肌肤不荣，双手不温。中医学认为，肝主藏血，体阴而用阳。肝阴血不足，筋失其濡养而关节不利；肝经经脉环唇内，故开口运动障碍；肝郁不疏，则阳气闭郁不达四末而厥冷。故选用一贯煎滋肝养阴，用理气活血之品，以疏肝调气，充养肌肤，取效后，佐益气之品，使阴血化生有源，因而获效。

7. 从肾阳亏损、气虚血瘀论治　毛某，女，57 岁。双大腿皮肤硬肿 2 年余。初起仅皮肤瘙痒，后逐渐变硬、肿胀，有紧束感，但无红热及痛感，伴有头晕头痛，四肢麻木，腰腿酸软，夜尿频多。近 1 年来上述症状加重，伴下肢浮肿。检查：双腿上 1/3 后外侧及臀部皮肤肿硬如皮革，双下肢手压没指。舌质淡红，舌苔薄白，脉沉细。此乃肾阳亏虚，卫外不固，风寒袭入滞于肌肤所致。辨证属肾阳亏损，气虚血瘀。治以温肾壮阳，益气活血之法。方选金匮肾气（丸）汤加减。

处方：制附子（先煎）10 g，熟地黄 15 g，山茱萸 10 g，桂枝 10 g，山药 15 g，黄芪 30 g，茯苓 15 g，牡丹皮 6 g，炮穿山甲（先煎）10 g，蜈蚣 2 条，甘草 5 g。每日 1 剂，水煎分 2 次服。

二诊：服药 10 剂后，皮肤开始变软，双下肢肿胀消退，夜尿次数减少。药已中病，守方继服。

三诊：患者坚持服药共 2 个月，右侧臀部仅有皮肤硬肿约拇指大小，其余皮肤均恢复正常，诸症消失。随访 1 年，病情稳定。

按语：根据硬皮病的发病和表现，中医学认为斯以肾阳虚为本，病至中晚期阳损及阴，呈现阴阳两虚，但以阳虚为主，并可波及其他脏腑造成虚损。由于脏腑内虚，气血津液失调，则易招致来自外界的风寒湿三气合邪的内侵，形成本虚标实，进一步导致气滞血瘀，经络闭阻，痰浊水气，加重脏腑功能失调。治用金匮肾气丸温补肾阳，利水活血正合本病的病理特征。

第五十二章　肿　瘤

中医学对肿瘤的认识有较早的历史，远在西周就有"肿"这个字来形容，到宋代对肿瘤有更进一步的认知。宋代《卫济宝书》中首次提出"癌"的含义，即"癌者，上高下深，岩穴之状，颗颗累垂，毒根深藏"。宋代以前的文献中称肿瘤为"积聚""瘤""岩""息贲"等。

从肾论之理

1. 肿瘤从肾论治　中医学认为正气和邪气是决定人体疾病发生和发展的两个重要因素，而肿瘤的发病与演变也是正邪斗争的结果。肿瘤的发生以正虚为本，而肾为先天之本，五脏六腑之根；肾虚则五脏皆虚，虚则肿瘤易生，正虚最主要根源为肾虚。另外，肿瘤生成日久又可加重肾虚，形成恶性循环，导致正虚不胜邪，肿瘤侵袭转移。所以，靳永杰等专门撰文，阐述肿瘤当从肾论治。

（1）肾虚致瘤的中医学理论：关于肿瘤的病机，古人有较深入的探讨。《内经》："壮人无积，虚人则有之""正胜则邪退，邪盛则正衰。"正邪之间的盛衰强弱，决定着疾病的进退变化。《外科医案汇编》："正虚则为岩。"《医宗必读·积聚》："积之成者，正气不足，而后邪气距之。"可见机体的正气亏虚在肿瘤的发生、发展过程中占据主导地位。每个健康人体内都有可能存在着癌毒，机体是否生成肿瘤，则与人体的正气强弱有着密切关系，这提示正气不足是肿瘤发病的内在根本原因。

肾为先天之本，主藏精，内寓元阴元阳，是五脏六腑之根；肾精是生命机体的原始物质，是脏腑功能活动的原动力。《中藏经·论肾脏虚实寒热生死逆顺脉证之法》："肾者，精神之舍，性命之根！肾气绝，则不尽其天命而死也。"《素问·水热穴论》："肾者，胃之关也""胃得命门而能受纳。"肾虚，则一身尽虚，虚则肿瘤易生。肾虚导致肿瘤的原因一是由各种原因致机体久病及肾，肾气不足，正气生化无力，抗癌毒之邪不足所致；二是癌毒邪气对机体的侵害，日久又更加耗伤肾气。其实，在发病之初，虽然患者虚象未显，但已虚在其中；病至中晚期，则气血皆虚，渐显露恶病质之象。癌毒是由各种致病因素相互作用、长期刺激的结果，且与一般的内生五邪和六淫邪气不同，其最具有特征性的两个方面是耗散正气和扩散趋势。故肾虚可使一身正气亏虚，无力抗邪，肿瘤易生；肿瘤生成则更进一步耗散正气，日久则肾虚更甚。

（2）肾虚致瘤的现代机制分析：

1）肾虚致瘤的细胞/免疫机制：肿瘤发生发展原因极为复杂，除与遗传、年龄、性别、环境因素有关外，与机体免疫功能状态密切相关。现代医学研究表明，肿瘤的发生是由于机体自身免疫监视功能减弱而引发，免疫力低下的人群，更易发生肿瘤。此外，肿瘤细胞与免疫力有着明显的联系，也即机体的免疫力越低，则肿瘤细胞的分化程度越低，肿瘤的恶性程度越高。呼健等的研究在多个方面证实了肾虚与免疫功能紊乱的关系及补肾中药对改善免疫功能的疗效，为指导补肾中药临床抗肿瘤提供了可靠的理论依据。

其一，肾虚致瘤与免疫器官。肾虚和免疫器官的关系研究主要关注于脾脏。王米渠等认为肾虚可以导致免疫器官的萎缩或超微结构破坏。葛依工等通过对脾脏切除大鼠 W256 癌肉瘤生长和外周血 T 细胞亚群变化的研究，发现脾脏切除可导致大鼠 Th 细胞减少和 Ts/c 细胞增多，这是人为干预脾脏缺如后大鼠抗肿瘤免疫功能下降的一个重要变化。而范鲁峰等通过实验发现门脉高压状态下病理性脾脏切除既有利于提高机体抗肿瘤免疫力，又可以在一定程度上减弱肝肿瘤的侵袭能力。这从一定角度表明肾虚可通过降低免疫器官功能而减弱机体抗肿瘤免疫力，从而导致肿瘤的发生、发展。

其二，肾虚致瘤与免疫细胞。①T淋巴细胞亚群：目前肾虚对T淋巴细胞亚群影响的研究多发现可使CD4降低，而CD8升高。如李庆阳等观察149例肾虚老年人外周血中T淋巴细胞亚群水平的变化，结果发现CD8水平显著升高，而CD3、CD4水平显著降低，CD4/CD8比值降低，并表现出随着肾气虚、肾阴虚、肾阳虚而加重的趋势。而陈樟树等对391例恶性肿瘤、223例良性肿瘤、216例正常人外周血T淋巴细胞亚群进行检测，结果发现恶性肿瘤患者普遍存在T细胞免疫功能低下。这表明肾虚能降低T淋巴细胞的免疫功能，减低机体免疫力，从而导致机体抗肿瘤能力降低。②自然杀伤（NK）细胞活性：目前对肾虚证与NK细胞的关系研究主要观察到肾虚可使机体的NK细胞活性下降，而在应用补肾中药干预后，NK细胞活性可明显提高。王培训等通过应用醋酸氢化可的松药物建立肾虚质动物模型，然后观察到动物血液中NK细胞活性，模型组与对照组相比，NK细胞活性明显下降；而经过灌胃肾气汤对模型动物进行干预治疗后，发现模型组动物的免疫功能比之前有明显的好转。这表明肾虚可通过降低NK细胞的免疫功能而减低机体免疫力，从而导致机体抗肿瘤能力降低，而通过补肾法可以提高NK细胞的免疫功能而增强机体免疫力，从而起到抗肿瘤作用。③红细胞免疫：红细胞免疫是1981年提出的概念，经历近30年的研究，目前对肾虚与红细胞免疫关系的研究主要集中于红细胞免疫复合物花环率和C3b受体花环率。杨嘉珍通过对肾虚血瘀证患者与健康成人的红细胞免疫功能的检测，结果发现患者的红细胞免疫复合物花环率显著升高，而红细胞C3b受体花环率显著下降；并且在对肾虚血瘀患者经用具有补肾活血功效的中药干预后，红细胞免疫功能与之前相比可以得到显著的增强，上述指标与用药前相比均具有明确的统计学意义（$P < 0.01$）。杨运高等通过动物实验发现在红细胞免疫功能障碍状态下，肿瘤的转移会加重。这表明肾虚可使机体的红细胞免疫功能降低，并进一步导致肿瘤的发展和加重。

其三，肾虚致瘤与体液免疫。①免疫球蛋白及补体：免疫球蛋白是人体B细胞发展到浆细胞阶段后，分泌的一种特殊功用蛋白质，这种蛋白质构成了特异性体液免疫的核心。研究发现免疫球蛋白和肾虚也有某种联系。朱华宇等通过临床试验，对肾虚衰老患者服用补肾胶囊后，结果观察到患者的血清免疫球蛋白IgG、IgM含量明显升高。肾虚对免疫球蛋白的影响及抗肿瘤机制，尚需必要的研究予以确认。②细胞因子：细胞因子是人体内的多种同类蛋白质，其作用是在对抗原和损伤的应答中参与胞内信息传递和调节。孙理军等研究肾虚质大鼠细胞因子IL-2、IL-6外周血含量变化情况，结果发现肾虚质大鼠在外周血的IL-2水平低于空白对照组（$P < 0.05$）；IL-6水平高于空白对照组（$P < 0.05$），大鼠的外周血液中IL-2水平下降及IL-6水平升高是构成肾虚证特殊体质的体液免疫学基础之一。宋淑霞等通过动物实验，制备醋酸可的松致肾虚小鼠模型，应用益气补肾中药干预后，可对小鼠模型脾脏细胞因子IL-1、IL-2和IL-12水平及其mRNA表达均有不同程度的提高。由此可推测补肾中药可通过提高细胞因子的表达而起到抗肿瘤作用。

其四，肾虚致瘤与神经-内分泌-免疫网络。"神经-内分泌-免疫网络"即NEI网络学说。中医学的"肾气"含义广泛，不仅与免疫系统有关，而且，与生殖系统、内分泌系统、神经系统等相互关联。由于肾具现代医学中有"下丘脑-垂体-肾上腺皮质轴"及"下丘脑-垂体-甲状腺轴"的功能，所以，肾在维持和调整免疫平衡方面有着重要意义。学者范国荣等采用皮质酮造成动物肾虚模型，发现其下丘脑-垂体-肾上腺轴（HPA）从功能到形态均受到抑制，提示肾虚患者存在免疫防御和免疫调节功能障碍，T细胞亚群改变致细胞免疫功能失调可能是肾虚本质之一。故肾可通过NET网络而调节机体免疫力从而起到对肿瘤发生、发展的影响。

2）肾虚致瘤的基因/染色体机制：现代医学研究证实，肿瘤的生物学特征是细胞的增殖、分化、凋亡等过程发生异常而导致细胞过度的、无限制的、掠夺式的生长。恶性肿瘤失控性生长的主要病理分子学基础是原有规律性的细胞周期发生紊乱，从而导致细胞增殖过多及凋亡过少。肿瘤发生的根本原因是细胞周期中G1/S期、G2/M这两个关键关卡的失控，使本该进入静止期的细胞循环不停地进入细胞增殖周期，并且表现为细胞衰老障碍，即"永生不死"，最终导致细胞的恶意增殖。

肾藏精，主生殖和遗传。现代医学研究表明生殖的物质基础是精子与卵子，但最终可归根于基因，而基因位于染色体中的 DNA 上；DNA 上的遗传信息正常与否，决定着机体的健康与否。因此，中医学上的肾与染色体之间存在着某种联系，即郑敏麟等所说的等同关系。根据以上的等同关系，肿瘤也必然属于中医学肾的疾病范畴，肿瘤与肾密切相关。

3）肾虚致瘤的代谢机制：代谢组分是蛋白质组、转录组和基因组总体表达的结果，与基因表达组学相比，代谢组学反映确实已发生的结果，肾虚证通过代谢组学研究更接近证的内涵。例如，高岗等应用氢化可的松药物制备肾阳虚证大鼠模型，后采用磁共振谱分析法分析大鼠模型的尿液代谢组学变化，结果发现与对照组相比较，造模组的相关尿液代谢发生显著变化，以此证明尿液代谢组学分析能够较好地反映肾虚证的代谢特征。而邓运宗等通过对不同人群尿液中对羟苯丙酮酸（HPPA）的测定，结果发现恶性肿瘤组患者与健康人组、非癌患者组相比较，尿中 HPPA 含量明显升高，能明确地反映肿瘤患者的氨基酸代谢异常，因此推荐尿 HPPA 可作为一种肿瘤代谢的异常标志物。肾虚导致代谢异常而致瘤的具体机制尚需进一步深度研究。

4）肾虚致瘤的自由基机制：自由基学说于 1956 年由英国哈曼提出，后来的研究发现，自由基损伤导致机体的一系列衰老症状与中医学肾虚证的表现颇为相似，因而推测肾虚与自由基具有某种内在的联系。现代医学研究证实人体肾虚时，超氧化物歧化酶（SOD）的活性下降。陈晏珍等通过对肾虚证患者的外周血细胞 SOD 活性定量测定，结果发现肾虚证患者与正常对照组相比，血细胞 SOD 的活性明显降低，而且随着病程越长，病情越重，则 SOD 活性越低，即"久病及肾"。郭海洁通过实验探讨氧自由基与妇科肿瘤的关系，结果发现子宫颈癌、卵巢癌、子宫肌瘤等肿瘤组织及血清中自由基代谢紊乱，而且良恶性肿瘤之间有明显差异，并随着肿瘤恶化程度加重，自由基也呈规律性的改变。由此可以看出，肾虚可通过自由基损伤而导致机体衰老，从而影响肿瘤的发生发展。

（3）肾虚致瘤动物实验：通过制备肾虚证动物模型来研究肿瘤，是近年来肿瘤学研究的一个热点。宋淑霞等通过应用醋酸可的松制备肾虚质动物模型，而后灌胃给药益气补肾方中药后，观察其脾脏淋巴细胞 IL-2、IL-12 的活性水平，结果发现益气补肾方药可能是改善外源糖皮质激素所致肾虚及由此而导致的免疫衰老较理想的方法。吴洁等以 615 小鼠胃癌术后模型为研究对象，对其应用健脾补肾方干预后，检测小鼠模型复发瘤的细胞凋亡水平，结果发现与模型组比较，健脾补肾组小鼠的复发瘤瘤重显著降低，而且复发瘤抑制率为 71.07%；说明应用健脾补肾方后，复发瘤的凋亡指数显著增高。表明健脾补肾方对术后局部肿瘤复发有明显的抑制作用，进一步研究其作用机制是健脾补肾方能导致复发瘤细胞线粒体膜电位降低，因而可以诱导肿瘤细胞凋亡。

（4）补肾治瘤临床实践：扶正祛邪是中医药治疗疾病的根本原则，而针对肿瘤"本虚标实"病机，扶正培本是中医药治疗肿瘤的基本法则。肾为一身之本，补肾是扶正培本中最基本和最重要的一个方面。

1）补肾中药抗肿瘤机制：中药在抗肿瘤方面的作用和机制越来越受到重视，特别是在药理方面取得了一定的成绩和突破。中药抗肿瘤的机制主要有调节免疫功能、抑制肿瘤细胞生长与增殖、诱导肿瘤细胞分化，促进凋亡、影响物质代谢，抑制肿瘤生长、对化疗毒副作用的治疗等。临床上常用的补肾中药有淫羊藿、补骨脂、肉苁蓉、菟丝子、女贞子、枸杞子、山茱萸等。例如，淫羊藿具有补肾阳、强筋骨、祛风湿的功效，淫羊藿苷为其主要功用成分。研究表明淫羊藿苷及其衍生物能够通过调节肿瘤细胞周期关键关卡，下调有关的信号通路，抑制肿瘤细胞的增殖和转移，对肺癌、乳腺癌、胃癌、肝癌等癌细胞均有明显的抑制作用。

2）补肾方剂抗肿瘤研究：近几十年来，通过临床验证出了许多有效的补肾抗癌方剂。北京中医研究院曾对古代具有代表性的医学著作进行了归纳统计分析，结果发现其中包含治疗肿瘤的方剂共有 981首，配合应用补益中药的方剂有 538 首，占总数的 54%。20 世纪 70 年代初以余桂清教授为首的科研团队研制的健脾益肾冲剂能改善胃癌患者的免疫功能，提高化学治疗的效果，减轻化学治疗的副作用。张代钊在补气益血、健脾益肾的基础上，创制了"扶正增效方"，此方配合放射治疗同时应用，可以显著地提高肺癌治疗的效果。结果总有效率为 69.9％，明显高于单用放射治疗的 40.7％（$P < 0.05$）。

3）补肾方法抗肿瘤经验：目前中医学治疗的肿瘤患者多数处于中晚期，且大多数是经历了手术治疗、放射治疗、化学治疗后，大多存在着不同程度、不同脏腑的正虚，以"扶正固本"为治则应用中药扶正抗癌后，可有效地防治肿瘤的复发和转移，而补肾法是扶正固本的主要内容之一。中国医学科学院肿瘤所分扶正组和对照组，扶正组为恢复期单纯服用补肾益气血中药的 50 例中、晚期恶性肿瘤患者，对照组为未行特殊治疗的 21 例中、晚期恶性肿瘤患者；两组患者均以巨噬细胞吞噬功能为观察指标，结果发现扶正组用补肾益气血中药治疗前平均值 43.4％，治疗后平均值 60.3％（$P < 0.001$）；对照组治疗前平均值 55.4％，治疗后平均值 48％（$P < 0.001$）。吴继总结刘嘉湘教授中医治癌学术观点，认为各个脏腑的阴阳失调，日久累及于肾，也即"五脏之伤，穷必及肾"；而肾的阴阳失调，必然也会导致其他脏腑的阴阳失调，形成恶性循环，以致多种致癌病理产物的产生和堆积，导致肿瘤的生成。故肿瘤生成之本在于正虚，正虚之本则归根于肾虚，所以治疗肿瘤不能忽视补肾。

总的来说，中医学认为肿瘤的发生、发展的主要矛盾是正邪斗争，而发病的重要条件是正气不足。正气主要通过免疫而防治肿瘤发生，而肾是最先产生免疫功能的发源地，所以肾与肿瘤的关系密切相关。而补肾中药可通过调节机体免疫系统、抑制肿瘤细胞生长和增殖、促进肿瘤细胞凋亡、抑制肿瘤生长、缓解放射治疗、化学治疗的毒副作用等途径起到抗肿瘤效用。

现代医学对于恶性肿瘤治疗疗效的评估，更多的是集中在关注瘤体本身的缩小和患者短期生存期的长短；而中医药对于治疗恶性肿瘤的疗效的评估，更多的是关注改善患者临床症状和提高生活质量，其次是稳定瘤体。大多数恶性肿瘤患者，遵循中医学"扶正固本"理论原则，经过中医药治疗后能够达到"带瘤生存"的效果，并能维持较好的生活质量，另外很多肿瘤患者的生存期有明显的延长，体现了中医药治疗肿瘤"以人为本"的特色。

2. 从补肾健脾治疗肿瘤恶病质　肿瘤恶病质是由于肿瘤进展而出现的消瘦、厌食及衰竭等表现的综合征。由于其疗效差，严重影响了患者生活质量，缩短了患者生存期，许多患者因躯体功能极度衰弱而死亡。因此，肿瘤恶病质是大多数中晚期肿瘤患者所面临的主要问题。中医药能在一定程度上改善恶病质患者食欲，增加体重，增强免疫功能，提高生活质量，在肿瘤恶病质的治疗中有着极为广阔的发展前景。

中医学古文献中虽无恶病质的记载，但其以一系列脏腑功能低下、形体消瘦、纳呆、疲倦等为临床症状，其病理过程表现为脏腑元气亏损，精血不足，与"虚劳"相似。而且有人通过对癌症恶病质患者生存期、生活质量与中医学辨证论治关系的回顾性调查研究，认为恶病质临床特征符合中医学"虚证"表现，恶病质中医证型的转归符合"虚劳"证型转化的特点。因此，目前普遍认为肿瘤恶病质当归于"虚劳"的范畴。尽管如此，对于肿瘤恶病质的辨证论治目前尚无系统研究，也未形成规范。学者黄海福结合个人临床实践，从补肾健脾角度论述了肿瘤恶病质的治疗。

（1）先古前贤论治虚劳立足脾肾：从脾肾论治虚劳最早可追溯至《金匮要略》，其主张立足中焦，脾肾同补。自此之后，虚劳才有了明确的治法方药，后世的许多治虚劳的处方，大都是在《金匮要略》的小建中汤、肾气丸方等的基础上发挥出来的。许叔微在《本事方》及《本事方续集》中对虚损证强调治从脾肾。汪绮石重视肺、脾、肾在虚劳中的重要性。清代名医何炫在病机上重视因虚致劳，主张以补肾水、培脾土、慎调摄为主。因此，我们不难看出古人治疗虚劳时对脾肾的重视，正如姜天叙曰"大凡虚劳之症，以脾肾两脏为两大纲"。

（2）脾肾两虚是肿瘤恶病质重要机制：正气不足是肿瘤产生的重要内因，同时肿瘤作为一种发病隐匿、进展迅猛、症情险恶的疾病，又能很快的损伤人体正气，因此，在肿瘤恶病质阶段常见正气不足和进展的肿瘤互为因果，交替促进，加重病情，导致先天耗竭，后天失养。李中梓在《医宗必读》中指出"积之成也，正气不足而后邪居之"。正气不足的原因有先天不足或后天失调两种。"肾藏精，主生长发育，为先天之本，脾主水谷运化，气血生化之源，为后天之本。"故无论何原因引起人体的正气不足，都不可能离开五脏，其中又与脾肾两脏关系最为密切。

　　另外，脾肾两脏位居人身枢要，为先后天之本。在生理上，两者相互作用，相互依存，脾阳赖肾阳温养而运化，肾精得脾阳营养而充盛。当虚劳发展到一定阶段，即使原发病变部位不在脾肾，往往也会累及脾肾，脾肾一损，则五脏皆伤。故前人有"五脏之伤，穷必及肾"之说。

　　近年来研究结果表明，恶性肿瘤患者大多均有脾虚气亏或肾虚等症，其细胞免疫功能及皮质醇均较正常人为低，通过中药健脾补肾，或重点以健脾益气，或重点以补肾固精，均能提高患病机体的细胞及体液免疫功能，调整内分泌失调状态，改善和提高机体的物质代谢，使"卫气"得以恢复，抗癌能力增强，有利于病体的康复。

　　（3）肿瘤恶病质病因"痰、瘀"与脾肾关系密切："痰""瘀"均属于病理产物，但也是肿瘤形成过程中的重要致病因素。"痰"是体内不能正常运化的精微津液停留聚积而成，痰浊是水液代谢障碍形成的病理产物。五脏津液代谢障碍都可生痰，但主要与脾肾关系密切。明代张景岳言："五脏之病俱能生痰，故痰之化无不在脾，而痰之本无不在肾。""瘀"是各种原因导致血行不畅，血液瘀滞于内。脾肾亏虚，正气虚弱，鼓动无力，气不帅血，血行不畅，可致气虚血瘀；津血同源，脾肾阴虚，津液亏少，不能载血循经畅行，滞涩难行，致阴虚血瘀；阴虚燥热，燥热煎熬营血，血液黏稠，可致血瘀。或久病损伤阳气，阳气虚衰，阳虚寒凝，血液运行障碍而致血瘀。由此可知，痰瘀的产生与脾肾关系密切。肿瘤不断进展过程中，所产生的"痰""瘀"等病理产物也不断增多，反过来，产生的"痰""瘀"又不断耗损体内正气，困阻脾肾。

　　（4）肿瘤恶病质表现与脾肾亏虚证相一致：现代研究提示肿瘤恶病质患者体内三大物质的代谢均不正常，表现为三大物质的消耗增加，储存减少。人体内物质代谢的过程相当于脾主运化及肾主气化功能。当脾失健运，肾不气化时，机体摄入的水谷不能化生精微，则表现为消耗增加，储存减少。因而肿瘤恶病质患者往往表现出一系列脏腑功能低下、形体消瘦、纳呆、疲倦、乏力等，正与脾肾亏虚的临床症状相一致。值得一提的是，现代研究还表明癌症恶病质患者许多生理性改变尽管与单纯饥饿很相似，但却极少有患者能通过积极进食而完全恢复体质。这表明肿瘤恶病质的"虚劳"与一般虚劳有较大的区别，提示癌症恶病质的病机表现更为复杂和危重。这从侧面提示我们在治疗癌症恶病质时不能只是停留于健脾的层次，需要同时从更为根本的角度——补肾来对恶病质进行调节。

　　综上我们不难看出，脾肾亏虚是肿瘤恶病质形成的重要内因，且由于脾肾亏虚，"痰""瘀"之邪难以断源，促进了病情的进一步发展，最终导致先天耗竭，后天失养。因此，对于肿瘤恶病质须先后天同补，通过以先天带动后天，虚而补之，劳而温之以充实体内正气，杜绝"痰""瘀"生发之源，才能收到更好的功效，达到延缓病情发展的目的。

　　3. 肿瘤骨转移的脾肾亏虚病机　转移行为是恶性肿瘤最本质的特征，中医药有关肿瘤复发、转移的描述可归属于中医学"病复""传舍"等理论范畴，防治肿瘤的转移是降低肿瘤死亡率的重要途径之一。骨组织仅次于肺和肝，是恶性肿瘤远处转移的第3位多发器官。骨转移可发生于任何恶性肿瘤，常见于前列腺癌、乳腺癌、甲状腺癌、膀胱癌、肺癌、恶性黑色素瘤等。骨转移常导致疼痛、病理性骨折、脊髓压迫、运动功能障碍、高钙血症等骨相关事件发生，严重影响患者的生存质量。且骨转移一般不可治愈，是导致患者死亡的一个重要因素。

　　现代医学治疗肿瘤骨转移的方法效果尚不理想。临床实践证明，中医药在肿瘤骨转移治疗中起着重要作用，在减轻疼痛、减毒增效、提高生存质量、延长生存期等方面显示出一定的优势，尤其适用于不能手术治疗、化学治疗、放射治疗及晚期体虚患者。葛明等在临床中以中医药理论为指导，辨证与辨病互参，并结合相关文献，总结该类患者中医药治疗思路及用药规律。

　　（1）肿瘤骨转移的病因病机：肿瘤骨转移按其临床表现可归属于中医学"骨瘤""骨蚀""骨疽""骨痹""骨瘘疮"等范畴。《灵枢·刺节真邪》："虚邪之人于身也深，寒与热相搏，久留而内著，寒胜其热，则骨疼肉枯；热胜其寒，则烂肉腐肌为脓，内伤骨，为骨蚀……有所结，深中骨，气因于骨，骨与气并，日以益大，则为骨瘤。"《外科枢要·论瘤赘》："若劳伤肾水，不能荣骨而为肿瘤……名曰骨瘤，随气凝滞，皆因脏腑受伤，气血和违。"指出骨瘤是久病气虚，脏腑受伤，邪气内结于骨而成。其病机不外乎"不荣则痛""不通则痛"两方面。

1）脾肾亏虚，骨髓失养：《素问·六节脏象论》"肾藏精，精生髓，髓生骨，故骨者肾之合也，其充在骨"。表明肾与骨关系密切。肾元充足则肾精充盈，骨强筋健。而脾（胃）是后天之本，脾主运化，为气血生化之源，《灵枢·绝气》："谷入气满，淖泽注于骨，骨属屈伸，泄泽，补益脑髓。"若脾虚，生化无源，筋骨经脉失于濡养而拘急疼痛。根据中医学理论，肿瘤骨转移发病多为肾精不足，脾胃亏虚，生髓乏源，不能养髓充骨，致使骨不生、不强，所谓"不荣则痛"。

2）痰凝血瘀，脉络痹阻：肿瘤骨转移多属疾病晚期，肾气虚衰，病久入络，六淫或邪毒内侵，积聚日久变生癌毒，结于骨而致病。肾虚不能濡养筋骨，痰、瘀乘虚侵袭而深着筋骨，癌毒与痰瘀相互搏结，胶着不去，不通则痛。"气为血帅"，气虚推动无力，血运不畅而致瘀，脉络瘀阻，气机不利。《血证论·瘀血》："瘀血在经络脏腑之间，则周身作痛。以其堵塞气之往来，故滞碍而痛，所谓痛则不通也。"

现代医家对肿瘤骨转移病因病机的认识至今尚未完全统一，主要围绕虚、痰、瘀、毒等方面论述。孙天海指出，内因为禀赋不足，肾精亏虚，劳倦内伤；因多为寒湿、热毒之邪趁机入侵，气血凝滞，伤筋蚀骨，经络受阻，蓄结蕴毒成瘤。牛维等认为肿瘤骨转移之病机有虚有实。虚证表现为肾虚为主的脏腑亏虚，实证表现为癌肿局部的气滞血瘀。陈云莺等认为，肿瘤骨转移的病机是邪积于筋骨，气滞血瘀，肝肾亏虚。由此可见，肿瘤骨转移与肾、脾关系密切，肾虚不能生髓养骨，为"不荣"的主要原因；而"不通则痛"的病机则与痰凝血瘀有关。

中医学认为，恶性肿瘤属全身性疾病，其发病为内因、外因共同作用所致。内因是机体本身具备的致病因素，如七情失调、饮食偏嗜、正气虚衰等，这与现代医学研究认为人体内分泌失调和免疫功能下降相似；外因则是由于邪气如风、寒、暑、湿、燥、火等因素侵袭致病，这与现代医学认为各种物理、化学因素相似。各种内外因素共同作用造成正虚邪入，滞留于机体，日久变生癌毒，集聚于骨骼发生肿瘤骨转移。

（2）肿瘤骨转移的辨证论治：本着"治病必求于本"的原则，中医学对肿瘤骨转移的治疗，应始终贯穿"扶正祛邪""标本兼顾""内外合治"等治疗大法进行辨证施治。

1）肾阳亏虚，寒凝阻滞证：证候特点为局部酸楚疼痛，持续不断，夜间或阴雨天加重，形如刀割，遇寒加重，患肢活动受限，皮色不变，畏寒肢冷，形体羸弱，神疲乏力，舌淡暗有瘀斑瘀点，苔白润或白腻，脉细沉迟。治宜温阳补肾，散寒通滞。方选阳和汤加减（熟地黄、鹿角胶、补骨脂、肉苁蓉、桂枝、白芥子、炮姜、炙麻黄、乳香、没药、生甘草）。阳和汤出自《外科全生集》，主治一切阴疽、附骨疽、流注、鹤膝风等，晚清御医马培之在评价阳和汤时说："此方治阴证，无出其右。"方中重用熟地黄以温补营血；鹿角胶填精补髓，强壮筋骨；桂枝、炮姜温通经脉，温中有通；白芥子祛皮里膜外之痰；麻黄解表散寒，温中有散；补骨脂、肉苁蓉温阳补肾；乳香、没药活血通络止痛；甘草解毒。全方合用，以达温经散寒，强筋壮骨，通滞止痛之功。

2）气滞血瘀，夹痰内蕴证：证候特点为患部疼痛持续较重，部位固定，夜间痛甚，肿块青紫，质地坚硬，表面皮肤暗紫或血管曲张，面唇晦暗无泽，舌质紫暗或有瘀斑，苔白腻，脉弦细或细滑。治宜祛瘀化痰，通络止痛。方以身痛逐瘀汤加减（川芎、当归、桃仁、红花、没药、香附、牛膝、地龙、秦艽、羌活、浙贝母、皂角刺、透骨草、炙甘草）。身痛逐瘀汤出自王清任的《医林改错》，方中川芎、当归、桃仁、红花活血化瘀，兼顾养血；没药、香附行气活血，气行血行；牛膝引血下行，通利血脉；地龙、秦艽、羌活祛风宣痹，通络止痛；浙贝母、皂角刺化痰散结消积；透骨草引药入骨；炙甘草调和诸药。全方具有祛瘀通络，化痰散结，宣痹止痛之效。

3）气血两虚，瘀毒内结证：证候特点为局部疼痛，逐渐加重，皮色如常，或见局部肿块，不溃不破，伴气短懒言，神疲乏力，纳差食少，腰膝酸软，面色少华，自汗恶风，舌质淡或有瘀斑瘀点，苔薄白，脉细弱。治宜益气养血，活血解毒。此证多见于肿瘤骨转移后期出现截瘫或偏瘫患者。方以八珍汤加减（熟地黄、续断、骨碎补、威灵仙、当归、白芍、党参、白术、茯苓、川芎、陈皮、白花蛇舌草、半枝莲、全蝎、炙甘草）。八珍汤出自《正体类要》，方中党参、白术、茯苓、炙甘草健脾补气；熟地黄、当归、川芎、白芍养血活血，补而不滞；陈皮行气活血；白花蛇舌草、半枝莲解毒抗癌；续断、骨碎补补肾壮骨；威灵仙、全蝎通络止痛。诸药相合，益气养血，活血解毒。

在临床运用中，可根据具体情况，随症加减。肾精亏虚者，加枸杞子、菟丝子、女贞子等补肾填精；肾阳不足者，加巴戟天、锁阳、淫羊藿等温肾助阳；血瘀疼痛明显者，加延胡索、莪术、丹参等活血止痛；气滞明显者，加紫苏梗、枳实、青皮等行气消滞；乏力纳差者，加黄芪、神曲、鸡内金等益气健脾；大便干者，加制何首乌、枳壳、当归等润肠通便；痰湿明显者，加瓜蒌、胆南星、法半夏等化痰祛湿；热毒明显者，加蒲公英、紫花地丁、连翘等清热解毒。

（3）肿瘤骨转移的综合治疗：肿瘤骨转移通常已处于疾病晚期，患者病情较重，证候复杂多变，治疗颇为棘手。目前现代医学治疗方法主要有放射性核素治疗、化学治疗、内分泌治疗、手术治疗、神经阻滞和介入疗法、癌痛三阶梯治疗等。但单一的治疗模式往往效果不甚理想。虽然双膦酸盐制剂极大程度地减轻了疼痛，尤其是新一代含氮双膦酸盐唑来膦酸具有抑制破骨细胞活性、诱导破骨细胞凋亡、阻止骨的重吸收，抑制肿瘤释放细胞因子等多重功效，已成为恶性肿瘤骨转移的常规用药，但长期应用依然会出现肾功能损害、下颌骨坏死、低钙低磷血症等不良反应。采用中西医结合、辨证与辨病结合、整体与局部结合、止痛与原发灶治疗相结合、内治与外治结合等手段的综合运用将是肿瘤骨转移治疗的基本方向。不同肿瘤随着疾病的进展出现骨转移，表现为不同的证候，采取不同的治则，随症加减，灵活化裁，方能取得较好的疗效。

根据"肾主骨生髓"理论，肾气不足，骨失所养，寒湿毒邪侵袭，痰浊瘀血凝滞，络道阻塞，聚而成形，发为骨瘤。其病标在骨，而病本在肾。故中医学治疗肿瘤骨转移主要从以下几方面着手：①治疗重在补肾填精壮骨。肿瘤骨转移患者临床多见腰膝酸软疼痛，不任重物，甚至不可站立，易骨折，伴有精神呆钝，健忘神疲，舌干瘦，脉细无力等症状，皆为肾精亏虚之征，"肾为先天之本"，故重用熟地黄、续断、杜仲、桑寄生、补骨脂等补肝肾，强筋骨，同时根据肾阴虚、肾阳虚之不同，分别加用滋肾阴、温肾阳之品，或阴阳并补。②治疗重视止痛。肿瘤骨转移多伴有疼痛表现，且往往是中重度疼痛，严重影响患者生存质量，使病情进一步恶化。根据中医学"急则治标""不通则痛"的理论，其病机多为局部气滞血瘀所致，治疗当以行气活血止痛为另一重要法则。临床多选用三七、丹参、红花、赤芍、徐长卿、香附、延胡索等。③治疗可选用虫蚁类中药。肿瘤骨转移属于中医学顽疾重症，邪深入骨，一般的活血祛风湿药难以奏效。清代名医叶天士曾提出"借虫蚁血中搜逐，以攻通邪结"。临床中选用虫蚁类药可入经除伏邪，启气破血积，直达病所。临床多选用如蜈蚣、土鳖虫、全蝎、壁虎、水蛭等，可使疗效更佳。现代药理证实，蜈蚣提取物对宫颈癌细胞增殖具有抑制作用。总之，中医药具有抗肿瘤、止痛、提高免疫功能、减少放射治疗和化学治疗不良反应、增加疗效、减轻药物不良反应等多重功效，在肿瘤骨转移治疗中发挥着不可或缺的作用，帮助患者减轻症状，树立战胜疾病信心，改善其生存质量，获得更长的生存期。

4. 肺癌从肾论治　原发性支气管肺癌是当前世界各国最常见的恶性肿瘤之一，据世界卫生组织估计，肺癌正以每年0.5%的速度在全球递增，肺癌死亡已居各种癌症死亡之首。古代中医学文献中没有肺癌这个病名，但通过临床症状的描述，本病可归于中医学的"肺积""肺岩""虚劳""肺胀"等范畴。中医学认为，肺癌的发生是由于正气内虚、邪毒侵肺导致肺之阴阳失衡，进一步形成痰凝气滞，瘀毒胶结，日久而成肺部积块。肺阴和肺气调节着肺的代谢与功能，而肺阴源于肾阴，肺气根于肾阳，肺之阴液非肾阴不能滋，肺之阳气非肾阳不能发，故肺肾亏虚是肺癌的基本病机。学者们已经意识到，肺癌的治疗不仅仅是去除肿瘤本身，还需解决形成肿瘤的源头和中间环节的诸多问题，关键是预防复发和转移。学者王中奇等认为，肺癌需从肾论治，中医药在防治肺癌中的作用已引起越来越多的重视。初步研究表明，中药治疗可一定程度上抑制肿瘤生长，抑制复发转移，提高生活质量，延长生存期，有着巨大的潜在优势。

（1）理论依据与临床基础　肺癌从肾论治是治疗肺癌的基本原则之一，有着充分的理论依据和广泛的临床基础。

1）肺与肾功能密不可分：中医学认为，肺位上焦，性主肃降，具有主气、司呼吸，通调水道之职。肾居下焦，能升清降浊，具有主水，主纳气，主藏精之功。肺为肾之母，肺阴能润养肾阴，而肺之阴气和阳气皆根于肾，因而肾阴能够滋润肺阴，肾阳能够温煦肺气。因此，肺肾之间，金水相生，肺肾互用，关系密切。肺主呼吸，肾主纳气，肾气充盛，吸入之气方能经肺之肃降而下纳于肾，故有"肺为气之主，肾为气之根"之说。肺为水之上源，肾为主水之脏，肺的宣发肃降和通调水道，有赖于肾阳的温煦作用；肾的主水功能，亦赖于肺的宣发肃降和通调水道。故《素问·水热穴论》说"其本在肾，其末在肺，皆积水也"。可见肺与肾生理病理上密切相关。

2）肺癌发病与肾密切：肺金与肾水为母子关系，生理病理均相互影响。如肺为水之上源，肾为水之下源，肺主通调水道，肾为水脏，主津液，二脏相互配合，共同调节人体水液代谢。又如肺主气，司呼吸，肾主纳气，二脏共同维持正常呼吸。《类证治裁》："肺为气之主，肾为气之根，肺主出气，肾主纳气，阴阳相交，呼吸乃和。"病理上多见肺肾两虚，治疗时则肺肾同治，金水相生，故有"肺肾同源"之说。肺癌的发生是建立在内因基础上的，其中体质"内虚"是内因的重要一环。体质主要由肾中精气决定，肾中精气决定了人体对某种致病因子的易感性及其病变类型的倾向性，参与并影响不同证候与病机的形成。先天禀赋与多种后天因素共同作用，导致肾中精气亏虚的结果。肾中精气不足，失其滋养温煦功能，常会减弱肺的宣发肃降和通调水道功能，生痰聚湿成毒，导致肺癌发生。肾阳虚衰，温煦无力，引起肺阳不足，表现为呼吸微弱，畏寒乏力，四肢不温，腰膝酸软；肾阴亏虚，不能上滋肺阴，引起肺阴不足，即肺阴虚，表现为鼻干咽燥，气促咳喘，颧红升火，五心烦热。现代医学认为，肿瘤的发生是细胞基因突变和修复错误所致，细胞基因突变和修复错误均与肾中精气盛衰存在密切关系。肺癌病位在肺，肾中精气亏虚引起局部肺部细胞的异化和增生，导致肺癌发生。可见，肺癌发病与肾关系密切。

3）肺癌易累及于肾：肺癌病位在肺，病因与肾虚有密切关系，故临床上肺癌的表现常与肾精亏虚有关。如肺主呼吸，若肾精不足，摄纳无权，则气浮于上；或肺气久虚，久病及肾，均可导致肺不纳气，出现呼吸表浅、动辄气喘等。肺的宣发肃降也与肾中精气相互为用，若肺失宣降，水道不利，累及于肾，影响肾的气化功能，常致水肿、小便不利，甚至癃闭等症。反之，若肾气先亏，气化失司，开合不利，则可致水泛为肿，甚至"水气射肺"，而见咳喘胸满、倚息不能平卧等症。肺肾为母子关系，二脏病理相互影响，一脏虚弱可导致另一脏不足。有肺肾阴虚和肺肾阳虚之别。肺肾阴虚以咳嗽、盗汗潮热，五心烦热，腰膝酸软，遗精为主症；肺肾阳虚以咳嗽气短，畏寒肢冷，自汗，阳痿，或见浮肿为主症。这些表现在肺癌的发展进程中均可见到。

4）肺癌治疗依赖于治肾：肺癌乃病程较长、病情复杂之疾，每因肾气虚损、邪毒侵肺，使肺气失和，治节失司，致气滞、血瘀、津停，日久痰气瘀毒胶结，遂成肺中积块。或老年发病，或经手术损伤，或放射治疗、化学治疗伤正，则正气益虚，邪毒愈积。肺癌因虚发病，因虚致实，正虚为病之本，邪实为病之表。正虚主要责之于肾虚，因肾主藏五脏之精，内寓真阴真阳，为人体阴阳之根本；肾虚则精不藏，阴阳失衡，温煦滋养化生无权，故正虚之本在肾，补虚不及肾似非其治。《素问·上古天真论》："女子……七七，任脉虚，太冲脉衰少，天癸竭……丈夫……五八，肾气衰，发堕齿槁；……七八……天癸竭，精少，肾脏衰，形体皆极。"明确指出肾中精气是随着年龄增大逐渐衰退，而中老年人是肺癌的多发年龄段。近年来，随着肺癌化疗药物的不断更新，化学治疗患者越来越多，受化学治疗药物的"打击"，患者神疲乏力、气短、腰膝酸软、头晕等症状越来越明显，正是肾精亏虚的表现。肾中真精，易竭难生，易耗难持，易散难御，补益肾中精气最为切要。后天先天并补，益肾之精，使肾气能充，精气滋养五脏，阴阳平衡，配伍解毒消积抗癌药物，化已积之邪，防治肿瘤扩散和转移。尤其对晚期癌症患者，在治疗时一方面用大量养精补肾的中药扶正，一方面用抗癌解毒的中草药如重楼、蛇六谷、山慈姑等祛邪。这种治疗的方法取得的效果比单用扶正或祛邪的方法效果好，而且还能避免祛邪时易于损伤正气的某些副作用。

（2）肺癌从肾辨治要点：肺癌是一种全身属虚，局部属实，本虚标实之病证，邪毒聚结，最易耗伤人体正气，随着邪长正消，正气受戕益甚。清热解毒、软坚散结、活血化瘀和以毒攻毒等祛邪治法有碍胃之弊，长期应用易致脾胃功能受损，气血生化乏源，正气更虚，加之癌毒具有走窜的特点，常淫脑蚀骨，发生远处转移，危及生命。肺癌的发生发展是一个动态变化的过程，在不同的病理阶段，病证表现及患者体质有所不同。运用中药治疗肺癌，既要注重辨病辨证，又要注重患者年龄体质；既要重视整体观念，也要注重个体因素，这样才能抓住关键。临床上宜根据肺癌的病程特点，分期辨证论治；根据不同的时期，采用相应的治疗措施。

早中期肺癌一旦确诊，即施以手术切除，但手术的治疗办法只是局限于局部，因为肺癌易于出现转移和局部浸润，手术很难全部清除癌细胞，所以术后常进行化学治疗、放射治疗等，而手术治疗、放射治疗、化学治疗不可避免地对人体造成一定的损伤，病机关键在于以"虚"为主，表现为肾阴虚和肾阳虚。晚期肺癌丧失了手术机会，肿瘤侵袭广泛，病机关键在于以"虚""毒"为主，主要分为阴虚毒热和阳虚毒侵两个方面。形成患者肾阴不足的原因主要有三个方面：一是生理因素，"年至四十阴气自半而起居衰""男子六十四岁而精绝，女子四十九岁而经断，夫以阴气之难成，只供得三十年之视听言动，已先亏矣"，肾之阴精，易损难复；二是肿瘤内居，邪浊留恋，暗耗阴血，此所谓久病必虚、久病伤肾之理；三是与治疗有关，手术失血伤阴，化疗耗伤阴液，放疗为火热之毒，劫伤肾阴。形成肾阳亏虚的原因也有三个方面：一是体质因素，年高肾亏，素体阳虚或形体肥胖；二是久病伤肾，劫阴耗阳，失其温煦功能；三是治疗失当，多用寒凉或辛散之品，伤及阳气。

肺为娇脏，主气司呼吸，主宣发肃降，通调水道。传统上论及肺之失调，多言肺气虚和肺阴虚，无肺阳虚之说。肺阳虚证，又称肺气虚寒证，是指肺阳不足，气虚卫外不固而出现的证候，多由内伤久咳、肺气耗损所致，出现一系列阳虚症状，如短气喘息、自汗、畏寒、肢冷、脉象沉缓、舌苔白等。有鉴于此，我们不拘于"肺无阳虚"，把肺癌辨证分为肺肾阴虚和肺肾阳虚两型。

1）肺肾阴虚证：由于肿瘤踞肺，化热伤阴，或暗耗肺阴，累及肾脏，肾阴亏耗引起。症见咳嗽痰少，或干咳无痰，或痰中带血，口干咽燥，声音嘶哑，形体消瘦，腰膝酸软，潮热盗汗，舌红苔少或无苔，脉细数。治宜滋阴润肺抗癌。补肾阴以黄精、墨旱莲、生地黄、熟地黄、枸杞子、女贞子、龟甲为主，补肺阴以太子参、南沙参、天冬、麦冬、石斛、生地黄、熟地黄、玄参为主，再加上石见穿、石上柏、白花蛇舌草、重楼、山慈姑等清热解毒抗肿瘤之品。黄精甘平，滋阴润肺、补肾益精，《本草纲目》"补诸虚……填精髓"。《本经逢原》："黄精，宽中益气，使五藏调和，肌肉充盛，骨髓强坚，皆是补阴之功。"墨旱莲滋阴益肾，《本草正义》"入肾补阴而生长毛发，又能入血，为凉血止血之品，又消热病痈肿"。生地黄滋阴清热，熟地黄主补血气、滋肾水、益真阴，二药合用，填精髓，生精血，补五脏内伤不足。枸杞子、女贞子均滋阴益肾，气味俱阴，为入肾除热补精之要品。《本草通玄》谓龟甲"大有补水制火之功，故能强筋骨，益心智，止咳嗽，截久疟，去瘀血，止新血"，为血肉有情之品，含蛋白质、骨胶原和多种氨基酸，滋阴潜阳，益肾健骨。太子参补气生津，《本草从新》"大补元气"，《本草再新》"治气虚肺燥，补脾土，消水肿，化痰止渴"。南沙参清肺养阴生津，《日华子本草》"补虚，止惊烦。益心肺，并一切恶疮疥疮及身痒，排脓，消肿毒"。现代研究认为南沙参能提高细胞免疫和非特异性免疫作用。天冬、麦冬、石斛、生地黄、熟地黄清肺养阴润燥、滋肾阴，取肺肾母子相通之意。玄参清热解毒养阴、散结消痈，《本草》"惟入肾经，而不知其尤走肺脏，故能退无根浮游之火，散周身痰结热痈"。石见穿、石上柏、白花蛇舌草、重楼、山慈姑等清热解毒、消肿散结抗癌，抑制肿瘤细胞生长。临床上，可少佐山茱萸、淫羊藿温阳之品，使"阴得阳升而源泉不竭"。佐以佛手、绿萼梅和中理气、醒脾开胃，使补而不滞，补而能化，有助于气血阴阳之生化。咳嗽明显者，加入鱼腥草、杏仁、枇杷叶止咳化痰。慎用木香、苍术等辛热香燥之品，以免耗阴伤气。

2）肺肾阳虚证：是肺肾两脏阳气亏虚，温煦不足，降纳无权表现的证候。多由禀赋不足，久病咳喘，肺虚及肾，或水邪久居，以致肾阳虚不能温煦肺气而成。表现为呼吸浅短难续，咳声低怯，胸满短气，甚则张口抬肩，倚息不能平卧，咳嗽，痰如白沫，咯吐不利，形寒汗出，面色晦暗，腰膝酸软，舌淡或暗紫，苔白润，脉沉弱无力。治宜益肺温肾抗癌。温肾助阳常用淫羊藿、仙茅、肉苁蓉、菟丝子、胡桃肉、制附子等，补益肺气常用人参、黄芪、白术、茯苓、甘草、五味子、蛤蚧、紫河车等，抗肿瘤药物多选择山慈姑、露蜂房、山海螺、蛇六谷、芙蓉叶等。淫羊藿补肾壮阳，《本草备要》"补命门，益精气，坚筋骨，利小便"。仙茅辛热性猛，壮肾阳、祛寒湿，与淫羊藿配合，两者相须为用。肉苁蓉、菟丝子补阳不燥，药力和缓，《本草汇言》"养命门，滋肾气，补精血之药也"。五味子敛肺滋肾，胡桃肉补肾温肺，上敛肺气，下温肾阳，蛤蚧、紫河车补肺气，益肾精，为治疗肺肾不足之要药。制附子辛热，补阳助火，温一身之阳，少量用之，散阴寒，回阳气，引火归元。人参、白术、茯苓、甘草称为四君子汤，后世众多补益方剂多从此方衍化而来。四君子汤从《伤寒论》"理中丸"脱胎，把原方中的干姜去掉，换成了性味平和的茯苓，合乎"君子致中和"的古意。不仅治疗脾胃气虚，而且对肺气虚效果亦佳。黄芪甘，微温，专入肺经，兼入脾经，功能补益脾肺、益气生血，为补气要药，《名医别录》"补丈夫虚损，五劳羸瘦"。现代研究证实，黄芪能增强机体免疫功能，对细胞及体液免疫均有促进作用。山慈姑味甘微辛，能散坚消结、化痰解毒，露蜂房甘平，攻毒治痈疽瘰疬，两者常配合治疗多种肿瘤。山海螺甘温无毒，消肿解毒，排脓祛痰；蛇六谷辛甘温，败毒抗癌、消肿散结，两者常配合治疗肺癌。抗肿瘤药的选择亦应避免太过寒凉药物，防止损伤肺肾之阳气。临床上，在使用温阳药的同时稍佐滋阴之品，如熟地黄、山茱萸、女贞子，一方面使"阳得阴助而生化无穷"；另一方面补阳药物性多温燥，防止伤阴助火。阴阳两虚者温肾滋阴同用，刚柔相济，温而不燥，滋而不腻。伴有水饮停聚，湿邪留恋时，可选用椒目、半边莲、葶苈子、车前子、泽泻等利水渗湿。咳嗽痰多者，加入桔梗、法半夏、陈皮、葶苈子等化痰止咳。部分阳虚患者常伴有舌质紫暗等气滞血瘀之象，常用玫瑰花、郁金、丹参等理气活血。

3）兼顾脾胃：中医学认为，肾为先天之本，脾为后天之本，肾与脾在生理上是先天和后天的关系。饮食物的营养成分转化为"后天之精"，不断滋养"先天之精"，肾中精气有赖于水谷精微的培育和补养，使肾中精气不断充盈并发挥滋养温润作用。脾虚则气血生化无源，百病由生。脾失健运常聚湿生饮，影响肺宣发肃降，出现喘咳痰多等表现，故有"脾为生痰之源，肺为贮痰之器"之说。因此，治疗肺癌时应重视兼顾健脾养胃，常用四君子汤、黄芪等健脾益气之品，避免使用大剂量清热解毒药，防止苦寒败胃。《临证指南医案》"所谓胃宜降则和者，非用辛开苦降，亦非苦寒下夺以损胃气。不过甘平，或甘凉濡润，以养胃阴，则津液来复，使之通降而已矣。"肺与大肠为表里关系，腑气不通，影响肺的肃降，产生胸满、咳喘等症；肺气不降，津液不能下达，可见大便干结；肺气虚弱，推动无力，可见大便艰涩，称为气虚便秘；气虚不能固摄，清浊混杂，则见溏泄。临床上便秘时可用制大黄、瓜蒌仁、火麻仁、莱菔子通腑降气，腹泻时可用山药、白扁豆、豆蔻、补骨脂温肠止泻。张景岳云"诸药入口，必先入胃而后行诸经"，故用药时刻注意顾护脾胃，并选用鸡内金、谷芽、麦芽、焦山楂、神曲等开胃进食。

5. 甲状腺癌从肾论治 甲状腺癌是内分泌系统常见的恶性肿瘤之一，已成为世界发病率增长最快的疾病，临床常见颈部出现高低不平且质硬的肿块，疾病初期无明显疼痛、压迫症状，随着肿块的增大，可见声音嘶哑、呼吸困难、进食不畅等症状。甲状腺癌常选择手术治疗，根据患者自身状况术后常选择放射治疗、化学治疗、内分泌治疗，但术后易发生局部复发、远处转移，同时放射治疗、化学治疗引起的不良反应患者常难以忍受。中医学并无甲状腺癌这一定义，根据甲状腺疾病症状，将其归于"瘿病"范畴。近代名医秦伯未认为："瘿瘤形状并不一致，有或消或长，软而不坚，皮色如常的；有软如棉，硬如馒，不紧不宽，形如覆碗的；有坚而色紫青筋盘曲，形如蚯蚓的；有色现紫红，腺络露见，软硬相兼，时有牵痛，触破流血不止的；有形色紫黑，坚硬如石，推之不移，紧贴于骨的；也有皮色淡红，软而不硬的。"提示"瘿瘤"非常复杂，包括多种甲状腺疾病。甲状腺癌的表现类似于石瘿"坚石不可移者"的理论。癌毒内结是癌症发生的根本原因，治疗癌症需辨病、辨证、辨症、辨征，正确处理扶正祛邪的关系。甲状腺癌的临床病机分为虚实两个方面，瘀毒内结是其根本病因，实证为痰、气、血、瘀，虚证为阴虚与阳虚。蔡小平认为，甲状腺癌与肾关系密切。

　　临床中甲状腺癌的发生常伴有乏力、怕冷等，与中医学肾阳虚的症状密不可分。同时现代医学认为，甲状腺分泌的甲状腺激素对骨的生成与代谢具有广泛的调节作用，在成骨细胞膜上存在 T_3 受体，可影响破骨细胞的活性和数量，与中医学"肾主骨，生髓"的生理功能相似。

　　中医学对肾的定义包括狭义和广义两方面。狭义的肾可以理解为解剖学意义上肾脏的功能；广义的肾具有"藏精，主生长、发育与生殖"等功能，包括生殖、内分泌、神经等系统的功能。实验性骨折愈合过程研究表明，垂体促甲状腺激素细胞（TSH）在骨折后 1 周时数量略有增加，而术后 2 周开始大幅度减少，且随时间推移而逐渐恢复，说明甲状腺分泌的甲状腺激素与骨的代谢相互影响。

　　足厥阴肝经"循喉咙之后"，足少阴肾经"循喉咙"，手少阴心经"上夹咽"，足少阴肾经与手少阴心经交接与胸中，心包代心受邪，其别经"上循喉咙"，可见其循行的路线均与甲状腺相关。足少阴肾经与足太阳膀胱经相表里，如肾精不能化气，一身精气不足，膀胱的气化推动功能受损，则内生痰气，发于颈部则为瘿病，这些与甲状腺癌咽痛、咽干等症状表现相符。

　　甲状腺癌的发生与痰、气、血相关，痰的发生与脾、肾两脏关系密切。肾为先天之主，藏精，主一身之生长发育，肾之精气不足，则一身精气不足，进而影响周身气血、水液的代谢与运行；脾为后天之主，受先天肾气的充养，脾阳不足，或脾气失运，或饮食不节损伤脾胃，脾升清阳、疏津液受制，致津液凝聚，久而成痰。甲状腺癌初期的水液代谢失常以痰为主；病情进展，邪损肾阳，使肾主水液功能失常，临床可见"阴虚虚火伤阴"及"阳虚水泛为痰"。《素问·五脏生成》中提到"诸血者，皆属于心"，心气推动血液运行，使脉道通畅；情志内伤亦可伤心气，致运血失常。

　　甲状腺癌的临床辨治可分为虚、实两个方面。常见证型有：

　　（1）脾肾阳虚证：症见颈前肿块凹凸不平，坚硬固定，面色无华，怕冷，头晕心悸，短气乏力，纳呆食少，形体消瘦，舌淡苔滑，脉沉细无力。方选真武汤加减（附子、白术、猫爪草、海藻、昆布、茯苓、生姜、甘草）。

　　（2）心肾阴虚证：症见发病日久，颈前肿块凹凸不平，坚硬固定，面色无华，头晕心悸，短气乏力，纳呆食少，形体消瘦，舌淡苔少，脉沉细无力。方选天王补心（丹）汤加减（麦冬、五味子、猫爪草、柏子仁、当归、丹参、海藻、昆布、甘草）。

　　（3）瘀毒内结证：症见颈部肿块质硬，甚者红肿疼痛，不随吞咽上下移动，舌质红，苔厚腻，脉滑或濡。方选自拟瘀毒汤（山茱萸、生地黄、山药、麦冬、白芍、牡丹皮、海藻、昆布、甘草）。

　　（4）痰气交阻证：症见颈部肿块质硬，不随吞咽上下移动，痰多，肢体倦怠，纳呆不适，舌质淡，苔白腻，脉滑或濡。方选四海疏郁（丸）汤加减（猫爪草、海藻、昆布、海带、海蛤壳、海浮石、白术、法半夏、陈皮）。

　　6. 从肾论治原发性脑瘤　　全国著名中西医结合肿瘤专家孙桂芝在肿瘤临床诊断、治疗中形成了独具一格的特点。在多年治疗肿瘤的过程中发现，从肾论治原发性脑瘤确有疗效。

　　（1）脑瘤从肾论治的理论依据：脑瘤属于中医学"头痛""真头痛""中风"等病范畴。病位在脑，脑为髓海，属奇恒之府，与肾关系最为密切。《素问·五藏别论》："脑髓骨脉胆女子胞，此六者地气之所生也，皆藏于阴而像于地，故藏而不泻，名曰奇恒之府。"脑为奇恒之府，内藏诸髓精气，其形同府如器，但功能是藏精气。《素问·五藏生成》："诸髓者皆属于脑。"《灵枢·海论》："脑为髓之海，其腧上在于其盖，下在风府。"又"髓海有余，则轻劲多力，自过其度；髓海不足，则脑转耳鸣，胫酸眩冒，目无所见，懈怠安卧"。《类经》："凡骨之有髓，惟脑为最巨，故诸髓皆属于脑，而脑为髓之海。"

　　脑为髓海，髓由精而生，肾主藏精。《灵枢·经脉》："人始生，先成精，精成而脑髓生。"说明脑髓是由先天之精化生，既生之后，又靠肾精不断化生精髓得以充沛，即《素问·逆调论》所云："肾不生则髓不能满。"此外，还需要依赖后天水谷之精充养，《灵枢·五癃津液别》："五谷之津液，和合而为膏者，内渗于骨空，补益脑髓，而下流于阴股。"《灵枢·决气》："谷入气满，淖泽注于骨，骨属屈伸，泄泽，补益脑髓，皮肤润泽，是谓液。"故肾精充盛则脑髓充盈，肾精亏虚则髓海不足而变生诸症。

　　髓海空虚，邪毒蕴积是脑瘤发生的根本病机。先天不足、后天失养，而致肾精亏损，精不生髓，则髓海空虚，外邪乘虚而入，造成人体气血津液失调，引起局部气滞血瘀、湿阻痰凝，病理产物郁结不散而致经络壅遏，化火成毒，蕴积而成癌肿。肿瘤生长快，易耗气伤津，大量消耗人体营养造成恶病质，且易生风动血造成浸润或向远处转移，破坏大脑组织，造成功能损害，重则危及生命，故病性属火毒。痰、瘀、毒、火在脑瘤发生发展过程中起着重要的作用。髓海空虚是发病的内在因素，多是因虚得病，因虚致实，是本虚标实的疾病，与肾密切相关。故治疗上要扶正祛邪兼顾，使正气存内，邪不可干，正如《素问·至真要大论篇》所云："治诸胜复……热者寒之……温者清之……坚者削之……衰者补之……各安其气，必清必静，则病气衰去，归其所宗，此治之大体也。"补肾填精益髓、软坚散结、清热解毒是脑瘤的3个重要具体治法。

（2）脑瘤从肾论治验方：六味地黄汤合加味慈桃汤加减。

组成：熟地黄10 g，山茱萸15 g，桑螵蛸10 g，桑椹15 g，山药30 g，鳖甲（先煎）15 g，龟甲（先煎）15 g，牡丹皮10 g，土茯苓30 g，泽泻30 g，山慈菇10 g，白花蛇舌草30 g，炮穿山甲（先煎）5 g，生甘草10 g，五味子5 g，全蝎5 g，蜈蚣2 g，小白花蛇1条。

煎服方法：首先将药物置于容器中，加冷水浸泡30分钟，然后加盖加热煎煮。先用武火煎煮开，再用文火煎煮30～40分钟。不宜过于频繁打开锅的盖子，以尽量减少挥发性成分的丧失。滤取第1次药液；然后加热水适量，依上法煎煮，取第2次药液。2次煎出400 mL左右，将2次药液混匀，分成4份，每次服用100 mL，每日早晚8点左右服用。服药前用火烧一个生核桃，待核桃烧熟后，剥除硬壳后将核桃肉连薄皮与药同服。

功用：补肾益髓，软坚散结，清热解毒。

方解：脑为髓海，肾主骨生髓，脑瘤的产生多由髓海空虚，外邪趁机而入，致痰湿之邪凝聚于脑，颅内气滞血瘀，脉络受阻，日久化火成毒，邪毒蕴积而成。方用熟地黄滋阴补肾，填精补髓；山茱萸补养肝肾，并能涩精，取"肝肾同源"之意；山药补益脾阴，亦能固肾；泽泻利湿而泄肾浊；茯苓淡渗脾湿，助山药健运、助泽泻泄肾浊；牡丹皮清泄虚热，并制山茱萸之温涩。山慈菇辛寒，有小毒，归肝、胃经，其散结消坚、化痰解毒之力颇峻，在临床上作为抗肿瘤药物被广泛配伍运用；五味子用以佐制山慈菇的毒性。全蝎辛平，主入肝经，性善走窜，搜风通络，且还有攻毒散结之功，药理研究表明，全蝎的主要成分蝎毒通过三个途径发挥抗癌作用：一是抑制肿瘤细胞增殖；二是调节癌基因表达，诱导肿瘤细胞凋亡；三是直接杀伤肿瘤细胞。蜈蚣辛温，归肝经，性善走窜，通达内外，亦有解毒散结、通络止痛的功效，与全蝎相须为用，共奏攻毒散结，通络止痛的功效；小白花蛇熄风镇痉，通络散结；3味虫类药物搜风通络之功引诸药入脑，临床验证疗效显著。炮穿山甲活血化瘀，软坚散结；龟甲、鳖甲属血肉有情之品，咸寒益肾填精；桑椹、桑螵蛸加强补肾益精的作用；脑瘤为火毒，故用白花蛇舌草清热解毒抗癌；甘草益气和中，调和诸药。服药前服用核桃肉取象类比，引药入脑。

主治：脑瘤。症见头痛、头晕、口眼㖞斜、肢体活动不利、语言謇涩、癫痫等。

化裁：可参合四诊辨证选用杞菊地黄丸、麦味地黄汤、知柏地黄汤等六味地黄汤类方，合用加味慈桃丸祛邪经验方治疗。头晕者，加天麻、钩藤；失眠者，加灵磁石、珍珠母、首乌藤；饮食不佳者，加生赭石、生麦芽、鸡内金；血压高者，加牛膝、地龙；喉间黏痰者，加旋覆花、海浮石。

从肾治之验

1. 从肾精亏髓海空虚、虚风痰瘀互结论治　患者，男。主诉头痛、头晕半年余。2004年初出现发作性头痛，并进行性加重，10月因头痛加重伴有呕吐就诊于北京某医院，诊为左侧额叶胶质瘤并行手术，术后行放射治疗、化学治疗。2005年2月复发，再行化学治疗。2005年10月复查肿物有所增大。求中医治疗。现症头痛、头晕，神情淡漠，反应迟钝，时有下肢抽搐，纳眠差，不恶心。舌质红，舌苔少，脉沉细。诊断为真头痛（左侧额叶胶质瘤术后），辨证属肾精亏损，髓海空虚，虚风内动，痰瘀互结。治法以补肾益精填髓，熄风止痉，兼软坚散结，清热解毒。

处方：生地黄 10 g，熟地黄 10 g，山茱萸 12 g，制何首乌 15 g，桑椹 15 g，五味子 5 g，泽泻 15 g，猪苓 30 g，僵蚕 10 g，天麻 10 g，菊花 15 g，山慈姑 10 g，地龙 10 g，白芥子 5 g，清半夏 10 g，鸡内金 30 g，生麦芽 30 g，远志 10 g，灵磁石（先煎）30 g，白花蛇舌草 30 g，全蝎 5 g，三七粉（冲服）3 g，蜈蚣 3 g，炙甘草 10 g。14 剂，水煎服，每剂煎取 400 mL，每次 100 mL，每日 2 次。并嘱每次服药前用火烧一个生核桃，待核桃烧熟后，剥除硬壳后将核桃仁连薄皮与药同服。注意事项：忌烟、酒、带鱼、羊肉。

二诊：患者近日病情稳定，略有寐少，有时恶心、头痛，下肢软，便急，脉沉细，舌淡红，舌苔白。上方去菊花、清半夏、制何首乌、白芥子、鸡内金、远志，加桑寄生 15 g，牛膝 10 g，生黄芪 30 g，山药 32 g，炒白术 15 g，生薏苡仁 30 g，砂仁 10 g，土茯苓 30 g，莲子 12 g。14 剂，继服。煎服方法同前。

三诊：患者病情好转，抽搐减少，乏力，纳可，眠可，有时二便失禁，无头痛、头晕，无恶心，舌红苔少，脉沉细。

处方：生地黄 10 g，熟地黄 10 g，山茱萸 15 g，枸杞子 15 g，桑椹 30 g，补骨脂 10 g，炒杜仲 10 g，山药 20 g，五味子 10 g，土茯苓 30 g，生黄芪 30 g，当归 10 g，僵蚕 10 g，地龙 10 g，山慈姑 10 g，砂仁 10 g，天麻 10 g，菊花 15 g，灵磁石（先煎）30 g，猪苓 30 g，泽泻 30 g，莲子 12 g，萆薢 15 g，白花蛇舌草 30 g，全蝎 5 g，蜈蚣 3 g，生甘草 10 g。14 剂，继服。煎服方法同前。

治疗结果：根据患者病情变化，仍以补肾益精填髓，软坚散结，清热解毒之法综合辨治，复诊时患者术后生存期已经 12 年，精神状态良好，生活可基本自理。

按语：原发性脑瘤为大脑实质起源的肿瘤，是神经系统中常见的疾病之一，对人类神经系统的功能有很大的危害。患者生存期短，病死率高，临床治愈率低、复发率高，给人类健康带来极大伤害。脑瘤在我国呈明显上升趋势，成为严重危害人民健康的重要肿瘤，防治形势严峻。脑瘤虽属难治性疾病，但将中医药治疗联合手术、放射治疗或化学治疗，会大大提高脑瘤的总体治愈率。孙桂芝把握关键病机，从肾论治脑瘤，不仅改善患者症状、延长生命、提高生存质量，还能有效防止复发，大大提高了脑瘤的远期疗效。

2. 从脾肾气阴两虚论治　患者，女。阴道壁恶性黑色素瘤，行手术治疗，术后化学治疗 4 个周期，方案为达卡巴嗪＋长春新碱。刻下乏力，活动后加重，纳差，口干欲饮，睡眠尚可，小便不畅，淋漓而出，大便调。舌红苔薄黄，脉沉细。辨证为脾肾气阴两虚，治以滋阴补肾，健脾益气为法，方用六味地黄汤加减。

处方：生地黄 10 g，山茱萸 10 g，桑寄生 15 g，桑螵蛸 10 g，桑椹 30 g，制何首乌 15 g，牛膝 10 g，山药 20 g，太子参 15 g，五味子 10 g，茯苓 30 g，天冬 10 g，麦冬 10 g，天花粉 10 g，苦参 10 g，炮穿山甲（先煎）10 g，山慈姑 10 g，菊花 15 g，石斛 15 g，生蒲黄（包煎）10 g，灵芝 10 g，赭石（先煎）15 g，鸡内金 30 g，生麦芽 30 g，露蜂房 5 g，生甘草 10 g。每 2 日 1 剂，14 剂，水煎服。

患者服药后口干、乏力症状缓解，纳食增加。之后患者每 3 个月复诊 1 次，坚持服药至今。根据病情随症加减，均不离补肾大法。

按语：恶性黑色素瘤发病率占恶性肿瘤的 1‰～3‰，极易转移至肺、肝、脑、骨等部位，西医采用局部手术、化学治疗加生物治疗等综合治疗，但该病恶性程度高，预后不佳。中医学认为，五色入五脏，黑为肾色，黑色素瘤当从肾论治。肾为先天之本，主骨生髓；脾为后天之本，主四肢肌肉；且肺主皮毛，金水相生。黑色素瘤，多发于皮肤肌肉，为肺脾所主；而后极易转移至骨、肺、脑、肝等部位。黑色素瘤的发生与传变与中医学肺、脾、肾脏关系密切，尤其应重视从肾论治，方以六味地黄汤为基础辨证加减。

患者辨证为脾肾气阴两虚，在使用妇科肿瘤常用药对天花粉、苦参基础上加天冬、麦冬、五味子、石斛加强滋阴功效。现代药理研究认为，天花粉对滋养层细胞肿瘤有良好的疗效，此患者病位在阴道故用之；桑寄生、桑椹、牛膝为常用补肾药对。生蒲黄性平，功善活血化瘀止血；露蜂房味苦，性平，

《别录》"疗风毒毒肿"，用生蒲黄、露蜂房此处取其化瘀消肿之功。鸡内金、生麦芽为常用开胃药对；菊花、山慈姑清热解毒抗肿瘤；炮穿山甲性善走串，为通络消瘤常用之佳品。

3. 从肝肾阴虚、脾气亏虚论治　患者，女，65 岁。发现非霍奇金淋巴瘤 1 年余，病理为弥漫大 B 细胞淋巴瘤，CHOP 方案化学治疗 6 个周期，局部放疗，B 超显示轻度脂肪肝，甘油三酯 2.9 mmol/L。刻下乏力，口干口苦，晨起为甚，偶有恶寒，纳食稍差，时有耳鸣，小便黄，大便偏干。舌淡胖，苔薄黄腻，脉沉细。辨证为肝肾阴虚，脾气亏虚。治以滋阴补益肝肾，益气健脾为法。

处方：生地黄 10 g，熟地黄 10 g，山茱萸 12 g，鳖甲（先煎）10 g，山药 20 g，生黄芪 30 g，沙参 15 g，麦冬 10 g，五味子 10 g，知母 10 g，黄柏 10 g，牡丹皮 10 g，土茯苓 30 g，生龙骨（先煎）15 g，生牡蛎（先煎）15 g，山慈姑 10 g，浙贝母 10 g，炮穿山甲（先煎）5 g，天花粉 10 g，石斛 15 g，夏枯草 15 g，炒决明子 10 g，生山楂 10 g，荷叶 15 g，白花蛇舌草 30 g，苏木 5 g，三七 5 g，生甘草 10 g。每 2 日 1 剂，14 剂，水煎服。

患者 3 个月后复诊，乏力减轻，耳鸣好转，仍口苦口干，睡眠稍差，脉弦复查甘油三酯 1.9 mmol/L。上方去山茱萸、黄柏、山药、牡丹皮、夏枯草、炒决明子，加柴胡 10 g，黄芩 10 g，清半夏 10 g，鼠妇 10 g，僵蚕 10 g，酸枣仁 30 g，远志 10 g。又服 14 剂后，诸症好转，之后随证化裁，患者坚持服药 2 年，复诊一般情况好，复查血常规、生化全项、B 超均稳定。

按语：恶性淋巴瘤是源于淋巴网状细胞组织与免疫关系密切的恶性肿瘤，主要发生于淋巴结，也可发生于淋巴结外和非淋巴组织，分为霍奇金淋巴瘤和非霍奇金淋巴瘤。《内经》认为，肾为先天之本。《诸病源候论》认为"虚劳之人，阴阳伤损，血气凝涩，不能宣通经络，故积聚于内"。正气亏虚是肿瘤发生的重要原因，从而通过补肾达到补益先天，提高机体免疫力，调动人自身抗肿瘤的能力，与现代医学的生物治疗原理不谋而合。治疗肿瘤，尤其是现代医学认为与免疫相关的肿瘤，辨病与辨证相结合，先辨病再辨证，多从肾论治。方用六味地黄汤为底方滋补肝肾，生龙牡、浙贝母、山慈姑、夏枯草合用软坚散结；黄芪、苏木是常用药对，黄芪补气，苏木甘辛性平，入血分活血祛瘀，可散可降；二药合用已被证实可以改善体内存在的免疫耐受状态，作用优于单一的益气药或活血药。鼠妇、僵蚕两虫类药合用化瘀散结，亦是常用药对。患者后出现咽干口苦脉弦，为少阳证，以柴胡、黄芩、清半夏和解少阳，此为辨证遣药。

4. 从肾阳亏虚、虚阳上越论治　王某，女，55 岁。舌癌术后，口服化疗药物后（具体不详），刻下小便发烫，口腔有火气，怕冷，纳食可，体重增加，舌质淡红，舌苔薄白，脉细。中医辨证属肾阳亏虚，虚阳上越。方选潜阳封髓（丹）汤加减。

处方：熟地黄 12 g，山茱萸 12 g，山药 15 g，制附子 5 g，龟甲（先煎）10 g，牛膝 12 g，炮姜 10 g，砂仁（后下）15 g，茯苓 15 g，炒白芍 12 g，炮穿山甲（先煎）5 g，神曲 12 g，五味子（醋制）5 g，黄柏 10 g，淡竹叶 10 g，麦芽 12 g，生甘草 5 g。每日 1 剂，水煎分 2 次服。

服药 7 剂后，患者小便发烫感有所减轻，体力恢复，余症皆有改善。守原方继服 7 剂，患者不适感皆好转，继续予益气扶正抗肿瘤治疗。

按语：自《内经》以来历代医家皆认为，阳虚、寒积是肿瘤发病的重要因素。在肿瘤的发生、发展及演变过程中，阳虚既是发病的内在条件，又是疾病过程中的一种病理表现，从而贯穿于肿瘤病变过程的始终。即"因虚致病，因病致虚"。而瘀滞痰浊既是肿瘤的重要致病因素，又是肿瘤的病理产物，其与瘤毒互为因果，共同致病。瘤毒瘀结于内，寒凝毒结最易伤人阳气，故治当注重扶阳补益正气。扶阳散寒即是肿瘤治疗的大法。肾阳乃人一身阳气的根本，是机体正气的根源，当以扶助阳气为要，因此扶阳法就是扶助补益人体阳气，是治疗因体内阳气虚弱或阴寒所致肿瘤的重要法则。

本例为舌癌术后，又口服药物化学治疗而生小便发烫，口腔有火气，怕冷等诸症。四诊合参，知此为术后及化学治疗耗气伤阴，导致寒热夹杂之象。癌瘤为患，本虚标实，手术损伤，药毒攻伐，更易耗伤阳气。阳气为人体生命的根源，阳旺则生健，阳衰则病死。肾阳亏虚，虚阳上越是此病的基本病机，治疗以清上温下，引火归元，益气扶正抗肿瘤为宜。

第五十三章　慢性失眠

失眠中医学称为"不寐""不眠""不瞑""不得卧"等，是以经常不能获得正常睡眠为特征的一类病证，主要表现为睡眠时间、深度的不足，轻者入睡困难，或寐而不酣，时寐时醒，或醒后不能再寐，重则彻夜不寐，常影响人们的正常工作、生活、学习和健康。睡眠紊乱和相关日间症状持续 3 个月或以上，则为慢性失眠。失眠的主要病机为阳不入阴，阴阳失调，治疗上多以补虚泻实、平调阴阳为原则，实证泻其有余，虚证补其不足。

从肾论之理

1. 失眠从肾论治机制　失眠中医学称为不寐，对失眠的辨证论治，一般医家多从心、肝论治，较少论与肾的关系。常学辉等在探析古代医籍的基础上，结合临床实际，发现不寐病从肾论治有很好的疗效，并探讨了不寐从肾论治的机制。

（1）历代医家论述：历代医家认为，人的睡眠以机体阴阳和谐为本，体内的阴阳之气的运行，阴阳消长的变化，决定着睡眠－觉醒的正常规律。人体睡眠的情况和阴阳的盛衰有着密切的关系。失眠主要是由于机体阴阳平衡失调，阴虚阳盛，阳不入阴，神不守舍所致。《灵枢·口问》："阳气尽，阴气盛则目瞑，阴气尽而阳气盛则寤矣。"人体阴虚则不能制约阳气，阳气难于入阴，不与阴交而妄越妄动，导致心神浮越、神魂不守而失眠。张介宾言："寐本乎阴，神其主也，神安则寐，神不安则寤。"朱丹溪认为相火藏于肝肾之阴分，肝肾之阴充足，阴血静谧，阴阳相互制约而平衡，肾之真阴可制约相火，而使心神相守，不致失眠。因肾水不足，真阴不升，而心火独亢，不得眠。

（2）失眠病因病机：中医学认为，肾主水液，主封藏，受五脏六腑之精而藏为真阴，是人体阴精之根本，故人体阴液不足、不受阳纳致失眠之关键在于肾。肾阴亏损，肾水不足，一不能滋养肝肾，使肝血不充，肝阳不制，肝火上炎扰动神魂；二不能承于心，使心阳失潜，心火独亢上扰神明，均可导致失眠。具体病机如下：

1）心肾不交：正常情况下心与肾的关系是水与火的关系，肾水上济于肾使心火不致过亢，心火下及于肾使肾水不致过寒。由于心肾之间的水火、阴阳、精神的动态平衡失调，称为心肾不交。心肾不交之失眠多因邪入少阴肾经，郁久化热，热邪煎熬肾水，不能上济心阴，以致心火亢盛，不能下交肾水，形成阴虚阳亢。肾阴亏损，水不济火，不能上养心阴，心火偏亢，扰动心神，则会出现失眠。徐东皋说："因肾水不足，真阴不升，而心火独亢，不得眠者。"丹溪亦云："主封藏者，肾也，司疏泄者，肝也，两者皆相火，而其系上属于心。"可见阴虚失眠之病位于肾及心、肝，基本病因为肝肾阴液亏虚，不能养肝济心，心肝阳火亢逆而扰动神魂。《罗氏会约医镜·论不寐》："肾水既亏，相火自炽，以致神魂散越，睡眠不宁。"《辨证录·虚烦门》："夫心中之液，实肾内之精也。心火畏肾水之克，乃假克也；心火喜肾水之生，乃真生也。心得肾之交，而心乃生，心失肾之通，而心乃死。虚烦者正死心之渐也。"可见，肾水不足，心失所养，则虚烦而致失眠。

2）肝肾阴虚：肾属水，肝属木，肝与肾为母子相生，肾为肝之母，肝为肾之子。肝肾关系又有"肝肾同源""乙癸同源"之称。肾精充足则肝血充盛，而肝所藏之血是魂的物质基础，肝藏血，血舍魂，神魂都有赖于血的滋养。肾阴亏损，肾水不足，则精血不化，肝血不充，肝阳不制，肝火上炎，扰动神魂，汪蕴谷《杂症会心录·不寐》："若肝肾阴亏之辈，阳浮于上，营卫不交。神明之地，扰乱不宁，万虑纷纭，却之不去。"若肾水不足，肝木失养，魂不守舍，则会出现失眠、多梦。

（3）失眠临床治疗：辨证论治为中医学最高层次的治疗大法，针对失眠不同病机、不同证的中医治疗。

1）心肾不交证：心肾不交之失眠，根本为肾水亏虚，不能上济于心，心火炽盛，不能下温肾水，心肾不交，则心烦不寐。临床多表现为心烦不寐，入睡困难，心悸多梦，多伴头晕耳鸣，腰膝酸软，五心烦热，咽干少津，舌红少苔，脉细数。《伤寒论》："少阴病，得之二三日以上，心中烦，不得卧，黄连阿胶汤主之。"黄连阿胶汤中黄芩、黄连泻心火，白芍、阿胶、鸡子黄滋肾水，则心肾交通，心烦去，则寐安。在《辨证录·不寐门》中用六味地黄丸加减以大补肾水，来制上亢之心火。方中熟地黄、山茱萸、山药滋补肝肾，填精益髓；泽泻、茯苓、牡丹皮健脾渗湿，清泄相火，以滋补肾阴为主。

2）肝肾阴虚证：肝肾阴虚之失眠，其根本也为肾阴亏虚，不能滋养肝血，肝火上炎扰动神明，而致失眠。临床多表现为寐浅易醒或不能入睡、多梦，伴见烦热、潮红、口渴，腰膝酸痛，舌红苔少，脉细数弦。针对肝肾阴虚，朱丹溪《丹溪心法》中以大补阴（丸）汤加减应用。方中熟地黄滋养肝肾，养阴血，生精补髓；龟甲滋补肝肾，潜降肝阳同时养心安神；黄柏苦寒泻火坚阴，猪脊髓甘润，滋补精髓培补肾水，诸药合用滋肝肾补阴，养血填精。

失眠是现代临床常见病、多发病，其总的病机是阴阳失交，营卫不和，阳不入于阴，脏腑气血功能失调。失眠从肾论治在临床越来越多受到重视，病机上主要为心肾不交，肝肾阴虚均可导致不寐。治法上，通过滋肾水降心火，交通心肾；滋补肝肾，养血填精等治肾之法对不寐患者进行治疗，可取良好临床疗效。

2. 慢性失眠从肾治　成杰辉等认为，睡眠本来就是身体恢复元气的过程，睡眠欠佳必然加重元气耗伤，日久伤及肾元。肾藏元阴元阳，为水火之脏，肾虚不足又致阴阳失调，加重失眠症状，造成恶性循环。故肾虚既是失眠的结果，也是失眠的原因之一。临床上，慢性失眠无论兼夹他证与否，可从肾论治。

（1）肾与失眠的关系：历代医家认为，人的睡眠以机体阴阳和谐为本，体内阴阳之气的运行，阴阳消长的变化，决定着睡眠－觉醒的正常规律。而肾阴肾阳，则是五脏阴阳之本，肾阴肾阳两者协调共济，维持动态平衡，从而保证了人体的正常睡眠。心主一身之火，肾主一身之水。心与肾为对待之脏，心火欲其下降，肾水欲其上升，心肾相交，斯能安寐如常矣。肾水与心火相互既济，寤寐方能正常，如若肾阴不足，无以上济心火，心火不降，则夜寐难安。《医法圆通》："不卧一证……因内伤而致者，由素秉阳衰，有因肾阳衰而不能启真水上升以交于心，心气即不得下降，故不卧。"说明失眠的病因不仅有肾阴不足，亦有肾阳虚衰。肾阳不足，下元虚冷，阳浮于上，夜不敛降，阳不入阴，故夜卧难眠。《景岳全书·不寐》："真阴精血之不足，阴阳不交而神有安其室耳。"说明肾精不足亦可致失眠，多与精血亏少，肾虚不固，不能养心安神，神不守舍所致。

综上所述，肾与失眠的关系总与肾虚不足有关，慢性失眠患者其身体耗伤更甚，肾元亏虚更明显，特别是年老、体弱之长期失眠患者，其肾虚症状更为突出。因此，慢性失眠与肾虚失调有较大的相关性，概括起来其主要病机主要有"肾阴不足，心肾不交；肾阳不足，虚阳上浮；精血不足，神不守舍"三个方面。

（2）慢性失眠从肾辨治：基于上述失眠与肾虚的关系，特别是慢性失眠与肾虚失调的三个病理机制，临床治疗时应仔细诊察病机，据肾阴、肾阳、肾精之虚损情况，分别施以如下之法。

1）滋阴安神，交通心肾：肾阴不足、心肾不交之失眠，临床多表现为心烦不寐，入睡困难，心悸多梦，多伴头晕耳鸣，腰膝酸软，五心烦热，咽干少津，舌红少苔，脉细数。《伤寒论》："少阴病，得之二三日以上，心中烦，不得卧，黄连阿胶汤主之。"黄连阿胶汤中黄芩、黄连泻心火，白芍、阿胶、鸡子黄滋肾水，心肾交通，心烦去，则夜寐安。

2）温阳补肾，潜阳安神：肾阳不足、虚阳上浮之失眠，临床多表现为烦躁不得眠，神疲乏力，畏寒怕冷，手足不温，口干喜温饮，头晕耳鸣，大便溏，夜尿多，腰膝酸软，舌淡，脉沉细。治疗上倡用祝味菊先生之"温潜法"，即以温阳为主，多以附子为主药，配以乌梅、山茱萸等酸收敛降之品，再佐以龙骨、牡蛎、磁石之类重镇潜降，方药常拟四逆汤合桂甘龙牡汤化裁。

3）补益精血，固肾安神：精血不足、神不守舍之失眠，临床表现为健忘不寐，头晕耳鸣，思维迟钝，倦怠无力，舌质淡，脉细。此类型之失眠常见于老年性虚损患者，治当补肾益精，养血安神，方如菟丝煎。菟丝煎出自《景岳全书》，全方由人参、鹿角霜、菟丝子、山药、当归、茯苓、酸枣仁、远志、炙甘草组成，可酌加白术以加强健脾之力。

中医药治疗失眠，注重辨证论治，强调整体观念，调整阴阳平衡，是治本之举，患者主观上愿意也易于接受。特别是长期失眠的慢性患者，多数服用过西药安眠类药物，因效果欠佳，或畏惧安眠药的不良反应而求治于中医，并寄予较大期望。此时中医师接诊更应仔细辨证，诊察病情，寻求辨治思路及临床疗效的突破。临床体会"夜不能寐，必伤身体，久不能寐，必损肾元"，无论兼夹他证与否，慢性失眠均从肾论治，并随症加减，灵活治之，以期为患者解除失眠之苦。

3. 肾阳虚失眠论　失眠是临床常见病证之一，多数医家从阳盛阴衰论治，但临床上阳虚失眠者并不少见。杨帆等通过分析阳气与睡眠的关系，提出导致阳虚失眠的主要病机为心、脾、肾三脏阳虚，故从温补肾、心、脾阳入手，或辅以重镇潜阳，或酌加益气、安神、化痰、调气之品，为阳虚失眠的治疗提供了新思路。阳虚失眠的病机是阳虚阴盛，致虚阳浮越，心肾不交。

（1）阳气与睡眠的关系：《素问·生气通天论》"阳气者，若天与日，失其所则折寿而不彰"。用取类比象的方法将人体的阳气比作自然界的太阳，认为人的生命活动依赖阳气的温养，强调了阳气在人体中不可或缺的地位。

睡眠是一种独立于自然界的昼夜交替而自我维持的节律性过程，作为最基本的生命活动之一，自然与阳气息息相关。《灵枢·口问》："阳气尽，阴气盛，则目瞑；阴气尽而阳气盛，则寤矣。"人的寤寐即正常睡眠-觉醒过程是阴阳之气自然而有规律转化的结果。若此阴阳转化的过程出现异常，导致阳不入阴、阴阳失调，就会发生不寐。此外，《内经》还从卫气运行出入的角度探讨睡眠-觉醒规律，实则进一步阐述了阳气在睡眠中的重要地位。卫气运行睡眠理论认为，人与天地之气相应，日间天地与人体均阳气旺盛，卫气行于外，人寤觉而劳作活动；晚间阳气虚微，阴气偏盛，卫气从体表入里，循行于阴分和五脏，到了夜半之时，阴阳之气相会，人倦极而寐。《灵枢·大惑论》："夫卫气者，昼日常行于阳，夜行于阴，故阳气尽则卧，阴气尽则寤"，明确提出了卫气不得正常入于阴分，即阳不入于阴是导致失眠的本质。

（2）阳虚失眠的病因病机：《千金翼方》"人年五十以上，阳气日衰，损与日至"。年老阳气亏虚，气血匮乏，营卫运行失常，经络滞涩，故发为失眠。除了生理上的年龄因素外，造成阳虚的其他原因还有很多，主要有先天禀赋不足；不善摄身，包括贪凉饮冷、久居寒冷潮湿之处、烦劳、熬夜、纵欲；久病的消耗；疾病的失治误治，如抗生素的不合理运用及寒凉类中药等。这些因素均可导致阳气受损，渐成阳虚之证，阳不入阴，阴阳失调，失眠由此而生。

关于阳虚失眠的确切论述最早见于《伤寒论》，即"不得眠""不得卧"，并阐述了因各种失治误治如过汗、误下等导致人体阳气亏虚，进而阳不入阴引发失眠的机制。《伤寒论·辨太阳病脉证并治》中大青龙汤证，主治太阳中风，服药宜取微汗散邪，若汗出过多，则会导致亡阳，遂转为虚证，出现恶风、烦躁不得眠等。此乃太阳病发汗太过而致阳气损伤，虚阳上扰而致烦躁不得眠之证。此外《伤寒论》中还记载："脉濡而弱……厥而且寒，阳微发汗，躁不得眠。"此条同样论述因汗出过多亡阳，虚阳浮越于外，躁扰心神不得眠之证。《伤寒论》又言："下之后，复发汗，昼日烦躁不得眠，夜而安静，不呕，不渴，无表证，脉沉微，身无大热者，干姜附子汤主之。"下法本就能损伤阳气，下法后复用汗法，导致人体阳气更虚，阳气亡失，阳不入阴，虚阳外越而烦躁不眠，治以干姜附子汤破阴回阳，阳回则阴霾自消，烦躁不眠自除。《伤寒论》中对于阳虚失眠的阐述为后世医家辨治失眠奠定了坚实的基础。明代戴元礼在《证治要诀》中明确提出，"不寐有二种，有病后虚弱及年高人阳衰不寐"，指出老年人素体阳气不足，阳不交于阴，故发为失眠。清代叶天士《医效秘传·不得眠》："心藏神，大汗后则阳气虚，故不眠"，认为汗为心之液，大汗出则心阳随汗液外泄，导致神不得藏，进而失眠。此外，清代医家郑钦安尤其重视阳气在失眠发病中的作用，《医法圆通》："不卧一证，因内伤而致者，由素秉阳衰，有因肾阳衰而不能启真水上升以交于心，心气即不得下降，故不卧。"

心为"君主之官"。心主血脉、心藏神，心阳不足，失于温煦鼓动，导致血行瘀滞，神明失养，精神萎顿，神识恍惚，睡眠难安。肾为先天之本，"五脏之阳气，非此不能发"。肾阳虚衰，不能推动心火下降以交肾，形成但欲寐却不能寐的特殊失眠状态。此外，卫气入阴需经由足少阴肾经及跷脉，肾阳不足，阴寒内生，卫气与体内阴寒相拒，不得经由足少阴肾经进入五脏，同样也会出现"目不瞑"。《内经》指出，"胃不和则卧不安"，脾胃阳气不足，气血生化乏源，不能濡养心神，故卧不安。同时脾阳不足，运化水液失职，痰湿内生，蒙蔽心神，均可导致失眠。肝体阴而用阳，秦伯未云："正常的肝气和肝阳是使肝脏升发和条畅的一种能力，故称作'用'，病则气逆阳亢，即一般所谓'肝气、肝阳'证，或表现为懈怠、忧郁、胆怯、头痛麻木、四肢不温等，便是肝气虚和肝阳虚的证候"。肝中内寄相火，肝阳虚无力升发疏泄，相火亦不得敷布，则郁而化热。因此，肝阳虚证的基本病机特点是阴寒内盛、寒热错杂。此外，《中藏经》："胆热多睡，胆冷则无眠。"胆主决断，胆冷失温则表现为忧思惊恐、夜寐不安。肺阳不足，宣发功能失常，则卫阳亏虚；肺失肃降，肺气上逆，则咳嗽、气喘、咯痰，均可影响睡眠。

基于以上分析，与阳虚失眠关系最为密切的脏腑为心、脾、肾三脏，因此导致阳虚失眠的主要病机为心、脾、肾三脏阳虚，可以一脏阳虚，也可多脏阳虚。但临床上肝阳虚证、胆气虚证、肺阳不足证亦不少见。总之，阳虚失眠的病机可概括为三个方面：一是阳气亏虚，虚阳无力，不能入于阴，使阳不交阴；二是虚阳不能潜敛，则浮越于上，扰乱心神；三是阳气不足，阴邪趁机而入，聚于体内，格阳于外；三者共同作用，则无法正常睡眠。

（3）阳虚失眠的治疗思路：

1）古代医家经验：《灵枢·邪客》"治之奈何？伯高曰：补其不足，泻其有余，调其虚实，以通其道而去其邪"。阳虚失眠当以温补阳气、潜阳入阴为治疗大法。历代医家运用温阳法治疗阳虚失眠的论述较多。如《伤寒论》第112条："伤寒脉浮，医以火迫劫之，亡阳，必惊狂、卧起不安者，桂枝去芍药加蜀漆牡蛎龙骨救逆汤主之。"此阐述过汗亡阳，神气浮越于外，兼内生水饮痰浊，乘虚上扰神明，治以温通心阳、镇惊安神，兼祛痰浊。叶天士在《临证指南医案·不寐》中记载了金匮肾气丸配合半夏秫米汤治疗下元虚损兼有痰湿内扰导致的失眠，认为"凡中年以后，男子下元先损，早上宜用八味丸，暇时用半夏秫米汤"。郑钦安《医法圆通》："不卧一证……因吐泻而致者，由其吐泻伤及中宫之阳，中宫阳衰，不能运津液而交通上下。法宜温中，如吴茱萸汤、理中汤之类。"并由此创制了潜阳丹治疗阳虚失眠，药物组成为"西砂仁一两（姜汁炒）、附子八钱、龟甲二钱、甘草五钱"，主治"头面忽浮肿、色清白，身重欲寐，一闭目觉身飘扬无依"，并自解曰："此际一点真阳，为群阴阻塞，不能归根，若欲归根，必须荡尽群英，乾刚复振"。纵览全方，以补肾助阳，纳气归肾，引火归元为大法。由此可见，古代医家论治阳虚失眠多从温补心、脾、肾阳入手。

2）近现代医家经验：近代医家祝味菊在继承前人理论和经验的基础上创立了温潜法，运用生龙骨、生牡蛎、灵磁石配合炮附子温阳潜镇治疗失眠，认为"附子加磁石，兴奋加镇静，具强壮之功，能抑制虚性兴奋，治神经衰弱之失眠有良效"。临床上应用桂枝、附子、干姜、淫羊藿等温补阳气，龙骨、牡蛎、磁石、龟甲等潜纳镇摄，使虚阳得补、浮阳归元，阳气健旺，镇守固密，阴平阳秘，心安神宁，自能入眠。章次公论及失眠时强调，失眠患者单纯应用养阴、安神、镇静药物效果不佳时，适当加入桂枝、附子一类温阳药，每可奏效。杨志敏在祝味菊先生温潜之法的启发下，在温阳的方法上寻求新的突破，综合古今各家理论，运用扶阳抑阴、运转枢机、引导气机升降之法治疗本病，方从四逆汤合桂枝甘草龙骨牡蛎汤加减，获效良多。王长松临床上治疗虚寒型失眠时，常重用桂枝、附子补元阳、振中阳，佐以龙骨、牡蛎等重镇安神之品，与祝味菊先生应用温摄法治疗失眠有异曲同工之妙。王平认为，老年阳虚不寐主要责于元阳亏损，治疗上以补阳护阳为主，常选用桂枝、肉桂、附子、干姜、仙茅、淫羊藿之品振奋元阳，元气可以化生元阳，因此常配以黄芪、党参、白术等培补元气，再辅以化痰、安神之品，临床疗效显著。曾升平提出，阳虚失眠病在脾肾阳虚，故治疗当以升阳益气、温补脾肾为主，即取"劳者温之"之意，处方多由具有恢复脾肾功能、疏理气血津精等功用的药物组成。

综上所述，近现代医家治疗阳虚失眠，多在古代医家温阳法的基础上，或辅以重镇潜阳之品以镇摄浮阳，或酌加益气、安神、化痰、调气等药物，共奏温阳调神定志之效。

3）临床应用研究：目前临床上对于阳虚失眠的治疗基本继承了古代及现代名家经验，在温阳安神治疗大法的基础上，或运用古方加减，或自拟方药，均取得较满意的临床疗效。如孙纪峰等根据《内经》中提到的"阳虚生内寒"理论，认为阳虚阴盛，格拒阳气，导致阳不入阴是阳虚失眠的基本病机。在此理论指导下自拟温阳安神汤（制附子、干姜、生龙骨、生牡蛎、紫石英、磁石、茯神、酸枣仁），以此为基础方随症加减，并配合吴茱萸穴位贴敷内外合治，达到温阳安神之效。张祥麟等临床对不寐属阳虚证者以真武汤加味治疗，疗效十分显著，个别失眠较甚者治疗之初适当配合地西泮或谷维素，服用3～5剂汤药后即停用西药。真武汤本为《伤寒论》少阴病阳虚水泛的主方，阳虚失眠的病机主要是肾阳虚衰、虚阳上扰，故在本方的基础上加用生龙骨、生牡蛎重镇潜阳安神及酸枣仁宁心安神，为异病同治的典范，诸药合用，共奏温补脾肾之阳气、交通心肾、安神镇静之功。贾波结合临床实践，以自拟方（制附子、肉桂、淫羊藿、磁石、龙齿、珍珠母、五味、石菖蒲、远志、炙甘草）治疗肾阳虚型失眠，并与睡前口服地西泮的患者进行对照观察，结果表明，治疗后两组患者匹兹堡睡眠质量指数和中医证候积分均较治疗前明显降低，治疗组的治疗效果明显优于对照组，且无地西泮的依赖性及耐药性等不良反应。周天梅等认为，老年人肾阳渐衰，下焦阴盛，虚阳上浮，易发生顽固性失眠，结合《内经》中"治病求本，本于阴阳"理论，治疗上从阴阳平衡入手，以扶阳补肾、引火归元为治疗大法，选用扶阳名方潜阳（丹）汤加减治疗，获得满意临床效果。此外，黄春华等收集整理从阳虚论治失眠的文献，通过综合评析发现，半数以上研究者运用温阳安神法，包括温阳潜镇安神和温阳宁心安神两方面，其次是温阳补益和温阳劫阴法，而温阳祛湿（痰）、温阳解表、温阳理血相对少用，上述治法正符合阳虚型失眠病因病机。由此可见，温阳安神法是阳虚型失眠的正治之法，但是阳气虚衰，推动血行、温煦血脉、运化水液功能失职，瘀血、痰湿、水饮容易由此而生，因而温阳安神的同时，需要结合临床实际情况，佐以活血化瘀、健脾祛痰化湿之品，以求取得更好的临床疗效。

目前阳虚失眠已有低龄化趋势。随着物质生活的极大丰富，越来越多的人"崇饰其末，忽弃其本，华其外，而悴其内"，尤其是年轻人生活作息不规律，浮躁、饮冷、运动过少、房劳过度等，渐渐损伤阳气，导致不寐，故我们也应考虑到年轻患者阳虚失眠的可能。临床实践中，温阳药应从低剂量开始，再逐渐加至适宜量，不可过于温燥。总之，临证时应仔细分析，审证求因，辨证论治，以提高疗效。

4. 从"肾藏精，精舍志"论失眠　《素问·宣明五气》："心藏神，肺藏魄，肝藏魂，脾藏意，肾藏志。"清代魏之琇因此在《续名医类案》中言"人之安睡，神归心，魄归肺，魂归肝，意归脾，志藏肾，五脏各安其位而寝"，明确提出睡眠的本质在于五神安舍于五脏，也即不寐的病机在于五神不安舍于五脏。而肾作为先天之本在五脏中的重要地位不言而喻，肾精虚损可导致肾不藏志，进而引起不寐。刘兵等从"肾藏精，精舍志"的理论内涵，探讨了补肾法对于治疗失眠的指导意义，以期为临床从肾论治失眠提供思路。

（1）"肾藏精，精舍志"理论内涵：

1）"肾藏精"的理论内涵：肾藏精的概念，在《内经》中就已明确提出。肾藏精是指肾具有封藏人体精气的生理功能。《素问·六节脏象论》："肾者主蛰，封藏之本，精之处也。"可知肾为藏精之处，具有封固闭藏精气的作用。肾气通于冬，冬日万物闭藏，此乃中医天人相应理论的一个体现。肾精有先天之精与后天之精。《灵枢·决气》："两神相搏，合而成形，常先身生，是谓精。"《灵枢·本神》："生之来谓之精。"由此可见，先天之精是生命活动的物质基础，与生俱来，禀受于父母。《难经》延续肾藏精的论述，如《难经·三十四难》："五脏有七神，各所主也？然：脏者，人之神气所舍藏也，故肝藏魂，肺藏魄，心藏神，脾藏意与智，肾藏精与志也。"在此基础之上，《难经》首创"右肾命门说"，认为命门亦为藏精之所，《难经·三十六难》："脏各有一耳，肾独有两者，何也？然：肾两者，非皆肾也，其左者为肾，右者为命门。"命门学说的创立拓宽了医家对肾的认识，也形成了该学说百家争鸣的局面，丰富了中医对肾的认识。肾藏精理论成于《内经》，随着时代发展在明清时期得以成熟，经历了一个漫长的历史时期。虽然医家对肾的理解略有不同，均未离"肾藏精"之说，而"肾藏精"是"精舍志"的前提和基础。

2）"精舍志"理论内涵："志"为五志之一，主要指人的正常思维与活动。肾藏志见于《素问·宣明》五气论中，"心藏神，肺藏魄，肾藏志，脾藏意，肝藏魂"，因此五志即神、魄、魂、意、志。《灵枢·本神》："两精相搏谓之神，随神往来者谓之魂，并精而出入者谓之魄……心有所忆者谓之意。意之所存谓之志.因志而存变谓之思"，可以概括为喜、怒、悲、思、惊、恐、忧七情是五志所表现出的几种情绪反应。而肾为先天之本，使肾志可以概括五志。《灵枢·本神》："肾藏精，精舍志，肾气虚则厥，实则胀，五脏不安。"将人的精神活动分属五脏，反映了五脏藏志观，同时也说明了肾气虚实的病证。《中藏经》认为："肾者，精神之舍，性命之根，外通于耳，男以闭精，女以包血，与膀胱为表里，足少阴、太阳是其经也。"进一步说明了肾藏精与藏志的功能。以上论述，俱表明肾与情志活动密切相关。

据计算机对《内经》字词进行通检的结果显示，"志"具如下如义：①意识，神志；②意念；③情志，心情；④意志，⑤志向，识记；⑥肾气，肾精。由此可知，"志"除了是肾中精气生理功能的外化，同时也是心理功能的体现。心理方面"志"主要有两个含义，其一，指现代心理学说的意志。《灵枢·本神》："心之所忆谓之意，意之所存谓之志。"王冰注《素问·宣明五气》："……肾藏志。"王冰注："专注不移者也。"其二，志，即记忆。《素问·宝命全形论》："滇守勿失，深浅在志。"杨上善注曰："志，记也。"此时，肾藏志是对情志活动的高度概括，是心理活动的具体体现，能够调节、控制各种心理活动和行为活动。而当今社会生活节奏快，压力大，失眠不仅是生理失常，也可由心理因素导致。

3）"肾藏精"与"精舍志"以及不寐的关系：①肾藏精生髓充脑是精舍志的基础。《内经》最早提出了一系列关于脑的生理功能、病理变化及其辨证的理论。其云："人始生，先成精，精成而脑髓生。"认为脑髓由先天之精所化生，先天之精化身元神，神又依附于形体，脑是最先开始发育的器官，故元神藏于脑中。故曰脑为元神之府。《灵枢·本神》："生之来，谓之精，两精相搏谓之神。"说明精是人体生命活动（包括情志活动）的基础。《灵枢·经脉》："人始生，先成精，精成而脑髓生。"《灵枢·五癃津液别》："五谷之津液，和合而为膏者，内渗入于骨空，补益脑髓。"《素问·五藏生成》："诸髓者皆属于脑。"提到脑与髓相通。《医林改错》："灵机记忆不在心在脑。"故脑髓充盛与否与肾精的关系密切，并直接影响情志活动。《灵枢·海论》："髓海不足则脑转耳鸣，胫酸眩冒，目无所见，懈怠安卧。"肾精不足，髓海空虚，则脑失所养，难以入眠。故脑髓充盛与否与肾精的关系密切，并直接影响睡眠等与情志有关的活动。②肾对五脏的调控是精舍志的保障。《素问·调经论》："心藏神，肺藏气，肝藏血，脾藏肉，肾藏志，而成此形。志意通达，内连骨髓，而成身形五脏。"故五脏又称五神脏。心主血而藏神，肾藏精而舍志。心与肾之间水火既济，精神互用；肺为水之上源，肾为主水之脏，肺与肾金水相生；肝与肾之间乙癸同源；脾与肾先后天相互资生。肾志是对神志活动的高度概括，五神脏的虚实总关乎肾。是故肾可通过调控五神脏而对五神、五志、五声、七情等情志活动发生重要影响。肾藏志应恐，"恐"为五志之一，惊恐系七情的内容，此两者均为人的精神、意识、思维、情感活动。《素问·举痛论》："怒则气上，喜则气缓，悲则气消，恐则气下，惊则气乱，思则气结。"《三因极一病证方论·七气叙论》："喜伤心，其气散；怒伤肝，其气出；忧伤肺，其气聚；思伤脾，其气结；悲伤心离，其气散；恐伤肾，其气怯；惊伤胆，其气乱。"作为七情之一，惊恐致病首先影响人体气机导致肾气不固，气泄于下，导致遗精失眠、夜梦烦多等睡眠障碍。

（2）肾不藏精不寐的理论基础：

1）肾不藏精是肾不藏志不寐的核心病机：肾不藏志型不寐病机与肾藏精舍志密切相关，肾具有藏精功能，肾精不足会直接引起情志病，肾精的盛衰决定着"志"的有余或不足。肾作为志的载体，有承载、守护和滋养志的作用，肾脏的受损会直接累及志病。《素问·六节脏象论》："五脏者，藏精气而不泻也，故满而不能实。"中医学认为肝病多实证，肾病多虚证，即肾病多虚损，多表现为肾阴、精不足，由此可知肾不藏精是肾不藏志之不寐的主要病机，而肾精虚损是肾不藏志不寐的常见病因。《素问·调经论》："人久坐湿地，强力入水即伤肾……肾神失守，神志失位。"说明因久坐湿地，外受寒湿之邪而伤肾，导致肾志亡失。明代张景岳在《景岳全书·杂证谟》中云："寐本乎神，神其主也。神安则寐，神不安则不寐。"提出正常睡眠是神安于舍，不寐的病因是神不安于舍。唐容川《血证论》："寐者，神返舍，息归根之谓也。"两位医家的观点不谋而合。此外肾精不足还可导致肾的阴虚、阳虚、气虚，也可导致肾不藏志不寐。《景岳全书·不寐》："真阴精血不足，阴阳不交，而神有不安其室耳。"说明睡眠与肾中精血阴液有关。朱丹溪认为相火藏于肝肾之阴分，肝肾之阴充足，阴血静谧，阴阳相互制约而平衡，肾之真阴可制约相火，而使心神相守，不致失眠。丹溪亦云："主封藏者，肾也，司疏泄者，肝也，两者皆相火，而其系上属于心。"说明肾阴不足，不能养肝济心，肝火上逆而扰动心神，亦可导致失眠。《中藏经》："火来坎户，水到离扃，阴阳相应，方乃和平"，又云："水火通济，上下相寻，人能循此，永不湮沉"。《格致余论》："人之有生，心为火居上，肾为水居下，水能升而火有降，一升一降，无有穷已，故生意存焉。"由于心火下降而交于肾水，肾水上升而上济心火，从而使心肾两脏的阴阳、水火、升降关系处于平衡、相济、协调状态，以保证正常睡眠。升降失常，水火不济，必然会产生心肾不交，心阳亢于上，火扰心神，令人不眠多梦，难以安卧。

综上各医家之见，说明肾精不足主要可以导致肝肾阴虚和心肾不交两种失眠。

2）不寐从肾论治方药：①肝肾阴虚证。肾属水，肝属木，肝与肾为母子相生，肾为肝之母，肝为肾之子。肝肾又有"乙癸同源"关系。肝肾阴液亏虚，肝气郁结、气郁化火，扰乱神窍而致失眠。肝肾阴虚引起的失眠多表现为睡眠比较浅或不能入睡、多梦，伴见烦渴、潮热，舌红苔少，脉细数弦。针对肝肾阴虚，朱丹溪《丹溪心法》中以大补阴（丸）汤加减应用。方中重用熟地黄、龟甲，滋补肝肾、潜降肝阳、壮水治火，同时养心安神；黄柏苦寒泻火坚阴，猪脊髓乃血肉甘润之品，滋补精髓、培补肾水，诸药合用阴复阳潜，虚火降而不寐之证悉除。②心肾不交证。心肾不交之失眠，根本为肾水不足，不能上济于心，心火亢盛，不能下温肾水，心肾不交，则心烦不寐。多表现为心烦不寐、入睡困难、心悸多梦，多伴头晕耳鸣、潮热盗汗、舌红少苔、脉细数。《伤寒论》："少阴病，得之二三日以上，心中烦，不得卧，黄连阿胶汤主之。"方中黄连泻心火，阿胶益肾水，黄芩佐黄连，则清火力大；白芍佐阿胶，则益水力强。妙在鸡子黄，乃滋肾阴、养心血而安神，数药合用，则肾水可旺、心火可清，心肾交通，水火既济，诸证悉平。心烦去，则寐安。在《辨证录·不寐门》中用六味地黄丸加减以滋肾水、降心火。

肾病以虚损为主，治当求本补虚。《小儿要证直诀》："肾主虚，无实也。"肾脏本身少实，多虚、易虚，肾所藏之精包括先天生殖之精和后天胃脾运化的水谷精微，先天之精禀受于父母，父母肾精不足，可致后代先天禀赋不足。另有后天房事无节制、过度劳累等均可直接导致肾精耗，故而肾精易虚。加之，随年龄增长，机体逐渐衰减，肾精多虚。先天之精一旦耗遏，培补不易。肝、心、脾、肺他脏虚损时，化源不足，精无以为继，亦可间接导致肾精虚损。因此，在治疗肾不藏志引起的失眠时当以补虚为主。

中医学是身心医学，融自然与人文于一身，我们智慧的古人早已发现生理和心理是密不可分的。"形神合一论"是中医心身统一思想的核心内容。张介宾《类经·针刺类》："形者神之体，神者形之用；无神则形不可活，无形则神无以生。"《素问·保命全神》："一曰治神二曰养身"，因此在治疗失眠时应以治神为本。《医方考·情志门》："情志过极，非药可愈，须以情胜。"以情胜情疗法是指在中医阴阳五行学说及情志相胜等理论的指导下，运用不同情志变化的相互制约关系以达到治病的目的。金代医家张从正认为：悲可以治怒，喜可以治悲，恐可以治喜，怒可以治思，思可以治恐。以情胜情疗法可以作为失眠的一种心理疗法。此法不用药物，避免了药物的毒性与副作用，经济实用。

综上所述，中医学在认识肾藏精精舍志方面有其独特的理论体系，在治疗失眠方面拥有强大的优势。我们应重视挖掘整理其理论，继承其精华，在临床实践应用中医学特色疗法，为失眠患者提供更好的诊疗方法，为人类健康做出贡献。

5. 肝肾亏虚失眠说　心主神明，神不安则不寐，不寐由乎心，但又不"唯心"，五脏功能紊乱，均能扰于心 而致不寐。对中老年来说，气血渐衰，"五藏之气相搏，其营气衰少而卫气自伐"，又加剧了阴精的耗散，所以学者胡晓洁等认为，肝肾亏损成为不寐的突出原因。

（1）人到中年，肝肾易亏：《素问·阴阳应象大论》："年四十，而阴气自半也，起居衰矣"。人到中年，人体五脏六腑经脉等生理功能皆从充盛转向衰落，阴气也随之衰落，然而由于每个人的生活习惯与先天禀赋不同，肝肾阴虚的程度也有所不同，比较常见的有如下几种因素。

1）先天强弱，禀赋不足：在受胎之时，父母体质的强弱，阴阳是否失衡，七情是否受伤，以及母亲在怀孕期间生活习惯和母亲体内环境等因素的不同，对体质的影响非常之大。如果孕育时父母体弱，或年长受孕，或带病受孕，或早产等，所生的下一代则极易形成肝肾阴虚的体质。

2）调摄失当，熬夜伤阴：《内经》指出，云人卧血归于肝。肝属木，心属火，木生火，肝藏血济心，夜晚子时和丑时为胆、肝二经值守时间，如果这段时间不睡，则会导致肝血不归无以济心。而且，肝之体是血，熬夜等于在熬血，血属阴，所以熬夜最易伤肝阴。白天人体阳气随自然界的阳气上升变化而旺盛，兴奋功能占主导地位，是以夜晚充足的睡眠为前提；夜晚人体阳气衰少而阴气渐盛，抑制功能占主导地位，此时阳气入于阴，人开始睡眠，从而使阴气恢复，而熬夜时人精神和躯体仍旧活动，阳气停留不去，势必损及人体阴气，长此以往，必会阴虚，正如《素问·四气调神大论》所说："逆其根，则伐其本，坏其真矣。"

3）怒为肝志，情志内伤：《素问·阴阳应象大论》"暴怒伤阴…怒伤肝"，怒为肝志，肝血属阴，肝亦主生发，暴怒则会阳气生发过度。"诸逆冲上，皆属于火…诸躁狂越，皆属于火"，突然大怒，肝的正常生发之气猛然上逆，血随气乱，这种肝阳妄动属于"火"，虚火自然也会损伤真阴。再如，情绪受到压抑，不能宣泄，使性喜条达的肝首先受到影响，肝气逐渐郁滞就会化火伤阴。

4）身体有病，累及肝肾：①外感热邪，失治或误治，如不能在有限的时间内将热邪清除出体内，热邪灼伤阴液，从而累及肝肾。②素体阳气偏亢，内伤真阴而累及肝肾。③温热病后期，虚热灼伤真阴累及肝肾。

（2）阴虚阳亢，内扰心神：

1）水不涵木，亢阳内扰：肝肾同源，肝肾阴液相互资生，相互影响，子病犯母，母病及子，同盛同衰。在生理状态下，阴阳平衡，"阴"制约着"阳"使其不外越，从而各脏有条不紊的发挥正常的功能。《素问·阴阳应象大论》："阴在内，阳之守也；阳在外，阴之使也。"若肝阴亏虚，很容易累及肾阴，使之亏虚，肾阴亏虚无力滋养肝脏。肝脏阴阳失衡，虚弱的肝阴不能有效地制约肝阳，此时的肝阳成为亢阳，失去制约的亢阳则上冲清窍，使人头昏脑胀，难以安睡。

2）肝脏阴虚，魂不守舍：《内经》"肝者……魂之居也，心者……神之变也"。人体的五脏皆藏神明，这个"魂"，就是肝的神明，"神"就是心的神明，肝木生心火，若肝阴虚，肝之虚阳使心火旺盛，心的神明"神"则不得清静，"魂随乎神，故神昏则魂荡"，阴虚之肝收敛不住"魂"这个神明，魂不守舍，睡眠时神魂飞扬，就出现似睡非睡、似醒非醒、梦境连篇的现象，严重影响睡眠质量。

3）水不克火，心肾不交：心在上，属火；肾在下，属水。在生理状态下，心火和肾水互相升降协调，心中之火下降至肾，温煦肾阳，使肾水不寒；肾中之水上升至心，涵养心阴，使心火不亢，如此水火既济，均发挥正常生理功能。若肾水不足，心火失济，则心火偏亢，或心火独炽，暗耗肾阴，以致肾水亏于下无力济心火，心火亢于上而扰乱心神，心神不安，故失眠多梦。

4）阴不制阳，卫不入阴：中医学认为，"卫气行于阴则寐，卫气出于阳则寤"。《灵枢·大惑论》："卫气不得入于阴，常留于阳，留于阳则阳气满，阳气满则阳跷盛，不得入于阴则阴气虚，故目不瞑也。"阳跷脉为足太阳膀胱经之别，卫气从早晨到晚上，沿着足太阳膀胱经开始运行于诸阳经，最后到达阳跷入阴，阳跷是卫气入阴的桥梁，主目瞑。阴虚火旺，虚火上犯则阳跷盛，卫气不能顺利入阴，即发生不寐。

（3）多法调养，护心安神：

1）顺应天时，作息有序：生命本源于自然界阴阳二气，自然界阴阳变化的一般规律是人体生命活动的基本法则。《素问·宝命全形论》："人以天地之生气，四时之法成。"作为与天同道的人必须顺应自然，做到"传精神，服天气，而通神明"，主动、自觉地适应自然界的变化，规律作息，气血就会通畅，阴精宁静不耗，阳气固密不散，阴阳双方保持动态平衡，人才能精力充沛。若违背阴阳变化的规律，就会损伤人体正气，阴精亏耗，导致失眠。

2）饮食规律，滋养肝肾：饮食水谷是化生阴精的物质基础，是五脏精气之源，阴血是水谷精微化生的精专部分，流注全身，营养五脏六腑、四肢百骸。由于食物和药物一样也有温热寒凉的偏性，对于肝肾阴虚的人来说，在规律饮食、营养合理的前提下，少吃热性食物及油炸食品，多吃一些滋补肝肾养阴的食物，如梨、银耳、大枣、木耳、山药等。

3）药物辅助，滋阴清热：基于肝肾阴虚对睡眠影响的机制，肝肾阴虚所致失眠，治当侧重滋阴清热，养心安神，标本兼治。百合甘寒质润，作用平和，百合花朝开暮阖，能引阳入阴；首乌补肝肾，益精血；酸枣仁、柏子仁甘平滋润，五味子酸甘而温，养心阴、补心肾、益肝血而安神；远志苦辛而温，既开心气而宁心安神，又协调心火和肾水有序相升；龟甲咸甘微寒，养血补心，安神定志。阳跷脉虽是卫气入阴经的桥梁，然卫气运行入阴前所经过的阳明经也非常重要，卫气只有通过阳明再经过跷脉入阴，才能够睡眠，若阳明有邪气阻滞，卫气也难以顺利入阴，入睡就比较困难，故中医学认为"胃不和则卧不安"。所以在滋阴清热、养心安神的同时要注意和胃醒脾，目的就是使卫气顺利通过阳明，可辨证使用法半夏、枳实、砂仁理气化湿和胃醒脾。体虚者亦可用当归、黄芪等补充因为阴虚火旺所消耗的营血，又能助卫气有力运行，顺利通过阳明。

不寐病因病机繁杂，肝肾阴虚是其重要病因病机之一。可以发挥中医中药在不寐治疗中的优势作用，注重个体的体质、个性特征对不寐病的影响，心身共调从而更好地改善睡眠质量。

从肾治之验

1. 从肝肾阴虚论治　赵某，女，41岁。寐差多年，加重1个月余。刻下寐差1个月余，以入睡困难为主，伴心烦，多梦，全身骨节疼痛，平素易神疲乏力，时感胃脘胀痛，尤饥饿时明显，泛酸，纳可，二便正常，手足心热，口苦，唇暗，舌淡紫，舌苔薄，脉沉细。西医诊断为失眠；中医诊断为不寐。辨证属肝肾阴虚，治以滋阴降火，滋肾养肝。方以六味地黄汤加味。

处方：生地黄15 g，山茱萸15 g，枸杞子10 g，山药10 g，牡丹皮10 g，黄柏10 g，知母10 g，泽兰10 g，泽泻10 g，茯神15 g，首乌藤30 g，菊花10 g，土鳖虫5 g。7剂，每日1剂，水煎分2次服。

二诊：服药后，寐明显增进，胃脘疼痛、心烦等诸症减轻，唯泛酸明显，舌边齿痕，苔薄黄，脉细。守方去土鳖虫，加海螵蛸15 g。续服7剂，烦止寐安，诸症悉然。

按语：不寐又称"不得卧""目不瞑"，其指经常性的睡眠减少，或不易入睡，或寐而易醒，醒后不能再寐。由于现代人精神压力大，失眠患者也日益增多，西医治疗失眠多用巴比妥类等镇静类药物，虽可使患者入睡，但其产生的依赖性及副作用却严重威胁着现代人的健康。中医学认为心为"君主之官"，人的一切生理活动和主观意识均由心神所主宰，无论是痰、火、虚、瘀，最终都会导致心神被扰，心失所养而致心不守神，造成不寐。正如张景岳在《景岳全书·不寐》中所云："寐本乎阴，神其主也。神安则寐，神不安则寤。"也由此现代运用中药治疗不寐大多落入此惯性思维的误区中，而多采用养心安神法治疗，却忽略了中医所讲究的辨证求因，审因论治。心主神志，为五脏六腑之大主，正如张景岳在《类经》中写道："心为脏腑之主，而总统魂魄，并赅意志，故扰动于心则肺应，思动于心则脾应，怒动于心则肝应，恐动于心则肾应，此所以五志难心所使也。""心为事扰，则神动，神动则不静，是以不寐也。"故而不寐从心论治，当视为不寐之基本病机。然肝主藏血，体阴而用阳。《备急千金要方》："肝主魂，随神往来谓之魂，魂者，肝之藏也。"而后张景岳在《类经·藏象论》中指出："何谓魂随神而往来？盖神之为德，如光明爽朗，聪慧灵通之类皆是也。魂之为言，如梦寐恍惚，变幻游行之境皆是也。神藏于心，故心静则神清，魂随肝神，故神昏则魂荡，此则神魂之义，可想象而悟矣……至若魂魄真境犹有显然可鞠者，则在梦寐之际，如梦有作为，而身不应者，乃魂魄之动静，动在魂而静在魄也；梦能变化而寤不能者，乃阴阳之离合，离从虚而合从实也。"若肝不藏魂则睡寐不宁。肾主封藏，在志为恐，恐邪扰动脑神，则致不寐，夜惊。肾主骨，生髓，通脑，肾精不足，髓海空虚，则脑失所养。《灵枢·海论》："髓海不足，则脑转耳鸣，胫酸眩冒，目无所见，懈怠安卧。"故而不寐之病因不仅在心，而亦可责之于肝肾。

本案即是肝肾阴虚所致失眠的典型代表，因阴阳协调是保证正常睡眠的根本，正如《灵枢·邪客》所云："卫气者，出其悍气之慓疾，而先行于四末分肉皮肤之间，而不休者也，昼日行于阳，夜行于阴……行于阳不得入于阴，行于阳则阳气盛，阳气盛则阳跷陷，不得入于阴，阴虚，故目不瞑。"指出了卫气的正常运转，阴阳交泰是保证正常睡眠的基础。《类证治裁·不寐》对不寐的病因也做了解释，"不寐者，病在阳不交阴也。"进一步说明营卫阴阳的正常运作是调节人体寤寐的根本，因此调和营卫阴阳则是治疗本病的关键。而治疗其应从本而治，调和阴阳，恢复气血运行，调治病变所涉及的脏腑，以"补其不足，泄其有余，调其虚实"为其基本原则，本案即以"壮水之主，以制阳光"来调整阴阳的偏盛偏衰，恢复阴阳的相对平衡，达到阴平阳秘，《素问·至真要大论》："谨察阴阳所在而调之，以平为期。"肾藏精，以元阴为物质基础，肾阴乃五脏六腑之阴的根本，肾阴不仅制约肾阳之火，亦可助心、肝等脏腑之阴，以制其阳，水涵则木荣，母实则子壮，方可使肝阳不至于偏亢。若肾阴不足，则使相火妄动而致不寐，或肾水不能涵养肝木，肝体阴而用阳，易动难静，肝阳无制，扰动心神而不寐，或肾水不能上济于心，心肾不交，心阳独亢，火扰心神而卧不安。即所谓"肾水不足，真阴不升，而心火独亢，不得眠者"。

本例患者素体阴虚，阴虚内热，虚火上扰心神，则寐差、心烦，梦多；阴虚阳亢，阳不入阴，则以入睡困难为主；肾主骨，肾阴不足，骨失所养，不荣则痛，故而全身骨节疼痛；胃阴匮乏，胃脘疼痛；虚火内扰，胃失和降，胃气上逆，则泛酸；肝肾同源，肾阴虚则水亏不能滋养肝阴，肝阴虚则肝阳上亢，故而口苦；手足心热、脉细乃阴虚的典型征象。因此本案以肝肾阴虚为其病机关键，故用杞菊知柏地黄汤加味治疗。方中以熟地黄为君，专补肾阴，山药入肺、脾、肾三经，补气养阴而涩精。山药，温补而不骤，微香而不燥，循循有调肺之功，治肺虚久嗽，何其稳当。因其味甘气香，用之助脾，治脾虚腹泻，怠惰嗜卧，四肢困倦。又取其甘则补阳，以能补中益气，温养肌肉，为肺脾二脏要药。土旺生金，金盛生水，功用相通，故六味丸中用之治肾虚腰痛，滑精梦遗，虚怯阳痿。但其性缓力微，剂宜倍用。山茱萸温涩，温补肝肾，补精涩精。因阴虚火动，又使用温补肝肾之药，未防止相火妄动，再配伍牡丹皮清虚热，制约下焦虚火，正如《得配本草》中谓其能除水中之火，泽泻泽兰利下焦之水，以助下焦气化，使气分虚热下行，真阴得复，谓"善补阴者，必于阳中求阴"且泽泻虽咸似泻肾，乃泻肾邪，非泻肾之本也，盖取其泻肾邪，养五脏，益气力，起阴气，补虚损之功。再易茯苓为茯神，加大其安神助眠之功，配伍山药清水之上源，使五脏之精能下行藏于肾。正如费伯雄在《医方论》中所云："此方非但治肝肾不足，实三阴并治之剂。有熟地之腻补肾水，即有泽泻之宣泄肾浊以济，有萸肉之温涩肝经，即有丹皮清泻肝火以佐之，有山药之收摄脾经，即有茯苓淡渗脾湿以和之，药止六味，而大开大合，三阴并治，洵补方之正鹄也。"又因患者手足心热，相火较旺，火可耗阴伤阴，故而加入黄柏、知母苦寒泻火之药，使真阴得存。《得配本草》："以黄柏补水，以其能清自下泛上之阴火，火清则水得坚凝，不补而补也。盖阴中邪火，本非命门之真火，不妨用苦寒者除之，若肾中真水不足，水中之真火虚浮于上，宜用二地以滋之，水足火自归脏也。"而知母，王好古谓其可"泻肺火，滋肾水，治命门相火有余"。又《本草纲目》指出，肾苦燥，宜食辛以润之；肺苦逆，宜食苦以泻之。知母之辛苦寒凉，下则润肾燥而滋阴，上则清肺金泻火，乃二经气分药也；黄柏则是肾经血分药，故二药必相须而行，昔人譬之虾与水母，必相依附。古书亦云："知母佐黄柏滋阴降火，有金水相生之义，黄柏无知母，犹水母之无虾也。盖黄柏能治膀胱命门中之火，知母能清肺金，滋肾水之化源，故洁古、东垣、丹溪皆以为滋阴降火要药，上古所未言也。盖气为阳，血为阴，邪火煎熬，则阴血渐润，故阴虚火动之病须之，然必少壮气盛能食者，用之相宜，若中气不足，而邪火炽盛者，久服则有寒中之变。"枸杞子甘寒性润，《本草求真》中载其可祛风明目，强筋健骨，补精壮阳，然究因于肾水亏损，服此甘润，阴从阳长，水至风息，故能明目强筋，是明指为滋水之味，又枸杞子平而不热，有补水制火之能，故《本草通玄》中谓其与地黄同功。菊花善清利头目，宣散肝经之热。久病则瘀，患者失眠日久，口唇暗，依古训"顽疾多瘀血"再加入少许土鳖虫活血化瘀，全方伍用，共奏滋养肝肾，滋阴泻火之功。此乃"壮水之主，以制阳光"的具体表现，从而达到"心火欲其下降，肾水欲其上升，斯寤寐如常也"。

2. 从肾阴亏虚、君相火盛论治　鲁某，女，65岁。主诉失眠头晕1年，加重伴心悸1个月。1个月来，每夜睡眠1～2小时，甚至整夜难眠，伴有头晕，疲乏无力，心悸躁烦，精神萎靡，腰膝酸软，午后身热汗出，手足心热，口干咽燥，舌尖红苔少，脉细数。辨证为肾阴亏虚，君相火盛，心肾不交之不寐。拟清、补为治则。晨以清心火为主，方用黄连阿胶汤化裁。

处方：黄连10 g，黄芩10 g，阿胶（烊化冲）10 g，白芍15 g，石菖蒲10 g，生牡蛎（先煎）30 g，牛膝10 g，玄参10 g，天麻10 g，郁金10 g，生甘草5 g，鸡子黄1枚。

睡前以滋补肾阴为主，方用六味地黄汤加减。

处方：熟地黄25 g，山茱萸12 g，山药12 g，酸枣仁30 g，茯神15 g，牡丹皮10 g，肉桂5 g，首乌藤30 g，柏子仁10 g，合欢皮10 g，远志10 g。均5剂，水煎服。

10日后二诊，睡眠时间增至4～5小时，质量提高，头晕心悸及躁烦渐好转，余诸症皆减轻。继用上方，共服药24剂，眠安6～7小时，余症得除。嘱以成药六味地黄丸常服，随访半年未复发。

按语：不寐高发人群以中老年居多，而年高肾虚是其发生的病理基础。《素问·上古天真论》指出，女子七七及男子八八后，天癸竭，肾脏衰，齿发去，会伴生许多疾病。肾为先天之本，在人体生长壮老过程中，居于特殊的地位。几乎每一种老年病都和肾有关。人从中年进入老年，肾中精气逐渐亏虚是无法抗拒的，加之现今社会，人们工作繁忙，生活节奏加快，夜生活增多，精神压力增大，饮食劳倦所伤，积劳成疾，更使肾中精气耗损。

中老年不寐病机总系阳不入阴，阴阳失交。肾乃一身阴阳之根、水火之宅，故肾对全身阴阳之平衡起着十分关键作用。肾阴虚则水不涵阳，水不制火，而致阴虚火旺上扰心神，或肾水不能上济心阴共制心火，而致心火独亢上扰清窍。《古今医统大全·不寐》："肾水不足，真阴不升而心阳独亢，亦不得眠。"

此外，临证尚有因肾阳虚衰而不能启真水上交于心，心失所养，神明不安而不寐，或肾阳衰于下，君火旺于上，则形成上热下寒，心神难宁之不寐。若虚寒严重，水气积聚，甚至出现水气凌心，心神受扰，或君火不明，致心神衰惫，无以主持睡眠活动，均能致不寐。肾主封藏，如肾阳虚衰，闭藏失能，真阳无以潜藏于肾宫，浮越于外，即现阴寒内盛，格阳于上，阴阳不交，亦发为不寐。若水湿痰浊、瘀血等病邪内留于肾，亦会进一步加重肾虚，而现本虚标实之证。因此，从肾论治，调平阴阳无疑是辨治不寐应高度关注的重要方法。

从肾辨证，滋肾益精，交通阴阳。肾阴精不足之不寐，皆因水亏火旺，阴阳失衡，心神不安所致。治宜滋阴泻火、交通心肾为治则。但根据昼夜及人体阴阳二气动态平衡变化规律，为顺应天地阴阳和自身阴阳的消长规律，结合时间医学和不寐用药的时间原则。

本例患者年老肾亏，细析其病机，为肾阴亏虚，阴虚阳亢，心阴失滋，心火亢盛，心肾不交，水火失济。故治以上清心火除烦安神，下以滋补肾阴而交通心肾，如此虚火得除，阴精得复，阴阳交融，阴平阳秘。"两步治法"切中病机，故取效甚捷。

3. 从肾精亏虚、肝气郁结论治　戴某，女，51岁。主诉失眠3年余，加重伴偏侧头痛3个月。现症少寐多梦，日寐2～3小时，忧心忡忡，偏侧头痛，头晕耳鸣，面容苍白憔悴，精神萎靡，心悸胆怯，腰酸怕冷，二便尚可，舌淡瘀暗，舌体胖，苔白腻，脉弦细数。辨证属肾精亏虚，肝气郁结。治以益精填髓，疏肝安神。

处方：熟地黄 25 g，山茱萸 15 g，黄精 25 g，炒白芍 25 g，当归 10 g，柴胡 15 g，砂仁 10 g，川芎 25 g，地龙 25 g，川楝子 10 g，延胡索 10 g，煅龙齿（先煎）40 g，白蒺藜 25 g，首乌藤 25 g，合欢皮 25 g，蜈蚣 1 条。每日 1 剂，水煎分 2 次服。

7 日后自诉睡眠改善显著，现每夜可睡 4～5 小时，睡眠质量较前明显好转，继服 40 余剂，近愈。

按语：肾精不足，滋养精血。《素问·病能》："人有卧而有所不安者何也……藏有所伤，及精有所之寄则安，故人不能是其病也。"肾精不足，无以育阴安神，不能藏纳心神于舍发为失眠，或肾精不足，髓海失滋而失眠。其临床表现为健忘不寐，头晕耳鸣，神情呆钝，智能减退，倦怠无力，舌淡，脉细。对此类不寐患者，通过填精益髓，滋养精血兼疏肝解郁的治法，屡见奇效。

患者长期思虑过度，暗耗精血，心神失养，全方予熟地黄、山茱萸、黄精滋补肝肾精血，使精血丰盈；肝肾同源，肝血旺，肾精方足，用柴胡、当归、炒白芍配伍合欢皮、首乌藤、白蒺藜敛肝血、解肝郁、安神助眠；煅龙齿镇心安神；患者肾精亏虚日久，不荣则痛，又久病必瘀，不通则痛，予川芎、川楝子、延胡索、地龙、蜈蚣活血通络止痛；脾胃为气血生化之源，以砂仁醒脾开胃，先后天共补。因切中病机，用药合理，见效甚快。

4. 从肾阳虚肝郁论治　朱某，女，70 岁。主诉间断性失眠 10 余年。现症入睡困难，醒后不易再睡，夜寐 4～5 小时，心烦不安，口干欲饮，口中黏腻，腰背发凉怕冷，不欲冷饮，夜尿频数，大便尚可，舌淡胖大，脉沉。辨证属肾阳亏虚兼肝郁。治以温阳补肾，疏肝解郁。

处方：鹿茸 3 g，菟丝子 25 g，山茱萸 15 g，肉桂 10 g，锁阳 25 g，炮姜 10 g，桑寄生 30 g，金樱子 25 g，柴胡 15 g，当归 10 g，醋白芍 25 g，丹参 25 g，川芎 25 g，小茴香 15 g，木瓜 25 g，桑枝 15 g，龙齿（先煎）30 g，神曲 25 g。每日 1 剂，水煎分 2 次服。

服药 7 日后，患者症状明显缓解，继服 14 服，失眠渐愈。

按语：失眠已成临床常见疾病之一，顽固性失眠是指以不易入睡或眠浅易醒，无法获得正常睡眠，导致睡眠不足而论，西医可归属为神经衰弱、焦虑、睡眠获得障碍等。对于不寐的病因病机，历代医家论述颇多。如明代李中梓在《医宗必读》中详细论述了不寐之故，大约有五："一曰气虚，一曰阴虚，一曰痰滞，一曰水停，一曰胃不和。"但在临床实践中，因阳虚导致不寐的病例亦不在少数，却往往被人忽略。

五脏阳虚均可导致不寐。阳虚失眠，主要是指夜间阳气完全潜藏于阴中，则目瞑夜寐，然阳虚阳气不能完全潜藏于内，故不寐。引起阳虚的原因总的来说有：一是先天阳气生成不足，如素体阳虚；二是后天阳气耗损太过，如人们不适寒温季节变换，衣衫单薄，寒客卫外，固护失司，阳虚体寒；或过食生冷，寒从中生，日久可致脾胃阳虚；现代人，尤其是年轻人起居无常，经常熬夜，至半百之时阳气虚衰，形神相离；安于享受，久坐久卧，不善运动，久则气虚，气虚日久可致阳虚；久病误治，经大汗大吐大下之后，阳气亦随之消；亦有年高命门火衰。诸多因素均可损伤阳气，导致阳虚不寐。然无论是素体阳虚，最终都可导致脏腑阳衰，脏腑阳衰又可引起真阳不足，火不归原，潜藏无居，虚阳浮越，阴盛格阳等病理变化，最终导致不寐。

肾阳虚与失眠。肾阳也称其为真阳、元阳、真火。明代张介宾《类经图翼·大宝论》："天之大宝，只此一丸红日；人之大宝，只此一息真阳。"肾阳旺，则全身之阳皆旺，肾阳侧全身之阳皆衰。肾阳虚衰，封藏失司，真阳不得潜，虚阳浮越于外，再加上夜间阴气更甚，肾阳虚无以配肾阴，水寒甚乃至格阳于外，元阳不归位，阳不入阴，不寐矣，阳不得潜藏，更无法升发，日夜反复如此，易成顽疾。年过半百之中老年人，肾阳渐衰，不能蒸腾肾阴上济于心，心阳独充，致心烦不寐。再者，卫气循行与睡眠关系密切，而卫气受真阳温煦，真阳即肾阳，肾阳不足，则卫阳虚衰，营卫循行异常，阴阳失调，致不寐矣。

本例患者之治，用鹿茸、肉桂、锁阳、菟丝子、金樱子、桑寄生、山茱萸益精助阳；煅龙齿镇惊安神；炮姜、小茴香温补脾阳和胃；久病必瘀，丹参、川芎化瘀清心安神；柴胡、当归、醋白芍疏肝柔肝以安神；木瓜、神曲健胃和中，以防肝病横逆脾胃。诸药配伍合用，在温肾阳的基础上疏肝解郁安神，相得益彰，获如鼓应桴之效。

5. 从脾肾阳虚论治 李某，男，29 岁。失眠 2 年余。2 年前开始出现失眠，纳差，白天精神差，头蒙，有昏睡感，腰脊酸困乏力，喜平躺，面色少华，双手冰凉，小便清长，大便稀溏，舌有齿痕，舌苔白脉沉。中医诊断为不寐，辨证属脾肾阳虚证。治以温补脾肾，养心安神。

处方：沙苑子 10 g，肉苁蓉 12 g，枸杞子 10 g，当归 12 g，莲子 10 g，山药 10 g，焦三仙 10 g，酸枣仁 10 g，茯苓 12 g，柏子仁 12 g，生龙骨（先煎）15 g，生牡蛎（先煎）15 g，党参 10 g，远志 10 g，川芎 5 g，炙甘草 5 g。7 剂，每日 1 剂，水煎分 2 次服。

二诊：手足渐温，其余症状无明显改善，固守治法，上方加丹参 10 g，养心活血。继服 7 剂。

三诊：患者自述睡眠好转，夜间可入睡 3 小时左右，但易醒，纳食可，腰困而软，舌无齿痕，舌苔白，脉沉细无力。上方去莲子、山药、焦三仙、党参、炙甘草，加炒杜仲 12 g，续断 12 g，制何首乌 12 g，桑寄生 15 g。

上方加减共服 35 剂后患者，夜间睡眠已达 6 小时以上，后因胃脘不适，腰微酸困复诊，辨证予补肾养阴益胃之中药 14 剂，2 个月后电话随访，失眠症状无复发，胃部亦无明显不适。

按语：肾为先天之本，过劳则伤肾。本例患者虽年仅 29 岁，但由于长期夜间开车，耗伤精血，损伤肾之真阴，水不制火，心肾不交，心神不安于位则失眠，日久阴损及阳导致肾阳不足，温煦失职故见面色少华、双手冰凉，气化无权故见小便清长，火不暖土则见纳差、大便稀溏，清阳不升故见白天精神差、头蒙。舌有齿痕，舌苔白，脉沉等均为阳虚之症。故以温补脾肾，养心安神为治法。方中肉苁蓉补肾阳，益精血；沙苑子、枸杞子平补肝肾；三药合用，肾之阴阳同补，且补而不燥。党参、莲子肉、山药补脾益肾，养心安神；当归、柏子仁、生龙骨、生牡蛎、远志养血宁心。酸枣仁、炙甘草、茯苓、川芎为酸枣仁汤去知母，取养血安神之意，同时减少清热之力。本方脾肾同补，故二诊时患者手足渐温，进食量增加。三诊时，脾虚症状好转，肾虚之腰困症状渐显，在原方基础上减少补脾药量，加炒杜仲、续断、桑寄生、制何首乌等药补肾强腰。随着肾气渐充，诸症得以痊愈。

6. 从心肾阳虚论治 刘某，男，40 岁。失眠 1 年余，加重 3 个月。患者 1 年前出现失眠，精神差，疲乏，入睡困难，易醒。近 3 个月来，症状逐渐加重，需服用安眠药才能入睡。伴午夜口干欲饮，夜尿多，纳可，舌质紫，舌苔薄白，脉左沉细、右略数。有脂肪肝、高脂血症病史，血压、血糖正常。中医诊断为不寐，辨证属心肾阳虚证。治以补肾养心。

处方：仙茅 10 g，巴戟天 10 g，淫羊藿 10 g，沙苑子 10 g，山茱萸 10 g，覆盆子 12 g，当归 10 g，柏子仁 10 g，酸枣仁 10 g，龙眼肉 15 g，茯苓 12 g，川芎 5 g。7 剂，每日 1 剂，水煎分 2 次服。

二诊：服药后白日疲乏感明显好转，夜眠易醒，舌质紫，舌苔薄白，脉左弦细、右略数。上方加生龙骨（先煎）15 g，生牡蛎（先煎）15 g，磁石（先煎）30 g。10 剂，继服。

三诊：夜间睡眠好，可入睡 4 小时以上，仍有午夜口干，舌紫色减。上方减沙苑子、山茱萸、当归，加肉苁蓉 10 g、山药 10 g、枸杞子 10 g。7 剂，继服。

四诊：睡眠明显改善。舌苔薄白。继服上方 7 剂，另加安神补脑液与汤药交替使用巩固疗效。

按语：患者已入中年，男子"五八，肾气衰，发堕齿槁"，加之从事脑力劳动和家庭劳累，耗伤心血，加重肾之虚损。治以二仙汤合酸枣仁汤加减，总以补肾养心为主。酸枣仁汤是治疗心肝血虚失眠之名方，重在调肝而养心；于酸枣仁汤中辨证加入补肾之二仙汤，既是取肝肾同源之意，加强益肝养心血之效，又使肾精得复，积精全神，从而精神互用。故二诊时精神好转，但夜眠易醒，故方中加入重镇安神之生龙骨、生牡蛎及磁石，标本同治从而收到安神助眠之良好效果。四诊时，患者症状明显好转，加安神补脑液与汤药交替使用，安神补脑液由鹿茸、制何首乌、淫羊藿、干姜等药物而成，其中主药鹿茸、制何首乌、淫羊藿均为补肾药，其与汤药有异曲同工之妙。

7. 从心肾不交、气滞血瘀论治 患者，女，42 岁。失眠伴头晕 3 个月余。心烦不寐，心悸多梦，近 1 个月症状加重，入睡困难，头晕昏蒙，胸胁胀闷，不欲饮食，同时伴有腰膝酸软，潮热盗汗，五心烦热，月经量少，经色紫暗有块，大便干燥，小便色黄，咽干口苦，舌暗红，舌苔薄，脉细数。诊断为失眠，辨证为心肾不交兼气滞血瘀证。治以滋阴安神，行气活血。

处方：生地黄 20 g，枸杞子 30 g，女贞子 12 g，墨旱莲 12 g，首乌藤 30 g，北沙参 15 g，天冬 15 g，麦冬 15 g，当归 15 g，地骨皮 15 g，佛手 10 g，柴胡 10 g，郁金 10 g，川芎 10 g，赤芍 10 g，牡丹皮 10 g，炙甘草 10 g。7 剂，每日 1 剂，水煎分 2 次中、晚餐后温服。

二诊：失眠明显好转，诸症减轻，唯食欲欠佳，且舌苔厚腻。上方女贞子、墨旱莲用量各减至 5 g，加炒白术 30 g，藿香 5 g，佩兰 5 g，继服 7 剂。

期间，嘱咐患者注意精神调摄，保持乐观向上的态度，避免情绪太过波动，同时加强体育锻炼，养成良好作息习惯，才能防患于未然。经随访治疗效果佳，失眠未再复发。

按语：失眠日久的患者，其临床常表现为少寐易醒、多梦、醒后难寐、甚或彻夜不寐、心烦易怒、五心烦热、口干舌燥、神疲乏力腰膝酸软、健忘、月经提前、量少、食欲不振、大便干燥、舌红苔薄、脉弦细，对此治则上除养阴安神外，还应根据辨证论治注重行气活血、祛痰化瘀。概括其法，则为通养结合，安神定志。据此临床上常以一贯煎加减化裁（北沙参、天冬、麦冬、生地黄、枸杞子、女贞子、墨旱莲、首乌藤、陈皮、佛手、当归、川芎、赤芍 、牡丹皮、五味子、炙甘草）。方中北沙参、天冬、麦冬、生地黄、枸杞子，味甘性平，平补肝肾之真阴；女贞子、墨旱莲乃二至丸，相须为用滋补肝肾之阴；首乌藤归心、肝经，养血安神，祛风通络，通养兼行；当归味甘性辛温，功善活血化瘀，配合诸药养心安神；川芎味辛性温，辛香行散，温通血脉，既能活血化瘀，又能行气开郁止痛，失眠日久，瘀血阻滞而清阳不展，恰有头晕头闷等不适，而川芎为治疗瘀血头痛之要药；赤芍、牡丹皮清热凉血，散瘀止痛，且能佐制当归、川芎之性温，达到补血而不壅滞、祛瘀而不伤正；陈皮、佛手理气和中，燥湿化痰，使气机宣畅，与活血药配合共同实现行气活血、祛痰化瘀之目的；五味子敛阴气而入于阴分，甘草益气健脾并调和诸药，两药酸甘化阴，更添养阴之效。

本例患者主诉失眠，伴见头晕，据其症状分析，阴阳失调、心肾不交是主要病机，而气滞血瘀的症状亦不可忽视。心肾不交，肾水不能上济心火，故心阳独亢而扰神，致虚烦不寐，心志不宁则多梦；肾阴不足，阴虚内热，故见腰膝酸软、潮热盗汗、五心烦热、大便干燥、小便色黄；气滞血瘀，肝失条达，故胸胁胀闷；肝木乘脾，脾失健运，故食欲不振；气运不畅致血行不利而瘀滞，故月经量少，经色紫暗有块。全方养阴安神，同时行气活血，祛痰化瘀，通养结合。根据病情随症加减，正是张仲景"观其脉证，知犯何逆，随证治之"的立意。

第五十四章　慢性疲劳综合征

慢性疲劳综合征（CFS）是美国疾病预防控制中心于 1988 年命名，并于 1994 年修订的一个临床症候群，其主要特征是慢性持久或反复发作的脑力、体力疲劳，持续时间超过 6 个月，同时可伴有咽痛、肌肉关节疼痛等类似感冒的症状，以及头痛、睡眠障碍、记忆力及注意力下降、心烦、焦虑、心情郁闷、情绪低落等神经精神症状。我国 2002 年统计部分地区 CFS 的患病率为 1.95%。2007 年调查患病率为 0.1%。随着社会文明的发展，生活、工作压力的加大，其发病、患病率逐步上升，美国更是将其称为 21 世纪影响人类健康的主要问题之一。慢性疲劳综合征的长期虚弱性疲劳严重影响患者的日常工作和生活质量，有关 CFS 问题的研究已成为医学、心理学和社会学等领域的热点课题之一。

中医学中无慢性疲劳综合征病名，根据 CFS 的临床表现主要为极度疲劳、失眠、低热、情绪低落等，属于中医学"虚劳""懈怠""懈惰"等范畴。

从肾论之理

1. **慢性疲劳综合征当从肾论治**　中医藏象学说认为，肾为先天之本，肾具有藏精、主骨、生髓、充脑的生理功能。肾的生理功能是维持机体生理功能正常运转极为重要的一环，肾脏的功能受损则会导致脏腑功能活动的病理改变，出现相应的躯体症状和心理症状，从而形成慢性疲劳综合征。因而学者金杰等认为，慢性疲劳综合征当从肾论治。

（1）医家论述：

1）肾藏精与慢性疲劳综合征：《素问·上古天真论》"肾者主水，受五脏六腑之精而藏之"。肾所藏的精气，是脏腑阴阳之本，它包括"先天之精和后天之精"。肾中精气是人体各种生命活动得以正常进行的保证，是化生气血的根源，影响着人体的生长、发育、生殖等生命过程。《素问·上古天真论》："女子七岁，肾气盛，齿更发长……丈夫八岁，肾气实，发长齿更。"详细描述了随着肾中精气的不断充盛，人的生长、发育得以正常进行，而使人体精力旺盛，体力充沛；随着人体内肾精的逐渐减少，人体的气血、经脉、五脏六腑出现虚衰，从而"五藏皆衰，筋骨解堕"，不可避免地出现疲劳。《素问·六节脏象论》："肾者，作强之官，伎巧出焉。"指出了肾气充盛则筋骨强健，动作敏捷，精力充沛。肾为元气之根本，故肾气充足，三焦通畅，元气就能通达人体内外上下，以司人体气化功能；如果肾气亏虚，则出现机体功能活动低下。

2）肾主骨生髓充脑与慢性疲劳综合征：《灵枢·海论》"髓海不足，则脑转耳鸣，胫酸眩冒，目无所见，懈怠安卧"。肾主骨生髓充脑，开窍于耳和二阴，肾气充足则体力强健，精力充沛，耳聪目明。当各种因素造成肾精亏虚，则能导致髓海不足，脑失充养，九窍不利，人体就会表现出头晕耳鸣、失眠健忘、神疲乏力等疲劳症状。肾主骨，腰为肾之府，若肾精亏虚导致腰背、骨骼失养，则会出现腰膝酸软，关节疼痛，行走乏力。所以肾虚可以引起各种疲劳症状，而疲劳也往往是肾虚的一个重要表现。

3）肾中邪气与慢性疲劳综合征：《素问·玉机真藏论》"帝曰：'冬脉太过与不及，其病皆何如？'岐伯曰：'太过则令人解㑊，脊脉痛而少气不欲言；其不及则令人心悬如病饥，眇中清，脊中痛，少腹满，小便变'"。冬脉应于肾，"冬脉太过与不及"指的是肾与肾中邪气的虚实病变。这里认为如果肾中邪气有余而使肾脏亏虚，则会导致怠惰，脊背、肌肉疼痛，气短懒言等疲劳症状。

4）房劳太过与慢性疲劳综合征：《圣济总录·虚劳门》"劳伤之甚，身体疲极"。《景岳全书·虚损》："劳倦不顾者多成劳损""色欲过度者多成劳损。"此说明房劳伤肾，肾虚导致劳损，从而疲劳不可避免发生。

（2）现代研究：

1）中医肾脏-HPA轴-慢性疲劳综合征的关系：沈自尹院士经过大量实验研究证明中医学的肾具有下丘脑-垂体-肾上腺皮质轴的功能，而现代医学研究表明CFS与下丘脑-垂体-肾上腺轴异常有关。其中重要的是机制是下丘脑-垂体-肾上腺（HPA）轴受到各种因素的影响导致其活性降低，从而导致慢性疲劳综合征的一系列临床表现。而目前研究已经证实大多CFS患者都存在有HPA轴的异常，其作用环节可能包括：①免疫系统紊乱导致IL-1β、IL-6、TNF-α、IFN-γ等细胞因子过度表达，刺激体内一氧化氮合成酶的活化，致使一氧化氮水平提高，后者又与过氧化物基团反应，产生强氧化剂——过氧化亚硝酸盐。在正反馈机制作用下，过氧化亚硝酸盐数量成倍扩大，并持续保持在高水平，同时以一种未知方式作用于HPA轴，降低了其活性。②NK细胞及细胞因子等可通过血脑屏障作用于下丘脑，干扰HPA轴功能，继而引起皮质醇等的分泌减少，从而导致CFS的发生。③CFS患者垂体功能减退可导致ACTH分泌减少，从而影响皮质醇的释放。④CFS患者中枢神经递质如5-羟色胺、阿片受体、去甲肾上腺素、褪黑素（MT）等分泌紊乱造成HPA轴功能低下。

2）前期研究：发现CFS模型大鼠ACTH、CORT含量增高，通过应用圣地红景天及逍遥丸治疗可以使对抗应激状态下ACTH、CORT的增加及肾上腺的萎缩，抑制下丘脑-垂体-肾上腺轴的功能亢进，在一定程度上改善了慢性疲劳状态的负反馈调节不良，从而治疗抑郁样行为等心理疲劳状态。这进一步证实了CFS与中医学肾脏密切相关。

根据以上理论，认为肾虚是本病发生的根本原因。慢性疲劳综合征患者临床表现为神疲乏力，头晕耳鸣，腰膝酸痛，健忘失眠与肾气亏虚关系密切。

（3）从肾论治：《素问·阴阳应象大论》"治病必求于本"，《理虚元鉴·治虚有三本》"治虚有三本，肺脾肾是也……肾为性命之根……治肾，治虚之道也"。从这里可以看出对慢性疲劳综合征的治疗，从肾论治至关重要。补肾的方法有补益肾气，温补肾阳，滋养肾阴。偏于阴虚者，当以滋阴补肾，佐以温阳之品，使"阴得阳升而源泉不竭"，方用六味地黄汤加减。偏于阳虚者当以温阳补肾，兼用滋阴之品，使"阳得阴助而生化无穷"，方可用肾气丸、右归饮加减。阴阳俱虚者，当以阴阳双补，可用地黄饮子加减治疗。中成药治疗上，沈小珩等应用苁蓉益肾颗粒治疗肾虚型CFS总有效率达86.7%。卞景芝等应用补肾安神胶囊治疗了1630例慢性疲劳综合征患者，治愈1250例，有效率达100%。这从临床实践中说明CFS从肾论治的有效性。

本病病因尚不清楚，西医认为可能与病毒感染、免疫异常、神经内分泌失调，精神心理因素有关，在对CFS的治疗上由于其根本发病机制尚未完全阐明，目前尚无特效药物，治疗上一般采用对症用药的方法，疗效尚欠满意。我们通过研究国内外文献及临床实践认为，CFS发病的根本原因在于肾虚，对CFS的治疗应以补肾为总纲。但临床上所见的病情复杂多变，应根据病机特点和证候特征进行健脾补肾、调肝补肾、养心补肾等，使方药更切合临床实际，从而发挥中医学治疗CFS的优势。

2. 慢性疲劳综合征脾虚肾亏肝实病机　随着社会生活节奏的不断加快，竞争日益激烈，人们的体力、脑力长期处于紧张疲劳状态，使慢性疲劳综合征的发病率呈逐年上升趋势，并严重地危害着人们的身心健康。各医家对其病因病机的认识众说纷纭。通过总结历代医家经验，结合其发病特点、临床表现，曹继刚等认为慢性疲劳综合征的病位在肝、脾、肾三脏，其病机不外虚实两端，且多虚实并见，虚为脏腑虚损，以脾肾亏虚为主，实证责之于肝，以肝郁气滞血瘀为要，并提出"补脾益肾泻肝"为慢性疲劳综合征的治疗大法。

历代医家对慢性疲劳综合征的认识，一般认为其病或发于劳累过度，或发于情志不舒，或发于外感时邪等，导致肝气不舒而致郁，脏腑阴阳气血受损而致虚，所以郁、虚是其病机的关键。

（1）慢性疲劳综合征的基本病机：慢性疲劳综合征的病机非常复杂，总结历代医家经验，结合其发病特点、临床表现，慢性疲劳综合征的病位在肝、脾、肾三脏。《素问·示从容论》："肝虚肾虚脾虚，皆令人体重烦冤。"慢性疲劳综合征的病机不外虚实两端，且多虚实并见，虚为脏腑虚损，以脾肾亏虚为主，实证责之于肝，以肝郁气滞血瘀为要。

1) 脾虚致疲：疲劳作为中医学临床常见症状，在古医籍中常被描述为"四肢困倦"及"四肢不欲动"等，中医学临床中多用"周身乏力""四肢倦怠""神疲乏力"等描述。脾主肌肉四肢。《素问·太阴阳明论》："四肢皆禀气于胃，而不得至经，必因于脾，乃得禀也。"所以脾与人体肢体活动、肌肉能力以及疲劳产生有着直接的关联。《灵枢·经脉》记载了脾经经气变动为病可以引起全身疲劳，即"脾足太阴之脉……是动则病……身体皆重"。脾主肌肉四肢，升清降浊，为胃行其精气。脏腑功能皆赖于气，四肢肌肉亦必得气之充养方可运动正常。脾虚精气不得输布周身，则倦怠欲卧，日久发为慢性疲劳。《素问·太阴阳明论》："今脾病不能为胃行其津液，四肢不得禀水谷气，气日以衰，脉道不利，筋骨肌肉皆无气以生，故不用焉。"产生疲劳的原因是多方面的，其中过劳就是一个重要的因素。《素问·上古天真论》提倡"形劳而不倦"，认为各种活动不宜过量，过量则产生倦怠、疲乏等疲劳现象。《素问·宣明五气》："久视伤血，久卧伤气，久坐伤肉，久立伤骨，久行伤筋，是谓五劳所伤。"脾胃为后天之本，气血生化之源，主受纳、腐熟水谷；主运化，输布水谷精微。若脾胃功能正常，则水谷精微输布、转化也有条不紊，气血生化有源，四肢肌肉得养，则轻健有力；若脾胃功能异常，则可致气血失调，阴阳失衡，水谷精微布化异常，气血清阳无以充实四肢则乏力肌痛，不能上达则头晕，不能养心则心悸、健忘；后天可滋养先天，后天不足则进一步还可影响精血的化生，肾精亏虚，使肝肾功能不足，筋骨失养，从而加重慢性疲劳综合征。

另外，脾主思，与记忆关系密切，"脾藏营，营舍意，脾气虚则四肢不用"（《灵枢·本神》）。思虑过度，可直接损伤脾气，导致脑力衰弱，记忆、思维减退，进而导致本病发生，故《灵枢·本神》又云："脾愁忧而不解则伤意，意伤则闷乱，四肢不举。"

脾胃功能正常与否还关系到三焦元气的通畅。李杲在《脾胃论》中明确指出："元气非胃气不能滋之""元气之充足，皆由脾胃之气无所伤而后能滋养元气。"如果元气失于胃气滋养，则影响人体水液代谢和气化功能，从而发生慢性疲劳综合征。《素问·保命全形论》指出"土得木而达"，若肝的疏泄失常影响到脾的运化，或气血生化乏源，或湿邪中阻，气机不畅，则会出现神疲乏力，四肢倦怠，因此《金匮要略·脏腑经络先后病脉证》有"见肝之病，知肝传脾，当先实脾"之说。许多脾病都可以出现疲劳的症状，如《素问·藏气法时论》"脾病者身重"；《素问·风论》"脾风之状……身体怠堕，四肢不欲动"；《素问·痹论》云"脾痹者，四肢解堕"。所以，脾虚为慢性疲劳综合征发病的重要因素之一。

2) 肾亏致疲：《素问·六节脏象论》"肾者，作强之官，伎巧出焉"。明确指出肾的功能正常则强于劳作。肾为元气之根，故肾气充足，三焦通畅，元气就能通达人体内外上下，以司人体气化功能；肾气亏虚，则出现机体功能活动低下。

肾为先天之本，肾中水火为人体阴阳之根，是人体各项生命活动正常进行的保证。肾藏精，是化生气血的根源，影响着人体的生长、发育、生殖等生命过程。《素问·上古天真论》中详细描述了随着肾精的不断充盛，人体生长、发育正常，精力旺盛，体力充沛；随着肾精的逐渐耗竭，人体气血、经脉、五脏六腑衰损，出现"五藏皆衰，筋骨解堕"，疲劳不可避免。又如《灵枢·海论》记述了肾精不足、髓海失充而发生疲劳的情况。其云"髓海不足，则脑转耳鸣，胫酸眩冒，目无所见，懈怠安卧"。所以，肾虚可以引起疲劳，疲劳也往往是肾虚的一个重要症状。

《素问·平人气象论》："尺脉缓涩，谓之解㑊安卧。"《素问·玉机真藏论》："冬脉者肾也……太过则令人解㑊。"《素问·藏气法时论》："肾病者……身重。"而且《灵枢·经脉》中"肾足少阴之脉……是主肾所生病"中也有"嗜卧"等疲劳症状。

肾藏精，主骨、生髓、充脑，开窍于耳及二阴，肾之精气是体力的物质基础，肾气充足则体力强健。若房事不节，耗伤肾精可致肾精亏虚，髓海不足，脑失充养，九窍不利，则可见头晕耳鸣、失眠健忘、神疲乏力。腰为肾之府，膝为筋之会，若肾虚而骨失所养，则易出现腰膝酸软，行走无力。慢性疲劳综合征患者临床多见头晕耳鸣，腰膝酸软，失眠健忘，神疲乏力，常为肾亏所致。

　　3）肝实致疲：《素问·六节脏象论》"肝者，罢极之本"。明确指出肝司运动，故肝脏功能失调是引起疲劳的重要原因。肝主筋，而筋是主司肢体运动的重要组织，若肝的功能失调，筋力不健，运动不利，则易出现疲劳。

　　肝主藏血，具有贮藏血液、调节血量的功能。《素问·五脏生成》："故人卧血归于肝，肝受血而能视，足受血而能步，掌受血而能握，指受血而能摄。"说明肢体运动与肝对血的调节功能密切相关。若肝失疏泄之职，导致血行不畅，筋脉失养，则筋疲无力，从而引起疲劳。

　　肝还可通过调畅气机，以推动血行、通调水道、助脾运化、协调呼吸。若情志所伤、劳累过度等原因，使肝的疏泄失常，就会导致气滞不行、血脉瘀阻、水液不布、津聚为患和运化不及、呼吸不利等病理变化，从而引起慢性疲劳综合征。所以前人有"气为百病之长""一有怫郁，百病丛生"之说。

　　肝主疏泄，性喜条达而恶抑郁，并通过调畅周身气机，使气机的升降出入运动协调有序，从而维持各脏腑器官功能活动的正常。若肝气充足，升发条达，则疏泄功能正常，气机通利，气血和平，脾升胃降，心肾相交，精神情志得以调畅。所以，肝主疏泄的另一方面体现在调节情志，与情志活动的关系较为密切。肝气调畅，则对情志刺激的耐受性就高，自我调节能力也强，在五脏之中，肝对情志的调畅起着主要作用。慢性疲劳综合征患者常常有健忘、注意力不集中、神志恍惚、情绪不稳定等多种精神情志症状，这是由于长期忧思郁怒伤肝，肝郁所致。《灵枢·大惑论》"故神劳则魂魄散、志意乱"，指出脑力活动过度也会产生疲劳。

　　现代医学认为，现代化的快节奏、高效率的生活方式，不良的情志刺激、社会环境因素等导致机体神经内分泌紊乱、免疫系统功能失调是慢性疲劳综合征发病的重要病因。所以，疲劳的产生与人的不合理的生活方式有关。《素问·宝命全形论》："天覆地载，万物悉备，莫贵于人。人以天地之气生，四时之法成。"人与自然有着密切关系。人体气血的运行受着自然环境的影响，所以人必须顺应自然，逆之就会导致疾病的发生。不合理的生活方式更易产生疲劳。《素问·生气通天论》指出阳气运行有着一定节律，不合理的生活方式打乱了这一节律，就会引起疲劳，即"故阳气者，一日而主外……是故暮而收拒，无扰筋骨，无见雾露，反此三时，形乃困薄"。

　　《素问·气交变大论》论及"肝木受邪"时云"肃杀而盛，则体重烦冤"。可见，肝气调畅与否在慢性疲劳综合征的发生、发展、演变过程中起着重要作用。因此，肝实（肝郁气滞血瘀）是慢性疲劳综合征发病的重要机制之一。

　　"见肝之病，知肝传脾"，肝实可致脾虚（木郁土虚），脾虚亦可致肝实（土虚木乘）。另外，肝实与脾虚导致脏腑功能受损，久病必虚，穷必及肾，林佩琴《类证治裁》"凡虚损起于脾胃，穷必及肾"，李杲在《脾胃论》中云"形体劳役则脾病……脾病则下流乘肾"。

　　综上所述，脾虚、肾亏、肝实是慢性疲劳综合征的基本病机，只不过在临床上有的侧重脾虚，有的侧重肾亏，有的侧重肝实而已。

　　（2）慢性疲劳综合征治法与组方分析：针对慢性疲劳综合征"脾虚肾亏肝实"的病机特点，治宜补脾益肾泻肝，方用自拟抗疲汤由红参、黄芪、白术、枸杞子、淫羊藿、川芎、郁金、丹参等组成。

　　方中人参甘、微苦、微温，入心、脾、肺经。《本草汇言》："人参，补气生血，助精养神之药也。"《本草经疏》谓人参"其主治也，则补五脏，盖脏虽有五，以言乎生气之流通则一也，益真气则五脏皆补矣"。现代研究，人参具有增强性腺功能的作用，还有抗疲劳、抗衰老作用。黄芪甘、微温，入脾、肺经，不仅有较强的补气作用，同时能升提益气，调畅气机。《医学衷中参西录》："黄芪能补气兼能升气，为其补气之功最优。"《本草求真》："黄芪，入肺补气，入表实卫，为补气诸药之最。"《侣仙堂类辨》："黄芪……补益脾气也，脾气者，元真之气也。"白术甘、苦，温，入脾、胃经。健脾益气，为补脾调中要药。王肯堂《证治准绳》："脾主四肢，若劳力辛苦，伤其四肢，则根本竭矣。或因饮食不调，或专因劳力过度，或饮食不调之后加之劳力，或劳力过度之后继以不调，故皆谓之内伤元气不足之证，而宜用补药也。"红参、黄芪、白术补中益气、健脾和中以补脾虚。

　　方中淫羊藿，其味辛甘，其气温，入肝肾经，其性温而不燥，补而不峻，助阳而不伤阴，为平补肾阳之要药。《本草备要》谓其"补命门，益精气，坚筋骨"，《神农本草经》谓其"主……益气力"。枸杞子味甘，性平，归肝肾经，能滋补肾阴，张景岳云："枸杞味重而纯，擅长补阴，阴中有阳，故能补气，所以滋阴而不致阴衰，助阳能使阳旺。"《本草经集注》谓枸杞子"补益精气，强盛阴道"，《本草纲目》"枸杞久服，补精气不足"。枸杞子、淫羊藿补益肾气、滋阴助阳以补肾亏。《灵枢·始终》："少气者……则阴阳俱不足，补阳则阴竭，泻阴则阳脱。"慢性疲劳之肾亏是肾阴阳两方面都不足，因此在肾气亏虚之时，应阴阳并补，而不可偏执一方。

方中川芎辛温，归肝、胆经。本品辛散温通，既能活血，又能行气，能通达气血，为血中之气药。《本草纲目》谓川芎"血中气药也……辛以散之，故气郁者宜之"。适用于治疗肝郁气滞血瘀（肝实）之证。丹参入肝经，活血化瘀，《本草便读》："丹参虽有参名，但补血之力不足，活血之功有余，为调理血分之首药。"郁金辛苦寒，入肝、胆经，味辛能散能行，既能活血祛瘀，又能行气解郁。《本草备要》谓其"行气，解郁，泄血，破瘀"。川芎、郁金、丹参疏肝解郁、行气活血以泻肝实。

全方合用，共奏补脾益肾泻肝之功。

从肾治之验

1. 从肾精亏虚、脾气不足论治　患者，男，36岁。主诉患者因工作劳累，长期熬夜，饮食不规律出现疲劳乏力半年余。患者半年来乏力明显，肢体倦怠，时有耳鸣，头晕脑胀，精神恍惚，少寐健忘，腰膝冷痛，畏寒肢冷，懒言少语，面色苍白，大便溏薄，偶有遗精，性欲低下，头发稀疏，齿痕舌，脉濡缓。辨证属肾精亏虚，脾气不足。治以补肾填精，健脾安神。

处方：熟地黄15 g，山茱萸12 g，菟丝子15 g，金樱子12 g，盐沙苑子12 g，益智20 g，山药12 g，远志10 g，薏苡仁30 g，茯神20 g，五味子10 g。14剂，每日1剂，水煎分2次服。

二诊：患者睡眠好转，头晕减轻，大便成形，但仍面色欠华，手足冰凉，上方加肉桂6 g，锁阳5 g，陈皮5 g，甘草5 g，继服。

又服药14剂后，面色转润，疲劳减轻。继守前法加减服用14剂，周身舒畅，疲乏消除，体力增加，睡眠和食欲亦明显改善。

按语：患者由于长期过度疲劳、精神压力大、饮食生活不规律导致脾、肾两脏功能失调，肾元亏虚，精血不足，脾不健运而发本病，方中菟丝子、金樱子、盐沙苑子补肾固精，熟地黄、山药、山茱萸填精养血，五味子、益智、远志、茯神安神益智助眠，薏苡仁、山药健运中焦，则谷安精生，气血充盈，化源不竭，使肾虚得后天精微的充分滋养，有望可减轻疲劳之势。二诊时仍手足冰凉，加肉桂、锁阳以温振肾阳，辅以陈皮以健脾消食，行气化滞；甘草以调和诸药，全方以调理先天后天之本、培补后天，供养先天，共奏益气健脾，补肾填精之功。

2. 从肾阳亏虚、脾胃虚弱论治　患者，女，52岁。主诉乏力、神疲，倦怠懒动，反复发作半年余。患者半年来乏力明显，白天头脑昏蒙不清，注意力不集中，怠惰嗜卧，严重影响日常工作及生活，平素腰酸腰痛，肠鸣便溏，进食生冷加剧，眼花，视物模糊，夜寐欠安，入睡困难，食欲不振，口淡无味，冬季怕冷，形体肥胖，已绝经。舌质淡红，舌体胖大，舌边有齿痕，舌苔白，脉沉细。问其患病缘由，患者言中年时曾行2次人工流产术，术后调养不当。治以补气健脾，益肾温阳。

处方：熟地黄10 g，淫羊藿12 g，仙茅12 g，枸杞子20 g，生黄芪30 g，炒白术10 g，肉桂5 g，首乌藤30 g，远志15 g，茯苓30 g，茯神30 g，丹参20 g，大枣10 g，炙甘草5 g。14剂，每日1剂，水煎分2次服。

二诊：药后疲劳减轻，精神体力好转，腰酸减轻，夜寐改善，仍时有腰痛，纳谷不振，大便成形，每日行1次，舌质红，苔薄白，脉沉细。上方加山茱萸10 g，太子参15 g，杜仲10 g，桑寄生10 g，木香10 g，14剂，继服。

三诊：疲劳明显改善，仅劳累后稍感乏力，已能胜任日常工作及生活，余症安好，偶有睡眠欠安。

舌脉同前。继进上方 14 剂，嘱其规律生活，清淡饮食，忌食辛辣油腻，避免过度劳累，加强身体锻炼。后诸症逐渐缓解，疲劳消除，夜寐安和，随访半年未发。

　　按语：本案女性患者年逾五旬，天癸已竭，加之患者连续 2 次行人工流产术，且术后调养不慎，肾气大伤，脾气虚弱。肾阳虚衰，精气不足，故症见乏力腰酸，注意力不集中，视物模糊；脾阳虚衰，脾阳不振，运化无力，健运失常，故症见食欲不振，肠鸣便溏，患者体胖，冬季怕冷，舌体胖大，脉沉细，正是肾阳亏虚，脾胃虚弱，运化功能减退所致。辨证属于脾肾阳虚，治疗予补气健脾，益肾温阳。方中黄芪、太子参、白术、茯苓合用，益气健脾，以助运化，熟地黄、枸杞子补肝肾之精，淫羊藿、仙茅温肾助阳，肉桂温肾阳，通血脉，首乌藤、远志、茯神养血安神，丹参活血通络，炙甘草、大枣性味甘温，兼有益气养血，安和五脏之功。二诊时因患者仍感腰痛，加杜仲、桑寄生以补肾强腰，因其食欲不振，故用木香理气醒脾，不仅助脾之运化，且使诸药补而不腻。纵观患者的整个治疗过程，以顾护脾肾阳气为主，紧握病机，故能收获良效。

　　3. 从脾肾阳虚论治　患者，女，67 岁。主诉头晕脑胀，四肢乏力半年余。患者半年来自觉头晕头胀，乏力倦怠明显，易被惊吓，动则汗出，平素腰酸腰痛，眼花，夜寐欠安，食欲不振、怕冷、体型肥胖，腹胀，夜尿多，大便不干但推动无力，2～3 日 1 次，平素服用一些清凉苦寒之品。舌质淡，舌体胖大，边有齿痕，舌苔白，脉沉细。血压 130/80 mmHg，头颅 CT 正常，心电图正常。辨证属于脾肾阳虚。治以健脾温阳补肾，镇静安神。

　　处方：制附子（先煎）15 g，白芍 30 g，茯苓 30 g，炒白术 30 g，党参 20 g，山茱萸 30 g，干姜 10 g，生龙骨（先煎）20 g，生牡蛎（先煎）20 g，炙甘草 20 g。10 剂，每日 1 剂，水煎分 2 次服。

　　二诊：患者头晕头胀减轻，四肢乏力较前减轻，睡眠及其他症状都有好转。继守前法加减服药 3 个月余，并嘱其规律生活，饮食清淡，禁食辛辣、油腻等刺激性食物。同时避免过度劳累，加强身体锻炼。患者临床症状显著减轻，疲劳消失，夜寐安和。

　　按语：中医学认为世界是物质的，是阴阳之气相互作用的结果。《素问·阴阳应象大论》："天地者，万物之上下也；阴阳者，血气之男女也。"可见人体本身也是一个阴阳对立统一的整体，阴用以滋养身体，阳则用以提神醒目，对人体具有推动、温煦、兴奋等作用。现代生活环境的变化，是人们处于较大的生活压力之下，长期忧思耗损阳气，阳气亏损造成身体乏力，腰膝酸软等症状，与 CFS 症状高度吻合。

　　《伤寒论》少阴病提纲证：少阴之为病，脉微细，但欲寐，高度总结了肾阳不足的典型症状。肾为先天之本，藏精而主骨生髓，其内寄存着人体的元阴元阳，肾是人体脏腑的阴阳之本。《景岳全书·传忠录》："命门为元气之根……五脏阳气，非此不能发。"所以肾中阳气激发推动，温煦作用的正常运行，保证了机体五脏六腑及各个组织器官功能的正常发挥。"脾为后天之本""气血生化之源"，脾主运化，脾主升清。脾虚则运化无力，不能化生精微以充养五脏，脾阳久虚，可损及肾阳，而成脾肾阳虚之证。脾肾阳虚则机体不能得到温煦，可见怕冷，腰膝酸软，神疲乏力，懒言，记忆力下降等症状。

　　乏力是阴弱阳强的一种主要表现，表明机体阳气相对不足，脾肾之阳为人体阳气之根本，因此临床治疗唯有"谨守病机，各司其属"，病症结合，方能效如桴鼓，疗效显著。在临床实践中治疗 CFS，要以温补脾肾之阳为本，若有肝气不舒，情绪抑郁的症状，酌情佐以疏肝调情之品。此外，在诊治的同时应给予相应的心理干预，以消除患者心理压力，减轻心理负担，并鼓励其积极锻炼，培养患者规律的饮食生活习惯。

　　患者女性年过六旬，肾气已衰，肾阳不足，平素又常服苦寒之品，损伤脾阳。肾阳虚衰，精气不足，故症见乏力头晕腰酸，易被惊吓，视物模糊；脾阳不足，运化无力，症见腹胀，食欲不振，大便推动无力，体胖，冬季怕冷，舌体胖大，脉沉细。辨证属于脾肾阳虚。方中制附子，山茱萸温补肾阳，党参，茯苓，炒白术，干姜健脾补阳，生龙骨，生牡蛎镇静安神，炙甘草补中气调和诸药，解制附子之毒。全方扶阳健脾补肾，镇静安神，紧握病机，辨证论治，故起到良好的效果。

　　总之，脾肾在中医学理论体系中占有重要的地位，中医学家从不同方面进行研究，脾肾是各种生理活动的根本所在，脾肾受损，各个器官功能降低。慢性疲劳综合征患者伴有多种症状。所以，临床在治疗慢性疲劳综合征时应以脾肾为主，兼顾其他，灵活运用，不拘于此，以获得理想的治疗效果。

4. 从心肾阴虚论治　患者，女，31 岁。主诉疲乏无力 1 个月余。1 个月前因紧张劳累出现疲乏无力，纳食无味，咽干涩不适，双下肢酸困，舌质淡，苔薄白，脉沉细缓。既往体健，检查血常规正常。西医诊断为疲劳综合征。中医诊断为虚劳。辨证属心肾阴虚。治以养心益肾，培补正元。方选六味地黄汤合生脉饮加减。

处方：熟地黄 15 g，山药 15 g，山茱萸 15 g，牡丹皮 15 g，泽泻 15 g，茯苓 15 g，黄精 15 g，淫羊藿 15 g，巴戟天 15 g，太子参 15 g，麦冬 15 g，五味子 15 g，炙甘草 5g。每日 1 剂，水煎分 2 次服。

二诊：服药 7 剂后，疲乏无力略有好转，仍感双下肢酸困无力，夜间尤甚，舌质淡红，苔薄白，脉沉细。上方加续断、仙鹤草，继服 7 剂。

三诊：服药后精神好转，双下肢酸困乏力减轻，咽干涩不适消失，守方 7 剂巩固，1 个月后随访无不适。

按语：《素问·生气通天论》"阴平阳秘，精神乃至。阴阳离决，精气乃绝"。以阴阳为纲指出平衡是身心健康的根本，若人体阴阳气血、升降出入失衡，又未形成疾病即为亚健康状态。临证时应以"谨察阴阳之所在而调之，以平为期"作为治疗指导原则，以调补阴阳为主。中医学所言之虚劳是由于烦劳过度，损伤五脏所致，烦劳有劳力、劳神和房劳，现代人少体力劳动，烦劳主要以劳神和房劳太过为主。《诊家四要》："曲运神机则劳心……色欲过度则劳肾。"劳心太过，情志内伤则耗伤阴血，出现心肝血虚。《难经·二十二难》指出，"血主濡之"，具有滋润、荣养功用。心主血脉而藏神，血虚心失所养则神不守舍，可见心慌、不寐。肝藏血，主筋，主疏泄。《素问·六节脏象论》："肝者，罢极之本。"《素问·五脏生成论》："人卧血归于肝，肝受血而能视，足受血而能步，掌受血而能握，指受血而能摄。"肝血不足，筋脉失养，则易出现肢体疲劳。肝血不足脏腑经络失于濡养，则头晕耳鸣，失眠多梦，健忘，肌肤不仁或疼痛等。《灵枢·邪气脏腑病形》："入房过度则伤肾。"劳倦淫欲过度，损伤肾精。《灵枢·海论》谓肾虚"髓海不足，则脑转耳鸣，胫酸眩冒，目无所见，懈怠安卧"。肾虚可表现为腰膝酸软、无力、头晕、健忘等。由于五脏存在生克制化，相互影响，虚损常由一脏累及他脏。

因此，本病病机关键为心肾亏虚，治疗尊"虚则补之"原则。以益气养阴、调补心肾、培补正元为法，用参麦饮和六味地黄汤加味治疗，达到去除疲劳、恢复健康的目的。六味地黄汤专攻肾肝，寒燥不偏，兼补气血。参麦饮益气养阴补养心气而不燥，另加杜仲、续断、淫羊藿、巴戟天温补肾阳，强壮筋骨。诸药合用具有益气养阴、调补心肾的作用。心理因素在慢性疲劳综合征发病中也有十分重要的作用，故在药物治疗的同时，还应注意对患者进行心理调适，鼓励患者树立战胜疾病的信心，适当参加体育活动，以改善睡眠，消除抑郁，流畅气血，以利康复。

5. 从肾阳亏虚论治　患者，女，31 岁。主诉乏力伴失眠 8 个月余。患者 8 个月前因加班工作劳累后出现乏力，经休息不能很好缓解，同时伴有入睡困难、发作性头痛、记忆力下降。在当地医院诊断为神经症并给予对症治疗（具体用药不详），效果不佳，今为进一步治疗而前来本院。现症神志清，精神欠佳，乏力、入睡困难、发作性头痛、记忆力下降，畏寒、纳差、二便调，舌质淡，苔薄白，脉沉细。血常规：正常。汉密尔顿焦虑积分：9 分；汉密尔顿抑郁积分：6 分。西医诊断为慢性疲劳综合征。中医诊断为虚劳。辨为肾阳亏虚证，治以温补肾阳，填精益髓。方以右归（丸）汤为主方加减。

处方：熟地黄 30 g，山茱萸 15 g，菟丝子 30 g，制附子 5 g，肉桂 15 g，山药 30 g，枸杞子 15 g，杜仲 30 g，当归 15 g，首乌藤 30，酸枣仁 30 g，炙甘草 12 g，焦三仙各 15 g。每日 1 剂，水煎分 2 次服。同时予服中成药金水宝胶囊每次 3 粒，每日 3 次。

药服 1 周后，乏力、畏寒、纳差明显减轻，仍有发作性头痛。上方加川芎 15 g，羌活 15 g，白芷 15 g，以活血祛风止痛，金水宝胶囊继服。又服药三周后诸症悉除。

按语：根据慢性疲劳综合征患者出现的体力、脑力疲劳症状及中医学中肾为先天之本，肾具有藏精、主骨、生髓、充脑的生理功能，可见肾脏亏虚是本病发生的根本病因。《灵枢·海论》："髓海不足，则脑转耳鸣，胫酸眩冒，目无所见，懈怠安卧。"这说明当各种致病因素因素造成肾精亏虚，则导致髓海不足，脑失充养，九窍不利，患者就会出现头晕耳鸣、失眠健忘、神疲乏力等脑力疲劳症状。肾主骨，腰为肾之府，若肾精亏虚就会导致腰背、骨骼失养，则会出现腰膝酸软，关节疼痛，行走乏力等体力疲劳症状。《素问·六节脏象论》："肾者，作强之官，伎巧出焉。"指出了肾气充盛则人体筋骨强健，肢体动作敏捷，大脑思维灵敏。肾气为元气之根本，故肾气充足，三焦通畅，元气就能通达人体内外上下，而能够司人体气化功能；如果肾气亏虚，就会出现机体功能活动低下导致疾病的发生。大量实验研究证明中医的肾具有下丘脑-垂体-肾上腺皮质轴的功能，而现代医学研究表明 CFS 与下丘脑-垂体-肾上腺轴异常有关。其中重要机制是下丘脑-垂体-肾上腺轴受到各种因素的影响导致其活性降低，从而导致慢性疲劳综合征的一系列临床表现。这在一定程度上证实了 CFS 与中医学肾脏密切相关。

6. 从肝肾阴虚论治　张某，男，28 岁。乏力伴精神不振 2 年余，未予重视及治疗，病情逐渐加重。现症周身乏力，休息后无缓解，精神不振，易紧张，易焦虑，有自责感，对周围事物兴趣减退，心烦、健忘，背痛，入睡困难，易醒，醒后难以复睡，盗汗，纳可，二便调，舌红苔白，脉弦细。既往规律查体排除其他器质性病变。西医诊断为慢性疲劳综合征。中医诊断为虚劳，辨证属肝肾阴虚。治以养肝补肾，方选二至（丸）汤合青蒿鳖甲汤加减。

处方：墨莲草 15 g，女贞子 15 g，桑椹 15 g，百合 15 g，鳖甲（先煎）10 g，知母 15 g，地骨皮 15 g，香附 20，郁金 15 g，青蒿 12 g，牡丹皮 12 g，浮小麦 20，远志 15 g，淡竹叶 10 g，炒酸枣仁 10 g。每日 1 剂，水煎分 2 次服。

服药 7 剂后，心烦、健忘、精神不振等症状减轻。效不更方，以后随症加减，连服 3 个月，诸症悉除。此外，嘱患者改正熬夜等不良生活习惯，适宜运动，调整心态。随访至今，状态良好。

按语：本案主要责之于肝、肾，肾为先天之本，元气之根，主藏精，主生殖。肝主疏泄，主筋，主谋虑。患者情志不畅，长期熬夜等不良生活习惯，煎熬肝肾之阴，久致肝肾阴虚。肝肾功能不足，筋脉失养，髓海失充，筋力不健故患者感乏力、精神不振。方选二至（丸）汤滋阴补肝益肾，青蒿鳖甲汤养阴除热。治疗肝肾阴虚，用二至丸，墨莲草、女贞子两药同入肝肾两经，性平和，补肝肾滋阴而不滋腻。近代研究证明，二至丸具有提高人体免疫力、抗疲劳、益智的药理作用。肝阴不足，阴不敛阳，阳失潜藏，因此，鳖甲退热之余，也可达潜阳之效。配伍浮小麦、淡竹叶、远志、炒酸枣仁清心除烦安神；香附、郁金柔肝解郁，两者相配，寒温相伍，既入气分，又入血分。全方以补益肝肾为主，兼顾清心除烦，解郁安神，精神内守则病安。

7. 从肾气亏虚论治　徐某，男，42 岁。患者 8 个月前因工作烦杂劳累，开始出现神疲乏力，腰膝酸痛，久坐更加明显，伴头晕，注意力不能集中，或有心烦郁闷。已在多家医院诊治，反复理化检查，未发现器质性疾病，给吡拉西坦、刺五加、安神补脑液等口服，疗效不明显。舌质淡红，舌苔薄白，脉细弱。此乃肾气亏虚所致，治当补益肾气填精。

处方：熟地黄 15 g，紫河车 10 g，淫羊藿 15 g，山茱萸 12 g，生地黄 15 g，仙茅 15 g，狗脊 12 g，桑寄生 12 g，续断 12 g，鸡血藤 30 g，当归 10 g，川芎 5 g。每日 1 剂，水煎分 2 次服。

服药 7 剂后，腰膝酸痛症状明显缓解，但仍觉心烦郁闷，情绪低落。上方加玫瑰花 10 g，佛手 10 g，再服 20 剂后，诸症消除。

按语：慢性疲劳综合征的病位在心肝脾肾，病机以虚实夹杂为主，其虚主要是气虚，其实主要为肝郁。气虚与肝郁又互为因果。心藏神，劳神过度，心气亏虚则神疲体倦，失眠多梦，心悸健忘，劳则尤甚；过度劳累，损伤脾气，气血生化之源不足，四肢肌肉失养，则倦怠乏力、酸痛不适；肾藏精，先天肾精不足或后天房劳过度，耗伤肾精，肾之精气不足，则精神萎靡，困倦嗜睡，腰膝酸软；《素问·痿论》指出，"肝主身之筋膜"，肝主筋，为罢极之本，情志不遂，可致肝郁气滞，疏泄失职，出现胸胁胀满，脘闷纳少，多梦，心烦易怒等症状；气郁化火，则出现低热、烦躁、头痛、头胀等症状。

慢性疲劳综合征的病机为虚实夹杂，因此其治疗原则应是扶正祛邪。可根据辨证施治的原则，从正虚、邪实两方面考虑问题，分清矛盾的主次，在正虚（气虚）为主时，应以益气扶正为主，兼以疏肝解郁；在邪实为主时，应以疏肝解郁为主，兼以益气扶正。对以神疲体倦，自汗少气，心悸气短，活动时加重，舌淡苔白，脉细弱者，宜补益心气，方选养心汤加减；对四肢倦怠，少气懒言，食少纳呆，食后脘腹胀满，大便溏薄，舌淡苔白，脉缓弱者，宜益气健脾，方选六君子汤加减；对神疲，腰膝酸痛，或头晕耳鸣，健忘少眠者，宜补肾益精，方选河车大造丸加减；对情志抑郁，易怒，胸闷而喜太息，胸胁或乳房、少腹胀痛，或烦躁发热，头痛失眠，脉弦者，宜疏肝解郁，方选柴胡疏肝（散）汤或丹栀逍遥（散）汤加减。

8. 从肾阳亏虚、肝郁脾虚论治　患者，女，52 岁。主诉乏力身痛，活动后加重，失眠、烦躁、健忘 3 年余。患者现已绝经 2 年余，面色无华，目光暗淡，纳呆乏力，周身酸楚疼痛，每天必服克感敏片身痛方可减轻，第 2 天则症状如故。曾按自主神经功能紊乱、围绝经期综合征、免疫低下等治疗，时有好坏，终未痊愈。舌质暗淡，苔白薄腻，脉沉缓弦弱。西医诊断为慢性疲劳综合征。中医诊断为劳伤，辨证属肾阳亏虚，肝郁脾虚。治宜补肾疏肝健脾。方选自拟克劳汤加味。

处方：熟地黄 15 g，山茱萸 10 g，鹿角霜（包煎）10 g，枸杞子 10 g，黄精 15 g，黄芪 20 g，白术 12 g，柴胡 10 g，合欢皮 10 g，桂枝 10 g，葛根 10 g，郁金 10 g，香附 10 g，首乌藤 15 g，远志 10 g，川芎 10 g，陈皮 10 g，青皮 10 g，麦芽 15 g，甘草 5 g，生姜 5 g，大枣 5 g。每日 1 剂，水煎分 2 次服。嘱其减轻心理负担，按时作息，按时服药。

二诊：患者自述服上方 10 剂后，疲劳不适感减轻，停服克感敏片，虽有身酸肢楚，但操持家务尚可。服至 20 剂，身痛减轻，未再"感冒"，睡眠改善，情绪稳定，从事日常家务后虽仍有疲劳感，但休息后可减轻，纳食已可，仍多梦，查患者舌淡红苔白薄，脉沉缓。原方减郁金、香附、麦芽，加生龙骨（先煎）15 g，生牡蛎（先煎）15 g，龟甲胶（烊化冲服煎）10 g，继服 10 剂。

三诊：患者面色红润，神清气爽，舌淡红，苔白薄，脉沉缓，嘱其按时作息避免过劳，间断服用金匮肾气丸，以资巩固。

按语：古人明确提出饮食失节、劳役过度可导致五脏失和，疾病丛生，身体未老先衰，甚而过早夭亡。李东垣《内外伤辨》开篇云："伤于饮食、劳役、七情六欲为内伤，伤于风寒暑湿燥及役厉之邪为外感。"劳力过度伤在肌肉筋骨，情欲过度伤在神志，七情过度而致病者恼怒、忧思、惊恐最为常见。怒则肝气上逆，思则脾气郁结，恐则肾气下泄。六欲现代解释为：求生欲、求知欲、表达欲、表现欲、舒适欲、情欲。这些欲望正是现代社会中泛溢横流无处不在的。七情六欲伤在神志，神是生命活动的外征，志是思维活动的统帅，情欲太过精气暗耗神志失藏则注意力不能集中、健忘。肝藏血主筋，为罢极之本。肝失疏泄，血不养筋则关节疼痛疲劳不能恢复；脾主四肢肌肉为气血生化之源，脾不散精则四肢懈怠，乏力困倦，肌肉失养，不荣则痛；肾藏精主骨，劳役过度精气内耗，骨失充养作强无力，故不耐疲劳。结合五脏生理功能分析 CFS 的临床主要表现，可见本病属中医学内伤中的劳伤，所谓积劳成疾，发病多已日久，久病多虚少实，虚多在肾实多在肝，脾有虚有实。

尽管 CFS 从辨证的角度有肾阴虚、脾虚、肝郁、血瘀、痰湿的不同，但本病临床上很少以一个证型单独出现。因本病常病程日久，多虚少实，虚实夹杂，所以 2 个或 2 个以上证型同时出现者较为多见。当辨析各型证候之多寡轻重，参合各种病机，或数法合为一方，灵活加减施治。石志霄自拟克劳汤（熟地黄、山茱萸、枸杞子、黄精、黄芪、白术、柴胡、合欢皮、青皮、甘草、生姜、大枣），方中黄芪、黄精、白术益气健脾；熟地黄、山茱萸、枸杞子补肾；柴胡、合欢皮、青皮疏肝；甘草、生姜、大枣调和营卫。肾阴虚者，加龟甲胶；肾阳虚者，加鹿角霜；脾虚甚者，加红参；肝郁显者，加郁金、香附；血瘀者，加丹参、赤芍；痰湿者，加法半夏、白芥子；健忘失眠者，加远志、首乌藤；头痛者，加僵蚕、川芎；咽痛者，加玄参、桔梗；肌肉关节痛者，加桂枝、葛根。常可收执简驭繁之效。

慢性疲劳综合征发病因于劳役过度，主要症状是疲劳感持续不去，辨证要点也是着眼于劳伤所及的腑脏，劳累过度；情欲太过是发病之因，损及腑脏重在肝、脾、肾。肝为枢机，脾为关键，肾为根本。只有肝气调畅才能气血调和，才有助于脾的运化，只有脾运健化补肾才能达到目的。只有辨证灵活运用疏肝健脾补肾之法，CFS 所致的多种多样临床表现则可很快得以纠正。

第五十五章　闭　经

　　女子年满 18 岁或第二性征发育成熟 2 年以上，月经尚未来潮；或已有规则的月来潮而又中断 6 个月以上者，称为闭经。前者为原发性闭经，后者为继发性闭经。正常月经周期的建立依赖下丘脑-垂体-卵巢轴的功能完善及子宫内膜对性激素的周期性反应，任何一个环节的内分泌功能发生障碍或器质性病变均可导致闭经，故闭经按病变部位，又可分为子宫性闭经、卵巢性闭经、垂体性闭经和下丘脑性闭经。实际上，它不是一个独立疾病，而是许多疾病的临床表现，一直是世界性关注的疑难病症之一。

　　根据闭经的临床特征，其属于中医学"经闭""女子不月""月事不来"等范畴。

从肾论之理

　　中医学认为，导致闭经的原因不外虚实两端。实者，多因七情内伤，肝气郁结，气机不畅，气滞血瘀，胞脉不通，血不下致而成闭经；或经期、产时风冷寒邪客于胞中，或内伤生冷，血为寒凝，胞脉阻隔，经水不利，故成经闭；或脾阳亏虚，运化失职，湿聚成痰，或肥胖之体，脂膜壅塞，而致痰湿阻滞胞脉发为经闭。虚者，多因先天禀赋不足，肾气未盛，精血虚少，无以化为经血，或早婚多产，房劳过度，耗伤肾精，精无以化血，血海空虚，胞宫无血可下而闭；或脾胃素虚，或饮食劳倦，思虑伤脾，气血生化不足，或大病久病而耗损气血，气血亏虚，胞络失养，经血不下而经闭不通；或素体阴虚，或失血伤阴，而致血海干涸，无血可下，故成经闭。故闭经的中医辨治，其属虚者，多责之于肾，常从肾虚论处。

　　《素问·上古天真论》："女子七岁肾气盛，齿更发长，二七而天癸至，任脉通……七七任脉虚，太冲脉衰少，天癸竭，地道不通，故形坏而无子也。"论述了女子生长、发育、生殖，主要取决于肾。说明肾气盛衰与天癸的至竭、冲任的通盛、月经的潮止有极为密切的关系。肾精是天癸的物质基础，肾藏先后天之精。天癸来源于先天，靠后天之精不断补充。正如《医学正传》所云："月经全藉肾水施化，肾水既乏，则经水日以干涸。"因此，肾在产生月经的环节上起了特别重要的作用，故说"月水出诸肾"。

　　苏清学认为，闭经的本质是肾虚。其病因虽有先天禀赋不足，后天调养失宜，情志郁结，劳倦内伤，外感六淫等。但病机不外"血枯"与"血隔"。血枯，指精亏血少，血海空虚，无余血可下；血隔，指邪气阻隔，脉道不通，血有所逆，经血不得下行。古云："经水出诸肾"。肾虚冲任不足，血海空虚是闭经的主要病机。肾有阴阳二气，为水火之宅。若肾气亏虚，精血衰少，冲任气血不足而致经闭。若肾阴亏虚，则精血匮乏，冲任血少，或阴虚血弱，阳往乘之，水少不能灭盛火，火迫水涸，耗伤津液，冲任亏败，源断其流而致经闭。若肾阳亏虚，命门火衰，脏腑失于温养，精血生化之源不足而致经闭不行。肾阳虚不能暖土，则脾肾阳虚不能化气行水，水湿内停，聚湿成痰，痰湿壅塞冲任胞宫，经水不行亦成闭经。月经的产生是脏腑、气血、经络协调作用于胞宫的结果，闭经是肾-天癸-冲任-子宫轴严重失调所致。故肾虚是闭经的本质所在，正如《医学正传·妇人科》所云："月经全籍肾水施化，肾水既乏，则经血日以干涸而闭也。"

　　近代临床研究报道，肾与月经生理、病理关系非常密切，因此治疗月经病强调"固本治肾"。由于肾与妇产科生理、病理关系密切，而肾阴肾阳的不协调多成为妇产科疾病的重要机制，所以妇产科疾病不论在气在血，属肝属肾，必然导致冲任损伤，而出现经带胎产诸多病症。现代医学认为，闭经是下丘脑-垂体-卵巢-子宫轴功能失调的表现。把闭经分为子宫性、卵巢性、垂体性、丘脑下诸型，治疗上着眼于"病"，主张用性激素治疗，起到外源性替代作用。中医学则以辨证为主，结合辨病，既注重机体全身改变，又不忽视卵巢局部的内分泌周期变化，抓住闭经排卵功能障碍这一病理特点，通过养肝肾、调冲任的手段，使肾-冲任-子宫或垂体-卵巢-子宫之间重新建立和维持平衡，从而达到彻底治疗的目的。

钱海青从临证中体会到，女性月经病症的发生发展，肾在各个时期的重要性超过肝、脾，闭经尤以肾虚为主要致病因素，单纯属于瘀血者少见，因而亦主张闭经从肾论治。根据其经验，无论是肾阴虚引起闭经，或肾阳虚引起闭经，在治疗时多取阴阳互补，即本张景岳"阴中求阳，阳中求阴"之意。在具体选择补肾药物时，补肾阳不用肉桂、附子（先煎）等刚燥之品，恐有劫脂伤精之弊，每遵叶天士"柔剂养阳，遥奇脉而不滞之品"，如淫羊藿、仙茅、菟丝子、巴戟天、肉苁蓉等。补肾阴则多用生地黄、制黄精、制何首乌、女贞子、枸杞子、山茱萸、桑椹、阿胶、龟甲之类。对顽固性闭经，则采用中药人工周期疗法。活血化瘀是调经常用方法之一。但对于肾虚型闭经单纯使用活血化瘀法无效，只有补肾与活血化瘀法结合使用，才能收到良好疗效。补肾法有提高女性的性功能，促进卵泡发育的作用，必须在有一定雌激素水平基础上，用活血化瘀才能促进成熟卵泡排卵，所以说活血化瘀法只有在补肾的基础上才能发挥作用。闭经多有在肾虚基础上兼夹痰湿及肝气郁滞者，因此在补肾的同时，应加用疏肝理气、除痰化湿的药物。

由于闭经的病因病机不同，治法亦有差异，应采取不足者以补之，实盛者以泻之的原则。因隔者发于暂，通之则愈；因虚者其也渐，补养乃充。即或有月经现象，但对于已呈亏虚之态的血海来说，则枯者愈枯也，恢复起来更加费力，补则补矣，缓缓图之。总而言之，治疗闭经，不但要补肾治其本，还要辨证治其标，只有标本兼顾，才能进一步提高疗效。

从肾治之验

1. 从肾虚肝郁、痰瘀内阻论治　高某，女，14 岁。主诉月经闭止半年余。患者 11 岁月经初潮，约半年后基本建立正常月经周期，30～35 日行经 1 次，每次行经 7 日，经量偏少，颜色正常。2004 年因出现 3 个月未来月经而使用人工周期疗法 2 次，后月经基本正常半年多。最近又停经半年多，末次月经 2005 年 9 月 7 日。家长拒绝再用激素周期治疗，2 个月前在本院检查血液，血 E_2、FSH、LH、T、PRL 均在正常范围。B 超检查：子宫发育正常，双侧卵巢未见异常。患儿身体壮实，女性第二性征发育良好，形体偏胖，面部有痤疮。自述自闭经后，身体较前发胖，情绪低落，郁闷不舒，饮食二便均正常，多喜食肥甘之品。舌质略暗，舌苔白厚，脉弦滑尺弱。西医诊断为继发性闭经。中医辨证属肾虚气化失职，痰湿俱盛，脂膜壅塞，阻遏经脉，肝气不舒，气血运行不肠，胞脉闭阻而经水不行。治拟补益肾气，疏肝理气，燥湿化痰，活血通经。

处方：菟丝子 20 g，淫羊藿 12 g，鹿角胶（烊化冲服）12 g，肉苁蓉 12 g，巴戟天 12 g，紫石英 20 g，制香附 10 g，制苍术 10 g，茯苓 12 g，当归尾 12 g，白术 15 g，姜法半夏 12 g，制南星 5 g，泽兰 10 g，益母草 15 g。每日 1 剂，水煎分 2 次服。

二诊：以此方为基础，随症加减，治疗 1 个月余，月经来潮，经量偏少。继前方巩固治疗，基础体温升为双相，于 2006 年 7 月 8 日月经期、量、色、质均正常。

按语：闭经是下丘脑-垂体-卵巢-子宫以及甲状腺、肾上腺等多脏器功能性或器质性病变而致的一种症状，而非疾病的诊断。其病因多样，病机繁杂，治疗棘手，为妇科疑难病中之重。清代程国彭云："妇人经闭，其治较易，室女经闭，其治较难。"青春期闭经，是指女子年逾 18 周岁月经未至，或正常月经周期建立后，又停经 3 个月以上者。近来随着升学压力的增加，青春期闭经患者日见增多。青春期少女闭经的主要原因，是肾虚肝郁痰阻。少女若因禀赋不足，肾气不盛，冲任不能溢泄有常，则经血不能按时下而闭经。近年随着生活水平的提高，肥甘之品摄入过多，聚而成湿，停而为痰，痰湿内生，脂膜壅塞胞宫血海，胞内闭塞也可导致经水闭塞不行。近年因精神紧张导致闭经也逐渐增多，这种情况常见于升学紧张中的高二、高三学生大脑长期处于紧张状态。有研究表明，长期的精神紧张，对大脑皮质形成一定的抑制作用，也可导致闭经。中医学认为，此乃肾失气化，痰湿内停之故。胞脉受阻，冲任失调而致月经稀发至闭止。

本病的治疗，以补肾疏肝与化痰燥湿为主。然补肾药物宜温补而不宜躁烈，否则易暗耗阴血，故选用菟丝子、鹿角胶、肉苁蓉、巴戟天、紫石英之类以温肾阳、填精血、益冲任，诸药相合使肾气足，冲任通盛，月事以时下。疏肝解郁药香附有理气通经之功，李时珍在《本草纲目》中称本品为"气病之总司，女科之主帅"。化痰药物选用胆南星、法半夏、陈皮，配合苍术燥湿，协同调节体内津液代谢的平衡。在补肾疏肝理气的同时，配合化痰燥湿，必须详审病机，辨清虚实之兼夹，灵活掌握，但虚者不可峻补，实者不可强攻，务使平和，方不致偾事。闭经的疗程往往较长，经通之后仍需坚持治疗，循序渐进。对于顽固性重度闭经患者屡屡加以护养，使疗效更得彰显。

2. 从先天肾中精气亏虚、后天脾虚气血不足论治　患者，女，28岁，未婚。主诉月经停闭半年。患者18岁月经初潮，2～3个月1次，持续2～4日，经量少，经色淡，白带不多，长期服用乌鸡白凤丸未见明显疗效。末次月经2004年4月10日。平素体弱，时觉腰酸腿软，易感冒，纳食少。追问病史时，述其母亲怀孕时已年届40岁，且在怀孕8个月后因意外而早产。现患者形体消瘦，面色萎黄，舌质浅淡，舌苔薄白，脉细弱。中医辨证为肾气不充，气血虚弱。治以补肾健脾，益气养血。予归肾（丸）汤合归脾汤加减。

处方：熟地黄15 g，淫羊藿15 g，菟丝子15 g，杜仲15 g，杜仲15 g，山药10 g，牛膝15 g，党参15 g，当归20 g，黄芪20 g，白术10 g，茯苓10 g，香附10 g，阿胶（烊化冲服）20 g，大枣10枚，生姜5 g。每日1剂，水煎分2次服。

二诊：服药6剂后，纳食增加，腰酸腿软好转，舌质浅淡，舌苔白，脉细。药见初效，守方继服。

三诊：又服药6剂后，下腹部坠胀2日，似有月经来潮。舌质浅淡，舌苔白，脉弦细。此时辨证为气虚血瘀，治以益气活血调经。方选桃红四物汤加减。

处方：黄芪20 g，柴胡10 g，香附10 g，桃仁10 g，红花5 g，熟地黄10 g，赤芍10 g，当归10 g，丹参15 g，牛膝20 g，杜仲15 g，甘草5 g。

四诊：服药3剂后，述月经已行4日，经色暗，经量适中，微觉腰酸，舌淡红，舌苔白，脉稍细。嘱初诊方再服6剂后，继服金匮肾气丸（浓缩丸，每次10 g，每日2次）合乌鸡白凤丸（每次1丸，每日2次）1个月，以巩固疗效。

药后随访，已来月经2次，经色淡，经量中，白带正常。

按语：本例患者，其母亲生产时已是高龄，其本身是8个月早产儿，初潮迟发（18岁），月经量少及腰酸腿软均是先天不足，肾气不充之征。《傅青主女科》："经水出诸肾""肾水本虚，何能盈满而化生经水外泄。"而形体消瘦，面色萎黄，纳食少，脉细弱是后天脾胃失养，气血生化不足的表现。《兰室秘藏·妇人门》："妇人脾胃久虚，或形羸气血俱衰，而致经水断绝不行。"患者先天肾气不充，后天脾胃化生气血不足，故致月经停闭。治疗上本着"先天生后天，后天养先天"的辨证思想，以补肾健脾，养血益气为治则，选用归肾丸补肾水，滋肝血，对于肝肾不足的闭经效果较好；归脾汤健脾益气养血，加入砂仁、香附开胃醒脾；牛膝补肾阴，淫羊藿补肾阳；阿胶为血肉有情之品，培补精血。当患者精血渐盛，月经将来之际，因脾肾虚弱日久，气尤不足，行血无力而出现下腹坠胀、脉弦细等气虚血瘀之征，治以益气活血调经，选用桃红四物汤去川芎，加丹参以活血祛瘀通经；柴胡、香附理气行血；黄芪、甘草、杜仲、牛膝补气强肾，牛膝兼能引血下行，以期经行血至之目的，临床应用收到了良好效果。

闭经是临床难治病证之一，疗程较长，疗效尚不十分理想。近10年来，国内对闭经的中医药研究有一定进展，但无重大突破。纵观本病例，女性因为其经、带、胎、产的特殊的生理过程，加上社会、心理等因素，使疾病在不同的阶段有不同的表现形式。因此，对于女性闭经，古人虽有"血枯""血隔"之别，也不可一味言补，或一味言泄，必须在审证求因，辨别虚实，分清标本的原则下确立治则，合理用药才可达到治愈疾病的目的。

3. 从肝肾不足、精亏血少论治　患者，女，16 岁，学生，1996 年 6 月 12 日初诊。诉月经 15 岁初潮，闭经半年余。形体消瘦，头晕耳鸣，腰膝疲软，舌淡少苔，脉细涩。辨证为肝肾不足，精血亏少，冲任失养。治宜滋补肝肾，养血调经。

处方：熟地黄 15 g，山药 15 g，菟丝子 10 g，枸杞子 15 g，当归 12 g，山茱萸 12 g，茯苓 12 g，炙甘草 5 g。每日 1 剂，水煎分 2 次服。

二诊：服药 5 剂后，月经来潮，经量少，经色淡。续上方加黄芪、鸡血藤各 15 g，继服。

三诊：又服药 5 剂后，诸症消失，经来正常。

按语：《医学正传》"月水全借肾水施化，肾水既乏，则经血日以干涸"。肝藏血，肾藏精，精血不足，冲任虚损，肾虚则头晕耳鸣，腰膝酸软；肝肾精血亏少则血量少，经色淡；形体消瘦，舌淡少苔，脉细弱为肝肾阴虚之象。方中熟地黄、山茱萸、枸杞子滋养肝肾；杜仲、菟丝子益肾气；当归、鸡血藤以养血调经；山药、茯苓、黄芪健脾以助生化之源。诸药合用，使精充血足，则经自调。

4. 从肾精亏虚论治　李某，18 岁，未婚。主诉月经不调 1 年余，渐至闭经。患者月经 14 岁初潮，末次月经 2003 年 4 月 22 日。使用黄体酮后月经方来潮，经量少，经色红。现月经已 2 个月未潮。妇科检查：子宫小。症见腰痛，小腹痛，神疲乏力，夜寐多梦，白带量多，纳食差，形体消瘦，脉沉细，舌质淡红，舌苔薄白。此乃肾精亏虚之证，治拟补肾填精之法。

处方：当归 20 g，熟地黄 20 g，淫羊藿 10 g，菟丝子 15 g，鸡血藤 15 g，泽兰 10 g，白术 15 g，茯苓 12 g，香附 12 g。每日 1 剂，水煎分 2 次服。

二诊：服药后，月经于 7 月 15 日来潮，经行 5 日，经量多，经色红，有较多血块，上方继服。

三诊：此次月经于 9 月 16 日潮，经行 5 日，经量中，经色红，带下正常，舌苔薄，脉细。上方加枸杞子 15 g，继续调治半年，月经恢复正常。

按语：闭经临床上分为原发性和继发性两种。原发性闭经多由肾气不足，血亏气弱而致，治以温润填精，育肾养血为主，用"毓麟珠"加减化，常取得满意的疗效。继发性闭经由肾虚不足，冲任失充而致，治以育肾为主，养血调经，佐以通络。常用左归丸加当归、刘寄奴、阿胶等其效颇佳。

5. 从肾阴不足、气血两亏论治　李某，女，32 岁，已婚。诉既往月经规律，近 2 年来月经经常出现闭止。此次来诊月经已 3 个月未至，伴有腰脊酸软，手足心热，神疲乏力，头晕寐差，大便干燥，舌质红，舌少苔，脉细弱无力。B 超检查：子宫、输卵管、卵巢未见异常，子宫内膜厚度 0.4 cm。中医辨证属肾阴不足，气血两亏。治以补肾填精，养血行血。方选自拟补肾养血汤加减。

处方：熟地黄 30 g，菟丝子 10 g，女贞子 15 g，墨旱莲 15 g，制何首乌 20 g，当归 15 g，白芍 15 g，黄芪 30 g，川芎 10 g，党参 15 g，丹参 15 g，鸡血藤 20 g。每日 1 剂，水煎分 2 次服。

二诊：服药 7 剂后，睡眠转佳，精神明显好转，大便通畅，守原方继服。

三诊：又服药 20 余剂后，自觉下腹胀痛，改服活血通经方桃红四物汤。

四诊：药后月经来潮，以此方随症加减，调治 1 个月，月经如期来潮，随访无复发。

按语：闭经是妇科临床上的常见、多发病。本病的病因很多，病机也极为复杂，在排除器质性病变的基础上，现代医学认为其机制主要与女性下丘脑-垂体-卵巢轴功能失调有关。对本病的治疗，现代医学多采用雌、孕激素来调整月经周期，虽有一定疗效，但停药后病情容易复发。加之激素疗法有一定的副作用，患者不易长期坚持治疗。中医认为，闭经有虚实证之分。虚者多为肾虚，肾虚不能生精化血，导致血海不能按时满溢；实者多为实邪阻隔，脉道不通，经血不得下行。临床实践中发现，本病的发生虚多实少。自拟补肾养血汤由黄芪、当归、熟地黄、女贞子、墨旱莲、丹参、鸡血藤、制何首乌、菟丝子药组成，诸药合用可以补肾填精，养血益气，滋养内膜。此方可使血海充盈，雌激素分泌增加，子宫内膜厚度增长，因而经血按时而下，则经血自调。古人云："血枯……欲其不枯，不如养营。欲以通之，不如充之……奈何今之为治者，不论有滞无滞，多兼开导之药，其有甚者，则专以桃仁、红花之类通利为事，岂知血滞者可通，血枯者不可通也。血既枯矣，而复通之，则枯者愈枯。"

临床实践表明，补肾养血法治疗虚证闭经效果显著而稳定，且治疗中未发现毒副作用，避免了使用激素类药物的负面作用。

6. 从肾精气亏虚论治 尚某，女，22岁，已婚。患者17岁月经初潮至今，周期均为45～50日1行，婚后2年未孕。现症月经后期，经量少，经质稀，经色淡，面色㿠白，形体消瘦，神疲懒言，每于经行前后，腰膝酸软，头晕目眩，耳鸣如蝉，失眠多梦，舌质浅淡，舌苔薄白，脉细数。西医诊断为卵巢功能低下。中医辨证属肾阴阳精气亏虚，治投自拟五子二仙汤。

处方：枸杞子15 g，菟丝子12 g，覆盆子12 g，仙茅12 g，淫羊藿12 g，黄芪18 g，当归15 g，香附12 g，益母草12 g，白术12 g，五味子10 g，女贞子10 g，杜仲各10 g，车前子（包煎）15 g。每日1剂，水煎分2次服。

二诊：共服药20剂后，月经正常而孕。产后2年余来诊，述及自婴儿周岁断乳后一直未见月经，后注射黄体酮行经，不注射则不行。察其病情如前，续投五子二仙汤25剂。

三诊：药后B超检查见卵泡破裂，改五子二仙汤为丸剂，继服。

四诊：服丸药半个月后，经行2日而止，经量少，余无不适。嘱续服五子二仙丸2个月，以资巩固。药后精神转佳，月经正常，随访5年未见复发。

按语：现代医学认为，卵巢功能和黄体酮含量是否低下直接影响月经的来潮，补充黄体酮也已成为现代医学调经的重要手段，且多能起立竿见影之效。由于黄体酮的注入，人为造成一种黄体酮饱和状态，但也能使本来分泌不够旺盛的卵巢产生依赖，致使黄体功能更低，轻则形成月经后期，或经量、经色、经质的变化；重则导致闭经、不孕，或孕后先兆流产、流产、习惯性流产等。据其发病机制，出现的症状、体征，该病属于中医学之肾虚证。中医学的"天癸"理论，从生理的角度阐明肾气的盛衰直接支配月经行止。本方以黄芪配白术健脾益气，配当归以养血，共益肾精之源；五子衍宗汤（枸杞子、菟丝子、覆盆子、五味子、车前子）直补肾精，益肾阳之本；以二仙汤（仙茅、淫羊藿），加杜仲直补肾阳；香附、益母草为妇科圣药，一疏经气，一通经血。诸药相伍，气血生肾精，肾精化肾阳，如有根之木，有源之水，自能强肾固本，水旺舟行，经血自来。

7. 从肝肾两虚、精血亏少论治 冯某，女，23岁，未婚。患者17岁月经初潮，周期尚正常，唯经量少。近3年来月经周期失常，时常2～3个月1次，经量较少，经色暗淡，无块，2日即净。现月经已4个月未来潮，且身体羸弱，头晕耳鸣，腰膝酸楚，神倦乏力，舌质淡红，舌苔少薄，脉细弱。西医诊断为继发性闭经。中医辨证属肝肾阴虚，精血亏少。治以滋补肝肾而调经。予六味地黄汤加减。

处方：熟地黄15 g，山茱萸15 g，巴戟天15 g，淫羊藿15 g，枸杞子15 g，当归12 g，山药12 g，茯苓12 g。每日1剂，水煎分2次服。

二诊：服药18剂后，月事而至。后以上方为基础，随症加减，调服3个月，继后平时间服六味地黄丸。追踪半年月经基本正常。

按语：月经先期、月经后期、闭经是由多种原因引起的月经失调现象，是妇科常见病。目前，西医治疗常用人工周期疗法，但临床上一经停药，病情容易复发，且副作用较大。因此中医药治疗该病更显出其优越性。《素问·上古天真论》："女子七岁，肾气盛，齿更发长；二七而天癸至，任脉通，太冲脉盛，月事以下。"阐明妇女月经的产生与天癸密切相关，马玄台注释《素问》时云："天癸者，阴精也。盖肾属水，癸亦属水，由先天之气蓄极而生，故谓肾精为天癸也。"可见，天癸是肾中精气充盈的产物。肝主藏血，又主疏泄（具有调节血量作用）若肝肾协调，即月经能定期藏泄，是形成月经周期的关键。基于此因，对月经失调的治疗，遵循滋补肝肾，养血调经的原则进行辨证加减。据实验研究表明：六味地黄汤（丸）能改善肾功能和性腺的功能障碍，使肝糖原量增加，红细胞代谢恢复正常。故选用滋补肝肾的六味地黄汤（丸）治疗月经病，着重于固本培元。临证时随症加减，每收良效。

第五十六章　痛　经

　　妇女在月经期前后或经期出现明显下腹部疼痛，或伴有腰骶部疼痛及坠胀等不适症状，严重时出现恶心呕吐，面色苍白，手足厥冷等，影响生活和工作者，称为痛经。痛经是一种临床自觉症状，可分为原发性和继发性两种。前者又称功能性痛经，系指生殖器官无器质性病变者，常见于青少年女性；后者是指由于盆腔器质性疾病，如子宫内膜异位症、盆腔炎或宫颈狭窄、宫内异物等，常见于育龄期妇女。痛经的确切病因尚不清楚，一般认为与精神神经性、内分泌因素及子宫因素引起子宫过度收缩，子宫缺血、缺氧有关。根据痛经的临床特征，其属于中医学经行腹痛范畴。

从肾论之理

　　中医学有关痛经的记载，最早见于《金匮要略》。明代张景岳在《景岳全书》中不仅较为详细地归纳了本病的常见病因，而且提出了依据疼痛时间、性质、程度等来辨别虚实的见解："经行腹痛，证有虚实。实者或因寒滞，或因血滞，或因气滞，或因热滞；虚者有因血虚，有因气虚。然实痛者多痛于未行之前，经通而痛自减；虚痛者多痛于既行之后，血去而痛未止，或血去而痛益甚。大都可按可揉者为虚，拒按拒揉者为实。"关于疼痛的病机，既有"不通则痛"，也有"不荣则痛"。至于痛经的病机，综观古今文献，多认为本病的发生机制主要因冲任、胞宫气血运行失畅，以致不通则痛，治疗多以调理气血为主。即便是从"不荣则痛"的虚痛而言，古今医家从"肾虚"论之者寡。然而，山东学者吕美却认为，妇人冲任之本在肾，胞脉者系于肾，肾气充盛，冲任流通，胞脉通达，焉有痛虑。故痛经发病究其根源在肾，补肾培元应是防治本病的根本大法。

　　1. 肾乃生气之源，肾气旺则帅血行　肾藏精，为先天元气之所系，是人身生气之源。凡脏腑、经络等组织器官的形成，功能活动，精气血津液的化生及运行无不赖肾元之气的激发和推动，故又称元气为人体生命活动的原动力。《难经·三十六难》："命门者……原气之所系。"《景岳全书》："五脏之阴气非此不能滋，五脏之阳气非此不能发。"均说明人身以肾为根本，元气系于肾。元气主持诸气，总司全身气机和气化，故肾元之气为激发、推动脏腑气化和精血津液敷布之根本。又云："血……盖其源源而来，生化于脾，总统于心，藏受于肝，宣布于肺，施泄于肾。"说明血液的化生、营运及贮藏需肾之施泄（散布、发散、发泄）。《素问·上古天真论》："女子七岁肾气盛，齿更发长，二七天癸至，任脉通，太冲脉盛，月事以时下。"《难经·三十九难》："肾有两脏，其左为肾，右为命门，命门者，精神之所舍也，男子以藏精，女子以系胞，其气与肾通。"《女科经纶》："月水原赖肾水施化。"《傅青主女科》云："经水出诸肾。"说明肾气充盛对月经的正常来潮有至关重要的作用。肾元之气充旺，激发、推动血脉运行，气血流畅则月经正常，通则不痛。若肾元之气不足，气化、推动无力，血行瘀滞，则胞宫气血运行失畅，"不通则痛"。此正如《医林改错》所说："元气既虚，必不能达于血管，血管无气，必停留而瘀。"故应治以补肾培元，使血脉通畅，月经通则不痛。

　　2. 肾乃藏精之所，精充血盈则血脉畅　《素问·六节脏象论》："肾者主蛰，封藏之本，精之处也。"《景岳全书》："肾乃精血之海。"《诸病源候论》："肾藏精，血之所成也。"说明肾所藏之精是生血的原始物质，在血液化生中起着根本性的作用。《张氏医通》："气不耗，归气于肾而为精，精不泄，归精于肝而化清血。"故肾精充，则肝血旺。《医碥》："然儿在胎中，未尝饮食，先以有血，可见血为先天之水，不过藉后天长养非全靠后天也。"以上均说明肾藏之精是生血之源，精充则血旺。现代医学研究亦证明，促红细胞生成素主要在肾脏产生，肾上腺皮质激素对骨髓的造血功能也有一定促进作用。

肾在血的生成中有两方面的作用。一是肾中精气化生元气，促进脾胃化生水谷之精微，进而奉心化赤为血；二是肾藏精，精与血可以互化，即血可养精，精可化血，亦即古所谓之"精血同源"。若肾精不足，致气血无源，无力温煦、激发、推动脏气，精不化血或阴血不充，可致阴亏血少，从而出现三焦气化不利，气机升降出入失常，血失流畅，脉道涩滞乃至血瘀。正如《读医随笔》所云："凡人气血犹源泉也，盛而流畅，少则壅滞，故气血不虚不滞，虚则无有不滞者。"故补肾培元，先后天相互资助，源盛而流自畅，月经通则不痛。

3. 肾为阴阳之本，阴阳调则血脉和　肾为水火之宅，寓真阴真阳，藏先后天之精，为生命之本源。肾化为气，气能生精，精充血旺，一则可化气生阳，行温养、推动、气化、封藏之功，为脏腑阳气之根，如《血证论》所云："夫肾中之阳达于肝，则木温而血和"；二则可化阴血、津液，以行滋润、濡养、收敛、宁静之功，为脏腑阴液之本。肾之阴阳对调节和维持全身各脏腑阴阳的协调平衡，使机体无寒热之偏，保证血液正常运行起着非常重要的作用。若肾之阴阳失调，阳虚则寒，寒则血脉凝滞；阴虚则热，热则迫血妄行或虚火灼津，血液黏稠而瘀滞。由此可见，肾是通过阴阳寒热的调节，间接影响血液的运行。目前，中医学研究认为妇女月经周期中基础体温由低到高的变化似与肾阴肾阳的转化有关，经后期（卵泡期）以肾阴滋长为主；经间期（排卵期）重阴转阳；经前期（黄体期）阴充血旺；月经期阴阳俱虚。即在月经周期中，阴阳气血具有周期性的消长变化，形成定期藏泄的节律，并以每月 1 次的月经来潮为标志。阴阳气血的周期性消长转化是女性特有的生理变化，许多月经病的发生与这种生理性变化有着内在的联系。月经周期中，阴阳的转化必须具备一定的条件。《素问·天元纪大论》："物生谓之化，物极谓之变。"经前期的重阳是阳发展至极，物极必反，故重阳必阴，生阳是转化为阴的条件。经后期，阴精蓄极，重阴必阳，重阴也是转化为阳的条件。若肾气不足，阴阳转化不利，经前阳气不足，无力鼓动血行，则胞宫排血不畅。临床所见原发性痛经患者多见小腹冷痛，得热痛减，畏寒肢冷，面色青白，便溏腹泻，头晕乏力等症状，说明阳气不足是导致痛经的重要原因。故补肾培元，使阴阳调和，血脉流畅，通则不痛。

综上所述，肾为先天之本，元气之根，藏精之所。精气旺盛则阴阳调和，胞宫、胞脉通达，经血通畅则无疼痛，故补肾培元，益精养血是治疗原发性痛经的有效方法。现代医学研究证实，原发性痛经患者子宫内膜和月经血中前列腺素含量较正常妇女明显升高，且内膜中前列腺素浓度越高，痛经越严重。前列腺素急剧大量产生必须是子宫内膜先接受雌激素，然后再接受孕酮的刺激，分泌期子宫内膜前列腺素浓度较增生期高，故认为雌、孕激素比值失衡可能是导致前列腺素升高的原因。现代研究表明，补肾中药具有促性腺激素样作用，可调节卵巢雌、孕激素的比值，从而抑制子宫内膜前列腺素的合成，降低其在经血中的浓度，缓解子宫平滑肌痉挛性收缩，改善子宫供血，推测该作用是补肾论治痛经的主要作用机制。

此外，中药具有双向整体调节作用，可通过调节机体潜在的自稳调节系统，从而对提高痛阈、增加机体对疼痛的耐受力起到一定的作用。总之，无论从中医学宏观的生理、病理，还是从现代医学的微观研究方面，均说明肾与胞宫的气血活动有着密切的联系，肾虚不仅会影响月经的正常来潮和孕育功能，而且会导致原发性痛经发生，故从肾论治原发性痛经体现了中医学治病求本的辨证思想，值得进一步研究和探讨。

从肾治之验

1. 从肾阳亏虚、瘀血阻络论治　陈某，女，16 岁。患者 14 岁月经初潮，每次行经均出现小腹疼痛，严重时不能上学，虽经中西药多方医治，效果不显。刻下：正值行经期，症见面色苍白，冷汗布额，腹痛如绞，持续不断，呕吐不思饮食，腰酸乏力，经色紫暗，混有血块，舌质淡红，舌苔薄白，脉沉细，尺部尤甚。辨证属肾阳亏虚，瘀血阻络。治宜温肾活血，行气止痛。方选自拟温肾活血汤。

处方：巴戟天 15 g，覆盆子 15 g，淫羊藿 15 g，菟丝子 15 g，枸杞子 15 g，当归 15 g，续断 10 g，山茱萸 10 g，香附 10 g，川芎 10 g，红花 10 g，乌药 10 g，延胡索 10 g，川牛膝 10 g，甘草 5 g。服 5 剂。每日 1 剂，水煎分 2 次服。

月经净后，服六味地黄丸，每次 10 g，每日 2 次，淡盐水送服；连服 10 日后，改服右归丸，用法同前。

二诊：月经昨晚始行，小腹仍痛，但能忍受，未再呕吐，腰酸减轻，小腹坠胀不适，舌质淡红，舌苔薄白，脉弦细。嘱循前方前法，续服用 2 个月经周期。

三诊：经调治 3 个月后，月经来潮，经色暗红无血块，除小腹稍胀外，已无疼痛。停服汤剂，以肾气丸续服 2 个月善后。1 年后随访，痛经未再发作。

按语：肾气盛衰主宰天癸之盛衰，天癸为肾精所化生的具有促进生殖功能作用的一种物质。肾气盛天癸泌至，冲任脉盛通，血脉调和。青春期少女正值生长发育阶段，肾气未充，精血未盈，冲任不足，血脉虚滞不畅，若遇寒湿之侵，易致冲任脉受损，胞脉瘀阻，发为痛经之患。温阳补肾不但可促进天癸充盛，使肾气臻旺，而且可温煦脏腑经络，使冲任脉盛通，气血流畅，可收通则不痛之功效。方中巴戟天、覆盆子、菟丝子、续断、淫羊藿温阳补肾，该类药有类似性激素作用，其中续断，淫羊藿还含有维生素 E，有促进子宫发育功能；枸杞子、山茱萸、当归滋肾补血，与温肾药合用阴阳并补，此也即"善补阳者，必于阴中求阳"之意。香附、川芎、红花行气活血通络；甘草调和诸药，并有缓急止痛作用。六味地黄丸和右归丸在月经干净后先后服用，前者滋阴养血，润养胞宫，助天癸生成；后者温阳补肾，助肾气日臻，促天癸成熟，胞脉煦通。

2. 从肾虚肝郁、气滞血瘀论治　患者，女，15 岁。13 岁月经初潮，每次行经出现小腹疼痛，中西药多方医治，效果不显。现症面色苍白，少腹绞痛，持续不断，经色紫暗，夹有血块，伴腰酸乏力，舌质淡红，舌苔薄白，脉沉细，尺部尤甚。辨证属肾虚肝郁，气滞血瘀。治宜温肾活血，理气止痛。

处方：淫羊藿 12 g，巴戟天 12 g，菟丝子 12 g，当归 12 g，生白芍 12 g，柴胡 12 g，枳壳 10 g，川楝子 12 g，香附 10 g，益母草 12 g，炮姜 5 g，蒲黄炭 10 g，甘草 3 g。服 5 剂。每日 1 剂，水煎分 2 次服。

月经净后，服乌鸡白凤丸，每日 1 次，每次 1 粒，淡盐水送服，连服 20 日。

二诊：月经昨至，小腹仍痛，但能忍受，经块量明显减少，舌质淡红，舌苔薄白，脉弦细。嘱遵上法，续服用 4 个月经周期。

三诊：经调治 5 个月后，月经来潮，经色暗红无血块，除少腹稍胀外，已无疼痛。停服汤药，以乌鸡白凤丸善后。

按语：《素问·上古天真论》"女子七岁肾气盛，齿更发长；二七而天癸至，任脉通，太冲脉盛，月事以时下，故有子……七七任脉虚，太冲脉衰少，天癸竭，地道不通，故形坏而无子也"。说明在生殖功能的成熟过程中"天癸"的形成是一个重要环节，天癸泌至，冲任脉盛通，月经能正常来潮。同时肝藏血，司血海，主疏泄的功能，决定着月经的畅达流通。膜性月经之所以好发于初潮或初潮不久未婚未孕的少女，其主要原因是下丘脑-垂体-性腺轴及子宫发育尚未完全成熟（天癸未充）。若遇外界寒湿之侵或七情劳倦等所伤引起神经内分泌失调，例如焦虑抑制雌激素分泌，紧张抑制 LH 分泌等，使肝失疏泄，影响肝之藏血功能，而使月经失常。所以膜性痛经的机制是肾阳不充，生殖器官发育不良；肝失疏泄，郁滞日久成瘀，使子宫内膜大片脱落，从子宫排出时遇到阻力，引起子宫痉挛性收缩而致小腹剧痛。根据膜性痛经的病机特征，选用温补肾阳，疏肝理气，调达气血的药物构成治疗膜性痛经组方的基础。临床常用淫羊藿、巴戟天、益智、菟丝子温补肾阳；柴胡、枳壳、郁金、川楝子疏肝理气解郁。

3. 从肾虚寒凝血瘀论治　杨某，40 岁，已婚。主诉痛经 12 年，加重 3 年。1989 年行输卵管结扎术后，受凉遂致经行腹痛，逐年加重，常剧烈难忍，辗转反侧于床，初用一般止痛药尚效，近 3 年需用氨酚待因甚则哌替啶方能止痛。曾经某医院检查：子宫后倾，子宫骶韧带处触及 2 粒黄豆大小结节，触痛明显，诊断刮宫及输卵管造影未见异常。因拒绝手术而求诊治。询之周期尚准，经量一般，经血暗红或血块，平素腰腿酸软，遇凉少腹胀痛，带下色白量多。诊见面色暗黑，舌质浅淡，边尖有瘀点，脉弦细弱。辨证属肾虚寒凝血瘀，胞脉失养。经期将近，治宜补肾温阳，化瘀止痛。予左归丸加减。

处方：熟地黄 24 g，山茱萸 12 g，山药 12 g，当归 10 g，菟丝子 10 g，枸杞子 15 g，鹿角胶（烊化冲服）10 g，炮姜 10 g，吴茱萸 10 g，肉桂 10 g，莪术 10 g，牛膝 10 g，川芎 10 g，炒白芍 20 g，血竭（研末冲服）5 g。3 剂，每日 1 剂，水煎分早、晚各服 1 次。

二诊：服药 3 剂后，月经已来，腹痛基本消失，头晕耳鸣，腰酸腹胀，舌质淡红，边尖瘀点减少。效不更方，上方继服。

三诊：又服药 3 剂后，经净，仍腰背酸困，下肢无力，舌质淡红，瘀点消失，原方去血竭、莪术，继服 5 剂。

以后每次月经前服初诊方 3 剂，经后服三诊方 5 剂。连用 3 个月经周期，痛经痊愈。妇科复查：子宫骶韧带处结节消失。

按语：本例患者肾虚精血不足，感寒受凉，寒凝胞络，不通则痛，属虚实夹杂证。故经期治疗以左归丸加肉桂、炮姜、吴茱萸补肾温阳；四物汤、莪术、血竭等破瘀止痛。经后以补肾填精，温经散寒为主，故去莪术、血竭。方证合拍，故沉疴立愈。

4. 从肾气未充、精血虚少论治　王某，女，22 岁。主诉痛经 6 年。患者 16 岁月经初潮，每于行经时，少腹坠痛，伴腰骶痛，恶心欲吐，手足冰冷，头面汗出，口服止痛药物效微。月经延后，量少色淡，无凝血块，带下清稀，形体瘦弱，面色㿠白，肢体乏力，舌质淡红，舌苔薄白，脉沉细。辨证属肾气未充，精血虚少，冲任不调。治宜温肾助阳，填补阴精，调理冲任。方选肾气（丸）汤加减。

处方：制附子（先煎）10 g，肉桂 3 g，熟地黄 30 g，山茱萸 15 g，牡丹皮 5 g，茯苓 10 g，泽泻 10 g，当归 10 g，赤芍 10 g，白芍 15 g，益母草 30 g，小茴香 5 g，甘草 3 g。

连服 3 个月经周期，月事正常。随访 4 年，痛经消失。

按语：本案患者，初潮迟，形体弱，面㿠白，可谓先天禀赋不足，肾虚精少，天癸不能按期充盈，冲任气血不调。经行之后，血海空虚，无以滋养，不通则痛。肾之阴阳得以充实，冲任则能流通，而有气顺血和，经行畅通，自无疼痛之患，通则不痛。

5. 从肝肾虚损、血热血瘀论治　连某，女，29 岁，已婚。患者去岁殒胎，下血量多，淋漓日久，刮宫始止，继则月事不调，提前而至，或 1 个月来两潮，经量多，经色淡，兼有小血块，经期小腹坠痛，延及经后尚绵绵不已。平时腰酸踵痛，头晕心烦，睡中梦飞梦坠，惕然易惊，溲黄便软，纳呆不馨。刻诊正值经期，腹痛如引，舌质嫩红，脉象细数。此属肝肾虚损，血热血瘀。治以补肾益肝，凉血化瘀。

处方：生地黄 12 g，白芍 12 g，续断 10 g，桑寄生 10 g，炒杜仲 10 g，墨旱莲 10 g，女贞子 12 g，刘寄奴 12 g，茜草 10 g，紫丹参 12 g，牡丹皮 10 g，炒地榆 12 g，荸荠 5 g，甘草 3 g。每日 1 剂，水煎分 2 次服。

二诊：服药 2 剂后，腹痛除，再剂经水止，腰酸踵痛均较前减轻，梦寐惊惕已渐减少。治以前法化裁。

处方：续断 10 g，桑寄生 10 g，炒杜仲 10 g，女贞子 10 g，当归 10 g，白芍 10 g，知母 10 g，佩兰 5 g，荸荠 5 g，陈皮 5 g，甘草 5 g。同时，嘱服汤药后，每日上午服女金丹，下午服二至丸，开水送服，连服 20 日。

三诊：此后，经前 2 日服初诊方 5 剂，经净后服六味地黄丸，意在益肾调经，养血调肝。如此治疗 4 个月，痛经未作，继而受孕。

按语：本案痛经，缘自堕胎小产之后，因失血过多，精血亏损，相火不藏，动扰血海，故月事超前，或 1 个月再来，量多色淡。肝肾阴虚，一则冲任、胞脉不得濡养，"不荣则痛"，二则肝木失其调达，"不通则痛"，故经期腹痛，延及经后不已；木郁乘土，脾失健运，则纳呆便溏。即傅青主所谓"肾水一虚则水不能生木，而肝木必克脾土，木土相争，则气必逆，故尔作痛"，正是对此类痛经机制的阐述。腰酸踵痛，梦飞易恐，头晕心烦，小便色黄，舌质红，脉细数等，均系肝肾阴虚、虚热内炎之象。初诊正值经期，故治以补益肝肾为主，兼以凉血止血，化瘀止痛。方中以二至丸加续断、桑寄生、杜仲、白芍药等补肾益肝，滋水涵木；生地黄、牡丹皮、茜草、地榆等清热凉血，化瘀止血；丹参、刘寄奴、荜茇等活血化瘀，通经止痛；甘草伍白芍药柔肝缓急止痛。全方不用香燥气药，而以养阴涵阳为主，是治本不治标。二诊时月经干净，故去化瘀止血之品，而专于补肝肾，益精血，妙在加佩兰、陈皮二味，既能醒脾和胃，用启化源，又可使诸补益之品"补而不滞"，以便长期服用。次以丸药，亦补亦调，缓急相济。本案分期用药，汤丸结合，但始终恪守益肝肾、调冲任之法，故得经顺而孕。

第五十七章　功能失调性子宫出血

　　功能失调性子宫出血简称功血，是指由于调节生殖的神经、内分泌机制失常引起的异常子宫出血，为非器质性疾病。临床上通常分为无排卵型功血和排卵型功血两种。前者是最多见的一种，约占85％，为排卵功能障碍，以青年期和围绝经期的妇女为多。因为这两个时期卵巢正处于发育或衰退阶段，功能往往不稳定，卵巢内仅有发育到不同阶段的卵泡而无排卵，亦无黄体形成。由于卵巢内卵泡的生长和萎缩参差不齐，使体内的雌激素水平起伏不定，子宫内膜也随之发生不规则剥脱而表现为不规则阴道出血等症。后者系黄体功能失调，多见于育龄期妇女，常出现在分娩或流产以后，卵巢功能处于恢复阶段的妇女。此类患者的卵巢内，虽有卵泡的周期性变化，但排卵后黄体的形成或退化过程发生障碍，表现为黄体发育不健全及黄体萎缩不全。黄体发育不健全，萎缩过早，使子宫内膜提前剥脱；黄体不能按期萎缩，退化不完全，并持续分泌少量孕激素，因而子宫内膜亦不能按正常时间完全剥脱，故又称子宫内膜不规则脱卸。

　　根据功能失调性子宫出血的临床特征，其属于中医学"崩漏"范畴。崩与漏，前者量多势急，称为"崩"；后者量少持续，故称为"漏"。漏为崩之渐，崩为漏之甚，二者可相互转化，因此临床常崩漏并称。

从肾论之理

　　中医学认为，冲为血海，任主胞胎。故本病的发病机制主要是冲任二脉亏损，不能制约经血，胞宫蓄溢失常，经血非时而下。病因有肾虚、脾虚、血热、血瘀等。可突然发作，亦可由月经失调发展而来。热伤冲任，迫血妄行而致崩漏。然血热之证，有虚热与实热之分。前者多为素体阴虚，或久病、失血以致阴伤，阴虚水亏，心肝失养，虚火内炽，扰动血海，经血妄行，血崩则阴愈亏，冲任更伤，以致崩漏难愈；后者多为素体阳盛，或感受热邪，或过食辛辣之品，或怒伤肝气，肝火内炽，热扰冲任，经血非时而下。或素体肾气不足，或房事不节，或早婚多产，耗伤精血，损伤肾气，以致肾之封藏失职，冲任不摄，血不守舍，经血妄行而为崩漏。脾主统血，为后天之本，气血生化之源，若饮食劳倦，忧思不解，损伤脾气，脾之统血失司，冲任失约，致成崩漏。或因经期产后，余血未尽，又感寒热湿邪，致瘀血内阻，恶血不去，新血不得归经，瘀血阻于冲任，血海蓄溢失常，发为崩漏。以上发病之因，常因果相干，气血同病，多脏受累而成妇科顽症难疾。然而深究其病之本，乃以肾之阴阳亏虚，封藏固摄失职为主，抑或为肝肾、脾肾两虚。即便是属血热、血瘀之实证者，一方面其热、其瘀的产生亦多因脾肾之虚而由。如肾阴亏虚，虚热内扰；脾气亏虚，气虚血瘀等。另一方面，从临床实践来看，其热、其瘀亦常是以兼症而出现。

　　现代医学妇科学，将已除外器质性病变之妇女阴道异常流血，统称为功血。这一诊断属分类加现象学诊断，其中包括中医妇科学中属月经不调的月经过多、经期延长，又包括了经间出血及产后出血，西医常常因病因不明而束手无策，而中医学运用辨证论治的思想指导治疗，常有独到之处。《素问·上古天真论》："女子七岁，肾气盛，齿更发长，二七而天癸至，任脉通，太冲脉盛，月事以时下。"说明在月经产生的机制中，肾气起着主导作用，为月经来潮的关键。肾为先天之本，主藏精，随着肾中精气不断充盈，肾中真阴开始成熟，天癸产生，促使任脉之气通，冲脉之血盛，气血汇聚下注胞宫而化为月经。傅青主云："经水出诸肾。"《校注妇人良方》："肾气全盛，冲任流通，经血即盈，应时而下。"青春期女性，肾气初盛尚稚弱，天癸始泌，冲任尚虚。若因先天禀赋不足，或后天失养，或过度伤神劳形，更易致肾之阴阳失调，气血逆乱，封藏不固而成崩漏。故本病的实质在于肾虚，应从肾论治。

1. 从肾论治青春期功血　　李瑾认为，青春期功血从肾论治的发病机制，是因肾为先天之本，为元阳元阴之根，藏先后天之精，为生殖发育之源。肾有阴阳，为水火之脏。肾阴为人体阴气之根，各脏腑之阴均本之于肾阴。肾阳为人体阳气之根，各脏腑阳气均赖肾阳以温养，肾之阴阳平衡则五脏安和。《素问病机气宜保命集·妇人胎产论》："妇人童幼天癸未行之间，皆属少阴；天癸即行，皆从厥阴论治；天癸已绝，乃属太阴经也。"指出了少女经病重在补肾，中年女子重在调肝，老年妇女重在补脾。青春期功能性子宫出血，少女禀赋不足，天癸初至，肾气稚弱，冲任未盛，不能调摄经期及制约经血，故经乱无期，经量多或淋漓不尽。根据古代医家的论述，结合临床体会，发病机制是因肾虚而致，病本在肾，位在冲任，变化在气血。由于冲任不固，不能制约经血，经血妄行而成。

崩漏是一种慢性疾病，易反复发作，常崩漏互见，虚实夹杂，虚证多，实证少。但从辨证来看，虚是本质，热和瘀是病变过程夹杂的现象。治疗上当分两步：第一步，当先止血，出血期采用益肾固冲止血之法，常用药物如续断、杜仲炭、女贞子、墨旱莲、阿胶、大蓟、小蓟、仙鹤草、地榆炭、三七粉等。续断、杜仲炭既益肾固摄，又可行血脉，引血归源；女贞子、墨旱莲益肾滋阴，凉血止血；大蓟、小蓟、仙鹤草、地榆炭、阿胶养血止血固崩，具有止血不留瘀之功；三七粉化瘀止血；砂仁启运中焦以助药力。第二步，调理善后，调整月经周期，调补冲任，使肾气、天癸充盛，常用药物如熟地黄、山药、山茱萸、枸杞子、续断、制何首乌、菟丝子、补骨脂、阿胶、当归等。

2. 青春期功血的肾虚机制　　青春期功血是指青春期女性生殖器官无明显器质性病变，由于调节生殖的神经内分泌机制失常，或由于下丘脑-垂体-卵巢轴的功能未完善，从而引起的异常子宫出血。本病多发于初潮一二年，属于中医学"崩漏"范畴，又称室女崩漏。其常见病因虽有肾虚、脾虚、血热、血瘀等不同，但卓毅等认为，肾虚是崩漏的致病之本。青春期功血患者多因先天禀赋不足，天癸初至，肾气不充，冲任未盛，不能制约经血，经血从胞宫非时妄行发为崩漏。卓重视从肾论治，采用补肾并调理月经周期疗法治疗青春期功血，疗效甚佳。

(1) 青春期功血的肾虚病机：中医认为，月经的发生是由"肾-天癸-冲任-胞宫"共同作用的结果。在月经产生过程中肾起主导作用。肾气盛则任脉通，冲脉盛，血蓄胞宫满而溢，天癸乃至，故《傅青主女科》云"经本于肾""经水出诸于肾"。且肾主封藏，制约胞宫，使得血海蓄溢而有期，血循常道而有度，月经才有规律。青春期少女，一方面因先天禀赋不足，天癸初至，肾中精气不充，冲任未盛，肾虚则封藏失职不能制约经血，子宫藏泻失常，致经血非时而妄行发为青春期功血。本病常受内外多种因素影响，如精神刺激，过度紧张，学习负担过重，经期参加体育活动量过大，环境气候的突然变化，过食辛辣厚味之品等。另一方面，青春期功血虽与所有血证一样，可概括为虚、热、瘀的机制，但由于脏腑相生相克，脏腑、气血、经络密切相关，又因病程日久，易于反复，故青春期功血的发生和发展常气血同病，多脏受累，因果相干。但是无论病起何脏，"五脏之伤，穷必及肾"（《景岳全书·妇人规》），以致肾脏受病。故本病可概括为：其本在肾，病位在冲任，变化在气血，表现为子宫藏泻无度。

(2) 青春期功血治重补肾：青春期功血的治疗，当根据其发病缓急不同，出血新久各异，本着"急则治其标，缓则治其本"的原则，灵活运用"塞流，澄源，复旧"的治崩法。

暴崩之际，应本着"急则治其标"的原则，当"塞流"止崩，以防厥脱。青春期功血基本病机在于肾，且出血日久难免伤阴，阴虚则火旺，故在临床运用时，多以知柏地黄汤合二至（丸）汤加减，药用知母、黄柏、生地黄、山茱萸、山药、牡丹皮、茯苓、女贞子、墨旱莲，以补肾固摄，养阴清热止血。恐出血日久留瘀，可加化瘀止血药如失笑散；若肾阴虚不能上济心火，出现心烦失眠等症，可加生脉散。但忌大量或使用多种炭类药，以免收涩太过而使离经之血不能畅行，留而为瘀，瘀血不去，新血难生，出血难止。

青春期功血血止后的治疗，即调整月经周期是治愈青春期功血的关键所在。因肾精不足，肾气封藏失职，冲任不固，故临证以补肾为其主要治疗原则。根据女性月经周期的生理改变，于不同阶段用不同的方药，以调整"肾-天癸-冲任-胞宫"的平衡。经后期：相当于月经周期的第5～第10日，月经刚净，胞宫经血已泻，血海空虚，阴血渐长，阳气渐动，以阴为主，治以补肾阴养血，方用知柏地黄汤合四物汤去泽泻、川芎，加补血药如制何首乌、鸡血藤等以养血；经间期：相当于月经周期的第11～22日，阴精充盛，精化为气，阴阳转化，阳气内动，以阳为主，治以补肾阳为主，方用五子二仙圣愈汤加减；经前期：相当于月经周期第23～28日，阴精充盛，阳气旺盛，月经将潮，故治宜因势利导，以活血通经为主，方用知柏地黄汤合桃红四物汤加减；经期：血海由满而溢，此期应顺应胞宫泻精作用，仍以通为妙，继予上方治疗。应用补肾调周法治疗青春期功血，临床疗效显著。

现代医学认为，青春期下丘脑-垂体-卵巢轴激素的反馈机制未成熟，特别是下丘脑-垂体对卵巢分泌的雌激素的正反馈反应存在缺陷，虽有卵泡生长，却无排卵。无排卵功血由于子宫内膜病理变化而失去局部出血自限机制，导致月经周期紊乱，经期延长及经量增多等。中医学认为，青春期功血患者多因青春期少女肾气未盛，天癸未充，肾虚则封藏失司，冲任不固，不能制约经血，子宫藏泻失常而发为崩漏。多见于素体肾阴亏虚患者，还有"五脏之伤，穷必及肾"者，由他脏最终致肾病。

综上所述，青春期功血的主要病机在肾，治疗上多采用补肾调周法，以知柏地黄汤加减，临床疗效明显。现代药理研究也揭示了补肾中药对下丘脑-垂体-卵巢性腺轴功能的调节作用，证实了补肾中药能增加垂体、卵巢、子宫的质量，提高垂体对下丘脑促黄体素释放激素（LHRH）的反应，分泌更多的促黄体素（LH），又能提高卵巢HCG/LH受体功能，从而改善神经-内分泌调节功能。

从肾治之验

1. 从肾阴亏虚、冲任不固论治　金某，女，15岁。2004年7月月经初潮，开始数月尚属正常，当年12月16日适值行经，劳累过度，致月经量增多如注5日，然后淋漓不尽已2个月，经色鲜红无血块，经质稠，伴头晕心悸，腰膝酸软，时有低热，手足心烘热，耳鸣口干，面色少华，舌质红，舌苔少，脉细数。治拟补肾养阴固冲之法。

处方：熟地黄10 g，枸杞子10 g，山茱萸10 g，墨旱莲10 g，女贞子10 g，山药10 g，麦冬10 g，川牛膝10 g，阿胶（烊化冲服）10 g，白芍10 g，侧柏炭10 g，地榆炭10 g，仙鹤草15 g。每日1剂，加水500 mL，煎30分钟，取汁200 mL；二煎加水300 mL，取汁200 mL，两煎混合，分早、晚各服1次。

二诊：服药5剂后，经血间歇有之，经量极少，经色淡如咖啡，头晕耳鸣减轻，脉舌如前。药见初效，守方再进。

三诊：又服药7剂后，经血净，诸症好转，以六味地黄丸、归脾丸交替服用，先后共治疗2个月而愈，随访3个月未复发。

按语：女子青春期的生理特点是生机勃勃，阴精常显不足。若遇情绪波动，疲劳过度等因素，常可导致肾中阴阳失调，肾水不足，阴虚则相火偏亢，火热迫血妄行而发为崩漏。《素问·阴阳别论》："阴虚阳搏，谓之崩。"《东垣十书·兰室秘藏·妇人门·经漏不止》："妇人血崩，是肾水阴虚不能镇守胞络相火，故血走而崩也。"

中医治崩漏用"塞流、澄源、复旧"三法，即止血、正本清源、固本善后。西医治疗为三步，即止血、调整月经周期、促进卵巢功能恢复和排卵。其意义十分相同，止血是治标，恢复排卵是治本。但三法不能截然分割，塞流需澄源，澄源当固本，必当详审脉症，分别施治。本案患者年轻，肾阴不足，兼有出血日久，故方中除以补肾养阴为主外，还配用了炭性药及止血药为辅药。《傅青主女科》："必须于补阴之中，行止崩之法。"因此治疗青春期功血立足于补肾养阴，"壮水之主，以制阳光。"意在恢复其阴平阳秘的生理状态。现代医学研究，滋补肾阴法可增强内分泌的调节，改善性腺轴功能紊乱，抑制过分的情绪激动，增强机体应激力。所以补肾养阴法治疗青春期功血，不仅有其理论依据，而且实践证明疗效确切。

2. 从肾阳气虚、封藏失职论治　陈某，女，14 岁。诉月经初潮半年，周期不定，量多如崩，经行旬日未净，经色淡红，伴腰酸头晕，纳差，面色白，舌质浅淡，舌苔薄白，脉细弱。此为肾气未充，肾阳不足，胞宫虚寒，封藏失职，精血不固。治拟温肾固摄止血。

处方：菟丝子 10 g，补骨脂 10 g，山茱萸 10 g，续断 15 g，炮姜炭 5 g，党参 30 g，陈棕炭 15 g，黄芪 30 g，煅龙骨（先煎）30 g，白术 15 g，煅牡蛎（先煎）30 g，艾叶 3 g。每日 1 剂，水煎分 2 次服。

二诊：服药 4 剂后，月经量已减少，舌脉如前。上方去煅龙骨、煅牡蛎、炮姜炭，继服。

三诊：又服药 4 剂后，经血已止，精神转佳，继用熟地黄、山茱萸、淫羊藿、巴戟天等温阳补肾之品而愈。

按语：本案为少女肾阳不足，胞宫虚寒，冲任不固所致的经行如崩，淋漓不尽，治当投补肾温摄之品，如菟丝子、山茱萸、续断、补骨脂、仙鹤草、煅龙骨、煅牡蛎等，既能补肾固摄，又有收敛之妙。经行后，继用熟地黄、山茱萸、淫羊藿、巴戟天补肾填精，本固则经血自调。

3. 从脾肾阳虚失摄、冲任气血不固论治　张某，女，15 岁。患者 12 岁月经初潮，自月经来潮始，每次行经出血量多，经色淡。近 6 个月来潮量甚多，淋漓不尽，经色淡，经质稀，腰痛如折，伴畏寒肢冷，小便清长，面色晦暗，纳呆，舌质浅淡，脉沉弱。西医诊断为青春期功血。中医辨证属脾肾阳虚失摄，冲任气血不固。治以温补脾肾，益气养血之法。

处方：补骨脂 10 g，枸杞子 10 g，山茱萸 10 g，女贞子 10 g，海螵蛸 10 g，肉桂 10 g，当归 10 g，制香附 10 g，黄芪 10 g，生白术 10 g，茜草 10 g，棕炭 10 g。每日 1 剂，加水 500 mL，煎 30 分钟，取汁 200 mL；二煎加水 300 mL，取汁 200 mL，两煎混合，分早、晚各服 1 次。

二诊：服药 7 剂后，经血间歇有之，经量极少，经色淡，腰痛减轻。上方去茜草、棕炭，加五灵脂（包煎）5 g，蒲黄（包煎）10 g，继服。

三诊：又服药 7 剂后，经血净，诸症好转。后以补肾助阳为主，上方随症加减，连服 20 剂而愈，随访 3 个月未复发。

按语：肾为人体阴阳之脏，水火之宅，肾阴肾阳互为依存及制约，治肾之道，贵在于平衡阴阳。崩漏初期，以肾阴虚、肾气虚型为主，崩漏后期或暴崩之际，阴血亏损，气虚血脱，阴损及阳，肾阳虚型多见于此时。

本案患者年轻，肾阳虚衰，冲任不固，血失封藏，故经血量多；肾阳不足，经血失于温煦，故经色淡，经质稀，故方中应用补肾之品，但不可拘泥于一派补阳温燥之药，因而除用一味肉桂外，却伍以山茱萸、枸杞子、女贞子等，意在阴中求阳；久病伤脾，故方中加入黄芪、生白术补脾之品。中医学认为肾之精气不足，阴阳平衡失调，能直接影响冲任胞脉，故脾肾阳虚为致病之本。现代医学认为，中医学"肾"之功能与下丘脑、卵巢、内分泌功能存在着内在的联系。由于激素水平失调，子宫内膜间质异常反应，酸性黏多糖及胶原蛋白增多，间质黏胶性增高，使宫内膜周期剥脱时，不能完整迅速剥脱干净而造成，导致经血量增多，经期延长。胞宫乃奇恒之府，亦脏亦腑。脏者藏，腑者泻。其泻表现为月经来潮，藏表现为内膜新生被覆。当泻不泻，或泻之不当，以及当藏不藏，或藏之不足，则流血量多而持续不净。本治疗法则不是见血止血，而是重在调整肾之阴阳。方中重用肉桂以温补脾肾，血得热则行。选用气中之血药制香附，以气行推动血行，血行方能促进宫内膜脱落。为助子宫平滑肌收缩，小血管闭合，故选用黄芪、当归等。

4. 从肾阴亏乏、虚火内扰论治　杭某，女，16 岁。诉月经提前已 1 年余。近 3 个月来经多如注，经色鲜红，时有鼻出血，伴有心烦头晕，夜寐不安，唇舌鲜红，舌苔少，脉细略散。此为肾阴亏乏，虚火内扰，迫血妄行。治拟益肾凉血固经。

处方：生地黄 30 g，山茱萸 10 g，女贞子 10 g，熟地黄 30 g，炒白芍 12 g，墨旱莲 30 g，牡丹皮炭 10 g，煅龙骨（先煎）30 g，炒黄柏 10 g，地榆炭 10 g，煅牡蛎（先煎）30 g。每日 1 剂，水煎分 2 次服。

二诊：服药 8 剂后，经血已止，鼻出血未作，其余诸症亦除，此血海宁静而血已归经。治拟滋补肾阴，以复旧固本，上方去牡丹皮、地榆、黄柏、煅龙骨、煅牡蛎，加五味子 10 g，枸杞子 12 g，菟丝子 15 g，龟甲（先煎）10 g，继服。

三诊：又服药 7 剂后，月经已调而正常。

按语：此乃少女肾精不足，阴虚火旺，迫血妄行所致的崩漏。常宜滋肾填精与固摄并进。药用山茱萸、女贞子、墨旱莲、生地黄、白芍、牡丹皮、地榆炭，益肾凉血止血，待热退血和，自无沸滥之虞。

5. 从肾气不足、中气下陷论治　严某，女，16 岁。诉经行愆期，量多如涌，经色鲜红，伴少腹胀坠，便溏纳差，腰膝酸软，神倦乏力，面色萎黄，头目眩晕，舌质淡嫩，舌苔薄白，脉细弱。此为肾气不足，中气下陷，冲任失固。治拟补肾益气升提之法。

处方：续断 15 g，山茱萸 10 g，菟丝子 10 g，党参 15 g，黄芪 30 g，炒白术 30 g，仙鹤草 30 g，茜草炭 10 g，煅龙骨（先煎）30 g，地榆炭 10 g，煅牡蛎（先煎）30 g，柴胡 10 g，升麻 5 g。每日 1 剂，水煎分 2 次服。

二诊：服药 4 剂后，经量即明显减少，腰酸亦瘥，舌质淡嫩，舌苔薄白，脉细弱。予上方去地榆、煅龙骨、煅牡蛎，加补骨脂 15 g，山药 15 g，继服。

三诊：又服药 5 剂后，经行已止，但带下色白，稀薄如注，伴腰酸头晕乏力，舌脉如前。治拟补脾肾，摄带下。

处方：菟丝子 10 g，覆盆子 10 g，续断 15 g，山药 15 g，党参 15 g，苍术 15 g，白术 15 g，煅龙骨（先煎）30 g，泽泻 10 g，升麻 5 g，煅牡蛎（先煎）30 g，生薏苡仁 30 g，海螵蛸 15 g。续服 5 剂而愈。

按语：女子二七，肾气未盛，而脾阳根于肾阳，肾气未充则脾失温养，易致湿土之气下陷，不仅造成经行如注，而且平时带下绵绵不断，此应以益肾升提为治。若值经期，当先固摄，宜在补肾益气之中加入收敛之品，如山茱萸、菟丝子、黄芪、党参、煅龙骨、煅牡蛎、仙鹤草等；复用升麻、柴胡以升提中气。经后转用健脾化湿止带。此为以后天养先天，治带调经并治之法。

6. 从脾肾两虚、统摄无权论治　桑某，女，42 岁。患者近 3 年来，每次月经量多，经期持续 12 日左右，作子宫内膜活检，报告为子宫内膜增殖症，用丙酸睾酮及西药止血剂治疗，未见明显好转。此次月经于 2 日前来潮，并伴有头昏心慌，四肢无力，面色无华，腰膝酸软，食欲减退，时有不寐，舌质浅淡，舌苔薄白，脉细弱。妇科检查：外阴已产型，阴道流血量多，血色淡红，宫颈轻度糜烂，子宫平位，大于正常，质中活动，双附件未触及。参合脉症，辨证属脾肾两虚，统摄无权。治以补肾固本，健脾益气之法。

处方：熟地黄 25 g，龟甲胶（烊化冲服）25 g，山茱萸 12 g，枸杞子 15 g，杜仲 12 g，菟丝子 15 g，续断 15 g，山药 12 g，鹿角胶（烊化冲服）12 g，党参 15 g，黄芪 15 g，焦白术 15 g，茯苓 15 g，黑姜炭 10 g，荆芥炭 10 g。每日 1 剂，水煎分 2 次服。

二诊：服药 3 剂后，经血减少，仍失眠心烦。上方去荆芥炭，易茯苓为茯神，加柏子仁 10 g，继服。

三诊：又服药 3 剂后，经血净，其他症状均减。再予原方增损，加养血之品调治，连服 10 剂。

此后仍照前法，随症加减，调治 3 个周期，月经恢复正常。随访 5 个周期，未见复发。

按语：现代医学认为，功血是由于卵巢功能失调而引起的子宫异常出血。子宫有两大生理功能，一是运行月经，二是孕育胎儿，这两方面的作用与肾之藏精，主宰生殖与发育是息息相关的。只有肾精充沛，才能化精为血，和促进后天脾土生血之源。肾主冲任，调节月经周期，使月经按时来潮，周期才正常。肾与月经在生理上关系密切，在病理上则相互影响。临床所见，导致功血的原因比较复杂，如肾虚、脾虚、血热、血瘀等。而本病发生发展变化过程中，则多因肾虚所致，或其他因素影响于肾。如血热、血瘀所致月经量多，血耗过多必损伤肾中阴精，最终势必导致肾中精气亏虚，均可见腰膝酸软，四肢无力，精神不振，故治应补肾为主。

本方所用药物，一般比较平和，以填补肾精为主。方中熟地黄、龟甲胶滋补肾精；枸杞子、山药、菟丝子、鹿角胶既补肾精，又补肾阳；杜仲、续断补肾强腰。通观全方滋而不腻，温而不燥，且能止血，实属标本兼顾。临床前人总结的"塞流、澄源、复旧"法则对功血治疗颇有指导意义。然据临床观察，不能生搬硬套，必须具体情况具体对待。例如，对止血药的应用，不能滥用，须视病情之寒热虚实而选适当的药物。如属气滞血瘀者，选蒲黄炭活血止血；血热者选侧柏叶、白茅根凉血止血；寒凝血瘀者，可用艾叶温经止血。止血后则应填补肾中精气。视病情不同，尚可佐以党参、黄芪、当归、阿胶等益气养血之品，此乃所谓"复旧固本"，调理以善其后之义也。

7. 从肝肾阴虚、血热妄行论治　苏某，女，31岁。诉月经量多1年余，淋漓不止1个月。患者去年7月中因人工流产术致月经淋漓不断，后住院行诊刮术，病理诊断为子宫内膜增殖。用抗生素、止血剂、维生素B、维生素C等药物治疗月余好转出院。以后月经每15日左右1次，经量多，每次持续7～8日。今年2月3日至今月余，淋漓不止，经血色绛红，伴有血块，腰膝酸痛，头晕目眩，手足心热，心烦不寐，小便黄少，面色㿠白，舌质红绛，舌苔光剥，脉弦细数。据其脉症，辨证为肝肾阴虚，血热妄行。治宜滋补肝肾，凉血止血。方用一贯煎加减。

处方：生地黄15 g，枸杞子15 g，生白芍15 g，墨旱莲30 g，北沙参15 g，麦冬15 g，川楝子炭10 g，仙鹤草30 g，茜草12 g。每日1剂，水煎分2次服。

二诊：服药3剂后，仅有少量出血，药已见效，守方继服。

三诊：又服药6剂后，出血停止，余症消失。随访月经周期正常，未见异常出血。

按语：功血主要由于肾虚、脾虚、血热、血瘀等所致。本案具有出血红绛，手足心热，腰膝酸痛，舌红苔剥等肝肾阴虚、热灼血分、迫血外溢之症，故治以北沙参、麦冬、生地黄、枸杞子、生白芍滋阴养血，以补肝肾；佐以川楝子炭、仙鹤草、墨旱莲、茜草凉血止血。标本兼治，血止而愈。

8. 从肾元阴精亏虚、气不摄血夹瘀论治　梁某，女，20岁。患者15岁月经初潮，后周期正常。1年前无明显诱因月经先期5～10日，经期延长，但尚能自止，未予治疗。此次"五一"外出旅游，适逢经期，月经来潮10余日未止，经量时多时少，经色红，经质稍稠，伴头晕耳鸣，气短懒言，腰膝酸软，舌质红，舌少苔，脉细数。B超检查：子宫、附件未见异常。综观舌脉及症状，此乃先天禀赋素弱，元阴不足，虚火妄动，精血失守所致。出血日久，气随血耗而见气虚兼血瘀。治宜滋阴益肾，补气摄血。

处方：熟地黄12 g，山茱萸15 g，山药30 g，枸杞子12 g，鹿角胶（烊化冲服）20 g，龟甲胶（烊化冲服）30 g，菟丝子12 g，太子参30 g，黄芪20 g，桑叶12 g，贯众炭30 g，地榆炭20 g，三七粉（冲服）5 g，续断15 g，杜仲20 g，五味子12 g。每日1剂，水煎分2次服。

二诊：述服药1剂后，出血即明显减少，3剂则血止，头晕耳鸣减轻。仍气短懒言，腰膝酸软，舌脉同前。上方减贯众炭、地榆炭、三七粉、太子参，加制何首乌、白芍、紫河车、淫羊藿，继服。

三诊：又服药10剂，1个月后月经按时来潮，行经5日，身无不适。追访1年，病未复发。

按语：《素问·上古天真论》"女子七岁，肾气盛，齿更发长；二七而天癸至，任脉通，太冲脉盛，月事以时下"。说明月经的产生是肾气-天癸-冲任-胞宫共同协调作用的结果。而崩漏的发生，则主要由于肾气-天癸-冲任-胞宫生殖轴的功能严重失调，冲任不固，子宫藏泻失常，不能制约经血，导致月经的周期、经期、经量严重紊乱。《傅青主女科》所云"经本于肾""冲任之本在肾"，明言月经的产生以肾为主导。青春期崩漏乃责之于少女肾气初盛，天癸刚至，至而未稳，肾气-天癸-冲任-胞宫尚未建立完善的协调机制。若后天失调，导致肾之封藏失职，冲任不固，经血非时暴下不止；或禀赋素弱，或大病久病，精亏血少，冲任不固，统摄无权，而致漏下；或学习、工作过度紧张劳累，耗伤阴血，阴虚不能敛阳，虚火妄动，迫血妄行而致经血淋漓不尽。《东垣十方·兰室秘藏》："妇人血崩是肾水阴虚，不能镇守胞络相火，放血去而崩也。"

第五十八章　乳腺增生症

乳腺增生症是乳腺导管上皮及其周围结缔组织，乳腺小叶的良性增生性疾病。以乳房肿块，乳房胀痛及乳头溢液为特征。好发于 25～50 岁的妇女。一般多认为其发病与卵巢功能失调有关。可能是黄体素的分泌减少，雌激素的相对增多，致使两者比例失去平衡，使月经前的乳腺增生变化加剧，疼痛加重，时间延长，月经后的"复旧"也不完全，日久天长乳腺囊性增生。

根据乳腺增生症的临床特征，其属于中医学"乳癖"范畴。中医学认为，乳头属肝，乳房属胃。本病多因情志内伤，郁怒伤肝，忧思伤脾，以致肝气不舒，脾失健运，肝气郁滞，克伐脾土，致水湿失运，痰浊内生，从而致使痰气互结于乳房而发病。冲为血海，任主胞胎，冲任之脉隶属于肝肾。生育过多或多次堕胎等伤肾耗血，以致肝肾两亏，冲任失和，下不能通盛胞宫而致月经失调，上不能滋养乳房而致气血壅滞，痰瘀凝结而成病。

从肾论之理

乳腺增生症是指乳房的慢性肿块，以青壮年女性最为常见。纵观诸多医家对其病因病机的论述则总不外郁怒伤肝，肝气郁结，气滞血瘀；或饮食不节、劳倦思虑伤脾，脾失健运，痰湿内蕴，以致瘀血、痰浊有形之邪互结，积聚乳络，日久而成包块。对此观点，然据此立法遣方，临床疗效却往往不尽如人意，故又不得不多加思考；其次，经过仔细观察，发现临床上同样因为郁怒伤肝或饮食、劳倦、思虑伤脾，则有的人发为乳腺增生症，而何以另有人又不发为乳腺增生症呢？当然，也有少部分医家在分析乳腺增生症病因病机中对肾虚有所涉及，但要么稍稍提及，要么忽视其在乳腺增生症整个病理过程中的作用，而仅仅将其作为乳腺增生症证型之一加以论述，所以马建平认为其显然有"只见树木"之嫌，因而提出了乳腺增生症从肾阳虚论治的新思路。

1. 肾气虚衰、天癸失调是乳腺增生症根本病理基础　现代医学认为女性乳房发育及生理功能维持正常受丘脑下部-垂体-卵巢性轴的影响，而乳腺增生症又是内分泌激素失调导致乳腺主质和间质的增生性改变。《素问·上古天真论》："女子七岁，肾气盛，齿更发长；二七而天癸至，任脉通，太冲脉盛，月事以时下，故有子……七七任脉虚，太冲脉衰少，天癸竭，地道不通，故形坏而无子也。"《景岳全书·阴阳篇》："元阳者，即无形之火，以生以化，神机是也，性命系之；元阴者，即无形之水，以长以立，天癸是也，强弱系之。"由此可见，中医学所言"天癸"，与现代医学所谓内分泌物质相似，结合现代医学关于乳腺增生症病因病理学理论，作者认为内分泌失调亦即中医学的天癸失调、功能紊乱。马玄台注释《素问》时云："天癸者，阴精也。盖肾属水，癸亦属水，由先天之气蓄极而生。"《景岳全书·求正录》："天癸者，天一所生真水。""夫天一者，一即阳也，故水之生物者，赖此一物，水之化气者，亦赖此一物。"毫无疑问，天癸虽然禀受父母先天之气，但肾乃先天之本，元气之根，肾气的盛衰主宰着天癸的至与竭，同时也决定着天癸正常生理功能及作用的发挥。所以只有在肾气盛的前提下，在特定的年龄阶段天癸才能蓄积而生，并且发挥其包括润养和调节制约乳房经脉在内的正常生理功能及作用。反之，肾气虚衰则会造成天癸失调，正常生理功能紊乱，使乳房经脉失主失养，从而导致乳腺增生症的发生。因此说，肾气虚衰、天癸失调是乳腺增生症的最根本病理基础。

2. 肝郁、脾虚、气滞、血瘀、痰结乃乳腺增生症病理过程及产物　足厥阴上膈，布胸胁绕乳头而行；足阳明贯乳中，足太阴络胃上膈，布胸中。乳头属肝，乳房属脾胃。故乳腺增生症显然与肝和脾胃的关系最为密切。然而，尽管如此，但正气存内，邪不可干。肝与脾胃的功能失常，如果没有肾气虚衰、天癸失调、功能紊乱、乳房经脉失主失养的前提和基础，则未必能够形成乳腺增生症；否则我们就无法解释同样因为肝与脾胃功能失常，为什么一部分人可以患乳腺增生症，而绝大部分人则又不会患乳腺增生症呢？对此，应该从以下两个方面进行分析。

（1）肾气虚衰、天癸失调、生理功能紊乱、乳房经脉失主失养，可直接发为乳腺增生症。如大部分未婚女性乳腺增生症，男子乳腺增生症和男子及儿童乳房异常发育等。再则因肝肾同源，肾为肝母，肾气虚衰则母不养子，肝失所养而疏泄失常，气血运行不畅，气滞血瘀；肾阳不足无以温煦脾阳，脾阳不充则脾失健运，聚湿成痰，从而产生气滞、血瘀、痰结。复因肾气虚衰，天癸失调，乳房经脉失主失养，必然导致有形之邪乘虚羁留乳络，日久渐成包块，亦可直接发为乳腺增生症。

（2）在肾气虚衰，天癸失调、其正常生理功能紊乱，乳房经脉失主失养的基础上，又因情志失调，郁怒伤肝或因饮食不节、劳倦、思虑等损伤脾胃则产生肝郁、脾虚，肝失疏泄，气血运行不畅，脾失健运，聚湿成痰，从而导致气滞、血瘀、痰浊诸有形之邪乘而循经窜留乳络，日久渐成包块，就能够间接诱发本病。

有鉴于此，郁怒伤肝，饮食、劳倦、思虑伤脾非乳腺增生症主要病因，应将其看作本病形成的诱因则比较符合客观实际。那么肝郁、脾虚无疑为其形成的病理过程；而气滞、血瘀、痰结当属乳腺增生症主要的病理产物。其次，乳腺增生症以肾气虚衰、天癸失调，乳房经脉失主失养为本，诱之以情志、饮食、劳倦、思虑，显现出肝郁、脾虚的过程，形成气滞、血瘀、痰结的病理产物。而"五脏之伤，穷必及肾，此源流之必然，即治疗之要着"（《景岳全书·经脉诸脏病因》）。足见其病久必能致肾气更虚，天癸功能失调更甚，从而在临床上缠绵难愈，治疗则颇费时日。同时也说明肾气虚衰、天癸失调贯穿于乳腺增生症病程的始终。倘若忽视此点，绝难获得满意的临床效果。

3. 温肾化气为主、行气活血化痰散结乃乳腺增生症治疗之纲目　根据上述病因病机分析，对于乳腺增生症的治疗应该紧扣肾气虚衰、天癸失调、功能紊乱这一贯穿本病始终的主线，同时结合其诱因及气滞、血瘀、痰结 3 个最终病理产物，采用温阳补肾化气、调补天癸为主，疏肝理气、活血祛瘀、化痰散结、通络止痛并重的治疗原则，标本兼顾，则于临床中常常能够达到事半而功倍的效果。拟"温肾散癖汤"（鹿角、淫羊藿、胡芦巴、瓜蒌、浙贝母、香附、郁金、乌药、三棱、莪术、佛手、炮穿山甲、王不留行、路路通、柴胡）多年来用于百余例乳腺增生症患者的治疗，实践证明疗效确切，并可大大缩短乳腺增生症病程，加速促进乳腺肿块的吸收。方中以温而不燥、补肾化气且具活血之力的淫羊藿和独入肾经、温补肾阳，专治元阳不足，冷气潜伏、不能归元之要药胡芦巴，以及扶阳固阴，非他草木能比，兼具雌、雄激素样作用的鹿角等三药为主药，温阳补肾化气，调补天癸；辅以辛味甚烈，香气颇浓，皆以气为用，专治气结为病，乃气病之总司的香附、乌药和疏肝理气之柴胡、佛手，与活血祛瘀，消磨积块力峻之三棱、莪术、郁金；佐以化痰利气、散结宽胸，独善平肝逆、润肝燥、缓肝急之瓜蒌和化痰开泄力大，清火散结作用强的浙贝母；加入善窜，专能行散，通经络达病所之穿山甲及通乳络走血分，引诸药直达患部之王不留行、路路通。诸药合之，切中病机，纲举而目张，则标本俱安矣。

4. 补肾疏肝、活血散结是乳腺增生症施治有效之法　现代医学认为，乳腺增生症的发病与内分泌有关，中医学认为本病属于"乳癖"范畴，与肝肾冲任有关。《外科正宗》："乳癖，乳中结核，忧郁伤肝，思虑伤脾，积想在心，所思不得志者，致经络痞涩，聚成结核。"肾为天癸之源，主藏精，肾气盛而天癸至。若肝气郁结，可导致冲任失调。气滞、血瘀、肿块是该病之标。因此，临证标本兼治乃行之有效之法。补肾治其本，疏肝、活血、散结治其标。李宏燕等据此之理，创补肾疏肝活血散结汤（熟地黄、菟丝子、枸杞子、女贞子、当归、茯苓、白术、郁金、柴胡、香附、夏枯草、山慈姑、三棱、莪术、昆布、海藻、浙贝母、炮穿山甲、生牡蛎）治疗取得满意效果，总有效率 95.00%。方中熟地黄补肾滋阴，女贞子补肾滋阴、养肝明目，当归补血和血、抗癌，菟丝子补肾之阴阳，夏枯草清火明目，山慈姑清热解毒、消痈散结，三棱破血行气，莪术行气止痛、消食化积，昆布软坚散结、消痰、利水，生牡蛎能够潜阳补阴、收敛固涩。

实验研究证明，补肾疏肝、调摄冲任的中药对乳腺增生症患者黄体酮激素失调具有一定调节作用。疏肝活血类中药可降低雌激素绝对值，促进雌激素在肝脏的代谢，抑制催乳素分泌，降低血液黏度，抑制胶原纤维合成，从而促使增生肿块及纤维吸收以调整内分泌平衡，阻断乳腺增生症的发展。活血化瘀，疏通乳络可有效地改善局部组织的血液循环，改善患者的"高凝"状态，从而减少瘤细胞的滞留机会，对防止癌细胞的着床和转移有着重要的意义。

现代医学发现，柴胡、香附、郁金能抑制胶原纤维的合成，从而促进乳腺增生症肿块及纤维的吸收。海藻、昆布含有大量碘，现代药理研究证实含碘药能刺激促黄体素的分泌，改善黄体功能，从而调节雌激素和孕酮的比值，并能促进病理产物和渗出物的吸收。三棱、莪术具有改变全身和乳腺局部的血液循环，减轻乳腺的充血水肿，抑制成纤维细胞分泌胶质，减轻结缔组织增生的作用。茯苓、白术、当归具有促进细胞的合成代谢，改善微循环，提高机体免疫功能和抑制肿瘤生长的作用。

上述药物组方可以降低雌激素，促进雌激素的代谢，降低血液黏度，从而抑制催乳素的分泌和胶原纤维的合成，促使增生肿块的吸收，阻断其发展。

5. 乳腺增生症应注重月经后期温肾助阳调摄　乳腺增生症为乳腺上皮增生，是一组既非炎症又非肿瘤的病变，以乳腺小叶、中段、末段导管扩张、增生和囊性改变为主，与卵巢内分泌功能紊乱密切相关，卵巢周期性分泌雌激素和孕激素，正常情况下两者呈相对平衡状态，一旦出现紊乱，雌激素和孕激素代谢不平衡，体内存在过剩雌激素，使乳腺体增生和复原过程失调，进而导致乳腺导管上皮过度增生。乳腺增生与神经内分泌密切相关，神经内分泌失调的病理基础，可为辨证提供客观指标。

根据月经周期不同阶段"垂体-性腺激素"水平变化节律，乳房组织也出现相应增殖和复旧的周期性改变。每个月经周期，乳腺组织尚未完成从增殖到复旧的生理变化，又进入下一个周期，一直处于增殖不能复旧或复旧不全中，久之可引起乳腺增生症。冲任为气血之海，上荣为乳，下行为经，冲任生理变化影响乳房与子宫。乳房在月经周期中的生理变化表现为经前充盈和经后疏泄。经前阴血充足，肝气旺盛，冲任之气血充盈，乳房发生生理性增生；经后随着经血外泄，肝气得舒，冲任处于静止，乳腺由增殖转为复旧。月经前半期雌激素逐渐升高，刺激乳腺组织及导管增生，治以疏肝散结汤，可降低雌激素水平，抑制催乳素分泌，调整促黄体素与孕酮不足，制约或避免雌激素对乳腺组织的不良刺激，从而达到促进增生肿块及纤维吸收，阻断或逆转病理变化，改善乳腺增生症症状。

对于乳腺增生症患者的治疗，刘爽等认为月经后期应当注重温肾助阳，调摄冲任。据此之识，创温肾助阳汤（淫羊藿、仙茅、肉苁蓉、菟丝子、熟地黄、山茱萸、鹿角霜、制何首乌、枸杞子、山药、黄芪、白芍、丹参、当归）。本方能增强"下丘脑-垂体-肾上腺"功能，具有多水平、多靶器官调节作用，促进性腺、性器官发育，调整激素平衡，提高机体免疫功能，并有直接抗癌突变作用，可阻断乳腺增生症癌变倾向。黄芪补气，有雌激素样作用；白芍养血敛阴，为调经要药；熟地黄、山茱萸、制何首乌补肝肾益精血；当归补血、活血；丹参活血祛瘀调经，其补血生血，功过当归、熟地黄，调血敛血，力堪芍药，逐瘀生新，性倍川芎，诸药同用，使冲任之气血充盈，乳腺血脉通畅，无瘀滞增生。

6. 二仙汤治乳腺增生症具补肾调和阴阳之功　《外证医案汇编》："乳中结核，虽云肝病，其本在肾。"肾虚冲任失调证是本病的主要证型之一。女子以血为用，以肝为先天，由于肝气不舒，疏泄失职，导致冲任失调。经脉壅阻则乳痛加剧，乳块增大；经后血海壅阻减轻，乳痛稍减，但血脉凝滞，久而不散，故结块不消。冲任失调则经期紊乱，或经量稍减，或闭经，或痛经，或不孕，或郁久成瘀血，癥积瘕聚。肝脉布胸胁，乳房为阳明所主，故有"女子乳头属肝，乳房属胃"之说。且乳房与经络的关系密切，尤其与肝、胃、肾及冲任二脉有密切联系。肝藏血，胃乃气血生化之源，冲为血海，任脉为阴脉之海，无不与阴血相关，故乳房以阴血为本，肾主藏精，肾为天癸之源，肾气盛，天癸泌，可激发冲任二脉通盛；冲任下起胞宫，上连乳房，冲任之气血上行为乳，下行为经，乳房之生理直接受冲任二脉经气盈亏的调节。肾气不足则天癸不充，冲任二脉不盛，冲任失调，则下不能充养胞宫，上不能滋养乳房。肝体阴而用阳，肝藏血及主疏泄的功能有赖肾气的温煦资助。肾气不足，肝失疏泄，肝郁不疏，气滞、血瘀结聚乳络，久而不散，而致乳癖。

临证遵循治病求本原则，以补肾为根本治法，佐以疏肝理气、软坚散结等，乃行之有效之法。清代高秉钧《谦益斋外科医案·乳癖》："水亏木旺，营亏无以营养……乳房结核成癖，拟以壮水涵木治之。"赖海燕等运用补肾名方二仙汤（仙茅、淫羊藿、黄柏、知母、当归、巴戟天）加减（胁肋疼痛者加柴胡、荔枝核、白芍，潮热盗汗者加女贞子、熟地黄、五味子，纳差便溏者加人参、黄芪、陈皮、甘草，畏寒肢冷者加鹿角霜、补骨脂，乳房刺痛明显者加三七、益母草、丹参）治疗，收效颇佳。方中仙茅、淫羊藿、巴戟天温补肾阳，知母、黄柏泻相火而坚肾阴，当归补血和血，温补与寒泻同施，壮阳与滋阴并举，温而不燥，寒而不滞，共奏调和阴阳之功效。

肾虚贯穿于乳腺增生症病程演变的全过程，补肾具有调整内分泌功能的作用。现代医学认为雌二醇分泌水平绝对或相对增高，孕酮分泌相对或绝对不足是造成乳腺增生症的主要病因，乳腺组织处于雌激素的长期刺激之下，不能由增殖转入复旧，或出现复旧不全，日久导致乳腺组织中导管组织上皮、小叶及小叶间的纤维结缔组织增生而出现各种改变，这种改变常以组织增生、细胞数目增加为基本病理改变。二仙汤具有抗氧化、延缓组织衰老、增强免疫功能，可使 T 淋巴细胞数量增加，尤其能调节下丘脑-垂体-性腺轴，可调整血浆雌二醇（E_2）和睾酮（T）含量，延缓垂体老化和改善其促性腺激素的合成和释放，延迟子宫内膜上皮鳞化，调整性激素水平，使乳腺组织周期性增生与复旧恢复正常，同时还可防止乳腺癌的发生。其中仙茅中含有的仙茅苷成分，能增强机体的免疫功能；淫羊藿具有雌激素样作用，可使雌性大鼠卵巢、子宫增重，使雄性大鼠睾酮分泌增加。仙茅、淫羊藿、巴戟天补肾温阳药可改善性腺轴，抑制乳腺组织发生增生性改变。

从肾治之验

1. 从脾肾亏虚、肝郁气滞论治　钟某，女，41 岁。诉双乳胀痛反复发作 1 年，在市区多家医院服中药治疗均无明显疗效。乳房胀痛，偶有刺痛，经前明显加重，经后稍有缓解，时有头昏、口淡，月经周期及经期正常，末次月经 20 余日前，经量少，色黯红夹血块，经行腹胀，腰骶部酸痛，白带多而稠，色白无异味，大便溏，1 日 1 次，小便正常。面色萎黄，神疲乏力，眉头紧锁，舌淡暗边有齿痕，舌苔白而厚，脉弦重按无力。专科检查：双乳紧绷，乳头无抬起或凹陷，经挤压无溢液，右乳外上、左乳上方可扪及团块状增厚结节，触痛，未扪及孤立性包块，两侧腋下未扪及肿大淋巴结。酒窝征（一）。彩超及高频 X 线检查均提示乳腺囊性增生。四诊合参，当属脾肾两虚，气滞血瘀证，适逢经前气血相对旺盛，以瘀滞邪实为主，治以行气活血祛瘀为主，补肾健脾为辅。

处方：柴胡 12 g，青皮 10 g，香附 15 g，郁金 15 g，延胡索 15 g，丹参 15 g，制乳香 10 g，藿香 15 g，浙贝母 15 g，白术 15 g，桑寄生 15，菟丝子 15 g，益母草 30 g。7 剂。并嘱患者若月经提前来潮，经期仍可继续服药。

复诊：患者诉服至第 2 剂，乳房疼痛已明显减轻，服至第 4 剂已无明显疼痛。月经于 4 月 10 日来潮，量较前明显增多，仍有血块，无腹痛腹胀，仍有少许腰酸，大便转正常。时正值经期，去制乳香，加当归 10 g，鸡血藤 30 g，以养血通经。

三诊：时乳房胀痛已完全消失。检查示：双乳柔软，原团块状结节明显变小，无触痛。舌稍淡，苔薄白，脉弱。经后冲任气血亏虚，以补肾健脾治本为主，疏肝理气祛邪为辅。

处方：桑寄生 15 g，续断 15 g，菟丝子 15 g，白芍 10 g，柴胡 5 g，青皮 10 g，香附 15 g，郁金 15 g，延胡索 15 g，丹参 15 g，白术 15 g，炙甘草 5 g。

嘱患者连服 7 剂后停药，下次月经来潮前一周复诊，月经前后服药各 7 日，经期停药。连续治疗 3 个月经周期后，患者复诊诉乳房疼痛未再发作，嘱患者停药观察，平素注意保持心情舒畅。随访半年后，复诊双乳团块状结节均已消散。

按语：乳腺增生症是女性最常见的乳房疾病，其发病率占乳腺疾病的首位。近年来本病发病率呈逐年上升的趋势，年龄呈低龄化趋势，且乳腺增生症有转变为乳腺癌的可能。因此，研究临床有效、值得推广应用而无明显毒副作用的治疗方法尤为迫切。大量的临床资料表明中医药治疗本病有着独特的优势，而且复发率低，远期疗效较佳，经治疗患者的体质情况亦有增强。经过长期的临床实践观察，乳腺增生症的发生发展是一个因虚致实、因实而虚、虚实夹杂的复杂过程，其本虚而标实，肾气不足、脾虚冲任亏虚为发病之本，肝郁气滞、痰凝血瘀为发病之标，治疗当谨守病机，审时度势，辨明虚实，做到补虚不忘祛邪，泻实不忘补虚，在疏肝理气、化痰祛瘀的基础上采用益肾健脾的治法，使"邪去而正安"，在益肾健脾的同时兼顾理气化痰祛瘀以避免"闭门留寇"。

2. 从肾阳亏虚、冲任不调论治　周女士，46 岁，2005 年 1 月初诊。2004 年 10 月发现右侧乳房肿块，在本市某医院钼钯摄片诊断为右乳肿块，乳腺囊性增生症，双乳小叶增生。现乳房疼痛较剧，经前尤为明显，月经紊乱，无乳腺癌家族史。检查：右乳外下肿块，大小 3 cm×2.5 cm，边界清，活动度大，触痛明显，表面光滑，两乳外上象限亦可触及大小不等的结节状肿块数十个，质地部分偏硬，与皮肤无粘连，两腋下未触及肿大淋巴结。证属肾阳亏虚，冲任不调，肝郁挟痰瘀凝滞。治宜温补肾阳，调摄冲任，理气化痰，疏肝活血。

处方：鹿角片（先煎）12 g，淫羊藿 30 g，肉苁蓉 12 g，山茱萸 10 g，仙茅 10 g，当归 12 g，益母草 30 g，山慈菇 15 g，泽兰 10 g，制香附 10 g，郁金 12 g，柴胡 12 g，莪术 15 g。每日 1 剂，水煎分 2 次服。

服药 1 个月余后，乳房疼痛明显减轻，结块变软，右乳外下囊性增生肿块缩小至 2 cm×1.2 cm。续服上方 2 个月余接诊，乳房疼痛已除，肿块消失，乳腺腺体明显软化，月经正常。

按语：肾虚冲任失调与乳腺增生症关系密切。冲任二脉皆属于肾，任脉调理阴经气血，为"阴脉之海"，主胞胎；冲脉为"十二经脉之海"；冲任同起于胞中，任脉之气布于膻中，冲脉之气上散于胸中，共司乳房之发育、生长、衰萎。宋代陈自明《妇人良方·博济方论》："妇人病有三十六种，皆由冲任劳损所致。"冲任失调可影响以肾为中心的肾-天癸-冲任性腺轴的功能，经脉血海该充盈而未满，该疏泄而不畅，经前经期气血聚于冲任，壅滞于乳络而乳痛加剧，经后血海空虚，乳痛稍减，但血脉凝滞，经久不散，结块不消。可见肾虚冲任二脉损伤，百脉逆乱，病变峰起，变化莫测。

因此，治疗乳腺增生症宜多途径补肾调摄冲任。乳房为阳明胃经所司，乳头为厥阴肝经所属，肾主先天之精，受五脏六腑之精而藏之，注于冲任而主乎天癸；肾精所化之气谓之肾气，肾气不充，或肝肾不足，天癸涸竭，气血虚弱，冲任二脉空虚，气血运行不畅，致气滞血瘀。冲任无脏，隶属肝肾之脉。《女科撮要》："夫经水，阴血也，属冲任之脉所主，上为乳汁，下为经水。"然冲任无本脏，其本在肾。肾气不足，无法充盈冲任二脉，则上不可滋养乳房，下不可充盈胞宫。所以温肾阳补肾气来调摄冲任是治病求本之法，通过煦养乳房，调畅气血，促使乳腺肿块缩小、疼痛消失，同时胞宫不充和肾虚诸症均可得以纠正。

第五十九章　　高催乳素血症

　　高催乳素血症是指因各种原因引起的外周血催乳素（PRL）异常升高，致使临床上出现月经量减少或稀发甚至闭经，并伴有溢乳、不孕或习惯性流产等症的临床综合征。高催乳素血症在正常成人中发生率为 0.4%，主要发生在 30~40 岁的女性，但在绝经期妇女中发生率大大下降。本病在中医学无对应病名，属于中医学"月经失调""闭经""乳泣""不孕"等范畴。

从肾论之理

　　1. 从肝肾论治高催乳素血症　高催乳素血症是最常见的由下丘脑-垂体-性腺轴异常引起的内分泌紊乱之一，是以催乳素增高（PRL>25 ng/mL）为主要特征，伴随着溢乳和因排卵障碍引起的月经紊乱、不孕。曲霞认为，高催乳素血症的中医辨治当从肝肾而论。

　　（1）高催乳素血症病因病机：中医学认为"肾主生殖""乳头属肝，乳房属胃"，月经、乳汁均为气血所化生。中医学理论中的生殖轴"肾-天癸-冲任-胞宫"跟现代医学的"下丘脑-垂体-性腺轴"相类似，其平衡都是维持正常月经和保证生殖生育功能的重要环节。"月是以时下，故有子"，月经紊乱则容易排卵障碍，排卵异常则影响受孕。《医学入门》："妇人以血为主，天真气降，壬癸水合，肾气全盛，血脉流行。"《医学正传》："月经全借肾水施化，肾水既乏，则经血日益干涸……渐至闭塞不通。"意思为肾为月经之本，肾气不充则经血不能按时而行，此属先天发育不良或后天失养导致肾气受损或损伤冲任而致闭经。《万氏女科》："忧愁思虑，恼怒怨恨，气郁血滞而经不行。"女子以肝为先天，肝藏血，主疏泄，恶抑郁，若内伤忧郁，情绪不畅，肝气不条达，则冲任不调，亦可发生闭经、不孕。《女科撮要》："夫经水也，阴血也，属冲任二脉所主，上为乳汁，下为血水。"若性情急躁，肝火上炎，发生气血逆乱，经水不寻常经，而反随肝气上乳房化为乳汁，发生乳泣。肾为癸水，肝为乙木，乙癸同源，如肾阴亏损，肝失濡养，经血不下达而发生经闭、乳泣、不孕，肝郁不能疏脾土进一步导致脾失健运。

　　（2）高催乳素血症从肾论治：《素问·上古天真论》"女子七岁，肾气盛，齿更发长，二七而天癸至，任脉通，太冲脉盛，月事以时下，故有子"。意思就是女子 7 岁以后肾气就开始盛长，14 岁的时候任脉通畅，冲脉充盛，就开始有月经，也即是有了生殖的能力。《素问》："肾气盛，天癸至，精气溢泻，阴阳和，故能有子。"《女科经纶·嗣育门》引朱丹溪语："女子无子者，冲任脉中伏热也……其原必起于真阴不足，真阴不足则阳盛而内热，内热则荣血枯。"指的是肾藏先天之精，主生殖，肾气充足，则冲任气血才能旺盛，肾-天癸-冲任-胞宫在月经周期和生殖方面起着重要的调节作用，肾气虚寒则冲任气血不足，肾阳虚弱，命门火衰，亦导致冲任不足，经血不下达反上行溢乳，且胞宫失于温煦，则宫寒不孕。或肾阴亏虚，阴亏血热，热扰冲任，血海过热，不能摄精成孕，重在补肾之阴阳，肾阴虚者重在滋肾阴，调冲任；肾阳虚者重在温肾阳，调冲任。肾虚者属肾阴虚常见。患者出现停经或者经水量少，不孕，伴随头晕耳鸣，腰膝酸软，口干，五心烦热，舌质偏红苔薄白，脉细数，当滋肾调冲，养血通经。可用《傅青主女科》养精种玉汤，傅青主认为此方主要在于填肾精，肾精充沛则可摄精，血气充足则子宫易于受孕。或《景岳全书》毓麟珠治以温补肾精，培补脾脏气血，使精血充足冲任调达，而经水顺畅。

　　（3）高催乳素血症从肝论治：清代吴谦《医宗金鉴》"妇人以调经为主，其外肝经之病最多"。清代陈修园《女科要旨·种子篇》："妇人无子，皆由经水不调，经水所以不调者，皆由内有七情之伤，外有六淫之感，或气血偏盛，阴阳相乘所致。"因女子以肝为先天，肝藏血，主疏泄，若肝血充盈，肝气调达则月经正常，有益于摄精受孕。若因七情六欲所困扰，肝气郁结失于调达，则肝失疏泄，气滞血瘀，继而气血不和，冲任不调，胞宫血海不宁，月经不调，排卵障碍则可发生闭经、不孕。或肝郁化火，脏腑-天癸-冲任-胞宫失衡，气血逆乱不随常经循行，经血不下达反而上行，入乳房化为乳汁。这说明肝郁与高催乳素血症有一定的相关性。此类患者临床见不孕，月经先后不定期或闭经，乳房胀痛或溢乳，少腹胀痛，烦躁易怒或郁郁寡欢，善叹息。此时可用《傅青主女科》开郁种玉汤，为逍遥散的变方，用香附代替柴胡，理气中之血，全方疏肝健脾，养血种玉。

（4）高催乳素血症从肝肾论治：临床观察发现高催乳素血症患者，以肾虚、肝郁、肾虚肝郁3种最为常见，而其中肾虚肝郁者更是居首。《万氏妇人科》："忧愁思虑，恼怒怨恨气郁血滞，而经不行。"情志不畅影响到肝脏，而在五脏之中，肝肾同源，肝藏血，肾藏精，精血互生，故其平衡对维持正常月经和排卵尤为重要。肾虚者不能发挥肝脏的疏泄调达功能，肝郁者亦戕伐肾阴，病深者耗伤肾阳。而血气充盛对女子来说很关键，肝气郁结，肾精亏虚，则血气失于濡养，气血不和，或不孕，或停经。其主要矛盾是冲气上逆，经血不下为经，反上行为乳汁。肾虚肝郁的高催乳素血症患者，其主要症状为腰膝酸软、月经量少、月经后期或者闭经、溢乳、性冷淡、夜寐困难、心烦喜怒、乳房胀痛、抑郁、健忘，舌淡红，苔薄白，脉弦。治当补肾虚疏肝郁，方如滋肾解郁丸，方中用柴胡、白芍、郁金等药疏肝解郁，而用山茱萸、菟丝子、巴戟天、淫羊藿可以补肾填精，治愈者众多。

随着临床经验的积累和医家对本病的探索，越来越多的研究证实从肝肾论治高催乳素血症是一个正确的方向。乙癸同源，肝气郁结会影响到肾的阴阳失调，而肾精不足必亦影响到肝脏气机的疏泄，治疗应从纠正肝肾的阴阳失衡、气机不畅入手，使经水适时顺畅下之，则乳汁不外溢，排卵正常而适于孕育。

2. 高催乳素血症脾肾虚为本，肝郁为标

（1）高催乳素血症脾肾亏虚为本：现代医学认为，PRL分泌过度一方面会抑制促性腺激素（GnRH）的合成与释放，使促性腺激素水平降低，雌激素正反馈作用消失，引起无排卵；另一方面作用于卵巢局部PRL受体，减弱或阻断卵巢对促性腺激素的反应，抑制卵泡的发育与成熟，不能形成排卵前的雌激素高峰及促黄体生成激素（LH）峰，并抑制促卵泡生成激素（FSH）诱导的雌激素生成、LH诱导的孕酮生成，常导致空卵泡的出现。以上两方面均会导致下丘脑-垂体-卵巢-子宫轴功能失调，导致高催乳素血症的发生。林寒梅认为，高催乳素血症的发生的根本原因是脾肾亏虚。其认为中医学的肾-天癸-冲脉-胞宫轴与现代医学的下丘脑-垂体-卵巢-子宫有着对应的生理功能。肾为先天之本，元气之根，主藏精气，精能化血，血能生精，精血相互滋生，肾精又能化气，肾气的盛衰主宰着天癸的至与竭。正如《傅青主女科》提出"经水出诸肾"。《医学正传》："月经全凭肾水施化，肾水既乏，则经血日以干涸。"脾胃为后天之本，气血生化之源。脾主运化，主统血。妇人以血为基本，月经的主要成分是血。脾的功能正常与否，直接影响着全身气血生成与运行，只有脾气健旺，才可使气血生化有源，气血运行有度。若脾胃虚弱，化血乏源，以致后天无以充养先天，肝肾失养，冲任不充，血海不能按时满盈则可导致高催乳素血症患者月经过少、稀发；血海空虚，无血可下而致闭经。《兰室秘藏》："妇人脾胃久虚，或形羸气血俱衰而致经水断绝不行。"故脾肾亏虚是本病发生的根本原因。

（2）高催乳素血症肝气郁结为标：肝气郁结，郁而不疏为高催乳素血症之标。《临证指南医案》："女子以肝为先天。"肝藏血，主疏泄，性喜条达，恶抑郁。由于当今妇女在社会中扮演的角色越来越重要，普遍承受着较大的精神压力。情志不畅影响肝的调节能力，导致气机失调，肝疏泄失职，精血不能下注胞宫形成月经，反而随冲逆之气上行变为非时之乳（溢乳），月经过少、闭经甚至不孕。乙癸同源，肝肾同居下焦，肝主藏血，肾主藏精，精血同源，肝肾在女性生理上关系极为密切，在病理上亦相互影响。肾水不足不能涵养肝脏，肝的疏泄功能依靠肝的藏血功能，肝肾阴虚，则可致月经过少、闭经甚至不孕；肝失疏泄，虚火迫乳汁外溢。另一方面，肝属木，脾属土，又有肝为五脏之贼之论，肝郁最易克脾，进而影响脾胃的运化功能。脾虚则化血乏源，可致月经过少、稀发甚至闭经或不孕，加之肝疏泄失常迫乳外泄。综上可见，本病发生的根本原因是脾肾亏虚，病机关键以肝气郁结为主。

（3）高催乳素血症治疗标本并重：本病的根本原因是脾肾亏虚，补肾健脾药常贯穿于治疗始终。林寒梅创经验方，药由枸杞子、淫羊藿、菟丝子、山茱萸、柴胡、党参、白术、茯苓、白芍、丹参、炒麦芽、山楂、神曲组成。方中以淫羊藿、菟丝子温补肾阳，山茱萸、枸杞子滋补肾阴，以涵肝木；共同使用可起调理冲任，阴阳互补的作用，取其"阴中求阳""阳中求阴"之功。现代药理表明，补肾中药许多具有雌激素样作用，可以调节内分泌机制，提高卵巢对 LH 的反应，增强对垂体的反馈抑制作用，从而调节下丘脑-垂体-卵巢轴的功能。以党参、白术、茯苓等益气健脾、补气养血，气血化生有源，冲任得充，月经自调。重用炒麦芽取其疏肝理气、回乳之功，以治其标。《医学衷中参西录》："麦芽虽为脾胃之药，而实善舒肝气，夫肝之疏泄，为肾行气，因助肝木疏泄，以行肾气……至妇人乳汁为血所化，引起善于消化，微兼破血之性，故又善回乳。"现代药理学证明，麦芽中含有类似溴隐亭样物质，具有拟多巴胺激动剂作用，通过调节性腺轴功能的紊乱而抑制 PRL 分泌。炒麦芽配合神曲、山楂，取其消食下气的作用，以增强炒麦芽疏肝理气之功。针对肝郁的病机关键，以柴胡等疏肝理气，使肝气调达，以复其疏泄之功。并配合白芍、丹参等养血调经，白芍配伍柴胡可助柴胡疏肝亦可防止其疏散过度，丹参既可行血活血，又可养血，为调经之要药。针对临床上个体差异，根据具体症状灵活加减。如常有患者出现形体肥胖、多毛、四肢倦怠、疲乏无力等，加苍术、陈皮、皂角刺、法夏等化痰除湿之品；若肝郁化火，表现为口干、口苦、经期乳房胀痛明显、大便秘结、小便黄等，则应酌情加入黄芩、栀子、川楝子等清热利湿之药。

从肾治之验

1. 从肾虚肝郁、瘀阻冲任论治　张某，女，39 岁。主诉婚后 3 年，未避孕 2 年未孕。患者 13 岁月经初潮，平素月经稀发，月经周期 30～60 日，经期 4～5 日，经量中等，经色暗，经血夹块。曾用人工周期治疗，治疗后有月经来潮，停药后月经后期。现闭经 6 个月。尿绒毛膜促性腺激素（HCG）（-）。双侧乳房少量泌乳，色乳白。每次经前双侧乳房胀痛，两胁窜痛，自感烦躁易怒，纳可，寐佳，二便调。舌质暗红，舌尖芒刺，舌苔薄白，脉弦细。基础体温（BBT）单相。曾服用溴隐亭治疗半年有效，但不明显。B 超结果：子宫大小 5.4 cm×4.1 cm×3.6 cm，右卵巢 2.3 cm×1.9 cm，左卵巢 2.8 cm×2.1 cm，子宫大小形态正常，甲状腺功能正常。辨证属肾虚肝郁，瘀阻冲任。治以疏肝益肾，散瘀助孕。

处方：熟地黄 10 g，枸杞子 15 g，菟丝子 15 g，墨旱莲 15 g，酒女贞子 15 g，肉苁蓉 10 g，续断 10 g，鸡血藤 15 g，柴胡 10 g，当归 10 g，丹参 10 g，茜草 10 g，丝瓜络 10 g，牡丹皮 10 g，郁金 10 g，益母草 15 g，生麦芽 30 g，赤芍 10 g，甘草 10 g。7 剂，每日 1 剂，水煎分 2 次服。

二诊：服药后，患者泌乳症状减轻，挤压双侧乳房仍可见少量淡黄色分泌物溢出，BBT 单相，纳可，二便调。舌质红，苔黄腻，脉弦细。治以益肾疏肝利湿祛瘀。

处方：熟地黄 10 g，山茱萸 10 g，续断 10 g，女贞子 15 g，枸杞子 15 g，当归 10 g，白芍 10 g，鸡血藤 15 g，柴胡 10 g，黄芩 10 g，丝瓜络 10 g，茯苓 12 g，菊花 15 g，赤芍 10 g，郁金 10 g，土鳖虫 10 g，刘寄奴 10 g。14 剂。

三诊：现正值经期，经量中等，有血块，少腹冷痛。经前 BBT 单相。舌质淡暗，脉弦滑。治予活血化瘀，祛瘀生新。

处方：当归 10 g，熟地黄 10 g，赤芍 10 g，丹参 15 g，桃仁 10 g，红花 10 g，益母草 15 g，泽兰 10 g，延胡索 10 g，盐小茴香 10 g，醋香附 10 g，甘草 10 g。5 剂。

四诊：偶有少量泌乳，BBT 单相，舌质淡，苔薄白，脉弦细。继续予以滋肾解郁散瘀法。

处方：熟地黄 10 g，淫羊藿 10 g，菟丝子 15 g，续断 10 g，枸杞子 15 g，墨旱莲 15 g，酒女贞子 15 g，当归 10 g，柴胡 10 g，丹参 10 g，茜草 10 g，丝瓜络 10 g，牡丹皮 10 g，益母草 10 g，郁金

10 g，生麦芽 30 g，甘草 10 g。7 剂。

五诊：刻下双侧乳房胀痛减，泌乳现象基本消失，BBT 单相，近日寐差多梦。诊脉弦，舌淡苔滑。守上方加黄精 15 g，紫石英 30 g，桑椹 15 g，生麦芽 30 g，炒酸枣仁 30 g，生龙骨（先煎）30 g，生牡蛎（先煎）30 g，川芎 5 g。7 剂，继服。

六诊：现基础体温上升 5 日，无泌乳，二便调，舌质淡，苔薄白。

处方：熟地黄 10 g，淫羊藿 10 g，菟丝子 15 g，续断 10 g，黄精 15 g，紫石英 30 g，桑椹 15 g，酒女贞子 15 g，紫河车（研末冲服）5 g，当归 10 g，柴胡 10 g，丹参 10 g，赤芍 10 g，茜草 10 g，丝瓜络 10 g，郁金 10 g，生麦芽 30 g，炙甘草 10 g。10 剂。

七诊：月经 4 日，经量中等，少腹隐痛。监测排卵，B 超：左卵巢 1.2 cm × 1.8 cm，右卵巢 0.3 cm × 0.6 cm，提示有优势卵泡，指导同房。予以益肾暖宫，活血促排。

处方：熟地黄 10 g，菟丝子 15 g，枸杞子 15 g，淫羊藿 10 g，巴戟天 10 g，续断 10 g，龟甲胶（烊化冲服）15 g，胡芦巴 10 g，茺蔚子 15 g，当归 10 g，丹参 15 g，醋香附 10 g，酒吴茱萸 10 g，皂角刺 10 g，炮穿山甲（先煎）3 g，甘草 10 g。10 剂。

八诊：月事逾期未至，BBT 高峰值 12 日，测尿 HCG（＋），证实早孕，少腹隐痛，予以益肾理脾安胎。

处方：菟丝子 15 g，桑寄生 15 g，阿胶（烊化冲服）20 g，杜仲 10 g，山药 30 g，莲子 10 g，续断 10 g，白术 10 g，黄芩 10 g，苎麻根 10 g，炙甘草 10 g，紫苏梗 10 g。30 剂。

随访顺产一男婴。

按语：高催乳素血症是下丘脑-垂体-卵巢轴失调所致的内分泌疾患，是引起女性不孕症的常见病因之一。其造成不孕的机制主要是引起卵巢排卵障碍。现代医学治疗首选溴隐亭，但存在价格高、有不良反应的缺点。本案患者闭经、双侧乳房有泌乳，多次激素检查示 PRL 高于正常水平，头颅 CT 检查可暂时排除垂体腺瘤，又与配偶同居 2 年以上，有正常性生活，配偶身体健康，证属不孕症范畴，即高催乳素血症合并原发性不孕。

本案患者初潮后月经周期即不规律，月经稀发，渐至闭经，乃先天之本不足之证。肾气不充，冲任亏虚，无以化生精血，血海空虚，无血可溢，遂至闭经。女子以肝为先天，肝经络乳，乳汁自溢为肝脏疏泄功能失常之征。肾气本亏，肝经蕴热，瘀浊内生，无法摄精成孕，故发为不孕。

本案主方兼具解郁滋肾，养血通经，调冲助孕之功。方中柴胡、郁金疏肝气，解郁结。《傅青主女科》："乳汁之火，原属阳明……必得肝木之气以相通。"调经根据月经周期的阴阳相长，采取益肾滋阴养血法、温肾活血助孕法、温补脾肾法、活血化瘀法的序贯立法，使胞宫能够按时满溢，经水如期而至，调经种子，胞宫摄精乃能成孕。菟丝子、杜仲平补肝肾；熟地黄味厚滋腻，为滋阴补血之要药；当归补血养血，和血调经，既可以助熟地黄补血之力，又可行经通脉道之滞；白芍酸甘质柔，养血敛阴，与熟地黄、当归同用则滋养之功显著；丹参擅活血祛瘀，《本草纲目》谓其"能破宿血，补新血"；淫羊藿为辛热之品，擅温补肾阳；紫石英温肾暖胞调冲；紫河车为血肉有情之品，《本草纲目》谓之"乃补阴阳两虚之药，有返本还原之功"。甘温助阳，质润滋养，为补肾益精的良品。诸药合用共奏解郁滋阴，散瘀助孕之功。方中重用生麦芽，麦芽味甘，性平，微温，归脾、胃、肝经，升而能降，麦芽有健脾和胃之效，亦有回乳、通乳之功。本病表现虽为泌乳，治疗应以"通"为法，重用生麦芽，通因通用，收效显著。

2. **从脾肾亏、肝郁气滞论治**　患者，女，31 岁。主诉月经量少 2 年余。患者 14 岁初潮，既往月经 32～38 日 1 行，2～3 日即净，量少，日用 2 片卫生巾即可，色黯红，经行伴有血块。末次月经 8 日前。现患者自觉腰酸胀，健忘，善太息，胸胁胀痛，纳寐尚可，二便正常。望诊面色暗，有色斑，眼眶黯黑，舌质胖，舌苔白，脉细弦。性激素六项检查：FSH 5.04 mIU/mL，LH 8.15 mIU/mL，E_2 3.71 pg/mL，P 0.31 ng/mL，PRL 41.23 ng/mL，T 0.35 ng/mL。B 超检查显示子宫、附件未见明显异常。头颅 CT 未见异常。西医诊断为高催乳素血症。中医诊断为月经过少。辨证属脾肾亏，肝郁气滞。中医治以补肾健脾，解郁疏肝。

处方：淫羊藿 10 g，菟丝子 10 g，杜仲 10 g，当归 10 g，生麦芽 60 g，生山楂 20 g，神曲 20 g，柴胡 10 g，白芍 10 g，丹参 10 g，白术 10 g，茯苓 10 g。每日 1 剂，水煎分 2 次服。

方中以菟丝子、杜仲、淫羊藿为君补肾益气；白术、茯苓为臣健脾益气，化生气血；生麦芽、生山楂、神曲、柴胡、白芍为佐，疏肝理气，调达气机；当归、丹参养血调经为使。全方共奏补肾健脾，疏肝养血之功。

二诊：服药 14 剂后，自诉腰酸胀症状缓解，乳房胀满，时有头痛目涩，口干，纳食、夜寐、二便尚可。舌质红，苔薄黄，脉弦。此时正值月经前期，因势利导，以疏肝理气、活血调经为法，方以逍遥（散）汤加减。

处方：生麦芽 60 g，生山楂 20 g，神曲 20 g，柴胡 30 g，白术 10 g，茯苓 10 g，当归 10 g，赤芍 10 g，郁金 10 g，川芎 10 g，川楝子 10 g，牡丹皮 10 g，薄荷 5 g。继服 7 剂。

方以逍遥（散）汤加减，疏肝活血，肝气疏泄通畅，血脉流畅则月经自调。并对患者进行心理疏导，嘱其要保持乐观情绪，适当进行锻炼，建立良好的饮食生活规律。告知患者在月经来潮后第 2 日再服初诊方 14 剂，初诊方服完后 1 周，继续服二诊方。以此连续治疗 3 个周期。

患者来院复查催乳素为 20.34 ng/mL，诉月经量较前明显增多，腰酸胀、经前乳房胀满症状消失。

按语：中医学认为，肾为先天之本，元气之根，主藏精气，精能化血，血能生精，精血相互滋生，肾精又能化气，肾气的盛衰主宰着天癸的至与竭。五脏之中，肝与肾的关系极为密切，素有"乙癸同源"之说，肝肾同居下焦，肝藏血，肾藏精，正所谓肝肾同源，精血互生。《临证指南医案》指出"女子以肝为先天"。肝藏血，主疏泄，恶抑郁，喜条达。情志不畅影响肝的调节能力，若七情太过，可使肝之疏泄功能失常，气血逆乱，不循常道，肝疏泄失职，不能按时下注胞宫形成月经。

肝肾在女性生理上关系极为密切，在病理上亦相互影响。若肾精亏虚可致肝血不足，肝的疏泄功能依靠肝的藏血功能，肝肾阴虚，则可致月经过少、闭经甚至不孕。肝失疏泄，郁久化热，虚火迫乳汁外溢。《胎产心法》："肝经上冲，乳胀而溢"，乳头属肝，若肝木不舒，气机失调，精血反随冲脉之气上逆而化为非时之乳（溢乳）。另一方面，脾胃为后天之本，气血生化之源。肝属木，脾属土，又有肝为五脏之贼之论，肝郁最易克脾，进而影响脾胃的运化功能。脾主运化，主统血。妇女以血为基本，月经的主要成分是血。脾的功能正常与否，直接影响着全身气血生成与运行，只有脾气健旺，才可使气血生化有源。若脾胃虚弱，化血乏源，以致后天无以充养先天，肝肾失养，冲任不充，血海不能按时满盈则可导致妇女月经过少、稀发；血海空虚，无血可下而致闭经。《兰室秘藏》："妇人脾胃久虚，或形羸气血俱衰而致经水断绝不行。"由是观之，催乳素升高引起的一系列症状的相关病位主在肝脾肾，病机为脾肾亏虚，肝气郁结。治疗通过综合调理肝、脾、肾及冲任各方面的功能，不但能调整卵巢功能，还可明显改善患者的临床症状，充分发挥了中医学整体观念和辨证论治的优势。

第六十章　子宫发育不良

子宫发育不良又称幼稚子宫，系副中肾管会合后短时期内停止发育所致。子宫较正常小，子宫颈呈圆锥形，相对较长，宫体与宫颈之比为1∶1或2∶3。子宫发育不良患者临床主要表现为原发性不孕，月经量少，在月经初潮时即有，少数表现为初潮延期。但一般第二性征发育正常。体格检查双乳腺及外生殖器发育正常。妇科检查子宫小而活动，子宫颈与子宫体比例失调，有时因子宫前壁或后壁发育不良，过度前屈或后屈。

根据子宫发育不良的临床特征，其属于中医学"不孕""经水量少"等范畴。

从肾论之理

"肾主生殖，主司二阴"，故女性生理病理无不与肾密切相关，尤其与"天癸"的盛衰关系密切。肾为先天之本，肾之先天精气是否充盛，是生殖系统发育的关键。肾气盛，女子则月事以时下，先天肾气不足，则女子子宫、乳房等发育均可受到影响。《素问·上古天真论》："女子七岁，肾气盛，齿更发长；二七而天癸至，任脉通，太冲脉盛，月事以时下，故有子。"冲为血海，任主胞胎，然冲任二脉皆系于肾。说明肾气旺盛，天癸的产生，任通冲盛对月经的来潮有着极为重要和直接的作用。

肾藏精，乃生殖之本。女子成年后肾气充，则精血旺，作用于冲任、胞宫，促使冲任二脉通盛和生殖之精的成熟，胞宫才能开始正常的生理活动。若先天禀赋不足，肾中精气亏虚，则可致胞宫发育不良，冲任二脉虚损，故而既可表现为经水量少，又可致久婚不孕。对此之治，张景岳说："其有气因精而虚者，自当补精以化气；精因气而虚者，自当补气以生精。"又提出："故命门者，为水火之府，为阴阳之宅，为精气之海，为死生之窍，若命门亏损，则五脏六腑，皆失其所持，而阴阳变化无所不至，其为故也。"傅青主："寒冰之地，不生草木，重阴之渊，不长鱼龙。今胞宫既寒，何能受孕。"中医学认为阴与阳是互相依存，互根互用，"善补阳者，必于阴中求阳，则阳得阴助而生化无穷；善补阴者，必于阳中求阴，则阴得阳生，而源泉不竭"。

导致女性不孕的原因很多，其中主要就有子宫发育不良因素等。肾为先天之本，元气之根，主藏精气，是生长生殖的动力。肾中精气的盛衰主宰着人体的生长发育及生育功能的成熟与衰退。肾主冲任，肾气盛则冲任通盛，血海如时满溢，月事以时下，故能有子。若肾气不足，则冲任失养，血海不能按时满溢，则影响胞宫的发育。据临床观察，原发性不孕症多与肾虚有关。因此，对于子宫发育不良古今医家皆多从肾虚立论施治。

从肾治之验

1. 从先天胞宫未实、后天血海不充论治　陈某，女，29岁。形体瘦弱，已婚7年未孕。患者16岁月经初潮，月经每50～120日1行，每次经行1～2日，经量极少，甚或点滴即止，经色黑，无血块。平素性欲淡漠，腰膝酸软，下肢无力，带下量少，记忆力差，寐差，面色不华，末次月经2个月前，舌质浅淡，舌苔薄少津，脉细弱无力，双尺尤甚。妇科检查：外阴发育正常，阴道通畅，子宫颈居中，柱状，光滑，子宫体前位，子宫体小，双附件未触及异常。B超盆腔检查：子宫大小约3.0 cm×2.5 cm×2.0 cm。西医诊断为子宫发育不良性不孕，经西药治疗2年未效。中医辨证系先天天癸不足，胞宫发育未完实，血海不能按时满溢而不能摄精成孕。治以先后天并补，益冲任督脉，调经助孕。

处方：鹿角胶（烊化冲服）15 g，紫河车（研末冲服）5 g，仙茅15 g，巴戟天15 g，淫羊藿15 g，山茱萸25 g，枸杞子25 g，菟丝子25 g，制何首乌30 g，熟地黄40 g，王不留行25 g，麦冬15 g，当归20 g，五味子10 g，白术15 g。每日1剂，水煎分2次服。

二诊：服药14剂后，体重增加2 kg，面色容润，腰膝酸软、下肢无力之症俱减，带下量较前增多，已有性欲之求，唯月经仍未至，诊其脉弱以小滑，已有月经将至之状，当因势利导，上方加卷柏20 g，其既可促进月经之来潮，又可刺激子宫之发育。

三诊：服药21剂后，体重又增加2.5 kg，诸症俱去，月经亦于服药至第2剂来潮，经行4日方去，月经量较前明显增多，经色红，无血块，诊其六脉平和，与前判若两人。B超盆腔检查：子宫大小约5 cm×4 cm×3 cm。多年顽疾将愈，患者喜不自禁。上方去卷柏，再服。

四诊：又服药21剂后，述近几日神疲思睡，晨起偶有恶心、呕吐，月经亦未至，诊其手少阴脉动甚，两尺按之不绝，孕已定矣。B超盆腔检查：宫内可见孕囊0.8 cm，孕5周。后随访顺产一正常男婴，体重3.2 kg，母子均健康。

按语：本案患者已婚7年未孕，西医诊断为子宫发育不良性不孕症，属难治之症。若欲经调有子，诚乃无水之源、无米之炊之属。但中医若能辨证得体，施方得宜，则是症亦未为难治耳。此症病所重在于肾。盖胞脉者，系于肾，但治肾之同时，他脏亦必须兼顾。本方重在先后天并补，实则阴阳并补之法也。盖善补阳者，必于阴中求阳，则阳得阴助，而生化无穷；善补阴者，必于阳中求阴，则阴得阳升，而源泉不竭。方中之鹿角胶得天地之阳气最全，善通督脉而足于精；紫河车受精血结孕之余液，得母之气血居多，二药合用能温补肾阳，滋培根本，峻补营血，又具同气相求之妙；再与他药相伍，则子宫得之发育，孕卵即可着床受孕。卢燕用此法治疗此症颇多，奏效良多，略有心得，今仅举1例，以飨同道，有所借鉴，则达余之所愿矣。

2. 从肾虚肝郁、气滞血瘀论治　俞某，女，30岁。结婚6年未孕。患者17岁月经初潮，经事2～3个月1行，经行第1日少腹胀痛，经色紫暗，夹有小血块，经量少，3天即净。末次月经半个月前。妇科检查：外阴已婚型. 宫颈轻度糜烂，子宫体小。B超检查：子宫发育不良（子宫大小，长5.6 cm，宽4.1 cm，厚3.1 cm）。刻诊：头昏目眩，腰脊酸楚，抑郁少语，大便偏溏，面色萎黄，舌质浅淡，脉细弦。中医辨证属肾虚肝郁，气滞血瘀。拟方补肾壮阳，疏肝理气，养血活血。

处方：鹿角片（先煎）20 g，巴戟天10 g，熟地黄20 g，菟丝子15 g，枸杞子15 g，紫河车10 g，炒当归10 g，柴胡12 g，制香附10 g，川芎10 g，赤芍10 g。每日1剂，水煎分2次服。

二诊：服药20剂后，月经来潮，经量偏少，经色由紫转淡红。守法施治，以上方为基础，随症酌加党参、山药、莪术、淫羊藿等，继服。

三诊：药后半年，月经周期正常，28日左右1次，经量稍增多，腹痛已止。嘱每次经净后，服初诊方药12～15剂。妊娠试验：阳性。1年后足月顺产一女婴。

按语：肾气盛，则月事按时行而摄精受孕。反之，肾虚则经闭、不孕。可见子宫发育不良所表现的月经稀少、闭经和不孕症，其病理基础为肾虚。补肾则能促使子宫发育而泌经受孕。蒋达生习用鹿角片、巴戟天、紫河车等血肉有情之品，补肾填精壮阳。据药理研究，鹿角等温阳药有性激素样作用，补肾药可能是通过其性激素样作用，使垂体、卵巢等内分泌腺功能复常，从而促进子宫发育。肾司闭藏，肝主疏泄，一合一开，一藏一泄，肝肾协调，则月经按期藏泻。肾虚则肝之阴血亦不足，肝阴不足则疏泄失常而木郁不达。临床所见之肾虚患者每每有肝郁气滞之症情，故补肾需配以疏肝之法。用柴胡、香附等品以解肝气之郁。补肾疏肝，使肾水足而肝气舒，肝肾协调，则任通冲盛。子宫发育不良症，病情顽固，不易速愈，宜守法守方，缓而图之，切忌使用攻伐之品。

3. 从肾阳气虚、冲任不调论治　王某，女，28岁。婚后2年未孕，闭经6个月，男方检查无异常。月经自初潮后，经常5～8个月来潮1次，经量少，经色淡，经期2日左右。彩超检查示：子宫大小4.0 cm×2.8 cm×1.5 cm。诊断为子宫发育不良。现症见精神不振，面色少华，形体消瘦，舌苔薄白，六脉沉细。此乃肾阳气虚，冲任不调之证。治拟温肾暖宫为主，佐以调冲理血之法。方用自拟温肾暖宫汤加减。

处方：紫石英（先煎）30 g，鹿茸（研末冲服）1 g，菟丝子12 g，车前子（包煎）12 g，蛇床子12 g，枸杞子12 g，韭子12 g，女贞子12 g，肉桂10 g，仙茅12 g，淫羊藿15 g，炒艾叶10 g，小茴香10 g，当归15 g，川芎10 g，牡丹皮12 g，白芍12 g，制何首乌15 g，甘草5 g，大枣10 g。每日1剂，水煎分2次服。

二诊：服药36剂后，月经来潮，但仍量少色淡，彩超检查：子宫大小为5.2 cm×3.5 cm×2.0 cm。嘱原方继服。

三诊：5个月后，诉服药30余剂，月经来潮2次，均40余日而至，经量较前增多，但本次月经近2个月未至，并感胃脘部不适10余日，伴恶心，恶闻食气，患者疑为中药反应。诊见神色尚可，脉滑数，舌苔薄白，脉症合参，疑之为早孕，即做妊娠试验，确为阳性。见其体弱恐其坠胎，予成药"十全大补丸"服3个月余。后足月顺产一女婴，母子均良好。

按语：子宫发育不良为妇科不孕症的原因之一。现代医学认为，本病多属子宫先天发育不良或卵巢功能不全所致。患者临床常见头晕目眩，腰背酸痛，畏寒肢冷，神疲乏力等肾阳不足之症，两者均有经期延后及闭经、婚后不孕等。中医学认为胞宫、月经、妊娠与肾气、冲脉、任脉、天癸关系密切。《内经·上古天真论》："女子七岁，肾气盛，齿更发长；二七而天癸至，任脉通，太冲脉盛，月事以时下，故有子。"叶天士《临证指南·调经篇》："不孕，经不调，冲脉病也。"可见月经按期至否，有子否均与肾气冲任天癸有密切关系。因此，临证以温肾暖宫法为主，佐以调冲理血，并自拟温肾暖宫汤治疗子宫发育不良症，使肾中阳气充盛，天癸自至，月经自调，因而"有子"。方中以紫石英温肾暖宫为主药，辅以肉桂、仙茅、淫羊藿、艾叶、小茴香、鹿茸温补下元，以助紫石英温肾暖宫之力；菟丝子、车前子、蛇床子、枸杞子、韭子、女贞子既助紫石英温肾，又益肾填精；当归、川芎、白芍、制何首乌、大枣滋补肝肾以理血；牡丹皮一味，既能入血化瘀，又有清透阴分伏火，而防温补之品助火太甚；使以甘草调和诸药。诸药合用，则肾气振复，气血充足，经脉通达，使胞宫得暖而复生，故而受孕有子。

4. 从先天元气不足、肝肾精血亏虚论治　黄某，女，26岁。结婚同居3年不孕，配偶身体健康。平素头晕，夜眠多梦，易疲劳，烦躁，偶有腰膝酸软，月经延期，且经量少，经期腰酸痛。曾在多家医院经妇科及B超检查，诊断为子宫发育不良，黄体不健，原发性不孕。诊见形体矮小消瘦，面色苍白少华，舌质浅淡，舌苔薄白，脉沉细。辨证属先天元气不足，肾精亏损。治宜滋补肝肾，补血填精。方用左归（丸）汤加减。

处方：熟地黄20 g，龟甲（先煎）20 g，枸杞子15 g，山茱萸15 g，山药15 g，当归15 g，艾叶15 g，菟丝子15 g，白芍15 g，黄精15 g，肉苁蓉15 g，鹿角胶（烊化冲服）10 g。每日1剂，水煎分2次服。月经期暂停服药。

以此方随症加减，治疗3个月，患者体重增加，疲倦、腰酸痛症状消失，月经渐趋正常，经量较前增多。守法施方，又继续调治半年。查小便HCG阳性，嘱慎房事，适饮食。1年后顺产一女婴。

按语：本案患者子宫发育不良，黄体分泌不足是导致原发性不孕的原因。中医学认为，肾精不足则生殖无能，用左归丸加当归、肉苁蓉、黄精、白芍以滋补肝肾，填精益血；加艾叶以温经散寒，使肾精充盛，易于受孕。

5. 从肾阴亏虚、精血不足论治　姜某，女，28岁。结婚4年未孕，其夫检查生殖系统及功能正常。多次检查妇科，为幼稚子宫。追问病史，患者16岁月经初潮，经期常错后10日左右，经量少，经色红，常感神疲乏力，头晕耳鸣，性欲低下，双乳发育不良，大便干结，舌红苔薄，脉细弦。辨证属肾阴亏虚，精血不足。六味地黄（丸）汤加减。

处方：熟地黄15 g，山茱萸10 g，山药10 g，生地黄15 g，女贞子15 g，菟丝子15 g，当归12 g，白芍15 g，泽泻5 g，牡丹皮10 g，茯苓12 g，川芎10 g，赤芍15 g。每日1剂，水煎分2次服。1个月为1个疗程。

连续服用 5 个疗程后，即有身孕而停药，后得一子，体健。

按语：肾为先天之本，肾之先天精气是否充盛是生殖系统发育的关键。肾气盛，女子则月事以时下，先天肾气不足，则女子子宫、乳房等发育均可受到影响，同时女子以血为本，故常表现阴虚不足之象。在治疗时以六味地黄丸合四物汤治疗，能滋肾填精，肾精充盛则子宫发育良好而得子。应用该方治疗子宫发育不良，也是本方治疗小儿"五迟"（发育不良）证在临床的延伸。

6. 从脾肾阳虚、精血亏损论治　张某，女，27 岁。患者 12 岁月经初潮，继则月经错后，40～60日 1 行，经量少不足 2 日即净，经色紫暗不鲜，经后少腹隐痛而冷，时觉畏寒，精神不振，腰酸头晕，带下清稀，大便稀溏。已婚 5 年，至今未孕。曾赴某医院检查，诊断为子宫发育不良，略后倾，慢性盆腔炎。诊其舌质浅淡，舌苔薄白，脉沉细无力，以尺脉为甚。脉症合参，知其为脾肾阳虚，精血亏损之证。治以温肾益精，健脾养血，调补冲任。方用自拟补肾健脾固冲汤加减。

处方：菟丝子 15 g，紫河车 15 g，桑寄生 15 g，续断 15 g，阿胶（烊化冲服）12 g，枸杞子 12 g，人参 10 g，黄芪 15 g，炒白术 12 g，鹿角霜（包煎）15 g，砂仁 10 g，炙甘草 5 g。每日 1 剂，水煎分 2次服。

令其经后始服，半月即止，每月如是。并嘱节房事，忌生冷。

二诊：服药 2 个月后，精神明显转佳，泻泄已止，带下大减，偶感腰酸不适，经期仍错后，经量少，经色淡，经后少腹冷痛甚轻。此元气渐振，天癸尚衰，冲任未盛。嘱守原方原法继服。

三诊：服药 5 个月后，经以应期，量仍偏少，余无不适。服药 6 个月，经未行，令其停药。待 20余日仍未行。经妊娠试验检测，断为早孕。1 年后产一男婴。

按语：本案患者乃肾气未盛，天癸仍衰。冲为血海，任主胞胎，经亏血少，血海空虚，胞宫失于温养，子脏虚寒，故子宫发育不良，月经量少，经后腹冷而痛。命门不足，中阳虚衰，脾失健运，寒湿着而不去，故大便稀溏，带下清稀。脾肾阳虚，腰酸头晕，时感微寒。《圣济总录》："妇人所以无子，由于冲任不足，肾气虚寒故也。"《格致余论》："今妇人无子，率由血少不足以摄精也。"月经不调，故不孕。法当温先天肾气以资天癸，培后天脾气以化精血。精血充足，冲任得养，任脉通，太冲脉盛，月事以时下，方能受孕，亦即"血旺则经调而子嗣"。

7. 从先后天脾肾俱虚、精血衰少失养论治　邵某，女，27 岁。婚后 4 年不孕。患者 19 岁月经始行，经量极少，甚则点滴即净，经信后错，经至少腹微痛，腰酸两膝无力，性欲淡漠，头晕目眩，面黄少华，形体羸瘦，胸廓扁平，乳房发育欠佳，舌质淡红，舌苔薄白，脉濡细。妇科检查：子宫发育不良，为正常人的 1/2 大小。辨证属脾肾两虚，先后天俱不足，精血衰少，冲任失养，无以充润胞宫，不能受孕成胎。治当益肾固精，补脾养血。方用自拟益肾养精种子汤加减。

处方：当归 10 g，熟地黄 10 g，山茱萸 10 g，紫河车（研末冲服）10 g，牛膝 10 g，鹿角胶（烊化冲服）10 g，菟丝子 10 g，党参 15 g，黄芪 15 g，白芍 10 g，白术 10 g，杜仲 10 g，益母草 10 g。

服药 48 剂后，月经周期渐正常，经量亦增多。后产一女婴。

按语：子宫发育不良，往往由于卵巢功能不全所致。症如月经初潮迟，月经稀发或经期紊乱，经行量少，面色萎黄，形体瘦弱，此乃肾精衰少，生化乏源，气血不足，冲任失调，胞脉失养，故难以受孕成胎。《素问·六节脏象论》："肾主蛰，封藏之本，精之处也。"肾气旺盛则易孕育，肾气虚衰，胞脉失养，则难以摄精成孕。方中党参、熟地黄、当归、白芍、白术、杜仲、山茱萸、益母草，寓大补元煎和益母八珍之意，能益气扶脾，温补肝肾，养血调经；黄芪补气；牛膝、鹿角胶、菟丝子补益肝肾，养血固精；紫河车益精，大补气血，此药含有胎盘绒毛膜促性腺激素，可助子宫发育。

8. 从肾阳虚衰、瘀血阻滞论治　郭某，女，27 岁。因婚后 3 年不孕而求治。月经周期 40～50 日，行经 5～6 日，末次月经 8 日前，经量多，经色先暗后淡，夹有血块，带下量少，色淡质清，素有经前小腹冷痛坠胀。时有腰膝酸软，口干多饮，小便黄，大便秘，失眠多梦，形寒肢冷，畏寒喜暖，性欲低下，乳房平坦。舌质淡暗，舌苔薄白，脉左滑缓，右沉细微弦。当地某医院妇科诊为子宫发育迟缓（幼稚子宫），西药治疗达 1 年之久不效。综观诸症，辨证属肾阳虚衰，瘀血阻滞。故治以温肾活血之法，方选桂附八味（丸）汤合桃红四物汤化裁。

处方：制附子（先煎）10 g，肉桂 10 g，生地黄 15 g，续断 12 g，桑寄生 12 g，当归 15 g，黄芪 20 g，白芍 10 g，桃仁 10 g，红花 10 g，川芎 10 g，牛膝 10 g，路路通 10 g，小茴香 3 g，炒杜仲 12 g。每日 1 剂，水煎分 2 次服。

二诊：服药 12 剂后，经血如期而至，经量可，色淡无块，自觉小腹冷胀坠痛明显减轻。更令人鼓舞的是，服药 3 剂后，患者自觉乳头外凸，乳房有增大之势。予上方加牡丹皮 15 g，以增全方凉血之功，使全方平稳功专，温肾而不致血热，继服。

1 年多后随访，其服上药 30 余剂后，自觉无伴随症状而停药，时抱周岁小儿。

按语：方中制附子、肉桂、炒杜仲、续断、小茴香均为温肾补虚之味；桃仁、红花、白芍、川芎、当归乃活血之品；生地黄既具补肾之功，又有凉血之力，可防温热诸药过极，且与桑寄生、牛膝同出滋肾补阳之能，共达滋阴补阳之目的；少佐黄芪、路路通以实脾气，使后天健旺。

第六十一章 不孕症

　　凡生育年龄的妇女，配偶生殖功能正常，婚后同居 2 年以上未避孕而未孕者；或曾经受孕而又 2 年未再受孕者，称为不孕症。前者称为原发性不孕症，后者为继发性不孕症。不孕症又可分为绝对不孕和相对不孕。绝对不孕是指经过任何方法都不能怀孕，一般指夫妇双方一方有先天或后天性的解剖或功能上的缺陷，无法纠正而不能受孕者。相对不孕是指经过治疗可获得妊娠者。受孕是一个复杂而又协调的生理过程，西医认为必须具备下列条件：卵巢排出正常卵子；精液正常并含有正常精子；卵子与精子能够在输卵管内相遇并结合成为受精卵，受精卵被顺利地输入子宫腔；子宫内膜已充分准备适合于受精卵着床。这些环节任何一个不正常，便能阻碍受孕。

　　临床上导致女性不孕的原因诸多，概括起来主要有：①输卵管因素，如输卵管发育不全，过度细长弯曲，输卵管炎症、粘连、水肿、阻塞等。②排卵功能障碍，主要表现为无排卵和黄体功能不健。③子宫及子宫内膜因素，如子宫发育不良、子宫肌瘤、子宫内膜异位、子宫腔粘连和急慢性炎症等。④子宫颈因素，子宫颈黏液的量和性质与精子能否进入宫腔有着密切的关系。⑤阴道因素，如严重阴道炎。⑥免疫因素，是指无论卵子、精子、受精卵、性激素、促性腺激素，以至精浆都有一定的抗原性而导致免疫反应，从而造成不孕。还有心身因素、性生活因素等。

　　在中医学中，"不孕"一词最早见于《素问·骨空论》："督脉者……此生病……其女子不孕。"历代医家也有称其为"无子""断绪""绝嗣"者。

从肾论之理

　　女性不孕原因复杂，《石室秘录子嗣论》："女子不能生子，有十病。"十病者，为胞宫冷、脾胃寒、带脉急、肝气郁、痰气盛、相火旺、肾水衰、督脉病、膀胱气化不利、气血虚。《备急千金要方》："凡人无子，当为夫妇俱有五劳七伤，虚羸百病所致，故有绝嗣之殃。"指出夫妇双方的疾患可致不孕。《圣济总录》："女子所以无子者，冲任不足，肾气虚寒也。"《妇科玉尺·求嗣》："男子以精为主，女子以血为主，阳精溢泻而不竭，阴血时下而不愆，阴阳交畅，精血合凝，胚胎结而生育滋矣。"由此可见，生殖的根本是以肾气、天癸、男精女血作为物质基础。"胞脉者系于肾"，"肾者主蛰，封藏之本，精之处也"，"肾主冲任，冲为血海，任主胞胎"，故肾虚是不孕症的重要原因。由于脏腑经络之间的生克制化，寒、湿、痰、热、瘀之间的相互影响及其转化，临床上有多种病因，产生单纯肾虚，或肾虚兼夹痰湿瘀血的不同证候，这些原因导致肾和冲任的病变，不能摄精受孕而致不孕。

　　1. 傅青主从肾论治不孕症探析　傅青主所著《傅青主女科》，因医论独有见地，立法严谨灵活，制方精良，疗效卓著而备受后世医家推崇，堪为妇科之经典。马丽亚等以《傅青主女科》为依据，探析了傅氏治疗不孕症的诸补肾之法。

　　（1）滋补肾阴法：婚久不孕，骨蒸夜热，遍体火焦，口干舌燥，咳嗽吐沫，月经先后不定期，色暗而量少，甚则闭经，舌红少苔，脉细数。傅氏称此为"骨蒸夜热不孕"。倡用滋补肾阴法，壮水之主，以制阳光，方选清骨滋肾汤（地骨皮、牡丹皮、沙参、麦冬、玄参、五味子、白术、石斛）治疗。此由肾水亏乏，不能制火，任主胞胎属肾，肾水不足，则不能濡养胞宫，自难摄精成孕。所以稍补其肾，以杀其火之有余，而益其水之不足，便易种子怀麟。现代妇科临床多用于身瘦水亏火旺不孕者，即肾阴虚为主而热象不甚者。患者多表现为形体消瘦，头晕耳鸣，腰膝酸软，五心烦热，失眠多梦，月经提前，经量少等。B超下以卵泡发育停滞或小卵泡周期者多见以上症状。选药重在滋补肾阴，补肾填精，避免误用寒凉之品以防伐伤肾阳。用药以傅青主"清骨滋肾汤"为基础，临证可酌加熟地黄、山茱萸滋补肾水。若虚热之象已现，且较为明显，则稍佐制火，加白芍、知母，疗效更佳。

（2）温补肾阳法：婚久不孕，小水艰涩，腹胀脚肿，四肢不温，腰腿酸软，月经失调，量偏少而色淡，重则闭经，舌质淡，苔白薄，脉沉迟弱。傅氏称此为"便涩腹胀足浮肿不孕"。用温补肾阳法为主，兼扶脾气，方用化水种子汤（巴戟天、白术、茯苓、人参、菟丝子、芡实、车前子、肉桂）治疗。证由肾阳虚衰致水湿之气渗入胞胎之中，而成汪洋之势，汪洋之田，又何能生物？故不能摄精成孕。壮肾气以分消胞胎之湿，益肾火以运化膀胱之水，使先天之本壮，则膀胱之气化；胞胎之湿除，恰如汪洋之田，化成雨露之壤，何愁布种不能生物？水化则膀胱利，火旺则胞胎暖，安有种子而不怀麟之理？该法现代多用于高龄或反复流产致肾阳虚损者，因肾阳匮乏，以鼓动卵泡成熟破裂，临床表现多见卵泡不破裂综合征，症见月经多推迟，甚则闭经，经色淡暗，性欲淡漠，腰膝酸软，小腹冷等。若阳虚寒象较重，可加入附子补益命门，温肾助阳；脾虚湿困著者则加用山药、苍术以健脾燥湿。如"妇人有经水艰涩，腹胀脚肿不能受孕者，人皆以为小肠之热"，傅氏则指出膀胱之气不能气化，使水湿之气渗入胞胎，故不能生物种子。治疗此病的关键是从肾论治，"壮肾气以分消胞胎之湿，益肾火以化膀胱之水"。方中肉桂补肾中命门真火，以助膀胱气化；巴戟天、菟丝子温肾行水，温而不燥；人参、白术、茯苓健脾扶中，制水化湿；芡实益肾固精，佐以车前子分利水湿。全方"妙于补火而无燥烈之虞，利水而非汤涤之猛"，壮先天之本，化膀胱之气，除胞胎之湿。

（3）补肾平肝法：婚久不孕，瘦怯身躯，性交之后，即倦怠而卧，月经后期，经量少，色淡或暗褐，头晕目眩，口燥咽干，心中烦热，舌质淡红，少苔或苔薄，脉虚细或细数。傅氏称此为"身瘦不孕"，倡用补肾平肝法，即滋肾水平肝木，方予养精种玉汤（熟地黄、当归、白芍、山茱萸）治疗。并见眩晕耳鸣，腰膝酸软，心烦不寐，便秘舌光，脉沉弦等。傅氏谓此为贪欲等致肝肾精血不足，制火无权，不能摄精成孕。肾母肝子，乙癸同源，母水亏必肝子失涵，易偏动火，火困贪欲而交合，故"易泄此阴"而导致"虚火旺不能受精"。强调治法必须大补肾水而平肝木，"水旺则血旺，血旺则火消"，方能受孕种子。现代社会此证亦较为多见，多因长年不孕致肝精耗竭，肝血不濡，而致肝火上亢，心中烦热，失眠健忘。此重在肝肾同补，以平抑肝阳。方以养精种玉汤为主，可酌加龟甲、紫河车、制何首乌等滋肾益精之品，亦可佐以龟甲、鹿角等温补肾阳，以助"阳中求阴"之功。

（4）补肾益土法：婚久不孕，饮食少思，胸膈满闷，终日倦怠思睡，腰膝酸软，小腹冷坠，一经房事，呻吟不已，经来一二日既无，经色淡红，舌质淡，苔薄白，脉虚细。傅氏称此为"胸满不思食不孕"，择补肾益土法，方选并提汤（熟地黄、巴戟天、白术、人参、黄芪、山茱萸、枸杞子、柴胡）治疗。此由肾中水火不足所致。肾水不足则胃气失于蒸腾，肾火不足则脾气失于转输。肾中水火两衰，中州运化无权，则食欲不振，精微无所生化，冲任亦即失养，故真气愈虚，肾经愈乏，不但性生活不美满，而且不易受孕。此治法以补肾气益脾土为治则，真水上济则胃体得润，真火上煦则脾阳得温，且冲脉隶于阳明，任脉属肾，冲为血海，任主胞胎。"益以补精之味，则阴气自足，阳气易升。"恰似大地回春，随遇皆是化生之机。现代临床多见于神疲体倦，四肢不温，胸膈满闷，纳差，舌质淡胖，脉虚细或沉滑无力。即肾虚与脾虚之象并见。故选用并提汤脾肾同补。临床亦可随症加减，如脾胃虚弱，土不制水致水溢皮下水肿者，可加茯苓、泽泻以健脾利水消肿，若兼肾阳虚重者加桂枝以温阳化气行水。

（5）补心温肾法：婚久不孕，下身冰冷，非火不暖，交感之际，畏寒，头晕耳鸣，腰酸腿软，夜尿频多，大便时溏，月经后期，量少色淡，带下清稀，舌质淡，苔薄白，脉细沉弱。傅氏形象地指出"寒冰之地，不生草木，重阴之渊，不长鱼龙"，不孕乃胞胎寒极所致也，应旺心肾之气，生心肾之火。心为君主之官，化生心火，下交于肾；肾主生殖，为元气之根，化生肾火，"心肾之火自生，则胞胎之寒自散"，称此为"下部冰冷不孕"。选用补心温肾法，方用温胞饮（白术、巴戟天、人参、杜仲、菟丝子、山药、芡实、肉桂、附子、补骨脂）治疗。傅氏分析此因心肾阳虚，真火不足，子宫寒积，自难摄精成孕。治以温补心肾之火，佐以养精益气，使火旺而精不伤，阳回而血亦沛，用之则火生胞暖，孕育有期。该法用于素体肾阳虚或寒湿伤肾,肾阳气虚,命门火衰者,临床多见先天子宫发育不良或月经迟发,经量少,色暗淡,小腹冷坠,带下量多,清稀如水。B超提示子宫内膜薄,容受性差,难以孕育。治疗重在温补心肾助阳暖宫,填精益血助孕。现代用药以温胞饮为主,酌加龟甲、鹿角胶或熟地黄配附子以调补肾之阴阳,通补奇经促排卵以助孕。若子宫先天发育不良,可加入血肉有情之品如紫河车、鹿茸及丹参、茺蔚子等补肾活血、通补奇经以助子宫发育。

(6)补火温中法:婚久不孕,妇人有素性恬淡,饮食少则平和,多则难受,或作呕泄,胸膈胀满,腰膝酸软,畏寒喜暖,月经后期,量少色淡质稀,舌质淡,苔薄白,脉沉细。傅氏称此为"胸满少食不孕"。倡用补火温中法,选用温土毓麟汤(巴戟天、覆盆子、白术、人参、山药、神曲)治疗。此由心肾火衰,不能温脾和胃所致。傅氏巧创温土毓麟汤、化水种子汤等,恰乃温润剂,有益气助阳、顾及精血之功。药味不多,而四经同治,共使心肾火旺,脾胃冲和,饮食调匀,精微敷化,则如蓝天春暖,乃祈嗣佳期。此类患者多以肾阳虚为主,并见脾胃不和。症多胃纳不佳,食入难化,脘腹痞闷,神疲乏力,四肢不温,大便溏薄等。方选温土毓麟汤,亦可酌加附子、干姜助火升阳,升麻、柴胡升举阳气,或木香、枳壳、厚朴以助脾运。

中医学认为,肾藏精,主生殖,肾气虚衰,精血亏虚,可影响生殖功能,导致孕育无能。然而人作为一个有机的整体,脏腑之间的关系极为密切,尤其肾、肝、脾之间更是相生相克,错综复杂。因此综观上述六法,傅青主调经种子重视补肾,明确地阐释了肾在女子经孕胎产中的作用,并形成独到的见解和治疗方法,诸法各异,然均不离肾,其关键在于临证详察细辨,深思熟虑,见病之象,识病之本,治病求本,重视补肾,兼调五脏,从而获桴鼓相应之效。

《傅青主女科》博采众家之长,其学术思想与医疗经验对于今天的中医学妇科临床仍有指导意义和实用价值,具有重要的学术成就和贡献,众多医家均给予了高度的评价。著名医家夏桂成教授所倡导的月经周期节律调节的理论涉及肾、肝、脾、胃等脏腑的功能,与气血、阴阳以及奇经八脉之间的联系,均不同程度地受到《傅青主女科》的启发,并且经其临证的实践,缜密的思索,加以发展和提高,使得傅青主的理论更适合现今的临床需要。在应用傅青主之法的基础上,健脾胃治法中参合消法,补肾填精治法中增添化法,疏肝解郁治法中加上通法,对不孕症的治疗,重在调理肝肾之中寓通畅冲、任二脉,每收奇效。《傅青主女科》作为清代中医学妇科典籍的代表之一,其对不孕症的诊疗思想包括突出主症,论病审症求因;调经种子,补肾为要;注重肝、脾、肾三脏关系;注重心肾交合理论。

肾主生殖,《傅青主女科》从肾论治不孕症在临床应用中非常广泛,现代医家根据医学的进步、时代的变迁、环境的改变等,以"肾气-天癸-冲任-胞宫"理论为基础,结合现代生殖理论和中医学理论,认为傅青主治疗不孕症的经验可能蕴涵补肾填精以促卵泡成熟和受精卵之分裂增殖,健脾养血促进并维持黄体生成,疏肝行气促进排卵和受精卵的着床等机制,充分做到与现代医学相互融合,继承与创新,传承与发展相结合。在用药上宜宗《傅青主女科》用药特点,针对妇女的生理特点,以调养冲任,固肾涩精为主,因妇女孕育从精血而化生,以精血而为用。故一生多损血、耗血、伤阴、损阳。常常"气有余而血不足""阴阳不相协调",常以气血同病,水火失衡,阴阳失调而发病为特点,故用药上主张把握气血阴阳,从虚论治,时时不忘加用扶正补虚,并辅以固涩之品。

现代药理研究证实补肾类方药可促进实验动物子宫腺体及血管增生,改善子宫血流供应,增加子宫内膜雌激素、孕激素受体数量。《傅青主女科》中养精种玉汤能促进子宫内膜胰岛素样生长因子-Ⅱ及其受体的基因表达,促进子宫内膜分化,提高子宫内膜对胚泡种植的容受性。有学者根据辨病与辨证相结合的诊疗思路,将不孕症具体分为肾阳虚衰证、脾肾阳虚证、肝肾阴虚证、肝郁肾亏证、肾虚痰盛证,分别采用右归(丸)汤、内补(丸)汤、养精种玉汤、逍遥(散)汤和二至(丸)汤、苍附导痰(丸)汤等加味治疗,均取得满意疗效。

2. 中医学对不孕症病因病机的认识　中医学对不孕症病因病机的认识,陈伟仁执主肾虚论。认为肾为先天之本,元气之根,主藏精气,是生长生殖的动力。肾中精气的盛衰主宰着人体的生长发育及生育功能的成熟与衰退。肾主冲任,肾气盛则冲任通盛,血海如时满溢,月事以时下,故能有子。若肾气不足，则冲任失养，血海不能按时满溢，则影响胞宫的发育。《素问·骨空论》："督脉为病，其女子不孕。"《傅青主女科》："经水出诸于肾。"也就是说肾气充盛，肾阴阳平衡，是月经来潮、孕育胚胎的前提与关键，故其又言："妇人受妊，本于肾气旺也，肾旺是以摄精。"历代医学家对不孕症进行了深入广泛的探讨，很多医著设有"求嗣""求子""种子门"，在认识上多认为其与肾虚密切相关。肾虚又分为肾阳虚与肾阴虚者。肾阳虚衰，宫寒不孕是肾虚不孕的一个主要类型，肾阳不足，命门火衰，不能化气行水，寒湿流于胞宫以致宫寒不孕。肾阴虚者，阴血不足，精血同源，故生化无源。《格致余论》："阳精施也，阴血能摄之，精成其子，血成其胞，胎孕乃成。今妇人无子者，率由血少不足以摄精也。"肾阴不足，虚火偏旺，或不能滋于肝，则肝火偏盛，火灼津液，湿热瘀滞乃成。肾阴不足本难以摄精不孕，又加湿热瘀血阻滞，更难于妊娠。张淑云等则认为，不孕之症的病因病机，不仅与肾虚密切相关，而且与肝的功能失调密不可分，因而常见肝肾同病，故主张不孕从肝肾论治。

其认为肾虚，虽然是不孕症的致病之本，但中医学同时亦认为："妇人之病，多起于郁，诸郁不离于肝。""女子以肝为先天。"盖妇女以血用事，肝为血脏，冲任相连，肝又为风木之脏，将军之官，喜条达恶抑郁，情志不遂则肝失条达，肝经气血不能畅达则气血不和，冲任不能相资，故而不孕。《傅青主女科》："妇人怀抱素恶，不能生子者，是肝气郁结，治法必解四经之郁，以开胞结之门。"肝主疏泄而调节生殖功能，肝郁不达，则生殖功能失调而无子。肝肾关系密切，生理上肾藏精，肝藏血，肝血可以转化为肾精，肾精又可以滋养肝血，所以肝与肾可以相互滋养，同盛同衰，故"乙癸同源"。精血充，血海盈，气血如常，冲任通盛，阴阳调和，故有子。《妇人规》中指出"凡此摄育之权总在命门"，"是以调经种子之法，亦惟以填补命门，顾惜阳气为主"。此即系指不孕症之肾阳亏虚的病机。婚久不孕，情志抑郁而又易致肝气郁结，或肝郁化火的证候。因此，不孕症的病机除肾虚方面之外，多兼有肝郁、气滞，进而化火、瘀血标实的一面。故其认为，不孕症多是由于肾的阴阳平衡及肝的疏泄功能失调两方面所致。在治疗上应以补肾疏肝为主，同时，还应兼顾健脾行气、活血化瘀、清热利湿等法，以助提高临床疗效。

3. 肾虚乃不孕症之因　刘宇新擅长中西医结合治疗妇科各种疑难病，尤以不孕症为长，其认为肾虚是不孕症的重要原因。

中医学对不孕症的认识，最早见于《素问·骨空论》："督脉者……此生病……其女子不孕。"又《宋氏妇科秘书·求嗣门》："妇人之道，始于求子，求子之法，必先调经。每见妇人之无子者，其经必或前或后，或多或少，或将行而作痛，或行后而作痛，或黑或紫，或淡或凝，而不调。不调则气血乖争，不能成孕矣。大抵妇人无子，多因气血俱虚，不能摄养精气故也。"由此可见，古代医家对不孕症的认识，多与妇女月经不调相兼论述。

(1) 肾虚是不孕症的重要原因：肾在五脏之中占有着重要地位，称之为"先天之本"。它的主要功能是藏精、主水、生骨、生髓通脑，又主纳气，开窍于耳和二阴，与人体的生殖、生长、发育、衰老以及水液代谢的调节等都有密切关系。《妇科玉尺·求嗣》中引万全曰："男子以精为主，女子以血为主，阳精溢泻而不竭，阴血时下而不愆，阴阳交畅，精血合凝，胚胎结而生育滋矣。""胞络者系于肾"，"肾者，主蛰，封藏之本，精之处也"，"肾主冲任，冲为血海，任主胞胎"，所以，生殖的根本是以肾气、天癸、男精女血为物质基础，肾在妇女的生理、病理中有着特殊的位置和作用，故肾虚是不孕症的重要原因。

肾为五脏阴阳之本，肾阳又称"元阳""真阳"，具有温煦、推动、兴奋和化气等功能，能促进人体的新陈代谢，促进精血津液的化生，并促进精血津液化生为气，若肾阳虚衰，发为虚寒病证，症见月经迟发或月经后期，甚则经闭不行，经色淡暗，头晕耳鸣，腰膝酸软，性欲淡漠，小腹冷，带下量多，色白，质稀如水，夜尿多，面色晦暗，或有暗斑，眼眶暗，或环唇暗，舌质淡暗、苔白，脉沉细尺脉弱；而肾阴又称"元阴""真阴"，具有凉润、宁静、抑制和成形等功能，能减缓或抑制机体的新陈代谢，调节和控制机体的气化过程，使精血津液的化生及化气功能减慢，若肾阴不足，发为虚热病证，症见月经有先期而至，经色鲜红，量少，甚则渐至停闭，亦有行经时间延长或崩中漏下不止，形体消瘦，头晕耳鸣，腰膝酸软，五心烦热，失眠多梦，眼花心悸，肌肤失润，阴中干涩，便秘，舌质稍红略干，少苔或无苔，脉沉细而数。

（2）补肾调经为治不孕症要法：刘宇新认为，中医学治疗不孕症，重点在于补肾调经，盖肾为先天之本，元气之根，关乎生殖；肝司血海，疏泄为用。封藏固秘，疏泄以时，胞宫蓄溢有常，才能经事如期，摄精成孕。

1）肾阳虚证：先天禀赋不足，肾气不足，天癸不能按时而至，或至而不盛，或房事不节，久病伤肾，或阴损及阳等，导致肾阳虚弱，命门火衰，冲任不足，胞宫失于温煦，宫寒不能摄精成孕。治疗用附子、肉桂补火助阳，熟地黄、当归补血养血养阴，山药补脾益肾，山茱萸、枸杞子、菟丝子补益肝肾，平调阴阳，共达温肾暖宫之效。

2）肾阴虚证：房劳多产，失血伤精，精血两亏，或素体性燥多火，嗜食辛辣，暗耗阴血而导致肾阴不足，肾精亏损，精血不足，冲任失滋，子宫干涩，不能摄精成孕，或由肾阴不足，阴虚火旺，血海太热，不能摄精成孕。治疗用熟地黄、枸杞子、制何首乌补肾滋阴养血，填精生髓，当归养血活血，山茱萸、山药补肾益脾，平补阴阳，麦冬养阴清心除烦，共奏滋阴补肾之功。

3）肾阴阳两虚：肾阳虚和肾阴虚的证候可先后或同时出现，兼有上述两型的证候特点。

总之，不孕症致病因素为多元性，临证每虚实夹杂，虽病位在子宫、冲任，但是要结合全身症状及舌脉进行综合分析，明确脏腑、气血、寒热、虚实，以指导治疗。

4. 从肝肾论治黄体功能不健不孕症　黄体功能不健（LPD）是指黄体发育不良或过早退化使孕酮分泌不足，或子宫内膜对孕酮反应性降低而引起的分泌期子宫内膜发育迟缓或停止，或基质和腺体发育不同步，不利于受精卵的种植和早期发育。本病常以不孕或反复早期习惯性流产为主要表现，是造成女性不孕的主要原因之一。张淑云等从机制探讨、实验研究、临床运用 3 个方面论述了从肝肾着手治疗LPD 所致不孕症之理。

（1）机制探讨：《内经》"肾主蛰，封藏之本，精之处也"。肾藏精气，主生殖，为先天之本，元气之根。肾气旺盛，天癸泌泄正常，才能保证冲脉之血盛，任脉之气流通，促使月经正常来潮，而使子宫能摄精成孕。若先天肾气不足或后天伤及于肾，致使肾虚精少，天癸泌泄不足或紊乱，则冲任失养，血海不充，不能摄精成孕。因此肾虚是不孕症的致病之本。中医学认为"妇人之病，多起于郁，诸郁不离于肝"，"女子以肝为先天"，盖妇女以血用事，肝为血脏，冲任相连，肝又为风木之脏，将军之官，喜条达恶抑郁，情志不遂则肝失条达，肝经气血不能畅达则气血不和，冲任不能相资，故而不孕。《傅青主女科》："妇人怀抱素恶，不能生子者，是肝气郁结，治法必解四经之郁，以开胞结之门。""肝主疏泄"，而调节生殖功能。肝郁不达，则生殖功能失调而无子。肝肾关系密切。生理上，肾藏精，肝藏血，肝血可以转化为肾精，肾精又可以滋养肝血，所以肝与肾可以相互滋养，同盛同衰，故曰"乙癸同源"。精血充，血海盈，气血如常，冲任通盛，阴阳调和，故有子。

LPD 的病因病机以肾虚肝郁为主，而肾虚尤以阳虚为主，占 85% 左右。叶里红认为黄体形成后黄体细胞分泌孕激素和雌激素，使子宫内膜由增生期进入分泌期，基础体温表现为高温相水平。从中医学角度分析，此时肾气旺、天癸充而冲任脉盛，为阳气活动的旺盛时期。LPD 说明在阴转阳的过程中出现了障碍。《妇人规》中指出"凡此摄育之权总在命门"，"是以调经种子之法，亦惟以填补命门，顾惜阳气为主"。因此认为主要病机为肾阳亏虚。LPD 的原因是由于经间期重阴转阳阶段，转阳不及，以致阳长不足，达不到高水平的重阳，导致 LPD。胡洪瑞认为黄体期是阴充阳长，肾气渐旺，胞宫温暖待孕阶段。若肾阳不足，阴转阳化迟缓可致黄体不健，其病机为肾阳虚。月经周期的第 15～第 24 日是黄体形成期，亦是阳气不断高涨的时期，而阳气的高涨又可引起肝经气火外扰，出现肝气郁结或肝郁化火的证候。这些证候的出现，则进一步影响阳气的持续高涨，因此 LPD 患者，除了肾气虚寒外多兼有肝气郁滞。

（2）实验研究：周惠芳应用助孕合剂（山茱萸、鹿角片、菟丝子、当归、白芍、赤芍、山药、柴胡等）治疗肾虚肝郁引起的 LPD 不孕症患者 202 例，并以安宫黄体酮作对照，观察助孕合剂对模型大鼠血清催乳素（PRL）、孕酮、雌二醇（E_2）水平和对子宫、卵巢的影响。临床结果：患者 1 年内妊娠率 38.61%，总有效率 94.51%。实验结果表明，助孕合剂具有降低 PRL 的作用，可明显升高大鼠血清 E_2，与模型组比较差异显著，并能降低大鼠子宫的脏器系数，即子宫、卵巢质量明显增加。姚石安自拟益肾疏肝方（熟地黄、菟丝子、山药、全当归、炒白芍、炙甘草、炒柴胡）观察 97 例辨证为肾虚肝郁型 LPD 不孕症患者，并辅以心理疏导、行为矫正，结果黄体功能恢复率 84.2%，1 年内妊娠率 67.5%。动物实验证实，该方能直接或间接促进腺垂体合成和分泌促黄体素，降低 PRL，直接促进黄体合成和分泌孕酮，提高和延长孕酮分泌高峰，为临床从肝肾论治 LPD 不孕症提供了客观依据。有学者黄晓燕等运用调经种子丸（熟地黄、菟丝子、女贞子、当归、白芍、山药、柴胡等）治疗肾虚肝郁型月经不调患者 46 例，其中属 LPD 的有 23 例，说明肾虚肝郁型可能是反映 LPD 病理本质的主要证型。动物实验也证明，该药可直接促进垂体前叶分泌促黄体素，能直接或间接作用于卵巢，促进孕激素的合成和分泌。可见调经种子丸可能是通过滋肾疏肝、养血健脾来调整下丘脑-垂体-卵巢轴的功能紊乱，健全黄体，促进孕酮分泌，从而起到调经种子的作用。

（3）临床运用：

1）辨证论治：孔斌将本病辨证为 3 型，肝肾阴亏型方用二至（丸）汤合左归（丸）汤加减；肾阳亏虚型方用二仙汤合附桂地黄（丸）汤加减；肝郁不达型方用开郁种玉汤加减。杨鉴冰以补肾之归肾（丸）汤（《景岳全书》）为基本方，肾阳虚型加仙茅、紫石英、淫羊藿、巴戟天；肾阴虚型加女贞子、墨旱莲、阿胶、龟甲；肾虚肝郁型加柴胡、香附、川楝子；肾虚血瘀型加桃仁、泽兰、丹参、茺蔚子；治疗 93 例，治愈 54 例，总有效率 91.4%，其中以肾虚肝郁型疗效最佳。胥桂生以疏肝达木为主，基本方为柴胡、当归、赤芍、白芍、川芎、醋香附、薄荷、鸡血藤；肝郁肾阳虚加巴戟天、肉桂、仙茅；肝郁肾阴虚加枸杞子、女贞子、山茱萸；治疗 69 例，治愈率 69.6%，总有效率 81.2%。

2）专方专药：叶里红自拟温肾助阳汤（制附子、紫石英、仙茅、淫羊藿、续断、杜仲、炒山药、益智、炒白术、当归、丹参、花椒）治疗 32 例，自排卵后第 1 日起每日 1 剂，连服 2 周。结果妊娠 19 例，痊愈率 59.4%；基础体温正常 8 例，显效率 84.4%。李丹用补肾疏郁法（基本方为鹿角霜、巴戟天、肉苁蓉、续断、王不留行、女贞子、枸杞子、红花、山药、炒枳壳、柴胡、甘草）治疗 46 例，月经周期 7 日开始服至经期停服，1 年妊娠率 73.9%，黄体功能改善有效率 91.3%，治疗后 BBT 高相持续天数及波形较治疗前均有非常显著性差异。

黄体功能不健不孕症多是由于肾的阴阳平衡及肝的疏泄功能失调所致，故本病以肾虚肝郁型为主。在治疗上应以补肾疏肝为主，注意 BBT 变化与肾阴肾阳的转化，结合周期疗法，再辅以心理疏导，以期达到调经种子的目的。药理实验证明补肾中药有促进卵泡发育，提高雌激素水平，增加子宫内膜雌激素受体、孕激素受体的含量，明显改善黄体功能的作用。此外，在以补肾疏肝为治疗本病之大法的同时，还应兼顾健脾行气、活血化瘀、清热利湿等法以助提高临床疗效。

5. 不孕症补肾治疗八法　孙克勤认为，不论何种原因引起不孕症，都与肾虚的病理有密切联系。补肾治疗不孕症，自然也就成为首要大法了。尽管不孕症的病因多种，病机复杂，本虚标实，虚实互见，临床多以补肾为主，或标本同施，或数法同治。孙克勤根据临床经验，将本病补肾治疗归纳为如下常用八法。

（1）滋补肾精法：肾阴是生殖的物质基础，关乎"天癸"的成熟，冲任的通盛。造成肾精亏损除少数是先天禀赋不足外，更多的是后天失养，房劳伤肾，损伤太过。主要表现为头昏耳鸣，腰酸膝软，形体消瘦，五心烦热，口干咽燥，月经先期，量少色红，或闭经，久不受孕。治则"壮水之主，以制阳光"。常用方如六味地黄（丸）汤、左归（丸）汤、左归饮、大补阴（丸）汤、自拟三地清经汤（生地黄、地榆、地骨皮、阿胶、茜草等）；常用药物如生地黄、熟地黄、山茱萸、龟甲胶、阿胶、地骨皮、牡丹皮、知母、黄柏、紫河车等。此法之施，一要滋阴填精，精不足者补之以味，血肉有情之品适当用之；二要针对虚火血热，施以滋阴清热凉血之药；三要掌握肾阴阳消长关系，在大队滋肾中适当引入温肾之味，有"阴得阳升"之义。

（2）温补肾阳法：肾阳是生命活动的动力，是生精、房事、孕育的源泉。肾阳亏虚是先天不足和后天失养（邪毒犯肾，房事不节，人流早产，宫内手术以及他病及肾，情志伤肾等）所致。可见精神疲惫，形寒肢冷，腰酸膝软，小腹发冷，小便清长，大便稀溏，初潮迟至，月经稀发，量少色淡，或者闭经，性欲淡漠，带下清稀，量多色白，久不受孕。宜"益火之源，以消阴翳"。常用方如桂附地黄（丸）汤、右归（丸）汤、右归饮、自拟温肾调经汤（鹿角霜、淫羊藿、巴戟天、肉苁蓉、熟地黄、山茱萸、乌药、紫石英、当归）；常用药物如熟地黄、鹿角霜、巴戟天、淫羊藿、肉苁蓉、肉桂、当归、白芍、乌药、小茴、山药、紫石英等。此法之施，一是温肾要与滋阴相结合，温肾之中加入滋阴之品，所谓"阳中求阴，阳得阴助生化无穷"；二是辛热温肾之品不可久用，如肉桂、附子之属，以防生燥；三是肾阳不足常脾失温煦，健运失守，宜兼顾脾之阳气，当补脾醒脾；四是留意大便的溏、结，这是使用肉苁蓉、熟地黄、山茱萸的关键。

（3）补肾疏肝法：肝肾同源，久不受孕，一方面肾病及肝，母病及子致肝肾两亏，肝虚条达失司，易郁易滞；另一方面思虑忧郁，气机失调，调节冲任和气血功能失常，故见胸闷太息，胁肋不适，嗳气脘胀，少腹时抽掣胀痛，腰痛头昏，两目干涩，视力下降，口苦口干，烦躁易怒，舌苔少或薄白，舌质淡红，脉细弦尺软。常见月经先后无定期、带下病、附件炎、子宫内膜炎等。常用方如柴胡疏肝（散）汤、逍遥（散）汤、滋水清肝饮、一贯煎，自拟滋肾舒肝汤（生地黄、熟地黄、山茱萸、枸杞子、当归、赤芍、白芍、合欢皮、牡丹皮、丹参、川楝子、香附、川芎）；常用药物如制香附、制乌药、八月札、青皮、陈皮、柴胡、白芍、当归、生地黄、熟地黄、合欢皮、山茱萸、续断等。此法之施，一是注意心理疏导；二是不可妄用辛温香燥，防伤肝阴、肝血；三是先以疏肝为主，还是疏补同步，主要视病因病机及临床症状而定。

（4）补肾健脾法：肾为先天之本，先天之精禀于父母；脾为后天之母，先天必须依赖后天之精的滋养。后天之精，藏之于肾，成为肾中精气，主宰生殖、发育。脾健则气旺、血生、精充，才能保证天癸的旺盛，冲任的通盛，保证经带孕产的正常，反之则病。多见月经后期或先期，闭经，月经量多，带下症等。常乏力纳少，腹胀便溏，腰酸膝软，性欲淡漠，头昏耳鸣，白带黏稠气腥，或清稀，月经先期或后期，或闭经，经色淡红，经量或多或少，舌质浅淡，舌苔薄白，脉细软等。常用方如自拟补肾健脾汤（桑寄生、续断、淫羊藿、菟丝子、山药、茯苓、白术、党参、砂仁）；常用药物如党参、炙黄芪、炒白术、茯苓、山药、砂仁、陈皮、淫羊藿、巴戟天、续断、菟丝子、补骨脂等。此法之施，应慎用生地黄、熟地黄、山茱萸、枸杞子、肉苁蓉，以免伤脾碍胃。

（5）补肾养血法：因先天肾精不足，后天脾胃运纳失常，营养吸收、运输失司，或营养的丢失，或各种出血后，或慢性疾病的消耗等，致精亏血少，精血不能互化，出现月经后期，经量少，经色淡，甚或闭经。头昏乏力，腰酸耳鸣，性欲下降，舌淡不华，脉细无力，久不受孕。宜益气养血，健脾补肾。常用方如十全大补汤、圣愈汤、固本止崩汤、右归（丸）汤等；常用药物如党参、黄芪、熟地黄、枸杞子、阿胶、当归、白芍、山茱萸等。此法之施，脾生血，血虚脾失濡养，因此健脾是关键；补肾补血药多滋腻，为阴药，要适当加入阳药，以理气温阳，防脾胃壅滞；同时补肾养血必须加入益气药，体现阳升阴长，能提高补肾养血效果。

（6）补肾化瘀法：经孕小产，妇科手术及出血，邪毒内受，血运受阻，和/或久病致瘀，胞脉阻滞不通，同时气血瘀阻，冲任失养，肾气受累。症见腰酸而痛，头昏头痛，少腹刺痛、掣痛，固定不移，经行腹痛，血下痛减，月经量少或多，夹有血块，色暗或紫红，舌质紫暗，脉细弦涩。包括痛经、月经后期、崩漏、闭经、输卵管不通或通而不畅、子宫内膜异位症、子宫腺肌症、子宫肌瘤等。常用方如桂枝茯苓（丸）汤、大黄䗪虫（丸）汤、大黄牡丹皮汤、少腹逐瘀汤、自拟补肾通瘀汤（生地黄、牛膝、鹿衔草、当归、赤芍、川芎、牡丹皮、丹参、桃仁、炮穿山甲、路路通、香附）；常用药物如醋延胡索、土鳖虫、川芎、桃仁、红花、莪术、牡丹皮、丹参、炮穿山甲、皂角刺、骨碎补、续断、桑寄生、牛膝、生地黄、熟地黄、鹿衔草、香附、枳壳等。此法之施，不可过于耗散，破血化瘀药疗程不可过长，量不可过大，化瘀要与养血活血药同施，使化不伤正，破不耗血，活中有养、有通，补肾活血而不滞，消补结合。肾健瘀祛则新生。

（7）补肾化痰法：脾主运化水谷精微，肾主水液代谢平衡。任何内外病因所致两者功能失调，均可生痰生湿。痰湿阻碍气机，气血运行失畅，胞脉受阻，冲任失养，累及肾气。可见面色虚浮而体胖，头昏乏力耳鸣，性欲下降，口淡纳少，胸脘满闷泛恶，白带，色白黏稠或清稀，小腹冷而喜温，月经后期，量少色淡，甚或闭经，舌淡胖边有齿印，舌苔薄白腻，脉沉细或沉弦迟软。常用方如苍附导痰（丸）汤、自拟补肾化痰汤（续断、巴戟天、淫羊藿、苍术、白术、香附、陈皮、法夏、茯苓、桂枝、桃仁、当归、川芎）；常用药物如苍术、白术、法夏、陈皮、茯苓、香附、白芥子、桃仁、当归、川芎、续断、淫羊藿等。此法之施，一是脾为生痰之源，化痰不忘健脾；二是"病痰饮者，当以温药和之"，要适当引入温药，以振奋中阳，理气化痰并温通血脉；三是痰阻血运不畅，要加入活血理气之药。

（8）补肾化湿清热法：不孕症中因经带早产，小产人流，房事不洁，常常邪毒内犯，湿热客于胞宫胞脉。多见于带下症、痛经、附件炎、子宫内膜炎、盆腔炎等。症见腹痛作坠，带下色白黏，或黄白腥秽，大便稀溏，行而不畅，小便浑黄，腰酸腰痛，久不受孕。常用方如完带汤、二妙（散）汤、萆薢分清饮等；常用药物如苍术、白术、薏苡仁、土茯苓、黄柏、败酱草、赤芍、萆薢、牛膝、桑寄生等。此法之施，一是先清湿热，待湿热减退再加强补肾；二是补肾阴药的选用，既要避免滞腻恋邪，也要防清化耗伤阴液。除用上药外，还可选用黄精、山药、制何首乌、地黄等，虽滋腻但较轻，其用量亦不可重；如果肾阳虚而湿热重，选用淫羊藿、巴戟天、菟丝子，不宜同时用鹿角胶、紫河车、五味子、金樱子等酸涩胶着之品，待湿热尽弃，方可加入，以防恋邪留寇。

不孕症病因病机错综复杂，往往是多因素的综合作用，仅补肾八法是不够的，还必须根据临床的不同特征辨证论治。可能是一法，也可能是数法同用。至于标本之缓急，补肾之轻重，药物之选择，又当根据临床具体情况灵活掌握。

从肾治之验

1. **从肾虚精亏血瘀论治（黄体功能不健不孕）**　　沈某，女，34 岁。患者 29 岁结婚，4 年前孕 70 日流产，2 年前孕 65 日自然流产，之后未避孕而未孕。血液 T_3、T_4 及夫妇染色体检查正常，基础体温双相，上升缓慢，高相维持时间 9～11 日。平素月经规律，经行伴小腹隐痛，余无特殊不适。舌苔薄腻，脉细。月经史：14 岁月经初潮，周期 23～26 日，行经 5 日，经量少，经色紫黯，有时夹血块。妇科检查：子宫后位，略小，附件无异常。西医诊断为黄体功能不健，继发不孕症。中医病机辨证分析，此乃肾虚血瘀，肾虚精亏，血瘀有碍两精相搏。治以补肾调经，养血活血。

处方：熟地黄 12 g，菟丝子 12 g，紫石英（先煎）15 g，淫羊藿 12 g，当归 10 g，生地黄 12 g，川芎 5 g，鸡血藤 12 g，制香附 12 g，川楝子 10 g，赤芍 10 g，白芍 10 g，胡芦巴 10 g。每日 1 剂，水煎分 2 次服。

二诊：服药 7 剂后，患者基础体温上升，带下多，舌苔厚腻，脉细数。治以温阳活血通经，佐以健脾利湿。

处方：制附子（先煎）10 g，桂枝 5 g，当归 10 g，川芎 5 g，桃仁 10 g，红花 10 g，川楝子 10 g，赤芍 10 g，延胡索 12 g，猪苓 12 g，茯苓 12 g，苍术 10 g，薏苡仁 12 g，白术 10 g，陈皮 5 g。

三诊：又服药 7 剂，月经 7 月 16 日至 20 日，无腹痛。现大便溏薄，口淡乏味。B 超检查：子宫后壁见 22mm×25mm 的子宫肌瘤。舌苔腻，脉细。经水已过，以补肾养血活血法为主治疗。

处方：熟地黄 12 g，当归 9 g，生地黄 12 g，淫羊藿 12 g，白芍 10 g，川芎 5 g，鸡血藤 12 g，制香附 12 g，川楝子 10 g，赤芍 10 g，炒扁豆 12 g，藿香 10 g，佩兰 10 g，茯苓 12 g，海带 12 g，煅龙骨（先煎）30 g，海藻 12 g，煅牡蛎（先煎）30 g。

四诊：又服药 7 剂，基础体温上升 5 日，大便正常，舌苔薄，脉细。治宗上法，加强补肾之品。口干口苦加麦冬 12 g，太子参 30 g，经行腹痛加小茴香 5 g，泽兰 10 g，泽泻 10 g。经净后酌予软坚消瘤之品。

五诊：基础体温一直维持高相，自觉乳胀，有泛恶，无腰酸，舌苔薄，脉细。按保胎续治。

处方：党参 15 g，黄芪 15 g，白术 10 g，白芍 10 g，菟丝子 12 g，杜仲 15 g，姜法夏 10 g，黄芩 10 g，姜竹茹 10 g。7 剂。

5 个月后患者尿妊娠实验（＋），继续中药保胎。跟踪随访，患者 7 个月后顺产，母婴正常。

按语：本例患者 2 次不明原因的流产，其间基础体温上升缓慢，高相维持时间短，子宫略小。依据郑锦的经验，这些症状与体征是属于肾亏的表现，而经行量少、夹血块、小腹隐痛等责之于肾虚血瘀。在治疗时注意根据月经周期分期治疗。卵泡期养血活血与补肾并重，当归、川芎、赤芍、白芍、生地黄、熟地黄、川楝子等养血活血益冲任，同时改善卵巢及子宫局部的血液循环，促进卵泡发育成熟和促进排卵；淫羊藿、紫石英、菟丝子等温阳补肾，促进卵泡发育。患者基础体温呈现黄体功能不健，因此黄体期重用补肾药，加入杜仲、胡芦巴、肉苁蓉等进一步加强温阳补肾之力，促进黄体发育健全。药理研究表明，菟丝子、淫羊藿等补肾药能增强 LH 受体的功能，提高卵巢对 LH 的反应，还能增强垂体对促黄体素释放素的反应，改善下丘脑-垂体-卵巢轴的促黄体功能。月经期顺应经水满溢而泻，以桃红四物汤活血通经为主，佐以制附子、桂枝补火助阳，散寒止痛。冲脉盛，血海充，黄体功能正常，两精相搏，故有子。同时，由于本案患者曾 2 次流产，根据基础体温表现较既往上升良好，考虑有受孕的可能，及早予益气补肾安胎，使胎元得固。

2. 从肾虚脾弱论治（黄体功能不健不孕）　张某，女，33 岁。患者结婚 5 年，刚结婚即妊娠，当时因不愿生育而行人工流产术。术后月经量少，月经周期尚正常，经期 6～7 日，经色淡红，头昏乏力，腰膝酸软，性欲淡漠，现未避孕 2 年多，一直未孕。1 年前曾到医院做 B 超检查，子宫、附件正常。行子宫输卵管碘油造影，双侧输卵管通畅。测基础体温，高温相上升迟缓，高温相维持时间小于 9 日。血液内分泌检测，孕酮水平偏低。曾服用克罗米芬及肌内注射绒毛膜促性腺激素治疗约半年无效。妇科检查：未见异常。诊断为黄体功能不健，继发性不孕症。症见面色少华，舌质浅淡，边有齿印，舌苔薄，脉细弱。治以益肾健脾，调冲助孕。自拟补脾益肾汤加减。

处方：山茱萸 10 g，枸杞子 10 g，鹿角片（先煎）10 g，淫羊藿 12 g，炒菟丝子 10 g，巴戟天 10 g，炒党参 15 g，炙黄芪 15 g，当归 10 g，炒白术 10 g，炒山药 15 g。

以此为基本方，根据月经周期用药，卵泡期加熟地黄 12 g，肉苁蓉 10 g；排卵期加茺蔚子 10 g，川芎 10 g；黄体期加锁阳 10 g，制附子（先煎）5 g；行经期改服桃红四物汤加减。如此治疗 4 月，测基础体温高相已达 12 日，上升天数正常。半年后，患者妊娠足月生一女孩。

按语：黄体功能不健以月经先期来潮，婚后不孕，或孕后易流产为主要表现。从中医辨证入手，常将其分为肾虚脾弱，肾虚宫寒，肾虚肝郁，肾虚痰阻四型，结合基础体温，子宫内膜病理检查及血清促性腺激素、性激素测定，采用补肾为主的治疗方法。

补肾可益精，谓冲任；补肾能促期排卵，健黄体。临床上用补肾药时，不宜过于润腻，也不宜选用刚燥之品，常选用淫羊藿、菟丝子、肉苁蓉、巴戟天以调经益冲任。药理研究其有增强促黄体素受体功能，提高卵巢对促黄体素的反应，还能增强垂体对促黄体素释放素的反应，改善下丘脑-垂体-卵巢轴的促黄体功能。所以对黄体功能不健从肾论治，一则使肾虚得补，二则符合女性生理功能，提高卵巢功能，促使排卵及黄体发育趋向正常，三则一旦受孕，扶正固肾能安胎孕。

现代医学研究认为，黄体发育是卵泡发育的继续，是在卵泡发育基础上起作用，卵泡发育不良影响黄体功能不足。因此，治疗黄体功能不健的重点应放在卵泡期开始时。中医补肾疗法具有促排卵、健黄体，改善下丘脑-垂体-卵巢轴功能，所以也可用于贯穿整个月经周期的治疗。

3. 从肾阴亏虚、瘀血内阻论治（多囊卵巢综合征不孕）　王某，女，33 岁。患者结婚 3 年，未避孕而未孕，男方精液常规检查正常。患者月经周期 45～60 日，经量少，经色红夹有血块，伴乳胀、腹痛。半年前曾在妇产科医院诊刮，提示黄体功能不健。腹腔镜检查发现双侧卵巢增大，气腹造影显示两侧卵巢均大于子宫的 1/3。内分泌检查：卵泡刺激素 9IU/L，促黄体素 35IU/L。曾用克罗米芬及人绒毛膜促性腺激素（HCG）治疗，疗效不显。患者经常足跟痛，下肢酸软，口干欲饮，大便欠畅，舌苔薄，脉细小弦。妇科检查：宫体后位，略小，两侧附件区均触及增大的卵巢。西医诊断为原发性不孕症，多囊卵巢综合征。中医辨证属肾阴亏虚，瘀血内阻。治以补肾养阴，活血软坚。

处方：熟地黄 10 g，山茱萸 10 g，枸杞子 15 g，当归 10 g，黄精 10 g，赤芍 12 g，白芍 12 g，黄药子 10 g，生牡蛎（先煎）30 g，夏枯草 12 g，陈皮 5 g，麦冬 10 g，石斛 10 g，牛膝 12 g。每日 1 剂，水煎分 2 次服。

二诊：服药 7 剂后，患者精神转佳，仍有足跟痛，舌苔薄，脉细小弦。续守上法治疗。

处方：当归 10 g，山茱萸 10 g，淫羊藿 15 g，黄精 10 g，牛膝 12 g，鳖甲（先煎）12 g，海螵蛸 15 g，茜草 5 g，黄药子 12 g，麦冬 10 g，牡蛎（先煎）30 g，淮小麦 30 g，赤芍 10 g，夏枯草 12 g。

三诊：又服药 14 剂，其间两乳胀痛，左少腹作痛，带下略增，舌苔薄，脉细。检查：两乳均有花生米大小块物，活动，有触痛。

处方：当归 10 g，黄精 10 g，川牛膝 12 g，红花 10 g，黄药子 10 g，麦冬 10 g，磁石（先煎）30 g，川楝子 10 g，橘叶 10 g，海螵蛸 15 g，橘核（先煎）10 g，茜草 5 g，石斛 10 g，浙贝母 10 g，夏枯草 12 g。同时，另外口服小金丹。

四诊：又服药 7 剂，基础体温缓慢上升，夜寐欠佳，舌苔薄，脉细。

处方：熟地黄 12 g，菟丝子 12 g，锁阳 10 g，桑寄生 12 g，续断 12 g，枸杞子 10 g，生地黄 12 g，黄精 10 g，麦冬 10 g，生牡蛎（先煎）30 g，黄药子 10 g，石斛 10 g，柏子仁 10 g。

五诊：服药 7 剂，昨日经行，经量少，经色深红，腹胀腰酸，两乳房胀痛，疲劳无力，舌苔薄，脉细。治以活血通经。

处方：当归 9 g，川芎 5 g，香附 12 g，丹参 12 g，牛膝 12 g，红花 10 g，柴胡 5 g，橘叶 10 g，赤芍 10 g，橘核（先煎）10 g，甘草 10 g，5 剂继服。

按上述治疗原则，经期活血通经，卵泡期、黄体期补肾养阴，活血软坚。治疗 7 个月，患者妊娠试验呈阳性。

按语：传统中医学妇科无多囊卵巢综合征的专门记载，根据病史本症属月经不调、不孕范畴。本案患者月经史、临床症状提示为肾亏阴虚血瘀证。同时，多囊卵巢综合征病理表现为双侧卵巢明显增大，包膜增厚，卵巢表面硬化，卵泡无法排出，因此立补肾养阴、活血软坚为治疗大法。方中当归、赤芍、白芍、红花、香附、丹参等活血行气消坚；枸杞子、山茱萸、茜草、黄精、麦冬、生地黄、熟地黄、鳖甲、石斛等补肾养阴软坚；夏枯草、牡蛎、黄药子等软坚散结。全方益肾养阴补虚，活血软坚散结，标本兼顾，取效满意。黄药子久用可影响肝脏功能，故临床应当注意此药之施。

4. 从肾气不足、精血亏损论治（卵巢楔切手术后不孕）　　杨某，女，25 岁。婚后 4 年不孕，月经后期，甚则经闭。1990 年 5 月因闭经 3 个月于省妇幼保健院检查，诊断为多囊卵巢综合征而行卵巢楔切手术。术后月经仍后期而至，或数月有不行，经用黄体酮等多种西药与中药活血化瘀之品治疗后，经水方点滴而下。现症见少腹、两乳胀痛不堪，头痛而以后脑为甚，平素阴中干涩，性交时灼痛难忍，舌浅淡红，舌苔薄白，脉细涩。手术后半年，测量基础体温均为单相。辨其证为肾气不足，精血亏损，久不行经，兼有瘀血。治以补肾益精，佐以活血调经。

处方：巴戟天 12 g，菟丝子 12 g，肉苁蓉 12 g，鹿角霜（包煎）12 g，枸杞子 10 g，制何首乌 10 g，女贞子 10 g，熟地黄 12 g，当归 10 g，川楝子 10 g，茺蔚子 12 g，香附 10 g。每日 1 剂，水煎分 2 次服。并停服一切西药。

二诊：连续服药 1 个月后，阴中干涩、疼痛减轻，头痛已愈。然腹胀乳胀最近加剧，此乃行经之预兆，予上方加牛膝 12 g，鸡血藤 15 g，桃仁 10 g，红花 10 g，继服。

三诊：按上法出入，又治疗半年。月经已自行来潮 3 次，双相基础体温已出现 1 次，现停经 40 日，基础体温显示已排卵，高相已达 16 日。1 周后胶乳试验（＋），诊断为早孕。

按语：调经种子补肾为本。妇人无子者，每每月经不调。然而，月经不调只是现象，脏腑病变才是其实质，在脏腑中又以肾与其关系最为密切。肾与月经及生殖相关，早在《素问·上古天真论》中就有精辟的论述："女子七岁，肾气盛……二七而天癸至，任脉通，太冲脉盛，月事以时下，故有子。"阐明受孕的机制是赖肾气旺盛，随之产生促使生殖与性功能成熟的物质天癸，从而冲任气血充盛调畅，月经按时来潮，两精相搏，方能受孕。反之，肾气衰弱，天癸乏竭，冲任亏虚，月经失调，则不能摄精受孕。故月经不调乃不孕之主要原因，而月经不调又当责之于肾。肾气的盛衰、肾精的盈亏皆可直接影响到月经的期量色质。临床常见的月经过少，甚则闭经的不孕妇女，大多肾气不足，推究其病因：或年幼多病而肾气不充，或多产房劳而肾精亏损。鉴于此，朱丹溪提出："求子之道，莫如调经。"故调经种子，是治疗不孕症最常用的方法，而调经之道，又当以补肾为本。

5. 从肾虚血瘀论治（排卵障碍性不孕）　　患者，女，27岁。诉结婚后3年不孕。患者16岁月经初潮，月经周期35～45日，行经期4～5日，经量少，经色淡，伴腰膝酸困，精神不振，面色灰暗，舌质浅淡，舌苔薄白，脉沉细无力。妇科检查：子宫、附件正常。半年前在外院行输卵管通液术，提示：双侧输卵管通畅。2个月前月经第1日行诊刮术提示：子宫内膜呈增生期改变。西医诊断为排卵障碍性不孕症。中医辨证属肾虚血瘀。治以补肾活血之法。方用自拟补肾活血汤。

处方：淫羊藿12 g，菟丝子15 g，山茱萸12 g，枸杞子15 g，肉苁蓉12 g，杜仲12 g，丹参12 g，桃仁12 g，当归12 g，知母5 g，薏苡仁20 g。

以此方随症加减，偏肾阳虚者加制附子（先煎）5 g，肉桂5 g；偏肾阴虚者加女贞子12 g，墨旱莲10 g；兼气虚者加党参15 g，黄芪12 g；兼肝郁气滞者，加柴胡10 g，香附12 g；兼腰膝酸软者加桑寄生15 g，续断12 g；兼性欲低下者加仙茅、淫羊藿各12 g。每日1剂，水煎分2次服。3个月为1个疗程。

同时，于月经周期第5～9日，每日口服克罗米芬50 mg。

服药1个疗程，基础体温呈现双相，1个月后，经水逾期未潮，尿HCG阳性，1年后产一女婴。

按语：妇女正常月经周期有赖于肾-冲任-天癸-胞宫的平衡，内分泌功能正常。《素问·上古天真论》："女子七岁，肾气盛，齿更发长；二七而天癸至，任脉通，太冲脉盛，月事以时下，阴阳合，故有子……七七，任脉虚，太冲脉衰少，天癸竭，地道不通，故形坏而无子也。"说明女子生长、孕育，肾起主要作用。因此，肾气盛衰，能影响到天癸盛衰。肾气不足，可引起排卵功能失调，导致不孕症的发生。而中药补肾药有调节性腺轴的作用，提高垂体促性腺激素水平，从而促使卵泡发育。加入活血药，能活血通络，破裂卵泡，排出精卵迎接孕育。

补肾活血汤配合克罗米芬治疗的优点：克罗米芬是促排卵的常用药，它促排卵率高，但妊娠率低，它可使宫颈黏液变得少而黏稠，不利于精子通过，且它还影响子宫内膜的发育，从而影响胚胎的种植。中药补肾活血汤在于改善机体的内环境，从患者的体质、病症的实质考虑，在治疗上要使机体达到阴阳平衡，气血充沛，脏腑功能协调，从而恢复排卵功能。因此在应用克罗米芬促排卵的周期中，加用补肾活血方进行治疗，可消除克罗米芬的不良影响，改善全身症状，提高妊娠率。

6. 从肾虚宫寒、血虚肝郁论治（无排卵性不孕）　　赵某，女，25岁。结婚3年同居不孕。患者16岁月经初潮，周期5～6/30～120日不等，经量一般，诊时闭经4个月。平时白带不多，很少有透明样白带，曾测基础体温呈单相型。作输卵管通液，基本通畅，无回流。平时情志不悦，常感腰酸乏力，形寒怕冷，舌质浅淡，舌苔薄白，脉沉细。妇科检查：外阴已婚未产型，阴道通畅，子宫颈光滑，子宫体前倾，较正常偏小，尚活动，两侧附件未扪及明显包块。西医诊断为闭经、原发性不孕症。中医辨证属肾虚宫寒，胞脉失养，血虚肝郁，冲任失调。治以补肾养血，疏肝调经。

处方：当归15 g，熟地黄15 g，淫羊藿15 g，菟丝子15 g，巴戟天10 g，山茱萸10 g，川芎10 g，川楝子10 g，柴胡10 g，郁金10 g，制香附10 g，牛膝10 g，泽兰15 g，益母草20 g。每日1剂，水煎分2次服。

二诊：服药14剂后，月经于6月2日转潮，经量中等，历5日干净，感腰酸乏力，情志不悦。治以补肾养血促排卵之法。

处方：熟地黄 15 g，山药 15 g，枸杞子 15 g，山茱萸 10 g，覆盆子 15 g，炙黄芪 15 g，菟丝子 15 g，金樱子 15 g，泽泻 15 g，车前子（包煎）15 g，黄精 10 g，牛膝 10 g，柴胡 10 g，郁金 10 g，川楝子 10 g。

三诊：又服药 7 剂后，腰酸明显好转，精神面貌也好转。治法继续补肾疏肝养血。

处方：菟丝子 15 g，金樱子 15 g，熟地黄 15 g，制何首乌 15 g，紫石英（先煎）15 g，山茱萸 10 g，当归 10 g，柴胡 10 g，制香附 10 g，陈皮 10 g，合欢皮 12 g，炙甘草 5 g。

四诊：服药 7 剂后，腰酸基本消失，带下乳白色，余无不适。考虑月经临期，先予益肾养血调经。

处方：当归 15 g，熟地黄 15 g，泽兰 15 g，菟丝子 15 g，川芎 10 g，赤芍 10 g，制香附 10 g，乌药 10 g，川楝子 10 g，山茱萸 10 g，续断 10 g，橘核（先煎）10 g，柴胡 10 g，益母草 20 g。7 剂，继服。

并嘱于月经第 1 日起测量基础体温，药后 10 日月经转潮，经量中等。继续经补肾调经治疗 2 个月后，患者月经基本正常，基础体温呈双相型。同时于月经第 11～第 17 日，在 B 超下动态检测卵泡发育，待卵泡发育直径至 1.8 cm 左右指导性生活。患者 2 个月后复诊时，述停经 40 日，略感恶心欲吐，乳房略胀，查尿妊娠试验呈阳性。后足月生一男孩。

按语：不孕的因素很多，尤其与月经失调关系紧密。因而治疗月经即为治疗不孕症的重要环节。然而调经首要治肾，肾为先天，经水出于肾，所藏之精为先天之精，是肾主生殖的物质基础。由于精血同源，二者相互滋生，相互转化，而女子以血为本，经、孕、产、乳均可伤及阴血导致血虚，二者关系又十分密切。精血的摄藏最终有赖于肾气的充盛，肾气不足，精血亏虚，均可影响生殖功能，导致不孕。同时也与肝的疏泄功能有关，女子又以肝为先天，肝气调达则血脉通畅，若肝气郁结则气血瘀滞，月经失调。在临证过程中，发现排卵障碍性不孕症的患者以肾虚肝郁为多见。故选补肾疏肝，调整周期法。主要体现在月经前期，以疏肝补肾调经为主，月经后期则以补肾疏肝促排卵为主。

现代医学认为，此期为卵泡逐渐发育成熟至正常排卵，雌激素水平又相应升高，子宫内膜重新开始增生，为下次月经来潮或妊娠准备条件。中医学对这一期认为，月经净后血海空虚，需要一个逐渐蓄积恢复过程。因此，此期为阴长期，阴精积累期，治疗上补养肾精，化生气血精液，促进卵泡成熟，子宫内膜增生，为月经来潮或受孕卵着床准备条件。中药有良好的促排卵作用，可替代激素疗法。通过临床观察，采用中医补肾疏肝，调整月经周期疗法，对下丘脑-垂体-卵巢功能轴紊乱引起的无排卵性不孕症效果较好。

不孕患者还存在着复杂的生理和心理危机，情绪紧张多表现为抑郁、自责，气愤和人格缺陷，不孕也可导致精神情绪变化，反过来精神情绪的变化又影响不孕。严重精神疾患或恐惧、忧郁，可引起下丘脑促性腺激素释放激素（GnRH）脉冲式分泌障碍，导致垂体分泌的异常。卵泡刺激素与促黄体素平衡失调，促黄体素峰消失，表现为继发闭经与无排卵等。如不孕妇女得不到心理治疗和不能控制自身感受和情感，将导致不孕的恶性循环。因此，在治疗不孕的过程中对其进行心理疏导，疏理肝气，解除她们的心理压力，这也是治疗过程中的一个重要方面。

7. 从肾阴阳两虚治（子宫发育不良不孕）　王某，女，30 岁。结婚 3 年未孕。患者 16 岁月经初潮，周期 35～40 日，经期 2～3 日，有痛经史，婚后月经多延后，经色淡红，经量少，小腹隐痛喜按，腰膝酸软，形寒肢冷，性欲淡漠，舌质淡红，舌苔薄白，脉沉细而弱。妇科检查：外阴、阴道正常，子宫幼小，双侧附件正常。辨证为肾阴阳两虚。治宜阴阳双补，方选左归（丸）汤加减。

处方：熟地黄 25 g，山茱萸 12 g，山药 12 g，紫河车 10 g，龟甲胶（烊化冲服）10 g，鹿角胶（烊化冲服）10 g，枸杞子 10 g，菟丝子 10 g，制附子（先煎）10 g，杜仲 10 g，花椒 5 g。每日 1 剂，水煎分 2 次服，于月经第 5～第 9 日服用。

月经第 10～第 14 日在上方基础上，加当归 10 g，川芎 10 g，桃仁 5 g。5 剂，每日 1 剂，水煎分 2 次服。

如此服药治疗 6 个月，月经恢复正常。复经妇科检查，子宫正常大小。1 年后喜告已怀孕。

按语：本例患者西医诊为幼稚子宫，不孕症。中医学认为乃因肾精亏损，肾阳衰弱所致。因肾藏精，主生殖，肾虚故见不孕及生理功能低下等一系列表现。方以大剂滋补温阳及血肉有情之品峻补精血，振奋阳气，使精血得充，阳气旺盛，任通冲盛，月经正常。经后期胞宫空虚，故以补养为主；月经中期肾气渐盛，加少许活血通经之品，为受孕创造条件。如此调理 6 个月月经正常，故而有孕。

8. 从肾阳气虚、胞宫失养论治（输卵管不通畅不孕）　张某，女，32 岁。结婚 6 年，初孕行口服药物流产，5 年来未避孕而不受孕。外院妇科检查：附件炎；输卵管造影：双侧输卵管通而不畅；B 超监测卵泡：未见优势卵泡；BBT 单相。前医以补肾促排卵法治疗无效。经期尚准，血行不畅，下腹冷痛，白带稀少，舌质浅淡，舌苔薄白，脉沉。辨为肾阳气虚，胞宫失养。方用自拟升阳益肾调经汤加减。

处方：仙茅 15 g，淫羊藿 15 g，续断 15 g，覆盆子 10 g，桑螵蛸 15 g，丹参 20 g，益母草 20 g，葛根 20 g，当归 15 g，白芍 15 g，柴胡 12 g，香附 12 g，泽兰 12 g，厚朴 10 g，乌药 10 g，升麻 5 g。每日 1 剂，水煎分 3 次服。嘱监测卵泡，测 BBT。

服药后，次月行经，经后腰痛。予方中去益母草、泽兰、乌药，加补骨脂 20 g，鹿角霜（包煎）20 g，墨旱莲 15 g，继服。

2 个月后。监测卵泡已有成熟卵泡，排卵正常，BBT 渐呈双相。续上方加减服用，腰腹症状缓解，脉略数。输卵管通液示：输卵管已通畅。服药 3 个月，停药观察。于半年后停经 39 日，BBT 高温持续 18 日，查尿 HCG 阳性，10 日后 B 超检查示：宫内活胎。

按语：妇女生理突出特点是月经和孕育，肾在此生理功能上起到重要作用。肾藏精，主生殖，而精气的生发是靠阳气的升发运动起枢纽作用。若肾气伤损，肾阳受遏，肾的功能不调，即不能发挥其藏精、主生殖功能，必导致月经和孕育的失常。此时于益肾调冲任方药中加用升阳药，激发肾气功能，以促生机活跃，即可恢复月经和孕育的生理功能。《素问·阴阳应象大论》："阴静阳躁，阳生阴长。"《素问·生气通天论》："阳气者，若天与日，失其所，则折寿而不彰。"中医学认为阳代表轻清的、功能的、亢进的、上升的、热性的。患者有药物流产史，伤伐元气，阳之功能减弱、低下，故见阳不动"躁"，而不能鼓动脉道，脉象见沉。血行不畅而滞于子宫、冲任，见输卵管不通；阳不"彰"则见 BBT 低温单相，腹不温；阳气被遏，阳不生、阴不长则卵泡发育不良，排卵障碍诸症均现。

升阳益肾调经汤中丹参、当归、益母草、白芍、泽兰、香附养血活血调经；厚朴、乌药行气通络；仙茅、淫羊藿温补肾阳；升麻、葛根、柴胡升阳益肾，健脾助孕。《药品化义》中有升麻"善提清气"之说。《本草求真》："升麻与葛根一类，升阳佐于葛根……同柴胡升气，一左一右相须而成。"李东垣用升阳益脾法是在参、芪益气药中，加升麻、柴胡使益气健脾之气味上升，以治疗内伤脾胃、清阳不举之证。妇女药物流产，内伤肾气及胞宫，肾阳被遏，清阳不展而致不孕，遂在益肾方药中加用适量的升麻、柴胡、葛根，借其升清阳之功，使益肾之气味升发，故可提高壮肾助孕之功效。

9. 从论肾气虚弱、瘀血内停治（子宫内膜异位症不孕）　徐某，女，32 岁。结婚后 6 年原发不孕。患者 15 岁月经初潮，周期 6～8/30～35 日不等，经量多，夹有血块。近 6 年经行腹痛，进行性加剧，甚则昏厥，疼痛时须服用西药止痛片方能缓解。10 个月前曾在某医院诊疗，B 超检查：卵巢巧克力囊肿，右侧 5.4 cm×4.8 cm，左侧 3.0 cm×2.85 cm。曾经建议其手术治疗，但患者因尚未生育，又畏惧手术治疗，要求服中药保守治疗。诊时症见小腹痛，怕冷肢冷，腰膝酸软，舌体胖，舌质紫暗，边有瘀斑，舌苔薄白，脉细弦涩。妇科检查：外阴、阴道通畅，宫经光滑，子宫体后位，正常大小，活动欠佳，附件左侧未及明显包块，但轻压痛，右侧可及 5 cm×4 cm 肿块，压痛明显，活动差，自阴道穹部可触及子宫后壁部数个结节，触痛明显。西医诊断为子宫内膜异位症，原发性不孕症，卵巢囊肿。中医辨证为肾气虚弱，瘀血内停。治拟补肾调经，活血化瘀之法。方用自拟内异汤加减。

处方：淫羊藿 15 g，巴戟天 12 g，熟地黄 15 g，丹参 15 g，土茯苓 15 g，薏苡仁 30 g，威灵仙 15 g，鸡血藤 15 g，益母草 30 g，白芥子 10 g，三棱 10 g，莪术 10 g，制香附 10 g，延胡索 10 g，炙甘草 5 g。每日 1 剂，水煎分 2 次服。

二诊：服药 3 剂后，月经来潮，月经量多，经紫暗色，血块减少，腹痛明显减轻，未服西药止痛片。复诊时月经量已减少，月经干净后，予服益肾暖宫中药施治。

处方：熟地黄 15 g，淫羊藿 15 g，巴戟天 12 g，菟丝子 15 g，金樱子 15 g，山药 15 g，覆盆子 15 g，紫石英（先煎）20 g，丹参 15 g，土茯苓 15 g，薏苡仁 30 g，威灵仙 15 g，鸡血藤 15 g，白芥子 10 g，延胡索 10 g，柴胡 10 g，蒲公英 30 g，生黄芪 20 g，炙甘草 5 g。

以此方随症加减，连续治疗 3 个月，患者月经周期恢复正常，月经量中等，腹痛基本消失，腰酸肢软症状明显减轻。B 超复查：子宫大小 5.5 cm×4.5 cm×3.6 cm；左侧卵巢 3.5 cm×3.3 cm，右侧卵巢 3.0 cm×2.5 cm。

1 个月后再诊时，患者已停经 50 日，检测尿 HCG 为阳性反应。后足月产一男婴。

按语：子宫内膜异位症主要物理变化，为子宫内膜周期性出血。受卵巢周期的影响，异位的子宫内膜也反复发生周期性出血，血液积聚于组织间隙，病灶内积血逐渐增多，导致周围组织纤维化，盆腔内器官和组织广泛粘连和输卵管蠕动功能下降，以致影响了卵子的排出摄取和受精卵的运行。中医学认为，这些离经之血排出无路，积聚于少腹冲任胞脉之中，发为瘀血而结为癥瘕。又因肝郁气滞，肾气虚弱，推动无力，气血运行不畅，日积月累，聚而成瘀，胞脉阻塞不通，排卵运行受阻，精卵不能结合而致不孕。《素问·上古天真论》："女子七岁，肾气盛，齿更发长；二七而天癸至，任脉通，太冲脉盛，月事以时下，故有子。"天癸由肾中精气阴阳所化生，以促进生殖功能发育成熟，并维持正常的生殖功能，肾在此生殖功能中起着决定性的作用。现代药理研究证实，补肾药具有类似内分泌激素的作用，能调节性腺功能，并激发肾上腺释放皮质激素。本病的病理因素中包含了肾虚这一根本，治疗本病单以活血化瘀消散离经之血，只能取效一时，必须顾护肾本，培补肾之阴阳精气，使用补肾祛瘀才为标本同治，方能取得好的效果。

方中淫羊藿、巴戟天温补肾中阳气，熟地黄甘温补充精血，桂枝温肾助阳通络止痛，三棱、莪术行气破血消瘀散结，威灵仙软坚消肿，鸡血藤、益母草活血化瘀，并具有排出恶血、促进生新血的作用，鸡血藤既行血又可补血消肿，茯苓、薏苡仁健脾化湿，清热解毒消肿止痛，茯苓还有促进脾胃生化的作用，白芥子温阳化湿，延胡索、川楝子理气活血通络止痛，制香附为血中气药，是活血化瘀理气通络之佳品。全方诸药相伍，具有补肾理气活血祛瘀之功。同时在治疗过程中，注意经前期冲任胞宫以实为主，故治疗以活血祛瘀、泻实调畅气血为主；经后期以补肾助阳为主，兼以温阳暖宫，在瘀血消散，气血调畅的基础上适当加用补肾助孕之品，两精相合而怀孕。

10. 从肾虚血瘀、热毒内蕴论治（免疫性不孕）　患者，女，30 岁。主诉未避孕而未再受孕 3 年。平素腰腿酸软，小腹疼痛，口干咽燥，大便秘结，月经规律，经量少，经色紫暗，夹有血块，经行小腹疼痛，腰酸不适，舌质红，脉细涩。患者曾于 3 年前行人工流产 1 次。输卵管造影：双侧输卵管通畅。B 超检查：子宫及双侧附件未见异常。查抗体五项：抗精子抗体阳性，余皆阴性。中医辨证属肾虚血瘀，热毒内蕴。治以补肾活血，清热解毒。

处方：续断 18 g，菟丝子 15 g，山茱萸 12 g，枸杞子 12 g，当归 10 g，赤芍 12 g，白芍 12 g，生山楂 15 g，连翘 12 g，丹参 30 g，牡丹皮 10 g，黄芩 10 g，徐长卿 12 g，香附 12 g，甘草 5 g。每日 1 剂，水煎分 2 次服。

以此方随症加减治疗 3 个月，查尿妊娠试验 HCG（＋），B 超检查诊断为早孕。

按语：免疫性不孕，在古代中医学文献中没有明确论述。许金品根据多年临床经验，认为免疫性不孕与肾虚、血瘀二者均有密切关系，治疗应以补肾活血为主，攻补兼施，因证施药。傅青主云："妇人受妊，本于肾气旺也，肾旺是以摄精。"近来人们结合免疫测定，检查血及宫颈黏液中抗精子抗体的情况，从中了解机体免疫功能的状态，认为肾虚与免疫功能有关。补肾中药有提高机体免疫力的作用，另有学者认为活血化瘀中药可以清除血中之抗原，防止免疫复合物的产生，同时对沉积的抗原抗体有促进吸收和消除作用。方中续断、菟丝子、山茱萸、枸杞子补肾；当归、赤芍、生山楂、丹参、牡丹皮有活血作用；连翘清热，黄芩、徐长卿药理研究有免疫调节作用；香附理气。全方补肾活血，配伍得当，取效满意。

11. 从肾阳虚衰、阴寒内盛论治（不明原因不孕）　张某，女，30 岁。婚后 4 年不孕。患者 16 岁月经初潮，周期 32～40 日，经期 5～8 日。经色紫黯，夹有血块，经行小腹冷痛，腰痛如折，得温稍缓，曾服药疗效不著。平素失眠多梦，神疲乏力，心烦易怒，带下清稀量多，性欲冷淡。刻诊：口干欲冷饮，但饮后腹痛，口燥不解，行经期尤甚，手足不温，手足心热，月经延期，舌质浅淡，舌苔薄白，脉沉。B 超检查：子宫、附件未见明显异常。其夫检查无异常。中医辨证属肾阳亏虚不孕，治宜温肾暖宫，引火归元。方选右归（丸）汤加减。

处方：熟地黄 20 g，山茱萸 10 g，枸杞子 15 g，山药 15 g，当归 10 g，川芎 15 g，杜仲 20 g，巴戟天 10 g，鹿角胶（烊化冲服）10 g，制附子（先煎）5 g，肉桂 10 g，菟丝子 10 g，香附 10 g。每日 1 剂，水煎分 2 次服。

二诊：服药 7 剂后，月经来潮，诸恙悉减。遂以原方去川芎、香附、当归，制附子用量加至 10 g，加远志 20 g，茯神 15 g，续服。

三诊：又服药 10 剂，此后嘱以成药右归丸合柏子养心丸交替服用。

四诊：坚持服药后 3 个月，精神可，睡眠佳，月经如期而至，经色、质、量无明显异常，诸症悉除。近 1 周来周身乏力，恶心呕吐，月经过期不至，查尿妊娠试验（＋）。后喜得一子。

按语：女子不孕，多责之于肝、脾、肾三脏及冲任二经。肾阳虚弱，命门火衰，胞脉失于温煦，宫寒不能摄精，冲任不能荣肝故而不孕。正如清代妇科名医傅青主所云："寒冰之地，不生草木，重阴之渊，不长鱼龙，今胞宫既寒，何能受孕。"本案患者以经行腰腹冷痛，带下清稀，性欲冷淡，舌质浅淡，舌苔白，脉象沉为主症，故治以右归丸温补肾阳；但见口干渴饮而燥不解，手足心热，失眠多梦，神疲乏力，看似有热，实为肾阳虚衰，真寒内盛，格阳于上之征象，故在首服得效后加大附子（先煎）用量，以引火归元。方中加茯神、远志，意在交通心肾，调整内分泌；故用右归丸合柏子养心丸续服，以资巩固。

第六十二章　女性性功能低下症

女性性功能低下症又称性欲低下、性欲淡漠，是指女方在婚后一段较长时间内，出现明显对性生活要求减低或完全缺乏，是以一种性生活接受能力和行为水平都降低为特征的病症。

从肾论之理

中医学认为，肾主生殖，主司二阴，故女性性生理病理无不与肾密切相关，尤其与"天癸"的盛衰关系密切。《素问·上古天真论》："女子七岁，肾气盛，齿更发长；二七而天癸至，任脉通，太冲脉盛，月事以时下，故有子。"说明肾气旺盛，天癸的产生，任通冲盛对月经的来潮（排卵）有着极为重要和直接的作用。此时也是女性生理向成熟阶段的开始。由于天癸-肾-性三者之间关系密切，天癸乃由肾中精气所化生，故性之旺衰与否，则能反映天癸之盛衰。故肾虚则性欲异常。如肾阳虚，失其温煦，阴寒内盛，则性欲冷漠；若肾阴虚，失其濡润作用，以致阴虚火旺，虚阳当令，则可导致性欲过强。《内经》："肾者，作强之官，技巧出焉。"肾藏精，乃生殖之本。女子成年后，肾气充，精血旺则性欲自然正常。若肾阳虚，命门火衰，不能温煦下焦，冲任脉虚，气血不足，则性欲冷漠，不易兴奋，甚则厌恶房事。中医学形成于古代，由于受男尊女卑思想的影响，或妇女受封建礼教的束缚，难以启齿等因素的影响，故在与性功能障碍有关疾病病名及治疗中，均把重点放于男性，关于女子性功能障碍则阐明较少。但是，由于男女生殖之精均为"天癸"这一物质基础，其所不同的只是器官，其生理、病理以及治疗大法基本一致。但从目前研究和市场上所售的所谓"壮阳"药物大多数针对男性，而治疗女性性功能障碍的药物却非常之少。重"哥"轻"嫂"实在不公，故近年来有关研究妇女、特别是更年期妇女性功能障碍得到重视。

国内外一些专家曾指出妇女更年期确是"危险的年龄"，对于女性来讲，更年期最不易自我调节。这主要与女性的生理发展阶段的转变密切相关。这一时期，女性明显的变化是生理功能的紊乱，主要表现在以下几个方面：①更年期女性卵巢功能逐渐衰退。卵巢分泌性激素能力下降，月经紊乱直至绝经。②内外生殖器官开始出现变化。外生殖器逐渐萎缩，弹性减弱，脂肪沉积减少，对性刺激的反应降低并逐步消失。由于卵巢分泌激素能力下降，阴道也出现了退行性变化，阴道壁变薄，皱褶消失，阴道变短、变窄。在性兴奋期阴道润滑能力下降，平台期收缩能力下降，子宫也开始萎缩，性兴奋期和平台期的子宫充血也减少。③心理功能紊乱。一方面由于生理功能的改变带来的必然的心理变化，另一方面由于生理功能紊乱导致严重的心理紊乱后，激起的女性的病态心理反应，这种病态心理反应较一般生理性的心理功能紊乱严重，不仅严重影响和干扰女性的性功能，还严重干扰学习、工作和生活。正因为更年期心理生理功能的紊乱，如果不正确对待的话，就很容易导致女性性功能障碍。

张晓金认为，女性性功能低下症，从肾论治，其理是中医学认为，肾为先天之本，主藏精，主生殖。来源于先天肾气的天癸，作用于冲任、胞宫，促使冲任二脉通盛和生殖之精的成熟，胞宫才能开始正常的生理活动。男女交媾，两精相合，新生命则由始。若先天禀赋薄弱，或早婚多产，房劳过度，耗伐肾气、肾精；或久病大病，或惊恐伤志，损伤肾气，肾阳虚怯，精亏液涸，以致性功能障碍，故当以滋阴益精为原则。肾为先天之本，封藏精气，主司二阴，天癸之盛衰，无不为其所帅，在性功能方面起关键作用。滋阴益精，亦即补肾之法。经云："精气夺则虚。"故滋阴益精之法，适用于肾精虚损之症。《难经》："损其肺者，益其气；损其心者，和其营卫；损其脾者，调其饮食，适其寒温；损其肝者，缓其中；损其肾者，益其精。"就是讲补肾益精之法。张景岳说："其有气因精而虚者，自当补精以化气；精因气而虚者，自当补气以生精。"又提出"命门者，为水火之府，为阴阳之宅，为精气之海，为死生之窦。若命门亏损，则五脏六腑，皆失其所持，而阴阳变化无所不至，其为故也。"性功能低下、性冷漠等疾病，十之八九皆因命门火衰。所以温补命门之火，是提高性欲、保持性功能的重要治则。而阴阳互相依存，互根互用。阳是外候表现，是功能；阴是阳的物质基础。《景岳全书》："善补阳者，必于阴中求阳，则阳得阴助而生化无穷；善补阴者，必于阳中求阴，则阴得阳生，而源泉不竭。"故只有先补精，精旺则阳（阳事）可用矣，更有"长用长有"和"生化无穷"之功，并能延年益寿。

概而言之，肾主藏精，主司二阴。"有诸内，必形于外"，"以外测内"。内者，责之于肝肾虚衰，脏腑阴阳失调；外者，生殖器萎缩，性欲冷漠，分泌减少等是肝肾亏虚的外候表现。故本病从补益肾肝论治，确能提高性欲。

从肾治之验

1. 从肾虚肝郁、心脾两虚论治　何某，女，25岁。患者每次同房时，自觉阴道干涩疼痛，月经量少，未孕2年有余。伴口干口苦，心烦多梦，眼涩羞明，急躁易怒，饥饿不欲食，曾服女性素、女宝、维生素E等多种药物无效。夫妻感情不和，多次去省市级医院作内分泌和阴道检查，结果是阴道分泌物减少，未作任何结论。诊见舌红少苔，脉沉细数。辨证属肝肾不足，心脾两虚，兼肝郁化热。方以六味地黄（丸）汤加味。

处方：熟地黄15g，肉苁蓉15g，淫羊藿15g，牡丹皮10g，山茱萸15g，茯苓10g，泽泻10g，山药15g，牛膝10g，远志5g，龙眼肉10g，当归10g，砂仁3g。每日1剂，水煎分2次服。

二诊：服药10剂后，症状减半。药已对症，嘱中成药六味地黄丸和归脾丸，交替服用。

三诊：服药半年后，随访夫妻相和，已孕3个月。

按语：本案患者病发于肝肾失调，忧郁伤脾，肝郁化火，伤及冲任，致月水失养，久则伤及肾中真阴。因肝脉绕阴器，水不涵木，肝脉失养而见阴道干涩疼痛，故性欲减退，致使夫妻失和，长期肝郁化火，伤及气血津液。治以滋水养肝，标本兼治，使肾水充盈，癸乙相济，诸脏调和。方中以六味地黄丸滋补肝肾；加肉苁蓉、淫羊藿补肾壮阳；当归活血养血；远志、龙眼肉养心安神；砂仁和胃健脾；牛膝引药下行。诸药相济，故获良效。

2. 从肾中阴精亏损、命火元阳虚衰论治　马某，女，35岁。主诉性功能低下3年。患者于3年前因输卵管结扎术后全身不适，腰膝酸痛，下腹胀痛，头晕乏力，劳则加重，诊断为盆腔静脉淤血综合征，行"子宫及右侧附件切除术"。术后上症不减，又出现性功能低下，对性交有恐惧感。每遇行经期胸胁胀痛，乳房胀痛，烦躁不安。既往健康，生育3胎，丈夫体健。诊查：面色灰暗，精神欠佳，四肢不温，下腹压痛，舌质淡暗、边有齿痕，舌苔白，脉沉细。血液、小便、大便常规化验，肝肾功能检查均正常，尿17-羟类固醇、尿酮类固醇、性激素均在正常范围。盆腔CT检查：子宫及右侧附件切除术后改变，左侧附件代偿性增大。辨证属肾中阴精亏损，命火元阳虚衰。治以补肾滋阴填精，温阳助肾益火。方选自拟益肾助阳汤加减。

处方：鹿角霜（包煎）30g，熟地黄15g，山药15g，山茱萸15g，枸杞子15g，女贞子15g，菟丝子15g，蛇床子15g，淫羊藿15g，黄精12g，龟甲胶（烊化冲服）12g，肉桂5g。每日1剂，水煎分2次服。并给患者耐心帮助，解除其忧患。

二诊：服药14剂后，症状明显减轻。行经期出现胸胁、乳房胀痛，上方加合欢皮12g，香附10g，柴胡12g，继服。

三诊：又服药1个月后，症状明显减轻，心理感觉良好，夫妇同房，双方均感比较满意。

按语：现代医学认为，本病的原因是因为性腺功能不足，或垂体腺瘤分泌催乳素等器质性病变所引起，但绝大多数是由于精神社会因素造成的。中医学认为，本病与肝肾关系密切。女子以血为本，由于月经过多崩漏，多次生产，房劳过度等耗损阴血，致肝肾阴血亏虚，不能荣于阴器，故萎弱也。阴损及阳，命门火衰，故女子出现性欲低下，带下清稀，阴户干涩，伴腰膝酸痛，形寒怕冷，头晕乏力等症状。肝肾阴虚，肝失润养，气机郁滞，导致经期胸胁、乳房胀痛等。病久则血瘀，出现腹痛，月经不调，不孕等。方中以熟地黄、山茱萸、山药、枸杞子、女贞子、黄精、龟甲胶补肾滋阴养血；以鹿角霜、菟丝子、蛇床子、淫羊藿、肉桂温肾助阳益火。全方补而不腻，温而不燥，共凑疗效。

3. 从肾阳不足、胞宫寒盛论治　张某，女，30 岁。患者近 2 年来，性欲逐渐减退，直至毫无要求。伴见畏寒肢冷，腰膝酸软，小腹冷坠，头昏耳鸣，月经后期，经量少，经色暗，经质稀，白带质多清稀，小便清长，大便时溏，舌质浅淡，舌苔白，脉沉细而弦。妇科检查及其他辅助检查均未发现异常。四诊合参，此乃肾阳不足，胞宫寒盛所致。治宜温肾助阳，方用右归丸改汤加减。

处方：制附子（先煎）10 g，肉桂 5 g，炒山药 12 g，山茱萸 10 g，菟丝子 15 g，枸杞子 15 g，仙茅 10 g，淫羊藿 15 g，鹿角片（先煎）10 g，当归 10 g，熟地黄 15 g，杜仲 10 g。每日 1 剂，水煎分 2 次服。

二诊：服药 10 剂后，腰膝酸软及头昏耳鸣皆减轻，四肢转温，略有性欲。效不更方，原方继服。

三诊：又服药进 30 余剂后，性欲基本恢复正常，诸症消失。

按语：女性性功能减退属于中医学"阴萎"范畴。临床主要见症为性欲减退，厌恶房事，或同房困难，乳房萎缩，阴唇干枯，月经量减少，甚或闭经。本案为肾阳不足，胞宫寒盛所致。用右归丸加减，温肾助阳。辨证中肯，药证合拍，故能取效。

4. 从肾阴阳两虚、兼肝郁气滞论治　谭某，女，35 岁。自诉性欲低下 8 年，性欲丧失 2 年。患者 23 岁结婚，孕 4 产 1，人工流产 3 次。产后性功能减退，人流术后加重。伴有肢体乏力，畏寒头晕。经多方治疗无效而求诊。刻诊：面色萎黄，精神欠佳，肢体乏力，头晕，四肢不温，无性欲，下腹无压痛。妇科检查：子宫、附件正常。理化检查，血、尿、肝肾功能正常。尿 17-羟类固醇及尿酮类固醇、性激素量均在正常范围。诊断为性功能失调，性欲丧失。辨证属肾阴阳两虚，兼肝郁气滞。方选自拟补肾振痿汤加减。

处方：紫河车粉（冲服）1.5 g，鹿角胶（烊化冲服）10 g，熟地黄 12 g，枸杞子 12 g，山茱萸 12 g，菟丝子 12 g，淫羊藿 12 g，女贞子 12 g，龟甲胶（烊化冲服）12 g，香附 15 g，白蒺藜 20 g。每日 1 剂，水煎分 2 次服。

二诊：连续服药 1 个月后，性功能明显改善，精神转佳，四肢转温。嘱原方再服 1 个月，以资巩固疗效。

按语：中医学认为，本病与肝肾两脏密切相关。女子以血为本，由于女子经血过多，崩漏，人工流产，或房事过度，耗伤阴血，导致肝肾精血亏虚，不能荣养阴器。阴损及阳，则阴阳两虚，故致女子性功能低下。经临床观察，本病以肾阴、肾阳两虚者为多见。故在治疗上，应以滋阴养血为基础，佐以温肾助阳之品，忌用大量温补峻剂。

补肾振痿汤以紫河车补益精血，龟甲胶、鹿角胶，均为血肉有情之品，培肾中元阴元阳。熟地黄、枸杞子、山茱萸、女贞子补肾滋阴养血，菟丝子、淫羊藿温肾助阳，更佐香附、白蒺藜疏肝解郁。全方阴阳双补，补而不腻，温而不燥，故收良效。

第六十三章　先兆流产

流产是指妊娠在 28 周前终止；或妊周不清，胎儿体重少于 1000 g 者。其中发生在妊娠 12 周前者，称为早期流产；发生于妊娠 12～28 周者，称为晚期流产。临床以早期流产者为多见。先兆流产是流产的最早阶段，以阴道少量流血，时下时止，淋漓不断，血色淡暗或淡红，或仅为少量血性物，或伴有轻度腹痛、下坠和腰酸。子宫大小与停经月份相符，宫口未开。妊娠试验阳性，B 超检查胚胎存活，仍可继续妊娠。

根据先兆流产的临床特征，其属于中医学"胎漏""胎动不安"范畴。

从肾论之理

中医学对本病的病因病机的认识，早在《诸病源候论》中就有"其母有疾以动胎"和"胎有不牢固以病因"两大分类。夫妇之精气不足，两精虽能结合，但胎元不固，或胎儿有缺陷，都能导致胎漏、胎动不安，甚至殒胎。或母体素虚，肾气不固，或房事不节，耗损肾精，或气血虚弱，或邪热动胎，或受孕后兼患其他全身性疾病，干扰胎气，以致胎漏。中医学认为，冲为血海，任主胞胎，冲任二脉皆系于肾。故概而言之，其主要发病机制为肾虚气血虚弱，冲任胎元不固。

1. 中医补肾与安胎之论

（1）肾与妊娠的关系：凡人有所生，皆始于父母之精气，精者源于肾，气者生发命门。《傅青主女科》："夫胎之成，成于肾脏之精。"由于肾气、肾阴、肾阳共同作用于胞宫，才促成胞宫有摄精成孕，育胎成长的生理功能，故肾与妊娠的关系极为密切。肾气的充盛主宰着胞宫蕴育胎元，促进激发胎儿成长；肾藏精，精是胎孕的生命起源，也是养胎的物质基础。肾精充沛，胞得滋养，经血调和才能摄精成孕，需养胎元至成熟分娩；而肾中之阳，则对胞宫起着温煦生化作用。《景岳全书》："元阳者，即无形之火，以生以化，神机是也，性命系之。"又："五脏之阳气非此不能发。"实则胞宫之功能亦非此不能生，即是说只有在肾阳的蒸发下才能使胞得其温而不寒，经血流畅而不滞，胎得其暖而能成长。反之，胞宫失去肾阳的温养，则宫内寒冷，经血凝滞。总之，肾对胞宫孕育载胎，阴血养胎的功能起着重要的作用，主要在于肾气的充实而胎安不坠；肾阴的旺盛，养胎至产，无胎萎滑堕之忧；肾阳的温煦，胎元发育成长，以及在各脏腑气血经络的共同滋助，相互调节，相互制约下，完成胞宫孕育胎儿的生理功能。

（2）补肾与安胎的辨证论治：付素洁等认为，妊娠病的发生，虽然是由于脏腑功能失常或气血失调所致，但是由于肾在妊娠的生理上占有特殊的地位，所以在脏腑功能失调，或气血失调之中均以肾气的强弱，肾之阴阳的盛衰为致病的主要因素。《景岳全书·经脉类》："阳邪之至，害必归阴；五脏之伤，穷必及肾。"凡妊娠期损伤肾气，暗耗肾阴，伤及肾阳者，均可发生各种不同的妊娠疾病，又称"胎前病"。

其一，肾气不足。肾为先天之本，元气之根，故胎成于气，亦摄于气。气旺则胎牢，气衰则胎堕，胎日加长，而气日渐衰，安得不堕胎！由于肾气不足，冲任不固，胎失所系，则见胎漏，胎动不安；胎失运载则堕胎小产或滑胎；肾气不足，不能激发推动促进胎元成长，致胎儿发育迟缓，导致胎萎不长或死胎；肾气虚系胎无力，不能上举，胎压膀胱而妊娠小便不通。肾气不足者，临床常伴有头晕耳鸣，腰酸膝软，气短懒言，精神疲倦，舌淡苔薄，脉沉弱无力等。治疗当补肾益气，固冲安胎。代表方如《医学衷中参西录》寿胎丸。常用药物如桑寄生、菟丝子、续断、阿胶等。胎漏、胎动不安、滑胎、胎萎不长者，加人参、黄芪、白术；腰痛甚者，加杜仲、狗脊；有滑胎史者，加海螵蛸；流血量多者，加艾炭、黑芥穗。

其二，肾阴虚。肾阴为人体阴液之根本，怀孕后则濡养胚胎发育。若肾阴不足，冲任血少，胞胎失养，或阴虚内热，热伤胎元则发生胎漏，胎动不安，堕胎小产，滑胎或胎萎不长；肾阴不足，水不涵木，肝阳上亢而致发为眩晕；甚则肝风内动，发生子痫病症；肾阴虚，虚火上炎，灼肺伤津，则致子嗽；热忧心胸者发生子烦；若热移膀胱则妊娠小便淋痛。肾阴虚者，临床常伴有头晕耳鸣，腰酸腿软，五心烦热，舌红咽干，失眠盗汗，舌质红少苔，脉沉细而滑或细数。治疗当滋肾填精，养冲安胎。代表方如《景岳全书》左归丸。常用药物如熟地黄、山药、山茱萸、枸杞子、牛膝、菟丝子、鹿胶、阿胶等。胎漏、胎动不安、滑胎、胎萎不长者，合寿胎丸。腰酸痛而下血者。加杜仲炭。若胎动明显下血较多为宫内热甚，加黄柏泄阴火，地骨皮清胞中之虚热，使火泄则胎无妄动之机，热除则血安而无可漏之窍；妊娠眩晕者，加牡蛎（先煎）、龙骨（先煎），石决明；子嗽加玄参、桔梗、麦冬、五味子；子烦加知母、麦冬；妊娠小便淋痛者加知母、黄柏、五味子、茯苓。

其三，肾阳虚。肾阳为一身阳气之根本，胞得其温则经水流畅，胎得其暖而发育成长。若肾阳不足则寒湿内盛，冲任气血运行不畅，胞络受阻则腰酸腹痛；阳虚不能化气行水，水湿泛溢而致妊娠肿胀；水湿内聚胞宫则为胎水肿满；胎失其暖不能促进发育成长致胎儿畸形；膀胱失于温煦，不能化气行水则妊娠小便不通。肾阳虚者，临床伴有腰脊酸痛，畏寒肢冷，精神萎靡，头晕耳鸣，舌质浅淡，舌苔薄白，脉沉弱等。治疗当温肾助阳，暖宫安胎。代表方如《景岳全书》右归丸。常用药物如杜仲、菟丝子、当归、鹿角胶、熟地黄、山茱萸、枸杞子、山药、附子、肉桂等。妊娠腹痛者，加白芍、艾叶；子肿或胎水肿满者，方中去熟地黄、枸杞子、山茱萸，加茯苓、白术、乌药；脾肾阳虚者，加茯苓、生姜皮、大腹皮；气虚者，加党参。

总而言之，妊娠病虽然与脏腑气血冲任失调有关，但终归于肾。盖肾气虚则提摄不固；肾阴虚则灌溉不周；肾阳虚则温煦不到。故在妊娠期易发生各种不同的疾病，而用补肾之法，则促先天肾气之盛，益肾中精血之充，使肾中阴阳俱旺，精气充实，病邪自除，胎安无恙。而且有临床报道，中药补肾安胎法治疗，保胎的作用明显优于黄体酮。由于中药保胎作用是多因素多机制综合作用的结果，既可作用于受体调节性激素平衡和卵巢功能，对子宫平滑肌的收缩频率、活动率均有显著抑制作用。研究发现中药保胎成功者，血清 PRL、孕酮、HCG 水平明显升高，尤其是孕酮、E_2 值。由此可以看出，补肾安胎法无论从传统医学角度，还是从现代医学角度都能认为是行之有效的治疗大法。

2. 先兆流产与补肾之理　尤庆华认为，安胎保胎是中医学治疗先兆性流产的主要原则。安胎之法，应以补肾健脾，益气养血为主。此说之理论基础：

其一，肾旺脾健，自能荫胎。中医学对妊娠机制有其独到的认识，认为肾脏的功能直接决定了人类的繁殖生育，肾气和冲任二脉与妊娠有极其密切的关系。《灵枢·决气》："两神相抟，合而成形，常先身生，是谓精。"而此生身之精藏于肾脏，故曰："肾者主蛰，封藏之本，精之处也。"明确提出"摄精而成其子"。说明先天不足，肾气损伤，精血亏虚，冲任不固，胞脉失养，则难以为孕。即使受孕，亦因禀赋不足，酝酿着发育不良，以致流产等种种病理因素。冲为血海，任主胞胎，在经络的交通上，冲任皆有会穴与肾经通联，二脉作用皆受肾之主导。王冰云："肾气全盛，冲任流通，经血渐盈，应时而下。"提示冲任之气固，则能载运胎儿，使胎儿正常发育。此外，脾属土，为气血生化之源，从妊娠开始直至婴儿娩出，须后天气血源源不绝，以养育胎儿，胎儿才能正常生长发育，而无陨坠之虑。且先天后天之间，脾之气血凭肾精化生，肾精又须后天气血之滋养，互相调摄，此生彼长，方可源源不竭。

其二，肾亏脾弱，胎儿不固。《妇科经论引女科集略》："女子肾脏系于胎，是母之真气子所系也。"若肾气亏损，便不能固摄胎元，此揭示了先兆流产发生的主要病机。正如前述，肾之精气充实，是受孕妊娠胎儿生长的根本条件，肾气虚弱则是导致流产的重要因素就不言而喻了。临床所见，父母肾精不充，或因后天调摄不当，诸如"以酒为浆，以妄为常，醉以入房"，纵欲伤肾，以及染病伤及肾，均可导致胎元不固，而见胎漏或胎动不安。又有习惯性流产者，肾气屡受伐伤，失于封藏之职，故屡孕屡堕，堕后肾气愈伤，形成恶性循环。再者，胎元居母腹中，靠母血滋养，而气血之源本于中州，脾为土脏，土旺可生万物，而致一派欣欣向荣、勃勃生机。若脾胃虚弱，气血生化之源亏乏则中气不足，气不摄胎，血海不充，妊养失职，亦可致流产。叶天士《临证指南医案》："胎气系于脾，如寄生之托于苞桑，茑与女萝之施于松柏，脾气过虚，胎无所附，坠滑难免矣。"生动形象地说明了脾气虚弱，以致流产的病理过程。

其三，补肾健脾，法其根本。对于先兆流产的治疗，除应补肾滋肾为主外，同时必须辅以健脾益气养血，使肾脾互相支持，以固胎元，必要时可加止血、清热、和胃之品。常用药物如菟丝子、炒白术、续断、桑寄生、杜仲、白芍、山药、茯苓、淫羊藿、党参、苎麻根、紫苏叶、藕节炭。常用方如《医学衷中参西录》寿胎（丸）汤。尤庆华经验认为，组方时补肾安胎药应以菟丝子为首选，作为主药加以重用，用量一般在 15～20 g，甚至 25 g。《本草正义》认为"菟丝子，多脂微辛，阴中有阳，守而能走，与其他诸滋阴药之偏于腻者绝异"。而健脾补气药中则以白术为首选，用量 10～15 g，健脾助运，补脾使土旺，即"所以以载万物"，则胎有所载，而不至坠陨。服药期间，须禁房事。《景岳全书》："凡受胎之后，极宜节欲，以防泛滥，如受胎三月五月每坠者，薄弱之妇常有之，然必由纵欲不节，致伤母气而坠者为尤多也。"

3. 先兆流产从肾论治　中医学认为，肾为先天之本，主生殖，主藏精而系胞胎，从受孕到分娩的整个妊娠过程中，都与肾密切相关。肾气旺盛、肾精充沛是孕育的基础，即生殖健康之本。肾以系胎，气以载胎，血以养胎。因此，林丽娜等认为，先兆流产的根本病机在于肾，肾虚是先兆流产的最常见原因，肾虚胎元不固是先兆流产的核心病机。以肾主生殖理论来解释现代先兆流产的发病机制，治疗以补肾安胎法，临床常用张锡纯《医学衷中参西录》中的寿胎（丸）汤加减。

（1）理论渊源：中医学虽无先兆流产之病名，但对先兆流产的认识由来已久，根据其临床表现，属于中医学"胎漏""胎动不安""妊娠腹痛"等范畴。胎漏、胎动不安之名最早见于《脉经》。《金匮要略·妇人妊娠病脉证并治》中即有"妇人有漏下者，有半产后因续下血都不绝者，有妊娠下血者"的记载。《诸病源候论》列有"妊娠漏候""妊娠胎动候"，指出"妊娠而恒腰痛者"，为"喜堕胎"之候，提示肾与胞胎的关系。《女科集略》：女子肾系先于胎，是母之真气，子所系也。中医学认为肾为先天之本，从受孕到分娩的整个妊娠过程都与肾密切相关。如《傅青主女科》指出"夫胎也者，本精与血之相结而成，逐月养胎，古人每分经络，其实均不离肾水之养，故肾水足而胎安，肾水亏而胎动"。胎元赖于肾精气充养，又需要肾阳的温煦固摄，如《女科要旨》引赵养葵所云"肾中和暖，然后胎有生气，日长而无坠堕之虞"。肾气旺盛、肾精充沛是孕育的基础，即生殖健康之本。肾以系胎，气以载胎，血以养胎。因此，可以说先兆流产的根本病机也在于肾，肾虚是先兆流产的最常见原因。张锡纯云："胎在母腹，若果善吸其母之气化，自无下坠之虞，且男女生育，皆赖肾脏作强。"肾为先天之本，元气之根，是人体生长发育的根本，胎儿的发育既取决于先天肾之精气，又要依赖于后天气血的滋养，若母体先天肾气不足，或屡孕屡堕损伤肾气，或孕后房劳伤肾致胎元不固出现胎漏、胎动不安。研究显示先兆流产以肾虚型居多，先兆流产患者中有肾虚表现者占 88.04%。

（2）从肾论治：

1）代表方剂：肾虚胎元不固是先兆流产的核心病机，补肾安胎为其治疗大法，临床治疗中常用张锡纯《医学衷中参西录》中的寿胎（丸）汤加减。方中菟丝子为阳中之阴药，补肝肾，益精髓，温而不燥，滋而不腻，补而不峻，肾旺则荫胎。张锡纯云："千百味药中，得一最善治流产之药，乃菟丝子是也。"桑寄生寄生树木之上，善吸空中气化之物，犹如胎寄母腹之中，《本草纲目》载桑寄生可"坚发齿、长须眉、安胎……助筋骨、益血脉，主妊娠血不止，令胎牢固"。续断补中有散，散中有补，补肝肾，养精血安胎，大有连续维系之意。阿胶系驴皮所熬，最善伏藏血脉，滋阴补肾，故《神农本草经》载其能安胎也。四药合用，具有补肝肾、固胎元之功，同时有养血、止血之效。

再通过辨证加减用药，更加切合该病病机。现代药理研究证实寿胎（丸）汤能抑制妊娠子宫收缩，加强垂体-卵巢促黄体功能以及具有雌激素样活性，并能对抗前列腺素收缩子宫的作用。寿胎（丸）汤在胎漏、胎动不安、滑胎的临床治疗中应结合辨证分型，予以相应的药物加减，可治疗不同证型的先兆流产，如阳虚加温阳之品如鹿角霜、补骨脂；阴虚加滋阴之品如山茱萸、山药；气血虚加补气养血之品如人参、白术、白芍；血热加凉血之品如苎麻根、黄芩；血瘀加活血化瘀之品如当归、丹参等，多能收到良效。

2）辨证论治：杨宗孟认为此病的发生与肾脏关系密切，故从肾着手，将先兆流产分为脾肾阳虚和肝肾阴虚，疗效显著。芦惠敏将先兆流产分为 4 型：①肾虚宫寒型治以固肾安胎、祛寒温宫，方选补肾安胎饮加减；②肾虚内热型治以滋阴清热、固肾安胎，方选保阴煎；③脾肾气虚型治以健脾益气、固肾安胎，方选泰山磐石（散）汤或胎元饮；④肾虚气滞型治以理气养血、固肾安胎，方选寿胎（丸）汤加减。共治疗 72 例，其中成功率 91.7%。吕连凤等将胎漏、胎动不安分为肾虚血热和脾肾两虚型，肾虚血热型治以固肾安胎、清热凉血，药用覆盆子、桑寄生、菟丝子、杜仲、续断、白芍、黄芩、墨旱莲、知母、竹茹；脾肾两虚型治以健脾补肾安胎，药用阿胶、党参、黄芪、白术、桑寄生、熟地黄、菟丝子、杜仲、续断、白芍；共治 90 例，有效率 91.0%。

3）实验研究：有学者试探从西医实验来研究补肾中药治疗先兆流产机制，如李莉等通过实验研究显示寿胎（丸）汤可以使肾虚流产大鼠子宫蜕膜中 Th1 型细胞因子分泌，促进 Th2 型细胞因子分泌，纠正 Th1/Th2 平衡偏移，从而降低母胎免疫排斥，起到防止流产的作用。曾诚等通过实验研究发现补肾中药助孕 3 号丸通过调节 CD80/CD86 表达，使胎盘界面细胞因子网络平衡向 Th2 型偏倚，降低母体免疫排斥，而达到防治流产的目的。也通过实验发现补肾安胎方能促进大鼠子宫蜕膜 Th2 型细胞因子 IL-10 的分泌，扭转 Th1/Th2 细胞因子病理性失衡，降低肾虚型流产大鼠模型的流产率，均为补肾安胎这一行之有效的疗法提供更多的微观依据。

中医药治疗先兆流产疗效明显，有自身的特点和优势。现代医家在先兆流产的病因病机方面也有较多阐述，而肾虚是本病的基本病因病机，治疗当从补肾入手，甚至有医家明确提出"安胎首重补肾"。

从肾治之验

1. 从脾肾阳虚论治　患者，女，28 岁。停经 50 日，停经 34 日时自测尿 SSS（＋），经检查确诊为早孕。既往月经规律。近 10 日腰痛如折，且持续存在，活动时加重，并伴阴道流血 3 日。尿频腹胀，食少纳呆，舌质浅淡，舌苔薄白，脉沉滑无力。辨证为脾肾阳虚证，治用寿胎（丸）汤合安奠二天汤加减。

处方：菟丝子 20 g，桑寄生 25 g，续断 15 g，党参 25 g，白术 15 g，当归 15 g，白芍 25 g，山药 25 g，山茱萸 25 g，杜仲 15 g，枸杞子 15 g，阿胶（烊化冲服）15 g，艾叶炭 10 g，甘草 10 g。每日 1 剂，水煎分 2 次服。

以此方随症加减施治后，阴道流血止，诸症消失。B 超检查：子宫前倾，子宫腔内探及胎囊 2.2 cm×1.9 cm 大小，胎芽（＋）。HCG 7458.0 mIU/mL，孕酮 21.02 ng/mL。

按语：妊娠期腰酸腹痛，小腹下坠或伴阴道流血者，只知是带脉无力系胎，却不知是脾肾之亏。胞胎虽系于带脉，而带脉实关于脾肾。脾肾亏损则带脉无力，胞胎即无以胜任。脾肾亏则带脉急，胞胎之所以有下坠之状。胎中之荫血，必赖气以卫之，脾肾阳虚，阳气不足，气虚则血无凭依，无凭依则必燥急，燥急必生邪热。血寒则静，血热则动，动则外出而莫能遏，又安得不下流。那么胞胎之系，通于心和肾，而不通于脾，补肾可也，何故补脾？则肾之精气何以遽生？然脾胃后天，脾非先天之气不能化，肾为后天之气不能生，补肾而不补脾，则肾之精气何以遽生？是补后天之脾，正所以补先天之肾也；补先后天之脾与肾，正所以固胞胎之气与血。

方中菟丝子补肾养精，益阴而固阳；桑寄生、续断固肾强腰以系胎；阿胶、艾炭滋阴补血且能止血；山茱萸、杜仲、枸杞子补肾安胎；当归、白芍补血活血；党参、白术、山药补脾以后天补先天，以生肾之精气；甘草调和诸药。

2. 从肾阴亏虚、阴虚火旺论治　刘某，女，25岁。患者停经2个多月，诊断为早孕，无诱因而致阴道出血，色鲜红夹紫血块，早上起床量渐增多，腰膝酸软，小腹下坠疼痛。平素五心烦热，头目眩晕，口干不多饮，小便短赤，大便干结，舌边尖红，舌苔黄，脉细数。辨证属肾阴亏虚，阴虚火旺，血海受煎，迫血妄行所致。治以滋阴补肾清热，固肾止血安胎。

处方：生地黄15 g，熟地黄15 g，山药15 g，白芍15 g，女贞子15 g，墨旱莲15 g，续断12 g，阿胶（烊化冲服）12 g，黄芩10 g，苎麻根15 g。每日1剂，水煎分2次服。

复诊：服药3剂之后，阴道下血量稍减，腰痛腹坠转轻。守上方加入收涩止血药黑荆芥12 g，仙鹤草15 g，继服。

三诊：又服药6剂而血止。为巩固疗效，嘱继服成药安胎丸。

按语：胎漏从肾论治，益其先天，培其本主，使冲任二脉气血充盈，则血有所摄，胎有所养，亦有所系，从而达到止漏安胎的目的，这一"胎气系于肾"的论点，通过临床验证，具有实践意义。妊娠期间，由于血聚养胎，于是相对地阴血偏虚，阴血不足者则见火旺，因而有"胎前宜清"之说。若胎漏因肾阴亏损，阴虚火旺而起者，初起仅滋阴降火即可。一旦火退血止后，仍可寓温阳于养阴之中，于"阳中求阴，则阴得阳助而泉源不竭"。因肾气虚而致胎漏者，除直接补肾外，并须同时扶脾，使气血生化之源不竭，肾精亦得到补充。本例治疗的过程中，就贯穿了这一法则。由于"脾为气之源，肾为气之根"，当腰痛下坠，小腹胀痛等症状出现时，即意味着先后天之气下陷，更应脾肾双补，以奏其效。

3. 从肝肾阴虚论治　患者，女，26岁。停经44天，阴道流血4日，色鲜红，偶有腰酸。就诊前1周自测尿SSS（＋），既往月经规律。现症口干咽燥，手足心热，夜寐多梦，食纳可，二便尚调，舌质红绛，舌苔黄白微腻，脉沉细略滑无力。B超检查：子宫水平位，子宫腔内探及胎囊，2.2 cm×1.8 cm大小，胎芽（＋）。HCG 6756.0 mIU/mL，孕酮18.94 ng/mL。诊断为胎漏，辨证属肝肾阴虚。治宜补肾滋阴，固冲安胎。方用寿胎（丸）汤合胶艾四物汤、保阴煎加减。

处方：熟地黄25 g，菟丝子20 g，桑寄生20 g，续断15 g，山药25 g，山茱萸25 g，当归15 g，枸杞子15 g，覆盆子12 g，白芍25 g，生地黄25 g，白术15 g，黄芩15 g，阿胶（烊化冲服）15 g，艾叶炭10 g，甘草10 g。每日1剂，水煎分2次服。

复诊：服药4剂，自述服完第3剂时阴道流血已止。B超复查：子宫水平位，子宫腔内探及胎囊2.5 cm×1.9 cm，胎芽（＋）。HCG＞10000.0 mIU/mL，孕酮19.02 ng/mL。予上方去阿胶，继服4剂，以巩固疗效。

按语：妊娠期阴道不时有少量出血，色鲜红，时而伴有腰酸腹坠胀，人以为胞胎有伤，触之以动其血也。却不知是子宫血海因热而不固所致。妇女素性抑郁，情致不遂，肝郁化火，热迫冲任而致阴道下血。况孕后血聚养胎，阳气偏旺更致热扰冲任，热迫血行而致胎漏血下。血海者，冲脉太寒血即亏，冲脉太热而血即沸。血海泛滥，扰动胎元，胎元不固而致胎漏、胎动不安。治需滋肝肾之阴以降其火，以清血海而使子宫和、胚胎安。方中以寿胎丸为主固肾安胎；加生地黄、熟地黄滋肝肾之阴以降火；白术、黄芩以清热安胎，为安胎要药。服以数剂而子宫清凉，血海自固，胚胎可安。

4. 从肾气亏虚、胎元不固论治　宋某，女，29岁。停经46日，反复少量阴道出血5日。患者结婚6年，曾人工流产3次，此次停经46日。5日前出现阴道出血，量少色暗红，伴有腰酸小腹坠痛，乏力倦怠，舌质浅淡，舌苔薄，脉弱。辨证属肾气亏虚，胎元不固。治以补益肾气，固冲安胎，方用寿胎（丸）汤加减。

处方：续断12 g，菟丝子12 g，桑寄生12 g，黄芪15 g，太子参15 g，茯苓12 g，血余炭12 g，墨旱莲12 g，阿胶（烊化冲服），艾叶15 g。每日1剂，水煎分2次服。

复诊：服药3剂之后血止。上方去血余炭、墨旱莲，加杜仲12 g，桑椹15 g，继服。

三诊：又服药6剂后，诸症皆除。续服1个月余，未发生不适而停药。7个月后产一男婴。

按语：先兆流产属于中医学"胎漏""胎动不安"范畴。《傅青主女科》："摄精成孕在于肾脏先天之气，而胎孕之养成，则在肾之阴。"可见肾为先天之本，胎孕的形成主要靠母体先天的肾气，而胎儿的生长、发育，也离不开母体肾中精气充足以养胎。若肾气亏虚，封藏失职，冲任不固，胞胎难以维系；肾阳不足，胎失所载，命门火衰，胞脉失于温煦；肾阴亏虚，肾精不足，胎失滋养，则发为胎漏、胎动不安。寿胎丸为《医学衷中参西录》中治疗胎漏、胎动不安方。方中菟丝子、续断、桑寄生补肾壮腰以系胎；艾叶、阿胶养血止血以安胎；黄芪、太子参、茯苓益气升提；墨旱莲、血余炭以止血。

5. 从肾气不固、脾虚气陷论治　患者，女，40岁。诉停经44日，阴道流血10日。患者结婚15年，曾怀孕3次均自然流产，平时月经较有规律。近10日早晨起恶心，纳呆，阴道少量流血，色为暗红，腰酸腿软，乳房胀，二便正常，夜寐尚可，面色有华，语音清晰，舌质浅淡，边有齿痕，舌苔薄白，脉略滑尺弱。B超检查：子宫增大，子宫腔内可见妊娠囊，大小约 $0.7 \text{ cm} \times 0.8 \text{ cm}$。家属强烈要求给予保胎治疗。四诊合参，辨证属胞脉系于肾，肾气不足，冲任不固，脾虚气陷，胎失所系致屡孕屡堕。治以补肾固摄，健脾益气，安胎止血。

处方：杜仲10 g，菟丝子20 g，桑寄生15 g，续断20 g，黄芪40 g，白术20 g，茯苓30 g，砂仁20 g，神曲15 g，地榆15 g，甘草10 g。每日1剂，水煎分2次服。

二诊：服药6剂后血已止，仍腰酸，口干，厌油腻，舌质浅淡，舌苔白，脉滑尺弱。B超检查：子宫孕囊 $3.5 \text{ cm} \times 3.2 \text{ cm} \times 2.7 \text{ cm}$，胎芽1.9 cm，胎心搏动明显，其爱人喜极而泣。予上方加女贞子30 g，墨旱莲10 g，山楂10 g，继服。

三诊：后以上方随症加减化裁，共服药25剂，每月按时来院产前检查。后剖宫产一女婴，体重3.6 kg，母女平安。

按语：患者为高龄孕妇，此前曾有过3次自然流产史，此次怀孕初期出现腰酸腿软，阴道流血，且孕囊小于停经日期，脉略滑尺弱，以补肾益气法调治。方中杜仲补先天之水火而多能维系而不坠，故本方取之为君药；菟丝子补肝肾，益精髓；桑寄生感桑精之气而生，根不入土，具土性而敷芽俨若子居母腹；续断补肝肾，固冲任安胎；黄芪补气升阳"助气，壮筋骨，长肉补血"；白术健脾益气，是安胎要药；茯苓感苍松之气而生，药不出土独得土气而暗长，具有暖腰膝安胎之功效；砂仁既能和胃止呕，又能理气安胎；神曲行气消食，健脾和胃；地榆凉血止血。药后胎芽生长且有胎心搏动，复诊时见口干，腰酸，予二至丸滋补肝肾强健筋骨；山楂消食化积；甘草调和诸药。药中肯綮，故获良效。

6. 从脾肾亏损、气血两虚论治　赵某，女，25岁。患者既往有3次自然流产史，先后妊娠5个月、2个月及50日，曾用黄体酮及维生素E和其他中药治疗无效。现怀孕1个月余，阴道少量出血2日，腰痛如折，下坠明显。查尿妊娠试验阳性，B超检查：胎心正常。诊见面色萎黄，形体瘦弱，气短懒言，舌质浅淡，舌苔薄白，脉滑无力。西医诊断为习惯性流产，先兆性流产。中医辨证，患者禀赋素弱，复屡坠胎，耗伤气血，肾虚冲任不固，胎失所系，气不足以载胎，血不足以养胎而胎动不安。治宜补肾健脾，益气养血，止血安胎。方用自拟补肾益气汤加味。

处方：菟丝子20 g，续断12 g，杜仲10 g，桑寄生15 g，党参30 g，黄芪15 g，白术10 g，白芍15 g，阿胶（烊化冲服）12 g，鹿角霜（包煎）10 g，甘草3 g。每日1剂，水煎分2次服。并嘱其绝对卧床休息，避免精神紧张，禁止性生活。

二诊：服药3剂后，腰腹坠痛减轻，出血减少。药中病所，守方继服。

三诊：又服药3剂，阴道出血止，微腰痛无坠感，舌脉均属正常。上方去鹿角霜，再进5剂。

以后以上方随症加减，间断服药至妊娠7月停药。于当年足月产一女婴，体胖，心肺正常，神经反射正常，母子安康。

按语：方中用菟丝子补肾填精；续断、杜仲、桑寄生固肾强腰系胎；党参、黄芪、土白术健脾益气安胎；阿胶、白芍滋阴养血止血。全方补肾强腰，益气养血，固摄胎元，则胎元得固而胎自安。通过临床观察发现，补肾益气汤对肾虚、气虚、血虚或外伤等多种原因所致的早期或晚期先兆流产，或同一患者不同时期出现的流产先兆均有效验。对习惯性流产和习惯性早产的患者，疗效更佳，没有发现任何毒副作用，对胎儿的智力及发育也无任何影响。

第六十四章　子宫内膜异位症

　　子宫内膜异位症是指具有生长功能的子宫内膜组织出现在子宫腔被覆黏膜以外的身体其他部位所引起的疾病。临床表现为痛经进行性加重、月经失调、不孕及性交痛等症状。且诸症状呈进行性加剧趋势，直到卵巢功能衰竭，其症状才得以逐渐缓解，病灶逐渐吸收。子宫内膜异位症是妇科较为常见的、多发的疾病之一。近年来，子宫内膜异位症的发病率有明显增高的趋势，其发病原因与机制至今尚未完全阐明。目前，世界范围内存在的主要学说与诱发因素有异位种质学说（经血逆流学说）、体腔上皮化生学说、诱导学说、遗传因素、免疫与炎症因素及国内学者提出的在位内膜决定论等。但综合来看，每种学说都只是暂时在一定层面和深度上阐明了本病的发病机制，并未能系统、合理、全面地解释其中的原理。子宫内膜异位症的基本病理变化为异位子宫内膜随卵巢激素变化而发生周期性出血，进而导致周围纤维组织的粘连、增生，甚则形成包块。

　　中医学文献中无此病名记载，根据其临床特征，其属于中医学"痛经""无子""月经不调""癥瘕"等范畴。

从肾论之理

　　1. 肾与子宫内膜异位症相关论

　　（1）肾与子宫内膜异位症的关系：

　　1）肾在女性经孕中的地位：肾为先天之本，元气之根，肾主藏精，寓元阴元阳，为五脏阴阳之根本。《素问·六节脏象论》："肾者，主蛰，封藏之本，精之处也。"肾又为胞脉所系，谓冲任之本。冲脉为一身气血之要冲，能"通受十二经气血"，有"十二经脉之海""五脏六腑之海""血海"之称；任脉调节阴经气血，任主胞胎，有"阴脉之海"之称。由此可见，肾与冲脉、任脉有着不可分割、千丝万缕的联系，肾中阳气虚弱，精气亏损，机体温煦之力不足，濡养功能减退，则冲任二脉气血不足或通行不利，必然容易导致寒湿内盛，瘀血内阻，经脉不通，气血不和，进而出现不孕、痛经、癥瘕等一系列病症。《素问·上古天真论》："夫人之生，以肾为主，人之病，多因肾虚而致者。"素体肾中阳气亏虚，升发之力不足，寒湿之邪内盛，冲任二脉下不能温暖胞宫，上不能温化气血，致使胞宫虚寒，寒凝血瘀，瘀血停滞，阻滞气机，气血运行不畅，邪气停聚于局部而发病。归根结底，"肾阳虚血瘀"为其病机之根本。

　　2）肾气盛于内，外邪不可干：《内经》"正气存内，邪不可干"，"邪之所凑，其气必虚"。若人体正气强盛，即使邪气侵犯，正气亦能鼓邪外出，病情轻浅，使机体短期内达到阴阳调和状态；若正气不足，即使轻微邪气，也能侵入机体致病。人体之气分为先天之气和后天之气，二者相合，乃为人体之正气。肾为先天之本，主五脏六腑之精而藏之，脾胃为后天之本，化生后天水谷之精气而散之，先天温养激发后天，后天补充培育先天，先天与后天相互资生、相互促进、功能协调，则正气充足，邪气不可侵犯，机体康健。就子宫内膜异位症而言，若肾中阴阳之正气充盛，脾之阳气旺盛，则肾的温煦功能强健，脾的升清与发散之力正常，寒湿之邪无可侵犯，痰湿瘀血不得内生，则本病自然不会发生。

　　3）正气肾虚与邪气血瘀：气血作为女性经、孕、产、乳生理过程的重要物质基础，机体气血充足则任脉通，太冲脉盛，胞宫功能成熟，定期藏泄，经血按时满盈，月事以时下。反之，如果肾-天癸-冲任-胞宫轴的其中任一环节出现问题，必会导致胞宫藏泻不调，蓄溢失常，此时，外感六淫、内伤七情、房劳多产、饮食劳倦等多种因素乘机作用于人体而致病。肾气虚则鼓动推进无力，血行缓慢，迟而致滞，由滞成瘀，瘀血凝聚于冲任、胞宫，离经之血阻滞经络、侵犯机体以致子宫内膜异位症。肾阴虚则致阴精亏损，血虚生燥，胞宫失于濡养，正气内虚，痰湿邪气易于停滞胞宫，使气血运行迟滞，瘀血内停，阻滞冲任、胞宫，而变生子宫内膜异位症。肾阳虚则温煦推动之力不足，温化升散功能减退，机体抗邪能力减弱，阳气亏虚，难抵外来寒湿之邪，寒湿邪气侵及机体，加之寒性凝滞收引，正虚邪盛，则阳虚内生，寒湿内盛，以致血行迟滞，瘀血形成，从而变生子宫内膜异位症。

（2）从肾论治子宫内膜异位症：子宫内膜异位症的发生发展和肾虚、血瘀密切相关，而肾阳虚血瘀是子宫内膜异位症的病机关键。子宫内膜异位症的临床表现既有虚的一面，也有实的一面，但多为本虚标实，究其本多责之于肾虚，所以其治疗不应只局限于活血化瘀，还应着重于补肾益气，调理冲任以治本。所以根据"虚者补之""血实者宜决之""治实当顾其虚，补虚勿忘其实"的原则，治疗应以温肾祛瘀、调理冲任为根本，其中，以温肾益气、调理冲任为本，活血祛瘀为标，标本兼顾，虚实并治，活血祛瘀以祛已生之邪，补肾益气，调理冲任以防止病情反复与发展，巩固疗效。另外，不可忽视，活血化瘀之药过服有伤正之嫌，故应同时应用温肾益气之药来扶助正气，以达祛其邪而顾其本之效。

子宫内膜异位症的发病与肾-天癸-冲任-胞宫轴的节律性调节、子宫内膜的周期性脱落密切相关。中药调周疗法广泛应用于妇科各类疾病，通过调动人体脏腑、气血、经络的生理功能，使之协调平衡，恢复和建立正常月经周期，具有因势利导，顺水推舟，增强其生理功能的作用。所以在子宫内膜异位症的治疗中，本着"经前勿补，经后勿泻"的原则，采用中药周期疗法，通常能够获得较好的临床疗效。根据折娅欢等的经验，经后四分之三时间，即月经周期第5～第26日服用"温肾暖宫汤"（熟地黄、酒山茱萸、淫羊藿、盐巴戟天、盐菟丝子、盐补骨脂、鹿角霜、杜仲、炒山药、党参、炙黄芪、当归、炒白芍、茯苓、炒白术、肉桂、干姜、陈皮、羌活、甘草），以温肾化瘀，健脾益气养血，兼以活血化瘀。方中淫羊藿、盐巴戟天、盐补骨脂性温，善入肾经，走下焦，温肾助阳，益气填精，温暖胞宫，共为君药以资助先天之不足。党参、炙黄芪、炒白术、茯苓入中焦，健脾益气，升阳除湿，共为臣药以培补后天之亏损。盐菟丝子、炒山药均性平以平补阴阳，其中盐菟丝子偏于平补肾中阴阳，为不孕、滑胎的常用药，炒山药偏于平补中焦脾胃之气，两者共用，同治中下二焦之虚损。鹿角霜、酒山茱萸、熟地黄、麸炒白芍四药同用，共奏养血补血之效；肉桂、干姜性温，分别偏入肾经、脾胃经，二药同用既可振奋中焦阳气，又可引火归元以助命门之火，使痰湿瘀血不得停聚于中下焦，防止病情进一步发展。当归养血活血，既能活血化瘀以祛寒湿痰瘀诸邪，又能补血养血以扶助正气，标本兼顾。陈皮与党参、茯苓、白术配伍可加强健脾理气之功，与当归相伍，于活血养血之中加以行气之效，更利于瘀血寒湿的祛除。方中淫羊藿、盐巴戟天、盐补骨脂、熟地黄等药滋腻之性强，故配以一味解表之羌活以反佐，祛除上药滋腻之性。甘草调和诸药。

经前3日及经期服用"少腹逐瘀汤"加减（紫石英、续断、当归、小茴香、炮姜、延胡索、五灵脂、川芎、焦蒲黄、肉桂、赤芍、制附子、桂枝、吴茱萸、三棱、莪术、木香、香附、乌药、土鳖虫），以温经活血化瘀，祛痰除湿，兼以补肾健脾。方中小茴香、肉桂、炮姜味辛而温热，入肝肾经而归脾，理气活血，温通血脉。其中小茴香温热发散之性尤强，善于温暖胞宫，既能使胞宫已生之寒湿瘀诸邪温化而散之，又能防止局部寒湿瘀血之邪进一步侵犯。肉桂以其补火助阳，引火归元，散寒止痛，温通经脉之效而著，与同为温热之性的干姜配伍，两药共用以助命门之火。当归、赤芍入肝经，当归偏于养血活血，赤芍兼有清肝泻火、理气之效，两药同用共奏行瘀活血兼以养血之效，使得活血而不伤正，养血而不留瘀。焦蒲黄、五灵脂、川芎、延胡索亦入肝经，其中焦蒲黄、五灵脂长于活血止痛，川芎为血中气药，活血理气，使气行则血活，气血活畅故能缓急止痛，《药性论》言其"治腰脚软弱，半身不遂，主胞衣不出，治腹内冷痛"，延胡索活血行气止痛之效尤佳。三棱、莪术、土鳖虫、紫石英为治疗子宫内膜异位症常用药组，临床收效甚好，三棱为血中气药，长于破血中之气，破血以通经，莪术为气中血药，善破气中之血，破气以消积，二药合用，破血行气之力倍增，气血双施，共奏破血行气、化瘀止痛、攻坚消癥之效；土鳖虫为虫类药，其走窜行气止痛之力强，气血并治，长于破血攻坚，除腹中包块，消"离经之血"，促使局部粘连及病变结缔组织的松解，加快瘀血的吸收，紫石英为矿石类药物，性温，质地沉重，重浊下行，暖宫止痛，与土鳖虫共用加强温经止痛、破活消坚之效。香附为妇科调经之要药，药力平稳，用以行气止痛，乌药功以行气通络，两药合用，可疏通输卵管组织的粘连，微观调节输卵管纤毛的节律性摆动，使其蠕动功能恢复正常。方中诸多活血化瘀、行气、破气类药物，恐伤脾胃，故配伍一味木香健脾行气护胃。

子宫内膜异位症的中药周期疗法，肾虚与血瘀同治，温肾益气、健脾化湿与活血化瘀、祛痰除湿并用，标本兼顾，攻补兼施，虚实同调，使邪去而正不伤，瘀去而不耗血。"正之不存，邪将焉去"，补肾可驱邪外出，帮助身体恢复，又可防止病情的进一步发展，防患于未然。化瘀可以调畅气血，去除已生之病邪。补肾与化瘀相结合，防治并用，一举两得，事半而功倍。

2. 肾虚血瘀与子宫内膜异位症病机　肾虚血瘀是本病的病机基础，"虚者补之"，"血实者宜决之"，故补肾益气、活血祛瘀是治疗本病的根本大法，补肾益气是巩固疗效的保证。子宫内膜异位症的临床表现也有实的一面，但多为本虚标实，究其本多责之肾虚，所以包红桃等认为，子宫内膜异位症的治疗不应只局限于活血化瘀，还应着重于补肾益气，调理冲任以治本。

（1）肾虚与子宫内膜异位症病机的关系：肾为先天之本，肾藏精，寓元阳，为人体阴阳根本。为胞脉所系，谓冲任之本，与妇女生理变化关系甚密。《素问·上古天真论》："夫人之生，以肾为主，人之病，多因肾虚而致者。"若素体肾虚阳气虚，阴寒盛者，则冲任失于温煦之功，下不温暖胞宫，则胞宫虚寒，寒凝血瘀；不能化气行血，致气血运行不畅，瘀血留滞发病。从阴阳来说，瘀血为阴，若瘀血久积，阻碍气机，阳气被抑，肾阳被伤，亦致肾虚血瘀，阻滞胞宫冲任，日久渐成子宫内膜异位症。血瘀不散，气机阻滞，积结成块，见下腹包块；瘀血聚集，不通则痛，故经行腹痛；肾阳气亏损，胞宫温煦之功失常，则宫寒不孕，气血不和，终致冲任瘀阻。归根结底"肾虚血瘀"为其病机之本。

（2）血瘀与子宫内膜异位症病机的关系：张景岳《景岳全书·妇人规》"瘀血留滞作，唯妇人有之，其证则或由经期，或由产后，凡内伤生冷，或外受风寒；或恚怒伤肝，气逆而血留；或忧思伤脾，气虚而血滞；或积劳积弱，气弱不行，总由血动之时，余血未净，而一有所逆，则留滞日积，而渐以成矣"。这些都与子宫内膜异位症的发病机制相似，其实质是"离经之血"聚而成瘀，瘀血阻滞冲任、胞宫而发病。瘀血既是其病之结果，又是继发本病的起因。

（3）子宫内膜异位症病机的中医理论：中医学古籍中无子宫内膜异位症病名的记载，但根据其临床表现可归属为中医学"痛经""月经失调""不孕""癥瘕"等范畴。《妇人大全良方·妇人腹中瘀血方论》："妇人腹中瘀血者，由月经闭积，或产后余血未尽，或风寒滞瘀，久而不消，则为积聚癥瘕矣。"多因肾气不足，六淫外侵，七情内伤，或经期、产后养息失调，余血浊液流注于子宫之外，并随着肾阴阳的消长转化而发作。肾藏精，主生殖，妇人以血为本，气血之根在于肾。若先天肾气不足，或后天伤肾，肾气不足，冲任胞脉失养，气血不足，易致气滞血瘀，胞脉受阻，不通则痛而致痛经；或瘀血久积，化精乏源，亦可成肾虚血瘀。结合"久病及肾""五脏之伤，穷必及肾""久病必瘀"等中医学的基本理论，从肾虚血瘀论治，提出"肾虚血瘀，渐成癥瘕"为基本病机，且发病以肾虚为本，血瘀是发病之标，两者互为因果，虚之日久则郁，郁则气滞，气滞则血瘀，因虚致瘀。

本病的发生多因劳伤气血，房事不节或手术创伤等因素，加之寒邪内入或阳虚内寒进一步导致冲任损伤及胞宫的藏泻功能异常，致使经血不能循常道而行，部分经血不能正常排外而逆行，形成离经之血阻滞胞宫、胞脉等处，进而形成瘀血，瘀血阻滞，瘀血日久渐成癥瘕积聚，不通则痛。

（4）肾虚血瘀致病特点及表现：根据本病所致的痛经、不孕、月经失调以及疼痛部位之固定不移，月经色暗，夹有血块，舌质紫黯，舌边有瘀点瘀斑，脉涩等临床表现，及现代对本病局部病灶病理变化（增生、浸润、复发、结节等）的认识，瘀血内停之病机是无可非议的；畏寒肢冷，唇舌青紫，小腹凉痛喜按，可见阳虚是寒凝血瘀的常见症；婚久不孕，月经后期、量少、色淡，或月经稀发，甚至闭经，头昏耳鸣，腰膝酸软，性欲淡薄，小便清长，大便溏，舌质淡，舌苔白，脉沉细等都是肾阳虚的表现。"久病及肾"，若血瘀蕴结胞宫，变化多端，久病伤肾，一定条件下互为因果，其与单纯的血瘀内停不同，两者可兼之，随着瘀血的进一步加重，患者脏腑功能受损，体质不断下降，病情常加重，甚则缠绵不愈。病及于脾，脾胃化生障碍，统血无力，血运迟缓，脾阳受抑，致瘀血日重，寒湿丛生；病及于肝，疏泄失职，藏血无度，日久阻滞气机，血流不畅，加重气滞血瘀，甚则脉络阻遏；病久不愈，则伤及心、肾乃至冲任，从而影响正常生殖能力。瘀血阻滞冲任、胞宫是其基本病机，而瘀之形成又与体虚感寒、阳虚内寒、脏腑虚弱以及气血失调等因素有关，并进一步导致冲任损伤，胞宫藏泻功能异常，以致离经之血蓄积体内而成瘀血，瘀血阻滞胞宫则痛经，瘀血阻滞胞络则可致不孕，瘀血阻滞脉道，则经量多或淋漓不尽；或为瘀血内停日久，湿浊继生，渐成癥瘕积聚。临床多见病中经期或产后受凉，或因经期、产后胞宫本虚，寒邪乘虚而入，血得寒则凝，而致寒凝血瘀。

中医学认为，本病的发生多以肾虚为本，劳伤气血，房事不节或手术创伤等因素，加之寒邪内入或阳虚内寒进一步导致冲任损伤及胞宫的藏泻功能异常，致使经血不能循常道而行，部分经血不能正常排外而逆行，如此离经之血阻滞胞宫、胞脉等处，进而形成瘀血，瘀血阻滞，不通则痛，瘀血日久渐成癥瘕积聚而发为本病，因此肾虚血瘀为本病的根本病机，且以肾虚为本，血瘀为标，故临床治疗子宫内膜异位症痛经时，基本治法是补肾益气，活血祛瘀，并贯穿于治疗的整个过程。

肾虚血瘀是发病的病理环节，子宫内膜异位症大多病久迁延，"久病多虚""久病及肾"，瘀血既是原发病机的结果，又是继发病机的起因。血行不畅，有碍肾精的充养，肾气的化生，可致肾虚。肾虚元气不足，无力温煦、推动、激发脏腑之气，以致气化不利，气机升降出入失常，血失流畅，由此可见肾虚亦可致血瘀。瘀血日久，可致肾虚；瘀血留滞体内，必然影响局部气机的升降出入，气机郁而不达，又可影响血液的运行，则所结之处日渐坚硬而疼痛，由此可见，肾虚血瘀互为因果，故肾虚血瘀并治，攻补兼施，标本兼治，使瘀祛无以致肾虚，补肾而瘀难生，使瘀血、癥瘕等有形之物，缓缓消于无形之中。总之，抓住辨证施治这一中医的精髓，正确辨证和施治。补肾祛瘀，补肾可益精气、调冲任，祛瘀药能活血散结，消除"离经之血"，如此，标本同治，气血并调，其效不差矣。补肾活血法有调经、种子、安胎之功，可治疗因肾-天癸-冲任-子宫轴功能低下的相关疾病；又能改善内分泌、免疫功能、微循环，通调气血冲任，治疗各种肾虚血瘀之子宫内膜异位症等疼痛明显者，是广泛治疗妇产科虚实错杂、奇难杂症的常用治法。

3. 本虚标实肾虚夹瘀兼湿热　子宫即胞宫，又称女子胞、血室、子处、胞室等。胞宫是女性的重要内生殖器官，《景岳全书》对子宫的形态描述为"阴阳交媾，胎孕乃凝，所藏之处，名曰子宫，一系在下，上有两歧，中分为二，形如和钵，一达于左，一达于右"。关于胞宫的功能，《素问·上古天真论》"月事以时下，故有子"，《类经》"女子之胞，子宫是也，亦以出纳精气而成胎孕者为奇"。月经是胞宫周期性出血，因它犹如月亮的盈亏，海水之涨落，有规律和有信征的一月来潮一次，故又称"月事""月信"等。在认识胞宫、冲任督带、脏腑、天癸等理论基础上，根据《素问·上古天真论》"女子七岁，肾气盛，齿更发长；二七而天癸至，任脉通，太冲脉盛，月事以时下"的记载，可见"肾气-天癸-冲任-胞宫"是月经产生的机制。痛经亦称"经行腹痛"，本病始见于《诸病源候论》，后世医家对痛经病因病机证治多有论述，如"不通则痛""不荣则痛"。《景岳全书·妇人规》："经行腹痛，证有虚实。"《傅青主女科》认为痛经有肾虚、肝郁、寒湿等不同证候。癥瘕是指妇女下腹有结块，或胀，或满，或痛者。《三因极一病证方论·卷十八》："多因经脉失于将理，产褥不善调护，内伤七情，外感六淫，阴阳劳逸，饮食生冷，遂致营卫不输，新陈干杵，随经败浊，淋露凝滞，为癥为瘕"。郑泳霞认为，子宫内膜异位症的病机包括：

其一，肾气亏虚。肾气，乃肾精所化之气。肾为先天之本，元气之根，肾藏精，主生殖，是人体生长、发育和生殖的根本；并且精又为化血之源，直接为胞宫的行经提供物质基础。故而女子肾气旺盛，肾中真阴-天癸承由先天之微少，逐渐化生、充实，促成胞宫有"经"的生理功能。禀赋肾虚，或房劳多产，或久病虚损，伤及肾气，肾虚则精亏血少，冲任血虚，经后经血更虚，胞脉失于濡养，"不荣则痛"，发为本病。《傅青主女科·女科上卷》："妇人有少腹痛于经之后者，人以为气血之虚也，谁知是肾气之涸乎"！

其二，气滞血瘀。素性抑郁，肝气郁结，气滞血行不畅，滞于冲任胞脉，结块积于小腹，聚散无常；气滞日久生瘀；或外邪侵袭，凝滞气血；或暴怒伤肝，气逆血留；或忧思伤脾，气结血滞，致使瘀血留滞于冲任，冲任不畅，胞脉停瘀，瘀积日久，成为本病。《景岳全书》："瘀血留滞作癥，惟妇人有之。其证则或由经期，或由产后，凡内伤生冷，或外受风寒，或怒伤肝，气逆而血留，或忧思伤脾，气虚而血滞，则留滞日积而渐以成本病。"又如《丹溪心法·妇人》："经水将来作痛者，血实也，一云气滞。……临行时腰痛腹痛，乃是瘀滞，有瘀血。"经前、经期气血下注冲任，胞脉气血更加壅滞，"不通则痛"，发为本病。

其三，湿热蕴结。湿有内外之分，外湿是六淫之一，常先伤于下，多由于气候潮湿、居住潮湿等外在湿邪侵袭人体；内湿既是病理产物，又是致病因素，内湿多由脾失健运，水湿停聚而生。本病证多因素体脾虚，饮食不节，或劳倦过度，损伤脾胃，健运失职，湿浊内停，聚湿为痰，痰湿阻滞冲任胞脉，痰血搏结，渐积成病；或房事不禁，感染湿热邪毒；或素有湿热蕴结，与血搏结，瘀阻冲任，结于胞脉，而成本病证。《济阴纲目》："血癥食癥之内，未尝无痰，则痰、食、血又未有不先因气病而后形病也"。

子宫内膜异位症的证治，本着"急则治其标、缓则治其本"以补肾气、调理冲任气血为主，并根据不同的证候，或行气，或活血，或散寒，或清热，或补虚，或泻实。具体治法分两步，即经期调血止痛以治标，尽快缓解、消除疼痛；平时应辨证求因以治本，本病证实证居多，虚证较少，"夹虚者多，全实者少"，处方用药应通调气血为主，兼顾标本虚实，辨证施治。《备急千金方》："瘀结占据血室，而致血不归经。"故而认为子宫内膜异位症为瘀血内结，是在人体脏腑功能失调、阴阳失调的影响下形成的。血瘀者症见小腹疼痛、包块，固定不移，疼痛拒按，肌肤少泽，口干不欲饮，月经淋漓不断，面色晦暗，舌紫暗，脉沉涩有力，临床以活血破瘀治之。

肾气虚者可因肾精不足，经期或经后，精血更虚，胞宫失于濡养而见小腹隐隐作痛，外府失荣，则腰骶酸痛，肾虚冲任不足，则月经量少，色淡质稀，头晕耳鸣，面色晦暗，舌淡苔薄，脉沉细。临床以补肾填精，养血止痛治之。中医药治疗子宫内膜异位症不仅可以缩小病灶范围，使盆腔粘连松解，盆腔淤血减轻，缓解疼痛，尚可调节患者卵巢功能。

从肾治之验

1. 从肾阳虚血瘀论治　李某，女，30岁。经行第1日，小腹疼痛剧烈，家人搀扶而来。诉5年前自然流产后出现经行腹痛，月经周期正常，28～30日1行，6日净。经行前1日及第1日疼痛剧烈，小腹及手足冰冷、恶心、肛门坠胀感，疼痛剧烈时曾晕厥，服用止痛药可短时间缓解，而后腹痛又作，腰酸，经量偏少，经色紫暗，经血块多，经行量多及血块下后腹痛可缓解。平素怕冷，夜尿多。5年前自然流产后至今未避孕未再孕。自诉丈夫精液常规正常，经前1日自测尿 TT 阴性。妇科检查：子宫底及阴道后穹可扪及触痛性小结节，余无异常。既往多次盆腔 B 超检查未见明显异常。舌质淡紫，舌苔薄白，脉细涩。西医诊断为子宫内膜异位症、继发性不孕。中医诊断为痛经、不孕。辨证属肾阳虚血瘀。因处于行经期，予活血化瘀，温阳镇痛。方选内异止痛汤加减。

处方：当归 10 g，赤芍 10 g，五灵脂（包煎）10 g，莪术 10 g，延胡索 10 g，续断 10 g，茯苓 10 g，肉桂（后下）5 g。5 剂，每日 1 剂，水煎分 2 次服。嘱其自测基础体温（BBT）。

二诊：服上方后下腹痛减轻，月经来潮较前顺畅，目前月经已净，BBT 处于低相，睡眠稍差，余正常。舌质淡，苔薄白，脉细。予滋阴奠基汤加减。

处方：熟地黄 10 g，山茱萸 10 g，桑寄生 10 g，山药 10 g，牛膝 10 g，制鳖甲（先煎）10 g，赤芍 10 g，白芍 10 g，合欢皮 15 g，茯神 15 g。7 剂。

三诊：带下较多，呈稀薄拉丝状，睡眠较前好转，BBT 低温相。予补肾促排卵汤。

处方：熟地黄 10 g，续断 10 g，枸杞子 10 g，山药 10 g，紫石英（先煎）10 g，白芍 10 g，当归

10 g，赤芍 10 g，牡丹皮 10 g，茯苓 10 g，合欢皮 15 g，红花 5 g。7 剂。继续测 BBT。

四诊：BBT 处于高温相 3 日。予毓麟珠汤加减。

处方：菟丝子 10 g，紫河车 10 g，仙茅 10 g，淫羊藿 10 g，续断 10 g，杜仲 10 g，山药 10 g，白芍 10 g，丹参 10 g，炒白术 10 g，佛手 5 g。10 剂。

如是调理 4 个月，患者痛经大减。因月经不潮自测尿 TT 阳性，查 B 超提示宫内早孕。

按语：肾虚血瘀是子宫内膜异位症的病机基础，对本病之治应注重阴阳消长转化。肾者，阴阳也，阴阳的消长转化贯穿于整个月经周期的始终。月经周期可划分为 4 个时期，即行经期—重阳转阴期，经后期—阴长期，经间排卵期—重阴转阳期，经前期—阳长期。4 个时期终而复始，循环往复，如环无端，任何一个时期阴阳消长转化不利，均可影响月经来潮与否及经血顺利排泄。痛经多发作于经期，根本原因在于阴阳消长转化不利。行经期重阳转阴，月经之到来及经血是否能够顺利排泄，前提在于阳长是否达重，重阳者，必须有阴的支持，阳长阴生，孤阳则阴无以生，孤阴则阳无以长，阴阳互根互用，此消彼长，维持相对性平衡，则经血方可"月月如期"，顺利排泄，瘀血去而新血生。阳者，其义有二，其一，阳不足不能达重，虽月经可按期来潮，但转化不利，经血不畅，则必然有胀痛之感；其二，阳气者，主推动，温煦，其气化作用，可使气行血畅而不瘀滞，痰湿化而不凝聚生邪，亦避免了不通则痛之苦。

因此，行经期活血调经，重在祛瘀。排泄经血，尤为重要的是排泄血中之重阳，重阳下泄，让位于阴，开始阴长。经血下泄，是重阳必阴的必然现象，重阳必阴的转化，又必得经血排泄方能完成；如经血排泄不利，亦将影响重阳必阴的转化，故加强气血活动，促进排经顺利，为行经期主要目的所在。如为寒性痛经，则需温经助阳，行血逐瘀；若为气滞血瘀，则需疏肝理气化瘀；若为营血不足，血脉不和，则需益气养血，祛寒化瘀。

经后期为阴长期，需滋阴养血，以阴扶阴，佐以助阳，同样基于阴阳消长转化理论，经后期稍佐助阳，使阴得阳助则源泉不竭。经间排卵期重阴转阳，补肾活血，重在促新。如气血活动欠佳，氤氲状态不足，则重在活血通络，以促转化顺利；如阴阳失衡，重阴或阳不足者，重在调复阴阳，少佐活血，以促转化而排卵。

经前期为阳长期，需补肾助阳，扶助阳长。如阳长有余，则需滋肾清火或清热泄阳，为反治法；如阳长不及及阳长过盛交替发作，则当燮理阴阳与协调肝脾气血相结合。如此补肾调周，阴阳消长平衡，气血和畅，月事以时下，而无痛经之虞；卵子排出顺利，如氤氲之时受精，则可顺利有孕，亦无不孕之忧。

2. 从肾虚肝郁血瘀论治　蒙某，女，38 岁。主诉未避孕未孕 1 年余，发现盆腔包块 1 年余。患者孕 2 个月余稽留流产行清宫术，术后 1 个月复查 B 超时发现子宫腺肌病，有卵巢囊肿（17 mm×15 mm×14 mm），未治疗，后夫妻同居，性生活正常，未避孕一直未孕。次年 7 月复查 B 超：子宫后壁回声不均，考虑为子宫腺肌病，影响受孕。患者平素月经规律，周期 37 日，经期 7～8 日，前 3 日量少，点滴而出，第 4 日量逐渐增多，经色黯红，有血块，有痛经史，末次月经 10 日前，孕 1 产 0。素有心情烦躁，经前乳房胀痛，冬日四肢不温，怕冷，夜尿多，余无特殊不适。舌质黯，舌苔白，脉细涩。丈夫精液检查未见异常。入院检查 CA125 为 33.95 U/mL。B 超提示子宫腺肌病。余检查未见明显异常。2 日后行子宫腹腔镜手术治疗，术中见：盆腔无积液，少许粘连，子宫后位，稍大，粉红色，质中，表面光滑，子宫后壁增厚约 4 cm，阴道后穹与直肠之间致密粘连，道格拉斯窝完全封闭，双侧髓韧带正常解剖结构消失，左侧卵巢固有韧带与子宫粘连缩短，双侧输卵管外观正常。术中行输卵管通液术，双侧输卵管通畅。宫腔镜检查未见明显异常。重度子宫内膜异位症粘连严重，术中分离部分粘连，建议患者术后促性腺激素释放激素激动剂治疗，术后患者欲尽早怀孕，故拒绝西医辅助治疗，予以中医治疗。西医诊断为子宫内膜异位症。中医辨证为肾虚肝郁血瘀。治宜补肾疏肝，活血化瘀。

处方：熟地黄 15 g，菟丝子 10 g，续断 15 g，肉苁蓉 15 g，仙茅 10 g，淫羊藿 10 g，桑椹 15 g，柴胡 12 g，陈皮 12 g，白芍 10 g，桃仁 10 g，三棱 10 g，莪术 10 g，路路通 15 g，海藻 15 g，昆布 15 g。

每日 1 剂，水煎分 2 次服。

连续服用 3 个月，遇经期停用，服药后患者自觉未再四肢不温，痛经明显缓解。患者觉病情明显缓解，于次年 3 月开始试孕，仍服用上方，有优势卵泡生长，予以 HCG，加针灸促排卵，当月自然妊娠，孕 40 多日生化妊娠。后再次服用前方 3 个月治疗子宫内膜异位症。停药后 B 超监测排卵指导受孕，连续 2 个月无优势卵泡生长。9 月予自拟补肾暖宫之促卵泡汤。

处方：党参 15 g，石斛 12 g，百合 12 g，仙茅 12 g，淫羊藿 12 g，紫石英（先煎）30 g，白术 12 g，沙参 15 g，熟地黄 15 g，巴戟天 15 g，菟丝子 15 g，桑椹子 15 g，甘草 5 g。

药后有优势卵泡，用 HCG 加针灸促卵泡排出，未排卵。次年 10 月再次服用上方，有优势卵泡，用 HCG 加针灸促卵泡排出，成功排卵。11 月查尿 HCG 阳性，血清孕酮一直偏低，B 超提示多发肌瘤，后予以黄体酮、针灸和补肾健脾安胎中药保胎治疗到孕 4 个月停药，现在已经孕 7 个月余，胚胎发育良好，无特殊不适。

按语：子宫内膜异位症常见于育龄期妇女，因子宫内膜异位到子宫腔以外部位生长而发病，临床多表现为慢性盆腔痛、痛经、性交痛、不孕及月经不调，是妇科疑难病之一。中医学认为，子宫内膜异位症的病机，肾为气血之根本，肾阳虚，血失温煦，寒湿凝滞下焦，阳不足以温煦筋脉，遂致寒凝血瘀；肾气虚运血无力，血行不畅则瘀血内停；肾阴虚内热灼血都可导致血瘀的产生，血脉不通而作痛，日久则成癥，肾虚则不能摄精成孕。血瘀是本病发生、发展的重要环节。因妇女经期、产后，血室开放，胞脉空虚，此时若受风寒邪毒内侵，或为七情所伤，或因房室不节，则致冲任受损血气不和瘀阻胞中。肾虚和血瘀常相互影响互为因果，本虚标实，本虚在肾，标实在血。

子宫内膜异位症虽以血瘀为病，但血瘀之所以形成和发展，与肾、肝功能的失调、气血紊乱有关，尤其是肾中阴阳为主，肾之阴阳气血紊乱酿生本病，所以立足肾虚为本，瘀血为标，从本论治，标证亦消。本病的主要机制为肾虚气弱，正气不足，经产余血浊液，流注于子宫之外，并随着肾阴阳的消长转化而发作。肾主生殖，肾气不足，冲任胞脉失养，气血不足，易致气滞血瘀，胞脉受阻而导致痛经不孕等。

子宫内膜异位症患者素体肾虚，肾气亏损，阳气不足，温煦失职，血行迟滞，瘀血阻滞胞宫、冲任而发病。病久，加之思子心切，久而肝郁气滞。故在补肾的基础上，用桃仁、三棱、莪术活血化瘀；路路通、海藻、昆布通络消癥；柴胡、陈皮疏肝行气；白芍柔肝止痛。诸药合用，以达补肾疏肝、活血化瘀之用，使得胞脉通，肾气盛，得以养胎。

子宫内膜异位症不孕患者多有卵泡发育和排卵障碍，本案服用首诊方治疗 3 个周期后，有卵泡发育，但是无法自行排卵，予以 HCG 加针灸促排卵后发生生化妊娠，考虑肾气尚有不足，导致卵子质量发育不良，而出现生化妊娠。故再次服用首诊方治疗 3 个月，后监测排卵自然周期无优势卵泡生长，考虑肾气仍有不足，卵泡无法发育，改予自拟之温肾暖宫之促卵泡汤，专促卵泡生长。方中仙茅、淫羊藿、紫石英、巴戟天、菟丝子、桑椹、熟地黄补肾阴肾阳，充分发挥肾主生殖之功；石斛、百合、沙参滋阴增液，为卵子发育提供阴液；党参、白术健脾，以后天资先天。有优势卵泡生长，但无法排卵，考虑为瘀血阻滞胞络导致卵子排出障碍。第 2 周期予以 HCG 10000 U 促排卵失败，第 3 周期 HCG 加量至 15000 U 促排卵成功，且成功受孕。孕后血清孕酮偏低，一直予以补肾健脾中药、黄体酮、HCG 保胎治疗，现孕 7 个月余，胚胎发育良好。

第六十五章　多囊卵巢综合征

　　多囊卵巢综合征是由月经调节机制失常所产生的一种综合征。临床主要表现为持续无排卵、月经稀发、闭经、不孕、多毛、肥胖，伴双侧卵巢多囊性增大等症。多发于青春期到 30 岁左右的妇女。本病病因尚未完全明了，目前多认为可能因精神因素、药物作用、遗传因素及某些疾病等多种因素的综合影响，致使内分泌功能紊乱，体内雄激素水平增高，丘脑-垂体-卵巢轴的调节功能失调，卵泡刺激素（FSH）与促黄体素（LH）比例失常，卵巢不排卵，从而发生卵巢卵泡膜增生和黄素化、子宫内膜单纯性、腺囊型或腺瘤型增生过长等一系列病理变化。

　　根据多囊卵巢综合征的临床特征，其属于中医学"闭经""癥瘕""不孕"等范畴。

从肾论之理

　　中医学认为，本病多是由于禀赋薄弱，肾气不盛，天癸不至，冲任失养，或房劳多产伤肾，精血亏少，冲任虚损，导致闭经、月经稀少、不孕等；或素体肥胖，过食膏粱厚味，或饮食失节，损伤脾胃，痰湿内生，经脉受阻，冲任失调而致经水不调，不孕，或脂膜壅塞，肺气不宣，痰湿凝聚，而致体胖多毛、卵巢增大、包膜增厚等症；或情志不畅，郁怒伤肝，肝郁化火，气血不和，冲任失调而致不孕、面部痤疮、毛发浓密等；或气机阻滞，经脉不畅，经血凝滞，或经期产后，余血未尽，久而成瘀，瘀血内阻，羁留胞宫，导致闭经、不孕、癥瘕等症。故多囊卵巢综合征的中医辨治，常从肾虚或肾虚兼夹痰湿、瘀血立论而施。

　　1. 多囊卵巢综合征从肾虚论治　中医学认为，本病的发生多责之于肾虚，因而对于本病的治疗也多从肾虚论之，或以治肾为本兼顾他脏，临床往往取得较好疗效。徐京晓等就曾对此作有专论。其认为：

　　（1）肾虚是多囊卵巢综合征病发之先导：由于多囊卵巢综合征疾病的过程贯穿女性一生，且又具异质性和多态性的特点，从理论上追溯其根源，早在《素问·上古天真论》中已客观地载入了人体生长发育与肾的关系，通过古今资料的分析，结合其青春发动期发病或已经蕴含着病发因素的特征，故将本病发生过程归入"肾"的范畴进行讨论。

　　《素问·上古天真论》："女子七岁，肾气盛，齿更发长；二七而天癸至，任脉通，太冲脉盛，月事以时下，故有子。"这里提示了两方面与肾有关，一是月经，《傅青主女科·调经》中也强调月经与肾的关系，指出"经水出诸肾"，"经原非血也，乃天一之水，出自肾中"。说明月经的来潮是青春期到来的明显标记，与肾密切相关。肾阴是月经的物质基础，肾气盛是月经产生的先决条件。肾精亏虚，冲任失于充养，血海不能按时满盈，可致月经后期；或肾精亏虚，无以化为经血，无血可下则致闭经，《医学正传·月经》中有"月经全借肾水施化，肾水既乏，则经血日以干涸……渐而至闭塞不通"的记载。肾气亏虚，封藏失司，冲任失固，不能制约经血，则致崩漏，又或肾阴虚，阴虚失守，虚火动血，而成崩漏。《东垣十书·兰室秘藏》："肾水阴虚，不能镇守胞络相火，故血走而崩也。"阐述了肾阴虚致崩之机制。在月经初潮后，经过一段时期的发育，本应逐渐出现规律的月经，与其相反，非但不规律，反而出现诸如月经稀发、闭经，或是崩漏等异常症状，应当责之于肾，多囊卵巢综合征是以肾虚为先导而诱发。另外还有孕育问题，相当一部分多囊卵巢综合征患者进入育龄期后表现为不孕症，不孕与肾关系密切。肾藏精，主生殖，胞脉系于肾。《圣济总录·妇人无子》："妇人所以无子者，由冲任不足，肾气虚弱故也。"肾气亏虚，阳虚不能温煦子宫，子宫虚冷，或胞脉失于温煦，以致不能摄精成孕；或肾中真阳虚衰，命门火衰，不能化气行水，寒湿滞于冲任，湿壅胞脉，不能摄精成孕；或肾阴亏损，以致冲任血少，不能凝精成孕；或阴虚火旺，热伏冲任，血海蕴热，以致不能凝精成孕。

通过以上分析不难看出本病发生过程中，无论是月经失调还是不孕症，均与肾密切相关。因此，肾虚在本病的发生中起先导作用。

（2）肾阴阳失衡为多囊卵巢综合征病发之基础：肾之阴阳为一身阴阳之根本，肾虚则肾之阴阳平衡失调，人体"阴平阳秘"的内环境生理状态受到扰乱，而致产生阴阳偏盛或不足的各种病理表现。因此，本病临床症状虽然复杂，但在以肾虚为先导的前提下，阴阳两方面的失衡就统领了诸多病理要素。多囊卵巢综合征病理改变及临床表现多样，辨证有一定难度，但从阴阳偏盛或不足上看，不外乎寒热两端。阴虚者，妇科特征容易出现月经量渐减少，乃至稀发，最终闭经；阴虚而热者，则表现为月经量多，甚至发生崩漏，形体消瘦，面颧潮红，心烦少寐，手足心热，腰酸腿软，舌红少苔或无苔，脉细或弦等。阳虚者，妇科特征容易出现月经量多，淋漓不净，或月经不规则渐致闭经；阳虚而寒者常表现为形体肥胖，肢体浮肿，形寒怕冷，腰膝酸软冷痛，大便稀溏，舌质淡胖，舌苔白腻，脉沉细等。同时检测血中的性激素水平，多囊卵巢综合征患者血中性激素的波动常常在睾酮（T）上升的同时，E_2 下降，出现 LH/FSH 比值大于 2～3 的现象，经补肾治疗后原本 LH/FSH 比值增高大于 2～3 的现象得以纠正。因此，多囊卵巢综合征虽然病因病机错综复杂，但其基本病理体现了阴阳失衡的病理征象。临证把握这一基本病理环节，就能在复杂的病理态势下抓住主要矛盾，把握疾病的本质。

阴阳失衡作为基本病理条件，所涉及的脏腑病机主要为肾虚，肾阴不足，可出现肝肾阴虚，阴虚生热，出现明显的虚热症状，如头痛、烦躁、咽干、面部痤疮等，若不能及时加以纠正，久则阴虚火旺，最终转化为阴虚火旺证。肾阳虚弱，可以出现脾肾阳虚，多表现为腰酸怕冷、面色不华、神疲倦怠、少气懒言、便溏、肥胖、舌质淡、苔白腻等，最终由于阳气亏虚，水湿不化引起水湿内停。因而无论阴虚还是阳虚，归总一个基本点，在于脏腑的阴阳平衡紊乱，导致肝肾、脾肾等脏腑功能失调，造成一种以卵巢的局部病变为特征，实质上出现女性内分泌环境的紊乱，最终导致病理程度不一，症状多样化的生殖障碍类疾病，其多系统、多症状及疾病程度的不一致性，奠定了这一疾病复杂的内涵。将阴阳失衡归咎为多囊卵巢综合征中医病理的基本要素，也绝非仅通过上述的推导，临证诸多医者从调整阴阳入手得到较好的治疗效果，正说明这一机制所在。

（3）肾虚与痰瘀致使病理错综交织：肾为先天之本，元气之根，五脏的阴阳皆以肾阴肾阳为根本。如上所述，多囊卵巢综合征发生以肾虚为先导，肾阳不足，气化失司，或肾阳虚不能温煦脾阳，运化失职，水液代谢失常，以致湿聚成痰；痰湿阻滞，气血运行受阻，又可致瘀；肾之阳气虚，温煦推动血行之力减弱，血失温运则易迟滞成瘀，而发生肾虚血瘀；肾阴虚，营阴亏乏，脉络空虚，血流减慢而留瘀；肝主疏泄，若肝气郁结，疏泄失常，则血为气滞，停而为瘀。痰湿、瘀血阻滞冲任、胞宫，可致月经后期、闭经；胞脉胞络失养，卵泡难以增长和顺利排出，故难以摄胎成孕，故成不孕；痰瘀阻于胞脉胞络，积而不去，形成癥瘕等症。由此可见本病的发生与肾、肝、脾三脏功能失常有关，然肾为五脏六腑之本，五脏功能失常必责之于肾，不管是肝郁，抑或脾虚所产生的痰瘀等病理产物，皆与肾虚密切相关。

由于病理产物的出现，证情时常演变，比如阳虚，肾阳虚不能蒸腾下焦津液，脾阳虚不能运化水湿，津液水湿聚而成痰，肾虚与痰湿相互夹杂而致病。痰湿阻滞日久，郁而化热，郁热伤阴，又可致阴虚诸证。所以有医家认为，本病是因下丘脑-垂体功能紊乱，性激素分泌过多，促使能量代谢过旺，故临证虽无明显肾阴虚证候，但体内已存在潜隐性肾阴不足，并兼有痰湿郁火。临床医疗实践中，诸多医家根据本病患者多有月经迟后、腰膝酸软、子宫偏小等肾虚症状，认为本病是以肾阳虚为主，常常是阴损及阳所致。且卵泡自然闭锁，长期不排卵使卵巢包膜表层增厚，卵泡偶有成熟亦不能排卵，西医学的治疗经常需用楔切术以帮助排卵，故认为本病有肾虚与血瘀两种不同病机。肾虚累及他脏，因精血同源互化，故又常见肝肾阴虚为主，痰湿郁火为标之证。肝肾阴虚，冲任气血涩少不通，而致月经稀少，甚至闭经、不孕等症，阴虚日久以生虚火。郁火、虚火煎熬津液，炼液为痰。

综上所述，本病病机以肾虚为先导，脏腑功能失常，阴阳失衡是病机的核心，在此基础上酿生痰瘀，导致病理因素错综交织，证情复杂，症状多样，是多囊卵巢综合征的关键所在。

2. 多囊卵巢综合征从肾虚血瘀论治　　尤昭玲等则明确提出，肾虚血瘀是囊卵巢综合征的基本病理。肾虚血瘀病理的提出，是中医学理论的现代发展。肾虚血瘀被认为是各类老年病、慢性病某些特定阶段和人体衰老的病理基础。然而近年来，在中医学妇科领域，肾虚血瘀与女性疾病的关系亦越来越受到重视。多囊卵巢综合征即是被认为与这一病理有密切关系的疾病，故补肾活血亦被认为是治疗多囊卵巢综合征的基本法则。

（1）肾虚血瘀是多囊卵巢综合征的基本病理：多囊卵巢综合征是中西医妇科临床一种常见的生殖功能障碍性疾病，其核心病机是由于卵泡不能发育成熟和卵泡壁的过度增生不能破裂导致卵泡闭锁。中医学认为卵子是生殖之精，卵子的发育成熟与肾精充盛密切相关，卵子的正常排出又有赖于肾阳的鼓动以使冲任气血调畅。肾精亏虚使卵子缺乏物质基础，难以发育成熟；肾阳亏虚既不能鼓舞肾阴的生化和滋长，又使气血运行无力而瘀滞冲任胞脉，更使排卵缺乏原动力。故肾虚是排卵障碍的根本原因。肾虚又进一步导致阴阳气血失常，水湿内停，痰湿内生，壅阻冲任胞脉，气血瘀滞，使卵子难以排出、卵巢增大；故肾虚血瘀被认为是多囊卵巢综合征的基本病机。也就是说，肾虚血瘀代表了多囊卵巢综合征的一种主要的或者是基础的病理机制，但不能囊括其发病过程中所有的病理状态。

（2）肾虚血瘀在妇科疾病中的发病特点：既往认为，肾虚血瘀的发生机制主要是由于人体进入老年期，脏腑功能逐渐衰退，肾气渐弱，阴阳失衡；或慢性病的长期耗竭，穷必及肾，肾的生化功能不足，以致脉络枯涩，血行不畅而致脉络瘀阻。可以认为，其肾虚和血瘀是在全身功能低下和障碍的基础上发生的，肾虚血瘀的病变也多是全身性的，如动脉硬化、高血压、糖尿病、多种老年病及冠心病等。而妇科疾病及多囊卵巢综合征的肾虚血瘀发生机制并不完全如此，中医学认为，肾藏精，主生殖，为人体阴阳之根本。女性生殖功能正常与否主要与肾的功能有关，肾气充沛，阴阳平衡，天癸泌至，冲任通畅，气血和调，胞宫充盈，月事以时，自能种子。女子以肾为本，以血为用。若肾气不足，则肾精不能化生为血，冲任不充，血脉不盈而致血虚；另一方面，肾气虚弱无力推动血行，血行迟滞而成瘀，即如王清任所说："元气既虚，必不能达于血管，血管无气，必停留而瘀"；或肾阳不足，则不能温养血脉，血寒而凝致瘀；或肾阴亏损，虚热内生，伤津灼血，血稠而滞成瘀。故肾虚（肾气虚、肾阴虚、肾阳虚）可以致瘀。而瘀阻脉络，又有碍肾气的生化，肾阳的鼓动，肾阴的滋养，加重肾虚。因虚致瘀，因瘀重虚，互为因果而形成一恶性循环。冲任之本在肾，冲为血海，任主胞胎，肾虚则冲任不充，血瘀则冲任不畅，气血无以顺利下行，胞宫、胞脉、胞络失去滋养，肾-天癸-冲任-胞宫生殖轴功能不能正常发挥，由此而引起经、带、胎、产等一系列的妇科疾病。故妇科的肾虚血瘀主要反应在肾-冲任-胞宫生殖轴的功能失常而不一定具备全身的肾虚血瘀证候。

（3）多囊卵巢综合征病理与肾虚血瘀的相关性：现代研究已经明确，多囊卵巢综合征的主要病理特征之一是垂体分泌的 LH 水平和 LH/FSH 比值升高，LH 一方面诱导卵母细胞过早成熟，造成受精能力下降和着床困难，导致不孕和流产。另一方面促使卵泡膜细胞分泌过多雄激素，由于高雄激素血症，使卵泡成熟停滞和闭锁，闭锁卵泡导致颗粒细胞凋亡，并被卵泡膜细胞和成纤维细胞替代，卵巢间质增加，而这些细胞在 LH 的作用下又合成雄激素，由此形成恶性循环。有人通过 B 超证实，多囊卵巢综合征患者卵巢体积、总面积及髓质面积均比正常及多卵泡者明显增大。近年的研究认为，胰岛素抵抗（IR）是多囊卵巢综合征病理生理过程中的中心环节，IR 直接刺激卵巢雄激素的合成，增加垂体 LH 的释放，而加重多囊卵巢综合征的病理。组织型纤溶酶原激活物（tPA）由纤溶酶原被激活后产生，在卵泡局部有表达，此酶在血凝块溶解、卵泡壁破裂排卵过程中起重要作用，而纤溶酶原激活物抑制物-1（PAI-1）则是其抑制物，多囊卵巢综合征的高胰岛素水平能促进 PAI-1 合成，致卵巢内纤溶酶原转化为纤溶酶受阻，从而不排卵。多囊卵巢综合征患者卵巢基质中纤溶酶原比皮质中明显增高，且不排卵≥10 年者较<10 年者更高，肥胖者卵巢皮质中增高更明显，表明不排卵持续时间长及肥胖者卵巢纤溶酶

原浓度改变特征与卵泡增生过程加强及卵泡破裂障碍符合。多囊卵巢综合征的这些病理机制，近期在卵巢的水平可阻止卵泡破裂而不排卵，病程日久则在全身可导致心血管系统疾病危险性和子宫内膜癌等发病率增加。这种女性生殖内分泌和卵巢局部的病变所引起的临床症状，与中医肾的功能失常所致的病证是一致的，尤其是卵巢局部卵泡闭锁、间质增生和卵巢增大等病变，可以认为是在肾虚的基础上进一步引起的血瘀。

（4）补肾活血是治疗多囊卵巢综合征的基本方法：补肾中药被认为具有内分泌激素样作用，能够对女性性腺轴具有双向调节作用。补肾基础上加活血药物，又能改善卵巢局部的血液循环，增加卵巢血流量，从而促使卵泡发育、诱发排卵及促进黄体形成，已经在中西医临床和大量实验中被证实。如补肾常用药物紫石英温通下焦阳气，调畅气血，常用于女子肾阳不足之宫寒不孕；桑寄生填精补血，以滋补冲任之本；菟丝子补肾益精，健脾固任，既补肾阳，又滋肾阴等。补肾即是使肾阴得养，肾阳得化。生殖之精充足，生殖之力充沛，卵子得以发育成熟。而活血化瘀常用药物如泽兰、桃仁、川芎等具有活血化瘀，调畅气血等作用；配以地龙通经活络，清热利水；路路通疏通十二经而祛风通络，以达活血利水调经之功；则更能针对多囊卵巢综合征这一从病理到临床表现均呈多态性的疾病的特征进行调治。

3. 多囊卵巢综合征从肾虚痰湿论治　田颖等认为，多囊卵巢综合征的发病机制，不仅只是肾虚、肾虚血瘀，而且尚有肾虚痰湿。中医学认为女性的生理功能主要表现在经、孕、产、乳上，而月经的来潮和受孕都与肾的关系密切。多囊卵巢综合征在临床正是表现为月经稀发、闭经、不孕、肥胖、多毛等一系列生殖内分泌失调而导致的女性生理功能异常，常在肾虚的基础上，并发肾虚兼夹痰湿之机制。

《丹溪心法》："若是肥盛妇人，禀受甚厚，恣于酒食之人，经水不调，不能成胎，谓之躯脂满溢，闭塞子宫。"多囊卵巢综合征患者的一个临床表现就是肥胖，而肥胖的主要发病原因即为痰湿停聚，痰湿的产生与脾肾阳虚有关。所谓"脾为生痰之源"，脾气偏虚，水液精微失运，停聚而成痰湿；或可由平时饮食不当，恣食膏粱厚味，损伤脾胃则痰湿更易产生，痰湿留聚胞宫，阻碍气机，经脉气血流通受阻，冲任不调而使得月经紊乱失调、闭经、不孕；痰湿积聚，脂膜壅塞，则见体胖多毛。脾之所以能够健运水湿，是得到了肾阳的温煦，若肾阳不足，命门火衰，则使得脾阳不振，无法健运水谷精微就会产生痰湿，以致痰湿积聚小腹胞中而致卵巢增大，包膜增厚。

综观以上诸学者所论，多囊卵巢综合征的病机，主要有肾虚、肾虚血瘀、肾虚痰湿，其治则当以补肾为大法，配合活血化瘀，燥湿祛痰治疗即成为其主要的治法。

（1）补肾益肾法：适用于症见月经初潮较迟，周期延后，经量少，经色淡红，或月经稀发渐至闭经，腰酸腿软，头晕耳鸣，婚久不孕，形体肥胖，多毛，带下清稀或量少，性欲淡漠，舌淡苔白，脉沉细者。治以补肾气，益肾精，调冲任。方可选归肾（丸）汤化裁（《景岳全书》）：当归，熟地黄，山茱萸，山药，炒杜仲，茯苓，枸杞子，菟丝子。偏肾阳虚者，常见月经稀少，经色淡红，经质清稀，或闭经不孕，面色㿠白，腰痛如折，畏寒肢冷，小便清长，大便稀溏，面色晦暗，带下清冷，纳少腹胀，舌质淡胖，舌苔白滑，脉沉弱等。治宜温肾助阳，养血调经。选方十补丸（《济生方》）：熟地黄，山药，山茱萸，泽泻，茯苓，牡丹皮，肉桂，五味子，制附子，鹿茸等。偏肾阴虚者，常见月经初潮即迟，周期不定，经量少，点滴而下，或淋漓不尽，甚则闭经不行，婚后不孕，伴体毛较盛，面部痤疮频出，心烦少寐，颧红唇赤，舌尖红苔薄，脉沉细数等。治以滋肾养血，调理冲任，方选左归丸（《景岳全书》）：熟地黄，山茱萸，山药，枸杞子，菟丝子，牛膝，鹿角胶，龟甲胶等。

（2）补肾活血法：适用于症见月经一贯延后，或量少不畅，经色黯黑，甚者闭经不行；偶或崩漏，或月经量多，婚后不孕，精神抑郁，烦躁易怒，胸胁乳房胀满，舌质黯或边尖瘀点，脉沉或沉涩者。治宜补肾活血，化瘀调经。方可用石英育麟汤：紫石英，淫羊藿，当归，牛膝，续断，赤芍，桃仁，红花，川芎，枸杞子，菟丝子，鹿角胶等。

（3）补肾化痰法：适用于症见月经稀少或闭经，形体逐渐肥胖，婚后数年不孕，腰膝酸痛，胸胁满闷，带下量多，头晕头痛，胸闷泛恶，四肢怠倦，体毛多而盛，舌苔白腻，脉滑或濡者。治宜补肾填精，燥湿化痰。选方苍附导痰汤（《叶天士女科诊治秘方》）加佛手散（《普济本事方》）化裁：茯苓，法夏，陈皮，苍术，香附，胆南星，枳壳，生姜，神曲，当归，川芎，甘草等。

4. 多囊卵巢综合征肾虚为本痰瘀为标 多囊卵巢综合征作为一种复杂的异质性疾病，目前对其的发病机制尚无明确的阐述，其病因、诊断和治疗仍是近年来争议的热点。居高不下的发病率给广大女性身心健康带来极大困扰。王佩娟认为多囊卵巢综合征系肾-天癸-冲任-胞宫轴的气血阴阳失调，转化失司，痰瘀内结，阻滞于冲任、胞宫，使月经失去其原有的周期节律性，其中肾虚为本，痰瘀为标，补肾是获得疗效的扳机点。通过平调肾之阴阳，佐以化痰祛瘀，并结合三因制宜治疗多囊卵巢综合征，疗效显著，其对此病病因病机的把握及遣方用药能够为临床诊断与治疗提供依据。

（1）理论依据：中医学认为，月经的来潮是女性发育趋于成熟并开始具有生殖能力的标志。月经的产生及其周期节律性的形成，与肾、天癸、冲任、胞宫调节系统有关，与阴阳的消长转化的圆周运动生物钟节律有关。在这一系列环节中，肾气的充盛、肾之阴阳的调和是至关重要的一环。《素问·上古天真论》："女子七岁，肾气盛，齿更发长；二七而天癸至，任脉通，太冲脉盛，月事以时下，故有子……七七，任脉虚，太冲脉衰少，天癸竭，地道不通，故形坏而无子也。"肾藏精，为封藏之本，亦为先天之本，元气之根，是元阴元阳之宅，主生长发育与生殖，故有"经水出诸肾"之说。天癸源于先天，是月经来潮与停闭的重要因素，天癸藏于肾，在肾气的推动下趋于成熟。《景岳全书·阴阳》："元阴者，即无形之水，以长以立，天癸是也，强弱系之，故亦曰元精。"冲任起于胞中，同胞脉共受肾之阴阳的滋养，在天癸的作用下，汇聚脏腑气血下达于胞宫，使胞宫藏泻有期，月经依时而至。因冲任二脉循行所至，肝脾二脏对于冲任气血的影响较大，同样肾寓元阴元阳，是维持人体阴阳的本源，"五脏之阴非此不能滋，五脏之阳非此不能发"，脏腑气血的失调表现为生殖功能障碍时亦要重视肾的调节作用。

多囊卵巢综合征稀发排卵或无排卵、高雄激素的临床表现和/或高雄激素血症、超声检查显示卵巢多囊性改变和/或卵巢增大是目前普遍认可的诊断。此病系肾-天癸-冲任-胞宫轴的气血阴阳失调，转化失司，痰瘀内结，阻滞于冲任、胞宫，使月经失去其原有的周期节律性。这与现代医学认为此病首要责之于下丘脑-垂体-卵巢轴调节功能异常，LH 的高表达、过量雄激素的分泌以及 FSH 的相对低水平状态，使得生殖轴失去其原有的周期性变化的理论不谋而合。现代医学认为胰岛素抵抗、高胰岛素血症、高脂血症以及硫酸脱氢表雄酮、性激素结合球蛋白的异常等内分泌特征是多囊卵巢综合征的重要机制，有研究表明，痰湿是造成以上内分泌指标异常改变的重要因素。目前研究认为多囊卵巢综合征的病因涉及遗传、社会环境、心理因素。先天肾气不足或劳欲过度，情志失调都会直接或间接损伤肾气，肾气不充则无力推动天癸成熟，冲任气血失调，久则痰瘀内生，既为病理产物，又为致病因素，影响全身气血及脏腑功能，恶性循环，故而呈现多样、复杂的临床表现。

（2）诊疗特点：

1）补肾为要，恢复阴阳动态平衡：补肾是多囊卵巢综合征获得疗效的扳机点。肾气盛则天癸充，肾中真阴真阳得养，聚脏腑气血下达胞宫。《血证论·胎气》："故行经也，必天癸之水，至于胞中，而后冲任止血应之，亦至胞中，于是月事乃下。"天癸作为促进生长、发育与生殖的动力，由先天之气蓄极而生，肾又为冲任奇经之本，因此在女性生殖轴的周期变化中，肾起着主导作用。其病理变化也当追根于肾。补肾以平调阴阳为要，多囊卵巢综合征是肾之阴阳动态失衡的一系列病理变化，天癸失去其周期性变化，导致胞宫的藏泻功能紊乱，因此补肾当平补阴阳。张景岳《新方八略引》："善补阳者，必于阴中求阳，则阳得阴助而生化无穷；善补阴者，必于阳中求阴，则阴得阳升而泉源不竭。"现代医学研究发现，多囊卵巢综合征患者 LH 持续高水平，而 FSH 水平相对降低，无周期性 LH 分泌，不能形成月经中期 LH 峰，以及分泌较多的雄激素，最终导致卵泡不能发育成熟和排卵，并使卵泡膜细胞增生和黄素化，形成卵巢多囊性改变。同时，近年来不少研究者采用多普勒能量对子宫、卵巢血流进行监测发现，多囊卵巢综合征患者子宫血管阻力高于正常，卵巢内血流呈低速高阻型，且子宫、卵巢血流失去其正常的周期性变化。因此，在治疗上既滋肾阴，促进子宫动脉血流，使内膜生长，化而有源，又助肾阳，促进卵巢发育成熟，排出卵子，"阳化气，阴成形"，通过平调肾之阴阳，旨在恢复生殖轴的周期性变化。同时现代研究证明，补肾中药能促使卵泡发育、诱发排卵及促进黄体形成，具有内分泌激素样作用，对女性性腺轴具有双向调节作用，这也为从肾论治本病提供了药理依据。

2）化痰祛瘀，改善远期预后：多囊卵巢综合征不但严重影响患者的生殖功能，也使得雌激素依赖性肿瘤如子宫内膜癌、代谢性相关疾病诸如高雄激素血症、胰岛素抵抗、糖代谢异常、脂代谢异常、心血管疾病等的发病率增加。研究证明中医药在此方面有着独特的优势。多囊卵巢综合征以肾虚为本，但肾虚易致痰瘀，"肾主水，水泛亦为痰……而痰之本无不在肾"，"元气既虚，必不能达于血管，血管无气，必停留而瘀"，痰瘀作为致病因素又会加重肾虚。多囊卵巢综合征患者卵巢局部卵泡闭锁、间质体积增生、血管丰富和卵巢增大等病变可以认为是在肾虚的基础上痰瘀内结，发为癥瘕之变。同时，痰瘀久滞于体内，影响脏腑气血运行，是加重多囊卵巢综合征的重要因素。有研究总结，痰湿与高雄激素血症、高脂血症、高胰岛素血症及胰岛素抵抗有关。卵巢对胰岛素的刺激作用敏感，胰岛素抵抗可以诱发高雄激素血症。体外实验证明，胰岛素和胰岛素样生长因子 I（IGF I）能刺激卵巢卵泡膜和间质细胞合成雄激素，降低血性激素结合球蛋白（SHBG），导致卵泡闭锁，雄激素过高可引起胰岛素抵抗和高胰岛素血症，肥胖的妇女更易发生，增高的胰岛素使易感妇女患多囊卵巢综合征。痰瘀作为多囊卵巢综合征的重要致病因素，"邪之所凑，其气必虚"，痰瘀内结，影响卵巢的气血运行及生殖轴的阴阳转化，治疗上佐以化痰祛瘀之法，不仅可以进一步改善卵巢血流灌注，促使卵泡发育、诱发排卵及促进黄体形成，而且对于改善胰岛素抵抗、高脂血症等，预防心脑血管等疾病有着很好的疗效。

3）三因制宜，注重调摄养生：近年越来越多的研究注意到遗传、环境、社会心理因素和炎症等在多囊卵巢综合征发生、发展中的重要作用。多囊卵巢综合征人群多存在焦虑、抑郁、紧张、自卑等负面情绪，一方面可对行为产生不利影响，如碳水化合物摄入增加、酗酒等，使肥胖问题加重；另一方面加重多囊卵巢综合征病理生理状态，如内分泌紊乱、炎症反应、高雄激素血症等，使其进入恶性循环。在治疗多囊卵巢综合征的过程中嘱患者要调整生活方式，形成良好的生活习惯，如健康饮食、适当运动、控制体重、保持作息规律及情志舒畅等。此正体现了《素问·上古天真论》中"其知道者，法于阴阳，和于术数，饮食有节，起居有常，不妄作劳"，"虚邪贼风避之有时，恬淡虚无，真气从之，精神内守，病安从来"的养生理念，也与现代医学所强调的以生物-心理-社会的模式去理解和认识疾病的理念不谋而合。女子以肝为本，肝体阴而用阳，喜条达，社会节奏的增快，工作压力的增大，多囊卵巢综合征患者多为育龄期女性，易因情志抑郁而致肝气郁结。陈修园《女科要旨·种子》："妇人无子，皆由经水不调者。经水所以不调者，皆由人有七情之伤、外有六淫之感，或气血偏盛，阴阳相乘所致。"患者多不同程度上存在不良的情志因素，肥胖、痤疮、不孕等因素往往会加重她们的思想包袱，药物治疗的同时，常注重树立患者的信心，鼓励患者多与家人朋友沟通。

（3）临床经验：基于以上对于多囊卵巢综合征的认识，以及近年来对于补肾活血中药的科研探索，结合临床实际，在经验方安坤饮的基础上，加减后总结出治疗肾虚痰瘀型多囊卵巢综合征的临床用方，取得了满意的疗效。药物组成：熟地黄、山茱萸、淫羊藿、菟丝子、杜仲、山药、当归、川芎、牛膝、续断、丹参、茯苓、白芥子、炙甘草。随症加减：若湿偏重者，去熟地黄，加苍术、白术；血瘀偏重者，加鸡血藤、桃仁、红花；血瘀有热者，加牡丹皮、制鳖甲；经行腹痛者加乌药、延胡索；肝郁者，加柴胡、郁金。方中菟丝子温补肾阴肾阳，淫羊藿温补肾阳，二药平调阴阳，使肾阴得养、肾阳得化。有实验表明，菟丝子水提物可促进小鼠阴道上皮细胞角化，子宫、卵巢质量增加，使下丘脑-垂体-卵巢轴处于一个正常的调节状态，同时改善黄体形成和退化过程中出现的一些障碍。现代药理学研究发现淫羊藿具有促性腺激素样作用，提高垂体的反应性和调节卵巢内激素受体水平。山茱萸补益肝肾、涩精固脱，杜仲补肾阳，熟地黄滋阴补血，加强补肾作用；续断、牛膝补益肝肾，同时可促进胞宫血流，使旧血得化，新血得生，当归、川芎二药配对同用，互制其短而展其长，气血兼顾，可增强活血祛瘀、养血活血之功，丹参活血通经，祛瘀止痛，清心除烦，加强归芎活血祛瘀之效。研究表明，以上活血药物也可以改善胰腺微循环，促进胰腺 β 细胞功能；改善骨骼肌循环，促进葡萄糖的摄取利用而改善外周组织胰岛素抵抗；改善卵巢微循环，促进卵泡发育和排卵。山药、茯苓、白芥子既可健脾益气，补后天以助先天，又能利气化痰、通络调经，使水湿痰浊得祛，经水得畅。山药中分离到 6 种降血糖多糖，茯苓中提取的茯苓多糖均具有降血糖活性。甘草调和诸药，同时甘草所含甘草次酸具有抑制小鼠产生睾酮的作用。全方阴阳平调，攻补兼施，使肾气充，天癸至，任通冲盛，胞宫按时藏泻。

5. 从肾论治多囊卵巢综合征解析　中医学根据多囊卵巢综合征的临床特点，认为其主要病因病机是肾气虚弱、瘀血内阻、痰湿阻滞、肝气郁结。本病病因病机较为复杂，涉及肝、脾、肾三脏功能失调，并有痰湿、瘀血等病理产物，使肾-天癸-冲任调节功能紊乱。其中肾虚是发病关键，痰湿、瘀血内阻为其常见的病理环节。数种病因病机常相互错杂，同时并存，导致多种症状同时出现。而对本病的治疗，历代医家则多从肾论治，田小翠等就此作了深度解析。

(1) 中医肾在妇科领域的重要作用：女性在解剖上具有胞宫和女阴，在生理和病理上主要表现为经、带、胎、产4个方面。中医学认为这一切都与肾有着极密切的关系。在解剖上、生理上，"胞络系于肾"，"肾司二阴"，而女性的月经正常与否、生殖能力的强弱和有无，又取决于肾气的盛衰。《素问·上古天真论》："女子七岁，肾气盛，齿更发长，二七而天癸至，任脉通，太冲脉盛，月事以时下，故有子……七七，任脉虚，太冲脉衰少，天癸竭，地道不通，故形坏而无子也。"病理上，中医学认为妇科疾病的产生，不外乎在气、在血、属肾、属肝、属脾，但关键还是在肾。《医学正传·妇人科》："月经全借肾水施化，肾气既乏，则经血日以干涸，渐而至于闭塞不通。"《圣济总录》："妇人所以无子，由于冲任不足，肾气虚寒故也。"

(2) 肾虚与多囊卵巢综合征的关系：多囊卵巢综合征根据其临床表现，其核心病机是由于卵泡不能发育成熟和卵泡壁的过度增生不能破裂导致卵泡闭锁，而中医学又认为卵子是肾中所藏之"阴精"，卵子的发育、成熟与肾精的充盛密切相关，肾阴是其生长发育的物质基础，是卵子发育成熟的前提条件，若肾精亏虚则卵子缺乏物质基础，以致难以发育成熟。卵子能正常排出又依赖于肾阳的鼓动作用，以使冲任气血调畅，若肾阳不足则卵子缺乏内在动力而无力排出，故肾虚是排卵障碍的根本原因。肾虚为生痰之本，月经的产生和调节以肾为主导，肾主水，对维持体内津液代谢的平衡起着重要作用。若肾虚气化失司，五脏精津不能蒸腾，则聚集为水湿，浸淫胞宫脉络，占住血海，致经血不行。肾阳不足不能温煦脾阳，脾阳不振运化失调，聚而成痰。脾肾阳虚不能生化精血为天癸，则冲不盛，任不通，诸经之血不能汇集冲任而下，乃成闭经而不孕。而肾阳亏虚既不能鼓动肾阴的生长和滋长，更能使气血运行无力而瘀滞冲任胞脉，气滞血瘀使卵子难以排出、卵巢增大而致多囊卵巢综合征。因肾藏精，肝藏血，而精血同源，若肾精亏虚，肝血不足则阳气偏亢，郁结化热化火，表现为面部痤疮、毛发浓密的阳实之症。

(3) 补肾治疗多囊卵巢综合征的研究和运用：药理研究表明补肾药一般具有类激素样作用，它可通过调节下丘脑-垂体-卵巢性腺功能，达到促进卵巢颗粒细胞发育与成熟，降低雄激素和促排卵作用。在补肾药基础上，加活血药物能改善卵巢局部的血液循环，增加卵巢血流量，促使卵泡发育，诱发排卵及促进黄体形成。尤昭玲采用补肾化瘀法，拟定由紫石英、锁阳、覆盆子、菟丝子、山茱萸、地龙、三七、泽泻、泽兰等组成的基本方。方中尤其重用紫石英，取其甘温之性，入心肝肾经，有温肾助阳、暖宫助孕之功。胡章如运用自拟温肾涤痰汤治疗多囊卵巢综合征64例，并与西药序贯疗法加克罗米酚促排卵治疗的30例进行对照，总有效率为85.9%。李亚平等以补肾化痰软坚为治疗原则运用中药治疗多囊卵巢综合征，通过30例临床观察，治疗后发现患者血浆 LH 和 FSH 含量及其比值均有较明显改变而血清 T 平均含量也有所下降。夏晓静在中医补肾活血调肝治疗多囊卵巢综合征无排卵性不孕临床研究中，予自拟补肾活血调肝汤治疗30例，并与口服氯米酚30例为对照，结果表明中医学补肾活血调肝治疗肾虚肝郁型多囊卵巢综合征无排卵性不孕证近远期疗效优于对照组。马素侠等在治疗多囊卵巢综合征中采用六味地黄（丸）汤加味204例，对照组用西药性激素为主治疗50例疗效观察，结果表明观察组优于对照组，可见本病病机是以肾虚为本。宁美华等认为多囊卵巢综合征根据中医学理论属正气亏虚，肾气不足，脏腑失和（肝郁、痰湿、血瘀）积聚为痰核、癥瘕所致，故运用益肾消癥方法治疗85例，药用熟地黄、补骨脂、菟丝子、制女贞子、三棱、莪术、赤芍、王不留行、甘草，总有效率91.7%。华苓等运用益肾健脾养血通利法治疗多囊卵巢综合征证属脾肾阳虚型闭经者107例，治疗组76例，对照组31例临床观察，结果表明：益肾健脾养血通利法能明显改善多囊卵巢综合征患者的临床症状，提高妊娠率，特别是对耐克罗米芬的多囊卵巢综合征患者仍有良好的治疗作用，其作用机制可能与调节下丘脑-垂体-卵巢轴功能，降低胰岛素抵抗有关。赵薇等认为多囊卵巢综合征胰岛素抵抗主要是肝、脾、肾功能失调导致痰湿、瘀血阻滞包脉，进一步发展可出现为不孕，故中药治疗当以益肾、健脾、疏肝。李超荆以"肾主生殖"理论为指导，运用补肾法、补肾化痰法、清肝滋肾法中药针刺诱发排卵治疗多囊卵巢综合征临床疗效显著。朱南孙认为本病卵巢内缺乏优势卵泡，是由于肾虚不足，蕴育乏力，因而卵泡发育迟滞；卵泡排出困难，又与气虚推动不足有关，气虚卵泡难以突破卵巢而被闭锁，所以在治疗中，提出"益肾温煦助卵泡发育，补气通络促卵泡排出"的治疗法则。袁雄芳运用中医周期疗法以补肾-活血化瘀-补肾为立法公式，根据月经不同时期肾的阴阳变化规律，结合多囊卵巢综合征病理变化特点，进行分期用药治疗多囊卵巢综合征，总有效率86.8%。

综上所述，多囊卵巢综合征根据它的临床表现，运用中医学辨证理论，在治疗中应以补肾为主，同时配合化痰健脾、活血化瘀、疏肝理气等中药联合治疗多能取得较好的疗效。这也充分体现了中医中药在治疗多囊卵巢综合征的优势。

6. 多囊卵巢综合征从肾论治研究　　多囊卵巢综合征不仅影响患者的生殖健康及生存质量，而且明显增加了子宫内膜癌、乳腺癌、高血压、高血脂、糖尿病及心脑血管意外等疾病的发生率。近年来运用中医中药从肾论治本病有较好疗效，宋文瑛等对此进行过梳理归纳。

（1）多囊卵巢综合征病因病机：中医学认为女性的生理特点主要表现在经、孕、产、乳上，而其根本均在于肾。肾藏精，主生殖，为天癸之源，冲任之本，气血之根。因此，多囊卵巢综合征的根本病机在于肾。王东梅等对多囊卵巢综合征患者的临床症状进行统计分类，结果表明肾系证68.0%，其中肾阳虚26.7%。尤昭玲认为肾虚血瘀是多囊卵巢综合征的根本病机，肾-天癸-冲任-胞宫功能失调是其发病的主要环节。鲍维雅认为本病病机，脾肾阳虚是本，痰湿阻滞是标。孔桂茹根据"肝肾同源"理论，认为本病患者多系肾阴虚，肝失濡养，加之病程日久，婚后不孕，久而产生肝郁之证，肾虚肝郁是其主要病机。侯丽辉等认为多囊卵巢综合征发病以脾肾阳虚为本，气滞湿阻、痰瘀互结为标。

（2）多囊卵巢综合征从肾辨治：

1）肾虚血瘀：女子以肾为本，以血为用。若肾气虚弱无力，不能推动血行，脉道涩滞则成瘀，易成本病。申巧云从肾虚血瘀角度辨治本病，选用补肾化瘀调经方（紫石英、淫羊藿、覆盆子、菟丝子、山茱萸、地龙、桃仁、益母草、薏苡仁、黄芪、泽泻等）治疗30例多囊卵巢综合征患者，服药后妊娠10例，总有效率90%。黄丽云等运用益肾活血中药（紫石英、菟丝子、覆盆子、丹参等）为主，配合西药克罗米芬治疗多囊卵巢综合征不孕患者50例，治疗组妊娠率64%，总有效率88%。张晓南认为本病属肾虚血瘀证，故采用中医补肾化瘀法治疗后，患者子宫血流动力学、动脉收缩期血流峰值速度（PSV）及舒张末期血流速度（EDV）在排卵前2日（LH－2）、排卵后7日（LH＋7）排卵时相中有明显改善，2年后怀孕比例73.33%。冉雪梦等从肾虚血瘀角度立法，选用补肾活血方（熟地黄、山茱萸、续断、菟丝子、紫石英、当归、白芍、白术、茯苓、柴胡、牡丹皮等）治疗本病，经实验研究表明，治疗后可增强促排卵后着床期子宫内膜降钙素（CT）mRNA的表达，从而可改善子宫内膜容受性，促进受精卵着床。

2）肾虚痰阻：《素问·逆调论》"肾者，水脏，主津液"。《冯氏精囊秘录·痰饮大小总论合参》："虽人但知痰之标在脾，而不知痰之本更在于肾。"肾虚痰阻型多囊卵巢综合征患者，多见形体肥胖，这是肾虚引起的痰湿溢于肌肤所致。王燕萍等认为从肾虚痰阻角度辨治本病，自拟补肾化痰活血方（熟地黄、紫石英、菟丝子、枸杞子、淫羊藿、当归、法半夏、制胆南星等）治疗青春期多囊卵巢综合征患者33例，多数患者体重减轻，性激素水平明显好转，双侧卵巢卵泡数目减少，卵巢体积缩小，月经恢复率81.8%，排卵率75.8%，疗效显著。朱卫忠认为本病多系肾虚痰阻所致，治宜温肾化痰，用桂枝茯苓（丸）汤加减（巴戟天、淫羊藿、生山楂、桂枝、鸡内金、苍术、香附、法半夏、陈皮、土鳖虫、皂角刺、浙贝母、茯苓、牡丹皮、丹参）。方中桂枝茯苓（丸）汤温经散寒，活血利水；茯苓、陈皮配浙贝母、苍术、香附、鸡内金、生山楂化痰散结；巴戟天、淫羊藿补肾，益天癸；土鳖虫、皂角刺、丹参软坚消癥，故疗效显著。王珍平认为本病证属肾虚痰阻，用补肾化痰方（菟丝子、续断、巴戟天、淫羊藿、石菖蒲、法半夏、胆南星等）加针灸（主穴肾俞、关元、子宫、血海、三阴交等）治疗多囊卵巢综合征 25 例，总有效率 96%。

3) 肾虚肝郁：《万氏妇人科》"妇人无子，皆由经水不调。经水所以不调者，皆由内有七情之伤"。七情之伤易致肝郁，然肝肾同源，肾虚会影响肝藏血、主疏泄的功能，可导致月经失调、不孕等病症。贾沄等以补肾活血清肝法为治法，采用口服六味地黄（丸）汤、桂枝茯苓（丸）汤、丹栀逍遥（散）汤，配合西药克罗米芬治疗多囊卵巢综合征。结果显示此疗法对促排卵，改善内分泌环境，调整月经情况，提高妊娠率等方面有明显优势。肖林从肾虚肝郁辨治本病，用补肾益肝汤（熟地黄、杜仲、淫羊藿、菟丝子、山药、党参、当归等）治疗 50 例多囊卵巢综合征患者，结果治愈 30 例，总有效率 90%。孔桂茹用清肝补肾方（菟丝子、桑寄生、淫羊藿、柴胡、黄芩、夏枯草、川楝子、香附、金银花、益母草、泽兰）随症加减，治疗多囊卵巢综合征 35 例，治愈 21 例，其中 9 例有生育要求者中 4 例受孕，总有效率 82.9%。

4) 脾肾两虚：肾为先天之本，脾为后天之本，气血生化之源，具有统摄血液、固摄子宫之权。脾气健运，血循常道，血旺而经调，月经与脾肾关系密切。张宝梅认为多囊卵巢综合征多属脾肾两虚证，采用自拟化瘀健脾补肾汤（淫羊藿、紫石英、菟丝子、补骨脂、山茱萸、白术、党参、巴戟天、全当归、黄芪等）治疗 42 例，结果治愈 32 例，服药后 14 例妊娠，总有效率 92.86%。华苓等选取辨证属脾肾阳虚型的多囊卵巢综合征患者 32 例，采用全国名老中医柴松岩经验方（菟丝子、淫羊藿、杜仲、当归、车前子、桃仁、生薏苡仁、川芎等）治疗 1～3 个疗程（6 个月为 1 个疗程），结果在 16 例不孕症患者中 11 例妊娠，几乎所有病例症状明显减轻，甚至完全缓解，总有效率 91.67%。王珺等收集伴有胰岛素抵抗多囊卵巢综合征患者 30 例，中医辨证为脾肾不足，治疗用益肾健脾方（生地黄、熟地黄、石斛、巴戟天、菟丝子、党参、白术、茯苓、山药、陈皮、当归、桃仁）联合二甲双胍，疗效显著。

（3）人工周期：李时珍在《本草纲目·人部·妇人月水》中说"女子……以血为主，其血上应太阴，下应海潮，月有盈亏，潮有朝夕，月事一月一行，与之相符"。近年来有学者根据中医学理论中肾气-天癸-冲任-胞宫学说，创立了周期性用药调整月经周期的疗法，收效满意。郑姜钦等用人工周期治疗多囊卵巢综合征患者 45 例。月经周期第 5～第 14 日，以健脾益肾、活血化瘀为主，自拟促卵泡汤（黄芪、党参、淫羊藿、巴戟天、黄精、制何首乌、当归、丹参等）；第 15～第 30 日，以健脾益肾、疏肝理气为主，用自拟黄体汤（杜仲、续断、女贞子、菟丝子、仙茅、枸杞子、黄精、制何首乌、山药、白术等），连续用药 3 个月为 1 个疗程，有生育要求的患者于月经周期第 5 日加用克罗米芬，结果治愈 12 例，总有效率 64.4%，妊娠率 36.0%，患者症状和内分泌情况改善明显。王亚校采用中药周期疗法联合环丙孕酮治疗多囊卵巢综合征，具体方法为：于月经周期第 8～第 9 日，治宜滋阴益肾，服用促卵泡汤（熟地黄、山药、女贞子、菟丝子、制何首乌、当归、白芍、香附、甘草）；第 13～第 15 日，治以理气活血，服用促排卵汤（当归、熟地黄、枸杞子、鸡血藤、牛膝、白芍、川芎、丹参、益母草、桃仁、红花、香附）；第 16～第 18 日，治以补益肾阳，服用促黄体汤（当归、熟地黄、山药、续断、桑寄生、仙茅、丹参、淫羊藿、巴戟天、肉苁蓉、白芍、香附、川芎）；于月经第 5 日开始服环丙孕酮，每日 1 次，每次 1 片，连服 21 日。对照组单用环丙孕酮治疗。结果发现治疗组与对照组 T、LH、LH/FSH 均明显下降（$P<0.01$），但对照组患者腰/臀比值明显高于治疗组（$P<0.05$）。说明中药周期疗法联合西药的治疗不仅协同增强抗雄激素作用，又能弥补单用环丙孕酮削弱胰岛素敏感性及增加体重的不足。

从肾治之验

1. 从肾阳亏虚、痰瘀阻滞论治　梁某，女，30 岁。结婚 5 年未孕。患者 12 岁月经初潮，既往月经规律，月经周期为 30 日，行经 5 日，经量中等。7 年前无明显诱因出现月经量少，经期延后，继而月经稀少，2～4 个月 1 行，后渐至闭经。曾用克罗米酚及地塞米松治疗，效果不明显，改用中药治疗，收效甚微。诊见面色萎黄，面部有痤疮，形体肥胖，近 5 年体重增加约 15 kg，现为 72 kg，胸闷乏力，腰膝酸软，畏寒肢冷，嗜睡，小便量少，大便不成形，舌胖紫暗，边有齿印，舌苔厚白腻，脉沉而滑。妇科检查：外阴正常，阴毛浓密，布及肛周及脐中线，且色素沉着，阴道通畅；宫颈光滑，子宫后位，大小正常，附件未触及异常。双乳发胀，乳晕周围可见多根较长汗毛。血液性激素测定：血清 FSH 9.2 IU/L，血浆 LH 16.7 IU/L，T 4.9 nmol/L。B 超检查：双侧卵巢多囊样改变，双卵巢可见多个大小不等的卵泡。西医诊断为多囊卵巢综合征。中医诊断为继发性闭经。辨证属肾阳亏虚，痰湿血瘀阻滞，经血闭绝。

处方：紫石英 30 g，菟丝子 15 g，熟地黄 12 g，茯苓 12 g，山茱萸 12 g，覆盆子 10 g，地龙 10 g，白术 10 g，泽泻 10 g，泽兰 10 g，路路通 10 g，荔枝核（先煎）10 g，桔梗 10 g，乌药 10 g，三七粉（冲服）5 g，水蛭 5 g，甘草 5 g。每日 1 剂，水煎分 2 次服。

以此方随症加减，服药 4 个月后，月经来潮，2 月 1 行，排卵双相体温，痤疮及多毛症状明显减少。继续加减服药半年，月经按月来潮，每个周期体温呈双相。B 超复查：卵巢恢复正常大小，且见优势卵泡。于次年查尿 HCG 阳性，诊断为早孕。

按语：尤昭玲认为，肾虚血瘀是本病的病机根本，肾-天癸-冲任-胞宫功能失调是其发病的主要环节。肾精不足，元阴亏虚，冲任精血乏源，无以下注胞宫，则表现为经水后期或闭经；肾阳虚弱，气化不利，胞宫胞脉精血无以温运，而致瘀阻经脉，精血不能下注胞宫则无排卵。《内经》："任脉通，太冲脉盛，月事以时下，故有子。"此"任脉通"可理解为"任脉流通"，"太冲脉盛"则为"精血充盈"，任脉流通及精血充盈与否是能否有子的关键，即血瘀与肾虚是有子的重要因素，肾气充盛是任通充盈的基础，而冲任流通，气血畅达，卵子方能顺利排出。经云："肾者主蛰，封藏之本，精之处也。"《傅青主女科》又有"经水出诸肾"之说，卵子乃是生殖之精，其发育成熟与肾精充盛密切相关，卵子的正常排出又有赖于肾阳的鼓动。肾精亏虚使卵子发育缺乏物质基础，难以发育成熟；肾阳亏虚既不能鼓舞肾阴的生化和滋长，更使排卵缺乏原动力，故肾虚是排卵障碍的根本原因。肾气虚无力推动血行，冲任血行迟滞而成瘀，正如王清任所云："元气既虚，必不能达于血管，血管无气，必停留而瘀。"或肾阳不足，不能温养血脉，血寒而凝致瘀；或肾阴亏损，虚热内生，伤津灼血，血稠而滞成瘀，故肾虚可致瘀。而瘀阻脉络形成后，又碍肾气的生化、肾阳的鼓动、肾阴的滋养，而加重肾虚。因此，因虚致瘀，因瘀致虚，互为因果，形成恶性循环。现代医学所说的卵巢局部卵泡闭锁、间质增生和卵巢增大等病变，与肾虚基础上进一步引起的血瘀，有相通之处。任主胞胎，足厥阴肝经络阴器循少腹，与冲任二脉互为沟通，肝之疏泄功能正常与否，对卵子排出影响很大。若肝气条达，则气机调畅，冲任二脉得以通畅，卵子则顺利排出。肾虚不能温暖脾土，必致水湿内停，痰浊内生，壅阻冲任胞脉，不仅卵子难以排出，卵巢增大，还导致形体肥胖。《医宗金鉴·妇科心法要诀》："女子不孕之故，由伤其冲任也……或因体盛痰多，脂膜壅塞胞中而不孕。"可见，肾虚血瘀的病机，代表了多囊卵巢综合征的一种重要的或者是最基础的病理机制。肝失疏泄，痰湿内停对本病也有一定的影响。

现代医学认为，多囊卵巢综合征的病理核心在于卵巢病变，诱发和恢复卵巢排卵，不但能使月经失调和不孕得到治疗，同时内分泌及代谢紊乱及由其引起的并发症等，均能随之解决。西药治疗主要采用环丙孕酮抗雄激素后，再用克罗米酚促排卵，排卵率虽高，但妊娠率不高，且易发生流产。本病的治疗方法各家意见亦不尽相同，所用方药多种多样。多囊卵巢综合征病因病机错杂，应从各种矛盾中梳理出主要矛盾。针对多囊卵巢综合征复杂病机，刘丹卓以紫石英、覆盆子、熟地黄、菟丝子、山茱萸、地龙、三七、茯苓、白术、泽泻、泽兰、香附等组成基本方。方以紫石英、覆盆子温补肾阳，并重用紫石英；熟地黄、山茱萸补肾阴，菟丝子补阴阳，覆盆子收涩固精，四药合用益阳而固阴，阴阳俱补，如张景岳所说"善补阳者，必于阴中求阳，则阳得阴助而生化无穷"；香附疏肝理气；地龙、三七、泽泻、泽兰走冲任而活血利水。诸药共奏调补阴阳、条达气血、通畅冲任的功效，使卵子得以顺利排出。临床经验认为，应用上方时宜辨证加减：若腰痛甚者，加续断、桑寄生、狗脊；烦躁胁痛者，加柴胡、郁金、延胡索、川楝子；肢体浮肿明显者，加赤小豆、薏苡仁；少腹作痛，带下色黄者，加乌药、红藤、白芷、皂角刺；少腹冷痛、脉沉迟者，加桂枝、吴茱萸等；面部痤疮明显者，加淡竹叶、桑叶等。

2. 从肝肾阴虚、痰瘀郁火论治　沈某，女，17岁。患者因面发痤疮就诊，观其形体肥胖，身上多毛。问其月经周期常衍期2～3月1次，大便秘结，口干，舌质红，舌苔少，脉细数。血清性激素检查：LH 24.01 IU/L，FSH 6.47 IU/L，PRL 9.35 μg/L，孕酮 1.00 ng/mL，E$_2$ 79 ng/L，T 1.13 ng/mL。B超检查：双侧卵巢内均有8～10个发育不成熟的卵泡，确诊为多囊卵巢综合征。中医辨证为肝肾阴虚，痰瘀郁火。治以滋补肝肾，化痰祛瘀，清热消脂，调理冲任。

处方：熟地黄15 g，山药15 g，龟甲（先煎）15 g，当归10 g，知母10 g，黄柏10 g，丹参30 g，白芥子10 g，透骨草20 g，香附10 g，石菖蒲10 g，泽泻15 g，焦山楂15 g，决明子30 g。

同时，配合服西药环丙孕酮，每日1粒。

以此方随症加减，服药3个月后，痤疮消失，体重下降8 kg。停服中药，继服西药。3个月后，性激素检查、B超卵巢检查无异常。2年后随访，面色红润，皮肤细腻，月经周期正常。

按语：本病因高雄激素、低雌激素，子宫内膜不能产生增生、分泌反应，故闭经。皮脂分泌过旺，而面发痤疮。中医辨证，此乃以肝肾阴虚为本，痰瘀郁火为标。肝肾阴虚冲任气血涩少不通，而致月经渐少闭经；阴虚火旺，故口干，便秘，痤疮；虚火炼液为痰，痰阻气滞，日久必瘀，痰瘀阻络，脂膏不得代谢，充斥形体故肥胖。方中龟甲、熟地黄、当归、山药，滋肝肾之阴以培其本；知母、黄柏清泻妄动之相火；丹参、香附、透骨草活血消瘀；白芥子、决明子、泽泻、焦山楂豁痰流气消脂，痰热瘀自除以治其标。

3. 从肾虚气滞血瘀论治　患者，女，29岁。患者15岁月经初潮，周期为30日，行经5～6日，经量中等，无痛经。近5年中一直服马富隆避孕，停药半年后未孕而求诊。患者月经已3个月未行，无透明带下，连续测基础体温2个月均呈单相，舌质紫暗，脉涩。男方化验精液无异常。妇科检查：子宫体前位，子宫略小。B超检查：探及子宫大小为4 cm×3 cm×3 cm，左侧卵巢3.1 cm×2.9 cm，右侧卵巢4.1 cm×3 cm。血清激素测定：血浆LH 30.5 mIU/mL，血清FSH 10.1 mIU/mL。西医诊断为多囊卵巢综合征。中医辨证属肾虚气滞血瘀。患者3个月未行月经，故治疗先服安宫黄体酮5日，每日10 mg，出现撤退性出血的第5日开始服中药。治以补肾活血，兼以行气。方用自拟补肾活血汤加减。

处方：熟地黄15 g，山药25 g，山茱萸10 g，菟丝子15 g，枸杞子15 g，女贞子15 g，补骨脂10 g，当归12 g，川芎10 g，王不留行15 g，刘寄奴10 g，桃仁10 g，制香附10 g，柴胡10 g，炙甘草5 g。每日1剂，水煎分2次服。

二诊：服30剂后，月经已能自行来潮。遂调理2个月，第3个月经期50日时，B超检查：卵泡发育至1.5 cm，子宫大小5.2 cm×4.2 cm×3.2 cm。上方加减继服。

三诊：药后3日，基础体温上升，续以上方加益气养血和胃之品再进，以维持黄体。

四诊：又服药17剂，药后体温仍37.1 ℃，嘱其做HCG检测，结果呈阳性。B超检查：胚囊在宫内，约1.5 cm×1.7 cm大小。

按语：临证中多囊卵巢综合征患者，多有月经延迟，腰膝酸软，子宫偏小等肾虚症状，这与肾主人体的生长发育和生殖是一致的。因此，本病是以肾虚为主，特别是肾阳虚，常常是阴虚及阳所致。多囊卵巢综合征的病理是由卵泡不能发育成熟，未成熟卵泡可分泌雄激素导致郁火证；另一种情况是卵泡自然闭锁，长期不排卵，卵巢包膜表层增厚，卵泡偶尔成熟，亦不能排出，与一般卵巢功能低下而无排卵不同。从西医治疗本病需用楔切术以利排卵，也体会到中医对本病的治疗原则须用攻破化瘀的方法。因此，成熟卵泡需排出，未成熟卵泡需促使其成熟亦需排出，这是治疗多囊卵巢综合征的关键所在。

因此，多囊卵巢综合征的中医学治疗立法，应重在补肾为主，兼活血行气。补肾可促卵泡发育，活血行气可促进血液循环，使补肾药直达病所，又能使卵巢包膜变薄，使卵巢恢复排卵功能。补肾活血汤用熟地黄、女贞子、山药滋补肾阴；菟丝子、补骨脂、淫羊藿温补命门之火，且温而不燥。肾阳不足，肾虚必有瘀。现代研究已证实，补肾加活血可提高排卵率，故方中用鸡血藤、刘寄奴、王不留行活血化瘀，消癥散结；制香附、生麦芽行气，使气行则血行。多囊卵巢综合征的治疗关键是卵泡能否发育，卵泡发育的程度往往决定疗程的长短。从临床病例与B超观察所见，用补肾活血汤后卵泡有下列几种变化：①卵泡发育迅速，平均每日0.2 cm，往往预示治疗疗程短；②卵泡发育相当缓慢，平均每日不到0.1 cm，说明卵泡期长，比正常者迟后10~30日排卵，也意味着治疗效果较佳；③卵泡多而无优势卵泡，内膜增生快，如多个卵泡一起萎缩则雌激素水平下降，说明月经在即，此时B超示内膜厚（单层0.8~1.2 cm），此时可配合使用安宫黄体酮，使增生期转为分泌期；④月经中期卵泡能发育（>1.5 cm），因卵巢包膜厚而不能排卵，子宫内膜增生不久即来月经，可在下个月经中期加用活血化瘀药物，使卵巢包膜变薄而排卵，患者见此情况，也预示治疗效果佳；⑤卵泡不发育，内膜不厚，或闭经或月经淋漓不断，此类患者治疗难度较大，疗程较长。

据临床观察，服药后有经期14日即排卵，也有108日才排卵，因此对子宫内膜增生不明显者，补肾活血法促卵泡发育即可连续使用。多囊卵巢综合征患者用药后如见排卵，但黄体期往往缩短，此类患者常常伴随子宫偏小，而延长黄体期能使子宫增大。此时补肾重在温肾阳，需加鹿角霜、补骨脂、覆盆子之类。黄体期延至15日左右，往往可使子宫三径之和增大1 cm左右，连用2~3个月经周期，即可使子宫恢复正常大小。补肾活血汤治疗多囊卵巢综合征疗效巩固，双侧卵巢如恢复排卵，停药后基础体温测定多呈双相变化。

4. 从肾阳亏虚、痰湿阻滞论治　患者，女，33岁。自2年前始月经稀发，2~3个月1行，经量少。1年前发展到经常闭经，常靠注射黄体酮针后才转经。查血LH/FSH>3。B超检查：双侧卵巢呈多囊改变。曾用西药环丙孕酮治疗6个月，停药后上症又现。此次来院就诊已停经4个月，诉2个月前已用黄体酮针后，月经仍未转，平时阴道分泌物偏少，性欲淡漠，形体逐渐丰满，腰酸时作。当日B超检查：子宫正常大小，其宫内膜0.23/2 cm，双侧卵巢可见多个小卵泡。舌质浅淡，舌苔白腻，脉细沉。西医诊断为多囊卵巢综合征，中医诊断为继发性闭经。辨证属肾阳亏虚，痰湿阻滞。治以温补肾阳，化痰调经。

处方：熟地黄15 g，仙茅12 g，淫羊藿10 g，鹿角霜（包煎）15 g，紫石英（先煎）20 g，太子参20 g，续断15 g，炒白芍15 g，杜仲15 g，茯苓皮20 g，桑白皮15 g，陈皮10 g，车前子（包煎）20 g，平地木15 g。每日1剂，水煎分2次服。

二诊：服药14剂后，自诉阴道分泌物增多，尿量增多，体重减轻1 kg，下腰坠痛偶作，遂予上方加入当归15 g，丹参30 g，赤芍15 g，川芎15 g，牛膝30 g之温经活血药，继服。

三诊：又服药7剂后，月经至，经量中等，行经5日净。后仍以此方为基础，随症加减，调治6个月，月经转规。

按语：多囊卵巢综合征是由于丘脑下部、垂体、卵巢之间激素分泌量的关系异常，破坏了相互之间的依赖与调节，因而卵巢长期不能排卵，患者可出现闭经或不规则阴道出血、子宫内膜过度增生等病理现象。其属于中医学"血枯""闭经"范畴，病机以肾虚为本，痰实为标。中医学认为，月经的产生是以肾为主导，《傅青主女科》"经水出诸肾"。故在治疗上宜先补后通，若过早用活血通经药，易耗伤血气，使虚者更虚，实者难以奏效。方中仙茅、淫羊藿、鹿角霜、紫石英补肾助阳；熟地黄、白芍养血调经；茯苓皮、桑白皮、陈皮燥湿化痰，健脾理气。全方使肾气充足，肝血和调，痰湿消除，月经可复。

5. 从肾虚痰实，冲任不调论治　患者，女，32岁。婚后5年，夫妇同居，丈夫体健，未避孕而未成孕。患者形体丰满，月经素常后期，数月甚至半年后方潮1次，多次测基础体温均呈单相。B超检查：双侧卵巢呈多囊性增大。现症腰痛，动则汗多，大便干结，舌苔薄，脉沉。治拟温肾化痰，散结调冲之法。方用自拟温肾涤痰汤加减。

处方：鹿角片（先煎）10 g，巴戟天10 g，淫羊藿12 g，川牛膝30 g，生大黄15 g，生山楂30 g，姜法夏15 g，胆南星15 g，浙贝母10 g，炮穿山甲（先煎）10 g，泽兰15 g，炙甘草5 g。每日1剂，水煎分2次服。

二诊：服药7剂后，经水得转，色较前鲜，经量偏少。前方去泽兰、川牛膝，加女贞子15 g，香附

10 g，继服。

三诊：以上方为基础，随症加减，调治 4 个月后，经水如期来潮，基础体温双相，第 5 个月怀孕，后顺产一男婴。

按语：多囊卵巢综合征是一类具有月经稀发或闭经不孕、多毛和体胖、双侧卵巢呈多囊性增大等症状的综合征。本案患者中医辨证属肾虚痰实，故采用温肾涤痰汤进行治疗。方中鹿角片、巴戟天、淫羊藿温肾助阳；生山楂、胆南星、姜法夏化痰开窍；浙贝母、炮穿山甲软坚散结。全方共奏温肾化痰，软坚散结之功。

第六十六章　席汉综合征

席汉综合征是 Sheehan 于 1933 年首先报道，因而命名为席汉综合征，是指由于女性产后大出血、休克造成腺垂体急性坏死，继发腺垂体多种激素分泌减少或缺如，出现产后无乳、闭经，性欲减退，生殖器及乳房萎缩，同时伴有促肾上腺激素、促甲状腺激素过低，出现形体虚弱、厌食贫血、形寒畏冷、表情淡漠、反应迟钝等为特征的病变。席汉综合征因腺垂体功能损害程度不同，临床表现复杂多样，极易被误诊为贫血、低血糖等，误诊率高。

根据席汉综合征的临床特征，其病属于中医学"闭经""血枯""虚劳"等范畴。

从肾论之理

席汉综合征临床表现复杂，但其主要为消瘦闭经、性欲减退、毛发脱落，生殖器萎缩等，而如此诸多症征，从中医学理论角度审视，均与肾的关系密切。中医学认为，冲为血海，主司女性经水，而冲脉系于肾，肾之精血亏虚则血海空虚，血枯闭经。肾为先天之本，为全身阴阳之根，藏精主生殖，开窍于二阴，其华在发。若肾中阴阳精气虚损，则可表现为性欲低下，生殖器萎缩，毛发脱落等。肾主命火，温煦全身，五脏之阳非此不能温，故而命门火衰则精神不振，形寒畏冷。由是观之，席汉综合征诸症丛生，其病之本皆为肾虚所致，故石伟等认为，本病从肾论治，兼顾肝脾，其理显然。

中医学没有席汉综合征这一说法，多将本征归属为"虚劳""血枯经闭"范畴，也散见于"产后血虚""产后无乳""闭经""产后血晕"诸门之中。《难经》有"一损损于皮毛，皮聚而毛落；二损损于血脉，血脉虚少不能荣养五脏六腑"的描述，与本征临床表现颇吻合。

1. 席汉综合征病因病机　肾藏精，主生殖。席汉综合征因于产后大出血，病位始于胞宫。《素问·金匮真言论》："精者，身之本也。"《素问·上古天真论》："肾者，主水，受五脏六腑之精而藏之。"《素问·六节脏象论》："肾者主蛰。封藏之本，精之处也。"故肾具有生成、贮藏和施泄精气的功能，而以贮藏为主，使肾精不无故流失。肾为天癸之源。天癸至，则月事以时下；天癸竭，则月经断绝。随着肾气的充盛，每月天癸必至，呈现消长盈亏的月节律；肾气虚衰，天癸亦渐竭，经断无子，故肾为天癸之源，肾为冲任之本。冲脉为血海，广聚脏腑之血，使子宫盈满；任脉为阴脉之海，使所司之精、血、津液充沛。任通冲盛，月事以时下，若任虚冲衰则经断无子，故冲任二脉直接关系月经的潮止。然而冲任的通盛以肾气盛为前提，所以冲任之本在肾，肾与胞宫相维系，胞宫司月经，肾与胞宫相系，而本病由于产后育儿失血，精随血脱，耗气伤精，损及肾精，精血匮乏，源断其流，冲任亏虚，胞宫无血可下，而成闭经；又因精血同源，产时失血过多，冲任二脉精血两空，血海空虚，无余可下而闭经。血空不能生精，肾精耗衰，则血枯精少，肝肾俱亏，诸症丛生。

肾为气血之根，《冯氏锦囊秘录》："气之根，肾中之真阳也；血之根，肾中之真阴也。"阐述了肾有阴阳二气，为气血之根。肾气衰微，阳不化气。肾开窍于二阴，其华在发，其荣在面，若肾气充足则毛发光泽，肌肉丰满。产时失血过多，则气随血脱，肾气亏虚，则毛发无以为荣，故出现毛发脱落，肌肉痿软乏力，面色萎黄。肾气不足，温煦无力，损及肾阳，肾阳虚不能温煦脾阳，而致脾肾阳虚，肾阳不能温煦激发机体功能活动而见神疲、怕冷，四肢不温，肾不化气行水可见浮、小便量少，甚者部分患者可出现勒液水肿等危象。肾虚累及五脏，《诸病源候论》："夫产损劳力脏腑，劳伤气血……故虚羸也，将养所失，多沉滞劳瘵，甚伤损者，皆着床，此功膺也。"孙思邈有"妇人产讫，五脏虚羸"之说。

综上所述，肾为精血之本，本病的根源是分娩造成精血俱虚，源断其流，最后累及五脏俱虚，呈现一派虚证表现。

2. 席汉综合征从肾辨治　席汉综合征的临床症状复杂多变，气血津液，五脏六腑，多有涉及。叶天士："产后血去过多，下焦冲任空虚……当用温养。"朱丹溪："产后有病，先顾气血。"《景岳全书》："产后气血俱去，诚多虚证，然有虚者，有不虚者，有全实者。凡此三者，但随证随人辨其虚实，此治疗常法。"

"肾中真阳"乃先天真火，亦即命门之火，它是身生化之源泉，是人体生命活动的基本动力。根据"阳生阴长"的规律，命火盛衰对机体发病、生殖、发育、衰老等过程均有重要作用和密切关系。陈士铎有云："命门者先天之火也，心得命门而神有主，始可应物；肝得命门而谋虑；胆得命门而决断；胃得命门而能受纳；脾得命门而能转输；肺得命门而治节；大肠得命门而传导，小肠得命门而布化；肾得命门而作强；三焦得命门而决渎；膀胱得命门而收藏；而不借命门之火以温养之。"结合参考现代医学研究的肾上腺、性腺、肾脏和内分泌器官等功能的调整，能量代谢，均和命门之火"肾中真阳"有关。肾阳虚是本证的主要病机，故温肾益精是治疗本病的基本大法。

现代药理研究证明，补肾药中的人参、地黄、炙甘草可作用于下丘脑-垂体系统，通过促进垂体前叶剩余细胞功能，使其分泌性腺促激素从而兴奋垂体与周围腺体轴功能。壮阳药中的附子、紫河车、羊肾具有类激素样作用，能兴奋垂体肾上腺皮质系统，对子宫复原、恢复月经及生育能力有较好疗效。故临床上多选用右归（丸）汤、金匮肾气（丸）汤、附芪汤等。朱良春老中医所创"培补肾阳汤"既有"金匮肾气（丸）汤"阴阳配伍之意，又有张景岳"右归饮"阴中求阳、扶阳以配阴之思，用以治疗席汉综合征肾阳不足，命门火衰型。同时由于席汉综合征患者病程时间久，常有阴损及阳，阳损及阴，阴阳精气互损的病机，常伴有肾阴肾精不足的症状，如腰膝酸软、头晕、健忘、闭经、毛发脱落等。《内经》云"损其肾者益其精"，盖肾为精血之本，方选左归（丸）汤、六味地黄汤等。

肾虚后期累及五脏，由于肝肾同源，而脾、胃为后天之本，在补肾的基础上还须兼顾肝、脾胃等。肝为藏血之脏，主疏泄，司血海，调节女子经血的正常排泄。席汉综合征患者发于产后大出血，使肝无血可藏，血海无血可充，下汲肾精，常见肝肾互虚，肝肾同病，除见肾虚诸症外，又见眩晕、眼花、肢体麻木、血枯闭经、爪甲不荣、筋脉拘急，甚者可见肢体手足震颤、抽搐等虚风内动之象，部分患者由于血不养肝，疏泄失职，又见情绪低落，悲伤欲哭等情志症状。治疗以滋养肝血为主，恢复肝升发调达、藏血调血之责。脾胃为后天之本，气血生化之源。席汉综合征患者久病不愈，日久损及脾胃，变证丛生。中医学有"五脏皆虚，独取后天脾胃，损其脾胃，调其饮食，适其寒温，补以甘味"。盖脾胃旺，饮食进，则能化生气血。因此，顾护脾胃在席汉综合征治疗中具有重要意义。

肾中阳气的虚衰是导致席汉综合征发生的主要原因，亦是导致其发生发展的重要病理生理基础。因此，从肾论治席汉综合征，不仅是从深层次上的病因治疗，也是对疾病本身的直接治疗，能达到治病求本、扶正祛邪的目的。但人体是一个整体，在重肾的同时应该兼护肺、脾、肝等其他脏器，而不是一味只求温补肾阳、滋补肾阴、填补肾精，还应根据患者情况从整体局部兼顾，因人而异，辨证施治。

从肾治之验

1. 从肾虚血瘀论治　李某，女，32岁。月经停止来潮半年余。患者2年前在家中足月阴道分娩，因胎盘滞留导致产后大出血，经治后血止。但产后缺乳，亦无月经来潮。约1年前在当地医院行雌孕激素人工周期治疗半年，治疗期间有月经来潮，但经量少，经期2～3日，至今无月经来潮。就诊时面色晦黯，神疲乏力，腰痛欲折，毛发干枯，性欲淡漠，白带极少，舌质浅淡，舌苔白厚，脉沉细弱。妇科检查：外阴阴毛稀疏，阴道干涩，子宫后位略细，附件未扪及包块。西医诊断为席汉综合征。中医辨证为肾虚血瘀。治以滋肾养血，活血调经。方用归肾活血调经汤加减。

处方：菟丝子15 g，山茱萸15 g，山药15 g，枸杞子15 g，丹参20 g，熟地黄20 g，当归12 g，杜仲 12 g，桃仁 12 g，赤芍 12 g，川芎 10 g，香附 10 g。每日 1 剂，水煎分 2 次服。

嘱连服 3 周，同时予六味地黄丸、滋肾育胎丸各 6 g，每日服 3 次。

复诊：诉服药后精神好转，阴道分泌物增多，已恢复性生活，余症均有改善，但无月经来潮。依上法继续调治，诉月经来潮，但经量偏少，经色黯，下腹隐痛，其余症状均明显改善。以后再采用中药人工周期治疗，月经逐渐恢复正常。

按语：席汉综合征发生于产后大出血，引起垂体前叶组织缺氧、坏死，导致垂体功能减退而发病。本病属中医学闭经范畴，长期以来，治疗本病多采用性激素替代治疗，有一定的疗效，但停药后多有反复，疗效不能得到巩固。本例患者因产后失血过多，精血大亏，脏腑气血亏虚，"五脏之伤，穷必及肾"，"久病多瘀"，故日久则肾虚，血海空虚，冲任瘀滞不畅，出现闭经。故方以归肾（丸）汤合四物汤滋肾养血，佐以丹参、桃仁、香附活血理气，调畅冲任，使肾之精血充足，血海充盈，冲任调畅，故月经来潮。实验表明，补肾中药有类似激素样作用，可提高体内激素水平；活血化瘀药则能改善微循环，具有增加盆腔脏器血流量的作用。故通过补肾活血法，则能调整肾-天癸-冲任-胞宫的平衡关系而达到治病的目的。

2. 从肾阴阳两虚论治　　刘某，女，34 岁。主诉乏力、闭经 3 年。患者 3 年前分娩时出血较多，当时未输血，其后乏力、闭经。现症见精神不振，面色萎黄，全身虚浮怕冷，头发稀疏无光泽，乳房萎缩，阴毛腋毛脱落，脉沉细无力。辨证为肾阴阳两虚，治宜滋阴补阳，方用肾气（丸）汤加减。

处方：制附子（先煎）5 g，肉桂 5 g，熟地黄 15 g，山药 30 g，山茱萸 15 g，仙茅 15 g，牡丹皮 10 g，泽泻 15 g，茯苓 15 g，鸡血藤 30 g，白芍 20 g，当归 15 g。每日 1 剂，水煎分 2 次服。

二诊：服药 7 剂后，精神好转，怕冷减轻，上方加大鸡血藤用量至 60 g，继服。

三诊：又服药 10 剂，诸症逐渐好转，后又以肾气（丸）汤加减服至 60 剂时，月经来潮，但经量少。此后改汤为丸剂，长期服用到 1 年，各种症状明显好转。

按语：肾主骨生髓，肾藏精，其华在发，开窍于二阴。肾气充足则毛发润泽，肌肉丰满，冲任脉盛，月经按时而下。同时精血互生，本患者失血过多，血不化精，肾精虚少，日久肾阳亦虚衰，肾阳虚则精神不振，全身虚浮而怕冷，肾阴虚则脏腑失去濡养，故闭经，面色萎黄，毛发少而无光泽，乳房萎缩，故用肾气丸补肾中真阴真阳，阴阳充足，精血化生，则各症均明显减轻。

3. 从肾阴阳亏损、气血两虚论治　　王某，女，38 岁。自述于 2 年前生产时，由于胎盘残留，引起大出血休克，即住院抢救治疗。出院后自觉头晕心慌，多梦少寐，经量明显减少，渐之经闭，毛发脱落，四处求医治疗效果不佳。望其形瘦如柴，肤色干枯无润，舌质浅淡无苔，脉沉弱迟缓。辨证为肾阴阳亏损，气血两虚，治以调补阴阳、益气血为大法。方药选用金匮肾气（丸）汤加味。

处方：制附子（先煎）5 g，生地黄 12 g，山茱萸 10 g，熟地黄 12 g，山药 10 g，当归 25 g，茯苓 10 g，牡丹皮 10 g，泽泻 10 g，桂枝 5 g，葛根 30 g。每日 1 剂，水煎分 2 次服。

二诊：服药 5 剂后，自感诸症悉轻，嘱原方继服。

三诊：又服药 20 剂后，面见红润，舌红有苔，脉正常，经血来潮，但量较少。后将上药改为丸剂，以巩固疗效。追访已能干活，家务劳动如常。

按语：席汉综合征在临床上，见症多为形体消瘦，心烦昏寐，夏怕光热，冬不经寒风，终年处于病苦之中，实属难治之疾。现代医学认为，席汉综合征是由于分娩时大量出血，使因妊娠而增生肥大的脑垂体出现供血障碍，而有缺血坏死，随之出现垂体功能减退，促性腺激素分泌减少。故临床上表现为闭经、消瘦、怕冷、乏力，性欲减退，毛发脱落，第二性征及生殖器萎缩，低血压、低血糖、低基础代谢，精神不振，疲乏无力等症。中医认为，肾开窍于二阴，其华在发。肾气充足则毛发光泽，肌肉丰满，经血可以互生。产时失血过多，冲任二脉亏损则常致经闭；血亏不能化精，肾精耗衰，则血枯精少，诸症丛生。

方中熟地黄、山茱萸滋肾精，补肝血；山药培中土，以滋精血之源；桂枝、制附子暖肾阳，取阳性动而助滋阴之效；茯苓、泽泻渗水于下，使水归水脏，肾有水经可藏；牡丹皮调治脉络之滞；加当归以增补血之功；葛根能起阴气，生津液，更宣肺气，通调全身之气，并有载诸药直达病所之功。故用本方补肾中之真阴真阳，益后天气血，阴阳充足，精血化生，则诸症愈。

4. 从命门火衰、肾阳不足论治　陈某，女，24 岁。2 年前分娩时出血过多，经住院治疗而愈。此后月经停止，周身畏寒，极易疲劳，形体消瘦，面色苍白，头发脱落，皮肤枯萎，大小便正常。在某医院检查，17-酮类固醇、17-羟类固醇降低，基础代谢也低，诊断为席汉综合征。给予替代疗法、人工周期治疗 1 年。人工周期药物一停，月经即止，全身症状同前，毛发脱落更甚。诊见面色㿠白，精神萎靡，形体消瘦，头发稀疏，形寒怕冷，小便清长，口渴喜热饮，舌质浅淡，舌苔薄白，脉沉细。脉症合参，此乃命门火衰，肾阳不足所致。

治予金匮肾气（丸）汤，另加服硫黄 0.2 g，每晚临睡前服。服药 60 剂后，症状减轻，毛发不再脱落。在原方基础上加仙茅 10 g，淫羊藿 15 g，又服 60 剂后，症状大减，月经已有来潮。又继续原方 60 剂，月经按时来潮，色量正常，已不畏寒，头发生长较多，面色转红润，精神亦佳。续予原方 60 剂，停服硫黄，诸症消失，予成药金匮肾气丸调理善后。1 年后又受孕产子。

按语：本例患者一派肾阳虚衰之象，治当以补肾为主。配合硫黄内服，此味张锡纯极为欣赏，认为补命门火者莫若硫黄，虽然有毒，但只要严格掌握剂量，即无损正气，且能收到明显的疗效。

5. 从肾阳气亏损、气随血脱论治　邱某，女，35 岁。自诉停经 48 日，自以为早孕，服草药堕胎，药后阴道大出血不止，后急送医院抢救治疗，出血方止。自此以后，终日神疲乏力，怕风畏冷，食纳少，腰部及少腹闷胀，月经停闭 1 年，阴道干涩，性欲全无，毛发脱落。求治多家医院，诊断为席汉综合征。刻下：精神疲惫，面色萎黄，形寒肢冷，头发稀疏，言语无力，舌质浅淡，舌苔薄，脉沉弱。脉症合参，此乃流产出血后，损伤气血，累及肾虚。盖气随血脱则精神疲乏，言语无力；肾气亏虚则腰酸腹痛，月事不行，阴道干涩，性欲下降。治当补肾气，养气血。

拟金匮肾气汤增入黄芪、党参、当归、枸杞子、仙茅、巴戟天。服药 7 剂后，自感精神较振，怕冷减轻，纳食增进。方已应证，药已合拍，守方再进。前后诊治 20 余次，服药达百余剂。身体日健，面肤红润，月事来潮，毛发重生，诸症全部消失。

按语：在中医学文献中很难找到与席汉综合征相似的记载，但纵观本病的病因及表现，可以发现，妇人产后大出血，气血骤虚，伤及肾气为其病因。肾藏精主骨生髓，肾精枯槁，精气阴津匮乏，肌肤毛发阴器失养，则见腋毛、阴毛、头发脱落，皮肤干燥憔悴，阴道分泌物减少。分娩失血，肾气受伤，冲任受损，导致癸水枯竭，月经闭止。肾精耗伤，肾阳虚衰，则性欲减退，腰酸腿软，全身乏力，精神倦怠，畏寒肢冷，或四肢不温。据现代药理研究，金匮肾气丸能兴奋并改善垂体-肾上腺皮质的功能，增进血液循环，提高机体抗寒能力，临床医家多用来治疗内分泌功能减退疾病。

第六十七章　卵巢早衰

卵巢早衰是一种多病因所致的卵巢内卵泡耗竭或被破坏而发生的卵巢功能衰竭，是指月经初潮年龄正常或青春期延迟，第二性征发育正常的女性在 40 岁以前出现持续性闭经和性器官萎缩，并伴有 FSH 和 LH 升高，而雌激素降低的综合征。本病的发病率占全部妇女的 1‰，而且有日益增高的趋势，严重影响了女性生殖健康和家庭生活质量。本病的主要症状就是闭经，从月经产生机制来看，中医学的"肾气-天癸-冲任-胞宫"的月经机制与西医学的"丘脑-垂体-卵巢-子宫"的作用环路相对应。

中医学虽然没有"卵巢早衰"之名，但在《内经》中就提出从生理上"女子七七而天癸绝"，指出正常妇女卵巢功能在 49 岁左右才开始衰退，如果提前出现，则为"女子不月""月事不来"。

从肾论之理

1. 肾虚为卵巢早衰之源　卵巢早衰是一种女性功能性障碍的可逆性疾病。中医学治疗卵巢早衰具有较西医效果更长久、患者顺应性好、复发率低等优势。中医学认为，肾为"肾-天癸-冲任-胞宫"生殖轴正常运转的关键，是生殖发育的重要组成部分。肾精化生肾气，肾气衰，则无法推动天癸充盈而使其过早耗竭，肾精肾气缺乏，肾阳虚温煦推动无力，肾阴虚滋养濡润功能不足，则导致女性月经紊乱、过少，或闭经、早衰、不孕等。研究发现，补肾中药能干预生殖内分泌免疫调节网络，提高垂体对下丘脑的反应，具有内分泌激素样作用，同时能改善机体的免疫调节能力，减少免疫及卵泡的损伤，促卵泡发育成熟，恢复女性正常月经周期和排卵受孕。

（1）肾与女性生殖分泌的关系：《医学正传·妇人科上·月经》："月经全借肾水施化，肾水既乏，则经血日以干涸……渐而至于闭塞不通"。《傅青主女科》："肾气本虚，何能盈满而化经水外泄。"古代女子多因体虚、营养不良、产育失养而耗损元气，或因忧思多虑致气血不足而提早绝经。女子气血相辅相成，经血为女子之精气化炼而成，生于脾、肺等脏器，通过肾气施化转运。肾气足则易于摄精成血，而化为经血排出；肾虚则精竭而使经血干涸耗竭。因此，肾气顺达，气血充盈是维持女性正常月经和受孕的关键。《素问·上古天真论》："女子七岁，肾气盛，齿更发长；二七而天癸至，任脉通，太冲脉盛，月事以时下，故有子……七七任脉虚，太冲脉衰少，天癸竭，地道不通，故形坏而无子也。"说明女子只有肾气盛才能使天癸至，与生殖相关的气脉通顺、旺盛，才可形成月经，生育子女；女性年老则肾气不足、天癸衰竭，卵巢功能也随之减退，故月经不至、无法生育。其不仅反映了肾气、天癸与任脉、太冲脉之间的关系，阐明了女子月事的过程，同时也说明了女性早衰是肾气、天癸和冲任二脉相互影响的结果。

（2）卵巢早衰的病因病机：现代医家认为卵巢早衰的病因病机主要有肝肾阴虚、肾虚精亏、脾肾两虚、肾虚血瘀等，学者张思敏等认为，这其中以肾虚为本病之源。肾藏精，主生殖；肝藏血，主疏泄；肝肾同源，精血相生。根据五行脏器学说，肾生肝，肾藏精以滋养肝之精血；肾精缺乏，精血亏虚，使肝失血养护，往往导致肝阳亢盛。肝亢肾虚，阴阳失衡，肝肾精血不足，肾亏肝虚致冲任二脉失衡，则胞宫缺血失养，经血早竭，女子早衰。脾胃损伤，使水谷运化功能障碍，肾精缺失养育，精血无以形成，肾气疲乏，天癸不能按时蓄极泌至，精血亏损，致血海空虚，不能发为月经。

（3）辨证论治皆关乎肾：从辨证论治角度而视之，对本病的治疗，最常见的方法，一是治从肝肾阴虚，以养血填精、补肝益肾、调理冲任为主，方用养血填精调冲汤（紫石英、紫河车、枸杞子、女贞子、当归、牛膝、丹参、红花、鸡血藤、川芎）。二是治从肾虚血瘀，肾气不足则气血运行不畅，气滞血瘀则胞宫失养，方以补肾结合活血，调理冲任二脉，促进卵巢子宫功能恢复，改善局部微循环、增加血流量，提高卵巢雌激素的分泌，其结果显示既能恢复自身激素水平，使月经来潮，又能提高卵母细胞活性，促进生育，还能改善绝经前后诸症。三是治从脾肾两虚，以补脾益肾为主，用后天之生养补先天之耗竭。常用药物为山药、党参、黄芪、白术、石斛、菟丝子、莲子、桑椹、黄精、玉竹、葛根、三七、月季花、橘叶、甘草等，诸药调和，通补兼施，补而不滞，养而发之。

（4）动物实验研究：近年来，研究人员对卵巢早衰小鼠模型进行实验研究，证明补肾中药能通过影响模型小鼠的颗粒细胞表达因子、免疫系统损伤因子、生长分化调控因子等来逆转卵巢早衰，使小鼠恢复动情周期、毛发浓密、卵泡闭锁减少、卵泡数增多等。研究化疗诱导的卵巢早衰小鼠发现，颗粒细胞被诱导激活所产生的自身免疫性反应使卵泡闭锁，通过补肾阳药金匮肾气（丸）汤、补肾阴药六味地黄（丸）汤干预来调控颗粒细胞的凋亡，使 B 淋巴细胞瘤-2（Bcl-2）蛋白表达增多、Bax 蛋白表达减少，抑制卵泡的闭锁，减少卵母细胞凋亡。补肾活血方能通过抑制 Fas、Fas-LmRNA 凋亡因子的表达，降低颗粒细胞衰亡，改善颗粒细胞的功能，促进卵巢功能的恢复。

现代女性多因易喜食生冷、疏忽防寒、纵欲过度、多次流产、高龄生育等因素导致体内气血失调、脏腑功能受损。西医的激素替代疗法虽然见效快，但对自身系统调节功能的恢复作用小，且长期的激素维持治疗会带来巨大的毒副作用。中医学治疗以激活 "肾-天癸-冲任-胞宫" 生殖轴系统，恢复女性自身的内分泌调节功能，通过中药作用于与生殖发育有关的环节，调控颗粒细胞的功能，减少自身免疫性损伤，恢复月经周期，促进排卵受孕，提高女子自身免疫力，延缓机体衰老。

中医学对卵巢早衰多从肾论治，以肾虚为主要病机，采用滋阴补肾、填精补髓、补肾活血、补脾益气、补肾养血等治疗方法，其组方以益肾药熟地黄、枸杞子、山茱萸、当归、菟丝子、淫羊藿、丹参、女贞子、鹿角胶等为主。熟地黄能滋阴补肾，填补精髓；当归既能活血又能养血，是治疗女性血虚症的首选药；白芍养血敛阴，平抑肝阳，三者皆可兼顾养血补血双重功效。女贞子为滋阴良药，能养阴益肾，通经活血；枸杞子、山茱萸都以补肝肾为主；丹参为活血调经之要药；菟丝子、鹿角胶、淫羊藿壮阳滋肾，补益精血。

2. 肾虚是本，肝郁为枢之卵巢早衰病机   卵巢早衰近年来发病率逐年增高，已成为当今医学研究的难点之一。王洋等认为，卵巢早衰病机肾虚是本，肝郁为枢。

（1）古代医家对卵巢早衰的认识：古代医学文献中虽未明确提出卵巢早衰" 这一病名，但在 "闭经""经断前后诸症""不孕" 等诸类病证的论述中可见类似记载。《内经》中已有 "早衰" 的相关论述，如 "阴气自半"，正是说明到 40 岁身体出现衰退的迹象，虽更强调对生理过程的认识，但和现代医学对卵巢早衰关于年龄阶段的规定有相似之处。历代医家多从 "肾虚""血枯""血瘀" 而论之，但在临床上发现，卵巢早衰患者除闭经外，还常见情志抑郁、胁肋胀痛、时叹息等肝气郁滞的表现。

其一，肾虚是本病的病理基础。肾为先天之本，肾中精气盛衰对女性的生理变化起决定作用。中医学认为月经的来潮需要肾精、冲任二脉的充盛和天癸至。如《素问·上古天真论》中关于女子生理变化的记载，均是围绕肾中精气盛衰以及肾之天癸至竭而发展变化的。古代文献对 "天癸" 的论述亦颇多，如称其为 "肾间动气""元阴、元精""天真气降""女精" 等。若先天肾气衰弱，后天诸多劳损，如房劳多产等耗肾伤精，直接影响着 "肾气、天癸、冲任、女子胞" 的调节作用，使天癸不能充盈而过早耗竭，则会引起不孕、烦躁甚或闭经等一系列肾精和肾气不足的症状，因此肾虚是本病发病的基本病机。

其二，肝郁为本病病机之枢。《傅青主女科·妇女年未老经水断》："经水早断，似乎肾水衰涸，吾以为心肝脾气之郁者……倘心肝脾有一经之郁，则其气不能入于肾中，肾之气即郁而不宣矣……此经之所以闭塞，有似乎血枯，而实非血枯耳。" 傅氏认为血枯并非本病病机之关键，不能一概从血而论治，况且，女子善忧患，女子以肝为先天，肝郁在诸病的发生中的作用断不可忽视，此类论述在《万氏女科》《临证指南医案》均有类似记载。另在《续名医类案》中也认为妇女情志病发生率比男子高出一倍之多，肝主疏泄，肝性喜条达舒畅，而妇女多内敛抑郁，稍遇烦恼，则气结于中。而情志不遂最先伤于肝，肝气郁滞，全身气机不得通畅，血、津、液不得行，则病证百出。若肝失疏泄则冲任不和，气滞则血行不畅，必致月事为病，若肝气横逆，气滞经脉，则可见乳房胀痛、胁肋疼痛、乳癖、癥瘕积聚及外阴诸患等。可见肝郁对妇科疾病发病起着至关重要的作用。

（2）现代医家对卵巢早衰的认识：现代医家在精研古籍与临床实际结合的基础上，对本病的认识有了进一步的升华。大多数医家均认为因本病主要表现为闭经和不孕，此类症状和肾之关系最为密切，肾虚是其病理基础，而临床上此类患者也会出现类似更年期的潮热、心烦易怒等症状，故认为肝郁是其启动因素。梁素梅总结林寒梅的经验，认为卵巢早衰是由外界因素刺激造成的自身卵巢功能衰退，认为肾虚为本，肝郁为标。屠佑堂认为本病病位责之脾肾阳衰，其生理功能类似于现代医学的下丘脑-垂体-肾上腺系统。张蕾等认为本病在治疗上以补肾疏肝法为优，认为肾虚肝郁是其根本原因，余症随之加减。何赛萍则认为随着社会的进步，人们生活压力的增大，工作节奏的紧凑，肝郁的比例越来越高，认为卵巢早衰则类似于"亚健康状态""慢性疲劳综合征"等现代病，需从肝郁入手进行认识。

（3）对于卵巢早衰的中医治疗：大多数医家均以补肾方剂为基本方结合辨证进行加减。杨晓棠从肾入手，自拟补肾汤以温肾阳，益肾阴，调冲任，治疗卵巢早衰。朱珍珍等认为本病应用补肾养血的河车滋补汤加减（紫河车、熟地黄、龟甲、牛膝、黄柏、杜仲、人参、天冬、麦冬）进行治疗。有一部分医家认为，肝郁是本病的常见病机，肾虚肝郁是临床常见证型。梁宵雯等在治疗本病上自拟逍遥助卵煎加减，认为从肝入手，益肾养肝、活血通经可促进卵巢排卵功能的恢复。文献中也有不少医家认为瘀血是本病的病理产物，为该病的主要病机为肾虚血瘀，治疗当以补肾活血，方用滋肾益经活血汤加减。

综上所述，随着本病发病率的逐渐上升，卵巢早衰以其高发性、异质性、难治性成为中西医妇科临床研究的难点和热点，在中医学认识中，本病以肾虚为主，但女性具有特殊的生理病理特点，肝郁对于气机的影响，可以视为本病病理产物产生的关键，从肝郁而可演化出诸般证候。中医药在安全性方面具有天然优势，对其进行证的客观化研究和建立客观评价体系意义重大。

3. 脾肾亏虚，肝郁血瘀是卵巢早衰病机本质　从不同角度研究卵巢早衰，有着不断深入的认识。卵巢早衰的病因迄今不甚清楚，病机错综复杂，往往是脏腑、气血津精、天癸、冲任、胞宫先后受病，互为因果的严重疑难病。分析其病因病机虽有肝肾阴虚血瘀、肾脾阳虚血瘀、肾虚肝郁血瘀和血枯瘀阻之异，但张玉珍认为其病机本质是脾肾亏虚，肝郁血瘀，导致肾-天癸-冲任-胞宫轴的功能早衰。

这是理论指导实践，从月经产生的机理的整体观出发，又源于实践，对卵巢早衰病机本质提出的观点。在《素问·上古天真论》"二七而天癸至，任脉通，太冲脉盛，月事以时下，故有子……七七任脉虚，太冲脉衰少，天癸竭，地道不通，故形坏而无子也"的经典论述中，已明确天癸决定着月经的潮与止，天癸是具有促进人体生长发育和生殖的一种精微物质、无形之水。临证中发现，患者的"潮热"和"阴道干涩"上下部位两个症状，是反映阴精盈亏，病情进退的关键症状。又"妇人以血为基本"，月经以血为物质基础。同时卵巢早衰是慢性虚损病，久病必有瘀，虚滞为瘀，卵巢早衰以虚为主，虚实夹杂，由此产生了重治气血精以滋养天癸、振衰起废的治疗思路以及"补肾健脾，疏肝活血"的治法。张教授在继承罗元恺教授以归肾丸（《景岳全书》）为基础方治疗闭经的学术经验的基础上，结合临床的体会，合大补元煎（《景岳全书》）、益经汤（《傅青主女科》）、丹参饮（《妇人大全良方》）化裁，创制了"滋癸益经汤"，由菟丝子、党参、熟地黄、当归、女贞子、枸杞子、淫羊藿、丹参、杜仲、玉竹、炙甘草、柴胡、白芍组成为基础方，随症加减贯穿卵巢早衰整个治疗过程。本方以菟丝子、熟地黄、淫羊藿、女贞子、枸杞子调补肾之阴阳，填精补血，使肾精充盛，精血俱旺。脾胃为后天之本，气血生化之源，月经以血为用，故配以党参、炙甘草健脾益气，以益气血生化之源，补后天以养先天；而且人的衰老与"阳明脉衰"关系密切，以玉竹补益阳明胃经，具养阴润燥之功。肝藏血，司血海，主疏泄，肝体阴而用阳，故以柴胡调达肝气以实肝用，枸杞子、白芍补精血养肝以养肝体；丹参活血通经。全方补肾不忘培脾，疏肝兼以养肝，补血兼以活血，肾、肝、脾三经同调，使精血得补，瘀血得化，水到渠成则经水自来，达到恢复肾-天癸-冲任-胞宫轴的调节功能，这充分体现了中医学"谨守病机"和"谨察阴阳所在而调之，以平为期"的特点。

4. 从心-肝-肾轴论治卵巢早衰　随着现代社会压力的增加、环境食品的污染及生活方式改变等因素，致使女性卵巢早衰的发病率明显上升，且趋于年轻化。诸多古今医家认为，卵巢早衰的基本病机根于肾虚，关乎肝与脾，然而学者冯凯等认为，不仅如此，卵巢早衰病机还关乎心，因而提出了从心-肝-肾轴论治卵巢早衰之说，并阐述了益肾疏肝、清心解郁的治疗原则。

（1）心-肝-肾轴对子宫藏泄功能的影响：子宫行使藏泄的职责，以完成主月经、主胎孕的任务，但需在心肾的相交主宰及肝的协调作用下才能完成。

1）心肾既济与胞宫藏泄的关系：《素问·评热病论》"月事不来者，胞脉闭也。胞脉者，属心而络于胞中，今气上迫肺，心气不得下通，故月事不来也"；《素问·奇病论》"胞脉者，系于肾"；《女科经纶》"胞络下系于肾，上通于心"。《傅青主女科》进而把心肾升降交合与子宫的胞脉胞络联系起来，指出"盖胞胎居于心肾之间，上系于心而下系于肾"，充分说明心肾相交的场所在于胞宫胞脉，心肾既济与胞宫藏泄活动密切相关。

心肾同属少阴经脉，相互贯通，肾水之通调，必赖心气以泄降。子宫的藏泻作用全在心、肾的主持。心为君主之官，内藏神明，又主血脉，心血充盈，心气下降，胞脉通畅，子宫开放，与行泻的作用有关。肾为生殖之本，藏精，又为封藏之本，主"蛰"，子宫闭阖，与行藏的作用有关。

2）肝主疏泄协调心肾相交：历代医家对"闭经"病因病机的论述，重视精神因素影响，《素问·阴阳别论》"二阳之病发心脾，有不得隐曲，故不月"，为后世提供了重要理论依据。中医学理论认为，肝与心在情志上密切相关。心为肝之子，二者相互协调，没有肝的调节，心主神志的功能就无法完成，肝气正常流通，心气才能平和。心气停结、肝气郁滞是精神因素的主要方面，可引起下丘脑促性腺激素释放激素的变化进而导致闭经。

肝的疏泄、心气畅通功能正常运行，可帮助机体宣泄伴随各种刺激产生的不良或过激情绪，维持正常的气血运行，从而经行正常。而肾又为肝之母，精血同源，肾有涵养肝协助肝疏泄的作用。气顺则血顺，气逆则血逆，而气之顺，尤在于肝，肝郁必影响肾的通调。《傅青主女科》："妇人有经来续断，或前或后无定期……谁知是肝气之郁结乎？夫经水出诸肾，而肝为肾之子，肝郁则肾亦郁矣。"总之，肝郁气滞极易影响心肾的交合，因肾为肝之母，心为肝之子，肝居心肾之间，有着交通心肾的作用。反之亦会影响心肾交合而导致诸经病。

现代研究发现，中医学之心近似于现代生理学的血液循环中枢神经及自主神经系统的功能，胞脉则近似于卵巢及相应的神经淋巴管等。故心与月经的关系可能与大脑皮层通过下丘脑及自主神经对卵巢、子宫的调节作用有关。中医学理论认为，肝与心在情志上密切相关，心为高层次的调控，肝主疏泄为低层次的调节。

（2）肾阴精亏虚，心肝郁火为发病机制：通过临床观察，卵巢早衰患者多数属肾阴偏虚，阴精亏损。《素问·逆调论》："肾者，水脏，主津液。"因此阴液的盛衰、水液的调节皆与肾相关。《景岳全书·命门余义》指出，"五脏之阴，非此不能滋"，肾阴充沛，阴液不断濡养冲任胞脉胞络，还暴露于阴部以润泽窍壁成为生理带下。故肾阴偏虚、卵巢早衰患者会出现阴道干枯，烘热汗出，性交困难，皮肤干燥，口干喜饮。肾真水不足，"藏精而起亟"的功用不能发挥，化精不足最终导致肾阴精亏损，故部分患者会出现神疲乏力，腰膝酸软，卵巢萎缩，卵巢储备下降等症状。肾虚水不能上涵养于肝，肝为刚脏，阴失涵阳，肝火直接上扰心神，故烦躁失眠，头晕头昏；其次，肝气郁结，郁久成火，势必下劫肾阴，肾水不能上济于心，使心火亢于上；加之患病日久，肝气郁结，易生心情抑郁，或忿闷易怒，内耗心阴，暗灼心血，心气郁结，心气失降故月经推后，量少甚至闭经。因此，本病发生机制首先与肾有关。肾虚主要是阴虚，古人曾有人逾40阴气自半之说，而早衰的内核在于天癸阴精的亏耗。其次与心肝脾胃的长期失和相关。《傅青主女科·年未老经水断》："女子七七而天癸绝，有年未至七七经水先断者，人以为血枯经闭也，谁知是心、肝、脾之气郁也。"又："且经原非血也，乃天一之水，出自肾之中，是至阴之精而有至阳之气……然则经水早断，似乎肾水衰涸，吾以为心、肝、脾气之郁者？盖以肾水之生，原不由于心、肝、脾，而肾水之化，实有关于心、肝、脾。"《辨证奇闻》进一步解释肾与心、肝、脾的关系："肾非肝气之相通，则肾气不能开；肾非心气之交，则肾气不能升；肾非脾气之相养，则肾气不能成。三经有一经之郁，则其气不能入于肾中，而肾之气即闭塞而不宣矣。"肾与脾的关系乃先天与后天的关系，肾虚癸水绝是一方面，而气郁肾虚又是另一面，病机复杂。而气郁主要以肝郁为重，因此解肝郁是本病的枢纽，肝乃肾之子心之母，脾所不胜之脏。肝失疏泄，首先会影响脾胃"中焦受气取汁，变化而赤，是谓血"的功用，还会影响心肾的交合运动，导致郁火独亢于上，心气不降，肾郁亏损于下，生化无源，胞脉闭阻的结果。

（3）治以滋肾为本，心肝两脏同调：基于上述认识，所以对卵巢早衰之治，当以益肾疏肝，清心解郁之法。方常用"滋肾清肝饮"（《医宗己任编·四明心法》），其由六味地黄汤合丹栀逍遥汤加减而成，具有滋肾养肝，疏肝解郁，清热泻火，养血柔肝的功效，故以此为主方正合其病因病机。《素问·评热病论》："胞脉闭，心气不得下通，故月事不来。"而刘完素《素问病机气宜保命集》："女子不月，先泻心火，血自下也。"二者提出了心气不下，郁而化火，致胞脉闭阻，月事不通的机制，治疗上应清心泻火以通经。心气得下通，加之肾水得复，清上滋下，气顺血调，经必如期而至。

5. 卵巢早衰"天癸失序"论　曹媛媛等立足于中医天癸学说基本理论，从天癸的本质、生理功能及现代研究内涵、卵巢早衰的病因等方面入手，创新性地提出了卵巢早衰的中医病机为"天癸失序"，以期更好地指导临床。

（1）天癸来源及内涵："天癸"一词，最早见于《素问·上古天真论》。"二七而天癸至，任脉通，太冲脉盛，月事以时下，故有子……七七，任脉虚，太冲脉衰少，天癸竭，地道不通。"但关于"天癸"的定义自古至今尚无明确解释，历来也是众说纷纭。最早注释《内经》的杨上善在《黄帝内经太素》中提到"天癸，精气也"。王冰"以月事为天癸者，非也，男女之精，皆可以天癸称"。"天癸至"的"至"有两层意思。一为"极"也，指天癸成熟充盛而发挥作用。二为"从上到下"之意。寓有受天癸影响，人体呈现出大脑先发育完善而后生殖系统逐渐发育完善的一个从上到下、从简单到复杂的过程。简而言之，从物质性来看，天癸是受肾气盛衰影响，促进生殖功能成熟的一类标志物；从功能性来看，天癸对于月经与生殖具有重要调节作用，其似乎代表着体内一个复杂的调控系统，协同相关脏器发挥作用。

（2）天癸生理特征：其一，至竭时限性。天癸作为一种与生殖功能和性发育成熟密切相关的物质，具有一定的时限性，它的"至"与"竭"都是机体发育到一定阶段才产生和变化的。正如《素问·上古天真论》所述，天癸的发生有着特定的时限性，即在"二七""二八"而至，"七七""八八"而竭。在育龄阶段以前，天癸尚未发生，少男少女的生殖系统均呈幼稚型，不能化生生殖之精，不具备生殖能力。当女子14岁左右，男子16岁左右，肾中精气充盛到一定程度，天癸陡然上升，即原文之所谓"至"，少男少女的生殖系统方面逐渐发育至成熟。当女子年届七七、男子八八左右，天癸逐渐衰竭，其生殖方面作用逐渐削弱乃至消失。同时，由天癸支配的男女第二性征开始萎缩，性欲及性功能都大为下降。

其二，功能多样性及状态性。天癸功能同中有异，其在不同性别个体，在不同的生长、发育阶段，在不同脏腑、经络的表达是不一样的。天癸的生理作用因性别不同而有明显差异，尤其是在青春期开始以后，它作用在不同性别的人身上产生不同的作用，这就是天癸功能的多样性。虽然天癸功能存在多样性，但根本作用归于统一，在促进机体生殖功能方面发挥着不可替代的作用。既然承认天癸是一种物质，那么就必然有量的变化，即有或高或低的盛衰状态，在功能状态上有或亢进或低下的不同表现，即天癸的状态性。

其三，节律性。天癸是肾气充盈的产物，必然随肾气盛衰而盛衰，存在孕育→萌发→充盛→衰竭的规律。《类经》："第气之初生，真阳甚微，及其既盛，精血乃旺。故女必二七，男必二八而后天癸至，天癸即至，在女子月事以时下，在男子则精气溢泻。"天癸盛衰规律有大周期和小周期。大周期：萌发→成熟→旺盛→衰竭。小周期：月节律性周期。天癸节律性具体表现为年节律、季节率、月节律等，在以上不同的时段，天癸呈现出不同的规律变化。

（3）天癸内涵现代研究：从发挥作用的视角来说，天癸类似性腺，在男性相当于睾丸的功能，在女性相当于卵巢的功能。但大多数研究者认为从功能上来讲，天癸相当于西医生殖轴中促性腺激素的作用，但又不完全等同，可谓是对生殖轴相关物质的概括。众多学者对天癸的讨论，亦都是以其在生殖领域的作用为焦点。现在内分泌学认为，女性生殖系统主要是通过下丘脑-垂体-卵巢轴发挥作用，下丘脑分泌促性腺激素释放激素，调节垂体促性腺激素的分泌，进而调节卵巢功能活动。当人体处于青春期时，促性腺激素释放激素的分泌大大增加，生殖轴被进一步激活，机体出现第二性征并趋于成熟。这时候表现为女性开始出现月经和排卵，男性则开始溢精，初步具备了生殖能力。这似乎可以作为《素问·上古天真论》中"月事以时下""精气溢泻""阴阳和，故有子"的现代科学解释。由此可见，中医学所论天癸，为人体肾气充盛到一定阶段所产生的能促进性腺发育成熟的物质，近似现代促性腺激素的作用。

（4）卵巢早衰为"天癸失序"：卵巢是女性生理活动的具体承担者，其功能特征符合女性天癸的运动特点，即至竭时限性、状态性及周期节律性。天癸失序主要表现为至竭时限异常、功能状态失常、周期节律紊乱。

其一，卵巢早衰患者天癸物质基础异常。卵巢早衰的影响因素是多方面的，主要有先天禀赋不足，肾气未盛，青春期天癸初至未充，或大病久病耗伤阴液，房劳、多产、堕胎等耗伤精血，导致肾精不足，天癸功能状态低下，失去节律性，致使月经后期、经量减少，甚至经闭不行、不孕等，卵巢储备功能提早衰退。《中医大辞典》中提到天癸是"维持妇女月经和胎孕所必需的物质"。在肾气-天癸-冲任-子宫轴中，天癸起着至关重要的作用，它使任脉所司的精、血、津、液旺盛充沛，与冲脉相资，冲脉又得肾精充实，聚脏腑一定之血，依时由满而溢于子宫，使月经按期来潮，初步具有生殖能力。卵巢早衰患者天癸这种物质过早涸竭，性功能减退，月经后拖渐至闭经，生殖功能也渐次下降。

其二，卵巢早衰患者天癸生理功能失常。卵巢早衰患者天癸生理功能异常表现为以下3个方面。

1）至竭时限异常，周期失序。天癸过晚而至，青春期月经尚未来潮或失去节律性，生殖器官发育欠佳，生殖功能低下；天癸过早衰退，多表现为月经后期、月经量少、闭经、不孕等。卵巢早衰患者，女子的肾气开始提早衰退，衰退之后，天癸也随之衰竭，女性卵巢生理功能结束，不再排卵，月经也随之闭绝，不能孕育胎儿。

2）状态异常。卵巢早衰患者多表现为天癸功能状态低下，分天癸萌发过迟和天癸衰少两类。天癸萌发过迟女性可见月经初潮过晚，原发性闭经，月经不调，第二性征发育欠佳，幼稚子宫，子宫发育不良，不孕症等。卵巢早衰患者天癸过早衰减，天癸衰少可致月经先后不定期，月经过少，月经后期，闭经，不孕症，也可有遗传性疾病或免疫方面功能减退。

3）周期失常。天癸周期有大周期与小周期之别，小周期即天癸的月节律。天癸的月节律于女性而言明显而重要，卵巢早衰患者天癸月节律失常，多表现为月经后期，月经稀发，甚至闭经。中医学认为，天癸是推动月经来潮的物质基础，在肾气-天癸-冲任-子宫-月经这一总的关系中，天癸起着至关重要的激发作用。与此同时，天癸内蕴阴阳，其阴阳消长变化运动，也策动天癸呈现阴阳盛衰的规律性变化。卵巢早衰患者是以月经节律失调为主要临床表现的综合征，是天癸阴阳盛衰节律失常的外在表现。

6. 衷中参西视角的卵巢早衰病机　董晓英等从衷中参西的视角，对卵巢早衰的病理机制及治疗进行了颇为新颖的探索，给人启迪。

（1）卵巢早衰的中医病因病机：

1）肾"本"之不足：中医学认为，本病的发生无不责之于"肾气-天癸-冲任-胞宫"轴的各个环节之中，而肾气充盛是月经产生最基本的原动力。《傅青主女科》中就指出"经水出诸肾""经水早断，似乎肾水衰涸""肾气本虚，何能盈满而化经水外泄"。因此，如果肾气，不能温化肾精以生天癸，则不能通达冲任，温养胞宫，就会使肾-天癸-冲任-胞宫轴的功能低下，以致月水难生，形成了卵巢早衰。其症无胀无痛，表现一派虚衰之征，与西医所论遗传因素或者发育落后等相一致。

2）精"源"之匮乏：气血是月经形成的物质基础，气血充足，天癸有源，任通冲盛，血海就会按时满盈，则经事如期。如果气虚血弱，不能下注养胞，则使肾精无所生，天癸无所养，致月水难生，血海难充，终致停闭不行，发为本病。《本草衍义》："夫人之生以气血为本……思虑过当，多致劳损……女则月水先闭。"《景岳全书·妇人规》将血枯解释为："枯之为义，无血而然……而经有久不至者，无非血枯经闭之候。"《兰室秘藏·妇人门》对血枯经闭之病名进行阐释："妇人脾胃久虚，或形羸既绝，为热所烁，肌肉消瘦，时见渴燥，血海枯竭，病名曰血枯经绝。"因此，精血不足就会使肾-天癸-冲任-胞宫轴缺乏形成之源，致天癸不足，冲任亏衰，胞宫胞脉失养，经水渐断。中医精亏血虚的理论与西医所论先天性卵泡数量少、卵泡闭锁增加、卵泡成熟障碍等一致。

3）肝"气"之不调：中医学历来重视情志致病，强调情志因素在妇科发病中的重要性，长期强烈的情志变化会干扰"肾-天癸-冲任-胞宫"轴的功能。《内经》："二阳之病发心脾，有不得隐曲，女子不月。其传为风消，肝郁伤脾，化源日少，无以奉心化血，心脾血虚，血海无余，故经闭不行。"总之，情志不畅，肝失疏泄，或郁或虚，都会影响冲任，致冲脉精血枯，任脉之气滞，冲任不健，致月水难生难下。由于气之不调，使气血不充，血海空虚，胞宫失养，干扰了"肾气-天癸-冲任-胞宫"轴的功能，渐致该病。西医认为，由于体内雌激素水平低下，卵巢早衰患者较之正常人群更易出现抑郁、焦虑、敌对、社交等方面的心理问题。

（2）西医对卵巢早衰发病机制的认识：现代医学从卵巢早衰形成的"丘脑-垂体-卵巢-子宫"生殖内分泌轴入手，对其形成机制进行了逐步深入的研究。首先，从组织结构上发现了卵巢早衰患者的卵巢形态结构变化和颗粒细胞的凋亡，血液中检测到激素水平的变化；进一步发现卵巢早衰患者体内存在抗卵巢抗体、抗透明带抗体，这些抗体使得卵巢局部环境发生变化导致卵巢早衰；更深入的研究认为，这是一种 T 细胞介导的免疫应答，而细胞因子在其中起着信息传递的功能，当卵巢功能衰竭时，细胞因子活动也发生相应的变化；近年来又发现基因的异常变化也与卵巢早衰的发生密切相关，包括染色体异常的家族遗传性疾病，还包括凋亡调节基因的变化，甚至有学者设想是基因的表观遗传改变。无论如何，现代医学的研究为中医学的治疗机制研究提供了有利的参考。

（3）卵巢早衰的衷中参西研究：其一，临床研究——补肾是核心。目前卵巢早衰的中医药临床研究，主要从肝脾肾三脏入手，而又以补肾为治疗核心，采用补肾活血、补肾养血、补肾健脾、补肾调肝等方法；从治疗方法上，或单方治疗，或按照月经的不同阶段进行中药人工周期治疗，或中西药联合应用治疗等都取得了较好的疗效；通过治疗前后患者症状改善情况及血清激素水平的比较，表明中药具有多系统、多环节的整体调节作用。虽然中药本身不是激素，但却发挥了明显的调动能力，通过辨病辨证用药，提高了卵巢对促性腺激素反应性和卵巢中性激素受体的含量，恢复和改善卵巢功能。特别是补肾中药的双向调节作用能提高机体的反应性和调节性激素水平，有延缓性腺功能减退、促进卵巢功能恢复作用，还对女性性腺轴功能有一定的改善作用。

其二，机制研究——凋亡是关键。研究发现，细胞凋亡调控卵母细胞的发育及卵泡闭锁，由于产生性激素的颗粒细胞过度凋亡，诱发一系列低雌激素症状而引发卵巢早衰，颗粒细胞的凋亡是卵巢早衰发生的始动环节。因此，中医学防治卵巢早衰的基础研究中，也大多是围绕影响颗粒细胞凋亡的相关因素入手进行研究的。总结起来，大概有 3 个方面：①针对影响凋亡的相关激素的研究，包括促性腺激素，如 FSH、LH；类固醇激素，如雌激素、孕激素、雄激素等；还有其他激素，如生长激素等。众多研究表明，中药能够调节这些激素的水平而抑制凋亡的发生。②针对影响凋亡的相关因子的研究，包括类胰岛素样生长因子、表皮生长因子、转化生长因子。相关研究发现，中药能够有效地影响这些因子从而抑制颗粒细胞的凋亡。③针对凋亡调控基因的研究，这类研究相对较少，主要集中在 Fas、Fas-L 基因、Bax、Bcl-2 基因、Caspase 基因的研究，结果也发现中药能够通过影响这些基因的表达从而抑制细胞的凋亡。

衷中参西由近代中西医汇通派的代表人物张锡纯先生提出，他强调中西贯通，取长补短，以中为本，以西为用。"师古而不泥古，参西而不背中"，这也正是现代中医学研究需要继承和发展的辩证方法。卵巢早衰是常见的妇科内分泌疾病，其病因复杂且具有不确切性。现代医学对本病的研究从组织病理学、免疫学及分子生物学以及基因组学都取得了许多的进展，而针对该病治疗的方法和手段却显得力不从心。中医学在卵巢早衰的治疗方面成效令人鼓舞，相关研究发现，通过中医药治疗卵巢早衰可以恢复卵巢功能，但是对其机制的深入研究又显得欠缺和不足，以至于质疑不断。因此，如果能够衷中参西，将两者有效地结合起来，对卵巢早衰的中医治疗靶点和影响因素进行深入系统研究，不但可以为卵巢早衰的预防和治疗提供有效的依据，也为控制卵泡发育和延缓女性衰老提供有效的方法。

7. 卵巢早衰用药规律佐证肾虚为首要病机　古今医家大多认为，卵巢早衰的发病归因于肾。肾是先天、冲任、气血的本源，肾中精气阴阳之盛衰，与肾-天癸-冲任-胞宫这一生殖轴的功能发挥紧密相关。肾气足则天癸充盛，肾气不充则天癸失养，冲任不通，胞宫失煦，生殖轴功能减退而逐渐导致卵巢早衰。然卵巢早衰的病因病机复杂多样，不仅与肾虚相关，临床上还常常由于脏腑、气血精液、天癸、冲任先后受病，互为因果，共同作用于胞宫，使胞宫失养而致血枯经闭，源断其流。《傅青主女科》："经水早断，似乎肾水衰涸""肾水之生，原不由于心肝脾，而肾水之化，实有关于心肝脾。"傅氏认为卵巢早衰的发生与心、肝、脾、肾诸脏的失调相关，并主张治疗应"散肝心脾之郁，而大补其肾水，仍大补其心肝脾之气，则精溢而经水自通矣"。对于卵巢早衰病因的认识，古今医家持有各自不同的观点，但大多认为肾虚为主，与心、肝、脾功能失常甚为相关，同时兼夹气郁痰瘀火邪。临床治疗多以补肾填精为基本治疗大法，辅以调理其他脏腑及气血，使得机体整体阴阳平衡，以达到治疗卵巢早衰的目的。

陈思韵等通过查阅筛选近10年来中医药辨治卵巢早衰的期刊论文，共筛选出文献134篇，含方剂共157条，分析用药规律及常用处方的药物特点。结果发现使用频率较高的前10位中药依序分别是：当归、熟地黄、菟丝子、山药、淫羊藿、山茱萸、枸杞子、茯苓、白芍及巴戟天。当归能养血调经、活血止痛，又能抗氧化及延缓衰老，具有保护肾脏功能的药效，是妇科良药；熟地黄能养血生精，益肾填髓；菟丝子能补肾养精，补而不腻；淫羊藿温肾扶阳，常用于治疗妇人宫冷不孕和性欲冷漠；山茱萸能养肝固精，是补肝肾的要药；现代医学研究发现，熟地黄、淫羊藿、菟丝子、山茱萸等益肾固精的药物具有类激素样的作用，通过调整垂体卵泡刺激素的分泌和卵巢颗粒细胞的表达量，提高垂体对促性腺激素释放激素的反应性，改善卵巢内环境，有助于卵巢成熟和卵泡排出。山药能补肺脾肾之阴且助气健脾；枸杞子能补肝肾阴血，现代药理研究表明枸杞子能够改善神经内分泌，诱发排卵；茯苓健脾渗湿、宁心安神；山药、枸杞子、茯苓均有增加机体抵抗力之功效。白芍养血柔肝；巴戟天补肾助阳。这10味药物均是治疗卵巢早衰的高频中药，多以滋养肝肾阴血为主，兼有温肾助阳、健脾益气之效。

此外，运用最多的是补虚药，共23味，占42味高频药物总数的1/2以上。其中补气的中药有黄芪、白术、党参、山药、甘草；补血的中药有熟地黄、何首乌、白芍、阿胶、当归；补阴的中药有枸杞子、女贞子、墨旱莲、黄精、龟甲胶；补阳的药物占了补虚药较大的比重，有巴戟天、淫羊藿、仙茅、菟丝子、鹿角胶、紫河车、杜仲、肉苁蓉、续断。可见在治疗卵巢早衰时，中医学注重补肾药尤其是补肾阳药物的运用，这与本病病机以肾虚为本的认识密不可分。其次是活血化瘀的药物共6味，分别是丹参、香附、益母草、牛膝、川芎、鸡血藤；清热的药物共3味，分别是牡丹皮、生地黄、赤芍；理气药有2味，分别是香附、陈皮；安神的药物有2味，分别是酸枣仁、首乌藤；收涩药共2味，分别是五味子、覆盆子；利水渗湿药有茯苓，解表药有柴胡。通过对这些常用药物的总结归纳，进一步验证了中医药治疗卵巢早衰以肾虚为本，与心肝脾密切相关且夹痰、瘀、气郁。

基于关联规则法对药物进行分析，可以得到高频次的药物组合，分别是：①熟地黄、菟丝子；②熟地黄、当归；③菟丝子、当归；④菟丝子、枸杞子；⑤熟地黄、山茱萸；⑥淫羊藿、当归；⑦熟地黄、山药；⑧熟地黄、枸杞子；⑨菟丝子、淫羊藿；⑩熟地黄、淫羊藿。这些是治疗卵巢早衰的常用药对，熟地黄、菟丝子的组合出现最多，为78次，可推断治疗卵巢早衰以滋养肝肾为主。对用药规则进行分析，发现组合出现的关联规则共涉及9味中药，其中核心用药菟丝子、当归、淫羊藿、枸杞子、山茱萸、熟地黄、山药正是归肾丸的核心药物组成。归肾丸为平补阴阳之剂，为治疗卵巢早衰的常用方剂，同时也表明补肝肾、益精血为其重要的治疗思想。

通过熵层次聚类分析的方法获得28条核心组合，进一步挖掘生成14首新处方。对新处方的药物组成进行分析，其治法大多以滋补肝肾为主，兼有温肾助阳、健脾宁心、疏肝行气、活血豁痰等。究其原因，或先天不足、先天素弱而致冲任气血不充；或房事不节，或多产多堕，或情志失畅，或大病久病等暗耗阴血，导致精血亏虚，冲任失充，使妇人的肾-天癸-冲任-胞宫轴功能提前衰退而病发。因此，新方组合中包含补虚药、利水渗湿药、安神药、温里药、化湿药、理气药、活血化瘀药等。基于数据挖掘方法提取出的新处方，存在药物内部之间的隐性关联，可能是潜在的核心组合，但并非目前临床常用组合，临床可据证选用。

综上所述，经过对卵巢早衰的用药规律分析，以药测证可知卵巢早衰以肾虚为首要病机，与心、肝、脾功能失常密切相关，以虚为本，以实为标。补肾益精法应贯穿于治疗卵巢早衰的始终，并根据临证的需要，辅以补血养肝、健脾宁心、疏肝调气、活血豁痰。

8. 补肾疏肝治本，活血化瘀顾标的干预策略　对于卵巢早衰的治疗，现代医学运用西药周期疗法可以达到建立月经周期、恢复排卵、减少临床症状等方面的功效，但是依然存在月经量少、卵子质量差、受孕率低、患者接受度差、诸多症状停药后复发等问题。近年，在治疗中引入中医学干预方法，利用中药多系统、多环节的整体调节作用，达到恢复卵巢功能、减低激素治疗的副作用、降低停药后复发率等目的。学者秦佳佳等就此中药干预策略进行了归纳。

（1）干预的病因病机基础：

1）追溯本源，肾虚为发病之本：关于本病的病因病机，追溯本源，以肾虚为发病之本。月经的正常与否与肾气的盛衰密切相关。《素问·上古天真论》明确指出月经、孕育与肾气的关系。"肾主生殖"，主宰着"肾-天癸-冲任-胞宫"之间的协调，是生命的原动力，是健康长寿与否的遗传决定因素，机体衰老与否，衰老的快慢，寿命的长短都取决于肾气的强弱。肾主藏精，先后天之精合称肾精，精能生血，血能化精，成为月经的物质基础，是孕、育的必要条件，所以种子必先调经，精足者易于摄精，血足则子宫易于容物。肾精充足是卵巢功能正常，发挥排卵作用的前提。肾虚则精衰，卵巢功能低下，故"无子"也。卵巢早衰以闭经为外在表现，以生殖内分泌功能失调或低下为内在本质。临床上发现，卵巢早衰患者除闭经外，还表现有肾虚冲任失调的证候：腰膝酸软、性欲减退、阴道干涩、潮热汗出、面色晦暗、心烦抑郁等，符合中医肾虚冲任失调证的诊断标准。中医学的肾气包括西医学的生殖、内分泌、神经、免疫等多系统的功能。西医学中，卵巢是具有排卵和分泌甾体激素的内分泌腺，是生殖系统的重要组成部分，其功能不仅受下丘脑-垂体-卵巢轴的调节，而且受神经-内分泌-免疫网络的调节。任何一个环节发生障碍，都会导致卵巢功能失调或衰竭。而肾气、天癸、冲任功能正常则是下丘脑-垂体-卵巢轴和神经-内分泌-免疫网络发挥生理调节作用的前提。肾气充盛，冲任和调是卵巢功能正常的基础。反之，肾气虚，冲任失调则会导致卵巢功能调节异常或卵巢衰竭。

2）标本同求，肝郁为诱病之因：卵巢早衰与精神紧张及情绪焦虑、抑郁等因素密切相关。中医认为，肝与月经的产生关系密切，肝藏血，主升发、疏泄，性喜条达而恶抑郁，具有疏泄月经及调节经量的功能，对月经有重要的调节作用。肾为"先天之本"，但这主要说明机体功能物质基础的来源，而对于功能的维持和调节，肝脏则是调节的枢纽，以期保证机体的气血调和，阴阳平衡。女性因为经、带、产、乳等生理功能，常易导致阴血不足，而肝主藏血，肝血虚，则肝阳易亢。若此时被加诸外界精神压力、情绪抑郁等负面因素的刺激，则直折亢盛之阳，使肝阳受抑，疏泄失职，气血紊乱，月经失调。《河间六书》："天癸既行，皆从厥阴论之。"可见，育龄期妇女患病与肝关系密切。

3）瘀血内停，致症状繁杂多样：卵巢早衰病程较长，中医学认为"久病多瘀"，即便是虚证，亦可因病程日久，伤及正气，妨碍气血运行而致瘀血内生，百症丛生。《素问·痹症》："病久入深，荣卫之行涩，经络时疏，故不通。"叶天士《临证指南医案》："大凡经主气，络主血，久病血瘀。"卵巢早衰患者不仅单纯地表现出月经渐少，甚至闭经的症状，更伴有随之而来的潮热汗出、失眠多梦、急躁易怒或情志抑郁、骨质疏松及脂代谢紊乱等严重影响女性的身心健康及家庭和谐的诸多症状。《血证论》："一切不治之症，总由不善去瘀之故……久病则瘀，瘀滞丛生，瘀滞丛生则怪病、难病乃成……怪病、难病之故，责之恶血、败血瘀滞。"可见，卵巢早衰患者多诸症并见，病变涉及多个脏腑，临床表现繁杂多样，这皆为久病血瘀所致。

（2）中医药干预的策略：

1）补肾疏肝治其本，活血化瘀顾其标：因为肾虚为卵巢早衰发病的主要病理基础，故治疗当首以补肾为先。用药根据偏于肾阴虚、肾阳虚、肾阴阳两虚而选用左归丸、右归丸、二仙汤等药物。肾主藏精，精能生血，精血同源，成为月经的物质基础，是孕、育的必要条件，所以治疗本病必先补肾填精，可在辨证基础上选加紫河车、黄精、何首乌、石斛等药物，可起到事半功倍的效果。因肾为阴阳之宅，水火之脏，五脏六腑之根本，且"五脏相移，穷必及肾"，故肾阴阳失调，可累及其他脏腑，而其他脏腑病变，久则必然波及肾脏。本病发病机制是以肾虚为基础的，阴阳失调、气血失和、多脏受累则是其临床表现多样化的直接原因，故治疗时更应兼顾其他脏腑。而其中疏肝理气、活血化瘀是关键。如临床症见乳胀、胁痛、易怒、失眠、腹胀者，应酌加柴胡、白芍、枳壳、香附、郁金、牡丹皮、合欢皮等疏肝理气、凉血安神之品。病程日久，瘀血渐生，症见少腹刺痛、失眠、舌黯、舌边尖瘀点者，酌情选加丹参、鸡血藤、益母草、牛膝等活血调经药物。总之，治疗本病当阴阳兼调，散中有收，刚柔并济，滋水涵木，水火即济，方可达到阴阳平衡，"阴平阳秘，精神乃治"，则病愈可期。

2）分期调理，病证结合：治疗月经病应顺应月经生理，分段周期用药，本病亦不例外。在补肾疏肝、活血调经的论治基础上，根据月经周期不同阶段的不同生理病理特点，顺势用药，常可起到事半功倍的效果，具体如下：经后胞宫空虚，以养血填精为主，方用五子衍宗丸、四物汤、增液汤加减；经前期在补肾阴的基础上补肾助阳，以达到促进并维持黄体功能的目的，药在上述方基础上加巴戟天、淫羊藿、仙茅、肉苁蓉、菟丝子、续断、桑寄生、鹿角霜、紫河车等；经间期即现代医学之排卵期，是重阴转阳的过程，治宜在调补阴阳基础上，加以活血化瘀、促卵子排出之品，如五灵脂、炮穿山甲、红花、泽兰等。

9. 卵巢早衰先兆从肾论　中医学治病疗疾，注重防患于未然。《素问·四气调神大论》："圣人不治已病治未病，不治已乱治未乱……夫病已成而后药之，乱已成而后治之，譬犹渴而穿井，斗而铸锥，不亦晚乎！"卵巢储备功能低下为卵巢早衰的前兆，也属卵巢功能围早衰期范畴，尽早干预卵巢储备功能低下，可防止其发展成卵巢早衰。但由于西医治疗卵巢储备功能低下的方案相对固定，而中医学治疗具备方法多样化、治疗个性化等优势，陈思等通过研读中医学相关文献，探讨卵巢储备功能低下的辨治思路认为，当以肾为本论治，兼顾肝肾同源、脾肾互济和"肾气-天癸-冲任-胞宫轴"等因素进行用药施治。

卵巢储备功能是指卵巢皮质区的卵泡发展成可受精卵母细胞的能力，其分别反映在卵巢储存卵泡的数量和质量上。数量提示了女性的生育能力，质量则能反映女性绝经期的时间。卵巢储备功能下降（DOR）是指卵巢形成的卵子减少，卵泡质量下降，因此妇女生育能力减退及性激素水平下降，进一步可发展为卵巢功能衰竭。因此，及早发现卵巢储备功能下降，对诊治卵巢早衰有着重要意义。目前卵巢储备功能低下的西医治疗主要为激素替代治疗及辅助生殖技术，越来越多的妇女解决了月经与生育问题，但其缺陷明显。因此寻找更安全、有效的治疗方法，正为临床所期待。目前，中医学治疗 DOR 具有一定的优势，且远期疗效较好、副作用小，但系统研究不多，故此领域仍待挖掘。

在中医学典籍文献中未记载卵巢储备功能低下的相关资料，现代医家以其引起不孕、月经不调等症，将其归于"不孕症""闭经""血枯"等病范畴，认为 DOR 的病机以"肾"为主导。医家在此指导下运用中药辅助治疗 DOR 取得了很好的效果，为 DOR 的治疗开辟了新的治疗方向。

（1）以肾为本论治：中医学将 DOR 归于不孕症、闭经、血枯等范围内，均与月事相关。《素问·六节脏象论》曰"肾者主蛰，封藏本，精之处也"；《诸病源候论》曰"肾藏精，精者，血之所成也"；《素问·上古天真论》曰"女子七岁，肾气盛，齿更发长；二七而天癸至，任脉通，太冲脉盛，月事以时下，故有子……七七，任脉虚，太冲脉衰少，天癸竭，地道不通，故形坏而无子也"。肾藏之精气为化血之源，为胞宫的月事、胎孕提供物质基础，故肾之精气是否充足，直接影响天癸是否按时而至，及经血的化生情况。从"肾气盛，天癸至，月事下，故有子"到"天癸竭，形坏而无子"，其描述了生殖盛衰的始终，与高龄妇女卵巢功能低下，逐渐进入晚期生育期的现象及年龄阶段相契合。《景岳全书·

肾虚经乱》："妇人因情欲房室，以致经脉不调者，其病皆在肾经，此证最多，所当辨而治之。"《傅青主女科》："肾气本虚，何能盈满而化经水外泄。"适龄孕育妇女出现月经不调、卵巢功能低下以及不孕等症状，可因情欲房劳及其他因素导致肾之精气亏虚而致，故在治疗 DOR 过程中需以"肾"为本。临床中闭经之病，虚寒者多，而实热者少。然即使有火，亦多属虚火。以肾水亏损，阴虚血弱，虚火内盛，则津液耗损，故经候由少而闭，致成羸瘦、潮热、脉数等，故治法当以养血益阴，使源泉充足，才能水到渠成。

（2）从肝肾、脾肾论治：《傅青主女科·调经》"经水早断，似乎肾水衰涸，吾以为心肝脾气之郁者。盖以肾水之生，原不由于心肝脾，而肾水之化，实有关于心肝脾，使水位之下无土气以承之，则水滥火灭，肾气不能化……倘心肝脾有一经之郁则其气不能入于肾中，肾之气即郁而不宣矣"。指出肝或脾之气不能入肾而导致经水早断。究其缘由，皆因肝与肾、脾与肾在生理、病理上具备"肝肾同源""脾肾互济"的关系，肝、脾出现异常，其气不能归于肾，影响肾之化生，从而导致经水早断的发生。

1）肝肾同源论治："肝肾同源"的基础是精血关系，即肾藏精，肝藏血。肝主疏泄，主藏血，濡养五脏六腑、四肢百骸，使人体生理功能正常发挥，部分精血则转化为肾精，并储藏于肾；并且冲脉附于肝，故肝脏在月事的产生和调节中发挥着重要作用。同时肝藏之血有余者，通过冲脉到达胞宫，为月事的产生提供物质基础。肾主骨生髓，精血互生，可以滋养肝血，因此也称"血之源头在乎肾"。《女科撮要·经闭不行》："有因肾水亏不能生肝血而闭者。""肝肾为子母，其气相通也。"肾阴不足常可引起肝血不足，导致肝疏泄功能失常，月事不能按时而至。疏泄不及则血海不能按时满溢而见月经后错、量少；肝气不舒则郁郁寡欢；疏泄过度则血海妄动而见月经提前、量多或经期延长甚至出现崩漏。肝郁日久化火则出现口苦、心烦易怒、失眠多梦、胁肋胀痛等症，进一步损伤肝阴。肝阴不足，子盗母气，又将反作用于肾，加重肾阴不足。

以"肝肾同源"为理论依据，治疗上从肝肾论治，补肾疏肝为主。补肾可益肾气补肾精，疏肝可理气解郁，斡旋脏腑气机，调畅气血运行。若肾精肾气充盛，肝的疏泄功能正常，则天癸充盛，冲任调和，月事则有规律。

2）脾肾互济论治：脾肾互济的基础是精气互生，即脾为气血生化之源，肾为封藏之处，精之处。《傅青主女科·妊娠》："脾非先天之气不能化，肾非后天之气不能生。"月事虽本于肾，亦赖于脾胃后天水谷滋养，方可冲任盈满，月事按时而下。并且女子以血为本，而血之化生源于脾胃。《景岳全书·经不调》："故调经之要，贵在补脾胃以资血之源，养肾气以安血之室。"肾精赖脾的运化水谷精微以滋养，而脾之运化又赖肾阳以温煦。二者相互资生，相互促进，先天生后天，后天养先天；先天济后天，后天助先天；先天赖后天为之资，后天赖先天为之主。《兰室秘藏·妇人门》："妇人脾胃久虚，形体羸瘦，气血俱衰而致经水断绝不行。或病中消，胃热善食渐瘦，津液不生。夫经血枯者，血脉津液所化，津液即绝，为热所烁，肌肉消瘦，时见渴燥，病名曰血枯经绝，宜泻胃之燥热，补益气血，经自行矣。"李东垣在书中提出"经闭不行有三"，脾胃占其二，可见脾胃在月经的重要性，但其所言因脾胃引起的闭经均为脾虚不能生化气血，肾失水谷精微的滋养而肾精生化无源，可发为经水早断；脾气虚则运化无力，聚湿成痰，病久则成闭经。故脾肾互济论治 DOR 需从脾、肾两方面同时考虑。

以脾肾互济为理论依据，治疗上从脾肾论治，滋肾健脾为主，待脾胃功能恢复再予滋阴，调节先后天关系，以达到更好的滋阴效果。

《素问病机气宜保命集·妇人胎产论》："妇人童幼天癸未行之间，皆属少阴。天癸既行，皆从厥阴论之。天癸已绝，乃属太阴经也。"《素问》中提及"天癸至"需"肾气盛"，此处之少阴应为足少阴肾经；因肝肾同源，肝血所化之精不断滋润肾精，厥阴可为足厥阴肝经；肾精包括先天之精和后天之精，先天之精禀受于父母，后天之精由脾胃化生，来源于饮食，故太阴可为足太阴脾经。刘完素认为妇人胎产等疾病应以天癸为界，根据天癸的状态分别从肾、肝、脾论治。然而天癸的状态与肾的精气是否充盈密切相关，所以论治 DOR 时应根据"肝肾同源""脾肾互济"等理论，若肾之精气不足，应从肾论治；

若肾之精气充足，肝血不能化精滋润肾精，应从肝肾论治；若肾之精气枯竭，亦先天之精枯竭，应补益后天之精，从脾肾论治。

（3）从肾气-天癸-冲任-胞宫轴论治：著名中医学家罗元恺教授在20世纪80年代率先提出肾气-天癸-冲任-子宫所构成的女性生殖轴，为妇女周期调节的核心。在此生殖轴中以肾为主导，冲脉广聚脏腑之气血，任脉所司之精血日益充盛。冲任相资，气血下达于胞宫，经带胎产方能正常产生。故肾气为主导，冲任相资显得尤其重要。若肾中精气不足，则天癸不充，经血无以化生，则子嗣不种。《景岳全书·妇人规》："枯竭者，因冲任之亏败，源断其流也。凡妇女病损，至旬月半截之后，则未有不闭经者。"冲任为"肾气-天癸-冲任-子宫轴"的调节枢纽，冲任失调甚至衰败，致使气血亏少，胞脉失养，子核、经血渐衰，出现月经不调、不孕之症。《诸病源候论》："妇人月水不通者，由劳损血气，至令体虚受风冷。风冷邪气客于胞中，伤损冲任之脉，并太阳少阴之经，致胞络内绝，血气不通故也。"阐述了外邪入侵胞中，冲任之脉失调，影响肾经，而使气血不足、月事闭绝的病因病机，表明各种病因均可直接或间接损伤冲任，导致冲任失调，最终影响"肾气-天癸-冲任-胞宫轴"的运转。韩冰教授认为肾虚与冲任失调是导致DOR所致不孕症发生的根本原因，临证强调补肾调冲的重要性，以补肾调冲，兼以调周为治法，自拟补肾调冲方，治疗DOR所致不孕症取得了较好的临床疗效。

《景岳全书·肾虚经乱》："凡欲念不遂，沉思积郁，心脾气结，致伤冲任之源，而肾气日消，轻则或早或迟，重则渐成枯闭，此宜兼治心脾肾，以逍遥饮、秘元煎之类主之。若或欲火炽盛，以致真阴日溃者，宜保阴煎、滋阴八味丸之类主之。若房室纵肆不慎，必伤冲任之流，而肾气不守，治须局固命门，宜固阴煎、秘元煎之类主之。若左肾真阴不足，而经脉不调者，宜左归饮、左归丸、六味地黄丸之类主之。若右肾真阳不足，而经有不调者，宜右归饮、右归丸、八味地黄丸之类主之。"这不仅初步诠释了DOR从肾论治的机制，而且指导用药治疗，为中医药治疗DOR提供理论基础，各医家在此文段的基础上进行发挥而形成各自治疗DOR的思路。

从肾治之验

1. 从肝肾精血亏虚、冲任气滞论治　徐某，女，37岁。主诉月经量少1年余。患者既往月经规律，14岁月经初潮，周期30日，行经期3～5日。近1年余无明显诱因下出现月经量少，仅为既往月经量的1/2，至外院就诊诊断为卵巢早衰，经乌鸡白凤丸、四物合剂等中成药治疗后无明显好转，末次月经5月7日，经量少，2日即净。刻下时有腰酸耳鸣，偶有便秘，夜寐欠佳，胃纳尚可。辅助检查：LH 30.34 mIU/mL，FSH 67. mIU/mL，$E_2 < 20$ pg/mL。四诊合参，辨证属肝肾精血亏虚，冲任气滞。治以补益肝肾精血，通利冲任。

处方：巴戟天15 g，淫羊藿15 g，续断12 g，菟丝子12 g，覆盆子12 g，枸杞子12 g，牛膝12 g，制黄精12 g，党参20 g，当归20 g，黄芪20 g，丹参20 g。每日1剂，水煎分2次服。12剂。

二诊：自诉上药服后仍感耳鸣腰酸神疲，带下清稀。治宗原法增进。

处方：淫羊藿15 g，菟丝子12 g，巴戟天15 g，续断12 g，桑寄生12 g，枸杞子12 g，覆盆子12 g，党参20 g，丹参20 g，当归20 g，黄芪20 g，制黄精20 g。12剂。

三诊：本次行经经量较前稍增，色仍暗，伴腰酸，神疲乏力，无明显小腹胀痛等不适，夜寐欠佳易醒。治宗原法。

处方：巴戟天15 g，淫羊藿15 g，续断12 g，桑寄生12 g，枸杞子12 g，菟丝子12 g，覆盆子12 g，党参20 g，丹参20 g，当归20 g，黄芪20 g，女贞子12 g，墨旱莲12 g。12剂。

四诊：近日自觉带下量多，伴乳房、小腹胀痛，时有盗汗，胃纳尚可，夜寐一般，二便尚调。辨证属肝肾亏虚，冲任失调。治拟滋肾养肝，调补冲任。

处方：枸杞子12 g，菟丝子12 g，覆盆子12 g，巴戟天15 g，淫羊藿15 g，续断12 g，桑寄生12 g，党参20 g，丹参20 g，当归20 g，黄芪20 g，川楝子12 g，制香附12 g。12剂。

五诊：量仍偏少，较前次行经无明显改善，带下量少，自觉经行前后腰酸明显，胃纳佳，寐安，便调，舌脉详前，治宗原法增进。

处方：菟丝子12 g，覆盆子12 g，续断12 g，桑椹12 g，桑寄生12 g，枸杞子12 g，党参20 g，丹参20 g，当归20 g，黄芪20 g，赤芍15 g，白芍15 g。12剂。

1年后患者复来我院门诊随访，自诉上药于外地医院抄方服用5个月后，月经量恢复如常，经行无不适，遂自行停药。复查LH 2.46 mIU/mL，FSH 4.66 mIU/mL，E₂ 61 pg/mL，PRL 17.46 ng/mL，T 0.24 pg/mL。

按语：《女科经纶》引用虞天民之语"月水全赖肾水施化"。今患者年未及七七已见经水早断之象，有经迟或经水闭止之虞。盖由肾亏血少经脉枯涩使然，肾藏精，精能生血，血又能养精，精血同源为女性的生殖生理提供物质基础，肾精充足则天癸化生有源，血海满盈故经水能以时下。女子以血为主，血旺则经调。故调经之要，贵在补脾肾以资血之源。养肾气以安血之主。以党参、黄芪、当归、丹参、黄精益气养血涵养经源；续断、桑寄生、淫羊藿、巴戟天以补肾填精，仅在经前适当加入活血通经之益母草、泽兰。四诊证见乳胀加入川楝子、香附疏利肝气之品。但经量尚未见明显增加。至五诊仍宗前法，如是调治5个月后经量恢复如常。

2. 从肾阴精亏虚、肾阳气不足论治 魏某，女，39岁。主诉月经量过少2年，停经6个月。患者16岁月经初潮，平素月经量可，经期5～7日，周期28～30日，白带可，患者平素手脚怕凉。现症月经过少2年，停经6个月，燥热，口干，乏力，头目眩晕，腰酸膝软，纳差，寐差，小便可，大便干，舌淡黯，脉沉数减。既往体健。否认药物及食物过敏史。妇科阴道彩超：子宫28 mm×30 mm×24 mm，内膜2 mm。查性激素：FSH 119 mIU/mL，LH 37.3 mIU/mL，E₂ 11.63 pg/mL。西医诊断为卵巢早衰。中医诊断为闭经。患者初潮年龄16岁，较同龄晚，此为先天禀赋不足，肾精亏损，故见月经过少渐至停经，肾阳虚衰，不能温煦四肢，故见手脚冰凉，阴虚生内热，津液不能上承于口，故见燥热，肝肾不足，水不涵木，阴虚风动，腰为肾之府，肾虚不能濡养腰膝，故见腰酸膝软。舌淡黯脉沉数减皆为肾虚之征。辨证属肾阴精亏虚，肾阳气不足。治以补肾填精，调和阴阳。方选二仙汤合六味地黄（丸）汤加减。

处方：熟地黄15 g，生地黄15 g，仙茅15 g，淫羊藿10 g，盐巴戟天10 g，山药15 g，醋龟甲（先煎）15 g，盐知母10 g，当归12 g，茯苓10 g，地骨皮15 g，龙齿（先煎）15 g，黄柏10 g，玄参15 g，石斛15 g，麦冬15 g，炒酸枣仁10 g。每日1剂，水煎分2次服。7剂。中成药坤泰胶囊2盒，每次4粒，每日3次，口服。

二诊：患者诉仍睡眠差，口干，便可，脉沉数减，原方加炒栀子10 g。7剂，继服。

三诊：患者诉诸症减，体力精神好，乳房胀痛，腹部稍有不适，有行经感，上方加益母草15 g，川芎10 g。7剂，继服。中成药坤泰胶囊2盒，每次4粒，每日3次，口服。

四诊：患者诉于6月23日行经，此次月经量可，经5日净，经色红，少量血块，轻微痛经。上方加泽兰10 g，当归用量加至15 g。7剂，继服以巩固。

按语：卵巢早衰为肾阴阳均虚，以致冲任失养所致，故临床常从肾论治，治以调理肾的阴阳平衡为主。方中仙茅、淫羊藿温肾阳；巴戟天补肾壮阳，又能补益精血；当归滋肾补肝、活血养血；知母、黄柏滋肾阴、泻相火；全方壮阳药与滋阴、泻火药同用，辛温和苦寒并举，以适应阴阳俱虚于下，而又有虚火上炎的复杂证候，使阴得阳助而泉源不竭，阳得阴助而生化无穷，终达阴阳调和之效，则诸症自除。临床发现，二仙汤可恢复患者月经周期，调节下丘脑-垂体-卵巢轴的功能，促进甾体激素分泌，提高卵巢排卵率，且未发现有明显不良反应，摒弃了激素类药物的弊端。除此之外，二仙汤可促进卵巢血管的形成，提高POF大鼠卵泡颗粒细胞的分泌，从而使始基卵泡的募集状态和优势卵泡选择恢复正常，防止卵泡的过度耗竭及闭锁，改善POF大鼠的卵巢功能，增加卵巢储备。

3. 从脾肾两虚、气血不足论治 曾某，女，25岁。主诉结婚3年未孕，经闭1年余。结婚3年，夫妻生活正常，未避孕而未孕，伴闭经1年余，经多家医院诊治，用人工周期法后月经来潮，医者告知卵巢早衰,欲求子需赠卵方可如愿。现症经闭 1 年余,既往月经尚规则,经期 4～5 日,周期 30 日,量中等,夹有血块,痛经(+),块下痛减。前次月经,量较少。末次月经,量偏少(服用黄体酮后),时有下腹疼痛隐隐,伴腰酸,阴道干涩,头昏,烦躁,盗汗,眠差,纳可,舌质淡红,苔黄微腻,脉沉细。B 超:子宫 3.6 cm×2.8 cm×2.7 cm,子宫内膜 0.6 cm,双侧卵巢分别为 2.1 cm×1.5 cm,1.9 cm×1.6 cm,查窦卵泡左侧 2 个,右侧 1 个。内分泌检查:FSH 49.36 mIU/mL,LH 23.8 mIU/mL,$E_2 < 10$ pg/mL。子宫输卵管未查。西医诊断为卵巢早衰、原发性不孕、子宫发育不良。中医诊断为闭经、不孕症。辨证属脾肾两虚,气血不足,冲任不荣。治以益肾健脾,补气养血。

处方:生地黄 20 g,熟地黄 20 g,山茱萸 15 g,菟丝子 15 g,枸杞子 15 g,女贞子 20 g,墨旱莲 12 g,紫河车粉(冲服)3 g,五味子 15 g,当归 15 g,炒白芍 15 g,党参 15 g,黄芪 15 g,茯苓 15 g,沙参 15 g,葛根 15 g,川芎 10 g。20 剂。每日 1 剂,水煎分 2 次服。同时配合鹿胎膏口服,补肾养血。

二诊:患者月经自然来潮,阴道分泌物增多,头昏、腰酸、盗汗好转,纳眠可,二便调。仍治以益肾健脾,补气养血。守原方加续断 10 g,桑寄生 10 g,淫羊藿 10 g。20 剂。鹿胎膏继服。

三诊:患者月经未按时来潮,近 2 日白带多,纳眠可,治以二诊方加玫瑰花 10 g,王不留行 10 g。20 剂。

四诊:患者月经自然来潮,量中等,持续 7 日干净,无头昏及腰酸。治以三诊方加茺蔚子 10 g。20 剂。

五诊:患者停经 42 日,有恶心感,嗜睡。B 超:宫内妊娠,胚胎存活。后随访,患者自然分娩一男婴。

按语:本例患者属典型的卵巢早衰,B 超显示子宫小、窦卵泡少,内分泌提示卵巢早衰,经西药人工周期治疗无效。在病患无望情况下,采用中药治疗 4 个月余怀孕,实乃一大奇迹。方中熟地黄、菟丝子、枸杞子、五味子等补肾填精;紫河车乃血肉有情之品补肾;女贞子、墨旱莲、沙参、葛根等滋补肾阴;党参、黄芪、生地黄、当归、炒白芍、川芎、茯苓等补气养血。全方阴阳气血均补,故能出奇制胜。

4. 从肾虚肝郁血瘀论治　李某,女,37 岁。主诉闭经 7 个月余。患者既往月经周期 28 日,经期 4～5 日,经量可,经色暗红,无血块,无痛经。末次月经经量少,夹少量血块。刻下烦躁易怒,烘热汗出,寒热时作,胸胁乳房胀痛,阴道干涩,性欲降低,乏力,夜寐欠安,大便 2～3 日 1 次,舌淡暗,脉沉弦。孕 4 产 2(人工流产 2 次),双侧输卵管结扎术后 10 年。彩超:子宫前位,大小 3.6 cm×3.6 cm×3.2 cm,内膜厚 0.5 cm,双附件无异常。查女性激素 6 项:E_2 16 pg/mL,FSH 44.86 mIU/mL,P 0.1 ng/mL,LH 25.75 mIU/mL,PRL 8.19 ng/mL,T 0.5 ng/mL。西医诊断为卵巢早衰。中医诊断为闭经。辨证为肾虚肝郁血瘀。治以补肾活血,疏肝解郁。

处方:菟丝子 20 g,巴戟天 10 g,淫羊藿 10 g,白芍 15 g,柴胡 10 g,郁金 10 g,佛手 10 g,当归 10 g,首乌藤 15 g,酸枣仁 15 g,珍珠母(先煎)30 g,钩藤 10 g,梅花 10 g,石菖蒲 10 g,淡豆豉 10 g,丹参 30 g,甘草 5 g。7 剂。每日 1 剂,水煎分 2 次服。并嘱患者自测基础体温。

二诊:患者服药后烘热汗出减轻,夜寐欠安,乏力,纳可,诉晨起双手胀,舌淡暗,脉沉弦,基础体温高相。治以健脾补肾,上方加茯苓 10 g,鹿角霜(包煎)20 g,紫河车(研末冲服)5 g,继服 7 剂。

三诊:患者诉月经未潮,寐欠安,情绪好转,乳房胀,神疲乏力,舌淡暗,苔薄白,脉沉细,基础体温高相。上方去疏肝安神的白芍、钩藤、梅花、石菖蒲、淡豆豉、丹参,加熟地黄 10 g,山药 10 g,生黄芪 10 g,炒白术 10 g,治以补肾健脾,继服 7 剂。

四诊:患者诉 9 月 4 日月经来潮,经量可,4 日净,腹隐痛,舌淡暗,苔薄,脉沉细。治以滋肾健脾,疏肝活血,调补冲任。

处方:鹿角霜(包煎)20 g,熟地黄 15 g,山茱萸 10 g,菟丝子 20 g,续断 10 g,枸杞子 10 g,制何首乌 15 g,山药 15 g,当归 10 g,白芍 10 g,太子参 10 g,生黄芪 15 g,炒白术 10 g,柴胡 10 g,郁金 10 g，泽兰 10 g。继服 14 剂。

五诊：患者诉 10 月 21 日月经来潮，经量可，手胀，舌淡暗，舌苔薄，脉沉细。治以疏肝理气，活血通经。

处方：鹿角霜（包煎）20 g，柴胡 10 g，白芍 10 g，当归 10 g，茯苓 10 g，炒白术 10 g，香附 10 g，冬瓜皮 15 g，梅花 10 g，郁金 10 g，川芎 10 g，牡丹皮 10 g，益母草 15 g，玫瑰花 12 g，甘草 10 g。继服 7 剂。

六诊：患者诉 11 月 17 日月经来潮，4 日净，无明显不适，舌淡红，舌苔薄白，脉沉细。月经第 2 日查女性激素 6 项：E_2 76 pg/mL，FSH 7.4 mIU/mL，P 0.2 ng/mL，LH 6.0 mIU/mL，PRL 8.4 ng/mL，T 0.55 ng/mL。继服上方 14 剂后，月经按时来潮。

按语："女子以肝为先天"，肝肾同源，肝藏血，肾藏精，肝肾之阴互相滋生，共为月经的物质基础。肝主疏泄，肾主闭藏，一开一阖，血海蓄溢正常，共同调节子宫，使藏泄有序，经候如常。所以肝肾功能正常与否与卵巢功能密切相关。现代妇女多重角色，压力越来越大，长期的情绪抑郁影响了肾-天癸-冲任-胞宫轴的功能，出现肝气郁结，气血失和，血海不足，不能滋润冲任，濡养胞宫而致月经停闭。故患者初诊时出现烦躁易怒，潮热汗出，寒热时作，乳房胀痛，乏力，夜寐欠安，大便 2～3 日 1 行，舌淡暗，脉沉弦等肾虚肝郁的症状。治以益肾疏肝为主，佐以行气化瘀、活血安神。二诊时患者出现晨起双手胀，故加茯苓健脾利水。三诊时患者服药平和，前方加减。四诊时为经后期，血海空虚，属于在肾气作用下逐渐蓄积精血之期，运用中药补肾益精之品调整月经周期及诱导排卵。五诊时为行经期，血海由满而溢，重阳转阴，治以活血调经，推动气血运行，使经行通畅。

5. 从肝肾阴虚、兼肝郁血亏论治　刘某，女，33 岁。主诉月经失调 1 年，闭经 6 个月余。患者 12 岁月经初潮，周期 26 日左右，经期 6～7 日干净，经量中。因工作调动后压力大，精神抑郁。于 1 年前出现月经量逐渐减少，末次月经量少，3 日干净，此后至今未来月经。4 个月前 B 超：子宫内膜厚 0.2 cm。检查 FSH＞40 mIU/mL。现腰酸，潮热出汗，阴道干涩，烦躁，眠欠安，二便调，舌质红，舌苔薄白，脉弦细。1 个月前查 FSH 54.03 mIU/mL，LH 27.98 mLU/mL，E_2 75.50 pmol/L，PRL 183.30 uIU/mL。西医诊断为卵巢早衰，中医诊断为闭经。辨证属肝肾阴虚，兼肝郁血亏，冲任失养。治以滋阴填精，补益肝肾，养血疏肝。

处方：醋龟甲（先煎）15 g，熟地黄 15 g，女贞子 12 g，菟丝子 20 g，覆盆子 20 g，紫河车 10 g，制何首乌 10 g，当归 10 g，丹参 10 g，合欢皮 15 g，柴胡 10 g，知母 5 g，玫瑰花 5 g，砂仁（后下）5 g。20 剂。每日 1 剂，水煎分 2 次服。

二诊：患者感觉阴道分泌物增加，状如蛋清。上方去合欢皮、玫瑰花，加淫羊藿 10 g，续断 10 g，红花 5 g，鸡血藤 20 g，继服。

三诊：患者月经来潮，量初少而后有所增多，经色红，经期 4 日。延用二诊方去续断、红花，加车前子（包煎）10 g，续服。

四诊：月经再次来潮，未净，月经量正常。月经第 2 日查 LH 8.41 mIU/mL，FSH 14.84 mIU/mL，E_2 553 pmol/L。上方加用山药、太子参后，患者继续服药，再次来潮，经量正常，经色稍暗，继续以补肾填精、养血疏肝调经治疗巩固。

按语：《医学正传》"月经全借肾水施化，肾水既乏，则经血日以干涸"。肾为先天之本，主藏精气，精又为化血之源，直接为胞宫的行经、胎孕提供物质基础。若先天禀赋不足、房事不节、惊恐及邪气损伤等各种因素造成肾功能失常，致使肾精亏损，肾-天癸-冲任-胞宫轴功能紊乱，从根本上导致卵巢早衰的发生。

患者闭经 6 个月余，女性激素检查 2 次 FSH＞40 mIU/mL，因长期精神抑郁，肝气不疏，日久成郁，郁生内热，热邪灼伤阴血而致肾精亏虚，月经由量少而渐至不行。阴虚阳亢见烦躁、易怒，肝肾阴虚，故见潮热、汗出，肝肾不足，外阴失于濡养则干涩。肾阴不足，心火偏旺，眠欠安，舌质红，苔薄白，脉弦细，亦为阴虚血亏之象，辨证属肝肾阴虚，兼肝郁血亏，冲任失养。方中醋龟甲、熟地黄为君药，以填精补肾，养血滋阴；女贞子、菟丝子、紫河车、覆盆子共为臣药，女贞子助君药补肾填精之功，菟丝子平补肾阳，更加以血肉有情之品紫河车同归肝肾经；覆盆子补肝肾，增强填精养血强冲任的作用，余为佐使之药；当归补血调经，制何首乌补益精血；柴胡、玫瑰花、合欢皮疏肝解郁，合欢皮还有安神作用；知母滋阴清热；丹参活血，砂仁行气，二药相配使本方补而不腻；方中多数药味甘，甘能入脾，使方中虽无补脾之药，但有健脾之功。全方诸药共奏滋阴填精，补益肝肾，养血疏肝之效。二诊，患者症状有所改善，乘阴血渐充之势，加强活血之法，用红花、鸡血藤以疏通冲任气血，并配合淫羊藿、续断、菟丝子兴奋肾阳，以达到促排卵的目的。三诊，患者月经来潮，现舌苔白腻系湿邪凝聚之象，仍用二诊方，加车前子清热利湿。四诊，患者月经自行来潮，FSH 下降至 14.84 mIU/mL。治疗在补肾养血的同时加强健脾益气，加用山药、太子参补气健脾。使肾精足，冲任二脉气血充盛、流通，满者有余，方能应时而溢。同时脾胃健、化源足、谷气盛、血海满盈，月经逐渐恢复。

6. 从肾阴亏虚论治　患者，女，30 岁。患者因闭经 4 个月就诊于某医院，妇科 B 超：子宫附件未见明显异常。性激素检测：FSH 87.95 mIU/mL，LH 50.02 mIU/mL，E_2 15.73 pg/mL。服用西药戊酸雌二醇-醋酸环丙孕酮 21 日，停药 3 日后月经来潮。继服 2 个周期后停药，停药后月经未再来潮。孕 0 次，产 0 次。现闭经又 4 个月余，伴腰膝酸软，失眠多梦，偶有潮热汗出，咽干口燥，舌质红，苔薄白，脉沉细。查性激素：FSH 80.35 mIU/mL，LH 38.73 mIU/mL，E_2 16.02 pg/mL。西医诊断为卵巢早衰。中医诊断为月经后期。辨证为肾阴亏虚，方用"加味桑椹汤"加减。

处方：桑椹 20 g，熟地黄 15 g，白芍 15 g，百合 15 g，当归 15 g，淫羊藿 10 g，肉苁蓉 10 g，首乌藤 15 g，茯神 10 g。21 剂，每日 1 剂，水煎分 2 次服。

二诊：服上方 19 剂后，2 日前月经来潮，失眠多梦症状明显缓解，余症状稍改善，舌质红，苔薄白，脉沉细。查性激素：FSH 38.62 mIU/mL，LH 26.55 mIU/mL，E_2 20.14 pg/mL。上方去首乌藤、茯神，月经干净后连服 21 剂。

三诊：诉腰膝酸软、潮热汗出、口燥咽干好转，但月经未潮，查 HCG 83 mIU/mL，嘱患者停服中药观察。

四诊：患者诉晨起时发现少量阴道流血，伴右侧下腹部隐痛，肛门坠胀感，立即查妇科 B 超提示：宫腔内未探及妊娠囊，右侧附件混合性包块；血 HCG 436 mIU/mL，孕酮 23ng/mL。考虑异位妊娠，行急诊腹腔镜探查术＋右侧输卵管切除术。

五诊：末次月经经量中等，经色红，少量血块，舌质红，苔薄白，脉沉细。予以加味桑椹汤。

处方：桑椹 20 g，熟地黄 15 g，白芍 15 g，百合 15 g，当归 15 g，淫羊藿 10 g，肉苁蓉 10 g。服 21 剂。嘱患者月经来潮第 2～第 3 日复诊。

六诊：月经来潮第 2 日，查性激素：FSH 16.06 mIU/mL，LH 10.55 mIU/mL，E_2 22.65 pg/mL。效不更法，月经干净后，上方继服 21 剂。

七诊：月经未潮，查血 HCG 6561 mIU/mL。B 超：宫内早孕。后自然分娩一健康女婴。

按语：本病基本病机为肾虚，故治疗以补肾为主，肾虚又分肾阳虚、肾阴虚及阴阳两虚，治疗时应根据偏重不同分而治之。

加味桑椹汤来源于长期临床经验方。方中桑椹性味甘、酸、寒，归肝、肾经，具有滋阴补血、生津润燥之功效，《滇南本草》曰其"益肾脏而固精，久服黑发明目"。《中药形性经验鉴别法》曰其"安胎"。百合性味甘、微寒，归肺、心、胃经，具有养阴润肺，清心安神之效，《纲目拾遗》曰其"清痰火，补虚损"。二者均属食药同用之品，合用为全方之君药，可达到润肺滋肾，金水并补之效。当归性味甘、辛、温，归肝、心、脾经，具有补血调经、活血止痛、润肠通便的功效，《日华子诸家本草》曰其"治一切风，一切血，补一切劳，破恶血，养新血及主癥癖"。《本草再新》曰其"治浑身肿胀，血脉不和，阴分不足，安生胎，堕死胎"。熟地黄性味甘、微温，归肝、肾经，能补血养阴，填精益髓，《本草纲目》曰其"填骨髓，长肌肉，生精血，补五脏，内伤不足，通血脉，利耳目，黑须发，男子五劳七伤，女子伤中胞漏，经候不调，胎产百病"。白芍性味苦、酸、微寒，归肝、脾经，养血敛阴，柔肝止痛，平抑肝阳，《唐本草》曰其"益女子血"。《日华子诸家本草》曰其"治风补痨，主女人一切病，并产前后诸疾，通月水"。三药均为常用补血药，同时为常用治疗妇科疾病的药物组合，具有补益肝肾，活血调经的功效。《景岳全书》："善补阳者，必于阴中求阳，则阳得阴助而生化无穷；善补阴者，必于阳中求阴，则阴得阳升而泉源不竭。"根据阴阳互根互用，在前药基础上，加用淫羊藿、肉苁蓉以为佐药，淫羊藿补肾壮阳，祛风除湿，《日华子诸家本草》曰其"治一切冷风劳气，补腰膝，强心力，丈夫绝阳不起，女子绝阴无子，筋骨挛急，四肢不任，老人昏耄，中年健忘"。肉苁蓉补肾助阳，润肠通便，《日华子诸家本草》曰其"治男绝阳不兴，女绝阴不产，润五脏，长肌肉，暖腰膝，男子泄精，尿血，遗沥，带下阴痛"。加入甘草为使药，以调和诸药。全方共奏补肾填精养血之效。

7. 从肝肾阴虚、冲任失调论治　患者，女，35 岁。主诉月经失调 11 个月，胎停育 2 次，求调理。患者平素月经规律，13 岁月经初潮，周期 27～30 日，经期 3～5 日。患者自第 2 次胎停育清宫后，情绪低落，月经稀发 6 个月。性激素检测：FSH 49.92 IU/L，LH 38.08 mIU/mL，E_2 75.9 ng/L。曾就诊于北京某医院，诊断为卵巢早衰，服用戊酸雌二醇-醋酸环丙孕酮治疗 5 个月后，查 B 超：子宫体大小 5.7 cm×4.1 cm×3.0 cm，子宫内膜厚 0.51 cm，右卵巢 1.7 cm×2.1 cm，左卵巢 1.8 cm×0.9 cm。随后激素检测：FSH 57.82 IU /L，LH 38.08 mIU/mL，E_2 19.9 ng/L。因西医疗效不佳，而寻求中医治疗。刻下月经量少，约为平时月经量的 1/3，自觉潮热，汗出心烦，头晕失眠，腰酸不适，阴道干涩，睡眠多梦，大便 2 日 1 行，小便正常。舌暗红，边有瘀斑，舌少苔，脉弦细滑。西医诊断为卵巢早衰。中医诊断为月经失调。辨证属肝肾阴虚，冲任失调。治以滋补肝肾，养血填精。方用育胞汤加减。

处方：熟地黄 15 g，山茱萸 10 g，菟丝子 15 g，女贞子 15 g，枸杞子 15 g，黄精 15 g，紫河车 12 g，淫羊藿 12 g，补骨脂 15 g，牛膝 15 g，黄芪 30 g，当归 15 g，益母草 15 g，阿胶（烊化冲服）10 g，葛根 30 g，合欢皮 20 g，煅龙骨（先煎）15 g，煅牡蛎（先煎）15 g，瓜蒌 12 g，川芎 10 g。15 剂，每日 1 剂，水煎分 2 次服。

二诊：服药后，患者腰酸不适症状减轻，余症舌脉如前，上方继用。因平素经期腰酸加重，予养血调经汤（熟地黄、当归、赤芍、川芎、桃仁、红花、丹参、党参、泽兰、益母草、牛膝）加炒杜仲 10 g，补骨脂 15 g，月经第 1～第 3 日服。

三诊：服药后患者来月经，月经量仍少，3 日干净，经色黑，潮热汗出减轻，睡眠可，舌脉如前，首诊方去煅龙骨、煅牡蛎，继服。养血调经汤原方，月经第 1～第 3 日服。

四诊：患者月经来潮，月经量稍增加，经色黑，伴少量血块，潮热汗出减轻，舌脉如前，首诊方继服。

五诊：患者今月经第 1 日，现无腰酸不适，偶有潮热汗出，自觉怕冷，舌边瘀斑较前好转，脉象如前。养血调经汤加鸡血藤 20 g，月经第 1～第 3 日服。首诊方去补骨脂，加花椒温养督脉继服。

六诊：患者近日有蛋清样白带排出，查羊齿状结晶Ⅲ度，诸症好转，方用促排卵汤（菟丝子、当归、枸杞子、丹参、羌活、紫河车、制何首乌、党参、淫羊藿、黄精）加细辛 3 g，三棱 12 g，水蛭 12 g，4 剂现服；两固汤（菟丝子、枸杞子、党参、山药、制何首乌、杜仲、淫羊藿、当归、锁阳）加合欢皮 20 g，黄芪 30 g，紫河车 12 g，紫石英 15 g，巴戟天 12 g，肉苁蓉 12 g，阿胶（烊化冲服）10 g，葛根 30 g，10 剂，BBT 升高服；养血调经汤加肉桂 10 g，月经第 1～第 3 日服。

七诊：患者月经来潮，量色均正常，BBT 曾双相，潮热汗出消失，偶有心烦，睡眠多梦，二便正常。

处方：熟地黄 15 g，山茱萸 10 g，菟丝子 15 g，女贞子 15 g，枸杞子 15 g，黄精 15 g，紫河车 12 g，淫羊藿 12 g，补骨脂 15 g，牛膝 15 g，黄芪 20 g，当归 15 g，益母草 15 g，阿胶（烊化冲服）10 g，葛根 30 g，合欢皮 20 g，鸡内金 20 g，川芎 10 g。12 剂，月经第 4 日起服，见蛋清样白带停。

促排卵汤加细辛 3 g，三棱 12 g，水蛭 12 g，鸡内金 20 g，4 剂，见蛋清样白带服，BBT 升高停。两固汤加合欢皮 20 g，黄芪 30 g，紫河车 12 g，紫石英（先煎）15 g，巴戟天 12 g，肉苁蓉 12 g，阿胶

（烊化冲服）10 g，葛根 30 g，10 剂，BBT 升高服，见红停。养血调经汤加鸡血藤 20 g，红藤 20 g，3 剂，月经第 1～第 3 日服。

八诊：患者就诊 B 超提示子宫体大小 5.3 cm×4.10 cm×3.0 cm，子宫内膜 0.9 cm，右卵巢 2.7 cm×2.1 cm，其内可见较大无回声 1.8 cm×1.2 cm，左卵巢 2.8 cm×1.9 cm，测 FSH 6.92 IU/L，LH 3.08 IU/L，E₂ 95.9 ng/L，诸症消失。

按语：肾虚是卵巢早衰的发病基础，因女子以阴为先天，月经的物质基础来源于血，血属于阴，所以临床上肝肾阴虚最为常见。闭经是卵巢早衰的必然结果，调经是治疗之大法。故治疗先以滋补肝肾、养血填精为主，后按月经不同时期阴阳气血的消长规律分期治疗，采用中药序贯疗法改善卵巢功能，提高生活质量。西医认为卵巢早衰是下丘脑-垂体-卵巢轴功能紊乱而引起的内分泌失调性疾病，中医的肾-天癸-冲任-胞宫轴与其相同，根据月经周期性的藏泻，肾阴肾阳的转化及气血盈亏变化，改善肾-天癸-冲任-胞宫轴，调节内分泌进行调经助孕而进一步改善卵巢功能。

本案患者据临床表现与舌脉结合，属于肝肾阴虚证。首先给予育胞汤加减以滋补肝肾，养血填精治疗，根据经期泻而不藏的特点，予养血调经汤加减，使经血以通为顺。治疗 2 个多月后，患者有蛋清样白带排出，查羊齿状结晶三度，阴精已复，卵巢功能逐渐改善后，按照月经不同时期阴阳气血的消长规律调理月经。经间期：补肾温经，活血通络方用促排卵汤加减。经前期：补肾健脾，养血益气，方用两固汤加减。经后期：滋补肝肾，养血填精，方用育胞汤加减。行经期：行气活血，方用养血调经汤加减。

8. 从肝肾气血两虚论治 邓某，女，28 岁。患者结婚 2 年，孕 1 产 0 流 1。因近 2 年未避孕未孕，特来就诊。刻下婚后 2 年不孕，行经时间延长，淋漓不尽，形体消瘦，精神抑郁，夜不能眠，记忆力减退，头昏蒙，面色萎黄，面部雀斑，脱发，畏寒，手脚发凉，口干，口气重，纳差，腹胀，偶双下肢关节疼痛，遇寒则甚，阴道干涩，性欲降低，舌质暗，舌苔薄，脉细弱。末次月经 8 日净。性激素检测：P 0.64 ng/mL，FSH 118.83 IU/L，LH 48.51 mIU/mL，PRL 10.91 ng/mL，E₂<11.80 pg/mL，T 27.96 ng/dL。彩超：子宫体大小 37 mm×35 mm×28 mm，子宫内膜厚 2.7 mm，左卵巢未探及，右卵巢体积 16 mm×13 mm，未探及卵泡。西医诊断为卵巢早衰，继发性不孕。中医辨证属肝肾气血两虚。

处方：熟地黄 20 g，山茱萸 10 g，巴戟天 10 g，淫羊藿 20 g，续断 10 g，黄精 20 g，枸杞子 10 g，金樱子 10 g，桑椹 20 g，炒杜仲 10 g，山药 20 g，黄芪 20 g，红参 20 g，当归 10 g，白芍 20 g，石斛 20 g，鸡血藤 10 g，川芎 10 g，黄连 10 g，炒白术 10 g，葛根 10 g，玉竹 20 g，桔梗 10 g，茯苓 10 g，甘草 10 g。14 剂，每日 1 剂，水煎分 2 次服。

二诊：患者诉服药后，阴道分泌物增多，睡眠改善，仍觉抑郁，脱发，舌脉同前。性激素检测：P 0.94 ng/mL，FSH 61.85 IU/L，LH 67.12 mIU/mL，PRL 8.26 ng/mL，E₂ 161.75 pg/mL，T 41.95 ng/dL。彩超：子宫内膜厚 9.9 mm，内膜线清晰，左卵巢体积 25 mm×21 mm，最大卵泡 20 mm×17 mm，右卵巢体积 22 mm×12 mm。嘱继服上方 2 剂。

三诊：患者诉心情抑郁，腹胀，四肢麻木，舌质暗，舌苔薄，脉弦细。末次月经 5 日干净，量少色可。性激素检测：P 2.18 ng/mL，FSH 13.39 IU/L，LH 65.29 mIU/mL，E₂ 599.96 pg/mL，T 53.58 ng/dL。彩超：子宫内膜厚 7.8 mm，左卵巢体积 19 mm×9 mm，右卵巢体积 26 mm×18 mm，最大卵泡 14 mm×10 mm、12 mm×11 mm。患者已排卵，月经将至。

处方：生地黄 30 g，淫羊藿 20 g，菟丝子 10 g，续断 10 g，山药 20 g，黄芪 30 g，当归 10 g，白芍 20 g，牡丹皮 10 g，制苍术 10 g，香附 10 g，炒白术 10 g，瓜蒌 10 g，炙远志 10 g，菊花 20 g，益母草 10 g，姜法夏 10 g，五味子 10 g，桑叶 20 g，茯苓 10 g，薏苡仁 10 g，石斛 20 g，竹叶 10 g，陈皮 10 g，甘草 10 g。7 剂，月经干净后服。

四诊：患者诉手脚易发麻，口臭，心烦，脱发，易胃胀，心悸，失眠，面部痤疮，舌质红，脉细数。末次月经 8 日干净，第 3～第 5 日量色可，余量少色暗。性激素检测：P 0.52 ng/mL，FSH

13.32 IU/L，LH 27.95 mIU/mL，PRL 23.97 ng/mL，E_2 444.18 pg/mL，T 20.32 ng/dL。彩超：子宫内膜厚 9.8 mm，左卵巢体积 29 mm×23 mm，最大卵泡 21 mm×18 mm，右卵巢体积 34 mm×23 mm，最大卵泡 26 mm×19 mm，盆腔积液 43 mm×11 mm。

处方：淫羊藿 10 g，菟丝子 10 g，山茱萸 10 g，巴戟天 10 g，续断 10 g，桑寄生 10 g，海螵蛸 10 g，红参 10 g，当归 10 g，白芍 20 g，益母草 10 g，玄参 20 g，酸枣仁 20 g，炒白术 10 g，牡丹皮 10 g，炙远志 10 g，柴胡 10 g，煅龙骨（先煎）10 g，煅牡蛎（先煎）10 g，木香 10 g，石菖蒲 10 g，苍术 10 g，茯苓 10 g，香附 10 g，甘草 10 g。2 剂。

五诊：患者面色润泽，心情舒畅，诉晨起轻微恶心，择食，舌质红，舌苔薄，脉滑。

处方：生地黄 20 g，菟丝子 10 g，桑寄生 10 g，续断 10 g，炒杜仲 10 g，巴戟天 10 g，山药 10 g，黄芪 20 g，白芍 10 g，砂仁 10 g，阿胶（烊化冲服）10 g，黄芩 10 g，黄柏 10 g，川贝母 10 g，炒白术 10 g，陈皮 10 g，紫苏梗 10 g，苎麻根 10 g，甘草 10 g。10 剂。

1 年后患者来电告知已足月顺产一男婴，体健。

按语：本例患者证属肝肾气血两虚。初诊用熟地黄、山茱萸、续断、杜仲、枸杞子补益肝肾，填精益髓；淫羊藿、巴戟天补肾助阳；红参、黄芪、黄精健脾补气；白术、茯苓、山药健脾燥湿，加强益气助运之力；当归、白芍养血补血，柔肝活血；鸡血藤、川芎行气活血；桔梗宣利肺气，使补而不滞；桑椹子、石斛、玉竹、葛根滋阴生津止渴；黄连燥湿利胆；金樱子固精收涩；甘草益气和中，调和诸药。二诊续服前方。三诊时患者通过补益肝肾气血，症状好转，但诉四肢麻木，因补益药易于壅中滞气，故在前方补益的基础上重用理气醒脾之品，以资运化，使补而不滞，气行血活。四诊时患者出现面部痤疮，舌红、脉数，在前方基础上重用清热药，患者心悸失眠，以龙骨、牡蛎重镇安神，酸枣仁养心安神。五诊患者已孕，予以补肾养血，固摄安胎。

第六十八章　慢性盆腔炎

　　盆腔炎又称女性盆腔生殖器炎症，泛指女性内生殖器及其周围的结缔组织、盆腔腹膜等处发生的炎症。按其发病部位，有子宫内膜炎、子宫肌炎、输卵管炎、卵巢炎、盆腔结缔组织炎、盆腔腹膜炎等。炎症可局限于某一个部位，也可以几个部位同时发病。临床表现可分为急性和慢性两种。

　　慢性盆腔炎多为急性盆腔炎治疗不彻底，或患者体质较差，病程迁延演变所致。也有无明显急性发作史，起病缓慢，病情反复所致者。其临床表现全身症状多不明显，有时可有低热，易感疲乏。病程时间长者，可出现神经衰弱症状，如精神不振，周身不适，失眠等。由于炎症形成瘢痕粘连和盆腔充血，可引起下腹部坠胀疼痛，腰骶部酸痛，尤其在劳累、性交后、月经前后或排便时加重。因盆腔充血可出现白带增多，月经量多。卵巢功能受损时可出现月经失调，输卵管粘连阻塞时可导致不孕。其病缠绵顽固难愈，常呈反复发作。

　　根据慢性盆腔炎的临床特征，其属于中医学"癥瘕""带下""痛经""不孕"等范畴。

从肾论之理

　　中医学认为，盆腔炎病位在胞宫胞脉，初起以实邪为主，迁延而致慢性，日久必损及其脏。而五脏之中肾藏精，司胎孕，为生殖之本。"胞脉系于肾"，故生殖系统疾病首当责之于肾。《中藏经》："劳者，劳于神气也；伤者，伤于形容也……色欲过度则伤肾。"本病之因，多由劳力劳神过度，耗损气血，引起脏腑功能失调，外邪乘虚侵犯，正邪交争而发病。或房事不节，耗伤肾精，久而导致肾气、肾阴、肾阳亏虚而形成虚实错杂之证。本病具有病程长，缠绵难愈，劳累后易复发的特点，"久病多虚""久病及肾"，故慢性盆腔炎日久多损及肾，导致肾虚。从临床表现角度审视，本病患者多有腰膝酸软，腰骶酸痛，月经不调，带下量多，婚久不孕等症，而腰为肾之府，在体主骨，肾主藏精，关乎生殖，脉系冲任，冲为血海，任主胞胎，均与胞宫、孕育、月经、带下密切相关，可见此病如是诸多之症，亦皆为肾虚之候，故病机当以肾虚为基础。尽管其病也可见湿热、瘀血等的邪实之象，但毕竟以肾虚为本，故治病求本，当从肾论，兼祛实邪。切不可囿于西医所言之"炎症"而一味徒执清热利湿等攻泻之法。

从肾治之验

　　1. 从肾虚瘀血内阻论治　患者，女，28岁。诉小腹坠痛4个月余，伴腰酸乏力，月经规律，经行腹痛加重，平素带下量多。舌质红，边尖有瘀点，脉沉涩。B超检查：盆腔积液（2.8 cm×2.4 cm）。妇科检查：子宫压痛明，右侧附件增厚压痛，左侧未及明显异常。辨证属肾虚瘀血内阻，治以补肾活血化瘀。

　　处方：菟丝子12 g，续断18 g，山茱萸10 g，当归12 g，茯苓12 g，连翘12 g，赤芍12 g，败酱草18 g，皂角刺12 g，生蒲黄（包煎）12 g，炒五灵脂（包煎）12 g，丹参18 g，鸡内金12 g，香附12 g，甘草5 g。每日1剂，水煎分2次服。

　　二诊：服药12剂后，小腹疼痛明显减轻，腰酸乏力也较前好转。上方改丹参为30 g，继服。

　　三诊：又服药36剂后，小腹疼痛消失，无腰酸无乏力和其他不适。

　　按语：慢性盆腔炎具有病程长，缠绵难愈，劳累后易复发的特点。患者多有腰骶酸痛，神疲乏力，带下量多等肾虚的表现和下腹坠痛或刺痛，经行腹痛加重，经血色黯有块，舌质暗或有瘀斑瘀点，脉象沉涩等血瘀的临床特征。因此，根据"久病多虚""久病多瘀""久病及肾"的理论，认为肾虚血瘀为本病的基本病机，故拟补肾活血施治。方中山茱萸补益肝肾，收敛固涩；菟丝子肾阴阳双补，固精、缩尿、止带；续断既可补肝肾，又可行血脉而止痛；当归补血活血止痛；丹参活血祛瘀，软坚止痛；赤芍清热凉血，活血祛瘀止痛；白芍调经止痛；香附疏肝理气止痛；连翘清热解毒，散结消肿；生蒲黄、五灵脂化瘀止痛；败酱草清热解毒，祛瘀止痛；皂角刺可消肿散结；鸡内金既可健胃又可散结；茯苓利水渗湿健脾；甘草益气健脾，调和诸药。

2. 从肾虚寒凝、胞脉瘀阻论治　刘某，女，38岁。患者人工流产术后，小腹坠痛时作，带下量多，经期腹痛加重，伴月经淋漓难净，曾经中西药物治疗，效果不著，每遇寒凉或劳累后极易发作。刻诊：小腹冷痛，腰酸如折，四肢乏力，带下量多清稀，纳食可，夜寐安，二便尚调，舌质紫暗，舌薄白，脉细滑。妇科检查：外阴（－），阴道畅通，子宫颈轻度炎症，子宫体后位，正常大小，轻压痛，活动度差。附件：两侧增粗，呈条索状，压痛明显。辨证属肾虚寒凝，胞脉瘀阻。治以益肾扶正，温经散寒，通络止痛。

处方：桑寄生10 g，续断10 g，炒山药15 g，丹参10 g，赤芍10 g，香附10 g，制乳香10 g，制没药10 g，炮穿山甲（先煎）15 g，桂枝5 g，艾叶5 g，小茴香5 g，炙甘草10 g。每日1剂，水煎分2次服。

二诊：服药7剂后，诉小腹冷痛减，腰酸好转，带下量明显减少，劳累后腰酸仍明显。故予原方改桑寄生为15 g，加杜仲10 g，继服。

三诊：又服药5剂后，诸症渐平。继以原法进退，巩固治疗1个月，诸症俱却，月经亦恢复正常。随访1年，未再发作。

按语：肾藏精，司胎孕，为生殖之本。"胞脉系于肾"，故生殖系统疾病首当责之于肾。盆腔炎病位初起在胞宫胞脉，日久必损及其脏。故慢性盆腔炎迁延日久多损及肾，导致肾虚，临床表现为腰膝酸软，腰骶部酸重，月经不调，疲劳后易作等肾虚之症。故治疗时应虚实兼顾，通补兼行。补肾扶助正气，可加强机体的免疫功能，提高机体自身的抗病能力。补肾之品王国红选用桑寄生、续断、巴戟天、菟丝子、炒山药等，以扶正祛邪，促进气血和调，瘀阻消失。

3. 从肾阴亏虚、湿热痰瘀互结论治　赵某，女，30岁。患有慢性盆腔炎5年，虽经中西医治疗均无效。诉腰腹酸胀疼痛，重坠不适，劳累后加重，手足心发热，烦躁易怒，口苦，月经色暗量少，舌红舌体瘦小，舌苔黄厚腻，脉弦滑尺脉无力。辨证为肾阴亏虚，湿热阻滞，痰瘀互结。治以滋肾阴，清湿热，化瘀血。方选六味地黄（丸）汤加减。

处方：生地黄20 g，山茱萸15 g，山药20 g，当归18 g，牛膝15 g，茯苓15 g，泽泻15 g，牡丹皮10 g，龙胆草15 g，栀子10 g，通草10 g，薏苡仁18 g，益母草30 g，白芍20 g，皂角刺15 g，甘草5 g。每日1剂，水煎分2次服。

二诊：服药3剂后，自觉症状明显减轻，而后适逢经期，嘱服用益母草膏10 mL，每日3次，连服4日。后仍以上方随症加减，调治3个周期后，诸症皆愈。

按语：慢性盆腔炎为临床难治之症。西医用抗感染，中医以清湿热、活血化瘀为常规治疗，本案也曾用大量抗生素及清热活血之品却无效。此乃病程日久，则伤正气，必有正虚，单用攻伐定难奏效。其临床表现除有湿热阻滞之腹痛，口苦，苔厚腻，脉弦滑，更有腰酸坠胀，劳累后加重，手足心发热，舌红舌体瘦小，尺脉无力等肾阴不足之症，辨证治之，疗效满意。

4. 从肾阳不足、气血亏虚论治　患者，女，31岁。主诉月经量少1年余。患者13岁月经初潮，经量及周期正常。23岁结婚生一女。1年前因人工流产术后，阴道流血淋漓1个月余，经治疗后经净。此后时感腰酸，下腹坠胀，白带增多，色黄味腥，妇科检查诊断为慢性盆腔炎，经一段时间治疗后诸症好转。近1年来，经量逐渐减少，周期延后，经色暗，行经时伴腰酸，下腹坠胀不舒。曾在外院治疗，效果不佳，经亲戚介绍来诊。现神疲乏力，饮食睡眠正常，夜尿2次，舌质浅淡，舌苔白润，脉沉细。辨证属肾阳不足，气血亏虚。治以温补肾阳，调理气血。

处方：熟地黄 10 g，山茱萸 15 g，淫羊藿 10 g，巴戟天 10 g，鹿角胶（烊化冲服）10 g，仙茅 10 g，白芍 10 g，枸杞子 10 g，鹿角胶（烊化冲服）10 g，仙茅 10 g，白芍 10 g，枸杞子 10 g，当归 10 g，党参 20 g，白术 15 g，茯苓 30 g，乌药 15 g，小茴香 10 g，益智 5 g，甘草 5 g。每日 1 剂，水煎分 2 次服。

二诊：服药 6 剂后，夜尿减少，余症同前。后守方随症加减，间断服药 4 个月余，经量正常，诸症缓解。

按语：患者因人工流产术后损伤冲任，导致冲任失调，因而出现月经减少、周期紊乱等症，虽兼有多种临床症状，但在诊治过程中，抓住肾阳不足，着重使用温补肾阳之鹿角胶、淫羊藿、巴戟天、仙茅，配以补血调经的熟地黄、当归、白芍调经补血，佐以疏肝行气之乌药、小茴香，同时使用潞党参、白术以调理脾胃，共达补肾、调经、健脾之功。

第六十九章　习惯性流产

流产是指妊娠在 28 周前终止；或妊周不清，胎儿体重少于 1000 g 者。其中发生在妊娠 12 周前者，称为早期流产；发生于妊娠 12～28 周者，称为晚期流产。临床以早期流产者为多见。习惯性流产，系指自然流产连续发生 3 次以上者。其流产过程除与一般流产相同外，尚有屡孕屡堕，每次流产往往发生于同一妊娠月，常具有"应期而堕"的特征。

根据习惯性流产的临床特征，其属于中医学"滑胎"范畴。

从肾论之理

中医学认为，导致滑胎的主要机制，其一为母体冲任损伤，其二为胎元不健。胞脉者系于肾，冲任二脉皆起于胞中。胎儿居母体之内，全赖母体肾以系之，气以载之，血以养之，冲任以固之。母体肾气健壮，气血充实，冲任通盛，则胎固母安；反之，若母体脾肾亏虚，气血虚弱，或宿有癥瘕之疾，或孕后跌仆闪挫，伤及冲任均可导致胎元不固而致滑胎。而胎元不健，多是由于父母先天之精气亏虚，两精虽能相合，然先天禀赋不足，致使胚胎损伤或不能成形，或成形易损，故而发生屡孕屡堕。

临床致使滑胎的常见病因主要有肾虚、气血两虚和瘀血内扰等。肾虚者，多系父母先天禀赋不足，或孕后房事不节，损伤肾气，冲任虚衰，系胎无力而致滑胎；或肾中真阳受损，命门火衰，冲任失于温养，宫寒胎元不固，屡孕屡堕而致滑胎；或大病久病，累及于肾，肾精匮乏，冲任精血不足，胎失濡养，结胎不实而致滑胎。气血虚损者，多系母体平素脾胃虚弱，气血生化不足，或饮食不节，孕后过度忧思劳倦损伤脾胃，脾胃虚弱，气血化源匮乏，冲任不足，以致不能摄养胎元而发生滑胎。故习惯性流产的中医辨治，多从肾气不固、肾阳亏虚、肾阴亏虚，或脾肾两虚，或肾虚并气血亏虚立法论处。

从肾治之验

1. 从肾阴亏虚、热伏冲任论治　陈某，女，30 岁。自诉已孕 3 次，均在 5 个月时滑胎。每次孕后出现手足心热、烦躁不安、口干咽燥之症，此次孕后已第 3 个月。刻诊：患者形体消瘦，两颧潮红，腰酸，舌质红少苔，脉细数而滑。此为肾阴亏虚，热伏冲任，迫血妄行，胎失所养，方用两地汤治之。

处方：生地黄 20 g，菟丝子 15 g，熟地黄 20 g，续断 12 g，山药 30 g，白芍 12 g，麦冬 12 g，知母 10 g，地骨皮 12 g，玉竹 15 g，石斛 15 g，黄芩 10 g，炙甘草 5 g。每日 1 剂，水煎分 2 次服。

二诊：服药 5 剂后，诸症减轻，宗原方续进。

三诊：又服药 20 剂，上述症状消失。后按原方每月服 7 剂，服至孕后第 8 个月，而后足月顺产一男婴。

按语：肾为先天之本，内含肾阴肾阳，二者必须充盛且相对平衡协调，才能维持机体的正常功能。若其一偏衰偏盛，就会导致阴阳不平衡。妇人素体阴虚，孕后精、津、液、血聚冲任以养胎元，遂至阴液更乏。阴虚主内热，热移冲任，损伤胎气，胎元失固而发为堕胎。《景岳全书·妇人规·胎孕类》："凡胎热者，血易动，血动者，胎不安，故堕于内热而虚者，亦常有之。"临床上常见阴虚内热之证，治法宜滋阴益肾，清热安胎，用保阴煎、两地汤等治疗，其效颇佳。

2. 从肾精亏损、冲任不固论治　汪某，女，27 岁。患者 21 岁结婚，婚后曾自然流产 4 胎，末次流产时间为 2004 年 10 月，流产月份皆在 18～20 周之间，现无子女。来诊时由家人搀扶到诊室，患者已停经 19 周，出现腰痛、腹痛、下坠，阴道出血 1 个月余，曾在他处用过西药硫酸镁、黄体酮、维生素 E 及中药归脾丸、补中益气丸等保胎治疗 1 个月，疗效不佳。自本次妊娠后，未曾劳动，一直在家休息，基本上未下床。虽经多方治疗，但上述症状时轻时重，未曾消失。查患者满面愁容，面色苍白，声音怯弱。妇科检查：子宫底脐下二横指，胎心音正常，有不规则宫缩，舌质暗淡，脉弦细，尺脉弱。临床诊断为习惯性流产，先兆性流产。中医辨治为肾精亏损，冲任不固。治以补肾填精，固护冲任。方用自拟补肾益精汤加减。

处方：熟地黄 20 g，山药 20 g，山茱萸 15 g，枸杞子 20 g，菟丝子 20 g，补骨脂 20 g，五味子 10 g，阿胶（烊化，冲服）10 g，黄芪 20 g，杜仲 20 g，紫河车 20 g。每日 1 剂，水煎分 3 次温服。停用其他药物。

二诊：服药 10 剂后，上述症状完全消失。为巩固疗效，嘱原方继服。

三诊：又服药 20 剂，患者已下床自由活动，并独自到医院定时孕检。后足月顺产一女婴，母女均健康。

按语：肾为先天之本，主藏精，主生殖。人的形成、生长发育、生殖主要靠肾精的化生来实现。且精血同源，血是胎孕的物质基础。又肾为冲任之本，冲为血海，任主胞宫。只有肾精充盛，任通冲盛，才能正常孕育胎儿，胎固母安。若先天禀赋不足，或孕后不节房事，损伤肾精肾气，冲任气血不足，系胎无力而致流产。每流产一次，肾精肾气又更损伤一次，屡孕屡坠，最终导致肾精匮乏，冲任空虚，胎失濡养，结胎不实，流产反复发作而成习惯性流产。治当补肾益精，调补冲任。方中熟地黄、山茱萸、枸杞子、五味子滋肾益精；菟丝子、补骨脂、杜仲、紫河车补肾壮腰固胎；紫河车、阿胶为血肉有情之品，补肾益精养血效力更强；山药、黄芪健脾益气，以后天养先天。全方共奏补肾益精，固冲安胎之效。肾精充，精血旺，胎儿营养充盛，自然结实牢固。

3. 从脾肾两虚、气血亏损论治　姚某，女，28 岁。诉 25 岁结婚后，流产 4 次。此次停经 40 余日，近 2 日来阴道出现少量流血，经色淡红，头晕耳鸣，腰膝酸软，神疲肢倦，气短懒言，纳少便溏，夜尿频多，面有黯斑，舌质淡黯，脉沉弱。此为先天不足而累及后天，后天不健而损及先天，终令脾肾两虚，胎失系载而成滑胎。治以补肾固冲汤加减。

处方：菟丝子 20 g，续断 15 g，阿胶（烊化）15 g，鹿角霜 10 g，巴戟天 10 g，炒杜仲 10 g，枸杞子 10 g，白术 10 g，党参 20 g，砂仁 5 g，当归 10 g，大枣 6 枚。每日 1 剂，水煎分 2 次服。

二诊：服药 7 剂后，阴道出血止，其他症状减轻。药见初效，守方加减继服。

三诊：又服药 10 剂，诸症渐平。后以上方每月服 10 剂，服至 8 个月后停止。后生育一男婴。

按语：肾为冲任之本，脾为气血生化之源，肾气的盛衰与后天脾胃的滋养有密切关系。胎儿居于母腹，全赖母血以养。母体肾气旺盛，肾精充足，胎元乃固，胎儿发育才能健壮；反之，若母体先天禀赋不足，肾气未盛，肾精未充则胎不成实。亦可因素体脾虚气弱，或劳倦忧思，饮食不节内伤脾土，脾气虚弱，固摄无权，胎失气载而堕，因堕更虚，虚损未复，故屡孕屡堕，乃病滑胎。故当补肾健脾，养血安胎为法。

4. 从肾虚冲任不固、脾虚气血亏损论治　张某，女，37 岁。曾自然流产 5 胎，现又停经 35 日（妊娠试验阳性），出现阴道少量出血，下腹隐痛，腰酸坠痛，即住院治疗。经用黄体酮、维生素 E、叶酸等治疗 10 日，未见好转，反病情加重，出血量渐多，伴有面色苍白，神疲乏力，纳差便溏，舌质偏红，舌苔薄白，脉沉细滑。B 超检查：宫内孕囊存在，未见明显原始心搏，有少量积血。辨证属肾虚冲任不固，脾虚气血亏损。治以补肾固护冲任，健脾益气生血。方用自拟养血补肾固胎汤加减。

处方：菟丝子 12 g，续断 12 g，桑寄生 12 g，山茱萸 10 g，炒白芍 15 g，炙黄芪 15 g，苎麻根 15 g，炒白术 10 g，杜仲 10 g，白及 12 g，紫苏梗 10 g，谷芽 15 g，麦芽 15 g，砂仁 6 g，炒黄芩 6 g。每日 1 剂，水煎分 2 次服。

二诊：服药 5 剂后，阴道出血量减少，纳食增进，大便成形，腰酸坠痛，小腹隐痛好转。药已取效，原方继服。

三诊：又服药 5 剂后，出血止，小腹隐痛消失，稍有腰酸，纳食如常。原方去白及，加枸杞子、鹿角霜各 10 g，再服。

四诊：又服药 12 剂，诸症基本消失。嘱原方再服 7 剂，隔日 1 剂。3 个月后，每周服 2 剂，6 个月后停药。后剖宫产一健康女婴。

按语：滑胎多因肾虚受胎不实，冲任不固；或脾胃虚弱，精亏血少；或气血亏损，源流不继；或房事不慎，暗损精血，冲任虚损，胎失荣系而致。方中用菟丝子、续断、山茱萸、桑寄生补肾益精，强腰固胎元；白术、砂仁健脾理气，助生化之源；黄芪、枸杞子、炒白芍益气养血，固护冲任；黄芩、苎麻根清热止血安胎。现代药理研究证实，菟丝子、续断、桑寄生能促进孕激素分泌，使子宫蜕膜孕激素含量增加，促进黄体功能生成。续断有抗维生素 E 缺乏的作用。白术能纠正 T 细胞亚群分布紊乱状态，并抑制子宫收缩。白芍能提高 Ts 细胞数量。全方滋养肾气，健运脾气，清胎元蕴热，使胎有所养，从而达到壮母固胎之目的。

5. 从肾精不足、气血亏虚论治　方某，女，32 岁。自述婚后 3 个月即有孕，妊娠 65 日因外伤致流产。而后屡孕屡堕，至今共怀孕 5 次，均于 60 余日流产，曾先后经当地医院诊治而罔效。刻诊：面色㿠白，神疲肢软，头晕心悸，腰膝酸软，经期腰酸更甚，经期每月提前 1 周以上，经期延长，经量时多时少，经色淡红，本次月经已净 3 日，舌质浅淡，舌苔薄，脉细弱。此为肾精不足，气血亏虚，而胎元殒堕，以自拟防滑汤治之。

处方：熟地黄 20 g，补骨脂 15 g，淫羊藿 12 g，巴戟天 10 g，人参 6 g，黄芪 30 g，当归 10 g，菟丝子 15 g，枸杞子 30 g，覆盆子 30 g。每日 1 剂，水煎分 2 次服。每次月经净后，第 5 日开始服，每月连续服 16 剂。

如此连续服药 3 个月经周期后，月经周期恢复正常。第 4 个月怀孕。怀孕 2 个月后，服益肾保胎药，每月数剂，而后足月顺产一女婴。

按语：肾主藏精，主生殖，为先天之本。妇人经后，机体气血暂处于不足之期，而同时又为卵胞发生之际，故此时只可补其不足，不可伐其有余，尤其切忌乱投苦寒之品，而宜用温中补血、滋肾益精之法。温中补血可促使机体气血恢复，滋肾益精可培生殖之本，肾强精壮则生殖功能健旺，以便子宫内膜早日修复，气血早日复原，并促使卵胞健壮发育成熟。

6. 从肾气不固、脾虚气弱论治　刘某，女，27 岁。患者结婚 5 年，曾 4 次怀孕，均于孕 2 个月自然流产。现停经 70 日，妊娠试验阳性，阴道少量流血 3 日。伴有头晕、恶心、腰膝酸软、下腹坠胀，为防再次滑胎而来诊。此属肾气不固，脾虚气弱。治宜补肾固胎，益气养血。

处方：熟地黄 12 g，炒杜仲 12 g，菟丝子 12 g，桑寄生 12 g，续断 12 g，狗脊 12 g，阿胶（烊化）12 g，黄芪 15 g，党参 10 g，白术 10 g，砂仁 6 g，棕炭 9 g。每日 1 剂，水煎分早、晚各服 1 次。

二诊：服药 5 剂后，头晕、恶心症状减轻。原方去砂仁，续服。

三诊：又服药 10 剂，诸症均减。效不更方，原方继服。

四诊：服药用 20 剂后，诸症消失。此后以上方随症加减，服至孕 4 个月停药观察。后足月分娩一子，母子均健。

按语：习惯性流产是妇科的常见病、多发病，西医尚无特效疗法。中医学认为，本病是由肾虚所致，因胎孕的形成与肾有密切关系。肾气盛，天癸至，任脉通，太冲脉盛，精气溢泻，两精相合，方能构成胎孕，故肾气的强弱是胎元能否巩固的关键。但肾与冲任二脉的关系也极为密切，冲为血海，任主胞胎，冲任二脉又受先天肾气的资助，方能维护其正常功能。若肾虚冲任失固，不能维系胎元，亦可导致胎元不固，所以说肾虚是本病的根本原因。另外脾主统血，为生化气血之源，脾虚则气血化源不足，气虚则不能摄血，血虚无力养胎，也是导致本病的一个重要原因之一。故对此以补肾固胎、健脾补气为治疗大法。方中杜仲、菟丝子、续断、桑寄生、狗脊补肾安胎，阴中补阳，水中补火；黄芪、党参、白术、熟地黄补血填精；阿胶、棕炭、砂仁止血安胎。诸药合用，共奏补肾健脾、固冲安胎之效。

第七十章　外阴白色病变

外阴白色病变的范围较宽，包括外阴皮肤色素脱失，如先天性白癜风、继发性白癜风，外阴白念珠菌感染，慢性外阴皮炎等皮肤炎症疾病。在此乃指外阴部皮肤和黏膜由于营养障碍而发生组织变性及色素改变的疾病，称为外阴白色病变，又称外阴营养不良。是妇科常见的慢性疾病，可发生在任何年龄，以 40～50 岁妇女多见。本病以往称为外阴白斑，并认为具有潜在恶变，视为癌前病变。随着研究的深入，临床实践的积累，而逐渐改变了这一观点。1975 年外阴疾病国际研究会根据组织学特征，命名为外阴白色病变。

根据外阴白色病变的症状及体征表现，可归属于中医学"阴痒""阴疮""阴痛"等范畴。

从肾论之理

中医学认为，本病的发生与肾、肝、脾关系密切。因肝经绕阴器，肝为风木之脏，主藏血，主疏泄；脾主运化，为气血生化之源，在体主肌肉；肾主藏精，开窍于二阴。肾、肝、脾三脏功能紊乱，则生化乏源，精血不充，气血失和，外阴失于濡养；血之源头在肾，肾精能以化血，脾生血统血，脾肾亏损，血虚生风化燥，是以外阴白斑、瘙痒、干燥，灼热疼痛，乃为病之本。正虚邪气乘侵，或湿毒内袭，或湿热下注而外阴破溃，为病之标。临床所见，以肾阴亏虚、肝肾阴虚、脾肾阳虚为主，单纯实证少之，而为本虚标实之证。

从肾治之验

1. 从肝肾阴精亏虚、脾虚气血不足论治　成某，女，52 岁。诉外阴瘙痒 4 年，夜间尤重，瘙痒后 1 年余显现白斑，初绿豆样大小，后渐大、融合、痒增。伴肩背严重瘙痒，潮热，乏力，神惫，长期失眠，遗尿，头发苍白，舌质浅淡，舌苔薄白，脉沉弱。外阴检查：右侧大小阴唇间下陷，面积增宽，其中有 2.2 cm×4.0 cm 白斑，皮肤增厚，有 2 个小隆起，无萎缩。病理组织活检为增生型白色病变。辨证为肝肾阴精亏虚，脾虚气血不足。方用自拟补肾汤加味。

处方：熟地黄 20 g，山茱萸 15 g，枸杞子 20 g，制何首乌 20 g，炒杜仲 10 g，菟丝子 15 g，续断 10 g，牛膝 10 g，黄芪 20 g，当归 15 g，茯苓 15 g，白蒺藜 10 g，知母 10 g，丹参 10 g，苍术 10 g，法半夏 15 g，蛇床子 15 g，泽泻 15 g，川芎 10 g，防风 10 g，金樱子 15 g，覆盆子 15 g，远志 15 g，五味子 10 g，炙甘草 10 g。每日 1 剂，水煎分 2 次服。15 日为 1 个疗程。

同时，外用蛇床子 20 g，苍术 10 g，丹参 10 g，白蒺藜 10 g，白芷 10 g，苦参 12 g，防风 10 g，共研为细末密封保存，按瘙痒轻重程度，适量敷撒于清洗后的白斑上，每日 1 次。

二诊：服药 1 个疗程后，瘙痒减轻，白斑未变。上方去知母、覆盆子、五味子，加补骨脂 15 g、巴戟天 10 g，继服。外用药同上。

三诊：服药 2 个疗程后，瘙痒减轻大半，白斑大小未变，但色泽明显增黑，弹性增加。上方去巴戟天、补骨脂，加石菖蒲 10 g、川牛膝 15 g，3～5 日服 1 剂，继服。外用药同上。

四诊：服药 3 个疗程后，瘙痒完全消失，白斑消失，但右侧阴唇间沟尚深，不饱满，下陷未变。1 个月后外阴两侧无明显异常，未再做活检。随访 3 年未复发。

按语：外阴白色病变以奇痒为主，无论有无白斑，属阴痒范畴。若病重，斑上出现皲裂或溃破、溃疡时，属阴疮范畴。外阴属肾，又是肝经绕行之处，肝肾阴血不足，血虚、阴虚生风而成奇痒；阴阳互损，日久阴虚及阳，肾阳气虚时，温养不足，内生寒邪，化生出白斑；或者犯脾，脾肾气虚，肌肤失养，湿浊生风，奇痒白斑更甚。肾脏病变为主，肝脏次之，脾脏或有之。补肾汤气血阴阳俱补，肝、肾、脾三脏同治，但侧重于肾，补阴血以止痒，补阳气以消斑，阴阳气血互补互生，局部营养改善，组织得养，因而显效。

2. 从肝肾阴虚、精血不足论治　李某，女，57岁。诉外阴瘙痒，局部干涩不适已1年余。入夜尤甚，难以入寐，伴头晕耳鸣，腰膝酸软，五心烦热。妇科检查：大小阴唇皮肤均呈白色粗糙样改变，皮肤角化色白。诊断为外阴白色病变，曾经中西药治疗3个月余未效。观其舌上少苔而干，脉细涩。辨证属肝肾阴虚，精血不足，阴部失养。治宜滋补肝肾，养血活血。方用六味地黄丸加减。

处方：熟地黄15 g，当归15 g，炒酸枣仁15 g，白蒺藜15 g，丹参15 g，牡丹皮10 g，茯苓10 g，赤芍10 g，地肤子10 g，枸杞子10 g，白鲜皮10 g，龟甲胶（烊化冲服）10 g，山药10 g，山茱萸10 g。每日1剂，水煎分2次服。

二诊：服药5剂后，阴痒减轻，夜能安寐，守上方继服。

三诊：又服药20剂，阴痒消除。以上方配制成丸药，连服1个月，诸症悉愈。妇科检查：外阴白斑基本消失。

按语：中医学认为阴痒的发病原因乃由湿热下注，虫蚀阴中所致。《女科经纶》："妇人阴痒多由虫蚀所为，始因湿热不已。"本案患者年近六旬，肝肾阴虚，冲任虚衰，精血不足。肾主二阴，肝肾阴虚，二阴失养，故见外阴瘙痒、局部干涩。治疗以六味地黄丸去泽泻之宣泄，加枸杞子、龟甲胶滋补肝肾精血；当归、赤芍、丹参养血活血，改善局部血液循环；酸枣仁养心安神；白蒺藜、地肤子、白鲜皮清热驱风止痒，遂使症状得以迅速缓解。以复方制丸，缓调善后，终使顽疾得除。

3. 从肾阴亏虚、外阴失养论治　患者，女，60岁。诉外阴瘙痒1年余。伴见头晕目眩，夜寐盗汗，形体消瘦，曾就诊于某医院，诊断为外阴白色病变。后经多方治疗，疗效欠佳。妇科检查：外阴阴唇萎缩，左侧外阴阴唇处有一范围2 cm×2 cm之白斑，有抓痕。余未见明显异常。中医辨证为肾阴亏虚，外阴失于濡养，治宜滋阴补肾。方用六味地黄汤加味。

处方：熟地黄30 g，山药20 g，山茱萸12 g，牡丹皮12 g，泽泻12 g，茯苓12 g，白蒺藜12 g。每日1剂，水煎分2次服。

同时，另用苦参汤（苦参15 g，黄柏15 g，蛇床子15 g，百部15 g，白鲜皮15 g，土茯苓30 g）煎水熏洗坐浴。

二诊：服用药物5日后，症状减轻。嘱上方内服、外用药继续服用。

三诊：又治疗10日后，瘙痒基本消失。继服成药六味地黄丸半年后随访，外阴白斑基本恢复正常色泽。

按语：外阴白色病变以往多主张手术切除，但术后复发率高。近年来通过对以往所谓外阴白斑病例进行长期随访，发现癌变率仅占2%左右；即使已有上皮非典型增生者，也仅有一小部分可发展为原位癌或浸润癌。且实践证明，为控制局部瘙痒，或恢复外阴皮肤正常形态，药物治疗均取得较为满意的疗效。本案患者头晕目眩，夜寐盗汗，形体消瘦，为肾阴不足之证。故以六味地黄汤滋肾阴，以苦参汤煎水坐浴清热祛风止痒。内外合治，取得了较为满意的疗效。

4. 从肾虚血瘀、下焦湿热论治　张某，女，38岁。诉外阴白斑伴皮肤增厚，瘙痒2个月，带下量多色黄。表情淡漠，沉默寡言，舌质红，舌根黄腻，脉细。辨证属肾虚血瘀，下焦湿热。方用二妙散加味。

处方：生地黄15 g，淫羊藿15 g，牡丹皮15 g，露蜂房20 g，泽泻15 g，苍术12 g，黄柏12 g，知母12 g，红藤30 g，土茯苓30 g，苦参15 g，升麻10 g，香附12 g，莪术10 g，白花蛇舌草12 g，甘草6 g。每日1剂，水煎，分3次温服。

二诊：服药 2 剂后，外阴瘙痒减轻，带下量减少，颜色变浅，舌根黄腻苔亦明显减少，唯舌尖红明显。舌尖红考虑血分有热，效不更方，原方去知母，加紫草 15 g、夏枯草 30 g，继服。

三诊：又服药 5 剂后，带下恢复正常，瘙痒基本消失，病变部位质感稍变软，颜色亦稍有消退，舌质微红，舌苔薄白，脉细。上方去紫草、露蜂房，加蛇床子 20 g，再服。

四诊：服药 5 剂，诸症渐平。此后原方随症加减，坚持服药调治，半年而愈。愈后间断服中药调理，未见复发。

按语：外阴白色病变系女阴皮肤和黏膜组织色素减退及结构改变的慢性疾病，属中医学"阴痒""阴疮""阴痛"范畴。又称外阴白斑，系妇科疑难病症。在中医学理论中，前阴为足厥阴肝经循行部位；脾主肌肉，司气血生化肾藏精，开窍于二阴。故外阴病变与肝、脾、肾三脏功能失调有关。患者初诊时，表情淡漠，沉默寡言表现出一个特写的"郁"字。肝气郁久犯脾，郁久则化热，脾失于升清之职，津不输布反为湿浊，并挟郁热下注于前阴，故而带下色黄量多，舌质红，舌根黄腻，脉细。病久损伤肾气，肾虚则失濡于外阴，局部气血不足，加之湿瘀相关，湿滞日久生瘀，阻滞局部气血运行，故外阴皮肤增厚，色素减退，瘙痒。总属虚实夹杂之证。方用生地黄、淫羊藿滋肾补肾；苍术、黄柏、土伏苓之辈，健脾祛下焦湿热；香附疏肝理气；佐以莪术、牡丹皮、夏枯草、红藤之属，凉血化瘀；露蜂房祛风止痒。标本同治，收效甚佳。

第七十一章　围绝经期综合征

围绝经期综合征又称更年期综合征。绝经是每一个妇女生命进程中必然发生的生理过程。绝经提示卵巢功能衰退，生殖能力终止。卵巢功能衰退呈渐进性，人们一直用"更年期"来形容这一渐进的变更时期。由于更年期定义含糊，1994 年 WHO 废弃"更年期"，推荐采用"围绝经期"，即指从接近绝经出现与绝经有关的内分泌、生物学和临床特征起至绝经 1 年内的期间。我国城市妇女的平均绝经年龄为 49.5 岁，农村妇女为 47.5 岁。绝经过渡期多逐渐发生，历时约 4 年，偶可突然发生，表现不同程度的内分泌、躯体和心理方面的变化。此期间 1/3 的妇女通过神经内分泌的自我调节，达到新的平衡而无自觉症状，而有 2/3 的妇女则可出现一系列性激素减少所致的症状，如月经紊乱、情志异常、烘热汗出、眩晕耳鸣、心悸失眠、浮肿便溏等，称为围绝经期综合征。

根据围绝经期综合征的临床特征，其属于中医学"经断前后诸症"范畴。

从肾论之理

中医学认为，本病为妇女进入围绝经期，肾气渐衰，天癸将竭，冲任二脉虚损，精血不足，气血失调，脏腑功能紊乱，月经渐少而致绝经，生殖能力降低而致消失。引起本病发生的病理机制主要是肾虚。中医学认为，肾为先天之本，藏元阴寓元阳，静顺润下，为"五脏六腑之本，十二经脉之根"。妇女在绝经前后，机体由健康均衡逐步向衰老的老年过渡，随着肾气日衰，天癸将竭，冲任二脉逐渐亏虚，精血日趋不足，肾之阴阳易于失调，进而导致脏腑功能失调，阴损及阳，阳损及阴，而出现阴阳平衡失调的证候。

临床常见的主要为肾阴虚、肾阳虚和肾阴阳两虚，故肾虚为致病之本。肾阴虚多因阴亏或产乳过众，精血耗伤，天癸渐竭；或水不涵木，而致肝阳上亢，水火不济则心肾不交，故肾阴虚者，临床多兼有肝肾阴虚，心肾不交之证。肾阳亏虚则多因月经将绝，肾气衰退，命门火衰，虚寒内盛，脏腑失于温煦，冲任二脉失养，以致经断前后诸症。

肾为先天之本，阴阳之根，水火之宅，故肾的病理改变常具有整体性。肾虚导致多脏功能紊乱，从而使本病出现复杂多样的临床证候。故围绝经期综合征的中医辨证论治，一般多从肾阴虚、肾阳虚、肾阴阳两虚、肝肾阴虚、心肾不交、脾肾阳虚，或在此之虚基础上而夹湿浊、瘀血等立法而施。

1. 围绝经期综合征从肾虚论治　围绝经期综合征是妇女常见病之一，是一部分妇女在 40～50 岁左右自然绝经前后，或因手术切除卵巢，放射疗法等因素，使卵巢功能衰退或丧失，体内雌激素水平降低，在一段时间内出现的生殖生理变化和自主神经紊乱为主的症候群。其表现为头晕耳鸣，精神萎靡，倦怠无力，心悸不宁，心烦易怒，失眠健忘，不思饮食，面浮足肿，形寒肢冷，便溏溲多，或烘然而热，面赤汗出，手足心热，腰膝酸软，月经不调，口干舌麻，肢体酸痛等。

中医学认为，肾主水，主藏五脏六腑之精气而不泄。肾为先天之本，肾中精气是机体生命活动之本，对机体各方面的生理活动均起着极其重要的作用。肾中精气又分为肾阴、肾阳，二者相互制约，相互依存，相互为用，维护各脏腑阴阳的相对平衡，故又为机体各脏腑阴阳之本。肾精具有主生长发育，主生殖的功能，又为生殖发育之源。"胞络者，系于肾"，"冲任之本在于肾"，这就说明了肾在体内的重要性。故肾气的盛衰主宰着各脏腑阴阳的平衡，主宰着天癸的至与竭。《素问·上古天真论》："女子七岁，肾气盛。齿更发长；二七而天癸至，任脉通，太冲脉盛，月事以时下……七七，任脉虚，太冲脉衰少，天癸竭，地道不通，故形坏而无子也。"论述明确地指出了机体生、长、壮、已的自然规律，与肾中精气的盛衰密切相关。人出生后，由于先天之精不断得到后天之精的濡养，肾中精气逐渐充盛，出现了幼年时期的齿更发长等生理现象。随着肾中精气的不断充盛发展到一定阶段，就可产生性腺发育成熟的物质，称为"天癸"。于是女子按期排卵，月经来潮。性腺的发育渐趋向衰退，七七之年，肾气渐衰，天癸的生成亦随之减少，甚至逐渐耗竭。冲任脉虚，精气不足，调节阴阳相对平衡的功能失常，则出现肾阴亏损，阳失潜藏，或肾阳虚少，经脉失于温煦等产生肾中阴阳偏盛偏衰的现象，从而导致其他脏腑功能紊乱，故出现上述症状。由此可见，肾虚是本病的基本病理，调节肾阴肾阳是根本之法。故赵迎春等认为，本病以肾虚为主，即使实证也多为虚中夹实。因此。治疗上必须抓住肾虚这一主要病机，从肾论治，在此基础上灵活辨证。

肾阴虚者，绝经前后，常见头晕耳鸣，腰酸腿软，烘然汗出，五心烦热，失眠多梦，口燥咽干，或皮肤瘙痒，月经周期紊乱，经量少或多，经色鲜红，舌红苔少，脉细数，治疗当以滋肾益阴，育阴潜阳为主，选方如六味地黄丸加生龟甲、生牡蛎（先煎）、石决明等。肾水不足，不能上济心火，以致心肾不交者，常症见心烦失眠、心悸易惊，甚至情志失常、头晕健忘、腰酸乏力、舌红苔少、脉细数，治疗上以滋阴补血、养心安神，方用天王补心丹。肾阴亏虚，水不涵木致肝肾阴虚者，常症见头晕耳鸣、两胁胀痛、口苦、外阴瘙痒、舌红而干、脉弦细，治以滋肾养肝，方如一贯煎等。肝肾阴虚，以致肝阳上亢者，常症见眩晕头痛、耳鸣耳聋、急躁易怒、面色红赤、舌质红、苔薄黄脉弦有力，治疗当育阴潜阳、镇肝熄风，选方如镇肝熄风汤等。

肾阳虚者，经断前后，常见头晕耳鸣、腰痛如折、腹冷阴坠、形寒肢冷、小便频数或失禁、带下量多、月经不调、经量多或少、质稀色淡、精神萎靡、面色晦暗、舌质浅淡、舌苔白滑、脉沉细而迟，治疗当温肾壮阳、添精养血，方如右归丸等。若肾阳虚不能温运脾土，致脾肾阳虚者，常症见腰膝酸痛、食少腹胀、四肢倦怠，或四肢水肿、大便溏薄、舌质淡胖、舌苔薄白、脉沉细缓、治宜温肾健脾，方如如健固汤加补骨脂、淫羊藿、山药等。若肾阴阳俱虚者，常症见时而畏寒恶风、时而潮热汗出、腰酸乏力、头晕耳鸣、五心烦热、舌红苔薄、脉沉细，治当补肾扶阳、滋肾养血，方如如二仙汤加生龟甲、女贞子等。

根据现代医学研究，围绝经期综合征主要由于生理性衰老，卵巢功能减退，而机体的调节功能难以适应所引起的下丘脑-垂体-卵巢之间的环路失调。神经、精神新陈代谢功能失调是发病的内因，而体质虚弱、多产难产、手术创伤、精神刺激等因素为诱发条件。从中医学的观点来看，肾气衰是其主要内因。根据近几年来科学研究，肾的阴阳失调与自主神经功能紊乱密切相关。因此，在临床上必须抓住"肾虚"这一主要病机。在治疗上，必须强调以补肾为主而究其本，兼调心、肝、脾而顾其标，故对肾虚而导致心、肝、脾阴阳失调诸证，取效较好。

2. 围绝经期综合征从肾虚血瘀论治　围绝经期综合征是指从中年向老年过渡的时期，由于性激素分泌减少，出现一系列精神、心理、神经、内分泌和代谢变化所致各系统的症状和体征的综合症状表现。中医学认为，此综合征的发生是由于肾气渐衰，天癸渐竭，精血不足，调节阴阳相对平衡的功能失常，致阴阳二气不平衡，脏腑气血不调，而出现的一系列证候，病位在肾，涉及心、肝、脾三脏。然而傅淑平等则认为，本病是以肾虚为本，血瘀为标之疾。因此，其治不仅要补肾，而且要活血。其理由如下：围绝经期综合征，病机以肾虚为本，涉及心、肝、脾诸脏。中医学认为，肾藏精，"肾者主水，受五脏六腑之精而藏之"，"夫精者，生之本也"，"五脏之阴气，非此不能滋；五脏之阳气，非此不能发"。肾精化生肾气而有肾阴肾阳，肾精能生血，成为月经的基础物质；肾精化生的肾气，能促使天癸的成熟泌至。肾气中的肾阳温养、温煦五脏六腑之阳；肾气中的肾阴滋养、濡润五脏六腑之阴。同时，肾精生髓养脑，肾脑相通，共主机体的生理活动及生殖活动。因此肾乃脏腑阴阳之本，生命之源，肾的阴阳失调时，会导致其他各脏的阴阳失调。《素问·上古天真论》："女子……七七任脉虚，太冲脉衰少，天癸竭，地道不通，故形坏而无子也。丈夫……七八肝气衰，筋不能动，天癸竭，精少，肾脏衰，形体皆极；八八则齿发去。""天癸竭"系性腺衰退，生殖能力下降至消失，故肾中精气的盛衰与机体的生长壮老已密切相关。人由中年步入老年的过程中，肾中精气由充盛而逐渐趋向衰退，天癸的生成亦随之减少直至耗竭。在这一转变过程中，有部分女性和男性由于个体差异、七情干扰或生活环境等因素，无法适应这一变化，使阴阳二气不平衡，脏腑气血不调合，而出现一系列相关证候。主要表现有头晕疲乏，心悸失眠，心烦易怒，精神不集中，腰膝酸软，皮肤瘙痒，或下肢肿胀，纳呆便溏，女性还可能出现月经失调，而男性则可能出现遗精、性功能下降等。总的来说，女性症状较明显，发病人数也多于男性。但究其根源，皆因肾中精气不足，天癸渐绝，肾虚所致。

因本病是以肾虚为本，补肾法应是治疗的根本大法。若肾阴不足，真阴亏损者，宜滋养肾阴，填精益髓，常用药物如熟地黄、黄精、阿胶、龟甲，常用方如六味地黄汤、左归饮等均可使阴精充足，得以阴平阳秘，精神乃治。肾阳不足者，则应选用肉桂、附子（先煎）、仙茅、菟丝子等温补肾阳，补益命火。因阴损可及阳，阳损可及阴，故在补益之时，须注意滋阴不忘阳，补阳不忘阴，也正如《景岳全书》中所说"善补阳者，必阴中求阳，则阳得阴助，而生化无穷；善补阴，必阳中求阴，则阴得阳升，而泉源不竭"。近代众多医家也认为，在更年期综合征的临床辨证治疗中应从肾论治，紧紧抓住"肾虚"这一中心，调补肾之阴阳平衡，并根据所涉及的脏腑，佐以疏肝理气，健脾养血，交通心肾，从而使各脏阴阳、气血得以调合，则诸症得解。

围绝经期综合征，病机以血瘀为标。血瘀的形成可导致脏腑气血不和，功能失调。更年期综合征患者由于肾精不足，肾阴虚衰，精不生血，阴不生津，致津枯血燥，血液黏滞，运行不畅而成瘀滞；肾阴虚损，肾水不能上济于心火，心火亢盛，又可灼津耗液，血行黏滞或火盛迫血妄行，溢出经脉，成离经之血；水不涵木，木失条达，则致气机不畅，血行不利，或肝郁气滞，郁而化火，煎灼津液，或肝阳上亢，气机上逆，血随气动；此皆可成血瘀之弊。若患者肾阳不足，温煦失职，阴寒内盛，寒则气收，血行不畅，亦致瘀血形成；另外，肾阳不足，脾阳失于温煦，脾失健运，水湿痰浊积聚，阻滞气机，反过来亦影响气血运行，从而促进瘀血产生。以上种种皆可导致脏腑气血失和，在临床上表现出多种症状，如局部的疼痛、肿块、出血，皮肤的甲错干燥晦暗，毛发的干枯，肢体的麻木等。

因此，可以认为肾精不足，肾气不充为更年期综合征根本病因，血液运行不畅，致血流瘀阻则是本病之标。血瘀是更年期综合征的一种重要病理表现，它在作为一种病理产物的同时，也可成为致病因素，影响机体功能和状态。现代医学在对女性围绝经期综合征患者的研究中发现，患者除女性激素水平明显降低外，同时又伴有血液流变学的改变，血液呈不同程度的"稠、黏、聚、凝"状态，合并有高黏滞血症，致使血流不畅，出现微循环障碍。分析其原因主要有两个方面：一是因患者精神紧张，使中枢神经系统下丘脑产生的儿茶酚胺增加，血脂代谢紊乱，胆固醇在红细胞内沉积，造成红细胞内黏度升高，红细胞僵硬，变形能力降低；二是卵巢功能衰退，雌激素水平明显下降，导致月经紊乱，失去了依靠月经周期调节血液黏度的作用，使红细胞数量增多，血细胞比容增高，而红细胞表面负电荷量减少，使细胞之间的桥联作用，容易叠连聚集，使血沉加快。由于血液中有形成分的增加，血液黏度增高，特别是红细胞流经微血管时产生的旋转、变形、碰撞、聚集的流变行为最为突出。血细胞与微流场相互作用，使体内血液循环呈现出脉动性、不稳定性和随机性，是造成患者出现一系列更年期不适症状的原因之一。因此血瘀是更年期综合征患者的一种重要病理表现。

故此病之治，在以补肾为中心的同时，应配合利用活血化瘀药物以攻其瘀血，使血行流畅，气血调和。因活血化瘀药的应用，可更好地缓解临床症状，提高其生活质量。围绝经期综合征是以肾虚为致病之本，血瘀为标。血之瘀本于肾之虚，为虚中挟瘀；肾之虚又可分为肾阳与肾阴，肾之病变可涉及心、肝、脾三脏；因此在临床证治中，应注重补肾活血法的应用，分清阴阳虚实，辨明病位病性，标本兼治。

3. 围绝经期综合征从肝肾论治　围绝经期综合征，世医多从肾论治。然而，中医学认为"女子以肝为先天"。故苏保华等的见解认为，本病在从肾论治的同时，强调从肝论治。其理论依据如下。《素问·上古天真论》："女子七岁，肾气盛，齿更发长；二七而天癸至，任脉通，太冲脉盛，月事以时下，故有子……七七任脉虚，太冲脉衰少，天癸竭，地道不通，故形坏而无子也。"明确指出了肾中精气的盛衰与妇女的月经、生殖、衰老密切相关。"年四十而阴气自半"，妇女历经经、带、产、乳，在40岁后肾气由盛渐衰，天癸由少渐竭，在此生理转型期，受内外环境的影响，易致肾阴阳失调发病。肾为先天之本，元气之根，主藏精，是人体生长、发育、生殖的基础。肾中精气又分为肾阴和肾阳，是机体各脏阴阳的根本。《景岳全书》："五脏之阴气非此不能滋，五脏之阳气非此不能发。"又："五脏相移，穷必及肾。"故肾阴阳失调，每易涉及其他脏腑，而其他脏腑病变，久则累及肾，故本病之本在肾。治疗上应注重从肾调治。

但是，女性属阴，以血为主，以肝为先天。肝为藏血之脏，生理上联系冲任二脉、前阴、乳房、月经、胎孕，主疏泄，调畅情志，性喜条达而恶抑郁，对于妇女月经胎孕的调节起重要作用。《灵枢·天年》："五十岁，肝气始衰。"说明了围绝经期综合征的发病与肝脏衰在年龄上的大体一致性。当代著名中医妇科学专家刘奉五在《刘奉五妇科经验》中直接指出，肝脏是生老病死调节的枢纽，围绝经期综合征属肝脏病变。肝主疏泄，调畅情志，临床上更年期妇女情志异常甚为常见。《景岳全书·妇人规》："妇人幽居多郁，常无所伸，阴性偏拗，每不可懈。"《丹溪心法·六郁》："人身之病，多生于郁。"围绝经期妇女往往情绪易于激动，或所思不遂，造成肝失疏泄，肝气郁结或升泄太过，故围绝经期妇女的临床表现与肝息息相关。故临床上治疗妇女围绝经期综合征，不能忽视从肝论治。

肝与肾之间存在着密切的关系，二者同居下焦，肝藏血，肾藏精，精血互生，乙癸同源，肾精亏损，可致肝阴不足。反之，肝阴不足，亦可引起肾精亏损。同时，肝火太盛亦可下劫肾阴，形成肾阴不足。另外，肝主疏泄，肾主封藏，一开一合，一泄一藏，肝肾协调，以维持月经得按期藏泄。又肝肾为冲任之本，《妇人大全良方》："妇人病有三十六种，皆由冲任劳损而致。"妇女围绝经期，冲任失调，月经紊乱，与肝肾直接相关，治疗上亦当从肝肾着手。以此观点论之，临床上属此类者，其证常有：

其一，肝肾阴虚者，治当滋肾柔肝。妇女一生操劳，加之经孕胎产，耗伤阴血，至更年期，肾精亏虚，阴血不足，肝体受损，常见情绪急躁，或精神恍惚，悲伤太息，头晕耳鸣，腰膝酸软，五心烦热，少寐多梦，咽干目涩，月经不调，舌质红，舌苔少，脉细数等。治当滋肾柔肝，肾为肝母，滋阴补肾是柔肝的前提，精血互生，配合补肝阴以养肾阴，如此则精血不足，肝脉得养，肝气柔顺调达。临床上可用杞菊地黄丸合二至丸加减，酌加养血柔肝的白芍、阿胶等。

其二，肝阳上亢者，治当滋水平肝。肝藏血，体阴而用阳，阴血足才能柔润以养肝，妇女年近七七，肾气渐衰，天癸渐竭，阴精亏损，肝血不足，阴血不能制阳，阳亢于上，常见烘热面赤，头晕目眩，心烦易怒，胸中烦热，甚或肢麻震颤，舌红少苔，脉弦细数。治当滋水涵木，平肝潜阳。可用杞菊地黄丸、一贯煎加减。

其三，肝郁气滞者，治当疏肝解郁。肝脏性喜调达而恶抑郁，而妇女阴性凝结，易于抑郁为病，情志抑郁，则肝气郁滞，气机不畅，常见精神抑郁不舒，善太息，潮热汗出，胁肋胀闷，咽中如有物梗阻，吞吐不下，口干，舌质暗或有瘀点，脉弦。治当疏肝解郁，同时不忘维护肾气。可用逍遥散合六味地黄丸加减。

其四，肝火炽盛者，当滋肾清肝。更年期妇女，情绪易于波动，大喜大悲，情志所伤，五志过极化火，心火亢盛，引动肝火，或肝郁气滞，郁久化火，常症见阵发性烘热汗出，手心灼热，口干口苦，烦躁易怒，舌质红，少苔或苔黄，脉弦数。治当在滋补肝肾之阴的基础上，加以清肝火，临床上可用滋水清肝饮加减治疗。

其五，肾虚肝寒者，当温肾暖肝。绝经期肾气渐衰，若素体阳虚，或过用寒凉，易致肾阳虚。阳虚则寒邪易犯，侵袭肝经。足厥阴肝脉绕阴器抵少腹，寒邪侵袭，郁遏阳气，厥阴脉拘急收引，则少腹胀痛，阴器萎缩，常症可见面色晦暗，精神萎靡，形寒肢冷，腰膝酸软，性欲低下，大便溏薄，夜尿频多，舌质浅淡，或胖嫩边有齿痕，舌苔薄白，脉沉细无力。治当温补肾阳，暖肝散寒。可选用右归（丸）汤合暖肝煎加减。

4. 肾虚天癸竭为围绝经期综合征致病之本　　妇女在绝经前后，出现一些与绝经有关的证候，常轻重不一，参差出现，很难截然划分，持续时间长短不一，临床治疗若不能足够重视，或失治、误治，易引起冠心病、高血压、贫血、骨质疏松等疾病的发生，严重影响了妇女的生存质量。究其原因，张婧等认为，此乃肾气渐衰，冲任亏虚，天癸将竭，精血不足，阴阳平衡失调，故肾虚是致病之本，临床多归属肝肾阴虚证、脾肾阳虚证两型，从肾论治，以滋养肝肾、温肾扶脾为原则，辨证施治，多能取得满意疗效。

中医学原本无绝经前后诸症之病名，但对绝经的年龄、临床表现、病因病机、辨证治疗等在中医学古籍中早有记载，最早记载妇女绝经的生理病理见于《素问·上古天真论》："七七任脉虚，太冲脉衰少，天癸竭"。此后如《金匮要略》《医学正传》《诸病源候论》《景岳全书》《素问玄机原病式》《妇人大全良方》《陈素庵妇科补解》等医书中均有相关的论述。1964年，成都中医学院卓雨农教授根据历代医籍相关记载，结合多年临床经验，在国内率先提出了"绝经前后诸症"这一病名，并得到中医学同道的一致公认后，纳入全国高等中医药院校《中医妇科学》教材中，这亦与西医"围绝经期综合征"相对应，确实亦符合其含义。

（1）围绝经期综合征中医学相关文献记载：《素问·上古天真论》"女子七岁，肾气盛，齿更发长；二七而天癸至，任脉通，太冲脉盛，月事以时下，故有子……七七任脉虚，太冲脉衰少，天癸竭，地道不通，故形坏而无子也"。《医宗金鉴·妇科心法要诀》："妇人七七天癸竭，不断无疾血有余，已断复来审其故，邪病相干随证医。""暴怒忧思肝脾损，逍遥归脾二药斟。"《金匮要略·妇人杂病脉证并治》："妇人脏躁，喜悲伤欲哭，象如神灵所作，数欠伸，甘麦大枣汤主之。"《医宗金鉴·订正金匮要略》："脏，心脏也。心静则神藏。若为七情所伤，则心不得静，而神躁扰不宁也。故喜悲伤欲哭，是神不能主情也，象如神灵所凭，是心不能主神明也，即今之失志癫狂病也。"《妇科玉尺》："妇人四十九岁，经当止，今每月却行过多，及五旬外，月事比少时更多者，血热或血不归经也，宜芩心丸、琥珀丸。"《萧山竹林寺女科》："妇人四十二三，经小断绝。五十一二，其经不定，常常淋沥，或缺或条，或漏不止。阴阳相反，血气妄行，失其调理，最难得瘥。"《金匮要略·百合狐惑阴阳毒脉证并治》："百合病者，百脉一宗，悉致其病也。意欲食复不能食，常默默，欲卧不能卧，欲行不能行，欲饮食，或有美时，或有不用，闻食臭时，如寒无寒，如热无热，口苦，小便赤，诸药不能治，得药则剧吐利，如有神灵者，身形如和，其脉微数。"《傅青主女科》："妇女有年五十外，或六七十岁忽然行经者，或下紫血块，或如红血淋……而血乃崩矣，有似行经而实非经也。"《济阴纲目·调经门·论过期不止》："女以血为主，七七则卦数已终。终则经水绝，冲任脉虚衰，天癸绝，地道不通而无子矣。"《医学正传》："月经全凭肾水施化，肾水既乏，经血日益干涸。"可见中医学对绝经年龄、病因病机、临床表现、辨证施治亦早有详尽描述。

（2）围绝经期综合征妇女特点：绝经前后诸症多发生在50岁左右，脑力劳动和高学历人群的就诊率较高，情志因素是绝经前后诸症发病的重要诱因，社会心理因素在疾病中起着重要的作用。近年来因生活压力大、节奏快，有提前进入"围绝经期"趋势，围绝经期妇女除对经期紊乱、烘热汗出、面部潮红、烦躁易怒、月经紊乱、倦怠乏力等临床症状感到痛苦外，还要面临更多的工作任务和挑战，面对衰老的恐惧，面对社会、家庭、人群的不适应；家庭、社会的各种压力往往引起七情拂郁，对未来生活的焦虑，很多伴有焦虑症、抑郁症；有研究发现围绝经期妇女，心理表现主要为焦虑和抑郁两者并存。有相当数量的绝经前后诸证妇女认为自己有心理问题，故在临床中应做到身心同治，当以"告之以其败，语之以其善，导之以其所，开之以其苦"。要与患者建立良好的医患亲人关系，通过谈心分析患者的心理因素，使之认识到绝经前后诸症并不可怕，解除其心理障碍及各种压力，使患者情绪不稳、焦虑抑郁及自主神经功能紊乱及时得到平衡，进而鼓励患者树立战胜疾病信心，调动患者内部力量抗争疾病，以便顺利度过围绝经期。

（3）肾与围绝经期综合征的关系：妇女50岁左右，肾气衰，天癸竭，冲任二脉虚衰，月经终止，称为绝经、断经，这是正常生理现象，不是病态，但有些妇女在绝经前后出现与绝经有关的一些症状，如经期紊乱、烘热汗出、头晕耳鸣、失眠惊悸、烦躁易怒，甚至情志失常；或浮肿便溏、腰酸骨楚，倦怠乏力，症状往往多交错出现，此症状可持续1～3年，甚至达10余年，轻者可不药而愈，症状明显则应及时治疗。现代医学早已研究证明，围绝经期妇女卵巢功能失调，雌激素水平下降，与肾虚有密切关系。《素问·上古天真论》："女子七岁，肾气盛，齿更发长；二七而天癸至，任脉通，太冲脉盛，月事以时下，故有子……七七任脉虚，太冲脉衰少，天癸竭，地道不通，故形坏而无子也。"胞宫的生理活动与肾气盛衰密不可分，肾气盛则阴阳平衡，天癸才能泌至，冲任二脉通盛，精血方能注入胞宫，化为月经，胞宫方能受孕育胎。肾气之盛衰，决定了女性天癸至与天癸竭，月经的初潮与绝经，生殖功能的盛衰，主宰人体的生长壮老已。肾气渐衰，天癸将竭，为绝经前后诸症发病的基础。《医学正传》："月经全凭肾水施化，肾水既乏，则经血日以干涸。"肾之阴阳不足常出现在其他脏腑变化之前，多因素体阴虚或房劳多产，数伤阴血；或月经量多，耗伤阴血；或情志内伤，气郁日久，化火伤阴；或大病久病，穷必及肾等。绝经前后，肾气渐衰，天癸渐竭，精亏血少，阴阳平衡失调，使肾阴更虚。肾阴虚，癸水过少，是本病的主要原因，肾阴亏虚，阳失潜藏，虚热内生，而成阴虚内热证；若热伏冲任，扰动血海，致月经紊乱，甚则崩中漏下。肾阴不足，肾精亏虚，不能生髓，出现肾精亏损证，精亏血枯，血海空虚，致月经过早停闭，阴血主滋养濡润，肾阴不足，精亏血少，化燥生风，出现阴虚血燥之证，如皮肤干燥瘙痒等；血海干涸，而致月经断经。肾阴阳平衡失调，常可涉及其他脏腑，尤以心、肝、脾为主。《景岳全书·不寐》："真阴精血之不足，阴阳不交，而神有不安其室耳。"《素问玄机原病式·火类》："水衰火旺而扰火动也，故心胸躁动。"绝经前后妇女，肾阴不足，肾水不能上济于心火，水火失济，心肾不交，心火独亢，可见烘热汗出、失眠多梦；扰及心神则见心悸怔忡等心火上炎证候；肝肾乙癸同源，肾水不足，肝失所养，肝阳上亢，上扰清窍，则见头痛眩晕；肝主疏泄，性喜条达，调畅情志，疏泄失常，则出现烦躁易怒、口苦等证；妇女七七左右，冲任渐虚衰，天癸将竭，肾水不能涵养肝木，肝肾之阴皆虚，月经将闭。而妇女的绝经，实质上是由于肝肾之阴亏虚，无有余之血转化为月经。肾主先天之本，静顺润下，脾为后天之本，气血生化之源，肾虚阳衰，火不暖土而致神疲萎靡、浮肿腹胀、纳少便溏之候。周福生认为本病的发生根本在肾阴不足，由于肾水不足，水不涵木，木火生发，阴阳失衡则导致本病；或肾阳虚衰，经脉失于温养等，进而导致脏腑功能失调，故肾虚是致病之本，总观以虚为本，其根在肾。

（4）围绝经期综合征从肾辨治：围绝经期综合征，西医治疗最根本的方法，就是补充雌激素，但长期使用容易出现子宫内膜增生及阴道出血，增加子宫内膜癌及乳腺癌的发生率，并有水钠潴留的副作用。中医学认为，该病证型繁多，临床多以肝肾阴虚型和脾肾阳虚型两型为主，病位涉及一脏或数脏；围绝经期综合征涉及心、肝、脾、肾等脏，辨证施治才能收到明显的疗效；邓颖认为，肾气之盛衰是决定女性各项生理功能的物质基础，故治疗围绝经期综合征当以补肾为先；罗元恺等认为肾虚是导致本病发生的根本原因，随着先天精气的盛衰，生、长、壮、老、已是人类里程的一个必然过程，治疗遵阴中求阳、阳中求阴的原则，滋阴勿寒凉、温阳忌刚燥。罗元恺将本病分为肾阴虚和肾阴阳两虚，以肾阴虚方（生地黄、枸杞子、女贞子、山药、珍珠母、山茱萸、淫羊藿、鸡血藤、制何首乌），肾阴阳两虚方（熟地黄、枸杞子、补骨脂、鸡血藤、制何首乌、珍珠母、山药、淫羊藿、山茱萸）两个基本方加减治疗。曹玲仙认为肾之阴阳为五脏阴阳之本，故将本病归纳为肾阴虚、肾阳虚两大类辨证施治。马珊治疗65例围绝经期综合征患者，按中医辨证分为肾阴虚型和阴阳两虚型两型，分别以滋阴潜阳、补益肝肾和温阳益肾治疗，总有效率90.7%。

1）肝肾阴虚证：症见头晕失眠，烘热汗出，五心烦热，忧郁疑虑，腰膝酸痛，经期紊乱，经色鲜红，或多或少，口干便结，尿少色黄，舌红少苔，脉细数。肾精亏虚，水不涵木，不能制约肝阳，上冒清空而致头晕，木郁化火，扰及心神则失眠，阴不维阳，虚阳浮越则烘热汗出，五心烦热；肝气不得疏泄则忧郁疑虑，肾虚则腰膝酸痛；肾虚冲任失调则月经紊乱，先后多少不定；阴虚内热则口干便结，尿少色黄、舌红少苔、脉细数均为阴虚之象。治以滋肾柔肝，育阴潜阳。方药：熟地黄、山药、枸杞子、山茱萸、茯苓、制何首乌、女贞子、墨旱莲、黄精、酸枣仁、甘草。失眠健忘甚者，加首乌藤、茯神、合欢皮；眩晕多梦者，加钩藤、石决明；胸闷嗳气、忧郁疑虑者，加绿萼梅、郁金。肝肾同居下焦，乙癸同源，肾阴不足，精亏不能化血，肾水不足以涵养肝木，肝失柔养，故补肾之时，应兼顾调肝。本病虽以肾虚为本，但与肝密切相关，女子以肝为先天，历经经、孕、胎、产等累伤肝血，加之肾藏精，肝藏血，精血同源，精血不足，使肝肾同病，水不涵木，肝失所养而表现诸多症状。王晖认为本病的发生，大部分与肝气亏虚有关。《灵枢·天年》："五十岁肝气始衰，肝叶始薄。"认为女子以肝为先天，历经经孕胎产等累伤肝血，使肝失所养而易致肝气亏虚，从而出现一系列症状。马圣华认为围绝经期为人生中自然的生理变化阶段，肝在发病过程中起着调节和控制作用，七情以肝为先，大凡性格内向或性情急躁、多思善忧或遭受精神刺激者发病较多，七情拂郁则肝失条达，肝气郁结亦加重情志异常，气郁日久便化火，肝火引发君火不宁，而出现心肝火旺之候，围绝经期妇女是肝肾不足之体，再加之火热煎灼，则更加重肝肾阴虚。

2）脾肾阳虚证：症见精神萎靡，头晕面黯，腰膝酸冷，少腹冷痛，浮肿腹胀，纳少便溏，月经先后不定、量多或崩中暴下、色黯淡有块，带下清稀，尿频，舌淡苔薄白，脉沉弱。肾阳虚衰，命火不足，阳气不能外达四末，经脉失于温煦，故精神萎靡，头晕面黯，腰膝酸软；肾阳虚衰，脾阳失于温煦，脾失健运则纳少便溏；肾虚冲任不固则量多或崩中暴下；肾阳虚，膀胱气化无力则尿频浮肿，舌淡苔薄白、脉沉弱均为肾虚之象。治宜温肾扶脾。方药：熟地黄、山茱萸、枸杞子、巴戟天、仙茅、淫羊藿、覆盆子、杜仲、金樱子、党参、白术、甘草。腹胀肢肿者，加大腹皮、茯苓皮；少腹冷痛甚者，加肉桂、附子；白带量多者，加芡实、椿白皮；便溏者，加肉豆蔻、石榴皮，以温涩止泻。

（5）久病伴抑郁的治疗：久病入络，年老多瘀，则酌加益气活血之品，如丹参、牡丹皮、川楝子、鸡血藤等使气血协调，可获佳效。本病证多因肾气渐衰，天癸渐竭，阴阳失衡以致气血失调、脉络阻涩、涩而不畅所致，从补肾活血治疗本病，疗效颇佳。姚寓晨认为，妇女围绝经期是生育年龄过渡到老年阶段的特殊时期，此时机体由于肾气功能衰退，易使阴阳平衡失调，肾阳不足则蒸化无力，水不能化气，停蓄为痰饮。阴液不足则精亏血耗，津液留滞而成为瘀，当痰瘀互结为病，就可出现围绝经期诸证。陈慧依提出围绝经期综合征，存在瘀血病理状态，其基本要点有三：其一是病本于肾，肾精亏而不能化气生血，气弱而不能行血，血虚而脉涩不畅，形成肾虚与瘀血同存；其二是制约于心，血生于心，心火为患，血瘀为疾；其三是取决于肝，肾为癸水，肝为乙木，肾虚水亏，肝木不发，血行无力，不能畅行而瘀滞。李艳菊根据"瘀血有所留脏，病人至羸，似乎不足，不知病本未除，还当还本"，认为瘀血是本病的主要病机，临床分四型：气滞血瘀型、气虚血瘀型治以益气温阳、活血养血，方用桃红四物汤加减；痰瘀交阻型治以疏通气血、化痰散结，方用二陈汤合通窍活血汤加减；精亏血瘀型治以补肾填精、活血化瘀，方用益肾活血汤加减。

（6）"治未病"的应用："上工治未病"思想源自《内经》，是中医学独特理论体系的重要组成部分。早在《素问·四气调神大论》就有论述："从阴阳则生，逆之则死；从之则治，逆之则乱。反顺为逆，是谓内格。是故圣人不治已病治未病，不治已乱治未乱，此之谓也。夫病已成而后药之，乱已成而后治之，譬犹渴而穿井，斗而铸锥，不亦晚乎！"又如《素问·八正神明论》："上工救其萌牙，必先见三部九候之气，尽调不败而救之，故曰上工。"唐代医家孙思邈亦云："消未起之患，治未病之疾，医之于无事之前。"清代名医叶天士提出"先安未受邪之地"。古代医家这种早期预防、防重于治的理论思想在临床治疗中有重要的指导意义。故主张在治疗绝经前后诸证时宜早期预防，从"五七""六七"之时即予调理，因肾虚为致本病之本，重视妇女早期肾阴不足的症状，治疗上紧紧抓住妇女脏腑阴阳功能变化特点，及早给予补肾填精，减轻延缓远期绝经前后诸症的发生，通过滋肾水、益真阴、清肝宁心、滋阴潜阳、补益肝肾、温阳益肾等法辨证施治，及早改善临床诸多症状，以达整体调节的作用，变被动为主动，尽早使阴阳失调的机体达到新的动态平衡，以便日后顺利度过围绝经期，减少疾病痛苦，提高生存质量。

妇女在绝经期前后多因肾气渐衰、冲任亏损、天癸将竭、阴阳失调所致，该病证型繁多，涉及一脏或数脏，遵循张景岳言"五脏之伤，穷必归肾"，故此病以虚为本，其根在肾，临床辨证多属肝肾阴虚型、脾肾阳虚型两型，治疗以补肾为主，顾及肝脾，随症加减用药，既严守治则又灵活多变，临床治疗以滋肾柔肝、温肾扶脾为主，对久治不愈，伴喜怒失常、严重失眠抑郁者，酌加益气活血之品，使得气血协调，速得奇效。中医治疗绝经前后诸症，疗效好且不良反应小，其临床治疗的优越性正逐渐被人们所认可，临床从整体出发，在动态中辨证施治，则为治病防老开辟了新路径。

从肾治之验

1. 从肾虚肝郁化火、瘀热冲任失调论治　汤某，女，46岁。患者14岁月经初潮，周期28～32日，行经5～6日，经量中等。近半年来，时头昏目眩，面部烘热，咽干口燥，易于郁怒，倦怠纳少，经事先后不一。西医诊断为更年期综合征。自诉本次经来第2日，经量多，经色鲜有块，两乳房胀痛，腰膝酸软，小腹疼痛，口干燥热，倦怠乏力，舌质红少津，舌苔薄黄，脉弦数。此属肾阴不足，肝郁化火，瘀热交阻，冲任失调之证。治以滋肾清肝，化瘀调经。

处方：生地黄30 g，白芍10 g，当归10 g，牡丹皮10 g，赤芍10 g，柴胡5 g，郁金18 g，蒲公英12 g，栀子10 g，丹参10 g，侧柏叶15 g，益母草15 g。每日1剂，水煎分2次服。

二诊：服药3剂后，乳痛消除，经量亦减，但仍口干倦怠，原方去柴胡、蒲公英，加熟地黄15 g，三七8 g，继服。

三诊：又服药4剂，月经干净。嘱服逍遥丸、六味地黄丸各5 g，丹参片4片，均每日2次，连服3个月。药后诸症基本消除，经事如常。

按语：冲任二脉皆系于肾，肾藏精，精化血。肝藏血．主疏泄，体阴用阳。《血证论》："离经之血虽清，鲜血亦是瘀。""旧血不去，新血断然不生。"本案肝肾阴亏，木郁化火，津伤热瘀，冲任失调。故方以柴胡、郁金、蒲公英疏肝解郁，化瘀止痛；栀子、赤芍、牡丹皮凉血化瘀，清热除烦；丹参、三七、侧柏叶、益母草祛瘀生新，调和冲任；当归、白芍、地黄养血活血，调补冲任。更以逍遥丸、六味地黄丸、丹参片缓固收功。

2. 从脾肾阳虚、瘀阻水停论治　姚某，女，51岁。主诉面色无华，腰膝酸冷，脘胀纳少，经断半年，今年3月经事复行，经期至经后1周，四肢及面部浮肿，胸闷心悸。刻下经至第3日，经量多，经色浅淡，夹有血块，腰酸足肿，舌质浅淡有瘀点，舌苔白，脉濡细。此属命门火衰，脾失健运，冲任亏虚，瘀阻水停。治以益肾扶阳，温肾健脾，调补冲任，化瘀行水法。

处方：熟地黄10 g，淫羊藿15 g，巴戟天10 g，生地黄10 g，山药10 g，生黄芪20 g，鹿角胶（烊化冲服）10 g，白术10 g，泽泻15 g，丹参10 g，益母草15 g。每日1剂，水煎分2次服。

二诊：服药3剂后，月经渐净，水肿始退，仍脘胀纳减，胸闷心慌。上方去鹿角胶，加焦山楂10 g，太子参15 g，干姜10 g，红花10 g，继服。

三诊：又服药3剂，水肿渐消。随访至今，月经未再来潮。

按语：李义方认为，肾虚是本病之本，瘀血是标。而瘀血既是病理产物，又是新的致病因素。本病瘀血，瘀本于虚，虚中挟瘀者居多。因此辨证施治时须分清肾阴、肾阳之偏，其阴虚致瘀多为津液、精血的不足，或阴虚阳亢；阳虚致瘀多为气虚阳微，功能衰竭而水寒过盛。肾寓元阴、元阳，肾藏精，精化血，血属阴主静，温则行，寒则凝，热则妄。治疗时要维护肾之精气，清热不宜过苦寒，祛寒不宜过辛热，祛瘀不可妄用攻破，以免犯虚虚之戒。

肾为一身元阳之所在，气化之总枢。《内经》："因于气为肿……阳气乃竭。""诸湿肿满，皆属于脾。"故方用淫羊藿、巴戟天、鹿角胶、生熟地黄等药益肾扶阳；黄芪、白术、山药、太子参、干姜等药益气健脾；丹参、红花、益母草、泽泻等活血化瘀，瘀化水消。全方审症求因，治病求本，疗效满意。

3. 从肾阴阳俱虚论治　陈某，女，46岁。患者近来月经过多，周期缩短，腰膝酸软，精神萎靡，心中懊恼，头晕目痛，心悸不宁，夜寐多梦，带下绵绵，纳少便溏，面目浮肿，舌质浅淡，舌苔薄白，脉细。辨证属肾之阴阳俱虚，治宜调补肾阴肾阳。方选右归饮、仙鹿汤合甘麦大枣汤加减。

处方：熟地黄15 g，山药12 g，山茱萸12 g，巴戟天12 g，菟丝子12 g，仙茅10 g，淫羊藿12 g，鹿角胶（烊化冲服）10 g，桑寄生 12 g，浮小麦 12 g，大枣 10 g，甘草 5 g。每日 1 剂，水煎分 2 次服。

二诊：服药 7 剂后，感觉良好，诸症渐平，守方继服。又服药 7 剂，精神好转，唯带下淋漓不断。治守原意，佐以清化，原方加椿根皮、知柏、薏苡仁，再服。

三诊：又服药 7 剂，诸症均减。仍晨起面浮，大便稀溏，纳谷不香，脉弱，此为肾气不足，脾失健运，治宜补肾健脾。

处方：淫羊藿 12 g，仙茅 10 g，巴戟天 12 g，山药 12 g，党参 15 g，白术 10 g，茯苓 12 g，扁豆 12 g，神曲 10 g。

四诊：药后面浮已退，便溏亦瘥，纳食有味，舌脉如前。原方继进 5 剂，基本治愈。

按语：中医学认为，妇女年近 50，肾气渐衰，天癸将竭，冲任虚损，精血不足，调节阴阳相对平衡的功能失常，出现肾阴亏损、阳失潜藏，或肾阳亏虚，经络失于濡养温煦，导致心、肝、脾、胃功能的紊乱。因此，伏晓华诊治围绝经期综合征常从肾论治。根据临床证候可分为肾阴亏虚、肝肾阴虚、心肾不交（心肾阴虚），肾阳亏虚，脾肾阳虚等型。因肾虚乃本病之主症，而心、肝、脾各脏功能失调为本病之兼症，故治法当以调补肾之阴阳为主，配以养心安神、平肝潜阳、健运脾胃之药。肾虚主要表现为月经紊乱，腰膝酸楚，胫软跟痛，发枯齿疏，面色晦暗，尺脉弱。偏肾阴虚者，常兼见烘热汗出，潮热面红，失眠多梦，五心烦热，盗汗，舌红裂，苔剥，脉细数，治当以滋补肾阴为主，方药如左归饮加制何首乌、龟甲等。偏肾阳虚者，则常兼见面目肢体浮肿，或月经过多，崩漏不止，畏寒肢冷，夜尿频多，舌胖苔润，脉微弱。治当温补肾阳，方药如右归饮合仙鹿汤等。本病为肾之阴阳不足并见。肾阴不足则不能上滋于心，故见心悸不宁。肾阳不足则不能温脾而面浮乏力，便溏纳差。故以右归饮、仙鹿汤合甘麦大枣汤，温肾扶阳，益脾养心，诸症自平。

4. 从肾阳亏虚、脾失健运论治　徐某，女，44 岁。患者初起面部浮肿，继则四肢俱肿，已为时多日，先于西医就诊，断为围绝经期综合征。小便检查正常，继而转中医诊治。自诉腰膝酸软，骨节疼痛，身重倦怠，经期提前，经量多，经色淡，舌质浅淡，舌苔薄，脉沉细。辨证属肾阳亏虚，脾失健运，治宜健脾补肾。方选仙鹿汤合四君子汤加减。

处方：淫羊藿 12 g，巴戟天 12 g，仙茅 12 g，山药 12 g，当归 12 g，续断 12 g，党参 15 g，白术 12 g，茯苓皮 12 g，炙甘草 10 g，泽泻 10 g，干姜 10 g，肉桂 5 g。每日 1 剂，水煎分 2 次服。

二诊：服药 4 剂后，浮肿明显消退，余症同前，嘱原方继服。

三诊：又服药 7 剂，诸症逐渐消失而愈。

按语：伏晓华认为，对围绝经期综合征的临床辨证，必须抓住肾虚这一特点。肾虚有肾阴虚和肾阳虚之别，由于肾阴肾阳是机体阴阳之根，一旦出现不足，必致全身脏腑、经络失之滋养温煦而功能失调。阴虚不足，阳失潜藏，则肝阳上亢、虚火上炎。围绝经期高血压患者，服降压西药，疗效不显，中医从肾论治收效较佳。

近代医学对中医学"肾"实质的研究，探索到肾阳虚具有下丘脑-垂体-肾上腺系统功能低下的初步论据，按此机制肾阴虚是其亢进的表现。西医认为，本病与雌激素下降有关，但事实证明用雌激素治疗不能完全解除，或减轻症状，且有致癌的潜在危险和服药的副作用。用中药治疗本病不仅安全，更重要的是对大脑皮质及下丘脑-垂体-肾上腺轴各个环节都有调节作用，尤其通过卵巢内调节，使"垂死"的卵泡复苏，延缓卵巢老化，其功效是单纯替代疗法的雌激素所不能比拟的。肾主骨、生髓，为先天之本；脾主肌肉与四肢，为后天生化之源。若肾虚阳衰，火不暖土，则面浮肢肿，腰膝酸软。故以四君子汤、仙鹿汤为主，配伍山药、肉桂、干姜健脾温肾，益气利水，以求治本之宗。

5. 从肾阴亏虚、肝气郁结论治　黄某，48 岁。近半年来头晕耳鸣，头面阵发性烘热，汗出，五心烦热，腰膝酸痛，右胁时感胀痛，大便干结，睡眠差。月经先后不定期，经色鲜红，经量或多或少，经多方治疗未效。舌质红，舌苔少，脉细数。血压 128/75 mmHg，心、肺、肝、脾未见异常。诊断为围绝经期综合征。辨证属肾阴亏虚，兼肝气郁结。治以滋补肾阴，疏肝理气。方用自拟补肾汤加减。

处方：生地黄 15 g，白芍 15 g，枸杞子 15 g，桑寄生 15 g，女贞子 15 g，鸡血藤 30 g，山药 30 g，

制何首乌 30 g，珍珠母（先煎）25 g，山茱萸 12 g，淫羊藿 10 g，郁金 10 g。每日 1 剂，水煎分 2 次服。

二诊：服药 10 剂后，头晕耳鸣、五心烦热、腰膝酸痛减轻，睡眠改善，头面烘热和胁痛消失，但汗出仍多，舌质红，舌苔薄白，脉细稍数。上方去郁金、白芍，加浮小麦 30 g，煅牡蛎（先煎）20 g，继服。

三诊：又服药 10 剂，轻度头晕和腰痛，睡眠可，余症消失。月经除经色稍红外，经量渐少，舌质稍红，舌苔薄白，脉细。上方去煅牡蛎，加牛膝 15 g，天麻 10 g。

四诊：服药 10 剂，诸症消失，舌淡红，舌苔薄白，脉细。上方去浮小麦、鸡血藤，加太子参 20 g，炙甘草 5 g。嘱再服 10 剂，以巩固疗效。随访 1 年未见复发，临床治愈。

按语：中医学认为，肾与月经、生殖有密切关系，更年期所出现的临床症状，都与肾的阴阳盛衰有密切关系。方中制何首乌、枸杞子配伍山药、山茱萸、生地黄滋补肾阴。针对"老年多瘀"的特点，配伍苦、微甘、温的鸡血藤，能行血补血。至于方中用补阳药淫羊藿，是因该药具有激素样作用，而更年期妇女体内的激素（雌激素和孕激素）水平下降，根据中医学"阳生阴长"之理，故对于肾阴虚患者在大队养阴药中少佐助阳之品，正合《景岳全书》"善补阴者，必于阳中求阴，则阴得阳升而源泉不竭"之意。又淫羊藿配伍咸寒之珍珠母，以镇摄浮阳，因患者有头面烘热、烦躁等症，这是阴不维阳以致虚阳上浮之表现，而珍珠母亦可抑制淫羊藿温热升浮之气。肾阴虚者，则"阴虚生内热"，而女贞子甘、苦、凉，能补益肝肾之阴，善清内热，阴阳并补，药中病机，故疗效显著。

6. 从肾阳不足，湿阻不运论治　晏某，女，42 岁。患者形体肥胖，月经周期正常，无痛经史。2 个月来，背寒喜暖，头晕头痛，脘闷欲吐，心悸多梦，下肢轻度浮肿，腰痛，悲伤哭泣，夜间尿频，曾多方求医不效，思想极度悲观。由其好友陪同前来就诊，观其面色青黄，痛苦面容，虽值夏月，身着厚衣，舌质浅淡，舌苔白腻，脉濡缓。内科诊断为神经症、风湿性关节炎。妇科会诊意见为围绝经期综合征。中医辨证系肾阳不足，湿阻不运。方选补肾汤合二陈汤加减：

处方：熟地黄 12 g，仙茅 10 g，山茱萸 12 g，山药 12 g，淫羊藿 12 g，覆盆子 12 g，茯苓 12 g，法半夏 10 g，陈皮 10 g，砂仁 10 g，薏苡仁 20 g，甘草 3 g。每日 1 剂，水煎分 2 次服。

二诊：服药 4 剂后，畏寒减轻，恶心欲吐止，舌苔薄白，脉沉缓。上方去薏苡仁、法半夏，加黄芪 20 g，补骨脂 10 g，琥珀 5 g，杜仲 10 g，金樱子 12 g，继服。

三诊：又连续服药 30 余剂，配合适当的体育锻炼及情绪上的调理，疾病痊愈。随访 3 个月，病情未见复发。

按语：肾主固藏，司气化。肾中元阳，为人身生机之源。人体的脏腑、血脉、四肢百骸全赖阳气以温煦，才能进行其功能活动。故张景岳云："五脏之阳气，非此不能发。"经断前后，肾气衰，阳虚不能温养形体，故表现出畏寒、肢冷、腰膝酸痛等。肾阳虚上不能温煦脾土，脾失健运，湿聚成痰。痰湿中阻，清浊升降失常，故头晕身重，胸闷不欲食。湿注肠道则便溏，湿溢肌肤故浮肿。肾阳虚在下不能温煦膀胱，膀胱气化失司故尿频、夜尿多。若脾肾阳虚，带脉失固，可导致白带量多、清稀。

7. 从肾阴阳亏虚、气血瘀滞论治　尹某，女，45 岁。患者因子宫肌瘤行子宫全切术 3 个月后，腰酸乏力，畏寒头痛，心烦不寐，胸胁胀痛，食欲不振，曾用激素、镇静剂及补益气血之中药治疗月余，症状毫无改善。内、妇科会诊无异常发现。观其形体消瘦，慢性病容，面色㿠白，舌质紫暗，舌苔薄白，脉沉涩。诊断为更年期综合征，中医辨证系术后气血双亏，损及阴阳，以致气血瘀滞。故治疗上应审其标本缓急，先其所主而调治之。方选左归饮、补肾汤合血府逐瘀汤加减治之。

处方：熟地黄 12 g，枸杞子 15 g，山药 15 g，菟丝子 15 g，淫羊藿 12 g，生地黄 12 g，补骨脂 12 g，当归 10 g，赤芍 10 g，桃仁 10 g，川芎 10 g，柴胡 10 g。每日 1 剂，水煎分 2 次服。

二诊：服药 6 剂后，畏寒头痛、两肋胀痛减轻。嘱原方继服。

三诊：又服药 3 剂后，诸症明显好转，仍疲惫无力。守原方去川芎、桃仁，加黄芪 20 g、酸枣仁 12 g，再服。

四诊：服药 10 余剂而病愈。追访半年，未见复发。

按语：妇女围绝经期是肾气渐衰，天癸将竭，冲任亏虚，精血不足之阶段，故抗御外邪能力下降，阴阳平衡失调，诸症易生。《类经附翼·求正录》："水亏其源，则阴虚之病叠出；火衰其本，则阳虚之证叠生。"围绝经期综合征的发病之本是肾虚，而肾与其他脏腑的生理功能又密切相关。如肾阳虚则不能温脾土，暖膀胱而致湿盛之疾；肾阴虚则不能涵肝木，济心火，润肺金，故可导致阳亢热燥之患。可见肾阴阳失衡是常，脏气偏颇是其变。因此治疗上要以固本治肾为主，兼顾他脏为辅。

根据阴阳"相互依存，相互转化"的理论和临床上常见的"阳损及阴，阴损及阳"，"气伤及精，精伤及气"的病理变化，用药时应注意补阴不忘助阳，补阳不忘滋阴。正如张景岳所云："善补阳者，必阴中求阳，则阳得阴助而生化无穷；善补阴者，必阳中求阴，则阴得阳升而泉源不竭。"在处方时，常在滋阴剂中可佐一二味助阳药，如菟丝子、淫羊藿、巴戟天等；在补阳剂中加滋阴之品，如枸杞子、制何首乌、山药等，达到阴阳互用得以平衡之目的。

经断前后，真阴亏损，肾阳虚衰。阴亏血少则脉道涩滞，肾气虚弱则无力推动血之运行，均可导致气血瘀阻之患。若瘀阻两胁则胸闷刺痛；瘀邪阻滞，清阳不升，故头晕头痛；舌青紫或舌尖有瘀点、瘀斑是瘀血内阻的表现。本例患者血瘀是标，肾虚是本。根据"治病必求其本"的原则，治疗上以填补真阴，振奋阳气为主，标本兼顾。阴虚血瘀者，方宜左归饮合血府逐瘀汤加减；阳虚致瘀者，方宜补肾汤合血府逐瘀汤化裁。

8. 从肾阴亏虚于下、心肝虚火盛于上论治　杨某，女，51岁。自述4个月前出现颜面潮红，烘热汗出，五心烦热，情绪易激动，失眠多梦，心悸气短，记忆力减退，腰膝酸软，头晕耳鸣，经行先期，经量少，经色淡，经用西药治疗，效果不佳，症状渐加重。舌边尖红，舌苔少，脉细数。经实验室及心电图等全身检查，排除心、肝、肾、甲状腺功能亢进症等疾病，确诊为围绝经期综合征。给予左归（丸）汤加减。

处方：熟地黄20 g，山药18 g，枸杞子18 g，山茱萸15 g，龟甲（烊化冲服）15 g，菟丝子10 g，白芍20 g，牡丹皮15 g，酸枣仁15 g，首乌藤20 g，莲子心3 g。每日1剂，水煎分2次服。

二诊：服药10剂后，诸症减轻，唯感食欲不振，失眠多梦。守上方去熟地黄20 g，加合欢皮12 g、陈皮12 g、白术15 g、山楂20 g，继服。10剂，水煎分服。

三诊：又服药10剂后，诸症全消。嘱其口服成药六味地黄丸2个月。随访1年，未见复发。

按语：围绝经期综合征为妇科的常见病、多发病，其病理变化有两方面：一是卵巢功能衰退，体内雌激素水平降低所直接产生的影响；另一方面是机体老化的变化，二者交织在一起，导致机体神经血管功能不稳定，从而出现围绝经期的综合症候。中医学认为"天癸"是促成生殖功能成熟的物质，它来源于肾中精气，受后天水谷精微滋养而充盛。《素问·上古天真论》："女子……二七而天癸至，任脉通，太冲脉盛，月事以时下，故有子……七七任脉虚，太冲脉衰少，天癸竭，地道不通，故形坏而无子也。"说明妇女50岁左右，肾气渐衰，天癸将绝，冲任胞宫空虚，阴阳失调，且以肾阴亏虚、虚火上炎为主。肾阴亏虚，水不涵木，水不制火，则心肝虚火盛于上，肾阴亏于下，心肾不交，水火不济而出现诸症。其根本病机为肾阴亏于下，故治以左归丸为主加减，使肾阴得滋，虚火得降，阴阳调和。《景岳全书·妇人规》"真阴不足而经脉不调者，宜左归饮、左归丸……之类主之"，即是此意。验之临床每多收到良好的效果。

9. 从肾阳亏虚论治　邸某，女，52岁。末次月经经量多，经色黑有块，经行小腹冷痛，腰痛难忍，经服止血、止痛药物血止痛减而闭经，渐出现情绪不稳，心烦，动则气喘，善恐易惊，惊则喘甚，四肢发冷，小便自遗。刻诊：精神萎靡，面色晦黯，纳差便溏，舌质浅淡，舌苔薄白，脉细沉。既往曾患支气管哮喘病3年，经治已愈10余年。查血、尿常规（一）。胸正位X线片：双侧支气管轻度扩张。B超查肝、胆、脾、胰、双肾、子宫、附件未见异常。肺部听诊呼吸音粗，未闻及干、湿啰音。诊断为围绝经期综合征，中医辨证属肾阳亏虚，治予右归（丸）汤合苏子降气汤加减。

处方：熟地黄20 g，山茱萸15 g，制附子（先煎）10 g，肉桂10 g，紫苏子10 g，前胡5 g，麻黄3 g，枸杞子15 g，山药15 g，甘草10 g。每日1剂，水煎分2次服。

二诊：服药 3 剂后得效，守方续服。

三诊：又服药 10 剂后，诸恙悉减，未发惊恐、气喘。后予成药右归丸、天王补心丹交替服用，以资巩固。药后诸症皆平。

按语：右归（丸）汤之精髓，益火之源为宗旨。张景岳云："补方之制补其虚。"右归（丸）汤立方之旨在益火之源，以培肾之元阳。其在扶虚损之元阳，使神气自复，治病求本，则药到病除。张景岳云："有阳失阴者，不补阴何以收散亡之气；水失火而败者，不补火何以苏垂寂之阴，此又阴阳之妙用也。故善补阳者，必于阴中求阳，则阳得阴助而生化无穷；善补阴者，必于阳中求阴，则阴得阳升而泉源不竭。"右归（丸）汤应用大量强阴药物熟地黄、山药、枸杞子、菟丝子等意在阴中求阳，此乃右归（丸）汤组方之大法，使得阴平阳秘，精神乃治。张景岳："凡阳虚多寒者，补以甘温，而辛燥之类不可用，知宜知避则不惟用，补而八方之制皆可得而贯通矣。"由此可见张景岳用方之灵活，用药之考究，随症化裁，不拘于一方一药，不易其旨，不离其法，形变而神不变，标本兼治。

医者除疾，选方用药要确定治则，右归（丸）汤法重在温阳，是寒者热之的具体体现，故凡肾阳虚寒证，惯以右归（丸）汤正治是为常理。然临证所见之真寒假热之候，亦以右归（丸）汤加减用之，且获良效，是取热因热用反治法。《医略六书·杂病证治》："附子、肉桂补火回阳，专以引火归原，而虚阳无不敛于肾命，安有阳衰火发之患哉？此补肾回阳之剂，为阳虚火发之专方。"

女子七七，肾气已衰。又绝经期失血量多，血虚阴衰则阳无以附，更加重肾阳虚之候；阳虚寒盛于内，浮阳发越于上，则见心烦，情绪不稳；肾不纳气，肺失宣降，心肾不交则善恐易惊，惊则气乱，故喘甚，四肢不温，小便自遗。以右归（丸）汤温补肾阳，合苏子降气汤降气平喘。围绝经期综合征是女性从生殖期向非生殖期过渡时期，由于卵巢功能衰退导致内分泌失调而发生的一组症候群。近年来国内外认为，围绝经期综合征的产生，雌激素减少只是基础，社会环境因素、性格、心理因素等是导致机体各种障碍和不适的重要原因。

10. 从肝肾不足、气血郁阻论治 路某，女，44 岁。诉月经期推后，经量少，潮热汗出，烦躁失眠已历 3 年。且感腰膝酸软，头晕乏力，胸胁乳房胀痛，舌质红，舌苔少，脉沉细。查体无明显异常，甲状腺功能测定、心电图、腹部及妇科 B 超检查均正常，诊断为围绝经期综合征。辨证为肝肾不足，气血郁阻。方用加味左归（丸）汤。

处方：熟地黄 25 g，山茱萸 15 g，山药 15 g，柴胡 12 g，枸杞子 15 g，菟丝子 10 g，鹿角胶（烊化冲服）10 g，龟甲胶（烊化冲服）10 g，牛膝 10 g，龙眼肉 10 g，当归 10 g，炒柏子仁 20 g，砂仁 5 g。每日 1 剂，水煎分 2 次服。

二诊：服药 10 剂后，除腰酸头晕明显外，其他自觉症状均减轻，嘱原方继服。

三诊：又服药 20 剂后而病痊愈。随访 6 个月，未再复发。

按语：妇女在绝经期前后，肾气渐衰，天癸将竭，冲任脉虚，精血不足，生殖功能逐渐减退以至消失，脏腑功能因之衰退，阴阳失于平衡而导致诸多症状。肾虚是致病之本，肝肾同源，肾阴不足，水不涵木，肝阳上亢则烦躁易怒，潮热汗出；肝失疏泄、条达，气机不畅则胸胁乳房胀痛；脾虚气血化源不足，心神失养则心悸失眠；肾主骨生髓，脑为髓海，髓海不足则头晕耳鸣，腰膝酸软；天癸将竭，冲任亏虚则月经紊乱。方中以熟地黄滋肾填真阴；山茱萸益精安五脏，滋补肝肾，涩精敛汗；山药滋脾益肾；枸杞子益精明目；牛膝强腰膝、健筋骨；菟丝子、鹿角胶温补肾阳；龟甲胶滋阴，龟鹿二胶合用即为龟鹿二仙汤，具沟通任督二脉，益精填髓，补阴中包含"阳中求阴"之义，龙眼肉、柏子仁主惊悸，安五脏，益气延年；柴胡疏肝解郁、退热；当归补血活血调经，为妇科要药；砂仁芳香温燥，防诸滋补药腻滞碍脾之弊。综观全方有滋补肝肾，调和阴阳气血，养心安神之功效。据现代药理研究，熟地黄、山药、山茱萸、枸杞子、鹿角胶、龟甲胶等均有增强免疫功能，抗脂质过氧化，延缓衰老。鹿角胶、龟甲胶促进造血、抗凝血，促进蛋白质合成，熟地黄、当归促进造血，抗凝血，当归有扩张血管，调节血压，改善循环，对子宫平滑肌有双向调节作用。龙眼肉、柏子仁有调节自主神经作用。全方合用具有活化细胞，调节自主神经功能，提高机体免疫力，平衡阴阳的作用，临床用之，效果显著。

第七十二章　男性乳房发育症

男性乳房发育症又称男性乳房肥大症，是指男性乳腺组织有异常的增生发育，乳房的变化类似女性的乳房。其分为原发性和继发性两大类，原发性多见于男童和青春发育期的男子，继发性多见于中老年男性。本病以单侧居多，但也有双侧者。其临床特点是乳晕部扁圆形肿块，压痛，严重者状如女性之乳房。发病原因尚不明确，一般认为与激素失调有关。原发性男性乳房发育症可能是由于体内雌激素分泌过多，或乳房对雌激素的敏感性增强而发病。继发性男性乳房发育症，常与先在性睾丸发育不全有关，发于中老年者，多因睾丸的炎症或外伤导致睾丸萎缩、睾丸恶性肿瘤、肾上腺皮质肿瘤、垂体前叶的增生，或甲状腺功能亢进或低下等疾病引起内分泌失调所致。

根据男性乳房发育症的临床特征，其属于中医学"乳疬""奶疬""男子乳肿"范畴。

从肾论之理

中医学认为，男子乳房属肾，乳头属肝。明代李梴《医学入门》："盖由怒火房欲过度，以致肝虚血燥，肾虚精怯，不得上行，痰湿凝滞亦能结核。"清代《疡科心得集·乳痈乳疽证》："男子乳头属肝，乳房属肾，以肝肾血虚，肾虚精怯，故结肿痛。"《外证医案汇编》："乳中结核，虽云肝病，其本在肾。"故本病的发生主要与肝肾功能失调密切相关。病发于天癸欲至者，因肾精不足，精血同源，不足则肝木失于涵养，其气不舒，则气滞痰凝，以致乳晕部结块肥大。病发于天癸始弱者，因房劳损伤，肾虚精怯，阴血不足，虚火上炎，或气郁化火，皆能炼液成痰。痰气互结于乳房而发为本病。故男性乳房发育症，虽然主要表现为因痰浊凝结而成有形之实，导致乳房肥大，状如妇乳，然究其病本，却源于肾虚或肝肾两虚，故当从肾或肝肾亏虚立法施治。

从肾治之验

1. 从肾虚肝郁、痰瘀互结论治　王某，男，59岁。发现右侧乳房乳晕下结块已3个月，生长缓慢，轻度触痛。否认肝病、生殖腺病变，无明显服药史。平素头昏耳鸣，腰膝酸软，不耐劳累，性情暴躁，口干而苦。检查：右侧乳房乳晕下可扪及一扁平肿块，约4 cm×2 cm大小，质韧，表面光滑，边界尚清，推之可动，轻度触痛。患者形体消瘦，面色晦滞，舌质紫，舌苔薄黄，脉沉涩。红外线乳房扫描：右侧乳晕下可见一肿块灰影，灰度Ⅱ级，两侧血管显示不清。B超检查：右侧乳头周围体积增大，回声偏低，回声均匀。此乃肾虚肝郁，痰瘀互结，聚而成块，发为乳疬。治以补肾疏肝，活血化瘀，化痰散结。方用自拟补肾消核汤加减。

处方：熟地黄10 g，山茱萸10 g，鹿角片（先煎）10 g，制鳖甲（先煎）10 g，制香附10 g，牡丹皮10 g，贝母15 g，夏枯草15 g，炒白芥子15 g，山慈菇12 g。每日1剂，水煎分2次服。

二诊：服药10剂后，右侧乳晕下肿块缩小一半，质地转软，舌质紫色渐退，舌苔薄白，脉沉带涩。药已中的，效不更方，守原方续进。

三诊：又服药10剂，药毕块消。嘱继服成药金匮肾气丸、逍遥丸调治1个月，以巩固疗效。随访至今，病未复发。

按语：现代医学将本病分为原发性与继发性两大类。原发性多见于青春期，乳晕下肿块1~2年内不见缩小，甚至 20 岁以后仍肿大，认为是体内雌激素分泌过多，或乳腺组织的敏感性增强。继发性多见于中老年人，病变主要由生殖腺、肾上腺或垂体前叶的内分泌失调或肝病、甲状腺功能亢进症、慢性全身性病变、营养不良，体内雌激素相对增多所致。对此，中医学认为，多因中老年男性肾气由充盛逐渐衰退，肾虚则水不涵木，疏泄失职，致痰浊瘀血阻滞经络所致。本病以肾虚为本，气滞痰瘀互结为标。治疗当从补肾着手，佐以疏肝理气、活血行瘀、化痰散结。方中熟地黄、山茱萸入肝肾二经，滋肾填精，调理肝气；鳖甲、鹿角片均能软坚散结，消除痞块，二药一寒一温，又能平补肝肾；制香附一味，理气解郁，可上行胸膈，下走肝肾，散气聚，解郁结；牡丹皮血中气药，散郁火，祛瘀血，消癖块；贝母开郁结，消痰核。综观全方，补肾疏肝，理气行瘀，化痰散结并行，药证相符，丝丝入扣，故能收到预期疗效。

2. 从肾虚痰凝论治　赵某，男，48 岁。患者 1 个月前发现左乳增大隆起，无明显疼痛，伴腰腿酸软，倦怠乏力，舌质浅淡，舌苔薄腻，脉沉细。体查见患者左乳晕区扁圆形肿块，直径约 4 cm，质韧活动，光滑，轻度触痛。平素无特殊病史，无长期服药史，1 周前在外院曾予丙睾注射治疗，疗效不显。西医诊断为男性乳房发育症，中医诊断为乳病。辨证属肾虚痰凝，治以温肾化痰。

处方：肉苁蓉 12 g，淫羊藿 15 g，橘核（先煎）10 g，郁金 10 g，浙贝母 10 g，橘叶 10 g，山慈菇 15 g，三棱 15 g，生牡蛎（先煎）30 g，莪术 15 g，海藻 30 g。每日 1 剂，水煎分 2 次服。

二诊：服药 7 剂后，乳肿块缩小 1/2。腰腿酸软，倦怠乏力症状消失。原方去淫羊藿、肉苁蓉，加当归 12 g，炮穿山甲（先煎）15 g，继服。

三诊：又服药 10 剂后，乳房肿块消失。随访半年，未见复发。

按语：男性乳房发育症好发于青春期前后及老年期，西医手术治疗创伤大且局部瘢痕形成影响外观，不易被患者接受，中医治疗有独特疗效。《疡科心得集·乳痈乳疽证》："男子乳头属肝，乳房属肾，以肝肾血虚，肾虚精怯，故结肿痛。"《外证医案汇编》："乳中结核，虽云肝病，其本在肾。"强调了肝肾在乳房疾病发病中的重要地位，中医学认为，本病多因肝肾不足，痰瘀凝结而成，治以温肾化痰。方中郁金、橘叶、橘核疏肝理气，消核止痛；肉苁蓉、淫羊藿益肾壮阳；三棱、莪术活血逐瘀；浙贝母、山慈菇、牡蛎、海藻化痰软坚。诸药合用，共奏温肾化痰，散结消核之功。

3. 从肾阳亏虚、肝郁气滞论治　患者，男，60 岁。患者半个月前偶然发现右乳隆起，胀痛，自我触摸有结块，遂来就诊。否认有肝炎、肝硬化、心脏病、糖尿病病史，否认服其他药物史。检查见右乳明显肥大，显女性样隆起，在乳头上方可扪及约 1 cm×2 cm 大小圆扁状肿块，压痛，质韧，活动，光滑。B 超检查：右乳腺管增生、扩张。查血清雌激素正常，睾酮低于正常值。诊断为男性乳房发育症。辨证属肾阳亏虚，肝郁气滞。治以温肾疏肝之法。

处方：熟地黄 15 g，肉苁蓉 12 g，菟丝子 15 g，仙茅 15 g，淫羊藿 15 g，鹿衔草 15 g，枸杞子 15 g，生地黄 15 g，杜仲 15 g，柴胡 12 g，炒白芍 15 g，炒白术 12 g，橘络 10 g，制大黄 5 g，炙甘草 5 g。每日 1 剂，水煎分 2 次服。3 个月为 1 个疗程。

服药 1 个疗程后，右乳胀痛及肿块均消失。B 超复查右乳正常。复查血清睾酮亦属正常。随访 2 年，未见复发。

按语：现代医学认为，此病与体内雌激素、雄激素的比例失调有关。有肝炎、肝硬化史的患者因肝功能损害，解毒功能低下，人体过多的雌激素不能在肝脏破坏，而作用于靶器官。而中老年人随着睾丸生理性萎缩，可以发生激素代谢障碍，使雄激素向雌激素转化增加，使雌激素水平相对增加，直接刺激乳腺组织使之增生，故在治疗上要审清病因，去除某些药物原因，积极治疗原发病。

本病从中医学角度而论，陈实功《外科正宗·乳痈论》论乳病的病机："男子乳疾与妇人微异，女损肝胃，男损肝肾。盖怒火房欲过度，至肝虚血燥，肾虚精亏，血脉不得上行，肝经无以荣养，遂结肿痛。"男子乳头属肝，乳房属肾。本病发生的基本原因是肝肾不足，阴阳乖戾，痰核兴于乳。故治疗上，当以温肾壮阳，疏肝和肝为主。方中仙茅、淫羊藿、鹿衔草、肉苁蓉、菟丝子等温补肾阳而益"天癸"；柴胡、炒白芍、炒白术、橘络疏肝理气。现代药理学证明，仙茅、淫羊藿提取液有雄激素样作用，能增加性功能，调整激素紊乱；鹿衔草、制大黄提取液具降低雌激素的功能。

4. 从肾元阳气亏虚、肝郁痰凝血瘀论治　石某，男，58岁。半年来左侧乳房胀痛反复发作，近2个月内左侧乳房明显增大，肤色正常，无寒热，伴烦躁易怒，食欲不佳，腰膝酸软，夜尿增多。检查：左侧乳房可触及 6 cm×6 cm 质较硬的圆形肿块，边缘光滑，活动尚可，轻度触痛。舌质浅淡，舌体胖嫩，边有齿痕，舌苔薄白，脉弦细无力。辨证属肾阳气虚，肝失濡养，气滞痰凝，瘀阻乳部。治宜补肾调肝，化痰活血，软坚散结。

处方：熟地黄 15 g，制附子（先煎）15 g，山茱萸 10 g，益智 15 g，肉桂 5 g，白芍 15 g，茯苓 12 g，夏枯草 15 g，丹参 15 g，赤芍 15 g，浙贝母 15 g，玄参 15 g，牡丹皮 15 g，郁金 15 g。每日 1 剂，水煎分 2 次服。并用热淡盐水毛巾敷患侧乳房，每日 3 次。

二诊：服药 10 剂后，诸症减轻，肿块缩小。效不更方，守方再进。

三诊：又服药 10 剂后，症状基本消失。上方随症加减，又连续服药 1 个月，乳房肿块基本消失。为巩固疗效，改服金匮肾气丸，每日 2 次。服用 1 个月后，病告痊愈。随访 2 年，未见复发。

按语：男性乳房发育症是一种临床上较少见的慢性疾病。《诸病源候论》："女子乳头属肝，乳房属胃；男子乳头属肝，乳房属肾。"又足少阴肾经，上贯肝膈而与乳相连。本病其本在于肾气不充，肝失濡养，导致肝气郁结，痰湿中阻，气滞血瘀于乳部。治疗应以调补肝肾为主，佐以化痰软坚，活血散结。方中用金匮肾气丸温阳补肾，调理肝脾；赤芍、白芍、丹参、柴胡柔肝疏肝，活血化瘀。从临床疗效看，化痰、软坚药物必不可少，且以夏枯草、浙贝母疗效较好，但用量要大。临床疗效与病程和年龄有密切关系，病程短、年龄小者治疗效果好。治疗必须连续服药数月以上，且以汤剂疗效较好。

5. 从肾阳亏虚论治　刘某，男，54岁。近半年来左侧乳房内出现一小肿块，隐隐胀痛，触摸或摩擦时胀痛尤甚。曾在市某医院男性科诊治，给予他莫昔芬及逍遥丸治疗，无明显疗效。诊见身材稍瘦，平素常腰膝酸软，性事不佳。查左侧乳房略隆起，乳晕下触及一结节，直径 2.5 cm，质地一般，能滑动，压之胀痛明显，无发红、发热现象，右侧乳房正常，舌质浅淡，边有齿印，苔白滑。未服用过激素类及引起男子乳房发育的其他可疑药物。实验室检查：睾酮 10.5 nmol/L，低于正常值。FSH 及 LH 在正常范围。辨证属肾阳亏虚，治宜温补肾阳。

药用成药金匮肾气丸口服，每次 10 粒，每日 3 次。连服 6 周后，左侧乳房内结节即消失，性功能亦康复。随访 1 年余，未见复发。

按语：男性乳房发育症在临证时多见肝气郁结，治宜疏肝理气，可选用逍遥丸治疗。但本案为肾阳亏虚，体内雄激素睾酮低下所致，故应选用温补肾阳的金匮肾气丸治疗。现代药理研究证实，金匮肾气丸有提高雄激素的作用，此为本例取效之原因所在。

第七十三章 前列腺增生症

前列腺增生症又称前列腺肥大。它是指肥大或增生的前列腺压迫后尿道及膀胱颈部，导致以尿路梗阻、尿潴留为主要临床特征的综合征。是老年男性常见病之一，其发病与老年性激素平衡失调，长期反复发作的前列腺局部炎症，以及营养代谢紊乱等有关。

根据前列腺增生症的临床特征，其属于中医学"癃闭"范畴。

从肾论之理

中医学认为，本病多因年老体弱，久病体虚，房劳过度，导致肾阳衰微，肾气不充，膀胱失于温煦，气化不及而小便不通。或素体阴虚，或久病及肾，热病真阴暗耗，以致肾阴亏损，虚火自炎，无阴则阳无以化，水液不能下注膀胱，导致小便短涩。或情志不畅，肝气郁结，或暴怒伤肝，气逆瘀停，或病久瘀血内阻等，致气滞血瘀，日久则癥积渐成，水道受阻，小便通而不爽，甚至溺窍闭而点滴不出。或外感风寒，郁久化热，或外感风热、燥热之邪，致肺热壅滞，失其治节，肃降失常，不能通调水道而排尿困难。或湿热蕴结膀胱，膀胱气化不利，而致小便不通。或饮食劳倦，损伤脾胃，中气下陷，清气不升，浊阴不降而致小便难以排出而成癃闭。由此可见，前列腺增生症之病机有虚实两端，其虚者多为肾阳虚衰、肾阴亏虚、肾气亏虚；其实者则多为寒凝、血瘀、痰湿，且此之实亦常为前者之虚而夹实。故何清湖认为，肾虚血瘀是前列腺增生症的基本病机。

中医学对一种疾病的发病学的研究，主要在于探讨该病的发病原因及其引起的病机转化，强调功能方面的变化。一种疾病，无论其发病原因和发病机制多么复杂，总有一定的规律可循。在临床上表现出纷繁的临床症状的背后，存在着决定疾病发生、发展和转化的内在机制，构成这种疾病的共同本质，成为病因病机的主要矛盾，即疾病的基本病机。

虽然，对前列腺增生症的中医学病名，古代未见专门论述。然其因机证治相关内容可见于癃闭、淋浊、小便不利等病症的文献记载。纵观古代医家对"癃闭"或"小便不利"的认识，现代医家对前列腺增生症病机的认识看，其立论众说纷纭，均言之有理，而又莫衷一是，或失之偏颇，或面面俱到、主次不分。其关键在于未能抓住发病中的基本病机，而使主证不明、层次不清。怎样探求前列腺增生症的基本病机？传统的象-理-效，仍是确立病机所必需的三要素，即病机确立的依据首先是四诊中获得病象，即"审症求因"的过程；其次是概括这些病象所据的理论观念；再次就是在这种理论观念指导下制定的方药对病象的反馈性检验，即疗效。

前列腺增生症临床症状主要是下尿路梗阻，梗阻的发展非常缓慢，当梗阻达到一定程度时，可出现排尿困难、尿频甚或尿潴留，加上肛门指检触及前列腺腺体的增大，构成了前列腺增生症的主要临床表现，成为临床诊断的主要依据。

中医学认为，肾为先天之本，肾气及与肾气密切相关的天癸，决定了人体的生、长、壮、老、死的整个生命过程。中年以后，肾气渐衰，人体功能逐渐减弱，许多老年性疾病由此而生。有学者曾对天癸（肾气）与生殖、男性副性征及性腺（包括前列腺）、性功能的关系进行了系统的探讨。证实年老-肾虚-天癸竭与男性生理及泌尿生殖系的许多病理直接相关。肾虚与衰老的密切关系得到充分肯定，但部分学者提出不能单独以肾虚论衰老，而倡"肾虚血瘀衰老观"。随着年龄的增大，血瘀证的发生亦明显增加，体质属瘀滞质的比例与年龄的递增呈极显著正相关，提示随着增龄瘀滞质或兼瘀质日增。前列腺增生症是老年男性泌尿生殖外科的一种常见病、多发病，其发病多见于 50 岁以后，很少在 50 岁以前出现症状。国内 60 岁以上发病率约占 55％以上，且随着年龄的增大，其发病率增加。从年龄与发病率的关系看，肾虚血瘀与前列腺增生症存在着某种内在的联系。

正常人小便的通畅，有赖于三焦气化的正常，而究其三焦气化之本，则源于肾所藏的精气。肾的气化正常，则开阖有度。若肾的气化功能失常，则关门开阖不利，或气化不及，或固摄无权，即可出现排尿困难、尿频甚至尿潴留的症状。由于体质的差异或其他因素的影响，患者可出现偏阳虚或偏阴虚的不同。年老体弱，或久病体虚，肾阳不足，命门火衰，"无阳则阴无以生"，气化不及州都，致膀胱气化无权，而致小便不通或点滴不爽，排尿无力；或下元虚冷关门不利，而致尿频、夜尿尤甚，或见小便自溢而失禁，夜间不觉而遗溺等症状；或下焦积热，日久不愈，津液耗损，导致肾阴不足，"无阴则阳无以化"，也可出现排尿困难如小便频数不爽、淋漓不尽的症状。

血瘀既是脏腑功能失调所导致的一种病理产物，同时又是一种重要的致病因素。瘀血败精，阻塞尿路，尿路不畅，可导致排尿困难，点滴而下或尿细如线，甚则阻塞不通、小腹胀满疼痛的症状。正如张景岳所云："或以败精，或以槁血，阻塞水道而不通也。"临床所见的舌紫暗，或有瘀点瘀斑，脉涩或结代，即是血瘀证的征象。前列腺增生症的体征最特异的表现是前列腺腺体的增大，单就其增大的腺体而言，实际上可归类为中医学的"癥瘕"或"积聚"范畴。《活法机要》："壮人无积，虚人则有之。"《景岳全书·积聚》："凡脾肾不足及虚弱失调之人，多有积聚之病。"认为积聚是在正虚感邪，正邪斗争而正不胜邪的情况下，邪气入侵作祟，逐渐发展而成。

前列腺增生症的发病率随着年龄的增大而递增，其临床症状亦多呈现一派肾虚的症状。因而，可以认为前列腺增生症患者前列腺腺体的增大亦与肾虚有关。肾虚是前列腺腺体增生的基本条件，这与西医学认为年老是前列腺增生症发病的基本条件吻合。年老体弱，肾气亏虚，血运无力；或又情志所伤，气病及血；或病久瘀血内阻，气滞血瘀。气血运行不畅，经隧不利，脉络瘀阻，日积月累，凝结成块则为积。王清任在《医林改错》中即特别强调积聚之成，无不与瘀血有关："无论何处，皆有气血，气无形不能结块，结块者必有形之血也。"血瘀的形成与前列腺增生症患者前列腺腺体增生的病理改变密切相关，血瘀是前列腺腺体增生病理改变的关键环节。肾虚与血瘀相互影响，构成前列腺腺体增生的病理机制。

总之，根据前列腺增生症的发病特点（随着年龄的增大发病率逐渐增高），临床表现特征（以排尿障碍、尿频、老年退行性症状为主症）和病理特征（前列腺腺体病理性增生）。结合中医学理论，如《内经》的"肾虚衰老"说，张仲景的"肾虚气化不利"说，唐容川的"血瘀水道不利"说，王清任的"血瘀致痛"说等，本病的基本病机是肾虚血瘀，即肾虚气化不利和前列腺病理性增生的瘀血内阻，构成前列腺增生症发病的两大关键。现代医学认为，前列腺增生症引起排尿障碍的病理机制是由增生的前列腺压迫引起尿道前列腺梗阻（静力因素）、平滑肌导致的张力因素（动力因素）以及膀胱逼尿肌的收缩无力等多种因素，这与中医学"肾虚血瘀"的发病学说亦较为吻合。

从肾治之验

1. 从肾元阳气衰惫、气血亏虚瘀阻论治　患者，男，74 岁。小便淋漓不尽，夜尿增多 8 年余，未予系统治疗。1 周前出现尿急、尿痛、尿细线，排尿等待，继之点滴不通而入院。经保留导尿，膀胱抗生素冲洗，口服前列康、诺氟沙星胶囊等治疗，病情有所缓解；当导尿管取出后，小便仍不通，患者要求中药治疗。B 超检查：前列腺 Ⅱ 度增生，并尿潴留 200 mL。症见面色㿠白，腰膝酸软，小腹坠胀，舌质浅淡，边有齿痕瘀点，舌苔白，脉沉涩。辨证属肾元阳气衰惫，气血亏虚，瘀阻膀胱。治宜温补肾阳，益气通窍，行瘀散结，清利水道。方选补阳还五汤加味。

处方：川牛膝 50 g，杜仲 10 g，肉桂 10 g，黄芪 60 g，当归 15 g，赤芍 10 g，川芎 10 g，地龙 10 g，桃仁 10 g，红花 10 g，夏枯草 10 g，浙贝母 10 g，海藻 10 g，昆布 10 g，车前子（包煎）30 g，

白茅根 30 g，石韦 12 g，炮穿山甲（先煎）10 g。每日 1 剂，水煎分 2 次服。保留导尿。

二诊：服药 7 剂后，自觉诸症好转，要求取出导尿管后，尿流已基本正常。效不更方，原方继服。

三诊：又服药 15 剂后，临床症状基本解除。B 超检查：前列腺增生Ⅰ度，残余尿 50 mL，尿液常规检查正常。嘱原方再进。

四诊：又服药 10 剂后，诸症消失。B 超复查：前列腺稍大于正常，无尿残余。随访 1 年，病未复发。

按语：本病多因年老体衰，气血亏虚，肾阳衰惫，瘀血败精瘀阻膀胱，日久致腺体增生，膀胱气化不及州都，气化无权为主要病因病机。补肾利水，益气活血，化瘀消癥，软坚散结是本病的治疗原则。方选补阳还五汤加味而治之。方中黄芪补气升阳，扶正利水；当归、赤芍、川芎、桃仁、红花活血化瘀消癥；夏枯草、浙贝母、海藻、昆布软坚散结；地龙通经活络，利水通淋；杜仲、肉桂补肾温阳，化气行水；车前子、石韦通淋利水；牛膝能走能补，偏于活血，补肾化瘀，利水通淋，且引诸药下行直达病所，用量宜重，能取速效，是方中要药。诸药配伍，瘀浊得除，使正气得复，窍道通利，开合有度而获佳效。

2. 从肾虚不固、痰瘀互结论治　赵某，男，65 岁。因小便滴沥不通，在某医院诊断为前列腺增生症。诊见尿频滴沥不畅，排尿无力，夜尿增多，排尿时间延长，伴腰酸痛，膝软乏力，四肢怕冷，舌质暗淡，脉沉弱。辨证为肾虚不固，痰瘀互结。

处方：益智 15 g，肉桂 5 g，山茱萸 10 g，五味子 6 g，炮穿山甲（先煎）12 g，浙贝母 30 g，乌药 15 g，沉香 3 g。每日 1 剂，水煎分 2 次服。

二诊：服药 10 剂后，排尿较前通畅，时间缩短，夜尿减少，腰膝酸软、四肢畏寒等症减轻。上方加莪术 20 g，黄芪 30 g，继服。

三诊：又服药 20 剂后，排尿正常。

按语：患者年逾六旬，肾气亏虚则腰膝酸软，尿频畏寒；肾之气化功能减弱，不能正常行气化痰，导致痰瘀互结，阻塞尿路，出现排尿不畅。方中以乌药、益智为主，以温肾调气；肉桂、沉香以补命门之火而纳肾气司开合；山茱萸、五味子助益智益肾固精缩尿；穿山甲、浙贝母化痰散结。诸药合用，补益肾气，使膀胱开合有度，痰化瘀消，诸症得愈。

3. 从肾阳亏虚、瘀血凝结论治　张某，男，65 岁。患者排尿不畅已历 5 年余，曾多次出现尿闭而导尿。近觉腰部酸痛，夜尿 7～8 次，小便滴沥不爽，手足不温，舌质暗，舌苔薄，脉弦滑。辨证属肾阳亏虚，气化不利，瘀血凝结，水道不通。治以温肾益气，活血化瘀，软坚散结，通利水道。

处方：熟地黄 30 g，制附子（先煎）10 g，肉桂 10 g，山药 15 g，山茱萸 15 g，川牛膝 15 g，茯苓 15 g，白术 15 g，炮穿山甲（先煎）10 g，地龙 20 g，泽泻 10 g，王不留行 15 g，通草 5 g。每日 1 剂，水煎分 2 次服。

二诊：服药 10 剂后，夜尿明显减少，手足转温，余症均明显减轻，上方去附子、肉桂继服。

三诊：又服药 10 剂后，其病痊愈。随访至今，未见复发。

按语：正常人小便的通畅，有赖于三焦气化功能的正常，而三焦气化主要依靠肺、脾、肾三脏来维持。肾气虚衰，是本病发病的基础。50 岁以上的老年人，处于正气渐衰的时期。《素问·上古天真论》：男子"七八，肝气衰，筋不能动，天癸竭，精少，肾脏衰，形体皆极"。肾精不足，必累及肺脾之气，从而影响三焦正常的气化功能。肺脾气虚则运行无力，易成瘀血内阻之证。气虚则水湿不化，瘀阻水道而致小便不利。因此，本病的病因病机以肾虚为主，兼有瘀血内阻，水湿不化。其总治则为补肾益气，化瘀散结，通利水道。方中熟地黄、山茱萸滋补肾阴；山药、茯苓、白术益气健脾；川牛膝、穿山甲、王不留行化瘀散结；泽泻、地龙、通草清热，通利小便。临床实践证明，补肾健脾有利于调节膀胱功能；化瘀散结，通利小便，有助于腺体的回缩及临床症状的改善。只要辨证准确，用药精良，定能取得佳效。

4. 从肾阳虚损、气化失司论治　司某，男，65 岁。主诉排尿不畅 3 年，加重 1 周。3 年前因排尿不畅，泌尿外科确诊为前列腺增生症，但未予系统治疗。1周前因小便困难点滴不爽，伴小腹胀紧不适，到医院诊治，外科建议手术治疗，患者因冠心病惧怕手术，改中医治疗。血压120/90 mmHg。心电图检查：冠状动脉供血不足。患者形体消瘦，大便干结，腰酸足冷，舌体胖，舌质淡，脉弦缓，沉取无力。辨证属肾阳虚损，气化失司。治宜温补下元，以助气化。方用肾气（丸）汤加减。

处方：熟地黄25 g，山茱萸12 g，山药12 g，牡丹皮10 g，茯苓10 g，泽泻10 g，肉桂3 g，制附子3 g，牛膝12 g，车前子（包煎）12 g，肉苁蓉15 g，乌药10 g，琥珀（研末冲服）3 g。每日1剂，水煎分2次服。

二诊：服药10剂后，症状缓解，大便已通。药已中的，予上方继续服。

三诊：又服药15剂后，诸症大减。后改服成药金匮肾气丸，以资巩固疗效。半年后随访，病情稳定。

按语：方中熟地黄滋补肾阴；山茱萸、山药滋补肝脾，辅助滋补肾中之阴，以上3味用量较重；肉桂、制附子温补肾中之阳，用量较轻，意在微微生长少火，以生肾气；以泽泻、茯苓、牡丹皮泻肾脾肝之浊，兼制诸药。如此则阴阳协调，刚柔并济。柯韵伯曾于《医宗金鉴·删补名医方论》一书中评述此方："此肾气丸纳桂附于滋阴剂中十倍之一，意不在补火，而在微微生火，即生肾气也。"本方配伍，属阴中求阳之法，正如张介宾《景岳全书·新方八阵》云："善补阳者，必于阴中求阳，则阳得阴助，而生化无穷。"患者年老病久，肾气已衰，气化无力，水道受阻，因而溺不得出。治用肾气丸温补下元，以助气化，肾司二便之职得复，溲便自为之通利。

5. 从肾阳亏虚、固摄失职论治　刘某，男，70岁。患者尿频4年余，每夜小便5～6次，且小便滴沥不净，畏寒肢冷。西医诊断为前列腺增生症。曾服前列康半年，尿通3个月，效果不佳。后又服特拉唑嗪治疗，效果也不满意而改中医治疗。既往有高血压病史。服药前B超检查：前列腺2.1 cm×2.8 cm×5.3 cm。舌质浅淡，舌苔薄白，脉沉细。辨证为肾阳亏虚，固摄失职，治宜温肾补阳。予服成药金匮肾气丸，每次1丸，每日2～3次。30日为1个疗程。

服药7日左右开始见效，夜尿次数减少到3～4次。坚持服药4～5个疗程后B超复查：前列腺2.1 cm×2.7 cm×4.4 cm，小便每夜1～2次，畏寒肢冷症状消失，尿不净感基本消失。

按语：从西医角度看，前列腺增生症的病因目前尚不完全清楚，可能与老年人性激素平衡失调有关。从中医学角度看，虽然病标在膀胱，病本却在肾脏。因为"肾主水，膀胱为津液之府。此二经为表里。"（《诸病源候论》）膀胱的气化功能，取决于肾气的盛衰，肾气有助膀胱气化津液和主宰膀胱开阖，以约束尿液的作用。肾气充实，固摄有权，膀胱气化有力，开阖有度，能够维持水液的正常代谢。如果肾气不充，则膀胱气化无力，开阖失度，水道不畅，出现尿频，小便不利等症状。老年男性之所以容易患此病，原因在于人到老年之后，肾气自衰，阳气不足，气不摄纳。据现代医学研究，人进入老年以后，肾脏本身的质量随着年龄的增长而降低，从50～80岁要减少20%，70岁以后，肾髓质部分的纤维化更为明显，肾单位的数量也大为减少，肾结构的这些变化，必然引起肾功能的相应降低。特别是多数老年患者往往兼有其他慢性病，年老体衰，久病体虚，更易导致肾气虚弱。

从临床上看，前列腺增生症患者的临床症状，绝大多数都与肾阳虚有直接关系。除了尿频，小便不利等症状外，多数患者舌质淡，脉虚弱，腰以下有冷感，腰膝无力，一些患者还伴有听力减退或耳聋，这都是肾气虚弱的表现。肾主水，肾阳为调节水液的动力，肾阳不足，不能固摄水液，故小便次数多。根据阴阳学说，日为阳，夜为阴，肾阳虚则夜间尿频甚于白天。肾阳虚衰则气化无力，气化无力，则小便不利，滴沥不净，甚者尿闭。肾阳不充，气化不及膀胱，则腰以下有冷感。肾阳虚则舌质淡，脉虚弱，腰膝无力。肾开窍于耳，老年人肾气衰弱，故常伴有听力减退或耳聋。

由此可见，出现上述症状的关键在于肾阳不足。根据"治病必求其本"的原则，应采取补益肾气，温补肾阳的治法。肾气得补，膀胱自强，诸症不复得见。但阴阳又是相互联系，相互依赖，相互制约，相互转化的，补阳太过，则伤其阴，且补阳之药每多辛燥。容易燥伤肾阴，故补阳之中，还应兼以补阴。即甘温补肾阳的药物往往与甘润补肾阴的药物同用，以便阴阳相互作用，协调平衡。《景岳全书》：

"善补阳者，必于阴中求阳，则阳得阴助，而生化无穷；善补阴者，必于阳中求阴，则阴得阳升，而源泉不竭。"因此在临床上用金匮肾气丸治疗前列腺增生，使阴阳相互协调，肾气充足，诸症自然消除。

6. 从肾阳亏虚、寒凝血瘀论治　黄某，男，66 岁。患者自去年入冬以来夜尿频多，尿后有滴沥不尽之感，伴腰膝冷痛，四肢不温，渐至尿细如线，排尿困难。就诊时小便点滴而出，小腹胀满而痛，尿意紧迫，辗转不安。观其面色苍白，形寒肢冷，舌质浅淡，边有瘀斑，舌苔白润，脉沉涩。诊其小腹膨隆，叩诊音实。直肠指检可扪及前列腺肿大，表面光滑，无压痛，中间沟消失。B 超检查：前列腺肥大。西医诊断为前列腺增生症，尿潴留。中医辨证属肾阳亏虚，气化失常，寒凝血瘀，尿道被阻之癃闭。先予导尿，以解患者之急。治予温肾逐瘀，软坚散结之法。

处方：制附子（先煎）12 g，肉桂（后下）5 g，淫羊藿 15 g，炮穿山甲（先煎）15 g，熟地黄 20 g，山茱萸 10 g，山药 12 g，桃仁 10 g，川牛膝 10 g，浙贝母 10 g，琥珀（研末冲服）3 g，甘草 5 g。每日 1 剂，水煎分 2 次服。

二诊：服药 2 剂后，拔出导尿管，能断续排尿。上方去琥珀，加黄芪 20 g，续服。

三诊：又服药 20 剂后，排尿正常，持续服药 45 日，肛门指检及 B 超检查，前列腺缩小接近正常范围，嘱常服成药金匮肾气丸。随访 1 年，病未复发。

按语：前列腺肥大为有形之积块，由肾中阳气亏损，下焦阴寒偏盛，寒凝血瘀，久而成之。积块阻塞尿道，加之肾阳不足，膀胱气化不利，而致排尿无力，遂成癃闭之证。治疗应以温肾逐瘀为法。温肾可散寒凝，助气化；化瘀以消积块，通尿道。标本同治，攻补兼施，方能切合病机。方中制附子、肉桂、淫羊藿温肾祛寒；熟地黄、山茱萸滋阴以壮阳，取阴中求阳之意；炮穿山甲、桃仁、川牛膝、琥珀、浙贝母活血逐瘀，消肿散结；甘草、山药健脾益气，以助气化。从而肾中阳气得复，寒凝得散，瘀化积消，前列腺组织血液循环加快，代谢增强，肿胀消退，而达有效之功。

7. 从肾阳衰微、湿热痰瘀论治　史某，男，71 岁。宿患前列腺增生症 20 余年，小便排出不畅，因患者同时患有高血压、冠心病、糖尿病，不适于手术，所以一直采用保守治疗，症状减轻不明显。近 1 个月以来小便不通，点滴而下，小腹胀痛难忍。尿常规：白细胞计数 30～40 个/HP。西医诊断为前列腺增生症合并尿路感染。终日导尿，患者痛苦不堪，曾静脉滴注多种抗生素无明显疗效；服清热解毒、利尿通淋之中药八正散之类 20 余剂，效亦不显。现自觉小便滞涩不畅，尿道灼热不适，小腹以及会阴部坠胀疼痛，腰部酸痛乏力，大便秘结 2～3 日 1 行，舌质红，脉弦滑而稍数。中医辨证为肾阳衰微，下元虚寒，湿热痰瘀，阻塞水道。治以调补肾中阴阳，清热利湿法。方用滋肾通关（丸）汤合八味肾气（丸）汤加减。

处方：熟地黄 25 g，肉桂 10 g，制附子（先煎）10 g，山茱萸 15 g，山药 15 g，茯苓 15 g，牡丹皮 15 g，泽泻 15 g，黄柏 15 g，知母 15 g，瞿麦 20 g，萹蓄 20 g，车前子（包煎）20 g，石韦 15 g，大黄 10 g，桃仁 15 g，甘草 15 g。每日 1 剂，水煎分 2 次服。

二诊：服药 21 剂后，不需导尿，小便可以自行排出，但仍不甚通畅，尿道灼热基本消失，腰酸痛，小腹及会阴胀痛大减。大便每日 1 行，但排不爽。尿常规：白细胞计数 8～10 个/HP。嘱原方继服。

三诊：又服药 14 剂，尿常规恢复正常，排尿基本通畅，但仍有尿频，尿等待，尿线细，尿有分叉现象，偶尔觉小腹及会阴部坠胀，大便 1 日 1 次，排出顺利。舌质紫，脉沉弦。此为热邪已去，湿浊痰瘀阻滞下焦，导致水道不畅。治以补肾助阳，化瘀利湿。

处方：知母 15 g，黄柏 15 g，肉桂 10 g，制附子（先煎）10 g，熟地黄 25 g，山茱萸 15 g，山药 15 g，茯苓 15 g，牡丹皮 15 g，泽泻 15 g，三棱 15 g，莪术 15 g，桃仁 15 g，土鳖虫 5 g，瞿麦 20 g，萹蓄 20 g，橘核（先煎）15 g，荔枝核（先煎）15 g，川楝子 15 g，小茴香 15 g。

以上方加减化裁，共服药 80 余剂，诸症消除。前列腺检查质地变软，体积缩小，基本不影响排尿。患者不仅小便恢复正常，而且体力明显增加。随访 1 年，状态稳定，未再复发而治愈。

按语：大量临床实践发现，本病之所以为临床中老年多发病，主要是与中年以及老年以后肾气虚弱、下元阳气不足的生理特点密切相关。中医学认为，人体的一切生理功能活动，生、长、壮、老均与肾气的盛衰程度密切相关。肾中的阴阳化合而产生肾气，人至老年肾气匮乏，肾元亏虚，肾与膀胱相表里，肾虚则膀胱气化无力，痰浊瘀血内生，加之正气不足，无力驱邪外出，以致气滞、血瘀、湿热、痰浊交互为患，阻滞不化，则病情迁延，反复不愈。

8. 从肾虚血瘀、痰浊阻窍论治 田某，男，72岁。患者进行性排尿困难3年，经服西药、中药及半年前行前列腺射频治疗后，仍无明显效果。现症：面色无华，发白稀疏，步履不稳，神识清楚，问答切题，小便频数，尿流细短，色泽不黄，夜尿尤多，一般7～8次，不痛无血，少腹憋胀，腰膝酸软，喜暖畏寒，纳呆少食，舌质暗淡，边有齿痕，舌苔薄白，脉细缓。尿常规正常。肾图检查：双肾轻度排泄延缓。B超检查：前列腺4.5 cm×4.5 cm×5 cm大小，膀胱内多个强光点，膀胱残余尿约80 mL。西医诊断为前列腺增生症，膀胱结石。中医辨证属肾虚血瘀，痰浊阻窍。治以补肾活血，化痰通窍。

处方：补骨脂20 g，菟丝子15 g，巴戟天10 g，淫羊藿10 g，肉桂5 g，王不留行10 g，丹参20 g，浙贝母10 g，牡蛎（先煎）30 g，皂角刺10 g，益母草40 g，海藻10 g，黄柏5 g，知母10 g，黄芪15 g，橘核（先煎）30 g，车前子（包煎）30 g。每日1剂，水煎分2次服。

二诊：服药7剂后，少腹憋胀、小便频数好转，夜尿次数减少，每夜5～6次，腰膝酸软，畏寒怕冷等症均有减轻，舌质暗淡，有齿痕，脉缓。效不更方，原方继服。

三诊：又服药7剂后，观面色红润，步履稳健，小便通畅，少腹憋胀消失，夜尿1～2次，腰膝酸软，喜暖畏寒等症皆除，并有3块小结石排出。嘱上方再服。

四诊：又服药7剂后，B超复查无残余尿，前列腺3 cm×3.5 cm×3.5 cm，膀胱内强光点消失。为巩固疗效，将原方配制成丸药服1个月。随访至今，小便通畅。

按语：前列腺增生症既往认为其病多为肾阳不足，气化不利；肺热内壅，湿热内阻；瘀血结聚，尿窍被阻等；而采用某单一方法治疗，常常不能收效。施汉章认为本病以肾虚为本，瘀血痰浊为标。肾虚气化不利，水湿内停，聚而为痰，痰浊阻窍，气血瘀滞，经脉不畅，故治疗当标本同治，将补肾、活血、化痰之法合而用之。方中补骨脂、菟丝子、巴戟天、淫羊藿、肉桂、黄芪补肾健脾，使肾气旺盛，气化正常，脾运得复，水津得布则痰无所生；王不留行、丹参、皂角刺活血化瘀，疏通窍道、经络、瘀血；海藻、橘核、牡蛎、浙贝母软坚化痰；益母草、车前子使水湿痰浊得利；知母、黄柏以制其因补肾而相火虚炽。如此组方施治，肾虚得补，瘀血痰浊得化，较之单一方法的治疗，收效更速。

第七十四章　慢性前列腺炎

　　慢性前列腺炎是指前列腺非特异性感染所致的慢性炎症。本病起病缓慢，反复发作，症状复杂，缠绵难愈。临床以会阴部或少腹部坠胀隐痛，精索、睾丸部不适，腰部酸痛，终末尿混浊，或轻度尿频、尿急、尿痛、尿道刺痒，夜尿增多，尿后余沥或尿道口有分泌物等为主要表现。

　　根据慢性前列腺炎的临床特征，其属于中医学"尿浊""精浊"范畴。

从肾论之理

　　中医学认为，本病多因嗜食膏粱厚味，辛辣炙热之品，或饮酒太过，损伤脾胃，脾失健运，酿生湿热，循经下注；或性事不洁，湿毒之邪内侵，蕴积精宫；或欲念不节，相火妄动，所欲不遂，忍精不泄而致败精流溢；或感受寒湿之邪，厥阴经气凝滞，气血运行不畅，瘀久化热，与湿搏结精室；或"热淋""精热"治疗不彻底，湿热余毒未清；或禀赋不足，劳累过度，或久病伤及脾肾，脾虚则湿浊难化，肾虚则精室不能闭藏，精元失守而为病。湿热为病，腺体血脉瘀阻，腺液排泄不畅，是前列腺炎进入慢性过程的基本病理。湿热为潴留的炎性分泌物，血瘀体现在前列腺长期充血，二者互为因果，故病情顽固而难治。尽管慢性前列腺炎临证有湿热、血瘀之标实证的一面，但病之根本却是肾虚，故施治仍当以补肾为主。

　　魏道祥认为，前列腺体位于盆腔深部，外有纤维包膜，腺体呈管泡状结构，血管分布较少。前列腺炎慢性期在腺泡内及其周围有不同程度的浆细胞、巨噬细胞浸润和区域性淋巴细胞集聚，结缔组织增生，腺管的管腔变狭，脓细胞、脱落的上皮细胞不易排出而阻塞小管，渐至变性，形成屏障；以及膀胱颈及前列腺尿道痉挛所致的前列腺内尿液反流；表现为脉络瘀阻，郁滞不通。《证治要诀·白浊》："精浊窒塞窍道而结者。"张景岳云："或以败精，或以积血，阻塞水道而不通也。"致药物难以进入腺体内部而发挥治疗作用，使病情迁延不愈。故对此病的治疗，当在温补肾气充下元、助气化的基础上，以祛瘀散结为导为治，令药直达病所，收气充瘀散之功。

　　经云："劳者温之，损者益之。"患者往往以膀胱有尿而涩于利通为主苦，原由湿热流注精室所致。治宜清利固然是其道理，但要达到通利的目的，并非一律采用利尿之法。况此湿热是由肾气虚弱、脾运失健而成，若妄用苦寒，则元气更伤。经云："中气不足，溲便为之变。""脾病能使九窍不通。"（《脾胃论》）饮食劳倦伤脾，致中焦元气虚弱，则可引起升降失常，清气不升，浊阴不降，其清者反成湿浊流于下。鉴此湿浊乃水谷精微不得输布而下流所致，故从气治。气即是水，治气即是治水。又后天脾土，非得先天之气不行，故在温补肾气的基础上，从诸虚不足先建中气之则，扶脾之气以资中州。升脾之阳以降浊阴，复其升降之机，使水谷精微不下流而成湿也，达清升浊降，湿去热孤，下窍通利的目的。

　　著名中医学家张琪则认为，基于本病病机多为虚中夹实，虚者肾虚，实者血瘀湿热，故其施治：

　　其一，当补肾祛瘀，寓攻于补。慢性前列腺炎大多好发于中老年，以增生为主，阻塞尿路，以致小便点滴而出，甚则闭塞不通，病势缠绵，中西医均无明确有效疗法。而大量临床实践证明，中医药治疗，不仅可以有效缓解本病的症状，而且能够巩固远期疗效，提高机体免疫力，防止复发，增强患者体质，改善生活质量。本病之所以为临床中老年多发病，主要是与中年以及老年以后肾气虚弱，下元阳气不足的生理特点密切相关。中医学认为，人体的一切生理功能活动，生、长、壮、老均与肾气的盛衰程度密切相关。肾中的阴阳化合而产生肾气，人至老年肾气匮乏，肾元亏虚，肾与膀胱相表里，肾虚则膀胱气化无力，痰浊瘀血内生，加之正气不足，无力驱邪外出，以致血瘀、湿热、痰浊交互为患，阻滞不化，则病情迁延，反复不愈。

本病中医学主要责之于肾，肾主水而司二阴，肾气虚则膀胱气化功能失司，不达州都，日久则湿热、痰浊、瘀血、气滞交互为患，阻滞不通，积久成块，形成小便淋漓不通。故肾元虚弱为病之本，湿浊阻滞为病之标，本虚标实。慢性前列腺炎患者临床表现，往往为肾虚与湿浊并见，可见腰酸膝软，倦怠无力，头晕耳鸣，畏寒肢冷，性欲减退，梦遗早泄，阳强易举，五心烦热等症状，同时伴有会阴部坠胀、阴茎、骶骨、肛门及下腹不适，尿急、尿频，尿道灼热疼痛，小便淋漓不畅，点滴而出，甚则尿闭。在治疗上要时刻注意标本兼顾、消补兼施，调补肾中阴阳与清热利湿，活血化瘀相辅相成，方能取得满意疗效。这时如果单纯强调利尿通淋，应用清热利湿之八正散、萆薢分清饮之类，不仅不能改善排尿状况，使小便通利，反而更伤肾中元阳，犯"虚虚"之戒，而延误病情，使腰酸膝软，倦怠乏力，梦遗早泄，头晕耳鸣等症状加重。相反，如果片面着眼于腰酸膝软，梦遗早泄等肾虚症状，强调补益肾气，一味应用桂附熟地黄之类，则使阻滞之湿热瘀血痰浊更甚，犯"实实"之戒，而耽误治疗，导致小便不利等症状进一步恶化。

其二，当病证相合，衷中参西。对本病之治，张琪并不单纯拘泥于中医学传统的理法方药，主张中西汇参，衷中参西。即以中医学传统理论为指导，参考现代病理药理研究成果，辨证与辨病相结合。对于慢性前列腺炎的病机的认识，西医认为男性老年或更年期后，体内性激素平衡失调，激素分泌下降，尤其以雄激素水平下降明显，则可使前列腺受累，而发生纤维增生肥大。再者年轻时因房劳过度，导致前列腺反复充血，以及反复发作的泌尿系感染均可以累及于前列腺。这一结论正好与中医学对肾虚的认识不谋而合，肾为人体先天之本，内寓元阴元阳，为一切生命活动的物质基础，人体在生、长、壮、老的生命过程中必将不断消耗能量而伤及肾气，进入老年阶段而出现身体自衰，因肾气的虚衰而逐渐衰老是老年人的生理特点之一。另外，肾主司二便、生殖，与膀胱相表里，房劳过度以及反复发作的泌尿系感染必将耗伤肾气。现代药理证明，补肾药尤其是补肾助阳药大多都具有性激素样作用。补肾助阳药可以有效改善因性激素水平偏低而导致的各种症状。

从另一角度视之，引起细菌性前列腺炎的致病菌，主要是大肠埃希菌。现代药理证明，大黄、苦参、连翘、蒲公英、紫花地丁、败酱草、黄柏、黄连等清热解毒药，对于大肠埃希菌具有良好的抑制作用。由于前列腺外包一层类脂膜，一般抗菌药物不容易渗透进入前列腺组织中，西药大多选择脂溶性、易解离、与血清蛋白结合度低的碱性药物。药理研究显示，中药活血化瘀药具有抑制成纤维细胞合成及肥大细胞增多的作用，对发生透明均质样变的胶原纤维疏松化或恢复正常，同时可以改善局部血液循环，促进炎症吸收，抑制炎性肉芽肿形成，提高网状内皮系统的吸附能力以及白细胞的吞噬功能，促进血栓血肿以及其他坏死组织的吸收。

从肾治之验

1. 从肾精亏损、湿热蕴结论治　丘某，男，40岁。小腹及睾丸隐痛，小便终末滴白，腰酸背痛，性欲减退，诊治4年未效。肛门指诊：前列腺有明显压痛。前列腺液检查：白细胞计数（＋＋＋），脓细胞1个/HP。舌质淡红，舌苔薄白，脉滑数。辨证为肾精亏损，湿热蕴结。治宜益精固精，清热降浊。

处方：熟地黄15 g，山药15 g，茯苓15 g，益智15 g，芡实15 g，萆薢15 g，黄柏10 g，黄连10 g，莲子10 g，石菖蒲10 g，丹参15 g，乌药10 g，川楝子10 g，金银花10 g，栀子10 g，蒲公英10 g。每日1剂，水煎分2次服。

二诊：治疗1个月后，症状消失。前列腺液复查：白细胞计数＜0.5个/HP。上方去金银花，加菟丝子15 g，继服。

三诊：又服药1个月后，诸症皆平。随访2年，病未复发。

按语：慢性前列腺炎分细菌性、非细菌性 2 种类型。西医应用抗生素治疗往往效果不满意。慢性前列腺炎属中医学"淋证"范畴，本案患者辨证为肾精亏损，兼湿热蕴结。肾虚为本，湿热为标。故治则应以补肾为主，兼以清热。现代研究表明慢性前列腺炎的重要病因为机体防御功能降低，而本方中补肾益精药可调节机体内环境，提高免疫功能，特别是恢复和增强前列腺局部免疫功能；清热药有利于炎症的消退；丹参活血，能改善局部血液循环，有利于提高局部药物浓度。另外，治疗慢性前列腺炎必须坚持服药，持之以恒，方能提高疗效。切忌病重时服药，病轻时间断。

2. 从肾气虚寒血瘀论治　陈某，男，31 岁。主诉婚后 5 年未育。婚前有手淫史，每周 1～2 次，历时约 7 年。婚后性生活几近每日 1 次，甚则 1 日 2 次。近 2 年来，曾到多家医院就诊，诊断为慢性前列腺炎。予以口服、静脉滴注抗生素，服中药疏肝理气，活血化瘀，通经活络，清热利湿剂百余剂，前列腺注射庆大霉素、地塞米松及坐浴等，效果不显著。刻诊：尿频、尿急，排尿时尿道灼热感，排便或小便终末时必有乳白色分泌物自尿道口滴出，腰背部钝痛，背部有压迫感，外生殖器、会阴部及肛门有胀痛感，延伸至腹股沟及耻骨上，性欲减退，性生活时不完全性阳痿、早泄。面色㿠白，形体消瘦，精神委顿，困倦乏力，畏寒明显，头昏耳鸣，腰膝酸软，足跟疼痛，舌质浅淡，舌苔薄白，脉沉细。直肠指诊：前列腺 1 度肿大，表面有结节，质较硬，压痛明显。B 超检查诊断为慢性前列腺炎、前列腺增生症。中医诊断为精浊，辨证属肾气虚寒血瘀。治予补肾活血泄浊汤加减。

处方：益智 12 g，桑螵蛸 12 g，牛膝 12 g，黄芪 30 g，桂枝 12 g，桃仁 12 g，乌药 12 g，炮穿山甲（先煎）12 g，虎杖 30 g，萆薢 30 g，石菖蒲 20 g，泽兰 20 g，升麻 5 g。每日 1 剂，水煎分 2 次服。每周服 5 剂。40 剂为 1 个疗程。

治疗 3 个疗程痊愈。随访半年后未复发，后告其妻妊娠。

按语：慢性前列腺炎多因房事过度，或有手淫恶习，或不正常的性欲思虑和性交行为，劳伤精气，以致肾气虚弱，湿热之邪外侵；或因平素饮酒过度，嗜食刺激性食物，以致脾胃运化失常，湿热内生，引起经络阻隔，气血瘀滞而成。《诸病源候论》："白浊者，由劳伤肾，肾虚故也。"李中梓云："白为肾虚有寒，因嗜欲而得……总之心动于欲，肾伤于色，或强行房事，或多服淫方，则精气流溢，乃为白浊。"程钟龄总结、继承历代治浊经验，又融合个人见解指出："浊之因有二种：一由肾虚，败精流注；一由湿热，渗入膀胱。"

鉴此肾气虚弱，瘀血阻滞，湿热下注之候，本虚标实之证，切不可拘泥于腺体炎症。治当遵"必伏其所主，而先其所因"之旨，重在温补肾气，冀肾气充盛，封藏司职，气化行水，开合有度。临床证实，首虑肾气失充，有利于第一时间用药，不但免费周折，而且收功显著。再者，肾气虚弱亦可使诸脏之气不足，然诸脏之气虚弱往往加重肾气虚损。故须从整体出发，在温补肾气的同时兼顾诸脏。这样既让肾气得到温补，又令诸脏功能强壮，全身功能提高，不但治疗得心应手，疗效提高，而且效果巩固。

3. 从肾阳亏虚、膀胱湿热论治　王某，男，35 岁。自述高中时因年幼无知，染上手淫恶习，引起前列腺炎，羞于向父母提起，治疗不及时，转为慢性，时有发作。现已结婚 4 年，一直未育，配偶体检一切正常。西医诊断为慢性前列腺炎，曾经中西医多方治疗，静脉滴注抗生素以及服补肾壮阳中药数十剂，均无明显效果。现自觉尿道涩痛不适，每次排尿后有少许脓性分泌物流出，小腹部、会阴部以及睾丸精索冷痛坠胀不适，偶尔伴有抽搐、痉挛现象，腰膝酸软，倦怠乏力，头晕耳鸣，性欲减退，夜寐多梦，梦遗早泄，畏寒肢冷，虽时值初夏仍穿毛衣，得温则诸症有所减轻，舌苔白，脉沉而无力。前列腺液常规检查：白细胞计数 40～50 个/HP，磷脂酰胆碱小体（＋）。精液常规：精子计数 $56 \times 10^9/L$，活动度 42%，畸形精子 35%。中医辨证为肾阳亏虚，膀胱湿热，加之久病必瘀。治以补肾温阳利湿，清热化瘀解毒。方用薏苡附子败酱（散）汤加减。

处方：制附子（先煎）15 g，熟地黄 20 g，山茱萸 15 g，山药 15 g，鹿角霜（包煎）20 g，胡芦巴 15 g，芡实 15 g，金樱子 20 g，败酱草 50 g，蒲公英 30 g，金银花 25 g，竹叶 15 g，瞿麦 15 g，薏苡仁 30 g，川楝子 15 g，橘核（先煎）15 g，小茴香 15 g，丹参 15 g，桃仁 15 g，赤芍 20 g，甘草 15 g。每日 1 剂，水煎分 2 次服。

二诊：服药 14 剂后，尿道症状明显减轻，白浊消失，小腹会阴部不适大减，体力较前有所增加，夜寐有所好转，畏寒明显减轻，梦遗早泄有所好转。前列腺液检查：白细胞计数 3～5 个/HP，卵磷脂小体（＋）。

后以上方随症加减，先后复诊 7 次，共服药 60 余剂，前列腺液检查及精液常规均恢复正常。同年其妻妊娠，次年剖宫产得一女婴，重 3.8 kg，正常生长至今。

按语：张琪的经验认为，慢性前列腺炎临床最多见于两种情况，一为肾中阴阳亏耗，湿热蕴结之证，主要表现为小便淋漓不畅，尿道疼痛，伴有腰膝酸软，喜按喜揉，卧则减轻，劳则加重，倦怠无力等。治当滋阴助阳，清热利湿。方药可选滋肾通关（丸）汤合八味肾气（丸）汤，加清热利湿之品。诸药合用，补肾之阴阳而利肾气，除湿热瘀血而通利水道。俟湿热瘀血得去，阻滞消除，肾气充沛，气化正常则小便通利。第二种情况为肾阳虚衰，膀胱湿热，寒热互结之证。主要表现为会阴部以及睾丸胀痛发凉，伴有腰膝冷痛，手足不温等。治当温阳利湿，清热解毒。方药可选用薏苡附子败酱散，加蒲公英、瞿麦、淡竹叶等。本案患者即属于此类。

4. 从肾阴亏虚、虚火内扰论治　王某，男，41 岁。诉会阴部隐痛 3 年，伴有腰酸，小便频数，余沥不尽，晨起尿道口有浅黄色黏液排出，便后尿道口有白色黏液，神疲乏力，心烦失眠，不时头晕，记忆力下降，潮热盗汗，大便干结，2 日解 1 次，小便短黄，舌质红，舌苔薄黄，脉细数。前列腺指诊：腺体硬胀，触痛明显。前列腺液常规检查：白细胞计数 3～6 个/HP，红细胞计数 1～2/HP。尿液检查：黏液丝（＋＋＋），红细胞、白细胞少许。诊断为慢性前列腺炎。辨证属肾阴亏虚，虚火内扰。方以知柏地黄（丸）汤。

处方：熟地黄 15 g，山茱萸 12 g，山药 30 g，牡丹皮 15 g，知母 30 g，泽泻 30 g，黄柏 15 g，茯苓 20 g。每日 1 剂，水煎分 2 次服。

连续服药 20 剂后，症状消失。前列腺肛门指诊：前列腺腺体软，无触痛。前列腺液及尿常规镜检均正常。

按语：慢性前列腺炎多为肾虚而夹湿热或血瘀。近代张锡纯在其《医学衷中参西录》中更明确指出："血淋之症，大抵出之精道也，其人或纵欲太过，失于调摄，则肾脏因虚生热；或欲盛强制而妄言宗补，则相火动而无所泄，亦能生热。以致血室（精室）中血热妄动，与败精溶合化为腐之物，或红，或白，或丝，或块。"观本案患者为肾阴亏虚，精浊蕴热，败精凝结，阻滞溺窍而致淋浊之症，故用知柏地黄丸滋肾降火与活血并治。方中熟地黄、山药、山茱萸补虚固肾；知母、黄柏清肾降火；泽泻、茯苓健脾利湿；牡丹皮凉血活血。诸药合用，攻邪而不伤正，实为补肾固肾、清热利湿泻火、活血祛瘀之良方。临证如能依据不同证候随症加减，其效益彰。

5. 从肾阳亏虚、肝经湿热论治　李某，男，26 岁。患者于 3 个月前患淋病，经治已愈，且遵医嘱禁欲 1 个月。恢复房事后第 1 次即早泄，同夜欲第 2 次同房遭妻拒绝，翌晨即感会阴、腰骶酸胀，尿道内痒痛，自此则阴茎勃起不坚，或随勃旋软，曾服多种中西药物均未效。刻诊：外阴部除龟头黏膜黯红外，余无明显异常，舌干黯红，舌苔薄白，脉弦滑。B 超检查，诊断为慢性前列腺炎。辨证属肾阳亏虚，肝经湿热。

治予金匮肾气丸 3 粒，龙胆泻肝丸 3 g，均每日 2 次，温开水送服。

复诊：连服 3 日，服药当晚即遗精 1 次，现茎中痒痛，腰骶、会阴酸胀均好转，阴茎晨间勃起有力。嘱其停服金匮肾气丸，仅服龙胆泻肝丸，每日 2 次，连服 1 周。

三诊：嘱再服金匮肾气丸，每早服 8 粒，连服 15 日。药后诸症皆除，随访病愈。

按语：本案正治不从，反治试之。故用温补之金匮肾气丸与清利湿热之龙胆泻肝丸合用，仿《金匮要略》甘遂法夏汤之意相反相成，一破前列腺特殊屏蔽之用，二可激发人体抗毒排毒功能。此为反治，运用中当注意药物比例，不可本末倒置，且中病即止，不可过用致害。

第七十五章　　阴茎异常勃起

阴茎异常勃起是指在非性行为，或在性高潮后仍不能转入疲软状态，或非局部持续性刺激下，阴茎持续性痛性勃起的病变。其临床特征是发病突然，阴茎海绵体持续性勃起，肿胀，伴有疼痛、排尿困难等。本病可发生于任何年龄的男性，但以青壮年多见，并可发生于完全性阳痿患者。本病西医在临床上分为原发性（特发性）与继发性阴茎异常勃起两类。

根据阴茎异常勃起的临床表现与特征，其属于中医学"强中""阳强"范畴。

从肾论之理

对于本病的发生，历代医家论述颇多，如清·李用粹《证治汇补》："阴茎纵挺不收……为强中症，由多服壮阳之品或受金石丹毒，随使阳旺阴衰，相火无制，得泄稍转，殊不知愈泄而阴愈伤，愈伤而茎愈强。"认为阳强是由多服壮阳之品所致。清代程杏轩《医述·疝门篇》："嗜欲内伐，肾家虚惫，故阴阳不相接，水火不相济，而沉寒痼冷之凝滞胀大作痛，完痹坚硬。"认为阳强与虚寒有关。清代陈士铎《石室秘录·男治法》："阳强不倒，此虚火上而肺金之气不能下行……应该肺肾同治，滋阴降火，引火归元。"认为本病是因肺金不生水，肾水亏虚，虚火上炎所致。

综观历代医家所论，中医学认为本病的发生与肝肾关系最为密切。肾藏精，主生殖。若素体阴虚，房事不节，淫欲过度；或过服壮阳药物，躁热积于肾中；均可耗伤肾中阴精，阴虚则阳亢，相火妄动则致阳强。肝主筋，主疏泄。若情志不遂，气郁化火，肝火循经下扰，亦可发为强中。证之临床实际，此病常见肾阴亏虚、肝肾阴虚、阴虚相火妄动之候，尽管也可兼见湿热、瘀血之症，但其毕竟是为病之标。故而治病求本，实践均多从肾虚或肝肾两虚论治，有次下验案为证。

从肾治之验

1. 从肾阴亏虚、虚火妄动论治　　李某，男，41岁。3年前患病，阳物易举，坚挺难收，腰膝酸软无力，失眠健忘，梦交遗精，口燥咽干，心烦不寐。经多方中西医治疗效果不佳，致使形体消瘦，精神疲惫，已无法工作。现症面色潮红，形体瘦弱，唇燥咽干，五心烦热，阴茎持久勃起，房事难射精，房事后阴茎仍坚挺持久，舌质红无苔，脉细数无力。中医辨证，此乃肾阴亏虚，不能制阳，虚火妄动所致。治宜滋阴补肾，清降相火。

处方：熟地黄15 g，山茱萸12 g，山药10 g，泽泻10 g，茯苓12 g，牡丹皮10 g，知母12 g，黄柏12 g，黄连5 g，肉桂5 g，龙骨（先煎）12 g，牡蛎（先煎）12 g，鳖甲（先煎）15 g。每日1剂，水煎分2次服。15日为1个疗程，嘱其服药期间禁房事。

二诊：服药1个疗程后，诸症明显好转，梦遗现象消失。方药已切病机，予原方去龙骨、牡蛎，再服。

三诊：又服药1个疗程后，诸症消失。为巩固疗效，嘱服知柏地黄丸1个月，注意休息，节制房事。半年后随访，病未复发。

按语：本病是由房事不节，纵欲无度，耗伤肾阴，相火妄动，宗筋被扰所致。肾阴亏虚，相火炽盛，当以补阴制阳，即"壮水之主，以制阳光"之意。诸药共奏滋阴降火、潜阳固精之功效，使阴虚得补，相火得降，其病自愈。

2. 从肾阴亏虚、肝火夹湿论治　　佟某，男，35 岁。主诉阴茎易举，持久不萎 3 个月。患者于 3 个月前，无明诱因出现阴茎自行勃起，坚硬异常，久不萎软，入房后历时 3～4 小时阳强不倒，甚则延至晨起，并无性高潮出现，直至疲惫而罢，房后则精液自出，伴少腹、睾丸胀满不适，烦躁易怒，失眠少寐。第 2 日晨起腰酸腿软，夫妻均痛苦异常。曾服男宝、金匮肾气丸、六味地黄丸等无效。诊见形体消瘦，精神欠佳，舌质红，舌苔黄腻，脉细弦。平素嗜烟酒，婚前有 5 年手淫史。各种检查均正常，未发现器质性病变。辨证属肾阴亏虚，肝经火盛，兼夹湿浊。治宜标本兼顾，滋阴补肾，清肝泻火除湿。方用自拟泻肝滋肾汤加减。

处方：熟地黄 15 g，山茱萸 15 g，山药 15 g，生地黄 15 g，枸杞子 10 g，龙胆草 20 g，白芍 15 g，泽泻 10 g，柴胡 10 g，知母 10 g，黄柏 10 g，磁石（先煎）30 g，王不留行 12 g，黄芩 10 g，栀子 10 g，炙甘草 12 g。每日 1 剂，水煎分 2 次服。

二诊：诉服药 3 剂后，症状即减轻。服 5 剂后阴茎勃起持续时间与发作次数明显减少，其余症状基本消失。效不更方，原方续服。

三诊：又服药 6 剂，诸症悉除，舌脉恢复正常。后嘱服知柏地黄丸 10 日，以资巩固。追踪观察数年，病未再复发。

按语：中医学的"强中"之疾，即现代医学所称的茎异常勃起，多因神经血管功能障碍所致。中医学认为，其与肝肾关系密切。肝主疏泄、主筋，足厥阴肝经络阴器，阴茎为宗筋之会。若阴经郁火，火灼宗筋，致筋拘急。或湿热闭阻宗筋脉道，脉络郁阻，致阴茎强硬不衰。同时，肾开窍于二阴，主藏精，司生殖。若恣情纵欲，肾阴耗伤，阴虚火旺，相火妄动也可致阴茎体不萎。据此自拟泻肝滋肾汤，以龙胆草、黄柏清肝泻火除湿；生地黄、熟地黄配山药、山茱萸补肾滋阴；知母、黄柏、泽泻泻相火；王不留行通络活血；白芍、炙甘草缓急；磁石平肝潜阳，镇静安神；柴胡疏肝行气解郁。诸药合用，全方共奏清肝泻火祛湿、滋阴补肾缓急之功。

3. 从阴虚火旺、火刑宗筋论治　　李某，男，30 岁。婚后 5 年未育，形体消瘦，毛发焦枯无泽，平素性欲旺盛，少时有手淫史，婚后性生活频繁。因阴茎勃起，坚硬不衰而诊。症见阴茎坚硬，触之疼痛，精液自流，潮热盗汗，腰膝酸软，心烦不寐，口干咽燥，舌红无苔，脉细数。辨证属阴虚火旺，火刑宗筋。治宜滋阴清热，潜阳软坚。予六味地黄汤加味。

处方：熟地黄 25 g，山茱萸 10 g，山药 12 g，龟甲（先煎）15 g，鳖甲（先煎）15 g，黄柏 10 g，知母 10 g，牡丹皮 10 g，茯苓 10 g，牡蛎（先煎）30 g，赤芍 25 g，丹参 25 g。每日 1 剂，水煎分 2 次服。

二诊：服药 2 剂后，阴茎较前稍软，潮热盗汗等症均减。病已见转机，效不更方，原方再进。

三诊：又服药 3 剂，诸症悉除。

按语：本案患者素体阴亏，相火易动。复因手淫无度，房事不节，阴精愈耗。阴亏则火旺，火刑宗筋则阴茎久举不衰。方中黄柏坚阴，知母泄热，能平相火而保真阴，用以治标；六味地黄汤滋补肾阴，三甲滋阴而潜阳；阴亏火旺，煎熬津液，易致脉道涩滞，局部瘀阻，故加入丹参、赤芍，以凉血散瘀，改善微循环，促使阴茎萎软。

4. 从肝肾阴虚、相火妄动论治　　汪某，男，35 岁。婚后 5 年余未育。自述平素体健，其妻妇科检查无恙。5 年来曾先后在多家医院求治，屡服中西药物均无效。因求子心切，近年来曾自服人参、鹿茸等壮阳补肾之品，非但无益，且症状有增无减。现症形体壮实，诉近 2 年来性欲强烈，阳物易举，举则欲交，交后阴茎常延续 30～100 分钟坚挺不萎。近半年来，虽频有房事，交合持久，仍阳举难衰，且自感阴茎胀痛不适，兼见烦躁易怒，失眠多梦，口苦欲饮，大便干结，小便色黄且灼热涩痛，舌质红，舌苔黄，脉弦滑稍数。精液常规检查：精子计数 2.3×10^9/L，活动率差，活动力为 25%。中医诊断为强中，辨证属肝肾阴虚，相火妄动。治以滋补肝肾，舒筋潜阳。

处方：熟地黄 30 g，山茱萸 20 g，生地黄 30 g，盐黄柏 20 g，制龟甲（先煎）15 g，天冬 30 g，黄芩 15 g，车前子（包煎）30 g，地龙 30 g，泽泻 30 g，白茅根 30 g，十大功劳 20 g。每日 1 剂，水煎分 2 次服。

二诊：服药 10 剂后，性欲亢进明显缓解，房事减少，性交后阴茎坚挺不收时间明显缩短，且阴茎无胀痛感，眠好纳馨，情绪稳定，大便日行 1 次，小便正常，舌质红，舌苔薄黄，脉弦稍数，予上方随症加减继服。

三诊：又服药 40 剂，病情痊愈。精液常规化验复查：精子计数 $15 \times 10^9/L$，活动率良好，活动力 82%。次年其妻足月顺产一男婴。

按语：本案患者服用温热壮阳之品，以致阴虚阳亢，阴纵不收，故治以填精补阴，滋养肝肾，舒筋潜阳之法，抑化火之源，缓热伤之筋，调节阴阳之失衡，故强中得愈。

第七十六章　功能性不射精症

不射精症是指性交时阴茎能正常勃起进入阴道，但不能达到性高潮和射精。射精是神经系统、内分泌系统及生殖系统共同参与的复杂生理反射过程，当这些系统功能发生障碍，使性兴奋的刺激不足以产生射精，则出现不射精。其病因有功能性和器质性两类。前者较为多见，其原因主要有性知识缺乏、性抑制、精神环境因素等；后者较为少见，其原因有生殖道解剖异常、神经系统病变、内分泌异常等。在清醒状态下，从未发生过射精者，称为原发性不射精；曾有在阴道内正常射精经历，后因其他原因影响而不射精者，称为继发性不射精。根据不射精症的临床特征和主要病机，其属于中医学"精闭""精瘀"等范畴。现代中医男科学中也沿用"不射精"之病名。

从肾论之理

中医学认为，本病多是由于情志不遂，气机不畅，肝气郁结，疏泄失常，肾气不畅，精关开合不利，气滞日久，血行不畅，瘀血内阻，闭塞精道，以致射精不能；或因外感湿浊热邪，或饮食不节，损伤脾胃，湿热内生，湿浊热邪蕴结下焦，阻滞精窍，精关不畅，以致交而不射；或忧思劳倦，伤及心脾，脾虚失运，化源不足，气血亏虚，肾精无以化生，以致精少不泄；或房劳过度，肾精亏损，或素体亏虚，禀赋不足，或大病久病之后，肾虚精亏，无精可射，均可致不射精之疾。概而言之，其病机可概括为两个方面：一是湿热瘀血等病邪痹阻精窍；二是脾肾亏虚，肾精亏乏，精关开合失调。前者为实，后者为虚，但虚实之间可相互影响、相互转化。故不射精症的中医辨证论治，其虚证中医学多从肾精亏虚、肾阴亏虚，或肾虚兼瘀论治。

从肾治之验

1. 从肾阴不足、相火偏亢论治　付某，男，33岁。诉不射精已1个月余，伴头晕耳鸣，腰背酸痛，咽干口燥。结婚已6年，婚后性生活正常，平素嗜好烟酒，性生活过频，约每周3～4次。舌质红，舌苔薄，脉沉细略弦。西医诊断为功能性不射精症。中医辨证属肾阴不足，相火偏亢，精窍阻塞。治宜滋肾水，抑相火，通精窍。方用知柏地黄（丸）汤加味。

处方：熟地黄25 g，山茱萸10 g，山药12 g，茯苓10 g，泽泻10 g，牡丹皮10 g，知母10 g，黄柏10 g，路路通10 g，石菖蒲10 g。每日1剂，水煎分2次服。嘱节制房事，节制烟酒。

复诊：服药24剂后，同房能射精，诸症俱减轻。续予成药知柏地黄丸服半个月，以巩固疗效。半年后随访，无再复发。

按语：治疗男性性功能障碍，首先要抓住肾虚的主症，即头晕目眩耳鸣，腰膝酸软。当然，心、肝、脾、肺与肾均有密切关系，所以临床上还须兼顾他脏，不能以一法而蔽他法。本例因肾阴虚，相火旺，精窍阻塞所致。故用知柏地黄丸加味养其肾阴，制其相火。同时加用入肾经的路路通、石菖蒲通其精窍。并节房事，忌烟酒以养肾精。俾水盛则火制，肾气充盛，阴阳相济，精窍通畅，射精功能自当恢复。

2. 从肾精亏虚、瘀阻精窍论治　凌某，男，31岁。婚后房事从不射精，至今2年余未育。阴茎虽能勃起，但举而不坚，经常头昏，神疲乏力，有性欲感，但常常遗精。今年2月患肝炎，目前仍病休在家，自感身体更弱，精神更加萎靡。因婚后1年爱人不孕，到处求医诊治，至今始终罔效，导致家庭不和。患者拿出一叠处方，有补肾填精的，有健脾养血的，有健脾补肾的，还有清热泻火的。用药太乱，重点不明。观其舌苔薄，诊其脉细弦，又检查睾丸，两侧睾丸略小，左侧更小，约2.5 cm×2 cm×2 cm。观以前处方未用开窍药，故拟补肾益精开窍之法。

处方：紫石英（先煎）15 g，菟丝子12 g，龟甲（先煎）18 g，山茱萸10 g，制何首乌10 g，锁阳10 g，桑螵蛸15 g，金樱子12 g，芡实12 g，炮穿山甲（先煎）12 g，桔梗5 g，丹参12 g，露蜂房5 g，五倍子5 g。每日1剂，水煎分2次服。

二诊：药后遗精已止，但仍不能射精，其他如前述。再以原方去五倍子，加石菖蒲10 g、胡芦巴10 g、淫羊藿15 g，继服。

三诊：服上药至7月16日，同房时已有射精。嗣后，房事一直能正常射精而病痊愈，不久其妻怀孕。

按语：本案之治，方中用龟甲、山茱萸、菟丝子、紫石英，制何首乌、锁阳、桑螵蛸、胡芦巴、淫羊藿等补肾益精；用芡实、金樱子、五倍子固涩止精；用炮穿山甲、桔梗、丹参、石菖蒲、露蜂房开精窍。全方配伍得当，故服药1个半月即告愈。

3. 从肾阴亏虚、虚火上炎论治　　王某，男，27岁。自述结婚半年，同房从未射精，每次同房时间较长，大汗淋漓，也无精液排出，异常痛苦。平素遗精较频，腰膝酸软，遇劳尤甚，精神不振，口渴咽干，心烦，少寐多梦，手足心热，舌红少苔，脉细数。辨证属肾阴亏虚，虚火上炎。治宜滋阴、降火、通精。

处方：熟地黄20 g，山药15 g，山茱萸15 g，牡丹皮15 g，茯苓15 g，泽泻15 g，淫羊藿15 g，石菖蒲10 g，萹蓄10 g，瞿麦10 g，桃仁10 g，红花10 g，知母15 g，黄柏15 g，杏仁10 g。每日1剂，水煎分2次服，15日为1个疗程。

二诊：服药1个疗程后，感觉良好，诸症皆明显减轻，性交时有精液射出，但精液量较少，舌脉同前。方已奏效，原方继服。

三诊：又服药2个疗程，患者面带喜悦，精神振奋，自述性交已正常射精，精液量较以前明显增多，房事顺利。唯劳累后，腰部微有酸痛，除此之外，无其他不适，舌质红，舌苔薄，脉细数。停用上方汤剂，改服成药六味地黄丸1个疗程，以资巩固。

按语：现代医学认为，不射精是由大脑皮质对射精中枢抑制加强，或射精中枢功能低下所致。中医学认为，本病的发病机制与肝肾两脏关系密切。多由先天禀赋不足、肾气虚弱、生化乏源，导致肾精亏乏，无精可泄；或饮食不节，过食肥甘及辛热之品导致湿热内生，流注于下，湿性黏滞，蕴结精道，以致精窍不通；或情志所伤，以致肝失条达，疏泄不利，气机郁精，导致精窍开启不利；或瘀血内阻，闭阻精窍；或由惊恐等精神因素导致射精不利。所以，本病虚实夹杂，治宜攻补兼施。方取六味地黄丸滋阴补肾，因本方补中有泻，泻中有补，三补三泻，故为首选。诸药合用，补其不足，泻其有余，调其平衡，疗效显著。

4. 从肾气亏虚、精血不足论治　　李某，男，22岁。患者自结婚之日起，同房不射精。平素常感腰酸，畏寒喜暖，足胫发凉，阳事勃起不坚，行房虽可持续30分钟以上，但无性高潮，亦不能射精，每月遗精23次。曾接受中西药治疗，并行包皮环切手术，均未能获效。查外生殖器无异常。舌质浅淡，舌苔白滑，脉沉细滑。诊断为不射精症、原发性不育症。中医辨证属肾气亏虚，精血不足。治以补益肾气，益气养血，开畅精窍。

处方：熟地黄25 g，山药15 g，淫羊藿10 g，菟丝子12 g，蛇床子10 g，当归12 g，丹参20 g，黄芪10 g，党参15 g，白术10 g，茯苓10 g，路路通12 g。每日1剂，水煎分2次服。

二诊：服药15剂后，行房即可正常射精。后随访其妻已怀孕5个月。

按语：男子以肾为本，故《素问·六节脏象论》指出"肾者，主蛰，封藏之本，精之处也"。《素问·上古天真论》："男子二八，肾气盛，天癸至，精气溢泄。"男子肾气盛，精足气充，即能泄精而发挥其生殖功能。故不射精一症，有责于肾者。肾精不足，无精可排；肾气不足，无力排精。本案患者治以补益肾气为主，方中以淫羊藿、菟丝子等益肾气；熟地黄、山药、当归补精血；更以黄芪、党参、白术、茯苓补脾益肾气。全方补阴益阳，气血同补。肾气充足，精血旺盛，则精关开阖有度而能正常射精。

5. 从肾精血亏虚、瘀阻精窍论治　刘某，男，25 岁。患者结婚 8 个月，性交不射精，无快感，性交时间约 1 小时，阴茎仍勃起不萎，腰痛酸软，头晕耳鸣，舌质紫暗，舌苔薄白，脉沉细。辨证属肾精血亏虚，瘀阻精窍。治以补肾填精，活血养血通窍。

处方：枸杞子 30 g，续断 15 g，菟丝子 30 g，肉苁蓉 15 g，制何首乌 30 g，骨碎补 15 g，桑寄生 30 g，山茱萸 15 g，当归 30 g，王不留行 15 g，牛膝 30 g，杜仲 15 g，炮穿山甲（先煎）10 g，狗脊 15 g，路路通 15 g。每日 1 剂，水煎分 2 次服，10 日为 1 个疗程。

二诊：服药 1 个疗程后，性交能射出少量精液，稍有快感。药已见效，守方继服。

三诊：又服药 12 剂后，性交能正常射精，诸症消失。随访 1 年，其妻已生子。

按语：血能化精，精血同源。血是精的物质基础，精乃由血所化生。血液充盈调和则精液盈满，排泄畅通。血瘀则精无以所化，精道不畅。瘀去道通，则精自生，精泄自调。又肾藏精，主生殖，只宜固藏，不宜过度泄溢。若禀赋不足，房事不节，手淫过度；或久病失养，耗伤精气，精子产生过少，故治精必补肾。方中枸杞子、菟丝子、制何首乌、肉苁蓉、桑寄生、山茱萸、杜仲补肾填精；当归、牛膝、炮穿山甲、王不留行养血活血，化瘀通络。诸药合用，使精血生，精道畅而病愈。

第七十七章　精液液化不良症

　　精液射出人体时呈胶冻状，其射出后 5 分钟左右即从凝固状态转变为液体状态，这个过程称为精液液化。若在室温 25 ℃ 1 小时仍未液化者或液化不全者，当视为异常。由于精液不液化或精液液化不全而影响精子正常活动，因此它常是导致不育的原因之一。

　　根据精液液化不良症的临床特征，其属于中医学"精瘀""精寒""精滞""难嗣"范畴。

从肾论之理

　　中医学认为，精液属阴津之类物质。精液的正常液化，既要肾精之充盛，又赖肾阳之气化。精液不液化，病位在肾与精室。究其病因病机，多是由于欲念妄动，酒色过度，损耗肾阴，阴虚则火旺，灼伤阴精，煎熬阴液，以致精液稠浊不易液化；或先天禀赋不足，或后天失却滋养，或大病久病之后，耗气伤肾，以致肾阳亏虚，气化不利，精液凝滞而致精液不能正常液化；或因饮食不节，过食肥甘厚味，酿湿生热，或外感湿热之邪，湿性重浊，下注精室，热性伤津，煎熬精液，以致精液稠厚不化；或忍精不射，败精瘀阻，郁而化痰，或久病入络，或阴部外伤，损伤血络，痰瘀交阻，精室失养而致精不液化。故精液液化不良症的中医辨治常从肾阴虚内热、肝肾阴虚火旺、肾阳亏虚或其兼夹湿热、痰瘀立论而施。

从肾治之验

　　1. 从肾阴虚损、痰热内蕴论治　林某，男，31 岁。婚后同居 5 年不育。夫妻感情好，性生活正常，未采取任何避孕措施，女方经多次检查正常。患者平素嗜好烟酒，婚前有手淫习惯，并有血精史。形体消瘦，面色无华，眼眶发黑，平时自觉神疲乏力，腰膝酸软，口干口渴，五心烦热，唇干舌燥，多梦遗精，小便时有短赤不畅，舌红少苔，脉沉细无力，尺脉尤甚。查外生殖器发育正常，附睾、精索无特殊发现。B 超检查：前列腺炎。前列腺液检查：白细胞（＋＋＋）。精液超过 2 小时未完全液化，精子数 35×10^9/L，精子活动力 2 级，活动率 <30％。临床诊断为精液液化不良不育症、慢性前列腺炎。中医辨证属肾阴虚损，痰热内蕴。治宜滋肾育阴，融精化液，清化湿浊。

　　处方：生地黄 20 g，山茱萸 10 g，巴戟天 15 g，枸杞子 15 g，杜仲 15 g，龟甲（先煎）20 g，鳖甲（先煎）20 g，制何首乌 20 g，牡丹皮 10 g，女贞子 10 g，墨旱莲 10 g，知母 10 g，茯苓 10 g，黄柏 10 g，泽泻 10 g，山楂 15 g，黑芝麻 30 g，蒲公英 30 g，麦芽 50 g，土鳖虫 5 g，水蛭粉（冲服）3 g。每日 1 剂，水煎分 2 次服。服药期间忌辛辣，节欲，并以温水坐浴。

　　二诊：服药 1 个月后，临床症状明显改善。精液 60 分钟内基本液化，精液化验各项指标均有良性好转。继而在原方基础上随症加减，续服。

　　三诊：又服药 1 个月，精液 30 分钟内全部液化，精子计数 72×10^9/L，活动率 >70％，活动力 4 级。第 2 年其妻顺产一足月健康男婴。母子均安。

　　按语：精液液化不良症在中医学经典中没有类似的记载，但有相关内容的论述。中医学认为，肾藏精，主生殖。男子不育，精常不足。精液为肾中之阴，阴精不足则内热生，热灼精室则精少而浊，乃至精液黏稠不化。傅应昌临床观察发现，肾阴虚损证在精液液化不良不育症中最为常见。所用方药山茱黄、牡丹皮、知母、黄柏、女贞子、墨旱莲、枸杞子、龟甲、鳖甲、生地黄、黑芝麻、制何首乌合用，滋肾填精，养血和阴，同时又可遏制虚火，故能调节肾脏阴阳平衡，促进精液液化，有利于精子的生长发育和提高性功能；水蛭、土鳖虫善于破积逐瘀，祛瘀生新。现代药理研究证明，土鳖虫、水蛭内含组胺和抗血栓等抗凝物质，可促进血管扩张，改善微循环，参与精液凝固和液化的调节，改善精液的黏稠度和理化特性；茯苓、山楂、麦芽为酸甘化阴之品，药理研究证明能酸化血液，稳定精浆酸碱度，改善液化内环境，不仅可促进精液液化，而且可有效地提高精子的数量和质量；杜仲、巴戟天长于强筋骨，补益肝肾，温肾壮阳，增强性功能，调节因阴损及阳的功能状态，促进气和精的相互转化。正所谓善补阴者，阳中求阴；蒲公英配合茯苓、泽泻能清化下焦湿热。诸药相伍，切合病因病机和临床证型的施治需要，体现了中医学辨证求因，治病求本的学术思想和科学内涵。

2. 从肾虚精瘀论治　吴某，男，30 岁。婚后 4 年未育，女方检查未见异常。刻诊：面色少华，腰酸神疲，射精费力，有时感觉射精疼痛，大便常溏软，舌黯淡，舌苔薄白，脉细弱。男科检查正常。精液常规检查：精液黏稠如胶冻状，60 分钟后未液化。诊断为精液液化不良症，辨证属肾虚精瘀，治拟补肾活血之法。方投肾气（丸）汤加味。

处方：制附子（先煎）5 g，肉桂（后下）3 g，熟地黄 15 g，山药 15 g，山茱萸 15 g，茯苓 10 g，牡丹皮 10 g，泽泻 10 g，丹参 12 g，当归 12 g，白芍 10 g，五味子 10 g。每日 1 剂，水煎分 2 次服。

二诊：药进 7 剂后，症状好转，苔脉如常。精液常规复查：色灰白，量 3 mL，活动率 65%，30 分钟已液化。后续以补肾活血填精法，方用肾气（丸）汤合五子衍宗（丸）汤加减，又调治月余。3 个月后，其妻已怀孕。

按语：精液长时间不液化，使精子在凝块胶冻网络中无法运动，女方终不能孕。中医学古籍对此无所记述，现代新著亦常以阴虚火旺、脾肾两虚分型而治。孙飞翔观察数十例，认识到肾虚精瘀是其病机所在。故补肾用肾气丸，活血用丹参、当归，佐以五味子、白芍取其酸化之能，药进 7 剂，果见成效。后以补肾强精调治，女方终于怀孕。可见补肾活血是治疗精液液化不良症之有效方法。

3. 从肾虚精亏、气滞血瘀论治　王某，男，28 岁。结婚 3 年，夫妻性生活正常而其妻却未怀孕，女方妇科检查正常。精液常规检查：精液呈乳白色，量约 3 mL，精子计数约 10×10^9/L，成活率约 50%，精液不液化。治以补肾强精，兼活血化瘀。方用六味地黄汤加减。

处方：熟地黄 12 g，山茱萸 12 g，茯苓 12 g，当归 12 g，菟丝子 12 g，川芎 12 g，川牛膝 12 g，山药 18 g，赤芍 15 g，枸杞子 15 g，大枣树根 30 g，炒桃仁 20 g，鸡血藤 20 g，紫石英（先煎）30 g，炙甘草 5 g。每日 1 剂，水煎分 2 次服。

二诊：服药 25 剂后，复查精子计数约 21×10^9/L，精子成活率为 65%，精液液化不良。遂于上方加制鳖甲（先煎）15 g，炮穿山甲（先煎）12 g，继服。

三诊：又服药 15 剂后，复查精液常规：精子数目、成活率与精子活动均正常，精液液化良好。2 个月后喜告其妻受孕。

按语：肾藏精，主生殖，肾精是人体生命的基本物质。此例患者精液液化不良，精少活动率低下，乃因肾精亏虚，阴阳虚衰所致。治以六味地黄汤加减，滋肾阴，育肾阳，佐以活血通络，能改善精子的生成、成熟和生存条件，提高精子和精浆的质量，从而提高了精子成活率及保证精液的正常液化时间，为孕育创造良好的环境。方中紫石英、菟丝子温补肾阳；熟地黄、山茱萸、枸杞子滋补肾阴；山药、当归、大枣树根益气养血。王玉仁体会，精液量少、精子数目少多因肾阴虚；精子活动率低、活动力差多为肾阳虚，或兼气虚；精液液化不良或不液化者，多为肾阳虚或阴阳两虚，兼血瘀、湿热；死精、无精子症多为肾之阴阳两亏所致。临证时从肾论治，据症加减处方，多有效验。

第七十八章　缩阴症

缩阴症又称缩阳症、阳缩症，是指男性自感阴茎发凉发麻，缩入腹内为主要特征的一种病症。发病前多有受凉吹风等刺激诱因。西医学认为，缩阴症属于感应性精神病的一种，它的发生与社会文化、宗教信仰及迷信观念等有密切关系。

从肾论之理

中医学认为，缩阴症病位在阴器，主要涉及肾、肝两脏。病因多为肾阳亏虚，感受寒邪，惊恐诱发。基本病机为肾虚肝寒，筋脉挛急。患者或为先天禀赋不足，素体元阳虚惫；或房事不节，肾精耗损，肾阳亏虚。足厥阴肝经环绕外生殖器，阳虚气亏虚，阴寒内生，或起居失调，感受寒邪，内外寒邪相搏，客入厥阴，下犯阴器，筋脉挛缩，遂致本病。故对此之治，中医学常从命门火衰，肾阳亏虚，或肾虚兼夹寒凝肝立论施治。以往常认为此病罕见，但从临床实际观之，随着现代生活、工作环境的改变，新的致病因素的增多，此病亦并非鲜见。例如长期在低温空调房工作者，常因素体肾阳亏虚而感寒诱发其病。

从肾治之验

1. 从肾阳亏虚、阴寒入络论治　患者，男，40岁。述1年前无明显诱因出现腰部酸痛，小腹部拘急，阴茎内缩，伴性功能减退，初始未经治疗。病情逐渐加重，渐渐出现臀部凉冷感，伏天坐凳如附冰块，阴茎内缩，严重时阴茎全部内收，需用手将其外拉，伴性功能减退。多次服中药治疗，效果不佳，甚是痛苦。精神不振，形体肥胖，舌质淡红，舌苔白，脉沉弦紧。心肺听诊无异常，腹软无包块无压痛，肝脾肋下未扪及，肝区肾区无叩痛，腰椎中及两侧均无压痛，脊柱四肢正常，外生殖器正常。双肾输尿管膀胱及前列腺彩超无异常。脉症合参，中医辨证属肾阳亏虚，阴寒内生，寒入经络。治以温肾助阳，祛寒通络。方选金匮肾气（丸）汤加减。

处方：制附子（先煎）10 g，桂枝10 g，熟地黄10 g，山药10 g，山茱萸10 g，茯苓10 g，巴戟天10 g，胡芦巴10 g，牡丹皮10 g。每日1剂，水煎分2次服。

二诊：服药6剂后，自觉病情明显好转，阴缩明显减轻。药以中病，守方继服。

三诊：又服药6剂后，诸症皆愈。嘱患者调情质，节房事，防寒冷。半年后随访，病愈未发。

按语：缩阴症多因肾阳虚弱，感受寒邪所致。《灵枢·经筋》："足厥阴之筋……上循阴股，结于阴器，伤于寒则缩入。"《素问·至真要大论》："诸寒收引，皆属于肾。"又足厥阴之筋结于阴器，前阴又为宗筋之会，故本病之位主要在肾、肝、胃三经；二阴为肾所主，肾阳虚衰，命门火微，阴寒内生，寒性收引凝滞，致使宗筋拘急挛缩，睾丸上提抽疼。故本病的主要病因病机是阳气虚衰和重感寒邪。本案患者系一名建筑工人，长年野外作业，不免风吹、雨淋、受寒。肾阳虚衰，外感寒邪，寒客肝肾经脉而导致阴缩及性功能减退。方中熟地黄滋补肾阴；山茱萸、山药滋补肝脾，辅助滋补肾中之阴；并以制附子、桂枝温补肾中之阳，意在微微生少火，以生肾气，其目的在于"益火之源，以消阴翳"；巴戟天补肾壮阳逐寒湿，专入肾家鼓舞阳气；胡芦巴入肾经，温而不燥，守而不走，温肾阳，除寒湿，善治沉寒积冷之疾，二药合用，温肾阳，逐寒湿；牡丹皮清泻肝火，与温肾药相配，意在补中寓泻，以使补而不腻。

2. 从肾阳亏虚论治　赵某，男，35 岁。主诉阴茎内缩，且自觉阴茎抽动 5 日。2 个月前偶受风寒，出现畏寒怕冷、心慌，逐渐发展到小便淋漓不尽，阴茎内缩。经局部热敷及用西药治疗，效果不显。刻诊：舌质淡红，边有齿痕，苔薄黄，脉沉细数，右大于左。辨证为肾阳亏虚，治以温肾壮阳，方选右归（丸）汤加减。

处方：菟丝子 12 g，枸杞子 10 g，山药 12 g，女贞子 10 g，熟地黄 15 g，牛膝 10 g，杜仲 10 g，当归 10 g，肉桂 5 g，制附子（先煎）15 g，川楝子 10 g，甘草 5 g。每日 1 剂，水煎分 2 次服。

二诊：服药 6 剂后，阴缩症状未减，且又出现胸闷胸痛，颈部发胀，烦躁等症状。舌质红，舌苔薄黄，脉弦细稍数。辨为肝气不舒，筋脉挛急。治宜疏肝解郁，缓急止痛。方以柴胡疏肝（散）汤加减。

处方：柴胡 10 g，炒白芍 30 g，枳实 10 g，川芎 10 g，香附 10 g，陈皮 10 g，茯苓 12 g，白术 10 g，当归 10 g，橘核（先煎）10 g，甘草 5 g。每日 1 剂，水煎分 2 次服。

三诊：患者服药 1 剂，全身不适，阴缩症状加重，舌脉同前。仍处以温肾壮阳，佐以疏肝解郁。方选金匮肾气（丸）汤加减。

处方：熟地黄 25 g，山药 12 g，枸杞子 12 g，牡丹皮 10 g，泽泻 10 g，茯苓 10 g，肉桂 5 g，制附子（先煎）15 g，当归 10 g，橘核（先煎）10 g，川楝子 12 g，甘草 5 g。每日 1 剂，水煎分 2 次服。

四诊：服药 3 剂后，病情大有好转。继服 12 剂，基本痊愈。

按语：本案初诊治以温肾壮阳，方选右归（丸）汤加减，服药后平和，说明病重药轻，理应守法守方。但由于临床经验不足，二诊时被因病致郁的胸闷等肝气不舒的症状所迷惑，而致改弦更张，致使患者服药后全身不适，阴缩症状加重。这说明在临床上，对于郁证要分清是因郁致病，还是因病致郁。此后坚持了初诊时的观点，借鉴了他医的经验，在温肾壮阳的基础上，辅以温散厥阴寒邪之品，遂使病情逐渐痊愈。

3. 从肾阳亏虚、寒气凝滞论治　徐某，男，48 岁。患者工作于空调房，进出频繁，未曾更衣。2 小时前出工作房时觉小腹冷气内窜，随之阳物内缩，并伴有腹部皮肤拘急，腹内挛痛，且愈觉加重，遂急电召其妻陪同来诊。刻下：自觉阴茎内缩已无露头，腹中掣痛不休，手足不温，冷汗外沁，心绪不宁，舌淡紫暗，脉沉。检查：阴茎内缩，龟头仅外露 1.5 cm，外阴冷、潮湿，小腹扪之板滞。此乃阴缩急症，治当温阳散寒，舒挛缓急。方选二仙汤合当归四逆汤化裁。

处方：仙茅 12 g，淫羊藿 15 g，当归 10 g，炒白芍 15 g，炒桂枝 5 g，细辛 3 g，乌药 5 g，炙甘草 3 g。2 剂，急煎，每 4 小时服 1 次，并以第 3 煎药汁先熏洗，后浸浴外阴。

二诊：药后次日腹痛已止，阳物外露正常。后继服中成药金匮肾气丸 1 周，以资巩固疗效。其病未再复发。

按语：缩阴症临床并不多见，然起病急，病情重，且民间传说可致殒命，易引起患者恐慌。临床以阳物内缩，腹中挛痛为其特征。治多以温阳补肾散寒之剂，本案终则以金匮肾气丸而收全功。

第七十九章 不育症

男性不育症是指育龄男性婚后与女方同居 2 年以上，性生活正常，未采取避孕措施而女方未孕育；或曾有孕而后 2 年以上未再孕育，经检查由男方原因引起的不孕者，称为男性不育症。现也有认为以 1 年为诊断标准者。男性不育症的原因，主要包括精子异常、精液异常和性功能障碍三大方面。精子异常包括无精子症、少精子症、多精子症和死精子症等；精液异常主要有精液液化不良、精液感染以及免疫性不育；性功能障碍包括阳痿、功能性不射精以及逆行射精等。

中医学对男性不育症的认识，散见于"无子""不嗣""求子""精虚""精冷"等理论之中。

从肾论之理

中医学认为，肾为先天之本，肾藏精，主生殖，故男子不育之症，中医学常责之于肾虚，多从肾虚立论施治，这已成共识。然而赵土亮则提出从补肾活血论治之论。

1. **男子生殖需肾气充盛和血液滋养** 男性生殖生理学说的形成，历代医家各有论述，但主要有《内经》的肾主生殖理论及后世的命门学说。《素问·上古天真论》："丈夫八岁，肾气实，发长齿更；二八肾气盛，天癸至，精气溢泻，阴阳和，故能有子。"不但提出了肾主生殖，同时也提出了肾气的盛衰关系着人的生殖能力，具体体现在肾气-天癸-精室之间的关系。在这一关系中，肾气起决定作用，只有在肾气充盛的条件下，天癸才能泌至，精室才能盈满，精气才会溢泻，男女和合，才能有子。肾脏所藏的精气，包括先天之精和后天之精，二者来源虽异，但同归于肾，是男性生殖和发育的物质基础。

而命门学说是在《内经》和《难经》的基础上发展起来的。命门一词，最早见于《灵枢·根结》，提出"命门者，目也"。自《难经》开始，命门已经和肾、生殖系统联系在一起，《难经·三十九难》："肾两者，非皆肾也，其左者为肾，右者为命门。"后世医家张景岳力倡命门学说，其《类经附翼·求证录三焦包络命门辨》云："是命门总乎两肾，两肾皆属于命门。"至于命门的生理功能，《难经》认为是"神精之所舍，原气之所系也，故男子以藏精，女子以系胞"。张景岳则认为是"精气之海"。综上所述，肾和命门是相通的，虽然有肾水和命火的说法，但在生理上是难以分割的，命门所具有的男子藏精、女子系胞功能，也是肾脏的生理功能。因此，从肾系统来研究男性生殖生理功能是有其理论根据的。

血液在男性生殖生理中起重要作用，主要体现在以下 3 个方面：首先对生殖器官有濡养和滋润作用；其次是输送天癸物质，肾气充盛条件下所分泌的天癸物质，必须通过血液输送至精室，才能发挥其正常的生理效应；第三，血液在体内运行不息，流至精室时，在其所携带的天癸物质作用下，可以变化为精液。故唐容川《血证论》云："血入丹田，亦从水化，而变为水，以其体内为血所化，故非清水，而极浓极稠，谓之肾精。"现代医学也认为生殖系统有正常的血运是生育的基本条件。

2. **肾虚血瘀为男子不育的基本病理变化** 由于肾的功能和男性生殖生理关系十分密切，因此肾脏功能失调，势必导致生殖功能的障碍，而肾功能失调主要表现为肾虚，所以肾虚是男性不育的病理基础。对此，《内经》中早有记载，如"天癸竭，精少""天癸尽……无子耳"等。天癸是肾气充盛的产物，天癸竭是肾虚的标志。古人在此基础上，对男子不育的认识有"精虚、精冷"之说。《金匮要略·血痹虚劳》认为男子无子是因为"精气清冷"，似乎和现在的肾阳虚无子类似。《诸病源候论》中论述的"无子候""少精候"等疾病是由于劳伤肾气所致。《石室秘录·子嗣类》把男子不育的病因归纳为 6 种："精冷，气衰，痰多，相火盛，气郁，精少"。在 6 种病因中，精冷、气衰、相火盛、精少等 4 种因均为肾功能失调所致。精冷乃下焦虚寒，命门火衰，排出精液清稀而冷；气衰是肾气不足；精少是由于房劳过度，损伤肾气，每次射精排出精液量过少；相火盛为肾水不足，相火偏亢，为肾阴虚不育。近年来，更有人对肾本质进行了研究，认为中医学的肾大致相当于现代医学的下丘脑-垂体-性腺、肾上腺组成的内分泌调节轴。肾虚，下丘脑-垂体-性腺轴功能失调是男子不育的常见病因。临床所见，多数不育患者，求子心切，想通过增加房事次数来增加受孕机会，而房劳过度更加损伤肾气，产生恶性循环。

男子不育的血瘀因素，古人曾有"精瘀窍道"之说，但中医学的"难病从瘀""久病入络"学说可为血瘀不育提供理论依据。现代医学认为，精索静脉曲张，输精管道不通，以及生殖系统炎症均可导致不育。精索静脉曲张，血液滞留，睾丸的血运受到障碍；而输精管道不通属于中医学"癥瘕"范畴，而血瘀是癥瘕的主要病理；生殖系统炎症，也可以影响生殖器官局部的血液循环。临床上，肾虚和血瘀往往同时存在。对肾虚的病理研究表明，肾虚患者大多有微循环障碍，血流瘀滞。因此两者只是有所偏胜而已，或以肾虚为主，或以血瘀为主。因此，肾虚血瘀是男子不育的基本病理变化。

3. 补肾活血法的具体应用　在男性不育患者中，大多数是体质强壮者，临床所见除有精液检查异常外，大多数没有阳痿、早泄、遗精等性功能障碍症状及其他异常脉症，根据传统的宏观辨证方法无法辨证，在这种情况下，根据男性生殖生理理论和男子不育以肾虚血瘀为主的病理变化，以及精液的实验室检查，来确立补肾活血法为主的治疗原则是比较科学的。处方用药既以中医学理论为指导，同时结合中药的现代药理研究，拟组成治疗基本方：菟丝子、杜仲、蛇床子、巴戟天、淫羊藿、枸杞子、桃仁、丹参、赤芍。采用以精液检查为主，全身脉症为参考的辨证方法，分为以下两型。

（1）偏肾阴虚：精液检查以不液化、精子数、成活率、活力下降为主要倾向，只要全身没有明显的阳虚脉症，均可以归入此类型。治疗以上方为基础，加知母、黄柏养阴清泻相火，水蛭、急性子清热活血祛瘀，瘀热得清，精液自可液化。

（2）偏肾阳虚：精液检查以精子数、成活率、活动力下降为主要倾向，而液化正常，只要全身没有明显的阴虚阳亢脉症，均可以归入此类型。治疗以上方为基础，加炮附子、锁阳、肉苁蓉等温肾壮阳之品。精子数减少为主者，体现着物质的不足，加续断、制何首乌等补肾填精之品。精子活动力、成活率下降为主者，为功能减退，加党参、黄芪以补气。无精子者，多见于两种情况：一是睾丸产生精子功能障碍，可以加续断、制何首乌、黄精等补肾填精药，以促进精子生长；二是输精管道阻塞不通，加用穿破石、水蛭，重用桃仁、丹参、赤芍以活血化瘀消癥。兼有会阴胀痛，尿后尿道流白者，或前列腺液检查，有前列腺炎者，酌减补肾药，加萆薢、虎杖根、红藤等。血精者，多为精囊炎所致，加牡丹皮、白茅根、制大黄等活血凉血止血药。射精功能障碍者，加生麻黄、石菖蒲。遗精者，多为相火妄动，按偏阴虚型论治。阳痿者，多为下焦虚寒，按偏阳虚型论治。

4. 补肾活血药的药理作用

（1）补肾药的作用：首先，补肾药有调节下丘脑-垂体-性腺轴功能作用。动物实验表明，许多补肾药具有促性腺激素和性激素样作用。以小白鼠前列腺、精囊增重法证明，蛇床子、淫羊藿有雄激素样作用。菟丝子、杜仲、巴戟天、枸杞子等药物均有激素样作用，能促进男性功能发育。其次，人们对肾藏精和微量元素之间的关系证明，肾藏精主生殖与微量元素锌有关，锌是人体必需微量元素之一，是维持性功能和性器官正常发育必不可少的物质，缺锌时性功能低下，第二性征发育不全，中药补肾药中巴戟天、菟丝子、沙苑子、仙茅等含有丰富的微量元素锌。此外，由于抗精子抗体存在等自身免疫因素引起不育者，补肾药则有调节免疫功能作用。

（2）活血药的作用：活血药能改善生殖器官局部的血液循环，在男子不育患者中，精索静脉曲张者占15%～20%。精索静脉曲张，血液滞留，影响睾丸的血液供应，使睾丸产生精子缺少必要的物质，同时也不能使局部产生的代谢产物排出，影响精子的发生，造成精子数量和质量的改变。活血化瘀药，能扩张血管，改善微血流，使精索静脉曲张患者流动缓慢的血液加速，血供情况得到改善。由于生殖系统炎症而致不育者，活血化瘀药则能降低炎症区毛细血管的通透性，减少炎症渗出，同时由于局部血液循环的改善，促进了炎性物质的吸收，而表现出抗炎作用。此外，活血药还有抑制纤维细胞产生胶原作用，促进已形成的纤维蛋白溶解，因此，对输精管道阻塞者有再通作用。

5. 男子不育从肝肾论　男性不育症，古今医家多将其责之于肾，治疗也以补肾为主。然而陈健安则认为，本病之发，不仅只肾虚一端，而且与肝肾两脏功能失调密切相关，因而主从肝肾论治。

（1）从肝肾论治的理论基础：肝主筋。男子阴茎乃宗筋之聚，其正常的功能亦赖于宗筋之柔韧，方能伸缩自如。足厥阴肝经循会阴，入毛中，抵小腹、环阴器。肝气郁滞，则筋脉失和；肝经湿热下注，则筋脉弛缓不收；肝经阴寒，则筋脉拘挛，均可导致男性性功能障碍。《灵枢·经筋》："足厥阴之筋，其病……阴器不用，伤于内则不起，伤于寒则阴缩入，伤于热则纵挺不收。"《素问·痿论》："宗筋弛纵，发为筋痿。"说明肝通过经络的联系密切地影响着男性的性功能、生殖功能。另外，男子阴茎为外肾，肾主生殖，司二阴，其生殖功能有赖于肾气盛衰而盛衰。

肝主疏泄，起着协调男子排精的功能。肝主疏泄正常则气血调畅，足以保证男子排精的正常。同时，肝主疏泄能调节人体情志活动，而男性性功能正常与否与情志活动有着密切的关系，由于肝失疏泄、情志失调引起的男性性功能障碍在临床上屡见不鲜。肝藏血，具有储藏血液和调节血量的功能。肝调节血量，对阴茎的作用更为突出。所谓"肝受血而能用"，宗筋有赖于肝血的滋养，正如现代医学所指的由于静脉窦大量充血而产生勃起功能。如果肝血不足，血不能充盈于宗筋，则出现阳痿不举、勃起不坚等男性性功能障碍。肾藏精、主生殖。肾为先天之本，肾阳蕴先天生命之原始动力，肾阴藏原始之精华。其阳温煦，蒸腾命门之火；其精秘固，赖气之蒸腾而蕴育。阳密则固，精旺则强。若命门火衰，阳气涣散，肾精不足，无以滋润则致男性性功能障碍而不育。

（2）从肝肾论治的辨治要点：此类疾病患者，婚久不育，思想压力大，情绪抑郁，故多见胁肋胀满、少腹不舒等症，此乃肝经循行部位病候，所以应责之于肝。情志失调，抑郁、焦虑、恼怒等因素往往会导致男性性功能障碍，而情志的变化与肝的疏泄功能密切相关。腰膝酸软，神疲乏力，形寒肢冷，或五心烦热，脉沉或细数，多为肾元亏虚，无力司主生殖功能所致。

肝肾同源，关系密切。肾藏精，肝藏血，精生髓，髓化血，所谓精血同源；肾主生殖，肝主宗筋，两者相辅相成；肝之疏泄与肾之封藏，两者相互制约，维系着正常的性功能。肝气郁滞，则筋脉失和；肝经湿热下注，则筋脉弛缓不收；肾虚火衰者，则阳痿不举；肝肾阴虚火旺，则梦遗早泄。治疗当以调理肝肾为要。柔肝以固护宗筋弛张自如，补肾以维护生殖繁衍之功。调肝不忘补肾，益肾也应固护柔肝。用药时可选同入肝肾两经之品，如肉桂、淫羊藿、当归、熟地黄、枸杞子、白芍、牛膝、郁金、牡丹皮、黄柏等。在调护方面，肝喜条达，故应注意调情志，以防郁怒伤肝；同时应慎起居，节房事，以防耗气伤肾。

从肾治之验

（一）精子过多不育症

精子过多症又称精子密集症。其诊断标准仍有争议，有人将多精子症的诊断标准分为3级：Ⅰ级为 $(120 \sim 200) \times 10^9/L$；Ⅱ级为 $(200 \sim 250) \times 10^9/L$；Ⅲ级为超过 $250 \times 10^9/L$。Richara 则认为精子过多症的精子数应超过 $250 \times 10^9/L$，且精液量应在 1.5 mL 以上，在正常禁欲时间内连续2周检查的精子数均超过 $250 \times 10^9/L$ 才能确诊。其实精子数Ⅰ级在临床上并不鲜见，Ⅱ级甚至Ⅲ级较为少见。多精子引起不育，或生育力下降的机制尚不大清楚，可能与内分泌、睾丸的炎症等因素有关。在临床病例中，精液常规检查精子的活动力差，快速直线运动的精子甚至高达 35% 以上，同时活动力随着时间的推移下降很快。因为精子数量过多会妨碍精子的游动，会过快地消耗能源。另外畸形精子多、精子形态偏小等，这些可能都是引起精子过多不育的原因。

精子密度在 $250 \times 10^9/L$ 以上，且造成男性不育者，称为精子过多不育症。临床上极为少见，国外报道本病约占男性不育的 0.2%。精子过多引起不育，其原因归咎于精子质量问题。中医学文献中无此症记载，目前研究较少，临床上从肾论治，疗效满意。

1. 从肾阴亏虚、肾阳偏盛论治 姚某，男，28岁。结婚已近3年，夫妇同居未避孕而一直未孕，配偶健康。男科检查：外生殖器发育正常，睾丸质中等，附睾、精索未见异常。前列腺液常规检查：正常。血清、精浆ASAb阴性。精液常规检查：乳白色，量3 mL，质地稠，45分钟液化，pH 7.0，活动率65％，活动力A 15％、B 15％、C 35％、D 35％，密度343×10⁹/L，畸形率30％。舌质红，舌苔薄，脉细稍数。诊断为精子过多不育症。此乃肾阴亏虚，肾阳偏盛之证。治以抑阳助阴，方用六味地黄汤加味。

处方：生地黄15 g，熟地黄15 g，山茱萸10 g，淫羊藿15 g，肉苁蓉10 g，山药15 g，女贞子20 g，墨旱莲10 g，牡丹皮10 g，泽泻15 g，茯苓10 g，黄芪15 g。每日1剂，水煎分2次服。

二诊：服药30剂后，精液常规复查：乳白色，量2.8 mL，质地稠，30分钟液化，pH 7.2，活动率60％，活动力A 15％、B 25％、C 20％、D 40％，密度208×10⁹/L，畸形率20％。药见初效，原方继服。

三诊：又服药30剂后，精液常规复查，乳白色，量2.5 mL，质地稠，30分钟液化，pH 7.2，活动率65％，活动力A 20％、B 25％、C 20％、D 35％，密度136×10⁹/L，畸形率25％。后仍以上方为基础，随症加减，调治继服1个月，精液常规复查正常，后其妻怀孕。

按语：中医学认为，肾为先天之本，肾藏精，主生殖，肾阳是肾气中的活力之源，是生化的动力所在。肾阴濡润五脏，是为真阴。真阴又是精液、精子的生成发育的物质基础，肾阴不足是精子产生的重要障碍，阴虚阳亢则精子生成过多。即所谓"阳化气，阴成形"。本病的病机主要在于阳盛阴衰，阳盛在生成精子方面表现为生理病理性的亢进，阴衰在精子的生长成熟方面则表现为功能的衰退。治疗上应针对病机，抑阳助阴，祛邪护阴，恢复阴阳平衡。

本病多因先天禀赋不足，或后天早婚多育，房劳太过，致肾气虚弱，肾精亏虚，阴阳平衡失调。阳盛则精子过度增多，阴衰则精子成熟不足，见小个精子和大量的畸形精子。临床常伴见腰膝酸软，头目眩晕，耳鸣耳聋，或遗精盗汗，手足心热；或无明显症状，舌红少苔，脉细数。治宜抑阳助阴，重在调理肾之阴阳平衡。方药用六味地黄汤合二至（丸）汤加枸杞子、淫羊藿、肉苁蓉而治。

2. 从肾阴亏虚、湿热内扰论治 武某，男，31岁。患者夫妇同居未避孕而一直未孕，性生活正常。平素嗜食烟酒、肥甘厚腻，配偶健康。前列腺液常规：磷脂酰胆碱小体（＋＋），白细胞计数（＋）。精液常规检查：量2.8 mL，质地稠，pH 7.4，30分钟液化，活动率40％，活动力A 10％、B 5％、C 25％、D 60％，密度469×10⁹/L，畸形率85％（顶部畸形占70％），白细胞计数（＋），精浆ASAb（＋），血清ASAb（－）。诊断为精子过多症，免疫性不育症。症见小腹、会阴坠胀，腰酸，尿黄分叉，尿余沥不尽，舌质暗红，舌苔黄，脉滑数。证属肾阴亏虚，下焦湿热，内扰精室。治以滋阴补肾，清利湿热。方用知柏地黄汤加味。

处方：生地黄15 g，熟地黄15 g，山茱萸10 g，淫羊藿15 g，山药15 g，女贞子20 g，墨旱莲10 g，知母20 g，炒黄柏15 g，牡丹皮10 g，泽泻15 g，萆薢15 g，蒲公英30 g，赤芍15 g，黄芪5 g。每日1剂，水煎分2次服。

二诊：服药30剂后，前列腺液常规示磷脂酰胆碱小体（＋＋），白细胞计数少许。精液常规检查：量2.5 mL，质地稠，pH 7.2，30分钟液化，活动率65％，活动力A 25％、B 10％、C 30％、D 35％，密度325×10⁹/L，畸形率83％（顶部畸形占70％），白细胞计数少许。临床症状减轻，舌质淡暗舌苔薄白，脉弦。嘱上方继服。

三诊：又服药30剂后，精液常规复查：量3.0 mL，质地稠，pH 7.2，30分钟液化，活动率65％，活动力A 20％、B 25％、C 20％、D 35％，密度136×10⁹/L，畸形率65％（顶部畸形占60％），白细胞计数少许，精浆ASAb（－）。前列腺液常规：磷脂酰胆碱小体（＋＋），白细胞计数少许，无明显临床症状，舌质淡，舌苔白，脉弦。上方去炒黄柏、萆薢，继服。

四诊：又服药2个月，复诊精液检查正常，后其妻怀孕，年底顺产一健康男孩。

按语：患者平素嗜食膏粱厚味，饮酒过度，滋生湿热，下注肝肾；或外感湿热之邪，循经结于精室；又肾藏精，主生殖，湿热阻于精窍，侵扰精室，久则耗损阴精，精子增多。故属此证者，常伴见尿频、尿急、尿黄，小腹会阴不适，腰膝酸重，舌质红，舌苔黄腻，脉滑而数。治宜滋阴补肾，清热利湿。方药可选知柏地黄汤加萆薢、蒲公英、赤芍、黄芪、淫羊藿。

3. 从肾阴不足，阴阳失衡论治　江某，男，26 岁。诉结婚 2 年半，夫妇同居，性生活正常而未育。经泌尿外科及 B 超检查睾丸、前列腺、精索静脉均未发现异常，无明显自觉不适。精液常规：淡黄色，量约 3.5 mL，活动率 55%，稠度一般，精子密度计数 $271 \times 10^9/L$，形态正常率 64%，异常 36%。舌质红，舌苔薄黄，脉小弦。责之肾阴不足，阴阳失衡。治拟六味地黄汤加味。

处方：熟地黄 15 g，淫羊藿 15 g，山药 15 g，山茱萸 10 g，茯苓 15 g，牡丹皮 10 g，黄芪 15 g，党参 15 g，桂枝 5 g，泽泻 10 g。每日 1 剂，水煎分 2 次服。

二诊：服药 7 剂后，无不良反应，原方继服。

三诊：后以上方随症加减，服至 28 剂，精液常规复查：颜色乳白色，量 3 mL，精子密度计数 $72 \times 10^9/L$，形态正常率 85%，异常 35% 后。此后间断服用上方加减，同年配偶受孕。

按语：精子密度过高是导致男性不育症的原因之一，其机制有待进一步研究。中医学认为，肾之阴阳失衡，功能紊乱致精子发生过多而功能低下。精子功能低下多为阳虚，精子数量（物质）过多则为阴盛，故临床表现有阳盛阴虚和阳虚阴盛的复杂症状。六味地黄汤属平性滋养强壮剂，为补肾阴的代表方。方中药物三补三泻，熟地黄补肾，山茱萸养肝，山药益脾则三脏自平；三泻则泽泻泻肾浊，牡丹皮泻肝火，茯苓渗脾湿。补中有泻，寓补于泻，调整人体阴阳平衡故对本症有一定疗效。

4. 从肾精亏虚、湿浊内阻论治　张某，男，34 岁。婚后 6 年不育，夫妻同居，性生活正常，未行避孕，女方妇科检查正常。精液常规化验检查：精液量 5 mL，pH 7.2，精液液化时间 20 分钟，精子活动力（＋＋），精子活动率 80%，畸形精子率 20%，精子计数 $300 \times 10^9/L$，血清、血浆抗精子抗体均为阴性。诊断为精子过多症。自诉腰膝酸软，时有耳鸣，口中黏腻，肢倦嗜睡，舌质浅淡，舌苔薄白根部腻，脉细弦。辨证属肾精亏虚，湿浊内阻。治以补肾填精，祛湿化浊。

处方：熟地黄 10 g，枸杞子 10 g，制何首乌 15 g，黄精 10 g，紫河车粉（冲服）5 g，五味子 5 g，茯苓 15 g，薏苡仁 30 g，车前子（包煎）15 g，泽泻 10 g，益母草 20 g，法半夏 30 g，粉萆薢 20 g。每日 1 剂，水煎分 2 次服。

以此方为基础，随症加减，稍事出入，共服药 80 余剂后，精液常规化验复查 2 次，均在正常范围。6 个月后随访，其妻怀孕。

按语：精子过多症是指精子计数超过正常最高值，甚则超过 1～2 倍，造成男性不育的病症。中医学古籍文献中无此症记载，近代医学对此症研究也很少有人报道。据国外资料报道该症约占男性不育症的 0.2%，并认为本病引起的男性不育，其主要原因是精子质量问题。通过临床研究，精子密集增多的同时，多伴有成活率低，活动力差，畸形率高等异常。现代中医男科认为，本症的成因机制与肾之阴阳的盛衰有着密切的关系。著名中医学者王琦在《王琦男科学》中云："该症的主要病机在于阳盛阴衰，肾虚邪阻。所谓阳盛是指生成精子的功能病理性亢盛，而阴衰则是指精子的生长成熟功能衰退。"这一理论与阴阳学说中的"阳盛阴长"之说较为符合。本案在治疗中运用的理法方药，其补益肾中阴精之法，就支持这一论述，并认为湿浊之邪的内阻，也是导致本症发生的不可忽视之因素。

（二）少精子不育症

少精子症是指精液中每毫升精子数量少于 2000 万，或一次射精精子总数低于 4000 万。少精子症是男性不育症最为常见的原因之一。

1. 从肾精亏虚论治　郭某，男，28 岁。主诉婚后 8 年未育。询问病史，患者结婚 8 年，夫妻同居，其妻体健而未曾受孕。8 年内在其他医院坚持治疗 4 年未效，已停药 2 年。诊见面色暗红有泽，形体充实，舌质淡红，舌苔少，六脉沉细两尺尤弱。精液常规：精子计数 $15 \times 10^9/L$，畸形精子 5%，死精率 70%，液化不良，活动力一般。外科会诊未见器质性病变，下腹 B 超检查无异常发现。12 日未行房，精液常规复查，基本同前。辨证属肾精亏虚，治以补肾生精。方用地子（丸）汤治之。

处方：熟地黄 60 g，山茱萸 50 g，山药 50 g，枸杞子 50 g，韭子 50 g，蛇床子 50 g，金樱子 50 g，覆盆子 50 g，女贞子 50 g，制何首乌 50 g，五味子 50 g，补骨脂 50 g，车前子 50 g，桑椹 50 g，菟丝子 50 g，牡丹皮 50 g，泽泻 50 g，茯苓 50 g。此为 1 个疗程药量。将上药共研为细末，炼蜜为丸，每次服丸 15 g，每日早、晚各 1 丸，温水送服。

服药 3 个疗程后，其妻怀孕，并足月生下一女婴。5 年后又服此丸后，生了第 2 胎。

按语：李艳君以为，男性不育症凡由精细胞数少，或死精、畸形精多所致者，均由肾虚不能生精，以司生殖所致。治宜补肾生精并用，才能标本咸图。地子（丸）汤中六味地黄汤滋肾补肾以治本，十子汤以子补子，功专生子以治标。二者为丸，慢病缓疗，既取近效，亦图远功。而且地子丸药源广，药价廉，剂型简，全药为丸无浪费，早晚各 1 丸耗药少，又具服用方便、医疗费用较低之优。

2. 从肾阴虚损论治　李某，男，29 岁。结婚 5 年未育，在某专科医院检查诊断为少精不育症，应用维生素 E、性激素、HCG 等治疗半年多疗效不佳。刻诊：身体较瘦，腰酸膝软，时有耳鸣，口干咽燥，夜间盗汗，舌质红，舌苔少，脉细数。男科检查：阴茎、阴囊、睾丸、附睾及精索等均未见明显异常。精液常规：精液量 1.5 mL，精子活动率 30%、活动力差，精子数 $15×10^9$/L。夫妻性生活和谐，妻子经妇科检查，未发现有影响生育的疾患。辨证属肾阴虚损，治宜滋补肾阴。药用六味地黄丸（浓缩型）每日 3 次，每次 10 粒，口服。

二诊：服药 3 个月后，腰酸膝软、耳鸣等症状均消失。精液常规复查：精液量 3.5 mL，精子活动率 70%，活动力 II 级，精子数 $70×10^9$/L。4 个月后其妻怀孕，后剖宫产下一健康女婴。

按语：本案病因病机为肾阴虚损，肾精缺乏，致生殖无源，故用六味地黄丸滋补肾阴，使肾精充足，天癸盈满则有子。

3. 从肾阴亏虚、虚火内扰论治　贺某，男，28 岁。诉结婚 3 年不育，女方妇科检查无异常。平素自觉神倦乏力，腰膝酸软，性功能减低，早泄。并伴有小便黄，尿道灼热，淋漓频数，夜间小便数次，饮食、睡眠尚可，舌质红少苔，脉细数。精液常规化验：灰白色，质黏稠，量约 3 mL，液化时间 2 个半小时，镜检精子活动力欠佳，精子活动率 45%，精子计数 $38.4×10^9$/L，见大头、小头双尾畸形精子少许，磷脂酰胆碱小体少许。此为精液异常少精症。辨证属肾阴亏虚，虚火内扰。治宜滋肾育阴，清泻虚火。治拟六味地黄汤加减。

处方：生地黄 15 g，山茱萸 12 g，山药 15 g，牡丹皮 12 g，茯苓 12 g，泽泻 12 g，知母 15 g，黄柏 15 g，萆薢 30 g，竹叶 10 g，滑石（包煎）20 g。每日 1 剂，水煎分 2 次服。

以此方随症加减，治疗 2 个月余后，再次精液常规检查：颜色灰白，质黏稠，量约 3 mL，精子活动率 70%，活动力良好，精子计数 $156×10^9$/L。并诉其妻子已停经 34 日，妊娠试验阳性，后足月顺产一男婴。

按语：中医学认为，肾主生殖，患者婚后 3 年不育，当责于肾。治宜滋肾填精，然患者相火偏亢，虚热内生，热灼精室。乃本虚标实之证，故宜滋阴清热，寓补于泻，此乃壮水之主以制阳光。滋其阴，无根之火无生；清其热而火自去。肾虽为水脏，内藏龙雷之火。水亏火旺，热伤精涸。热去精安，水足而精生，子嗣自出。

4. 从元气虚衰、肾精亏损论治　方某，男，30 岁。诉结婚 3 年余，妻子曾怀孕 2 次，但均于 2 个月左右自然流产。女方曾多次妇科检查，未发现异常，且月经周期及经量经色均正常，基础体温双相，输卵管造影检查通畅，素体无其他全身性疾病。男方精液常规：精子计数仅 $8×10^9$/L，活动率 40%，畸形精子达 43%，液化时间为 7.45 小时。患者平素体倦易疲乏，时有遗精，伴有睡眠不佳，晨起口苦等症，舌质淡胖，舌苔薄白，脉细略弦。此乃元气虚衰，肾精亏损，所以其妻虽能得以身孕，但胎元难寿，子嗣无望。治当滋肾精，益元气。

处方：熟地黄 20 g，菟丝子 20 g，山茱萸 15 g，淫羊藿 10 g，枸杞子 15 g，肉苁蓉 20 g，党参 25 g，白术 15 g，炙甘草 5 g。每日 1 剂，水煎分 2 次服。

同时，服成药滋肾育胎丸，每次 5 g，每日 2 次。并嘱其节制房事。

二诊：连续服药 3 个月后，精液常规复查示精子计数已提高到 $75×10^9$/L，但活动率仍停滞于 40%。上诊药物继服，另加服吉林参，每日炖服 6 g，15 日为 1 个疗程。服完 1 个疗程后，停服 10 日，再行第 2 个疗程。

三诊：又治疗 1 个月后，除精神明显好转外，精液检查精子计数已达 $90×10^9$/L，活动率提高至 50%，畸形精子降至 10%。继以上法上方治疗。

四诊：又服药 1 个半月，精液常规复查示精子计数为 $116×10^9$/L，活动率 65%，畸形精子 10%。又继续治疗半年左右，其妻再次怀孕。为顾护胎元，以防流产，予其妻连续服寿胎丸合四君汤加减，孕中虽先后有过轻度恶阻现象及 2~3 日少量阴道出血，但治后能很快控制。后顺产一男婴，母子康健。

按语：男子不育究其成因，主要因性功能障碍，如阳痿、早泄、不射精；精液异常，如精液过少，精子数量不足，甚或无精子，精子活动率低，畸形精子过多，精液液化不良等所造成。此等病症均难以嗣育，即或偶能受孕，亦多胚胎发育不良，容易导致早期流产。本案患者乃为肾精不足，元气亏虚之证。治当补肾填精，健脾益气，阴阳并补。组方体现了张景岳阴中求阳，阳中求阴，精中生气，气中生精的方法及叶天士先后天兼顾的论治思想，且遵循"慢性病效不更方"之理，使不育之症终获治愈。

（三）无精子不育症

通过体外排精法和手淫法取得精液，经离心后，取沉渣涂片作镜检，3 次均未检出精子，称为无精子症。其可分为真假两种：真性无精子症是指睾丸生精细胞缺如、变性、萎缩、退化等原因不能产生精子，亦即睾丸中不能产生精子；假性无精子症是指睾丸能生成精子，而因输精管道阻塞不能排出体外，故精液检查仍无精子出现，故又称阻塞性无精子症。无精子症的发病率为男性不育症的 6%~10%，是引起不育症较严重的病因。

1. 从肾阴亏损、肝气郁结论治　张某，男，34 岁。患者婚后 4 年余未育，妻子经妇科检查正常。3 次化验精液均提示：未见精子。作睾丸穿刺检查见到初级及次级精母细胞。屡进温肾壮阳之品无效，经友人介绍来诊。患者身体高大，夜寐多梦，晨起口苦，时有腰膝酸软，两肋胀满，纳谷不馨，舌质偏红，脉细而弦。辨为肾阴亏损，肝气郁结之证。治拟益肾滋阴、疏肝开郁之法。方用自拟益肾疏肝汤加减。

处方：枸杞子 20 g，菟丝子 20 g，桑椹 15 g，山药 15 g，白芍 15 g，覆盆子 15 g，淫羊藿 12 g，熟地黄 12 g，山茱萸 10 g，紫河车粉（冲服）10 g，全当归 10 g，女贞子 15 g，平地木 10 g，柴胡 10 g。每日 1 剂，水煎分 2 次服，30 日为 1 个疗程。

二诊：服药 60 剂后，诸症皆失。精液检查：精液量 4.2 mL，精子计数 $81×10^9$/L，精子活动率 83%。后其妻剖宫产一男婴。

按语：精液中无精子之不育症，一般多从阴精亏损，肾阳虚惫，或气血生化乏源论治。刘银建发现男性无精子之不育症，求诊者都为青壮年，肾气本应旺盛，虚证之象多不明显，而反见久婚不育，导致家庭不和，肝气郁结，据此认为关键在于肾虚肝郁。中医学认为，肝肾同源，精血互化。肾藏精，主生殖；肝藏血，主疏泄。《素问·金匮真言论》："夫精者，身之本也。"《素问·上古天真论》："丈夫八岁，肾气实，发长齿更；二八肾气盛，天癸至，精气溢泻……八八天癸竭，精少，肾脏衰，形体皆极。则齿发去。"《血证论》："肝属木，木气冲和条达，不至遏郁，则血脉得畅。"又："肝喜条达而恶抑郁。"木郁达之，火郁发之。说明只有当肝肾精血互相资生，气血冲和方能生育。因此，方中以柴胡条达肝气而升发郁火；以全当归、白芍、熟地黄、山药健脾柔肝，养血和血；以淫羊藿、山茱萸、枸杞子、菟丝子、桑椹、覆盆子、紫河车补益肝肾，养血生精。诸药配伍，标本兼顾，肝肾共调，药证契合，故疗效颇佳。

2. 从肾气虚损、气血不足论治　郑某，男，27 岁。诉结婚 2 年未育，在几家医院检查精液，均告无精子。曾有睾丸炎病史，查睾丸大小尚属正常。精液常规化验检查：总量 5 mL，液化差，未见精子。舌质嫩红，舌苔薄白，脉沉。中医辨证分析，属先天不足，睾丸发育欠佳，后天又罹患炎症，以致肾气虚损，气血不足。治当益肾强精，补气养血。

处方：鹿角片12 g，紫河车15 g，熟地黄20 g，淫羊藿15 g，肉苁蓉20 g，当归10 g，黄芪20 g，赤芍15 g，丹参15 g，牛膝10 g，炒橘核（先煎）15 g，阿胶（烊化冲服）15 g，王不留行20 g，炮穿山甲（先煎）10 g。每日1剂，水煎分2次服。

二诊：服药21剂后，诉夜间有口干现象，其余无异常。舌质红，舌苔白，脉细略数。拟原方酌加滋阴药物。

处方：生地黄15 g，淫羊藿15 g，熟地黄15 g，墨旱莲20 g，女贞子20 g，麦冬15 g，黄芩10 g，黄芪20 g，当归10 g，赤芍15 g，丹参15 g，牛膝10 g，阿胶（烊化冲服）15 g。

三诊：又服药28剂，感觉良好。精液常规复查：总量2 mL，液化较差，精子密度56×10⁹/L，精子活动率70%，精子活动力A 40%、B 20%、C 20%，畸形精子率15%。情况明显好转，较之以前精液检查结果判若两人。再接再厉，以克全功。

处方：熟地黄15 g，生地黄15 g，淫羊藿15 g，鹿角片（先煎）10 g，黄芩10 g，当归10 g，王不留行20 g，炮穿山甲（先煎）10 g，龟甲（先煎）15 g，鳖甲（先煎）10 g，紫河车15 g，赤芍15 g，丹参15 g，黄柏15 g，牛膝10 g，知母10 g。

四诊：服药28剂后，未再来诊，其妻已怀孕。

按语：无精子症在男性不育中并不罕见，但治疗有效或治愈者较少。此症考其症因，分器质性与功能性两种。器质性原因多因先天睾丸发育不良，隐睾、睾丸炎或睾丸创伤后遗症，甚或精索静脉曲张严重者。功能性的无精子症情况各自不同，但常因肾气亏损，或兼脾虚，或兼湿热，或兼肝郁，更有器质性、功能性兼而有之者。治疗多从肾虚立论。

3. 从肝肾两虚、痰瘀阻络论治　患者，男，26岁。自述结婚3年未育，妻子经妇科检查无影响生育疾患。曾在外地某医院泌尿外科检查，诊断为双侧附睾精液囊肿、梗阻性无精子症。建议其手术治疗，患者不愿意手术而寻求中医治疗。自觉近年来常感神疲乏力，心悸眩晕，夜寐多梦，腰膝酸软，食欲不振，舌质浅淡，舌尖边有瘀点，舌苔白，脉细涩。否认有会阴部外伤史、结核病史及不洁性交史。生殖器检查：外生殖器正常，触摸睾丸大小正常，双侧附睾头、体部位各有3个绿豆至黄豆大圆球形肿物，较光滑，稍有弹性，有轻度压痛。输精管及精索静脉等无异常。于禁欲情况下，进行精液常规镜检每周1次，连续3次均未见精子。胸部X线摄片显示正常。生殖激素测定也均在正常范围。中医辨证属于肝肾两虚，气血不足，痰瘀阻络。治以补益肝肾，益气养血，化瘀消痰，软坚散结。方用自拟复方通精汤加减。

处方：枸杞子20 g，菟丝子20 g，桑寄生20 g，牛膝15 g，玄参15 g，黄芪30 g，鸡血藤30 g，当归15 g，王不留行20 g，炒酸枣仁30 g，桃仁15 g，川芎15 g，贝母15 g，昆布15 g，海藻15 g，急性子15 g，鸡内金15 g，红花10 g，猪牙皂角10 g，煅牡蛎（先煎）30 g。每日1剂，水煎分2次服。

以上方为基础，随症加减，其加用过土鳖虫、炮穿山甲、路路通、八月札等，连续服药3个月后，经检查双侧附睾囊肿基本消失，精液常规镜检除精子活力属2级外，其余各项指标均在正常范围。后改服中成药左归丸、归脾丸、内消瘰疬丸治疗1个月，以资巩固疗效。第2年其妻产一重3.5 kg健康女婴。

按语：本例无精子症的原因是由于附睾精液囊肿压迫，精子排出受阻所致。根据中医病理学观点，囊肿属于癥瘕、痰核范畴。按中医辨证论治，此类疾病当用活血化瘀、化痰散结法。但由于本案患者有肝肾两虚，气血不足之症，故方中用枸杞子、菟丝子、桑寄生、牛膝、黄芪、当归、鸡血藤等，以补益肝肾，益气养血。用桃仁、红花、川芎、王不留行等行气活血，祛瘀通络；用玄参、贝母、昆布、海藻、煅牡蛎等化痰消癥，软坚散结。又加炒酸枣仁以养心安神，鸡内金以健脾助运。如此则方证合拍，药病相应。体现了病证兼顾，扶正祛邪，标本同治的原则，故能收到满意疗效。

4. 从肾虚命门火衰、精气虚损论治　吉某，男，39岁。患者婚后15年未育。泌尿科检查：左侧睾丸略小，其他无器质性病变。女方妇科检查正常。双方性生活无异，性高潮时能射精，但精液稀薄，经常有梦遗。2次精液化验，均未见精子。先后用丙酸睾酮、绒促性素治疗，未见好转。患者形体消瘦，面色㿠白无华，四肢乏力，下肢畏寒，腰脊酸软，梦遗频作，常感头昏，目眩耳鸣，口淡纳差，便稀溲数，舌质淡白，脉细数。此乃肾虚命门火衰，精气虚损，封藏失司之故。治以补肾温阳固精。

处方：熟地黄 15 g，枸杞子 15 g，菟丝子 12 g，金樱子 12 g，生地黄 15 g，山药 15 g，炒党参 12 g，炒白芍 10 g，杜仲 12 g，白术 10 g，全当归 12 g，蛇床子 10 g，龟鹿二仙膏（冲服）12 g，酸枣仁 5 g。每日 1 剂，水煎分 2 次服。

同时，另用阳起石 90 g，红参 30 g，鱼鳔胶 30 g，韭子 60 g，急性子 60 g，将诸药共研为细末，每次服 6 g，每日 2 次。

二诊：药后，梦遗消失，眩晕耳鸣，畏寒心悸均有好转，唯腰脊酸痛，口淡纳差仍存在，舌质淡红，脉细弱。予上方汤剂去龟鹿二仙膏，加豆蔻 30 g、焦六曲（包煎）12 g，继服。散剂按原法服。

三诊：又服药 30 剂后，诸症消失。精液常规化验检查：精液量 3.5 mL，色灰白，精子计数达到正常范围，精子活动率 76%。其后随访其妻已生一女孩。

按语：无精子症是男子不育的原因之一。根据临床症状，常将其分为肾虚火衰、精关不固和肝肾精血亏虚、阴虚火旺两类。本案患者属于前者，方药以左归（丸）汤合右归（丸）汤两方化裁，取平补阴阳法，使"阴生阳长"，从而达到治疗效果。

5. 从肾精亏虚论治　季某，男，30 岁。患者结婚已 2 年余，性生活正常，未能生育。精液高速离心后常规检查 2 次，均无精子。曾患过流行性腮腺炎。外生殖器检查：左侧精索静脉重度曲张，双侧睾丸偏小，质地软。时易腰脊酸痛，舌质淡红，舌苔薄白，脉细。中医辨证属肾精亏虚，治以补肾填精，方予自拟强精煎加减。

处方：熟地黄 15 g，炒露蜂房 15 g，淫羊藿 15 g，肉苁蓉 10 g，全当归 10 g，续断 10 g，潼蒺藜 15 g，锁阳 10 g，狗脊 10 g，制何首乌 15 g，制黄精 15 g，鹿角霜片（先煎）10 g。每日 1 剂，水煎分 2 次服。

二诊：服药 18 剂后，精液常规化验复查，已出现精子，计数 2.2×10⁹/L，活动率 10%。嘱原方继服。

三诊：患者坚持服药共 5 个月余，精子计数逐渐上升，后其妻产一男婴。

按语：本案患者精液化验系无精子症，腰脊酸痛，睾丸偏小，脉细，辨为肾精亏虚证。治用自拟强精煎经验方，方中炒露蜂房、淫羊藿、锁阳等温肾壮阳；鹿角霜片、制黄精温阳益气；肉苁蓉、续断、狗脊、潼蒺藜等养血滋肾填精。诸药合配，滋肾填精之力甚强，用之遂效。

（四）弱精子不育症

弱精子症是指在射精后 1 小时精子活动率小于 60%，或 A 级精子小于 25%，或 A、B 级精子小于50%，并因此而引起不育即称为弱精子不育症。

1. 从肾虚精亏、脾虚气弱论治　患者，男，34 岁。诉结婚 5 年，女方检查正常，但未受孕。精液常规检查：精子活动率 10%，精子计数 35×10⁹/L，形态正常，精液液化时间小于 30 分钟。治予自拟黄芪补肾丸（药物组成黄芪、淫羊藿、巴戟天、菟丝子、山茱萸、熟地黄、冬虫夏草、石楠叶、枸杞子、蛤蚧、黄精、丹参），每次 10~12 g，每日 3 次，餐前 30 分钟空腹口服，30 日为 1 个疗程。

连续服药 2 个疗程后，精液常规化验复检：精子活动率 70%，精子计数 60×10⁹/L。继服黄芪补肾丸 2 个疗程后，精液常规复查，精子活动率 85%，遂停药。女方于第 2 年怀孕。

按语：中医学认为，肾主藏精，为生殖之本，故治疗以补肾为主。清代叶天士对男性不育的认识十分深刻，曾对此有不少精辟论述："疾病之关于胎孕者，男子则在精，女子则在血，无非不足而然。凡男子之不足，则有精滑、精清、精冷，或临事不坚，或流而不射，或梦遗频数，或便浊淋漓，或好女色，以致阴虚，阴虚则腰肾疲惫。或好男风，以致阳极，阳极则亢而亡阴。或过于强固，强固则胜败不治。或素患阴疝，阴疝则肝肾乖离。此外，或以阳衰，阳衰则多寒。或以阴虚，阴虚则多热。是皆男子之病，不得尽诿之妇人也。倘得其源而医治之，则事无不济矣。"他从性功能障碍到精液过稀，从射精无力到生殖系统炎症，从性生活过度导致肾虚到疝气，举出 10 多种病因。对于男性不育症来说，如无特殊病症，中医学强调补肾。因肾主藏精，肾亏则精关不固，常表现为遗精、滑精或早泄。肾亏必致气血两亏，故男子不育的中医治法不外乎补肾、两益气血。除补肾之外，中医学也提倡养精之道，认为"求嗣必先养精，宜节劳，毋耗其心神，以养血补精；宜戒酒，毋以酒为色媒，以免胎元不固；宜清心寡欲，毋以药而助火，以安神惜精；宜息怒，毋怒伤肝而相火动，以补阴抑火；宜慎味，毋贪肥浓之味，以淡泊之味食疗养精。"

中医学多把男性不育责之肾虚，樊士申经过多年临床实践，研制出黄芪补肾丸。方中淫羊藿、巴戟天、菟丝子、冬虫夏草、山茱萸、石楠叶滋肾补肾，菟丝子扶阳并能益阴，枸杞子、蛤蚧滋补肾精，黄精补中益气，熟地黄、丹参补血活血安神，全方共奏补肾壮阳、益精宁神、健脾益气之功。现代医学认为，精子活动力与精囊分泌的果糖有直接关系。如人体果糖摄取不足，精子活动力减低，维生素 A、维生素 E 缺乏对精子活动力有很大影响。黄芪补肾丸中黄精、淫羊藿、菟丝子都有丰富的果糖，枸杞子、菟丝子含有维生素 A，丹参含有维生素 E，这对精子活力减弱具有对症治疗作用。淫羊藿具有雄性激素作用，实验证明，能促进精液分泌，人服用淫羊藿后，尿中 17 -酮类醇排泄量明显增加，说明具有促进性腺功能作用。

2. 从肾精气亏损、阴阳两虚论治　王某，男，29 岁。诉结婚 5 年，妻未怀孕。发育正常，营养中等，性功能正常，食欲、二便均可。舌质淡红，舌苔薄白，脉和缓有力。精液常规：精液量、色泽、液化时间均正常，精子计数 20×10^9/L，精子活动力 30%，畸形精子 10%。诊断为男子精液异常不育症。中医辨证属肾精气阴阳两虚，治以补肾生精，滋阴温阳。

处方：熟地黄 18 g，山茱萸 15 g，山药 15 g，枸杞子 30 g，肉桂 5 g，制附子（先煎）10 g，淫羊藿 15 g，桑椹 15 g，菟丝子 15 g，韭子 10 g，巴戟天 15 g，当归 12 g，黄芪 15 g，砂仁 15 g。每日 1 剂，水煎分 2 次服。嘱服药期间节制性欲，合理营养，适当减轻体力劳动。

二诊：服药 1 个月后，精液常规化验复查，精子数量增加，守方继服。

三诊：又服药近 2 个月，其妻怀孕。于次年秋产一女婴，2 年多后其妻又生一女婴。

按语：精液异常不育症，临床上一般可无症状，只是在婚后 2～3 年性生活正常而女方未孕才就医，化验精液异常而被诊断。中医学认为，肾藏精，主生殖。肾中精气盛衰直接关系到人的生殖功能，故有"男子以精为主"之说。肾精虚衰是男性不育的主要病机之一。朱丹溪："有精虚精弱不能成胎者。"陈士铎《辨证录》对男性不育有"精空""精少"之论，其治疗原则为"精少者，添其精"。所以，补肾填精是治疗精液异常不育症的基本大法。遣方用药旨在补肾填精。方中熟地黄甘温滋肾填精为主药；山茱萸、枸杞子、桑椹养肝肾益精血；菟丝子、韭子、巴戟天、淫羊藿甘温之品助肾阳；加少许制附子、肉桂助命门以温肾化气，微微生火，即生肾气；山药健脾补其后天之本；当归补血，意为"精血同源"助肾精；砂仁行气化湿，防滋补腻滞。诸药合用，补肾填精，肾阴肾阳双补，使肾精充盛，肾阳振奋，达到精子增生，增加精子活力，减少或消除畸形精子，精液异常不育症而得治愈。

3. 从肾阴亏虚、肾阳不足论治　姚某，男，33 岁。主诉结婚 5 年至今无子。患者妻子健康，月经正常，夫妻性生活正常，结婚 5 年妻子不孕。4 个月以前在某医院检查精液，发现精子活动率低下。自觉腰酸痛，手足心热。舌质正常，舌薄白厚，脉沉细，尺部弱。精液常规化验示：精液量 2～3 mL，活动率 20% 以下，形态正常，精子计数 1.22×10^9/L。辨证属肾阴亏虚，肾阳不足。治以补肾养阴为主，佐以温阳。

处方：生地黄 18 g，菟丝子 15 g，枸杞子 12 g，女贞子 15 g，覆盆子 12 g，沙苑子 12 g，肉苁蓉 15 g，淫羊藿 12 g，补骨脂 15 g，韭子 10 g，五味子 10 g，仙茅 12 g，茯苓 12 g。每日 1 剂，水煎分 2 次服。

二诊：药后腰酸减轻，仍感手心发热，有时遗精，舌质正常，舌苔白，脉沉细。予上方去茯苓，加金樱子 12 g，锁阳 5 g，继服。

三诊：连续服药 3 个月后，腰酸、手心热已除，其妻已怀孕。

按语：中医学认为，肾为先天之本，肾主藏精。"人始生，先成精而脑髓生。"肾气盛，天癸至，精气溢泻则能有子。肾气虚衰精少，故无子也。男子无子均以肾虚为主，有偏肾阳虚者，有偏肾阴虚者，也有阴阳俱虚者。其治阳虚一般多用右归丸、大补元煎加减；阴虚者用左归丸、大补阴丸等；阴阳两虚者多用六味地黄（丸）汤合二仙汤等。本案属阴阳两虚，故补肾养阴，温阳益精之品并用而收效。

4. 从脾肾阳虚、精血亏虚论治　江某，男，29岁。主诉结婚4年余未育。经多方治疗无效。患者平素身体虚弱，每当天气变化、季节变化时易发伤风感冒，形体怕冷，性欲不强，时有遗精，精液清稀，腰酸乏力，纳差便溏，常自汗出，舌质浅淡，舌苔白，脉沉迟而弱。精液常规检查：精液量2 mL，精子计数38×10^9/L，精子活动率40％，畸形35％。诊断为精液异常性不育症。辨证属脾肾阳虚，精血亏虚。治以温肾健脾，养血填精。

处方：熟地黄30 g，菟丝子30 g，黄芪30 g，枸杞子15 g，山茱萸15 g，巴戟天15 g，白术10 g，仙茅10 g，杜仲10 g，丹参15 g，制附子（先煎）10 g，制何首乌12 g，砂仁10 g，鹿角胶（烊化冲服）10 g，龟甲胶（烊化冲服）10 g，紫河车粉（冲服）10 g，阳起石（先煎）30 g。每日1剂，水煎分2次服。

以上方为基础，随症加减，连续服药2个月后，症状消失。精液复查：精液量已达3.5 mL，精子计数75×10^9/L，精子活动率55％。嘱其续服1个月后，其妻于当年怀孕。

按语：肾藏精，主生殖。肾阴肾阳内寓其中，肾阴虚则生精乏源，肾阳虚则生精乏力。精子的产生必须赖于肾阴肾阳的濡润温煦，精子才能保持正常生化功能。肾为水火之脏，水中不可无火，无火则水无生源，阴阳二气不能充盛调和，故精少精弱，导致不能孕育。应用补肾填精、双补阴阳之峻剂，使阳生阴长，肾壮精生，精气满盈，则生育之功能可自然复常。方中熟地黄、制何首乌、龟甲胶、肉苁蓉、巴戟天、鹿角胶、紫河车温阳补肾；菟丝子、枸杞子、山茱萸补而不燥，滋而不腻，滋阴和阳；一味丹参活血化瘀，改善附性器官血液循环，提高生精功能；砂仁芳香醒脾，以防诸药滋腻碍脾。鹿角胶、龟甲胶、紫河车属血肉有情之品，味厚纯正，化生精血，寓于"精不足者补之以味"之意。本方为阴阳双补之峻剂，温而不燥，补而不滞，滋阴和阳，补肾填精。实验研究表明，补肾填精的药物能使睾丸组织曲细精管间质细胞得到改善和恢复，增加了生精和分泌激素，促进造精，使曲细精管腔内成熟精子明显增多。

5. 从肾阳亏虚、精关失固论治　孙某，男。结婚4年无嗣。精液常规检查：精子计数16×10^9/L～21×10^9/L，活动率30％～50％，曾服用甲基睾丸素无效。症见疲乏头晕，腰痛怕冷，阳痿、早泄，舌苔薄，脉象沉细，两尺无力。此乃肾阳亏虚，精关失固。治拟温肾填精益气之法。

处方：天雄12 g，淫羊藿18 g，肉苁蓉18 g，韭子15 g，巴戟天12 g，枸杞子10 g，肉桂5 g，冬虫夏草5 g，党参30 g，当归15 g，白术18 g，生龙骨（先煎）18 g，生牡蛎（先煎）18 g。每日1剂，水煎分2次服。

二诊：服药30剂后，阳痿、早泄已愈，腰痛头晕悉减，余症尽消。精液常规复查：精子计数108×10^9/L，活动率80％。后其妻生育1胎。

按语：本例患者既有精气清冷之腰痛怕冷，脉象沉细，两尺无力，精子数少，活动率低，又有性事障碍之阳痿、早泄之症，因而婚后4年不育。治当益损补虚，方用天雄散增味。服药30剂，不仅阳痿、早泄治愈，精子数目及活动率亦恢复正常范围，而且喜得子嗣。天雄散出自《金匮要略·血痹虚劳病脉证并治》，有方无论。药用天雄、桂枝温阳，白术健脾，生龙骨育阴潜阳，共收肾脾双补、温阳添精之功。方中将味辛性热祛寒壮阳之天雄，任以为君；继用白术、生龙骨，而以肉桂易桂枝，再加韭子、巴戟天、淫羊藿、肉苁蓉、冬虫夏草、党参以温阳益气，强壮肾阳，再用枸杞子、当归、生牡蛎以养精血，滋补肾阴。全方阴阳同治而以补阳为要，脾肾兼顾而以补肾为主。

（五）死精子不育症

死精子症是指精子成活率降低，死亡精子超过40％的病症。其发病率约为男性不育症的1.3％左右。

1. 从肾虚精亏、湿热下注论治　史某，男，31岁。诉结婚7年，其妻未孕。经多家医院诊治，精液常规检查：精液量少，死精子占 50％，白细胞计数（＋＋），久治无效，辗转而来诊。现症性交时阳事不兴，伴有早泄，并常头昏耳鸣，腰膝酸软，神疲乏力，小便色泽黄浊，舌质红，舌苔黄腻，脉濡数。辨证为肾虚精亏，湿热下注。治以补肾填精，清热利湿。

处方：生地黄 15 g，菟丝子 15 g，淫羊藿 15 g，胡芦巴 15 g，巴戟天 10 g，沙苑子 15 g，制何首乌 15 g，女贞子 15 g，枸杞子 10 g，知母 10 g，黄柏 10 g。每日 1 剂，水煎分 2 次服。

二诊：服药 20 剂后，尚觉舒适，病无进退，嘱原方继服。

三诊：又服药 20 剂后，阳事已兴，早泄已愈，腰膝酸软好转，小便转清，舌质淡红，舌苔薄白，脉细。精液常规复查：死精数明显减少，白细胞已无，再拟丸药常服。

处方：熟地黄 60 g，菟丝子 60 g，巴戟天 50 g，山茱萸 60 g，山药 60 g，焦泽泻 60 g，茯苓 60 g，补骨脂 50 g，牡丹皮 60 g，枸杞子 60 g，太子参 60 g，淫羊藿 60 g，女贞子 60 g，胡芦巴 60 g，制何首乌 60 g，炙狗肾 5 具。将诸药共研为细末，炼蜜为丸，每次 5 g，每日 3 次。连服两料。前后共服药 10 个月，其妻怀孕。

按语：本案患者属肾虚精亏，湿热下注。房劳伤肾，肾伤精耗，故勃起功能障碍，精少头昏，疲乏耳鸣；肾阴虚则生内热，肾阳虚则水停，水热互结，灼烁精室，致使精败。方中用枸杞子、女贞子、淫羊藿、胡芦巴、菟丝子、巴戟天、制何首乌等补肾益精；生地黄、知母、黄柏清下焦之热。后宗六味地黄（丸）汤加太子参、补骨脂、狗肾等制丸缓图，药中病机，故而治愈。

2. 从肾气亏虚、生精乏能论治　于某，男，40 岁。诉结婚 6 年未曾孕育。身体状况尚可，唯时有腰痛。精液常规检查：精液量 3 mL，能正常液化，但见大量死精子，偶见活动精子。舌质淡红，舌苔薄白，脉沉细。辨证属肾气亏虚，生精乏能，生而不健，故死多活少。治疗法当补益肾气，以强壮精子，减少死亡率。

处方：淫羊藿 15 g，肉桂 5 g，菟丝子 20 g，韭子 20 g，蛇床子 20 g，牛膝 10 g，丹参 15 g，赤芍 10 g，党参 15 g，茯苓 15 g，白术 10 g，鹿角胶（烊化冲服）10 g，狗肾 1 具。每日 1 剂，水煎分 2 次服。

二诊：服药 21 剂后，述性功能有所改善，腰痛减轻。盖原有性欲减退现象，初诊未便说明。舌质红，舌苔薄白，脉沉细。继以前法增益。

处方：熟地黄 10 g，淫羊藿 15 g，肉桂 5 g，菟丝子 20 g，韭子 20 g，蛇床子 15 g，枸杞子 20 g，鳖甲（先煎）10 g，龟甲（先煎）10 g，鹿角胶（烊化冲服）10 g，党参 10 g，茯苓 15 g，赤芍 10 g，牛膝 10 g，白术 10 g，狗肾 1 具。

三诊：又服药 28 剂后，自感情况良好，舌质红，舌苔薄白，脉沉。精液常规复查：精液量 2 mL，可液化，精子计数 21.2×10⁹/L，精子活动率 85％，精子活动力 30％，A 级 10％、B 级 20％，畸形精子率 10％。药已对症，上方出入继服。

处方：熟地黄 20 g，菟丝子 20 g，韭子 20 g，枸杞子 20 g，蛇床子 20 g，鳖甲（先煎）10 g，龟甲（先煎）10 g，淫羊藿 15 g，山药 20 g，肉桂 5 g，茯苓 15 g，白术 10 g，赤芍 10 g，鹿角胶（烊化冲服）10 g，狗肾 1 具。

四诊：服药 28 剂，精液常规化验复查，精液量 2 mL，液化正常，精子计数 32×10⁹/L，精子活动率 85％，精子活动力 40％，A 级 20％、B 级 20％，畸形精子率 10％。舌质红，舌苔薄白，脉象略沉。治当继续益肾强精。

处方：熟地黄 20 g，菟丝子 20 g，枸杞子 20 g，肉苁蓉 15 g，韭子 20 g，肉桂 5 g，牛膝 10 g，党参 15 g，茯苓 15 g，白术 10 g，鳖甲（先煎）10 g，龟甲（先煎）10 g，狗肾 1 具。

五诊：又服药 28 剂后，自感精力充沛，性欲增强，食纳、睡眠俱佳，舌质红，舌苔白，脉象平和有力。精液常规复查：精液量 2 mL，液化正常，精子计数 65×10⁹/L，精子活动率 90％，精子活动力 A 级 50％，B 级 60％，C 级 20％，畸形精子率 10％。精液状况已大致正常，须继续巩固，以克全功。

处方：熟地黄 20 g，淫羊藿 15 g，枸杞子 20 g，菟丝子 20 g，肉苁蓉 15 g，韭子 20 g，益智 15 g，

党参 15 g，茯苓 15 g，白术 10 g，鹿角胶（烊化冲服）10 g。嘱再服 28 剂。

后未见再来诊，尽剂后越 10 余日，携妻子而来，其妻告之已停经 40 余日，即做妊娠试验，报告阳性。

按语：现代医学认为，死精子症，或由于生精机制发育不良，或由于精液中果糖、维生素 A、维生素 E 以及精氨素等物质含量低下所致。中医学认为，主要由于肾中精气、肾之阴阳亏损，因而临证之时需和调阴阳而并用。依高新产之经验，虽有阴阳偏盛而侧重不同，施用韭子一味，为保证精子质量不可或缺之药也。

3. 从肾阳不足、精血亏虚论治　王某，男，30 岁。结婚 2 年未育，配偶排除不孕病症。现症腰膝酸软，神疲乏力，阴茎勃起不坚，射精无力，性欲淡漠，舌质浅淡，舌苔白，脉沉细弱。精液常规：精子活动率仅 25％，死精子 75％，且精子活动力差。辨证属肾阳不足，精血亏虚。治以补肾温阳，填精益血。方用自拟益肾生精汤加减。

处方：熟地黄 20 g，菟丝子 20 g，枸杞子 20 g，淫羊藿 15 g，黄芪 30 g，肉苁蓉 15 g，巴戟天 15 g，当归 10 g，柴胡 10 g，山药 30 g。每日 1 剂，水煎分 2 次服。

以上方为基础，随症加减，共服药 60 余剂，临床症状消失，精子活动率已达 70％，活动力良好，性生活恢复正常。其妻半年后怀孕。

按语：引起死精子症的原因，除有生精功能障碍之外，与精子所处的微环境异常（如男性附属性腺炎症，以及附睾炎症、精索静脉曲张、营养不良、微量元素失调）有关。此外，精子活动不良亦可引致不育。中医学认为，精子的产生与脏腑，尤其是肾、气血功能密切相关。精子的活动有赖于肾中阳气的旺盛，而精子的死亡则与生存环境不良（如湿热、气滞、虚火等）有关。因此，治宜采用温阳补肾益精之法，以充精之源，激活精子活力，并运用祛湿、清热、疏肝、活血、养阴法则，改善精子所在的微环境，保证精子存活。方中以淫羊藿、肉苁蓉、巴戟天、黄芪等温补肾阳而益精血；柴胡疏肝解郁；枸杞子、山药等平补肝肾而益精血；当归补血而能活血；熟地黄等养血滋阴，是为精血互生而设。

4. 从肾阴亏虚、兼夹湿热论治　张某，男，34 岁。诉结婚 5 年，性生活正常，妻子一直未怀孕。精液常规：精液量 2.5 mL，精子计数 18×10^9/L，死精子 70％，精子活动率 30％，精子活动力（＋），30 分钟液化不全，白细胞计数 6～7 个/HP。在当地医院经中西药物治疗 1 年无效而来诊。现症腰膝酸软，精神不振，头晕耳鸣，睾丸偶有坠胀，舌质红，舌苔薄黄，脉滑。外生殖器检查，发育正常，无精索静脉曲张。辨证属肾阴亏虚，兼夹湿热。治以补肾滋阴为主，佐以清利湿热。方用自拟助育汤加减。

处方：熟地黄 15 g，制何首乌 15 g，补骨脂 15 g，龟甲（先煎）10 g，桑螵蛸 15 g，覆盆子 15 g，当归 15 g，黄芪 20 g，苍术 15 g，败酱草 20 g。每日 1 剂，水煎分 2 次服。

二诊：服药 14 剂后，除仍有轻微睾丸疼痛外，余无明显不适症。予上方加小茴香 15 g，蒲公英 20 g，继服。

三诊：又服药 14 剂，患者无明显不适，精液常规复查：精子计数 27×10^9/L，精子活动率 50％，精子活动力（＋＋），30 分钟液化，白细胞计数 0～2 个/HP。自觉精力充沛，性功能增强，饮食量增加，睡眠亦好，嘱上方继服。

四诊：又守方服药 3 个月余，精液常规复查：精子计数 52×10^9/L，精子活动率 70％，精子活动力（＋＋＋），30 分钟液化，白细胞计数 0～2 个/HP。继服上方，以资巩固。服至第 5 个月，其妻停经怀孕，次年顺利生产。

按语：男性不育症临床证候表现多不明显，甚至无证可辨，此时应宏观和微观辨证相结合，治疗上仍以补肾填精为主。另外，有部分患者同时患有前列腺炎等炎症，也是造成不育的原因，故临床采用补肾填精，兼以清热利湿治疗，多可见显效。

（六）免疫性不育症

男性免疫性不育症是指因男性本身免疫功能异常而导致男性正常生殖活动紊乱所造成的不育。此属全球性疾病，其发病机制尚未完全明确。目前，大多数研究学者认为，本病的主要发病原因是精子或精浆等生殖物质由于一些疾病或目前尚不明了的因素，与体内免疫系统相接触，引起体内的免疫反应，产生相应的抗精子抗体（AsAb）物质，从而影响精子的正常功能，导致男性不育。免疫性不育主要通过两种途径影响生育，一是干扰精子的发生，引起少精子症或无精子症；二是影响精子运动，甚至杀死精子，通过抗精子抗体、细胞毒素，阻止精子穿透宫颈黏液，影响精子酶活性，抑制透明带和放射冠分散作用，抑制精子对透明带附着和穿透，抑制精卵融合过程，影响胚胎着床。

1. 从肝肾阴虚、脾虚瘀痰论治　赖某，男，32岁。诉结婚6年，其妻曾怀孕2次，但均在2个月左右自然流产。妇科检查未发现异常，且月经周期及经量等均正常，基础体温呈双相，输卵管通畅，无其他全身性疾病。精液分析：精子计数 90×10^9/L，精子活动率55%，精子活动力A级5.32%，B级22.22%，A+B为37.54%，畸形精子率40%，畸形比例57%。白细胞计数5～10个/HP。查抗精子抗体（＋）。诊断为免疫性不育症。患者婚前曾有3年手淫史，婚后有不洁性接触史，因患淋病、前列腺炎经西药治疗"已愈"2年。刻诊：平素体虚，神疲乏力，腰膝酸软，心烦少寐，时有梦遗，晨起口干口苦，健忘脱发，舌质浅淡，舌苔白，脉弦细。治疗先予滋补肝肾。

处方：枸杞子10 g，五味子10 g，覆盆子15 g，金樱子15 g，桑椹15 g，蛇床子15 g，菟丝子20 g，车前子12 g，桃仁15 g，女贞子10 g，益智10 g，杜仲15 g，郁金15 g，桑寄生15 g，龟甲胶10 g，紫河车10 g。将诸药取15剂量，共研为细粉，制成蜜丸，每次10 g，每日3次。

二诊：药后梦遗已止，夜寐尚可，腰膝酸软已减，精神尚佳。守方再进，剂量用法同前。

三诊：服药2个月余，诸症悉减，舌质浅淡，舌苔薄白，脉细弦。

处方：枸杞子10 g，五味子10 g，覆盆子15 g，金樱子15 g，桑椹15 g，蛇床子15 g，车前子12 g，桃仁15 g，女贞子15 g，益智15 g，杜仲20 g，桑螵蛸15 g，龟甲胶10 g，紫河车15 g，山药15 g，白术10 g，茯苓12 g，陈皮12 g，砂仁5 g，郁金20 g。10剂，用法同前。

四诊：药后无不适，守上方加入萆薢、石菖蒲各20 g，知母15 g，黄柏、橘核、荔枝核各20 g。15剂，共研为细粉，再加入六一散10 g，制成蜜丸，服法同前。

五诊：上药服后，精液常规复查：精子计数 90×10^9/L，精子活动率82%，精子活动力A级27.32%、B级36.7%、A+B为64.02%；异常精子<20%。查抗精子抗体（－）。后以初诊处方10剂，制成蜜丸，服法同前，继服。半年后随访，其妻怀孕，并足月顺产一男婴。

按语：男性免疫性不育症主要是由于男性自身产生抗精子抗体，影响精子的活力，导致男性不育。本病多为肝肾阴虚，脾虚气弱，瘀痰蕴积；加之精道损伤，热毒内淫，毒瘀痰内蕴。肾藏精，为先天之本，元阴元阳之根，主生育繁殖；肝藏血，主疏泄，司筋膜，其经络于阴器；脾为后天之本，水谷精微化生之源。精、血、气三者，精血同源，精气同宗，肾精亏，肝血虚，脾气弱则生热生痰生瘀；且精道损伤，热毒内淫，瘀痰热毒互结，恋伏精室，阻滞精道，岂能有子。

2. 从肾虚肝郁论治　李某，男，29岁。诉已婚2年，夫妻同居，性生活正常而未育，其妻体健。患者性格内向，讷言，常感胸闷不舒，胁肋胀满，胃纳欠佳，胃脘胀满，时有腰酸，夜间尿多，舌质稍暗，舌苔薄，脉弦。查精子抗体阳性。辨证属肾虚肝郁气滞，治以补肾疏肝解郁。

处方：菟丝子30 g，丹参20 g，山药15 g，金樱子12 g，当归10 g，柴胡10 g，香附10 g，佛手12 g，白术12 g。每日1剂，水煎分2次服。

二诊：服药7剂后，胃纳明显好转，胸闷不舒略减，余症同前。予上方加枳壳10 g，继服。

三诊：此后在上方基础上，随症加减，治疗2个月后，复查抗精子抗体阴性，配偶怀孕，顺产一子。

按语：本案患者腰酸、夜尿频多，乃肾虚之症；性格内向，素性抑郁，肝失疏泄，肝郁气滞而见胸闷不舒，胁肋胀满；肝木乘土，横逆犯胃，故见胃纳差，胃脘不适。故治以补肾健脾，疏肝解郁，使抗精子抗体转阴，配偶受孕得子。

3. 从肾虚气损、邪毒化热论治　付某，男，24岁。结婚2年未育，女方检查正常。精液常规：颜色灰白，量约4.5 mL，精子计数 36×10^9/L，精子活动率40%，白细胞计数（＋＋），1小时内液化不完全，精浆果糖 350 mg/L，血清 AsAb（＋）。舌质浅淡，舌苔薄白，脉沉细。中医辨证属肾虚气损，邪毒化热。治以补肾益气解毒。

处方：熟地黄 12 g，山茱萸 10 g，淫羊藿 10 g，枸杞子 10 g，覆盆子 10 g，黄芪 30 g，当归 12 g，土茯苓 30 g，虎杖 30 g，白花蛇舌草 30 g，人参 10 g，白术 10 g，茯苓 12 g，半枝莲 30 g，甘草 5 g。每日 1 剂，水煎分 2 次服。

二诊：服药 30 剂后，精液常规化验检查正常，血清 AsAb 转阴，嘱原方继服。

三诊：又服药 30 剂后，其妻已停经 40 日，尿 HCG（＋）。

按语：方中熟地黄、山茱萸、淫羊藿、枸杞子、覆盆子等既滋肾阴，又补肾阳；人参、黄芪、白术补气；土茯苓、虎杖、白花蛇舌草、半枝莲清热解毒；茯苓渗湿，甘草调和诸药。临床实践证明本方能增强、调节机体免疫功能，促进精子生成，提高精子的活动率以及穿透力，促进精子与卵子的结合。

第八十章　注意缺陷多动障碍

　　注意缺陷多动障碍（ADHD）又称儿童多动症、轻微脑功能障碍、脑功能轻微失调，是一种较常见的儿童时期行为障碍性疾病。以多动、注意力不集中、自我控制差、情绪不稳、冲动任性，或伴有学习困难和心理异常，但智力正常或基本正常为主要临床特征。注意缺陷多动障碍为西医病名，古代医籍中未见专门记载，根据其神志涣散，多动多语，冲动不安的临床表现，可归入中医学"脏躁""躁动""健忘""失聪"范畴。

从肾论之理

　　中医学者对 ADHD 的致病因素和发病机制认识不一，有气郁伤肝论、火热扰神论、心气不足论、肾精亏论等。经过多年的研究，目前中医学对 ADHD 的发病因素认为主要病因是先天禀赋不足，或后天护养不当等。病变部位主在肾、肝、心；病机为阴阳失衡，脏腑功能失调；病理性质为本虚标实。而李霁认为，根据 ADHD 的临床症状，结合现代医学的认识，其为脑功能障碍、失调，其病位当在"神明之心"的脑。脑为髓海而主神志，肾主藏精，精能生髓，故病虽表现为脑功能障碍，其根却在肾中精气阴阳亏虚。尽管其病症表现常可涉及肾脏之子的肝、后天之本的脾等，然病本在肾，故此病治病求本当从肾论。

　　ADHD 是一种较常见的儿童时期行为障碍性疾病。患儿智力正常或接近正常，临床表现为活动过多、情绪不稳、冲动任性，并有不同程度的学习困难，严重妨碍儿童健康成长。本病日益受到社会关注。ADHD 的患病其性别差异男孩多于女孩，为 49∶1。本病半数患儿 4 岁以前起病，其症状大多在学龄前出现，但往往入学后才被注意，9～11 岁症状最为突出。本病到青春期逐渐好转，但也有相当一部分会持续终身。现代医学对 ADHD 的病因至今还不清楚，对本病的治疗仍以中枢兴奋药为主，此类药物在控制患儿临床症状上有一定疗效，但停药后易反复发作，且有一定副作用。而中医学坚持辨证论治，已显示出较好的临床疗效和无副作用的优势。李霁认为人体阴阳失衡，脏腑功能失常为本病关键主因。肾阴亏虚为其本，虚阳浮动、心肝火盛为其标。在参考诸多医家治疗 ADHD 的经验基础之上，应用地黄饮子加减辨证施治 ADHD，取得了满意疗效。

　　1. ADHD 肾阴亏虚病机　一般认为其主要病位在心、肝、脾、肾。肾主藏精，主骨生髓，髓通于脑，脑在人体占重要位置，主宰高级神经活动，诸如感觉、知觉、运动、情感、思维、意志、技巧等，无不属于脑的功能。中医学认为，脑为髓海，脑为神明之府，是精髓聚汇之处，因为肾精化生脑髓，从而保证脑功能之用。《灵枢·经脉》："人始生，先成精，精成而脑髓生。"肾之精气是人体生命活动的根基。明·彭用光《体仁汇编》："肾受精气，故神生焉。传曰聚精会神，此也。"说明只有肾气旺盛、肾精充足，才能生髓而上通于脑，人才聪明，记忆力强，思维严谨，精力集中。当肾精不足，脑髓失充，髓海空虚时，必然影响脑功能正常发挥，则致神思涣散，多语多动，冲动不安，动作笨拙，健忘等症。由此可见，小儿生长发育全赖肾中精气。然而小儿为稚阴稚阳之体，尤其具有"肾常虚"的生理特点，因先天禀赋不足，或后天护养失当，伤病等易致肾精亏虚，精亏髓空，脑功能失常。同时，肾精亏虚使心肾不交，心火上炎，或水不涵木，肝阳偏亢，无以制火可引起心火有余，表现多动难静，急躁易怒，冲动任性，难于自控等。小儿肝常有余，若久病耗损致肝体之阴不足，肝用之阳偏亢，则注意力不集中，性情执拗，冲动任性，动作粗鲁，兴奋不安等多动、冲动症状。若肝气不足，疏泄不利，条达失宜，气机失调，则气血紊乱，也可导致急躁易怒等症状。小儿脾常不足，若调护失宜，运化失常，脾失濡养则静谧不足，可表现言语冒失，兴趣多变，动作行为杂乱无目的性，虽能自悟而不能自制。由此可见，ADHD病位虽在脑，其本在肾，其标在心、肝、脾，系由阴阳失调从而发生神态异常等综合征。

2. ADHD从肾论治　ADHD是由于先天不足后天失护，或他病所伤，以致逐渐形成偏盛偏衰的体质，阳动有余，阴静不足，进而演变为脏腑功能失常，阴阳失调。本病的实质为虚证，亦有标实之状，临床最常见的为肾阴不足，肝阳偏旺，此乃本虚标实证。其临床主要证候系由于肾阴不足，阴不制阳，而肝阳偏亢，魂失所藏，多动多语，冲动任性，容易激动；肾阴不足，脑髓失充，则注意力涣散，动作笨拙，学习成绩低下。

因此，本病治疗应以调和阴阳为原则，以滋肾阴潜肝阳、宁神益智为治法。故选用阴阳并补剂地黄饮子加减，进行辨证论治。药物组成熟地黄、巴戟天、山茱萸、石斛、肉苁蓉、制附子、五味子、肉桂、白茯苓、麦冬、石菖蒲、远志。方中熟地黄、山茱萸、肉苁蓉、巴戟天4药共为君药，熟地黄味甘，性微温，归肝、肾经，滋阴补血，益精填髓。张景岳云："凡欲治疗者必以形体为主，欲治形者必以精血为先，此实医家大门路也。"又："形体之本在精神，熟地以至静之性，以至甘至厚之味，实精血形质中第一纯厚之药。"山茱萸味酸，性微温，归肝、肾经，补益肝肾，收敛固涩。熟地黄、山茱萸两药合用，滋补肾阴，补肾填精。肉苁蓉味甘、咸，性温，归肾、大肠经，补肾壮阳、滋养精神、润肠通便；巴戟天味辛、甘，性微温，归肾经，补肾助阳；肉苁蓉、巴戟天两药合用温壮肾阴，且寓阴中求阳，阳中求阴之义。制附子、肉桂、石斛、麦冬、五味子5药共为臣药，制附子味辛、甘，性热，归心、肾、脾经，回阳救逆，补火助阳；肉桂味辛、甘，性热，归肾、脾、心、肝经，补命门火，益阳消阴；两药协上药合用以养真元，摄纳浮阳，引火归源。石斛味甘，性微寒，归胃、肾经，滋阴除热，养胃生津；麦冬味甘，性微寒，归脾、胃、心经，润肺养阴，益胃生津，清心除烦；五味子味酸，性温，归肺、肾、心经，敛肺滋阴，生津敛汗，涩精止泻，宁心安神；石斛、麦冬、五味子3药共用滋阴敛液，壮水以济火，从而上敛浮阳，下补虚衰，使阴阳相配。石菖蒲、远志、茯苓3药共为佐药。石菖蒲味甘、苦，性温，归心、胃经，化湿开胃，开窍豁痰，醒神益智。《重庆随笔》："石菖蒲，舒心气，畅心神，怡心情，益心志，妙药也。解药用之，赖以祛痰秽之浊而卫宫城，滋养药用之，借以宣心思之结而通神明。"远志味辛、苦，性微温，归肺、心经，宁心安神，祛痰开窍；茯苓味甘，性平，归心、脾、肾经，宁心安神、健脾利水。《药品化义》："白茯苓，味独甘淡，甘则能补，淡则能渗，甘淡属土，用补脾阴，土旺生气，兼宜脾气，主治脾胃不和，泄泻腹胀，胸胁逆气，忧思烦满……魂魄惊跳，膈间痰气，盖甘补则脾脏受益，中气即和，则津液自生，口焦舌干烦渴亦解。"石菖蒲、远志、茯苓3药共用化痰开窍、交通心肾、心神明畅。薄荷、生姜、大枣共为使药。薄荷味辛、性凉，归肝、肺经，疏解肝郁，轻扬升浮，清利头目。生姜味辛、性微温，归肺、脾经，有除湿开胃、增进食欲的功效。大枣味甘、性温，归脾、胃经，补中益气，缓和药效，《长沙·药解》："大枣，补太阴之精，化阳明之气，生津润肺而除燥，养血滋肝而熄风，疗脾胃虚衰，调经脉虚芤。"薄荷、生姜、大枣3药共用和中调药。纵观全方，上下并治，标本兼顾，诸药合用，共奏滋肾阴，补肾阳，开窍化痰，使水火相济，痰浊得除。

小儿脏腑娇嫩，形气未充，五脏六腑的形和气皆属不足，其中尤以肾、脾二脏更为突出。肾为先天之本，脾为后天之本，二者密切相关。先天之本包括真阴和真阳两方面，关系到人的体质因素，但又源于后天脾胃的滋养，才能不断地补充和化生。脾的运化，也需肾阳的温煦才能发挥其健运功能；小儿肾气未盛，脾亦不足。所以，万密斋在《育婴家秘》中将其总结为"脾常不足，肾常虚"而"肝常有余"。以上这些特点不同于成人，从而成为小儿易患ADHD的原因。因此，应从肾论治，故在临床上将古方地黄饮子予以化裁，用以治疗ADHD。

地黄饮子出自金元四大家之一刘完素的著作《宣明论方》，具有滋肾阴，补肾阳，开窍化痰的功用。本方药物由3组组成，一组为补阴药，应用甘温的熟地黄与酸温的山茱萸相配，以补肾填精，配石斛、麦冬、五味子滋阴敛液，壮水以济火；一组为补阳药，以肉苁蓉、巴戟天温壮肾阳，配制附子、肉桂之辛热温养下元，摄纳浮阳，引火归源；一组为开窍化痰药，应用石菖蒲配茯苓、远志以开窍化痰，交通心肾，少许薄荷以疏郁而轻清上行，生姜、大枣以和中调药。补阴药与补阳药相伍，阴阳并补，滋阴涵阳，水火相济；补肾与化痰相配，标本同治，重在治本；治下与治上同用，治下补肾培源，治上化痰截流，上下兼顾，治下为主。临证加减治疗儿童多动症，使肾精充实，脑髓得养，故能应手奏效。

从肾治之验

1. 从肾水不足、心火上炎论治　李某，男，12岁。其母代诉：患儿神志不安，心慌善恐，好动半年余，失眠多梦，咽干口燥，学习不集中，好做小动作，情绪不稳定，易受激惹冲动，有时做出危险动作，或有破坏性行为。经老师、家长反复说服教育，毫无效果。翻手试验阳性，脑电图正常。诊断为儿童多动症。查神疲倦怠，忧心忡忡，舌质红，舌苔少，脉细数。辨证属肾水不足，心火上炎。治以滋补肾水，交通心肾，引火归元，兼佐安神定志之品。方用黄连阿胶汤加减。

处方：熟地黄10 g，山药10 g，龟甲10 g，阿胶10 g，白芍10 g，黄连5 g，黄芩5 g，酸枣仁10 g，生牡蛎10 g，柴胡8 g，牡丹皮8 g。将诸药共研为末，每次取药末9～15 g，水煎煮散服，每日2次。

二诊：服上药5剂后，自觉头脑清醒，情绪稳定，睡眠较好，但仍好动。乃守原方加远志9 g，石菖蒲6 g，继服。

三诊：又服药7剂后，好动明显收敛，表情喜悦，面色红润，食欲增加。上方继服7剂，病告痊愈。

第3年随访，患儿精神状态良好，学习成绩优良。

2. 从肾气虚衰、肝木失养论治　何某，女，13岁。诉心神不定，焦虑紧张，外出乱跑，学习成绩差，记忆力减退，情绪易冲动1年余，加剧1个月。患儿听其乡下亲戚迷信之言，惊吓致好动多疑，行为异常，不听人劝解。翻手试验阳性，脑电图正常。诊断为儿童多动症。望其外貌端好，面色萎黄，表情焦虑紧张，对答欠切题，记忆稍差，舌质浅淡，舌苔白，脉细数，重按无力。辨证属肾气虚衰，肾水不足，肝木失养而致肝阳上亢，肝失条达。治以滋肾柔肝。方用二仙汤加味。

处方：淫羊藿8 g，仙茅8 g，巴戟天8 g，当归身8 g，肉苁蓉8 g，女贞子8 g，合欢皮8 g，炒酸枣仁12 g，白芍10 g，黄柏5 g，知母5 g。每日1剂，水煎分2次服。

二诊：服药5剂后，心神安定，对别人劝解可以理解，舌脉同前，乃守原方加制何首乌5 g，钩藤5 g，继服。

三诊：又连续服药23剂后，精神状态好，情绪乐观，学习成绩有所提高。

随访1年，病未复发而如常童。

3. 从肾精不足、脑髓失充论治　马某，男，9岁。其母代诉：神思涣散，多动不安，时有逃学3个月余。患儿1年来每于睡中惊惕而醒，醒后哭啼，或常做些小动作，日间精神萎靡，身疲乏力，反应迟钝，记忆减退。近日来情绪激越，焦虑烦躁不安，不思饮食，不爱上学，有时逃学。翻手试验阳性，脑电图正常。诊断为儿童多动症。查患儿形体消瘦，头低下垂，语言低沉，舌质浅淡，舌苔白，脉沉细弱，尺部尤甚。辨证属肾精虚损，脑髓不充。治以滋肾填精，补脑充髓。方用二仙汤化裁。

处方：仙茅10 g，淫羊藿10 g，巴戟天10 g，肉苁蓉10 g，当归10 g，熟地黄10 g，女贞子10 g，山茱萸10 g，鹿角胶（烊化冲服）10 g，龟甲（先煎）10 g，炒酸枣仁10 g，益智10 g，炙甘草3 g。每日1剂，水煎分2次服。

二诊：服药5剂后，睡眠已佳，情绪激动及好动明显好转，食欲增加。守前方去炙甘草、炒枣仁，加人参健脾丸每日1丸，每次半丸，继服。

三诊：又连续服药26剂后，诸症悉除。

随访1年余，体健脑聪。

按语：ADHD是一种较为常见的儿童行为异常问题，其发病机制总的可以归纳为肾的元阳不足、肾精亏损，而致肝阳上亢、心火上炎、脾气不充、肾志不坚；兼之痰浊、瘀血诸因素，形成本虚标实的病理变化。因此，治疗本病当以滋肾阴，壮肾阳为主，兼补脾、平肝、清心、祛痰、化瘀安神益智。以上3例患儿均从肾论治而收效。滋阴益肾我们多用二仙汤、六味地黄汤等；壮阳补肾多用肾气丸、右归丸等。平肝清心加用柴胡、白芍、薄荷、白蒺藜、钩藤、竹叶、黄连等；健脾益气加用党参、黄芪、茯苓、白术、石斛、扁豆、薏苡仁、淮小麦等。施治原则是以壮先后天之本为先，兼顾祛邪治标，标本同治，以本为主，以发挥小儿机体抗病能力，促进患儿早日康复。

4. 从肾阴亏虚论治　刘某，女，9岁。主诉多动，学习困难5年。患儿从1岁左右学走路时，即开始好动不停，不避亲疏，随便翻检、毁物，抢答问话，有时答非所问，心不在焉，烦躁易怒，做起事来半途而废，难以进入学习状态，学习成绩不好。在外院检查，排除自闭症、脑瘫等症，智商测验及脑电图、CT检查均正常。面色红润，唇舌鲜红，无苔少津，脉数。治以六味地黄汤加味。

处方：熟地黄25 g，山茱萸12 g，山药12 g，生地黄25 g，牡丹皮10 g，茯苓10 g，泽泻10 g，生牡蛎（先煎）10 g，钩藤15 g。每日1剂，水煎分2次服。7剂为1个疗程。

同时，配合推拿补肾经，平肝经，调脾经。点按内关穴，擦涌泉穴。每次30分钟，每日1次，7剂为1个疗程。

如此治疗，第3日即起效，第7日显效。又服1个疗程汤剂后，其病痊愈。

按语：肾为阴阳水火并存之脏，肾阴虚则阳易亢，水亏火旺；"阳主动"，阴虚阳亢，则动不能已；肾阴亏虚，母虚及子则肝阴亦虚，肝阴虚则肝火旺，肝主风、主动，故患儿烦躁易怒，坐卧不宁；阳不交阴，则失眠少睡；脑为髓海，肾阴虚则脑失所养，故患儿神不守舍，神情恍惚，答非所问，注意力不集中，无耐性。方中熟地黄滋肾阴，益精髓，为君药；山茱萸酸温，滋肾益肝；山药滋肾补脾；泽泻泻肾降浊；牡丹皮泻肝火；茯苓渗脾湿。诸药共用，滋而不腻，"壮水之主，以制阳光"。推拿以健脑补髓，镇静宁神。

5. 从肝肾阴虚、髓海不充论治　王某，男，9岁。3岁时曾多次高热抽搐。近1年来多语多动，不爱学习，上课时注意力不集中，学习成绩明显下降，记忆力差，耳鸣，反应稍迟钝，五心烦热，面赤唇红，舌质略红，舌苔少，脉弦细。翻手试验（＋）。头部CT检查：轻度大脑发育不良。枕部头发微量元素测定锌、铁、钙偏低。脑电图检查结果：阵发性慢波增多。西医诊断为ADHD。曾服利他林治疗，能改善症状，但停药后反跳，故求诊中医。辨证属肝肾阴虚，髓海不充。治以滋肾柔肝，佐以益智安神。

处方：山茱萸12 g，龟甲（先煎）12 g，熟地黄10 g，紫河车10 g，菟丝子10 g，茯神10 g，远志10 g，白芍10 g，益智8 g，女贞子15 g，墨旱莲15 g，牡蛎（先煎）20 g。每日1剂，水煎2次，药汁混合后分3次服。嘱饮食上多食海鱼、蛋黄、豆类制品。

二诊：服药1个月后，症状逐渐改善，药已收效，守方继服。

三诊：又服药1个疗程（45日）后，临床症状消失，学习成绩明显提高，达到同龄儿童水平。停药后随访3个月，其病未见复发。

按语：ADHD是一种常见的儿童行为障碍综合征。临床主要表现为活动过度和注意力难以集中。产伤、婴儿期高热病史是本病的常见病因。该患儿脑电图检查呈慢波增多，提示中枢神经的激动水平低下，皮层觉醒功能不足，说明存在大脑功能损害或发育不良。中医学认为肾藏精，为人体生长发育的根本，主骨生髓通于脑。肾精不足，髓海空虚，不能充养元神之府；肝肾同源，阴精亏损，水不涵木，肝阳偏亢，故临床表现为多语多动，控制能力差，注意力不集中，智力低下，学习困难等。治疗上方中以山茱萸、龟甲、熟地黄、紫河车、菟丝子等滋肾养阴填精；女贞子、墨旱莲、茯神、牡蛎、白芍养肝柔肝、平肝潜阳；佐以远志益智安神，因而收到较好疗效。本案患儿头发微量元素测定结果较正常值低，尤以锌、铁降低明显，临床用药时加上富含锌、铁的中药，如紫河车、女贞子等。

第八十一章　女童性早熟

　　女童 8 岁以前出现第二性征发育，10 岁以前出现月经初潮，称为女童性早熟。性早熟分为真性性早熟和假性性早熟。真性性早熟是由于下丘脑-垂体-性腺轴提前活动，促性腺激素分泌增多所致，病因主要有特发性性早熟、中枢神经肿瘤和损伤等；而假性性早熟则是由于内源性或者外源性的卵巢激素增多引起，并不依赖下丘脑-垂体-性腺轴的活动，主要见于一些产生激素的肿瘤和外源性甾体激素的摄入。性早熟的确切发病机制目前尚不完全清楚，对于此种病症，目前尚无特效的治疗。

从肾论之理

　　中医学古代文献无"性早熟"之病名，但关于人体的生殖发育问题，早在《内经》就有论述。《素问·上古天真论》有"女子七岁，肾气盛，齿更发长；二七而天癸至，任脉通，太冲脉盛，月事以时下，故有子……七七任脉虚，太冲脉衰少，天癸竭，地道不通，故形坏而无子也"的论述。认为女子初潮年龄为 14 岁，绝经年龄为 49 岁，此观点与现代医学理论是基本一致的。《沈氏女科辑要笺正·经水》曰："二七经行，七七经止，言其常也，然禀赋不足，行止皆无一定之候。"如果小儿肾的阴阳不平衡，出现肾阴不足而相火偏亢，初潮可能不按常规而行，则可能出现月经早潮，青春期特征提早出现，这是肾对生殖功能调节障碍的一种表现，就如同我们现在所说的"性早熟"。

　　中医学对女性生殖系统疾病治疗的认识，《冯氏锦囊秘录·女科辑要·月经门》指出："凡女子天癸未至之前为病，多从心脾，天癸既至之后，多从肝肾。"古代文献中，多次提到天癸，可以把它理解为促进机体生长发育的物质。《素问病机气宜保命集·妇人胎产》："妇人童幼，天癸未行之间，皆属少阴；天癸既行，皆从厥阴论之；天癸已厥，乃属太阴也。"此提示我们治疗妇女儿童疾病，应根据不同年龄阶段的生理特点论治。少女月经未来之前，处于生长发育的初期阶段，肾主生长发育与生殖功能，故此期应治肾，补肾中之精血。

　　刘慧丽等认为，根据中医学对性早熟之生理病理的认识，其病虽表现为冲任功能失调，而冲任精血皆源于肝肾，故性早熟当从肾或肝肾立论施治。因为冲为血海，任主胞胎，冲任二脉皆属于肾。肾为先天之本，主元阴元阳。倘若肾阴亏，精血不足，阴不制阳，相火妄动，则冲任失调，"天癸"早至而为病。又冲任与肝肾经脉相错，肾主闭藏，肝肾同源，相互协调。小儿乃纯阳之体，肝常有余，肾常不足。女子以肝为先天，肝经循阴部，抵少腹，布两胁。若肾阴不足，水不涵木，引动相火，血海浮动，则经血早至。

　　根据中医学肾主生殖，女子以肝为先天的理论，作者运用滋肾清肝中药系统治疗诊断明确的女童性早熟患儿 71 例，取得良好疗效。中药之所以能有效地改善临床症状，使性征消退，阴道出血停止，性激素水平下降，说明中药具有抑制性腺发育的作用。国内有实验证实，常用补肾之生地黄等中药，是通过对下丘脑-垂体-肾上腺皮质轴的影响而起作用的。现代中药研究已证实，补肾滋阴泻火的中药，可通过抑制中枢兴奋性氨基酸递质的释放及促进中枢抑制性氨基酸递质和内啡肽的释放，使下丘脑促性腺激素释放激素（GnRH）神经元的功能活动显著降低，从而使下丘脑 GnRH 的紧张性分泌中心和脉冲性分泌中心 GnRH 的合成及分泌明显减少。

从肾治之验

1. 从肾阴亏虚、阴阳失调论治 吕某，女，4岁。其母代诉：今日早晨起床，发现女儿内裤及床单血迹，遂查看其外阴亦有血迹。故前来就诊。查：乳房稍有发育，外阴稍发育，盆腔触不清，外阴血迹，伴阴道渗血。B超检查：子宫切面形态大小正常，子宫腔内见 0.6 cm×1.3 cm 之液性无回声区，双附件区未见异常回声，提示子宫腔内少量积液。性激素六项测定：E_2 23.6，LH 2.1，PRL 48.3，T 2.0，FSH 13.2，P 0.8。神情活泼，蹦跳自如，食欲尚可，二便正常，舌质浅淡，舌苔薄白，脉细数。患儿 2 个月前口服低效避孕药 11 片，3 小时后发现即送医院洗胃。平时随母亲服用蜂乳、人参蜂王浆。西医诊断为幼童性早熟，药物影响。

中医辨证属肾阴亏虚，阴阳失调。治以益肾填精，育阴潜阳。投中成药六味地黄丸治之。每次 6 粒，每日 3 次，淡盐水送服。3 日后其母告知：服药 2 日血止，3 日干净。嘱其连服 30 日，以资巩固疗效。

随访 1 年无复发，身体健康。嘱其母日后不可予滥服补品。

2. 从肾阴亏虚论治 刘某，女，9岁。午前下课时发现内裤、外阴血迹，哭喊回家，由其外祖母带来就诊。查：乳房发育，外阴血迹，伴阴道渗血，外阴发育，身高 135 cm，体重 37 kg，脉沉细而数，舌质浅淡，舌苔薄白。B超检查：子宫形态正常，子宫腔内见 1.35 cm×1.8 cm 液性无回声区，双附件区未见异常回声，提示子宫腔内少量积液。问其平时是否服过补品。其外祖母告知，因平时吃饭少，常感冒，其母让其常服人参蜂王浆、葡萄糖酸锌、脑白金之类补品，服后饭量大增，身体也见长。西医诊断为幼童性早熟。

中医证属肾阴亏虚，随投中成药六味地黄丸，每次 8 粒，每日 3 次，淡盐水送服。4 日后其外祖母告知：药后渗血明显减少，今日晨起查看已干净。嘱其连续服用，以固疗效，日后切勿滥用营养品。共服药 3 瓶（600 粒），随访 2 年无复发，身体健康。

按语：历代儿科医家对小儿的生理特点归纳为"脏腑娇嫩，形气未充，生机蓬勃，发育迅速"。小儿阳气充沛，以阳为用，阳生有赖阴以滋长，对水谷精微的需求相对比成人更迫切，而小儿机体物质储备又常相对不足，故《小儿卫生总微论方》有"脏气未充，骨髓未坚，滋养未备"之说。六味地黄丸出自《小儿药证直诀》，清初医学家柯琴译此方云："地黄禀甘寒之性，制熟味更厚，是精不足者，补之以味也。用以大滋肾阴，填精补髓，壮水之主；以泽泻为使，世或恶其泻肾而去之，不知一阴一阳者，天地之道，一开一阖者，动静之机；精者属癸，阴水也，静而不走，为肾之用；是以肾主五液，若阴水不守，则真水不足，阳水不流，则邪水逆行，故君地黄以护封蛰之本，即佐泽泻以疏水道之滞也；山药凉补以培癸水之源，加黄肉之酸温藉以收少阴之火，以滋厥阴之液；牡丹皮辛寒，以清少阴之火，还以奉少阴之气也，滋化源，奉生气，天癸居其所矣，壮水制止持其一端耳。"故后世广泛用于内外妇儿各科，肝肾阴虚者均效。在临证中凡小儿辨证为肾阴虚者，每投此方，屡用屡验。提醒天下父母，为了子女的健康，应在医师指导下服用补品，然小儿营养并非多多益善。以上 2 例乃滥服补品所造成的不良后果，其治皆从滋补肾阴而获效。

第八十二章　乳糜尿

经肠道吸收的脂肪皂化后的乳糜液，不能沿正常淋巴道引流入血，而逆流至泌尿系统的淋巴管中，引起该淋巴管内高压，致使淋巴管曲张、破裂，乳糜液溢入尿中，使尿液的外观呈乳白色牛奶状，称为乳糜尿。如同时混有血液，则称为血性乳糜尿或乳糜血尿。乳糜尿的病因大致可分为寄生虫性和非寄生虫性两大类。乳糜尿的发病机制，一是广泛的腹部淋巴道阻塞，正常从肠道吸收的乳糜液经肠干淋巴管达腹主动脉前淋巴结而致乳糜池。当腹主动脉前淋巴结或肠干淋巴管阻塞时，则乳糜液不能进入乳糜池，而通过腹主动脉前淋巴结与腹主动脉旁淋巴结之间的通路，流入腰干淋巴管而至乳糜池，如腰干淋巴管同时也有阻塞时，则乳糜液即逆流至泌尿系淋巴管，使其内压增高、曲张，终至破裂而产生乳糜尿。二是胸导管阻塞，则乳糜池内压增高，乳糜液经腰干淋巴管反流至泌尿系淋巴管，使其内压不断增高，终至破裂而形成乳糜尿。

根据乳糜尿的临床特征，其属于中医学"尿浊""膏淋"范畴。

从肾论之理

中医学认为，本病的发生多是由于饮食肥甘，脾失健运，酿湿生热；或病后湿热余邪未清，蕴结下焦，而致清浊不分。若热邪伤络，络损血溢，则尿浊夹血。病延日久，脾肾两伤，脾虚中气下陷，肾虚固摄无权，则精微脂液下流。《诸病源候论》："劳伤于肾，肾气虚冷故也……胞冷肾损，故小便白而浊也。"《丹溪心法》："白浊肾虚有寒，过于淫欲而得之。"劳欲过度，或年老、久病体弱，可导致肾元亏虚，肾虚固摄失权，脂液下流而成尿浊。因而在治疗上，《医学心悟》云："肾虚者，补肾之中必兼利水。盖肾经有两窍，溺窍开则精窍闭也……补肾菟丝子丸主之。"《赤水玄珠》："久浊不愈者，多阴虚，而渗利在当所忌。"此历代医家皆言从肾论治也。证之今日临床，本病初起往往以湿热为多，但病久则常致肾脾亏损，故从肾论其理依然。

从肾治之验

1. 从肾气阴两虚、下元失于固摄论治　患者，男，58岁。患者小便乳白呈米泔水样，1年余未愈。曾在某医院查小便：蛋白（＋＋），乳糜试验阳性，诊断为乳糜尿。服清利湿热、补中益气之剂和海群生等中西药物治疗，效果不著。刻下：小便色白如米泔，有时呈凝脂块状，精神萎靡，消瘦无力，腰部酸痛，头昏耳鸣，口干烦热，舌红苔薄，脉细弱。此乃年近花甲，肾之气阴两虚，失于固摄，脂液下流所致。治宜补肾固摄，仿知柏地黄（丸）汤加减。

处方：熟地黄10 g，山药10 g，山茱萸10 g，生地黄10 g，菟丝子10 g，茯苓10 g，金樱子10 g，芡实10 g，泽泻10 g，知母10 g，黄柏10 g。每日1剂，水煎分2次服。

复诊：服药10剂后，小便时清时浊，未见凝脂块，精神稍佳，口干烦热亦明显好转，舌质淡红，舌苔薄白，脉细略数。药证相投，毋须更张，原方继服。

三诊：又服药10剂后，诸症消失。随访1年，其病未再复发。

按语：乳糜尿属中医学"尿浊"范畴，究其发病原因，中医学认为有湿热下注，清浊相混，脾气虚弱，精微下注，肾失固摄，脂液下流。本患者曾服过清利湿热、补中益气剂少效。综合四诊所得，其发病原因为肾气亏损，固摄无权，脂液下流所致。方中菟丝子，熟地黄、生地黄养血补肾，益阴填精；山药、茯苓、泽泻健脾化湿；山茱萸补肾涩精；金樱子、芡实益肾固下；知柏滋阴清热。诸药相合，共奏滋肾清热、补肾固摄之功而病瘥。

2. 从肾虚气下、心神不宁论治　王某，女，66岁。患者因家中被窃受惊恐后，腰酸溲浑浊如米泔水样，多次查尿结果：乳糜试验阳性，尿蛋白（＋＋），白细胞（＋），红细胞（＋）。诊断为乳糜尿，经治年余少效而来就诊。诊见面容憔悴，精神萎靡，神情恍惚，惊悸难寐，腰酸少腹胀，溲混如乳汁，淋漓不尽，无尿痛，舌质浅淡体胖，舌苔薄黄腻，脉细沉无力。辨证属肾虚气化不利，心神不宁。治以补肾宁心，化气泄浊。方用自拟补肾泄浊汤加减。

处方：益智30 g，补骨脂30 g，黄精30 g，黄芪50 g，益母草15 g，地龙15 g，萆薢15 g，泽泻15 g，玉米须15 g，乌药10 g，莲子肉12 g，升麻5 g。每日1剂，水煎分2次服。

二诊：服药7剂后，心宁寐实，小便浊转清，守方继服。

三诊：又治疗2个月后，诸症悉平。小便化验复查：乳糜试验阴性，常规正常。

随访2年，病未再复发。

按语：《素问·举痛论》"惊则气乱，恐则气下……盖肾气主升，今恐则精劫气陷而不升，故气下行"。气下行则小腹胀；肾虚下元不固，小溲淋漓不尽；湿热蕴结于下，膀胱气化不利，不能分清泌浊则馊浊如泔；肾气不能上承于心，心无所依，惊悸不寐。究其因乃肾虚气陷之缘也，故以补肾为主，泄浊为辅治之，使肾气固，心气宁，邪浊泄，从而诸羔平悉也。

3. 从肾阳亏虚、封藏失职论治　向某，男，24岁。主诉小便浑浊如米泔水，反复性发作7年余，复发10日。患者因小便色白如米泔水样，在某县医院诊断为乳糜尿，经中西医结合治疗而愈。但以后每因劳累过度和饮食不节而复发，10日前过食肥甘油腻食物，第二日小便浑浊，状如白浆，尿时有艰涩不适感。自按以往曾服处方购药内服，5剂后，小便早上第1次转清，白日时浑时有凝块。再服5剂，小便如故，且倦怠乏力。刻诊：形体清瘦，精神不振，面色苍白，腰酸膝软，夜尿频多，舌质浅淡，舌苔白，脉细弱。此乃肾阳不足，失其封藏，脾气不升，中气下陷。治宜温肾健脾，渗敛兼施。方用金匮肾气（丸）汤加味。

处方：熟地黄15 g，山茱萸15 g，山药15 g，黄芪15 g，芡实15 g，制附子（先煎）10 g，白术10 g，萆薢10 g，茯苓10 g，泽泻10 g，肉桂5 g，牡丹皮5 g。每日1剂，水煎分2次服。

二诊：服药3剂后，小便清亮，腰酸乏力减轻。上方减萆薢、牡丹皮，再服。

三诊：又服药6剂后，诸症皆除。嘱其控制肥甘油腻食物，勿过度劳累。随访2年，其病未再复发。

按语：《医学心悟·赤白浊》"浊之因有二种：一由肾虚败流注，一由湿热渗入膀胱"。本病初期以湿热为因，索观前方，乃《医学心悟》萆薢分清饮加减。患者告之，以往小便浑浊复发，便自购上方内服，少则5剂，多则10剂小便即可转清。该方清利湿热为主，方证合拍，故疗效满意。然多年服食苦寒清利之品，损伤阳气，况且本病不能饮食肥甘油腻食物，使患者长期营养不足。本次复发为过食肥甘厚味，脾胃湿热下注所致。证属本虚标实，急则治其标，上方故能奏效。然再服乏效，因湿热去其大半，本虚转为主要矛盾，同样是小便浑浊，病性有虚实之别，故再服原方不仅罔效，而且进一步加重了阳气的耗伤，而见精神不振，面色苍白，腰酸膝软，倦怠乏力。此时病机为肾虚阳弱，封藏失职，脾气下陷，固摄无权。故用金匮肾气（丸）汤加味，渗敛兼施而奏效。

4. 从肾阴亏虚、气虚湿热论治　李某，男，48岁。患乳糜尿3年余，中西医治疗效果不显。诊见腰痛腿软，形体消瘦，溲浑浊如米泔样无痛，神疲乏力，纳食、睡眠尚可，大便正常，舌质浅淡，舌苔根黄腻，脉沉细数。小便常规化验检查：蛋白（＋＋），红细胞（＋），白细胞（＋），乳糜试验阳性。四诊合参，此为肾阴亏虚，气虚湿热之证。治以六味地黄汤加减。

处方：生地黄20 g，山药25 g，山茱萸15 g，黄芪25 g，芡实20 g，益智10 g，牡丹皮10 g，茯苓12 g，泽泻10 g，黄柏10 g，萆薢15 g。每日1剂，水煎分2次服。

二诊：服药 3 剂后，小便稍清。小便常规：蛋白（＋＋），红细胞（＋），白细胞（＋），乳糜试验阳性。上方加金樱子 15 g，继服。

三诊：又服药 6 剂后，小便常规复查蛋白（＋），红细胞少，白细胞（＋），乳糜试验阳性。药已中病，法不更章，上方续进。

四诊：又服药 10 剂后，小便清，小便常规连续 8 次正常，乳糜试验连续 3 次阴性，病愈出院。嘱出院后，服六味地黄丸，每次 1 丸，每日 3 次，以巩固治疗 2 个月。

随访 1 年，其病未见复发。

按语：本案临床辨证属气虚，肾阴不足，下焦湿热蕴结。治用六味地黄汤滋补肾阴，黄芪补气，泽泻、黄柏清下焦湿热，萆薢分清别浊，芡实、益智、金樱子补脾肾收敛固涩。诸药合用，标本兼治，则尿浊除矣。本案出院后，仍服六味地黄丸以滋补肾阴治本，以防复发。

第八十三章　肾积水

肾积水并非单独疾病，常是继发于肾脏慢性炎症，泌尿系结石、结核，肾囊肿，肾下垂等，导致肾盂水液积聚而成。既可以表现为一侧单肾，又可见双肾同时积水。

根据肾积水的临床特征，其属于中医学"腰痛""虚劳""淋症""肾积"等范畴。

从肾论之理

肾积水在中医学中无专门记载，但其病临床主要表现为腰酸胀痛，水液代谢失常，小便不利等，而中医学认为腰为肾之府，肾主气化水液，司二便之开合，故本病之治，中医学主要着眼于肾。认为肾阳气亏虚，水液气化失常是造成积水之根。而导致肾虚之因，多是由于父母体弱，精血不旺而生育，或者妊娠期失于调摄，胎儿营养不良而致先天禀赋不足，复因生后未及时调补，精血素亏，肾精亏损，气化失常而成积水。或因病后失调，劳倦过度，妄作妄为，形神过耗，或色欲无度，早婚多育，不养真元，不固根本而致肾气虚损，气化不利，积水乃成。在此基础上，根本先虚，外感六淫，久病致瘀，也是影响水液的正常输布而成积水。

从肾治之验

1. 从脾肾阳虚、气化失职论治　闫某，男，47岁。主诉腰困疼痛不能行3日，加重1日。腰部双侧叩击痛明显。血常规：体温37.5℃，血压120/80 mmHg，白细胞计数$12×10^9$/L。尿隐血试验（＋＋＋）。B超检查：双侧肾积水。西医诊断为肾积水。舌质浅淡，舌苔腻，脉沉紧。中医诊断为腰痛，血尿。辨证属脾肾阳虚，气化失职。治以温补肾脾，益气利水之法。方选济生肾气汤加味。

处方：生地黄25 g，桂枝5 g，制附子5 g，山药12 g，山茱萸12 g，白茯苓12 g，黄芪30 g，牛膝10 g，白花蛇舌草20 g，车前子（包煎）12 g，黄柏12 g，茜草12 g，泽泻10 g，牡丹皮10 g。每日1剂，水煎分2次服。

二诊：服药6剂后，腰困疼痛有明显减轻，并开始上班，诊其脉虚，有乏力感觉，原方加党参12 g，再进。

三诊：又服药6剂后，临床症状消失，尿隐血试验（－）。B超复查：双侧肾积水消失。嘱其续服中成药济生肾气丸，以资巩固疗效。

半年后随访，一切正常。

按语：肾积水多因外感诸邪，内伤劳倦，情志失调而致气血亏虚，阳失温化，血失流畅，肾络郁闭，水液积聚而成。西医认为，本病常见于肾脏炎症，结石、结核、囊肿等症导致肾脏某个部位水液积聚而成。中医学认为，本病多表现为本虚标实，虚实夹杂。治疗多以补肾温阳、益气活血为本，兼通脉泄浊、活络利水。治本可使阴阳调和，气血流畅，温化有源；气行则水行，络通闭开，水道通畅，湿浊得泄，以标本兼治，扶正祛邪，互为兼顾。今用济生肾气汤加味，不失一首好方。肾气汤温补肾气，牛膝、车前子泄下湿浊，更加黄芪、白花蛇舌草，以增强攻补之功效，从而达到治愈本病之目的。

2. 从肾虚血瘀、兼夹湿热论治　胡某，女，38岁。患慢性肾盂肾炎10年，腰痛、尿频急与灼热20日。体查：心肺（－），右肾区叩击痛（＋），双下肢轻度水肿。实验室检查：尿常规NIT（＋），

PRO（±），镜下脓细胞少许，血 CO_2CP 31 mmol/L，BUN 3.52 mmol/L，Cr 90.6 pmol/L。B超检查：右肾盂中度积水。舌质红，舌苔薄黄，脉细滑数。辨证属素体肾阴亏虚，久病致瘀，复感湿热外邪。治以滋肾活血，益气利水，清热利湿。

处方：生地黄 12 g，桑寄生 12 g，山茱萸 10 g，牡丹皮 10 g，泽泻 10 g，川芎 12 g，萹蓄 10 g，瞿麦 10 g，桃仁 10 g，车前子（包煎）15 g，甘草 5 g。每日 1 剂，水煎分 2 次服。

同时，用西药环丙沙星静脉滴注 10 日。

二诊：治疗 34 日后，症状消失。B超复查：肾积水消失。痊愈出院。

按语：肾积水多因肾系统疾病日久不愈所引起。遵循中医学"久病及肾""久病多瘀""血不利便是水"的理论，认为本病多有肾虚与"肾主水"功能降低的前提及血液瘀滞的病理。"气为血帅"，"气滞则血凝"，故对各种原因引起的肾积水均可通用补肾活血，益气利水法，再结合具体病因，佐以清利湿热，化石排石，行气通便等药味攻补兼施，以达治疗目的。

3. 从肾阳亏虚论治　陈某，男，25 岁。静脉肾盂造影诊断为右输尿管中段结石、膀胱结石伴肾盂积水。病程 3 年余，腰痛、血尿反复发作，在外院用抗感染、解痉止痛、饮水冲击、中药清利湿热排石、活血化瘀排石等多种方法，效未应手而来诊，症见腰胀，面色㿠白，大便稀溏，舌质淡胖，舌苔薄，脉细。辨证为肾阳亏虚，治以温肾利水之法。

处方：制附子（先煎）5 g，肉桂 3 g，花椒 3 g，补骨脂 10 g，续断 10 g，女贞子 30 g，车前子（包煎）30 g，乌药 10 g，泽泻 30 g。每日 1 剂，水煎分 2 次服。

间断治疗近 5 个月，其间配以西药、抗感染、补液、解痉止痛等，排出结石 2 枚，静脉肾盂造影复查，右肾盂轻度积水，结石阴影消失（膀胱结石区结石影未见），尿路梗阻解除。

按语：输尿管结石属中医学"石淋"范围，多为湿热蕴结下焦而成，治以清利为宜。但本案患者除结石外，伴有肾盂积水，且病程较长。其产生的原因系阳气不足，不能温化水液积聚而成。鉴于此，在治法中除直接温化水饮外，考虑到患者伴有肾阳虚症状，故采用温肾利水法。方中以制附子、肉桂、补骨脂为主药，目的在于温补肾阳，以助气化；花椒温中行气，配女贞子补肾精；用车前子、泽泻利水排石。诸药合用。以奏温阳利水排石之功。

4. 从肾阳虚衰、气不化水论治　许某，男，54 岁。患哮喘病多年，近半年出现腰痛，以右肾为甚。B超双肾探查：右肾积水。X 线摄片检查：右侧输尿管内见 2 mm×3 mm 结石，伴右肾积水。用中西药排石治疗罔效，症见面色晦暗，双眼圈黑，短气乏力，右肾区胀痛时作，下及腰尻，叩痛明显。自诉平素尿色深，四肢欠温，记忆力下降。舌质浅淡，舌苔薄白，脉沉数，双尺虚弱。辨证属肾阳虚衰，气不化水。治以温补肾阳，利水止痛。

处方：熟地黄 30 g，山茱萸 15 g，山药 15 g，茯苓 15 g，牡丹皮 10 g，泽泻 10 g，车前子（包煎）12 g，肉桂 3 g，制附子（先煎）10 g，菟丝子 10 g。每日 1 剂，水煎分 2 次服。

二诊：服药 20 剂后，诉小便时觉有物随尿而出，嘱原方继服。

三诊：又服药 50 剂后，腰痛消失，B超、X 线复查，积水消失，结石未见。随访 3 年余，其病未再复发。

按语：孙琼以辨病与辨证相结合，无论单见肾积水或结石伴积水，多用温补肾阳之品，奏效颇佳。本案患者，久病必虚，哮喘多年，累及于肾。肾阳虚损，治以温养下焦以治本，而达排石之功。

5. 从肾气阴两虚、脉络血热瘀阻论治　郭某，男，48 岁。患发作性尿血，腰痛年余，伴有下坠感，时好时犯，发作时肉眼见血尿呈鲜红色，每日 3～5 次，每次 100～300 mL。小便涩痛，尿急尿频，尿道灼热痛，少腹坠胀且痛，头晕目眩，口苦咽干，眠差多梦，神疲乏力，五心烦热，心悸气短，用抗生素及止血剂等西药治疗数日后，尿检仍有红细胞（＋＋＋），屡经中西药治疗未根除。此次血尿已月余，B超检查：左右肾盂内分别探及直径为 1.1 cm×1.2 cm 的液性暗区。诊断为双肾积水。舌质淡红，舌苔少，脉细数。辨证属肾气阴两虚，脉络血热，络瘀血溢。治以补肾益气滋阴，凉血通淋活络。方用六味地黄汤化裁。

处方：生地黄 30 g，生黄芪 30 g，太子参 30 g，白茅根 30 g，牛膝30 g，车前草 30 g，茯苓 15 g，女贞子 15 g，益母草 15 g，泽泻 12 g，山茱萸12 g，牡丹皮 10 g，甘草 3 g。每日 1 剂，水煎分 2 次服。

复诊：服药 5 剂后，诸症顿除，经肾 B 超复查，双肾正常，病告痊愈。随访 1 年余，病未见复发。

按语：《丹溪心法·淋》云："痛者为血淋，为实证"，"不痛者为血尿，为虚证"。肾积水病因繁多，病机复杂，其病本在肾脏，气化失常，或阴阳两亏，标在水湿痰浊，瘀积肾脏，损伤脉络而使血妄行，血随尿出。故方用牛膝、益母草活血通瘀消积；生地黄、牡丹皮、白茅根凉血祛瘀，宁络止血；女贞子、山茱萸滋阴补肾；生黄芪、太子参益气扶正治本；车前草、茯苓、泽泻利水通淋，治其标。全方可使阴阳健复，气化得行，络脉自宁，郁闭自开，积水自消。

6. 从脾肾阳虚论治　　孙某，女，28 岁。患者腰部酸胀痛持续半年。B 超检查：左肾下盏结石（0.6 cm），双肾积水。尿常规：上皮细胞（＋），余无异常。患者无肾绞痛史，经抗炎，排石治疗后症状未缓解，遂求中医诊处。症见腰部酸胀痛，站立、久坐，活动后明显加重，尿频，无尿急尿痛，夜尿多，伴双下肢乏力，午后双下肢微肿，易疲劳，四肢畏冷，月经愆期，白带量多，外阴瘙痒，纳食尚可，口和，舌质红，舌苔薄白，根部厚，脉细。初治循常法予以排石通淋，行气消水治疗。服药 14 剂，患者腰痛未减。B 超检查：左肾下盏结石（0.6 cm），双肾积水（肾窦分离，前后径约1.5 cm 液性暗区）。重审病因，前期认为肾积水由结石所致，其实不然，从患者表现的一派症状辨证分析，并非湿热蕴于下焦之象，反见脾肾阳虚之征，前期治疗未效乃辨证不准所致。改拟温补脾肾，行气消水之法。

处方：制附子（先煎）10 g，补骨脂 12 g，续断 12 g，牛膝 12 g，太子参 20 g，防己 12 g，大腹皮 18 g，茯苓 15 g，瞿麦 15 g，椒目 5 g，葶苈子 12 g，猪苓 12 g，大黄 10 g，白术 12 g，炙甘草 10 g。每日 1 剂，水煎分 2 次服。

二诊：服药 7 剂后，腰痛减轻，适逢月经来潮，更觉形寒肢冷，余如前述。于上方中加高良姜 8 g，香附 10 g，继服。

三诊：患者守此方加减服 1 个月后，腰痛基本消失，精神明显好转，夜尿次数减少。B 超复查：左肾下盏结石（0.6 cm），双肾积水消失。

按语：本案患者前期治疗有误，乃只辨病而疏于辨证。本案患者虽有结石，但主要因为脾肾两虚，水湿无以蒸化停于肾，饮邪内聚，壅滞不通，故而腰痛。遣己椒苈黄攻而逐水，加温肾之药以蒸化水湿，配健脾之品以运化水湿，标本兼顾，祛邪以扶正。

第八十四章　腰椎骨质增生症

腰椎骨质增生症又称腰椎增生性骨关节炎、腰椎退行性骨关节炎、肥大性脊椎炎。其主要病理改变为关节软骨、关节囊、韧带的纤维化和腰椎、软骨下骨质增生，椎间隙变窄。由于各种因素所致椎间关节和椎间盘负荷不匀，应力过大处软骨退变、弹性减退、丧失减震能力，导致椎间隙狭窄使后方关节突成半脱位，挤压神经造成顽固性的腰痛和根性坐骨神经痛。

根据腰椎骨质增生症的临床特征，其属于中医学"腰痹""骨痹""痹证"范畴。

从肾论之理

中医学认为，本病多是由于长期弯腰工作，或工作姿势不正，或腰部外伤治之失时，或年老久病、房劳伤损，以致肾虚腰部不健，经气不利，气血运行不畅，再加寒湿或湿热之邪侵袭，邪气留滞腰部，阻痹经气，以致腰部经常疼痛，形成腰痹。腰为肾之府，肾生髓主骨，故腰椎骨质增生症，临床尽管常兼见中医学血瘀、寒湿和湿热之症，但其病本却在肾虚，因而其治当以补肾为主要大法。

骨质增生是中老年人常见多发病，好发于颈、腰、膝等大关节。临床上以眩晕、疼痛、肢体麻木为其特征，甚则不能站立行走，疼痛剧烈或掣痛，严重危害人们的健康。病情多缠绵难愈且易复发，其发病多为内外相引，外为风寒湿邪侵袭，内为年老肾虚、房劳过度、重力损伤而致。其病机为肾虚精亏，筋骨失养，风寒湿邪入侵阻滞经脉。谭邦华认为，骨质增生病理基础在肾，其根本在肾，其治本亦在肾。临床实践证明，通过补肾壮骨、益气通络、温经散寒的治疗，确能提高疗效，消除易患因素，而对于远期疗效有着十分重要的临床意义。

1. **腰椎骨质增生症病源在肾**　中医学认为，人体生长发育的盛衰是由肾所主宰，肾气是维系人体阴阳平衡和生理活动的根本。肾虚则先天之本不固而百病滋生。《内经》："肾主骨藏精，精生髓营骨"；"肾者主蛰，闭藏之本，精之处也，其华在发，其充在骨"。肾主骨，腰为肾之府，肾精足则髓海充，骨髓坚；若肾精亏髓海空，则骨易退变增生。《内经》："骨枯髓虚，故足不胜身，多发为骨痿。"其病因多为老年体虚，气血不足，筋骨失其滋养，感受外邪而病。虽与他脏及痰瘀、经络相关，其本在于肾虚。《证治准绳》："有风、寒、湿，有闪挫、瘀血、气滞，有痰积皆标也，肾虚其本也。"《素问·痹论》："藏皆有合，病久而不去者，内舍于其合也，故骨痹不已，复感于邪，内舍于肾。"日久即可成为肾痹，由此可见，外因风寒湿邪入侵，久病及肾，重力损伤、房劳过度是其发病之根源。《景岳全书》："凡房劳过度，肾气羸弱之人，多有腰膝酸软，不任劳累之证。"此肾虚不能化气，气虚不能生血而然。凡人生之气血犹源泉也，盛则流畅，少则壅滞，故气血不虚则不滞，虚则无有不滞者。骨为肾所主，灌注渗润之液为血所属，心所主也。而关节结构之滑膜、韧带（筋）为肝所主。关节之肌肉属脾所司，故关节关系肾、肝、心、脾四脏，为脏气会合之处。《内经》："痹病其留连于筋骨，间者疼久。"肝血不足，血不养经，则出现颈部韧带钙化而退变；再则后天脾失健运，或误服药物造成胃气呆滞，脾胃失常而生痰湿，而痰之为物，流动为患，流窜于筋骨关节之中，可使筋骨关节发生变异。筋骨有赖于肝肾精血之充养，又赖肾中阳气之温煦，肝肾同源，精血互生，肾精亏损每致肝血不足，使肝失疏泄，进而气滞血瘀，因虚而实。实质上肝、脾、心，气、血、痰、瘀等都是在肾虚的基础上继发的兼症。同时，这些病因又是促使进一步加重肾虚的因素。从经络上看，经脉受邪，经络阻滞，气血不畅而致胀满、麻木、掣痛不能行走。这种因虚致实，或因实致虚的不荣而痛都本源于肾，也是本病难愈的主要机制，同时也反映了肾虚是骨质增生的病理基础。

2. 腰椎骨质增生症根本在肾　腰椎骨质增生症的临床表现为腰酸背痛或胀痛，多为隐痛、钝痛，甚则剧痛，或疼痛绵绵不休，时作时止，常伴有腰部束带感，或僵硬发直，弯腰下蹲不便，腰部压痛明显，或有广泛压痛。疼痛除常牵引下肢酸麻胀痛，掣痛不能行走外，往往绝大多数患者或兼有短气乏力，腰膝酸软，足跟疼痛，不任劳累，头晕耳鸣，记忆力减退，白发齿落，性功能减退，女性绝经及脉细无力等肾虚症状。这些肾虚的证候表现，不仅是我们临床辨证的依据，而且对于认识本病的病因病机也有着重要的临床意义。由于肾虚不能化气，气虚不能生血而致腰背强痛，眩晕耳鸣，四肢麻木，腰膝酸痛，不能站立行走等症。"有诸内必形诸外"，肾虚症状的普遍存在，反映了肾虚的本质。肾虚症状与骨质增生同时出现，或先后发生，说明两者一定有其病理上的共同性和必然的内在联系。因此说腰椎骨质增生的外在表现虽在腰膝，而其内部反映了其本在肾的实质。由此可见，肾虚是腰椎骨质增生发病的内在因素。

3. 腰椎骨质增生症治本在肾　中医学治疗之名方独活寄生汤，以扶正祛邪并用，具有补益肝肾，强壮筋骨，温经散寒，祛风除湿通痹之功效。《类证治裁·痹论》："治法总以补助真元，宣通经络，使气血流畅，则痹自已。"倡导补肾为主的治法。《景岳全书》："倘于此证不知培补气血，而但知行滞通络，则愈利愈虚，鲜不殆也。"以补肾阴为主，近代医家赵锡武提出用补肾柔筋法治疗。姜春华强调"肾为本"，运用补肾法为主治疗各类型痹证，皆以补肾为主作为治疗骨质增生的基础，强调补肾，兼补肝体、舒肝用，健脾益气。正气足则可祛邪外出，四季脾旺而不受邪，促后天以养先天，补脾而达到补肾的目的。姜春华经验，酌加虫类药以穿透搜剔之能可疏通经络，改善局部血液循环，松解组织粘连，解除肌肉韧带痉挛，从而使顽疾向愈。

肾虚是本，急则治标，缓则治本，或标本兼治。以补肾为主，再结合寒热虚实的不同，随症加减用药。急发时加重祛风除湿，通痹止痛之品以治其标，缓解后则当益气养血，补肾壮骨，活血通痹治其本。姜春华据此理论，创制了治疗骨质增生症的基础方，药物由熟地黄、山茱萸、补骨脂、山药、菟丝子、枸杞子、牛膝、鸡血藤、地龙、黄芪、丹参、土鳖虫、水蛭组成。腰椎骨质增生者，加制川乌、肉桂、巴戟天、续断、狗脊、杜仲；偏肾阴虚者，加知母、黄柏、牡丹皮、栀子；偏肾阳虚者，加桂枝、淫羊藿、巴戟天、肉苁蓉；偏气虚者，重用黄芪、党参、白术；下肢疼痛者，加乌梢蛇、当归、白芍、木瓜、细辛、独活；伴头痛头晕者，加天麻、白芷、钩藤、蒺藜；眩晕耳鸣者，加桑寄生、女贞子、广香、菊花、沙苑子。诸药合用，直达病所，使气血流畅，脉络宣通，痹症乃愈。骨质增生缠绵反复，服上方待症状减轻后，可用上方药量的5～10倍，另加紫河车为丸，每次服20 g，每日3次。亦可用上方诸药浸酒，每日饮少许，以巩固疗效。肾精充者则骨髓生，骨得其养，从而改善局部供血，促进功能恢复，不断改善全身的气血濡养，使疼痛逐渐消除，恢复正常的状态，提高和调整机体免疫功能及内分泌功能。正如张景岳所云："变态虽多，其本则一，拨其本，诸证全除矣。"

从肾治之验

1. 从肾阳气虚、风寒湿痹论治　陈某，男，37岁。主诉腰痛反复发作3年。患者3年前开始腰部不适，轻度疼痛，逐渐加重。现腰部酸麻冷痛，活动不便，晨起时腰僵硬，伸腰则疼痛加重。检查：腰椎3、4、5棘突压痛，舌质浅淡，舌苔白，脉细弱。X线摄片：腰椎3、4、5后侧缘唇状骨质增生。四诊合参，结合病史，当属劳伤肾阳气虚，风寒湿邪乘虚痹阻之证。治拟补肾祛邪宣痹之法。

处方：鹿角胶（烊化冲服）10 g，制附子（先煎）10 g，肉苁蓉20 g，杜仲10 g，牛膝15 g，白芍10，独活15 g，细辛10 g，威灵仙15 g，木瓜15 g，狗脊15 g。每日1剂，水煎分2次服。

二诊：服药5剂后，诸症减轻，守方再进。

三诊：又服药5剂后，诸症消失。半年后随访，病未复发。

按语：《素问·长刺节论》"病在骨，骨重不可举，骨髓酸痛，寒气至，名曰骨痹"。腰椎骨质增生症临床主要表现为疼痛、酸麻，局部压痛，活动受限，属于中医学"骨痹"范畴。其由肾精亏损，骨髓空虚，风寒温邪气乘虚侵袭所致。治遵扶正祛邪，给予补肾祛邪宣痹。药选鹿角胶、肉苁蓉补肾培元；独活理伏风，善祛筋骨间之风寒湿邪；伍细辛发散阴经风寒，搜剔筋骨风湿而止痛；威灵仙性善走，能通经络、祛风湿，临床上祛邪宣痹功最强；牛膝、防己、木瓜通络宣痹。诸药合用，填补肾精，邪尽痹通，诸症自平。

2. 从肾阳亏虚、兼夹瘀滞论治　周某，女，45岁。主诉腰脊疼痛2年。近日腰脊疼痛加重，其痛如刺，如折似裂，活动不便。X线摄片：腰椎3、4、5前后缘骨质增生。平素月经量少，经色深红，白带清稀，小便频数，头晕耳鸣。中医辨析属肾阳亏虚，兼夹瘀滞之证。治用自拟补肾活血通络汤加减。

处方：鹿角胶（烊化冲服）10 g，制附子（先煎）10 g，桂枝10 g，肉苁蓉15 g，当归15 g，杜仲10 g，牛膝10 g，鸡血藤30 g，川芎15 g，黄芪15 g，炮穿山甲（先煎）10 g，木瓜10 g，狗脊10 g。每日1剂，水煎分2次服。

二诊：服药10剂后，疼痛已十去八九，但仍小便频数，带下清稀。原方去炮穿山甲，加补骨脂15 g，益智10 g，继服。

三诊：又服药5剂后，诸症渐趋好转。半年后随访，诸症痊愈。

按语：腰椎骨质增生症有因外伤所致者，脉络破损，血液流滞于脉外，再者病程日久，外邪留滞经脉，亦可致气滞血瘀。久病体弱，气血不足或老人肾气虚衰，无力推动血行，血流不畅，气滞血瘀。《医林改错》："元气即虚，必不能达于血管，血管无气，必停留而瘀。"临床前二者常兼肾虚而以后者为多见，症见疼痛较重，且以刺痛为主，夜间加重，伴面色不华，肌肤甲错等。依"久病必瘀""久痛入络"之说，采用补肾活血通络法治疗。取鹿角胶、肉苁蓉以补肾培元；川芎、鸡血藤、当归、牛膝活血化瘀通络；黄芪、桂枝益气温经，推动行血。诸药合用，补肾培元，益气活血，化瘀通络，使邪去正复，其病自愈。

3. 从肝肾亏虚、脉络瘀阻论治　患者，女。诉5年前始觉腰部疼痛，初起多在夜间或劳累后疼痛，休息后疼痛消失。近3年来症状逐年加重，除腰痛外，伴两下肢麻木疼痛而胀，以致生活不能自理。刻诊：患者由家人搀扶而来，痛苦病容，不能自己行走，动则症状加剧，面色正常，舌质暗，边有瘀点，脉沉弦细，尺脉弱。腰部X线摄片：腰椎诸椎体刺样骨质增生，腰椎3～4间隙变窄。诊断为腰椎骨质增生症。根据脉症，辨证为肝肾亏虚，脉络瘀阻。治以补肾壮骨，化瘀止痛之法。方用自拟补肾壮骨汤加减。

处方：生地黄15 g，熟地黄15 g，山茱萸10 g，鸡血藤30 g，补骨脂10 g，菟丝子30 g，续断10 g，杜仲15 g，茯苓15 g，牛膝10 g，制没药10 g，泽泻10 g，土鳖虫10 g，红花10 g，地龙20 g。每日1剂，水煎分2次服。

二诊：服药2剂后，症状始减，两下肢麻木已轻；药进4剂，自己已能行走。效不更方，上方继服。

三诊：又服药4剂后，疼痛逐渐减轻，能做轻家务劳动，舌质边瘀血斑色变淡，尺脉较前有力。上方稍事加减，前后共服药20余剂，随访5年，临床症状未发，生活自理，一切正常。

按语：腰椎骨质增生症是一种退行性病变，病因较复杂，与长期重体力劳动和负重有关。长期对脊椎产生压力，腰椎弹性减弱，骨质增生，使椎间隙变窄、椎管狭窄。现代医学研究认为，由于增生的骨质使局部解剖失常，压迫椎管内神经根，导致化学性神经根炎，炎性致痛物质渗出，激发局部神经根及组织而导致受压神经所辖部位发生疼痛。

中医学认为，本病因于先天禀赋不足，后天久劳伤肾。《素问·经脉别论》："春秋冬夏，四时阴阳，生病起于过用，此为常也。"明确地指出了本病的发生是筋骨过用所致。肝主筋，肾主骨，久劳伤及肝肾，肝血不足，筋脉失养，则筋脉麻木不仁；肾亏髓虚，骨失所养，筋失濡润，脉络瘀阻闭塞不通，故见腰腿疼痛。治疗当以补肾填精，舒筋活络为法。方药中用六味地黄汤补肾阴，以濡养骨髓筋脉；菟丝子味辛温，禀气中和，既可补阴又可益阳，温而不燥，补而不滞；续断苦、辛、甘，入肝肾经，补益肝肾，活络止痛；杜仲补肝肾，强筋骨，肝主筋，肾主骨，肝充则筋健，肾充则骨强；牛膝和血通脉，舒筋利痹，是治肝肾不足之腰痛要药；制没药行血散瘀止痛；鸡血藤活血行血，舒筋活络，尤适于筋骨麻木，为血痹虚劳常用之品；土鳖虫咸寒入肝经，能续筋接骨，逐瘀止痛。诸药合用，补肾壮骨，养肝舒筋，逐瘀通络，使骨得以壮，筋得以润，瘀得以除，故疼痛除，麻木消，症状消失。

4. 从肾气亏虚、经络阻滞论治　梁某，男，68岁。患者形体消瘦，痛苦面容，腰及双下肢疼痛月余，活动受限，生活不能自理6日，二便正常，舌质浅淡，舌苔白，脉沉细。血压140/90 mmHg。化验检查血脂，五项内容均在正常范围。抗"O"阴性。左侧坐骨神经出现受压迫体征。X线摄片：腰椎骨质增生，尤4、5椎突出，椎体两侧前缘形成小骨桥，两侧韧带轻微钙化。病属中医学骨痹，予补肾固本强筋活络治之。方用自拟杜仲寄生健骨汤加减。

处方：杜仲20 g，桑寄生20 g，菟丝子15 g，补骨脂15 g，肉苁蓉10 g，鹿角胶（烊化冲服）15 g，骨碎补15 g，续断15 g，穿山龙15 g，威灵仙15 g，狗脊15 g，苏木10 g。每日1剂，水煎分2次服，15日为1个疗程。

二诊：服药1个疗程后，患者能生活自理，乘车独自来诊。效不更方，原方继服。

三诊：又服药1个疗程后，能参加轻微劳动。嘱原方再服1个疗程，后随访1年，其病未见复发。

按语：骨质增生，早期可无明显的临床症状，但却是最佳治疗时期。经X线、CT、MRI检查，除外风湿性关节炎、类风湿关节炎、急性软组织损伤、腰椎间盘突出症、梨状肌综合征和第三横突综合征等疾病，诊断本病并不困难，重在治疗方面。其病属中医学骨痹，辨证抓住肾虚是其关键。肾主骨生髓，肾气有濡养腰膝、筋骨的作用。肾气虚腰膝失于濡润，则表现出腰膝酸软，筋骨软弱，不耐劳累。临床中在"增生"的患者中，不同部位的骨质赘生，从而压迫阻滞周围经络气血运行，不通则痛。严重者致功能活动受限，是在腰膝酸软、筋骨软弱基础上，不能承载重力负荷，骨质不固而致畸态增生。临床虽有增生部位表现不一，但其辨证治疗，肾虚是根本，法以补肾固本强筋活络。拟方杜仲寄生健骨汤。

5. 从肾阳亏虚、寒凝血滞论治　郭某，男，59岁。主诉右侧腰腿疼痛6个月，加重2周。天气变化或入夜时疼痛加重，沿右小腿外侧向右小趾放射，伴有麻木酸楚，有时腰部及右臀部刀割样剧痛，不能站立，平卧稍缓，现坐立、翻身转侧困难，面色黧黑，表情痛苦，舌质紫暗，瘀斑明显，舌苔白腻，脉沉紧。检查：沿右侧坐骨神经方向均有压痛，直腿抬高约50°。腰椎X线摄片：1～5腰椎椎体骨质增生。中医诊断为骨痹，辨证属肾阳亏虚，寒凝血滞。治以温肾壮阳，散寒祛瘀，通络止痛。方用自拟益肾壮骨汤加减。

处方：熟地黄15 g，杜仲15 g，狗脊15 g，骨碎补15 g，鸡血藤30 g，桑寄生15 g，牛膝15 g，川芎15 g，木瓜15 g，全蝎10 g，虎杖30 g，制乳香5 g，制没药5 g，制川乌（先煎）5 g，甘草5 g，蜈蚣（研末冲服）1条。每日1剂，水煎分2次服。

二诊：服药6剂后，即可坐立，翻身较自如，守方继进。

三诊：又服药6剂，疼痛显著减轻，右下肢直腿抬高90°。又续服10余剂，症状完全消失。

按语：腰椎骨质增生症起病隐袭，发病缓慢，多见于中老年人。临床常症见腰腿、腰脊隐隐作痛，屈伸、俯仰、转侧不利，轻微活动稍缓解，气候变化明显时加重，严重者可见局部关节畸形，腰弯背驼。其发病机制是由于先天禀赋不足，加之劳累太过，或久病体虚，或年老体衰，或房事不节，以致肾精亏损，筋脉失于濡养，不荣而痛；或跌打损伤，经脉气血受损，或因久病体虚，气血运行不畅，或腰部用力不当，屏气闪挫；或感受寒湿，气血经络阻滞，不通而痛。故本病为本虚标实之证。

益肾壮骨汤方中杜仲、桑寄生皆补肝肾，强筋骨，为治疗肝肾亏损，腰膝酸痛之要药，而杜仲尤为重要。《神农本草经》："主腰脊痛，补中，益精气，坚筋骨，强志。"熟地黄养血滋阴，补精益髓；狗脊补肝肾，强腰膝，主腰背强；川芎辛香行散，温通血脉，既能活血祛瘀以通络，又能行气开郁而止痛，为血中之气药，具有通达气血之功效；制乳香功擅活血伸筋，制没药偏于散血化瘀，两药合用，共奏化瘀散滞止痛之功效；全蝎、蜈蚣可穿筋透骨，通络止痛；牛膝走而能补，性善下行，既补肝肾，强筋骨，又能通血脉而利关节，可引诸药直达病所，长于治疗腰膝关节酸痛；鸡血藤、木瓜可舒筋活络；甘草调和诸药，缓和药性。总观全方，集补肾填髓、温阳散寒、活血舒筋、通络止痛之效和扶正祛邪、标本兼治之功为一体。在此方基础上，辨证施治，灵活加减，常可收到满意效果。

6. 从肾虚精亏、经脉瘀滞论治　患者，男，61岁。因腰痛向左下肢放射至足背2个月余就诊。曾在本地打针服药（药物不详），治疗无效。近2日来疼痛加剧，腰部冷痛，呻吟不已，不能站立行走，需卧床才能稍缓解，舌质浅淡，舌苔薄白，脉弦细。经 X 线摄片检查，诊断为腰2、3、4、5椎骨质增生。辨证属肾虚精亏，经脉瘀滞。方用自拟益肾消刺汤加减。

处方：骨碎补20 g，巴戟天10 g，仙茅10 g，龟甲胶（烊化冲服）10 g，当归15 g，白芍15 g，鸡血藤20 g，木瓜20 g，威灵仙10 g，徐长卿（后下）20 g，杜仲10 g，牛膝12 g，制乳香10 g，制没药10 g，桂枝10 g，细辛3 g，蜈蚣（研末冲服）2条，甘草5 g。每日1剂，水煎分2次服。

二诊：服药5剂后，疼痛大减，守原方继服。

三诊：又服药30剂后，症状全部消失。继用上方去蜈蚣、威灵仙、徐长卿，加鹿角胶12 g，千年健12 g，继服。

四诊：又治疗半个月，诸症渐平。随访半年未见复发，已能从事农村体力劳动。

按语：骨质增生好发于40岁以上年龄，现代医学认为是一种骨组织退行性病变。过度劳累，跌仆扭损等外伤可以加速骨赘的形成。临床上骨质增生的骨赘形成后，压迫局部组织，造成神经韧带的炎症、充血、水肿、粘连，使其失去活动度，引起局部或受压迫神经所支配部位的麻木、疼痛，功能障碍。中医学认为，肾为先天之本，藏精生髓主骨。肾虚则精髓亏，骨失滋养是本病发生的根本原因。复因气血不足，跌仆扭损，或感受风寒湿邪，乘虚入内，凝聚于骨，壅阻经脉，气血不畅而发病。故治疗当从肾着手，在补肾基础上，加入强筋健骨、通经活血、散结消赘的药物。益肾消刺汤中骨碎补、巴戟天、仙茅、龟甲胶补肾益精，强筋健骨；当归、白芍补血活血；鸡血藤、木瓜、威灵仙、蜈蚣、徐长卿通经活络，散结消赘，行气止痛；甘草调和药物。本方标本兼治，故效果较好。

第八十五章 腰椎间盘突出症

腰椎间盘突出症（LDH）又称腰椎纤维环破裂症、腰椎髓核脱出症，它是指因腰椎间盘变性，纤维环破裂，髓核突出压迫或刺激神经根、马尾神经、血管、脊髓等而引起的以腰腿疼痛、麻木为主要表现的一组综合征。其部位最常见于腰4～5及腰5～骶1间隙。其形成主要多是由于腰椎间盘本身的退行性病变，椎间盘相当于一个"软垫"，这个软垫起着承受身体重力及吸收震荡的作用。随着年龄的增长，腰椎间盘的水分丧失、弹性降低及周围组织结构松弛，容易导致腰椎间盘退变。而外伤、劳损是腰椎间盘突出的主要外因，长期的前倾坐姿、反复的弯腰、下蹲时弓腰抬重物及扭转动作容易引起腰椎间盘突出症。所以本病与职业有关，司机、会计、电脑操作者都易患本病。

根据腰椎间盘突出症的临床特征，其属于中医学"痹证""腰腿痛"范畴。

从肾论之理

中医学认为，本病病因病机以肝肾亏虚为主，或先天禀赋不足，加之劳累太过，或年老体衰，以致肝肾亏损，无以濡养筋脉而发生腰腿疼痛。或久病劳损，"腰者肾之府，转摇不能，肾将惫矣"，"年四十，而阴气自半也，起居衰矣"。《医学心悟》："大抵腰痛悉属肾虚。"说明年岁的增长，劳损及久病均可致肾气亏虚，发病腰腿痛。久病劳损，气血精髓亏虚不足，腰脊失养，或兼感风寒湿邪，或跌仆外伤，损伤腰脊，气血运行不畅，或体位不正，腰部用力不当，屏气闪挫，致瘀血留着而发病。本病多反复发作，病程缠绵，病性多属虚实夹杂，以肝肾亏损为本，寒湿瘀阻为标。

刘辉根据中医学理论及临床实践，认为本病之发与肾的关系最为密切。

1. 腰椎间盘突出症与肾的关系　腰为肾之府，《素问·脉要精微论》"腰者，肾之府，转逆不能，肾将惫也。"肾又主骨，《素问·六节脏象论》："肾者主蛰，封藏之本，精之处也，其华在发，其充在骨，为阴中之少阴，通于冬气。"即肾有藏精生髓和促进骨生长发育的作用，并有维持骨的成分结构正常的功能。肾精充足则生髓功能旺盛，骨才得以发育和坚固，若肾气不足、肾精亏虚则骨失所养，极易受外邪和外力的损伤。若病久失治，又可伤及于肾。《诸病源候论·腰背病诸候》："既腰者，谓卒然伤损于腰而致痛也。"30岁以后，随着年龄的增长，肾气渐亏，无力充养骨髓，筋骨逐渐衰弱，外力通过体内这种虚弱的联合作用，就可导致本病的发生。腰椎间盘突出症虽受轻重不同的外力所为，但肾虚是最根本的内因之一，腰椎间盘突出症与肾是有着密切关系的。

2. 补肾壮骨法在腰椎间盘突出症中的运用　腰椎间盘突出症的发生，虽然大多有轻重不同的外伤史，但其根源却与肾气不足、肾精亏虚骨失所养有关，由于外邪外力的入侵，以致经络不通，气血运行不畅，临床上可根据病情的不同时期，运用补肾壮骨法，投以补肾壮骨之药。初期：一般在伤后1～2周，由于肾气受损，气滞血瘀，筋脉不通，症见下腰痛，活动受限，或见腰部侧弯，单侧或双侧下肢牵拉痛，当以活血化瘀为主，行气止痛为辅，佐以补肾壮骨法治之，方选活血止痛汤加杜仲、续断、牛膝等药。中期：伤后3～5周，疼痛症状减轻，当以调理气血为主，补肾壮骨为辅，佐以舒筋活络治之，方用独活寄生汤加续断、五加皮、伸筋草等药。后期：疼痛基本消失，但不耐久坐久立或长时间行走，当以补肾壮骨法为主，调理气血为辅，佐以舒筋活络治之，方用补肾壮骨汤加桑寄生、当归、赤芍等。

腰椎间盘突出症的发生，无论是急性发病还是慢性发病，但与内在因素如患者的年龄、体质、劳动强度、生活环境等都有密切的关系。近年来，临床研究发现，椎间盘在20岁后就出现退行性病变。由于椎间盘特有的解剖特点及负重、劳损等因素存在，使腰部的肌肉纤维组织和结缔组织发生慢性损伤，诱发和加快了椎间盘的退行性病变过程。退行性病变的椎间盘逐渐失去水分，椎间隙变窄，纤维环松弛，在外力的作用下终致纤维环破裂，髓核从裂隙中突出，形成椎间盘突出症。

腰椎间盘突出症中医学称为腰腿痛，认为肾气不足、肾精亏虚是腰腿痛发生的根本原因。《医宗必读·第八卷·腰痛》："有寒湿、有风热、有挫闪、有瘀血、有滞气、有痰疾，皆标也，肾虚其本也。"这些理论是对腰腿痛病理本质的高度概括，也就是说肾气亏虚是腰痛的基础，外伤、劳损及风寒湿邪的侵袭都在肾气不足、肾精亏虚的基础上才起作用。因此，在本病的治疗中，根据病情的不同时期，运用补肾壮骨法恢复正气，促使气血筋脉的疏通，达到痛去病愈之目的。临床证明，补肾壮骨法治疗腰椎间盘突出症是行之有效的。

从肾治之验

1. 从肾虚血瘀、络脉痹阻论治　患者，女，58 岁。主诉突然发生腰痛 1 个月余。腰部酸胀疼痛，不能站立及翻身，右下肢麻木，时有痉挛，因腰痛不能下蹲已 2 日，不能正常大小便，痛苦异常。检查：右直腿抬高试验（＋），约能抬高 30°，加强试验（＋），L_4、L_5 及 L_5、S_1 部位右侧明显触痛。诊断为腰椎间盘突出症。经拍片证实。辨证属肾虚血瘀，络脉痹阻。

处方：杜仲 20 g，续断 20 g，狗脊 15 g，威灵仙 15 g，鸡血藤 30 g，川牛膝 15 g，当归 15 g，延胡索 15 g，五加皮 15 g，川芎 10 g，千年健 15 g，伸筋草 30 g，徐长卿 15 g。每日 1 剂，水煎分 2 次服。并配合推拿治疗。

二诊：服药 5 剂后，自述下肢麻木感减轻，已能下地跛行。药已中病，守方继服。

三诊：又服药 5 剂后，下肢及腰部症状明显减轻。后以此方随症加减，又连续服 10 剂后，腰部及下肢诸症消失而恢复正常。

按语：对于腰椎间盘突出症的中医治疗，可谓"重在补肾，必须通腑，应该活血"三原则。腰为肾之府，腰椎间盘突出症的发生其根本原因是肾虚，故应重在补肾。但就补肾来说，历来有补肾阴、补肾阳、补肾精之分。补肾以补肾阳为主，兼顾肾阴、肾精，同时补肾要注意达到强壮筋骨。用杜仲、续断、五加皮、千年健、桑寄生、狗脊、骨碎补、川牛膝等，切忌辛温燥烈之品。

腰椎间盘突出症一般不敢咳嗽，因为这样会使腹压加大，从而引起腰痛发作。因此，治疗本病时，一般宜加用通便药，这也是治疗的关键之一。既有扶助正气作用，又有通便作用的药物有当归、制何首乌、肉苁蓉、锁阳、桑椹、黑芝麻等。一般用当归、肉苁蓉、生何首乌这些润肠通便药，对腰椎间盘突出症选择通便药一般不宜用泻下药，如大黄、芒硝之类，这样会损伤正气。同时，适当应用活血通络药也是治疗腰椎间盘突出症的主要法则之一，在选用活血药的同时，也应兼顾补肾及通腑，三者结合才能达到良好的效果。一般多选用当归、鸡血藤、牛膝、延胡索，严重者可选用穿山甲、土鳖虫、三七、马钱子等。

2. 从肾虚夹瘀、湿阻经络论治　患者，女，48 岁。诉腰及左下肢疼痛反复发作已历 8 年。此次发病于 2 日前，做工时突发腰部疼痛不能站立，引及下肢麻木，行走障碍。舌质淡黯，舌苔薄白微腻，脉细弦。检查：腰椎侧弯，腰椎 4、5 棘突左侧旁有压痛，重压时疼痛向左下肢小腿外侧放射至足部。直腿抬高试验：左侧 15°，右侧 50°。腰椎 CT 报告：腰 4～5～骶 1 椎间盘向左突出，硬膜囊明显受压。中医辨证，此系肾虚夹瘀兼湿阻络所致。治以补肾活血，祛湿通络。方用自拟益肾活血通络汤加减。

处方：鹿角胶（烊化冲服）12 g，阿胶（烊化冲服）10 g，狗脊 20 g，牛膝 30 g，白芍 10 g，鸡血藤 20 g，当归 10 g，三七（研末冲服）3 g，川芎 12 g，红花 5 g，地龙 5 g，赤芍 10 g，鸡内金 12 g，苍术 10 g，薏苡仁 12 g。每日 1 剂，水煎分 2 次服。

二诊：服药 7 剂后，腰及下肢痛明显减轻，左下肢高举达 60°，健侧 70°。效不更方，原方稍作加减继服。

三诊：又连续服 10 剂后，腰腿痛完全消失，腰部压痛阴性，两下肢高举均达 90°。腰腿活动自如，恢复正常工作。

按语：腰椎间盘突出症与肾关系最为密切。腰为肾之外府，为肾所居之处，诸脉贯腰而络于肾。肾司主骨，生髓藏精。腰痛日久，失于调养，内动于肾，必然导致肾虚，故本病在治疗上，当补肾以治其本。临证之中，常见兼夹风寒、风湿、湿热、闪挫等，致使气机不畅，经络不通，气血不利。"不通则痛"，"不荣则痛"，行瘀则不通者可通。治疗上除补肾之外，当配活血行瘀通络之品，并随症加减之。自拟益肾活血通络汤中的鹿角胶、阿胶补血填精，补督脉强筋骨；狗脊、牛膝补肝肾、强筋健骨，又能活血通络；三七散瘀、消肿定痛；当归补血活血；川芎、红花活血祛瘀；地龙合鸡血藤活血补血，通经活络；赤芍、白芍并用，既能凉血活血，又能养血敛阴；伍以鸡内金健脾消食，以利诸药之吸收。诸药共奏益肾活血通络之功，故收效较满意。

3. 从肾虚血瘀、气虚湿阻论治　王某，男，43 岁。半月前因搬煤气罐引起腰痛，且放射到左下肢。给予牵拉和复位治疗，腰痛未见好转，病情愈甚，不能行走，由人搀扶就诊。症见痛苦面容，舌质暗红，舌体胖，边有齿痕，舌苔厚黏腻，脉濡紧。腰椎 CT 检查：第 5 椎间盘向左后突出 0.5 cm，第 1 骶椎椎间盘向正后方突出 0.3 cm。中医辨证属肾虚血瘀，气虚湿阻。治以补肾活血，益气除湿。方用自拟补肾化瘀汤加减。

处方：熟地黄 30 g，桑寄生 15 g，杜仲 15 g，牛膝 12 g，狗脊 12 g，续断 12 g，木香 5 g，当归 12 g，川芎 12 g，白芷 12 g，土鳖虫 10 g，青风藤 30 g，延胡索 12 g，党参 15 g，白术 10 g，薏苡仁 12 g，制川乌（先煎）5 g，佩兰 12 g。每日 1 剂，水煎分 2 次服，5 剂为 1 个疗程。

二诊：服药 1 个疗程后，腰痛缓解，能够独立行走，舌苔薄腻，上方去佩兰，加鹿角霜 30 g，继服。

三诊：又服药 3 个疗程后，腰及左下肢疼痛消失。休息 1 周后上班，随访 2 年未复发。

按语：腰椎间盘突出症是腰椎间盘变性，纤维环破裂，髓核脱出，刺激和压迫神经根、马尾神经所表现的一组临床症状。其病因中"一过性体力劳动"因素颇受重视，尤其是轻体力劳动者，发病率较高。发病前大多有腰部酸痛，双下肢无力，劳则加剧等症状，即中医学所说的肾虚。在此诱因的基础上，因工作姿势不良、腰部用力不当而致椎间盘突出压迫神经囊，引起腰痛、下肢痛，且痛处固定，难以忍受，不能行走，腰背僵硬，痛处拒按等血瘀体征。《素问·脉要精微论》："腰者，肾之府，转摇不能，肾将惫矣。"《证治汇补·腰痛》："治惟补肾为先，而后随邪之所见者以施治……久痛宜补真元，养血气。"先人很早就阐明了腰痛的特点及治疗原则。腰椎间盘突出为髓核脱出，压迫神经囊引起炎性水肿，即血瘀的体征。单给补肾之药治疗，瘀血不得出，故腰痛不解；单给活血化瘀之药治疗，肾精未补，髓生无源，新血不生，旧瘀难除。只有补肾化瘀同时并用，则标本同治，使肾气充足，腰髓得养，瘀血得化，腰痛诸症得愈。

4. 从肾虚血瘀、风寒痹阻论治　张某，男，58 岁。自述腰痛 7 年，活动不便 2 年，常服双氯芬酸、吲哚美辛等西药，疗效不佳，要求中医治疗。腰椎 X 线摄片：序列整，曲度直，腰椎 1～5 椎体前后缘均见不同程度唇状增生。诊断为腰椎退行性病变。刻诊：精神倦怠，面色少华，腰部胀痛，行走尚自如，但弯腰转侧受限，遇风寒疼痛加重，纳食不振，夜寐不安，舌质暗红，舌苔薄，脉沉。体查：双直腿抬高试验均为 60°。余未见异常。中医辨证，此乃肾虚血瘀，风寒痹阻，脾胃虚弱。方用自拟补肾活血汤加减。

处方：熟地黄 12 g，桑寄生 15 g，杜仲 15 g，狗脊 15 g，续断 15 g，当归 12 g，延胡索 15 g，白芍 15 g，防风 15 g，茯苓 15 g，首乌藤 15 g，桃仁 12 g，赤芍 12 g，羌活 12 g，桂枝 10 g，独活 12 g，白术 12 g，红花 10 g，甘草 10 g。每日 1 剂，水煎分 2 次服。

二诊：服药 5 剂后，腰痛减轻，夜寐已安。上方去首乌藤，继服。

三诊：又服药 10 剂后，腰痛消失，弯腰转侧自如，纳食可。随访半年，其病未见复发。

按语：增生性骨关节病是中老年及重体力劳动者、伏案工作者的常见病，多发生在负重较大，活动较多的关节，如颈椎、腰椎、膝关节等大关节，与年龄、肥胖、姿势性劳损，内分泌失调，外伤、寒凉与潮湿等因素有关，为关节及软骨的一种慢性退行性病变。从发病年龄及临床表现症状分析，以肝肾亏虚，营血不足，卫外不固，风寒湿乘虚客袭，日久使筋骨失养，痰瘀内着，经脉闭阻。方中桃仁、红花、赤芍、当归、延胡索活血通络；熟地黄、狗脊、续断、桑寄生、杜仲补肾强腰；防风、独活、羌活、桂枝祛风散寒；白芍、甘草缓急止痛；白术、茯苓健脾和胃；首乌藤安神又可通络。本方攻补兼施，标本同治，共奏良效。

5. 从肾阴亏虚论治　李某，男，45 岁。诉 1 年来腰部疼痛，疲软无力，遇劳则疼痛尤甚，常反复发作，手心热，舌质红，舌苔少，心烦失眠，口燥咽干，脉细数。腰椎 CT 检查：腰 3～4、腰 4～5 椎间盘突出。中医辨证属肾阴亏虚，治予左归（丸）汤加减。

处方：熟地黄 15 g，山药 12 g，山茱萸 12 g，菟丝子 15 g，枸杞子 10 g，牛膝 12 g，鹿角胶（烊化冲服）10 g，龟甲胶（烊化冲服）10 g，酸枣仁 15 g。每日 1 剂，水煎分 2 次服。

二诊：服药 5 剂后，腰痛诸症明显减轻。药已见效，守方继服。

三诊：又服药 10 余剂后，上述诸症除，建议改卧木板床，嘱注意劳逸结合。随访至今，其病未见复发。

按语：腰椎间盘突出症，临床表现以腰痛疲软为主，腿膝无力，遇劳尤甚，卧则减轻，常反复发作等。由于腰为肾府，所以历代医家认为，肾虚是其发病最重要的因素。由于素体禀赋不足，或久病体虚，或年老精血亏衰，或房劳过度，或过度劳累则气耗，日久致肾精亏损，无以濡养筋脉而发生腰痛，辨证论治，症见腰痛，腿膝无力，遇劳尤甚，卧则减轻，常反复发作，舌淡脉虚者，为肾虚之候。兼见手足心热，心烦失眠，口燥咽干，舌质红，脉细数为偏肾阴虚，治予左归（丸）汤以滋阴补肾。

6. 从肾中阴阳两亏、血虚血瘀阻痹论治　张某，男，42 岁。主诉腰部困痛 1 年余，伴左下肢酸痛 2 个月。且近来逐渐加重，左下肢放射性痛，遇冷尤甚，并伴有腰膝酸软无力，影响日常生活工作。1 年多来曾间断服用西药止痛药，疗效欠佳。舌质浅淡，舌苔白，脉沉细迟。腰椎 CT 检查：腰 3～4 椎间盘突出。辨证属肾中阴阳两亏，血虚血瘀阻痹。治以桃红四物汤合六味地黄汤加减。

处方：熟地黄 20 g，制附子（先煎）10 g，杜仲 18 g，淫羊藿 18 g，巴戟天 18 g，山药 20 g，白芍 18 g，桃仁 10 g，红花 10 g，当归 10 g，桂枝 10 g，川芎 10 g，全蝎 5 g，蜈蚣 2 条，炙甘草 3 g。每日 1 剂，水煎分 2 次服。

二诊：服药 7 剂后，腰痛及下肢发凉，困痛明显减轻，仍感腰膝酸软，乏力伴口干。守上方加芦根 30 g，黄芪 60 g，太子参 30 g，继服。

三诊：又服药 7 剂后，上述症状明显减轻，予上方去制附子，继服。

四诊：又服药 7 剂，诸症逐渐进一步好转。随后以上方随症加减，间断服用 2 个月余，临床症状消失而愈，随访半年无复发。

按语：腰为肾之府，肾精乃气血生化之源。腰椎间盘突出症，多因劳累过度，肾精亏损，日久气滞血瘀，经络不通，"不通则痛"，"不荣则痛"。治用桃红四物汤养血活血，六味地黄汤补肾益精，佐以全蝎、蜈蚣、杜仲以通络，壮筋骨而达补肾活血通络止痛之效。

7. 从肝肾阴虚论治　患者，男，38 岁。1 年前无明显诱因出现腰痛，曾在外院门诊治疗，经服中西药物、理疗及按摩治疗，腰痛稍减轻，之后腰痛反复发作，时轻时重。1 周前腰痛再次加重，伴右下肢放射痛，兼有跛行，日渐加重，因突发不能起床而被急送门诊。体查：脊柱向左侧弯，腰椎前突存在，腰椎 2、3，腰椎 3、4，腰椎 4、5 棘突间及两旁均有压痛，以腰椎 4、5 右侧旁 1.5 cm 处压痛明显，腰部活动受限，左旋、右旋均为 15°。直腿抬高试验：右 30°（＋），左 60°（－），加强试验左（＋）、右（±），右背伸肌力Ⅳ级，右下肢大腿后侧及小腿前外侧皮肤感觉减弱，右下肢肌肉萎缩Ⅰ度。腰椎 CT 检查：腰椎 4～5 椎间盘突出。诊断为腰椎间盘突出症，中医辨证属肝肾阴虚。治予自拟补肾止痛汤。

处方：当归 10 g，续断 10 g，杜仲 10 g，骨碎补 10 g，川牛膝 15 g，白芍 30 g，木瓜 30 g，姜黄

10 g，乌药 10 g，佛手 12 g，延胡索 15 g，小茴香 5 g，羌活 15 g，甘草 5 g。每日 1 剂，水煎分 2 次服。

二诊：服药 7 剂后，症状缓解，嘱原方继服。

三诊：又服药 10 剂后，症状消失。嘱其戴腰围下床活动，继续腰围保护 3 个月。6 个月内不做剧烈运动及弯腰搬重物。随访 1 年未见复发，工作及生活正常。

按语：腰椎间盘由软骨板、纤维环、髓核 3 部分组成。髓核是半流体胶样物质，被纤维环四周包围，其上下方为软骨板，椎间盘是椎体间连接的部分。腰椎间盘指的是腰椎 1 至骶骨间的椎间盘，共 5 个。腰椎间盘的高度约占椎体高度的 54.4%。腰椎间盘突出症，主要是因为腰椎间盘各部分（髓核、纤维环及软骨板）尤其是髓核，有不同程度的退行性改变后，在外界因素的作用下，椎间盘的纤维环破裂，髓核组织从破裂之处突出（或脱出）于后方或椎管内，导致相邻的组织如脊神经根、脊髓等遭受刺激或压迫，从而产生腰部疼痛，一侧下肢或双下肢麻木、疼痛等一系列临床症状。

中医学认为，腰为肾之府，故腰痛一证与肾关系最为密切。肾主骨生髓、通于脑，这从生理上说明脊柱的生理与病理与肾有着必然的联系。《诸病源候论·腰痛候》对腰痛病机作了分析，认为除猝然伤损于腰而致的"暨腰痛"外，其余腰痛皆与"肾气虚损"有关。如"风湿腰痛候"为"劳伤肾气，经络即虚，或因卧湿当风，而风湿乘虚搏于肾经，与血气相击故腰痛"；"卒腰痛候"为"夫劳伤之人肾气虚损，而肾主腰脚，其经贯肾络脊，风邪乘虚，卒入肾经，故卒然而患腰痛"，指出即使是突然腰痛，本源仍然与肾虚有关。《杂病源流犀烛·腰脐病源流》："腰痛，精气虚而邪客病也。……肾虚其本也，风寒湿热痰饮，气滞血瘀闪挫其标也。"本病病因病机是肾气虚损，筋骨失养，跌仆闪挫，或受寒湿之邪为其诱因，经脉困阻，气血运行不畅是疼痛出现的病机。因此，治疗上以补肾止痛散补肾舒筋，散寒除湿，活络止痛。方中续断、杜仲、骨碎补补肝肾，强筋骨，行气血；当归、白芍、延胡索、姜黄补血养血活血，平肝柔肝，行气通经止痛；小茴香祛寒止痛，利气和胃，在此取其温肾祛寒止痛；乌药、佛手行气止痛，温肾散寒，疏肝和中化痰；木瓜、羌活祛风除湿，舒筋活络止痛；川牛膝补肝肾，强筋骨，利尿通淋，活血祛瘀，引血下行；甘草调和诸药。全方共奏补肾舒筋，活络止痛之功效。

第八十六章　强直性脊柱炎

　　强直性脊柱炎（AS）是一种以中轴关节和肌腱韧带附着点的慢性炎症为主的全身性疾病，以炎性腰痛、肌腱端炎、外周关节炎和关节外表现为特点。主要累及骶髂关节、脊柱及四肢关节，表现为关节和关节周围组织、韧带、椎间盘的钙化，椎间关节和四肢关节滑膜的增生，最终发展为骨性强直。本病早期主要症状为腰背等关节僵硬、疼痛，活动后可缓解，晚期造成关节强直、畸形。致残率高。目前西医缺乏对本病有确切效果的治疗药物。

　　根据强直性脊柱炎的临床特征，其属于中医学"脊痹""骨痹""肾痹""顽痹"范畴。

从肾论之理

　　在中医学论著中虽无此病名，但不乏与本病相似的记载。中医学认为，强直性脊柱炎多因肾虚于先，复加寒邪侵袭，深入骨髓，久稽不除，使合气血凝滞，脊失温养，遇阴寒之气，或劳累时即发腰脊酸痛，肌肉僵硬沉重，甚至脊柱变形，强直僵硬，形成脊痹。阎小萍认为，强直性脊柱炎的病因病机为肾督阳气亏虚，复因风寒湿热诸邪，深侵肾督而致。故在临床治疗过程中，特别注重对补肾壮骨法的运用。

　　1. 强直性脊柱炎肾督阳虚论

　　（1）强直性脊柱炎与肾主骨理论：肾主骨理论，源于《内经》。《素问·宣明五气》："肾主骨。"《素问·阴阳应象大论》："肾生骨髓。""在体为骨。"《素问·六节脏象论》云肾"其充在骨"。以上都是说肾中精气充盈，才能充养骨髓，骨的生长发育有赖于骨髓的充盈。髓乃肾中精气所化生，故肾中精气的盛衰影响骨的生长发育。清代唐宗海《中西汇通医经精义·脏腑所合》在总结前人的基础上指出："肾藏精，精生髓，髓生骨，故骨者肾之所合也；髓者，肾精所生，精足则髓足，髓在骨内，髓足则骨强。"此是对肾主骨理论精辟的概括。所以历代医家在骨痹、骨痿等疾病的病因病机论述中，均强调肾虚受邪是发病的关键。《素问·痿论》："肾气热则腰不举，骨枯而髓减，发为骨痿。"《中藏经·五痹》："骨痹者，乃嗜欲不节，伤于肾也。"由此，说明骨的生长发育与肾的精气充足密切相关，肾精足则髓强而骨壮；骨之受损，其治本乎肾，补肾填精乃壮骨之基础。

　　（2）强直性脊柱炎病因病机与肾-骨的关系：强直性脊柱炎的主要临床表现为脊柱、腰背疼痛，僵硬、屈伸不利，中医学归为痹病范畴。然其疼痛部位以腰、骶、骨关节为主，腰为肾之府，所以本病与肾、骨关系极为密切，历代医家亦多将其归为肾痹、骨痹等。《素问·痹论》中对肾痹的描述就与本病的症状极为相似："肾痹者，善胀，尻以代踵，脊以代头。"腰以下为"尻""踵"乃足跟之意，"脊"乃指脊柱。"尻以代踵，脊以代头"形象地描述出了脊柱变形，弯腰弓背的状态，恰似强直脊柱炎晚期的特有表现。《素问·痹论》："其留连筋骨间者疼久……痹在于骨则重。"《素问·逆调论》："是人者，素肾气胜，以水为事，太阳气衰，肾脂枯不长……肾者水也，而生于骨，肾不生则髓不能满，故寒甚至骨也，所以不能冻栗者……病名曰骨痹，是人当挛节也。"这些说明痹病在骨则疼痛日久，迁延难愈，可见沉重、僵紧、活动不利等征象。《素问·生气通天论》："阳气者，精则养神，柔则养筋，开阖不得，寒气从之，乃生大偻。"偻乃曲背之意，大偻者背俯也。其病因病机主要是肾督正气不足，或因风寒湿热诸邪，深侵肾督，致督阳受损，开阖不得，肾精亏虚，骨失淖泽，而致骨痹病僵，脊柱僵曲。这里肾精亏虚是发病的关键，肾精乃人体正气的物质基础，不论是先天之精不足，还是后天之精失养，均可导致人体正气衰弱,不能抵御外邪,而致风寒湿热诸邪侵袭。督脉起于胞中,行于脊里,并从脊里分出属肾,故督脉的充盛亦与肾密切相关。《医学衷中参西录》:"凡人腰痛,皆脊梁处作痛,此实督脉主之……肾虚者,其督脉必虚。"肾虚亦可致督脉受损,阳气不足,邪气易袭。邪气深侵肾督,又使得肾精更为亏虚。而肾精亏虚导致骨失所养,骨质受损是本病的重要表现。这不仅通过强直性脊柱炎脊柱变形、强直、关节屈伸不利得以体现,而且现代医学的影像学可得以直接的验证,如强直性脊柱炎的骶髂关节、髋关节的骨质破坏。且近年来发现,强直性脊柱炎患者骨质疏松的发生极为普遍,在疾病早期即可出现。所以,临床治疗本病时,应遵"肾实则骨有生气"之说,注重补肾壮骨法的运用,临床所选药物多从填精、补肾、温阳、壮骨入手。

(3)补肾壮骨治疗强直性脊柱炎的运用:阎小萍总结多年临床经验,根据强直性脊柱炎的不同证候特点,将本病分为 6 个证型。即肾虚督寒证、邪郁化热证、湿热伤肾证、邪痹肢节证、邪及肝肺证、缓解稳定证。认为各型病症虽有异同,均以肾督亏虚为本,肾督亏虚易受邪侵,外邪侵袭更可加重肾督亏虚。肾精不足,则髓无以化生,髓不足则骨失其养。且肾精不足,无以化生肾阳、肾阴,肾阳不足,肾失温煦,骨之生长失其动力;肾阴不足,骨失濡养,而质松质脆。所以各证型均可见骨痹病僵,仰俯不能。临床观察,强直性脊柱炎骨质疏松、骨量减少的发生率分别为 42.27%、37.11%。这种骨量的丢失随病情进展而加重,是造成强直性脊柱炎患者脊柱压缩性骨折、髋关节骨折的重要因素,其发生隐匿,有较高的致残率及病死率,严重影响本病的预后。因此,主张将补肾壮骨法贯穿于强直性脊柱炎各证型治疗的始终,以体现治病求本、扶正以驱邪的中医治疗优势和特点。临床上常可选用的药物有金狗脊、熟地黄、淫羊藿、鹿角、骨碎补、补骨脂、杜仲、续断、桑寄生、鹿衔草等。其中金狗脊补肝肾,入督脉,强机关,利俯仰;熟地黄补肾填精,《本草纲目》谓其能"填骨髓,长肌肉,生精血,补五脏内伤不足,通血脉";淫羊藿温肾壮阳,除冷风劳气,《本草正义》谓其能"禀性辛温,专壮肾阳……益气力,强志、坚筋骨,皆元阳振作之功";鹿角主入督脉,补肾强骨,壮腰膝;骨碎补祛骨风,疗骨痿,活瘀坚肾,《雷公炮制药性解》谓其能"温而下行,专如肾家,以理骨病";补骨脂温肾壮阳,治腰膝冷痛;《开元本草》谓其能"治五劳七伤,风虚冷,骨髓伤败";杜仲补肾壮腰,强筋健骨,直达下部筋骨气血;续断补肝肾,续筋骨,疗绝伤,理腰肾;桑寄生除风湿,助筋骨,益肝肾,强腰膝;鹿衔草补虚益肾,祛风除湿。诸药随证配合应用共奏补肾壮督强骨之功。

此外,因补骨壮骨之药大多性偏温热,易助阳化火伤阴,故如临床见有口干、咽燥、舌红等化热之势者,常配伍知母、黄柏等以泻火滋阴。另临床随症加减,如遇肾虚督寒证者,主要症见畏寒喜暖,疼痛剧烈,得热则舒,舌苔白、脉多沉弦或沉弦细,可加大温肾助阳、祛风散寒之力,常选用制附子、桂枝、威灵仙等;如遇邪郁化热证者,症见无畏寒反喜凉爽,口干、咽燥、发热,或午后低热,甚或关节红肿热痛,舌质红,舌苔黄,脉多沉弦细数,可酌加清热之品,常选用龟甲、黄柏、秦艽等;如湿热伤肾证者,症见腰胯酸痛沉重,僵硬不舒,身热不扬,口苦黏腻,脘闷纳呆,大便稀溏,或伴关节红肿,舌苔腻,脉沉滑或弦滑者,可酌加清热化湿之品,常选用苍术、黄柏、薏苡仁、豆蔻、藿香等;如遇邪痹肢节证者,症见以髋、膝、踝,或肩、肘、趾等疼痛为主,伴腰背不舒,可加大通经活络利节之品,常选用青风藤、海风藤、鸡血藤、石楠藤等;如遇邪及肝肺证者,症见腰背僵痛,伴胸胁疼痛,胸闷气短,或腹股沟、臀部深处疼痛者,常酌加燮理肝肺,理气行血之品,多选用延胡索、香附、紫苏梗、姜黄、枳壳等。

2. 强直性脊柱炎肾虚病机论　强直性脊柱炎是与遗传、感染、环境及自身免疫功能障碍有关的一种病因不明的慢性全身性炎症性疾病。目前,中医学者多认为强直性脊柱炎为本虚标实之证,本病是由先天肾气不足,筋骨失养,正虚复感风寒湿等外邪所致。因此,越来越多的中医学者在治疗强直性脊柱炎时重视补肾活血法的应用,且取得了令人满意的疗效。学者姜楠等认为,肾虚是疾病发生发展的关键内因,而瘀血作为本病重要的致病因素和病理产物贯穿疾病的始终,并从病因病机等理论方面探讨肾虚血瘀与强直性脊柱炎发生、发展的关系。

(1)肾虚是强直性脊柱炎的根本病机:

1）强直性脊柱炎的临床表现及其与肾虚的关系：强直性脊柱炎的临床表现主要为腰尻痛、腰部活动不利、脊背疼痛及僵直、足跟痛、肩背疼痛等，其中隐袭起病的慢性下腰痛为其最具特征性的症状。《素问·脉要精微论》："腰者肾之府，转摇不能，肾将惫矣。"明确指出肾居腰之部位，腰部活动功能障碍是肾虚的重要外在表现。脊柱为督脉循行部位，"督脉为病，脊强反折"（《素问·骨空论》）。《医学衷中参西录·论腰痛治法》："凡人之腰疼，皆脊梁处作疼，此实督脉主之……肾虚者，其督脉必虚，是以腰疼。"督脉行于背正中，总督一身之阳，为肾之精气之通路，肾之精气充养骨髓，补益心脑，温煦气化，必通行此脉，此脉一通，百脉皆通；若肾精亏虚，督脉空疏，失于温煦，邪气则乘虚侵袭督脉，经脉失畅而致病。脊柱两旁为足太阳膀胱经所过，"膀胱足太阳之脉，起于目内眦……挟脊抵腰中；其支者，从腰中下挟脊贯臀，入腘中；其支者……挟脊内，过髀枢"，肾与膀胱相表里，肾虚可致膀胱经空虚，则易感受外邪，阻遏太阳经气，可见"项如拔，脊痛，腰似折，髀不可以曲，腘如结，踹如裂"等表现。强直性脊柱炎的这些受累部位虽为肾、督、足太阳膀胱经脉等众多经脉循行所过，但尤其与肾经关系密切，正如《苍生司命·腰痛》所云："盖腰者肾之府，人身之大关节，诸经皆贯于肾而络于腰，故肾经一虚而腰痛诸病作矣。"由此可见肾在强直性脊柱炎的病因病机中占据了主导地位。

2）强直性脊柱炎遗传性与肾虚的关系：强直性脊柱炎多见于青壮年，起病年龄多为10~40岁，且有明显的家族聚集性和遗传倾向。现代医学认为人类白细胞抗原B27（HLA-B27）与强直性脊柱炎的发生密切相关。中医学认为，肾为先天之本，水火之脏，阴阳之根。《素问·六节脏象论》："肾者主蛰，封藏之本，精之处也，其华在发，其充在骨，为阴中之少阴，通于冬气。"肾中所藏之精气，是构成人体的基本物质，对人体生长发育及各项生理活动均起着重要作用。肾精充实，则骨髓生化有源，骨骼得髓之滋养则坚强，耐劳作，邪不可侵。肾精亏虚，则骨髓生化乏源，阳气不能温煦，阴精失于濡养，故腰背既冷且痛，发为骨痹。本病多数患者发病之时正值壮年，此时当为人体肾气旺盛之际，应精足髓满，身体盛壮，筋骨劲强，反而出现腰背疼痛、酸软无力，甚至肢体强直等症状，说明本病与肾精亏虚有着密切关系，强直性脊柱炎患者先天禀赋不足，肾中所藏先天之精匮乏或后天失于调养导致肾之精气亏虚是本病发生的根本病机。

3）强直性脊柱炎的转归与肾虚的关系：强直性脊柱炎具有反复发作，缠绵难愈，渐至关节强直骨化，肢体功能障碍，致畸致残等特点，并且可累及全身多脏器，临床表现复杂多变。强直性脊柱炎这种不断发展加重的过程，亦与肾虚精亏，无力滋养骨骼及全身各脏腑，久病损及他脏有关。患者本已肾精亏虚，而"至虚之处，必是留邪之所"，风寒湿热之邪乘虚内袭，内外合邪，正气为邪气所阻，不得宣行，痹症日久，耗伐正气，使肾虚之证更甚，"肾水衰耗，不能上润于脑，则河车之路干涩而难行"，影响筋骨的荣养淖泽而致脊柱伛偻，终成"尻以代踵，脊以代头"之象。肾主骨，肝主筋，肝肾同源，互为滋养，肝肾精血不足，则易于感受风寒湿之邪，邪气痹聚于肌腱骨骼，肌腱附着于骨的部位则出现疼痛，与强直性脊柱炎主要病理变化肌腱端炎的表现相符。另外，肾虚则水不涵木，可致肝阴亏虚，肝开窍于目，失于濡润，可出现目赤、干涩、疼痛等症，恰是本病眼炎的表现。脾主四肢肌肉，脾阳赖肾阳温煦，肾阳不足，脾阳亦虚，水谷精微运化失权，气血不足，则可见纳差、乏力、形体消瘦等全身症状。由此可见，强直性脊柱炎日久不愈，筋脉骨骼受损，最终表现出驼背畸形等均与肾精亏虚有关，因此肾精亏虚亦是本病迁延进展的关键内因。

（2）瘀血是强直性脊柱炎的致病因素和病理产物：《素问·痹论》"风寒湿三气杂至，合而为痹也"，后世医家遵经重道，治痹莫不以风寒湿三气为先，至清代王清任时，其特别强调瘀血对痹症的影响，在《医林改错》一书中明确提出"痹证有瘀血"，认为"治病之要诀，在明白气血"，倡导活血化瘀以治痹。瘀血在强直性脊柱炎的病理过程中既是重要的致病因素，又是主要的病理产物，并且贯穿于疾病的始终。

1）瘀血与痹症的关系：《类证治裁·痹症》论述痹病的病机，"良由营卫先虚，腠理不密，风寒湿乘虚内袭，正气为邪所阻，不能宣行，因而留滞，气血凝涩，久而成痹"。高士宗云："痹，闭也，血气凝涩不行也……荣卫流行，则不为痹。"可见瘀血是痹病重要的致病因素，痹前已有瘀，无瘀不成痹，瘀久而成痹。此外，痹病之因皆可导致瘀血，瘀血日甚，留滞筋骨、关节，加重痹病的发展。首先，风寒湿热诸邪侵袭人体易引起气血凝滞、瘀阻经络。风为百病之长，《素问·风论》："风气与太阳俱入，行诸脉俞，散于分肉之间，与卫气相干，其道不利……卫气有所凝而不行，故其肉有不仁也。"寒为阴邪，其性凝滞，主收引，《素问·举痛论》："寒气入经而稽迟，泣而不行，客于脉外则血少，客于脉中则气不通。"湿为阴邪，易阻滞气机，损伤阳气，使气机不畅，水湿停聚为痰浊，痰浊内阻，血行不畅亦致血瘀。热为阳邪，"血受热则煎熬成块"。其次，正气不足，气血阴阳亏虚均可致瘀。气为血帅，血为气母，气虚血行无力则为瘀；血虚脉道不充，血流涩滞则为瘀；阴虚津液亏耗，亦使脉道失充，血稠难行而致瘀；阳虚气衰，推动血行无力，温煦失职，阴寒内生，脉道收引，气血凝滞，亦可致瘀。而纵观强直性脊柱炎患者的病变过程及临床诸症均有瘀可辨。患者以腰骶、脊背、附着点的疼痛等为主要临床表现，且其疼痛具有痛处固定不移、夜间痛甚等特点，这些均与瘀血留滞筋骨密切相关。本病迁延不愈，后期出现关节强直、活动不利、驼背畸形等，亦与瘀血作祟密不可分，叶天士对痹久不愈者，提出"久病入络"之观点，主张用活血化瘀之法治疗。

2）强直性脊柱炎与血瘀的现代研究：目前，很多学者借助现代医学技术，从血液循环和微循环障碍、血液高黏滞状态、血小板活化和黏附聚集、血栓形成等方面研究强直性脊柱炎血瘀证，结果显示强直性脊柱炎患者甲皱微循环输入支、输出支管径与对照组比较均变窄，袢顶径增宽，管袢长度变短；患者全血黏度、血浆黏度、血细胞比容、纤维蛋白原和红细胞沉降率方程 K 值均显著增高，红细胞沉降率、红细胞聚集和刚性指数有不同程度升高，而红细胞变形和电泳指数有明显降低；患者外周血小板活化标志 CD62P 的表达明显高于正常对照组，提示强直性脊柱炎患者有明显的微循环障碍，血液流变学异常，血液处于高黏滞状态，血小板活化功能明显升高，增加了患者血栓形成的风险，这些研究结果均从微观角度客观证实了 AS 血瘀证的存在。

3. 强直性脊柱炎肾虚血瘀论　对于强直性脊柱炎的中医学病因病机，陈志煌等认为，其不仅有上述肾督阳虚、骨髓亏损的一面，更有肾虚血瘀的一面。而且陈氏通过长期的临床观察，依据本病病变广泛、慢性进展、病程长的特点，采用补肾活血蠲痹法治疗强直性脊柱炎取得了较好的疗效。

（1）强直性脊柱炎与肾虚血瘀：强直性脊柱炎的发病部位主要是腰骶部和脊背部，以腰骶部疼痛、僵硬、不适为主要临床表现。其病理特征改变是韧带附着部炎症，最初从骶髂关节逐渐发展到骨突关节及脊椎关节。随着病变的发展，关节和关节附近有较显著的骨化倾向，早期韧带、纤维环、椎间盘、骨膜和骨小梁为血管和纤维组织侵犯，被肉芽组织取代，导致整个关节破坏和附近骨质硬化，最终发生关节纤维性强直和骨性强直。《素问·脉要精微论》："腰者肾之府。"明确指出肾居腰之部位。《素问·骨空论》："督脉为病，脊强反折，腰痛不可以动摇。"《圣济总录》："腰者，一身之要，屈伸俯仰无不由之。"因此，肾虚不足所致之痹，或久痹及肾之证，都反映是腰府为病。《素问·痹论》："肾痹者，善胀，尻以代踵，脊以代头。"腰以下为"尻"，指骶髂关节部位。宋代钱乙在《小儿药证直诀》中明确指出："尻耳俱属于肾。"说明了尻骨与肾的密切关系，而腰尻之痹是强直性脊柱炎区别于其他痹症的典型特点。强直性脊柱炎之腰背强痛，又与外感邪气、痰浊、瘀血等有密切关系，《类证治裁》："久痹，必有湿痰、败血，瘀滞经络。"王肯堂《证治准绳·腰痛》："有风，有湿，有寒，有挫闪，有瘀血，有滞气，有痰积，皆标也。肾虚，其本也。"概言之，肾虚血瘀在强直性脊柱炎发病中居重要地位，肾精亏虚，督脉瘀滞是其基本病因、病机。目前大部分学者亦认为肾虚是本病发生之根本，正气虚损，风寒湿热等外邪乘虚侵入机体，着于筋骨，闭阻经络，气血不畅为本病的基本病理变化。

（2）强直性脊柱炎的补肾活血治疗：古代医家多认为，补肾活血壮筋骨是治疗该病的根本大法。张仲景在《金匮要略》提出"寸口脉沉而弱，沉即主骨，弱即主筋，沉即为肾，弱即为肝，汗出入水中，如水伤心，历节，黄汗出，故曰历节"；指出肾元亏虚，复感外邪是发生历节病的主要病因，内虚腰痛属肾的阴阳两虚，当补阴、补阳。孙思邈《备急千金要方》则首次将补肾方药应用于腰痛及痹证的治疗中，"腰背痛者，皆由肾气虚弱，卧冷湿地，当风所得也，不时速治，喜流入腰膝，为偏枯，冷痹，缓弱疼重，若有腰痛挛脚重痹，急宜服独活寄生汤。"基于这种认识，孙氏首次将补肾方药用于腰痛及痹症的治疗。宋代《太平惠民和剂局方》:"虎骨散,治风毒邪气,乘虚攻注皮肤骨髓之间,与血气相搏,往来交击,痛无常处,游走不定,昼静夜甚,少得眠睡,筋脉拘急,不能屈伸。"虎骨散多采用补肾、壮筋骨药物。明代张景岳提出了痹症"阳非有余""真阴不足""人体虚多实少"等论点,形成了他在治疗上注重补益真阴元阳,慎用寒凉及攻伐之品的风格。现代药理研究表明,补肾药不仅能养精、生髓、壮骨,且能使机体气血充盈,推动机体各脏腑、器官活动增强,使之对全身脏腑、器官、形体,乃至大脑等提供充足的营养物质及神经-内分泌-免疫等调节信息,维持整个网络功能状态协调平衡,纠正异常的免疫状态。

清代王清任在《医林改错》中提出了"痹证有瘀血"说:"治病之要,在明白气血。""凡肩痛、臂痛、腰痛、腿痛或周身疼痛,总名曰痹证……总滋阴,外受之邪,归于何处?总逐风寒,去湿热,已凝之血,更不能活,如水遇风寒,凝结成冰,冰成,风寒已散。明此义,治痹症何难?古方颇多,如古方治之不效,用身痛逐瘀汤。"这提示我们在治疗风湿痹证包括强直性脊柱炎时,应考虑适当使用活血化瘀药物。同时在补肾药中加用活血药,可使方药滋补而不滞。强直性脊柱炎病程较长,多见瘀血。正如《医林改错》所云:"痛久必有瘀血。"现代药理证实,活血化瘀药可扩张血管口径,加速血流,血流量增加而改善血液循环,降低血液黏滞性,增加氧运,消除水肿,消除渗出物,改善疼痛等。同时,活血化瘀药物能够通过对成纤维细胞等细胞成分,酸性黏多糖等基质成分,胶原纤维成分的影响及促进胶原的分解,抑制胶原的合成等作用,促使局部结缔组织发生改变,使发生透明样变的胶质纤维发生软化和恢复正常。

综上所述,肾虚血瘀无论从中医学理论还是西医病理,与强直性脊柱炎的发病都有相关性,其本虚是肾府亏虚,标实是经络瘀滞。因此,补肾活血蠲痹应贯穿治疗的始终。遵循中医辨证论治原则,或在辨证基础上加用补肾活血药物,或运用补肾活血方辨证加减,标本兼顾,才能取得更好的疗效。

4. 强直性脊柱炎血瘀从脾肾论治 近年来,众多医家认为肾虚血瘀为强直性脊柱炎基本病因病机,而瘀血既为重要的致病因素,也是其重要病理产物,并贯穿于疾病的始终。方利等通过从古代文献中探索强直性脊柱炎与血瘀关系,分析其临床表现,发现强直性脊柱炎血瘀从脾肾论治的理论基础,为强直性脊柱炎血瘀治疗提供了新思路。

强直性脊柱炎(AS)是一种病因尚未明确、主要侵犯中轴关节的慢性进行性的自身免疫性疾病,临床特点为腰、颈、胸段脊柱关节和韧带以及骶髂关节的炎症和骨化,髋关节也常常受累。本病缠绵难愈,晚期有较高的致残率,严重影响患者的生活质量。中医学将 AS 归属于"痹证""大偻""历节"范畴。补肾活血为治疗强直性脊柱炎的基本治法。

(1)强直性脊柱炎与血瘀理论:

1)因瘀致痹:《类证治裁·痹症》"良由营卫先虚,腠理不密,风寒湿乘虚内袭,正气为邪所阻不能宣行,因而留滞,气血凝涩,久而成痹"。高士宗云:"痹,闭也,血气凝涩不行也……荣卫流行,则不为痹。"可见瘀血是痹证形成的重要因素。《医林改错》曾明确提出"痹证有瘀血",故痹前已有瘀,无瘀不成痹,瘀久而成痹。

2)因痹致瘀:《东垣试效方》"经云:腰者肾之府,转摇不能,肾将败矣"。《内经》:"风寒湿三气杂至,合而为痹。"《医学心悟》:"腰痛有风、有寒、有湿、有热、有瘀血、有气滞、有痰饮,皆标也,肾虚其本也。"强直性脊柱炎是本虚标实之证,肾虚为其本,寒、湿、热、瘀、气滞、痰饮为其标。现代医家提出脾肾亏虚为本,痰、瘀、湿、热留着为其标。血液运行不畅,循行迟缓甚至停滞不行,壅遏于经脉之内;或血行脉外,不能及时消散和排出体外,而瘀积于脏腑、膜原、筋脉、肌腠之中,统称为血瘀,血瘀的病理状态即中医学血瘀证。痹症之因皆可致瘀,故强直性脊柱炎病因病机与血瘀关系密切。

其一,外邪致瘀。肾精亏虚,寒、湿、热等外邪易侵袭机体。《素问·离合真邪论》:"夫邪之入于脉也,寒则血凝泣。"《素问·五脏生成》:"血凝于肤者为痹,凝于脉者为泣。"《素问·举痛论》:"寒气入经而稽迟,泣而不行……客于脉中则气不通,故卒然而痛。"《素问·经络论》:"寒多则凝泣,凝泣则青黑。"《素问·调经论》："寒独留则血凝泣，凝则脉不通。"寒凝血脉，血行不畅，形成血瘀，此处所说的血泣即血瘀。湿为阴邪，易阻滞气机，气机不畅，水湿停聚为痰浊，痰浊内阻，血行不畅亦致瘀。《金匮要略》指出"热之所过，血为之凝滞"。王清任言"血受热则煎熬成块"。综上所述寒、湿、痰饮、热等邪均可致瘀。

其二，脾肾亏虚致瘀。肾为先天之本，肾藏精。众所周知，"精血同源"，肾精充足，血化生有源，津血充盛，脉道通利，血循畅达；肾精化生元气，元气充足助血循行有力，血液正常循行于全身。肾精亏虚，气血生化乏源，血虚气弱，血虚则血液运行缓慢，气弱则血行无力，形成血瘀。肾为一身阴阳之本，肾虚则一身阴阳俱虚。周学海云"阴虚必血滞"，肾阴不足，虚热内扰，血热为瘀。阳虚则寒，寒则血凝，《读医随笔》亦云"阳虚则血凝"。故肾虚可致瘀。

脾为后天之本，气血生化之源。脾气虚弱，则卫外不固，寒湿等外邪易侵袭人体，形成血瘀。脾虚则气血生化乏源，肾精无以得化，气血亏虚必甚。《景岳全书·胁肋》："凡人之气血犹源泉也，盛则流畅，少则壅滞。故气血不虚不滞，虚则无有不滞者。""气为血之帅。"《读书随笔》言"气虚无力推血，则血必有瘀"，脾气亏虚，无力推动血行，加重血瘀。另脾主统血，可统摄血液循于脉中，脾气亏虚则血液固摄无权，血溢脉外，形成离经之血。脾主运化水湿，脾虚则水湿运化失常，聚为痰浊，痰浊内阻，阻遏气机，血行不畅亦致瘀。

其三，久病致瘀。久病邪气深入经络，经络不通，血行不畅，形成瘀血，如《素问·痹论》曰："病久入深，营卫之行涩，经络时疏，故不通。"《类证治裁》："久痹，必有湿痰、败血，瘀滞经络。"《素问·痹论》："五脏皆有所合，病久而不去者，内舍于其合也。故骨痹不已，复感于邪，内舍于肾。"则肾督更亏，外邪乘虚复入，终致骨痹反复发作，缠绵不愈，故"久病致瘀""久病必瘀"。

（2）强直性脊柱炎血瘀与脾肾关系：痹证与血瘀互为因果，密不可分，"不通则痛"，而"至虚之处，必是留邪之所"，故强直性脊柱炎临床以腰尻痛、脊背疼痛及僵直、转侧不利等为主要表现。痹证日久，脾肾渐亏，故后期可见气虚乏力、食少便溏、腰膝酸软、头晕耳鸣等症；瘀血久滞不散，流于经络，痹阻筋骨、关节，终致脊柱强直。

医家们重视强直性脊柱炎血瘀证，灵活运用活血化瘀药物，但更应注意"治病必求于本"。

1）侧重从脾论治：刘健认为治病当注意调补脾胃，使气血生化有源，补先天不足，临床常重用黄芪、山药、薏苡仁、炒白术、炒谷芽、炒麦芽、山楂等健脾，加用狗脊、杜仲、淫羊藿等补肾强脊。血瘀贯穿疾病的始终，故临床用药时兼要益气行血，"气行则血行"，使气血流畅，常用川芎、延胡索、丹参、桃仁、红花、鸡血藤、牛膝、当归等。其中川芎为"血中之气药"，能活血行气、祛风止痛；延胡索能"行血中之气滞，气中血滞"，专治一身上下诸痛；丹参善入血分，能通血脉，化瘀滞，祛瘀生新；桃仁、红花温通经脉，活血化瘀；鸡血藤可以行血补血、调经；牛膝能活血通经、补肝肾、强筋骨；当归补血调经、活血止痛。刘教授使用多年的中成药新风胶囊（主要药物有黄芪、薏苡仁、雷公藤、蜈蚣），具有健脾益气、活血通络之效，广泛应用于临床，发现其能显著降低 SAS、SDS 积分，改善强直性脊柱炎患者临床症状及相关指标。齐亚军等在总结历代医家经验的基础上，认为"从脾肾论治"强直性脊柱炎，从大量临床研究中验证其能有效改善患者症状、体征及实验室指标，控制病情发展，提高患者的生活质量。

2）侧重从肾论治：薛相虎等通过测定 86 例肾虚督寒血瘀证患者用补肾强督方（主要药物有熟地黄、淫羊藿、狗脊、杜仲、骨碎补、补骨脂、续断、赤芍、白芍、牛膝、穿山甲等）治疗前与治疗后血液流变学指标，观察强直性脊柱炎患者血液流变学的变化，发现强直性脊柱炎患者存在血液流变学异常，补肾强督方对于改善患者血液流变学具有良好的疗效。许敬春以补肾、活血、通络法自拟强脊补肾汤治疗强直性脊柱炎 47 例，结果显效 16 例，有效 29 例，无效 2 例，总有效率 95.4%。于炜采用补肾活血通络方（主要药物有红花、三七、杜仲、补骨脂、络石藤、熟地黄、菟丝子、鸡血藤、狗脊）联合常规西药治疗 46 例强直性脊柱炎患者，对照组 46 例采用柳氮磺吡啶进行治疗，治疗 3 个月后，治疗组临床总有效率 91.31%，明显高于对照组（$P<0.05$）；治疗组患者的 ESR、CRP、晨僵时间等指标较

对照组得到了有效改善（$P<0.05$）。李亚伟选取治疗组 89 例予补肾活血汤（熟地黄、枸杞子、狗脊、杜仲、骨碎补、牛膝、当归、川芎、赤芍等）治疗，对照组 32 例，予保泰松，临床观察补肾活血汤治疗强直性脊柱炎的疗效，结果治疗组总有效率 88.76%。明显高于对照组总有效率 59.38%。

综上所述，痹证与血瘀互为因果，互相影响，故血瘀贯穿于强直性脊柱炎始终。脾肾亏虚是强直性脊柱炎血瘀证发病的根本，故从脾肾论治强直性脊柱炎血瘀有扎实的理论基础，为临床治疗强直性脊柱炎提供了新的思路。

从肾治之验

1. 从肾中精气亏虚、寒湿瘀阻督脉论治　路某，男，35 岁。1 年前渐感双骶髂关节部间歇性针刺样疼痛，腰脊有僵硬感，逐渐出现腰脊强直疼痛，颈项僵硬，难以俯伸转侧。曾服用消炎镇痛类西药鲜效。刻诊：患者形体消瘦，颈项、腰脊强直疼痛，双髋关节疼痛，屈伸不利，休息后加剧，活动后减轻，伴头晕盗汗，小便黄，大便干，舌质暗红有瘀斑，舌苔薄黄少津，脉沉细。体查：颈可左右转向 30°，俯仰 20°，腰能下弯 40°。X 线摄片检查：骶髂关节狭窄，腰椎变直，椎体小关节面模糊。辨证属肾精亏虚，寒湿侵袭督脉，经脉瘀阻。治以滋阴补肾，化瘀通络之法。

处方：熟地黄 20 g，枸杞子 10 g，生地黄 20 g，桑寄生 30 g，续断 30 g，狗脊 20 g，牛膝 20 g，白芍 50 g，当归 12 g，丹参 20 g，炮穿山甲（先煎）10 g，独活 10 g，威灵仙 20 g，土鳖虫 30 g，葛根 20 g，蜈蚣 3 条。每日 1 剂，水煎分 2 次服。

二诊：服药 3 个月后，双髋关节疼痛消失，屈伸自如，颈项腰脊强直疼痛明显减轻，颈项能左右转向 50°，仰俯约 30°，腰能下弯 60°。头晕好转，盗汗消除。上方去独活，加鹿衔草 15 g，继服。

三诊：又连续服药 2 个月后，颈项腰脊俯伸转侧自如，疼痛基本消失，颈能左右转向 70°，低俯约 40°，腰可下弯 70°。头晕消除，唯在气候变化时感颈项腰脊隐隐作痛。将上药共研为细末制成散剂，每次 15 g，每日 3 次，开水进服。2 个月后来述，病已痊愈。

按语：强直性脊柱炎是现代医学病名，病变主要累及脊柱、中轴骨及四肢大关节。本病似有家族遗传倾向，男性青少年易患本病。另有资料证实本病活动性患者，大便中肺炎杆菌检出率增高，多数并发前列腺炎，说明本病除与遗传有关外，感染性因子亦参与发病。中医学认为，腰为肾之外候，诸经皆贯于肾而络于腰，肾藏精生髓主骨。若肾精亏虚，骨枯髓减，则骨骼失养，腰脊强痛。另外，肾阳不足，将息失宜，寒暖失调，也极易感受外邪，使督脉痹阻，久病入络，血瘀作痛，从而形成本病。因此，治疗应温阳补肾于先，祛邪通痹于后，而化瘀通络则应贯穿在整个治疗过程中。因本病致残率较高，在治疗的同时应积极预防脊柱畸形，避免能导致疼痛的体力活动，积极进行体位锻炼，增强肌肉及呼吸运动，维持脊柱的最佳位置，促进康复。

2. 从肾阳亏虚风湿、寒瘀痹阻督脉论治　患者，男，39 岁。主诉颈项、腰脊、背部僵硬疼痛 1 年，加重 1 个月。患者 1 年前因受凉后，出现颈项、腰脊、背部僵硬疼痛，未经系统诊疗，自服西药芬必得，症状反复发作，时轻时重。近 1 个月来腰脊、背部疼痛加重，晨起翻身困难，故就诊于北京某医院，查血沉（ESR）44 mm/h；类风湿因子（RF）未见异常；反应蛋白（CRP）98.4 mg/L；抗 "O"（ASO）369 IU/mL。入院体查：颈、肩、腰、脊背部僵硬、疼痛，久坐后尤为明显，晨僵，活动 1 小时好转，翻身困难，起床需要 5 分钟才能站起，畏寒喜暖，纳食尚可，夜寐不安，睡前必须服用 2 粒布洛芬才能安睡。舌质浅淡，边有瘀斑，舌苔白，脉沉细，尺弱。颌柄距 4 cm，枕墙距 12 cm，指地距 26 cm，胸廓活动度 2.5 cm，Schober 试验 4 cm，脊柱活动度 40°，4 字试验和骶髂关节定位试验：左右侧均阳性。实验室检查：相容抗原（HLA-B$_{27}$）（＋），CRP 16.3 mg/L，ESR 33 mm/h。骶髂关节 CT 检查：双侧骶髂关节间隙稍窄，关节面稍模糊，未见明显骨质破坏。双髋关节 CT 检查：双侧髋臼多发囊性改变。西医诊断为强直性脊柱炎，中医诊断为大偻。辨证属肾阳亏虚风湿，寒瘀痹阻督脉。治以补肾祛寒，强督壮阳，散风除湿和活血通络之法。

处方：制附子（先煎）10 g，炒杜仲 20 g，狗脊 30 g，骨碎补 20 g，补骨脂 15 g，鹿角胶（烊化冲服）10 g，续断 20 g，牛膝 10 g，桑寄生 20 g，桂枝 10 g，赤芍 12 g，白芍 12 g，知母 12 g，羌活 12 g，独活 10 g，生薏苡仁 30 g，炮穿山甲（先煎）10 g，炒薏苡仁 30 g，青风藤 15 g，葛根 20 g，海风藤 15 g，泽兰 12 g，黄芪 15 g，泽泻 12 g，延胡索 15 g，焦白术 10 g。每日 1 剂，水煎分 2 次服。

二诊：服药 14 剂后，颈项、腰脊、背部僵硬、疼痛较前减轻，晨僵时间 30 分钟，布洛芬已减为服 1 粒。守原方继服。

三诊：又服药 1 个月后，疼痛继续减轻，晨僵时间缩短至 15 分钟。查：颌柄距 1 cm，枕墙距 6 cm，指地距 12 cm，Schober 试验 6 cm，脊柱活动度 55°，活动受限情况明显好转。嘱原方间断继服，以资巩固疗效。

按语：强直性脊柱炎，过去曾被认为是类风湿关节炎的一个临床类型。近些年来由于类风湿因子和相容抗原（HLA-B$_{27}$）的发现，证明该病是不同于类风湿关节炎的一种独立的疾病。强直性脊柱炎，以中轴关节僵硬、疼痛为主，类风湿关节炎以四肢小关节肿痛为主，临床表现各异，但补肾祛邪为根本大法。方中用补骨脂补肾阳，固下元；制附子补肾助阳，逐风寒湿；续断补肝肾，续筋骨，通血脉，利关节；牛膝补肝肾，强筋骨，活血祛瘀；桑寄生益肝肾血脉，补筋骨，祛风湿；骨碎补坚肾壮骨，祛骨风；此为补肾一面。并选用桂枝、赤芍、白芍、知母、制附子、防风、焦白术，取自《金匮要略》之桂枝芍药知母汤，以通阳行痹，散寒除湿，是为祛邪一面。以鹿角胶、金狗脊等加强益肾生精，壮督强腰之力；以青风藤、海风藤等加强通达经络之力，以防病进。大偻为难治性疾病，但在治疗中只要紧紧抓住补肾祛邪这一大法，必能取得良好的治疗效果。

3. 从肾虚督空、湿热瘀阻论治　王某，男，17 岁。主诉右髋关节疼痛 1 年，加重 1 个月余，伴右下肢活动受限，右肘、腕、双膝关节肿胀积液，伸屈不利，双髋关节活动受限，不能下蹲，行走困难，呈鸭行步态，舌质红，舌苔黄腻，脉弦细数。体查：骶髂关节叩击痛阳性，拾物试验阳性，双膝浮髌试验阳性，双 "4" 字试验阳性，ESR 105 mm/h，RF 阴性。骶髂关节 X 摄片：双侧骶髂关节间隙模糊，关节面有大小不等的囊状破坏。西医诊断为强直性脊柱炎，中医诊断为骨痹。辨证属肾虚督空，湿热阻络。治当补肾通督，清热利湿，解毒化瘀。方用自拟补肾通督汤加减。

处方：生地黄 30 g，续断 15 g，牛膝 20 g，赤芍 20 g，泽泻 30 g，雷公藤（先煎 50～90 分钟）25 g，土茯苓 30 g，金银花 30 g，全蝎 10 g，蒲公英 20 g，车前草 15 g，红花 12 g，细辛 10 g。每日 1 剂，水煎分 2 次服。

二诊：服药 6 剂后，诸症皆有减轻，活动受限好转，药已取效，守方继服。

三诊：又服药 20 剂后，四肢关节肿胀疼痛消失，击鼓再战，原方续服。

四诊：又服药 25 剂后，仅遗留左足跟轻痛，下蹲行走如常人，腰背部活动受限，复查 ESR 降至 35 mm/h。坚持服药 2 个月，后改为补肾祛瘀汤善后。患者入院前服用地塞米松，住院期间逐渐减量至停药。随访至今未复发。

按语：强直性脊柱炎，其病变部位以腰骶、脊柱为主，因腰为肾之府，诸经皆贯于肾而络于腰脊。晚期患者脊柱强直，出现"尻以代踵，脊以代头"的症状，符合中医学"督脉贯脊属肾，督脉为病，脊强反折而不能屈伸也"的论述。根据强直性脊柱炎的临床特点，以肾痹、骨痹命名能够准确概括本病的病因病机。

本病的致病因素是先天禀赋不足，后天失养，重感风寒湿热之邪而发病。其病机为肾虚督脉空虚，邪袭筋骨，流注关节，气血运行不畅所致。属本虚标实，虚实互见。肝肾不足是本虚，挛急痹痛为标实。治当固本达邪标本兼治，治疗方中雷公藤清热解毒，活血化瘀，消肿散积；生地黄、续断补肾填精，强壮筋骨，使肾气旺，精气足，髓生骨健，关节筋骨得以润泽营养，肢体关节逐渐恢复功能；金银花、蒲公英清热解毒；牛膝、赤芍、红花活血通络，祛瘀生新，舒筋利节。诸药为伍，共奏补肾壮督，清热解毒祛瘀之功，使外邪除，肾气复，瘀血散，经络通，气血行，则诸关节疼痛消失，活动灵活。临床证明，经过使用补肾通督汤为主治疗，病变关节 X 线摄片对比显示未继续发展，症状都能得到缓解，关节功能得到改善，部分患者能参加一般性劳动，尤其是病程短、年龄小的患者疗效更为满意。由此说明，中药治疗强直性脊柱炎有明显的疗效。

4. 从肾虚督亏、瘀血阻络论治　冀某，男，26 岁。主诉腰骶部疼痛 2 年，加重 3 个月。患者自 2 年前无明显诱因，渐出现腰部疼痛晨僵，严重时自服"炎痛喜康"可缓解，未予系统诊治。近 3 个月来腰骶疼痛加重，疼痛夜甚，已不能坚持工作。现腰骶疼痛，每日晨僵 2 小时左右，俯仰不利，夜间痛甚，翻身困难，伴双髋关节，足跟部疼痛，右踝关节微肿而痛，触之灼热，无全身发热，舌质淡红，舌苔黄，脉滑。骨盆正位及双侧骶髂关节斜位 X 线摄片：双侧骶髂关节面模糊，可见囊性改变，关节间隙变窄，双髋关节未见明显改变。实验室检查：HLA-B$_{27}$（＋），ESR 48 mm/h，RF 0.23 IU/mL，CRP 160 ng/mL。体查：双侧"4"字试验（＋），髋关节活动外旋稍受限。西医诊断为强直性脊柱炎，中医诊断为骨痹。辨证属湿热痹阻，治以清热除湿，化瘀通络。方用四妙（散）汤加减。

处方：苦参 10 g，苍术 10 g，薏苡仁 15 g，牛膝 10 g，黄柏 10 g，忍冬藤 15 g，莪术 10 g，赤芍 15 g，红花 10 g，地龙 10 g，青风藤 15 g，泽泻 10 g，秦艽 10 g，穿山龙 15 g。每日 1 剂，水煎分 2 次服。

二诊：服药 30 剂后，踝关节疼痛明显减轻。现仍腰骶痛，足跟痛，晨僵时间明显缩短，夜间未出现痛醒的情况，舌质浅淡，舌苔白，脉沉细。此乃湿热之症已减，肾虚督亏之症突出，辨证属肾虚督亏，瘀血阻络。治拟温肾壮督，化瘀通络之法。方取青娥（丸）汤合右归（丸）汤加减。

处方：补骨脂 10 g，杜仲 10 g，牛膝 10 g，桑寄生 10 g，赤芍 15 g，当归 10 g，川芎 10 g，红花 10 g，地龙 10 g，羌活 10 g，青风藤 15 g，忍冬藤 15 g。

三诊：又服药 30 剂后，诸症基本缓解，时有腰酸痛、周身乏力。体查：双侧"4"字试验（－），髋关节活动正常。予上方加狗脊 10 g，山茱萸 10 g，黄芪 30 g，再进。

四诊：又服药 30 剂，以加强补肾益气之功。药后诸症消失，复查 ESR 15 mm/h，CRP 15.79 ng/mL，病情得以控制。

按语：强直性脊柱炎是一种主要侵犯中轴关节，以骶髂关节炎和脊柱强直为主要特点的风湿性疾病。强直性脊柱炎发病部位主要是腰骶部和脊背部，两者皆属于肾。"腰为肾之府"，"尻耳俱属于肾"，这就决定了肾在强直性脊柱炎病因、病机中的主宰地位。肾为先天之本，为水火之脏，藏真阴而寓元阳，藏精主骨生髓。肾精充实，则骨髓生化有源，骨壮脊坚；肾精亏虚，则骨髓生化乏源，阳气不能温煦，阴精失于濡养，故腰背既冷且痛，发为骨痹。督脉者，夹脊抵腰中，行于背正中，为肾之精气通行之道路。强直性脊柱炎患者先天禀赋不足，肾精亏虚，督脉失养，"至虚之处，必是留邪之所"，风寒湿热之邪乘虚内袭，内外合邪，邪气内盛，正气为邪气所阻，不得宣行，因而留滞督脉，发为痹症。痹症日久，气血凝滞，耗伐正气，则使肾督亏虚之证加重，影响筋骨的荣养淖泽而致脊柱伛偻，终成"尻以代踵，脊以代头"之象。因此，在强直性脊柱炎治疗中，应尤重补肾填精。然补肾填精之法，一为补益肝肾精血，一为温壮肾督阳气。该患者初诊除腰骶疼痛外，伴有踝关节肿痛、触之热、疼痛夜甚、足跟痛、舌苔黄、口干等症，表现标实，证属湿热闭阻，瘀血阻络，故先治其标，清热利湿，活血通络；待湿热邪气消除，再以补肾壮督以治其本，使阴充阳旺，筋强骨健，关节滑利。

5. 从肾虚精亏、督脉瘀阻论治　杨某，男，27 岁。主诉间歇性腰骶部疼痛 7 年，加重半年。现症腰骶持续疼痛，站立行走艰难，伴双髋、双膝疼痛，左侧尤甚，翻身困难，颈部僵痛，夜间汗多。体查：形体消瘦，面色萎黄，扶物可缓慢行走，颈部僵直，抬头、低头均受限，脊柱后凸，活动明显受限，腰椎压痛（＋），髋关节压痛（＋＋），直腿抬高试验（＋），双膝屈曲，局部轻度肿大，压痛（＋＋），股四头肌萎缩。ESR 77 mm/h，RF（－），HLA-B$_{27}$（＋）。X 线摄片检查：脊柱后凸，腰椎 1～5 椎间小关节密度增高，关节间隙模糊，骶髂关节间隙消失。诊断为强直性脊柱炎。辨证属肾虚精亏，督脉瘀阻，治拟补益肾精、壮督活血之法。

处方：炒杜仲 100 g，熟地黄 150 g，续断 100 g，制乳香 80 g，淫羊藿 50 g，制没药 80 g，地龙 60 g，全蝎 60 g，马钱子 30 g。其中马钱子需经水浸，绿豆煎煮去皮，油炸等工序去毒。将诸药研粉混匀制成胶囊，每粒含药 0.25 g，每次 6 粒，每日 3 次。

二诊：服药 1 个月后，疼痛缓解，膝肿消退，可独立行走。药已中的，守法守方继服。

三诊：又服药 3 个月后，疼痛完全消失，脊柱活动范围增大，颈椎活动自如，化验 ESR 正常，随访 2 年未复发。

按语：强直性脊柱炎，早期多呈间歇性疼痛，逐渐发展，则致关节软骨、滑膜、韧带钙化，进一步骨化，最后脊柱发生强直。由于绝大多数患者血沉增快，易被误诊为结核。因此，早期发病除常规风湿 3 项化验及拍片外，应检查 HLA-B$_{27}$，可帮助确诊。

在中医学中有"督脉为病，脊强反折，腰痛不可以转摇"之说，可见肝肾精血亏虚，督脉失养，风寒湿邪乘虚侵袭，湿浊痰瘀互结，深入骨骱是本病的病理基础。因此治疗当从肾论治。以"益肾壮督"为治疗之基本法则，配以活血通络之品。方中用杜仲、续断补肾填精，强筋壮骨；熟地黄、淫羊藿养血温阳除湿；制乳香、制没药活血散瘀，通经止痛；加入地龙、全蝎解毒散结，通络搜风。

6. 从肾督阳衰、气陷络阻论治　马某，男，30 岁。主诉腰痛，伴僵直 1 年余。患者于 1 年前无明显原因，出现腰部酸痛并逐日加剧，腰部逐渐僵硬，晨起时明显，活动后减轻。后至县医院住院治疗，查 ESR 50 mm/h，RF（－）。X 线摄片检查：腰椎退行性变。经治月余，疗效不显。刻诊：腰部疼痛明显，遇寒加重，活动受限，双下肢软弱无力，行走艰难，纳食差，疲乏无力，大便溏泄日 4～5 次，舌质浅淡，胖大边有齿痕，舌苔薄白，脉沉弱。体查：腰部肌肉僵硬呈板状，腰椎旁及骶髂关节处压痛明显。实验室检查：RF（－），ESR 45 mm/h。X 线摄片检查：腰椎轻度骨质增生，骶髂关节骨质轻度损害。诊断为强直性脊柱炎。辨证属肾督阳衰，气陷络阻。治以温肾祛寒，益气通络，升举督阳之法。

处方：人参（另煎兑服）10 g，鹿角胶（烊化冲服）10 g，补骨脂 15 g，巴戟天 15 g，制附子（先煎）12 g，炒杜仲 10 g，威灵仙 15 g，炮穿山甲（先煎）5 g，全当归 15 g，炙麻黄 5 g，茯苓 30 g，细辛 3 g，白僵蚕 10 g，露蜂房 10 g，赤芍 30 g，炙甘草 10 g。每日 1 剂，水煎分 3 次服。

二诊：服药 30 剂后，诸症明显减轻，能参加轻度体力劳动，然遇劳感寒后，仍觉腰部板直不舒。予上方加熟地黄 15 g、黄芪 20 g，将诸药共研为细末制成散剂，每次 6 g，每日 2 次常服。服药半年后，诸症痊愈。随访观察至今，其病未见复发。

按语：强直性脊柱炎，多因正气不足，风寒侵袭所致。风寒外侵，内舍于肾，使肾虚无以生化，肾精不足无以养骨充髓，使骨枯而髓减，日久可致督阳虚衰下陷。宗叶天士温肾祛寒，升举督阳法治疗本病。叶氏指出"凡冲气攻痛，从背而上者，系督脉主病，治在少阴。"用药时其认为"鹿性阳，入督脉"而辄用参、茸升举督阳。故采用叶氏升举督阳法配合麻黄附子（先煎）细辛汤治之。又因气血瘀阻日久，必致血凝胶固，故通络选穿山甲、僵蚕、露蜂房类虫蚁飞走俾灵之药，"俾飞者升，走者降，血无凝者，气可宣通。"如此治疗，立法明确，选方精当，故一举而奏效。

7. 从肝肾阴虚、寒湿瘀阻论治　王某，男，60 岁。自述 28 岁时两侧骶髂关节及下腰部疼痛，向臀部和大腿放射，晨起腰部僵硬，起床活动后缓解，后疼痛向上发展，腰背活动受限，白天不能久立久坐，侧视必须转身，行走左右摇摆。检查：面白体弱，驼背畸形，胸背腰肌僵硬，脊柱强直，行走困难，唇淡紫，舌瘦瘪，舌苔微黄，脉沉弱而涩。X 线摄片检查：椎间隙变窄，胸腰骶椎纤维环和前后纵韧带发生骨化，形成竹节状，双侧骶髂关节部分融合。血液检查：ESR 较快，HLA-B$_{27}$（＋），RF（－）。诊断为强直性脊柱炎。辨证属肝肾亏虚，风寒湿侵袭，痰热瘀阻络。方用金匮肾气（丸）汤加龙蛇逐痹汤加减。

处方：熟地黄 30 g，山茱萸 20 g，山药 20 g，牡丹皮 10 g，制附子（先煎）5 g，茯苓 10 g，泽泻 10 g，桂枝 5 g，地龙 10 g，白花蛇 10 g，炮穿山甲（先煎）15 g，三棱 10 g，五灵脂（包煎）10 g。每日 1 剂，水煎分 2 次服。

二诊：服药 1 周后，疼痛减轻，守方继服。

三诊：又连续服药 4 个月后，脊柱活动灵活。

按语：强直性脊柱炎是脊柱的慢性进行性炎症，侵及骶髂关节、椎关节突、椎周围韧带和近躯干的大关节，导致纤维化或骨性强直畸形，相容抗原（HLA-B$_{27}$）强阳性。中医学认为此病属痿、痹范畴，其病机是肝脾肾亏虚，风寒湿外侵，痰热瘀内阻，日久正虚难御，经络闭塞，气血失运，筋骨受损。治当补肾健脾养肝，散风寒，清湿热，化痰瘀，通经络。治用金匮肾气丸固其本，阴阳同补。加用龙蛇逐痹汤（寇养圣《大同医话》方）祛风湿，化痰瘀，通经络，行气血。二方合用，标本同治，增强了逐痹治痿之功。现代药理研究证实，金匮肾气丸能增强自身免疫力，调整成骨和破骨细胞功能，修复骨质和肌腱损伤。龙蛇逐痹汤能抑制血管新生、白细胞异常增殖和骨质异常增生；能扩张周围血管，降低血液黏度，改善血循环，保护和修复肌腱、软组织。因而临床用之，疗效显著。

8. 从肾虚督寒论治　陈某，男，33岁。患者3年前因冬寒受凉后，出现腰骶部不适、僵痛，未予重视。半年前渐出现左臀、髋酸痛，在某医院查HLA-B$_{27}$阳性，骶髂关节CT检查双侧骶髂关节间隙变窄，边缘模糊、硬化，见小囊状低密度区，骶髂关节炎Ⅲ级改变。诊断为强直性脊柱炎。曾行牵引、按摩等治疗，效果欠佳。刻下：腰骶部、脊背、双髋、双膝酸痛，畏风寒，喜暖，舌浅淡，舌苔薄，脉弦细略沉。枕墙距5 cm，指地距10 cm，胸廓活动度2.5 cm，Schober试验4 cm，脊柱活动度30°。RF（－），HLA-B$_{27}$阳性，ESR 37 mm/h，CRP 1.41 mg/L。诊断为强直性脊柱炎，中医诊断为大偻。辨证属肾虚督寒，治予补肾壮骨，祛寒强督，除湿通络。

处方：熟地黄15 g，淫羊藿9 g，狗脊30 g，制附子（先煎）10 g，鹿角片（先煎）10 g，杜仲20 g，骨碎补20 g，补骨脂12 g，羌活10 g，独活10 g，桂枝12 g，续断20 g，赤芍12 g，白芍12 g，知母12 g，防风12 g，炙麻黄5 g，牛膝12 g，炮穿山甲（先煎）10 g。每日1剂，水煎分2次服。

服药2个月后，腰骶部、双髋、双膝关节疼痛和僵硬均有明显减轻，复查枕墙距0 cm，指地距0 cm，胸廓活动度5 cm，Schober试验7 cm，脊柱活动度60°。ESR 20 mm/h，CRP 0.41 mg/L，各项指标较治疗前好转。嘱原方间断继服，以资巩固疗效。

按语：患者久劳伤肾，寒湿偏盛，深侵入肾；冬季寒盛，寒与肾同气相感，深入肾督；过劳或房事过度伤肾，寒湿之邪乘虚深侵。督脉"挟脊膂上项"，督一身之阳气，寒湿深侵，伤肾殃督，督脉失养，阳气不化，阴津不布，骨髓不充，致骨质受损，督阳被伤，经脉痹阻。母病及子，肝不荣筋，致筋急挛缩，因而脊背僵硬，腰骶痛重，活动受限。针对肾虚督寒，寒湿深侵，波及肝脾等脏之特点，采用补肾强督壮骨，祛寒除湿通络之剂。方中以熟地黄补肾填精；淫羊藿温壮肾阳，除冷风劳气；狗脊坚肾益血，强督脉，利俯仰，共为君药。制附子补肾助阳、逐风寒湿，并治脊强拘挛；鹿角益肾生精，壮督强腰；杜仲补肝肾，能直达下部气血，使骨健筋强；骨碎补坚骨壮骨，行血补伤；补骨脂补肾阳，暖丹田；羌活散风除湿，治督脉为病，脊强而折，独活搜肾经伏风共为臣药。桂枝温太阳经而通血脉；续断补肝肾，强筋骨；赤芍散血滞；白芍和血脉，缓筋急；配知母润肾滋阴，以防桂附之燥热；防风祛风胜湿，善治脊痛项强；炙麻黄为太阳经之要药，散寒祛风，以除脊背挛痛为佐药。牛膝活瘀益肾，引药入肾，治腰膝骨痛；炮穿山甲散瘀通经活络，引药直达病所为使药。诸药合之，补肾督而扶正，祛寒湿而匡邪，使肾元复，督脉壮，筋骨强而诸症自除。

9. 从肾督阳气亏虚、风寒湿邪深侵论治　徐某，男，25岁。患者于3年前无明显诱因出现腰痛，晨起脊背僵硬，后逐渐出现腰部僵硬，活动受限。于某医院查HLA-B$_{27}$阳性，骶髂关节X线摄片检查双侧骶髂关节面模糊，关节间隙消失。诊断为强直性脊柱炎，给予口服柳氮磺吡啶、非甾体抗炎药治疗，效果不显，患者未坚持服药。现症：腰背僵痛，双髋及腰骶疼痛，需挂拐行走，倦怠乏力，腰膝酸软，四末不温，畏寒喜暖，纳食尚可，二便调畅。舌质暗红，舌苔白，脉沉细尺弱。ESR 32 mm/h，CRP 21.4 mg/L，ASO、RF正常，HLA-B$_{27}$（＋）。双髋关节CT检查：双股骨头坏死、右髋内缘有骨缺损区、骨密度减低。双能X线法测量腰椎、股骨骨密度，结果示腰椎骨密度T值为－3.0 SD、股骨骨密度T值为－2.6 SD，均达到诊断骨质疏松标准（国际骨质疏松诊断标准为T＜－2.5 SD）。西医诊断为强直性脊柱炎、双侧股骨头坏死、骨质疏松症。中医辨证属肾虚督寒，治以益肾壮督，散寒活瘀，强筋壮骨。

处方：熟地黄15 g，菟丝子12 g，续断18 g，狗脊25 g，骨碎补18 g，补骨脂12 g，鹿角霜（包煎）10 g，炒杜仲 20 g，桂枝 10 g，赤芍 12 g，白芍 12 g，葛根 15 g，羌活 12 g，独活 10 g，千年健 15 g，土鳖虫 5 g，炮穿山甲（先煎）5 g，制延胡索 15 g，秦艽 15 g，泽兰 10 g，砂仁 10 g。每日 1 剂，水煎分 2 次服。嘱避免负重，防止跌倒。

二诊：服药 14 剂后，患者双髋部、腰部疼痛减轻，双髋关节仍僵硬，畏寒减轻，舌暗红，舌苔白，脉细弱。上方改骨碎补 20 g、续断 20 g、狗脊 30 g、土鳖虫 10 g、炮穿山甲 10 g、泽兰 12 g，加牛膝 12 g，桑寄生 20 g。

三诊：又服药 14 剂，患者感觉效好又自服原方 30 剂，药后腰背、双髋部疼痛较前减轻，已可去拐缓慢行走，仍有双髋僵硬感，纳食可。予二诊方去熟地黄、砂仁、牛膝，改续断 25 g、桑寄生 25 g，加青风藤 15 g，海风藤 15 g，继服。

四诊：服药 14 剂后，患者觉效果好又自服 30 剂。此后，患者坚持服药 1 年，病情进一步好转，腰、脊背、髋关节疼痛均消失，可弃拐行走。复查 ESR 7 mm/h，CRP 8 mg/L。腰椎、股骨骨密度均较前有所改善，腰椎骨密度 T 值由 −3.0 SD 增为 −2.4 SD，股骨骨密度由 −2.6 SD 增加为 −1.5 SD。

按语：患者乃因风寒湿邪深侵肾督，而致肾督亏虚，阳气受损，骨失淖泽。肾督受邪而见腰、背、髋僵痛，阳气亏虚故见畏寒、喜暖、四末不温、倦怠乏力等；邪郁日久，阻碍气血而留瘀，见舌质暗红。因其骨质受损较重，故在用药时特别注重加大补肾壮骨之力。方中君以狗脊补肾，坚骨脊，强督脉，利俯仰。臣以熟地黄、鹿角霜、骨碎补、补骨脂、杜仲、菟丝子等填精髓，补肾阳，壮筋骨，强腰膝。佐以桂枝、赤芍、白芍等温阳通经络，活血和血缓筋急；续断、羌活、独活、千年健、葛根、秦艽等续筋骨，散风湿，通督脉；其中秦艽性微寒，兼能清热，可防温药太过化热伤阴之弊；另有泽兰、土鳖虫、制延胡索搜剔瘀血，通络止痛；砂仁化湿和胃，温中调气；又可配伍熟地黄，使滋而不腻，并更生脾胃之气，令气血生化有源。使以炮穿山甲性善走窜，通经活络引药达病所。全方共奏补肾强督壮骨，祛风散寒通络之效。二诊患者诸症减轻，效不更方，在原方中加大骨碎补、续断、狗脊、土鳖虫、炮穿山甲、泽兰之用量，另加入桑寄生以加大补肾壮骨、通督活络之力，并加牛膝引药入肾。三诊因患者双髋仍僵硬，余症明显减轻，恐熟地黄常服滋腻碍胃，去砂仁、熟地黄，增续断、桑寄生用量更强补肝肾、强筋骨之效。

10. 从肾督阳气亏虚、阴寒凝滞筋脉论治　杜某，男，44 岁。主诉腰背部疼痛反复发作 10 年，加重 1 周。刻诊：腰背酸冷疼痛，腰椎活动受限，前屈 15°，后伸 0°，左右侧弯各 5°，胸扩受限，取第 4 肋间隙测量，胸扩小于 2.5 cm。ESR 38 mm/h，RF（−）。X 线摄片检查：胸腰椎椎体均呈竹节样改变，骶髂关节边缘模糊。夜寐不宁，舌质浅淡，舌苔薄白，脉沉迟。中医诊断为寒痹，辨证属肾气虚弱，阴寒内生，督阳不化，寒凝筋脉。治以补肾固本，温阳祛寒。

处方：熟地黄 20 g，山茱萸 10 g，制附子（先煎）10 g，淫羊藿 10 g，桂枝 10 g，巴戟天 10 g，杜仲 15 g，牛膝 15 g，山药 20 g，威灵仙 20 g，牡丹皮 10 g，茯苓 10 g，泽泻 10 g，秦艽 10 g，黄柏 15 g，红花 10 g。每日 1 剂，水煎分 2 次服。

同时，配合针刺华佗夹脊穴、肾俞穴、委中穴、风府穴、腰阳关穴，每日 1 次，以温补肾气，舒筋活络。

二诊：服药及针刺治疗 7 日后，腰背疼痛明显缓解，但腰椎活动仍受限明显，ESR 30 mm/h。继续上药上法治疗。

三诊：又治疗 1 个月后，腰背疼痛消失，腰椎活动度较前明显增加，前屈 30°，后伸 10°，左右侧弯 10°，骶髂关节间隙恢复正常。

按语：中医学认为，强直性脊柱炎与督脉功能失调密切相关。《素问·骨空论》："督脉为病，脊强反折。"督脉循行于脊背，为阳脉之总督，"督脉者，起于胞中，贯脊属肾"。肾之精气不足，督脉空虚，髓不得充填，骨不得温养，筋失濡润，加之感受外邪，内外合邪而发病则破坏骨骼筋脉，形成骨骼不坚，强直沉重，甚则龟背畸形的改变。由于正气亏虚，邪气深伏于内，痰浊瘀血交互产生，塞滞督脉，邪正混淆，如油入面，胶着难解，终至缠绵难愈。治用金匮肾气（丸）汤，方中熟地黄、山茱萸、山药填补肾精；附子、桂枝温阳化气，通经止痛；茯苓、泽泻健脾益气，利湿化浊；牡丹皮活血化瘀。诸药配伍温补肾之精气，充养督脉。由于本病多虚实互见，病邪胶着黏滞，给治疗带来困难，故临证时应把握病机之虚实，分清标本缓急。对痰浊瘀血邪伏深入者，非草木之品所能宣达，可适当配伍虫类之品以搜剔窜透，方能痰去瘀散，气畅血和，络道通畅。

第八十七章　颈椎病

颈椎病（CS）是指因颈椎间盘变性，颈椎骨质增生所引起的综合征。以颈肩疼痛，上肢麻木，肌肉无力，眩晕猝倒，汗出异常，步履蹒跚，甚者四肢瘫痪为特征。临床症状复杂，依病变位置、受压组织及压迫轻重和损伤程度及其临床症状和体征，可分为神经根型、脊髓型、椎动脉型及交感型颈椎病，然而在临床上亦可见到各型症状和体征彼此掺杂的混合型。多见于中年人，发病率随着年龄的增长而明显增高。

根据颈椎病的临床特征，其属于中医学"项痹""眩晕""项强""项肩痛"等范畴。

从肾论之理

中医学认为，本病之发，内因常是由于肝肾亏损，筋骨衰退。肾藏精而主骨，肝藏血而主筋。《素问·上古天真论》："五八肾气衰。""七八肝气衰，筋不能动。""身体重，行步不正。"随着年龄的增长，脏气衰退，精气亏损，筋骨失养，从而引起本病的诸多症状。外因多是风寒湿邪侵袭，慢性劳伤，致气血虚衰少，筋骨失于濡养而致酸痛不仁等。另外长期伏案低头工作，颈部劳损，经气不利，督脉受损，颈部肌肉、韧带与关节劳损等使颈椎生理曲度改变，促进小关节的增生和退变，从而导致颈椎病的发生。故颈椎病的中医辨治，除风寒湿阻滞，瘀血阻痹经络之实证，其虚证则多从肾虚精髓亏损，肾督阳气虚衰或肝肾精血两虚立论施治。

从肾治之验

1. 从肾虚精髓亏损论治　刘某，男，41 岁。主诉颈项强痛半年，进行性四肢瘫痪 2 个月。起病今年元月，无明显外伤史，最初感颈项酸痛，数日后右下肢麻木发热，酸沉乏力，逐渐加重。4 个月后，双上肢麻木疼痛，双脚不能行走，扶物站立时双下肢颤抖，大小便费力。检查：左肘以下、右腕以下及胸椎 5 平面以下皮肤的触、痛、温度觉明显减退，右下肢感觉消失。颈椎间孔挤压试验、颈椎牵拉试验，症状改变不明显。颈椎 X 线摄片检查：颈 5、6、7 骨质增生，相应椎间隙变窄，椎间孔变小。诊断为脊髓型颈椎病。详析此症，患者有头晕耳鸣，舌质浅淡，脉沉无力，乃为肾虚精髓亏损之证。治拟补肾生精益髓。

处方：熟地黄 30 g，鹿角胶（烊化冲服）10 g，肉苁蓉 30 g，杜仲 15 g，狗脊 30 g，山茱萸 15 g，补骨脂 15 g，紫河车（研末冲服）15 g，白芍 30 g，当归 30 g，白术 10 g，炙甘草 5 g。每日 1 剂，水煎分 2 次服。

同时，每日用鲜猪骨髓加大枣、肉苁蓉、山药炖熟佐餐。

二诊：服药 5 剂后，诸症减轻，原方增狗脊剂量，继服。

三诊：又服药 20 剂后，诸症消失，基本恢复健康。

按语：《素问·痿论》"肾主身之骨髓"。《素问·脉要精微论》："肾者髓之府，不能久立，行则振掉，骨将惫矣。"肾藏精，精生髓，髓养骨。肾虚精少，骨髓化源不足，不能营养调节骨骼的再生平衡，便会出现骨骼脆弱无力、骨骼发育不良、骨质疏松、骨质增生等。肾精不足，骨髓空虚，在下便会出现腰膝酸软，甚至脚痿不能行动；在上则有眩晕，脑鸣头摇，项背强直疼痛等。治疗以鹿角胶、肉苁蓉补肾培元为主；杜仲、山茱萸、补骨脂、狗脊等益肾生精；熟地黄、紫河车生精益髓。诸药合用，共奏补肾生精益髓之效。肾气充满，则精髓空虚诸症自除。另用新鲜猪骨髓炖熟食疗以辅治，常食久服，以助药物收全功。

2. 从肾督阳虚、瘀血阻痹论治　刘某，女，30岁。诉2周来自觉颈部活动不适，右肩臂酸痛，近5日病情加剧，颈椎不能转侧，头后仰或向右侧屈颈活动时有刀割样感觉，并向右肩臂放射，食指中指麻木，不能平卧。检查：颈部僵硬，臂丛牵拉试验阳性。X线颈椎正侧位片检查：颈椎生理曲度变直，颈4～5椎体后下缘骨刺形成。舌质淡，舌苔白，脉弦细。辨证属肾督阳虚，瘀血阻痹。治以补肾温阳，活血通痹。方用自拟补肾活血汤加减。

处方：熟地黄18 g，山药18 g，枸杞子18 g，杜仲12 g，山茱萸18 g，菟丝子12 g，当归10 g，红花6 g，土鳖虫10 g，葛根30 g，鹿角胶（烊化冲服）12 g，乌梢蛇12 g，制附子（先煎）12 g，狗脊18 g。每日1剂，水煎分3次餐后服。7剂为1个疗程。

连续服药2个疗程后，症状体征完全消失。6个月后随访，病未复发。

按语：颈椎是督脉循行输注部位，督脉为肾之外垣。中年以后肝肾亏损，精血渐衰，督脉灌注不足，濡筋骨而利关节的功能也随之减弱，致使骨质退变。肾主骨，肝主筋，肝肾同源，日久脑海筋脉失养，肝肾皆虚，水不涵木，则痰瘀内生，阻滞经络。又因长期低头伏案，气血流动不畅，外邪乘虚而入，或因外伤经络受损，气血循行不畅，而发生颈、肩、臂痛，以及肢端麻木等症。其治疗当以补肾益精，疏通督脉为要务。方中熟地黄、山药、枸杞子、杜仲、菟丝子、鹿角胶补肾生精，益健壮骨，使督脉气旺血足，颈椎与附近软组织的营养与代谢得以改善；佐以当归、红花、土鳖虫、葛根疏通经络，扩张血管，使邪去正复，经络畅通，增强神经功能，松弛痉挛肌肉，改善骨代谢，调整椎间力平衡。

颈椎病补肾为主必须因势利导，补中有通，补肾活血同时适当加入通阳之品如干姜、细辛、桂枝、附子、制川乌，病程较长或病情较重酌加入虫类动物药，如蕲蛇、全蝎、蜈蚣、白花蛇、乌梢蛇、地龙、炮穿山甲、土鳖虫等搜剔经络之品，可取事半功倍之效。

3. 从肾精亏虚、气虚血瘀论治　李某，男，60岁，患颈椎病已3年余，半个月前因劳累而症状加重。服颈复康冲剂、氯唑沙宗片治疗半个月，症状无明显好转，故前来就诊。现症颈项困痛不适，眩晕耳鸣，双上肢发麻，神疲纳少，舌质暗红，舌苔薄白，脉细涩。西医诊断为颈椎病，中医辨证属肾精亏虚，气虚血瘀，经脉不通。治以补肾填精，益气升阳，化瘀通络。

处方：黄芪30 g，桑寄生30 g，威灵仙15 g，熟地黄15 g，淫羊藿15 g，鸡血藤15 g，桑枝20 g，赤芍12 g，白芍12 g，葛根30 g，天麻10 g，川芎10 g，羌活10 g，独活10 g，白术10 g，甘草5 g，蜈蚣2条。每日1剂，水煎分2次服。

二诊：服药7剂后，颈部困痛大减，以上方加减进退，继服。

三诊：又服药半个月余，诸症悉平。

按语：老年患者年高体弱，肾气亏虚，劳累过度，复感外邪，引起颈部气血运行不畅，日久则为痰为瘀，痰瘀互结，阻滞经脉，经脉失于养而引发颈椎病。本方益气通络，补肾活血，共奏化瘀通络止痛之功。

4. 从肝肾阴虚、气血不荣论治　岑某，男，58岁，1995年6月2日初诊。主诉右侧颈肩部痹痛5年。患者于5年前始颈肩部疼痛，痛引右上肢。颈椎正、侧位X线摄片检查：第6、第7颈椎前缘呈尖刺状骨质增生，生理弯曲变直。经理疗、服西药及颈椎牵引等治疗无效。诊见颈项、右肩上肢痹痛，并有麻痹感，上举活动受限，伴失眠不寐，耳鸣目眩，腰膝酸软，舌质浅淡，舌苔少，脉细略数。辨证属肝肾阴虚，气血不荣，风寒湿邪乘虚入络。治宜滋养肝肾，补益气血，佐以祛风除湿。方拟六味地黄汤加减。

处方：熟地黄20 g，山药20 g，党参20 g，桑寄生20 g，鸡血藤20 g，山茱萸15 g，茯苓15 g，白芍15 g，木瓜15 g，威灵仙15 g，牡丹皮15 g，泽泻15 g，制川乌（先煎）5 g。每日1剂，水煎分2次服。

二诊：服药 6 剂后，颈肩及上肢痹痛顿减，头晕、睡眠均改善。药已取效，守方继服。

三诊：又服药 12 剂后，症状消失。1 年后随访，病未复发。

按语：肾藏精主骨，肝藏血主筋，颈椎痛发于筋骨，久病则肝肾阴虚，血不荣筋，风寒湿乘虚而入，痹阻经络，故见颈、肩、臂掣引痹痛，并见眩晕，耳鸣目眩，腰膝酸软诸症。治以六味地黄汤平补肝肾，补中有泻；党参补中益气；白芍、鸡血藤、桑寄生滋养肝肾，壮骨柔筋；佐以木瓜、威灵仙、制川乌祛风散寒，除湿通络。药证相合，故收佳效。

5. 从肝肾阴虚、筋脉拘急论治　谈某，女，50 岁。本年 3 月发现颈部不适，左上肢麻木隐痛，曾服抗风湿药并推拿、针灸效不佳，后经 X 线摄片检查，发现颈椎 4～6 椎骨质增生样改变，确诊为颈椎病。现颈项不适，左上肢麻木疼痛，手指无力，只能右侧卧睡觉，夜寐不宁，头晕目眩，腰膝酸软，口燥咽干，手足心发热，耳鸣失聪，舌红少苔，脉沉细数。辨为肝肾阴虚，筋脉拘急。治以培补肝肾，疏通筋脉。方用六味地黄汤加味。

处方：熟地黄 15 g，枸杞子 15 g，鸡血藤 15 g，山药 12 g，山茱萸 12 g，骨碎补 10 g，茯苓 12 g，白芍 12 g，泽泻 10 g，知母 10 g，黄柏 10 g，牡丹皮 10 g，菊花 10 g，木瓜 10 g，威灵仙 10 g，砂仁 10 g。每日 1 剂，水煎分 3 次服。

二诊：服药 25 剂后，症状基本消失。后嘱其续服成药六味地黄丸 10 盒，以巩固疗效。随访 1 年，未见复发。

按语：本病属中医学"痹证"范畴，多由肝肾亏虚，或气血不足，卫外不固，风寒湿邪乘虚侵入筋脉，经脉凝滞，气血不畅所致。肝肾亏虚，气血不足为本，风寒湿邪为标，故用六味地黄汤加味补肝肾，通经络。方中熟地黄滋肾阳，益精髓；山茱萸滋肾益肝；山药滋肾补脾；牡丹皮清热凉血，活血散瘀；茯苓、泽泻利水渗湿；白芍养血敛阴，柔肝止痛；木瓜舒筋活血；鸡血藤、骨碎补补肾强筋骨，舒筋活络；威灵仙通筋络，止痹痛。全方攻补兼施，阴中求阳，共同达到培补肝肾，疏通筋脉的目的。

6. 从肝肾不足、痰瘀阻滞论治　朱某，男，50 岁。主诉头晕 1 年。本年 3 月诊断为颈椎病，用西药、牵引治疗均无显效。仍感头晕，以头顶部为甚，有压抑感，眼睛发胀难睁，运动、乘车时更明显，伴有心慌，紧张时更甚，失眠多梦，舌质红，舌边瘀暗，舌苔薄黄腻，脉细滑。辨证属肝肾不足，痰瘀阻滞，经腧不利。治以滋养肝肾，化痰祛瘀。方选杞菊地黄汤加减。

处方：生地黄 12 g，枸杞子 12 g，山茱萸 10 g，茯苓 12 g，白芍 15 g，丹参 30 g，菊花 10 g，天麻 10 g，葛根 10 g，苦丁茶 10 g，红花 10 g，川芎 10 g，泽泻 10 g，全蝎 5 g。每日 1 剂，水煎分 3 次服。

患者守方连续服药月余，临床症状消失。

按语：颈椎病常见于 40 岁以上患者。由于椎间盘退化导致上、下椎体骨质增生，压迫神经根，脊髓或影响椎动脉供血，从而引起一系列症状。本病多属中医学"眩晕病"范畴，张赤志以《内经》"诸风掉眩，皆属于肝"和肾虚则髓海不足为依据，认为是病为肾水亏虚，水不涵木，导致肝风挟痰湿上扰清空所致。治用杞菊地黄汤补髓海不足，天麻、茯苓、全蝎、川芎、丹参、红花等药，以化痰祛瘀。药证相应，则诸症息平。

7. 从下元虚损、虚阳上浮论治　仝某，男。患者因劳累后眩晕反复发作 1 年，眩晕控制后，头脑昏蒙不清，行走不稳，曾运用中西药物治疗，效果不佳。现症头脑昏蒙不清，行走不稳，颈、肩、背困重麻木，视物昏花，口干，口舌生疮，腰膝酸软，畏寒肢冷，性功能减退，舌质红有裂纹，舌苔黄，脉沉细数。颈椎 X 线摄片检查：颈椎生理曲度消失，骨质增生，符合颈椎病诊断。中医辨证属下元虚损，虚阳上浮。治以滋阴补阳，清热开窍。方用地黄饮子加减。

处方：熟地黄 20 g，巴戟天 15 g，山茱萸 20 g，肉苁蓉 20 g，制附子（先煎）15 g，生地黄 20 g，五味子 20 g，肉桂 5 g，麦冬 20 g，石斛 20 g，石菖蒲 20 g，菊花 20 g，生石膏 20 g，远志 10 g，葛根 30 g，蜈蚣 2 条，阳起石 20 g，天竺黄 15 g。每日 1 剂，水煎分 2 次服。

二诊：服药 5 剂后，诸症均减。效不更方，嘱原方继服。

三诊：又连续服药 10 剂后，诸症均除。

　　按语：患者体虚消瘦，劳累过度，下元虚损。肾主骨，肾虚骨失所养而发颈椎病；虚阳上浮，痰浊上蒙清窍而头脑昏蒙不清；肝胃火盛则视物昏花，口干，口舌生疮。下元虚损而腰膝酸软，畏寒肢冷，性功能减退，阳痿早泄。舌红有裂纹，舌苔黄，脉沉细数均为下元虚损，虚阳上浮之象。方中生熟地黄、山茱萸、麦冬、石斛、五味子滋阴；巴戟天、肉苁蓉温阳；炮附子（先煎）、肉桂助巴戟天、肉苁蓉温阳真元，并引火归原；石菖蒲、远志、天竺黄开窍化痰；菊花、生石膏清肝胃之热；蜈蚣、阳起石通络壮阳；葛根引药直达病所，从而使虚损得补，虚阳归元，痰热得除而病愈。

第八十八章　脑震荡

脑震荡是指暴力作用于头部时立即发生的轻度原发性脑损伤，表现为一过性的脑功能障碍，检查无神经系统器质性损，显微镜下可见神经组织结构紊乱。

根据脑震荡的临床特征，其属于中医学"外伤昏厥""头部外伤"等范畴。

从肾论之理

中医学认为，脑为元神之府，精神之所舍。五脏六腑之精气，皆上注于脑，滋养脑窍，从而保持人体正常神志思维功能活动。头受震荡，气为震激，气血逆乱，脑窍壅塞，神明瞬时被遏而发神昏。故对本病的辨治常分阶段而论，初期暴力外伤，脑受震荡，气血郁滞不调，故治以活血化瘀为主。病至后期，因脑络受损，脑海精血耗伤，因而患者常见头昏头痛时作，缠绵不休，失眠健忘等症。而肾主藏精，精能生髓，脑为髓海，主司神明记忆，故本病后期常从肾虚或肝肾两虚，髓海不充论治。

从肾治之验

1. 从肝肾亏损、髓海不充论治　马某，男，62 岁。患者 10 个月前被高处落下的砖头砸伤头部，当时见昏迷、呕吐，无骨折。在当地医院按脑震荡治疗，服中西药物甚多，头痛、眩晕诸症依然。刻诊：头痛隐隐，耳鸣如蝉，目涩昏花，牙齿松动脱落，肢体麻木，夜寐盗汗，腰膝酸软，舌质浅淡，脉细。参阅前方，皆活血化瘀之品，竟连服 10 个月之久。此属伤后误治，肝肾亏损，髓海不充，上下俱虚之证。治宜滋补肝肾，填精益脑。方取左归（丸）汤加减。

处方：熟地黄 15 g，牛膝 15 g，山茱萸 15 g，鹿角胶（烊化冲服）15 g，龟甲胶（烊化冲服）15 g，山药 12 g，枸杞子 12 g，菟丝子 10 g，知母 10 g，黄柏 5 g，二至丸（吞服）5 g。每日 1 剂，水煎分 2 次服。

二诊：服药 5 剂后，眩晕耳鸣减轻，盗汗已止。上方去黄柏、知母，加川芎 10 g，继服。

三诊：又服药 25 剂而诸症消失。嘱继服杞菊地黄丸 1 个月余，以资巩固疗效。

按语：头部受伤后，失血过多，脑中正气走泄；或因伤后气机失调，脏腑精气不能上输；更有医者误治，滥用攻破之品，致脑中精髓受损。《灵枢·海论》："髓海不足，则脑转耳鸣，胫酸眩冒，目无所见，懈怠安卧。"肾主藏精，生髓充于脑，髓海不充，责之于肾之阴精亏损。而肝与肾为子母之脏，肝主藏血，精血本相互资生。脑内伤后，髓海受损，久治不愈，必穷及肾，母病及子，遂见一派肝肾阴虚之象。其病在脑，其治在肝肾。要除是证，非大补肝肾不能奏效。患者年已花甲，复因外伤，后重用活血化瘀之品数月，克伐太过，无疑虚其虚，致肝肾大损。故摒攻逐之品，易补肝肾之法，才获效验。

2. 从肾阴不足、水火不济论治　谢某，男，42 岁。半年前头部撞伤，有出血、昏迷史。在当地医院按脑震荡治疗，但头晕耳鸣终不见减，继增烦躁失眠，多梦健忘，心慌不宁，腰膝酸软，盗汗遗精诸症，舌质偏红，舌苔少，脉细数。中医辨析属脑病及肾，肾阴不足，水火不济之证。治以交通心肾，益脑宁神。方取黄连阿胶汤合六味地黄汤化裁。

处方：熟地黄 15 g，茯神 15 g，山茱萸 15 g，阿胶（烊化冲服）15 g，山药 15 g，黄连 3 g，五味子 10 g，麦冬 10 g，首乌藤 20 g，白芍 20 g，鸡子黄（冲服）2 枚。每日 1 剂，水煎分 2 次服。

二诊：服药 5 剂后，睡眠好转，烦躁减轻，步履亦健，药已见效，守方继服。

三诊：又服药 10 剂后，心悸、头晕、遗精偶有发作。上方加生龙骨（先煎）20 g，又进 10 剂而病告愈。

按语：心主神志，肾藏精，生髓通于脑，与人的精神活动关系密切。外力作用，脑受震激，惊则气乱，心神被扰，恐则气下，肾脏受损，致心火炽于上，而不温于下，肾水亏于下而不上济于心。水火不济，气机逆乱，升降乖违，其中又以肾阴不足为主。治疗宜滋暗耗之肾阴，兼泄鸱张之心火，使上下交泰，升降出入复常。

本例患者平素体健无病。外伤后仅用三七片类及西医支持疗法，瘀滞虽祛，髓海倍伤。损伤之肾精未能复，被扰之心神不得宁。肾水不足，心火独亢，变证蜂起，此水丸不济之证。活血、平肝、清热诸法均非所宜，纯补肾阴，亦属不周。唯泻南补北，交通心肾，方为中的。

3. 从肝肾阴虚、瘀血阻络论治　商某，女，22 岁。自诉 1978 年 12 月初，不慎被锄头击中左侧头部，不省人事约 2 分钟，醒后觉头晕头痛，恶心欲吐，伤处出现 3 cm×4 cm 大肿块，经某医院诊治肿块及疼痛消失，但遗留头晕、头胀、健忘等症。曾经某医学院附院神经外科行颅脑摄片、脑电图等检查，排除器质性病变，诊断为脑震荡后综合征，屡治不效。刻诊：头晕头胀，以左侧为甚，胸闷，左耳鸣响，健忘腰酸，月经色暗红，间有小血块，舌尖红，舌少苔不润，脉细涩。中医诊断为眩晕，辨证属肝肾阴虚，瘀血阻络。治以滋阴补肾，活血通瘀之法。方取六味地黄汤化裁。

处方：生地黄 15 g，牡丹皮 10 g，制何首乌 10 g，菊花 10 g，茯苓 15 g，泽泻 10 g，川芎 10 g。每日 1 剂，水煎分 2 次服。

二诊：服药 15 剂后，头晕头胀减轻，健忘好转。守上方去菊花、茯苓，以熟地黄 15 g 易生地黄，加当归身 12 g，女贞子 12 g，继服。

三诊：又服药 15 剂后，头晕头胀，健忘等症均消失。半年后随访，其病未再复发，能正常生活与工作。

按语：头部击伤，损伤经脉气血。前医多用红花、桃仁、苏木一类破瘀之药，损伤正气；加之久病失养，"五脏之伤，穷必及肾"，而出现肾阴不足，不能上荣于脑，瘀阻脉络之头晕头胀，健忘腰酸诸症。取六味地黄汤化裁以治阴虚为主，兼以川芎、当归养血活血，以治其标。标本兼治，水能滋木，络遂通利，则疗效显著。

第八十九章　颅脑外伤综合征

颅脑外伤综合征系指患者在脑震荡或脑挫裂伤后数月或数年内仍有头昏头痛，恶心厌食，疲劳耳鸣等自觉症状，但神经系统检查并无客观体征的一种临床综合征。多因在脑的轻度器质性损伤和病理改变的基础上，加之患者思想和精神因素所致。

根据颅脑外伤综合征的临床特征，其属于中医学"头部内伤""头痛""眩晕"范畴。

从肾论之理

中医学认为，颅脑外伤后，脑中正气走泄；或因伤后气机失调，脏腑精气不能上输；更有医者误治，滥用攻破之品，致脑中精髓受损。《灵枢·海论》："髓海不足，则脑转耳鸣，胫酸眩冒，目无所见，懈怠安卧。"肾主藏精，生髓充于脑，髓海不充，责之于肾之阴精亏损。而肝与肾为子母之脏，肝主藏血，精血本相互资生。脑内伤后，髓海受损，久治不愈，必穷及肾，母病及子，遂见一派肝肾阴虚之象。其病在脑，其治在肝肾。

从肾治之验

1. 从肾气亏损、髓海受伤论治　患者，男，32岁。主诉头痛、头晕、恶心，记忆力减退4个月。现病史：5个月前骑摩托车时被汽车撞倒，当时即昏迷10小时，颅骨骨折凹陷1 mm，经住院清创缝合、颅骨凹陷骨折复位，短期治疗后，遗留头痛、头晕、恶心，对近期往事遗忘，表情苦楚，但神志清醒，西医诊断为脑外伤后遗症。舌质浅淡，舌苔白，脉沉弱无力，双尺脉尤甚。中医辨证属肾气亏损，髓海受伤。治以补肾养脑，滋生精髓之法。

处方：熟地黄15 g，枸杞子15 g，制何首乌18 g，山药15 g，牛膝12 g，当归10 g，黄芪15 g，酸枣仁10 g，党参15 g，首乌藤12 g，赤芍10 g，炙甘草10 g。每日1剂，浓煎2次取汁混合，分多次少量频服。

二诊：服药5剂后，头痛头晕大为好转。原方略加增损，继服。

三诊：又服药20余剂，诸症痊愈。至目前为止，无头痛、头晕现象，精神、睡眠，记忆力均好。

按语：颅脑外伤综合征主要与肾精亏损，髓海受伤有关。《灵枢·海论》："脑为髓海。"因脑的活动需要肾精为物质基础，故又称肾为"精神之所舍"（《难经·三十六难》）。肾藏精，精生髓，髓聚为脑。因此，治疗本病尤其要突出补肾益髓这一大法。上述方药均系厚味温养之品，其中枸杞子、制何首乌、熟地黄、当归等补肾生精尤为突出；黄芪、党参补气，元气盛则精血生；牛膝不仅取其活血消瘀，还取其补肝肾的功用。不少医家认为脑外伤后综合征有瘀血留内，故方中还取其牛膝活血消瘀之功。诸药合用达到了补肾养脑，化生精髓的作用。

2. 从脾肾阳虚、运摄无权论治　朱某，男，12岁。颅脑外伤后3年，一直头晕神疲，足痿无力，行则欲仆，纳谷不馨，形寒怕冷，尿频清长，时有失禁，以致辍学。曾服中药补气活血通络之品百余剂，未获良效。刻诊：面色㿠白，四肢厥冷，行走困难，需人扶持，舌质浅淡，舌苔白而润，脉沉。脑电图检查未发现异常。此为脾肾阳虚，运摄无权，水气内动之证。先拟温阳利水之法，稍事固摄，取真武汤加味。

处方：熟地黄 15 g，山茱萸 10 g，制附子（先煎）10 g，补骨脂 10 g，菟丝子 10 g，肉桂 5 g，五味子 10 g，白芍 15 g，茯苓 10 g，炒白术 10 g，生姜 4 片。每日 1 剂，水煎分 2 次服。

二诊：服药 10 剂后，头晕改善，尿频减轻，已无失禁，饮食稍增，而下肢仍乏力，续前方加杜仲、牛膝各 20 g，继服。

三诊：又服药 20 剂后，头晕渐除，四肢转温，行走自如。药已中的，守方再服。

四诊：又服上方 10 剂，后以成药金匮肾气丸、健脾丸坚持服半年，以善其后。

按语：肾为先天之本，脾为后天之本，二者相互资生，共同维持人体正常生命活动。头部内伤，脑病及肾，阴虚较著者，常累及心、肝两脏；阳虚较著者，则多从脾肾同病论治。盖肾之阴精不足，久必阴损及阳，肾阳受损，则脾阳不运，脾肾双亏，治疗上宜补脾肾，促气化，兴中阳，以填充精髓。少儿之体，脾常不足，肾气未充，防御修复功能较差。复因外伤，未充之肾气又遭戕伤，肾伤及脾，成缠绵痼疾。此时，温补脾肾之阳最为关键。故以温肾填精助气化，益气健脾兴中阳而收功。

3. 从肾虚精亏、瘀阻脑络论治　姜某，男，21 岁。主诉 3 个月前被人用刀具击伤头部右侧。伤口 4 cm×1.5 cm，失血过多，当即昏迷约 15 分钟，被送到医院抢救，清创缝合 8 针，愈后出院。3 个月来，时感头晕，头胀痛或时有刺痛，有紧束感；不寐健忘，神疲乏力，时有汗出，纳食较差，功课紧张不能胜任而辍学。曾在某医院以"脑外伤综合征"给以脑复康等治疗，效果不佳，遂求中医治疗。查伤口愈合良好，面色黯无光泽，舌质浅淡，尖有瘀点，舌苔薄白，脉细涩。血压 110/75 mmHg。脑血流图：脑双侧波幅差值是 51.6%（>25%）。诊断为颅脑外伤综合征。中医辨证属肾虚精亏，脑外部损伤，瘀阻脑络，清窍失养。治以补肾填精，活血通络，醒脑开窍。方用自拟益肾化瘀汤加减。

处方：枸杞子 15 g，益智 10 g，茯苓 12 g，淫羊藿 12 g，熟地黄 15 g，当归 15 g，川芎 10 g，桃仁 10 g，红花 10 g，生黄芪 30 g，菟丝子 15 g，石菖蒲 10 g，紫河车粉（冲服）1.5 g，炒酸枣仁 15 g，枳壳 10 g，琥珀（研末冲服）1 g，甘草 10 g。每日 1 剂，水煎分 2 次服。15 日为 1 个疗程。

二诊：连续服药 2 个疗程后，头痛眩晕、神疲自汗等症状消失，脑电图复查双侧波幅差值 8.7%（<25%）。原方稍事调整继服。药后诸症悉除而愈。随访半年，其病未再复发。

按语：本病属于中医学"头痛""眩晕"等范畴。《灵枢·海论》："脑为髓海。"髓海有余、不足与大脑神志活动密切相关。脑为元神之府，精神之所舍。五脏六腑之精气，皆上注于脑，滋养脑窍，从而保持人体正常神志思维功能活动。脑部外伤后，脑脉出血，形成瘀血，造成瘀滞脑络，气血不能濡养脑髓，脑脉失和，阻蔽神明而致神志失调，变生诸症。概括其病理机制，总与脑、肾、心有关。

其治疗宜先活血化瘀，醒脑开窍，使逆乱之气血循归于经络，方可安复神志。因肾为先天之本，主藏志，受五脏六腑之精而藏之。精生髓，上通于脑，肾不生则髓不能满，故以补肾填精养髓健脑，而使脑部组织得养，智能得到恢复。心为君主之官，主神志，又主血脉，心气推动血液循环，上荣于脑。若血脉运行障碍，则致情志思维活动失常。故伍以养心、活血、安神之品。方中枸杞子、熟地黄、淫羊藿、菟丝子滋补肝肾，补血生精充脑；紫河车粉为血肉有情之品，益气养血，补精填髓；益智固肾缩精；茯苓养心安神；石菖蒲宣气宁神透窍；当归、熟地黄养血；黄芪补气，配当归可促进精血化生。诸药合用，共奏益肾化瘀，强脑增智之功。脑脉通畅，脑髓充满，智能和神志功能自复。

现代医学认为，颅脑外伤造成脑组织微循环障碍，脑部供血不足，而产生神经精神症状。药理研究证明，当归、川芎、桃仁类药物可改善脑部血液流变学，促进微循环，增加脑部供氧量，可使大脑血管功能恢复正常；枸杞子、淫羊藿等补肾药物使脑细胞生理代谢活性增强，促进细胞新生；黄芪可加快破坏组织病理修复过程。谢长安对应用本方治疗的部分患者，治疗前后血液流变学指标测量和脑血流图观察，发现服本方后，血小板聚集率，全血黏度、凝固性及浓稠度等指标有所下降；脑血流图双侧波幅差值恢复较快，脑血流量均有明显改善。说明从补肾填精充脑，活血化瘀治疗颅脑外伤综合征，有确切疗效，其机制值得进一步探讨。

第九十章　股骨头缺血性坏死

　　股骨头缺血性坏死是指由于血液循环障碍，导致股骨头局部缺血性坏死，晚期可因股骨头塌陷发生严重的髋关节骨性关节炎。成人股骨头缺血性坏死的病因病理可分为 3 类。第 1 类病因病机明确：见于创伤（股骨颈骨折，髋关节外伤性脱位，股骨头骨折等），减压性股骨头坏死（包括减压病及高空飞行病），血管栓塞性股骨头坏死（镰状细胞贫血、戈谢病、栓塞性动脉炎等）。第 2 类病因明确，病理尚不确定：见于使用皮质类固醇药物和接受放射治疗者，酒精中毒性和脂肪代谢紊乱（包括高脂血症、高黏血症、脂肪肝等）。第 3 类病因病机均不明确：见于某些结缔组织病并使用皮质类固醇治疗者（包括类风湿关节炎、系统性红斑狼疮）和某些代谢性疾病（包括高尿酸血症、痛风等）。发病年龄以青壮年多见，男性多于女性。

　　本病发展缓慢，多隐匿性起病。初期多在劳累时感到髋关节酸痛，不影响活动，休息后好转。或有静息痛，急性发作时剧痛。渐至疼痛加剧，跛行，肌肉萎缩。疼痛位于髋关节周围的内外侧多见，早期患者以膝内侧疼痛为主诉。晚期多有严重的髋关节功能障碍。检查时可发现肢体轻度不等长，髋关节周围肌肉紧张痉挛，髋关节活动受限。患侧髋 "4" 字试验阳性，髋关节屈曲挛缩试验阳性。早期髋外展内旋试验阳性，晚期髋关节各向活动均受限，臀中肌试验阳性。

　　根据股骨头缺血性坏死的临床特征，其属于中医学 "骨蚀" "骨痹" "骨痿" 范畴。

从肾论之理

　　中医学对股骨头缺血性坏死的治疗，各家根据自己的临床体会辨证分型各有侧重，但均围绕虚、实二字为中心。实者以瘀血阻滞经络为主，据体质的差异有瘀血夹热、夹寒、夹湿、夹痰之异，治以活血化瘀为常用之法。现代药理研究证明，活血化瘀药物能抑制血小板聚集，降低血液黏度，降低血脂高度；益气活血药物能扩张血管，增加器官血流量，改善局部缺血。因而活血化瘀之治，能促使股骨头血运改善，对于本病因 "缺血" 而致 "坏死" 的病机尤为合拍。

　　其属虚者，中医学理论认为，肾藏精主骨，肝藏血主筋。因而认为本病乃肾虚不能主骨生髓，肝虚不能藏血养筋，肝肾亏损则骨枯筋萎而发。故治疗 "虚则补之"，常以补肾壮骨、滋肝养筋为法。然而临床实际之中，虚实又难以截然分开，往往是虚中夹实，因而以补肾为主，兼以活血、散寒、祛湿、化痰，每每兼顾而施。

　　股骨头坏死是一种复杂因素下造成骨细胞死亡并最终导致股骨头结构改变甚至塌陷坏死的严重髋部疾患，致残率极高，严重影响患者生活质量。因此从多角度出发探索股骨头坏死的发病机理及治疗手段已是迫在眉睫。近年来，随着国家对中医药事业的重视及人们对中医认知水平的提高，有关中医药治疗股骨头坏死的实验研究及临床探索日益增多，一些研究亦表明中医药对股骨头坏死等骨代谢相关疾病的治疗有积极作用。基于此，吉星等将血瘀与股骨头坏死进行联系，从脾肾论治血瘀股骨头坏死进行探析，希望为血瘀股骨头坏死的治疗提供新思路。

　　1. 血瘀股骨头坏死与脾肾亏虚致瘀理论　　血瘀是指各类因素如气滞、气虚、痰凝、寒凝、血热和外伤等，导致血行不畅、脉道壅塞而引起的一系列病理表现。血瘀的理论雏形出现于《内经》中，《内经》中虽并无 "血瘀证" 之称，但多处出现对 "血脉凝泣" "留血" "脉不通" 等的论述，堪称是血瘀理论的起源与根基。"瘀血" 病名首次由张仲景在《伤寒论》中正式提出，并在《金匮要略》中作了专门的论述。随后瘀血理论经巢元方、孙思邈、叶天士等医家的发展逐渐成熟。

（1）血瘀与骨痹：有关血瘀与痹病的关系，《素问·五脏生成论》："卧出而风吹之，血凝于肤者为痹"，明确指出了瘀血与痹病的发生相关。《痹证治验》："血行不畅或血溢脉外，留滞局部，而致使局部血行不畅，筋脉肌肉失养，抗御外邪能力低下，风寒湿或风湿热邪乘虚而入，加重脉络痹阻，导致痹证。"即瘀血致痹说。而王清任在《医林改错》中亦明确指出"痹证有瘀血"，故痹前已有瘀，无瘀不成痹，瘀久而成痹。通过聚类分析等现代研究手段发现，股骨头坏死的中医证候特点主要为脾气亏虚、肝肾亏虚、气虚血瘀、经脉痹阻。魏秋实等对1979—2012年间符合标准的46篇文献进行聚类分析，结果显示第1类为血瘀、肾虚、气滞；第2类为气虚、血虚、湿浊、肝阴虚；第3类为经脉痹阻、风寒、寒湿、湿热、痰浊、热毒、脾虚。可见，血瘀及肾虚是股骨头坏死的主要病理改变。黄世金对肾虚血瘀型股骨头坏死的病理及影像方面进行了探索，发现股骨头坏死患者股骨近端骨髓内MSCs的Runx2、低密度脂蛋白受体相关蛋白5、catenin的mRMA表达量明显降低，Wnt/β－catenin信号传导通路可能受到抑制，肾虚血瘀型股骨头坏死患者（ARCO Ⅳ期）坏死区的骨矿密度、骨矿容量、骨体积分数、骨小梁厚度较正常区明显减少，骨小梁分离度明显增加。

（2）脾肾亏虚致瘀：肾为先天之本，一方面，肾藏精。若肾精足，则气血生化有源，脉道充盈，运行畅达；若肾精亏虚，则气血生化乏源，血枯气少，运行涩缓，终致血瘀。另一方面，气为血帅，统血于脉内，推之而行，血为气母，载气其中，依伴而行。故气行则血行，气滞则血滞。若肾气亏虚，则气化失职，无力推动血液运行致血流缓慢或停留于局部，终致瘀血。此外，肾为阴阳之本，肾阳虚生寒，肾阴虚生内热，寒凝可致血瘀，阴虚血枯可致血瘀，虚热耗上阴液，脉道枯竭亦可成瘀。而脾为后天之本，一方面，脾为气血生化之源，"血乃中焦之汁，流溢于中以为精，奉心化赤而为血"，即血的产生依赖于脾胃运化水谷精微而产生的营气和津液。另一方面，脾主统血，可统摄血液循于脉中，脾虚则无权固摄血液，血溢脉外，离经成瘀。再者，脾主运化水湿，脾虚则水湿运化失常，聚液成痰，内阻气机，血行不畅亦致瘀。

肾脾两脏先天后天相互资生，相互促进，但亦会相互牵累。脾气虚弱与肾气不足，肾精亏虚与脾精不充，脾阳虚损与命门火衰，脾阴匮乏与肾阴枯竭等常互为因果。脾肾发病又可累及他脏致瘀，如脾胃不上输水谷精微，则心肺无所濡养，如肾与命门之水火不足，又无以滋肝生脾等，牵涉庞大。瘀血是以上产生的病理产物，继而又成为致病因素。瘀血可阻遏气血津液的运行和脾气的升降，聚液成痰，困脾，使气血不生，营气不畅，终致"血气隔绝，不能周荣"，筋骨失养，髋枢运转不利。

2. 血瘀股骨头坏死从脾肾论治研究

（1）从脾论治：单纯从脾论治骨痹的记载并不多，但《内经》时期即有从脾肾论治骨痹的记载。《灵枢·寒热病》："骨痹，举节不用而痛，汗注烦心，取三阴之经补之。"现代药理研究显示，对成骨细胞的增殖与分化有明显促进作用的有当归、赤芍、桃仁、红花等活血化瘀类中药。白术、当归、法半夏等可以使血液黏稠度降低，纠正紊乱状态的脂肪代谢，改善微循环流态，防止脂质在髓腔内的堆积。而陈卫衡团队在动物实验研究发现，健脾活血方（活骨Ⅰ方）可以降低鸡坏死的股骨头内空骨陷窝率和髓腔内脂肪细胞面积，促进血管内皮生长因子（VEGF）和多种成骨因子的表达，并且具有调整血脂、血液黏度及凝血功能的作用。基于此，他们对早中期非创伤性股骨头坏死痰瘀阻络证患者采用回顾性配对对照研究，表明健脾活骨方治疗早中期股骨头坏死影像稳定率与手术治疗结果相当，但在缓解疼痛程度、改善关节畸形和关节活动方面优于手术治疗。有研究发现，健脾祛痰方药通过调节骨代谢相关的骨形成蛋白、转化生长因子及其下游蛋白的表达而发挥关键的防治作用。而陈镇秋等进行动物实验发现，祛痰逐瘀法能调控股骨头坏死兔骨髓基质干细胞分化方向，增加OB分化率，完成对股骨头坏死病灶的骨修复。

（2）从肾论治：自《内经》时期起古人治疗骨痹皆重视从肾论治，现代研究在总结前人的基础上，对该法更加明确。张晖以补益肝肾、益气固本，兼以活血化瘀为原则，益肾活血股密保方，通过实验观察其治疗早中期股骨头坏死的临床疗效，结果显示对于早中期股骨头坏死患者，股密保方有一定的疗效，可缓解疼痛、改善髋关节功能、减轻骨髓水肿及关节积液、延缓股骨头坏死塌陷进程，疗效与阿仑膦酸钠相似；而股密保含药血清则没有毒性，可抑制骨髓单核细胞诱导分化为破骨细胞，抑制破骨细胞的骨吸收功能。而马勇等则对移植异体 MSCs 后兔早期激素性股骨头坏死（SANFH）给予益肾通络汤，发现益肾通络汤干预组移植区密度增高，坏死区缩小，成骨细胞较多，新骨形成，较对照组空骨陷窝率更低和血管计数更高，认为该方法能促进激素性兔股骨头坏死的修复。亦有研究者从中药复方与信号通路的角度进行了相关研究，宋红梅等通过观察发现温阳补肾方能激活激素性股骨头坏死兔股骨头组织中 RANKL/RANK/OPG 通路，从而刺激成骨及破骨细胞的功能及活性。

综上所述，血瘀既是病理产物又能导致骨痹发生，即骨痹与血瘀互为因果，互相影响。脾肾亏虚-血瘀-骨痹三者关系应为：脾肾亏虚是基础病变，长期的脾肾亏虚而精亏血少，或脾不统血，或气滞痰阻，或阳虚寒凝，或脉道枯涩，因而出现血瘀，初始瘀阻骨中脉络而成痹，后脾肾亏虚与血瘀渐次加重使骨不得濡养，逐渐坏死塌陷。脾肾亏虚是血瘀证股骨头坏死发病重要病因之一，故从脾肾论治血瘀证股骨头坏死将为临床治疗早期股骨头坏死提供了新的思路，具有重要意义。

从肾治之验

1. 从肾精亏虚、寒湿血瘀论治　王某，男，42 岁。患者长期酗酒，1 年前渐感腹股沟部深在性疼痛，并向大腿内侧和膝关节放射，活动时加重，休息时不消失。伴腰膝酸软，耳鸣纳差。体查：形体较胖，面色无华，舌质浅淡，脉沉迟。髋关节运动包括屈曲、后伸、外展、内收、外旋、内旋环转的复合运动为Ⅲ度 160°～130°，示功能明显受限。髋关节 X 线摄片检查：双侧股骨头外形正常，骨结构囊性变。MRI 检查诊断为股骨头坏死Ⅱ期。中医辨证为肾精亏虚，寒湿凝滞，气滞血瘀。治以补肾填髓，散寒化湿，活血通络。方用自拟健脑补肾汤加减。

处方：人参 10 g，鹿茸（研末冲服）3 g，肉桂 5 g，金樱子 10 g，杜仲（炒炭）15 g，牛膝 10 g，山药 15 g，当归 10 g，砂仁 10 g，茯苓 15 g，炒白术 10 g，桂枝 10 g，酒炒白芍 10 g，豆蔻 5 g，薏苡仁 15 g，法半夏 10 g，干姜 10 g，甘草 10 g，狗鞭（另炖）1 条。每日 1 剂，水煎分 2 次服。20 日为 1 个疗程。嘱其忌饮酒。

二诊：服药 1 个疗程，疼痛明显好转，体力恢复，但仍腰膝酸软，纳食差。原方加神曲 10 g，继服。

三诊：又服药 1 个疗程，诸症消失。髋关节 X 线摄片检查：双侧股骨头外形及结构均趋于正常。后以上方改制成丸药，每次 2 g，每日 2 次，淡盐水送服，忌饮酒及生冷油腻食物。2 个月后停药观察，半年后复查，X 线摄片正常，精神、体质俱佳。

按语：健脑补肾丸是山东临清著名老中医孙锡武先生的祖传秘方，原方具有健脑补肾、益气健脾、安神定志之效。我们将原方加减后改为汤剂，用于治疗股骨头坏死疗效可靠。在消除减轻髋关节疼痛，改善股骨头影像学破坏等方面均有明显效果。临床观察股骨头坏死为先天不足，或跌仆损伤，或过食辛甘厚味，致邪入筋骨，寒凝于里，筋骨失去正常的气血温煦和濡养而发病。治宜补肾填髓，散寒化湿，活血通络。治以健脑补肾汤加减，方中鹿茸、肉桂、杜仲、狗鞭补肾阳，益精血，强筋骨，壮先天之本；人参、茯苓、白术、甘草益气健脾，充养后天之本，合山药、砂仁、豆蔻以利水渗湿；当归、牛膝活血化瘀止痛；白芍养血和营，缓急舒筋以治其标；桂枝温经通脉；金樱子固精填髓。诸药合用，共奏强筋健骨，舒筋活络之效。

2. 从肾虚精亏、瘀血阻络论治　王某，女，56 岁。左下肢跛行，痛苦面容。自述 1 年多前无明显诱因出现左髋部疼痛，遂到市人民医院求治，门诊医师以风湿论治，疗效不显，遂转投某医学院附属医院、某人民医院等求治，诊断或为风湿，或为神经痛，或为髋关节炎，中西药治疗，均疗效不佳。近半年来疼痛加剧，行走困难，仅以止痛药（具体不详）稍能缓解疼痛，病情始终未见起色。查：左髋关节疼痛、微肿，明显压痛，髋关节内旋及外展则痛剧，行走困难，纳食、睡眠均差，腰酸膝软，舌质淡紫，舌苔薄白，脉弦涩。8 年前曾扭伤髋关节，当时拍摄 X 线片无骨折，经服活血化瘀药（具体不详）后痊愈。今拍双侧髋关节正侧位 X 线片：左股骨头持重区软骨下骨质密度增高，其周围见点片状密度减低区，并有一约 0.5 cm×0.2 cm 囊性改变，病灶周围有一高密度硬化带包绕；右髋关节正常。诊断为股骨头缺血性坏死 Ⅱ 期。治以补肾壮骨，活血化瘀通络。方用自拟补肾活血汤加减。

处方：熟地黄 15 g，丹参 30 g，续断 15 g，桑寄生 18 g，牛膝 12 g，杜仲 15 g，白芍 12 g，地龙 15 g，红花 10 g，桃仁 10 g，当归 10 g，川芎 10 g，延胡索 30 g，香附 12 g，乌药 12 g，枳壳 12 g，牡丹皮 12 g，乌梢蛇 12 g。每日 1 剂，水煎分 2 次服。嘱扶拐行走，避免左下肢负重。

二诊：服药 4 剂后，左髋关节疼痛轻微，已能弃拐行走，舌脉平。予上方加骨碎补 20 g、补骨脂 12 g、土鳖虫 10 g、自然铜 30 g，继服。嘱继续扶拐行走。

三诊：又服药 8 剂后，疼痛本已消失，今日因天气转冷，受凉感冒后左髋关节疼痛轻微发作，不影响行走，舌象可，脉稍浮弱。上方稍作调整，再服。

四诊：又服药 8 剂，疼痛消失。之后仍以上方稍作加减，守方续服。

五诊：又服药 40 余剂后，患者无自觉症状。X 线片复查：左股骨头密度减低区密度增高，囊性改变缩小。嘱其继续扶拐行走，继续内服中药汤剂治疗，以资巩固疗效。

按语：股骨头缺血性坏死为公认的难治病之一，若诊治不及时或治疗不当，均可能最终导致股骨头塌陷（坏死 Ⅲ 期），甚至脱位（坏死 Ⅳ 期），造成髋关节严重残疾。因此，早期诊断并进行有效治疗就显得十分重要。褚兵认为，凡是髋关节疼痛（新伤除外），均应警惕并排除股骨头缺血性坏死可能，对高度怀疑者应做相关检查，除详细询问病史、细致体查外，尚需有目的地摄 X 线片或/和做 CT 检查以确诊。对早期病变还不能从 X 线片上反映出来的血管病变期，动脉造影当为可取的检测手段，其优越性在于能及早发现股骨头营养血管的异常改变。

中医学治疗股骨头缺血性坏死的原理和可行性在于其能改善，甚至完全恢复股骨头因各种致病因素所带来的供血障碍。因骨小梁死亡的指征是骨陷窝中骨细胞的消失，而此过程在血液循环被破坏 2 周后开始，至 3～4 周后才完成，且疾病早期，关节软骨因有滑液提供营养而没有改变。所以血液循环损害后 1 个月内当为治疗最佳时机，而对于坏死 Ⅰ 期、Ⅱ 期的患者，其治疗依据是：在血液循环被破坏的几周之内，完好的供应血管可向坏死区长入血管纤维组织。坏死骨髓碎片被移除，坏死骨被吸收，而新生骨附着在坏死的骨小梁上形成骨骼修复。股骨头缺血性坏死的标志是骨细胞在陷窝中消失，而不是骨结构的折断，当其重新获得血液供应后，则新生骨可沿骨小梁逐渐生长，使坏死的股骨头愈合。但是这一过程持续时间长，因此治疗过程比较长，在骨骼修复期间如未能明确诊断、处理不当、继续持重，可能发生股骨头塌陷，造成髋关节严重残疾。所以在治疗中的股骨头缺血性坏死和诊断未明确之前的髋关节疼痛，避免持重的意义不可忽视。

3. 从肾虚精亏、兼夹湿热论治 李某，男，61 岁。自述 1 个月前无明显诱因，出现左髋疼痛，自服芬必得后缓解。2 日后疼痛再次发作，再服止痛药无效，且出现左髋肿胀，痛剧连膝。其家中有人行医，予输液治疗（均用青霉素等抗菌消炎药），病情无好转。左下肢跛行，痛苦面容，精神较差。查：左髋肿胀及大腿中段压痛明显，髋关节内旋及外展则疼痛加剧，舌质红，舌苔黄厚腻，脉滑弦数。追述病史，10 年前曾"股骨颈骨折"，经切开复位内固定后痊愈。有 30 多年大量饮酒史。双髋关节正侧位 X 线摄片检查：左股骨头持重区关节软骨下骨质见一约 1.5 cm 弧形透明带，即"新月征"，余正常。诊断为股骨头缺血性坏死 Ⅰ 期。辨证属肾虚精亏，兼夹湿热瘀阻。治以补肾壮骨活血，兼清湿热。方用自拟补肾活血汤加减。

处方：骨碎补 20 g，补骨脂 12 g，桑寄生 12 g，杜仲 12 g，续断 12 g，丹参 15 g，自然铜 30 g，地龙 15 g，延胡索 15 g，乌药 15 g，土鳖虫 12 g，豆蔻 12 g，薏苡仁 18 g，法半夏 10 g，滑石（包煎）15 g，杏仁 10 g，竹叶 5 g。每日 1 剂，水煎 2 次将药汁混匀，分 3 次温服。嘱其扶拐行走，避免左下肢负重。

二诊：服药 5 剂后，肿痛显著减轻，已能自然行走，苔黄腻，脉滑数。前方加重清热化湿药，继服。

三诊：又服药 6 剂后，左髋部肿痛消失，臀部轻微疼痛，无其他症，舌脉明显转佳。效不更方，上方继服。

四诊：又服药 1 个月余，左髋关节 X 线片示左股骨头未见明显异常。

按语：本例患者中医辨证，不具有肾虚精亏之证，且患者长期嗜酒，易生湿热之邪，临证又见舌质红、舌苔黄腻，脉滑数之舌象、脉象，故施治之法，不囿于常规一味补肾填精活血一端，有是证则用是药，在补肾益精的基础上，佐以清热利湿之品而收效，充分体现了辨证论治的灵活性，优越性。

4. 从肾阳虚亏虚论治　梁某，男，9 岁。主诉左髋关节疼痛，伴左大腿肌肉萎缩，步履无力，跛行 6 个月余。经外院诊断为左股骨头无菌性坏死，治疗无效。建议手术治疗，家长不同意手术而求中医诊治。检查：左下肢肌肉萎缩，轻度弯曲和内收、畸形，脊柱生理曲度稍向左侧弯，跛行，左髋关节压痛，活动时疼痛加剧，左下肢"4"字试验阳性，直腿叩击左足跟部、左髋关节疼痛，左大腿中段周径比健侧小 3 cm，患侧下肢缩短 1.5 cm。实验室检查：抗"O"500 U。左髋关节 X 线摄片检查：左侧股骨头变扁，破碎，密度不均，可见不规则之阴影，其中有局部增高之致密影，左髋关节间隙增宽。诊断为左股骨头缺血性坏死。诊见面色晦暗，形寒肢冷，神疲乏力，精神不振，舌质浅淡，脉沉细。辨证属肾阳虚亏虚，治以温肾壮阳。

处方：熟地黄 15 g，制附子（先煎）10 g，肉桂 2 g，牛膝 10 g，黄芪 20 g，党参 20 g，黄柏 5 g，白芥子 5 g，炙甘草 5 g，白芍 15 g，茯苓 15 g，干姜 5 g。每日 1 剂，水煎分 2 次服。

同时，患肢辅以皮牵 1 个月（质量 1.5 kg）。

二诊：服药 30 剂后，面色较红润，脉稍有力，唯口干，睡眠不安，盗汗。守方去干姜、肉桂，加鹿角胶 10 g，继服。

三诊：又服药 20 剂后，步履较前有力，疼痛明显减轻，唯口干症未除，并见口苦，舌质浅淡，舌苔少。拟六味地黄汤、右归饮、附桂八味汤随症加减，交替内服。

四诊：又服药 60 余剂，面色红润，左下肢肌肉萎缩不明显，脊柱生理曲度、步态均正常，直腿叩击左足跟部、左髋关节（一）。X 线摄片复查：病变部位较前好转，坏死之碎骨有所吸收。嘱服附桂八味丸，每晨 1 丸；六味地黄丸，每晚 1 丸；右归饮加减，2 日服 1 剂。

后复查：双下肢等长，面色红润，步态、跳跃均如常人，左髋关节功能正常。X 线摄片复查：病变部位显著好转，股骨头坏死之碎骨完全吸收，骨结构恢复完整，无新碎骨出现，关节间隙正常。

按语：股骨头缺血性坏死发病原因与损伤，或与股骨头骨骺先天性缺陷有关。在治疗上，现代医学以促使股骨头局部的血管再生，降低关节腔压力为目的。主张早期手术，同时患肢辅以皮牵，或用石膏将髋关节维持在外展内旋位。中医学认为，肾主骨藏精，精生髓，髓居骨中，滋养骨骼。因此，肾精充足，则骨髓生化有源，骨骼得髓滋养而坚固有力；肾精虚少则骨髓不足，不能滋养骨骼而出现枯脆不坚、步履无力等。骨髓空虚，骨骼失养而成骨痿，尤以小儿脏腑娇嫩，肾气未充，骨骼发育未全，易罹患此病。

5. 从肾阴精亏损、气虚血瘀络痹论治　患者，男，42 岁。诉左髋部疼痛 1 年，跛行，左腿抬高、外展受限。X 线摄片检查：左股骨头扁平，密度不匀。诊断为左股骨头缺血性坏死。舌质暗，脉紧。辨证属肾阴精亏损，气虚血瘀络痹。治以益肾通络蠲痹。

处方：生地黄 15 g，鹿角霜（包煎）12 g，菟丝子 12 g，续断 15 g，女贞子 12 g，骨碎补 12 g，牛膝 10 g，当归 15 g，川芎 10 g，阿胶（烊化冲服）15 g，木瓜 12 g，五味子 10 g，红花 12 g，丹参 15 g，黄芪 15 g，地龙 12 g，三七粉（冲服）3 g。每日 1 剂，水煎分 2 次服。

二诊：服药 90 剂后，疼痛明显减轻，功能改善。效不更方，上方稍作减，继服。

三诊：又坚持服药半年，症状消失，功能改善。

按语：股骨头缺血性坏死病因以创伤、长期过量饮酒、长期应用激素为主。齐现涛以益肾通络蠲痹为基本治疗法则，同时又根据患者病因、症状表现辨证治疗。如儿童患者，多为先天不足，治疗重在补肾健脾，益先天补后天，促进骨骼发育。饮酒湿热所伤者，配合化痰浊，清湿热。创伤所致者，兼以活血化瘀散结。本例以益肾壮骨，化瘀通络为法则。方中生地黄、鹿角霜、阿胶、女贞子、骨碎补、牛膝、五味子、续断、菟丝子等滋肾阴壮肾阳，壮骨强筋；三七粉、红花、地龙等活血化瘀，通畅脉络；黄芪益气助血生化。全方旨在改善股骨头血液循环，纠正缺血状态，激活骨细胞，促进坏死股骨头重建与修复。

6. 从肝肾不足、气阴亏损论治　李某，男，15 岁。患者于 2 年前踢足球，2 次致伤右侧髋部，右髋部疼痛、跛行已 2 年，曾在某医院诊断为右髋关节创伤性关节炎，并发股骨头坏死。经多方治疗未效而来诊。本院 X 线摄片检查：右髋关节间隙模糊变窄，股骨头部分可见骨质破坏。诊断为右侧股骨头无菌性坏死。来诊时扶拐而行，步履艰难，不能下蹲，右下肢肌肉萎缩，右髋痹痛，头晕耳鸣，神疲自汗，右侧大转子压痛，右下肢 "4" 字试验、直腿抬高试验均为阳性，舌质偏红，舌苔少，脉沉数无力。辨证属肝肾不足，气阴亏损。治宜滋补肝肾，壮腰健骨，佐以调养气血。方用六味地黄汤加减。

处方：熟地黄 20 g，山茱萸 15 g，杜仲 20 g，山药 20 g，鹿角胶（烊化冲服）15 g，牛膝 15 g，黄芪 20 g，桑寄生 20 g，千斤拔 20 g，茯苓 15 g，泽泻 10 g，牡丹皮 10 g。每日 1 剂，水煎分 2 次服。

同时，以行气活血，温通经络之品，煎水外洗。并嘱患者在床上做直腿抬高功能锻炼。

如此经 4 个月，右下肢肌力增强，右腿较前丰满，可弃拐行走。X 线摄片复查：右侧股骨头无菌性坏死病灶明显吸收好转。嘱其续服上方以巩固疗效。

按语：股骨头缺血性坏死属中医学 "骨蚀" 范畴。《灵枢·刺节真邪》："内伤骨为骨蚀。"本案因创伤致股骨头坏死 2 年，由于误治，使患部气血受损，久治不愈致肝肾阴虚，骨质失其濡养，内伤缺损而成。治以六味地黄汤加鹿角胶、杜仲、桑寄生、千斤拔滋补肝肾以生髓壮骨；黄芪调补气血，促进其恢复。

第九十一章　骨折延迟愈合

　　骨折是指骨骼的连续性或完整性发生中断。一般而言，骨折患者经过正规治疗，手法整复，夹板或石膏外固定，或者切开复位，内、外固定，多能按期愈合，而不留后遗症或并发症。可是极少数患者因多方面因素而发生延迟愈合，使外固定不能按时拆除，患者不能早期功能锻炼，而致关节僵直等，临床治疗颇为棘手。

从肾论之理

　　中医学认为，肾者，作强之官，技巧出焉。肾藏精，精以生髓而养骨，肾气充盛，骨髓充足则骨骼强壮。骨折延迟愈合，长时间卧床，久病必虚，体质虚弱。骨的生长发育均赖肾精的滋养和气的推动，治疗当补益精血，调养脏腑气血，才能加速骨折愈合。特别是骨折后期多虚少实，故骨折延迟愈合，多为肾虚而致，治当从补肾论治。

从肾治之验

　　1. 从肝肾精血亏虚论治　　患者，男，38 岁。3 个多月前因交通事故，伤及右小腿致腓骨中段粉碎性骨折，在院手术治疗，行切开复位钢板内固定术，石膏外固定 2 个月。3 个月后复诊，X 线摄片检查：骨折端无骨痂生长，有异常活动。要求服中药治疗，辨证属肝肾精血亏虚。治以滋补肝肾，填精益血。方用左归（丸）汤加减。

　　处方：熟地黄 30 g，山药 20 g，枸杞子 15 g，山茱萸 12 g，牛膝 15 g，菟丝子 15 g，鹿角胶（烊化冲服）10 g，龟甲胶（烊化冲服）10 g，骨碎补 15 g，陈皮 10 g。每日 1 剂，水煎分 2 次服。

　　同时，局部改用小夹板固定，扶拐杖循序渐进进行功能锻炼。

　　患者坚持服药 2 个月，X 线摄片复查：骨折处有大量骨痂生长，骨折线消失，达临床愈合标准。

　　按语：骨折延迟愈合在骨折治疗中相当常见，一旦出现骨不愈合大都需再次手术植骨治疗。中药治疗主要考虑骨折后创伤重，失血多，长时间卧床，久病必虚，体质虚弱。骨的生长发育均赖肾精肝血的滋养和气的推动，故治疗当滋补肝肾，补益精血，调养脏腑气血，才能加速骨折愈合。骨折后期多虚无实，治以补肾养肝，强筋健骨。方中熟地黄、山茱萸、枸杞子、山药、菟丝子均为补肾要药；牛膝、骨碎补兼可强筋骨；鹿角胶、龟甲胶滋阴益肾，强筋健骨助阳；陈皮理气健脾，使补而不致腻滞。骨折延迟愈合，另有多方面因素存在，排除内外固定不当等因素外，还需正确指导患者功能锻炼。

　　2. 从肾精亏损、气虚血瘀论治　　包某，男，21 岁。3 个月前骑摩托车与小车相撞，左小腿撞伤流血，经当地医院诊断为胫腓骨开放多段粉碎性骨折。当即予固定器固定，创面换药，口服中西药物。治疗至今外伤好转，骨不连接，X 线摄片检查，未见骨痂形成。刻诊：伤肢固定器固定，断骨有活动感，肤温正常，剖面 4 cm×4 cm 尚未愈合，新生肉芽组织未平，周围肿胀，足趾发凉，舌苔白腻，脉沉细微数。诊断为左胫腓骨开放多段粉碎性骨折迟延愈合。辨证属肾精亏损，气虚血瘀。治以补肾填精，益气活血。方用自拟壮筋续骨（丹）汤加减。

　　处方：熟地黄 30 g，菟丝子 30 g，肉苁蓉 30 g，鹿角胶 30 g，续断 30 g，骨碎补 30 g，黄精 30 g，龟甲 30 g，人参 20 g，白术 20 g，当归 20 g，自然铜 30 g，血竭 20 g，制乳香 20 g，制没药 20 g，龙骨

20 g。将诸药共研为细末，每日早、晚各服 5 g。同时，外用生肌玉红膏生肌收口。

二诊：服药 28 日后，X 线摄片复查，见有骨痂形成，骨已连接。拆除固定器，断端无明显活动，创面愈合。X 线摄片检查：骨折线模糊，骨痂形成。予小夹板固定，原方继服。

三诊：药后伤肢肿胀消退，无叩击痛，并能抬移及拄拐活动，脉沉缓，改服自拟保力丸。

处方：熟地黄 50 g，巴戟天 30 g，白芍 20 g，白术 20 g，川芎 20 g，杜仲 20 g，骨碎补 20 g，党参 30 g，黄芪 20 g，续断 30 g，制何首乌 30 g，当归 30 g，五加皮 20 g，菟丝子 30 g。将诸药共研为细末，制成蜜丸，每日早、晚各服 15 g。以资巩固疗效。

半年后随访，恢复良好。

按语：骨折后虽经正规治疗，但骨不连接，一是伤后失血过多，气血虚弱，肝肾亏虚，骨无所养；二是断端粉碎间隙增宽，不能紧密接触；三是骨的营养血管受损，供血不足，而导致迟延愈合。在治疗过程中，应内外合治。外治局部用小夹板固定，以防复伤及增强应力作用，使不平骨面变平；内治本肾主骨藏精生髓之理，从肾论治。对骨折延期愈合者，治以壮筋续骨丹从而起到补肝肾、益气血、通经络、壮筋骨，固本培元、填精生髓之作用，使断骨早期愈合。

3. 从肝肾精气虚损、脾虚气血不足论治　吴某，男，32 岁。主诉左胫腓骨中下 1/3 骨折术后 1 年余。患者 1 年多前车祸致左腓骨中下 1/3 开放性粉碎性骨折，在外院急诊行固定术。经 1 年治疗，骨折迟缓愈合。X 线摄片检查：骨折端骨痂稀少，骨折间隙清楚，尚无骨硬化现象，内固定之螺丝钉松动，骨折端骨质疏松。入院行取钢钉术，术后石膏外固定。诊见：伤肢局部稍肿，骨折端仍有疼痛和压痛，伤肢肌肉松弛，伴头晕耳鸣，腰膝酸软，纳食较差，舌质浅淡，舌苔薄白，脉细略数无力。此为伤筋动骨日久，致肝肾精气虚损，脾虚气血不足。治宜滋养肝肾，益气补血，佐以健运脾胃。拟六味地黄汤加减。

处方：熟地黄 20 g，山药 20 g，黄芪 20 g，杜仲 20 g，鸡血藤 20 g，山茱萸 15 g，茯苓 15 g，党参 15 g，骨碎补 15 g，鹿角胶（烊化冲服）15 g，鸡内金 12 g。每日 1 剂，水煎分 2 次服。

同时，外敷驳骨药散，伤肢用五夹板固定，并行功能锻炼。

二诊：治疗 2 个月后，X 线摄片复查示骨折线已模糊，有较多骨痂生长。除去夹板，上方续服，投外敷中药。同年底随访，左下肢活动正常，恢复工作。

按语：中医学认为，筋骨是肝肾之外合，肝肾之精气盛衰与筋骨相关联。骨折迟缓愈合，应注重调整肝肾气血，故用六味地黄汤去牡丹皮、泽泻，加黄芪、党参、杜仲、鹿角胶、骨碎补、鸡血藤补益气血，滋养肝肾；党参、茯苓、鸡内金健运脾胃。结合外敷药散、功能锻炼，内外施治，故 2 个月而愈。

第九十二章　原发性骨质疏松症

　　原发性骨质疏松症可分为绝经后骨质疏松症和老年性骨质疏松症两型，是以单位体积骨量减少、骨组织纤维结构破坏，导致骨骼脆性增加，易于发生骨折的全身代谢性骨病。随着社会的发展，世界人口趋于老龄化，骨质疏松症已成为一种严重威胁人类健康，影响老年人生活质量的世界性疾病。

　　根据原发性骨质疏松症的临床特征，其属于中医学"骨枯""骨极""骨痿""骨蚀"等范畴，目前以"骨痿"为中医学的规范病名。

从肾论之理

　　1. 原发性骨质疏松症从肾论治　中医学虽无"骨质疏松症"这一明确的病名，但根据其病因病机和临床表现，当属中医的骨痿、骨痹、腰痛等范畴，其中定性定位较准确的当属骨痿。《素问·痿论》："肾气热，则腰脊不举，骨枯而髓减，发为骨痿。"骨痿是由于肾水不足不能制火，火热内盛，耗伤肾精，导致肾虚髓亏，无以养骨所致，可见肾虚是骨质疏松症发病的重要原因。故白云静等认为，原发性骨质疏松症当从肾论治。

　　（1）从肾论治理论探源：中医学将骨质疏松症的病因归结为肾虚的依据是"肾主骨"的理论。"肾藏精，主骨生髓"是中医学肾脏的重要功能，这一理论源于《内经》。《素问·宣明五气》："五脏所主……肾主骨。"《素问·六节脏象论》："肾者主蛰，封藏之本，精之处也，其充在骨。"可见，肾对骨起着主宰作用，肾精充足则骨有所养，骨的生长发育有赖于肾中精气的充盈，精亏易使骨失所养，从而导致骨质疏松症的发生。

　　需要强调的是，肾对骨的主宰作用是通过髓对骨的滋养、濡润作用来实现的。骨髓充于骨内，正如《素问·脉要精微论》所云："骨者髓之府。"骨髓对骨有滋养作用，其化生与肾精有关。肾主藏精，肾中所藏的精气包括禀受于父母的先天之精和"受五脏六腑之精而藏之"的后天之精。先天之精是骨髓产生的物质始基，正如《灵枢·经脉》所云："人始生，先成精，精成而后脑髓生。"后天之精是骨髓充盛的物质保障，正如《灵枢·五癃津液别》所云："五谷之津液和合而为膏者，内渗于骨空。"由脾胃运化输布而来的水谷精气，必须与肾中所藏的精气相合，在肾中所藏先天精气的激发作用下，才能生成骨髓，故言"脏真下于肾，肾藏骨髓之气也"（《素问·平人气象论》）；"肾生骨髓"（《素问·阴阳应象大论》）。对肾与骨、髓的关系，《医经精义》有精辟的论述："肾藏精，精生髓，髓生骨，故骨者肾之所合也。髓者，肾精所生，精足则髓足，髓在骨内，髓足则骨强。"说明肾精充足，则骨髓生化有源，骨骼才能得到骨髓的充分滋养而坚固有力。若肾精虚少，骨髓化源不足，不能濡养骨骼，便会出现骨骼脆弱乏力，引发骨质疏松。

　　（2）从肾论治机制分析：中医学的藏象不同于西医的解剖器官，不局限于单一器官的功能，而是一大组相互关联的生理功能的组合，它可以涉及西医多脏器、多系统的部分结构和功能。对中医学肾本质的现代研究证实，中医学的肾涉及内分泌、神经、免疫、生殖、代谢等多种功能，对全身的生理功能尤其是对人的生长、发育、壮盛、衰老及繁殖等均有重要的调控作用。正如《素问·上古天真论》所云："女子七岁，肾气盛，齿更发长……四七，筋骨坚，发长极，身体盛壮……七七，任脉虚，太冲脉衰少，天癸竭，地道不通，故形坏而无子也。丈夫八岁，肾气实，发长齿更……四八，筋骨隆盛，肌肉满壮……八八，天癸竭，精少，肾藏衰，形体皆极，则齿发去。"这里明确提出了肾气主宰着人体的生、长、壮、老、已，肾气的盛衰也决定着骨的强健与衰弱，这一论述与现代医学关于骨质疏松症发病年龄及其与性腺功能的衰退有关的认识是一致的。王际孝等按《素问·上古天真论》的记载，对 2473 例不同年龄组人群的骨密度进行测定，发现女子 7～21 岁、男子 8～24 岁骨密度随年龄增长而迅速增加；女子 49 岁（七七）、男子 56 岁（七八）以后骨密度随年龄增长而明显下降，这种结果同上述记载十分吻合。郭素华等对 2068 例 40～69 岁人群进行骨密度的检测，也发现肾虚证者骨密度明显低于无肾虚证者。以上研究均充分印证了中医学"肾主骨"理论及原发性骨质疏松症以肾虚为本的合理性。

现代医学认为，原发性骨质疏松症是全身性老年退行性改变在骨骼系统的反映，如内分泌、调节功能紊乱，以及老年人的代谢、免疫、消化、吸收功能的减退和营养状态、运动能力的下降等都是原发性骨质疏松症的危险因素。具体地如雌激素水平的下降，继发性甲状腺素的合成、分泌速率的改变，降钙素水平的下降以及钙的吸收不足，维生素 D 转化成活性维生素 D 的速率减慢等，均是引发骨质疏松症的直接原因。可见，原发性骨质疏松症是一个全身性疾病，而非单纯的骨代谢疾病。这一观点与中医学的肾虚发病说极为相似，中医学的肾虚几乎涵盖了上述所有的病理变化，这更证实了原发性骨质疏松症病本在肾虚的科学性。

现代医学虽然已经认识到人体整体的衰老是原发性骨质疏松症发生的根本原因，但目前对该病的防治却仍局限于局部发病环节的调整，如降钙素用以缓解降钙素水平的下降，从而抑制骨的吸收；雌激素用以对抗绝经后雌激素水平的下降；钙制剂可补充钙的吸收不足；骨形成刺激剂如氟制剂、甲状旁腺激素等可治疗骨的形成不足，等等。这种仅仅局限于纠正局部病理环节的治疗对于一个涉及多环节、多系统的全身性病变显然是不够全面的。而中医学用补肾法治疗本病与这种局部用药相比，就显得更为合理，因为中医学的肾藏涉及内分泌、免疫、神经、代谢、生殖等多种功能，以肾中精气为物质基础派生出的肾阴、肾阳两种功能是五脏阴阳的根本，对机体各种生理活动起着极为重要的协调作用，肾虚是衰老的根本原因，原发性骨质疏松症的肾虚发病说与西医对本病发病机制的总体认识是一致的，几乎涵盖了所有局部的病理环节，所以从肾入手，用补肾法治疗本病才是本病的根本治法，这也正体现了中医学注重整体观念，着眼于整体调整的特色。

2. 原发性骨质疏松症从肾虚血瘀论治　原发性骨质疏松症其病机是"肾虚"，治疗本病多用"补肾"方法。何冀川等认为，随着研究的深入，发现原发性骨质疏松症患者存在不同程度的瘀血症状、体征及病理改变，从而将活血化瘀法应用到原发性骨质疏松症的防治中。

（1）肾虚血瘀为基本病理改变：

1）肾虚——发病之本：肾为先天之本，人体生、长、壮、老、已与肾中精气密切相关。肾之精气为先天的生命物质，对于各脏腑器官的生理功能起着重要作用。随着年龄的增长，肾中精气逐步减少，人体脏腑的生理功能也逐步进入衰退阶段。《素问·上古天真论》就有男子以八为基数、女子以七为基数，肾中精气随着年龄的增长而衰退的自然规律和外在表现的论述。《素问·六节脏象论》："肾者主蛰，封藏之本，精之处也；其华在发，其充在骨。"即骨骼依赖于骨髓的滋养，骨髓又为肾中精气所化生，所以肾中精气的盛衰决定着骨骼生长发育的强健与衰弱。肾精充足则骨髓化生有源，骨得髓养而强健有力。人到老年，形体虚衰，或女子七七"天癸竭"后，肾中精气亏虚，冲任不足，骨髓乏源，则骨失所养而无力作强，正如《素问·生气通天论》言："肾气乃伤，高骨乃坏。"《素问·痿论》中有"骨枯髓减，发为骨痿"之说，阐发了骨痿之本在于肾，从根本上认识到"肾虚"是原发性骨质疏松症发病的原因。

现代研究表明，原发性骨质疏松症的发生，尤其是妇女绝经后骨质疏松症的发生与雌激素水平有着密切关系。雌激素可直接作用于人成骨细胞上的雌激素受体，改善骨代谢，减少骨丢失。卵巢功能减退，雌激素水平下降后由破骨细胞介导的高转换型的骨代谢加速了骨量丢失。破骨细胞是一种多核的骨吸收细胞，绝经后雌激素水平的下降、破骨细胞数量的增加是绝经后骨质疏松发病机制的重要环节。对男性骨质疏松患者的研究表明，雄激素、生长激素缺乏是发病的主要原因，并发现睾酮对骨的作用主要通过雌激素介导，即睾酮在芳香化酶的作用下转化为雌激素，进而提示雌激素减少在男性原发性骨质疏松症的发生过程中亦发挥着重要的作用。另一方面肾虚与骨代谢相关性研究表明，肾虚会使血清骨钙素等骨代谢指标发生异常，与正常人群比较差异有统计学意义。骨的代谢异常，骨密度降低，加剧骨的退行性改变。中医学中的"天癸"就有着性激素样作用，"天癸"的盛衰决定着骨量的增长、维持与丢失，而天癸的盛衰恰恰是由肾精所决定的。

2）血瘀——发病关键：原发性骨质疏松症患者"瘀血"的产生主要是因虚所致，尤其与年老肾衰关系密切。老年患者由于肾精不足，元气渐衰，血运缓慢，脉络瘀滞而成瘀；或年老肾阳不振，寒凝血瘀；或肾阴不足，虚热煎灼，血稠成瘀。《灵枢·天年》："血气虚，脉不通，真邪相攻，乱而相引，故中寿而尽也。"《灵枢·营卫生会》："老者之气血衰，其肌肉枯，气道涩。"这里的"脉不通""气道涩"均指血脉不通，血液运行不畅，从而骨失所养，则骨质稀疏脆弱，而见疼痛酸软诸症。

血瘀的病理表现是微循环障碍、血液流变学改变、血流动力学改变。原发性骨质疏松症患者甲皱微循环观察表明，该患者人群存在微循环障碍。另有研究表明女性的雌激素分泌过多和过少都可以导致"血瘀证"的形成。血液流变学和动力学的改变，使血液在小而纤细的骨滋养动脉中发生瘀滞，营养物质不能正常通过哈氏系统进入骨骼；并使组织间营养液的交换吸收出现障碍，导致骨骼各种营养成分形成不足，出现骨量减少，甚至发生骨质疏松。近年来的研究发现，微观分子生物学的改变与原发性骨质疏松症有密切关系，妇女绝经后血浆一氧化氮（NO）水平下降，内皮素（ET）水平明显上升，与正常妇女比较，差异有统计学意义。NO 和 ET 是血管内皮细胞分泌的一对作用于血管平滑肌相互拮抗、相互作用的血管活性物质，对调节血管舒缩状态和血流动力学有重要意义。绝经后雌激素水平下降，NO 和 ET 间平衡关系破坏，必然导致微循环血管舒缩功能紊乱，血管内皮受损及通透性改变而表现为血瘀证的特征。同时 ET 水平的上升与人体的老化有着密不可分的关系，骨密度值的变化与血浆 ET 水平呈显著的负相关。这就从微观分子生物学角度客观地证实了原发性骨质疏松症患者存在"血瘀"的病理改变。

（2）肾虚血瘀与补肾活血的应用：原发性骨质疏松症最常见的症状是腰膝酸软和疼痛，如《素问·长刺节论》之"病在骨，骨重不可举，骨髓酸痛"。原发性骨质疏松症的疼痛以腰背疼痛多见，多表现为疼痛持久，痛处固定不移，并有舌下络脉曲张，舌紫暗有瘀斑，口唇齿龈暗红等客观体征，这些特点符合血瘀的表现。原发性骨质疏松症引起疼痛的机制十分复杂，目前尚不明确。但近年来通过对骨质疏松患者骨组织形态测量学比较，发现骨质疏松患者骨小梁内有微血管的改变，所以认为微循环的变化参与骨小梁内部组织的改变而导致骨力学强度的下降。又有研究表明，原发性骨质疏松症患者骨小梁变细，数目减少，残存骨小梁负荷加重，骨小梁内有微血管的改变，一旦残存的骨小梁负荷超出其强度范围，就会产生骨小梁微细结构断折，形成显微骨折，微血管破裂，形成血窦，而使骨内部压力增高。运用中医学理论分析这一病理过程，即是骨内的离经之血，属中医学血瘀证的范畴。目前中医药治疗本病取得了一定的疗效，单纯"补肾壮骨"的治法，验之临床则疗效并不满意。但是加用活血的方法却取得了较好的临床效果。活血中药不仅可以减少破骨细胞生成，抑制骨吸收功能，还具有促进成骨细胞的生成，加速骨形成的功能，从而防治原发性骨质疏松症。如经研究表明丹参可增加成骨细胞数量、活性，抑制破骨母细胞向成熟破骨细胞转化，从而降低破骨细胞数目、活性；同时还可以促进骨胶原合成，加速骨形成的功能。

中医学研究原发性骨质疏松症应从"肾虚血瘀"立论。老年人"久病多瘀""多瘀多虚"是其基本的病理特点。肾虚血瘀即是一种生理过程，又是一种病理变化，是机体自然衰退、老化过程的重要组成部分。肾虚、血瘀二者并存，成为原发性骨质疏松症的基本病理改变。只有祛除瘀血，才可以化生新血，这对于深入研究原发性骨质疏松症的发病机制及防治都有着重要意义。从常用活血化瘀和补肾中药中筛选出最佳药物，合理配伍，发挥中医学优势，提高临床疗效。

3. 原发性骨质疏松症从脾肾论治　大多数医家认为，原发性骨质疏松症的病因病机主要是肾虚。然而朱运平却认为，其病不仅有肾虚的一面，也有脾虚的一面，并可兼有痰瘀阻脉的因素，故而提出了骨质疏松症的脾肾亏虚论。

（1）肾虚是本病的主要病机：中医学认为，"肾为先天之本"，"肾生骨髓"，"其充在骨"。骨的生长、发育、强劲、衰弱与肾精盛衰关系密切。肾精充足则骨髓生化有源，骨骼得以滋养而强健有力；肾精亏虚则骨髓生化无源，骨骼失养而萎弱无力。《灵枢·经络》："足少阴气绝，则骨枯……骨不濡则肉不能著也；骨肉不相亲则肉软却……发无泽者骨先死。"从根本上认识到肾虚是引起骨质疏松的主要病机。研究证明，肾虚证确有骨密度明显低下，证实了肾虚是骨质疏松的主要病机。现代医学目前对肾虚证的实质已经有了较明确的研究结果，主要在以下方面产生影响：①对免疫系统的影响。肾虚时细胞免疫、体液免疫、补体系统、网状内皮系统吞噬功能均有不同程度的降低，而影响骨代谢的局部调节因子多与此有关。②对内分泌系统的影响。肾虚时下丘脑-垂体-性腺（甲状腺、肾上腺、皮质）3 个靶腺轴功能紊乱，而且在不同靶腺、不同的环节均有不同程度紊乱。③对微量元素的影响。研究证实，微量元素锌对人体生长、发育起着很重要的作用，它主要在与生长、发育有关的酶系统和内分泌系统中富集而执行控制。缺锌会影响垂体促性腺激素的分泌，使垂体组织及血浆内促生长激素的含量减少，表现为性腺功能减退，发育不良。肾虚患者体内锌含量明显低于正常人。这一结果提示，肾虚含锌量降低，性腺功能低下，进而引起骨质疏松。

（2）脾虚是本病的重要病机：肾所藏之精包括先天之精和后天之精，先天之精禀受于父母，主生殖繁衍；后天之精来源于脾胃化生的水谷精微，主生长发育。肾与脾胃关系密切，肾为先天之本，脾为后天之本。肾精依赖脾精的滋养才源源不断地得以补充，若脾不运化，脾精不足，肾精乏源或肾精本虚，骨骼失养，则骨骼脆弱无力，终致骨质疏松症。

（3）痰瘀阻脉是本病的促进因素：痰瘀是人体的病理产物，同时阻滞人体正常气体运行。国内学者在对衰老机制的研究中，充分认识到痰瘀在衰老过程中的重要作用，认为肾虚是衰老的主要机制，而痰瘀加速了这一过程。对中老年人流行病学调查证明，除了具有虚损的见症，尚兼有痰浊、瘀血的表现。因此，痰瘀既可导致肾虚的产生及进一步衰竭，肾虚又因气化不及，气血失调而产生痰瘀，从而促进了骨质疏松的进一步产生。

（4）中医药治疗本病的机制：根据"肾主骨"的理论，肾虚是骨质疏松症的发病关键，现代医学研究表明，补肾疗法可以纠正机体免疫系统的功能低下，恢复下丘脑-垂体-靶腺器官的功能活动，促进骨钙沉积，抑制骨吸收，加快骨形成，延缓骨量丢失，升高骨矿含量和骨密度，达到治疗骨质疏松的目的。补肾中药治疗骨质疏松症作用机制可能是通过下面 3 条途径：①性激素样作用。实验表明，补肾中药可以提高去势大鼠血中 E_2 水平，使骨质丢失减少，这可能是通过兴奋垂体-肾上腺轴或性腺轴的功能实现的，也可能与补肾中药可以提高性腺上 E_2 受体敏感性或 E_2 受体数量有关。②增强成骨细胞活性，使骨量生成增强。实验表明，补肾中药可提高大鼠血中的骨钙素（BGP）含量，BGP 主要由新生的成骨细胞合成并释放入血中，BGP 测定数值的高低直接反映成骨细胞的活性，BGP 还可促进骨基质的成熟。③调节机体内环境微量元素的平衡，促进矿物质在骨中的沉积，进而发挥抗骨质疏松的作用。

4. 从脾肾论治骨质疏松症的神经-内分泌-免疫网络平衡机制　　骨质疏松症是一种以骨量降低、骨微结构破坏、骨脆性增加、骨强度下降、骨折风险增大为特征的全身性、代谢性骨骼系统疾病。近年来，随着全球人口老龄化的到来，骨质疏松症的发病率逐年增高，欧洲 50 岁以上人群中，男性发病率为 5.9%～7.2%，女性为 19.1%～23.5%，已然成为影响老年人口生活质量的重大公共卫生问题，也是中医药防治骨病研究的热点和难点。中医学理论认为，肾为先天之本主骨生髓，肾虚则骨枯髓削，脾为后天之本主运化气血充养四肢百骸，脾虚则气血乏源筋骨失养，脾肾同病，发于筋骨，终致骨痿（骨质疏松）。因此也确立了"脾肾亏虚、骨枯髓空、骨肉不相亲"的病机关键，治疗多从脾肾论治。尽管经过长期的临床实践证实，从脾肾论治骨质疏松确实行之有效，但尚缺乏有力的分子生物学依据解释其作用机制。董万涛等结合引用 NEI 网络对骨代谢的调控作用，探讨揭示从脾肾论治骨质疏松的分子生物学机制，旨在为中医药防治原发性骨质疏松症提供客观的分子生物学依据。

（1）从脾肾论治骨质疏松的机制：骨质疏松属中医学"骨痿""虚劳"等范畴，病位在骨，脏属脾肾，病性多虚，而与肝、胃、肺等关系密切，其中，"脾肾亏虚-骨枯髓空-骨肉不相亲-骨痿"是其病机关键。中医学理论认为，肾藏精，生髓主骨，虚则髓空骨枯，痿不任身，脾主运化，合肌肉主四肢，虚则气血生化乏源，肌肉瘦削枯萎，肢体倦怠无力。脾肾为先后天之本，生理上相互资生促进，病理上亦相互影响，脾虚失运，则无以滋养先天肾精，肾精乏源则无以温化后天脾运，脾肾同病而骨枯肉却，终致骨痿、虚劳。相关理论在中医典籍中多有论述，《难经·二十四难》"足少阴气绝即骨枯。少阴者冬脉也，伏行而温于骨髓，故骨髓不温，即肉不着骨，骨肉不相亲……无润泽者，骨先死"即是对"骨枯髓空""骨肉不相亲"导致骨质疏松（骨痿）的精辟阐释。根据法因证立，方随法出的辨治思路，各代医家多取补益清虚之法，从脾肾论治，"治痿独取阳明"即是其治法总则，处方遣药也多选虎潜丸、六味地黄丸、牛膝、巴戟天等方药滋补脾肾，充髓泽骨。

（2）从脾肾论治骨质疏松的现代研究：脾肾两大功能集团之间密切的生理病理联系表现在骨质疏松的发生发展，其实质是骨肌结构与功能的破坏，脾肾同治的治疗理念也是着眼于对骨肌结构与功能的调节。近年来，大量研究显示补肾健脾方药可通过调节骨代谢相关基因、细胞因子、信号通路等发挥治疗作用。邓伟民等研究发现，补肾健脾化瘀方药（淫羊藿、鹿角胶、龟甲胶、生地黄、骨碎补、山药）可下调骨髓内环境中 ERRα mRNA 表达，上调 PGC-1α mRNA 表达，从而发挥抑制破骨细胞活性，促进成骨细胞活性的作用，达到治疗目的。相关药理与临床研究发现，熟地黄、淫羊藿、白术、泽泻等补肾健脾中药可通过抑制成骨细胞对 IL-1、IL-6、PG_{E2} 等破骨细胞活性刺激因子的分泌，进而抑制骨吸收，同时通过上调血清雌激素水平，促进骨形成，改善骨密度，达到治疗目的。此外，骨肌系统作为机体的重要功能单元，与其物质结构（骨）相互依存，相互影响，是骨质疏松的发生发展的机制之一。人体通过肌肉收缩带动骨骼产生运动，长期适量的运动，可以促进骨肌循环，增强营养物质的代谢。同时，有助于增强肌力和身体的平衡协调性，提高机体自我调控功能，维持对骨骼的应力刺激。根据 Woolf 理论，骨骼的质和量与其所处的应力环境密不可分，而骨肌运动功能是其纽带，任何影响机体运动的因素均可反映在骨质与量的变化，正所谓生命不止，运动不息。余根秀等研究显示，中等强度的上肢运动能减少去势大鼠椎体骨量丢失，减缓骨质量的降低速度，有助于防治骨质疏松。研究发现，退役运动员发生脆性骨折的风险明显低于预期值，即就是说年轻时由于运动所带来对骨骼生长的应力刺激，可降低老年时脆性骨折的发生率。

（3）NEI 网络对骨代谢的调控机制：NEI 网络主要研究神经、内分泌、免疫等人体三大调节系统通过激素、神经递质、细胞因子等"共同语言"对各种内外环境刺激进行联动调节防卫的机制，三者之间各司其职且互补促进，共同参与维护机体内环境的稳定，而人体活跃的骨代谢也同样直接或间接接受NEI 网络的调控。刘锡仪等通过毁损大鼠下丘脑弓状核的方法成功制备骨质疏松动物模型，并运用此模型研究弓状核神经细胞对骨代谢的调控作用，发现弓状核神经细胞可促进性腺激素和生长激素的分泌，经过处理的弓状核细胞丧失了这种作用，即下丘脑-垂体-性腺（甲状腺、肾上腺）3 个靶腺轴功能紊乱，表现为激素水平低落，导致骨质疏松发生。此外，弓状核也可通过影响机体免疫功能参与调控骨代谢。研究显示，免疫细胞和骨细胞源于相同的祖细胞，其分化受相同的支持细胞驱动，机体免疫系统可通过多种途径调节成骨细胞与破骨细胞的平衡，包括免疫细胞本身作为破骨细胞的前体细胞参与骨代谢。鞠大宏等从 NEI 网络调节的角度研究了去卵巢大鼠致骨质疏松的机制，结果显示雌激素缺乏除直接使骨吸收增加外，还使 NEI 网络发生了紊乱，导致对骨代谢有直接或间接作用的细胞因子和激素含量或活性发生了改变，这种改变使骨形成和骨吸收均有增加，而以促进骨吸收的因素表现显著，导致骨质疏松的发生。因此，可以认为 NEI 网络的部分功能在一定程度上体现了骨质疏松发生发展的机制，对防治骨质疏松具有重要的意义。

（4）脾肾同治骨质疏松症中 NEI 骨代谢调控：NEI 网络调控秉承现代医学"元素中心论"建立，而中医学理论秉承"系统中心论"建立，两者均强调机体的整体性和时空性特点，各种激素、细胞因子、神经递质等信使不仅是神经、内分泌、免疫三大系统的"共同语言"，同时也是中西医交融的结合点或共通点。近年来，鉴于脾肾两脏和 NEI 网络调控在骨质疏松发生发展机制中的重要作用，国内学者开展了大量的研究，试图揭示两者之间可能存在的神秘关系。研究显示，当脾肾亏虚时，机体下丘脑

-垂体-靶腺轴（性腺、甲状腺、肾上腺）发生不同层次紊乱，包括自主神经功能和胃肠激素分泌紊乱以及免疫系统功能低下等改变，而中医针、药疗法可通过调节 5-羟色胺、雌激素、雄激素、生长激素、ACTH、T 细胞亚群等的信使，实现对下丘脑-垂体-性腺（HPA）轴的良性调节作用。刘海全等研究认为补肾中药淫羊藿含药血清可抑制原发性骨质疏松症大鼠 MSCs 及其在成脂分化过程中 PPARγmRNA 的表达，从而抑制 MSCs 成脂分化，以防治原发性骨质疏松症。胡娜等研究认为脾虚的发生发展与一系列神经肽、内分泌激素、免疫细胞因子异常释放有关，而健脾益气升阳药能调节神经肽 Y、白介素 2（IL-2）、促甲状腺激素（TSH）等含量变化。

脾肾两脏与 NEI 网络调控在骨质疏松发生机制中均有重要作用，基于脾肾同治法的中医针药治疗可调衡 NEI 网络紊乱，进而影响成骨细胞、破骨细胞活性，影响骨代谢，达到防治骨质疏松的目的。

5. 骨质疏松症从肺脾肾论治　骨质疏松症分为原发性和继发性，临床主要特征为骨含量减少、骨结构破坏，以致骨的脆性增加、骨折发生风险升高，是一种全身性退化性骨病。骨质疏松症的主要危害在于出现病理性骨折时不论患处是否是承重骨，如胸腰椎或骨盆，或不慎跌倒后致伤的肱、腕骨等，均可使患者长期卧床，并进一步引发褥疮、感染、血管栓塞等并发症，增加死亡风险。因此对于骨质疏松症患者早期积极防治尤为重要。目前，西医学关于骨质疏松症的治疗尚存在较多局限性，并不能很好改善患者的症状及预后。余文雯等在此从骨质疏松症中医学病因病机及治疗方法入手，探究中医学防治骨质疏松症的理论基础和疗效。

（1）骨质疏松症的病因病机：骨质疏松症在中医学中无直接对应的疾病，从临床表现分析，最典型的症状有疼痛、脊柱变形及骨折。其中疼痛特点为腰背部、膝关节乃至全身骨关节疼痛，负重或活动后可加重，严重时影响活动，这一特征属中医学"骨痹"范畴。脊柱变形表现为驼背、身高缩短、脊柱侧弯等，严重时改变胸腔及腹腔结构，影响心肺等脏器功能；骨折则是非暴力性骨折，亦称脆性骨折，在简单的日常活动中即可发生，这一特征属中医学"大偻""骨痿"范畴。分析其病因病机如下。

1）肾虚髓减：中医学认为，肾主骨生髓，藏精于骨髓之中。《素问·阴阳应象大论》指出"肾生骨髓"，肾精充足，骨髓得之濡养，方能坚固。《素问·痿论》："肾气热，则腰脊不举，骨枯而髓减，发为骨痿。"没有肾精充养，髓质减少，骨腔内空虚，就会出现痹痛、骨痿，这一点同西医学中骨质疏松症的病理切合。西医学研究，骨质疏松症的病理特点为骨矿物质及有机基质成分总量均减少，骨小梁大小及数目缩减，骨腔内微结构改变。可见肾虚是骨质疏松症的根本病机。肾为先天之本，《灵枢·经脉》："人始生，先成精，精成而脑髓生，骨为干。"故者，生之本也，若元精充足，则真气充盛，形体健壮，抗病力强；如不足，则元精、真气亏虚，形体虚衰，易于为病，可见先天肾精之充足与否与本病的发生密切相关。西医学中关于骨质疏松症的病因亦提出了遗传因素的说法，研究发现骨密度具有 50%～80% 的遗传特性，BMI、绝经年龄、骨转换率、性激素受体等与骨质疏松症相关的因素也具有遗传性。

骨质疏松症的发病率与年龄相关。肾精作为先天之元精，能调控人之生长发育、生殖功能等，骨功能亦在其中。肾精是否充足决定了人们壮年时的骨量。骨质疏松症之肾虚基础亦与神经-内分泌-免疫网络有关，其中内分泌方面涉及雌激素、雄激素、甲状旁腺激素、生长激素等多种内分泌因素。董万涛等对骨痿"骨枯髓空"的病机与神经-内分泌-免疫网络的相关性进行了阐述，为"肾主骨"理论及补肾法治疗骨质疏松症提供了病理基础。张玉英等对 90 例符合肾阳虚证型的骨质疏松症患者进行检测，发现受试者骨钙素、总 I 型胶原延长肽、维生素 D_3 等水平的下降程度随肾阳虚程度呈正相关。以上研究证实了肾虚与骨质疏松症的病理联系。

2）脾虚不荣：脾者，主运化水谷，为气血化生之源，与肾相对，为后天之本。骨髓之充养除先天肾精以外，还取决于后天吸收之气血津液是否充足，二者相互资助补给。《灵枢·决气》："谷入气满，淖泽注于骨。"若脾不能运，气血亏虚，则易成此病。李东垣在《脾胃论·脾胃盛衰论》中首次提出"骨蚀"的概念："脾病则下流乘肾……是为骨蚀，令人骨髓空虚，足不能履地。"从病机和症状描述来看，"骨蚀"的含义与骨质疏松症基本一致。李杲认为，脾土与肾水的关系极为重要，骨质疏松症的发病与这一关系的失衡密切相关，更指出"骨蚀"的证候为"阴盛阳虚"，治则当以益气升阳为主。从西医学角度研究，发现人们的生活方式与骨质疏松症密切相关，营养不足、运动缺乏、嗜烟嗜酒等均为骨质疏松症的病因。由于钙、磷、镁、蛋白质、维生素 D 等营养物质的需求增加，或摄入及吸收减少，导致了骨质疏松症的发生。按中医学脾主运化水谷精微的生理功能，营养不足、嗜烟嗜酒等均与脾之运化功能相关。何劲等对脾本质的现代研究进行概述，提出中医学所说的脾脏功能可大致类比于现代医学中的消化、代谢、免疫、内分泌等系统，与前文所述神经-内分泌-免疫网络学说相对应，亦印证了脾虚可致骨质疏松症发生的理论。

3) 肺热津亏：肺者，为华盖之脏，主朝百脉，如雾露之溉，输注气血津液至机体周身。《素问·痿论》："五藏因肺热叶焦发为痿躄。"可知五脏之痿皆从肺起，根本病机在于肺热津亏。当肺遇邪气，或因内源化热，煎迫肺叶，以其为娇脏，不耐寒热，肺气郁而不畅，气血津液不能输布于周身，则五脏失其濡养而各成痿躄，出现筋脉痿软、肌肉不仁、骨节疼痛、足不能支等症状。当邪热逐脏传变，侵入肾脏，或因长途跋涉劳累、房劳所耗等，邪热客肾，水不胜火，煎熬肾精，故渐成"骨枯髓虚"之势，发为骨痿。

（2）骨质疏松症的治疗方法：

1) 补肾填髓：骨质疏松症与肾之关系最为密切，可知骨痿者当以补肾益精填髓为要。虽《内经》中对骨痿的病因病机有详细记录，但并未提供任何方药，均由后世医家所补充。历代医家常用补肾填髓之法，大量使用补益类药物，且因本病病程长，本质为虚证，故多制丸剂，令肾精充足、肾气稳固，骨髓得养而痿能得愈。具体又有补肾壮阳、滋养肾阴、益肾填精等区分，其中有代表性者，如宋太医院《圣济总录·肾脏虚损骨痿羸瘦》中治疗骨痿的方剂达 10 余首，各有侧重，如治"气引膀胱连腰膝痛者"之补骨脂丸、治"脐腹冷痛……夜多梦泄"之巴戟天丸、治"昼夜掣痛"之菟丝子丸、治"头目昏沉，时忽旋晕"之鹿茸丸等。刘完素《素问·病机气宜保命集》中提到"虚损之疾寒热，因虚而损也……损于肾，骨痿不能起于床"。并拟金刚丸、牛膝丸、煨肾丸等，以牛膝、杜仲、肉苁蓉、菟丝子等补肾壮骨药为末，以酒煮猪腰为丸。费伯雄《医醇剩义》中拟滋阴补髓汤，从肾气热立论，方以知柏地黄为底，加龟甲、虎骨、猪脊髓等血肉有情之品，适用于肾阴虚为主之骨痿。现代医家亦有自制成药者，刘庆思等认为"多虚多瘀"为骨痿的病理特点，脾肾之虚兼而有之，但肾虚为主，故制肾康口服液，以补骨脂为君，淫羊藿、肉苁蓉为臣，佐以黄芪、当归、丹参等，全方有益肾健脾活血之效。

2) 健脾益肾：张仲景《金匮要略·血痹虚劳病脉证并治》中拟薯蓣丸，用于虚劳诸不足，风气百疾。观全方以薯蓣为君，补脾益肾，党参、茯苓、白术、当归等补其气血，生姜、甘草、大枣、白芍等益营卫，桂枝、防风、柴胡、桔梗等去风行气，是补中央以灌四旁之意，确宜用于脾肾亏虚之骨痿。陈树清等纳入 85 例绝经后骨质疏松症患者并分两组，均给予钙尔奇口服，观察组加服固肾健脾方，治疗后检测两组受试者血清，发现观察组内脂素较治疗前及对照组明显降低，具统计学意义（$P < 0.05$），证明固肾健脾方可有效调节绝经后妇女内脂素水平，从而延缓成骨细胞凋亡。

3) 清泻肺肾：朱震亨《丹溪心法》拟虎潜丸。白虎位处西方属金，将金潜于水中，是清泻肺热、调理肺肾之意，故以苦寒黄柏为君，虎骨强筋壮骨，熟地黄、龟甲味厚生阴，知母清肺，白芍、锁阳补血养肝，全方共奏泻肾滋阴、正骨柔筋之效。此方之法为后世清泻肺肾一派之基本法则。陈士铎《辨证玉函》提出"上痿"与"下痿"的概念："上痿者非手痿之论，乃肺气与阳明之病也，其症必咳嗽、吐脓、吐痰……治法不可与下痿之病同治也。"他针对两病之不同，分别拟起痿上清丹及坚骨起痿丹。两方均以清补阳明为要，但起痿上清丹以清散肺胃之火为旨，不设补肾药物，而坚骨起痿丹则加入熟地黄、山茱萸、牛膝等品。孙文胤拟润肺扶气汤，以四君子加麦冬、百合、五味子、生地黄等凉润之品，治痿症之肺枯气弱者。

4) 针刺治疗：《内经》中提到了痿症的治疗大法"治痿者独取阳明"。指出当以针刺治疗为主："各补其荥而通其俞，调其虚实，和其逆顺。"对于阳明经之虚热者，当以补荥为要，而经络脉二十七气所行皆在五俞，此为补其荥而通其俞之道。《灵枢·邪气藏府病形》："肾脉……微滑为骨痿。"所谓滑者，内有热也，此处与骨痿"肾气热"的病机相合，故治疗之原则为泻其热，"刺滑者，疾发针而浅内之，以泻其阳气而去其热。"凡针刺治疗者，均可依据此大法。现代医家对针刺治疗骨质疏松症的机制和疗效进行了多种研究，徐俊涛等对纳入的9篇文献进行Meta分析，结果显示，针刺不仅可改善老年性骨质疏松的骨痛症状，还可在一定程度上提高骨密度，临床效果显著。农泽宁等使用温针灸法治疗骨质疏松症及骨量减少患者，与口服维D钙片之对照组相比，治疗3个月后，结果显示，观察组在改善临床症状、调节骨代谢、提高激素水平及骨密度方面均较对照组有明显的优势。

随着老龄化社会的到来，骨质疏松症的发病率呈升高趋势。按中医学理论，实证易去，虚证难调，对于这样的慢性病而言，其复杂性与难治性是毋庸置疑的，在治疗中，不应只看到单一脏腑对病情的作用。据上文总结，骨质疏松症主要涉及肺、脾、肾三脏，故治疗上可根据患者病情侧重治疗。

6. 老年性骨质疏松症肾虚病理基础　老年性骨质疏松症是原发性骨质疏松症的一种常见类型，是老年人常见而又容易被忽视的代谢性骨病。因其发病率高，病程呈隐袭性，具有"潜证"的特点，故其危害性极大，常常是老年人发生骨折及其他并发症的重要原因之一。据报道，骨质疏松症在老年人（≥60岁）的发病率为25%～70%，尤以老年妇女常见。随着人类寿命的延长，老龄人口的增加，本病的发病率将日益增多，防治骨质疏松症也将成为严峻的医学课题。根据中医学"肾藏精，主骨生髓"的理论，马斌认为：老年性骨质疏松症的发病原因主要是肾虚。

（1）肾虚是老年性骨质疏松症的病理基础：骨质疏松症是单位体积内骨组织总量（有机物和无机盐）即骨量的绝对减少，使骨的结构改变和功能发生变化，且有周围骨骼疼痛，体态变形，易发生骨折的病变。其形态学特点为：骨皮质变薄，骨小梁变细，数目减少，骨密度降低，骨髓腔增大。由于人到老年，随着身体生理功能日渐衰退，骨钙的合成与吸收失去平衡，引起不同程度的骨钙含量降低而致骨质疏松。目前老年性骨质疏松的病因尚不十分明确，但一般认为并非单纯的骨生理老化，而是基于骨生理老化并加上其他多种因素共同作用的结果。

其一，钙的缺乏，是其最重要的原因之一。随着年老，肾合成的活性维生素D减少，肠钙吸收能力下降而致血钙下降。但人体为了维持生理活动的需要，仍需不断地消耗血钙，于是动用骨盐形式存在的钙储备，使钙从骨中释出。

其二，内分泌功能的紊乱，无论男女，性激素分泌不足均可引起骨质疏松。实验研究已经证明：雌激素、雄激素、孕激素对于抑制骨吸收，促进骨生长而维持骨量起重要作用。其中，雌激素的减少，尤为重要。另外，其他激素如生长激素、肾上腺皮质激素、甲状腺素胰岛素及前列腺素等对骨量均有影响。

其三，营养缺乏，如果蛋白质缺乏，可引起骨基质蛋白的合成不足。

其四，运动不足，体力活动减少和废用是骨量丢失的重要原因。增龄性肌力减退对骨骼产生的机械力刺激也逐年减弱，可致增龄性骨钙丢失。

其五，其他因素，如种族地区、饮食习惯、年龄、身高、体重、遗传免疫、烟酒嗜好等均与骨质疏松有关。总之，骨质疏松症的发病原因较复杂，并非单一因素引起，而是多种因素的综合作用所致。

中医学认为，"肾藏精，主骨生髓"。髓藏于骨腔之内，滋养骨骼，所以骨的生长、发育均依赖于肾脏精气的滋养与推动，骨之强劲与脆弱是肾中精气盛衰的重要标志。肾中精气充盈，则骨髓生化有源骨才能得到骨髓的滋养，骨矿含量正常而骨强健有力。老年人由于肾气衰，肾精虚少，骨髓化源足，不能营养骨骼而致骨髓空虚，骨矿含量下降，因而发生骨质疏松。现代医学通过对正常人的骨矿含量变化规律的研究表明：人体骨矿含量随着年龄呈阶段性变化规律是和肾之精气盛衰密切相关的。这与中医学《内经》论及骨骼生长、发育及骨的强劲、脆弱规律基本一致。这也充分说明中医学有关"肾藏精，主骨生髓"的理论是正确的和科学的。

肾在骨骼生长、发育及与骨的强劲脆弱有着重要的作用，骨矿含量下降是骨质疏松的标志，患老年性骨质疏松症是由肾"精气皆竭"的结果。肾气衰，阴阳失调，使骨胶原与钙磷代谢不得肾精气的滋养，而造成骨质疏松。老年性骨质疏松症临床最常见的症状有腰背痛，脚膝酸软，全身乏力，不耐久立与劳作，脊柱侧弯或驼背等。这与中医肾虚证的临床表现也极为相似。《素问·痿论》："肾气热，则腰脊不举，骨枯而髓减，发为骨痿。"张锡纯："肾虚者，其督脉必虚，是以腰痛。"就病变部位而言均在腰背部，就病症而言均为肾虚所致。

现代医学对肾的研究表明：肾虚者有下丘脑-垂体-性腺轴功能的减退，性激素水平下降进而引起成骨功能的下降，使单位体积内骨组织含量减少，发生骨质疏松。可见骨质疏松与肾虚是相吻合的。现代医学证明肾脏、脊髓和脑内均有催乳素样免疫阳性物质和催乳素受体的存在。中医学认为肾藏精，除生骨髓外，还生脊髓和脑髓，脊髓上通于脑，肾主骨的作用可能是通过催乳素间接实现的。有研究结果表明，老年性骨质疏松症肾功能不全患者血清锰（Mn）、锌（Zn）、镁（Mg）明显降低，并与骨矿密度（BMD）有相关性。而 Mn、Zn、Mg 为中医肾精的重要物质基础，可见肾功能不全患者的骨质疏松与肾虚有密切关系。近年来有人就其他脏器亏损对骨质疏松是否有影响作的研究结果提示：肾虚证较之肺虚证及脾虚证，骨密度下降更明显。现代医学最新的研究表明，中医学肾与神经内分泌、免疫有密切的关系。肾虚证的实质表现为垂体、甲状腺、肾上腺皮质、性腺等腺体呈退行性病变。下丘脑-垂体-靶腺轴的功能低下的临床表现很多与骨矿含量减少的病理是一致的。因此，肾虚是老年性骨质疏松症发生的主要病理生理学基础。

（2）老年性骨质疏松症当从肾论治：骨质疏松是病因复杂的多因素的疾病，其治疗目的，在于抑制破骨细胞或刺激成骨细胞以改善两者的平衡，阻止骨量的减少，或增加骨量。目前，抑制骨吸收的药物有钙、雌激素、降钙素、活性维生素 D、异丙氧黄酮等。促进骨生成的药物有甲状旁腺激素、生长激素、维生素 K₂、雄激素等。这些药物或因长期应用而引起严重并发症，或因大量使用有明显副作用，或因价格昂贵难以普及或因疗效不确切，剂量难以掌握等问题，均非本病治疗的理想药物。根据中医学"肾藏精，主骨，生髓"的理论，以及老年人存在肾虚的事实，提示治疗骨质疏松症应当从中医学补肾入手。现代医学实验研究表明，补肾疗法能改善大鼠骨质疏松状态，使骨小梁增多、粗大，通过方药治疗大白鼠体内雌激素水平升高。现代药理学的研究表明补肾中药能同时多层次地调节下丘脑-垂体-性腺轴的功能，传统壮阳中药如鹿茸、人参、淫羊藿、菟丝子、蛇床子、海马、蛤蜊、海狗肾等均具有性激素或促进腺激素样作用。六味地黄丸能使皮质激素的合成分泌增加。近年来有人运用补肾法对骨质疏松症进行治疗取得了较好的疗效。以补肾中药治疗骨质疏松症的结果显示：肾虚症状明显改善，骨密度测定也有所提高。从而说明中药有良好的抑制骨丧失的作用，并可改善临床症状，延缓骨质疏松的发展。在运用中西药治疗骨质疏松的结果表明，补肾中药也可使血清雌酮降低，雌二醇升高，血磷及桡骨骨密度（BMD）增加。提示补肾中药具有调节性腺轴的作用，改善神经内分泌的功能，具有延缓和治疗骨质疏松的作用，而西药己烯雌酚只有预防作用而无治疗作用。

综上所述，老年性骨质疏松与肾虚有密切的关系，中医学有关"肾藏精，主骨生髓"的理论为防治老年性骨质疏松症奠定了理论基础，补肾中药治疗骨质疏松症具有确切疗效而同时无西药副作用。

7. 从"天癸竭"论补肾治疗绝经后骨质疏松症　天癸，始见于《素问·上古天真论》。其阐明了女性天癸由"至"转"盛"变"衰"到"竭"的全过程，决定了女性的生、长、壮、老，从 7 岁到 49 岁，每 7 岁为一分度，"七七天癸竭"大体为女性绝经前后。绝经后骨质疏松症（PMOP）为Ⅰ型原发性骨质疏松，指绝经后女性因卵巢功能衰退、雌激素水平下降而导致体内骨吸收大于骨形成，在绝经后 5～10 年内出现以全身骨量减少和骨显微结构破坏为特征的一种代谢性疾病。天癸学说内涵涉及广泛，具有极高的临床应用指导价值，而当前对天癸的研究多集中在妇科领域，仍有更多领域值得深入研究。彭勋潜探讨了"天癸竭"与绝经后骨质疏松症发病的相关性，解析了补肾法治疗绝经后骨质疏松症的相关依据。

（1）天癸本质探讨：天癸作为中医学独有的一个重要概念，却始终没有确切的定义，关于其本质，张建伟等整理发现，有"肾间动气说"（《金匮要略》）；"精气说"（杨上善）；"天一之阴气说"（《类经三卷·藏象类十三》）；"天真降气说"（《妇人大全良方》及《女科经纶》）；"元阴元精说"（《类经·藏象类》）；"男精女血说"（《保命·歌括》）；"真精、肾水、阴精说"（《沈氏女科辑要笺正》）及《医宗金鉴》所讲的月经代名词。尽管历代医家认识不一，但主流认为与阴精、肾水、精血等相关，是肾中精气充盈到一定程度化生的精微物质，故天癸的至与竭直接反应肾中精气的盛与衰。但天癸的产生不单依赖于肾，需五脏协同作用，张锁等认为"肾泌天癸，肝疏天癸，心通天癸，脾养天癸，肺和天癸"。天癸主要通过冲任二脉发挥其对人体生长、发育及生殖功能的影响，是调节人体生长、生殖、发育、衰老的主要物质，它既不属于肾之所全化生之精气，亦不全潜藏于肾之中，但它与肾等脏腑和奇经八脉有着密切的联系，肾精亏虚是天癸竭的根本原因。现代医家对天癸的本质研究大体上认为天癸类似于"下丘脑-垂体-性腺轴"，有类激素作用。功能内容包涵人体促性腺激素及性激素系统，以及促性腺激素释放激素的功能。

（2）PMOP的中医学认识：PMOP属于中医学的"骨痿""骨痹""骨枯"等范畴，病位在骨，与肾关系最为密切，肾精不足是本病的首要病机，肾虚骨痿是基本病理状态。徐娟等指出本病属本虚标实之证，肾虚、脾虚、肝虚为本，血瘀、痰浊为标，强调肾虚是最主要的病机。中医学认为"肾藏精主骨生髓"，骨的生长发育、髓质的充盛有赖于充足的肾精，肾精充足，骨髓化生有源，骨质充盈而骨密度得以正常维系。

（3）"天癸竭"与PMOP：一项采用多阶段整群随机抽样方法展开的横断面研究显示女性绝经年龄平均为（47.9±3.3）岁，正是《素问·上古天真论》所述的"七七天癸竭"之时。王元英等的研究发现，随着年龄的增长，骨密度BMD、BMC和T值逐渐降低，年龄与骨量正常比例负相关，与骨量减少及骨质疏松比例正相关，且50岁为变化明显的分界线。这一研究结果与天癸至竭变化规律不谋而合。此外，支英杰等研究指出大部分正常女性骨峰值在30～35岁，这与女子"四七筋骨坚"亦有较高吻合度。上述研究可见天癸与骨密度联系密切，"天癸竭"相当于下丘脑-垂体-性腺轴功能衰退，雌激素水平衰减。吴佳莹等研究指出，雌激素对破骨细胞所致的骨吸收有明显的抑制作用，绝经后妇女雌激素水平大幅度降低，使雌激素对骨吸收的抑制作用明显减弱，进而导致骨质疏松症的发生。可见"天癸竭"与PMOP存在一定的病理关联，天癸将绝是PMOP发病不可忽略的重要原因，其盛衰与PMOP发病密切相关。

"天癸至"是冲任充盈的必要条件，任通冲盛是天癸物质作用的结果，冲任二脉气血流通，才能使月经来潮，因此"天癸竭"则月经绝，进而发生PMOP。一项关于绝经后妇女骨质疏松程度与肾虚证型关系的研究认为，女子七七天癸竭是PMOP发生的根本原因。"天癸竭"主要表现为肾阴虚、肾阳虚或阴阳俱虚等肾虚临床表现，研究发现骨质疏松与"天癸竭"临床表现一致。

"天癸竭"与PMOP有密切联系。"天癸至，月事以时下；天癸竭，地道不通"表明女子月经来潮、绝经与天癸关系密切，女性到了绝经年龄，天癸竭，肾精逐渐衰减，骨髓化生无源，髓虚则骨枯，骨密度大大减低，最终导致发生骨质疏松。

（4）补肾调天癸治PMOP：当前，西医治疗PMOP主要用雌激素、钙剂、双磷酸盐等抑制骨吸收；氧化物、雄激素、激素等促进骨形成。然而雌激素长期应用使心脏病及其他疾病，如静脉血栓风险明显增加，加之其他治疗药物成本较高等原因导致临床应用局限性。相比之下中医药辨证论治注重整体兼顾，且成本低，副作用小，有宝贵的应用价值。

既然"天癸竭"可致PMOP，天癸又赖于肾精化生，那么通过补肾调节天癸来防治PMOP则为核心治法。补肾中药直接针对"天癸竭"病机，且能调节体内的钙、磷的代谢，从而达到提高骨密度作用。吴海洋等通过对2000—2013年间用于治疗PMOP的91首疗效较为确切的验方进行统计分析发现，淫羊藿、杜仲、骨碎补等补肾药为治疗PMOP的核心中药且疗效确切。已有研究证实补肾中药具有类激素作用，通过调节下丘脑-垂体-性腺轴防治骨质疏松症，天癸功能类似下丘脑-垂体-性腺轴，补肾中药正是通过调节天癸盈亏达到防治PMOP的目的。

天癸失充、失达、失序或失调均会导致临床疾病，PMOP可认为是一种天癸病。天癸病的治疗在"补肾调冲任"治则的基础上，应当结合脏腑辨证和经络辨证予以增减，进一步强调了补肾法作为基础治疗的重要性。

8. 补肾治疗骨质疏松症之药理　骨质疏松症的病因、发病机制与肾虚关系密切，故补肾为其常用法则。

（1）肾虚与骨质疏松：《素问·痿论》"骨枯而髓虚，故足不任身，发为骨痿"。此说明由于肾中精气亏虚，导致肾无所充，其髓自虚而不养骨，形成骨痿。临床以足不能支撑身体，行动困难为其特征表现。另外，在《素问·阴阳应象大论》中有"肾生骨髓……在体为骨……恐伤肾"之论，提示情志过激，惊恐过度伤肾，使肾不生骨髓可引发骨痿。《灵枢·经脉》："足少阴气绝则骨枯，故骨不濡，则肉不能著也，骨肉不相亲则肉软却。"论述了肾中精气亏乏，不能充髓养骨的病机，提出了骨痿的另一重要表现：肌肉瘦削不丰，肢体软弱无力。骨痹作为骨质疏松的另一归属，《内经》中有较确切的论述。《素问·长刺节论》："病在骨，骨重不可举，骨髓酸痛，寒气至，名曰骨痹"是对寒邪入骨引发骨痹的论述。根据《素问·痹论》"风寒湿三气杂至合而为痹"条，可知骨痹必兼风邪与湿邪为患，当属以寒邪为主的痹证——寒痹。寒痹亦称为痛痹，故本条症状当以骨髓酸痛为最突出，并有骨重不可举的症状。太阳主一身之表，《素问·四时刺逆论》"太阳有余，病骨痹身重"是说太阳经受邪可引起痹。太阳属阳热有余之经，最易被热邪所伤；既有"身重"必兼受湿邪。故本条论述的是湿热之邪侵及人体引发骨痹的事实。根据中医学基本理论，肾主封藏，主骨生髓，纯虚而无实证。骨痹的发生实际上是以肾虚为其内在条件的。正气存内邪不可干，没有肾虚的前提，骨痹就失去了发病的基础。前两条所论骨痹，就是在肾虚的基础上形成的肾虚寒湿骨痹及肾虚湿热骨痹。《素问·至真要大论》："太阴司天，湿淫所胜……胕肿骨痛阴痹。阴痹者按之不得，腰脊头项痛，时眩……本于肾。"论中"阴痹"，参前后文所述症状，可知其实际上是指骨痹。因此，本论所述当属肾虚感受湿邪所致的骨痹疼痛。《素问·宣明五气》之"骨痹不已，复感于邪，内舍于肾"是对本有肾虚骨痹，失于医治，又感受邪气再伤肾脏的论述。如果没有"肾虚"作基础，复感之邪为何能不经过太阳、太阴等再入于肾，而是直接"内舍于肾"呢？因此虽然《内经》中未明言肾虚是骨痹的基础，但从其条文中及中医理论来看，骨痹的发生必有肾虚。由此看来，肾虚是骨痹产生的内在基础，感受风寒湿热之邪入骨是骨痹的诱发因素。综观以上论述可知，骨质疏松症无论属骨痿还是骨痹，均以肾虚为其内因。

肾精不足，失于养骨是骨质疏松发病的关键。肾为先天之本，主骨藏精。肾中之精包括先天之精与后天之精。肾所藏之精为其主骨功能的实质体现和物质基础，在骨的发生、成长及退化的演变中具有重要作用。第一，骨之生全赖先天之精的造化。源于父母的生殖之精，化生人体五脏六腑的原精，皆为先天之精。故孙一奎《医旨绪余·太极图说》云肾中精气乃造化之枢纽，阴阳之根蒂，即先天之太极，五行由此而生，脏腑以继而成。可见人之脏腑组织皆源于肾中精气，此精气即是先天之精气，亦生骨之精气。无此先天之精，则髓不能生，骨不能成。第二，骨之生长盛衰更赖后天之精滋养。后天之精气，即促使人体生长发育之精气，是人体后天生命的根本，骨之所以能由娇嫩变成熟，由成熟变强健，全赖此后天精气的滋养和推动；骨之所以由强健变虚弱，由虚弱变痿软，亦因此后天精气之亏乏。第三，骨之保养全赖后天精气的充盈。由于精气的滋养和推动，骨由弱变强转盛；由于肾精的逐渐衰弱，才导致了骨的退变疏松。为了预防骨之早衰，或延缓骨的退化，必须顾护后天精气。肾精充则骨能养，精不衰则骨能健，此即景岳所倡"填精以治形"之说。由此可见，或由于先天肾精不足，或由于后天肾精失养，引起了肾中精气亏虚，不足以生骨养骨，才导致了骨质的分解大于骨质的生成，发生骨质疏松。肾精不足失于养骨是骨质疏松发病的关键。

（2）补肾治疗骨质疏松症之理：现代药理研究证实，中药治疗骨质疏松症，其机制既不同于目前临床常用的抑制骨吸收的药物（雌激素类），也不同于促进骨生成的药物（氟制剂类），而是标本同治。通过对机体全身性的调节作用，达到纠正机体激素失衡和负钙平衡的功效。既抑制骨吸收，又促进骨生成。其具体作用机制主要有：①类性激素样作用；②直接促进骨细胞增殖；③抑制破骨细胞；④增加肠黏膜Ca^{2+}的吸收作用；⑤调节体内内环境微量元素的平衡，使骨机构力学特性得以加强。史慧玲认为，从现代药理角度视之，补肾中药治疗骨质疏松症的机制：

其一，促进成骨细胞的增殖分化。碱性磷酸酶（ALP）是成骨细胞分化的特异性标志之一。骨形成时成骨细胞可分泌大量的碱性磷酸酶参与骨的矿化。因此，ALP 活性可以反映成骨细胞的活跃状况。补肾中药可明显提高 ALP 活性，其主要机制可能通过促进成骨细胞的分化成熟刺激骨形成而达到治疗骨质疏松的作用。补肾中药对成骨细胞有明显的刺激作用，表现为能提高成骨细胞增殖率及 ALP 活性，能促进矿化结节形成，且呈一定的量效关系。说明补肾中药具有刺激体外培养成骨细胞增殖及分化成熟的功能。

其二，抑制破骨细胞的增殖分化。骨片上形成的吸收陷窝的数量可以反映破骨细胞的骨吸收作用，现有的体外实验结果表明：无论是补肾中药提纯液还是含药血清均能抑制破骨细胞在骨片上形成的吸收陷窝的数量，并呈量效关系，表明其对破骨细胞有直接抑制作用。

其三，影响细胞因子分泌。IL-6 在体内由骨原细胞、基质细胞产生，其功能是促进破骨细胞生成，促进骨吸收。TNF-α 可由骨原细胞产生，又可由其他因子诱导产生，其功能也是促进破骨细胞生成，加速骨吸收的作用。临床试验结果显示，患者在补肾中药的作用下，骨质疏松症状明显缓解，骨密度增高，IL-6、TNF-α 下降，提示补肾中药能抑制 IL-6、TNF-α 等骨吸收因子产生，通过干扰 IL-6、TNF-α 等细胞因子的分泌，减少破骨性骨吸收，从而阻止了骨质疏松症的发展。

其四，调节肌醇磷脂系统。肌醇磷脂系统是继环核苷酸信使系统后，发现的另一重要的信使系统。现已发现多种激活剂与质膜上的特异受体（主要是 Ca^{2+} 依赖受体）结合后，通过第二信使 IP_3 和 DG 参与 Ca^{2+} 的动员，活化蛋白激酶 C 引起多种细胞的生理生化效应。研究发现肾虚骨质疏松模型大鼠全身骨密度降低，且红细胞膜 Ca^{2+}-Mg^{2+}-ATP 酶活性均明显下降，据此推测出在成骨细胞或破骨细胞上也存在着类似的变化。服用补肾药后，则可以恢复肾虚骨质疏松症的骨密度至接近正常水平，且可以提高红细胞膜 PKC 活性及钙泵和镁泵的活性，达到增加骨量，提高骨密度，防治肾虚骨质疏松症的目的。

9. 骨质疏松症从肾论治研究　骨质疏松症是以骨量减少、骨的微观结构退化为特征，致使骨的脆性增加以及易于发生骨折的一种全身性骨骼疾病。现代学者根据骨质疏松症所表现的腰背酸痛、身长缩短、驼背及易于发生骨折等症状，将其归属于中医学"骨痿""骨痹"范畴。骨质疏松症发病与"肾虚"密切相关。以"肾主骨"理论为指导，"从肾论治"骨质疏松症既有其深厚的中医理论基础，又有大量的现代研究依据，中医学"肾主骨"其物质基础不仅限于肾脏本身，而是现代医学的肾及内分泌系统为主构成的复杂的调控网络，中医学的"肾"具有调控整个骨代谢的重要作用。因此，把骨质疏松症的防治与中医辨证论治相结合，补肾法当是防治骨质疏松症的基本大法。朱辉等依据古今文献对此作了梳理归纳。

（1）骨质疏松症从肾论治的理论渊源："骨痿"之名，首见于《内经》。如《素问·痿论》"肾主身之骨髓……肾气热，则腰脊不举，骨枯而髓减，发为骨痿"，"肾者，水脏也，今水不胜火，则骨枯而髓虚，故足不任身，发为骨痿"，《灵枢·邪气脏腑病形》"肾脉急甚为骨癫疾……微滑为骨痿，坐不能起，起则目无所见"，均指出了"骨痿"的发病与肾密切相关，症状以腰脊不举，足不任身，坐不能起等为主。对于"骨痹"的论述，在《素问·长刺节论》有"病在骨，骨重不可举，骨髓酸痛，寒气至，名曰骨痹"，《素问·痹论》有"骨痹不已，复感于邪，内舍于肾……肾痹者，善胀，尻以代踵，脊以代头"等论述，也指出了以骨髓酸痛为主症的"骨痹"与肾的密切关系。从《内经》上述经文的描述来看，在与骨质疏松症临床症状最相类似的"骨痿""骨痹"的发病机制中，肾占据主导地位，其发病与肾虚关系最为密切。

后世医家在《内经》理论的基础上，对"骨痿""骨痹"的认识有所发展。张仲景《金匮要略·中风历节病脉证并治第五》："寸口脉沉而弱，沉即主骨，弱即主筋，沉即为肾，弱即为肝。"其中的"沉即主骨""沉即为肾"阐明了肾与骨之间的密切关系，肾虚是骨病发病的内在因素。又有"咸则伤骨，骨伤则痿，名曰枯"，咸味本能益肾，而过食咸反伤肾，肾伤则骨伤髓枯，肢体痿弱不能行立，间接指出了"骨痿"的发病与肾虚的关系。另外在《金匮要略·血痹虚劳病脉证并治》中载"人年五六十，其病脉大者，痹侠背行"，指出了腰脊部的痹痛症状，好发于中老年人，精气内衰是其发病的根本原因。《中藏经》有"大凡风寒暑湿之邪入于肾则为骨痹……骨痹乃嗜欲不节，伤于肾也"的记载，也指出了肾虚与"骨痹"发病的密切关系。另外，"腰者，肾之府"，腰脊部的病变与肾虚密切相关，"骨痿""骨痹"所表现的腰脊不举、腰背酸痛症状，往往因于肾虚，故当从肾论治。从经脉循行的角度看，腰背部为肾经及膀胱经所循行，因此，从肾论治骨质疏松症亦有其经络基础。

（2）骨质疏松症的肾虚病机：中医学认为"肾藏精""肾主骨"。肾中精气是机体诸多功能活动的原动力，其生理效应包括主生长发育和生殖、调节机体的代谢和生理功能等，因此，肾精盛衰直接决定机体生、长、壮、老、已的生命活动状态。"肾主骨"即是肾中精气促进机体生长发育功能的一个具体体现，是在保证骨骼正常功能中所发挥的主导作用，即"肾者，精之处也，其充在骨"的具体体现。因此骨骼的生长发育状况也直接与肾精的盛衰密切相关。肾中精气充盛则骨髓化生有源，骨骼得以滋养而骨质强劲；反之，若肾中精气亏虚则骨髓化源不足，骨骼失其所养而骨质脆弱。

肾、骨、髓之间密切的生理联系在骨骼生长发育过程中充分地体现出来。随着年龄的增长，伴随着肾精的盛衰，骨骼的生长发育状况也有盛衰变化，如青壮年时期，肾精充盛达到鼎盛时期，因而骨髓化源充足，骨骼得以充分滋养而骨质坚硬致密，即达到了峰值骨量。而到了中老年时期，肾精渐趋亏虚，骨髓化源不足，骨骼失其濡养而不能发挥正常的支撑和活动的功能，因而出现腰背酸痛，胫膝酸软，骨质脆弱而易于骨折等骨质疏松症状，所以中老年人群是骨质疏松的高发人群，肾精亏虚是其发病的主要原因。而对于女性来说，步入绝经期后，"天癸"竭，肾中精气渐衰，不能维持骨骼的正常功能，因而也容易出现腰背酸痛等骨质疏松症状，所以肾中精气对于女性而言，除了主生殖外，也是女性骨骼强健的根本保障。正如《素问·生气通天论》所言"肾气乃伤，高骨乃坏"，明确指出了骨骼的病变与肾中精气的密切关系。由此可见，肾虚是骨质疏松症发病的根本原因，从"肾主骨"理论出发，补肾法当为治疗骨质疏松症的基本大法。

（3）"肾主骨"的物质基础现代研究：中医学"肾"的含义较为广泛，除了包括现代解剖学肾脏的主要功能，即泌尿系统方面的功能外，也包括了其他系统器官的部分功能，因此，中医学理论体系的"肾"是一个多功能的集合体系，在调节整个机体的生命活动中占有重要地位。就骨骼而言，中医学"肾主骨"理论的"肾"即包括所有与骨代谢有关的组织、器官的功能。

1）解剖学上的肾脏对骨代谢的影响：解剖学肾脏对骨代谢的影响，主要体现在肾脏合成的 1α-羟化酶对骨代谢的调节，以及肾脏对钙、磷代谢的调控。1α-羟化酶主要存在于肾近端小管上皮细胞的线粒体内，它可以将肝脏合成的 25-羟维生素 D_3 催化生成具有较高生物活性的 1,25-二羟维生素 D_3，后者作为一种肾源性钙调激素，能够对骨代谢过程产生生理调节效应，其靶器官主要是小肠、肾脏和骨细胞。1,25-二羟维生素 D_3 能够促进肠道对钙、磷的吸收，增加肾小管对钙、磷的重吸收，减少尿中钙、磷的排泄，使血钙、血磷的浓度增加，以利于钙、磷在骨内的沉积，促进骨基质的钙化。1,25-二羟维生素 D_3 也直接作用于骨组织而对骨代谢过程产生影响，既可以通过增加破骨细胞的数量而促进骨的溶解，又能刺激成骨细胞的功能以促进骨钙沉积。而 1,25-二羟维生素 D_3 上述生物活性的发挥有赖于肾脏 1α-羟化酶的羟化作用，由此可见，肾脏的羟化酶系统对骨代谢过程具有极为重要的调节作用，可以将其看作是"肾主骨"的物质基础之一，是"肾主骨"理论体系中的一个重要组成部分。肾脏羟化酶的活性会随着年龄的增长而逐渐降低，1,25-二羟维生素 D_3 的合成也随之减少，导致肠钙吸收减少，骨的矿化延迟，破骨活动增加，从而造成骨质疏松的发生。

2）肾脏以外的因素对骨代谢的调控：肾脏以外的因素对骨代谢的影响，也就是中医学综合意义上的肾对骨代谢的调节，主要体现在内分泌系统对骨代谢的调控。中医学"肾主骨"理论与内分泌系统对骨代谢的调节密切相关。现代医学研究已经证实，中医学"肾"的功能含有内分泌系统的作用。下丘脑-垂体功能单位作为内分泌系统的调控中枢，在骨代谢的调控方面，主要体现在下丘脑-垂体-靶腺轴对骨代谢的影响，而中医学的"肾"正是通过作用于下丘脑-垂体-靶腺轴，促进或抑制骨代谢相关激素的释放，来发挥对骨代谢的调节作用。这种作用机制是广义"肾主骨"的主要调节手段，是中医学"肾主骨"理论现代研究的主要内容。下丘脑、垂体作用的靶腺主要包括甲状腺、甲状旁腺、肾上腺以及性腺等。下丘脑、垂体通过分泌促激素，如促甲状腺激素、促肾上腺激素等，特异性作用于各自的靶腺而发挥对骨代谢的调节作用。姜春华等通过系列研究发现，肾虚证表现为下丘脑-垂体及三个靶腺（甲状腺、肾上腺、性腺）轴功能不同程度的紊乱，并且采用补肾法后靶腺功能明显改善，从而推断出肾虚证发病的主要环节在下丘脑-垂体高级中枢，涉及甲状腺、肾上腺及性腺等靶腺。中医学补肾中药可以调节肾的功能，纠正激素分泌紊乱，从而治疗骨质疏松症，充分验证了中医学整体意义的"肾"对内分泌的调控，从而调节骨代谢过程。由此可见，中医学"肾主骨"其物质基础不仅限于肾脏本身，是现代医学肾及内分泌系统为主构成的复杂的调控网络，中医学的"肾"具有调控整个骨代谢的重要作用。

综上所述，骨质疏松症的发病与中医学"肾虚"密切相关，补肾中药通过多环节、多途径影响骨代谢的相关因素，进而调节骨形成与骨吸收，从而起到防治骨质疏松症的作用。因此，把中医学辨证论治与骨质疏松症的防治结合起来，充分发挥中医学整体调节、综合治疗的优势，有望在对中医学防治骨质疏松症方面有更大的突破。

10. 从肾论治骨质疏松症研究态势　韩丽萍等曾就目前中医学从肾论治骨质疏松症研究态势做过分析，认为骨质疏松症是一种常见的老年骨代谢性疾病，是威胁中老年人身体健康的主要疾病之一。其发病率高，已跃居世界常见病、多发病的第7位。由于骨质疏松的病因病理复杂，各种西药又均有不可避免的副作用，现代医学仍缺乏理想的治疗方药。近年来，我国学者运用中医学辨证论治思想，整体调整机体状态，对本病进行研究探索，取得了一定的成果。从肾论治骨质疏松症，已被中西医学者普遍接受。

（1）中西医对骨质疏松症认识的相关性：现代医学认为，骨质疏松症是多因素疾病，以骨矿物质和骨基质随年龄增长比例减少，骨组织显微结构退化，腰背酸疼无力，骨脆性增加而易骨折为特征。本病分原发和继发两种类型，原发性又分Ⅰ型、Ⅱ型。Ⅰ型主要是绝经后骨质疏松症，由于雌激素缺乏，而使骨代谢呈负平衡，骨吸收相对增强而引起；Ⅱ型主要是老年性骨质疏松症，因为人体老化伴随的钙调节激素紊乱，骨形成功能降低。继发性骨质疏松症以肾上腺皮质激素和糖尿病所致者为多。本病中年渐病，老年成疾，伴随增龄发病率逐渐增高，说明衰老导致骨代谢失常是其基本病因。

中医学认为，"肾藏精，主生殖"，肾精的盛衰对人体的生、长、壮、老、已起决定作用，肾虚是人体衰老的主要原因。"肾者，精之处也，其充在骨"，说明肾藏精生髓养骨，肾虚可通过多个途径影响骨代谢。一方面，肾虚引起内分泌功能紊乱。下丘脑-垂体-性腺、甲状腺、肾上腺3个靶腺体功能紊乱，免疫力低下，参与骨代谢的局部调节因子功能失常。另一方面，肾虚造成体内微量元素的变化，血清锌的含量降低，影响人体生长发育，进而影响骨骼及全身组织的结构和功能。除此之外，肾虚对骨质疏松症相关基因的表达、调控也有不良影响。青壮年时期，肾精充盛，则骨髓化源充足，骨骼得以充分滋养而致密坚固有力；到中老年以后，肾精渐亏，生髓渐少，或他脏患病日久及肾，骨骼因缺乏骨髓的濡养而不能维持正常的结构和功能，出现腰背酸痛无力，脆弱易折而导致骨质疏松症的发生。对女性来说，肾中精气是女性卵巢功能盛衰的主要物质基础，肾之精气充盛，则卵巢功能旺盛，骨骼强健，反之，则卵巢功能衰竭，骨质疏松。因此肾虚是骨质疏松症的病机关键，从肾论治骨质疏松症是中医治疗本病的基本原则。实验和临床研究多以补肾益精、强腰壮骨为主，兼以活血、理气、化痰、健脾、养肝等法，选药兼顾中医学理论与现代中药研究新成果，药物多选淫羊藿、杜仲、补骨脂、骨碎补、菟丝子、续断、枸杞子、鹿角胶、龟甲、肉苁蓉、蛇床子等。

（2）从肾论治骨质疏松症研究态势：

1）补肾中药对骨矿含量和骨密度的影响：郭素华等选择40～69岁的受试者2068例进行了骨密度测试，研究发现，按同年龄、同性别比较肾虚证骨密度明显低于正常值和无肾虚证受试者，也区别于肺虚证和脾虚证受试者。通过3581例1～88岁各年龄段健康者的骨矿含量，发现健康者骨矿含量髓年龄增长变化的规律恰与中医学肾主骨理论所阐述的"男八女七"为基数的骨骼生长、发育、成熟、衰老的过程基本一致。肾虚者的骨矿含量明显低于健康者，主要是由于肾虚者"肾"的功能逐渐衰退引起了机体钙、磷代谢异常，致使骨量丢失。因而"肾"的强弱与骨矿含量密切相关，骨矿含量是人体健康的重要标志，骨钙是肾主骨的物质基础。梁立以肾虚症状积分及骨密度测量作为疗效判断指标，自拟补肾中药治疗骨质疏松症，肾虚症状改善，骨密度亦有所升高。

2）补肾中药对内分泌和骨代谢因子的影响：骨质疏松大鼠体内雌激素、1,25-二羟维生素 D_3 水平较低，补肾方药应用后，二者水平得到回升，骨质疏松明显改善。其机制可能是通过纠正对肠道钙结合蛋白基因转录的抑制作用，增加了核糖核酸水平和肠道钙的吸收。补肾中药密骨液和青娥丸不仅能刺激衍化成骨细胞，产生较多的骨基质，还能抑制破骨细胞的骨吸收活动，而使模型鼠的骨再建活动恢复平衡。庄红等人以血清 E_2、IL-6 为指标观察中药骨康对去势大鼠骨吸收与骨形成的影响，发现其可防止大鼠的骨吸收，这可能与其提高体内 E_2 含量有关，进而使 IL-6 分泌减少，从而抑制骨吸收。补骨脂汤和骨松宝均能降低老年性骨质疏松症患者 IL-6 及 TNF 的病理性增高，适度提高 IGF－Ⅱ值，提示其对 IL-6、TNF、IGF－Ⅱ的良化作用是其影响骨代谢，治疗骨质疏松症的主要作用机制之一。鞠大宏等以 IL-1 及 IL-6 为指标，对比观察了补肾阴和补肾阳方剂防治骨质疏松症的作用，结论为两种补肾方均能下调 IL-1 及 IL-6 水平，而以补肾阳方降低更明显。费震宇将补肾中药用于继发性骨质疏松症模型大鼠，结果发现，补肾中药能在承重骨 BMD 等方面，在一定程度上缓解由肾上腺皮质激素诱发的骨质疏松症。沈培芝等研究补肾方防治地塞米松致雄性大鼠骨质疏松症的疗效，结果显示，预防组、治疗组的全身骨密度、股骨抗弯强度以及血清中骨钙素、甲状旁腺激素、睾酮、雌二醇等项指标均较地塞米松组有不同程度的良性改变，说明补肾方药可有效地防治地塞米松诱导的雄性大鼠骨质疏松症。

3）补肾中药对骨骼结构形态的影响：激素性骨质疏松模型组标本大多为吸收相、退变相及死亡的骨细胞，中药强骨宝组标本中的成骨相和吸收相的骨细胞数量基本处于平衡状态。王鑫国发现益髓胶囊可提高维甲酸导致骨质疏松大鼠股骨密度、骨小梁宽度及骨小梁面积密度。陈列观察到中药增骨丸能明显提高去势大鼠腰椎骨的骨量和生物力学参数，提高其抗压生物力学性能。中药坚骨颗粒能抑制骨质吸收，维持骨密度，增加骨的韧性，从而提高动物骨骼抵抗外力冲击的能力。以淫羊藿为主药的中药对体外培养的成骨细胞增殖有明显的促进作用。

4）补肾中药对骨质疏松相关基因的影响：肾为先天之本，人体生长发育之根，肾气与基因一样，在人体生长发育、疾病衰老过程中起主导作用。研究发现补肾益精中药可以减少老年小鼠 DNA 损伤程度，提高其损伤修复能力，改善其 DNA 结构的增龄变化。说明中医学肾可能与遗传物质 DNA 有密切关系。补肾法可以通过调控某些影响骨形成及骨吸收的局部细胞生长因子及细胞凋亡基因，而促进骨细胞骨形成活性的。补肾方药可对Ⅰ型胶原基因、基质金属蛋白酶-9（MMP-9）、转化生长因子（TGF）、雌激素受体（ER）、小肠黏膜维生素受体（VDR）、股四头肌中肌球蛋白重链基因（MHC-I）、骨粘连蛋白（ON）等多个基因 mRNA 的表达产生良性影响。安胜军等通过对中国绝经后女性雌激素受体基因多态性与绝经后骨质疏松症中医学辨证分型关系的研究发现，雌激素受体基因 RFLPs 与中医学辨证分型肾阳虚证、肾阴虚证和阴阳俱虚证有关。

近年来中医学从肾论治骨质疏松症，在临床上取得了显著疗效，在实验研究方面也取得了很大进展。相对于西医治疗本病，中医学对骨代谢具有双相调节作用，并可有效避免激素疗法可能带来的副作用，充分说明中医学防治本病确有巨大的潜力和优势。

总之，骨质疏松症是一种多基因、多因素的复杂病证。补肾中药可能是通过多环节、多途径影响骨质疏松症相关因素，进而调节骨质疏松症大鼠的骨形态与骨吸收，使其达到骨形成与骨吸收相偶联，从而起到防治骨质疏松症的作用。若把中医学辨证论治与调节骨质疏松症相关基因的结构、功能及表达状态结合起来，充分发挥中医学整体调整，综合治疗的优势，逐渐引进基因组学，利用基因芯片技术，对中医学防治骨质疏松症开展多基因、多中心、前瞻性及临床远期疗效的研究观察，则有希望研制出防治骨质疏松症更加安全有效的、易吸收、疗程短的中药新产品。

11. 补肾与原发性骨质疏松症研究评析　中医学防治本病历史悠久，疗效明确，且日益受到重视，本病代表理论为"肾主骨"理论，中医学坚持以"补肾"为核心，兼顾他脏的治则，具有疗效显著，安全性高等优势，而且积累了丰富的临床经验，开展并取得了一系列具有重大进展的相关理论和临床研究成果，宋敏等认为，其已成为防治本病的另一条重要途径。

（1）补肾治疗原发性骨质疏松症的实验研究：

1）肾虚型动物模型的建立：科学的原发性骨质疏松症动物模型在原发性骨质疏松症研究中占有举足轻重的地位。因此，在原发性骨质疏松症实验研究中，只有建立与人类骨质疏松症发病机制和组织学变化相似的动物模型，实验才有借鉴意义。目前，实验研究已经被大量用于原发性骨质疏松症的机制和新药物开发、药效学、药理学等研究中，是原发性骨质疏松症研究的重要手段。经研究，可应用于制备原发性骨质疏松症模型的动物种类较多，如大鼠、小鼠、兔、犬等，性别雌雄不一，但经大量的研究和鉴定后得出相关结论，尚未发现能够完全复制人类原发性骨质疏松症所有特征的实验动物模型。1969年由 Saville 用大鼠首先建立了绝经后骨质疏松的动物模型，研究证实，大鼠去卵巢后与人类绝经后骨质疏松症有相似之处，现已成为科研领域公认的研究绝经后骨质疏松的经典动物模型，WHO 和美国FDA 将去卵巢大鼠推荐为研究绝经后骨质疏松症的最佳模型，其中 3～12 月龄，尤其是 3～9 月龄为复制成年大鼠骨质疏松模型的合适年龄。中医学研究骨质疏松症需要在前期模型的基础上进行辨证分型，才能揭示中医学对本病的治疗机制，目前为止，肾虚为主的骨质疏松症模型广泛用于本病研究。研究证实，由于大鼠切除卵巢后雌激素水平降低，影响机体激素的调节平衡，打破系统代谢平衡，骨质疏松是系统改变之一，可造成肾虚型骨质疏松症动物模型。有学者采用雌性大鼠卵巢切除法建立肾虚型骨质疏松模型，在此基础上灌胃给予 200％大黄浓煎液以建立脾肾两虚型骨质疏松模型，结果发现该模型与临床绝经后骨质疏松症的病理表现一致。目前，去势雌鼠模型作为公认的原发性骨质疏松症模型被广泛运用，但也有其局限性，如雌激素水平下降与临床原发性骨质疏松症患者实际不符，皮质骨表现为低水平的哈佛骨重建、缺乏脆性骨折及建模过程中创伤的影响等。

2）补肾对肾虚型动物模型的干预及机制研究：骨质疏松症作为一种全身代谢性疾病，中医学认为原发性骨质疏松症的发病与"肾虚"相关，认为肾精不足，骨髓、脑髓失养，表现在下丘脑-垂体-靶腺轴的调控失常，包括下丘脑组织的细胞因子及其信号传导通路的异常。研究发现补肾中药具有提高骨质疏松症模型大鼠骨密度的作用，通过观察去卵巢骨质疏松症模型大鼠股骨中 Smurf1 的表达变化，发现补肾填精中药可能通过改善和调控股骨中 Smurf1 的表达，而起到防治骨质疏松症的作用。李晓昊等经研究得出补肾壮骨颗粒可改善去势大鼠模型的骨组织计量学指标。许兵等研究表明，补肾活血方具有提高去势大鼠雌激素水平，促进骨形成，增加骨量，提高骨组织的力学性能，改善骨组织状况的疗效。王攀攀等报道补肾活血复方含药血清可促进大鼠成骨细胞的增殖和分化，提高 P38 丝裂原活化蛋白激酶（P38 MAPK）及细胞外信号调节激酶 1/2（ERK1/2）蛋白磷酸化水平，临床应用治疗骨质疏松症安全有效。研究显示补肾方可以明显改善去卵巢大鼠骨密度水平，降低 TRACP-5b 水平，增加 BGP 含量，提高体内雌激素水平，抑制骨的吸收，促进骨的形成。据大量实验结果表明，补肾中药防治原发性骨质疏松症疗效显著，尽管研究所用方药对其干预机制尚未得到现代医学病理生理学明确解释，但从研究结果来看，中医学"肾虚"与内分泌功能密切相关，其至少包涵了现代医学的"下丘脑-垂体-性腺轴""下丘脑-垂体-甲状腺轴"和"下丘脑-垂体-肾上腺轴"的功能，其功能紊乱是肾虚证的一种表现，由此推断，肾虚与原发性骨质疏松症的内分泌机制是相通的，但尚需进一步深化研究。

（2）补肾治疗原发性骨质疏松症的临床研究：

1）原发性骨质疏松症中医学辨证分型统计分析："证"是中医学认识疾病的出发点，也是疾病的核心和本质，没有准确地辨证，就很难"论治"。迄今为止，中医学对骨质疏松症的辨证分型颇多，但大多都停留在文献研究、小样本的临床研究及临床经验等，尚无系统化、规范化研究及形成统一的辨证标准，而骨质疏松症证候诊断规范与证候轻重量化评价是骨质疏松症证候临床基础研究的两大关键问题。因此如何制定骨质疏松症规范的辨证分型对于治疗本病意义重大。

学者多采用聚类分析法归纳其证型为肝肾阴虚、脾肾阳虚、气血两虚、气滞血瘀 4 型。而参照《WHO用于原发性骨质疏松症的传统医学临床实践指南（讨论稿）》及《1000 例老年性骨质疏松症证候分布与组合规律研究》中的调查结果，可将其分为肾阳虚证、肾阴虚证及血瘀证。经综合分析，在众多辨证中，以"肾虚"最为常见，因此依据"肾虚"这一主要病机来防治骨质疏松症，将会大大提高临床疗效。

2）补肾对肾虚型原发性骨质疏松症临床疗效观察。近年来，补肾法临床运用涉及各科、各系统的疾病，而中药在对骨质疏松治疗的研究明显增多，尤其是对一些复方制剂的研究，并通过临床凸显了在骨质疏松症治疗中的巨大优势。林晓生等自拟疏肝益肾汤治疗绝经后骨质疏松症中远期疗效显著。张琨等以益肾健骨汤，全方滋补肝肾、补髓健骨、健脾益气，配合西药治疗老年性骨质疏松症患者，能明显改善患者跟骨指数和骨密度。郑鲤榕等通过回顾性研究左归（丸）汤治疗绝经后骨质疏松症研究后得出，作为滋养骨骼的补肾名方，左归（丸）汤可以延缓骨量丢失提高骨密度，对于骨质疏松症尤其有独特的疗效。梁启明等提出，右归（丸）汤加减治疗肾虚型骨质疏松症，可提高骨质疏松患者骨矿含量，显示了良好的防治骨质疏松的效应，为一种安全、治疗效果确切的临床用药。中药治疗原发性骨质疏松症的临床研究主要存在受试对象偏少，时间短，缺乏前瞻性追踪观察，因此将循证医学与本病临床研究相结合，对提高临床研究的科学性，指导合理用药，提高临床疗效有重要价值。

原发性骨质疏松症作为一种多发病，在现代社会中发病率极高，现代医学认为其发病与内分泌等因素相关，具体病因未明，发病机制涉及成骨细胞、破骨细胞、激素水平、细胞因子等，药物治疗包括骨吸收抑制剂和骨形成刺激剂，短期疗效较满意，但长期使用副作用较大，远期疗效不肯定。中医学"肾主骨"理论基础丰厚，对本病有其独特认识与防治优势，近年来，关于中医药治疗骨质疏松症做了大量的研究，均取得了巨大进展，最具代表性的即为"肾主骨"理论指导的实验与临床研究，取得了大量前瞻性的研究成果。①以"肾虚"理论为主，结合现代医学手段深化研究骨质疏松症根本病机及治疗，肾虚者多具有"下丘脑-垂体-性腺轴"功能减退，性腺激素分泌减少，使成骨功能下降，单位体积内骨组织减少，最终导致骨质疏松。②从基因角度认识骨质疏松症的研究逐渐增多，内容主要涉及骨代谢已知功能相关基因的表达调控，但对骨质疏松症的证型与某些基因表达谱的相关性有待进一步深入研究。③以补肾、健脾、活血为治则的研究，补肾填精，生髓强骨法能通过抑制破骨细胞的活性，使破骨细胞的活动减弱，或直接促成成骨细胞的增殖或分化，使成骨活动增强；健脾益气，生髓强骨法使骨密度和骨矿含量明显升高；活血祛瘀，可以降低骨代谢异常旺盛水平，防止骨量流失。④方药研发，现代药理实验和临床实践证实，补肾中药具有兴奋下丘脑-垂体-肾上腺（或性腺或甲状腺）轴的作用，通过调节雌激素的生理效应而实现防治骨质疏松。通过研究筛选出了一批实验频率较高且疗效明确的中药（杜仲、续断、骨碎补、淫羊藿、肉苁蓉、熟地黄等），尤其是对一些复方制剂（仙灵骨葆胶囊、金天格胶囊、强骨胶囊等）的研究，并通过临床运用进一步证实了其"多成分、多靶点、协同增效"的优势，在骨质疏松症临床治疗中发挥着巨大的作用。

纵观中医学在骨质疏松领域的研究进展发现，大量的研究以单一的实验研究为主，且没有多中心联合实验报告出现，临床科研方法低下，因此对原发性骨质疏松症的研究不能仅局限于动物实验，还须在临床患者群体中验证。关于中医学对骨质疏松症发病机制的作用、疗效特点等临床研究有待进一步扩大、深入和提高，并力求探索真实反映本病本质的客观指标，实现对理论的客观化和定量化的科学描述，最终为临床治疗本病及开展相关前瞻性研究提供科学依据。

从肾治之验

1. 从肾阳亏虚、髓府虚损论治　于某，女，64岁。诉腰背痛2年余，活动及劳累后加重，休息则轻，腰背驼且有凉感，两腿酸软无力，活动即感神疲气短，小便频数，尿色清，尿后余沥不尽。近1个月来，腰背痛较前剧烈，咳嗽及久坐久立均使疼痛加重，腰椎X线摄片检查，确诊为脊椎骨质疏松症，胸12至腰2有轻度压缩性改变。经多种方法治疗效果不佳，转求中医治疗。辨证属肾阳亏虚，髓府虚损所致。当用补肾壮阳，强筋壮骨法治之。

处方：熟地黄20g，巴戟天12g，菟丝子20g，续断20g，骨碎补20g，狗脊20g，杜仲15g，核桃仁12g，当归12g，白芍20g，紫河车10g，鸡血藤15g，党参15g，肉桂10g。每日1剂，水煎分2次服。

二诊：服药 10 余剂后，诸症减轻，上方加减继服。并嘱加强营养与腰部轻微活动。

三诊：又服药 3 个余月，临床症状基本痊愈，活动 1 日仅感腰背轻微酸痛，腰背能直立且无凉感。改用乌鸡骨粉、阿胶、黑芝麻、核桃仁、冰糖各等份，蒸熟，每日早、晚各服 2 匙。同时，服用金匮肾气丸，以巩固疗效。

按语：老年性骨质疏松症是一种腰、脊椎骨退行性病变。多发生于老年人，尤以绝经后的女性多见。临床表现除了驼背外，尚有腰背痛，可传至大腿部，疼痛与体位活动有关，卧床休息减轻，行走劳累加重，不能久坐久立，突然弯腰或颠簸震动能引起脊椎压缩性骨折。诊断依据主要靠 X 线摄片，临床治疗朱麟祥根据中医学"肾主骨"的理论，从肾论治取得满意效果。因为老年性骨质疏松症的发病原因是肾虚。

骨质是由钙盐与有基质组成，具有一定的强度。一般认为人到中年以后，机体生理功能日渐衰退，能引起不同程度的骨钙含量降低，强度减弱，脆性增高等骨退行性病变。但这种退行性变，不一定产生临床症状。当人进入老年后，随着各种功能的衰退，骨钙的合成与吸收失去平衡，产生骨质疏松。这种病症，所以多发生于老年女性，现代医学认为与卵巢功能不足，雌性激素减少有关。中医学认为与肾精气虚衰有关。肾为先天之本，肾气的盛衰直接影响到人的生长、发育、衰老和死亡。《素问·上古天真论》："肾者主水，受五脏六腑之精而藏之。"《素问·阴阳应象大论》："肾主骨髓。"肾藏精，精能生髓，骨赖髓充则坚。老年人由于肾脏的衰惫，肾精虚少，精不能生髓，髓无生化之源，不能营养骨骼，骨髓空虚，因而发生老年性骨质疏松症。

2. 从肾阴阳两虚论治　薛某，女，61 岁。诉 4 年前即感腰背痛，逐渐加重，服抗风湿及止痛药效果不显。2 年前出现腰弯背驼，近 2 个月来疼痛加剧，咳嗽及坐立腰痛剧烈，并向两下肢传导，伴有头晕，午后潮热，夜间盗汗，口干咽燥，大便干结。西医疑似骨结核，给予腰椎 X 线摄片检查，确诊为脊椎骨质疏松症，腰椎压缩性骨折，遂求中医治疗。辨证属肾阴亏虚，阴虚火旺，骨骼失养。当用补肾益精，滋阴降火法治之。

处方：生地黄 20 g，枸杞子 20 g，龟甲（先煎）12 g，续断 20 g，狗脊 15 g，玄参 15 g，知母 12 g，麦冬 12 g，白芍 20 g，黄柏 12 g，牡丹皮 12 g，甘草 10 g。每日 1 剂，水煎分 2 次服。

二诊：服药 10 余剂后，午后潮热，口干咽燥，大便干结基本消失。

处方：生地黄 15 g，续断 20 g，熟地黄 15 g，狗脊 15 g，菟丝子 20 g，杜仲 12 g，鹿角胶（烊化冲服）12 g，枸杞子 20 g，龟甲（先煎）12 g，紫河车（研粉冲服）10 g，白芍 20 g，当归 12 g，鸡血藤 15 g，甘草 10 g。

三诊：药后诸症渐趋好转，后随症加减，服药 100 余剂，腰背痛基本痊愈，背亦伸直，能操持日常家务。继用乌鸡骨粉、阿胶、黑芝麻、核桃仁、冰糖各等份，蒸熟，每日早、晚各服 2 匙。同时，服用壮腰健肾丸，以资巩固疗效。

按语：老年性骨质疏松症是现代医学名词，症状表现为腰背痛，不能久坐久立，腰弯背驼，这与中医学的"骨痿"极为相似。《素问·痿论》："肾气热，则腰脊不举，骨枯而髓减，发为骨痿。"就病变部位而言，均在腰、脊之骨骼。《素问·脉要精微论》："腰者，肾之府，转摇不能，肾将惫矣；骨者，髓之府，不能久立，行则振掉，骨将惫矣。"肾主骨，肾惫骨亦惫。《素问·骨空论》："督脉……贯脊属肾。"张锡纯云："肾虚者，其督脉必虚，是以腰痛。"《素问·生气通天论》："因而强力，肾气乃伤，高骨乃坏。"从上述经文看，老年性骨质疏松症的症状表现是肾虚。腰脊均属肾，肾虚故出现转摇不能，不能久立，行则振掉，高骨乃坏等骨的病变。

本病的发病原因和临床症状均属肾，故治疗当以补肾为主。根据朱麟祥临床所见，本病以肾阳与肾阴虚较为多见。治疗肾虚的原则是"补其不足，勿攻其余"。本例患者初诊呈现出肾阴之候，药后即显露肾阴阳两虚之本，故治宜阴阳双补。方中熟地黄、鹿角胶、生地黄、狗脊、续断、枸杞子、杜仲、菟丝子等补益肾之阴阳。老年人素本气虚，气虚易致血瘀，故用鸡血藤。本症之疼痛，多呈挛缩样，故用缓挛急的芍药甘草汤来达到止痛的目的。临床治愈后，如何巩固疗效，也是一个重要问题。故选用乌鸡骨粉、核桃仁、黑芝麻、阿胶、冰糖各等份蒸熟服，它既可作为药品，又可作为营养滋补品，提高老年患者的体质。乌鸡骨补肾增加钙质；阿胶既能滋阴养血，又能改善体内钙的平衡和促进钙的吸收；黑芝麻滋养肝肾；核桃仁补肾纳气，强壮腰膝；冰糖作为调味品，还可以润肺。处方虽小，但可起到补肾壮骨之功效，有利于本病的康复。

3. 从肾虚血瘀论治　陈某，男，57 岁。因腰腿痛不能站立被抬入病房。主诉腰腿疼痛，活动困难 1 个月，既往无外伤史。体查：腰椎压痛（＋）。腰骶椎 CT 检查：腰骶段脊柱普遍骨质疏松，并腰 2、3、4 椎体压缩性骨折。骨密度测定结果：重度骨质疏松。面色萎黄，舌质浅淡，舌苔薄白，脉沉细。治投补肾活血胶囊。

处方：鹿角片 500 g，紫河车 500 g，骨碎补 500 g，龟甲 500 g，熟地黄 500 g，牡蛎（先煎）500 g，黄柏 500 g，制乳香 500 g，制没药 500 g，三七 500 g，鸡血藤 500 g，白芍 500 g，细辛 500 g。

将诸药共研为细末，过筛 60～80 目，采用物理消毒方式处理后，装入胶囊，每粒 0.3 g，每次 2～3 粒，每日 3 次。

二诊：连续服药 1 个月后，患者可自动翻身，起床。嘱原药继服。

三诊：又服药 2 个月，可在其子陪同下缓慢行走，复查骨密度转为轻、中度骨质疏松。出院后，继续追加服用 3 个月后，症状得到明显缓解，能自行行走，至今病情无发展。

按语：骨质疏松症是老年人多发病之一，轻则周身疼痛，重则造成关节变形，甚至自发性骨折。现代医学认为该病与性激素低下，钙吸收不足，或免疫功能低下等因素有关，治疗以补充性激素，钙剂能增加骨钙含量，升高骨密度，但长期使用副作用大，禁忌证多，难以普遍使用。

中医学认为，肾主骨生髓。骨质疏松症的根本病机在于以肾虚为基础，肾气不足，肾精亏损，髓海空虚，骨质失养，遂生该病。肾精不足，则脏腑气血化生乏源。气虚血运无力，渐可致瘀；肾阳虚不能温煦推动血脉，血液运行不畅，阳虚生寒，更能凝滞血液而形成瘀血；肾阴虚则脉道滞涩。因此，肾中精气不足，阴阳虚损，皆可导致血瘀。由此可见，肾虚血瘀为骨质疏松症的主要发病机制，故补肾活血是该病标本同治之重要法则。本例患者治以补肾活血法，方中取鹿角片、紫河车、骨碎补益肾温阳；熟地黄、龟甲益肾精增骨髓；同时配以活血药物如乳香、没药、三七、白芍、细辛等，以共同达到活血祛瘀，通筋舒络，消肿止痛之疗效。本方补而不燥，滋而不腻，祛瘀而不伤正气，不失为治疗和预防骨质疏松症的有效方法。

4. 从肾阳虚衰论治　王某，女，55 岁。诉 10 年前，因患低血钾病而出现四肢周期性瘫痪，经中西医结合治疗而愈。血钾 3 年来均在正常范围，但腰背长期疼痛。X 线摄片检查：胸、腰椎、骨盆普遍骨质稀疏。确诊为骨质疏松症。刻诊见形寒肢冷，腰痛膝软，不能久站、久立、久行，甚至卧床过久亦全身不适，喜睡懒动，纳食、二便尚可，月经已在 5 年前停经。两骶髂关节、命门穴及耻骨联合处压痛。舌质淡嫩，胖大有齿痕，脉象沉细。

此乃中医学骨痹、骨痿之病，辨证属肾阳虚衰。患者厌惧内服汤药，要求中成药长期吞服，故投金匮肾气丸，每次 12 g，每日 2 次。同时自我按摩上述压痛部位。经 5 个月治疗，腰背痛及其他症状渐渐减轻至消失。X 线摄片复查：骨密度比治疗前明显提高。为了巩固疗效，嘱其减其量而长期服用。随访 5 年，能胜任家务工作。

按语：肾藏精，主持生长、发育。年老后，肾气日衰，肾精不化而渐虚，于是筋骨解堕。国内一些流行病学调查也证实肾虚患者的骨矿含量不但低于同龄的健康人，而且低于非肾虚的患者。加上患者经水已断，天癸渐竭，肾阳虚亏之象毕露，故首选肾气丸长期服，来恢复生命的原动力。患者肾阳命火不足，在命门穴、曲骨（耻骨联合）、次髎（骶髂关节）出现压痛，这些穴位所在经脉均与肾有直接或间接关系，自行按摩也有利于加速药物的吸收与病体的康复。

5. 从命门火衰、精髓亏虚论治　患者，女，48 岁。绝经 1 年。2 年前始觉倦怠乏力，力不从心，睡眠较差，潮热汗出，肢倦背痛，膝冷得热则减。右足因不慎致骨折，夹板固定 4 周，仍未见骨痂生成。给予右归丸加味服 1 周后，骨痂形成而愈。但又因长期伏案工作而致颈椎间盘脱出引致右手痹麻、右肩关节疼痛，精神紧张，夜寐不宁，潮热汗出，继而给予左归丸服用 2 个月，并结合手法按摩，上述诸症缓解，腰腿力增，并能坚持晨跑，体力明显改善，精神振奋，工作效率增加。

按语：中医学认为绝经期女性，由于肾气衰弱，天癸枯竭，肾精亏少，精不生髓，髓不充骨，骨髓空虚，骨骼失养，除了丧失生殖功能外，脏腑功能相对减弱，这是本病发生的内在条件。而女性体质的差异，也是本病发生与发展的主要原因。本病以肾虚为主的同时，亦常同时涉及肝脾二脏，因此治疗上着重补肾的同时，不可妄用克伐，以免犯虚虚之戒。肾病涉及他脏者，则需兼而治之。通过治疗能减少骨钙的继续丢失，防止骨质疏松症的进一步发展，治中有防。黎玉梅运用补肾法治疗绝经期女性骨质疏松症，改善并提高绝经期女性的生活质量，同时又避免了激素替代疗法可能诱发的不良反应或副作用。右归丸（《景岳全书》）方中附子、肉桂、鹿角胶温补肾阳；熟地黄、枸杞子、山茱萸滋养肾精；菟丝子、杜仲温肾强腰。全方具有温肾壮腰强骨，养精填髓的功效。同时能升高骨质密度，降低骨折发生率，并增加机体抵抗力，减少并发症。

6. 从肾精气亏虚论治　患者，男，65 岁。诉腰及四肢酸痛 10 余年，伴有畏寒，手足麻木，脊背变驼。嗜烟酒数十年。X 线摄片检查：脊椎、膝关节不同程度骨质疏松，骨刺等骨退行性改变。诊断为骨质疏松症。舌质浅淡，舌苔薄白，脉紧。治疗予补肾壮骨药膳。

用羊骨 250 g，杜仲 15 g，枸杞子 15 g，肉苁蓉 15 g，木瓜 10 g，山药 30 g，粳米煮粥服之。每日 1 剂。服用 30 日后，关节疼痛减轻。嗣后常服之，患者自觉筋骨较前轻捷，肢体有力。

按语：骨质疏松症为老年人多发病，严重影响中老年人健康。人到中年以后，肾气渐衰，肾精不足是导致骨质疏松的重要原因。本药膳方取枸杞子、山药、肉苁蓉等益肾精；杜仲、羊骨补肾阳，羊骨含丰富钙等多种无机元素；木瓜祛风蠲痹；共奏强筋壮骨，补益肝肾之效。老年骨质疏松症治疗不可急功近利，要结合老年人的生理特点，选择药膳亦能收到较好的效果。实践证实，益肾法是治疗骨科伤病的重要法则。

第九十三章　里尔黑变病

　　里尔黑变病是一种以皮肤出现黑斑为主要特征的色素性皮肤病。皮损好发于面部，尤以前额、颞部、颧部为明显，也可扩展到颈侧、上胸、腋窝、脐部及前臂等处。皮损边界常不清楚，呈弥漫性分布，周围常有围绕毛囊口的点状色素斑，间有局限性毛细血管扩张和暂时充血，尚可见弥漫性毛囊角化过度和鳞屑，使皮肤呈粉尘样外观。本病确切病因尚不明了，可能与营养不良，维生素缺乏，长期外用含有光感性物质的化妆品有关。患部开始有瘙痒，皮损发展到一定程度时即无自觉症状。病程缓慢，女性较多。

　　根据本病的临床特征，其属于中医学"面黣黯""黎黑斑""黎黑黣黯"范畴。

从肾论之理

　　本病以皮肤出现黑斑为特征，好发于面部。中医学认为，肺外合皮毛，五色与五脏之应，黑为肾之色，五脏之华，心其华在面，故本病之发，与肾、肺、心三脏功能失调密切相关。皮肤柔韧润泽有赖于卫气之温煦，津液之滋润，血液之滋养。然而，卫气根源于肾，肾精盛则气旺，气旺则生津，气行则津行。心主血脉，面由心所荣，肾气亏虚，心脉不足，面失滋养以致肾色乘机泛浸。皮肤的营养则赖于血所润养，血之源头在乎肾。肾主藏精，精归于肝而为血，精血同源，精足则血旺，血旺则皮肤荣润，色泽正常。皮肤由肺所主，而金水相生，五脏之伤，穷必及肾。因此，气血精津对皮肤的营养，皆禀之于肾。所以在生理上皮毛与肾息息相关，而在病理上则必然内外相因。故其治疗法不离温润补肾，益气填精。

从肾治之验

　　1. 从肝肾阴虚、瘀血阻络论治　　从某，女，28岁。3年前无明显诱因右颈侧出现小片灰黑色斑，近1年来黑斑颜色逐渐加深，面积逐渐扩大，已如自己手掌大小，呈点网状，边界不清，似尘垢煤烟，面色灰暗不泽，在某医院皮肤科诊断为里尔黑变病。用西药无效，而求中医治疗。诊见肌肤甲错，口舌干燥。月经先期，经量多。舌质淡红，舌苔少，脉细涩。辨证为肝肾阴虚，瘀血阻络。方用自拟滋肾活血汤加味。

　　处方：熟地黄30g，桑椹30g，山药30g，丹参30g，茯苓10g，制何首乌10g，山茱萸10g，菟丝子10g，女贞子10g，泽泻10g，牡丹皮10g，补骨脂10g，当归10g，炒白芍10g，桃仁10g，红花10g，拔葜10g，白芥子10g。每日1剂，水煎分2次服。

　　二诊：服药10剂后，自觉下肢轻健有力，月经量少。上方加生黄芪、黄精、砂仁，继服。

　　三诊：又服药28剂后，黑斑渐退，颜色变淡，面积缩小1/3。守方滋肾养血、活血化瘀之法，续调治2个月余，又进药48剂后，皮色如常。此后以上方改制成丸剂，继服3个月，精神健旺，面色红润。追访年余，其病未发。

　　按语：本病是中青年女性多见之色素性皮肤病，与中医学面尘、黧黑斑描述相近。《外科证治全书·面尘》："面色如尘垢，日久煤熏，形枯不泽，大小黑斑。"《外科正宗》认为，黧黑斑者，水亏不能济火，血弱不能华肉，以致火燥结成斑黑。本例乃肝肾不足，阴虚肾气外露。肾者主水，藏精之所，肝者藏血，脾者统血，肾水既亏，肝血亦少，肝血既衰，脾气亦弱，精血不能互化，肝脾肾不能互济，血枯而肌肤不泽。气虚不能帅血，血脉涩少，血流稽迟，涩滞不畅，痰浊为之内结，痰瘀胶着，涩血阻络，随肾色而外露。

2. 从肾精亏虚、肝血不足论治　邓某，女，43 岁。3 年前颜面始若蒙尘，渐至黧黑，两颧、颊鼻、唇、下颏等处初为点、片状黑斑，不痛不痒，继之色素逐渐加深，斑块扩展连接成片，并向颈部、手腕、躯干及腰围发展。孕产 2 胎，人工流产 6 次，月经停行 1 年。某医院诊断为里尔黑变病，以泼尼松治疗半年，尚可控制病情发展，但身体虚胖，气短乏力尤甚，神疲纳呆，嗜睡懒言，不耐劳作，舌质黯淡，舌苔薄白，脉沉细无力。辨证为胎产过多，损血耗精，肾精亏虚，肝血不足，血运不畅，肤络瘀阻，黑斑乃成。治宜补肾化瘀。

处方：熟地黄 15 g，仙茅 15 g，淫羊藿 15 g，肉苁蓉 15 g，巴戟天 15 g，丹参 15 g，枸杞子 15 g，红花 10 g，川芎 10 g，桃仁 10 g，黄芪 20 g，当归 10 g，益母草 10 g，赤芍 10 g。每日 1 剂，水煎分 2 次服。

二诊：服药 15 剂后，面黑由晦转明，病见起色，守法再进。

三诊：又服药 1 个月后，黑色斑块色素变淡灰黄。效不更法，原方加减，再进。

四诊：又治疗 7 个月，服药 350 余剂，面黑退净，斑块消失，精力复健，诸症霍然。

按语：肺主皮毛，人所熟知，然而皮毛内应脏腑，非独肺也。《素问·六节脏象论》："肾者……其华在发。"说明毛发为肾之外候。毛发的营养则赖于血所润养，但血之源头在乎肾。肾主藏精，精归于肝而为血，精血同源，精足则血旺，血旺则毛发荣华。《素问·阴阳应象大论》："皮毛生肾。"反映皮毛与肾关系密切。皮肤柔韧润泽有赖于卫气之温煦，津液之滋润，血液之滋养，然而卫气根源于肾，肾精盛则气旺，气旺则生津，气行则津行。因此，气血精津对皮肤的营养，皆禀之于肾。所以在生理上皮毛与肾息息相关，而在病理上则必然内外相因。故其治疗法不离温润补肾，益气填精。

3. 从肾中精血亏虚、瘀血痰浊互结论治　张某，女，32 岁。患者 6 个月前开始，右颈及耳后方，两手腕关节内侧，当尺骨边缘处，皮肤色泽变深，始如尘垢，继如煤烟熏灼，患者羞于外出，唯以高领长袖衬衫自遮，心理压力甚大。经某医院诊断为里尔黑变病。治疗无效，遂求中医试诊。有慢性萎缩性胃炎病史 6 年余。诊见形体消瘦，头晕目眩，下肢酸困，夜寐口干，纳少腹胀，月经量多，腰痛如折，大便不实，舌淡红，舌苔少，脉细涩。辨证属肾中精血亏虚，瘀血痰浊互结。治以补肾填精，祛瘀化痰。方用自拟滋肾活血汤加味。

处方：熟地黄 30 g，山茱萸 10 g，菟丝子 10 g，补骨脂 10 g，山药 30 g，丹参 30 g，女贞子 30 g，牡丹皮 10 g，泽泻 10 g，茯苓 10 g，当归 10 g，桃仁 10 g，川芎 10 g，制何首乌 10 g，白芍 10 g，白芥子 10 g，红花 5 g。每日 1 剂，水煎分 2 次服。

二诊：服药 18 剂后，纳谷渐增，头目清爽，四肢有力，上方加白术 10 g，牛膝 12 g，生黄芪 15 g，继服。

三诊：守补肾健脾，养血滋阴，活血化瘀之法，上方随症加减再服。

四诊：又服药 52 剂后，皮色如常，胃部症状消失，面色转润。再以上方改制成丸剂，继服 3 个月后，病告痊愈。

按语：自拟滋肾活血汤由六味地黄丸、左归饮、通窍活血汤等演化而成，融滋肾活血，健脾益气，逐痰行瘀于一炉。熟地黄、女贞子、枸杞子、制何首乌、山茱萸滋肾阴充肝血，对右颈、手腕处之黑斑，欲荣其上，必滋其下，皮肤得营血之滋而荣，犹雨露之滋禾。加川芎、桃仁、红花、白芥子、白术、黄芪，益气活血，化痰逐瘀。使精充血旺，气血冲和，津液流通，营卫通利，血脉畅行，皮色如常。

4. 从肾阳亏虚、心血不足论治　胡某，女，36 岁。面部黑斑 2 年余，曾久服六味地黄丸，维生素 E 等药不效。诊见双侧面颊部散在浅黑色斑块，面色晦暗少光泽，眠浅多梦，畏寒，夜卧下半身常感不温，夜尿次数亦多。舌质淡胖，舌苔薄白，脉沉细。辨证属肾阳亏虚，心血不足。治以温补肾阳，益心养血。方用金匮肾气（丸）汤加味。

处方：制附子（先煎）5 g，熟地黄 25 g，山茱萸 12 g，山药 12 g，茯苓 10 g，泽泻 10 g，牡丹皮 10 g，桂枝 3 g，酸枣仁 15 g，当归 10 g，党参 25 g，川芎 10 g。每日 1 剂，水煎分 2 次服。

共服 30 余剂而收功。继服成药金匮肾气丸 1 个月，以资巩固疗效。

按语：面部黧黑斑好发于 30～40 岁的年轻妇女。黑为肾之色，面由心所荣，肾气亏虚，心脉不足，面失滋养以致肾色乘机泛浸。病本在肾，涉及于心。治以温肾填精，补养心血。肾复潜藏，血充面荣，黑斑自可褪。

5. 从肾精血亏虚论治　林某，男，49 岁。患者半年前发现右侧颊部有一铜钱大小、边缘模糊灰褐色斑块，初时不以为意，然逐步增大，色素渐深，影响容颜及工作，始引起重视。经多方调治，斑块面积反而增大，而来求治。刻诊：颊部右侧深褐色斑块如巴掌大，边缘不整，不高出皮肤，不痛不痒，舌质偏淡，脉正常。诊断为里尔黑变病。治以补肾益血之法。

处方：熟地黄 15 g，当归 10 g，枸杞子 15 g，制何首乌 20 g，黄精 20 g，黄芪 18 g，白蒺藜 12 g，陈皮 5 g。每日 1 剂，水煎分 2 次服。

二诊：服药 5 剂后，病症如故。患者煎药不甚方便，要求给予成药治疗。思虑再三，嘱备绿豆、黑豆、黄豆、糯米各等份，烤熟碾粉，白糖适量，制成糕点状，随量啖食。

2 个月后，患者再来复诊，患部肤色已接近正常。嘱再用原法，治疗 2 个月而愈。随访 1 年，未再复发。

按语：本病病因尚不十分清楚。患者年过六八，精血渐虚，不能上荣华泽于面使然，故处以补肾精、益气血之方。后来考虑本病确难取效于一时，患者长期煎药又不方便，故另辟捷径。《本草纲目》指出，绿豆"补益气血，和调五脏，安精神，行十二经脉，去浮风，润皮肤，宜常食之"；黑豆"久服，好颜色，变白不老"。黄豆与黑豆，古皆属大豆，具有同种功效。糯米温中补虚，质黏，也作为黏合之剂，便于制成糕点。诸豆合用，具有补虚荣颜的作用，且可口，利于久服，用之果收全功。

第九十四章　痤　疮

痤疮是一种累及毛囊皮脂腺的慢性炎症性皮肤病，好发于青春期，因此又称"青春痘"，多发生在面部和胸背等皮脂溢出部位，常表现为黑白粉刺、丘疹、脓疱、结节、瘢痕。随着人们生活节奏的加快，以及饮食的不规律，痤疮发病率呈上升趋势，尤其在青少年中多见，严重影响到生活质量。

根据本病的临床特征，其属于中医学"痤痱""肺风""粉刺""酒刺"等范畴。《素问·生气通天论》："汗出见湿乃生痤痱……寒薄为皶，郁乃痤。"首次提出痤疮的病因病机，指出湿郁化热而生痤疮；此外，汗出又外受风寒，卫阳郁而化热亦可致病。明代陈实功《外科正宗·肺风酒皶鼻》："粉刺属肺，皶鼻属脾，总皆血热，郁滞不散，所谓有诸内，形诸外。"清代吴谦在《医宗金鉴》中对痤疮亦有论述："此证由肺经血热而成，每发于面鼻，起碎疙瘩，形如黍屑，色赤肿痛，破出白粉汁。"清代顾世澄《疡医大全》："粉刺即粉疵，乃肺热而风吹之，多成此疵。"综观古代文献记载，多数医家认为痤疮的病因大多与肺经风热、血热瘀滞、湿邪蕴积、脾胃湿热等有关，多从肺、脾、胃三脏治疗，而肾为五脏根本，从肾论治，治拟滋肾或温肾，也不失为其治疗法则。

从肾论之理

1. 从肾论治痤疮的机制　《内经》"有诸形于内，必形于外"，痤疮发病机制复杂，肾为先天之本，脏腑阴阳之根。蔡青杰认为痤疮主要与肾脏密切相关，肾主藏精，主水，主纳气，病变机制与现代医学肾与下丘脑-垂体-肾上腺皮质系统相似，从肾论治，补肾阴，清虚热，辨证加减用药，标本兼治，使阴平阳秘，以期取得更好的临床效果。

（1）肾的生理与痤疮：肾藏精，主生长发育与生殖。《素问·六节脏象论》："肾者，主蛰，封藏之本，精之处也。"肾具有闭藏精气的功能，使其内藏而不外泄，对机体生长发育和生殖能力发挥着重要作用。青春期特殊生长阶段，"天癸至"女子月事以时下，"肾气盛"男子精气溢泄，"精满则溢"，分泌旺盛，与肾主封藏相矛盾，导致肾阴阳失调，相火亢盛，循经上熏头面，发为痤疮。

肾主水，肾气主司和调节全身水液代谢。对参与水液代谢的脏腑具有促进作用，尤其是对脾、肺之气运化和输布水液的功能。肾水不足，不能滋养其他脏腑之阴，易造成脏腑阳气偏旺，如肺热壅盛、肝胆湿热、心火上炎、胃火上攻等，皆可诱发痤疮。肾气对生尿和排尿有重要作用。水液代谢过程中，各脏腑形体官窍代谢后产生浊液，通过三焦水道下输于肾和膀胱，在肾气蒸化作用下，分为清与浊。肾气蒸化和推动失常，水液不能清升浊降，浊气上蒸于面，湿热阻滞面部经络，进一步诱发痤疮。

肾主纳气。《医碥·气》："气根于肾，亦归于肾，故曰肾纳气，其息深深。"肾摄纳肺吸入之气，调节呼吸。人体呼吸运动，虽为肺所主，但吸入之气，须下归于肾，肾气为之摄纳，呼吸才能通畅、调匀。肺主皮毛而卫外，肾主骨髓而营内，则外固内坚。肾通过卫气而固表与外。若肾纳气功能失常，摄纳无权，气机不畅，则卫外功能下降，邪气为侵犯肌表皮毛，诱发痤疮。

（2）痤疮的病理机制：痤疮与雄性激素皮脂腺功能亢进、毛囊漏斗部角化过度、毛囊内微生物、炎症及宿主的反应等有关。雄激素在痤疮发病中起着重要作用，通过刺激皮脂腺细胞增生分泌及皮脂腺导管角化异常堵塞管腔而发生。青春期雄激素分泌增加，皮脂腺增大，皮脂分泌增加，同时雄激素使毛囊漏斗部角化，皮脂瘀积在毛囊口，在缺氧环境下痤疮丙酸杆菌增殖，酶分解皮脂进一步产生游离脂肪酸，引发痤疮。

肾与下丘脑-垂体-肾上腺皮质系统相似。天癸与腺垂体所分泌的6种生物活性物质及激素的功能相类似。天癸指促进人体生长发育和生殖功能，维持妇女月经和胎孕所必需的物质，来源于男女肾精，受后天水谷精微的滋养而充盛。肾为先天之本，天癸藏于肾，与肾关系密切。性激素在肾中精气促进下形成，肾精气强弱决定人体激素水平。肾阴阳失衡，体内激素分泌紊乱，进一步诱发痤疮。痤疮主要原因在于肾阴不足，肾阴阳平衡失调，相火天癸妄动，加之风、湿、热邪相搏，其标在肺胃，痰湿瘀结。

2. 痤疮从肾论治诸法　现代医学认为痤疮是一种毛囊皮脂腺引起的慢性炎症性皮肤病，主要与性腺、内分泌功能失调导致皮脂分泌过多、毛囊内微生物感染和全血黏度增高等有关，而性腺、内分泌功能主要与中医理论中肾的功能相对应。陈仁寿认为，从肾论治痤疮主要有如下诸种方法。

(1) 滋肾润肺：隋代巢元方《诸病源候论》："此由肤腠受于风邪，搏于津液，津液之气，因虚作之也，"提出"因虚作之"的观点。《张聿青医案》："肺合皮毛，毫有空窍，风邪每易乘入，必将封固密，风邪不能侵犯。谁为之封，谁为之固哉？肾是也。"可见，肾阴肾阳的亏虚会影响肾之封藏功能，皮毛开合失司，会导致外邪侵袭人体而发病。《杂证会心录》："肾与肺，属子母之脏，呼吸相应，金水相生……肺属太阴……金体本燥，通肾气而子母相生。"中医学认为各脏腑之间关系密切，五脏之气，皆相贯通。肺肾二脏亦是如此，肺与肾之间的阴液是相互滋生的，肾阴为一身阴液之根本，所以肾阴虚则不能上滋肺阴，导致肺经阴虚火旺，发为痤疮。治拟滋肾益阴，润肺降火。

(2) 温肾健脾：肾为先天之本，藏先天之精，是机体各脏阴阳之根本。脾胃为后天之本，水谷之海，为气血生化之源。脾之健运，化生精微，须借助于肾阳的温煦和推动，固有"脾阳根于肾阳"之说，肾中精气亦有赖于脾胃运化的水谷精微的培育和充养，才能健旺。《景岳全书》："是以水谷之海，本赖先天为之主；而精血之海，又必赖后天为之资。"若肾阳虚衰，导致脾失健运，则水湿内停，日久生痰，湿郁化热，湿热挟痰，痰凝瘀滞，凝滞肌肤而形成痤疮。治拟温肾助阳，健脾化湿。

(3) 补肾平肝：肾藏精，肝藏血，肾与肝的关系实际上就是精与血的关系，肾中精气的充盛，有赖于血液的滋养；血的化生，亦有赖于肾中精气的气化，两者关系极为密切，因此有"肝肾同源"之说。若临床上肾阴不足可引起肝阴不足，阴不制阳而导致肝阳上亢，称之为"水不涵木"，肝郁化火，发为痤疮；反之，肝阴不足，可导致肾阴亏虚，而致相火上亢。治拟平补肝肾，滋阴降火，交通心肾。肾在五行中属水，心在五行中属火。《素问·六微旨大论》："升已而降，降者谓天；降已而升，升者谓地。天气下降，气流于地；地气上升，气腾于天。"水火升降亦如是，心火下降于肾，肾水上济于心，这样，心肾之间的生理功能才能协调，称之为"心肾相交"。反之，若肾水不能上济于心，心火不能下降于肾而独亢，导致肾阴虚于下，心火亢于上，上可发为痤疮、心悸等症，下可出现腰膝酸软。治拟滋补肾阴，清心降火。

综上可知，肾虚可导致其余各脏阴阳失调，补肾是治疗痤疮的治本之法。现临床上治疗痤疮多采用清泄肺热、健脾祛湿、清肝凉血等方法，疗效不佳。如临床上一些患者长期服用此类中药，痤疮无好转，甚至更严重，切不可继续服药，当补肾治本。本病初发多为阳证，当用清热凉血之品，若复感寒邪或医家失于补托，过用寒凉药物，多致气血冰凝，脾胃伤败，阳证转为阴证，难治也。在临床中不拘泥于常法，若清热凉血祛湿药无效，从肾论治，常建奇功。

肾乃先天之本，内藏元阴元阳，为水火之源，阴阳之根。皮肤的温度、润泽程度都有赖于肾中之精通过脏腑经络来营养，因此，肾阴肾阳的亏虚，必然影响皮肤的生理功能，发为各种皮肤病。对于痤疮的治疗，不能拘泥于常法，在确立病名的同时，详细辨别患者的证型，对证治疗。从肾论治痤疮体现了中医学的整体观念和辨证论治的基本特点，为现代痤疮治疗提供了新的思路。

3. 痤疮从肾论治分证用药　痤疮是一种皮脂腺的慢性炎症性皮肤病，由于生活条件的改善，饮食结构的变化，及生活习惯、工作状态等诸多不同，痤疮的发病年龄也逐渐增大，30多岁，甚至40岁还有发病。痤疮的中医治疗除从肺热辨证外，孔庆旵等认为，从肾辨证治疗，亦有良好效果。

(1) 从肾论治的分证：以阴阳为纲，分为两型。痤疮虽说是一种皮肤的炎症表现，但是体现在中医学辨证并非都属阳热有余之症，部分痤疮患者其临床表现有明显的寒湿之象。

1) 阳证：表现以痤疮丘疹脓疱，色红，疼痛明显，易出脓，丘疹脓疱常累及胸、背部，常伴有口臭，烦躁，小便黄，大便干，舌红苔黄或黄腻，脉滑或数。此症状表现为一派阳盛，常发病较急，进展迅速。此类患者多体质强壮，性情急躁，喜油腻、辛辣饮食，或嗜酒。所以病由体发，从阳化热，表现出一派有余之象。通常为实证。

2) 阴证：表现以痤疮丘疹细小，色淡，疼痛或痛不明显，在皮肤存在时间较长，不易化脓。皮疹多发于面部，最多见于两颊及下颌部，常伴有面色不华，易觉疲劳，睡眠不佳，部分患者有畏寒感，女性月经不调，舌淡红，苔白或白腻，或稍有黄苔，脉平缓或沉。此类患者通常体质较差，不喜运动，经常熬夜，饮食不规律，平素属虚弱体质，所以病邪从阴化寒。通常为虚证。

（2）从肾论治的用药：

1) 阳证：治以滋水清热，引火归元。药用生地黄、牡丹皮、茯苓、泽泻、金银花、连翘、野菊花、山药、山茱萸、牛膝、赤芍。方选六味地黄汤为补肾的常用方剂，通过药物配伍剂量调整，三补三泻中以重三泻为主，补剂稍轻，并用生地黄替换熟地黄。生地黄入心、肝、肾经，清热凉血养阴；牡丹皮入心、肝、肾经，清热凉血，活血散瘀；赤芍入肝经，清热凉血；此三种清热凉血药物配合清热解毒药物金银花、连翘、野菊花，属临床各家常用于皮肤科风热、血热的药物组合。金银花功善清热解毒，入肺、胃、心经；连翘归肺、心、胆经，被誉为"疮家圣药"；野菊花清热解毒，入肺、肝经，为治疗痈疖的良药；此配伍针对丘疹脓疱的主要症状。茯苓入心、脾、肾经，利水渗湿，能除体内湿邪；山药入脾、肺、肾经，能补脾利湿，益肾养阴；山茱萸归肝、肾经，能补益肝肾精血；泽泻归肾、膀胱经，可清肾中虚火；牛膝入肝、肾经，味苦泄降，能导热下泄，引血引火下行，以降上炎之火，使上焦过盛的阳热归于肾中，以充盛肾中元阳。痤疮阳热实证，多为肺热、血热，全方以清肺热、凉肝血、滋肾水三方面入手，使其标本兼治，机体阴阳归于平和。

2) 阴证：治以补肾通经，活血散结。药用熟地黄、山茱萸、山药、女贞子、墨旱莲、鸡血藤、牡丹皮、泽泻、茯苓、炒白术、干姜。组方以六味地黄汤为基础，滋肾水，益肾精。方中熟地黄甘温，归肝、肾经，养血滋阴，养血可以补虚，滋阴可以抑阳；牡丹皮入心、肝、肾经，凉血活血；山药入脾、肺、肾经，能益气养阴，补脾肺肾；山茱萸归肝、肾经，能补益肝肾，兼可收涩固本；茯苓入心、脾、肾经，利水渗湿，健脾，安神；泽泻归肾、膀胱经，利水渗湿；炒白术归脾、胃经，补气健脾利湿；干姜味辛走窜，入脾、胃、心、肺经，能温阳，通经脉；女贞子、墨旱莲皆入肝、肾经，能够补益肝肾精血，清除虚热，针对痤疮的热毒标症；鸡血藤微甘温，入肝经，行血补血，走守兼备，不仅能行血补血，还能通利经脉，用以沟通上下，使全身上下经脉通达，郁解则结散。组方以补肾为主，辅以散结，疏通经脉，用药寒热兼备，平和中以温性略强，以达到标本兼治的目的，若稍寒凉则易致经脉阻滞，若偏热则易助阳动火。

中医学古籍中常将痤疮称为粉刺，多认为肺热为其主要发病基础。《医宗金鉴》中称其为"肺风粉刺"，认为"此证由肺经血热而成。每发于面鼻，起碎疙瘩，形如黍屑，色赤肿痛，破出白粉汁，日久皆成白屑，形如黍米白屑。"治疗也常以清解肺热为主要方法，枇杷清肺饮是最传统的治疗方剂。随着中医学皮肤科的发展，很多医家发现单一的肺经风热已经无法解释痤疮的发病，所以也有脾虚湿蕴、肝郁气滞、脾胃湿热等证型的出现，也有以五脏论治的，说明临床医家正在探索着痤疮治疗的新思路。

（3）诸脏皆与肾相关：现代医学认为痤疮的发生主要与皮脂分泌过多、毛囊皮脂腺导管堵塞、细菌感染和炎症反应等诸多因素密切相关。引起痤疮的病理生理基础是皮脂腺快速发育和皮脂过量分泌。而皮脂腺的发育是直接受雄激素支配的。进入青春期后雄激素特别是睾酮的水平快速升高，睾酮在皮肤中经 5α-还原酶的作用转化为二氢睾酮，后者与皮脂腺细胞的雄激素受体结合发挥作用。雄激素水平的升高可促进皮脂腺发育，并产生大量皮脂。部分痤疮患者血中睾酮水平较无痤疮者高。而中医学认为肾主藏精，主生长、发育与生殖，《素问·六节脏象论》中有"肾者，主蛰，封藏之本，精之处也"的记述。人体的性激素就是在肾中精气的促进下形成的，肾精的强弱，决定人体性激素的水平。由此可以认为，肾中精气的盛衰，是决定痤疮发病的重要因素。所以痤疮常伴随着青春期发育过程中出现，随着青少年男女体内"天癸"的逐渐充盈旺盛，痤疮的临床表现逐渐明显，而随着年龄的增加，肾中"天癸"的逐渐衰弱，痤疮的发作逐渐减少，更年期后随着肾中精气的衰微，则难再见到。肾为脏腑阴阳之根本，通过对肾中阴阳平衡状态的调整，即可影响到全身各脏腑的阴阳，从而影响到痤疮的发病。

　　肾在五行属水。如肾水不足，不能滋养其他脏腑之阴，则易造成脏腑阳气偏旺，肺热、肝热（即血热）、心火、胃火，皆可造成火热上行发生痤疮。肺五行主金，金能生水，与肾为母子关系，中医学治疗中有"虚则补其母，实则泻其子"的理论，肺中阳热太过，治疗当可选择泻肾阳，因肾主封藏，只宜补，不宜泻，所以只能用补肾阴，抑肾阳，使肾中阴阳平和，则肺热当解。肝主血，肾主精，中医学有"肝肾同源"之说，肝经火旺时用滋肾水则同滋肝阴，即中医学理论中的"滋水涵木"。心在五行属火，天气下降，气流于地，地气上升，气腾于天，即是心火必须下降于肾，肾水必须上济于心，即"水火既济"，所以心火偏旺时滋补肾水，即可济心阴治心火。脾胃为"后天之本"，"脾阳根于肾阳"，所以如果临床表现脾胃阳热偏旺，通过滋补肾水，抑制肾阳的方法，可以影响到胃阳的偏旺状态。所以通过滋水清热的治疗，可以直接或间接地改善痤疮阳热偏旺的症状，并结合针对性的清热解毒的药物，可以达到标本兼治的效果。

　　对于痤疮阴证的发病，即有医家认为以"郁"为基本病因。《素问·生气通天论》："汗出见湿，乃生痤痱……劳汗当风，寒薄为皶，郁乃痤。"此"郁"有困滞之意，为寒气外侵，阳郁于内，郁则经脉不利，卫阳郁闭，可伤及肺阳肺气，或长期晚睡，耗伤阴血，伤及肝阴，或情志抑郁不欢，忧思气结，肝气郁结，又或病患平素贪食冰冷，则伤及脾气，脾虚湿滞，阻碍经络，也有素体阳气不足，或久处寒凉之地，则成肾阳肾气不足。依据"邪之所凑，其气必虚"的理论，治疗以补肾精，扶正气，温经散结为主法。在脏腑关系中，肺为水之上源，肾为主水之脏，肺为气之主，肾为气之根，在水液代谢和主气方面相互影响，所以治疗时也可以相互协调。肝肾精血互生，中医学有"肝无虚不可补，补肾即为补肝"之说，所以从肾入手可以治疗肝经的异常。脾的健运，有赖于肾阳的温煦，在脾虚失运，水湿停滞时，可以采用温肾健脾、温经通阳的办法治疗。中医学认为肾中阴阳为各脏腑阴阳之根本，肾中精气充盛，则正气得复，卫气得助，经脉畅达。针对痤疮的阴证，采用补肾气、温经解郁的治疗方法，可以疏畅郁结，通达经脉，是症状得以解除。

　　综上所述，痤疮临床发病虽然有着复杂的病因病机，但是我们可以抓住主线，从肾论治，结合各病症的不同表现和不同病机，适当加用针对性的药物辅助，临床应用，具有明显的疗效，特别是青春期后的大龄痤疮患者，其病因相对复杂，更适合应用。

　　4. 从脾肾论治痤疮　痤疮是皮肤科常见病、多发病，中医学对痤疮的认识历史悠久，罗瑞静等结合西医对痤疮发病的认识，通过"性激素水平变化与中医学肾之间的关系"以及"皮脂腺分泌异常与中医学脾胃之间的关系"探讨痤疮西医主要发病机制与中医学"脾肾"的密切关系，认为"肾阴亏虚及脾胃运化失常"是痤疮发病关键病机所在；并从中医学"五行学说"出发，结合痤疮发病特点，运用"生克制化"原理全面阐述"脾肾"在痤疮发病中的关键作用；最后从中医学病机学说入手，认为"脾肾同病"是痤疮发病关键病机，并提出从脾肾论治痤疮。

　　痤疮是一种常见的发生于毛囊皮脂腺的慢性炎症性皮肤病，"先后天同病"是痤疮发病关键病机，"先后天同治"在痤疮的治疗中具有举足轻重的作用。

　　（1）先天"肾"与痤疮：《素问·六节脏象论》"肾者，主蛰，封藏之本，精之处也"。认为"肾"对机体生长发育和生殖能力发挥着重要作用。"天癸至"女子月事以时下，"肾气盛"男子精气溢泄，如遇各种因素导致肾阴阳失调，则相火亢盛，循经上熏头面，发为痤疮。西医认为体内性激素增加或雌激素、雄激素水平失衡是痤疮发病的关键机制，性激素水平失衡被认为是下丘脑-垂体-卵巢（睾丸）内分泌轴功能失调的表现。中医学有"天癸"，有以"肾"为核心的内分泌轴存在，"肾之阴阳"失衡对性激素水平产生影响。已有研究表明，痤疮患者中性激素水平失衡患者多以肾虚火旺最多见，且以滋阴补肾法治疗取得良好效果。因此，"肾阴阳"的不平衡是痤疮发病的主要原因之一。

　　（2）后天"脾"与痤疮：明代陈实功《外科正宗》谓"盖疮全赖脾土，调理必要端详"，为痤疮从

"脾"论治提供了理论依据。《素问·生气通天论》："膏粱之变，足生大疔。"明代张介宾《类经·疾病类五》："高粱，即膏粱，肥甘也。"可见，多食肥甘厚腻易发疔疮等疾。此外，明代王纶《明医杂著·化痰九论》："痰者，病名也，人之一身，气血清顺，则津液流通，何痰之有，惟夫气血浊逆，则津液不清，熏蒸成聚而变为痰焉。"可见，过多地摄入膏粱将导致气血浊逆，酿生痰湿。李东垣则在《脾胃论·脾胃盛衰论》中述及"脾胃俱旺，能食而肥……或少食而肥，肥而四肢不举，盖脾实而邪盛也。"由此不难看出无论是脾之过与不及都能够影响其输布津液的功能，酿生痰湿，而"阳明主面"，阳明脾胃之湿（痰）热熏蒸颜面则见痤疮的发生。特别是近年来伴随人们生活水平不断提高，饮食结构较之前发生了巨大变化，高热量食物的大量摄入是多数痤疮患者的共同特征，而西医认为高热量食物使皮脂合成原材料增加；辛辣刺激性食物，刺激皮脂腺分泌增多。总之，饮食不当促进皮脂分泌过多，进而诱发或加重痤疮的发生。因此，要重视由饮食不当影响到"脾胃"功能的正常发挥而引发痤疮这一重要原因。

（3）"肾脾同病"的痤疮病机：中医学理论以五行学说为框架，而五行之间存在复杂的生克制化关系，一行病变必然殃及他行，应用生克制化理论阐释病机能够更好更全面地反应疾病的发生。就痤疮而言，基于上述中西医结合痤疮病机探讨结果，结合五行理论，以"先后天同病"为核心，从"五行"角度阐释痤疮病机能够更加全面认识其发病机制，更好地分清疾病之"标与本"，有利于提高临床治疗效果。

从"二七到四七"、从"二八到四八"，是男女痤疮好发阶段，而这个年龄段的男、女常处于"阴常不足，阳常有余"的状态，肾阴不足是痤疮发病的始动因素，而水为木之母，肾水不足必然导致肝失濡养，肝阳失阴之敛，必然游走他处化火，金本克木，今木火上窜出现"木火刑金"；"金水相生"乃常态，今肾水不足无以滋养肺阴，肺阴无以敛阳，化火烁金；中医言"水火既济"，肾水不足，不能涵养心阴导致心阳偏亢，进而酿生心火，最终心火烁金。

饮食不当，过食肥甘，导致脾之功能过与不及，脾之功能过亢则出现脾实，过实则克水，"土实克水"则肾水更不足；脾之功能不及则运化失常，酿生痰湿，土壅则木郁，木郁则化火刑金；过食辛辣燥热之品，蕴结肠胃化火入心，此乃"同气相求，子病犯母"。

总之，五行失衡上犯颜面，发为痤疮，故脾肾同病（即先后天同病）导致的五行失衡是痤疮发病的关键机制所在。

（4）基于"病、证"关系的痤疮病机思考："病机"一词最早见于《素问·至真要大论》，并明确指出临证时要"谨守病机"，因此，病机被认为是中医诊疗的核心所在，全面阐明疾病病机具有重要意义。然而，长期以来，中医学过分强调证而忽略了疾病病机的做法未免有点舍本逐末。因此，要不断加强中医病机学研究。痤疮辨证分型的多样性以及痤疮治疗效果的不确定性，无疑不是由于对痤疮关键病机的认识缺乏确定性所造成的。在"病证结合"思想指导下探究"病机"，其内容至少涵盖疾病病机、证候病机含义，这里探讨的痤疮病机隶属于疾病病机范畴。

疾病是决定证候的内在稳定的因素，而证候是疾病的外在综合表现，虽然同一疾病可以出现不同的证，但是不同的证都可以依据同一疾病作出说明，离开疾病，证候的出现和演变就会无从说明了。此外，辨证论治不过是通过治证而实现治病，治证只是途径和环节，治病才是最终的目标。如果把病彻底治愈，那么一切证候都会消失，而某一证候消失或改变却不能代表治病效果。基于"病"与"证"的特殊关系，疾病病机决定或影响证候病机，在一个疾病发生发展过程中，疾病病机对证候病机起决定作用。基于证、机关系，以及疾病病机与证候病机关系分析，结合前面中西医结合对痤疮病机探究，我们认为"先后天同病"（即脾肾同病）是痤疮发生关键病机所在，因此从先后天论治痤疮具有重要意义。

5. 迟发型痤疮从肝肾论治说　痤疮是一种毛囊皮脂腺的慢性炎症，主要皮损表现为粉刺、丘疹、脓疱、结节、囊肿等。迟发型痤疮是指发病年龄在 25 岁以上的痤疮，又称成人痤疮。临床上根据其发病时间分为持续型和迟发型，前者是指从青春期开始发病，持续至 25 岁以后，后者指 25 岁以后才开始出现。迟发型痤疮的发病可能与遗传、内分泌失调、精神状况、微生物因素、免疫因素、内在疾病及药物、化妆品、环境污染等多种内外因素有关。

痤疮，中医大多医家在分析病机时，多责之于肺胃湿热，临床治疗多以清肺泻热，清化脾胃湿热为主。通过大量临床治疗发现，只清肺胃之热，虽能部分有效，但尚不能尽愈。目前中医学典籍对迟发型痤疮无详细记载，通过临床治疗发现，迟发型痤疮的病位在肝肾。张立坤等主张从肝肾论治。

（1）痤疮从肝论治：

1）痤疮发病与肝生理功能失调有关：中医学认为，肝为将军之官，罢极之本，为"阴中之少阳"。肝主疏泄，喜条达而恶抑郁。若肝气疏泄条达则有助于脾胃的运化功能，维持气血的来源充足，肝气舒畅则推动气血上荣于面，表现为神清气爽，面色红润，两目有神。若内伤七情，情志失调，肝气疏泄不畅，则会出现肝郁气结，郁久化火，或肝火上炎，耗伤肺阴，使肺气不降，肺经复感风邪，致肺经血热，蕴蒸肌肤而发为痤疮；或肝气疏泄功能受损，致脾胃运化功能失调，不能运化水湿，湿停日久化热，湿热壅滞互结，循经上蒸头面发为痤疮。故痤疮发病与肝的生理功能失调有密切联系。

2）痤疮发病与肝经循行部位密切相关：《灵枢·经脉》"肝足厥阴之脉，起于大指丛毛之际……循喉咙之后，上入颃颡，连目系，上出额，与督脉会于巅。其支者，从目系下颊里，环唇内。其支者，复从肝别，贯膈，上注肺"。由此可见，肝经循行的路线上经过面颊、前额部、口周，而这些部位都是痤疮的好发部位。郁火、虚火均可循肝经上行而发为痤疮。另外，冲脉附于肝，起于胞宫，上行至面部，若素体肝阴不足，冲任失调，气血失和，而致虚火上炎，上熏头面亦发痤疮。

3）痤疮发生与妇女月经失调相关：中医学认为"女子以血为本，以肝为先天"，且肝常处于"阴常不足、阳常有余"的状态。《格致余论·阳有余阴不足论》："主闭藏者肾也，司疏泄者肝也。"女性月经及排卵周期正常与肝气疏泄、肾气闭藏功能正常有相关。因女子胞的功能正常运行有赖于肝气的推动及肝血的滋润，所以肝气舒畅是女性正常行经的重要条件。若肝郁气滞，气血运行不畅，使女子胞功能障碍，导致冲任失调，则出现月经紊乱、小腹疼痛等症状。大多数女性患者在日常生活中容易受来自生活环境、工作压力等各方面负面情绪的影响，进而出现紧张、抑郁、易怒等不良情绪，且在行经期前会出现痤疮加重，进而说明痤疮的发生与肝气不畅相关。

（2）痤疮从肾论治：肾在五行主水，肾阴为诸阴之本，如肾水不足，不能滋养其他脏腑之阴，则容易造成各脏腑阳气偏盛，引起肺热、心火、胃火、肝热等，皆可造成火热上行而发为痤疮。肾为五脏阴阳之本，通过肾中阴阳平衡状态的调整，即可影响到全身各个脏腑的阴阳。肾为冲任之本，肾经与冲脉下行支相并，与任脉交会于关元，冲任的通盛以肾气盛为前提。肾为天癸之源，冲任为本，女子四七筋骨坚，发长及，身体盛壮；五七阳明脉衰，面始焦。肝藏血，肝经与冲脉交会于三阴交，与任脉交会于曲骨；肝肾同居下焦，乙癸同源，若肝肾阴虚，冲任不调，则致体内天癸代谢紊乱，引发痤疮，即为冲任不调之痤疮，故肝肾阴虚为痤疮的发病之本。青春期后女性，多为四七、五七患者，阳始渐衰，思虑过度，肝气郁滞，耗伤阴液，久之则病及肾阴，肝肾阴虚，虚火上炎熏蒸面部，从而发为痤疮。

（3）迟发型痤疮从肝肾辨治：迟发型痤疮患者以女性为主，此年龄段的女性常处于生活、学习、工作等各种压力高峰期，容易产生负面情绪，情志不舒，导致肝郁化火，耗伤阴液，加之天癸渐竭，久则肾阴不足，最终导致肝肾阴虚，虚火循经上至头面，出现"阳常有余，阴常不足"的状态。另外，肾阴不足，肾水不能上滋于肺，肺失濡养，升清降浊功能受阻，肺经蕴热，熏蒸面部而发痤疮。肾阴亏虚于下，心火亢于上，相互制约失衡，出现上实下虚，如发于面部，即为痤疮。

现代社会不良的生活习惯偏多，如熬夜，亦能使肝肾之阴受损，肝藏血，"卧则血归于肝"，熬夜使血不归于肝，影响肝之阴气的生成。且肝肾同源，若肝阴亏虚，气血不畅，精血化生不足，病久导致肾阴亏虚，肝肾皆病。因此，在临床上成年女性的痤疮发病率远远高于成年男性，肝肾阴虚是青春期后痤疮患者发病的主要病机。肝主疏泄，恶抑郁而喜条达，为"阴中之少阳"，若情志失调，肝郁化火或肝火上炎，可耗伤肺阴，使肺气不降，肾在五行主水，诸阴之本，如肾水不足，不能滋养其他脏腑之阴，则容易造成其他脏腑阳气偏盛，故肝肾阴虚为痤疮的发病之本。青春期过后的女性痤疮即迟发型痤疮，大多由于肝气郁结、冲任失调所致，冲为血海，任主胞胎，冲任不调，则血海不能按时满盈，从而导致肾之阴阳平衡失调和天癸相火过旺，加之过食膏粱厚味，湿热内蕴，产生痤疮。

通过分析大量临床研究报道发现，临床医生在治疗迟发型痤疮时，辨证多从肝肾治疗为主。王晓峰采用养阴益肾方治疗女性迟发型痤疮，并观察临床疗效及对性激素的影响，治疗组 20 例采用养阴益肾方，对照组 30 例采用安体舒通片治疗。治疗 8 周后发现，治疗组临床疗效、雌二醇和睾酮水平、皮损评分均优于对照组（$P<0.05$），说明养阴益肾方能够较好地改善女性迟发型痤疮患者的性激素水平和皮损情况，且治疗效果显著。袁冰峰等观察柴胡清肝汤加减治疗肝肾失调型患者寻常性痤疮的临床疗效，治疗组 30 例患者给予柴胡清肝汤加减口服治疗，对照组予以异维 A 酸胶丸口服，疗程为 12 周。结果发现治疗组治愈率、有效率分别为 60.0%、93.3%，对照组分别为 23.3%、73.3%，两组比较差异均具有统计学意义（$P<0.05$），说明柴胡清肝汤加减治疗肝肾失调型寻常性痤疮疗效显著。张美玉采用自拟疏肝滋阴方和丹参酮胶囊分别治疗并观察 68 例女性青春期后痤疮患者，结果发现治疗组的临床疗效优于对照组，两组显效率和总有效率比较均有统计学差异，说明从肝肾论治女性青春期后痤疮，切中本病病因病机。周萌采用滋补肝肾法治疗女性青春期后痤疮患者的疗效及对患者血清睾酮的影响，治疗组采用杞菊地黄汤合二至丸，对照组以螺内酯口服。两组治疗 8 周，治疗组和对照组总显效率分别为 85.71%、47.62%，治愈率分别为 61.90%、26.19%，两组比较差异具有高度统计学意义（$P<0.01$），治疗组治疗前后血清睾酮比较差异具有高度统计学意义（$P<0.01$），说明滋补肝肾法治疗女性青春期后痤疮疗效肯定，并且能降低女性青春期后痤疮患者血清睾酮水平。

综上所述，迟发型痤疮的发病多归之于肝肾，且以肝肾阴虚为病机。中医学认为肝肾为先天之本，且肝肾同源，肝属木，肾属水。在生理情况下肝肾之阴阳息息相通，相互平衡制约，协调人体一身之阴阳。从肝肾论治迟发型痤疮以其深厚的中医学理论基础，以及现代日益突显的时代背景，应引起临床的重视。中医学治疗迟发型痤疮，需在辨证论治的基础上，发挥中医学的特色治疗方法，才能更好地提高临床疗效。

6. 肾肝脾失常致冲任失调之痤疮病机　徐灵胎："凡治妇人，先明冲任之脉。"女性疾病与冲任二脉失常密切相关。冲任失调最早论述于妇科病，亦可致女性痤疮。《中药新药临床研究指导原则》将痤疮冲任失调证定义为痤疮皮损，常于经前加重，皮损部位以口周或下颌多见，或伴有月经不调，小腹胀痛不适，脉弦等症。冲任失调证泛指一切能引起冲任二脉失调的证候，只言冲任失调，不论病因病机，临床治疗常无从下手。中医药临床研究以中医学理论为基础，通过数据统计分析判断中医学治则治法对某病某证的疗效，医家经验是现代医家多年临床实践的理论总结，两者皆是辨证论治的有力依据。丁嘉瑶等收集相关临床研究及医家经验文献进行分析，认为肾肝脾功能失常致使冲任失调是痤疮的基本病机。

（1）脏腑功能失常冲任失调：冲脉"十二经之海"，"渗诸阳"受阳经之腑温煦，"并于少阴之经，渗三阴"，与足少阴肾经并行，受肾精滋养，与肝、脾二脏密切相关。任脉属"阴脉之海"，诸脏精气周流于阴分，总会于任脉，受诸脏阴精灌注。诸经沟通脏腑与冲任二脉，脏腑精气环流不止，"八脉隶乎肝肾""冲脉隶于阳明"等论述皆强调冲任二脉与脏腑关系甚密，不可单独而论。冲任受脏腑功能活动影响，调冲任当先理脏腑。总结各家所论，冲任失调型痤疮与以下脏腑功能失调最为相关。

1）肾与冲任：冲脉"注少阴之大络……并于少阴之经"，任脉与足少阴交会于腹部。《素问·上古天真论》："女子七岁，肾气盛，齿更发长。二七而天癸至，任脉通，太冲脉盛，月事以时下，故有子。"肾气充盛，天癸至足，冲任二脉得濡养温煦，功能调和。《续名医类案》："经本于肾，旺于冲任二脉。"可见肾于冲任二脉有重要意义。

其一，肾阴亏虚，冲任失调。妇女先天不足，或虚劳久病，或阳热过盛，或经孕产乳等皆可损肾阴，肝肾乙癸同源，精血互化，肝肾阴亏，常相兼为病。肝肾阴虚，冲任失养，阴亏无以制阳，阴阳失调，虚火内生，燔灼冲任，冲任血热，沿经络循行熏蒸肌肤，发为痤疮。经前阳长阴消，阴液更亏，阳长助热，虚热加重，冲任血热更甚，致痤疮经前加重。《女科撮要》："夫经水阴血也，属冲任二脉主"，虚火燔灼冲任，冲任失和，则月经失调。此型多发于下颌，常波及颈前，以炎性丘疹、脓疱为主，经前加重，可伴月经量少或量多，腰膝酸软，五心烦热，舌质红苔少或无，脉细数或弦数。治宜滋阴降火。张兰治疗痤疮以清热养阴、调补冲任为原则，选用女贞子、墨旱莲、枸杞子、黄柏、知母、当归、金银花、白花蛇舌草等加减成方扶正祛邪、标本兼治。刘智丽等应用知柏地黄汤加味联合激光治疗 60 例冲任失调型痤疮，8 周后总有效率 89.47%，明显高于激光对照组。方亚雯等以女贞子、当归、丹参、益母草加减滋补肝肾、清热和血以调冲任，87 例冲任失调型痤疮患者治疗 4 周后总有效率 92.0%。

其二，肾阳虚寒，冲任失煦。素体阳虚，或生活失于调摄、贪凉饮冷，或痤疮用药过于寒凉等皆可累及肾阳。肾阳亏虚，阳虚则寒。《素问·调经论》："血气者，喜温而恶寒，寒则泣不能流，温则消而去之。"冲任二脉失去阳气温煦，血脉不行，气滞血瘀，郁而成痤。经前本为阳长，然肾阳亏虚，阳长不足，阴消不利，阴盛则寒，冲任寒甚，气血涩而不畅，故皮损经前更甚。冲任失煦，肾脏虚寒，影响月经。此型以结节囊肿为主，色暗，经前明显，可伴经血量少夹血块，少腹腰膝冷痛，手足欠温，便溏，乏力，舌淡胖或有瘀点、脉沉迟。以温肾助阳为原则遣方用药。冲任失调型痤疮主责于肾，肾相火偏亢、肾阳亏虚皆可影响冲任而生痤，以淫羊藿、仙茅、巴戟天、菟丝子、白芷、法半夏、皂角刺、益母草等药温补肾阳，以调冲任，行之有效。谭金华以温经汤温养冲任、和血行滞，对冲任虚寒型女性青春期后痤疮患者疗效甚佳。

2）肝与冲任：《临证指南医案》"八脉隶乎肝肾"，冲任二脉同起于胞宫，出于会阴，而足厥阴经"入阴中，环阴器"，两者又与肝脉交会于三阴交、曲骨、中极、关元等腧穴，脉气相通。肝主疏泄，通调脉道，使冲任二脉通利。肝又藏血，主司血海，调节血量，肝血输布充养二脉。肝之疏泄、藏血功能失常，太过或不及，冲任亦受累。

其一，肝阴亏虚，冲任失养。乙癸同源，肝藏血，肾藏精，精血互化，肝肾阴虚常相提并论（详见前文）。

其二，肝郁气滞，冲任阻滞。《笔花医镜》："盖妇女阴啬之性，识见拘墟，一有逆意，即牢结胸中，又不能散闷于外，则郁久而成病矣。"且现代女性家庭及工作压力较大，情志不遂，七情内伤致病，最易损肝，肝畅调气机失司，冲任气血行而不畅，郁结肌肤，发而为痤。经前气血下聚，冲任过满，肝疏泄失常，难以调节，加重经脉气血瘀滞，故见痤疮经前更甚。冲任二脉气机阻滞，致经行不遂。本型发病部位以两颊为主，经前尤甚，可伴月经先后不定期，经血下行不畅，夹带血块，经行腹痛，经前乳胀，情志抑郁，胁肋胀满，舌暗脉弦。治以疏肝理气。严苗苗等应用逍遥丸联合米诺环素疏调肝气，以理冲任气血，30 例冲任失调型痤疮 6 周后治疗总有效率 76.66%，抗生素对照组仅 53.33%，提示联合逍遥丸能有效提高对冲任失调型痤疮的疗效。肖剑波等将痤疮分为 3 型，其中冲任失调型痤疮予逍遥散加减内服，共治痤疮患者 112 例，98 例治愈，总有效率 98.2%。

其三，肝经火盛，冲任热扰。肝属风木之脏，主升主动，极易化火动风，现代女性生活负担繁重，多有情志不调，肝气郁滞，易化火生热；或因嗜辛辣，蕴热化火，犯及肝经，皆可致肝经热盛，火热扰及冲任血脉，沿冲任上炎，熏蒸肌肤，发为痤疮。经前阳长，气火偏旺，冲气上逆，加剧火热上炎之势，致皮损加重。热扰冲任，月经失常。本型以炎性丘疹、脓疱为主，多发两颊，可伴月经提前、量多，面部潮红，口干口苦，胸胁胀满，失眠多梦，舌红苔黄，脉弦数。治以清肝泻火。高瑞霞将痤疮分为 5 型，以丹栀逍遥散加减治疗冲任失调证，以 5 日为 1 个疗程，完成 4 个疗程后 50 例患者中达临床治愈者 36 例，好转 14 例，全部有效。

3）脾胃与冲任：冲脉与足阳明经"合于气街，合于宗筋"，且冲任二脉与脾胃经诸穴相交会，如气冲、中极、关元等腧穴。《临证指南医案》："夫冲任血海，皆属阳明主司。"《妇人规》论冲脉与胃："然血气之化，由于水谷，水谷盛则血气亦盛，水谷衰则血气亦衰。而水谷之海，又在阳明"，"冲脉之血，又总由阳明水谷之所化"。脾胃主司气血生化，冲任二脉赖其所养。脾主升清，胃主降浊，乃气机升降之枢纽，脾升胃降则冲任二脉气血和顺。

其一，脾胃阴虚，冲任失摄。素体脾胃不足，或饮食失节，或虚劳久病，或过食辛温，日久伤及脾胃，致脾胃阴虚，阳明虚火。《素问·经脉别论》指出，"脾气散精，上归于肺"，脾土干涸，无以散精，致肺金亏乏，虚火内生，加之脾胃虚弱，降浊升清，安冲降气功能失司，虚火随冲气上逆，熏蒸于面，发为痤疮。经前血气下聚，冲任满盛，然脾胃失于荣养更为亏虚，气机紊乱难以调节，加之此时正值阳长期，热势加重，致气火冲逆更甚，痤疮加重。冲任气血升降失常，虚火内扰，则可有月经失调。该型以丘疹脓疱、暗红结节为主，月经前加重，可伴月经色淡量少或淋漓，或有延期，纳差便溏，咽干，舌质偏红，苔薄或少，脉虚数。治以补中安冲、清虚热。毛德西应用加味麦门冬汤（麦冬、人参、法半夏、生山药、生白芍、丹参、生桃仁、甘草、大枣）加减补中降逆、清虚热，治疗女性经前痤疮疗效颇佳。

其二，脾胃湿热，侵扰冲任。现代生活水平、饮食条件改善，患者因多食肥甘厚味、辛辣赤煿，嗜酒无度，致脾胃健运失司，湿浊内生，久郁化热，湿热侵及冲任，湿性黏滞，肌肤疏泄失常，火热沿冲任熏蒸皮毛，发为痤疮。月经将至，气血下聚，脾胃失养，影响运化，湿浊更甚，加之冲气上逆，鼓动湿热上泛，皮损加重。湿热内扰冲任二脉，月经失调。此型以炎性丘疹、脓疱为主，经前增多，可伴月经延期，形体肥胖，纳呆泛恶，大便黏滞或干结，舌红苔腻，脉滑数。治以清热祛湿。陈立怀应用芩连平胃汤加减清热祛湿、理气调经，治疗经前痤疮，有较好疗效。

4）相兼为病与冲任：临床上疾病病机常复杂多变，相互影响，冲任失调型痤疮亦如此。

其一，肾阴亏虚，肝气郁结，冲任失调。此型以暗红色丘疹为主，可见结节，主要见于双颊、下颏，经前明显，可伴月经先后不定期，月经量少或不畅，腰膝酸软，胸胁乳胀，时作太息，舌红苔少，脉细弦等。朱松毅认为肝肾、冲任、气血互为影响，临床以逍遥散加减，疏肝滋阴，调补冲任，恢复阴阳平衡。刘蠡等以滋阴疏肝汤（柴胡、郁金、白芍、女贞子、墨旱莲、益母草、山楂、泽泻等加减）治疗三型痤疮，其中冲任不调型治疗8周后有效率83.33%，平均秩次低于该方治疗的其他两型，说明该方对冲任失调型痤疮疗效更显著，且治疗后血清睾酮明显下降，有纠正异常内分泌功能的作用。范瑞强治疗女性痤疮，强调肝气调、肾阴足则冲任自调，以柴胡疏肝散合二至丸为基础滋阴疏肝、调和冲任，效佳。

其二，肝经郁热，肝肾阴虚，冲任失调。该型以炎性丘疹、脓疱为主，经前加重，两颊、下颏多发，可有月经先期，口干苦，胸胁乳胀，心烦失眠，腰酸目涩，舌质红，苔黄或少苔，脉细弦数。贾超磊应用除痤玉容汤（生地黄、女贞子、墨旱莲、地骨皮、牡丹皮、柴胡、郁金、益母草、当归、丹参、赤芍、白花蛇舌草）滋阴降火、疏肝凉血、调和冲任，共治39例女性青春期后痤疮，4周后总有效率82%，有效改善临床症状。张玉谨等应用五味消痤饮治疗30例冲任失调型痤疮患者，方中女贞子、墨旱莲、夏枯草、丹参、益母草共奏滋阴清肝调冲任之功，总有效率93.33%。

其三，肝肾亏虚，阳明湿热，冲任失调。该型丘疹、脓疱多见，间有结节囊肿，经前较显，可伴月经延后，经量或多或少，色偏红质稠，纳呆口腻，便黏滞或干结，腰酸耳鸣目涩，舌红，苔黄腻，脉细濡数。刘畅等自拟清热调冲方治疗女性经前期痤疮，方用茵陈、栀子、黄柏利阳明湿热，女贞子、菟丝子、沙苑子、覆盆子滋补肝肾，共调冲任，治疗组总有效率93.8%。

其四，肝郁肾虚，兼夹湿浊，冲任失调。该型皮损双颊、下颏及唇周多见，粉刺、暗红丘疹结节为多，可伴月经推迟量少，口腻泛恶，胁胀乳胀，腰酸耳鸣，舌暗苔腻，脉细濡或细弦。韦朝霞认为经前痤疮主要病机为肾虚肝郁，兼夹湿浊，冲任失调，乃本虚标实，应用仙蓉逍遥饮（淫羊藿、肉苁蓉、知母、黄柏、柴胡、白芍、当归身、茯苓、薏苡仁、延胡索、益母草、麦芽等）益肾解郁、祛湿泄浊、调摄冲任，并外涂银红酒精，治疗43例痤疮患者，总有效率93%，复发率低。

（2）月经气血阴阳转化失常冲任失调：根据月经周期阴阳消长的生理变化普遍将其分为4期，冲任胞宫气血阴阳应月呈周期性改变，任一期消长转化异常，均可致冲任功能失调，从而影响月经生殖，又可导致痤疮。经血下泄之时，由阳转阴，若污血浊液排泄不畅，阴阳转化失常，易致冲任经脉不利，气血不通，结于肌肤，发为痤疮，少数下泻太过，冲任阴血亏虚，肌肤失濡，亦可致痤；经血下泻后，阴血渐复，其势较缓，阴血易匮乏，冲任血脉失养，致所至之处，肌肤失养，正虚邪郁，而成痤疮；经间期，氤氲之时，转化之期，阴长渐盛，由阴转阳，若转化不利，则冲任阻滞，肌肤疏泄失常，郁而发痤；经前期，冲任胞宫气血满盈，欲循冲任，泛溢肌肤，加之此期阳长阴消，阳性主动，消长运动较快，阳热亢盛，侵扰冲任，熏蒸肌肤，发而为痤，较他期更易出现痤疮加重，又有部分因阳长不足，温煦失司，冲任血脉不畅，郁滞成痤。

现代医家应用中药周期疗法，调节气血阴阳周期性消长转化，治疗冲任失调型痤疮，行之有效。张理梅等于月经期予桃红四物汤加减，经后期予二至地黄（丸）汤及青蒿鳖甲汤加减，经间期予排卵汤（当归、赤芍、丹参、泽兰、茺蔚子、红花、香附）加减，经前期以二仙汤及金匮肾气汤加减，共治疗冲任失调型痤疮患者 60 例，治疗 12 周有效率达 86.7％，并能增加远期疗效，且能降低痤疮患者体内促黄体素水平，升高雌二醇（E_2）水平，调节内分泌紊乱。金琴琴总结陈力经验治疗 30 例冲任失调型女性痤疮，以茵陈蒿汤及黄连解毒汤为基础，结合月经各期冲任气血阴阳消长转化失常论治。行经期冲任气血阴阳转化不利者活血理气，加红花、泽兰、木馒头、川芎、制香附等，少数下泻太过者予女贞子、墨旱莲等滋助冲任阴血；经后期阴长不足，加山药、女贞子、墨旱莲、制鳖甲等滋养冲任血脉，少佐续断等"阳中求阴"；经间期，阴阳转化不利者，予山药、续断、香附、川芎等补肾活血促转化；经前期，阳长过亢者清热泻火，佐知母、连翘、钩藤等，或有阳长不足者，配伍紫石英、鹿角霜、续断等，少佐山药等"阴中求阳"，共奏温通冲任之功。治疗 8 周有效率 96.7％，且能降低血清睾酮（T）水平，提高 E_2 水平，降低 T/E_2 比值，有效纠正性激素水平异常。

冲任起于胞中，出于玉户，上止头面，冲脉"别而络唇口"，任脉"上颐循面入目"，冲任脉犹如枝权灌注叶脉花蕊，濡养肌肤。一方面，肾、肝、脾、胃为主的脏腑功能失和，致虚实、寒热、气血津液失常等，扰及冲任二脉，另一方面，月经各期气血阴阳消长转化失常，均可致冲任失调，正虚邪扰，肌肤疏泄失常，发为痤疮。各家或调脏腑，或应用中药周期疗法皆行之有效。临床发现非冲任失调型女性痤疮患者遵循月经各期生理性转化用药，因势利导，推动消长转化，利于冲任气血阴阳和调，获得临床增效，其内蕴含治未病思想。冲任失调证病机概念广泛复杂，冲任失调型痤疮的病机内容仍待扩充，以进一步指导痤疮治疗。

7. 从肾虚论治痤疮引发的思考　痤疮，其病因多归因于肺热、湿热、痰凝等实证，但据观察有部分患者，除有严重的痤疮外，还有性生活过度、遗精、腰酸、腰痛、疲乏无力等情况，了解其生活状况，多有自慰的恶习，张仲景称之为"失精家"。因此，车颖等认为，痤疮多实证，但虚证的痤疮不能忽视，特别是肾虚型痤疮，多见于过度失精的年轻人，肾虚除了可引起痤疮外，还会引起一系列的生理心理的疾病。基于此种现象，因而从肾虚型痤疮入手，以肾虚为中心分析"失精家"所患疾病的原因，有望最终达到治愈疾病的目的。

（1）养肾则精神容光焕发：一个人的精神可以从其面部皮肤及眼神中判断出来。肾虚与痤疮的关系，归根到底就是肾虚与皮肤的关系。《灵枢·决气》："谷入气满，淖泽注于骨，骨属屈伸，泄泽，补益脑髓，皮肤润泽，是谓液。"《灵枢·本脏》："卫气者，所以温分肉，充皮肤，肥腠理，司开阖者也。"《素问·阴阳应象大论》"西方生燥，燥生金……肺生皮毛，皮毛生肾"，此处应理解为皮毛生于肾。五谷入胃，经脾胃之运化，生成水谷精微，其清者化为营气，浊者化为卫气，其清稀者化为津，其厚重者化为液，卫气的作用就是固护肌表，因其行于阳，皮肤腠理即为阳，故其能调节体温，营养润泽肌肤皮毛，使皮肤温度适中，滋润濡养皮肤，使皮肤光泽亮丽。

那卫气与肾有何关系呢？《灵枢·营卫生会》"卫出于下焦"，张景岳释义："卫气者，出于悍气之剽疾，而先行于四肢分肉皮肤之间……阳气出于目，循头项下行，始于足太阳膀胱经而行于阳，日西阳尽则始于足少阴肾经而行于阴，其气自膀胱与肾，由下而出，故卫气出于下焦。"此番论述详尽地说明了肾与卫气、皮肤的关系，肾的功能好坏也在一定程度上影响了皮肤的好坏。疾病可分为正虚与邪实两方面，以正虚为主，以邪实为客，正虚与肺脾肾不足有关，肾虚则是五脏虚的本因，故补肾才是扶正的关键，补肾就是补其精气，但凡久治不愈、顽固的皮肤病多以肾虚论治，经常使用六味地黄丸或金匮肾气丸加减治疗，注重调和阴阳，以滋阴为主，潜阳为辅。许多患有结缔组织病及免疫性疾病的患者，由于使用激素及免疫抑制剂不当，出现了免疫功能失调、代谢功能及自主神经功能的异常，中医学多从调和阴阳、补肾的方向入手，对于某些皮肤病，即使肾虚症状很轻微，在不影响全局的基础上适当补肾会有助于缩短病程。《素问·脉要精微论》："夫精明者，所以视万物，别白黑，审长短，以长为短，以白为黑，如是则精衰矣。"都说眼睛是心灵的窗户，一个人的眼睛有无神采、光泽往往反映了一个人的健康状况，其根本就在于肾精是否充足，基于此种观察，古人便有了"五轮学说"，而肾对应瞳孔，查阅资料，观察肾精不足之人，眼神通常呆滞、空洞、浑浊便印证了此种说法。

（2）补肾则四肢运动灵活：肾与运动系统关系密切，《内经》中有"腰为肾之府""肾主骨"之说，基于此理论，中医学认为腰痛、腰酸无力、下肢无力多与肾有关，所以想要行动自如而无不适感，必须要固肾。朱丹溪的治痿名方虎潜丸，主治肝肾阴虚型的腰膝酸软、筋骨萎软，方中虎骨、牛膝、锁阳可补肾，黄柏、熟地黄、知母、龟甲、白芍滋阴并清肾中虚热，干姜、陈皮固护脾胃，本方补肾阳，滋肾阴，肾中阴阳调和，萎证自愈，实为"肾主骨"理论最好的例证。

（3）积精则全神心想事成：心想事成集中于心理、精神层面。《灵枢·本神》："肾藏精，精舍志，肾盛怒而不止则伤志，志伤则喜忘其前言。"《医方集解·补养之剂》："人之精与志皆藏于肾，肾精不足则志气衰，不能上通于心，故迷惑善忘也。"《类证治裁》："脑为元神之府，精髓之海，实记忆所屏也，老人渐忘者，脑髓渐空也。"《素问·阴阳应象大论》："肾主骨生髓。"古人提出"肾藏精，生髓，通于脑，脑为髓海"的理论。肾精来源于父母的生殖之精及脾胃运化的水谷之精，并贮藏于肾中，则为肾精，肾精化生髓，上注于脑则为脑髓，注于骨则为骨髓，肾与脑便联系起来了。脑髓便是肾精的一种存在形式，肾与脑皆藏精而不泄，失精家泄肾中精气，日久肾精亏耗，无法化生脑髓，此为一荣俱荣，一损俱损。脑髓渐空，无精以濡养脑窍，记性就会变差，严重者便可痴呆。肾为五神脏之一，藏志，志为志向、意志。志者，专意而不移，是一种坚定不移的品质，失精家在失精后有一种恐惧感、寂寞空虚的感觉，痛恨自己，决心不再如此，但一段时间之后，无法控制，如此便陷入了恶性循环，分析其原因，可以认为肾精在精满而溢的生理性遗精与人为导致的泄精是不同的，满则溢是身体的自我调控，自身在肾精处于最大容量时的排泄是新陈代谢的表现，这是一种正常的生理现象，但人为的泄精则是过度地消耗肾精，肾精损则无法补充脑髓，而使头脑供养减少，则脑髓消，脑髓不足则懈怠安卧，肾主恐，藏志，肾精泄则恐惧不安，精气无以充养脑髓，滋养五脏六腑，全身脏腑功能衰退，意志就不坚定，没有坚定的意志，就无法控制自己，如此就陷入了一个恶性循环。这就是"积精可全神，失精则失神"。

失眠在失精家中也很常见，分析其原因，主因为肾虚，次要原因为心火旺，可以总结为心肾不交。严用和《济生方》说"七情嗜欲，起居不常而引心火上炎而不息，肾水散漫而无归，上下不得交养"，并主张"肾病者当禁固之，心病者当安宁之"，本论初为论述遗精，但后世将它的范围扩展，同样适用于失眠，交泰丸是治疗失眠的名方，方中黄连清心火，肉桂补肾阳，使心火下趋以温肾阳，肾阴得温以上滋心阴，上下相交，水火既济，心肾两脏阴阳调和则寐安。

失精所引起的疾病是复杂的，在外可以改变一个人的容貌，导致白发、脱发、痤疮，使眼神黯淡无光，甚至会使皮肤晦暗无泽，仿佛脸上有一层尘土但无法洗净，在内可以改变一个人的性格，使之变得郁郁寡欢或乖戾暴躁，严重者可导致心理疾病，无法正常工作、学习。《红楼梦》中贾瑞便是因失精而亡，由此可见失精的危害。张仲景在《伤寒杂病论》中治疗"失精家"时使用桂枝加龙骨牡蛎汤治疗，方中桂枝汤调和气血，调和阴阳，龙骨、牡蛎收敛固精，一固一补，使气血精气不泄，本方力较弱，可治疗失精之轻症，可以以本方为基础方，加鹿茸、杜仲、菟丝子、补骨脂等补肾涩精的中药加强作用。人体是一个统一体，五脏六腑中某一脏腑受病，初期只是表现为该受邪脏腑的局部症状，但病程日久，因五脏六腑的生克制化关系，一脏损，其他脏腑皆损，此即为虚劳，发展到虚劳阶段，就提示患者身体已不堪重负，特别是自慰所引起的虚劳，更是一种生理与心理的双重疾病，大多数患者初期会以面部痤疮为主诉就诊于皮肤科，用清热泻火、祛湿、化痰法无效，便应考虑是否与肾虚有关。这里所说的肾虚包括肾气虚、肾阴虚、肾阳虚及肾精亏虚，根据患者的临床表现辨证施治，在服用中药的基础上，更要告诫患者固精以保养肾气，养成良好的生活习惯，同时施以心理治疗，引导患者乐观积极地面对生活，如此疾病可愈，使患者回归正常的生活。

从肾治之验

1. 从肾阴亏虚、阴虚火旺论治　张某，女，22岁。主诉面部粉刺、丘疹3年余。3年前颜面部始发小米粒样疹子，近1年来越发越多，学习和生活受到困扰，经多次治疗效果不佳。现症颜面部散在红色粉刺、丘疹，以前额为甚，并发多个小脓疱、小结节，口干，五心烦热，大便干结，月经量偏少，色红，舌质红，舌少苔，脉细数。诊断为痤疮，辨证属肾阴亏虚，阴虚火旺，上熏头面，血热郁滞所致。治宜滋阴补肾，清泻虚火，方选知柏地黄汤加减治疗。

处方：生地黄10 g，知母10 g，黄柏12 g，山茱萸10 g，墨旱莲10 g，女贞子10 g，山药12 g，茯苓15 g，牡丹皮12 g，泽泻5 g，金银花10 g，香附10 g，当归10 g，连翘5 g。7剂，每日1剂，水煎分2次服。

服药后，症状明显好转，脓疱消失，粉刺丘疹减少，上方叠进7剂，其面部痤疮消失，随访半年未见复发。

按语：痤疮虽多见于肺胃蕴热证，但属阴虚火旺证者亦不鲜见。本例病程较长，以肾阴虚为主，伴有五心烦热、口干、舌红、脉细数等阴虚火旺之象。由于患者素体肾阴不足，阴阳失调，相火过旺，加之后天饮食生活失理和冲任不调，肺胃火热上蒸头面而致血热郁滞发为痤疮。其本在于肾阴亏虚，虚火内生，非滋阴降火之重剂不能使亏虚之阴液得复，上炎之虚火降熄。遵《内经》"壮水之主，以制阳光"之旨，以知柏地黄汤加减治之，由于药证相符，故痤疮遂愈。

现代医学认为痤疮是一种毛囊皮脂腺的慢性炎症，其发病原因虽是多因素的综合作用，但与雄激素水平的升高密切相关。如血清中游离睾酮水平对痤疮的发生发展起重要作用，尤其是女性患者和迟发性痤疮患者。中医学的肾-冲任-天癸-胞宫与现代医学的下丘脑-脑垂体-卵巢轴，两者功能极为相似。通过运用滋阴补肾法，调节患者体内雄激素水平，达到纠正内分泌失调的目的。研究显示该治疗方法能明显改善其临床症状，并具有调节患者的血清游离睾酮水平的作用，从而达到治疗痤疮的目的。知柏地黄汤乃滋肾阴、泻相火的名方，方中生地黄、茯苓、山药、山茱萸、墨旱莲补肾，以平和天癸；牡丹皮、泽泻、知母、黄柏、女贞子泻肾火、补真阴，专取"壮水制阳"之功。诸药合用，将其运用到治疗阴虚火旺证的痤疮中，彰显临床疗效。

2. 从肾虚寒论治　陈某，女，22岁，2013年5月11日初诊。主诉背部痤疮已4年余。4年余来，患者背部常散在发潮红丘疹、结节，出油多，搔抓破溃后常有皮脂样物溢出，时轻时重，缠绵不断，甚为烦恼。2个多月前以"月经量少8年余，经行延长4个月余"就诊于某中医院妇科，中医妇科按月经周期给予补肾、活血、养血、祛瘀之滋血汤加味和补肾调经汤加味、八珍养血胶囊和血府逐瘀胶囊等治疗后，月经量已基本恢复正常。但背部痤疮仍不见好转，遂来我处寻求进一步治疗。刻诊：背部散在发潮红丘疹、结节，出油多，以膀胱经循行部位较为密集，本次月经推后10多日，行经期小腹冷痛，得热缓解，平素晨起进食后胃脘部常有灼热不适感，燥热，眼睛干涩，口干，入睡难，常出冷汗，带下量多，色质正常，无异味。小便正常，大便日1行。舌质红，苔薄黄，脉弦细。性激素六项检查（月经第3日抽血）：孕酮1.48 nmol/L，卵泡刺激素4.67 IU/L，促黄体素4.88 IU/L，雌二醇74.99 pmol/L，睾酮0.66 nmol/L，催乳素305.10 mIU/L。患者曾在省军区医院行宫颈物理治疗，且该医院B超示盆腔内见不规则液性暗区2.6 cm×1.1 cm，认为有妇科宫颈炎。患者自诉出冷汗，查体：脉尺部略沉，四肢不温。综合分析辨证属肾（膀胱）虚寒证，治以温阳泻火。方选四逆汤合二仙汤加减。

处方：制附子（先煎）10 g，菟丝子30 g，仙茅12 g，淫羊藿12 g，干姜10 g，知母10 g，黄柏10 g，党参12 g，炒白术10 g，桑白皮12 g，天山雪莲3 g，白花蛇舌草20 g，白芷10 g，甘草5 g。7剂，每日1剂，水煎分2次服。配合外搽玫芦消痤软膏，1日2次。

复诊：服药1周后皮损减轻，患者诉胃部不适感减轻。舌质红，苔薄白，脉弦。守方继服半月，皮损全消，余无不适。随访半年，背部粉刺未再复发，月经也较为规律。

按语：痤疮是累及毛囊皮脂腺的慢性炎症性皮肤病，具有一定的损容性，为皮肤科常见病。古代文献多以外邪、湿聚、血热立论痤疮的病因病机，多采用脏腑辨证、三焦辨证、局部辨证等方法，临床辨证分型以"肺经风热""脾胃湿热""血瘀痰凝""冲任不调"等为诸医家所常用。但本例患者通过四诊合参，不能按常规套路治疗。患者虽有潮红丘疹、结节，出油多，子宫颈部位炎症，燥热，眼睛干涩，口干，舌质红、苔薄黄等一派火热之象，且多为肝经循行部位，为肝火旺盛。但细查其痤疮生长部位为背部，背部为阳经（足太阳膀胱经，属肾），且患者脉尺部略沉，食后胃脘部不适，乃因火衰不能生土；四肢不温，手脚心出冷汗，为阳虚不达四末之故，考虑为膀胱经气不足。膀胱经属肾，膀胱经气不足，久病及肾，肾阳虚衰，致肾阴不足；肝肾同源，肝阴亏虚，阴不制阳，肝火相对偏旺，此火实为虚火。虽肾与膀胱均虚，然察其本更偏于膀胱之表，此时若用龙胆泻肝汤泻其余热则其虚益甚，随之火热之象更显，治病求本，给予温补之药方能向愈，故治以温阳泻火，用四逆汤合二仙汤加减。方中制附子、甘草、干姜为《伤寒论》四逆汤组方，温中扶阳。仙茅、淫羊藿温肾阳、补肾精，黄柏、知母泻肾火、滋肾阴，四药组合为壮阳药与滋阴泻火药同用，以适应阴阳俱虚于下而又有虚火上炎的复杂证候。党参、炒白术益气健脾；菟丝子平补肝肾；桑白皮清泄肺热；白花蛇舌草清热消痈，散结除脂；天山雪莲活血通经，散寒除湿；白芷为药引子，引其他药上行，兼具燥湿止痛之功。纯中药制剂玫芦消痤软膏外搽为治标。服药1周后复诊，皮损减轻，胃脘部不适感减轻，舌苔由黄转白，脉由弦细、尺部略沉转为脉弦，说明病情向愈，守方继服半个月，皮损消退而愈。

3. 从肝肾阴虚、郁火夹瘀论治　谢某，女，24岁。患者面部痤疮反复发作多年，曾用市面美白祛痘化妆品，虽有短暂效果，但容易复发。遂至求诊。患者面部痤疮，颜色暗红，新起颜色较为鲜红，以两颊部明显。患者近来工作压力较大，常有四肢无力，腰膝酸软，疲劳乏力，情绪易于波动。口干喜饮，纳谷尚可，月经尚调，大便正常，小便略黄，手足汗出，舌质暗红，舌少苔，脉细弦。辨证为肝肾阴虚，郁火夹瘀。治以滋肾养肝，理气活血为主。

处方：桑寄生10 g，续断10 g，黄精10 g，山茱萸10 g，女贞子10 g，墨旱莲10 g，杜仲10 g，柴胡10 g，香附10 g，黄芩10 g，夏枯草10 g，丹参10 g，牡丹皮10 g，苦杏仁10 g，桃仁10 g，知母10 g，砂仁（后下）5 g，桂枝5 g，生甘草3 g。14剂，每日1剂，水煎分2次服。同时嘱禁食辛辣肥甘厚味。

二诊：上方服用近2个月，症状明显改善，痤疮减而未已，但色素变浅。患者自诉最近因工作原因致使精神欠佳，夜晚失眠。上方加凌霄花10 g，玫瑰花5 g，远志10 g，茯神10 g，疏肝解郁，宁心安神。14剂，继服。

三诊：患者服药已近5个月，其症状已大为改善，面部痤疮已基本消失。但因患者皮肤较白，所以面部色素沉着较为明显。故以祛除痘印，淡化色素为主。上方去黄芩、知母，加紫草10 g，川芎10 g，莪术10 g，皂角刺10 g，活血化瘀、消痈散结。7剂，继服。同时以外用归白面膜配合治疗。患者面部痤疮已基本治愈，至今未发且痘印消除。

按语：根据面部痤疮的发病部位进行脏腑经络辨证，以确定临床用药。《素问·刺热》："肝热病者，左颊先赤；心热病者，颜先赤；脾热病者，鼻先赤；肺热病者，右颊先赤；肾热病者，颐先赤。"由此鉴左颊属肝，右颊属肺，心主额，肾主颐，脾主鼻。"有诸内必形诸外"，颜面痤疮发生部位的不同即反应不同脏腑的病理情况。通过辨证审因，诊断出病变所在脏腑经络部位，按照药物归经来选择适当的药物进行治疗，以很好地帮助医生有的放矢，加速疾病的治愈进程。

痤疮属于慢性疾病，短时间内效果并不明显。故长时间用药当以平和为特点。本患者素体阴虚，法当滋补肝肾，方中以桑寄生、黄精、山茱萸等平补肝肾，用二至丸（女贞子、墨旱莲）以补阴。其后复诊根据患者病情变化进行随症加减，或解郁宁神以安眠，即在治疗失眠时，除用养心安神的药物，常加入一些疏肝解郁药如凌霄花，玫瑰花；或活血化瘀以去印，若瘀难祛则多为痰瘀凝结，除用活血化瘀药物之外，常可加入白芥子（善除皮里膜外之痰）和炮穿山甲（消痈散结之力强），临床效果无不灵验。

4. 从肾阳亏虚、痰瘀互结论治　黄某，女，19岁。因"月经停闭伴面部反复发作性丘疹半年余"就诊。患者 12 岁月经初潮，既往月经规律，每约 28 日一潮，经量少，经色红，2～3 日即净。半年前无明显诱因月经停闭，后伴发面部反复发作性丘疹。症见面色晦暗，形体白胖，四肢不温，喜暖畏寒，两颊及下颌部可见散在分布的针尖大小的丘疹、粉刺，及数个绿豆大小的囊肿，舌质淡，苔白腻，脉弦细。诉近半年来时觉腰酸痛不适，手足不温，带下量少，偶有头晕耳鸣，疲乏无力，情志抑郁，食少纳呆，夜寐欠佳，夜尿频多，否认性生活史。性激素六项检查：睾酮 69.89 ng/dL，雌二醇 55.65 pg/mL，促黄体素 15.56 mIU/mL，卵泡刺激素 5.66 IU/L，催乳素 15.16 ng/mL，孕酮 0.83 ng/mL。血人绒毛膜促性腺激素（一）。妇科彩超：双侧卵巢多囊样改变，子宫未见明显异常。西医诊断为多囊卵巢综合征、痤疮。中医诊断为闭经，粉刺。辨证属肾阳亏虚，痰瘀互结。治以温阳益肾，健脾祛湿，活血化瘀。

处方：熟地黄 15 g，淫羊藿 15 g，菟丝子 10 g，仙茅 12 g，山药 15 g，当归 12 g，白芍 15 g，制香附 12 g，女贞子 10 g，首乌藤 10 g，茯苓 12 g，薏苡仁 12 g，浙贝母 15 g，白鲜皮 12 g，地肤子 12 g，炙甘草 5 g。14 剂，每日 1 剂，水煎分 2 次服。

二诊：月经仍未来潮，但觉乳房胀满不适，已能安然入睡，两颊及下颌部丘疹粉刺较前减少，舌质淡，苔白腻，脉弦细。上方加皂角刺 15 g，益母草 30 g。7 剂，继服。

三诊：服药第 3 日月经来潮，有少许瘀块，腰酸症状好转，精神食欲可，夜寐安，大小便调，面部皮损减退。嘱月经干净后继服血府逐瘀丸半个月以巩固疗效。随访 3 个月，患者月经周期基本正常，面部无新发丘疹、粉刺，无特殊不适。

按语：痤疮又称"粉刺""面疮"，是一种累及毛囊皮脂腺的慢性炎症性皮肤病。多囊卵巢综合征是一种以高雄激素血症、排卵障碍以及多囊卵巢为特征的病变，其主要的临床表现有月经稀发、量少或闭经、痤疮、不孕、肥胖、多毛、黑棘皮症、卵巢增大及内分泌改变等。近年临床观察发现，多囊卵巢综合征常伴有易发难治的痤疮。此类型的痤疮，其皮损常好发于面颊、鼻部、口周及下颌部，严重者可累及颈部，可见丘疹、结节、囊肿，色暗红，边界不清，女性常伴发闭经或者月经稀发。

本例患者面色晦暗，形体白胖，四肢不温，喜暖畏寒，腰酸痛不适，夜尿频多，舌淡苔白，脉细，证属肾阳亏虚。肾阳亏虚，后天之脾阳无肾阳之温煦，无力运化水湿，可致痰湿内生，瘀滞冲任，经血排出不畅而致闭经；痰湿积而日久化热，湿热循经上蒸于面，郁聚于皮毛，外发为痤疮。采用温阳法治疗，方中淫羊藿、仙茅为君，补肾阳，温而不燥；制香附为臣，具疏肝理气调经之功，助菟丝子、女贞子温养肾中真阴之气，阳得阴助而生化无穷，现代药理研究表明女贞子含有雌激素样物质，可促进雌激素分泌，而雌激素成分可使性激素结合球蛋白浓度增加，导致游离雄激素减少；熟地黄、白芍、当归乃取四物汤补血又能活血之意；茯苓、薏苡仁、山药健脾祛湿，使补而不滋腻；浙贝母破血散积兼能消散痈肿；白鲜皮、地肤子除湿止痒。二诊加用皂角刺乃加强消痤之效，皂角刺对脓未溃者能发散，其溃者能排脓；益母草行血而辛甘发散、活血通经、消散痈肿。三诊时，患者月经来潮，但有少许瘀块，嘱月经干净后服血府逐瘀丸以消散瘀块。全方以温阳为主，转变以往清热解毒治疗痤疮的思路，通过温阳益肾、健脾除湿等治疗方法，取得了良好疗效，为临床治疗多囊卵巢综合征所致的痤疮提供了新思路。

第九十五章　白塞综合征

　　白塞综合征又称白塞病、眼-口-生殖器综合征，是临床上具有复发性口疮、生殖器溃疡和虹膜睫状体炎，也可伴发结节性红斑、血栓静脉炎、关节炎、中枢神经损害等多系统损害的一种综合征。至今病因不明，有学者认为与病毒、链球菌、结核菌感染有关，也有认为与自身免疫有关。患者以青壮年为主，男性多于女性。根据白塞综合征的临床特征，其与中医学狐惑病相类似。《金匮要略》："狐惑之为病，状如伤寒……蚀于喉为惑，蚀于阴为狐"，兼"目赤如鸠眼"。同时症状狐疑惑乱不定，故名曰狐惑病。

从肾论之理

　　中医学认为，肾藏精，开窍于二阴；肝藏血，开窍于目，且足厥阴肝经环绕外生殖器；脾为气血生化之源，开窍于口。本病主要表现在眼-口-生殖器，故从脏腑而言，多责之于肾、肝、脾三脏功能失调，常是由于先天禀赋不足，肾阴亏虚，或肝肾阴虚，肝脾亏损，易受外邪，以致肝失达，郁久化火，肝火内炽，上炎于目，侵蚀于口；脾虚生湿，下注前阴而发为病。故临证之时，从肝肾与脾肾论治者，并非鲜见，有验案为证。

从肾治之验

　　1. 从肝肾阴虚论治　　何某，男，28 岁。主诉口腔和外阴反复溃烂疼痛已 5 个月余。5 个月前，唇与舌出现溃烂疼痛，自饮凉茶等无效。不久阴茎龟头及包皮又有溃烂，在当地医院治疗数月，时轻时重，始终未愈。形体消瘦，自觉疲倦，两目干涩，发热不适，并有四肢关节疼痛、梦泄等，转来诊治。检查：体温 38 ℃，神疲，两颧潮红，上唇、下唇、舌边，阴茎、龟头、包皮均见多个卵圆形绿豆至黄豆大小溃疡，边缘清楚，基底平坦，呈灰白色，有分泌物，周围有红晕。两侧腹股沟淋巴结及颈旁淋巴结肿大，面部有散在性痤疮样损害。血沉 86 mm/h。舌质红，舌苔少，脉细弱。西医诊断为白塞综合征。中医辨证属肝肾阴虚，治以滋阴补肾，方用知柏地黄（丸）汤加味。

　　处方：山茱萸 10 g，熟地黄 15 g，生地黄 15 g，山药 15 g，黄柏 15 g，牡丹皮 15 g，积雪草 15 g，茯苓 15 g，泽泻 12 g，知母 12 g，寮刁竹 12 g，甘草 10 g。每日 1 剂，水煎分 2 次服。

　　并用药渣第 3 次煎水以漱口，洗外阴。洗后用双料喉风散（成药）外撒患处，每日 2～3 次。

　　二诊：经 20 日治疗，低热退，口腔溃疡愈合，外阴溃疡接近愈合，其余皮肤损害好转。守原方继服，外治同上。

　　三诊：又治疗 1 个半月，症状与体征消除，血沉恢复正常。改服成药知柏地黄丸，每次 6 g，每日 2 次；山海棠片每次 2 片，每日 2 次。连服 2 个月，以资巩固疗效。10 个月后复查，其病未见复发。

　　按语：白塞综合征，类似中医学的狐惑病。本例乃属肝肾阴虚，故治以滋阴补肝肾之法，用知柏地黄丸加味。方中六味地黄丸滋阴补肾，肾阴得充，上济于心，虚火则降，颧红、低热自退，口舌糜烂自愈。肝得滋养，眼涩自除。加知母、黄柏、生地黄以助其降火。肾开窍于二阴，肾阴得充，外阴溃疡自愈。积雪草清热解毒，止痛疗疮，助溃疡之愈合。寮刁竹祛风解毒，活血止痛，面部皮疹，四肢关节痛可愈。甘草补脾益气，助以上各药，使一身功能恢复。

2. 从脾肾阳虚论治　耿某，女，28 岁。9 年前因反复口腔、外阴溃疡被某医院确诊为白塞综合征。症见口腔及咽部黏膜见绿豆大 3 处表浅溃疡，大、小阴唇间糜烂溃疡 2 处，自觉乏力，畏寒肢冷，大便稀溏，白带清稀而量多，舌质浅淡，有齿痕，舌苔白，脉沉细。中医诊断为狐惑病。辨证属脾肾阳虚。治以温阳补肾，健脾除湿。方选金匮肾气丸合四君子汤加减。

处方：肉桂（研末冲服）3 g，制附子（先煎）15 g，黄芪 50 g，党参 30 g，丹参 30 g，茯苓 15 g，白术 12 g，黄柏 12 g，赤小豆 15 g，赤石脂 10 g，何首乌 30 g，甘草 5 g。每日 1 剂，水煎分 2 次服。

以上方为基础，随症加减治疗 3 个月，病情稳定，溃疡面愈合。后以成药附子理中丸、复方丹参片调理，病至目前未复发。

按语：白塞综合征是一种多系统损害的慢性、进行性、复发性自身免疫性疾病。以口腔及生殖器溃疡、角膜溃疡或虹膜炎，以及皮肤结节性红斑样损害为临床特征。本病多见于青壮年，男女均可发病。西医对该病目前还没有稳定可靠的治疗方法，而中医药治疗具有疗效确切，复发率低，无戒断反应的优势。

第九十六章　　功能性泪溢症

　　泪器包括泪腺和泪道两部分。泪道包括泪点、泪小管、泪囊和鼻泪管。正常情况下，泪腺分泌泪液，润湿和洗涤眼球表面后，大部分自眼球表面蒸发，少部分通过结膜囊的吸收作用到达泪阜，然后在泪囊的虹吸作用下进入泪道而到达鼻腔。

　　溢症是指由于各种原因导致泪液不循常道而溢出眶外的病症。有功能性泪溢和器质性泪溢的区别。功能性泪溢主要是由于炎症、外伤、肿瘤、先天性闭锁等各种原因引起的泪道阻塞或狭窄所致；器质性泪溢多见于中老年人，多为双眼患病，主要原因是眼轮匝肌松弛，泪液泵作用减退或消失所致。根据泪溢症的临床特征，其属于中医学"流泪症"范畴。

从肾论之理

　　对于泪溢症，中医学依据其病因、流泪的程度、流泪的冷热性质分别称之为"迎风流泪""无时冷泪""冷泪"等。中医学认为，"肾主五液，入肝为泪"，"诸寒收引，皆属于肾"的理论，认为泪液的分泌和排泄主要与肝肾两脏关系密切。肾主藏精，为先天之本。泪是人体的正常津液，属五液之一，其虽出目窍为肝液，由肝所主，但其根本在肾。肾在人体津液的循环、输布过程中起着重要作用。泪液亦要依赖肾的作用，才能完成其生成、输布、濡睛、灌窍及排泄的正常生理过程，所以肾气虚弱是泪液病症（冷泪）的主要病因。特别是年老体弱之人，肝肾不足，不能约束其液，则视物昏蒙，泪液常流。肾主命火，肾主水液。若肾阳亏虚，不能蒸化泪液，则可致眼溢冷泪。《诸病源候论·目病诸候》："若脏气不足，则不能收制其液，故目自然泪出。"《圣济总录·目风泪出》："肝开窍于目，其液为泪，肝气既虚，风邪乘之，则液不能制，故常泪出。"

从肾治之验

　　1. 从肾阳亏虚论治　　闵某，男，45岁。双眼泪溢已数年，迎风更甚。2年前曾作泪道探通术。平素自觉泪冷而稀，常有眶内冒冷气之感，视物模糊，伴夜尿多，畏寒，舌质浅淡，脉沉细。眼部检查无异常，泪道冲洗及探通试验均通畅。西医诊断为功能性泪溢，中医辨证属肾虚气冷，泪窍失养，不能温运泪液。治以温补肾阳，方用右归（丸）汤合菊睛（丸）汤化裁。

　　处方：制附子（先煎）10 g，肉桂5 g，枸杞子15 g，肉苁蓉15 g，山茱萸30 g，菟丝子15 g，山药15 g，桑螵蛸15 g，海螵蛸15 g，菊花15 g，五味子15 g，羌活5 g，桑叶10 g。每日1剂，水煎分2次服。

　　二诊：服药15剂后，目中冷气及冷泪外溢均消除。后予上药共研为细末，炼蜜为丸，每次3 g，每日3次，以资巩固疗效。

　　按语：对功能性泪溢，顾文斌根据"肾者，水脏，主津液"（《素问·逆调论》）"治目者，以肾为主"（《医贯》）的理论，及泪、津、精、液四者的关系，主要从肾论治。肾阳不足，不能温煦泪道窍窦，泪液不循常道（泪道）；肾阴不足，精亏气弱，失于摄纳，均可致泪液不得下渗而外溢，症见泪冷清稀，溢出眶外，甚或流至面颊。从肾论治，须分阴阳。阳虚温肾，宜右归丸之类；阴虚滋肾，宜杞菊地黄丸之类。二者均可适当加入山茱萸、五味子、白芍、海螵蛸、桑螵蛸等。

　　同时，治肾要兼顾治肝。即肝肾同治之法。适宜于功能性泪溢，属于肝肾同病者。盖肝开窍于目，"泪为肝液"，乙癸同源，精血互生。肝肾同病，既不能滋养温化目窍，又不能疏畅泪道窍窦气机，精血不足，故常表现为泪冷绵绵，目虽多泪，但仍觉涩，视物不明，甚或伴有头晕耳鸣，腰膝酸软，舌淡脉细。方如《普济方》菊睛（丸）汤（巴戟天、五味子、枸杞子、肉苁蓉、甘菊花、霜桑叶、菟丝子、潼蒺藜、山茱萸）加味。

　　治肾要兼调脾胃。即肾脾胃同治之法，适宜于功能性泪溢，属于脾肾双虚者。脾胃乃后天之本，脏腑精气津血化生的源泉，人体气机升降的枢纽。脾胃虚弱，不能充养肝肾；精血不足，泪道窍窦失养；脾虚气弱，不能约束泪液，升降失常，泪液排泄无序，故常见泪道虽通畅而泪却外溢眶外，清稀而冷，经久不愈，劳累后更甚，或伴眼困，神疲体倦，眼睁无力，或张口哈欠泪溢如注，伴气短纳少，舌质浅淡，或有齿痕，脉虚无力。治疗当补肾健脾和胃同举，共取温阳益气摄泪之功。

　　2. 从肾精亏虚论治　邹某，女，47岁。主诉双目流冷泪，视物昏花已3个月余。患者常发眩晕，视力下降，神疲乏力，面色萎黄不华，齿松发脱，腰酸腿软，月经量少，每次行经10余日方尽，曾以"围绝经期综合征"论治，但未坚持服药。3个月前继作泪下无时，泪水清稀，视物昏花，自购石斛夜光丸，服后无明显效果。舌质淡胖，脉细无力，尺脉沉弱。据脉症分析，当属肾精亏虚，治以大补元煎加减。

　　处方：熟地黄15 g，龟甲（先煎）15 g，山茱萸10 g，山药12 g，枸杞子12 g，菟丝子12 g，葛根20 g，石斛10 g，参须5 g，炙甘草10 g。每日1剂，水煎分2次服。

　　二诊：服药5剂后，精神好转，腰酸腿软明显减轻，嘱原方继服。

　　三诊：又服药5剂后，流泪大减，视物较前清晰。效不更方，上药再进。

　　四诊：又服药5剂，双目流泪已止，服药期间未发眩晕，自觉精力充沛，续进杞菊地黄丸，以资巩固疗效。随访半年，泪溢症未见复发。

　　按语：涕、泪、涎、唾、汗，统称"五液"，是人体津液代谢的产物，也是生命活动中不可缺少的物质，并与脏腑密切相关。《素问·宣明五气论》："五脏化五液，心为汗，肺为涕，肝为泪，脾为涎，肾为唾，是谓五液。"因此，对五液病症从其所属的脏腑论治，不失为一种有效方法。然"肾者，水脏，主津液。"（《素问·逆调论》）"肾主五液。"（《临证指南医案》）人体津液有赖肾中精气的气化蒸腾与固摄闭藏，方能够正常输布和排泄，以维持其代谢平衡。若肾气亏虚，不仅直接影响机体的生长发育和生殖，而且导致脏腑经络功能减退，津液代谢失调，致使体内一些液态物质过量流失而形成多泪、多汗、多涕、多唾、多涎病症。

　　本例患者年近半百，神疲、齿摇、发脱等早衰之象已现，又添冷泪不时而下，其肾之精气大亏可见。《医贯》曰："五脏六腑之精气，皆上注于目而为之精，肾藏精，故治目者，以肾为主。目虽肝之窍，子母相生，肾肝同一治也。"肾水充则木自繁荣，此正合"治病必求于本"之旨，切不可见病治病也。

　　3. 从肝肾阴虚、肾不纳气论治　张某，男，65岁。主诉双眼遇风流泪，尤其冬季为甚，其病已历4年。检查：双眼视力0.6，双眼泪道通畅，晶状体轻度浑浊，其余未见异常。诊断为双眼迎风流泪，老年性白内障。辨证属肝肾阴虚，肾不纳气。治以滋补肝肾，固摄肾气。

　　处方：熟地黄10 g，山药10 g，枸杞子10 g，女贞子10 g，五味子3 g，地骨皮10 g，盐知母10 g，玉竹10 g，桑叶10 g，甘草3 g。每日1剂，水煎分2次服。

　　二诊：服药7剂后，迎风流泪明显减轻，但有时胃脘不适，予上方加山楂、陈皮各10 g，继服。

　　三诊：又服药10剂后，迎风流泪症状全部消失。随访5年未再复发。

　　按语：本例患者迎风流泪，以冬季尤甚，为肝肾阴虚，肾不能纳气，气虚无力摄纳，故泪液外溢。方中以熟地黄、山药、枸杞子、女贞子滋补肝肾，壮水涵养于目；地骨皮、知母、玉竹、桑叶、五味子清泄虚热，固摄肾气；甘草调和诸药。

　　4. 从肝肾阳虚论治　孙某，男，64岁。近2年来经常双眼流冷泪，不分春夏秋冬，无论无风有风，不时泪下，迎风尤甚。曾到某专科医院诊治，给服维生素 E 及杞菊地黄丸等无明显疗效。最近流泪加重，手中常持毛巾拭泪，影响日常生活和外出活动。诊见双眼泪液常流，拭之不久又生，清冷而稀薄，畏寒肢冷，腰膝酸软，阳痿不举，舌质浅淡，舌边齿痕，舌苔色白多津，脉沉细。检查：泪点位置无异常，泪道无阻塞。辨证属肝肾阳虚，治宜温肾暖肝。药用金匮肾气丸，每次 10 粒，每日 3 次。

连服 8 周后，双眼流冷泪症即消失，性功能亦康复。随访 1 年，未见复发。

按语：本例泪溢症属虚证，由于肝肾阳虚，不能约束其液而致冷泪常流。金匮肾气丸为温补肾阳之药，因肝肾同源，故肝肾阳虚者，用之亦效。前医用杞菊地黄丸，是主治肝肾阴虚证，药不对证，岂能奏效。

第九十七章　梅尼埃病

　　梅尼埃病是以膜迷路积水为主要病理特征的内耳疾病。表现为反复发作的旋转性眩晕、波动性感音神经性听力损伤、耳鸣及耳胀满感。我国曾将本病译为"美尼尔氏病"，1989 年我国自然科学名词审定委员会统一称为"梅尼埃病"。目前西医学关于本病的确切病因尚未明确，一般认为其发病机制主要是内淋巴产生和吸收失衡。主要学说有：①内淋巴管机械阻塞与内淋巴吸收障碍，是为膜迷路积水的重要原因。②免疫反应学说，特别是内淋巴囊因抗原抗体复合物沉积而吸收功能障碍，引起膜迷路积水。③自主神经功能紊乱，由于交感神经应激性增高，副交感神经处于抑制状态，内耳小动脉痉挛，微循环障碍，导致膜迷路积水。其他还有遗传学说、病毒感染学说等。临床主要表现为一侧耳鸣、耳聋伴有突然性眩晕发作。早期可在一次大发作后长期安然无恙，有的可数日或数周反复发作，间歇期长短不定。多次发作后就会逐渐出现不可逆的耳鸣和感音性耳聋。一般来说，耳鸣、耳聋和眩晕三症常同时出现，此即本病的"眩晕三联症"。根据梅尼埃病的临床特征，其属于中医学"耳眩晕""真眩晕""眩运"范畴。

从肾论之理

　　中医学认为，本病的病因病机：一是痰火阻滞，蒙蔽清窍。痰常由肺脾肾三脏功能失调，致使体内津液不能正常输布和排泄，水湿内停，聚湿生痰，阻遏阳气，清阳不升，浊阴不降，清窍受之蒙蔽而发生眩晕。所以《丹溪心法》有"无痰不作眩"之说。二是饮食不当，劳倦过度。恣食辛辣酒热，海腥发物；劳倦过度，调养失当；或思虑过度伤神，则皆能伤脾，脾气受伤则不能运化水湿，水湿停留，聚阻生痰，抑遏阳气，终致清阳不升，浊阴不降，清窍受蒙而发为眩晕。三是肝阳上亢，气血亏虚。平素情志不舒，肝气郁结，化火生风，升发太过，肝阳上扰清窍而致眩晕；或气血亏虚，清窍失养，清阳不升，血虚生风，皆可致眩晕。四是气滞血瘀，脉络瘀阻。跌仆坠损，瘀血内停；或久病气虚，气不摄血，血溢耳窍脉外；均可致血运不畅，滞而为瘀，耳窍脉络痹阻，为病而作眩晕。五是禀赋不足，髓海失充。肾主藏精而生髓，髓充于骨而汇于脑，故脑为髓海，髓海渗精气以荣耳窍。若先天禀赋虚弱，或后天房劳过度，病后失养，致精髓不足，髓海空虚，耳窍失于濡养，故而脑转耳鸣。

　　由是观之，梅尼埃病病因繁多，病机复杂，然而不外虚实两端。实者多为痰湿、风火、瘀血等阻闭上扰清窍；虚者，即《景岳全书》所谓"无虚不作眩"。多责于肾虚、肝肾两虚。梅尼埃病病变部位在耳，耳者肾之窍也。肝藏血，肾藏精，精血同源互化。肝肾阴虚，则阳气偏亢，血随气上涌，致内耳平衡失调而发为眩晕。因而对本病的治疗，有是证则用是药，属实者自当从痰湿、瘀血论处，虚者则当从肾求治。

从肾治之验

　　1. 从肝肾阴虚、风痰上扰论治　华某，女，40 岁。诉眩晕反复发作 5 年，每因情志不舒或劳累诱发。近来因眩晕日甚，曾多次昏仆在地。伴有耳鸣，恶心呕吐，两目畏光，视物旋转，目不能睁，听力逐渐减退。五官科检查：内耳迷路病变。服 B 族维生素、谷维素、眩晕停等药无效。舌质红，舌苔薄白，脉弦细。辨证属肝肾阴虚，风痰上扰。治宜滋肾养肝，息风化痰。

处方：熟地黄 15 g，山药 20 g，泽泻 10 g，牡丹皮 10 g，茯苓 10 g，姜法半夏 10 g，钩藤 10 g，陈皮 5 g，石决明（先煎）25 g。每日 1 剂，水煎分 2 次服。

二诊：服药 5 剂后，眩晕耳鸣悉减。加减再进 8 剂，眩晕尽除。

按语：《景岳全书·眩运》"眩运证，虚者居其八九"。故在治疗上"当以治虚为主"。阴虚则虚风内动，精亏则髓海不足。方用六味地黄汤化裁，意在补肾不足。方中熟地黄、山茱萸以补先亏之阴；泽泻、牡丹皮泻浊清相火；茯苓、山药、姜法夏益肾健脾，渗湿化痰，以开生化之源；陈皮、熟地黄相配，使之补而不滞，滋而不腻；钩藤、石决明助息风镇潜之力。

2. 从肾阴亏虚、气弱不固论治　傅某，男，63 岁。主诉眩晕阵发，伴耳鸣、盗汗 2 年，加重半年。近日步履不稳，时而眩晕欲仆，入夜则耳如蝉鸣，鸡鸣至平旦则盗汗浸衣湿被。经多方延医罔效。西医诊为梅尼埃病。查见面色微晦，唇色浅淡，目无黄染，目内眦有红丝攀睛，血压 140/80mmHg，血常规基本正常。舌质红，舌苔少，脉细数。辨证属肾阴亏虚，气弱不固。治以益肾滋阴，补气敛汗。方拟六味地黄汤加味。

处方：熟地黄 20 g，山茱萸 15 g，肉苁蓉 15 g，生地黄 20 g，桑寄生 20 g，生龟甲（先煎）20 g，山药 15 g，黄芪 20 g，核桃仁 20 g，茯苓 10 g，牡丹皮 10 g，泽泻 15 g，党参 15 g，磁石（先煎）30 g，生牡蛎（先煎）30 g。每日 1 剂，水煎分 3 次服。

二诊：服药 20 剂后，诸症大减。为巩固疗效，以上方 10 剂制成蜜丸以善后。3 个月后症状基本消失。

按语：本例患者临床表现眩晕欲仆，伴耳鸣、汗出。病机为肾阴亏虚，气弱不固。故拟滋阴补肾之六味地黄（丸）汤，加党参、黄芪、龟甲、牡蛎等补气敛汗，滋阴潜阳。使阴虚气弱得补，肾气肾精充实，固蛰收敛如常，诸症向愈。

3. 从肝肾阴虚论治　刘某，男，48 岁。自述近 1 年来，常突然发作眩晕、耳鸣，同时感觉周围景物在旋转、摇晃，有时伴恶心呕吐。一般 1～2 个月发作 1 次，持续时间 1 小时至 2 日。但近 3 个月来，发作次数增多，每月发作 2 次或以上，持续时间 2～3 日。曾在某医院神经内科诊断为梅尼埃病，给服东莨菪碱、晕海宁、异丙嗪及倍他司汀等西药治疗，能减轻症状，但未能彻底治愈。刻诊：每日早晨起床时，突发眩晕耳鸣，恶心呕吐，持续 3 日，至今日上午发作停止。发作时须闭目卧床，不敢翻动身体。现仍有两耳耳鸣，听力减退，自觉时常口干咽燥，心中烦热，少寐多梦，健忘，腰膝酸软，有时夜间盗汗，舌质红，舌苔少，脉弦细数。辨证属肝肾阴虚，治宜滋肾养肝。

药用六味地黄丸（浓缩型），每次 10 粒，每日 3 次。嘱忌饮酒及进食辛辣燥热食品。

二诊：服药 1 个月后，眩晕耳鸣仅发作 1 次，持续时间为 1 日，症状已明显减轻。

连服 2 个月后，眩晕耳鸣即停止发作，口干咽燥，烦热腰酸，多梦等症亦全部消失。为巩固疗效，嘱再服 1 个月。随访 1 年余，未见复发。

按语：本例病因病机为肝肾阴虚，肾精不足，不能生髓充脑而眩晕耳鸣。方用六味地黄丸治之，正切中病机，故疗效颇佳。

第九十八章　变应性鼻炎

变应性鼻炎又称为过敏性鼻炎，是特异性机体接触变应原后，由血清免疫球蛋白（IgE）介导的发生在鼻黏膜的Ⅰ型变态反应性疾病，主要表现为突然和反复发作的鼻痒、打喷嚏、流清涕、鼻塞和鼻黏膜肿胀。

根据变应性鼻炎的临床特征，其属于中医学"鼻鼽"范畴。鼻鼽病名首见于《素问·脉解》："所谓客孙脉，则头痛、鼻鼽、腹肿者，阳明并于上，上者则其孙络太阴也，故头痛、鼻鼽、腹肿也。"古代文献中亦有"鼽嚏""鼽鼻""鼽水"等别称。有关本病的证候，金元时期刘河间《素问玄机原病式·六气为病》："鼽者，鼻出清涕也。""嚏者，鼻中因痒而气喷作于声也。"清代沈金鳌《杂病源流犀烛·鼻病源流》："鼻鼽者，鼻流清涕也。"

中医学认为，变应性鼻炎的内因责之于脏腑功能失调，外因责之于感受风寒异气，内外病因互相影响而致鼻病。肺脾功能失常是变应性鼻炎的重要原因之一，肺气通于鼻，鼻为肺之外窍，肺气通利，鼻窍嗅聪，呼吸之气出入顺畅，肺气虚寒，卫外不固，易受邪侵，上犯鼻窍；肺气的充实又依赖于脾脏的运化功能，脾失健运，则肺气不充，鼻窍不通。"肝应春""肝化风""肝主肌腠"等中医学肝脏的特性与变应性鼻炎也有一定的联系。肾脏虚损，阴阳失调则是本病反复发作、缠绵难愈的根本原因。变应性鼻炎患者常伴有畏寒肢冷，面色苍白，腰膝酸软，气短懒言，遇冷而作等肾阳亏虚的症状。

从肾论之理

1. 肾阳亏虚是变应性鼻炎关键病机　肾脏与变应性鼻炎关系密切，肾藏精，主水，主纳气，为气之根，五脏阴阳之本，肾气充足、肾阳充盛，则鼻窍通利，嗅觉聪敏，呼吸顺畅。肾失温煦，纳气无权以及水液代谢功能障碍，则鼻失温养，清道壅塞，喷嚏频频，清涕量多，因而潘梦晨等认为，变应性鼻炎其关键在于肾阳亏虚。

（1）鼻的生理功能与肾的相关性：《难经》"命门者，诸神精之所舍，原气之所系也……所谓生气之原者……谓肾间动气也。此五脏六腑之本，十二经脉之根，呼吸之门，三焦之原。一名守邪之神。故气者，人之根本也，根绝则茎叶枯矣"。肾为命门之本，命门为人身立命之根本，肾间动气能激发和推动各脏器的功能活动，鼻的正常生理功能与肾脏关系密切。肾藏精，主纳气，为气之根，鼻窍通利，呼吸顺畅，有赖于肾中精气的充盛、输布和濡养。鼻者，主清气出入之道路，肾为阴阳互根之地，阴阳升降有序，清道通畅，则鼻能知香臭矣。鼻之"嚏、涕"皆与肾脏有关，《灵枢·口问》："人之嚏者，何气使然……阳气和利，满于心，出于鼻，故为嚏。"《灵素节注类编》："凡暴厥而死者，以其心肾之气闷绝也，故用药通其鼻，得嚏者生，无嚏者死。"人体阳气的根本在于肾之元气，阳气和利充满，由鼻而出，则作喷嚏。李中梓《医宗必读·水肿胀满论》："肾水主五液。凡五气所化之液，悉属于肾。"张志聪《黄帝内经素问集注》："五液者，肾为水脏，受五脏之精而藏之，肾之液，复入心而为血，入肝为泪，入肺为涕，入脾为涎，自入为唾。"肾为水脏，主五液，涕属五液，故涕与肾有一定的联系。

（2）肾阳与变应性鼻炎的相关性：流行病学调查显示，季节性变应性鼻炎多发生在春秋两季，患者在晨起时最易发病。《素问·金匮真言论》："故冬不按跷，春不鼽衄。"认为人们在冬季保存阳气，可避免在春季发生鼻鼽或鼻衄，说明变应性鼻炎的发病与春季、清晨的阳气不足有关，而肾阳主一身阳气之升浮。肾脏虚损，阳气不足，气不归元，失于摄纳，气浮于上，易致喷嚏频频，清涕不止。《素问·宣明五气论》："肾为欠，为嚏。"《证治准绳·杂病》："有不因伤冷而涕多，涕或黄或白，或时带血，如脑髓状，此由肾虚所生。"《医学入门》："凡鼻涕衄、渊衄，久甚不愈者，非心血亏，则肾水少。养血则血生，而火自降；补肾则水升，而金自清。"肾阳亏虚，正气不足，易为寒邪所侵，寒湿上犯鼻窍而发为鼻病，正如《内外伤辨惑论》所云："元阳本虚弱，更以冬月助其令，故病者善嚏，寒甚则浊涕、嚏不止。"《医方考》："若阳气自虚，则阴气凑之，令人脑寒而流清涕。"肾藏元阴元阳，为五脏六腑之本，肾阳对肺、脾、肝有温煦和推动作用。《质疑录》："人身通体之温者，阳气也。"若肾阳不足，阳不化气，阳气不能充实于肺，甚者寒水射肺，肺失宣降，卫表不固，外袭侵袭，则见喷嚏连作，鼻甲苍白。肾为先天之本，脾为后天之本，脾主运化离不开命门之火的温煦，若命门火衰，脾失温养，运化无权，九窍不通，则见鼻流清涕，鼻甲水肿。肝藏血，肾藏精，肝肾同源，精气充足则气血旺盛，气血充盛则鼻窍通利，呼吸正常，若肾阳亏虚，肝肾功能失调，气血不和，则见鼻腔窒塞，鼻甲肿胀。

（3）肾主水与变应性鼻炎的相关性：肾主水，具有主持体内津液潴留、输布和排泄的功能，在调节人体水液代谢平衡方面有着重要的作用，故有"水脏"之称。《素问·上古天真论》："肾者主水，受五脏六腑之精而藏之。"《素问·逆调论》："肾者水脏，主津液。"首先，肾脏本身就是水液输布和排泄的必经环节，到达肾的浊液，在肾气的蒸腾气化作用下，再次分清泌浊，清者上升，温润鼻窍，浊者下降，化为尿液。肾主水功能的正常发挥依赖于肾气开阖有度和肾阴肾阳的协调平衡。肾阳亏虚，气化不利，津液内停，寒湿上泛，壅塞鼻窍，可致鼻衄。《删补名医方论》："夫人一身制水者脾也，主水者肾也，肾为胃关，聚水而从其类，倘肾中无阳，则脾之枢机虽运，而肾之关门不开，水即欲行，以无主制，故泛溢妄行而有是证也。"《类证治裁》："若夫肾阳虚，火不制水，水泛为痰，则饮逆上攻，故清而澈。"此处虽指痰饮，但也适用于鼻衄，肾阳亏虚，不能温化水湿，肾气的气化作用失常，水饮上犯，鼻流清涕，甚者寒水泛滥，清涕滂沱。其次，肺、脾、肾三脏共同维持着体内水液代谢的平衡，变应性鼻炎与肺、脾、肾水液代谢有着密切的关系。脾为生化之源，位于中焦，在水液输布中起枢纽作用，肺为水之上源，主通调水道，脾胃运化的水谷精微和津液，经肺的宣发而布散周身，润泽皮毛，濡养脏腑。肾阴肾阳对参与水液代谢过程的各器官功能具有促进和调节作用。肾脏虚损，阴阳失调，久之损及肺脾，致脾之运化失司，肺通调水道功能失常，体内水液代谢障碍，津水外溢，外渗于鼻，清涕量多；津水停聚，鼻失滋养，鼻窍不利；寒水上泛，久凝鼻窍而致鼻衄。

（4）足少阴肾经与变应性鼻炎的相关性：《灵枢·经脉》"肾足少阴之脉……其直者，从肾，上贯肝、膈，入肺中，循喉咙，挟舌本。其支者，从肺出，络心，注胸中"。在联系脏腑方面，足少阴属肾，络膀胱，与肝、肺、心有直接联系。虽然足少阴肾经的循行部位与鼻没有直接相联系，但足少阴肾经与循行于鼻的其他经脉有着密切的联系。手足阳明经、手足太阳经、奇经八脉中的阴跷脉、阳跷脉、督脉、冲脉均循行于鼻，足少阴肾经与足太阳膀胱经互为表里关系，足少阴肾经直接与阴跷脉、阳跷脉、督脉、冲脉相交汇，足少阴肾经通过冲脉与足阳明胃经相通。其中，督脉起着特殊的作用，在经脉联系方面，督脉经前额下行鼻柱至鼻尖的素髎穴，其分支在尾骨端与足少阴肾经的脉气会合，贯脊，属肾。在生理功能方面，督脉"总督诸阳"为"阳脉之海"，具有推动、温煦和固摄的作用。督脉阳气充足，清阳升浮，则鼻窍通利，呼吸正常，若阳气虚衰，督脉经络之气受阻；清阳之气不能上升，则见鼻塞流涕，畏寒怕冷，腰膝酸软，舌淡、脉弱等阳虚之症。

（5）肾与变应性鼻炎关系的现代研究：现代医学认为，变应性鼻炎是变应原刺激机体产生特异性IgE抗体结合在鼻黏膜浅层肥大细胞、嗜碱性粒细胞的细胞膜上，使鼻黏膜处于致敏状态。当机体再次接触同一种变应原时，发生一系列生化反应，释放组胺、白细胞三烯、激肽等多种介质，与鼻黏膜血管、腺体、神经末梢上的受体相结合，引起鼻黏膜水肿、打喷嚏、流清涕、鼻痒、鼻塞。环磷酸腺苷（cAMP）、环磷酸鸟苷（cGMP）是具有细胞内信息传递作用的第二信使，变应性鼻炎大多表现为人体细胞内 cAMP 浓度下降，cGMP 浓度增高，cAMP/cGMP 比值下降，从而促进肥大细胞脱颗粒及组织胺释放。刘志昂等研究发现，变应性鼻炎经治疗后 cAMP 含量明显升高，cGMP 含量明显降低，cAMP/cGMP 比值明显提高，认为 cAMP、cGMP 可以作为评价变应性鼻炎疗效的指标。肾在调节

cAMP、cGMP、IgE 方面具有重要作用。李飞艳等研究发现，高剂量的补肾温肺合剂能降低肺肾阳虚型变应性鼻炎模型大鼠血清 IgE 和肺肾组织中的 cGMP 含量；胡伟等研究发现，补肾壮阳中药仙茅、淫羊藿配伍可显著提高肾阳虚小鼠血浆 cAMP 活力。肾虚型患者多有免疫功能紊乱，刘正才认为人体免疫状态与肺、脾、肾三脏关系密切，任何一脏虚损都会影响机体免疫功能，其影响的程度是肺＜脾＜肾，因此肾虚型体质对变应性鼻炎更具有易感性。许多研究表明，温肾壮阳的方药如肾气丸、六味地黄丸、十补丸等具有调节机体免疫功能，改善患者过敏性体质的作用。

（6）补肾固本在治疗变应性鼻炎中的作用：《难经》虚损学说强调肾虚在虚损病机中的重要地位，其关于虚损病证补肾益精的治疗大法，可用于指导变应性鼻炎的预防和治疗。肾气、肾阳不足是变应性鼻炎发生、发展的病理基础，虚则补之，采用"温补肾阳"之法，正气强盛则病邪自祛。处方以仙茅、淫羊藿、桂枝、白术、生黄芪、石榴皮、五味子、甘草等具有"辛、甘、温、酸"等性能的中药为主，诸药合用，辛甘化阳，酸甘化阴。方中仙茅、淫羊藿辛温，补肾壮阳为君；桂枝、白术、生黄芪甘温，益气固表为臣；石榴皮、五味子酸温，收敛止涕为佐；甘草甘平，益气和中，调和诸药为使。临床辨治时依据病情适当加减，肾阳虚寒者，加附子、干姜温中散寒，补火助阳；鼻塞不通者，加路路通、地龙活络通经，宣通鼻窍。《严氏济生方·鼻门》："夫鼻者，肺之所主，司清化，调适得宜，清道自利。"说明在温补肾阳的同时需要重视调理肺的宣发肃降功能，有助于鼻窍的通畅和利，可加用桔梗、升麻等宣肺理气，轻清通窍之品。《证治要诀》："诸阳皆上于头面部，阳气虚者，可形成鼻鼽。"头为诸阳之会，阳气虚者，机体正气不足，风寒之邪乘虚而入，形成鼻鼽。因此，选方用药当遵循"治病必求其本"的根本原则，不可妄用祛风发散之品，若屡用祛风、散寒、清热等攻伐为主的治标之策，只会更加损伤阳气，耗伤正气，导致变应性鼻炎迁延难愈。"补肾固本，益气通窍"才是符合变应性鼻炎病机需求的根本治法。此外，现代药理学研究表明，淫羊藿可以降低哮喘模型气道黏液水平和气道壁周围胶原面积，从而改善气道高反应性，抑制气道炎症。淫羊藿、黄芪、白术、五味子均能增强机体免疫功能，对变应性鼻炎患者具有免疫调节作用。

近年来，变应性鼻炎的发病率日趋增高，这与空气污染严重、致敏原过多、广泛应用空调、过食寒凉生鲜之品、精神压力大、久病劳伤等有关。变应性鼻炎长期反复发作，易诱发鼻窦炎、咽喉炎、中耳炎、支气管炎、哮喘等并发症，引起焦虑或抑郁等心理问题，严重影响了人们的身体健康和生存质量，已成为全球性的社会问题。西医治疗变应性鼻炎的方法包括药物治疗、特异性免疫治疗和手术治疗，虽然短期内能有效缓解症状，但远期疗效不理想，中医学整体观念、辨证论治和三因制宜的指导思想治疗变应性鼻炎具有特色和优势。

肾脏与变应性鼻炎关系密切，其关键在于肾阳亏虚。肾阳亏虚的原因，一是先天禀赋不足，二是"五脏之伤，穷必及肾"及"久病及肾"。因此，临床遣方用药当重视"补肾固本，益气通窍"之法。虚寒之体易受邪侵，邪从寒化易犯鼻窍，"治未病"对防治肾阳不足型变应性鼻炎尤为重要，少食生冷之品，适当锻炼，减少房劳，达到"正气存内，邪不可干"的目的，从而防治变应性鼻炎的发生与发展。

2. 温补肾阳是变应性鼻炎的基本治则　李瑛等认为，温补肾阳是治疗变应性鼻炎的基本治则。

（1）温补肾阳法的确立：目前多数医家认为变应性鼻炎发病的基本病机是肺气虚弱，卫表不固。肺气虚，卫表不固，腠理疏松，风寒外邪乘虚而入，正邪相争，祛邪外出，则鼻痒，喷嚏频作；邪气遏肺，肺失清肃，津液外溢则清涕不断；津水停聚，则鼻内肌膜肿胀、苍白，鼻塞不通。此病的病机为肺、脾、肾三脏功能失调所致，但肾虚则是其根本。

1）从肺肾关系解析：肺主气而司呼吸，鼻的正常呼吸有赖于肺的肃降，然肾藏精而主纳气，为气之根，肾气不足，摄纳无权，气浮于上，则喷嚏频频；肺肾之气协同作用，保证其体内津液的正常输布与排泄，肺肾气虚，气不摄津，津液外溢，则清涕连连。故肾旺肺健，则喷嚏、清涕自止。《素问·至真要大论》："少阴司天，民病鼽嚏……少阴之复，烦躁鼽嚏甚，则入肺咳而鼻渊。"《素问·阴阳应象大论》："气大衰，九窍不利，下虚上实，涕泣俱出矣。"《医方考》："若阳气自虚，则阴气凑之，令人脑寒而流清涕。"以上均指出肾气不足，阳气不能充实于肺卫，易为外邪所犯而发为鼽嚏。李东垣《内外伤辨惑论》："元阳本虚弱，更以冬月助其冷，故病者善嚏……"指出鼻鼽系由肾之元阳虚弱所致；《证治汇补》："凡鼽渊疮痔，久不愈者，非心血亏，则肾水少。"指出肾精不足是鼻鼽日久不愈的原因之一，故以"温阳治之，阴篱消散而清窍通矣。"

2）从脾肾关系解析：脾为后天之本，气血生化之源。四季脾旺不受邪。脾气虚弱，化生不足，鼻窍失养，风寒、异气乘虚而入，正气格邪外出，则鼻痒、喷嚏频频；而肾为先天之本，生命之原，先天温养激发后天，后天补充培育先天。脾气虚弱，水湿不运，停聚鼻窍，故鼻塞、清涕连连；然脾运化水湿，须赖肾气的蒸化及肾阳的温煦，脾肾两脏，相互协同调节，共同主司水液代谢的协调平衡。故脾肾健旺充盛，身体方能健康，方能抵御风寒、异气的侵入，则鼻痒、喷嚏方能止；脾肾健旺充盛，津液代谢方能有常，无以外溢，则清涕方能止。《素问·玉机真脏论》："脾为孤脏……其不及，则令人九窍不通。"指出脾虚则气血生化之源不足，精微无以上输，而致发生鼻塞。《灵枢·邪气脏腑病形》："十二经脉，三百六十五络，其血气皆上于面而走空窍……其宗气上出于鼻而为嗅。"指出宗气又为脾运化水谷之精微与肺吸之清气相和而成。然《脾胃论·脾胃盛衰论》中指出脾胃虚弱引起肺经受邪，肾气虚引起脾肾阳虚才是致鼻鼽的主要病因病机。《医学纲目·鼻鼽》："阳明所至为鼽嚏，治以温剂是也。"进一步指出脾气虚弱所致鼻鼽的治法，即要用温补之法。

3）从局部检查解析：检查变应性鼻炎患者时，其局部体征多见下鼻甲水肿，鼻腔黏膜淡白或苍白。多因肾阳不足，温煦失职所致。肾阳虚弱，外邪及异气易从鼻窍、皮肤、肌表入侵，正邪相争，则鼻痒、喷嚏频频；肾阳虚弱，气化失职，寒水上泛鼻窍，则清涕长流不止、鼻塞。故要改善患者下鼻甲黏膜的水肿、淡白或苍白，改善其鼻痒、喷嚏、清涕、鼻塞的症状，必须温补肾阳。

4）从发病日程解析：现代医学把变应性鼻炎分为常年性和花粉症。常年性变应性鼻炎，为常年性发病，1年内发病日数累计超过6个月，1日内发病时间累计超过0.5小时，病程至少1年；花粉症，为季节性发病，病程也至少2年，可见变应性鼻炎病程较长。病程长、缠绵往复，经久不愈正是变应性鼻炎的特点，最易导致患者免疫功能低下。中医学认为，久病则伤肾，肾阳虚衰，则肾贮存、封藏精气的生理功能下降，患者往往禀赋不足（相当于现代医学的免疫功能低下），机体生长发育受限，体弱多病，无以抵御外邪，故当变应性鼻炎患者只要碰到风寒、异气等诱因，症状就会反反复复出现。可见治疗变应性鼻炎应以固本为主，温肾补阳。

5）从与哮喘关系解析：现代医学认为变应性鼻炎（AR）和支气管哮喘（BA）是一个病（呼吸道变态反应）的不同表现，它们属于"同一气道，同一疾病"。2001年，在美国变态反应哮喘免疫学学会（ACAAI）第59届年会上，几项国际协作研究显示，AR是BA的一个重要危险因素：一项研究结果显示，90%的哮喘患者至少有一种鼻炎症状，约85%的哮喘患者至少有6种鼻炎症状中的4种；另一项研究调查了345例哮喘患者，其中81%的患者在哮喘发病前或哮喘发作过程中有上呼吸道疾病，哮喘的频繁发作也会加重变应性鼻炎的症状。可见及时有效地治疗AR对防治BA的发生和发展具有重要意义，反之，有效地治疗BA也可以减轻AR的发病。中医学认为，哮证、喘证都涉及肺脾肾，分为缓解期与发作期。张惠勇调查发现缓解期哮喘患者以脾肾阳虚型症状表现占多数（达80%以上），对哮喘缓解期的治疗，运用补肾健脾法治疗效果较佳。宋国维在临床上治疗哮喘，主张"未发以扶正气为主，既发以攻邪气为急"，用药须中病即止，恢复期乃治疗的最佳时期，缓解期以正虚症状为主，其本在肾，应予扶脾益肾，补土生金，以治其本。这种调理脏腑，祛除病因，冀求减轻和制止发作，以达根本的治法，体现了中医学治未病的思想，即缓则治其本，本在肾，故当补肾。哮喘得治，则变应性鼻炎的症状自然减轻。

（2）肾阳虚型变应性鼻炎临床与实验研究：干祖望在治疗变应性鼻炎时认为，"鼻鼽"为元阳无火证，当取补肾温阳一法，临床常用附桂八味汤或右归饮进行加减，加入蝉蜕、干地龙等，效果尤佳。王士贞认为肾阳虚型变应性鼻炎，多属虚寒，故温补下元以助卫阳是治疗该病的根本之法，本法的代表方为金匮肾气丸，临床上多在此基础上进行加，增加一些益气摄津开窍之药，如防风、白术、五味子等，效果较好。刘莉认为益气温肾是治疗本病的治本之法，而患者并非必须具有腰膝酸软、畏寒肢冷等肾虚之证，肺肾同治，用玉屏风散或苍耳子散加核桃仁、山茱萸、覆盆子、金樱子等温阳的药物治疗本病都能取得良效。

自 20 世纪 70 年代以来，国内对肾阳虚证的动物模型研究逐渐深入，阮岩研究发现金匮肾气丸能下调实验性变应性鼻炎大鼠血清 IL-4 和 IL-5 水平，上调 IFN－γ 和 IL-2 水平，即可纠正失衡的 Th1/Th2 细胞因子，使体内 Th 细胞分化偏移发生逆转，促进 Th1/Th2 分泌的细胞因子比例恢复平衡，这可能是温补肾阳法对变应性鼻炎产生治疗作用的机制之一。

综上所述，肾阳虚损是变应性鼻炎发病的根本，温补肾阳法是基本大法，可以达到彻底治愈变应性鼻炎的目的。然而中医学素来强调整体观念与辨证论治，所以对变应性鼻炎的研究要从整体出发进行防治。变应性鼻炎的病机虽然以肾阳虚损为根本，但是还与肺、脾两脏功能失调有紧密联系，所以辨证施治时以温补肾阳为基础还要兼顾肺、脾两脏。

3. 益气温阳是变应性鼻炎的基本治法　变应性鼻炎是特应性个体接触变应原后由 IgE 介导，并有多种免疫细胞和细胞因子参与的鼻腔黏膜变态反应性疾病。中医学"治未病"和"治病求本"理论在治疗本病中形成独特的优势。中医学认为变应性鼻炎的发病是由于脏腑虚损，卫气不足，风寒等异气侵袭所致。何腾等从变应性鼻炎的中医学病机等角度探讨了益气温阳治疗本病的理论依据、治疗本病的研究思路。

（1）肺脾肾虚损是变应性鼻炎的发病机制：肺主一身之表，司腠理开阖，其为华盖，不耐寒热。肺卫之气行于体表，保护机体以免受外邪侵袭，若卫气不足，腠理疏松，风寒之邪等异气侵袭，邪束皮毛，阳气无从以泄，故喷而上出为嚏，正如《景岳全书·鼻证》所云："凡由风寒而鼻塞者，以寒闭腠理，则经络壅塞，而多鼽嚏。"只有肺的宣发功能正常，卫气才能发挥其御邪的能力，同时津液才得以正常地输布，若寒邪客肺，肺气失宣，气不摄津，津液外溢，则出现清涕自流不止的症状。关于这点在《诸病源候论·鼻病诸候》中已经提到"夫津液涕唾，得热即干燥，得冷则流溢不能自收，肺气通于鼻，其脏有冷，冷随气入，乘于鼻，故使津液不能自收"。津液不能正常地输布，则停聚鼻窍，故见鼻窍黏膜苍白、肿胀，鼻塞不通。《灵枢·脉度》"肺气通于鼻，肺和则鼻能知香臭矣"，以及《圣济总录·鼻门》"五脏化液，遇热则干燥，遇寒则流衍，鼻流清涕，至于不止，以肺脏感寒，寒气上达，故其液不能收制如此，且涕泗，皆鼻液也"，都已提出因肺虚感寒而出现变应性鼻炎相应症状的机制。

脾主运化，为后天之本，气血生化之源。卫气为一身之气的一部分，而一身之气的盛衰主要取决于脾所运化的水谷精微，脾化生的水谷精华借由肺气宣降输布全身，其中散布于肌表皮毛的称为卫气，故卫气的强弱与脾的运化功能密切相关。《脾胃论·脾胃盛衰论》："肺金受邪，由脾胃弱不能生肺乃所生病也。"可见，肺卫之气有赖于脾胃运化之功能，脾胃羸弱，土不生金，致使卫气不足，风寒异气侵袭而发为鼻鼽。《素问·玉机真脏论》："脾为孤脏……其不及，则令人九窍不通。"若脾气亏虚，则运化失司，水谷精微不能上荣鼻窍，鼻失濡养则鼻痒，脾阳不足，无力运化水湿，津液停聚鼻窍则鼻塞流涕。

肾藏精，肾精所化元气是形成卫气的前提，《冯氏锦囊秘录》："足于精者，百病不生，穷于精者，万邪蜂起。"可见肾精足则卫气强，即所谓"正气存内，邪不可干"，"邪之所凑，其气必虚"。肾主命门之火，为诸阳之本，肾阳直接温养各个脏腑，肾阳充足有助于各脏腑的功能正常运行。若肾阳不足，寒邪中生，肾阳无力温煦脾阳，气化失司，寒水内留，停于鼻窍则鼻塞流涕。肾阳不足，纳气功能失调，气浮于上，而见喷嚏频频。由于金水相生，肾阳不足，致使肺阳不能温养鼻窍，加之卫气不足，使其抗邪能力下降，外寒更易侵入机体引发鼻鼽。《医法圆通·鼻流清涕》："肾络通于肺，肾阳衰而阴寒内生，不能收束津液，而清涕亦出。"

肺、脾、肾三脏虚损是变应性鼻炎的发病基础，三脏在本病发病过程中相互关联，任何一脏的功能失调都会影响其余脏腑功能的正常发挥。针对本病的发病，其标在于风寒异气犯肺，其本在于肺脾肾阳气亏虚而致肺卫之气无力御邪于外的特点，采用益肺脾之气、温肺肾之阳的治法作为治疗本病的基本方法。

（2）益气温阳是治疗变应性鼻炎的基本治法：益气温阳法治疗本病可分为两个阶段，在本病急性发作期以温肺散寒、益气固表为主，在症状缓解期或无症状期以益气健脾、温补肾阳为主，防止症状反复发作。对于本病的治疗，中医相较于西医的优势在于对患者体质的调理，而不是在于用中药控制患者的急性发作症状。目前，西医治疗本病的药物能在炎症因子、免疫细胞、基因转录等水平多途径抑制变态反应性炎症，取得较好的短期疗效，但其远期疗效不确切，而且长期用药存在明显的不良反应。特异性免疫疗法是唯一能够引起变应原终生耐受，即治本的方法，但其受到变应原种类、治疗周期、治疗风险等众多因素的影响，目前难以全面推广。益气温阳的治法是在深入分析本病中医发病机制后得出的，是针对病因提出的治本之法。

益气温阳法的核心在于益肺卫之气，温补脾肾阳气，其目的在于全面改善肺、脾、肾三脏虚损的状态，最终达到卫气充盈，机体强健，即所谓"正气存内，邪不可干"。卫气与鼻腔黏膜免疫有着密切的联系，而变应性鼻炎的发病与黏膜免疫系统（MIS）密切相关。黏膜免疫应答的一个重要标志是产生分泌型 IgA（SIgA）。鼻腔黏膜表面的 SIgA 可与抗原物质结合，使抗原物质局限于黏膜表面，不能进入机体，并利于鼻腔黏液纤毛传输系统将其排除，从而避免变态反应的发生。鼻腔黏膜屏障功能是 MIS 非特异性保护的重要组成部分。鼻腔黏膜屏障是由紧密连接的黏膜表面细胞及鼻腔黏液纤毛传输系统组成的一道天然屏障，能阻止抗原侵入机体，抑制抗原对上皮细胞的黏附，有利于黏膜表面抗原物质的清除。鼻腔黏膜免疫的上述特性与中医学中的卫气功能极为相似，都是作为机体抵抗外邪侵入的第一道防线，具有保护机体的作用。卫气与鼻腔黏膜免疫的密切联系得到众多医家的认同，但目前该方向的研究主要集中在对变应性鼻炎急性发病期的观察，此时鼻腔黏膜免疫已经遭受变态反应性炎症的破坏，难以说明中医学增强卫气的治法对于预防外邪侵袭的作用。因此，对症状缓解期预防性用药的实验研究能更好地体现益气温阳法治疗变应性鼻炎的价值。《素问·四气调神大论》："是故圣人不治已病治未病，不治已乱治未乱……夫病已成而后药之，乱已成而后治之，譬犹渴而穿井，斗而铸锥，不亦晚乎！"研究显示，当变应性鼻炎患者持续接触较低剂量的变应原时，即使不出现临床症状，鼻腔黏膜内仍能检测到变态反应性炎症，其炎症反应主要表现为嗜酸性粒细胞（EOS）的浸润和细胞间黏附分子-1（ICAM-1）的表达，这被称为最轻持续炎症反应（MPI）。由于 MPI 的存在，鼻腔黏膜对外界的刺激更加敏感，导致在接触正常机体可以耐受的刺激时产生强烈的临床症状。因此，本病的治疗方案从控制急性症状转向减轻或消除鼻腔的炎症反应。把变应性鼻炎比作浮在水中的冰山，临床症状只是其露在水面上的一小部分，而无症状的炎症反应则是水面下冰山主体。因此，控制症状不再是治疗本病的唯一目标，对于症状缓解期鼻腔炎症反应的控制才是治疗本病的根本。

中医学益气温阳法治疗变应性鼻炎是基于改善患者脏腑功能，增强患者的防病抗病能力，这种"治病求本"的治法正与西医的 MPI 理论不谋而合。

（3）益气温阳法的药物选择：《医宗金鉴·删补名医方论》"邪之所凑，其气必虚。故治风者，不患无以驱之，而患无以预之；不畏风之不去，而畏风之复来……防风遍行周身，称治风之仙药……风药中之润剂，治风独取此味，任重功专矣。然卫气者……惟黄芪能补三焦而实卫，为玄府御风之关键……白术健脾胃，温分肉，培土以宁风也。夫以防风之善驱风，得黄芪以固表，则外有所卫；得白术以固里，则内有所拒，风邪去而不复来"。提到对于气虚感邪，不能一味讲究祛邪，而应注重固护卫气，防风、黄芪、白术是治疗卫表不固，外邪侵袭的常用药物组合。《秘传证治要诀及类方·卷十》："清涕者，脑冷肺寒所致，宜细辛、乌、附、干姜之属。"目前治疗变应性鼻炎的常用辛温药物有麻黄、辛夷、细辛、肉桂、附子、干姜等，不同医家根据自己用药习惯和患者证型偏重选用不同的药物组合，但益气温阳的治疗大法始终贯穿整个治疗过程。

4. 基于"肺-脾-肾"轴析变应性鼻炎　变应性鼻炎是因特异性个体接触变应原后，以 IgE 为主介导的炎症因子释放，合并多种免疫活性细胞、细胞因子等参与的鼻黏膜慢性炎症性疾病，临床发病率呈逐年递增趋势。近年越来越多医生将注意力转向中医疗法，探索中西医结合治疗，以提高疗效与安全性。李洁旋等从脏腑理论出发，提出以肺、脾、肾三脏为轴分析变应性鼻炎病因及治法，认为肾气虚衰是本病的根本病机，肺气亏虚是本病的关键病机，脾气亏虚是本病的主要病机，治疗上当以益气健脾，温肾助阳，补益肺气为法，并根据兼见邪气之不同，灵活化裁，其中益气温阳补肺法是治疗变应性鼻炎的有效方法，以期为本病的临床实践提供理论参考。

（1）"肺-脾-肾"轴是变应性鼻炎病机枢纽：中医学虽未记载有"变应性鼻炎"病名，但根据其症状，应属"鼻鼽""鼽嚏"等范畴。变应性鼻炎之病位在鼻，与肺、脾、肾等脏腑密切相关。

1）肺气亏虚是变应性鼻炎的关键病机：肺位胸中，上连气道，开窍于鼻，在体为皮毛，为宗气出入之所，主气司呼吸，通调水道，朝百脉。《医门法律》："人身之气，享命于肺。"即肺主气司呼吸，维持人体生命正常。鼻与肺脏密切相关，《素问·阴阳应象大论》："肺主鼻，在窍为鼻。"如素体气虚，久病耗损，淫邪内袭等导致肺气亏虚，卫外不固，风寒外袭鼻窍，肺宣降失调，水液内停，肺气无充养，宗气不能上出鼻窍，风寒之邪刺激鼻窍，出现鼻塞、喷嚏、嗅味觉减退等症状，而致本病。《灵枢·本神论》："肺气虚则鼻塞不利，少气。"表明肺气亏虚，可致变应性鼻炎等鼻病。《严氏济生方》："夫鼻者，肺之候……其为病也，为鼽……为清涕、为窒塞不通、为浊涕，或不闻香臭，此皆肺脏不调，邪气蕴结于鼻，清道壅塞而然也。"本病之关键病机在于肺气亏虚，卫外不固，风寒客于鼻窍，肺失宣降，鼻窍不利。

2）脾气亏虚是变应性鼻炎的主要病机：脾胃为后天之本，气血生化之源，主运化水谷精微，脾气宜升。脾胃与鼻窍密切相关，《脾胃论·脾胃胜衰论》："饮食入胃，先行阳道，而阳气升浮也。浮者，阳气散满皮毛，升者，充塞头顶，则九窍通利也。"即脾胃功能正常，清窍得以濡养，则九窍通利，而鼻窍为九窍之一。《医学入门》："鼻乃清气出入之道，清气者，胃中生发之气也。"如饮食失节，起居失常，嗜好烟酒等，耗损脾胃，中焦运化失司，一则导致水湿内停，阻塞鼻窍，而出现鼻塞、流涕等；二则气血生化不足，鼻窍失养，风寒热邪外袭，鼻窍不利，而出现喷嚏、鼻痒、清涕或浊涕等。同时，脾胃亏虚，脾阳不足，无以充养肾阳，导致脾肾阳虚，阳气耗损，肾不纳气，元气无以充养，肺失温润，而出现持续性喷嚏、清涕不止、畏冷、便溏、腰膝酸软等症状；脾虚湿盛，痹阻脉络，气机不畅，肺失宣降，鼻窍不通，而出现胸闷气短、鼻塞、纳差、倦怠等不适。因此，脾气虚弱是本病的主要病机。近代中医学耳鼻咽喉科创始人干祖望亦提出"耳鼻喉科脾胃论"的观点，其认为本病的主要病机之一为脾失健运，清阳不升，清窍为浊阴所扰。

3）肾气亏虚是变应性鼻炎的根本病机：肾为先天之本，内藏元阴元阳，为水火之脏，主藏精，主纳气，主五液。如素体羸弱、劳倦过度、久病耗损等，导致肾气亏虚，肾功失常，同时易诱发脾肾亏虚、肺肾虚衰，甚至肺、脾、肾三脏皆损，而引发本病。如肾阳虚衰，火不生土，而致脾阳虚弱，运化失常，水湿内停，闭阻经络，鼻窍不通，而出现鼻塞、鼻痒、面色苍白等不适；肾阴不足，子盗母气，而耗伤肺阴，肺失宣降，而出现流涕、喷嚏、腰膝酸软等症状。肾为气之根，肾主纳气，肺为气之主，肺主出气。若年老体弱，久病耗损，加之劳倦过度，而致肾气不足，纳气之功失职，则易导致肺气升降出入失常，而发生鼻塞、喷嚏、咳喘等症状。《素问·五常政大论》："少阴司天，热气下临，肺气上从，鼽衄鼻窒。"肾气为一身之元气，肾气亏虚，正气不足，肺卫不固，易感受外邪，尤以风寒邪多见，外邪客于肺，鼻窍不通，而出现喷嚏、鼻塞、流清涕、怕冷畏风等变应性鼻炎症状。《素问·宣明五气论》："五气所病，肾为欠为嚏。"

总而言之，变应性鼻炎发生之根本在于肾气亏虚，肺气、脾气亏虚是主要病机，其病机转变过程可总结为禀赋羸弱、久病耗损、劳倦过度、淫欲不节、起居饮食失和等致肾气亏虚，肾阴阳失和，进而致使脾阳亏虚，水湿内停，气机不畅，肺失宣降而致本病，或因肾气不足，肺气亏虚，感受外邪而致本病。

（2）温肾健脾补肺是治疗变应性鼻炎的有效方法：本病的病位在鼻，根本病机为肾气亏虚，主要病机在于脾肺亏虚，以虚证多见，遵"实则泻之，虚则补之"大法，治疗本病当以益气健脾、温肾助阳、补益肺气为法。同时，根据兼见邪气之不同，灵活化裁，加用祛湿、活血、清热等相应之品。吴飞虎等以升举阳气、补中益气立法，采用补中益气颗粒治疗脾气虚弱型变应性鼻炎30例，结果显示补中益气颗粒可改善喷嚏、流涕、鼻塞及鼻痒等症状，尤其改善喷嚏更具优势，总有效率80%。王庆国认为素体阳虚，阳虚生内寒是本病发生的关键病机，以温经通阳、散寒通痹立法，采用麻黄细辛附子汤治疗本病，取得显效。伊春有采用麻黄细辛附子汤加味（麻黄、细辛、附子、蝉蜕、荆芥、乌梅为基础方）治疗 100 例变应性鼻炎患者，结果表明该方改善鼻痒、流涕、喷嚏等症状效果显著。于丽等以益气固表、宣肺通窍、祛风固涩、止痉镇嚏为法治疗本病，方拟黄芪、白术、防风、辛夷、苍耳子、徐长卿、荆芥、蝉蜕、五味子、诃子、地龙，总有效率 96.6%。忻耀杰等采用益气温阳活血法治疗 30 例本病患者，总有效率 81%。

5. 从肾肺论与肾脾论变应性鼻炎病机　变应性鼻炎目前中医学主要从肺气虚寒、肺脾气虚、肾气亏虚三方面论治，在控制症状和预防复发方面有较好的疗效，但要彻底治愈仍然不易。宁万金等认为变应性鼻炎其标在肺鼻，其本则在肾，故当从肾论治，以补肾为大法而兼顾肺脾治疗变应性鼻炎。

（1）理论基础：中医学认为变应性鼻炎是肺、脾、肾虚损，正气不足，卫外不固，风邪、寒邪或异气侵袭，肺气不宣，鼻窍不利而发为本病。但治疗时多数医家均从肺鼻论治，以益气固表、温肺宣肺为大法。然而，此病之机，非只肺与鼻，尚涉脾与肾，三脏失调，其本在肾。

1）从"肾主外"而论："肾主外"语出《灵枢·五癃津液别》《灵枢·师传》，外即人体的外部，包括肌肉、腠理与皮毛，共同组成了人体抵御外邪的屏障。脾主肌肉，肺主皮毛，其功能强弱虽取决于肺、脾等脏腑的功能状态，但后者却无不与肾密切相关。肾阳为诸阳之本，卫气亦根于肾阳，卫主外是肾主外的具体体现。肾阳的盛衰决定着阳气的盛衰及其卫外功能的强弱。肾阳盛则阳气旺而卫外功能强，肌肉坚、腠理密、皮毛固，外邪不能侵犯；若肾阳亏虚，则卫阳亦衰，失于主外，以肌肉疏松、皮毛不固，易为外邪侵犯。肾阴为人体一身阴液之源泉，不仅对人体各脏腑器官起濡养作用，亦是阳气卫外作用的体现，所谓"阴在内，阳之守也；阳在外，阴之使也"（《素问·阴阳应象大论》）。

2）从肺肾关系而论：鼻为肺之外窍，肺主气而司呼吸，肾主藏精而纳气，气出于肺而根于肾；肾气充沛，则摄纳正常，呼吸之气方可由肺肃降而下纳于肾，肺鼻才能通和；若肾气亏虚，则摄纳无权，气浮于上，故喷嚏频频。肾主水，又主命门之火，人身之阳气皆根于肾阳，肾阳亏虚，则肺气不足，卫外功能降低，则肺鼻易感寒而发为本病；另肾阳亏虚，水不得化而为饮，寒饮上泛，肺失温养，亦可见鼻流清涕不止。故肾旺肺健，则喷嚏、清涕自止。古代医籍早有记载，《素问·宣明五气论》"五气所病……肾为欠为嚏"，其意为五脏之气失调所发生的病变，肾气虚者易呵欠、喷嚏；《素问·阴阳应象大论》"年六十，阴痿，气大衰，九窍不利，下虚上实，涕泣俱出矣"，指出肾气不足，阳气不能充实于肺卫，易为外邪所侵而发为鼽嚏。

3）从脾肾关系而论：脾为后天之本，气血生化之源，肺中津气亦赖脾胃运化水谷而濡养。若脾气亏虚，无力供养肺气，导致肺气不足，肺失宣降，水湿寒凝积于鼻部而发病。然肾为先天之本，先天温养激发后天，脾运化水湿亦赖肾气的蒸化和肾阳的温煦，脾肾相互协同，共同主司调节水液代谢平衡。脾肾健旺充盛，身体方能健康，方能抵御外邪的侵袭，津液代谢方能有常，从而喷嚏、清涕止。古代医籍亦有记载，《素问·玉机真脏论》"脾为孤脏……其不及，则令九窍不通"，指出脾虚则气血生化乏源，精微无以上输，致令鼻塞。《脾胃论·脾胃盛衰论》又进一步指出"肺金受邪，由脾胃虚弱，不能生肺，乃所生受病也……肾水反来侮土，所胜者妄行也，作涎及清涕，唾多，溺多，而恶寒者是也"，说明脾胃虚弱引起肺金受邪，肾气虚引起脾肾阳虚才是致鼻鼽的主要病因病机。

4）从发病机制而论：现代医学认为本病的发生是特殊体质的人体受到环境中某种变应原的刺激及一些食品、药品的刺激后，引发人体 IgE 的过度产生，导致鼻腔黏膜的变态反应性炎症，是免疫系统针对变应原出现的异常全身免疫反应之一，其治疗以抗过敏及免疫脱敏治疗为主。对变应性鼻炎而言，变应原虽然是引起发病的直接原因，但有变应原存在并不意味着均会发生变应性反应，而决定是否发病的根源还是人体的免疫功能，即中医学中的"正气"。中医学认为"正气存内，邪不可干，邪之所凑，其气必虚"。免疫功能正常的人，及时清除了变应原，不会发生变应性疾病；免疫功能低下患者，变应原的存在会导致变应性疾病发生的概率增加。对于变应性疾病而言，虽然确定变应原、避免变应原的接触当然可以避免发生变应性疾病，但仍存在无法明确变应原或明确后仍无法完全避免接触变应原的问题。

因此从强壮人体正气入手，提高免疫功能才是治本之法。而"正气"是由气血精微所化生，气血精微则根源于肾，肾气的强弱决定着卫气的强弱，卫外功能强大，外邪不能侵入人体则较少导致此病的发生。所以肾气的充沛是抵御外邪的重要屏障，是避免疾病发生发展的根本。因此中医学对于变应性疾病的治疗，治本之法即是补肾，如中医学对哮喘的治疗在缓解期就是补肾固本培元为主，预防复发。徐书治疗哮喘的断根之方即是以紫河车、鹿角粉、蛤蚧填精补髓，滋肾纳气。现代研究亦证实补肾方药不仅对皮质激素起协同作用，更能够调节机体免疫功能。

（2）临床应用：曾有研究对临床被确诊为"鼻鼽"的 1008 例患者进行中医学体质特点探究。发现变应性鼻炎其体质的共同特点是以气虚、阳虚和特禀体质为主，而阳虚体质多为脾肾虚弱，又复感寒邪所致。阳虚则机体卫外功能减弱，鼻窍不利，鼻流清涕、喷嚏频作，遇寒加重。已有不少医家认识到肾虚为鼻鼽的根本，并从肾论治。干祖望在治疗变应性鼻炎时认为鼻鼽属元阳无火证，当取补肾温阳之法，临床常用附桂八味（丸）汤或右归（丸）汤加减，加入蝉蜕、地龙等，效果尤佳。徐书认为变应性鼻炎其本在肾，其标在肺鼻，治疗时将其分为太阳表证、太阳太阴合病、太少两感证，分别以葛根汤、补中益气汤和麻黄附子细辛汤为主方，但在应用时三证均会加入菟丝子、枸杞子、巴戟天、淫羊藿等补肾之品。刘莉认为益气温肾是本病的治本之法，而患者并非必须具有腰膝酸软、畏寒肢冷等肾虚症状，当肺肾同治，应用玉屏风散或苍耳子散加山茱萸、覆盆子、金樱子等补肾之品。肖相如治疗本病则以参芪地黄汤加味治疗，亦是从肾论治。在临床上以金匮肾气丸合麻黄附子细辛汤加茯苓、白术、蝉蜕、乌梅、鹅不食草等药治疗变应性鼻炎，补肾温肺健脾，阴阳双补，效果较好。常用加减法为：鼻痒、喷嚏较多者，加蝉蜕、地龙、全蝎以祛风镇痉止嚏；流清涕多者，加五味子、乌梅等敛肺止涕；鼻塞明显者，加辛夷、川芎等活血通窍；汗出易感冒者，合玉屏风散；畏寒肢冷者，加淫羊藿、巴戟天、仙茅等温补肾阳。

6. 肾与变应性鼻炎关系的研究　中医学认为，变应性鼻炎的发生是由于素体肺脾肾虚，外感风寒异气所致，肺气虚弱是变应性鼻炎发病的主要原因，但脾肾功能在变应性鼻炎的发病因素中亦不容忽视，肾虚阴阳失调是变应性鼻炎发病的重要原因之一。随着现代医学的发展以及对变应性鼻炎中西医结合研究的不断深入，"肾"在变应性鼻炎发病中的作用日益被医家所重视，认为虚性鼻病与肾有关。

（1）肾与变应性鼻炎关系的古代认识：鼻鼽是由于素体肺脾肾虚，外感风寒异气所致。肺开窍于鼻，肺气虚弱是变应性鼻炎发病的主要原因，亦与肾的功能有关。肾与鼻的关系主要表现在两个方面：其一，生理关系。肾藏精，鼻的正常生理功能有赖于精气的输布和濡养；肾主纳气，为气之根，有助于鼻的正常呼吸；肾之经脉交会于督脉，循鼻柱达鼻头，督脉总督一身之阳。可见鼻的生理功能正常与否，与肾关系密切。其二，病理关系。早在《素问·宣明五气论》就有"肾为欠，为嚏"之说，可见古代医家早已把肾与鼻联系在一起，认识到肾在变应性鼻炎发病中的作用。《素问·阴阳应象大论》："气大衰，九窍不利，下虚上实，涕泣俱出矣。"指出肾气不足，阳气不能充实于肺，易为外邪所犯而发为鼻鼽。《灵枢·口问》："人之嚏者，何气使然？……阳气和利，满于心，出于鼻，故为嚏。"认为阳气和平顺利，会发生嚏，故古代医者有取嚏而利阳气宣发，阳虚亦可发生嚏；李东垣在《内外伤辨惑论》中论道"元阳本虚弱，更以冬月助其气，故病者善嚏"，指出本病阳虚者，系肾之元阳虚弱所致。《证治汇补·卷之四》："凡鼽渊疮痔，久不愈者，非心血亏，则肾水少。"指出肾虚是鼻鼽日久不愈的原因之一。《证治准绳·杂病》："涕多，或黄或白，或时带血，如脑髓状，此由肾虚所生。"认为肾虚可以导致鼻涕量多。

综上所述，肾与鼻关系密切，肾虚阴阳失调在变应性鼻炎的发病中占有重要地位。

（2）肾与变应性鼻炎关系的现代研究：随着医学的发展，越来越多的医家认为虚性鼻病与肾脏有关。现代医学分别从基础与临床两个途径来研究"肾"与变应性鼻炎的关系：

其一，基础研究。现代实验研究证明，肾在调节 cAMP/cGMP 比例中具有重要作用，而环核苷酸的含量和环磷酸腺苷（cAMP）/环磷酸鸟苷（cGMP）比值在变应性鼻炎发病中起重要作用，cAMP/cGMP 的水平调节着肥大细胞和嗜碱性粒细胞的激活和脱颗粒反应，正常情况下，细胞内 cAMP 和

cGMP 的水平保持平衡，其中 cAMP 的作用更重要，当腺苷酸环化酶受抑制，cAMP 含量减少，cAMP/cGMP 比值降低时，化学介质的释放就增强和加速，从而影响鼻黏膜的反应程度。夏宗勤等对 247 例阴虚、阳虚患者血浆环核苷酸含量研究表明，阴虚时是 cAMP 含量升高，阳虚时是 cAMP/cGMP 比值降低，因此，肾阳虚可导致变应性鼻炎的发生和症状加重。

其二，临床调查。各地对变应性鼻炎的分型大同小异，临床分型以肺气虚、肾气虚型较多，脾气虚型以小儿多，肾虚型则病情迁延，易反复发作。包力在对新疆地区 216 例变应性鼻炎统计中，发现腰酸或腰痛者 79 例，占 36.6%，脉象属虚者（沉、缓、细脉）多达 174 例，占 80.1%，认为对此类患者除补肺固表外，还应补肾，以固肺气之本。李凡成对 92 例变应性鼻炎患者鼻腔局部某些病理改变观察，发现正常人鼻黏膜脱落细胞以鳞状上皮细胞占优势，而患者以纤毛柱状上皮细胞占优势，肺肾两虚者较肺气虚型者更为明显；而鹿道温的调查结果亦表明肺肾虚型的病情最重，且多合并支气管哮喘。以上调查结果表明，肾虚在变应性鼻炎发病中占一定比例，如果合并有肺气虚，则症状更重。

其三，临证治疗。临床实践发现，变应性鼻炎病情的好转往往与患者虚寒证候的改善同步，即随着患者全身状况如畏寒肢冷、恶风易感、舌淡脉沉等症状、体征的好转，变应性鼻炎病情也明显好转，显示出一定的相关性。黄意通过对中西医结合治疗 53 例常年性鼻炎的疗效观察，结果在常年性鼻炎西药组与同等西药加中药温阳散寒中药组，近期疗效两组无显著性差异，远期（1.5～3 年后）疗效，加用温阳散寒中药组远期有效率 93.93%，单纯西药组远期有效率 63.63%，两组间有显著性差异（P＜0.05），可见温阳药在预防变应性鼻炎复发方面有着很好的效果。周维容对肾阳虚型变应性鼻炎用肾气丸化裁，并配合中成药"固卫冲剂"治疗 80 例，结果显效 61 例，好转 15 例，无效 4 例；徐绍勤等认为，温肾健脾药可从多方面改善、消除过敏状态，从中医"治病求本"观点出发，通过调节患者体内自稳平衡环境，改变过敏体质而达到从根本上治疗变应性鼻炎的目的。

综上所述，肾与变应性鼻炎有密切关系，肾阳虚更易导致变应性鼻炎的发作，温肾药在治疗预防变应性鼻炎复发和改善患者过敏体质方面具有较好的疗效。

（3）肾与变应性鼻炎关系的免疫学研究：肺脾肾与机体免疫状态关系密切，各种原因导致的肺脾肾任何一脏亏虚，都可影响免疫功能，其影响的程度是肺＜脾＜肾。肾为先天之本，藏有先天之精，在人体中具有重要地位，很多人从免疫学角度对肾本质以及肾虚证的本质进行了多方面的研究，提示了中医学的肾与现代免疫学的关系。现代医学认为变应性鼻炎是由 IgE 介导的变应性炎症，主要表现为局部的免疫应答。肾与变应性鼻炎关系的免疫学研究主要是从以下两方面展开的。

其一，基础研究。《素问·阴阳应象大论》"肾主骨生髓"，而骨髓是免疫活动细胞的主要源泉，从细胞发生学的角度提示了肾本质与免疫的密切关系，大量研究表明，肾虚患者的免疫功能指标显著低于正常人；血清免疫球蛋白水平的高低反映了机体的免疫功能状态，在 IgA、IgG、IgM、IgE 四种免疫球蛋白中，以 IgE 在变应性鼻炎发病中的意义最大，大量研究证实，IgE 作为介导 I 型超敏反应的主要抗体，在变态反应性疾病中起决定性作用。先天禀赋不足而 IgE 的合成失调，则机体的免疫功能低下，易受各种外邪（包括花粉、真菌、螨等抗原）侵袭，也就是过敏性体质，对环境中常见抗原产生 IgE 抗体应答具有倾向性，即对变态反应性疾病的易感性，因此可以认为肾虚型患者对变应原更具有易感性，易发生变态反应性疾病；同时，人体五脏六腑的阳都由肾阳来温养，肾虚则五脏失之滋养，反之五脏久病亦可影响肾脏，故"病久及肾"之谓，与反复地、长期地接触某一变应原，则会引起 IgE 抗体水平的持续升高，IgE 升高是变应性鼻炎的典型表现之一，也是变应性鼻炎发病的中心环节。因此可以认为肾虚患者更易患变应性鼻炎。

其二，药理研究。近年来由于免疫药理学的进展，重视了中医中药的抗过敏反应的研究，发现许多中药可以阻断或抑制变应性炎症中的一个或几个环节，发挥抗过敏作用。研究表明，温阳药可作用于 IgE 调节系统，在过敏性疾病发作季节前先期服用，可防止 IgE 季节性升高，有效地减轻其季节性发作；药理实验显示，以肾气丸、六味地黄丸及其加减而成的补肾方，对机体的免疫功能均有调节作用；284 例有明显季节性发作的支气管哮喘应用温阳片（由附子、生地黄、熟地黄、山药、淫羊藿、补骨脂、菟丝子等组方）治疗，显效率为 63.4%～75.0%，根据免疫指标检测，发现温阳片能降低血清总 IgE 和特异性 IgE 水平，提高抑制性 T 细胞功能，从而调节机体的免疫功能。

综上所述，肾与变应性鼻炎关系密切，肾虚阴阳失调在变应性鼻炎发病中占有重要地位。

从肾治之验

1. 从脾肾两感论治　李某，男，35 岁。患变应性鼻炎 3 年，每日于晨起及受凉时即行发作。患者平素有手淫习惯，曾在河北工作数年，未曾患变应性鼻炎，4 年前来珠海工作并结婚成家，平时运动较少，于 3 年前开始出现鼻痒、喷嚏、流清涕症状，遇空调风冷即发作，初未予重视，后症状发作越来越频繁，每日晨起均有发作，苦不堪言，遂就诊于耳鼻咽喉科并诊断为变应性鼻炎，口服氯雷他定后症状可迅速缓解，停药 2 日后症状即反复。后求助于中医治疗，前医给予桂枝汤、小青龙汤、玉屏风散合苍耳子散等方加味治疗，疗效欠佳，遂来本科就诊。症见反复鼻痒、喷嚏连连、流清涕、时伴鼻塞，每日晨起及受凉即行发作，房事后第 2 日症状多有加重，怕冷，偶有眼痒，喉中有痰难咳，无腰酸乏力，无汗出，纳眠可，二便调，舌淡红，舌苔白，舌下络脉瘀暗，脉弱。中医辨证属太少（脾肾）两感证。

处方：制附子（先煎）12 g，菟丝子 30 g，巴戟天 30 g，淫羊藿 30 g，炙麻黄 10 g，细辛 10 g，茯苓 10 g，白术 10 g，升麻 12 g，乌梅 10 g，蝉蜕 12 g，赤芍 10 g，陈皮 12 g，炙甘草 5 g。5 剂，每日 1 剂，水煎分 2 次服。

复诊：诉症状稍有缓解，每日仍有发作，思虑后遂于原方中加熟地黄 30 g，并再处方 5 剂，嘱其适当锻炼、节制房事。患者再次复诊后诉服药 2 剂后，症状即已缓解八九成，遂以此方为基础加减继续服药 1 个月，后嘱其服用金匮肾气丸巩固，随访至今半年多未曾发作。

按语：本例患者青年男性，曾在北方工作，北方空气质量欠佳，然患者却未有变应性鼻炎，反在来空气质量较佳之广东珠海罹患该病。缘患者平素手淫及婚后房事过度，肾精已亏，加之平时缺乏锻炼，日久阴损及阳，肾之阴阳俱亏，但以肾阳虚表现为主，卫外不固，故患此病，受凉即发。前医皆处以温肺散寒之品，故不效。患者初诊，以温肾阳、散肺寒、祛风止痒为法，虽见疗效却欠满意，原因即在于患者此时肾之阴阳俱亏，单纯温补肾阳则孤阳不生且易耗阴，故再诊时加入熟地黄以补肾阴，亦取阴中求阳之意，之后更以金匮肾气丸"水中生火"、阴阳同补善后而收良效。

2. 从肺、脾、肾三脏阳气虚论治　王某，女，49 岁。自诉每年夏秋之交、寒热交替之时喷嚏发作，鼻痒，鼻流清涕，涕白质稀量多，鼻塞，病史 8 年余。往年曾在当地医院就诊，予氯雷他定治疗，症状有所缓解，停药后症状再次加重，继发喉头水肿，需住院治疗。现症鼻痒，喷嚏不止，喷嚏连连，每日 7～8 次，每次 9～11 个，鼻流清涕，鼻塞，恶风畏寒，汗微出不止，乏力，月经半年 1 次，量少色暗伴有血块，无异味，二便正常，食可，眠差，精神欠佳，舌质暗，苔白腻，脉弱。中医诊断为鼻鼽，辨证属肾阳不足，肺脾气虚。治以益气温阳，宣通鼻窍。方选益气温阳方加减。

处方：黄芪 10 g，党参 10 g，桂枝 5 g，麻黄 5 g，干姜 5 g，辛夷 5 g，地龙 10 g，五味子 5 g，甘草 3 g。4 剂，每日 1 剂，水煎分 2 次服。

二诊：患者服药后，自诉喷嚏减少，每次 5～7 个，每日 4～5 次，鼻痒、流清涕、鼻塞缓解，恶风畏寒、乏力减轻，汗出未减，夜半尤甚，二便正常，食可眠差，舌质淡暗胖大，苔白微黄，脉微细。辨证属肺脾肾三脏阳气虚，治以调和营卫，潜阳敛汗。予桂枝加龙骨牡蛎汤和潜阳（丹）汤。

处方：制附子（先煎）5 g，桂枝 5 g，龟甲（先煎）10 g，炒白芍 10 g，煅龙骨（先煎）10 g，煅牡蛎（先煎）10 g，砂仁 10 g，炙甘草 5 g，生姜 3 片，大枣 3 枚。3 剂，继服。

三诊：服药 3 剂后，喷嚏明显好转，每次 2～3 个，每日 2～3 次，鼻痒、流清涕、鼻塞基本消失，无恶风畏寒、乏力等，汗出基本缓解，自觉夜间脚心热，二便正常，食可眠好转，精神佳，舌质暗，舌苔白，脉细数。效不更方，上方制附子用量减至 3 g 继服 6 剂，以巩固疗效。1 周后电话随访患者症状基本全无，随访 1 个月，未见复发。

按语：益气温阳方补中益气汤和小青龙汤化裁而得，本方以整体辨证论治为主，兼以抗过敏之中药。方中黄芪、党参补益肺脾为君药；干姜、桂枝温阳以助补气，为臣药；麻黄宣肺散寒，五味子敛肺，二者一收一散，既可恢复肺的宣发肃降功能，又可制约温药辛散太过之弊；地龙活血通络，也具有"抗过敏"之功效，三者共为佐药；辛夷宣通鼻窍，也为肺经引经药，与甘草同为使药。诸药合用，体现"补土生金"之法，共奏益气温阳、补脾益肺、宣通鼻窍之效。桂枝加龙骨牡蛎汤出自《金匮要略》，采用桂枝加龙骨牡蛎汤加味治疗阳虚型变应性鼻炎，该方可以扶肾阳，固肺卫，阴霾散而清窍通。纵观全方，温肾暖脾，纳气归肾，引火归元。二诊时患者诸症均有所缓解，然汗出不减，半夜尤甚。考虑营卫不和，阴阳两虚，肾不纳气。方中桂枝、附子皆为温阳要药，二药相合补肾暖脾温肺之效，为君药，即王冰所言："益火之源，以消阴翳。"且患者病程8年余，又值天癸将竭之时，临床表现为月经不调，色暗量少伴血块，皆为肾阴阳俱虚的表现，以肾阳虚为主。方中芍药、龟甲滋阴潜阳敛汗，为臣药，正如张景岳所言："善补阳者，必于阴中求阳，则阳得阴助，而生化无穷。"且二药合用能共奏养血活血之功。君臣相伍，不仅可藉阴中求阳而增补阳之力，而且阳药得阴药之柔润则温而不燥，阴药得阳药之温通则滋而不腻。方中桂枝汤与附子相合即为《伤寒论》中桂枝加附子汤，能够暖肾温肺，多用于恶风、畏寒、多汗等虚寒性病症。砂仁温中散寒，煅龙骨、煅牡蛎固肾纳气，潜阳入阴，三者均起到纳气归肾、引火归元的作用，为佐药。生姜、甘草、大枣补脾和中，调和诸药，为使药。诸药合用，补肾暖脾温肺，三脏兼顾，故而营卫和、鼻窍通、清涕止、喷嚏止；肾阳固则畏寒无，故而汗出止；脾胃运则气血足，故而精神佳。

3. 从肾虚停饮论治　患者，男，40岁。阵发性鼻痒、喷嚏、清涕滂沱，目痒，上颚痛、痒感间作，嗅觉下降，伴头昏、头痛10余年。患者每日晨起即鼻痒，喷嚏连作，清涕量多如注，时伴眼结膜充血作痒，夜卧时鼻塞严重，并伴阵发性咳嗽和呼吸困难及哮鸣音，难以入睡。鼻镜：鼻黏膜苍白水肿，分泌物检验见大量嗜酸性细胞。被确诊为变应性鼻炎。曾服"氯雷他定"，鼻喷"异丙托溴铵气雾剂"，以及鼻炎康片、玉屏风散等，疗效不佳。诊见面色偏白而晦黯，手足及半身以下畏寒，腰痛膝酸，小便清长，舌淡胖，苔薄白，脉细无力。此为肾虚停饮之本虚标实证，需温肾化气以固本，温肺化饮以治标。拟金匮肾气（丸）汤合小青龙汤化裁。

处方：制附子（先煎）10g，生地黄10g，山茱萸10g，山药15g，茯苓10g，牡丹皮10g，泽泻10g，桂枝10g，干姜5g，牛膝10g，车前子（包煎）15g，白芍10g，麻黄10g，细辛3g，五味子5g，炙甘草5g。每日1剂，水煎分2次服。

服药14剂后，诸症明显缓解，但仍有清涕出。守方去开宣肺气之麻黄、细辛，继进21剂。2个月后已无清涕，鼻黏膜肿胀已明显消退。停服汤药，改服金匮肾气丸4个月后，上述症状均消失。复查鼻镜示无明显异常，随访至今未见复发。

按语：本例患者属阳虚质，病源在于肾阳亏虚，不能正常行使温化固摄水液功能，以致清涕下注为甽；肺主鼻，鼻为肺之窍，肺气虚，卫表不固，故见面色不华、清涕长流。肾为气之根，主纳气，肾虚则肺气亦虚，摄纳无权。虽曰肺寒，实则元阳首先无火，使鼻窍无温煦之气以养。治宜调和肺气、重振元阳。故以金匮肾气丸温补肾气以治本，小青龙汤温肺化饮以治标，标本兼治；患者病情迁延，清涕难控，故加用车前子利水、牛膝活血导下，以加强利水消肿、消减鼻黏膜水肿之功。

4. 从肾阳亏虚、风邪侵袭论治　患者，男，17岁。鼻痒、鼻塞、喷嚏频作、清涕淋漓5年，不闻香臭，兼见畏寒肢冷，腰酸膝软，眩晕耳鸣，小便清冷。鼻镜示：鼻黏膜苍白水肿，涕清稀量多。诊断为变应性鼻炎。伴发特应性皮炎，周身皮肤瘙痒、干燥明显。舌淡、边有齿痕，苔薄白，脉沉细无力。辨证属肾阳亏虚，兼风邪侵袭。中医认为，痒自风来，止痒必先祛风，故需在温补肾阳的基础上祛风止痒。拟金匮肾气（丸）汤合消风（散）汤加减。

处方：生地黄10g，山药15g，山茱萸10g，茯苓10g，牡丹皮10g，泽泻10g，桂枝10g，制附子（先煎）10g，当归10g，防风15g，荆芥10g，蝉蜕5g，苦参10g，苍术10g，炙甘草5g。每日1剂，水煎分2次服。

    服药14剂后，诸症均有缓解，但鼻塞仍明显，上方去炙甘草，加苍耳子3 g、辛夷（包煎）5 g，以加强通利鼻窍之功。继服2个月后，患者鼻塞明显缓解，后改服中成药"金匮肾气丸"3个月余，并清淡饮食，上述症状消失。经1年半随访，未见复发。

    按语：本例患者在肾阳不足的基础上，鼻痒严重，且并发特应性皮炎，故用金匮肾气（丸）汤合消风（散）汤去苦寒之知母、牛蒡子及润燥之火麻仁等，祛风止痒。消风散出自《外科正宗》，功效疏风养血、清热除湿，多用于治疗病邪浸淫血脉、郁于肌肤腠理而发之皮肤瘙痒疾患。变应性鼻炎、特应性皮炎和哮喘均属变态反应性疾病，其病因、发病机制、病理改变和治疗方面有许多共同点。此类疾病常并发或先后发作，故治疗时应尽量兼顾。

第九十九章　　复发性口腔溃疡

　　复发性口腔溃疡又称复发性口疮。本病成因目前尚不十分清楚。多数学者认为，与自身免疫学异常，精神紧张、情绪波动等心理因素，遗传因素，病毒感染，维生素 B_{12}、叶酸、铁、锌、铜的缺乏，超氧化物歧化酶（SOD）活性下降以及循环障碍等有关。

　　复发性口腔溃疡可见于口腔任何部位，尤好发于上下唇内、两颊黏膜、舌、口底及前庭沟等角化较差的区域。溃疡特点是反复出现圆形或椭圆形溃疡，边缘整齐，溃疡表面覆盖着淡黄色假膜，周围绕以红晕，单发或多发，有烧灼疼痛感。本病有明显的复发性、自限性。复发频度可为 1 年复发几次至每月复发，甚至无间歇地复发，病程数年至数十年不等。临床主要分为轻型口疮、疱疹样口疮和重型口疮。

　　根据复发性口腔溃疡的临床特征，其属于中医学"口疮""口破""口疡"范畴。

从肾论之理

　　中医学认为，本病的病因病机，贯穿于脏腑、气血、阴阳、寒热各个方面，但不外虚、实两端。实者，多因邪毒内蕴，心经受热，或思虑过度，情志之火内郁，而致心火亢盛，循经上攻于口，致口舌溃烂生疮；或饮食不节，过食膏粱厚味、辛辣炙煿之品，以致胃肠蕴热，热盛化火，循经熏蒸于口，而致口舌生疮；或内伤七情，情志不舒，肝失疏达，肝郁化火，上灼口舌而致口疮。虚者，多是由于素体阴虚，或久病伤阴，或思虑过度，耗伤阴血，阴虚火旺，虚火上炎而发口疮；或脾气虚损，而水湿不运，或湿邪困脾，脾失健运，导致脾阳不升，浊阴不降，化生湿热，上熏口腔而导致黏膜溃疡；或先天禀赋不足，或久用寒凉，伤及脾肾，脾肾阳虚，阴寒内盛，寒湿上渍口舌，寒凝血瘀，肌膜失却濡养，口疮经久不愈。

　　然复发性口疮，常经久不愈，久病多虚，"五脏之伤，穷必及肾"，最后终致肾阴亏虚，虚火上炎；阴损及阳，而致肾阳亏虚，或脾肾阳虚，虚阳浮越，形成下虚上实之虚实夹杂证候。当此之时，辨证论治，不得为火热"炎症"所拘，治病求本，当从肾论。

　　复发性口疮，为临床常见的口腔黏膜炎症性病变。从西医学角度而论，其病因为病毒感染，代谢障碍，维生素缺乏，内分泌异常，消化功能紊乱，精神因素等引起的一系列自身免疫性疾病。初发多为实火，病久长期迁延难愈或反复发作属虚火。正如张景岳所言："口疮连年不愈者，此虚火也。"如此慢性口疮之疾，其与肾虚关系密切。

　　肾为先天之本，内藏人体真阴真阳，在液为唾，唾为肾精所化，与涎同为口津，能滋养口舌。并且肾主骨，骨之余为齿，齿、舌、口三者密切配合，对人体消化、味觉和语言的维系起着重要作用。同时肾脉络膀胱，支脉沿喉咙至舌根两侧。生理上互相联系，病理上互相影响。若先天禀赋阴亏液燥，或房劳过度，阳伤阴耗，或久病及肾，肾阴不足，导致虚火偏亢，消烁真阴，肾水亏乏，虚火上熏口舌而生疮，故病"本"在肾，病"标"在口。

　　中医学以温补肾阳，引火归源之法，治疗复发性口腔炎行之有效，乃因补肾具有增强免疫功能作用。复发性口疮患者，经细胞免疫功能测定显示，淋巴细胞转化率较正常人显著降低。经补肾中药治疗，淋巴细胞转化率显著升高。由此可见，患者细胞免疫功能低下，对各种感染增加易感性，且病情反复发作。中医学辨证治疗，是通过机体内在阴阳、气血调节，增强淋巴细胞对植物血凝素的转化，使转化低的淋巴细胞恢复正常，以达到调整机体免疫状态的疗效。

从肾治之验

1. 从脾肾阳虚论治　王某，女，54 岁，唇内侧及舌根都经常出现大如绿豆，小如粟米不等的 2～3 处口疮，溃疡面淡白，周边不红，进辛辣刺激之物疼痛加重。西医诊断为复发性口腔炎，病程达 5 年之久。伴畏寒肢冷，食少纳呆，腰膝酸软，神疲乏力，大便干结，3～5 日解 1 次，排便费力，舌质浅淡，边有齿痕，舌苔薄白，脉沉细。经反复治疗，予外用药及口服泻下药通便，仅取效一时，不能根治，口疮反复出现。中医辨证属脾肾阳虚，治以温补脾肾之法。

处方：制附子（先煎）10 g，肉桂 5 g，生地黄 15 g，菟丝子 15 g，山药 15 g，黄芪 20 g，白术 20 g，茯苓 20 g，炙甘草 10 g。每日 1 剂，水煎分 2 次服。

二诊：服药 10 剂，当服至第 5 剂时，口疮渐少，大便 1 日 1 次，成形易解。服至 10 剂时，畏寒肢冷改善，食欲增进，将原方制附子减量至 5 g，以防助火伤阴之弊。继服。

三诊：又服药 5 剂后，上述症状完全消失，至今未再复发。

按语：治疗口疮，以往临床多泥于局部炎症而滥施苦寒泻火之品，挫伤正气，乃本病久治不愈的原因之一。孙秀珍认为，慢性口疮单纯用苦寒泻火之剂往往收效不显，究其原因乃久病多虚，虚火伺机上升而成虚中挟实之证，待正气得补，溃疡自愈。对阴虚火旺之口疮，可酌情加入附子（先煎）、肉桂辛温之品，虽然久病阴火之患，水火每有格拒不入之虑，但壮水制阳同时加入辛温之品，旨在"热因热用"，以达导龙入海、引火归原之目的。

2. 从肾阳亏虚论治　林某，女，52 岁，1996 年 3 月 16 日初诊。主诉口舌溃疡 3 年，加重 1 个月。3 年来口舌反复糜烂，每至经期或劳累加重，服六味地黄丸后可减轻，继服则复发，难以治愈。1 个月来因劳累口舌糜烂加重，诊见下唇、舌尖、舌边各有 1 处溃疡，灼热疼痛，溃疡面如绿豆大，中心凹陷，颜色白，周边红晕，伴有腰膝酸软，手足心热，心烦口干，耳鸣，大便干结，舌质红，舌苔少，脉细数。辨证属肾阳亏虚。治宜温补肾阳，引火归原。方以金匮肾气（丸）汤加减。

处方：熟地黄 20 g，生地黄 20 g，牡丹皮 10 g，茯苓 10 g，泽泻 10 g，山茱萸 12 g，山药 12 g，天冬 12 g，麦冬 12 g，制附子 3 g，肉桂 3 g，牛膝 15 g。每日 1 剂，水煎分 2 次服。

二诊：服药 5 剂后，溃疡面明显缩小，诸症减轻。效不更方，原方继服。

三诊：又服药 10 剂后，溃疡消失。后以上方配制成丸剂服用，1 年后随访，口腔溃疡未见复发。

按语：口腔溃疡多由火而发。火有虚、实之分。实火宜清宜散，虚火宜滋宜敛。本例患者口腔溃疡反复发作，伴腰膝酸软，手足心热，耳鸣等肾阴亏虚证显见，服六味地黄丸疗效不佳，乃因阳亏虚。张景岳云："善补阳者，必于阴中求阳，则阳得阴助，生化无穷。"故用金匮肾气丸，温补肾阳，引火归原，相火蛰伏而口腔溃疡得愈。

3. 从肾元亏损、虚火上炎论治　刘某，女，48 岁。主诉口舌生疮疼痛，反复发作 4 年。每遇劳累或生气时症状加重，近日复作，故求中医治疗。检查：患者唇内、齿龈及舌边有多个绿豆粒大小溃疡面，表面灰白，周围黏膜颜色淡红，疼痛不安，口水多，纳食困难，腰膝酸软，舌质浅淡，舌苔微黄，脉浮大，按之无力。辨证属肾元亏损，虚火上炎。治宜补肾温纳、引火归原。方选肾气（丸）汤加减。

处方：熟地黄 25 g，山茱萸 12 g，山药 12 g，制附子 3 g，肉桂 3 g，牡丹皮 10 g，茯苓 10 g，泽泻 10 g，薄荷 10 g，地骨皮 10 g，防风 12 g，五倍子 10 g。每日 1 剂，水煎分 2 次服。

二诊：服药 5 剂后，症状好转，药机合宜，守方继服。

三诊：又服药 10 剂而病获愈。后续服成药金匮肾气丸 1 个月，以资巩固疗效。药后随访至今，病未再作。

按语：本例患复发性口腔溃疡 4 年，久治不愈，察其以往处方，多以苦寒降火之剂，更折阳气。故治投肾气丸温补肾气，引火归原；佐以地骨皮、薄荷、防风、五倍子等清疏敛纳，药机合宜，故疗效满意。

4. **从肝肾阴虚、肝郁化火论治** 杨某，男，60 岁。3 年前曾患感冒诱发口腔溃疡，经服螺旋霉素、维生素 B_2、黄连上清丸、利巴韦林含片等多种药物，时消时发，痛苦不堪。诊见口腔两侧灼痛溃烂，伴面红心烦，口苦口干，溲红便结，失眠多梦，手足心发热，夜间尤甚，头昏神疲，舌红少苔，脉沉细数。辨证属肝肾阴虚，肝郁化火，兼热毒上蒸于口腔。治宜滋补肝肾，解肝郁，清热毒。方以六味地黄（丸）汤加味。

处方：熟地黄 15 g，山药 15 g，山茱萸 10 g，肉桂 3 g，生地黄 15 g，牛膝 10 g，防风 10 g，金银花 30 g，白茅根 30 g，焦栀子 10 g，泽泻 10 g，茯苓 10 g，牡丹皮 10 g。每日 1 剂，水煎分 2 次服。

二诊：服药 10 剂而愈，嘱继服成药六味地黄丸 10 瓶，以资巩固疗效。后随访 1 年，其病未再复发。

按语：患者年过六旬，五脏衰颓尤肾更为明显，况素阴虚，加之热毒上犯而见口腔溃疡疼痛。证属肝肾阴虚，肝郁久化火成毒，热毒内蕴，虚实相兼。故以六味地黄丸为主，另加金银花、防风、白茅根、焦栀子清热解毒；肉桂取"壮火食气，少火生气"之意；牛膝引火下行，且滋补肝肾。诸药相配，收效颇佳。

5. **从肾阳虚衰、虚火上浮论治** 王某，男，43 岁，教师。主诉口舌生疮，缠绵反复 2 年余。近半年来发作较频，几乎不断，口唇或舌上疳疮数枚，疼痛、口干夜间为著，纳食尚可，二便尚调，舌质淡红，舌苔薄，脉细沉。责之肾阳虚衰，虚火上浮。治拟温补肾阳，潜降虚火。

处方：熟地黄 15 g，制附子（先煎）10 g，补骨脂 12 g，菟丝子 12 g，覆盆子 12 g，肉桂（后下）1 g，当归 12 g，黄连 3 g，灵磁石（先煎）30 g，甘草 5 g。每日 1 剂，水煎分 2 次服。

二诊：服药 5 剂后，疼痛显著减轻，原有口疮向愈，首诊初服药时渐起之口疮消失，已能正常上班讲课。舌质淡红，舌苔薄，脉细。上方制附子改为 5 g，加白芍 12 g，继服。

三诊：又服药 12 剂后，口疮痊愈。随访其病未再复发。

按语：复发性口腔溃疡一般认为系由心脾积热，或阴虚火旺所致。因而大多以清热泻火，或滋阴降火等法为治，常用泻黄散、导赤散、清胃泻火汤、知柏地黄丸之类，然临床疗效不尽如人意，或久治不愈，或反复发作。正如明代龚廷贤所言："口疮者……治当以清胃泻火法主之，此正治之法也。如服凉药不已者，乃上焦虚热、中焦虚寒、下焦虚火。"（《寿世保元·口舌》）。口疮患者虽见口舌疮疡或溃烂、局部灼热疼痛等"火热"之象，但另一方面，口疮常反复发作，久病多虚。且反复发作者，精神疲惫，口干多以夜间为著，大便或溏，或干结，或畏寒肢冷。舌质红或淡红，脉细。这些虚象为肾阳之虚，肾阳虚衰，温煦和生化功能减退，故而可见上述诸症。其中口干夜间为著是其特点，乃因肾阳不足，气不化津，津不上承所致。入夜阳气尤衰，故口干尤甚。肾阳不振，阴寒内盛，虚阳浮越而为虚火，上犯口舌则成口疮。故以温补肾阳之附子、补骨脂、覆盆子，以致重镇潜阳之磁石，或以交泰丸引火归原；用地黄意在阴中求阳，调和阴阳，终使肾阳振奋，虚阳返宅。

6. **从肝肾阴虚、虚火上炎论治** 黄某，女。主诉反复发作口唇溃烂数年，近年加重。每遇经期反复发作口唇溃烂，经常口服维生素 B_2 及地塞米松治疗，效果不佳。本次口疮发作 3 日，伴口干心烦，大便微干，眼睛干涩，月经量少。舌质浅淡，舌苔薄白，脉沉弱。辨证属肝肾阴虚，虚火上炎。

治以成药六味地黄丸，每次 10 g，每日 3 次；加服复合维生素 B 片，每次 2 片，每日 3 次。口干苦时，加服黄连上清丸，每次 5 g，每日 3 次。

治疗 1 周后，口唇溃烂明显好转，半月后自愈。嘱续服六味地黄丸 3 个月，以资巩固疗效。随访至今，口疮未再复发。

按语：复发性口腔溃疡发病有虚实两个方面。虚则多责之于阴虚火旺，实则责之于脾胃伏热。本例患者口腔溃疡在经期而发，应属肝肾阴虚，虚火上炎，血虚气弱，故拟六味地黄丸滋补肝肾，以滋水降火。

参考文献

[1] 姚石安. 益肾法治疗慢性乙型肝炎研究进展 [J]. 实用中医内科杂志，1990 (4)：15.

[2] 赵益业. 试论肾虚病因病机及在发病学中的意义 [J]. 山东中医学院学报，1995 (1)：6.

[3] 罗仁，李保良. 肾虚证中医诊治与调理 [M]. 北京：人民军医出版社，2007：72.

[4] 张勉之，张大宁. 论中医肾虚的辨证与治法 [J]. 中国医药学报，2004 (3)：153.

[5] 王左原. 肾为先天之本与肾虚为虚证之根 [J]. 中国中医基础医学杂志，2004 (12)：9.

[6] 孙波. 刘尚义治疗内伤杂病重在治肾经验 [J]. 辽宁中医药大学学报，2007 (4)：86.

[7] 魏道祥. 补肾组方之特点 [J]. 江苏中医药，2006 (11)：54.

[8] 瞿岳云. 考古问今探肾实 [J]. 中国中医基础医学杂志，1996 (2)：8.

[9] 郭晓东. 历代命门诸说解读 [J]. 湖南中医杂志，2012 (5)：134.

[10] 陈谊敬，郑洪新. "命门"辨析 [J]. 中华中医药学刊，2013 (7)：1537.

[11] 金荣. 试论命门与五脏六腑的关系 [J]. 河北中医，2013 (11)：1713.

[12] 游尔斌. 溯古合今探命门 [J]. 湖北中医学院学报，2001 (3)：7.

[13] 林殷，郭华，林毅，等. 命门用药之特点初探 [J]. 北京中医药大学学报，2008 (3)：162.

[14] 烟建华. 中医肾命正论——兼评肾命无差别说 [J]. 中国中医基础医学杂志，2016 (9)：1145.

[15] 魏凤琴. 命门的理论研究 [J]. 山东中医药大学学报，2000 (5)：376.

[16] 张云飞，文秀华，罗茂林. 肾虚本质的现代研究进展 [J]. 现代中西医结合杂志，2004 (8)：1101.

[17] 沈自尹，王文健，张玲娟. 从肾阳虚和老年人的不同反馈模式讨论阴阳学说 [J]. 中西医结合杂志，1986 (10)：628.

[18] 沈自尹，王文健. 肾的中西医结合研究成就 [J]. 中西医结合杂志，1988 (8)：8.

[19] 张凤山，金友，王荣春，等. 肾虚与血浆睾丸酮含量关系 [J]. 中医杂志，1982 (8)：60.

[20] 朱光楣，张越林，张先林，等. 中医肾虚与下丘脑-垂体-睾丸轴关系的探讨 [J]. 天津医药，1990 (1)：37.

[21] 武文斌，张文信，王锦丽，等. T 淋巴细胞亚群与肾气盛衰规律的探讨 [J]. 辽宁中医杂志，1996 (6)：242.

[22] 李庆阳，郑家铿. 老年肾虚 T 细胞亚群关系 [J]. 福建中医学院学报，2001 (2)：5.

[23] 张家玮. 金匮肾气丸对金匮肾气丸证患者 T 淋巴细胞亚群的影响 [J]. 北京中医，2002 (1)：52.

[24] 姜晓红，关高利，寿燕. 健肾宝补肾壮阳作用的研究 [J]. 浙江省医学科学院学报，1997 (4)：9.

[25] 肾阳虚造模及补肾中药对大鼠免疫功能的影响 [J]. 广州中医药大学学报，1996 (1)：37.

[26] 陈晓峰，许少锋. 肾虚患者的细胞因子研究 [J]. 福建中医学院学报，2002 (2)：12.

[27] 李承军，廖文君，陈玉英，等. 老年虚症自由基代谢机理研究 [J]. 中医杂志，1998 (12)：56.

[28] 彭炎，张亚大. 肾虚与性激素研究现状 [J]. 黑龙江中医药，2003 (6)：50.

[29] 吴水生，邱山东，林求成. 中老年女性性激素水平与不同肾虚证型关系的研究 [J]. 福建中医药，2000 (1)：3.

[30] 方素钦. 中老年人肾虚证与性激素及免疫功能的研究 [J]. 福建中医药，2002 (2)：1.

[31] 张亚大，卢子杰. 良性前列腺增生症与辨证分型相关性的探讨 [J]. 中国中医药信息杂志，2001 (8)：43.

[32] 彭清华，罗萍，李波. 中心性浆液性脉络膜视网膜病变男性患者血清性激素变化及辨证论治的初步研究 [J]. 中国中医眼科杂志，1995 (5)：4.

[33] 何成奇，熊恩富，熊素芳，等. 男性原发性骨质疏松肾虚三证与性激素变化关系的临床研究 [J]. 中医研究，2000 (1)：22.

[34] 岳广平，等. 补肾生精丸治疗男性不育症 87 例临床观察及其疗效评价 [J]. 中国中西医结合杂志，1996 (8)：463.

[35] 丘瑞香，吴国珍，金明华. 丽参注射液对老年男性冠心病肾虚患者性激素的影响 [J]. 广州中医药大学学报，1996 (2)：1.

［36］叶燕萍. 女性更年期综合征病机及辨证分型的研究［J］. 江苏中医，2000（8）：18.

［37］赵晓山，罗仁. 肾虚证相关基因的研究［J］. 中西医结合学报，2003（1）：18.

［38］孙伟正，赵淑英，孙岸弢，等. 慢性再生障碍性贫血中医辨证分型与 HLA 基因多肽性相关性的研究［J］. 中医药信息，2000（3）：60.

［39］董飞侠，何立群. 从肾功能逆向思维肾本质的科学构想［J］. 江苏中医药，2008（6）：14.

［40］崔远武，张连城，李强，等. 中医"肾脑系统"的初步构建［J］. 天津中医药，2015（3）：142.

［41］韩乐，郑旭锐. 慢性乙型肝炎从肾论治理论探讨［J］. 陕西中医药大学学报，2019（1）：44.

［42］祝峻峰，王灵台. 王灵台教授运用补肾法防治慢性乙型肝炎"三步曲"［J］. 中西医结合肝病杂志，2014（6）：353.

［43］张凤，冯全生，郭尹玲，等. 从"肾虚邪伏"认识慢性乙型肝炎［J］. 成都中医药大学学报，2016（3）：92.

［44］姜德友. 国医大师张琪治疗慢性乙型肝炎学术经验［J］. 辽宁中医杂志，2013（8）：1505.

［45］吴韶飞，孙学华，吴惠春，等. 补肾法治疗慢性乙型肝炎的理论更新［J］. 上海中医药杂志，2015（2）：4.

［46］赵钢，陈建杰. 王灵台教授论补肾法为主治疗慢性乙型肝炎的机制［J］. 中国中西医结合杂志，2005（1）：78.

［47］曹顺明. 王灵台治肝炎特色［J］. 上海中医药杂志，1994（6）：15.

［48］黄公彝. 略论肝病治肾［J］. 云南中医中药杂志，1996（1）：1.

［49］杨广野. 活血益肾法在慢性阻塞性肺病中的运用［J］. 光明中医，2006（3）：42.

［50］陈宇. 补肾纳气法治疗阻塞性肺气肿［J］. 中华今日医学杂志，2003（13）：57.

［51］赵克明，徐艳玲. 徐艳玲教授从肾论治支气管哮喘经验探析［J］. 世界中西医结合杂志，2019（11）：1523.

［52］罗海丽，王书臣. 王书臣教授从肾论治支气管哮喘经验［J］. 山西中医，2017（6）：6.

［53］宋康，石亚杰，夏永良. 支气管哮喘与肾虚本质相关性的理论探讨［J］. 中医药学刊，2005（7）：1183.

［54］邹思捷，王志英. 从肾论治支气管哮喘研究概况［J］. 山东中医杂志，2012（4）：301.

［55］杨周瑞. 补肾止喘汤治疗支气管哮喘的临床研究［J］. 辽宁中医药大学学报，2007（2）：84.

［56］李晓霞. 中西医结合治疗支气管哮喘缓解期［J］. 海峡药学，2010（2）：135.

［57］张喜奎. 慢性萎缩性胃炎补肾浅析［J］. 陕西中医，1992（8）：356.

［58］卫静静，赵蓓蓓，李京尧，等. 刘启泉从肾论治慢性萎缩性胃炎经验［J］. 河北中医，2019（8）：1129.

［59］梁幼雅. 补肾法治疗慢性结肠炎探讨［J］. 新中医，1998（3）：3.

［60］巩艳春，陈霞. 溃疡性结肠炎从肺肝肾论治探析［J］. 四川中医，2014（6）：51.

［61］刘敏. 从肾论治痢疾［J］. 中国中医药信息杂志，2005（6）：92.

［62］张成明，刘力，王捷虹，等. 腹泻型肠易激综合征脾肾阳虚证论治探析［J］. 中华中医药学刊，2017（6）：7.

［63］彭有祥. 难治性肝硬化腹水从肾论治探析［J］. 现代中西医结合杂志，2004（8）：1110.

［64］何长伦，许家章. 难治性肝腹水诱因及治疗［J］. 中国医刊，2002（4）：47.

［65］孟保. 补肾启中法辨治肝硬化难治性腹水述要［J］. 实用中医内科杂志，2005（5）：440.

［66］贾恺宁，朱英. 从肾论治原发性肝癌［J］. 时珍国医国药，2017（4）：932.

［67］张心海，郭志雄，蒋中凯，等. 消化系肿瘤肾阳虚证的中医药综合治疗方案研究［J］. 四川中医，2012（12）：69.

［68］王志学. 活血化瘀七法治疗原发性肝癌［J］. 中医药研究，1999（5）：30.

［69］展文国. 裴正学教授治疗肝癌的临床经验［J］. 甘肃中药，2011（8）：491.

［70］郑同宝，周蓓. 周岱翰教授"带瘤生存"理念在肝癌辨治中的应用［J］. 新中医，2009（1）：101.

［71］钱彦芳. 肝癌临证探讨［J］. 中国中医药信息杂志，2016（1）：93.

［72］白冬梅. 温阳涤浊法治疗原发性肝癌浅析［J］. 社区中医药，2011（23）：168.

［73］李瀚旻. 虚证本质与生机学说［J］. 中华中医药学刊，2011（10）：2157.

［74］李瀚旻. 论"补肾生髓成肝"治疗法则［J］. 中华中医药学刊，2012（5）：937.

［75］陈群伟，黄雪强，杨根金，等. 原发性肝癌阳虚证患者血清代谢组特征初步研究［J］. 中华中医药学刊，2012（3）：526.

［76］沈自尹. 肾的研究（续集）［M］. 上海：上海科学技术出版社，1990：313.

［77］翁莉. 原发性肝癌肝肾阴虚证外周血单个核细胞差异基因的研究［D］. 上海：第二军医大学，2012.

［78］陆婷婷，赵国平. 原发性肝癌从温补脾肾论治［J］. 新中医，2008（12）：1.

［79］田明涛，包新华. 原发性肝癌从脾肾论治的新机制探讨［J］. 中国中医药现代远程教育，2009（6）：11.

［80］胡兵，安红梅，沈克平. 肝肾阴虚是原发性肝癌的发病基础［J］. 中国中医药信息杂志，2009（2）：93.

[81] 张栓，何玲玲，赵亚林，等. 滋水涵木法治疗中晚期原发性肝癌 [J]. 中医学报，2018（7）：1194.

[82] 黄兴，寇冠军，米博，等. 从肾论治高血压病 [J]. 世界中医药，2016（8）：1433.

[83] 李日中. 滋补肝肾法治疗高血压病的临床疗效评价 [J]. 临床医学研究与实践，2016（2）：53.

[84] 常士珍. 论从肾治疗老年脑病 [J]. 湖北中医杂志，1999（11）：500.

[85] 唐天娜，张明雪. 从肾论治冠心病 [J]. 中医药信息，2016（2）：22.

[86] 张效科，马松涛，杨磊，等. 冠心病从肾论治的理论依据及意义 [J]. 四川中医，2004（4）：18.

[87] 于俊生. 略论痰瘀之间的相互转化关系 [J]. 辽宁中医杂志，1994（6）：247.

[88] 张冰. 从性激素及其受体看心肾失调在冠心病发病中的意义及中药的调理作用 [J]. 中医中医基础医学杂志，1995（4）：30.

[89] 张泽. 从肾论治冠心病 [J]. 世界中西医结合杂志，2011（3）：250.

[90] 张延武. 绝经后冠心病从肾论治的理论探讨 [J]. 中国中医基础医学杂志，2015（7）：485.

[91] 高畅，张明雪. 从肾论治冠心病合并高血压发病机制 [J]. 辽宁中医药大学学报，2016（2）：58.

[92] 韩勃，陈银玲. 自由基与中医证型研究概况 [J]. 浙江中医杂志，1994（3）：137.

[93] 丁书文. 论冠心病与肾 [J]. 山东中医学院学报，1982（1）：7.

[94] 吴松鹰. 影响脂质代谢中医因素的多元分析 [J]. 福建中医学院学报，1998（2）：5.

[95] 赵升. 补肾化瘀五法治冠心病 [J]. 上海中医药杂志，1990（1）：10.

[96] 杨丽苏. 路志正从肾论治心痛的经验 [J]. 安徽中医临床杂志，1998（10）：299.

[97] 范建岭，胡业彬. 动脉粥样硬化从肾论治概况 [J]. 湖南中医杂志，2012（1）：105.

[98] 方微，张慧信，王绿娅，等. 何首乌总甙抑制动脉粥样硬化病变形成 [J]. 中国动脉硬化杂志，2005（2）：175.

[99] 费震宇，王文健，陈伟华，等. 补肾法对实验性绝经后动脉粥样硬化作用机理的实验研究 [J]. 上海中医药大学学报，2002（1）：53.

[100] 李艳阳，吕仕超，仲爱芹. 从脾肾论治动脉粥样硬化 [J]. 环球中医药，2014（3）：204.

[101] 张军平，许颖智，李明，等. 补肾抗衰片对动脉粥样硬化氧化应激状态的干预 [J]. 中国中医基础医学杂志，2009（4）：279.

[102] 赵志强，王强，赵忱，等. 加载补肾抗衰片治疗肾虚痰瘀型冠心病心绞痛的临床研究 [J]. 中西医结合心脑血管病杂志，2012（9）：1025.

[103] 张建伟. 从肾论治慢性心衰的体会 [J]. 世界中西医结合杂志，2007（4）：243.

[104] 程冰洁. 从肾论治慢性心力衰竭浅析 [J]. 亚太传统医药，2016（2）：69.

[105] 刘烨. 慢性肾盂肾炎证治规律探讨 [J]. 实用中医内科杂志，2008（4）：44.

[106] 刘文文，李晓燕. 慢性肾盂肾炎辨治经验总结 [J]. 山东中医杂志，2011（10）：710.

[107] 李根，金劲松. 邵朝弟教授治疗慢性肾盂肾炎经验总结 [J]. 亚太传统医药，2017（17）：117.

[108] 高坤，孙伟. 肾虚在慢性肾炎中的病因病机学研究 [J]. 中医药学刊，2005（4）：669.

[109] 周波，宋业旭，宋立群. 宋立群教授从脾肾论治慢性肾小球肾炎的经验及验案举隅 [J]. 中医药学报，2011（4）：135.

[110] 孙世竹，孙伟. 慢性原发性肾小球疾病"肾虚湿瘀"病理探析 [J]. 北京中医，2005（6）：346.

[111] 沈自尹. 从肾本质研究到证本质研究的思考与实践 [J]. 上海中医药杂志，2000（4）：4.

[112] 卢玲，梁冰. 中药抗肾纤维化的研究进展 [J]. 广西中医药，2001（6）：104.

[113] 金春花，黄彦彬，于梅. 张佩青治疗隐匿性肾小球肾炎血尿的经验 [J]. 中医杂志，2010（6）：498.

[114] 王琳. 陈以平教授"微观辨证"学术思想在膜性肾病中的应用 [J]. 上海中医药大学学报，2006（3）：29.

[115] 李莲花，于卓，张佩青. 张佩青治疗膜性肾病经验 [J]. 中国中西医结合肾病杂志，2012（1）：6.

[116] 李霞，徐艳秋. 温阳法治疗膜性肾病的研究与应用 [J]. 中国中医药现代远程教育，2018（19）：143.

[117] 黎民安，卓丽，须冰，等. 特发性膜性肾病中医证型与临床相关因素分析 [J]. 上海中医药杂志，2014（10）：7.

[118] 孙鹏. 膜性肾病中医治法探析 [J]. 上海中医药杂志，2013（7）：6.

[119] 雷根平. 原发性肾病综合征膜性肾病中医病机及治法探讨 [J]. 中国中西医结合肾病杂志，2016（5）：442.

[120] 张慧岭. 浅析中医论治肾病综合征 [J]. 陕西中医，2003（4）：382.

[121] 曹广顺. 时振声教授运用济生肾气汤治疗肾病综合征的经验 [J]. 陕西中医，1990（6）：245.

[122] 宁为民，詹利霞. 何世东治疗顽固性原发性肾病综合征经验 [J]. 疑难病杂志，2003（5）：309.

[123] 张蕾，刘旭生. 慢性肾衰竭证治方药的古代文献研究［J］. 中医药信息，2012（3）：25.

[124] 张正春，孙雪松. 慢性肾衰竭中医病机探讨［J］. 云南中医中药杂志，2015（8）：16.

[125] 邹燕勤，孔薇. 慢性肾衰竭中医辨治思路［J］. 江苏中医药，2018（12）：1.

[126] 付滨，姜楠，高常柏. 宋金涛治疗慢性肾衰竭学术思想之形成［J］. 世界中西医结合杂志，2015（3）：317.

[127] 姚敏，周恩超. 从虚与毒论治慢性肾衰竭［J］. 四川中医，2016（11）：34.

[128] 桓娜，于俊生. 从肾络癥瘕学说论治慢性肾衰竭［J］. 黑龙江中医药，2017（2）：76.

[129] 陈爱玲，戴锡孟. 再生障碍性贫血"肾虚"本质探析［J］. 上海中医药杂志，2006（2）：46.

[130] 李海霞，曲永康，孙伟正. 慢性再生障碍性贫血治疗应"以肾为本，从肾论治"［J］. 中医药学报，2005（1）：21.

[131] 张小亮，李小龙，刘宝文. 刘宝文从肾论治慢性再生障碍性贫血经验［J］. 上海中医药杂志，2015（1）：10.

[132] 周永明. 黄振翘治疗再生障碍性贫血的经验［J］. 中医文献杂志，2005（1）：38.

[133] 李进贵，张彦安. 谈再生障碍性贫血从肾辨治体会［J］. 现代中药，2002（6）：24.

[134] 刘延青，刘国凯，卢云涛. 甲状腺功能亢进症从肾论治探讨［J］. 河北中医，2019（4）：620.

[135] 王权. 张曾譻治疗甲状腺功能亢进经验［J］. 中医杂志，2011（19）：1638.

[136] 李中南，张培培，叶飞成，等. 从肾论治探析糖尿病［J］. 中国临床保健杂志，2014（1）：5.

[137] 李中南. 名医论治糖尿病［M］. 合肥：安徽科学技术出版社，2013：5.

[138] 吕仁和，赵进喜. 糖尿病及其并发症中西医诊治学［M］. 北京：人民卫生出版社，2009：52.

[139] 许建梅，宋芊，靳冰，等. 高普教授从肾论治老年糖尿病［J］. 中医药学报，2015（1）：89.

[140] 裘昊，楼宇舫. 浅述从肾论治脂质代谢紊乱［J］. 浙江中医杂志，2014（6）：455.

[141] 王秀宝，张嘉男，刘德桓，等. 绝经后冠心病患者血脂变化特点及中医证型的关系［J］. 福建中医学院学报，2001（4）：4.

[142] 郁加凡，侯公林，徐红，等. 健脾益肾法抗自由基损伤的临床研究［J］. 浙江中医杂志，1993（4）：270.

[143] 徐安莉，周艳艳，赵敏，等. 肾主气化与脂代谢异常［J］. 新中医，2013（11）：5.

[144] 陈晨，方显明. 高脂血症的从"肾"论治［J］. 中国民族民间医药，2011（5）：11.

[145] 单春妹. 陈谭升补肾化浊法治疗老年高血脂症的体会［J］. 现代中西医结合杂志，2009（22）：2698.

[146] 曹学斌. 中西医结合治疗高脂血症［J］. 现代医药卫生，2004（11）：1016.

[147] 罗孟德. 高血脂症的中医治疗探讨［J］. 现代中西医结合杂志，2007（31）：4673.

[148] 韩丹丹. 高脂血症从肾论治临床探幽［J］. 光明中医，2010（12）：2365.

[149] 李甜，赵英强. 从肾虚血瘀谈高脂血症［J］. 中医临床研究，2013（16）：58.

[150] 周宝宽. 审证求因治疗高脂血症［J］. 中国中医药信息杂志，2012（5）：86.

[151] 何平. 五脏论治高脂血症的理论及经验总结［J］. 现代中医药，2020（1）：27.

[152] 王安璐，徐浩. 徐浩教授辨体质从肝脾肾治疗高脂血症经验［J］. 中华中医药杂志，2015（6）：1999.

[153] 方智，仝淼. 沈宝藩教授辨治高脂血症思路探析［J］. 新疆 中医药，2018（1）：40.

[154] 王凤珍，杨钦河，王强. 脂肪肝从肾论治机理探讨［J］. 时珍国医国药，2006（6）：1067.

[155] 王雁翔，王灵台，高月求，等. 脂肪肝中医证型流行病学调查及其中医病因病机初探［J］. 中国中西医结合杂志，2005（2）：126.

[156] 万勇，林云华. 从肾论治非酒精性脂肪性肝病［J］. 光明中医，2019（5）：693.

[157] 袁泉，张钦传. 浅述从肾论治阿尔茨海默病的依据［J］. 长春中医学院学报，2004（2）：3.

[158] 魏翠柏，田金洲，贾建平. 老年痴呆中医病因病机理论的认识与思考［J］. 中华中医药杂志，2005（8）：496.

[159] 张珊珊，郭锦晨，王艳昕，等. 王艳昕从脾肾论治阿尔茨海默病经验［J］. 中医药临床杂志，2016（8）：1076.

[160] 马妍. 老年性痴呆从肾论治临床研究概要［J］. 河北中医，2012（7）：1104.

[161] 覃翠，杨波，梁健芬. 梁健芬从肾虚血瘀论治阿尔茨海默病［J］. 山西中医，2009（11）：9.

[162] 朱宏，董克礼，吴岳，等. 补肾活血法对阿尔茨海默病患者认知功能改善的影响［J］. 中国老年学杂志，2010（11）：1493.

[163] 向军军，汪庭龙，赖菁菁，等. 从肾论治血管性痴呆的理论及临床研究［J］. 四川中医，2016（3）：35.

[164] 马丽，黄世敬. 补肾固本法抗抑郁机制研究进展［J］. 辽宁中医杂志，2016（6）：1323.

[165] 崔远武，张连城，李强，等. 中医"肾脑系统"的初步构建［J］. 天津中医药，2015（3）：142.

[166] 徐红丹，张博，刘秀敏，等. 益肾法治疗女性更年期抑郁症的神经生物学机制探析［J］. 天津中医药，2018

（3）：233.

［167］蔡定芳，沈自尹. 中西医结合神经内分泌免疫网络研究的思考［J］. 中国中西医结合杂志，1997（7）：442.

［168］王睿，王琪，金明顺，等. 单味中药抗抑郁的研究进展［J］. 中华中医药学刊，2017（1）：179.

［169］刘佳，岳利峰，赵振海，等. 从肾论治老年抑郁症的理论探讨［J］. 中华中医药杂志，2018（10）：4333.

［170］程坤，张军平，阮士怡. 阮士怡辨治老年抑郁症经验［J］. 中医杂志，2017（13）：1097.

［171］康玉春，贾竑晓，尹冬青，等. 对王彦恒老中医温阳开郁法治疗抑郁障碍实践的几点思考［J］. 中华中医药学刊，
　　　2014（8）：1949.

［172］张震文，陈林庆，彭晓明，等. 肾阳不足与抑郁症发病机制的相关性探讨［J］. 西部中医药，2011（10）：29.

［173］杨娟，李志刚. 基于中医身心医学思想谈抑郁症从肾论治［J］. 世界中医药，2014（6）：736.

［174］黄云玲，严灿，吴丽丽. 从体用关系探讨肝肾藏象与抑郁症的因机证治［J］. 辽宁中医杂志，2018（3）：493.

［175］徐向青，宗成翠. 泻南补北法治疗抑郁症的理论探讨［J］. 中国中医基础医学杂志，2015（4）：393.

［176］孟安琪，侯小艳，高超，等. 围绝经期抑郁症从肾脑而论［J］. 中国中医基础医学杂志，2013（5）：503.

［177］唐正菊，陈丹. 中风后抑郁从肾论治［J］. 中国中西医结合肾病杂志，2014（9）：838.

［178］邵帅，徐红丹，张博，等. 益肾健脑法治疗抑郁的现代科学机制［J］. 中华中医药学刊，2019（10）：2332.

［179］邹云涛，张伦忠. 张伦忠教授补肾填精法治疗中老年郁证经验［J］. 光明中医，2019（10）：1498.

［180］潘莲香. 朱巧霞从肺肾论治更年期抑郁症的经验［J］. 江苏中医药，2016（8）：22.

［181］蒋冬梅，刘松山，林钰久，等. 从肾论治免疫性血小板减少性紫癜探析［J］. 国医论坛，2017（3）：20.

［182］巩路，张广社，周永明，等. 从肾论治原发免疫性血小板减少症研究进展［J］. 吉林中医药，2014（6）：640.

［183］朱黎霞. 补肾活血法对特发性血小板减少性紫癜细胞因子影响的研究［D］. 广州：广州中医药大学，2007.

［184］王政. 中医治疗特发性血小板减少性紫癜的临床研究［J］. 中国民族民间医药，2013（3）：80.

［185］翟昌明，鲁放，马重阳，等. 从肾论治干燥综合征的理论探究［J］. 环球中医药，2019（1）：64.

［186］郑玥琪，何奕坤，陈萌，等. 从“肾燥”论治围绝经期女性干燥综合征［J］. 江苏中医药，2016（12）：6.

［187］刘娜，李翠娟，巩振东，等. 从肾论治干燥综合征探析［J］. 吉林中医药，2019（8）：984.

［188］朱峰，孔维萍，朱笑夏，等. 阎小萍“辨五液，调五脏”论治干燥综合征经验［J］. 中华中医药杂志，2018
　　　（10）：4490.

［189］于志谋，李响，崔冉，等. 朱良春教授培补肾阳汤“阴阳并补”治疗干燥综合征经验介绍［J］. 世界中西医结合
　　　杂志，2019（3）：340.

［190］宣磊，王景，董振华. 董振华治疗干燥综合征多系统受累的经验［J］. 中国临床医生杂志，2015（8）：20.

［191］阎小萍. “辨五液，调五脏”论治干燥综合征［J］. 中医杂志，2017（22）：1906.

［192］刘喜德. 论肾虚瘀毒为系统性红斑狼疮的基本病因病机［J］. 中国中医药信息杂志，2002（12）：4.

［193］朱方石，金实，汪悦. 从肾虚毒瘀论治系统性红斑狼疮的理论机制探讨［J］. 中国中医药信息杂志，2000
　　　（11）：9.

［194］刘喜德. 金实补肾化毒法治疗系统性红斑狼疮经验撷要［J］. 北京中医，2000（6）：3.

［195］金培志，汪玉梅. 禤国维教授补肾法治疗难治性皮肤病经验［J］. 河南中医，2005（2）：18.

［196］王昊，王建明，张楠. 阎小萍教授补肾壮骨法在风湿病治疗的运用［J］. 中国临床医生杂志，2008（4）：68.

［197］陈荣焜. 滋阴补肾治疗系统性红斑狼疮经验谈［J］. 浙江中医杂志，1996（3）：135.

［198］时水治. 张志礼治疗系统性红斑狼疮的经验［J］. 北京中医杂志，2002（4）：206.

［199］王春毅，孙冬阳. 陈发喜治疗系统性红斑狼疮经验［J］. 辽宁中医杂志，2008（3）：334.

［200］潘静. 管竞环治疗系统性红斑狼疮经验［J］. 湖北中医杂志，2005（5）：18.

［201］赵家云. 系统性红斑狼疮的中医辨证治疗［J］. 中国全科医学，2004（22）：1707.

［202］吴晓霞，陈达灿. 禤国维治疗系统性红斑狼疮经验［J］. 辽宁中医杂志，2003（9）：693.

［203］姜婷，汪荣盛，茅建春. 浅谈从肾论治类风湿关节炎［J］. 风湿病与关节炎，2013（2）：40.

［204］阎小萍，焦树德. 尪痹三悟［J］. 中国医药学报，1993（5）：47.

［205］张杰，杜文彬. 补肾祛湿中药对类风湿关节炎活动期关节疼痛的治疗作用［J］. 中国中医药信息杂志，2010
　　　（4）：70.

［206］许得盛，沈自尹，卢苇，等. 类风关合剂治疗类风湿性关节炎的临床及实验研究［J］. 中国中西医结合杂志，
　　　1996（1）：14.

[207] 郑春雷，陈艳伟. 从肾论治类风湿性关节炎经验 [J]. 中医研究，2016 (5)：61.

[208] 刘爱民，陈达灿. 禤国维教授运用补肾法治疗疑难皮肤病经验举隅 [J]. 上海中医药杂志，2004 (2)：39.

[209] 靳永杰，周利红，刘宣，等. 从肾论治肿瘤 [J]. 中国医学科学，2015 (9)：32.

[210] 呼健，杨明会. 气虚肾虚证与老年人免疫功能紊乱相关性的研究概况 [J]. 中国老年学杂志，2004 (10)：1099.

[211] 王培训，周联，潘华新，等. 补肾健脾方药免疫药理作用比较 [J]. 中药新药与临床药理，1998 (2)：19.

[212] 杨嘉珍. 肾虚血瘀证与红细胞免疫的关系 [J]. 湖北中医杂志，1996 (3)：55.

[213] 杨运高，王程，王学良，等. 红细胞免疫低下与肿瘤转移及活血化瘀方药的调节 [J]. 湖南中医杂志，2004 (6)：52.

[214] 孙理军，薛昶，郝蕊，等. 肾虚体质大鼠细胞因子的实验研究 [J]. 陕西中医，2007 (12)：1697.

[215] 沈自尹. 肾的研究进展与总结 [J]. 中国医药学报，1988 (2)：58.

[216] 郑敏麟，阮诗玮. 论中医"肾"藏象的宏观和微观实质 [J]. 中华中医药杂志，2012 (10)：2560.

[217] 高岗，杨根金，娄子洋. 肾虚证大鼠尿液的核磁共振谱代谢组学研究 [J]. 第二军医大学学报，2009 (5)：565.

[218] 邓运宗，周云，张二划，等. 尿液肿瘤代谢物对羟苯丙酮酸测定的实验研究 [J]. 河南肿瘤学杂志，1997 (4)：256.

[219] 陈晏珍，江家贵，杨宏德. 肾虚与超氧化物歧化酶关系初探 [J]. 中医杂志，1989：42.

[220] 郭海洁. 氧自由基与妇科肿瘤关系的研究 [J]. 北华大学学报（自然科学版），2008 (6)：518.

[221] 成海燕. 中药抗肿瘤机制的研究现状 [J]. 药物与人，2014 (6)：58.

[222] 杨振. 肿瘤免疫学 [M]. 武汉：湖北科学技术出版社，1998：187.

[223] 张代钊. 中医药防治癌症患者放、化疗副反应 [J]. 中西医结合杂志，1988 (2)：114.

[224] 郁仁存. 中医肿瘤学 [M]. 北京：科学出版社，1987：258.

[225] 吴继. 刘嘉湘扶正法治疗恶性肿瘤经验 [J]. 辽宁中医杂志，2010 (6)：992.

[226] 葛明，徐天舒，万茜. 肿瘤骨转移中医证治探析 [J]. 中医学报，2018 (10)：1835.

[227] 孙天海. 治癌家珍·骨肿瘤 [M]. 上海：人民军医出版社，2003：375.

[228] 牛维，吴万根. 骨转移癌的中医药治疗进展 [J]. 中医研究，2001 (2)：53.

[229] 王中奇，徐振晔. 肺癌从肾论治 [J]. 四川中医，2011 (6)：28.

[230] 王鑫荣，胡皓，宋益康，等. 蔡小平从肾论治甲状腺癌经验 [J]. 中国民间疗法，2019 (21)：4.

[231] 赵杰. 孙桂芝教授从肾论治原发性脑瘤经验 [J]. 中医药导报，2017 (9)：33.

[232] 何莉莎，李杰. 孙桂芝从肾论治肿瘤经验 [J]. 北京中医药，2013 (6)：437.

[233] 成杰辉，范宇鹏，杨志敏. 慢性失眠从肾论治 [J]. 新中医，2019 (8)：315.

[234] 杨帆，刘国华，祖娜，等. 浅析阳虚失眠的病因病机与治疗思路 [J]. 中医杂志，2018 (4)：295.

[235] 王平. 中医元气论 [M]. 北京：中医古籍出版社，2010：60.

[236] 黄春华，陈建斌，黄鹂，等. 从阳虚论治失眠中医文献评析 [J]. 中医杂志，2012 (16)：1412.

[237] 刘兵，杨芳. "肾藏精，精舍志"理论在治疗不寐中的应用 [J]. 辽宁中医药大学学报，2018 (4)：163.

[238] 胡晓洁，王兴臣. 肝肾亏虚失眠探讨 [J]. 云南中医中药杂志，2013 (8)：82.

[239] 叶昱洁，万文蓉. 从"壮水之主以制阳光"论治不寐案探析 [J]. 中医药通报，2012 (3)：53.

[240] 巨晓绒，马永琦，辛宁宁. 从肾辨治中老年不寐撷菁 [J]. 江苏中医药，2016 (6)：46.

[241] 高奎亮，解建国. 从肾论治不寐 [J]. 中国中医药现代远程教育，2017 (16)：69.

[242] 金杰，郭智宽. 从肾论治慢性疲劳综合征 [J]. 光明中医，2010 (11)：1984.

[243] 沈自尹. 从肾本质研究到证本质研究的思考与实践 [J]. 上海中医药杂志，2000 (4)：4.

[244] 曹继刚，周安方，舒劲松，等. 论脾虚肾亏肝实是慢性疲劳综合征的基本病机 [J]. 中医药学报，2007 (2)：37.

[245] 仇璐娜. 从脾肾阳虚论治慢性疲劳综合征 [J]. 医学信息，2018 (20)：148.

[246] 潘善余. 慢性疲劳综合征的中医证治探讨 [J]. 浙江中医杂志，2008 (1)：29.

[247] 苏清学. 闭经的本质是肾虚 [J]. 河南中医，2001 (4)：11.

[248] 钱海青. 闭经从肾论治经验谈 [J]. 浙江中医杂志，1993 (3)：118.

[249] 吕美. 原发性痛经从肾论治刍议 [J]. 山东中医药大学学报，2004 (2)：94.

[250] 武志宏. 原发性痛经从肾论治的体会 [J]. 山东中医学院学报，1994 (4)：246.

[251] 班健. 补肾疏肝活血法治疗膜性痛经的体会 [J]. 现代中西医结合杂志，2004 (18)：2444.

[252] 李瑾. 浅谈从肾论治青春期崩漏 [J]. 河北中医，2007 (5)：438.

[253] 石翠，刘春泥，卓毅. 从肾论治青春期功能失调性子宫出血 [J]. 吉林中医药，2010 (11)：949.

[254] 李美娟. 从肾论治青春期功能性子宫出血 [J]. 河南中医，2007 (2)：76.

[255] 马建平. 从肾阳虚论治乳腺增生的思路与方法 [J]. 浙江中医杂志，2005 (2)：50.

[256] 李宏燕，许华颖. 补肾疏肝活血散结汤治疗乳腺增生的效果评价 [J]. 临床医药文献杂志，2018 (25)：158.

[257] 蒋艳姣. 从虚实论治乳腺增生. 中国民族民间医药，2015 (12)：154.

[258] 秦悦农. 陆德铭教授多途径调摄冲任治疗乳腺增生病经验 [J]. 四川中医，2015 (5)：11.

[259] 曲霞. 从肝肾论治高泌乳素血症 [J]. 中国中医药现代远程教育，2016 (15)：61.

[260] 张碧霞. 林寒梅教授治疗高泌乳素血症经验总结 [J]. 广西中医药，2013 (1)：39.

[261] 王浩. 于增瑞教授治疗高泌乳素血症性不孕症经验 [J]. 中医学报，2013 (10)：1528.

[262] 孙瑜，高碧霄，陈新菊. 幼稚子宫从肾阳论治 [J]. 四川中医，1998 (3)：33.

[263] 马丽亚，李宾玲，张大伟.《傅青主女科》从肾论治不孕症探析 [J]. 中医学报，2015 (12)：1801.

[264] 陈伟仁. 不孕症从肾论治概说 [J]. 中药新药与临床药理，2002 (4)：264.

[265] 张淑云，徐王兵，刘敏，等. 从肝肾论治黄体功能不健性不孕症 [J]. 中医研究，2003 (9)：50.

[266] 魏爽，刘宇新. 刘宇新教授从肾论治不孕症经验 [J]. 辽宁中医药大学学报，2012 (7)：217.

[267] 周惠芳. 助孕合剂治病黄体功能不全性不孕流产的临床及实验研究 [J]. 中国中医药信息杂志，2001 (3)：44.

[268] 姚石安. 黄体不健所致的不孕证为何要从肝肾论治 [J]. 中医杂志，1994 (10)：629.

[269] 孔斌. 从肝肾论治黄体不健型不孕症 [J]. 上海中医药杂志，1996 (9)：18.

[270] 孙克勤. 不孕症补肾治疗八法 [J]. 中医药临床杂志，2005 (6)：559.

[271] 郑锦. 李祥云补肾祛瘀法治疗不孕症经验介绍 [J]. 吉林中医药，2005 (3)：9.

[272] 于萍. 浅淡不孕症从肾论治 [J]. 江西中医药，1994 (4)：30.

[273] 张晓金. 从肾论治女性性功能障碍 [J]. 中医研究，2002 (3)：4.

[274] 付素洁，王文华，郭军艳. 补肾安胎法的临床应用 [J]. 中华中医药学刊，2007 (9)：1918.

[275] 尤庆华. 补肾健脾法治疗先兆流产浅识 [J]. 陕西中医，2006 (6)：745.

[276] 林丽娜，高文珠，罗立敏. 从肾论治先兆流产 [J]. 吉林中医药，2013 (10)：1000.

[277] 折娅欢，崔楠，黄灿灿，等. 从肾论治子宫内膜异位症 [J]. 中医临床研究，2019 (32)：24.

[278] 包红桃，安蓉芳，朱玲桂，等. 从肾虚血瘀论子宫内膜异位症论治 [J]. 中医临床研究，2016 (29)：28.

[279] 郑泳霞. 子宫内膜异位症的中医诊治思路 [J]. 光明中医，2011 (2)：194.

[280] 鲍粉红. 赵可宁中医诊治子宫内膜异位症经验 [J]. 中医药通报，2016 (5)：27.

[281] 徐京晓，谈勇. 多囊卵巢综合征从肾论治理论探析 [J]. 中华中医药学刊，2007 (8)：1695.

[282] 尤昭玲，杨正望，傅灵梅. 多囊卵巢综合征从肾虚血瘀调治的探讨 [J]. 湖南中医学院学报，2005 (1)：25.

[283] 田颖，张晓凤，杨鉴冰. 浅谈中医对多囊卵巢综合征病机与辨治的认识 [J]. 现代中医药，2006 (6)：42.

[284] 崔梦婉，陈肖枝，王佩娟. 王佩娟教授从肾论治多囊卵巢综合症的经验探析 [J]. 浙江中医药大学学报，2017 (11)：887.

[285] 田小翠，王翠霞. 从肾论治多囊卵巢综合征解析 [J]. 辽宁中医药大学学报，2010 (7)：123.

[286] 夏晓静. 补肾活血调肝治疗多囊卵巢综合征无排卵性不孕证临床研究 [J]. 中国性科学，2007 (10)：23.

[287] 马素侠，李之良，周玲，等. 六味地黄丸加味治疗多囊卵巢综合征疗效分析 [J]. 新疆中医药，2000 (3)：22.

[288] 华苓，吴育宇，张巨明，等. 益肾健脾养血通利法治疗多囊卵巢综合征的临床观察 [J]. 中国中西医结合杂志，2003 (11)：819.

[289] 赵薇，范旭阳. 肝脾肾失调与多囊卵巢综合征胰岛素抵抗所致不孕的关系 [J]. 陕西中医，2007 (7)：855.

[290] 杨悦娅. 朱南孙治疗多囊卵巢综合征的思路与方法 [J]. 上海中医药杂志，2006 (1)：43.

[291] 宋文瑛，蒋学禄. 从肾论治多囊卵巢综合征概况 [J]. 浙江中医杂志，2011 (1)：63.

[292] 王冬梅，赵柯. 多囊卵巢综合征中医症候分布规律研究 [J]. 山东中医药杂志，2006 (6)：378.

[293] 鲍维雅. 补肾化痰佐以活血法治疗多囊卵巢综合征的临床研究 [J]. 天津中医药，2009 (5)：375.

[294] 侯丽辉，王晓冰，吴效科. 从"痰壅胞宫"病机理论论多囊卵巢综合征排卵障碍 [J]. 中国中医药科技，2008 (3)：230.

[295] 张晓南. 补肾化瘀法治疗多囊卵巢综合征不孕患者的子宫与卵巢动脉血流动力学研究 [J]. 实用医学杂志，2010

（5）：864.

[296] 冉雪梦，张华，祁秀娟，等. 补肾活血方影响子宫内膜容受性的实验研究 [J]. 中国优生与遗传杂志，2007（4）：56.

[297] 贾沄，蒋春林. 补肾活血清肝法配合克罗米芬治疗多囊卵巢综合征的临床研究 [J]. 湖北中医学院学报，2010（1）：50.

[298] 华苓，张巨明，柴松岩，等. 益肾健脾养血通利法治疗多囊卵巢综合征—附 32 例临床资料分析 [J]. 北京中医药，2002（6）：323.

[299] 王珺，张德喜，曹金梅. 益肾健脾法联合二甲双胍治疗胰岛素抵抗多囊卵巢综合征临床观察 [J]. 四川中医，2006（9）：67.

[300] 刘丹卓，赵新广，李卫红，等. 尤昭玲教授诊治多囊卵巢综合征经验介绍 [J]. 新中医，2007（10）：12.

[301] 陈军. 补肾化痰法治疗多囊卵巢综合征 [J]. 浙江中医学院学报，2004（2）：36.

[302] 石伟，朱雪萍. 浅谈从肾论治席汉氏综合征 [J]. 四川中医，2011（1）：21.

[303] 张思敏，刘平安，刘慧萍，等. 浅析从肾论治卵巢早衰 [J]. 湖南中医杂志，2019（6）：112.

[304] 王洋，陈海敏，王昌恩，等. 卵巢早衰的中医认识和现代研究及治疗 [J]. 中医药通报，2018（1）：70.

[305] 梁素梅，林寒梅. 林寒梅教授对卵巢早衰的认识和诊疗经验 [J]. 亚太传统医药，2015（8）：3.

[306] 屠佑堂. 中医实用诊疗大全 [M]. 武汉：湖北科学技术出版社，2013：63.

[307] 张蕾，曲秀芬. 曲秀芬教授治疗卵巢早衰经验拾萃 [J]. 吉林中医药，2009（7）：565.

[308] 何赛萍. 卵巢早衰从瘀论治探讨 [J]. 浙江中医杂志，2007（6）：345.

[309] 杨晓棠. 自拟补肾汤治疗卵巢早衰临床观察 [J]. 中国临床研究，2011（2）：157.

[310] 廖慧慧，赵颖，史云. 张玉珍教授治疗卵巢早衰的思路与方法 [J]. 环球中医药，2015（7）：780.

[311] 冯凯，陈婷婷. 从心-肝-肾轴论治卵巢早衰 [J]. 亚太传统医药，2017（12）：82.

[312] 曹媛媛，姜永辉，纪文强. 从"天癸失序"论卵巢早衰 [J]. 世界最新医学信息文摘，2016（36）：29.

[313] 董晓英，李冬华，柳顺玉，等. 衷中参西视角下的卵巢早衰病机及证治 [J]. 中医药导报，2014（3）：1.

[314] 陈思韵，郜洁，杜鑫，等. 基于数据挖掘的中医药治疗卵巢早衰用药规律研究 [J]. 河南中医，2018（7）：1104.

[315] 秦佳佳，吴倩，杨静. 卵巢早衰的病因病机及中医药干预策略 [J]. 中国老年学杂志，2014（16）：4720.

[316] 陈思，樊耀华，李婧，等. 从肾论治卵巢储备功能低下之探析 [J]. 中国中医药现代远程教育，2016（14）：58.

[317] 王雪，夏天，韩开梅. 韩冰教授补肾调冲方治疗卵巢储备功能下降所致不孕症 [J]. 长春中医药大学学报，2015（4）：720.

[318] 黄欲晓，段青，杨智杰，等. 蔡连香治疗卵巢早衰经验 [J]. 中国中医基础医学杂志，2014（10）：1421.

[319] 马娟哲. 王必勤教授治疗卵巢早衰的经验 [J]. 现代中西医结合杂志，2014（36）：4064.

[320] 赵迎春，李明汝，李超. 更年期综合征从肾论治经验 [J]. 中国煤炭工业医学杂志，2007（1）：98.

[321] 傅淑平，张荣华，蔡宇黄，等. 从肾虚血瘀论治更年期综合征 [J]. 陕西中医，2005（5）：435.

[322] 苏保华，聂广宁. 妇女更年期综合征从肝肾论治 [J]. 河南中医学院学报，2003（6）：35.

[323] 张婧，黄佳钦. 从肾论治绝经前后诸证 [J]. 辽宁中医药大学学报，2016（4）：179.

[324] 陈冠林，许任杰. 周福生教授"三位一体"辨治更年期综合征 [J]. 吉林中医药，2007（11）：4.

[325] 罗元恺，郑国军. 以补肾为主治疗更年期综合征临床研究 [J]. 中国医药导报，1990（2）：23.

[326] 罗元恺. 妇女更年期综合征的中医治疗 [J]. 新中医，1992（1）：16.

[327] 王晖. 敛肝补气法治疗更年期综合征探讨 [J]. 浙江中医学院学报，1997（1）：18.

[328] 姚寓晨. 更年期综合征从痰瘀论治初探 [J]. 南京中医学院学报，1986（2）：27.

[329] 李艳菊. 女性更年期综合征从瘀辨治的体会 [J]. 中国中医药信息杂志，2000（9）：74.

[330] 李义方，熊超. 从肾虚挟瘀论治更年期综合征 [J]. 吉林中医药，1998（3）：29.

[331] 伏晓华. 从肾论治更年期综合症 [J]. 中国中医基础医学杂志，2003（6）：56.

[332] 孙红君. 补肾消核汤治疗男性乳房发育症 29 例 [J]. 浙江中医杂志，1996（8）：344.

[333] 许志萍. 温肾化痰法治疗男性乳房发育症 38 例 [J]. 辽宁中医杂志，2005（10）：1036.

[334] 陈英，楼丽华. 疏肝温肾法治疗男性乳房发育症 87 例 [J]. 浙江中医学院学报，1996（4）：17.

[335] 何清湖. 前列腺增生症肾虚血瘀病机探讨 [J]. 湖南中医学院学报，1997（2）：8.

[336] 孙元莹，郭茂松，姜德友. 张琪教授治疗慢性前列腺炎及增生经验撷菁 [J]. 江苏中医药，2005（9）：3.

[337] 鞠录升. 慢性前列腺炎从肾论治 [J]. 河北中医，1999 (4)：240.

[338] 解建国. 疑难顽怪病论治 [M]. 上海：上海科学技术出版社，2005：223.

[339] 吴孙乐. 男性性功能障碍从肾论治体会 [J]. 实用中医药杂志，2002 (7)：42.

[340] 李祥云. 不射精症从补肾开精窍论治 [J]. 上海中医药杂志，1989 (5)：4.

[341] 赵土亮. 补肾活血法治疗男子不育症探讨 [J]. 四川中医，2002 (2)：17.

[342] 陈健安. 男性性功能障碍从肝肾论治浅析 [J]. 江苏中医药，2004 (12)：16.

[343] 黄震. 从肾论治精子过多不育症 [J]. 中国性科学，2005 (9)：21.

[344] 汤清明. 六味地黄汤治疗精子密度过高不育症 [J]. 辽宁中医杂志，1991 (2)：22.

[345] 谭毅. 男性免疫性不育症的阶梯性治疗体会 [J]. 中国中医药信息杂志，2003 (8)：71.

[346] 王琦. 62 种疑难病的中医治疗 [M]. 北京：人民卫生出版社，2006：840.

[347] 李霁. 应用地黄饮子从肾论治儿童多动症的体悟 [J]. 河北中医药学报，2018 (2)：16.

[348] 王世彪，何继红. 儿童多动症从肾论治 [J]. 上海中医药杂志，1993 (3)：22.

[349] 刘慧丽，柳静. 从肝肾论治女童性早熟 [J]. 北京中医，2006 (2)：90.

[350] 谭邦华. 骨质增生从肾论治探析 [J]. 中国中医基础医学杂志，2008 (5)：388.

[351] 曾汉章. 颈腰椎骨质增生从肾论治浅识 [J]. 中医药研究，1990 (6)：30.

[352] 周云. 补肾固本治疗骨质增生体会 [J]. 中华实用中西医杂志，2005 (7)：1075.

[353] 刘辉. 腰椎间盘突出症从肾论治初探 [J]. 光明中医，2016 (12)：1798.

[354] 王绪前. 补肾通腑是治疗腰椎间盘突出症的关键 [J]. 中华现代中西医杂志，2003 (10)：925.

[355] 孔维萍，阎小萍. 阎小萍教授治疗强直性脊柱炎的学术思想及其临床经验 [J]. 中医正骨，2008 (6)：64.

[356] 姜楠，刘梦玉，刘宏潇，等. 从肾虚血瘀论治强直性脊柱炎 [J]. 北京中医药，2013 (10)：767.

[357] 陈志煌，沈鹰，孙雏峰. 从肾虚血瘀论治强直性脊柱炎 [J]. 中华中医药杂志，2006 (12)：741.

[358] 方利，刘健，朱福兵，等. 强直性脊柱炎血瘀证从脾肾论治探讨 [J]. 辽宁中医杂志，2006 (11)：2114.

[359] 刘健. 风湿病中医临床思维 [J]. 中医药临床杂志，2010 (9)：753.

[360] 刘健，盛长健，谢秀丽，等. 强直性脊柱炎患者生存质量变化及相关性分析 [J]. 中国康复，2009 (6)：390.

[361] 齐亚军，刘健，曹云祥，等. 强直性脊柱炎从脾肾论治的研究进展 [J]. 风湿病与关节炎，2013 (3)：60.

[362] 刘宏潇. 冯兴华治疗强直性脊柱炎经验 [J]. 中医杂志，2004 (7)：495.

[363] 曾汉章. 颈腰椎骨质增生从肾论治浅识 [J]. 中医药研究，1990 (6)：30.

[364] 易万德，何大昌. 补肾活血汤治疗颈椎病的体会 [J]. 四川中医，2006 (6)：85.

[365] 章亚成. 头部内伤从肾论治 [J]. 新中医，1992 (8)：13.

[366] 吉星，李盛华，周明旺. 血瘀证股骨头坏死从脾肾论治探析 [J]. 光明中医，2018 (8)：1083.

[367] 魏秋实，何伟，张庆文，等. 股骨头坏死中医证型分布规律的文献研究和系统评价 [J]. 中华关节外科杂志（电子版），2013 (3)：63.

[368] 黄世金. 肾虚血瘀型股骨头坏死临床、病理及影像学相关研究 [D]. 广州：广州中医药大学，2016.

[369] 宋红梅，魏迎辰，吴斌，等. 温阳补肾方对兔激素性股骨头坏死组织 RANKL/RANK/OPG 通路的影响 [J]. 中华中医药杂志，2016 (1)：302.

[370] 张敬芳. 从肾论治迟延愈合骨折 [J]. 吉林中医药，1991 (6)：19.

[371] 白云静，申洪波，张秋枫. 原发性骨质疏松症从肾论治的理论探讨 [J]. 中国矫形外科杂志，2002 (6)：519.

[372] 王际孝，林振福，于庆元，等. 成年人群骨矿含量及中老年肾虚对骨矿影响的研究 [J]. 中医杂志，1999 (9)：27.

[373] 郭素华，李洪成，邹才华，等. 肾虚证与骨密度的关系 [J]. 中国中西医结合杂志，1995 (11)：655.

[374] 何冀川，赵勇. 活血补肾法防治原发性骨质疏松症的理论探讨 [J]. 北京中医药，2009 (12)：941.

[375] 朱运平. 骨质疏松症从脾肾论治及相关机理探讨 [J]. 中医药临床杂志，2004 (6)：589.

[376] 董万涛，吕泽斌，宋敏，等. 从脾肾论治骨质疏松症的神经-内分泌-免疫网络平衡机制 [J]. 中国骨质疏松杂志，2015 (11)：1416.

[377] 赵宏艳. 左归丸对破骨细胞骨吸收功能的影响以及成骨细胞的介导作用 [D]. 北京：中国中医研究院，2005.

[378] 刘锡仪，刘浩宇. 大鼠脑源性骨质疏松动物模型 [J]. 中国骨质疏松杂志，2008 (3)：143.

[379] 吴晨，谢吟灵，史晓. 老年废用性骨质疏松症的发病机制探讨 [J]. 医学综述，2013 (22)：4148.

［380］鞠大宏. 补肾法防治骨质疏松症的神经内分泌免疫调节机制的实验研究［D］. 北京：中国中医研究院/中国中医科学院，1998.

［381］付义，陈冰. 神经-内分泌-免疫（NEI）网络研究促进中西医交融［J］. 中华中医药学刊，2008（4）：821.

［382］刘海全，秦佳佳，吴倩. 淫羊藿对骨质疏松 MSCs 成脂分化 PPARγmRNA 表达的影响［J］. 中药新药与临床药理，2013（4）：382.

［383］胡娜. 升阳法对脾虚大鼠神经内分泌免疫网络影响的实验研究［J］. 贵阳中医学院学报，2008（1）：28.

［384］余文雯，谢欣颖，杨小红. 从肺脾肾论治骨质疏松症［J］. 中医研究，2019（2）：1.

［385］董万涛，吕泽斌，宋敏，等. 中医"骨枯髓空"的病理机制及从肾论治原发性骨质疏松症的科学涵义［J］. 中国骨质疏松杂志，2014（10）：1245.

［386］张玉英. 老年男性骨质疏松症患者肾阳虚证与总Ⅰ型胶原延长肽和骨钙素的关系［D］. 济南：山东中医药大学，2014.

［387］何劲，周莉，陈家旭，等. 中医脾虚证实质研究进展［J］. 吉林中医药，2015（1）：103.

［388］刘庆思，李奋儒，魏合伟，等. 中医治疗骨质疏松症的原则及骨康方的应用［J］. 新中医，2002（8）：3.

［389］陈树清，杨玉彬，孟君，等. 固肾健脾方对绝经后骨质疏松妇女血清抵抗素、内脂素的影响［J］. 中国中医药科技，2012（2）：107.

［390］徐俊涛，沈新云，曹岐新，等. 针刺治疗老年性骨质疏松症有效性系统分析［J］. 浙江中西医结合杂志，2014（4）：374.

［391］农泽宁，赵利华，韦良玉，等. 补肝肾健脾温针灸法防治原发性骨质疏松症及骨量减少的临床研究［J］. 辽宁中医杂志，2011（8）：1575.

［392］马斌. 老年性骨质疏松症从肾论治的理论基础［J］. 中国中医骨伤科，1995（2）：51.

［393］彭勋潜. 基于"天癸竭"探讨补肾法治疗绝经后骨质疏松症［J］. 湖北中医杂志，3019（6）：53.

［394］张建伟，胡文英. 天癸本质的研究现状［J］. 长春中医药大学学报，2011（6）：1069.

［395］张锁，王波，吴效科，等. 天癸与脏腑功能调控［J］. 中华中医药杂志，2010（7）：1018.

［396］宋词，王天龙. 从《内经》探讨天癸本质［J］. 黑龙江中医药，2015（6）：2.

［397］徐娟，朱俊卿，陈智勇，等. 浅谈中药治疗绝经后骨质疏松症［J］. 辽宁中医杂志，2017（2）：441.

［398］王元英，胡锡元，刘红. 女性骨密度与中医天癸盈亏演变探讨［J］. 湖北中医杂志，2013（10）：15.

［399］支英杰，查青林，谢雁鸣. 基于数据挖掘技术预测绝经后严重骨质疏松症的探索性研究［J］. 时珍国医国药，2012（7）：1800.

［400］吴佳莹，刘梅洁，赵宏艳，等. 基于骨质疏松症探讨"肾主骨"的性别差异［J］. 中国中医基础医学杂志，2017（2）：213.

［401］夏东胜，郭盛君，郭志强，等. 绝经后妇女骨质疏松程度与肾虚证型的关系［J］. 新中医，2001（9）：14.

［402］吴海洋，索欢，王平. 绝经后骨质疏松症的临床中药治疗进展［J］. 中国骨质疏松杂志，2015（2）：241.

［403］史慧玲. 补肾法与骨质疏松症［J］. 中医药信息，2004（5）：59.

［404］朱辉，郑洪新. 骨质疏松症"从肾论治"古今研究［J］. 中华中医药学刊，2011（8）：1741.

［405］韩丽萍，刘实. 从肾论治骨质疏松症研究态势分析［J］. 现代中医药，2004（5）：3.

［406］郭素华，李兴成. 肾虚证与骨密度的关系［J］. 中西医结合杂志，1995（11）：655.

［407］梁立，江正玉. 补肾中药治疗骨质疏松症的临床观察［J］. 中医杂志，1992（11）：36.

［408］庄红，邵敏. 中药骨康对去势大鼠骨吸收与骨形成影响的实验研究［J］. 中国中医骨伤科杂志，2002（4）：26.

［409］费震宇，张新民. 补肾中药骨密片防治继发性骨质疏松症实验研究［J］. 中国骨质疏松杂志，2000（3）：62.

［410］安胜军，李恩. 雌激素受体多态性与女性绝经后骨质疏松症中医辨证分型关系的研究［J］. 中国中西医结合杂志，2000（12）：907.

［411］宋敏，李泽佳，董万涛，等. 基于"补肾法"治疗原发性骨质疏松症的研究述评［J］. 中国骨质疏松杂志，2014（8）：973.

［412］朱麟祥. 老年性骨质疏松从肾论治［J］. 山东中医杂志，1991（2）：12.

［413］黎玉梅. 补肾法治疗绝经期女性骨质疏松症体会［J］. 现代中西医结合杂志，2004（6）：793.

［414］赵君谊. 从肾论治痤疮浅析［J］. 江苏中医药，2015（5）：53.

［415］孔庆晅，王莉. 从肾论治痤疮小议［J］. 浙江中医杂志，2014（10）：770.

［416］罗瑞静，李淑，王英杰，等. 从脾肾论治痤疮［J］. 河南中医，2016（7）：1240.

［417］张立坤，张海峰. 迟发型痤疮从肝肾论治浅析［J］. 中国民族民间医药，2018（24）：15.

［418］王晓峰，尤姗姗. 养阴益肾方治疗女性迟发型痤疮疗效观察及对性激素的影响分析［J］. 中国美容医学，2017（3）：103.

［419］袁冰峰，周燕飞，王芳，等. 柴胡清肝汤加减治疗肝肾失调型寻常性痤疮疗效观察［J］. 中国美容医学，2014（19）：162.

［420］周萌，王建辉. 滋补肝肾法治疗女性青春期后痤疮及对血清睾酮的影响［J］. 实用中西医结合临床，2008（6）：30.

［421］丁嘉瑶，陈力. 冲任失调型痤疮病机探析［J］. 江苏中医药，2019（10）：49.

［422］车颖，李忻红. 从肾虚型痤疮的论治而引发的思考［J］. 云南中医中药杂志，2019（10）：100.

［423］禤国维. 补肾法治疗疑难皮肤病［J］. 新中医，1993（9）：43.

［424］陈明岭，艾儒棣. 狐惑病辨治体会［J］. 四川中医，2003（9）：14.

［425］顾文斌. 功能性泪溢从肾论治［J］. 山西中医，1990（1）：25.

［426］陈俊文，杨先环. 五液病症久治不愈宜治肾［J］. 新中医，1991（5）：46.

［427］潘梦晨，王东方. 从肾论治变应性鼻炎［J］. 中医学报，2019（2）：266.

［428］刘志昂，阳丽华，高慧. 免疫学指标的检测在过敏性鼻炎治疗中的临床意义［J］. 中华实用诊断与治疗杂志，2008（10）：767.

［429］刘正才. 肺脾肾与免疫［J］. 浙江中医药，1979（1）：24.

［430］李瑛，万雪梅. 温补肾阳法治疗变应性鼻炎之浅见［J］. 四川中医，2008（2）：23.

［431］刘莉. "肾主外"理论探讨及运用体会［J］. 中医药研究，1996（3）：7.

［432］何腾，彭顺林. 益气温阳法治疗变应性鼻炎的理论探讨［J］. 辽宁中医杂志，2017（7）：1405.

［433］许朝进，席孝贤，贺新怀. 卫气与黏膜免疫的相关性探讨［J］. 中医药学刊，2004（12）：2283.

［434］李洁旋，阮岩，邱宝珊. 基于"肺-脾-肾"轴浅析变应性鼻炎的病机及治法［J］. 四川中医，2018（5）：34.

［435］严道南. 干祖望教授的"耳鼻喉科脾胃论"［C］. 中华中医药学会耳鼻喉专业委员会，山东中西医结合学会耳鼻喉专业委员会学术研讨会论文汇编，2007：41.

［436］宁万金，梁亚平，莫育芹. 从肾论治变应性鼻炎的探讨及验案举偶［J］. 中国实用医药，2019（21）：194.

［437］许得盛，沈自尹. 补肾健脾法在防治重症哮喘中的作用探讨［J］. 中国中西医结合杂志，1997（10）：584.

［438］范愈燕，和锡琳，王向东，等. "鼻鼽"中医体质特点探究［J］. 世界中西医结合杂志，2013（4）：388.

［439］蒋冬梅，刘松山，林钰久，等. 从肾论治免疫性血小板减少性紫癜探析［J］. 国医论坛，2017（3）：20.

［440］李瑛，万雪梅，彭顺林. 温补肾阳法治疗变应性鼻炎之浅见［J］. 四川中医，2008（2）：23.

［441］刘莉. 肾主外理论及其临床应用［J］. 江西中医药，2007（12）：15.

［442］先小乐，肖相如. 浅谈肖相如教授治疗过敏性鼻炎的经验［J］. 中国中医急症，2014（9）：1648.

［443］夏宗勤，朱玖，胡雅儿，等. 中医"虚证"理论初步探讨［J］. 中医杂志，1979（11）：2.

［444］包力. 新疆地区过敏性鼻炎中医病因病机探讨［J］. 新疆中医药，1999（3）：1.

［445］李凡成. 分型治疗变态反应性鼻炎100例总结［J］. 新中医，1986（2）：25.

［446］鹿道温，王明辉，赵畔波，等. 变态反应性鼻炎的中医辨证分型与变态反应学指标的相关性研究［J］. 中国中西医结合耳鼻咽喉科杂志，1996（3）：112.

［447］徐绍勤，欧阳林. 中西医结合治疗过敏性鼻炎研究中若干问题的探讨［J］. 中西医结合杂志，1989（2）：112.

［448］崔文英. 中医药治疗免疫性疾病及其实验研究现状［J］. 北京医学院报，1979（4）：272.

［449］陈松涛. 中医虚证理论的初步探讨［J］. 中西医结合杂志，1982（3）：140.

［450］卢君健，宋改铭，王毓明. 100例虚证分型与免疫关系的探讨［J］. 中西医结合杂志，1982（3）：142.

［451］陈梅芬，张庆怡，吴志英，等. 尿毒症肾虚与内分泌及免疫状态的关系［J］. 中西医结合杂志，1983（6）：328.

［452］陈小峰，王培训，李道中，等. 肾虚患者的自然杀伤细胞活性的研究［J］. 中西医结合杂志，1989（7）：409.

［453］徐俊，王培训，林炳鉴. 肾虚与红细胞免疫和补体溶解免疫复合物功能的关系［J］. 中西医结合杂志，1988（9）：519.

［454］吴佳妮，乔祖康，陈志凌，等. 临床辨证治疗虚寒型变应性鼻炎举隅［J］. 中国中西医结合耳鼻咽喉科杂志，2018（3）：214.

图书在版编目（ＣＩＰ）数据

诸病治本从肾论 ： 瞿岳云教授解读中医学神奇的肾 /瞿岳云
编著. — 长沙 ： 湖南科学技术出版社，2022.11
ISBN 978-7-5710-1608-1

Ⅰ．①诸… Ⅱ．①瞿… Ⅲ. ①肾病(中医) Ⅳ.①R256.5

中国版本图书馆CIP 数据核字(2022)第 093017 号

ZHUBING ZHIBEN CONG SHEN LUN ——— QU YUEYUN JIAOSHOU JIEDU ZHONGYIXUE SHENQI DE SHEN

诸病治本从肾论——瞿岳云教授解读中医学神奇的肾

编　　著：瞿岳云
出 版 人：潘晓山
责任编辑：李　忠
出版发行：湖南科学技术出版社
社　　址：长沙市芙蓉中路一段 416 号泊富国际金融中心
网　　址：http://www.hnstp.com
邮购联系：0731-84375808
印　　刷：桃源县长城印刷实业有限责任公司
　　　　　（印装质量问题请直接与本厂联系）
厂　　址：常德市桃源县漳江街道白佛阁社区 028 号
邮　　编：415700
版　　次：2022 年 11 月第 1 版
印　　次：2022 年 11 月第 1 次印刷
开　　本：889mm×1194mm　1/16
印　　张：43.5
字　　数：1364 千字
书　　号：ISBN 978-7-5710-1608-1
定　　价：238.00 元